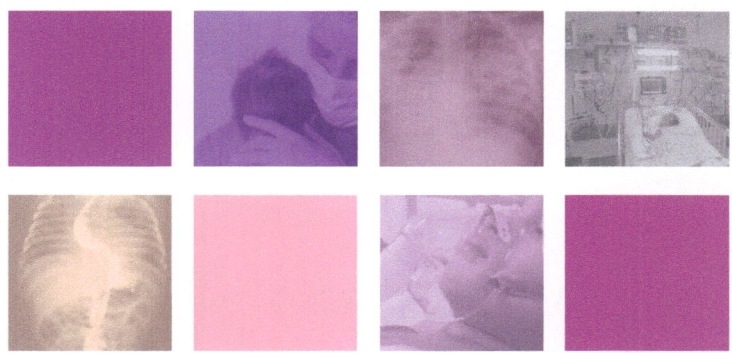

Piva & Celiny
## Medicina Intensiva em Pediatria

Piva & Celiny
# Medicina Intensiva em Pediatria

**SEGUNDA EDIÇÃO**

### Jefferson Pedro Piva
Professor Titular de Pediatria da Faculdade de Medicina da
Universidade Federal do Rio Grande do Sul (UFRGS) e do
Programa de Pós-Graduação em Saúde da Criança e do Adolescente da UFRGS
Chefe do Serviço de Emergência e Medicina Intensiva Pediátrica do
Hospital de Clínicas de Porto Alegre, RS
Membro das Câmaras Técnicas do Conselho Federal de Medicina de Morte Encefálica,
Tratamento Intensivo, Emergência, Terminalidade e Cuidados Paliativos

### Pedro Celiny Ramos Garcia
Professor Adjunto do Departamento de Pediatria e do
Programa de Pós-Graduação em Pediatria e Saúde da Criança da
Faculdade de Medicina da PUCRS
Chefe do Serviço de Emergência e Medicina Intensiva Pediátrica do
Hospital São Lucas da PUCRS
Chefe do Serviço de Pediatria do Hospital São Lucas da PUCRS
Bolsista de Produtividade em Pesquisa 1D do CNPq

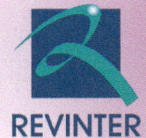

REVINTER

*Piva & Celiny – Medicina Intensiva em Pediatria – Segunda Edição*
Copyright © 2015 by Livraria e Editora Revinter Ltda.

ISBN 978-85-372-0601-0

Todos os direitos reservados.
É expressamente proibida a reprodução
deste livro, no seu todo ou em parte,
por quaisquer meios, sem o consentimento,
por escrito, da Editora.

**Contato com os autores:**
JEFFERSON PEDRO PIVA
jpiva@hcpa.ufrgs.br
PEDRO CELINY RAMOS GARCIA
celiny@pucrs.br

---

CIP-BRASIL. CATALOGAÇÃO NA PUBLICAÇÃO
SINDICATO NACIONAL DOS EDITORES DE LIVROS, RJ

P764m
2. ed.

    Piva, Jeferson Pedro
        Medicina intensiva em pediatria / Jefferson Pedro Piva, Pedro Celiny Ramos Garcia.
- 2. ed. - Rio de Janeiro : Revinter, 2015
            il.

    Inclui bibliografia e índice
    ISBN 978-85-372-0601-0

    1. Pediatria - Manuais, guias, etc. I. Garcia, Pedro Celiny Ramos. II. Título.

14-12814                             CDD: 618.92
                                     CDU: 616-053.2

---

A precisão das indicações, as reações adversas e as relações de dosagem para as drogas citadas nesta obra podem sofrer alterações.
Solicitamos que o leitor reveja a farmacologia dos medicamentos aqui mencionados.
A responsabilidade civil e criminal, perante terceiros e perante a Editora Revinter, sobre o conteúdo total desta obra, incluindo as ilustrações e autorizações/créditos correspondentes, é do(s) autor(es) da mesma.

---

Livraria e Editora REVINTER Ltda.
Rua do Matoso, 170 – Tijuca
20270-135 – Rio de Janeiro – RJ
Tel.: (21) 2563-9700 – Fax: (21) 2563-9701
livraria@revinter.com.br – www.revinter.com.br

Dedicamos este livro a

Arlete, Letícia e Rodrigo

&

Jandira, João Pedro, Tatiana, João Henrique e Vicente,

por adotarem nossos ideais, associarem-se a nossos desafios profissionais e, principalmente, por seu carinho, amor e cumplicidade.

# Homenagem Especial

Professor Dr. Renato Machado Fiori,

Durante a nossa trajetória profissional, convivemos e aprendemos com grandes lideranças médicas, clínicos experientes, renomados professores, destacados pesquisadores e, dentre estes, identificamos em Renato Machado Fiori aquele que aglutina todas essas e outras qualidades: o amigo de todas as horas, o exemplo de professor, o incansável pesquisador e o líder inconteste que exerceu a pediatria em sua plenitude, servindo de inspiração e modelo para nós e para algumas gerações de médicos em nosso país.

É com satisfação que retribuímos a sua amizade, parceria e cumplicidade com esta pequena homenagem.

Dos amigos,
*Jefferson Pedro Piva e Pedro Celiny Ramos Garcia*

# Prefácio da Segunda Edição

Na edição anterior de *Piva & Celiny – Medicina Intensiva em Pediatria*, comemorávamos uma parceria de quase 25 anos. Nesta nova edição, ultrapassamos três décadas de atividades conjuntas, tendo como ponto de união a Terapia Intensiva Pediátrica, em que compartilhamos diversos projetos: lançamento de seis livros, mais de uma centena de artigos publicados, dezenas de orientações e pesquisas divididas, participação em diretorias de sociedades locais e internacionais, organização de vários congressos e participações conjuntas em inúmeras mesas-redondas de congressos nacionais e internacionais.

Percorremos um longo caminho e temos o prazer de presenciar o atual momento da Medicina Intensiva Pediátrica brasileira, que se equipara aos centros mais avançados do mundo nos aspectos assistenciais, organizacionais e, também, na produção de conhecimentos. Hoje, é um fato corriqueiro abrir um periódico internacional na área de Medicina Intensiva Pediátrica e encontrar publicados os resultados de estudos realizados em diversos centros do nosso país. É com satisfação e orgulho que testemunhamos essa geração de intensivistas pediátricos brasileiros que, ao atingir seu amadurecimento profissional, contribui decisivamente para o crescimento e consolidação da Medicina Intensiva Pediátrica não apenas nos grandes centros, mas também nas regiões mais distantes e no interior do Brasil.

Ao planejar a segunda edição de *Piva & Celiny – Medicina Intensiva em Pediatria*, decidimos manter e aprimorar as metas propostas na edição anterior: a) priorizar assuntos que representam os atuais dilemas e desafios da Medicina Intensiva Pediátrica em nosso meio; b) identificar autores nacionais de diferentes regiões com experiência e conhecimento para apresentar os avanços e inovações em cada área, oferecendo não só as opções com a melhor relação custo/benefício, mas também alternativas aos procedimentos mais complexos; c) manter as características de um livro compacto, denso e facilmente transportável para ser utilizado nos plantões e no dia a dia da UTI. Seguindo essas metas, a nova edição foi contemplada com uma grande reformulação no conteúdo, com a inclusão de novos temas, atingindo 59 capítulos distribuídos entre 117 autores e coautores. A estes amigos, a nossa gratidão e satisfação por tê-los ao nosso lado neste enorme desafio.

Este livro reflete, também, um espírito de equipe e união que temos em nossas duas unidades. As críticas, as sugestões, o apoio e a intensa participação dos colegas plantonistas das UTIs pediátricas do Hospital de Clínicas de Porto Alegre e do Hospital São Lucas da PUCRS acabaram dando vida e alma a esta obra. Neste grupo, temos que ressaltar e agradecer, mais uma vez, a parceria e a longa cumplicidade dos colegas Paulo Einloft, Francisco Bruno e Cinara Andreolio.

Aos leitores e amigos, agradecemos a sua confiança e desejamos que a 2ª edição de *Piva & Celiny – Medicina Intensiva em Pediatria* atinja suas expectativas.

Uma boa leitura.

# Colaboradores

**Adriani Maioli Rorato**
Pediatra Intensivista Rotineira da Unidade de Tratamento Intensivo Pediátrico do Hospital Moinhos de Vento – Porto Alegre, RS
Médica Plantonista da Unidade de Tratamento Intensivo Pediátrico do Hospital de Clínicas de Porto Alegre, RS

**Alexandre T. Rotta, MD, FCCM, FAAP**
Professor of Pediatrics, Case Western Reserve University School of Medicine
Chief, Division of Pediatric Critical Care, UH Rainbow Babies & Children's Hospital – Cleveland, OH, USA

**Aline Motta de Menezes**
Médica Plantonista do CTI Pediátrico do Hospital Albert Einstein – São Paulo, SP
Ex-Médica Preceptora do CTI Pediátrico e Neonatal do Hospital Albert Einstein e do Instituto da Criança – HCFMUSP

**Ana Maria Teixeira Verçoza**
Membro do Serviço de Nefrologia do HSL-PUCRS
Responsável pela Área de Nefrologia Pediátrica do HSL-PUCRS
Professora Adjunta do Departamento de Medicina Interna da PUCRS
Mestre e Doutora em Nefrologia pela PUCRS

**Ana Paula Pereira**
Pediatra Intensivista do Serviço de Emergência e Terapia Intensiva do Hospital de Clínicas de Porto Alegre, RS
Médica Plantonista da Unidade de Terapia Intensiva de Trauma Pediátrico do Hospital de Pronto Socorro de Porto Alegre, RS
Mestre em Pediatria pela PUCRS

**Ângela Rodrigues**
Pediatra Intensivista e Neonatologista (SBP)
Médica Diarista da Unidade de Tratamento Intensivo Pediátrico do Hospital São Rafael – Salvador, BA
Instrutora do Suporte Avançado de Vida em Pediatria (AHA)

**Antônio Carlos Oppermann Thomé**
Mestre em Pediatria pela UFRGS
Pediatra Intensivista da Unidade de Tratamento Intensivo Pediátrico do Hospital de Clínicas de Porto Alegre, RS
Intensivista do Programa de Transplante Hepático Infantil do Hospital de Clínicas de Porto Alegre, RS

**Arnaldo Prata Barbosa**
Professor Adjunto Colaborador no Departamento de Pediatria da
Universidade Federal Rio de Janeiro
Coordenador de Ensino e Pesquisa da UTI Pediátrica do
Instituto de Puericultura e Pediatria Martagão Gesteira da UFRJ
Pesquisador do Instituto D'Or de Pesquisa e Ensino da Rede Hospitalar D'Or, RJ

**Bettina von Dessauer**
Unidade de Paciente Crítico – Hospital Roberto Del Rio – Santiago do Chile
Membro da Diretoria da World Federation of Pediatric Intensive and
Critical Care Societies (WFPICCS)

**Camila Martins Chaves Trindade**
Fisioterapeuta do Hospital de Clínicas de Porto Alegre (HCPA), RS
Especialista em Fisioterapia Uroginecológica
Mestre em Ciências Médicas – UFRGS

**Carla Di Giorgio**
Pediatra Intensivista da Unidade de Tratamento Intensivo Pediátrico do
Hospital de Clínicas de Porto Alegre, RS
Pediatra Nefrologista do Hospital de Clínicas de Porto Alegre, RS

**Carlos Abaete de Los Santos**
Membro do Serviço de Nefrologia do HSL-PUCRS
Professor Titular do Departamento de Medicina Interna da PUCRS
Mestre em Nefrologia pela UFRGS e Doutor em Nefrologia pela PUCRS

**Carlos Kalil**
Médico-Cardiologista
*Fellow* do Laboratório de Eletrofisiologia do Hospital Clinic y Provincial de Barcelona
Chefe do Serviço de Eletrofisiologia do Hospital São Lucas da
Pontifícia Universidade Católica do Rio Grande do Sul

**Carlos Oscar Kieling**
Pediatra com Área de Atuação em Gastroenterologia Pediátrica e Hepatologia
Doutor em Gastroenterologia e Hepatologia pela UFRGS
Médico Contratado da Unidade de Gastroenterologia e Hepatologia Pediátrica do
Serviço de Pediatria do HCPA e do Programa de Transplante Hepático Infantil do
HCPA, RS

**Carlos Vital**
1º Vice-Presidente do Conselho Federal de Medicina (CFM) 2009-2014
Membro da Academia Pernambucana de Medicina
Doutorando em Bioética pela Universidade do Porto
Representante da Região Nordeste na Comissão Nacional da Revisão do
Código de Ética Médica

**Carolina Amoretti**
Pediatra Intensivista da Unidade de Tratamento Intensivo Pediátrico do
Hospital São Rafael – Salvador, BA
Presidente do Departamento de Pediatria da Sociedade Baiana de Pediatria
Doutora em Pediatria pela PUCRS

**Caroline Abud Drumond Costa**
Nutricionista Especialista em Nutrição Materno-Infantil (IEP – HMV)
Mestranda do Programa de Pós-Graduação em Pediatria e Saúde da Criança (PUCRS)
Integrante do Corpo Clínico do Centro Clínico do Hospital São Lucas da PUCRS

**Cecília Korb**
Pediatra Intensivista da Unidade de Tratamento Intensivo Pediátrico do
Hospital São Lucas da PUCRS
Mestre em Pediatria pela PUCRS

**Cinara Andreolio**
Pediatra Intensivista e Rotineira da Unidade de Tratamento Intensivo Pediátrico do
Hospital de Clínicas de Porto Alegre, RS
Membro da Comissão Intra-Hospitalar de Doação de Órgãos e Tecidos para
Transplantes (CIHDOTT) do Hospital de Clínicas de Porto Alegre, RS
Mestre em Pediatria pela PUCRS

**Claudia Pires Ricachinevsky**
Médica-Chefe da Unidade de Terapia Intensiva Pediátrica do Hospital da Criança Santo
Antônio (HCSA) da Irmandade Santa Casa de Misericórdia de Porto Alegre (ISCMPA)
Pediatra Intensivista da Unidade de Terapia Intensiva Pediátrica do
Hospital de Clínicas de Porto Alegre
Preceptora do Programa de Residência Médica na Área de Atuação em
Medicina Intensiva Pediátrica do HCSA – Universidade Federal de Ciências da Saúde de
Porto Alegre (UFCSPA)
Mestre em Ciências da Saúde pela Universidade Federal de Ciências da Saúde de
Porto Alegre (UFCSPA)

**Cláudio Luis Lemos de Morais**
Intensivista do Hospital Risoleta Tolentino Neves e do
Hospital Life Center em Belo Horizonte, MG
Especialista em Medicina Intensiva e Pneumologia Pediátrica

**Clotilde Druck Garcia**
Chefe do Serviço de Nefrologia Pediátrica da
Irmandade Santa Casa de Misericórdia de Porto Alegre
Professora Doutora do Departamento de Pediatria da
Universidade Federal de Ciências da Saúde de Porto Alegre
Conselheira do Conselho Regional de Medicina do Rio Grande do Sul

**Cristián Carvajal**
Unidade de Paciente Crítico – Hospital Roberto Del Rio – Santiago, Chile

**Cristian Tedesco Tonial**
Chefe Associado do Serviço de Emergência e Medicina Intensiva Pediátrica do Hospital São Lucas da PUCRS
Mestrando em Pediatria e Saúde da Criança do Programa de Pós-Graduação da Pontifícia Universidade Católica do Rio Grande do Sul (PUCRS)
Professor de Pediatria do Curso de Medicina da Universidade de Santa Cruz do Sul (UNISC)

**Cristiane Rodrigues de Sousa**
Especialista em Pediatria pela SBP-AMB
Titulada na Área de Atuação de Medicina Paliativa em Pediatria pela AMB/SBP
Coordenadora Médica do Programa de Assistência Ventilatória Domiciliar (PAVD) do Hospital Infantil Albert Sabin – Fortaleza, CE

**Cristiane Traiber**
Mestre em Pediatria pela Pontifícia Universidade Católica do Rio Grande do Sul
Pediatra Intensivista do Hospital da Criança Conceição – Porto Alegre, RS

**Cristina Targa Ferreira**
Professora Adjunta do Departamento de Pediatria da UFCSPA
Pediatra Gastroenterologista e Endoscopista
Chefe do Serviço de Gastropediatria do Hospital da Criança Santo Antônio da ISCMPA
Doutora em Gastroenterologia pela UFRGS

**Daniel Garros**
Professor-Associado do Departamento de Pediatria da
Faculdade de Medicina da University of Alberta (Canadá)
Coordenador do Programa de Qualidade & Segurança, Mortalidade e Morbidade; Unidade de Tratamento Intensivo Pediátrico, Stollery Children's Hospital, Edmonton, AB, Canadá

**Daniella Mancino da Luz Caixeta**
Pediatra Intensivista da Unidade de Pacientes Graves do
Instituto Fernandes Figueira da Fundação Oswaldo Cruz, RJ

**David G. Speicher, MD**
Assistant Professor of Pediatrics. Case Western Reserve University School of Medicine
Medical Director, Extracorporeal Life Support, UH Rainbow Babies & Children's Hospital – Cleveland, OH, USA

**Eduardo Bartholomay**
Médico-Cardiologista do Serviço de Eletrofisiologia do Hospital São Lucas da Pontifícia Universidade Católica do Rio Grande do Sul
Instrutor do American Cardiac Life Suport – Brasil

**Eduardo Juan Troster**
Coordenador-Médico do CTI Pediátrico do
Hospital Israelita Albert Einstein – São Paulo, SP
Professor Livre-Docente do Departamento de Pediatria da FMUSP
Médico-Assistente do Instituto de Tratamento de Câncer Infantil

**Edwin van der Voort**
Ex-Diretor da UTI Pediátrica do Sophia Children's Hospital – Roterdã, Holanda
Ex-Presidente da World Federation of Pediatric Intensive and Critical Care Societies

**Eliana de Andrade Trotta**
Professora-Associada do Departamento de Pediatria da Faculdade de Medicina da Universidade Federal do Rio Grande do Sul
Médica-Chefe da Unidade de Tratamento Intensivo Pediátrico do Hospital de Clínicas de Porto Alegre, RS
Grupo de Qualificação em Reanimação Cardiorrespiratória do Hospital de Clínicas de Porto Alegre, RS

**Elisa Baldasso**
Pediatra Intensivista da Unidade de Terapia Intensiva Pediátrica do Hospital de Clínicas de Porto Alegre e do Hospital Moinhos de Vento – Porto Alegre, RS
Mestre em Pediatria pela Pontifícia Universidade Católica do Rio Grande do Sul

**Fábio de Araujo Mota**
Coordenador do Núcleo de Pesquisa Clínica do Hospital Pequeno Príncipe – Curitiba, PR
Médico do Serviço de Epidemiologia e Controle de Infecção Hospitalar do Hospital Pequeno Príncipe – Curitiba, PR
Mestre em Ciências da Saúde com Ênfase em Epidemiologia e Infecção Hospitalar pela Pontifícia Universidade Católica do Paraná (PUCPR)

**Felipe Cabral**
Mestre em Pediatria pela PUCRS
Pediatra Intensivista da Unidade de Tratamento Intensivo Pediátrico do Hospital São Lucas da PUCRS
Médico Rotineiro da Unidade de Tratamento Intensivo Pediátrico do Hospital Mãe de Deus

**Fernanda Caraver**
Ex-Residente de Cirurgia Pediátrica do Serviço de Cirurgia Pediátrica do Hospital São Lucas da PUCRS
Residência Médica em Cirurgia Geral no Hospital de Clínicas de Porto Alegre
Cirurgiã Pediátrica do Hospital Materno-Infantil Presidente Vargas de Porto Alegre, RS

**Fernanda Paiva Bonow**
Pediatra Intensivista do Hospital de Pronto Socorro de Porto Alegre, RS
Coordenadora da Organização de Procura de Órgãos 1-ISCMPA/RS
Mestre em Pediatria pela PUCRS

**Firas Rabi, MD**
Assistant Professor of Clinical Pediatrics, Indiana University School of Medicine
Riley Hospital for Children at Indiana University Health Indianápolis, IN, USA

**Flávio Petersen Velho**
Doutor em Cardiologia pela Universidade Federal do Rio Grande do Sul
Professor Adjunto da Disciplina de Cardiologia da Pontifícia Universidade Católica do Rio Grande do Sul
Chefe do Serviço de Cardiologia Pediátrica do Hospital São Lucas da Pontifícia Universidade Católica do Rio Grande do Sul

**Francisco Bruno**
Professor do Departamento de Pediatria da Faculdade de Medicina da Pontifícia Universidade Católica do Rio Grande do Sul (PUCRS)
Pediatra Intensivista da Unidade de Tratamento Intensivo Pediátrico do Hospital São Lucas da PUCRS
Mestre em Pediatria pela PUCRS

**Francisco Tavares**
Médico-Assistente do Serviço de Cirurgia Plástica do Hospital São Rafael
Especialista pela Sociedade Brasileira de Cirurgia Plástica

**Gabriel Cassalett**
Pediatra Intensivista. Chefe da Unidade de Cuidados Intensivos Pediátricos da Fundação Clínica Shaio – Bogotá, Colômbia
Membro da Diretoria da World Federation of Pediatric Intensive and Critical Care Societies (WFPICCS)

**Grasiele Librelato**
Pediatra Intensivista da Unidade de Terapia Intensiva Pediátrica do Hospital de Clínicas de Porto Alegre, RS

**Guilherme Unchalo Eckert**
Pediatra Intensivista das Unidades de Tratamento Intensivo Pediátrico do Hospital da Criança Conceição, do Hospital Moinhos de Vento e do Hospital de Clínicas de Porto Alegre, RS
Mestre em Pediatria pela PUCRS

**Helena Müller**
Pediatra Intensivista das Unidades de Tratamento Intensivo Pediátrico do Hospital de Clínicas de Porto Alegre e do Hospital Moinhos de Vento – Porto Alegre, RS
Intensivista do Programa de Transplante Hepático Infantil do Hospital de Clínicas de Porto Alegre, RS
Mestre em Pediatria pela UFRGS
Grupo de Qualificação em Reanimação Cardiorrespiratória do Hospital de Clínicas de Porto Alegre, RS

**Helio Queiroz Filho**
Pós-Graduado em Medicina Intensiva pela Universidade de Alberta (Canadá)
Coordenador do Centro de Terapia Intensiva Pediátrica do Hospital da Criança
Santo Antônio – Obras Sociais Irmã Dulce

**Heloisa Helena de Souza Marques**
Chefe da Unidade de Infectologia do Instituto da Criança do Hospital das Clínicas da
Faculdade de Medicina da Universidade de São Paulo
Doutora em Pediatria pela FMUSP

**Hernán Norambuena Klgo**
Unidade de Paciente Crítico – Hospital Roberto Del Rio – Santiago, Chile

**Humberto Holmer Fiori**
Professor Adjunto do Departamento de Pediatria e do Programa de Pós-Graduação em
Pediatria e Saúde da Criança da Faculdade de Medicina da PUCRS
Médico-Assistente do Serviço de Neonatologia do Hospital São Lucas da PUCRS

**Jaderson Costa da Costa**
Professor Titular de Neurologia da Faculdade de Medicina da
Pontifícia Universidade Católica do Rio Grande do Sul
Diretor do Instituto do Cérebro da Pontifícia Universidade Católica do Rio Grande do Sul

**Jaime Fernández Sarmiento**
Pediatra Intensivista. Diretor de Pós-Graduação em Terapia Intensiva Pediátrica da
Universidad de La Sabana – Bogotá, Colômbia
Director de la Unidad de Cuidados Intensivos de la
Fundación Cardioinfantil de Bogotá, Colômbia

**Javier Prego**
Professor da Emergência Pediátrica – Facultad de Medicina (FM) –
Universidad de la República (Udelar)
Coordenador do Departamento de Emergência Pediátrica – Hospital Pediátrico (HP) –
Centro Hospitalario Pereira Rossell (CHPR) – Administración de Seguros de Salud del
Estado (ASSE)
Responsável pela Unidade Docente Assistencial da Emergência Pediátrica FM-ASSE

**Jefferson Pedro Piva**
Professor Titular de Pediatria da Faculdade de Medicina da Universidade Federal do
Rio Grande do Sul (UFRGS) e do Programa de Pós-Graduação em Saúde da Criança e
do Adolescente da UFRGS
Chefe do Serviço de Emergência e Medicina Intensiva Pediátrica do
Hospital de Clínicas de Porto Alegre, RS
Membro das Câmaras Técnicas do Conselho Federal de Medicina de Morte Encefálica,
Tratamento Intensivo, Emergência, Terminalidade e Cuidados Paliativos

**João Cyrus Bastos**
Especialista em Cirurgia Pediátrica pela Sociedade Brasileira de Cirurgia Pediátrica
Mestre em Pediatria pela PUCRS
Professor da Faculdade de Medicina da PUCRS
Chefe do Serviço de Cirurgia Pediátrica do Hospital São Lucas da PUCRS –
Porto Alegre, RS

**João Ronaldo Krauzer**
Pediatra Intensivista da Unidade de Tratamento Intensivo Pediátrico do
Hospital Moinhos de Vento de Porto Alegre, RS
Pediatra Intensivista da Unidade de Tratamento Intensivo Pediátrico do
Hospital de Pronto Socorro de Porto Alegre, RS

**Jorge Hecker Luz**
Professor Adjunto do Departamento de Pediatria, Faculdade de Medicina da PUCRS
Doutor em Pediatria pela PUCRS
Médico-Assistente do Serviço de Neonatologia do Hospital São Lucas da PUCRS

**José Carlos Fraga**
Professor-Associado IV de Cirurgia Pediátrica do Departamento de Cirurgia da
Faculdade de Medicina e Coordenador do Curso de Pós-Graduação em Medicina:
Ciências Cirúrgicas, Universidade Federal do Rio Grande do Sul (UFRGS)
Mestre e Doutor pela UFRGS
Pós-Doutorados na Universidade de Londres (ING) e na Universidade de Harvard (EUA)
Livre-Docente em Cirurgia Pediátrica pela Universidade de São Paulo (USP)
Cirurgião Pediátrico dos Hospitais de Clínicas, Moinhos de Vento e
Materno Infantil Presidente Vargas – Porto Alegre, RS
Presidente da Sociedade de Cirurgia Pediátrica do Rio Grande do Sul

**José Sabino de Oliveira**
Pediatra Intensivista, Coordenador do Neocenter – Belo Horizonte, MG
Mestre em Pediatria pela Universidade Federal de Minas Gerais
Professor Adjunto do Departamento de Pediatria da UFMG
Chefe do Departamento de Pediatria do Hospital Vila da Serra – Nova Lima, MG
Médico-Coordenador da Unidade de Tratamento Intensivo Pediátrico e Neonatal do
Hospital Vila da Serra – Nova Lima, MG

**José Vicente Noronha Spolidoro**
Doutor em Pediatria
Pediatra com Área de Atuação em Gastroenterologia e Nutrologia
Especialista em Nutrição Parenteral e Enteral e Endoscopia Digestiva
Chefe da Gastroenterologia Pediátrica do Hospital São Lucas da PUCRS
Coordenador da EMTN do Hospital São Lucas da PUCRS e Hospital Moinhos de Vento
Professor da FAMED-PUCRS

**Juarez Cunha**
Médico-Pediatra
Pediatra Intensivista da Unidade de Tratamento Intensivo Pediátrico do
Hospital de Clínicas de Porto Alegre (HCPA), RS
Médico da Coordenadoria de Vigilância em Saúde da Secretaria Municipal de Saúde da
Prefeitura de Porto Alegre, RS

**Juliana Cristina Elói**
Gastroenterologista Pediátrica com Habilitação na Área de Nutrição Enteral e Parenteral
Serviço de Gastroenterologia Pediátrica do Hospital São Lucas da PUCRS

**Kelly Dayane Stochero Velozo**
Enfermeira e Mestre em Saúde da Criança – PUCRS
Doutoranda em Pediatria e Saúde da Criança pela
Pontifícia Universidade Católica do Rio Grande do Sul (PUCRS)
Bolsista de Doutorado da CAPES – Porto Alegre, RS

**Leandra Girardi**
Pediatra Intensivista da Unidade de Tratamento Intensivo Pediátrico do
Hospital de Clínicas de Porto Alegre (RS) e da UTI Pediátrica do
Hospital Materno Infantil Presidente Vargas – Porto Alegre, RS

**Lessandra Michelim**
Médica-Infectologista
Mestre e Doutora em Biotecnologia/Microbiologia
Professora de Infectologia da Universidade de Caxias do Sul, RS
Coordenadora do Controle de Infecção do Hospital Pompeia, Hospital Unimed e
Hospital Geral de Caxias do Sul, RS

**Liane Esteves Daudt**
Médica-Pediatra, Hematologista e Hemoterapeuta
Professora Adjunta do Departamento de Pediatria, Faculdade de Medicina da UFRGS
Chefe do Serviço de Hematologia Clínica e Transplante de Medula Óssea do
Hospital de Clínicas de Porto Alegre, RS

**Liege Maria Jardim Hammermuller**
Enfermeira Assistencial e da Equipe Multiprofissional de Terapia Nutricional do
Hospital São Lucas da PUCRS

**Lúcia Miranda**
Anestesiologista com Área de Atuação em Dor e Cuidados Paliativos
Chefe do Serviço de Tratamento de Dor e Medicina Paliativa do
Hospital de Clínicas de Porto Alegre, RS
Coordenadora do Programa de Cuidados Paliativos do
Hospital de Clínicas de Porto Alegre, RS
Membro da Câmara Técnica de Terminalidade e Cuidados Paliativos do CREMERS
Mestre em Neurociências

**Luciana Gil Barcellos**
Pediatra Intensivista da Unidade de Tratamento Intensivo Pediátrico do
Hospital de Clínicas de Porto Alegre, RS
Coordenadora da Unidade de Tratamento Intensivo Pediátrico de Trauma Pediátrico do
Hospital de Pronto Socorro de Porto Alegre, RS
Preceptora da Residência em Pediatria do Hospital da Criança Conceição de Porto Alegre, RS
Mestre em Pediatria pela UFRGS

**Luciano Vitola**
Pediatra Intensivista e Pneumopediatra
Médico do Serviço de Emergência do Hospital da Criança Santo Antônio de
Porto Alegre – ISCMPA
Pediatra Intensivista da Unidade de Tratamento Intensivo Pediátrico do
Hospital de Pronto Socorro de Porto Alegre, RS
Programa de Qualidade e Segurança do Hospital da Criança Santo Antônio de
Porto Alegre – ISCMPA

**Magda Lahorgue Nunes**
Professora Titular de Neurologia da Faculdade de Medicina da
Pontifícia Universidade Católica do Rio Grande do Sul

**Manoel Antonio da Silva Ribeiro**
Mestre em Pediatria pela PUCRS
Médico-Assistente do Serviço de Neonatologia do Hospital São Lucas da PUCRS

**Márcia H. A. Severini**
Pediatra Intensivista da Unidade de Tratamento Intensivo Pediátrico do
Hospital São Lucas da PUCRS

**Marcus Angelus Jannuzzi de Oliveira**
Pediatra Intensivista, Diretor Técnico do Neocenter – Belo Horizonte, MG
Coordenador da Unidade de Tratamento Intensivo Neonatal e Pediátrico do
Hospital Vila da Serra – Nova Lima, MG
Vice-Presidente da Associação de Medicina Intensiva Brasileira 2013-2015

**Maria Antônia Soledade**
Pediatra Intensivista da Unidade de Tratamento Intensivo Pediátrico do
Hospital de Clínicas de Porto Alegre, RS
Pediatra do Instituto da Criança com Diabetes (ICD), Hospital da Criança Conceição –
Grupo Hospitalar Conceição – Ministério da Saúde

**Maria Lúcia Zanotelli**
Cirurgiã do Serviço de Pediatria do Hospital de Clínicas de Porto Alegre,
Programa de Transplante Hepático Infantil; Transplante Hepático Adulto da
Irmandade Santa Casa de Misericórdia de Porto Alegre: Hospital Dom Vicente Scherer, RS

**Mariana Michalowski**
Médica-Chefe do Serviço de Oncologia e Hematologia do Hospital da
Criança Santo Antônio da Irmandade Santa Casa de Misericórdia de Porto Alegre, RS
Professora Adjunta do Departamento de Pediatria da Universidade Federal de
Ciências da Saúde de Porto Alegre (UFCSPA)
Médica do Serviço de Hematologia do Hospital de Clínicas de Porto Alegre, RS
Doutora em Pediatria pela Université Joseph Fourier – Grenoble, França

**Maribel Valencia**
Pediatra Intensivista da Unidade de Cuidados Intensivos Pediátricos da
Clínica Universitária Rafael Uribe – Cali, Colômbia

**Marizete Elisa Molon**
Doutora em Pediatria pela PUCRS
Coordenadora da Unidade de Tratamento Intensivo Pediátrico do
Hospital Geral de Caxias do Sul, RS
Professora do Departamento de Pediatria da Universidade de Caxias do Sul, RS
Coordenadora do Programa de Residência Médica em Pediatria do
Hospital Geral de Caxias do Sul, RS

**Marta Maria Sampaio Serrano**
Especialista em Pediatria pela SBP-AMB
Médica Responsável pela Unidade de Pacientes Especiais (UPE)
Plantonista da Unidade de Terapia Intensiva Pediátrica do
Hospital Infantil Albert Sabin – Fortaleza, CE

**Matias Epifanio**
Doutor em Pediatria
Pediatra com Área de Atuação em Gastroenterologia e Nutrologia, Especialista em
Nutrição Parenteral e Enteral, Professor da FAMED-PUCRS e
Faculdade de Medicina da Universidade de Santa Cruz do Sul, RS

**Mauro Antônio Czepielewski**
Professor-Associado do Departamento de Medicina Interna da
Faculdade de Medicina – UFRGS
Professor do Programa de Pós-Graduação: Endocrinologia – UFRGS
Serviço de Endocrinologia do Hospital de Clínicas de Porto Alegre, RS

**Mauro Luiz de Britto Ribeiro**
Cirurgião Geral da Santa Casa de Campo Grande, MS
Médico Plantonista do Pronto-Socorro da Santa Casa de Campo Grande, MS
Professor da Faculdade de Medicina da Uniderp – Campo Grande, MS
Coordenador da Câmara Técnica de Urgência e Emergência do
Conselho Federal de Medicina

**Nilzete Liberato Bresolin**
Pediatra com Titulação nas Áreas de Atuação em Nefrologia Pediátrica e
Medicina Intensiva Pediátrica
Professora-Assistente de Nefrologia Pediátrica da Universidade Federal de Santa Catarina
Presidente do Departamento de Nefrologia Pediátrica da Sociedade Brasileira de Pediatria
Coordenadora do Serviço de Residência em Terapia Intensiva Pediátrica do
Hospital Infantil Joana de Gusmão (HIJG) – Florianópolis, SC

**Osvaldo Bello**
Professor da Emergência Pediátrica – Facultad de Medicina (FM) –
Universidad de la República (Udelar)
Coordenador de Urgências Pediátricas Montevideo y Área Metropolitana – ASSE

**Patrícia M. Lago**
Professora Adjunta do Departamento de Pediatria da Faculdade de Medicina da
Universidade Federal do Rio Grande do Sul (UFRGS).
Pediatra Intensivista do Serviço de Emergência e Medicina Intensiva Pediátrica do
Hospital de Clínicas de Porto Alegre, RS
Médica do Programa de Cuidados Paliativos do Hospital de Clínicas de Porto Alegre, RS

**Paulo Maróstica**
Professor-Associado do Departamento de Pediatria da Faculdade de Medicina da
Universidade Federal do Rio Grande do Sul (UFRGS)
Chefe da Unidade de Emergência Pediátrica do Hospital de Clínicas de
Porto Alegre, RS
Professor na Unidade de Pneumologia Pediátrica do Hospital de Clínicas de
Porto Alegre, RS

**Paulo R. Antonacci Carvalho**
Professor-Associado do Departamento de Pediatria da Faculdade de Medicina da
Universidade Federal do Rio Grande do Sul
Professor da Unidade de Tratamento Intensivo Pediátrico do
Hospital de Clínicas de Porto Alegre, RS
Coordenador da Comissão Intra-Hospitalar de Doação de Órgãos e Tecidos para
Transplantes (CIHDOTT) do Hospital de Clínicas de Porto Alegre, RS

**Paulo Ramos David João**
Chefe da Unidade de Tratamento Intensivo Pediátrico do
Hospital Pequeno Príncipe – Curitiba, PR
Presidente do Departamento de Terapia Intensiva Pediátrico da
Sociedade Paranaense de Pediatria
Coordenador do Título de Especialista em Terapia Intensiva Pediátrica (TETIP)
Professor de Pediatria da Universidade Positivo – Curitiba, PR

**Paulo Roberto Einloft**
Médico-Chefe Adjunto da Unidade de Tratamento Intensivo Pediátrico do
Hospital São Lucas da PUCRS
Professor Adjunto do Departamento de Pediatria da Faculdade de Medicina da PUCRS
Doutor em Pediatria pela PUCRS

**Pedro Celiny Ramos Garcia**
Professor Adjunto do Departamento de Pediatria e do Programa de Pós-Graduação em
Pediatria e Saúde da Criança da Faculdade de Medicina da PUCRS
Chefe do Serviço de Emergência e Medicina Intensiva Pediátrica do
Hospital São Lucas da PUCRS
Chefe do Serviço de Pediatria do Hospital São Lucas da PUCRS
Bolsista de Produtividade em Pesquisa 1D do CNPq

**Renata Ongaratto**
Nutricionista Especialista em Terapia Nutricional Parenteral e Enteral (PUCRS e
SBNPE) e Gestão Hospitalar (GHC/ENSP). Mestranda do Programa de
Pós-Graduação em Pediatria e Saúde da Criança (PUCRS)

**Renato George Eick**
Nefrologista do Hospital de Clínicas de Porto Alegre, RS

**Renato Machado Fiori**
Professor Titular do Departamento de Pediatria e de Pós-Graduação em
Pediatria e Saúde da Criança da Faculdade de Medicina da PUCRS
Chefe do Serviço de Neonatologia do Hospital São Lucas da PUCRS

**Renato S. Procianoy**
Professor Titular de Pediatria da UFRGS
Médico-Chefe da Unidade de Tratamento Intensivo Neonatal do Hospital de Clínicas de
Porto Alegre (HCPA), RS

**Ricardo Garcia Branco**
Consultant in Paediatric Intensive Care Medicine, Cambridge University Hospitals NHS
Foundation Trust
PhD pela Universidade de Cambridge

**Richard H. Speicher, MD**
Assistant Professor of Pediatrics. Case Western Reserve University School of Medicine
Medical Director, Pediatric Intensive Care Unit, UH Rainbow Babies & Children's
Hospital Cleveland – OH, USA

**Rita de Cássia Silveira**
Professora Adjunta do Departamento de Pediatria da UFRGS
Médica-Chefe do Serviço de Neonatologista do Hospital de Clínicas de Porto Alegre
(HCPA), RS

**Rita Terres Camargo**
Pediatra Intensivista da Unidade de Tratamento Intensivo Pediátrico do
Hospital São Lucas da PUCRS

**Robert C. Tasker**
Professor of Neurology and Anaesthesia (Pediatrics) at Harvard Medical School
Chair in Neurocritical Care at the Boston Children's Hospital
Senior Associate Staff Physician, Department of Neurology;
Department of Anesthesiology, Perioperative and Pain Medicine,
Division of Critical Care Medicine at the Boston Children's Hospital

**Roberto D'Ávila**
Presidente do Conselho Federal de Medicina (CFM) 2009-2014
Professor Aposentado da Universidade Federal de Santa Catarina
Mestre em Neurociências e Comportamento
Doutorando em Bioética pela Universidade do Porto (Portugal)

**Roberto Sapolnik**
Pediatra Intensivista (AMIB)
Pediatra Intensivista, Coordenador do Serviço de Pediatria do
Hospital São Rafael – Salvador, BA
Mestre em Medicina Interna (UFBA-BA)
Instrutor de Suporte Avançado de Vida em Pediatria (AHA)

**Rodrigo Guellner Ghedini**
Fisioterapeuta do Hospital de Clínicas de Porto Alegre (HCPA), RS
Pesquisador-Associado do Laboratório de Vias Aéreas e Pulmão (HCPA), RS
Doutorando em Ciência Pneumológicas da Faculdade de Medicina da UFRGS

**Ruy Pezzi de Alencastro**
Pediatra Intensivista da Unidade de Tratamento Intensivo Pediátrico do
Hospital de Clínicas de Porto Alegre, RS
Intensivista do Programa de Transplante Hepático Infantil do
Hospital de Clínicas de Porto Alegre, RS
Mestre em Pediatria pela UFRGS

**Sandra Maria Gonçalves Vieira**
Professora Adjunta do Departamento de Pediatria da Universidade Federal do
Rio Grande do Sul
Professora Permanente do Programa de Pós-Graduação em Ciências da
Gastroenterologia e Hepatologia da Universidade Federal do Rio Grande do Sul.
Serviço de Pediatria do Hospital de Clínicas de Porto Alegre, Programa de Transplante
Hepático Infantil

**Sérgio d'Abreu Gama**
Coordenador da Unidade de Tratamento Intensivo Pediátrico e Neonatal da Urgência Pediátrica de Nova Iguaçu, RJ
Médico da Unidade de Tratamento Intensivo Pediátrico do Instituto de Puericultura e Pediatria Martagão Gesteira – UFRJ
Coordenador da Pediatria do Hospital Geral de Nova Iguaçu, RJ

**Sérgio Diniz Guerra**
Mestre e Doutorando em Ciências da Saúde pela Faculdade de Medicina da UFMG
Pediatra Intensivista
Coordenador da Unidade de Tratamento Intensivo Pediátrico do Hospital João XXIII – Belo Horizonte, MG

**Sérgio L. Amantéa**
Professor Adjunto do Departamento de Pediatria da Universidade Federal de Ciências da Saúde de Porto Alegre
Chefe da Emergência Pediátrica do Hospital da Criança Santo Antônio da ISCMPA

**Stelamaris Luchese**
Pediatra Intensivista da Unidade de Tratamento Intensivo Pediátrico do Hospital de Clínicas de Porto Alegre, RS
Pediatra Cardiologista do Serviço de Cardiologia do Hospital de Clínicas de Porto Alegre, RS
Pediatra Cardiologista do Hospital da Criança Conceição – Porto Alegre, RS

**Tais Rocha**
Doutora em Ciências Médicas: Pediatria pela UFRGS
Pediatra Intensivista, Médica Rotineira da UTI do Hospital da Criança Santo Antônio de Porto Alegre, RS
Médica Rotineira da UTI de Trauma Pediátrico do Hospital de Pronto Socorro de Porto Alegre, RS
Preceptora da Residência em Pediatria do Hospital da Criança Conceição – Porto Alegre, RS

**Thiago Silveira Jannuzzi de Oliveira**
Médico Plantonista Neocenter – Belo Horizonte, MG
Médico Plantonista da Unidade de Tratamento Intensivo Pediátrico e Neonatal do Hospital Vila da Serra – Nova Lima, MG

**Tiago Chagas Dalcin**
Pediatra Intensivista e Mestrando do Programa de Pós-Graduação em Pediatria e Saúde da Criança – PUCRS

**Viviane Bitencourt**
Pediatra Nefrologista no Hospital da Criança Santo Antônio de Porto Alegre da Irmandade Santa Casa de Misericórdia de Porto Alegre, RS
Mestre em Pediatria pela UFRGS

**Wanderley A. Fleck**
Pediatra Intensivista da Unidade de Tratamento Intensivo Pediátrico do
Hospital de Clínicas de Porto Alegre, RS

**Werther Brunow de Carvalho**
Professor Titular de Terapia Intensiva/Neonatologia do Instituto da Criança do
Hospital das Clínicas da Faculdade de Medicina da Universidade de São Paulo
Chefe da UCI Pediátrica do Hospital Santa Catarina – São Paulo, SP

**Zina Maria Almeida de Azevedo**
Doutora em Saúde da Mulher e da Criança pela Fundação Oswaldo Cruz – Fiocruz
Chefe da Unidade de Pacientes Graves do Instituto Fernandes Figueira da
Fundação Oswaldo Cruz – Fiocruz, RJ
Professora Adjunta da Faculdade de Medicina da Universidade UNIGRANRIO

# Sumário

Pranchas em Cores............................................. xxxiii

1 Medicina Intensiva Pediátrica – Cuidados Neurocríticos como um
 Exemplo de Nosso Passado, Presente e Futuro.......................... 1
 *Robert C. Tasker*

2 Acesso à Via Aérea – Sequência Rápida e Técnicas Especiais de Intubação..... 13
 *Helena Müller* ♦ *Eliana de Andrade Trotta* ♦ *Jefferson Pedro Piva*

3 Reanimação Cardiopulmonar........................................ 35
 *Cecília Korb* ♦ *Paulo R. Antonacci Carvalho* ♦ *Pedro Celiny Ramos Garcia*

4 Ressuscitação do Recém-Nascido..................................... 51
 *Humberto Holmer Fiori* ♦ *Renato Machado Fiori*

5 Sepse na Criança.................................................. 65
 *Pedro Celiny Ramos Garcia* ♦ *Ricardo Garcia Branco* ♦ *Jefferson Pedro Piva*

6 Infecções Fúngicas Graves – Diagnóstico e Tratamento.................... 87
 *Paulo Ramos David João* ♦ *Fábio de Araujo Mota*

7 Fisiopatologia e Tratamento Inicial do Choque .......................... 109
 *Pedro Celiny Ramos Garcia* ♦ *Jefferson Pedro Piva*
 *Ricardo Garcia Branco* ♦ *Felipe Cabral*

8 Suporte Farmacológico no Choque Séptico ............................. 133
 *Pedro Celiny Ramos Garcia* ♦ *Jefferson Pedro Piva*
 *Ricardo Garcia Branco* ♦ *Carolina Amoretti*

9 Meningites Bacterianas, Virais e Fúngicas ............................. 153
 *Paulo Roberto Einloft* ♦ *Cristian Tedesco Tonial* ♦ *Pedro Celiny Ramos Garcia*

10 Dengue Grave .................................................. 181
 *Daniella Mancino da Luz Caixeta* ♦ *Sérgio d'Abreu Gama*
 *Zina Maria Almeida de Azevedo*

11 Infecções no Paciente Imunocomprometido............................. 205
 *Eduardo Juan Troster* ♦ *Aline Motta de Menezes* ♦ *Heloisa Helena de Souza Marques*

12 Urgências Oncológicas e Hematológicas em Pediatria .................... 227
 *Claudia Pires Ricachinevsky* ♦ *Mariana Michalowski*

13 Transfusão de Sangue e Hemoderivados – Por Quê, Quando e Como? ........ 249
*Liane Esteves Daudt*

14 Anticoagulação em Pediatria ............................................ 269
*Francisco Bruno*

15 Trombose Venosa Profunda ............................................. 281
*Werther Brunow de Carvalho* ♦ *Leandra Girardi*

16 Disfunção Miocárdica Aguda............................................ 299
*Gabriel Cassalett* ♦ *Maribel Valencia* ♦ *Stelamaris Luchese* ♦ *Jefferson Pedro Piva*

17 Pós-Operatório em Cirurgia Cardíaca .................................... 331
*Daniel Garros* ♦ *Helio Queiroz Filho*

18 Arritmias Cardíacas na UTIP ........................................... 379
*Eduardo Bartholomay* ♦ *Carlos Kalil* ♦ *Flávio Petersen Velho*

19 Manutenção e Distúrbios Hidroeletrolíticos no Paciente Crítico ............. 401
*Javier Prego* ♦ *Osvaldo Bello* ♦ *Grasiele Librelato* ♦ *Jefferson Pedro Piva*

20 Distúrbios Hidroeletrolíticos e da Glicose no Recém-Nascido ............... 431
*Jorge Hecker Luz* ♦ *Manoel Antonio da Silva Ribeiro*

21 Cetoacidose Diabética .................................................. 447
*Jefferson Pedro Piva* ♦ *Maria Antônia Soledade* ♦ *Mauro Antônio Czepielewski*

22 Insuficiência Respiratória ............................................... 465
*Jaime Fernández Sarmiento* ♦ *Elisa Baldasso* ♦ *Jefferson Pedro Piva*

23 Obstrução Respiratória Alta em Pediatria ................................ 483
*Daniel Garros* ♦ *Helio Queiroz Filho* ♦ *Jefferson Pedro Piva*
*Pedro Celiny Ramos Garcia*

24 Bronquiolite Viral Aguda............................................... 521
*Paulo Maróstica* ♦ *Jefferson Pedro Piva*

25 Asma Aguda Grave .................................................... 541
*Jefferson Pedro Piva* ♦ *Pedro Celiny Ramos Garcia* ♦ *Sérgio L. Amantéa*

26 Síndrome do Desconforto Respiratório Agudo (SDRA) ................... 569
*Jefferson Pedro Piva* ♦ *Cinara Andreolio*
*Francisco Bruno* ♦ *Pedro Celiny Ramos Garcia*

27 Distúrbios Respiratórios do Recém-Nascido .............................. 597
*Renato S. Procianoy* ♦ *Rita de Cássia Silveira*

## Sumário

**28** Princípios de Ventilacão Mecânica em Pediatria........................ 619
*Jefferson Pedro Piva ♦ Pedro Celiny Ramos Garcia*
*Cinara Andreolio ♦ Francisco Bruno*

**29** Ventilação Mecânica Não Convencional e Medidas Alternativas de
Suporte Respiratório ................................................. 647
*Richard H. Speicher ♦ David G. Speicher ♦ Firas Rabi ♦ Alexandre T. Rotta*

**30** Ventilação de Alta Frequência por Oscilação em Pediatria e Neonatologia ...... 673
*Marcus Angelus Jannuzzi de Oliveira ♦ José Sabino de Oliveira*
*Thiago Silveira Jannuzzi de Oliveira ♦ Cinara Andreolio*
*Adriani Maioli Rorato ♦ Jefferson Pedro Piva*

**31** Métodos Gráficos de Monitorização da Ventilação Mecânica ............... 691
*Sérgio Diniz Guerra ♦ Cláudio Luis Lemos de Morais*

**32** Ventilação Mecânica Não Invasiva em Pediatria........................ 725
*Bettina von Dessauer ♦ Cristián Carvajal*
*Hernán Norambuena Klgo ♦ João Ronaldo Krauzer*

**33** Lesões e Complicações Pulmonares Associadas à Ventilação Mecânica ........ 739
*Cecília Korb ♦ Rita Terres Camargo ♦ Guilherme Unchalo Eckert*
*Jefferson Pedro Piva ♦ Pedro Celiny Ramos Garcia*

**34** Estratégias para Alta Domiciliar para Pacientes Dependentes de VM ......... 753
*Cristiane Rodrigues de Sousa ♦ Marta Maria Sampaio Serrano*

**35** Afogamento...................................................... 761
*Luciano Vitola ♦ Edwin van der Voort*
*Pedro Celiny Ramos Garcia ♦ Jefferson Pedro Piva*

**36** Estado de Mal Epiléptico........................................... 777
*Magda Lahorgue Nunes ♦ Jaderson Costa da Costa*

**37** Trauma......................................................... 801
*Ana Paula Pereira ♦ Tais Rocha*

**38** Trauma de Crânio ................................................ 825
*Arnaldo Prata Barbosa ♦ Luciana Gil Barcellos*

**39** Grande Queimado................................................ 865
*Roberto Sapolnik ♦ Ângela Rodrigues ♦ Francisco Tavares*

**40** Insuficiência Hepática Aguda....................................... 897
*Cristina Targa Ferreira ♦ Helena Müller ♦ Carlos Oscar Kieling*
*Antônio Carlos Oppermann Thomé ♦ Ruy Pezzi de Alencastro*

41 Transplante Hepático Ortotópico Infantil ............................. 919
   *Antônio Carlos Oppermann Thomé ♦ Carlos Oscar Kieling ♦ Helena Müller*
   *Maria Lúcia Zanotelli ♦ Ruy Pezzi de Alencastro ♦ Sandra Maria Gonçalves Vieira*

42 Lesão Renal Aguda ................................................ 971
   *Nilzete Liberato Bresolin*

43 Métodos Dialíticos em UTI Pediátrica............................... 989
   *Carla Di Giorgio ♦ Clotilde Druck Garcia*
   *Renato George Eick ♦ Viviane Bitencourt*

44 Transplante Renal Pediátrico ..................................... 1007
   *Ana Maria Teixeira Verçoza ♦ Carlos Abaete de Los Santos*

45 Crise Hipertensiva na Criança .................................... 1027
   *Ana Maria Teixeira Verçoza ♦ Carlos Abaete de Los Santos*

46 Terapia Nutricional Enteral e Parenteral.......................... 1047
   *José Vicente Noronha Spolidoro ♦ Matias Epifanio ♦ Renata Ongaratto*
   *Caroline Abud Drumond Costa ♦ Juliana Cristina Elói*
   *Liege Maria Jardim Hammermuller*

47 Urgências Cirúrgicas em UTI e Emergências Pediátricas............. 1077
   *José Carlos Fraga*

48 Traqueostomia em UTIP – Indicações e Cuidados..................... 1095
   *João Cyrus Bastos ♦ Fernanda Caraver*

49 Analgesia e Sedação em UTIP....................................... 1103
   *Patrícia M. Lago ♦ Jefferson Pedro Piva ♦ Pedro Celiny Ramos Garcia*

50 Abstinência e *Delirium* em UTI Pediátrica........................ 1127
   *Patrícia M. Lago ♦ Marizete Elisa Molon ♦ Jefferson Pedro Piva*

51 Atendimento em UTI e Emergência Pediátrica na Perspectiva do
   Código de Ética Médica............................................ 1153
   *Jefferson Pedro Piva ♦ Mauro Luiz de Britto Ribeiro*
   *Carlos Vital ♦ Roberto D'Ávila*

52 Cuidados Paliativos em UTI Pediátrica ............................ 1165
   *Patrícia M. Lago ♦ Lúcia Miranda ♦ Jefferson Pedro Piva*

53 Estratégias para a Comunicação de Más Notícias.................... 1181
   *Cristiane Traiber ♦ Patrícia M. Lago*

54 Morte Encefálica e Doação de Órgãos............................... 1199
   *Fernanda Paiva Bonow ♦ Jefferson Pedro Piva ♦ Pedro Celiny Ramos Garcia*

55 Medicamentos e Doses Utilizados em UTI Pediátrica .................... 1239
   *Márcia H. A. Severini ♦ Wanderley A. Fleck*

56 Prevenção e Controle de Infecção Relacionada com a Assistência em Saúde em Unidade de Terapia Intensiva ............................. 1283
   *Juarez Cunha ♦ Lessandra Michelim*

57 Dimensionamento do Trabalho de Enfermagem em UTI Pediátrica ......... 1305
   *Kelly Dayane Stochero Velozo ♦ Pedro Celiny Ramos Garcia*

58 Fisioterapia no Paciente Internado em UTI Pediátrica .................... 1313
   *Rodrigo Guellner Ghedini ♦ Camila Martins Chaves Trindade*

59 Apêndices ....................................................... 1329
   *Tiago Chagas Dalcin ♦ Pedro Celiny Ramos Garcia*

   Índice Remissivo ................................................ 1415

# Pranchas em Cores

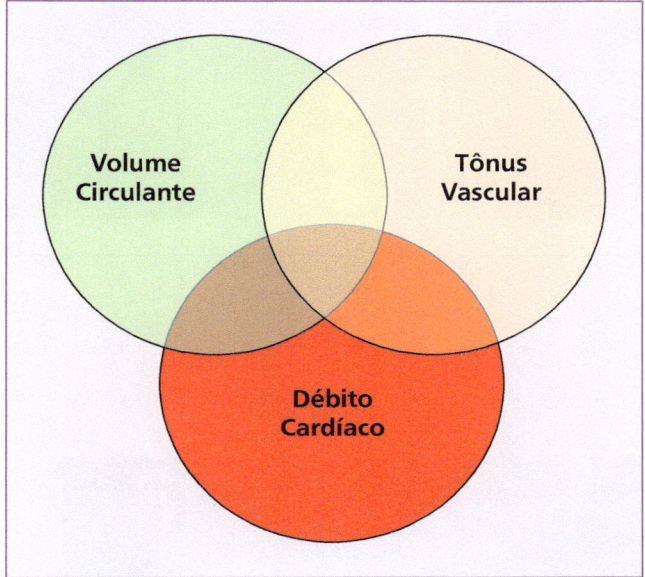

**Fig. 7-2**
Representação esquemática da homeostase do sistema cardiovascular na criança.

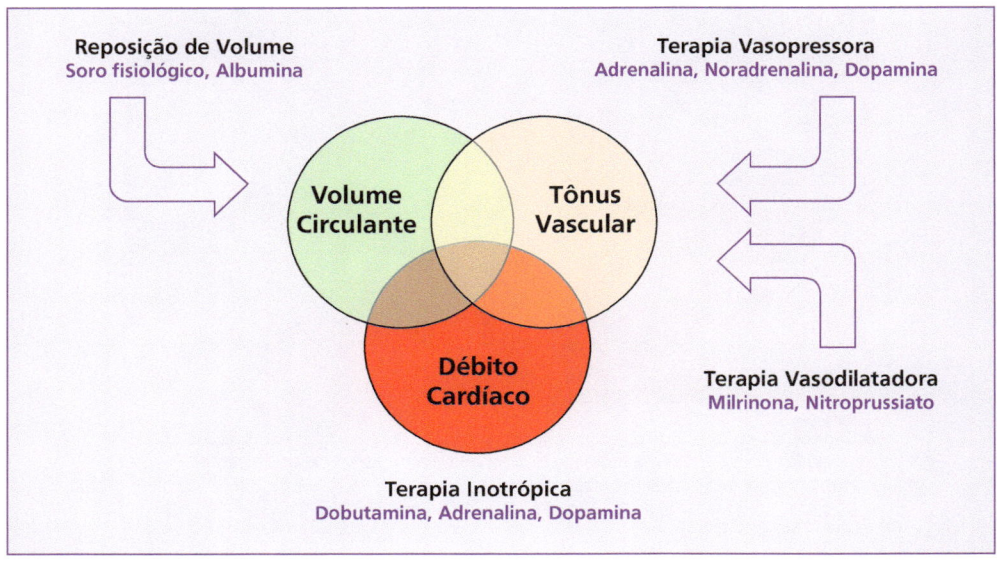

**Fig. 8-1**
Ação das drogas vasoativas no sistema cardiovascular.

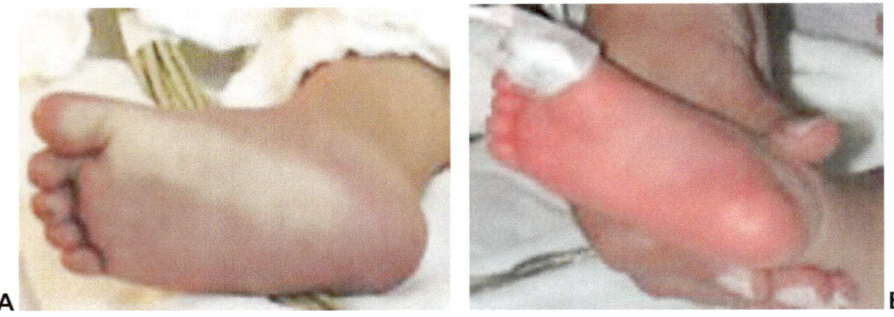

**Fig. 8-3**
Choque frio e choque quente. Foto Dr. Francisco Bruno.

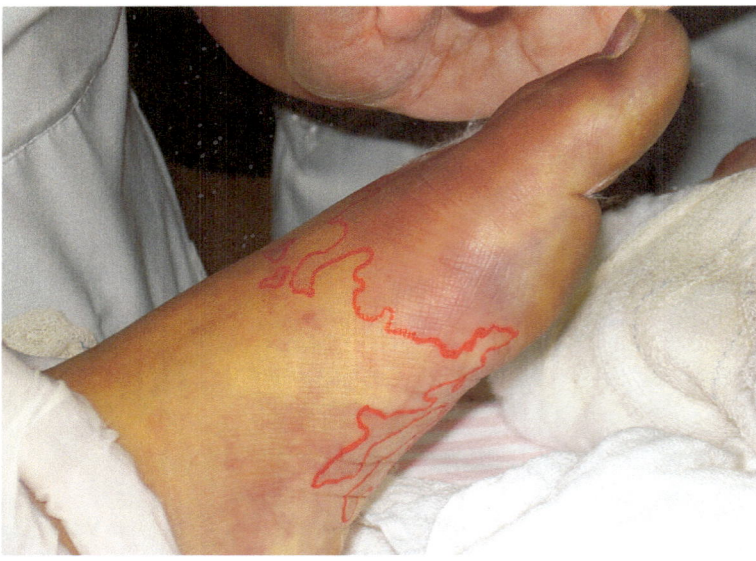

**Fig. 10-4**
Extremidade com perfusão alterada, vasoconstrita. Fonte: Unidade de Pacientes Graves, Instituto Fernandes Figueira/Fiocruz.

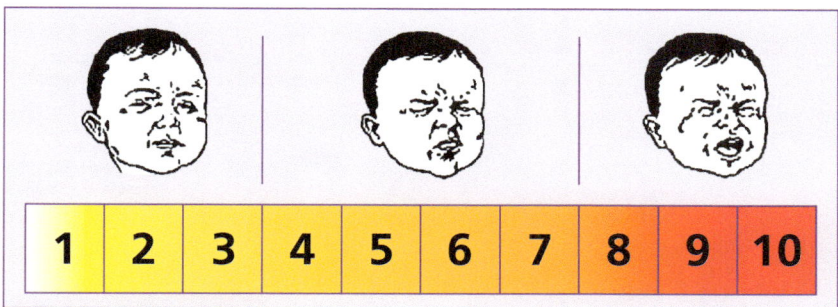

**Fig. 12-1**
Escala analógica da dor.

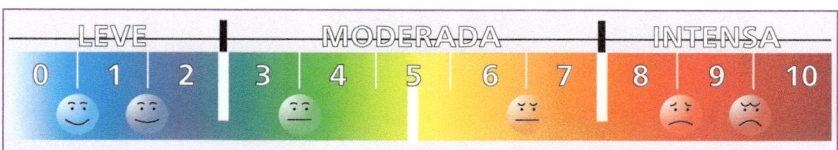

**Fig. 12-2**
Escala visual analógica da dor (EVA).

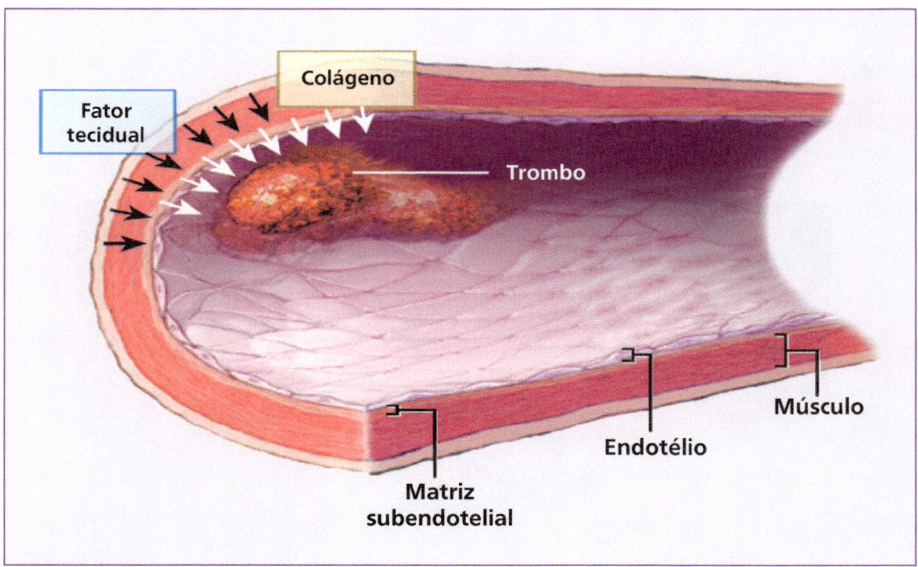

**Fig. 15-1**
Resposta à lesão vascular. O colágeno e o fator tecidual associados à parede do vaso providenciam uma barreira hemostática para manter o sistema circulatório de alta pressão. O colágeno e a trombina iniciam a formação do trombo. O colágeno é a primeira linha de defesa, e o fator tecidual, a segunda linha de defesa. (Adaptada de Furie et al., 2008.[10])

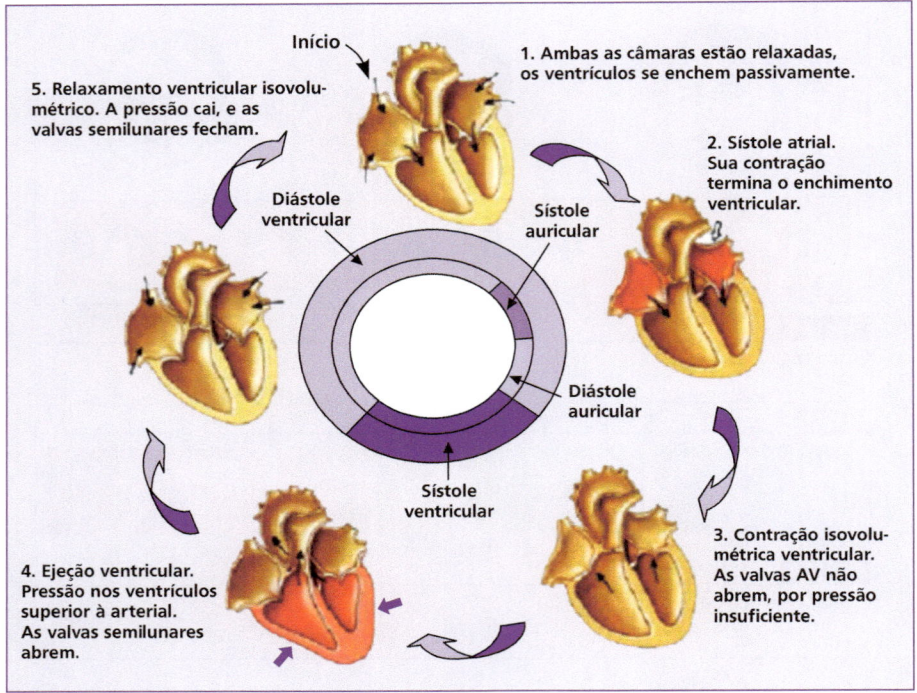

**Fig. 16-3**
Ciclo cardíaco. A diástole corresponde à maior parte do ciclo cardíaco; pequena porção corresponde à sístole.

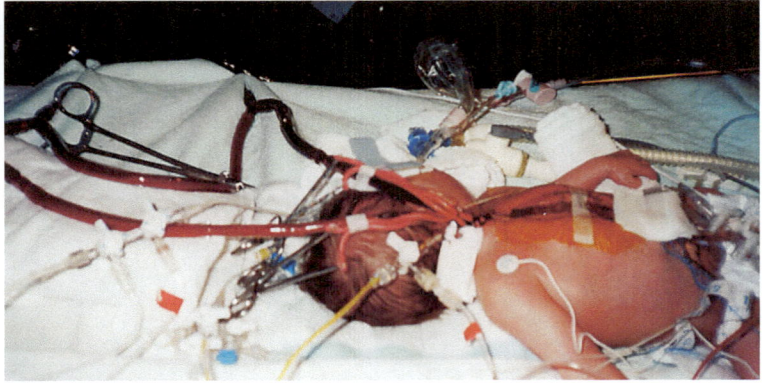

**Fig. 17-3**
Paciente em ECMO.

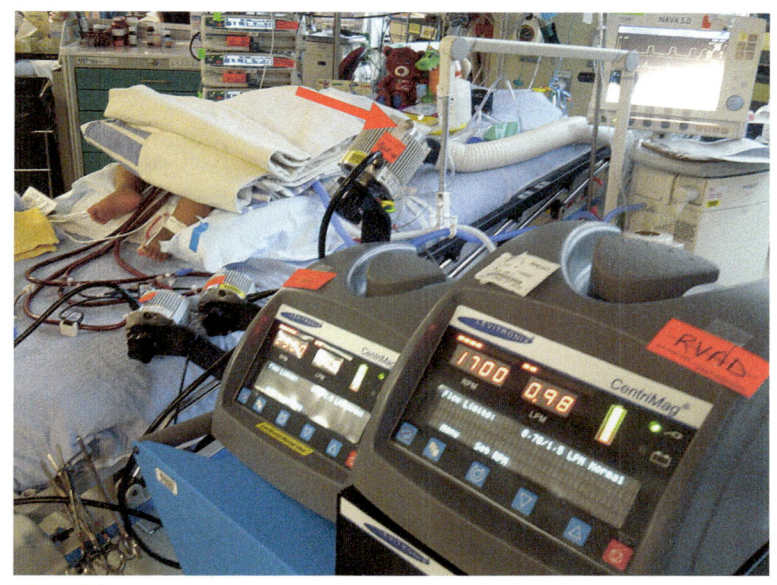

**Fig. 17-5**
Duas bombas do tipo dispositivo de assistência ventricular (DAV), uma para o VD e outra para o VE, em paciente PO cardíaco, esperando por transplante. Não há oxigenador acoplado. As setas apontam para as bombas centrífugas, com uma extra (reserva) no meio.

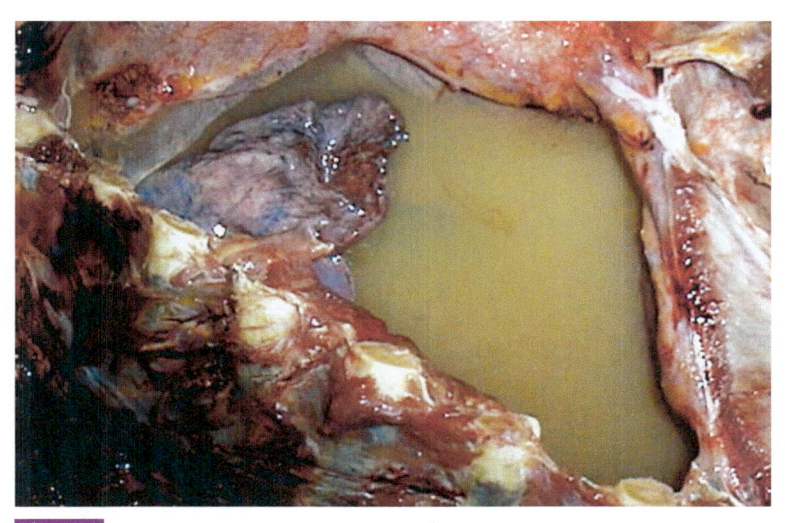

**Fig. 17-7**
Quilotórax, onde se observa o líquido com aspecto "leitoso"(lipêmico).

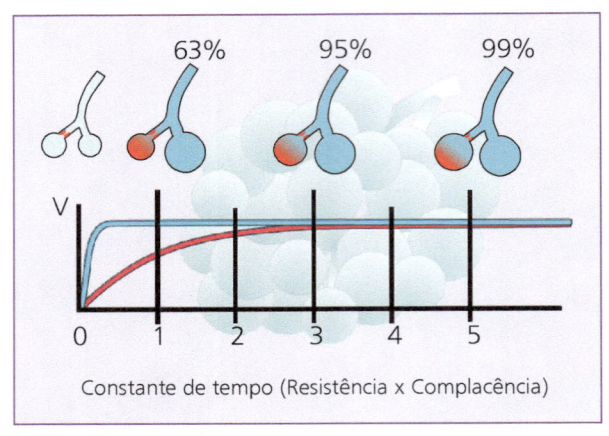

**Fig. 28-5**
Constante de tempo e sua relação com o enchimento e esvaziamento alveolar. Observe que são necessárias cinco constantes de tempo para que haja completo enchimento alveolar. Este tempo varia em função da complacência e da resistência. No esquema observa-se que: linha azul representa alvéolos normais; linha vermelha: representa vias aéreas com aumento da resistência (p. ex., asma), onde tardiamente é atingido o equilíbrio por aumento da constante de tempo.

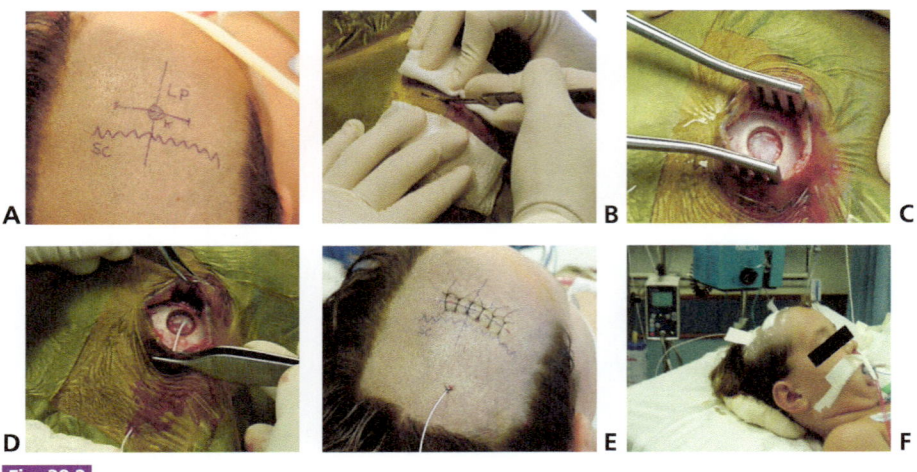

**Fig. 38-2**
Inserção de cateter de monitorização da pressão intracraniana: (**A** e **B**) incisão na linha pupilar a 1 cm da sutura coronal (ponto de Koscher); (**C** e **D**) inserção do cateter após craniotomia; (**E** e **F**) fixação e monitorização contínua da PIC. Fonte: Hospital Copa D'Or, Rio de Janeiro, RJ.

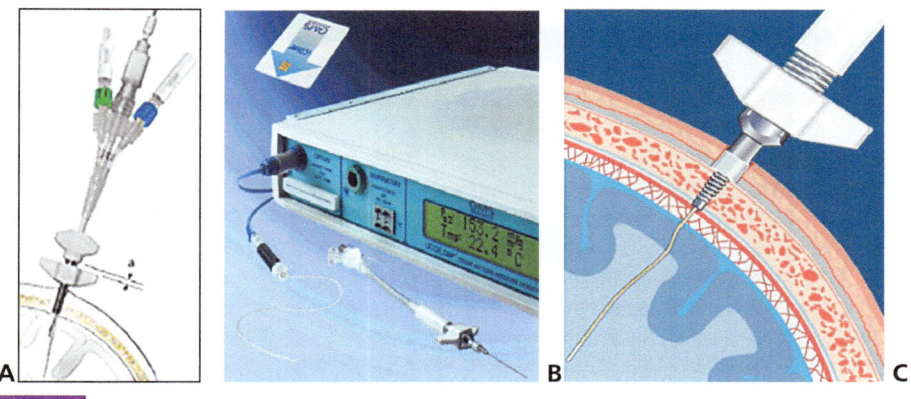

**Fig. 38-6**

Monitor de pressão de oxigênio tecidual cerebral (PbtO$_2$). (**A-C**) O monitor trabalha com duas sondas, uma mede a tensão do oxigênio e a outra a temperatura da região cerebral onde estão inseridas. Uma terceira via, um cateter, pode ser conectado a um monitor de pressão intracraniana.

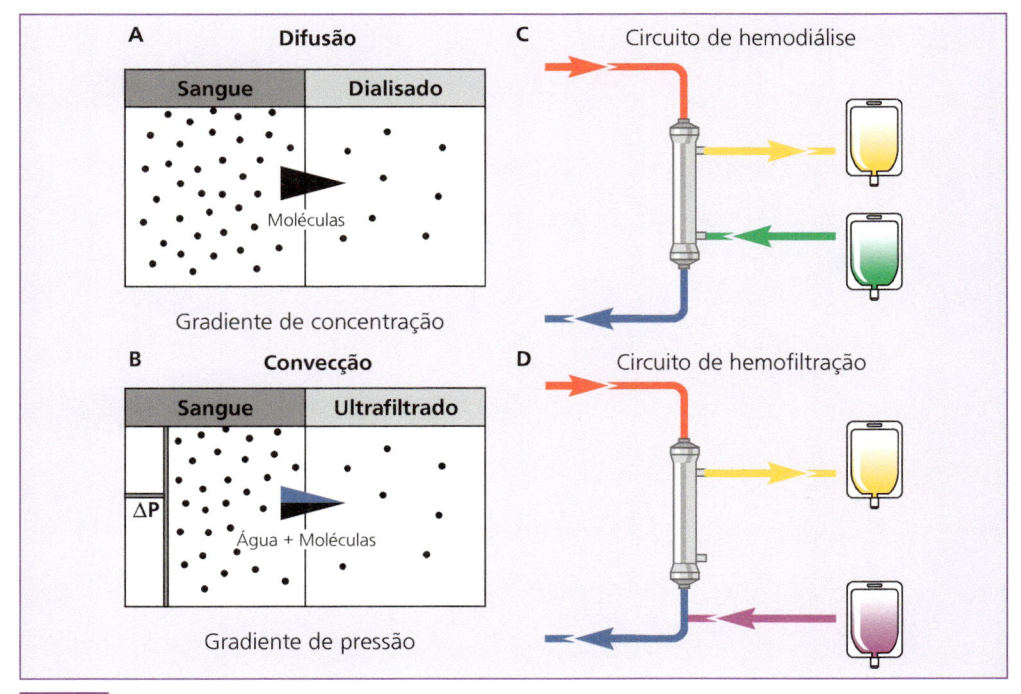

**Fig. 43-1**

Representação do transporte de solutos: (**A**) difusão (**B**) convecção. Representação do circuito extracorpóreo: (**C**) hemodiálise em que a bolsa verde representa a solução de diálise, e a bolsa amarela o dialisado (solução de diálise pós-remoção dos solutos), (**D**) hemofiltração onde a bolsa roxa representa a solução de reposição pós-filtro, e a bolsa amarela o ultrafiltrado. (Fonte: Rimelle T et al. 2012.[11])

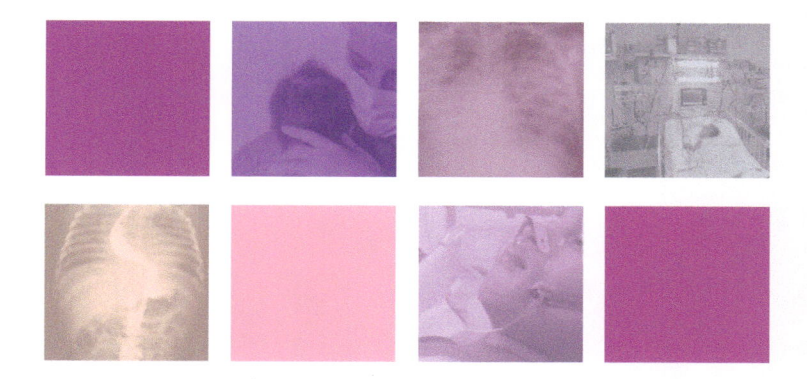

Piva & Celiny
# Medicina Intensiva
# em Pediatria

# 1 Medicina Intensiva Pediátrica – Cuidados Neurocríticos como um Exemplo de Nosso Passado, Presente e Futuro

*Robert C. Tasker*

## INTRODUÇÃO

A "história viva" da medicina intensiva pediátrica é, essencialmente, a história de homens e mulheres que fizeram contribuições importantes para a nossa especialidade. Quando revemos essas histórias no mundo inteiro, encontramos temas comuns de engenhosidade e inovação, educação e as mentes preparadas, e a tradução de novas práticas para uma organização viável.[1] Por exemplo, no Brasil, no início de 1970, ocorreram vários surtos epidêmicos de doenças com risco de vida (sarampo, poliomielite, difteria e doença meningocócica) que exigiram uma nova estratégia de atenção à saúde: concentração de tecnologia e consolidação de recursos em poucos centros; disseminação do conhecimento em todo o país, de modo a facilitar e otimizar a reanimação inicial, atendimento de emergência e transferência do paciente crítico; regionalização da pesquisa e cuidados de saúde; organização do conhecimento em livro-texto em Português; formação especializada da próxima geração de médicos e a formação de uma sociedade de profissionais com interesse especial em intensivismo pediátrico. Os líderes deste movimento no Brasil foram: em São Paulo, Anthony Wong, Mario Telles Jr., Werther Carvalho e Mario Hircheimer; em Curitiba, Izrail Cat e Ismar Strachman; em Porto Alegre, Pedro Celiny Garcia, Paulo Carvalho e Jefferson Piva e, em Belo Horizonte, Julio Sena e Waldemar Fernal.

Infelizmente, detalhes de histórias de vida e experiências são raramente apresentados na literatura, impossibilitando o aprendizado único que se obtém pelo compartilhamento de histórias e experiências do passado e do presente. Entretanto, existe uma exceção na área de cuidados neurointensivos pediátricos, onde a história profissional tem sido bem documentada.[2] Neste capítulo, abordaremos as histórias do passado e do presente e uma versão do futuro do neurointensivismo pediátrico, a fim de exemplificar a evolução dos cuidados intensivos pediátricos durante as últimas décadas.

## ENGENHOSIDADE E INOVAÇÃO

Em 1926, Philip Drinker – um especialista em estudos de ambientes industriais, análise de ar e poeira, ventilação e iluminação – trabalhava em suporte de vida mecânica em caso de acidente e asfixia industriais, como intoxicação por gás e choque elétrico.[3] Em 1928, ele e Louis Shaw, um fisiologista, tinham construído e testado em si mesmo um novo tipo de dispositivo respirador.[4] Este dispositivo consistia em um tanque de metal em que uma pessoa poderia ser colocada com a cabeça projetando-se por um colar de borracha preso em uma extremidade aberta. A respiração era apoiada por aspiradores que induziram mudanças de pressão cicladas a tempo. Estes experimentos foram realizados a poucos metros do Hospital Infantil de Boston, nos Estados Unidos. Notáveis, como Harvey Cushing, assistiram a demonstrações do aparelho em ação.

Na tarde de 13 de outubro de 1928, o respirador-tanque que Drinker e Shaw tinham testado em si foi usado em uma menina de 8 anos de idade com paralisia muscular nos músculos intercostais e peitoral secundário à poliomielite.[5] A criança estava sob os cuidados de Charles McKhann no Hospital Infantil. No início, ela não precisou de suporte do dispositivo, mas pela manhã seguinte seu diafragma estava paralisado e ela estava comatosa e cianótica. No entanto, ela recuperou a consciência poucos minutos após o início do suporte ventilatório completo. O efeito foi tão dramático que aqueles que testemunharam foram levados às lágrimas.[3] Aparentemente, a criança chegou a pedir para tomar um sorvete no final do dia. Infelizmente, ela morreu de sua doença fulminante alguns dias depois, mas o princípio de ventilação assistida externamente foi estabelecido, e notícias do "respirador mecânico" espalharam-se pelo mundo. Em 1938, a maioria dos países da Europa tinha vários "pulmões de aço", e, na Inglaterra, o Lorde Nuffield forneceu a todos os hospitais um dispositivo básico semelhante, chamado *Both*.[6]

## EDUCAÇÃO E A MENTE PREPARADA

Bjørn Ibsen, um graduado da Universidade de Copenhague, viajou para Boston para um estágio de *fellow* em anestesiologia no Hospital Geral de Massachusetts, em 1949. Durante a viagem de volta para Copenhague, em 1950, sua esposa encontrou Mogens Bjørneboe, que era vice de Henry Lassen, o médico-chefe do Hospital de Febre de Blegdams.[7] Dois anos mais tarde, o Hospital Blegdams viria a tornar-se o centro de uma das maiores epidemias de pólio do mundo, e o encontro anterior entre Ibsen e Bjørneboe provou ser altamente significativo.

No Hospital de Blegdams, entre 24 de julho e 25 de agosto de 1952, 31 pacientes com poliomielite bulbar tinham sido tratados com os respiradores de tanque e couraça, mas 27 (87%) tinham morrido.[8] Em 25 de agosto, houve uma conferência no hospital, em que principais médicos se reuniram para discutir por que os pacientes estavam morrendo e o desastre iminente para a saúde pública.[9,10] Lassen, Poul Astrup, chefe do laboratório do hospital, e Bjørneboe participaram da reunião. Ibsen também foi convidado, embora com relutância: ele não trabalhava no hospital e sua especialidade em 'sala de operação' estava apenas surgindo como uma especialidade clínica e ainda era pouco considerada. Uma das observações consideradas na reunião foi que os pacientes de pólio morriam com índices altos de dióxido de carbono no sangue, medida pelo método manométrico de Van Slyke. Na época, este achado foi interpretado como significando alcalose metabólica. Ibsen comentou que os níveis sanguíneos poderiam também significar retenção de dióxido de carbono. Após a reunião, Ibsen analisou alguns pacientes e olhou para espécimes de quatro autópsias. Ele estava convencido de que os pacientes morreram por falta de ventilação. Essa conclusão foi significativa porque os médicos usavam a presença de cianose como um guia para auxiliar a respiração dos pacientes e fornecer oxigênio. Se Ibsen estivesse correto, eles haviam esquecido o acúmulo de dióxido de carbono a partir de troca gasosa inadequada. Ibsen propôs que os pacientes recebessem uma traqueostomia com vedação hermética para proteger as vias aéreas e permitir toalete pulmonar. Ele também sugeriu a adição de um absorvente de dióxido de carbono e utilização de uma mistura de partes iguais de gás de oxigênio e de nitrogênio durante a ventilação manual.[7] Em essência, ele aplicou técnicas de sala de cirurgia para pacientes que estavam se comportando como se tivessem sido paralisados com curare para uma operação.[11] Em 26 de agosto de 1952, esta técnica foi testada em uma menina de 12 anos de idade que estava morrendo de poliomielite tetraparética. A hipótese de Ibsen estava correta; o conteúdo total de dióxido de carbono em seu sangue reduziu pela metade durante a ventilação com pressão positiva manual, e seu nível de dióxido de carbono exalado gradualmente aumentou durante a ventilação por pressão negativa. No dia seguinte, Astrup confirmou a previsão de Ibsen que os pacientes com poliomielite bulbar terminal estavam acidóticos (e não alcalóticos) usando um eletrodo de pH recém-desenvolvido para medir o pH do sangue diretamente.[9] Esta nova intervenção levou Lassen a concluir, "este método reduziu a taxa de mortalidade de mais de 80% para cerca de 40%".[8]

Traqueostomia e bolsa de ventilação manual ficaram conhecidas como ventilação com pressão positiva intermitente. Notícias da experiência em Copenhague difundiram-se assim como a experiência que Drinker e McKhann tinham feito cerca de 25 anos antes. Em Oxford, o relatório de Lassen levou a uma importante colaboração entre os departamentos de Neurologia e Anestesia. Os dois chefes de serviço, W. Ritchie Russell (Neurologia) e Robert Macintosh (Anestesia), forneceram especialistas para gerenciar a recém-formada "Unidade de Respiração" – John Spalding e Alex Crampton Smith. Em menos de 10 anos, um novo campo foi definido por esta colaboração entre neurologia e anestesia com um dos primeiros livros sobre a "Prática Clínica e Fisiologia da Respiração Artificial".[12]

## NOVAS PRÁTICAS E UMA ORGANIZAÇÃO VIÁVEL

O desenvolvimento do Neurointensivismo adulto na era moderna não aconteceu do nada. Uma doença crítica – poliomielite paralítica – precisava de um novo modo de cuidados clínicos. Esta necessidade, aliada à aplicação de novos conhecimentos, fez nascer os cuidados intensivos. Até certo ponto, o acaso teve o seu papel nesta aliança, mas também foi necessário haver a pessoa certa, com a educação e o conhecimento certo, disponível para fornecer uma perspectiva única. Além disso, houve a clarividência e bom senso na aplicação de uma estratégia de colaboração acadêmica para um novo paradigma de cuidados clínicos, isto é, suporte mecânico dos pacientes.

A próxima fase no desenvolvimento do neurointensivismo foi a coordenação de práticas, a demonstração de "benefício" e a realização de ensaios clínicos randomizados a fim de melhorar a assistência ao paciente. Em 2013, nos Estados Unidos havia 115 unidades de neurointensivismo adulto, sendo coordenadas por neurointensivistas com treinamento formal nesta especialidade, e um em cada três adultos americanos estava a menos de 90 minutos de uma dessas unidades.[13,14] O 'quem, quando e por quê' das admissões em unidades de cuidado neurointensivo adulto está agora bem documentado e compreendido, e a abordagem de investigações e o manejo de condições neurológicas comuns que necessitam de cuidados intensivos são ensinados em programas de treinamento reconhecidos.[15,16] Também é claro que, em adultos, existe um número suficiente de pacientes para justificar a separação destes pacientes em unidades de terapia neurointensiva, onde a principal função é gerenciar emergências neurológicas agudas da forma mais eficaz. Como confirmação do padrão exigido para a entrega de cuidado neurointensivo, o Grupo Leapfrog anunciou, em 2008, o reconhecimento de profissionais neste campo – isto é, reconheceu neurointensivistas como sendo "especialistas classificados como neurologistas e neurocirurgiões que são certificados em sua especialidade primária e que completaram um programa de treinamento certificado em neurointensivismo, ou um médico que é certificado em cuidados neurointensivos".[17] A maioria dos casos em unidades neurointensivas adultas inclui atualmente pacientes que têm compromisso no controle de vias aéreas, respiratório, bulbar, ou sistemas hemodinâmicos – tudo no contexto de doença neurológica aguda.

## EVOLUÇÃO DO NEUROINTENSIVISMO PEDIÁTRICO

Doenças graves neurológicas e neurocirúrgicas são causas frequentes de óbito em unidades de terapia intensiva pediátrica.[18-21] As síndromes clínicas criticas encontradas nesta população incluem a herniação de tecido cerebral, a lesão hipóxico-isquêmica, hemorragia, traumatismo, tumores, epilepsia grave e doenças neuromusculares periféricas.[19,22-25]

As doenças que foram formativas no desenvolvimento clínico e abordagem de pesquisa neurointensiva no passado incluem a síndrome de Reye, afogamento, meningite, doença neurológica pós-ressuscitação e parada cardíaca. Nos últimos anos, entretanto, a maior parte do foco tem sido a melhora do atendimento do traumatismo cranioencefálico grave, e três modelos foram desenvolvidos para a prestação de cuidados neurointensivos especializados para essas crianças.[2] Primeiro, o modelo mais usado em adultos, com uma unidade específica para cuidados neurointensivos, liderada por neurointensivistas em centros com grande número de casos neurocirúrgicos.[26,27] Segundo, um grupo de interesse especial em neurointensivismo, liderado por membros da equipe de cuidados intensivos em centros com atividade de neurotrauma significativa.[23,24,28] Em terceiro lugar, uma combinação dos modelos anteriores em uma política operacional que atenda às necessidades clínicas, institucionais e educacionais de unidades de terapia intensiva pediátricas.[2,25] Cada modelo se adapta a diferenças em volume de pacientes, necessidade de suporte de disfunção múltipla de órgãos e manutenção de massa crítica de experiência clínica.

No modelo pediátrico, descrito por Bell *et al.*, a instituição desenvolveu um grupo multidisciplinar composto por um médico de cuidados intensivos, um neurologista e um neurocirurgião para prestar cuidados neurointensivos em uma unidade de terapia intensiva pediátrica.[23] Em contraste, no modelo descrito por LaRovere *et al.*, a instituição desenvolveu um grupo de consultores para aconselhar o manejo neurológico das cinco unidades de cuidados intensivos do hospital.[25] Ao contrário dos cuidados neurointensivos em adultos, que evoluiu para ser uma subespecialidade distinta dentro dos cuidados intensivos, estes dois modelos pediátricos funcionam como um grupo multidisciplinar, coeso de especialistas. Ou seja, os médicos intensivistas coordenam os cuidados e assumem total responsabilidade pela assistência cardiorrespiratória, ressuscitação cerebral e estratégias de neuroproteção, enquanto subespecialistas fornecem serviços de consultoria neurointensiva pediátrica.[29] Esses modelos também reconhecem que a continuidade do cuidado clínico é necessária após a alta da unidade de terapia intensiva, e o planejamento de cuidados a longo prazo com sequelas e complicações deve ocorrer em um número significativo de casos. Do ponto de vista da família, ter um grupo de profissionais cuidando do tratamento de seu filho durante toda a internação hospitalar só pode ser benéfico.

## ATUAL ÂMBITO DOS CUIDADOS NEUROINTENSIVOS PEDIÁTRICOS

Em geral, a prática de cuidados neurointensivos pediátricos é uma experiência coletiva de várias disciplinas (p. ex., cuidados intensivos, neuroanestesia, neurologia, neurocirurgia, neurorradiologia e neurorreabilitação), e o objetivo diário deste time é achar a melhor forma de coordenar a assistência ao paciente com doença neurológica grave durante toda a internação. Até o momento, não existem unidades exclusivamente dedicadas a cuidados neurointensivos pediátricos, e a criação de unidades dedicadas deve ser feita levando-se em consideração o número de pacientes com doença neurológica grave local e encaminhados, e os recursos humanos e financeiros disponíveis. Em vez disso, ao redor dos Estados Unidos algumas unidades têm desenvolvido uma equipe dentro de seu grupo de intensivistas pediátricos tendo como foco o atendimento a pacientes que sofrem traumatismo cranioencefálico (TCE). Outras unidades desenvolveram uma equipe focada no tratamento de epilepsia grave, pós-operatório neurocirúrgico ou manejo cerebrovascular, com leitos dedicados a neurointensivismo e monitorização de eletroencefalografia contínua (CEEG).

### ■ Traumatismo cranioencefálico

Tasker *et al.* examinaram o sistema de saúde na Inglaterra e no País de Gales entre 2004 e 2008 para avaliar o tratamento recebido por 2.575 crianças internadas com TCE grave em qualquer uma das 27 unidades de terapia intensiva pediátrica desses países.[30] Os autores descobriram que as unidades com menor volume de pacientes neurológicos, com pouca ou nenhuma atividade neurocirúrgica pediátrica na unidade, tiveram resultados piores do que o esperado, especialmente em pacientes que necessitaram de monitorização de pressão intracraniana. Os melhores resultados foram observados em unidades de terapia intensiva pediátrica no setor de médio volume (ou seja, 20-40 casos por ano) em vez de o setor de maior volume. Não é claro o que foi responsável por essa hierarquia no desempenho. A grande diferença nos resultados foi observada nos pacientes que necessitaram de monitorização da pressão intracraniana, mas não houve diferença nos marcadores relacionados com essa prática – como o uso de inotrópicos ou duração da internação. Este estudo, porém, não pôde avaliar o efeito de alguns fatores, como a presença de um centro de neurointensivismo adulto no mesmo hospital, a natureza do envolvimento do neurocirurgião com os cuidados intensivos, os níveis de pessoal, ou a presença protocolos estabelecidos de tratamento médico. Recentemente, Pineda *et al.* relataram os resultados de seu programa de cuidados neurointensivos direcionados a pacientes com TCE grave dentro da unidade de terapia intensiva pediátrica.[28] O programa foi implementado em 17 de setembro de 2005 e envolveu "atividade e comunicação coordenada entre médicos e residentes de diversas especialidades (cuidados intensivos, neurocirurgia, cirurgia, anestesia, radiologia), assim como outros profissionais da área de saúde, possibilitando a implementação de um programa de treinamento detalhado, um processo rigoroso para aderência aos protocolos de tratamento, e o controle de qualidade contínuo." Os autores chegaram à conclusão de que os desfechos de crianças com TCE podem ser melhorados, alterando-se o sistema de atendimento.

- **Monitorização e tratamento intensivo de convulsões e estado de mal epiléptico**

EEG contínuo está sendo usado na prática assistencial de unidades neurointensivas adultas com frequência cada vez maior, e até 48% dos pacientes criticamente doentes nestas unidades têm convulsões subclínicas.[31,32] Em avaliações recentes de prática de cuidados neurointensivos pediátricos, a monitorização com EEG foi necessária em 35 e 50% dos casos, como relatado por Bell *et al.* e LaRovere *et al.*, respectivamente.[23,24] LaRovere *et al.* também relataram que EEG contínuo foi usado em 1/4 de seus estudos de EEG.[25]

Crises convulsivas podem ser difíceis de detectar em crianças com doenças graves e comatosas, especialmente se a crise é sutil ou quando agentes bloqueadores neuromusculares são utilizados. Nestas situações, atividade epiléptica eletroencefalográfica breve (ES) ou episódios mais prolongados de estado de mal epiléptico de eletroencefalograma (ESE) podem ocorrer. No entanto, até hoje, o significado clínico da ES e ESE permanecem em sua maioria desconhecida, incluindo, por exemplo, se a relação de tal atividade para o desfecho clínico é independente da causa subjacente, ou mesmo se o tratamento é aconselhável. Existe uma grande variabilidade na prevalência de ES e ESE descrita na literatura de terapia intensiva pediátrica, o que provavelmente reflete a variabilidade das populações estudadas.[33-45] Grupos de alto risco para ES são pacientes com epilepsia, infecção do sistema nervoso central, lesões cerebrais estruturais, encefalopatia após parada cardíaca e TCE. Por exemplo, quando a hipotermia terapêutica é utilizada depois de parada cardíaca, a fase de reaquecimento é uma fase comum para a ocorrência de crises convulsivas, ou porque o componente motor (isto é, mioclonia epilética) é revelado após a suspensão do bloqueio neuromuscular ou sedação, ou porque a hipotermia estava suprimindo ou tratando a atividade eletroencefalográfica.

## FUTURO DO NEUROINTENSIVISMO PEDIÁTRICO

O cérebro é o órgão vital. Por isso, o futuro da medicina intensiva pediátrica está intrinsecamente ligado ao futuro do neurointensivismo pediátrico – o cérebro é a nossa fronteira final. Nossos pacientes e suas famílias merecem, e devem esperar, o melhor em qualidade de atendimento e neuroproteção. No entanto, dentro da terapia intensiva pediátrica reconhecemos que o envolvimento de um especialista dedicado somente para a unidade é fundamental para a continuidade dos cuidados e de trabalho eficiente. A principal subdivisão dentro do nosso campo, que é amplamente aceita e que já ocorreu em muitos centros, é o estabelecimento de unidades de cuidados intensivos cardíacos pediátricos. Atualmente, pode-se argumentar que deveríamos também ter subespecializações em outras áreas de alto volume de pacientes. Por exemplo, um caso poderia ser feito para o desenvolvimento de uma equipe focalizada em cuidados perioperatórios ou de cuidados de transplante de órgãos, ou imunodeficiência, ou sepse. Devemos agora acrescentar a esta lista os cuidados neurointensivos?

Talvez sim, mas em um nível mais prático, a mera presença de um neurointensivista (ou qualquer outro subespecialista) não vai por si só levar a melhorias no desfecho de uma unidade. Também, a unidade precisaria ter um volume significativo de pacientes para justificar o foco em neurointensivismo sobre alguma outra subdivisão dos cuidados intensivos pediátricos. A instituição e o corpo docente local devem também estar preparados para fazer mudanças em seus sistemas para o cuidado desses pacientes, ou seja, desenvolver protocolos de atendimento, melhorando a comunicação entre áreas, instituição de práticas de auditoria e apoio a inovações na prática clínica. É preciso considerar também a melhor forma de aproveitar a experiência multidisciplinar que está disponível e fazer escolhas sobre o que vai funcionar em cada instituição.

## ■ Treinamento de especialista em cuidados neurointensivos pediátricos

Cada um dos modelos e âmbito da prática em cuidados neurointensivos pediátricos tem de ser aplicável às necessidades educacionais de especialistas em formação e sua prática futura. Certas realidades clínicas precisam ser abordadas individualmente em cada instituição. Capacitação profissional apenas em medicina intensiva pediátrica, neurologia pediátrica, ou neurocirurgia não é suficiente para as necessidades dos pacientes de "cuidados neurointensivos" durante sua internação hospitalar. Estes pacientes têm doenças de alta gravidade que geralmente não fazem parte do treinamento em neurologia pediátrica: 57% dos pacientes necessitam de ventilação mecânica, 45% têm diagnósticos médicos e cirúrgicos, e 7% morrem, que é 4 vezes a taxa de mortalidade observada na população em geral de cuidados intensivos pediátricos.[25] Uma proporção significativa desses pacientes permanece no hospital por um período prolongado, tem um desfecho ruim e requer apoio neurológico e de reabilitação durante sua internação – situações que não são normalmente manejadas por estagiários de cuidados intensivos pediátricos. Estas realidades têm implicações significativas para a formação e a educação nas áreas de cuidados neurointensivos, cuidados intensivos, neurologia e neurocirurgia.[25]

No futuro, os programas de formação em medicina intensiva pediátrica, neurologia pediátrica e outras disciplinas relacionadas devem considerar o desenvolvimento de um currículo em neurointensivismo pediátrico. Este programa deve incluir práticas e princípios fundamentais, assim como habilidades essenciais, de todas as especialidades envolvidas. O objetivo é criar um grupo multidisciplinar de profissionais de saúde com conhecimentos e habilidades únicos e um entendimento comum das perspectivas e da linguagem do grupo. A criação de um grupo de profissionais de saúde que possa garantir um atendimento de alta qualidade para crianças gravemente doentes e suas famílias, desde a admissão até o segmento no ambulatório, deve ser uma meta global na prestação de cuidados neurointensivos pediátricos.

■ **Avaliando o benefício associado à implementação de cuidados neurointensivos**

Qual é o impacto de uma equipe de cuidado neurointensivo especializado dentro de uma UTI pediátrica na evolução e tratamento de pacientes em estado crítico? Será que uma equipe de cuidados neurointensivos pode melhorar a utilização de recursos? Estas perguntas são impossíveis de responder no campo pediátrico, porque não existem dados publicados nessa população. Entretanto, alguns dados de neurointensivismo adulto podem ajudar a responder essas perguntas. Kramer e Zygun em uma revisão sistemática da literatura identificaram 12 estudos envolvendo quase 25.000 pacientes que apresentaram dados originais comparando modelos de tratamento neurointensivos em adulto.[45] Os resultados mostraram que nas unidades de cuidados neurointensivos especializados a mortalidade foi menor, e o desfecho neurológico foi melhorado. Outros estudos também descreveram benefícios adicionais associados à presença de uma equipe de cuidados neurointensivos como redução do tempo de internação, redução de custos, menos complicações, melhor documentação e maior frequência de doação de órgãos. Neurointensivistas pediátricos precisam agora enfrentar as mesmas perguntas.

## PERSPECTIVA GERAL

Poliomielite paralítica, síndrome de Reye, epiglotite por *Haemophilus Influenzae* tipo B, meningite bacteriana e choque séptico meningocócico são doenças catastróficas que, nos últimos 50 anos, moldaram o desenvolvimento de terapia intensiva pediátrica. Cuidados de neurocríticos têm estado na vanguarda de nosso pensamento. Nos últimos anos, tivemos acesso a tecnologias e novas terapias para desenvolver esse foco e educar a próxima geração. Em uma primeira fase, mostrou-se que os resultados podem ser melhorados nos cuidados intensivos adultos. Atualmente, a tarefa é traduzir esses benefícios para crianças gravemente doentes. A nível populacional, no entanto, a solução para muitas dessas doenças não é a melhor terapia intensiva pediátrica, mas uma visão geral de saúde pública com melhor conscientização, prevenção e imunização. Em essência, a admissão em unidades de terapia intensiva pediátrica tem servido como o 'termômetro' que mede a **vida em extremos e a biologia da sobrevivência** (Fig. 1-1). Temos exemplos em nosso passado onde notificações de casos e dados de epidemiologia levaram a mudanças na política de saúde pública (p. ex., aspirina e síndrome de Reye). Da mesma forma, tradução reversa da fisiopatologia que vimos na década de 1950 com a poliomielite levou à melhora na biologia populacional. Um exemplo mais recente é o vírus Influenza A subtipo H1N1. Em nosso futuro teremos de avançar intervenções e assistências clínicas através da descoberta de novos medicamentos e ensaios clínicos.

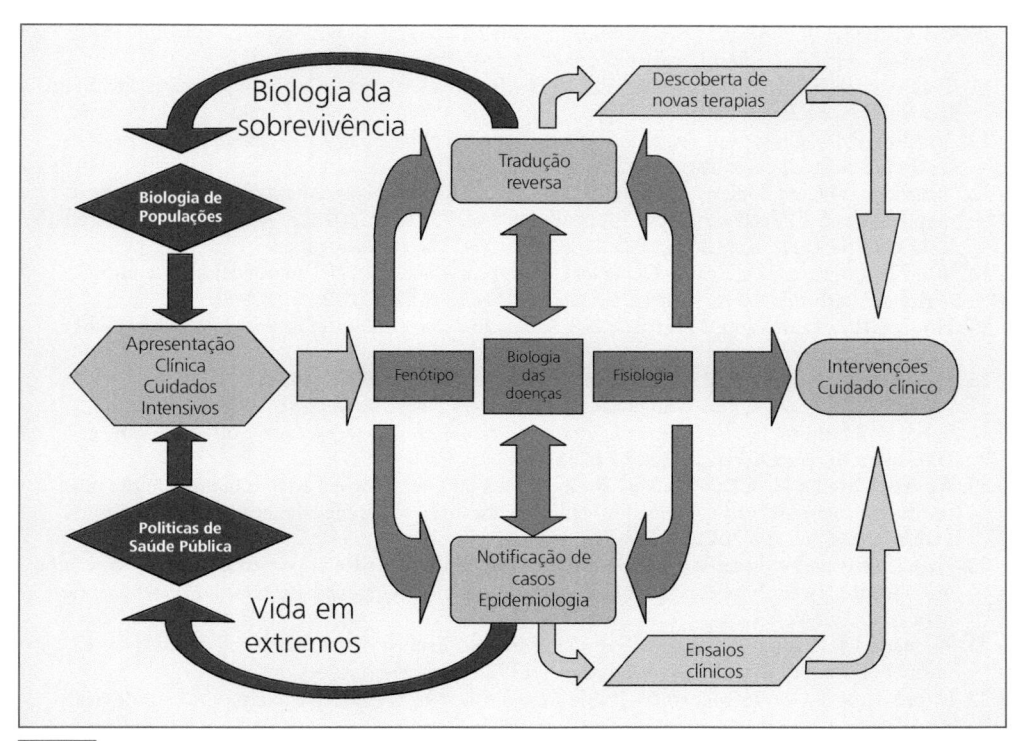

**Fig. 1-1**
Cuidados intensivos pediátricos.

## REFERÊNCIAS BIBLIOGRÁFICAS

1. Rogers MC. The history of pediatric intensive care around the world. In: Nichols DG. *Rogers' textbook of pediatric intensive care.* 4th ed. Philadelphia: Lippincott Williams & Wilkins, 2008. p. 3-17.
2. Tasker RC. Pediatric neurocritical care: Is it time to come of age? *Curr Opin Pediatr* 2009;21:724-30.
3. Drinker PA, McKhann CF. The iron lung: first practical means of respiratory support. *JAMA* 1986;255:1476-80.
4. Drinker P, Shaw LA. An apparatus for the prolonged administration of artificial respiration: I. A design for adults and children. *J Clin Invest* 1929;7:229-47.
5. Drinker P, McKhann CF. The use of a new apparatus for prolonged administration of artificial respiration: I. A fatal case of poliomyelitis. *JAMA* 1929;92:1658-60.
6. Dr John Spalding in conversation. Oxford Medicine; July 2005. p. 4-6.
7. Richmond C. Obituaries: Bjørn Ibsen. *BMJ* 2007;335:674.
8. Lassen HCA. A preliminary report on the 1952 epidemic of poliomyelitis in Copenhagen with special reference to the treatment of acute respiratory failure. *Lancet* 1953;1:37-41.
9. Severinghaus JW, Astrup P, Murray JF. Blood gas analysis and critical care medicine. *Am J Respir Crit Care Med* 1998;157:S114-22.

10. West JB. The physiological challenges of the 1952 Copenhagen poliomyelitis epidemic and a renaissance in clinical respiratory physiology. *J Appl Physiol* 2005;99:424-32.
11. Trubuhovich RV. In the beginning: the 1952-1953 Danish epidemic of poliomyelitis and Bjørn Ibsen. *Crit Care Resusc* 2003;5:227-30.
12. Spalding JMK, Crampton Smith A. *Clinical practice and physiology of artificial respiration.* Oxford: Blackwell Scientific, 1963.
13. Neurocritical Care Society. Acesso em: Dec. 2013. Disponível em: <http://maps.google.com/maps/ms?ie=UTF8&hl=en&msa=0&msid=108542175118493601623.00047fcc91780cd976daf&ll=33.000884,-111.965918&spn=29.210936,91.784334&source=embed>
14. Ward MJ, Shutter LA, Branas CC et al. Geographical access to US neurocritical care units registered with the Neurocritical Care Society. *Neurocrit Care* 2012;16:232-40.
15. Howard RS, Kullmann DM, Hirsch NP. Admission to neurological intensive care: who, when, and why? *J Neurol Neurosurg Psychiatry* 2003;74:2-9.
16. Howard RC. Neurological problems on the ICU. *Clin Med* 2007;7:148-53.
17. Mirski MA. Leapfrog jumps on board with neuro-intensivists. *Currents* 2008;3:1-9.
18. Sands R, Manning JC, Vyas H et al. Characteristics of deaths in paediatric intensive care: a 10-year study. *Nurs Crit Care* 2009;14:235-40.
19. Au AK, Carcillo JA, Clark RS et al. Brain injuries and neurological system failure are the most common proximate causes of death in children admitted to a pediatric intensive care unit. *Pediatr Crit Care Med* 2011;12:566-71.
20. Namachivayam P, Shann F, Shekerdemian L et al. Three decades of pediatric intensive care: who was admitted, what happened in intensive care, and what happened afterward. *Pediatr Crit Care Med* 2010;11:549-55.
21. Michaud LJ, Rivara FP, Grady MS et al. Predictors of survival and severity of disability after severe brain injury in children. *Neurosurgery* 1992;31:254-64.
22. Lopez Pison J, Galvan Manso M, Rubio Morales L et al. Descriptive analysis of neurological disorders in the pediatric intensive care unit of a regional reference hospital. *An Esp Pediatr* 2000;53:119-24.
23. Bell MJ, Carpenter J, Au AK et al. Development of a pediatric neurocritical care service. *Neurocrit Care* 2009;10:4-10.
24. Spentzas T, Escue JE, Patters AB et al. Brain tumor resection in children: neurointensive care unit course and resource utilization. *Pediatr Crit Care Med* 2010;11:718-22.
25. LaRovere KL, Graham RJ, Tasker RC. Pediatric Central Nervous System program (pCNSp). Pediatric neurocritical care: a neurology consultation model and implication for education and training. *Pediatr Neurol* 2013;48:206-11.
26. Suarez JI, Zaidat OO, Suri MF et al. Length of stay and mortality in neurocritically ill patients: impact of a specialized neurocritical care team. *Crit Care Med* 2004;32:2311-17.
27. Varelas PN, Conti MM, Spanaki MV et al. The impact of a neurointensivist-led team on a semiclosed neurosciences intensive care unit. *Crit Care Med* 2004;32:2191-98.
28. Pineda JA, Leonard JR, Mazotas IG et al. Effect of implementation of a paediatric neurocritical care programme on outcomes after severe traumatic brain injury: a retrospective cohort study. *Lancet Neurol* 2013;12:45-52.
29. Scher M. Proposed cross-disciplinary training in pediatric neurointensive care. *Pediatr Neurol* 2008;39:1-5.
30. Tasker RC, Fleming TJ, Young AE et al. Severe head injury in children: intensive care unit activity and mortality in England and Wales. *Br J Neurosurg* 2011;25:68-77.
31. Claassen J, Mayer SA, Kowalski RG et al. Detection of electrographic seizures with continuous EEG monitoring in critically ill patients. *Neurology* 2004;62:1743-48.
32. Friedman D, Claassen J, Hirsch LJ. Continuous electroencephalogram monitoring in the intensive care unit. *Anesth Analg* 2009;109:506-23.

33. Hosain SA, Solomon GE, Kobylarz EJ. Electroencephalographic patterns in unresponsive pediatric patients. *Pediatr Neurol* 2005;32:162-65.
34. Jette N, Claassen J, Emerson RG *et al.* Frequency and predictors of nonconvulsive seizures during continuous electroencephalographic monitoring in critically ill children. *Arch Neurol* 2006;63:1750-55.
35. Saengpattrachai M, Sharma R, Hunjan A *et al.* Nonconvulsive seizures in the pediatric intensive care unit: etiology, EEG, and brain imaging findings. *Epilepsia* 2006;47:1510-18.
36. Hyllienmark L, Amark P. Continuous EEG monitoring in a paediatric intensive care unit. *Eur J Paediatr Neurol* 2007;11:70-75.
37. Carrera E, Claassen J, Oddo M *et al.* Continuous electroencephalographic monitoring in critically ill patients with central nervous system infections. *Arch Neurol* 2008;65:1612-18.
38. Shahwan A, Bailey C, Shekerdemian L *et al.* The prevalence of seizures in comatose children in the pediatric intensive care unit: a prospective video-EEG study. *Epilepsia* 2010;51:1198-204.
39. Abend NS, Gutierrez-Colina AM, Topjian AA *et al.* Nonconvulsive seizures are common in critically ill children. *Neurology* 2011;76:1071-77.
40. McCoy B, Sharma R, Ochi A *et al.* Predictors of nonconvulsive seizures among critically ill children. *Epilepsia* 2011;52:1973-78.
41. Greiner HM, Holland K, Leach JL *et al.* Nonconvulsive status epilepticus: the encephalopathic pediatric patient. *Pediatrics* 2012;129:e748-55.
42. Kirkham FJ, Wade AM, McElduff F *et al.* Seizures in 204 comatose children: incidence and outcome. *Intensive Care Med* 2012;38:853-62.
43. Schreiber JM, Zelleke T, Gaillard WD *et al.* Continuous video EEG for patients with acute encephalopathy in a pediatric intensive care unit. *Neurocrit Care* 2012;17:31-38.
44. Topjian AA, Gutierrez-Colina AM, Sanchez SM *et al.* Electrographic status epilepticus is associated with mortality and worse short-term outcome in critically ill children. *Crit Care Med* 2013;41:215-23.
45. Kramer AH, Zygun DA. Do neurocritical care units save lives? Measuring the impact of specialized ICUs. *Neurocrit Care* 2011;14:329-33.

# 2 Acesso à Via Aérea – Sequência Rápida e Técnicas Especiais de Intubação

*Helena Müller* ♦ *Eliana de Andrade Trotta* ♦ *Jefferson Pedro Piva*

## CARACTERÍSTICAS ANATÔMICAS E FUNCIONAIS DO SISTEMA RESPIRATÓRIO DOS LACTENTES E CRIANÇAS

Existem importantes diferenças anatômicas e funcionais entre o sistema respiratório de crianças e adultos. À medida que as crianças crescem, as vias aéreas adotam uma configuração semelhante a dos adultos, o que se completa ao redor dos 8 anos de idade.

Muitas dessas diferenças tornam os lactentes e crianças jovens mais susceptíveis à obstrução das vias aéreas, como: a) occípito relativamente grande, o que causa flexão do pescoço quando estão em decúbito dorsal em uma superfície plana; b) aumento de tecidos moles e da flexibilidade da traqueia, que podem resultar em pressão sobre os anéis de traqueia; c) maior complacência da traqueia, o que pode causar colapso traqueal quando se exerce pressão externa sobre a cricoide, procedimento muitas vezes usado como auxiliar à intubação (manobra de Sellick); d) epiglote complacente e em forma de ômega; e) língua proporcionalmente maior no interior da cavidade oral; f) respiração exclusivamente pelo nariz nos recém-nascidos.[1]

Outras particularidades predispõem a criança à insuficiência respiratória, que podem levar à necessidade de suporte ventilatório: a) menor porcentagem das fibras de contração lenta – que são as menos propensas à fadiga – nos músculos intercostais e diafragma; b) menor estoque de glicogênio e gordura nos músculos respiratórios; c) maior resistência das vias aéreas, em função do menor diâmetro; d) menor capacidade para aumentar o volume corrente e maior dependência da frequência respiratória para aumentar o volume-minuto; e) diminuição significativa da capacidade residual funcional no sono ou sob sedação; f) menor capacidade residual funcional na apneia, com dessaturação mais rápida; g) maior taxa metabólica, com metabolização do dobro de oxigênio por minuto do que os adultos; h) ausência dos poros de Kohn e canais de Lambert; i) menor superfície alveolar relativa à superfície corporal.[1]

Havendo necessidade de intubação traqueal, algumas dessas diferenças podem dificultar a visualização das vias aéreas e o sucesso do procedimento e incluem a língua relativamente grande, a via aérea anteriorizada e mais alta com relação à coluna vertebral e o ângulo mais agudo entre a abertura traqueal e a epiglote. Diferente do adulto, cujo diâmetro mais estreito da via aérea está nas cordas vocais, a criança tem o diâmetro mais reduzido no anel cricoide. Isto significa que um tubo endotraqueal pode passar através das cordas vocais, mas ser grande para passar através do anel cricoide.[2]

## INTUBAÇÃO TRAQUEAL

### ■ Indicações

As indicações de intubação traqueal incluem:[1,3,4]

- Apneia.
- Comando inadequado da ventilação pelo sistema nervoso.
- Ausência de reflexos protetores das vias aéreas.
- Obstrução funcional ou anatômica das vias aéreas.
- Trabalho respiratório excessivo com potencial de levar à fadiga.
- Necessidade de suporte ventilatório não obtido por equipamentos não invasivos.
- Necessidade de paralisia ou sedação para exames diagnósticos ou procedimentos terapêuticos que exijam proteção da via aérea ou controle da ventilação.

### ■ Contraindicações e precauções

Nas situações de urgência não há contraindicações absolutas para intubação traqueal. Em algumas situações, porém, é prudente obter via aérea cirurgicamente, como em fratura ou trauma penetrante de laringe, ou epiglotite.[4]

### ■ Caracterização de via aérea e intubação difíceis

A *American Society of Anesthesiology Task Force* define uma **via aérea difícil** como "a situação clínica em que um anestesiologista convencionalmente treinado encontra dificuldade com ventilação por máscara, ou dificuldade com intubação traqueal, ou ambas".[5]

**Intubação traqueal difícil** é caracterizada quando uma intubação requer múltiplas tentativas, com ou sem patologia traqueal, ou quando um anestesista com treinamento normal necessita mais do que três tentativas para ter resultado.[6]

A escala IDS *(intubation difficulty scale)*, validada para adultos, também auxilia na caracterização de intubação difícil, se o escore for 5. Essa escala avalia a necessidade de outros equipamentos, de outras manobras além de laringoscopia direta ou de mais de um operador.[7]

Assim, a caracterização de intubação difícil não é clara, por ser operador e equipamento dependentes. Essa caracterização é relevante para levantamentos e pesquisas, e para intubações posteriores, mas não auxilia o médico a prever se haverá dificuldades na intubação atual. Isso é obtido pela avaliação global do paciente, devendo-se investigar anormalidades faríngeas ou laríngeas, anormalidades anatômicas faciais, imobilidade ou anormalidades cervicais e dificuldade de abertura da boca. Dificuldade anterior de intubação é um importante preditor de problemas futuros.[8]

Um preditor clínico que pode ser utilizado é a Classificação de Mallampati modificada, que avalia o grau de visualização das estruturas da orofaringe, através da manobra de abertura da boca e protrusão da língua do paciente. As classes 3 e 4 indicam intubação difícil (Fig. 2-1).[9]

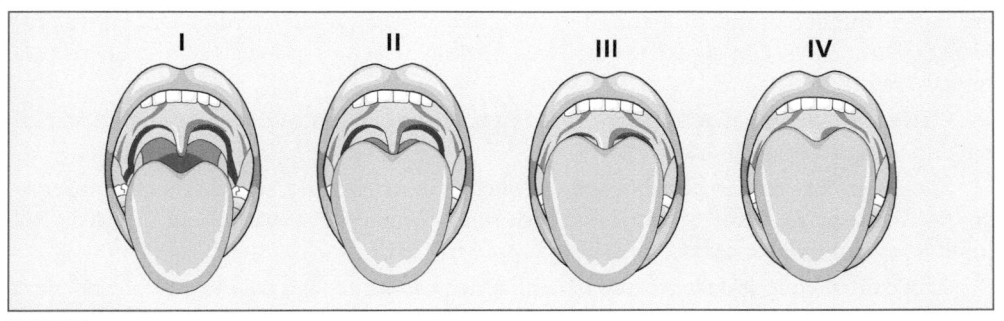

**Fig. 2-1**

Classificação de Mallampati modificada. Classe I: pilares tonsilares facilmente visualizados. Classe II: visualização total da úvula. Classe III: somente a base da úvula é visualizada. Classe IV: somente o palato ósseo é visualizado.

Outro preditor é a Graduação de Cormack e Lehane, que descrevem a melhor visualização possível da laringe, à laringoscopia direta. Os graus 3 e 4 indicam laringoscopia direta difícil (Fig. 2-2).[10]

As escalas e escores anteriores, e outros, como a distância interincisivos com a boca maximamente aberta e a distância mentotireóidea, não foram validados para crianças.

## ■ Escolha do tubo traqueal

### *Tubos com ou sem balonete*

Há alguns anos, estava estabelecido que os tubos com balonete não eram adequados para crianças até 8 anos de idade, em virtude do risco de danos isquêmicos à mucosa traqueal por compressão do balonete ao anel cricoide, em decorrência de ser esta a porção mais estreita das vias aéreas. Os balonetes atuais têm maior volume e exercem menor pressão sobre a traqueia ao produzir o selamento. Pesquisas não têm mostrado complicações mais frequentes em crianças que usam tubos com balonete. As vantagens esperadas com seu uso são a redução de

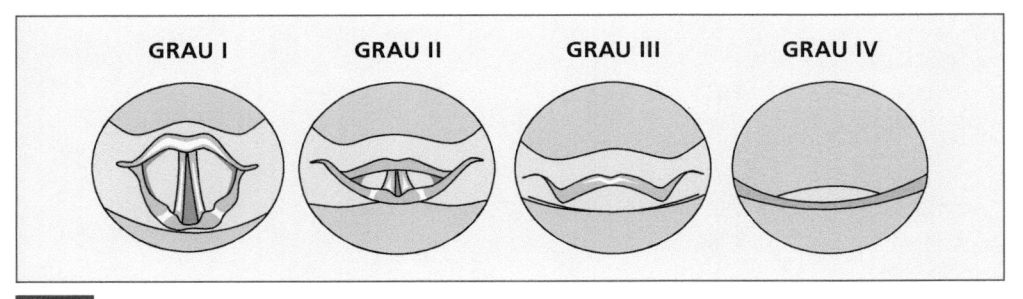

**Fig. 2-2**

Graduação de Cormack e Lehane. Grau I: a glote é completamente visível. Grau II: a glote anterior não é vista. Grau III: a epiglote é vista, mas a glote não. Grau IV: a epiglote não é vista.

aspiração e melhores resultados durante a ventilação mecânica em pacientes com graves problemas pulmonares. Em alguns respiradores, o balonete evita a autociclagem induzida pela fuga de gases.[11]

Seu uso desde a intubação inicial pode evitar a necessidade de um procedimento adicional de risco para troca de tubo.[2]

Com isso, a utilização de tubos com balonete tem aumentado, especialmente nos serviços de emergência e UTIs pediátricas. Tubos com balonete foram usados em 87,8% de 197 intubações, em uma pesquisa de Nishisaki *et al.*, em 2012.[12]

Um cuidado que se deve ter é de não inflar demasiadamente o balonete. A pressão deve ser medida com manômetro específico para esse fim. Uma pressão de 20 $cmH_2O$ de água é suficiente para proporcionar uma vedação sem comprometer o fluxo de sangue na mucosa traqueal.[4] O fluxo fica comprometido a partir de pressões de 30 $cmH_2O$ e totalmente obstruído com pressões de 45 $cmH_2O$. Outro cuidado é introduzir a uma profundidade que não permita ao balonete ficar localizado na área subglótica, onde há o maior estreitamento da via aérea da criança.[13]

Há evidências de que mesmo médicos experientes são incapazes de estimar com precisão a pressão do balonete pela simples palpação do balão piloto, e podem inflar balonetes com pressões perigosas.[2]

### Diâmetro do tubo endotraqueal

O diâmetro adequado do tubo endotraqueal (TET) pode ser escolhido por tabelas de fórmulas com base na estatura ou na idade do paciente (Quadro 2-1). A relação com a estatura está

**QUADRO 2-1** Diâmetro interno do tubo endotraqueal, da sonda para aspiração e da lâmina do laringoscópio em lactentes, crianças e adolescentes[2,3,23]

| Grupo etário | Diâmetro interno TET (mm) | | Sonda de aspiração Fr | Lâmina de laringoscópio tamanho e tipo |
|---|---|---|---|---|
| | Sem balonete | Com balonete | | |
| Prematuro (< 1 kg) | 2,5 | | 4-5 | 00 – Miller |
| Prematuro (1-2 kg) | 3 | | 4-5 | 00-0 – Miller |
| Prematuro (2-3 kg) | 3 | | 5-6 | 0 – Miller |
| Recém-nascido | 3 | 2,5 | 6 | 0 – Miller |
| 1-6 meses | 3-3,5 | 2,5-3 | 6 | 0 – Miller |
| 6-12 meses | 3,5-4 | 3-3,5 | 8 | 1 – Miller |
| 1-2 anos | 4-4,5 | 3,5-4 | 8 | 1-2 – Miller |
| 3-4 anos | 4,5-5 | 4-4,5 | 10 | 2 |
| 5-6 anos | 5-5,5 | 4,5-5 | 10 | 2 |
| 7-8 anos | 5,5-6 | 5-5,5 | 10 | 2-3 |
| 9-10 anos | 6-6,5 | 5,5-6 | 10 | 3 |
| 11-12 anos | 6,5-7 | 6-6,5 | 12 | 3 |
| 16 anos – adulto | 7-8 | 7-7,5 | 14 | 3-4 |

referida nas fitas de Broselow, principalmente indicadas para situações de urgência, como na parada cardiorrespiratória. Essas fitas não são correntemente usadas no nosso meio.[14]

Alguns métodos e fórmulas foram desenvolvidos para estimar o diâmetro interno do TET para crianças:

- *Tubos sem balonete, para criança menor de 2 anos de idade:* comparação do diâmetro do tubo com o diâmetro do 5º dedo.[15]
- *Tubos sem balonete, fórmula de Cole, para qualquer idade:* (idade em anos/4) + 4 mm.[16,17]
- *Tubos com balonete, para crianças menores de 2 anos, fórmula de Khine:* (idade em anos/4) +3 mm.[18]
- *Tubos com balonete, para crianças maiores de 2 anos, fórmula de Motoyama:* (idade em anos/4) + 3,5 mm.[19]

A fórmula de Motoyama simplesmente reduz em 0,5 mm o diâmetro do tubo sem balonete calculado pela fórmula de Cole. A fórmula com base na idade tem-se mostrado mais precisa do que o método que estima o tamanho do TET com base no diâmetro do quinto dedo do paciente.[15]

As fórmulas com base na idade podem não ser apropriadas para crianças com desproporção importante entre a estatura e a idade. Nessas, cálculos com base na estatura são mais apropriados. Com a tecnologia atualmente disponível, medidas dinâmicas da via aérea de crianças estão sendo avaliadas por ecografia e videobroncoscopia, que poderão aperfeiçoar as fórmulas e tabelas usadas atualmente.[20,21]

Em 2004, Weiss *et al.* analisaram 15 séries de TET de quatro fabricantes, com e sem balonete, e suas relações com as dimensões das crianças a que seriam destinadas. Entre outros resultados, concluíram que, para não exercerem pressão demasiada na traqueia e mesmo assim não deixarem escapes, os tubos para menores do que 3 kg seriam muito finos, ocasionando muita resistência e dificuldade na aspiração do tubo. Assim, recomendaram que, nessas crianças, seja usado tubo sem balonete.[22]

O Quadro 2-1 fornece dados sobre o tamanho e profundidade de posicionamento do TET para crianças, incluindo prematuros.[2,3,23]

Algumas vezes é necessário o uso de guia metálica para aumentar a rigidez do tubo e facilitar a introdução na abertura glótica. Deve ser usado o maior diâmetro que couber no tubo. Tubos de 5,5 mm já comportam o mesmo diâmetro de guia de tubos para adulto. Extremo cuidado deve ser tomado para que a extremidade da guia não ultrapasse a extremidade distal do tubo.[4]

## *Profundidade de inserção do tubo traqueal*

A profundidade exata do TET é mais crítica nas crianças do que nos adultos, porque a traqueia curta predispõe ao deslocamento acidental do tubo para o brônquio fonte direito. A profundidade pode ser estimada pela seguinte fórmula: Profundidade de inserção (cm) = diâmetro interno do tubo (em mm) × 3. Uma fórmula alternativa para estimar a apropriada profundidade de inserção em crianças maiores de 2 anos de idade é: Profundidade de inserção (cm) = (idade em anos/2) + 12. O cálculo realizado pelas duas fórmulas dá uma diferença de até 0,5 cm. O Quadro 2-1 contém o diâmetro interno do TET e o calibre da sonda de aspiração sugeridos e a lâmina recomendada, por faixas de idade.[3]

## ■ Escolha da lâmina de laringoscópio

A escolha correta do tamanho e do formato da lâmina do laringoscópio é importante para uma intubação traqueal de sucesso. Existem dezenas de modelos de lâminas, que diferem em curvatura, material, modo de iluminação e peças auxiliares. As lâminas Macintosh (curva) e Miller (reta) são as mais usadas, desde seu lançamento, na década de 1940. São indicadas, principalmente, quando não se espera haver intubação difícil. Há lâminas especialmente projetadas para prematuros e outros equipamentos indicados para acesso à via aérea difícil. A lâmina deve ser larga o suficiente para conter a língua, e comprida o suficiente para atingir as estruturas da laringe. Lâminas de metal fosco evitam o reflexo da luz em várias direções. Marcos anatômicos podem auxiliar na escolha do tamanho da lâmina. Em geral, o comprimento da lâmina deve ser a distância entre os incisivos superiores e o ângulo da mandíbula.[4]

A lâmina reta permite levantar a epiglote e expor a abertura glótica, o que é preferível para recém-nascidos, lactentes e crianças menores de 2 anos de idade, em que a epiglote é grande e em um ângulo mais agudo (Fig. 2-3). A lâmina Miller é geralmente usada até cerca de 5 anos de idade, embora possa ser utilizada em qualquer idade, de acordo com a preferência do médico.[2,3]

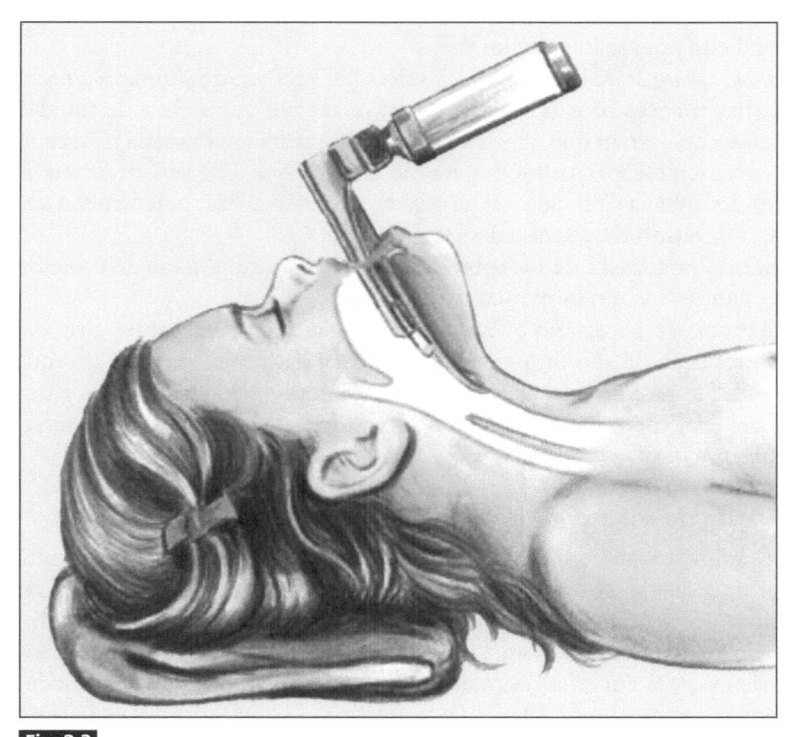

**Fig. 2-3**
Uso de lâmina reta.[2,3]

A lâmina curva é encaixada na valécula, e o deslocamento anterior da língua expõe a glote (Fig. 2-4).[2,3]

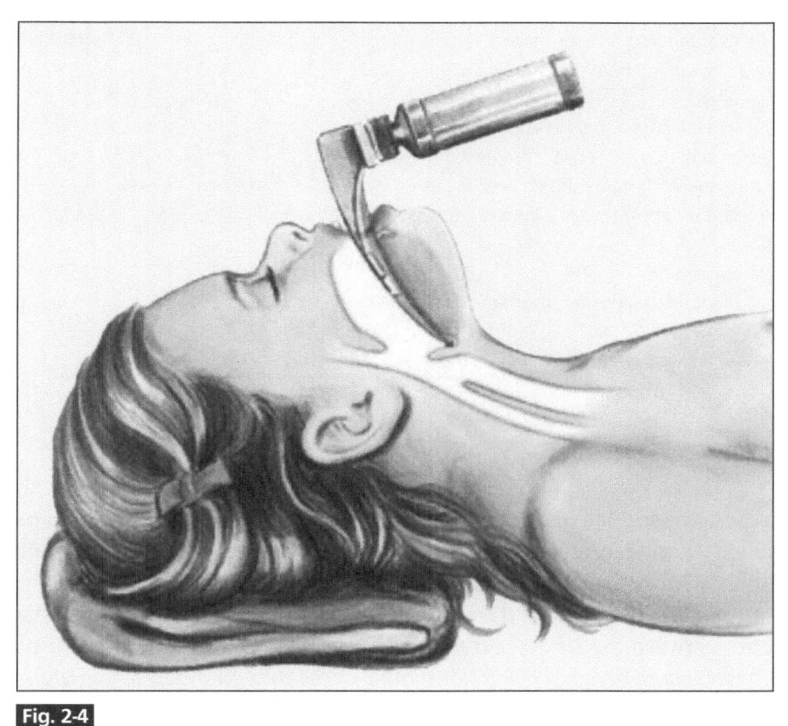

**Fig. 2-4**
Uso de lâmina curva.[2,3]

## ■ Técnica de intubação por laringoscopia direta

No momento em que se decide pela intubação de um paciente, o primeiro passo é separar todo o material necessário para o procedimento. O Quadro 2-2 lista todos os materiais que devem estar disponíveis.[4,17,24] O paciente deve ser monitorizado com monitor cardíaco, oxímetro de pulso e pressão arterial. Se disponível, um equipamento para detecção de $CO_2$ é importante para a confirmação da posição do tubo endotraqueal.[17,24] Sempre devemos disponibilizar o tubo do tamanho adequado para a idade e os tamanhos, 0,5 mm maior e 0,5 mm menor. Se a escolha for de um tubo com balonete, este sempre deverá ser testado com insuflação de 3-5 mL de ar através de uma seringa. A ventilação manual quando necessária deve ser realizada sempre com o uso de bolsa autoinflável para ventilação com reservatório, o que fornece concentração de oxigênio próxima de 95-100%. Para lactentes e crianças pequenas as bolsas devem ter volume de 450-500 mL, e o fluxo de oxigênio deve ser de 10-15 litros por minuto. Para crianças maiores e adolescentes devem ser utilizadas bolsas de tamanho adulto com volume de 1.000 mL, e o fluxo de oxigênio deve ser de 15 litros por minuto. As máscaras

### QUADRO 2-2 — Equipamentos e materiais para intubação traqueal

- Precauções universais – luvas, máscara, proteção ocular
- Monitorização cardíaca, oximetria e pressão arterial
- Detector de $CO_2$ exalado ou capnografia
- Acesso venoso e equipo para infusão IV
- Fonte de oxigênio
- Bolsa-válvula-máscara de tamanho adequado
- Equipamento para aspirações oral e traqueal
- Tubos endotraqueais do tamanho de acordo com a idade e 0,5 mm maior e menor
- Laringoscópio com lâminas retas e curvas – testar funcionamento
- Guia metálica
- Monitor de pressão do balonete
- Seringas de 3 e 5 mL para testar insuflação do balonete
- Material para fixação do tubo
- Almofadas ou lençóis para alinhamento da via aérea

para ventilação também devem ter tamanho adequado, de forma que cubra da ponte nasal à fenda do queixo da criança, recobrindo o nariz e a boca, mas sem comprimir os olhos. A máscara deve ter uma borda macia que se molde facilmente para criar uma vedação firme contra a face, evitando assim o escape de ar durante a ventilação.[4,17] Deve sempre ser testado também o equipamento para aspirações oral e traqueal. A aspiração de secreções, sangue ou vômito da orofaringe, nasofaringe ou traqueia geralmente é necessária para que se possa visualizar a via aérea. Os cateteres de sucção flexíveis são úteis para aspiração de secreções finas da boca, nasofaringe e traqueia. As cânulas de sucção rígidas e grossas são mais eficazes na aspiração da faringe e são úteis na remoção de secreções espessas e com partículas. Para aspiração, devem-se utilizar sondas maleáveis de aspiração com diâmetros de nº 4 a 10. A guia metálica é um estilete maleável, porém rígido, que pode ser inserido no tubo endotraqueal antes da intubação para dar ao tubo a configuração desejada e deixá-lo mais rígido, o que muitas vezes facilita a inserção do tubo na traqueia. Para evitar trauma durante a intubação, a ponta do estilete não pode ultrapassar a porção distal do tubo endotraqueal, devendo ficar posicionada a 1 cm da extremidade distal da cânula traqueal.[4,23]

Para a realização da laringoscopia e da intubação de forma correta a criança deve ser posicionada de forma a alinhar os eixos oral, faríngeo e traqueal na chamada posição "olfativa" (Fig. 2-5).[4,17] Esta posição mantém a via aérea aberta e facilita a visualização das estruturas da laringe durante o procedimento.

Nas crianças menores de 2 anos a melhor maneira de posicionar é com o uso de um lençol ou toalha sob os ombros e fazendo a extensão da cabeça, de modo que o canal auditivo externo fique alinhado com a porção anterior do ombro. Evite hiperextensão exagerada do pescoço, pois pode provocar obstrução da via aérea. Nas crianças maiores pode-se colocar o lençol ou toalha sob a cabeça para obter o alinhamento adequado.[4,17,25]

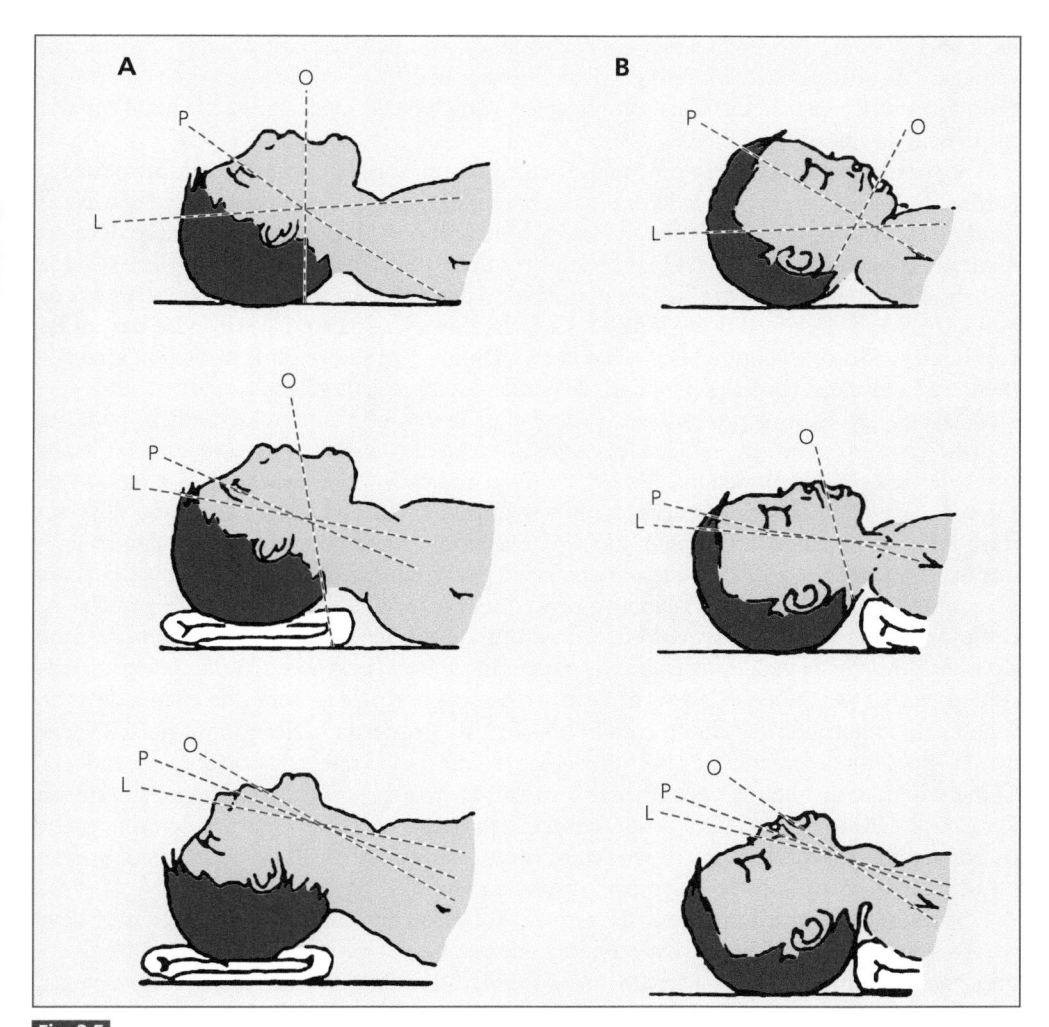

### Fig. 2-5

Eixos de alinhamento da via aérea. Eixos da via aérea: "O" eixo oral, "P" eixo faríngeo e "L" eixo laríngeo. Observar que, nas crianças maiores, a colocação do coxim na região occipital facilita a visualização da via aérea e o alinhamento dos três eixos (**A**), enquanto nas crianças menores de 2 anos, o coxim deve ser utilizado sob a região escapular (**B**).[4,23]

O profissional que vai realizar a laringoscopia e intubação deve estar posicionado atrás da cabeça do paciente, e a altura da cama deve estar alinhada com o apêndice xifoide do mesmo.[4]

A escolha da rota a ser utilizada (nasotraqueal ou orotraqueal) é uma escolha individual do médico responsável pelo procedimento. Na literatura, não existem dados que demonstrem a superioridade de uma via sobre a outra, não havendo, portanto, recomendação específica a este respeito. Os intensivistas devem ter conhecimento e habilidade para a realização de ambas as técnicas, ficando a escolha determinada por situações individuais.[23] A principal vantagem da intubação nasotraqueal é a melhor fixação do tubo com menos risco de extubação acidental, mas apresenta mais complicações, como epistaxe, necrose de asa nasal e maior incidência de sinusites e otites.[23]

A técnica para intubação orotraqueal consiste em abrir a cavidade oral, introduzir a lâmina do laringoscópio pelo lado direito da boca e deslocar a língua para a esquerda, avançando a lâmina em direção à linha média da hipofaringe. O laringoscópio sempre deve ser segurado com a mão esquerda. Quando atingir a linha média da hipofaringe, aplica-se força no cabo do laringoscópio para elevar a mandíbula e promover a visualização das estruturas da glote. Utilizando lâmina reta traciona-se gradualmente a lâmina até a visualização das cordas vocais, elevando-se a epiglote. Por outro lado, a lâmina curva deve ser introduzida gradualmente até a visualização da epiglote, sendo então posicionada na valécula, tracionando a epiglote. Aplicação de uma pressão suave ao nível da cricoide (Manobra de Sellick) pode ser realizada por um assistente para facilitar a visualização das cordas vocais, principalmente nos casos de laringes anteriorizadas. Neste momento muitas vezes é necessária a aspiração de secreções para melhor visualização. Uma vez exposta a abertura glótica, o tubo deve ser introduzido com a mão direita pelo lado direito da boca e não na concavidade da lâmina porque obstrui a visão, e o ideal é sempre visualizar a passagem do tubo pelas cordas vocais. Para aumentar o espaço da boca e facilitar o procedimento, um assistente pode fazer tração do canto direito da boca no momento da introdução do tubo.[4,23,24] A posição correta do tubo deve ser confirmada pela visualização da expansão torácica, pela ausculta de sons respiratórios em ambas as regiões axilares e não sobre o estômago e pela presença de coluna de ar no tubo, quando aplicada ventilação com bolsa, além da oximetria indicando oxigenação adequada. Nenhum destes sinais é 100% específico de que o tubo esteja posicionado na traqueia. O método mais acurado para confirmar a intubação traqueal em pacientes que não estejam em parada cardiorrespiratória é a capnografia. A presença de ondas regulares na capnografia indica ventilação efetiva. Dispositivos colorimétricos de detecção de $CO_2$ também podem ser utilizados, mas não estão disponíveis no nosso meio.[4,17,24]

Se à ausculta o murmúrio vesicular estiver ausente ou diminuído à esquerda, o tubo deve ser tracionado 1 a 2 cm, pois provavelmente ocorreu intubação seletiva à direita.[24] A determinação da profundidade da inserção do tubo já foi discutida neste capítulo. O tubo deve ser, então, fixado apropriadamente para evitar deslocamentos. Radiografia de tórax sempre deve ser realizada após intubação para confirmar a posição correta do tubo, que deve ficar 2 a 3 cm acima da carina.[4,24]

Na intubação nasotraqueal, o tubo previamente lubrificado é inserido na narina até a hipofaringe, e após realiza-se a laringoscopia. Com o laringoscópio posicionado e as cordas vocais visualizadas, a ponta do tubo é conduzida para a laringe com auxílio de uma pinça de Magill. Após o direcionamento adequado, um assistente pode auxiliar na introdução do tubo pela narina.[23] Os demais procedimentos após a intubação são os mesmos da intubação orotraqueal.

## Sequência rápida de intubação

A sequência rápida de intubação (SRI) é uma técnica de intubação que prevê um processo sequencial de preparação, sedação e paralisia para promover uma intubação rápida e segura, minimizando os riscos de hipóxia e aspiração. Deve ser o método de escolha para intubação em situações de emergência de pacientes conscientes e com estômago cheio.[24-27]

O médico deve estar atento a alguns aspectos que determinam o sucesso do procedimento. A sedação e a paralisia eliminam a ventilação espontânea e os reflexos protetores da via aérea, portanto dificuldades com a intubação devem ser antecipadas e em alguns casos a técnica deve ser reconsiderada. Também a escolha dos agentes farmacológicos para sedação e paralisia deve levar em conta a situação clínica do paciente e a sua provável resposta a estes medicamentos.[24,25] As principais complicações estão relacionadas com efeitos colaterais de drogas e com dificuldades de manejo da via aérea.[24,27]

A SRI é geralmente preferida nas situações de emergência em pacientes com nível de consciência preservado, naqueles agitados, com convulsões e com suspeita de estômago cheio. A superioridade da SRI, quando comparada à intubação sem sedação e paralisia, já foi demonstrada na literatura, com maior taxa de sucesso na intubação e menor incidência de eventos adversos.[25-28] A intubação com uso de sedativos sem paralisia não é recomendada, pois, além de causar uma demora maior na intubação, apresenta maiores riscos. Para produzir um adequado relaxamento muscular (condição para intubação), é necessário o uso de uma quantidade de sedativos superior ao recomendado, o que pode provocar instabilidade cardiocirculatória, além de um tempo de ação farmacológica imprevisível.[23,26]

Não há contraindicações absolutas para uso de SRI. Em alguns pacientes não é necessário uso de sedação e paralisia, como nos casos de parada cardiorrespiratória e de coma profundo. Lembramos novamente dos casos em que haja uma antecipação de dificuldade na intubação, como em pacientes com obstrução ou alterações de vias aéreas superiores. Estes pacientes muitas vezes dependem do tônus muscular da via aérea superior ou de posição específica para manter a patência da via aérea, e a paralisia nestes casos pode levar à incapacidade de manter esta patência, e muitas vezes não é possível ventilar adequadamente com pressão positiva. Nestes casos pode ser necessário um plano alternativo que envolva uso de uma técnica mais especializada, como intubação com fibrobroncoscopia ou alternativa cirúrgica.[25]

Os procedimentos da SRI envolvem as etapas de preparação, pré-oxigenação, pré-medicação, sedação, bloqueio neuromuscular e intubação (Fig. 2-6).

### Preparação

A etapa de preparação compreende a organização do material e equipamento e também do paciente.

Neste momento é delineado pela equipe todo o planejamento da intubação, com definição das drogas que serão utilizadas que devem ser disponibilizadas já na dose adequada e definição dos papéis de cada membro da equipe. Recomenda-se que haja pelo menos três pessoas envolvidas no procedimento. A primeira pessoa é a responsável pela intubação, a segunda fica responsável pela administração dos medicamentos, e a terceira pessoa deve monitorar os sinais vitais e aplicar a manobra de Sellick. Nos casos em que haja antecipação de alguma

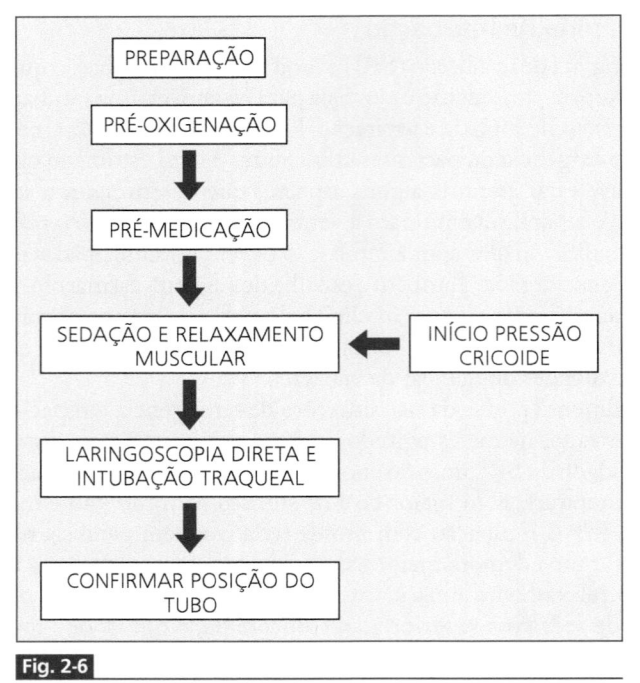

```
PREPARAÇÃO
    ↓
PRÉ-OXIGENAÇÃO
    ↓
PRÉ-MEDICAÇÃO
    ↓
SEDAÇÃO E RELAXAMENTO  ← INÍCIO PRESSÃO
MUSCULAR                  CRICOIDE
    ↓
LARINGOSCOPIA DIRETA E
INTUBAÇÃO TRAQUEAL
    ↓
CONFIRMAR POSIÇÃO DO
TUBO
```

**Fig. 2-6**
Sequência rápida de intubação.

dificuldade na intubação, um plano alternativo já deve ser definido também neste momento.[25,26]

Todo o material necessário deve ser disponibilizado no tamanho adequado para intubação conforme descrito na seção anterior. Sempre devem ser testados a bolsa-válvula para ventilação e a luz dos laringoscópios antes do início do procedimento.

Mesmo em situações de urgência, uma rápida anamnese deve ser feita com ênfase em história de alergia, uso de medicações, história médica pregressa e últimas refeições. Deve ser investigado também história pessoal ou familiar de hipertermia maligna, distrofia muscular e insuficiência renal.[24-26]

O paciente deve ter monitorização cardíaca e de saturação da hemoglobina contínua durante todo o procedimento de SRI. Acesso venoso adequado deve ser providenciado para infusão das medicações.[25,26]

## ▪ Pré-oxigenação

A oxigenação com oxigênio a 100% deve ser iniciada no momento da decisão pela intubação do paciente e deve ser feita durante toda a etapa de preparação. A pré-oxigenação fornece um reservatório de oxigênio aos pulmões e um suprimento a todo o organismo, permitindo que o paciente tolere minutos de apneia, sem que ocorra dessaturação durante o procedimento de intubação que pode ser feito com segurança sem ventilação com bolsa-máscara na maioria dos casos.[24-26,29]

A pré-oxigenação é especialmente importante em lactentes e crianças pequenas. Por causa do seu alto consumo de oxigênio e sua menor capacidade residual funcional, a dessaturação ocorre mais rapidamente do que nos adultos, o que torna obrigatório o uso da pré-oxigenação na população pediátrica. Nas crianças que estão com respiração espontânea preservada, uma pré-oxigenação adequada é atingida com o fornecimento de oxigênio a 100% através de máscara não reinalante por, pelo menos, 3 minutos, o que permite 3 a 4 minutos de apneia sem que ocorra dessaturação importante. Deve ser iniciada no momento da decisão pela intubação, quando vai ser iniciada a preparação e o planejamento.[24,25,29] Ventilação com bolsa-máscara deve ser reservada para aqueles pacientes que estejam com hipóxia grave, ou com falência respiratória ou em apneia, impossibilitando adequada oxigenação com ventilação espontânea. Nestes casos, ventilação manual deve ser realizada com pequenos volumes correntes, aplicando-se pressão na cricoide (manobra de Sellick) para evitar distensão gástrica, durante alguns minutos para atingir adequada oxigenação.[26]

### Pré-medicação

A laringoscopia e a inserção do tubo endotraqueal na via aérea podem desencadear várias respostas fisiológicas, como bradicardia ou taquicardia, aumento na pressão arterial sistêmica e na pressão intracraniana e aumento na resistência das vias aéreas. Alguns medicamentos administrados antes do procedimento podem minimizar e reduzir estes efeitos, com benefícios em algumas situações clínicas, como trauma de crânio e hiper-reatividade das vias aéreas. Os medicamentos utilizados como pré-medicação incluem atropina e lidocaína.[24-26]

A administração de atropina tem o objetivo de evitar ou minimizar a resposta vagal à laringoscopia, que é mais pronunciada em lactentes pequenos e pode causar bradicardia grave. Essa prática não tem suporte suficientemente documentado na literatura científica. Foi descrito também bradicardia e assistolia em crianças após a administração de succinilcolina. O uso de atropina na SRI é recomendado para todos os pacientes com menos de 1 ano de idade, para aqueles menores de 5 anos que irão receber succinilcolina como bloqueador neuromuscular e para maiores de 5 anos que necessitem de segunda dose de succinilcolina.[25,27,29] Em nosso serviço optamos pelo uso profilático de atropina em crianças que serão submetidas ao procedimento de intubação e que apresentem uma frequência cardíaca nos limites inferiores. Nos demais casos, utilizamos a atropina na eventualidade de apresentarem uma resposta bradicárdica.

Um efeito da atropina é a dilatação das pupilas, o que pode prejudicar a avaliação neurológica dos pacientes durante alguns minutos após a intubação. A dose de atropina como pré-medicação é de 0,02 mg/kg (mínimo de 0,1 mg e máximo de 0,5 mg) e deve ser administrada 1 a 2 minutos antes da intubação.[25,26]

O uso de lidocaína pode atenuar a resposta adrenérgica durante a laringoscopia e a passagem do tubo endotraqueal, ocorrendo menos taquicardia e menos hipertensão.[25,30] Seu uso mais difundido é na intubação de pacientes com hipertensão intracraniana com objetivo de evitar aumentos adicionais na pressão intracraniana. Este benefício está relacionado com a supressão da tosse e também com a diminuição da atividade metabólica cerebral. A dose recomendada da lidocaína é de 1 a 2 mg/kg, seu início de ação é em 1 a 2 minutos.[17,25,29]

## Sedação

Os sedativos e bloqueadores neuromusculares são os principais fármacos utilizados na SRI. O sedativo deve ser sempre administrado primeiro, seguido do agente paralítico, assim que o paciente estiver inconsciente. O sedativo ideal é aquele que induz rapidamente a inconsciência, tem curta duração e efeitos colaterais mínimos. A situação clínica do paciente deve ser avaliada para a escolha do melhor sedativo. A presença de alterações hemodinâmicas, neurológicas e respiratórias determina a preferência por um ou outro agente, conforme será descrito a seguir.[24-27]

O midazolam é um benzodiazepínico de início de ação rápido e curta duração, induz amnésia e tem propriedades anticonvulsivantes. É um dos sedativos mais utilizados em SRI em adultos e crianças, inclusive no nosso meio.[25,26] Seu principal efeito adverso é hipotensão, causada por redução na resistência vascular sistêmica, devendo ser evitado em situações de comprometimento hemodinâmico grave (choque). A dose recomendada é de 0,2-0,5 mg/kg.[24,31]

A cetamina é um anestésico dissociativo derivado da fenciclidina, que produz sedação rápida, amnésia e analgesia, com preservação dos reflexos protetores das vias aéreas. Possui efeito broncodilatador através da liberação de catecolaminas, sendo recomendado em pacientes com broncospasmo. A liberação de catecolaminas também promove aumento na frequência cardíaca e na pressão arterial, podendo ser também a escolha em pacientes com instabilidade hemodinâmica, como nos casos de choque séptico. Há pouco tempo acreditava-se que a cetamina causaria aumento na pressão intracraniana e seria contraindicada nos casos de lesão cerebral e trauma de crânio, mas as evidências não confirmaram esta impressão. Não há, portanto, contraindicação para seu uso em pacientes com lesão do sistema nervoso central. A dose da cetamina é de 1-2 mg/kg, podendo ser repetida a cada 10 ou 15 minutos.[25,32,33]

O tiopental é um barbitúrico de rápido início de ação e curta duração, bastante utilizado para sedação em SRI, principalmente em pacientes com lesão neurológica. Promove redução da pressão intracraniana através da diminuição do consumo de oxigênio e do fluxo sanguíneo cerebral.[24,25,34] Sua principal desvantagem é a ocorrência de hipotensão em razão da vasodilatação e depressão miocárdica. Seu uso deve ser evitado em pacientes com instabilidade hemodinâmica. A dose de tiopental é de 1-3 mg/kg, podendo chegar a 5 mg/kg, porém com nítida associação entre a dose administrada e a resposta hipotensora.[25,31]

O etomidato é um sedativo hipnótico não barbitúrico de ação curta. Causa pouco comprometimento hemodinâmico e reduz a pressão intracraniana, promovendo um efeito neuroprotetor, semelhante ao tiopental. Seu uso seria, portanto, benéfico em pacientes politraumatizados, hipotensos com traumatismo craniano. É bastante utilizado em SRI em adultos, havendo poucos estudos em crianças. A dose recomendada é de 0,2 a 0,3 mg/kg. Pode precipitar convulsões em pacientes com epilepsia. Entretanto, um efeito colateral significativo é a supressão suprarrenal que ocorre pela inibição da 11-β-hidroxilase que é uma enzima necessária para produção de cortisol e aldosterona. Após uma única dose de etomidato pode ocorrer supressão transitória da produção da suprarrenal, o que parece não ser significativo nos pacientes com função suprarrenal normal. Em virtude deste efeito, não é recomendado seu uso em pacientes com choque séptico. Não está disponível no nosso meio.[17,24,25,31]

O fentanil é um analgésico opioide de ação curta, utilizado geralmente na SRI em associação a midazolam. Não deve ser utilizado como único agente sedativo, pois altas doses são necessárias para promover sedação suficiente para intubação. Além de sedação e analgesia, também promove redução na resposta simpática à laringoscopia e intubação. O efeito adverso mais frequente é a hipotensão, principalmente pela associação a uso de sedativos. A dose utilizada é de 2 a 4 µg/kg.[25,29]

No nosso serviço a preferência é pelo uso de midazolam associado a fentanil como agentes sedativos na maioria das situações de SRI. Em pacientes com choque séptico ou com broncospamos a nossa opção é pela cetamina (associado ou não ao midazolam), enquanto em presença de hipertensão intracraniana ou crises convulsivas optamos pelo uso de tiopental.

### *Bloqueio neuromuscular*

A paralisia muscular promove relaxamento muscular completo, o que é uma condição facilitadora para o procedimento de intubação traqueal. Lembramos que os relaxantes musculares não promovem sedação nem amnésia, devendo ser precedidos sempre de um agente sedativo. Podem ser divididos em duas categorias: despolarizantes e não despolarizantes.

A succinilcolina é o principal representante dos agentes despolarizantes. Tem ação semelhante à acetilcolina no receptor colinérgico, causando despolarização contínua da membrana muscular, o que inibe a repolarização, resultando em paralisia.[25,26] Fasciculações transitórias ocorrem antes da paralisia total. É considerado por muitos autores o relaxante ideal para SRI, pelo seu rápido início de ação em 30 a 60 segundos e duração curta de 4 a 6 minutos.[24-26] Alguns efeitos adversos graves podem ocorrer com uso de succinilcolina e devem ser considerados no momento da escolha do relaxante muscular. Bradicardia e assistolia podem ocorrer principalmente em crianças e podem ser prevenidas com uso de atropina. Recomenda-se o uso de atropina em toda a criança menor de 5 anos que necessite uma segunda dose de succinilcolina.[25,26,29] Aumento no potássio sérico de até 1 mEq/L ocorre após infusão de succinilcolina, sem repercussão na maioria dos pacientes, exceto em casos de lesões ou distrofias musculares em que ocorre maior liberação de potássio pelo músculo lesado, podendo atingir níveis que causam risco de arritmia e morte.[24-26] Hipertermia maligna pode ser desencadeada pelo seu uso.[26] Aumento na pressão intracraniana após uso de succinilcolina foi relatado em alguns estudos, mas não confirmado em outros, sem evidência de repercussão clínica.[24,26] Também não há consenso sobre a recomendação do uso de dose baixa de agente não despolarizante precedendo a administração de succinilcolina.[24,26]

A dose da succinilcolina deve ser de 1,5 a 2 mg/kg.[24,26,31]

O uso de succinilcolina é contraindicado na presença de doenças neuromusculares, 48-72 horas após queimaduras e lesões por esmagamento, história pessoal ou familiar de hipertermia maligna e hipercalemia prévia.[24-26]

Em decorrência dos potenciais efeitos adversos graves da succinilcolina, alguns autores e alguns serviços preferem utilizar bloqueadores musculares não despolarizantes na SRI.[27]

Os relaxantes não despolarizantes agem bloqueando o acesso da acetilcolina ao receptor nicotínico, impedindo a contração muscular. Não causam despolarização e não provocam fasciculações.[26] Comparados à succinilcolina, o início de ação é mais lento, e a duração do efeito é maior. Como a paralisia é mais prolongada, é essencial que esteja disponível um modo seguro de ventilar o paciente adequadamente, caso a intubação não seja bem-sucedida na primeira tentativa. Nos casos em que ocorra dificuldade para ventilar com bolsa-válvula-máscara, o uso da máscara laríngea pode ser uma boa opção para oxigenar e ventilar o paciente antes de nova tentativa de intubação.[24,25]

Rocurônio é o bloqueador muscular não despolarizante de início de ação mais rápido, 60 a 90 segundos, com duração do efeito de 30 a 45 minutos. É a alternativa recomendada quando há contraindicação ao uso de succinilcolina e é a primeira escolha em alguns serviços em razão dos mínimos efeitos adversos. Estudos comparando rocurônio à succinilcolina concluem que as condições para intubação são superiores com uso de succinilcolina, mas ambos promovem boas condições para intubação, e as taxas de sucesso são semelhantes.[26,27]

A dose do rocurônio é de 0,6 a 1,2 mg/kg. A utilização de doses de 1 a 1,2 mg/kg está associada a melhores condições de relaxamento para intubação do que com doses menores.[26,31] O principal efeito colateral é a taquicardia.[25,31]

Vecurônio é outro agente não despolarizante que pode ser utilizado na SRI, mas seu início de ação é mais lento e seu efeito mais prolongado do que o rocurônio na dose necessária para promover condições ideais para intubação.[25]

Pancurônio não deve ser considerado entre os relaxantes musculares para SRI por causa do seu início lento de ação, 2 a 3 minutos e duração mais longa do efeito, 60 a 90 minutos. É o agente mais indicado para paralisia durante a ventilação mecânica, quando necessário.[24,26]

Em nosso serviço temos utilizado como relaxante muscular na SRI a succinilcolina e/ou rocurônio.

### *Compressão cricóidea (manobra de Sellick)*

A compressão da cricoide frequentemente é utilizada na SRI em pediatria com objetivo de reduzir a distensão gástrica e prevenir a aspiração. A manobra de Sellick consiste em aplicar pressão anteroposterior com uso do polegar e do indicador sobre a região cervical no nível da cricoide para comprimir o esôfago sobre a coluna cervical. Também pode ser útil para facilitar a visualização da glote no momento da laringoscopia e inserção do tubo. A manobra deve ser aplicada após a administração do sedativo e deve ser mantida até a confirmação da posição correta do tubo. Não aplicar em paciente acordado porque pode provocar vômito. Outro cuidado é não fazer pressão demasiada para não causar obstrução da via aérea.[25-27]

Após o paciente estar sedado e paralisado, procede-se à intubação de acordo com a técnica descrita na seção anterior e confirma-se a posição correta do tubo antes de iniciar a ventilação mecânica.

## OUTROS MODOS DE ACESSO À VIA AÉREA

A forma de acesso à via aérea mais frequentemente usada é por laringoscopia direta. No entanto, se falta ao socorrista treinamento ou experiência adequados, a ventilação contínua por ressuscitador manual ou máscara laríngea pode ser usada, até que alguém mais capacitado esteja disponível.[3]

Sempre que um operador for executar uma intubação traqueal, deve ter um plano de contingência para possível **falha de intubação**, incluindo outros equipamentos e outro operador. Assim, todos os operadores devem ter treinamento e experiência no uso de algum equipamento de resgate da via aérea, além da laringoscopia direta. Aqueles que são expostos ocasionalmente a vias aéreas difíceis devem ser treinados em um número limitado de equipamentos de resgate de fácil manuseio, como máscara laríngea e videolaringoscópio. Apenas aqueles frequentemente envolvidos em manejo de via aérea difícil, como os anestesiologistas, devem ter treinamento em equipamentos mais complexos ou em maior diversidade de equipamentos.

A falha na tentativa de intubação é caracterizada quando um operador não consegue colocar uma via aérea definitiva em três tentativas, depois de ter trocado de tamanho e tipo de lâmina depois de cada uma delas. Nessa circunstância, deve mudar para uma técnica diferente, ou trocar de operador. Também deve ser considerada outra técnica quando a saturação cai abaixo de 90% durante uma tentativa de intubação. Equipamentos de resgate podem ser usados para oxigenar o paciente, como meio intermediário até conseguir uma via aérea definitiva. Sempre que for tentada uma intubação, deve haver uma alternativa para possível falha, que pode ser um dispositivo extraglótico, como uma máscara laríngea.[35]

### ■ Máscara laríngea

A máscara laríngea (ML) assegura vias aéreas pérvias em paciente inconsciente, tanto no cenário intra como extra-hospitalar. Consiste em um tubo com balonete em formato semelhante a uma máscara, em sua porção terminal. É introduzida pela faringe e deslocada até que uma resistência seja sentida, quando o tubo alcançar a hipofaringe.[3] A máscara, ou balão, oclui a área perifaríngea, e a abertura laríngea pode ser isolada do esôfago, permitindo a ventilação das vias aéreas inferiores sem intubação traqueal direta.[35,36] Pesquisas sugerem que a técnica de inserção da máscara laríngea é mais facilmente adquirida do que a da intubação endotraqueal.[3] Após treinamento, a chance de sucesso na primeira tentativa de colocar ML é de 90 a 94%.[35]

A ML é contraindicada em lactentes ou crianças com reflexo do vômito preservado, mas a aspiração é incomum com o uso desse dispositivo. O treinamento do uso de ML não deve substituir o treinamento de laringoscopia direta ou de ventilação com ressuscitador manual. Em situações de transporte, a fixação do tubo endotraqueal é mais estável do que a ML.[3]

A ML é disponível em vários tamanhos, permitindo seu uso em pacientes pediátricos (Quadro 2-3).[35,36]

Técnica de colocação da ML (Fig. 2-7):[36]

1. Esvaziar completamente o balonete.
2. Lubrificar a face convexa da máscara, sem excessos.

| QUADRO 2-3 | Tamanhos de máscaras laríngeas[35,36] | |
|---|---|---|
| Peso do paciente (kg) | Tamanho | Volume máximo do balonete (mL) |
| 5 | 1 | 4 |
| 5 a 10 | 1,5 | 7 |
| 10 a 20 | 2 | 10 |
| 20 a 30 | 2,5 | 14 |
| 30 a 50 | 3 | 20 |
| 50 a 70 | 4 | 30 |

3. Manter o paciente em posição "de espirrar".
4. Segurar a ML como uma caneta, na mão dominante, segurando na junção entre o tubo e a máscara.
5. Deslizar a ML ao longo do palato duro, empurrando para trás contra o palato à medida que avança para a hipofaringe. Se necessário, aplicar inicialmente pressão cricoide. Para ajustar a ML na posição apropriada, a pressão cricoide deve ser aliviada.
6. Avançar com pressão suave até encontrar resistência.
7. Uma vez no lugar, inflar o balonete sem largar a ML para permitir que ela adquira sua posição natural.
8. Confirmar a posição por ausculta dos pulmões e região epigástrica, elevação do tórax e capnografia.
9. Certificar-se de que a linha preta do tubo esteja em concordância com a linha média do paciente.

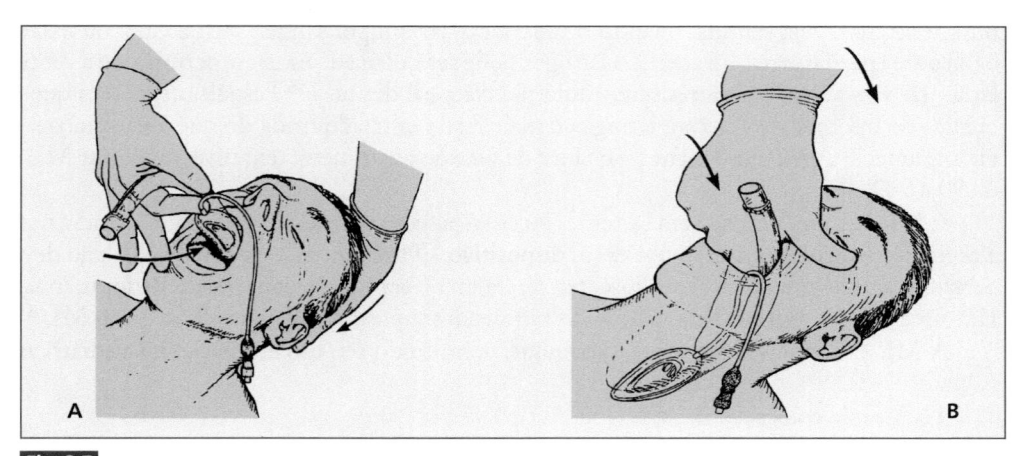

**Fig. 2-7**
(**A** e **B**) Inserção da máscara laríngea.[36]

As contraindicações absolutas do emprego da ML são obstrução completa de via aérea e impossibilidade de abrir a boca. São contraindicações relativas: risco aumentado de aspiração (alimentação recente, sangramento gastrointestinal alto, ventilação prévia prolongada por ressuscitador manual) e anormalidades suspeitas ou confirmadas da anatomia supraglótica. Crianças requerem sedação profunda. As complicações mais frequentes do uso da ML são aspiração de conteúdo gástrico, irritação local, trauma de via aérea e obstrução ou laringospasmo por mau posicionamento.[36]

Há vários modelos de ML além da clássica, cujas modificações permitem sucção de conteúdo gástrico, intubação através da máscara, visualização das cordas vocais, bloqueio da mordida, entre outras inovações.

### ■ Videolaringoscopia

Falhas de intubação com laringoscopia direta podem ser decorrentes do operador, do paciente ou da própria técnica. Pode faltar ao operador habilidade, ergonomia, força no braço ou acuidade visual. O paciente pode ter abertura oral inadequada, secreções, anormalidades anatômicas da via aérea ou dificuldade de posicionamento. A técnica da laringoscopia direta exige o alinhamento da via aérea, da boca à entrada da traqueia, em um campo visual muitas vezes pequeno. Um dos equipamentos que visa a diminuir as dificuldades é o videolaringoscópio, pois a técnica não exige grande mudança no posicionamento do paciente para alcançar a linha direta de visão para a glote, que é necessária para laringoscopia direta. Isto resulta em significativamente menos força a ser aplicada para os dentes e os tecidos moles da boca e da faringe.[37]

Um dos primeiros videolaringoscópios desenvolvidos foi o GlideScope, cujos resultados do uso foram publicados em 2003.[38]

Desde então foram desenvolvidos vários modelos de videolaringoscópio: com visor acoplado à lâmina ou ligado a esta por cabo, lâmina com canaleta de orientação do tubo, mecanismos de ajuste de foco, lâminas permanentes ou descartáveis, mecanismo desembaçador de lente, mecanismo de gravação de imagens, e em peça portátil única ou ligado ao vídeo por cabo. A videolaringoscopia é indicada como procedimento padrão de acesso à via aérea normal, como primeira escolha para via aérea difícil, ou como contingência na falha da tentativa de intubação por laringoscopia direta. As dificuldades relatadas com o videolaringoscópio são a incapacidade de direcionar o tubo endotraqueal para a via aérea por causa da curvatura da lâmina, principalmente quando não possui canaleta de orientação do tubo, e contaminação das lentes por sangue ou secreções, que podem obliterar a visão.[39]

### ■ Intubação por fibroscopia

Nesse procedimento, o tubo endotraqueal é montado na extremidade de um broncoscópio de fibra óptica flexível, introduzido pelo nariz ou pela boca. A traqueia é visualizada, e o tubo, introduzido, retirando-se o fibroscópio. A intubação por fibroscopia deve ser considerada nos casos em que a avaliação pré-intubação sugere que a intubação orotraqueal provavelmente não seja bem-sucedida e que seja desejada exploração diagnóstica das regiões glótica ou subglótica.[40]

## REFERÊNCIAS BIBLIOGRÁFICAS

1. Luten RC, Kissoon N. Approach to the pediatric airway. In: Walls RM, Murphy MF, Luten RC. (Eds.). *Manual of emergency airway management*. 2nd ed. Phildadelphia: Lippincott, Williams & Wilkins 2004. p. 263-81.
2. Santillanes G, Gausche-Hill M. Pediatric airway management. *Emerg Med Clin N Am* 2008;26:961-975.
3. Sociedade Brasileira de Pediatria. Dispositivos para Vias Aéreas e Ventilação. Educação Médica Continuada. Internet. Acesso em: 30 Jun. 2013. Disponível em: <http://www.sbp.com.br/show_item2.cfm?id_categoria=24&id_detalhe=560&tipo_detalhe=s>
4. Nagler J, Stack AM, Wiley II JF. Emergent endotracheal intubation in children. UpToDate, July 27, 2012. Acesso em: 6 Jun. 2013. Disponível em: <http://www.uptodate.com/contents/emergent-endotracheal-intubation-in-children?source=search_result&search=difficult+intubation&selectedTitle=7%7E68>
5. Caplan RA, Benumof JL, Berry FA et al. Practice guidelines for management of the difficult airway. A report by the American Society of Anesthesiologists Task Force on Management of the Difficult Airway. *Anesthesiology* 1993;78:597.
6. American Society of Anesthesiologists. Practice guidelines for management of the difficult airway: an updated report by the American Society of Anesthesiologists Task Force on Management of the Difficult Airway. *Anesthesiology* 2003;98:1269-71.
7. Adnet F, Borron SW, Racine SX et al. The Intubation Difficulty Scale (IDS): proposal and evaluation of a new score characterizing the complexity of endotracheal intubation. *Anesthesiology* 1997;87(6):1290-97.
8. Lavery GG, McCloskey BV. The difficult airway in adult critical care. *Crit Care Med* 2008;36(7):2163-73.
9. Samsoon GL, Young JR. Difficult tracheal intubation: a retrospective study. *Anaesthesia* 1987 May;42(5):487-90.
10. Cormac RS, Lehane J. Difficult tracheal intubation in obstetrics. *Anaesthesia* 1984;39:1105-11.
11. Newth CJ, Rachman B, Patel N et al. The use of cuffed versus uncuffed endotracheal tubes in pediatric intensive care. *J Pediatr* 2004;144:333-37.
12. Nishisaki A, Ferry S, Colborn S et al. For the National Emergency Airway Registry (NEAR) and National Emergency Airway Registry for kids (NEAR4KIDS) Investigators. Characterization of tracheal intubation process of care and safety outcomes in a tertiary pediatric intensive care unit. *Pediatr Crit Care Med* 2012;13:e5-e10.
13. Fine GF, Borland LM. The future of the cuffed endotracheal tube. *Paediatr Anaesth* 2004;14:38-42.
14. Luten RC, Wears RL, Broselow et al. Length-based endotracheal tube selection in pediatrics. *Ann Emerg Med* 1992;21:8:900-4. Erratum in *Ann Emerg Med* 1993;22(12):155.
15. King BR, Baker MD, Braitman LE et al. Endotracheal tube selection in children: a comparison of four methods. *Ann Emerg Med* 1993;22:530-34.
16. Cole F. Pediatric formulas for the anesthesiologist. *Am J Dis Child* 1957;94:672-73.
17. Manual SAVP. American Heart Association, American Academy of Pediatrics 2011.
18. Khine HH, Corddry DH, Kettrick RG et al. Comparison of cuffed and uncuffed endotracheal tubes in young children during general anesthesia. *Anesthesiology* 1997;86:627-31.
19. Motoyama EK. Tracheal intubation. In: Motoyama EK, Davis PJ. (Eds.). *Smith's anesthesia for infants and children*. 5th ed. St Louis: CV Mosby, 1990. p. 272-75.
20. Shibasaki M, Nakajima Y, Ishii S et al. Prediction of pediatric endotracheal tube size by ultrasonography. *Anesthesiology* 2010;113:819-24.
21. Dalal PG, Murray D, Messner AH et al. Pediatric laryngeal dimensions: an age-based analysis. *Anesth Analg* 2009;108:1475-79.

22. Weiss M, Dullenkopf A, Gysin C et al. Shortcomings of cuffed paediatric tracheal tubes. *Brit J Anaesth* 2004;92(1):78-88.
23. Amantéa SL, Zanella MI, Piva JPP et al. Acesso à via aérea: sequência rápida de intubação e técnicas especiais de intubação. In: Piva JP, Garcia PCR. (Eds.). *Medicina intensiva em pediatria*. Rio de Janeiro: Revinter, 2005.
24. Bledsoe GH, Schexnayder SM. Pediatric Rapid Sequence Intubation A Review. *Pediatr Emerg Care* 2004;20(5):339-44.
25. Tucker JE, Coussa M. Pediatric rapid sequence intubation. *Pediatr Emerg Med Reports* 2009;14(1):1-12.
26. Mace SE. Challenges and advances in intubation: rapid sequence intubation. *Emerg Med Clin N Am* 2008;26:1043-68.
27. Sukys GA, Schvartsman C, Reis AG. Avaliação da sequência rápida de intubação em pronto socorro pediátrico. *J Ped* 2011;87(4):343-49.
28. Sagarin MJ, Chiang V, Sakles JC et al. Rapid sequence intubation for pediatric emergency airway management. *Pediatr Emerg Care* 2002;18(6):417-23.
29. Luten RC, Kissoon N. Approach to the pediatric airway. In: Walls RM, Murphy MF, Luten RC. (Eds.). Manual of emergency airway management. 2nd ed. Phildadelphia: Lippincott, Williams & Wilkins 2004. p. 212.
30. Qi DY, Zhang H, Du BX et al. The efficacy of intravenous lidocaine versus placebo on attenuating cardiovascular response to laryngoscopy and tracheal intubation: a systematic review of randomized controlled trials. *Minerva Anestesiol* 2013; July 9. Epub ahead of print.
31. Taketomo CK, Hodding JH, Kraus DM. *Pediatric & neonatal dosage handbook with international trade names index*. 19th ed. Lexicomp, 2012.
32. Schmidt A, Oye I, Akeson J. Racemic, S(+)- and R(-)-ketamine do not increase elevated intracranial pressure. *Acta Anaesthesiol Scand* 2008;52(8):1124-30.
33. Bar-Joseph G, Guilburd Y, Tamir A et al. Effectiveness of ketamine in decreasing intracranial pressure in children with intracranial hypertension. *J Neurosurg Pediatr* 2009;4(1):40-46.
34. Kochaneck PM, Carney N, Adelson PD et al. Guidelines for the acute medical management of severe traumatic brain injury in infants, children and adolescents. second edition. *Pediatr Crit Care Med* 2012;13(Suppl 1):S1-82.
35. King BR, Stack AM, Wiley II JF. *Emergency rescue devices for difficult pediatric airway management*. UpToDate 2013. Last updated: Jan. 21, 2013. Acesso em: 13 Jun. 2013. Disponível em: <http://www.uptodate.com/contents/emergency-rescue-devices- for-difficult-pediatric-airway-management?source=search_result&search=difficult+intubation&selectedTitle=7%7E68>
36. Bosson N, Gordon PE, Filbin MR. Laryngeal mask airway. Medscape 2012. Acesso em: 31 Maio 2013. Disponível em: <http://emedicine.medscape.com/article/82527-overview#showall>
37. Rothfield KP, Russo SG. Videolaryngoscopy: should it replace direct laryngoscopy? A pro-con debate. *J Clin Anesth* 2012;24:593–597.
38. Cooper RM. Use of a new videolaryngoscope (GlideScope) in the management of a difficult airway. *Can J Anaesth* 2003;50:611-13.
39. Sakles JC, Mosier JM, Chiu S et al. Tracheal intubation in the emergency department: a comparison of Glidescope-video laryngoscopy to direct laryngoscopy in 822 intubations. *J Emerg Med* 2012;42(4):400-5.
40. Mick NW, Torrey SB, Wiley II JF. The difficult pediatric airway. UpToDate 2012. Acesso em: 30 Maio 2013. Disponível em: <http://www.uptodate.com/contents/the-difficult-pediatric-airway?source= search_result&search=difficult+intubation&selectedTitle=2%7E68>

# 3 Reanimação Cardiopulmonar

*Cecília Korb* ♦ *Paulo R. Antonacci Carvalho*
*Pedro Celiny Ramos Garcia*

## INTRODUÇÃO

A parada cardiorrespiratória (PCR) é definida como a cessação súbita e inesperada da função cardiocirculatória efetiva. Pode ser clinicamente reconhecida por apneia com ausência de pulso central ou por bradicardia extrema com má perfusão periférica, mas habitualmente é identificada no indivíduo pela ausência de resposta a estímulo (inconsciência), ausência de respiração (apneia) ou presença de respiração agônica *(gasping)*.[1]

A PCR sempre deve ser entendida como evento inesperado e não desejável, tanto no paciente hospitalizado, quanto no indivíduo aparentemente hígido. Isso, por si só, justifica a realização dos procedimentos de ressuscitação cardiopulmonar (RCP).

Há que se distinguir adequadamente a PCR do desfecho morte, especialmente em paciente hospitalizado com doença avançada e/ou terminal. Nos países onde os cuidados de final de vida são suficientemente discutidos e decididos com o paciente, os familiares e a equipe assistencial, a taxa de não ressuscitação em pacientes que morrem na UTI é bastante elevada.

Nos EUA, anualmente, mais de 15.000 crianças sofrem PCR fora do hospital e aproximadamente 2% de todas as crianças admitidas em UTIPs apresentam PCR enquanto hospitalizadas.[2]

O desfecho de uma PCR é bastante distinto entre adultos e crianças possivelmente pelas diferenças de etiologia e fisiopatologia da PCR nesses grupos etários. No adulto a PCR é um evento primário, com súbita e inesperada fibrilação ventricular decorrente de isquemia miocárdica por doença coronária subjacente; na criança, a progressiva hipoxemia e acidose decorrente de insuficiência respiratória ou circulatória evoluem de bradiarritmias para assistolia ou atividade elétrica sem pulso. Enquanto a RCP do adulto está totalmente orientada para uma rápida desfibrilação, onde os desfechos geralmente são favoráveis, na criança, os ritmos cardíacos que se apresentam, apesar das tentativas de RCP, deixam o prognóstico mais sombrio.[2]

A incidência de PCR fora do hospital em lactentes e adultos é muito superior àquela observada em crianças e adolescentes, mas a sobrevida na alta hospitalar é mais favorável às crianças e adolescentes do que aos lactentes e adultos.[3] Por outro lado, a sobrevida às PCR sofridas dentro do hospital favorecem mais as crianças do que os adultos, e aquelas que ocorrem dentro da UTIP, independentemente das comorbidades, favorecem mais os recém-nascidos e lactentes.[4,5] Estudo em UTIP canadense demonstrou uma incidência de PCR de 0,94 em 100 admissões com recuperação em 82%, sobrevida de 24 horas em 67%, sobrevida na alta da UTI em 27% e sobrevida na alta hospitalar em 25% dos pacientes.[6]

## RECONHECIMENTO DE RISCO PARA PCR

Em função da etiologia da PCR na criança, geralmente eventos respiratório ou circulatório (insuficiência respiratória aguda ou choque), levando à hipóxia e acidose, é muito importante o adequado reconhecimento precoce dessas condições clínicas. Ainda que inesperada, a ocorrência de PCR na criança muitas vezes pode ser prevenida e/ou antecipada. Inúmeros hospitais pediátricos têm desenvolvido sistemas de prevenção da PCR com a criação de equipes de emergência ou de resposta rápida, que são chamadas por ocasião da presença de sinais de alerta nas crianças hospitalizadas, e têm mostrado resultados muito positivos na prevenção da PCR (Quadro 3-1).[7,8] Pode-se afirmar que a criança que é admitida na UTIP em PCR geralmente não foi adequadamente avaliada ou tratada nas horas que antecederam esse evento, ou, quando transferida de outra instituição, não foi adequadamente monitorizada e/ou transportada no processo de transferência.

A criança que sofre PCR dentro da UTI muitas vezes também não foi suficientemente monitorizada ou os sinais de alerta que apresentou não foram valorizados nos minutos que antecederam esse evento. Situações frequentemente vivenciadas pelos pacientes em UTIs deveriam alertar a equipe assistencial para o risco potencial de PCR (Quadro 3-2).[9]

## SUPORTE BÁSICO DE VIDA

O suporte básico de vida (SBV) é a sequência de manobras e procedimentos da ressuscitação cardiorrespiratória que visa a substituir as funções cardíaca (compressões torácicas) e respiratória (abertura de via aérea e ventilação artificial). Largamente descrito na literatura e introduzido na década de 1960, o SBV tem significado um grande avanço na sobrevida de pessoas com PCR e com grande potencial para continuar a viver.[1] Nas décadas passadas, o

| QUADRO 3-1 | Sinais de alerta para prevenção/antecipação da PCR |
|---|---|
| Chamar a Equipe de Emergência Médica quando um ou mais sinais presentes: | |
| 1. Membro do *staff* ou familiar preocupado com estado clínico da criança | |
| 2. Via aérea sob ameaça (estridor e/ou posição de retificação da via aérea) | |
| 3. Hipoxemia:<br>• $SpO_2$ < 90% com qualquer oferta de oxigênio ou<br>• $SpO_2$ < 60% em doença cardíaca cianótica | |
| 4. Disfunção respiratória grave, apneia ou cianose | |
| 5. Taquipneia | |
| 6. Taquicardia ou bradicardia | |
| 7. Hipotensão ou pulso filiforme e má perfusão periférica | |
| 8. Palidez, pele moteada, petéquias ou sufusões hemorrágicas | |
| 9. Alteração aguda do estado neurológico ou convulsões | |
| 10. Parada respiratória ou cardíaca | |
| Observar também tendências de piora dos sinais vitais através dos registros do paciente | |

Adaptado do Royal Children's Hospital, Melbourne, Australia.[7]

| QUADRO 3-2 | Períodos críticos para PCR em UTIP |
|---|---|
| Manipulação da via aérea | Intubação traqueal, extubação eletiva ou acidental, fisioterapia respiratória, aspiração da via aérea, colocação ou remoção de dreno de tórax |
| Mudança na terapia | Desmame de respirador, retirada de marca-passo, suspensão de drogas vasoativas |
| Intervenções terapêuticas | Administração de narcóticos, barbitúricos, anticonvulsivantes, cálcio, potássio e aminoglicosídeos IV, transfusões de sangue |
| Procedimentos invasivos | Punção lombar, punção venosa ou arterial, punção suprapúbica, colocação de SNG/SNE |
| Movimentação do paciente | Radiografia no leito de paciente intubado, colocação em pronação/"despronação" |
| Troca de plantão | Da equipe médica ou de enfermagem |

Adaptado de Garcia et al.[9]

SBV vinha sendo pouco valorizado em detrimento das condutas mais invasivas de suporte avançado de vida. Na última década, inúmeros estudos têm confirmado a suspeita de que a condução da RCP não vinha ocorrendo de forma adequada e/ou eficaz por falha humana – demora no reconhecimento da PCR, retardo no início dos procedimentos de SBV, compressões cardíacas mal executadas e ineficazes, interrupções demasiadas nas compressões torácicas, entre outras.[10-12] As Diretrizes da Ressuscitação Cardiorrespiratória, que são revisadas a cada 5 anos, nas três últimas edições têm dado grande ênfase à realização adequada do SBV para uma recuperação de vida com qualidade nos indivíduos que sofrem PCR.

As Diretrizes da Ressuscitação Cardiorrespiratória de 2010 introduziram uma mudança surpreendente na ordem das manobras do SBV: o "ABC" da ressuscitação, praticado por 50 anos, passou a ser "CAB", priorizando as compressões torácicas, e somente depois, a abertura da via aérea e a respiração artificial (Fig. 3-1).[1] A razão é óbvia, especialmente para os adultos. Uma vez que a PCR seja primária nesse grupo etário, a prioridade é fazer circular o sangue ainda oxigenado pelo corpo e para os órgãos vitais, em vez de gastar tempo precioso nas manobras de abertura de via aérea e de respiração artificial.[1] Da mesma forma, tem sido preconizada a realização apenas de compressões torácicas quando não se dispõe de respiradores manuais ou de dispositivos de proteção para o socorrista na realização da respiração boca a boca.[13] Na criança, especialmente quando a PCR não é decorrente de causa cardíaca, torna-se mandatória a realização da abertura da via aérea e da respiração, ainda que iniciando pelas compressões torácicas.[1]

Inúmeros estudos vêm demonstrando que a primeira abordagem do indivíduo que sofre PCR é fundamental, seja ela realizada fora ou dentro do hospital, por leigos ou por profissionais de saúde.[1] Daí a importância da padronização e da divulgação de noções básicas de RCP entre a população em geral e do treinamento exaustivo da RCP entre os profissionais de saúde.

**Fig. 3-1**

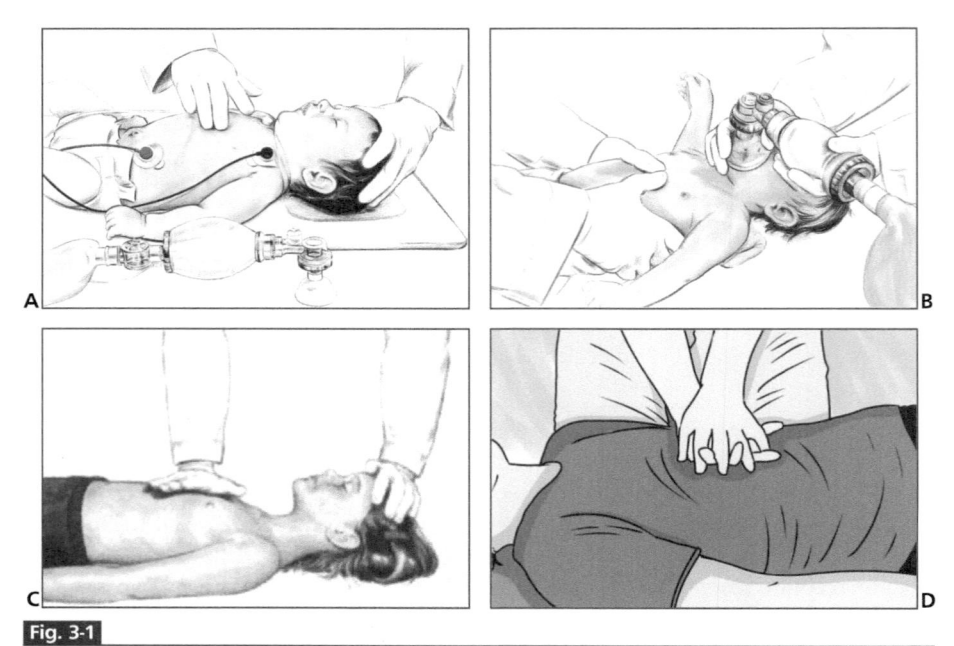

Compressões torácicas: (**A**) em lactente com 1 socorrista; (**B**) em lactente com 2 socorristas; (**C**) em criança; (**D**) em adolescente. (Adaptadas da *American Heart Association* e do *European Resuscitation Council*).

## ▪ Compressões torácicas

Uma vez confirmada a apneia com ausência de pulso central (ou FC < 60 bpm com má perfusão), ou ritmo compatível com PCR no monitor (assistolia ou fibrilação ventricular), deve ser dado o alerta de PCR (campainha ou alarme específico) para solicitar a equipe de ressuscitação e, imediatamente, devem ser iniciadas as compressões torácicas. Estas devem ser de alta qualidade: comprimindo forte na metade inferior do esterno (aprofundando pelo menos 1/3 do diâmetro anteroposterior do tórax), comprimindo com rapidez (pelo menos 100 compressões/minuto), deixando o tórax voltar à posição de repouso após cada compressão e minimizando as interrupções. Quando necessárias, as interrupções não devem ultrapassar 10 segundos. Se houver mais de um socorrista, eles devem se alternar a cada 2 minutos nas compressões torácicas para evitar a perda de eficiência da manobra, já comprovada em estudos com manequins.[14]

O paciente deve estar em posição supina horizontal e sobre uma superfície rígida. Habitualmente deve estar disponível na enfermaria ou na UTIP uma tábua de ressuscitação para ser colocada sob o paciente. O ritmo das compressões torácicas deve procurar estabelecer uma sincronização das mesmas com a ventilação, quando esta estiver sendo realizada. A relação compressões-ventilações deve ser de 30:2 em qualquer faixa etária, exceto no recém-nascido na sala de parto. Na criança até a puberdade, se houver mais de um ressuscitador, estabelecer uma relação de 15:2. No final de cada sequência de 15 compressões torácicas, uma pausa de 1 segundo deve ocorrer para realizar a ventilação com bolsa autoinflável.[1]

A técnica das compressões torácicas varia de acordo com a faixa etária do paciente pediátrico. Assim, em menores de 12 meses, deve ser realizada com os dois polegares das mãos do socorrista envolvendo o tórax do paciente (quando dois socorristas presentes), ou com os dedos médio e anular perpendiculares, sobre a metade inferior do esterno do paciente; em crianças de 1 ano até a puberdade, com a região hipotenar de uma das mãos do socorrista comprimindo a metade inferior do esterno do paciente, sem dobrar o cotovelo; e, após a puberdade, como no adulto, com a região hipotenar de uma das mãos do socorrista (e a outra mão sobre a primeira), sobre a metade inferior do esterno do paciente, sem dobrar os cotovelos.

## Vias aéreas

Após a primeira série de 30 compressões, a boca e a faringe (a traqueia, se já intubada) devem ser limpas/aspiradas de vômitos, sangue ou muco, e duas ventilações devem ser dadas (com bolsa autoinflável). A cabeça deve ser colocada medianamente na posição "de cheirar", através da manobra de extensão da cabeça e elevação do queixo. No leito, pode-se colocar um lençol enrolado ou travesseiro sob os ombros do paciente, tomando o cuidado de evitar a extensão demasiada da região cervical, que pode causar obstrução da via aérea.

A obtenção de via aérea avançada (intubação traqueal) não é prioridade durante a RCP; quando indispensável, não deve demorar mais do que 20 a 30 segundos. Considerar que esse procedimento invariavelmente determinará uma interrupção não desejável nas compressões torácicas.

## Ventilação

Estando ou não com via aérea avançada (tubo orotraqueal ou de traqueostomia), a ventilação com bolsa autoinflável habitualmente deve ser suficiente para manter a oxigenação do paciente, desde que ofertada uma $FiO_2$ adequada (em geral próxima a 1,0, com fluxo de 15 L de $O_2$). No caso de o paciente estar intubado, fica dispensada a pausa nas compressões torácicas para a realização das ventilações. Nesse caso, a ventilação deve ser realizada a uma frequência de oito a dez insuflações por minuto (uma respiração a cada 6 a 8 segundos). Deve-se evitar a hiperventilação do paciente.

No caso de precisar de máscara, utilizar aquela que melhor se ajuste ao nariz e à boca do paciente, evitando qualquer escape de ar, de preferência de silicone transparente. Procurar manter a cabeça do paciente levemente elevada e na posição mediana (posição "de cheirar").

A cada ventilação, a parede do tórax deve elevar-se. Se isso não ocorrer, verificar a possibilidade de obstrução da via aérea pela base da língua ou pela posição da cabeça ou da mandíbula, ou verificar falha ou inadequação do equipamento.

A maioria das bolsas de reanimação tem uma válvula de segurança (válvula de alívio ou *pop-off*) que se abre com pressões entre 25 e 30 cm de água, consideradas baixas para vencer a resistência das vias aéreas de pacientes em PCR. Dar preferência às bolsas que permitam eliminar esta válvula. Assim, quando precisar de pressões maiores que esse limite, comprimir o botão que elimina o *pop-off* ou ocluir a válvula com o dedo, e usar a pressão adequada para elevar o tórax.

Selecionar também o equipamento de tamanho adequado para o paciente – para recém-nascidos a termo e lactentes até 1 ano, utilizar bolsa de 450 a 500 mL; para crianças e adolescentes, utilizar bolsa de adultos (1 L).

## SUPORTE AVANÇADO DE VIDA

Quando o SBV não for suficiente para reverter uma parada cardiorrespiratória, deve-se prosseguir no atendimento utilizando o suporte avançado de vida (SAV). O SAV compreende uma série de medidas além daquelas realizadas no SBV, como administração de medicações, obtenção de via aérea avançada e monitorização adequada do paciente, permitindo a manutenção das funções respiratória e circulatória. Geralmente ele ocorre quando o paciente já se encontra em um ambiente de cuidados avançados de saúde, sendo realizado em equipe.

### ▪ Equipes de ressuscitação

O atendimento da PCR por uma equipe de ressuscitação tem demonstrado efeito positivo no sucesso da reanimação, uma vez que permita a realização de várias ações simultaneamente, como compressões, ventilação e desfibrilação. Assim, temos um modelo de atendimento dinâmico e não sequencial, o que evita atrasos na realização de ações cruciais na reanimação.[15] A equipe deve ser composta por médicos, enfermeiros e técnicos de enfermagem, tendo o médico mais experiente como líder. Este é responsável por organizar e coordenar o atendimento, orientando os membros nas suas tarefas e reconhecendo o que deve ser melhorado. Via de regra, o líder pode realizar todas as tarefas durante a reanimação, e substituindo qualquer membro, quando necessário.[16]

Os membros da equipe devem estar habituados e treinados a realizar ações necessárias na RCP, conforme a sua área de prática. São elas: compressões torácicas, aplicação de ventilações e obtenção de via aérea avançada, obtenção de acesso vascular e administração de medicações, utilização do monitor cardíaco e do desfibrilador. O responsável pelas compressões torácicas deve trocar a cada ciclo de reanimação (aproximadamente a cada 2 minutos), evitando a fadiga e o prejuízo na qualidade da RCP. Em um cenário ideal, um membro da equipe deveria observar o atendimento e anotar as ações realizadas, podendo revisar e sanar dúvidas quanto às medidas já instituídas, bem como fornecer um *feedback* do atendimento, permitindo identificar pontos que possam ser melhorados no futuro.

Para que o atendimento em equipe ocorra de maneira adequada, é necessário haver não apenas conhecimento e habilidades na reanimação, mas também comunicação clara e dinâmica da equipe. É importante verificar se as solicitações feitas pelo líder ou demais membros foram ouvidas e realizadas adequadamente. Outros fatores que contribuem para o bom funcionamento de uma equipe de ressuscitação incluem a determinação das funções e responsabilidades de cada participante, o reconhecimento de limitações dos colegas, as intervenções construtivas e repetidas reavaliações do atendimento durante o mesmo, garantindo que tudo está sendo realizado adequadamente.

A implementação de equipes de reanimação ou times de resposta rápida frente às situações de urgência em hospitais e clínicas resulta na prevenção e redução do número de paradas cardiopulmonares e maior taxa de sucesso na reanimação, quando necessária, resultando em menor mortalidade.[7,8]

## ■ Monitorização e acesso venoso no SAV

A monitorização no SAV tem importância diagnóstica e para a avaliação da qualidade da reanimação. A eletrocardiografia é indispensável para identificação dos ritmos de parada e manejo adequados. A capnografia pode ser utilizada para confirmar a posição do tubo na intubação traqueal, avaliar a efetividade das compressões torácicas e o retorno de um ritmo de perfusão. A presença de um cateter arterial com medida de pressão arterial invasiva também auxilia na avaliação da efetividade das compressões torácicas e no retorno de um ritmo de perfusão.

Um acesso vascular é necessário para a administração das medicações utilizadas no SAV, seja central ou periférico. O acesso venoso periférico, quando já instalado, pode ser utilizado para administrar todas as medicações necessárias na RCP. A administração deve ser seguida de um *flush* de cerca de 5 mL de soro fisiológico para garantir que a medicação atinja a circulação central. Entretanto, o acesso venoso periférico pode ser de difícil obtenção em uma criança gravemente doente, especialmente nas situações de PCR, perdendo-se tempo precioso nesta tarefa. O acesso venoso profundo é seguro para a administração das medicações, mas torna-se inviável quando não se dispõe desta via previamente à PCR, pois atrasa o atendimento, necessita de uma técnica adequada e de um profissional treinado. A punção da veia femoral pode ser uma alternativa e de rápida obtenção, desde que não interfira na manutenção das compressões torácicas e não atrase o atendimento.

O acesso intraósseo é uma opção segura, rápida e eficaz na situação de urgência, podendo ser utilizado para a administração de qualquer medicação endovenosa.[17,18] O local mais comumente utilizado para punção é a tíbia proximal, podendo-se também puncionar a tíbia distal, o fêmur distal, a espinha ilíaca anterossuperior e outros locais em crianças maiores e adolescentes (Fig. 3-2). Não puncionar ossos fraturados pelo potencial extravasamento das medicações e fluidos a serem infundidos, e não realizar múltiplas punções em um mesmo osso pelo mesmo motivo. O dispositivo de escolha para o procedimento é agulha específica de intraóssea, mas é possível realizar com agulha de biópsia de medula óssea ou mesmo agulha de punção lombar ou agulha hipodérmica (maior risco de obstrução do lúmen).[19] O membro deve ser posicionado em superfície firme, e realizada a antissepsia da pele. Iniciar a punção ultrapassando a pele, e, quando atingir o periósteo, realizar movimentos giratórios com pressão firme para transfixar a camada cortical do osso até sentir perda súbita da resistência. Retirar o mandril/estilete da agulha e aspirar com uma seringa o conteúdo da medula óssea, que pode ser enviado para exames laboratoriais. Caso não haja refluxo, instilar uma pequena quantidade de soro fisiológico, que deve fluir com pouca ou nenhuma resistência. Fixar a agulha firmemente na pele e instilar novamente 10-20 mL de soro fisiológico observando a ocorrência de edema ou infiltração do subcutâneo, reavaliando frequentemente o local após iniciar a utilização. As complicações do acesso intraósseo são pouco frequentes e incluem infecção no local da punção e síndrome compartimental.

Na impossibilidade de se obter qualquer acesso vascular, é possível administrar algumas medicações lipossolúveis por via endotraqueal, especificamente atropina, naloxona, epinefrina e lidocaína (regra mnemônica ANEL). Entretanto, a absorção pode ser errática, e a dose necessária para que tenham o mesmo efeito da administração por via endovenosa é desconhecida. Sugere-se um aumento na dose em 2 a 3 vezes para atropina, naloxona e lidocaína e

**Fig. 3-2**

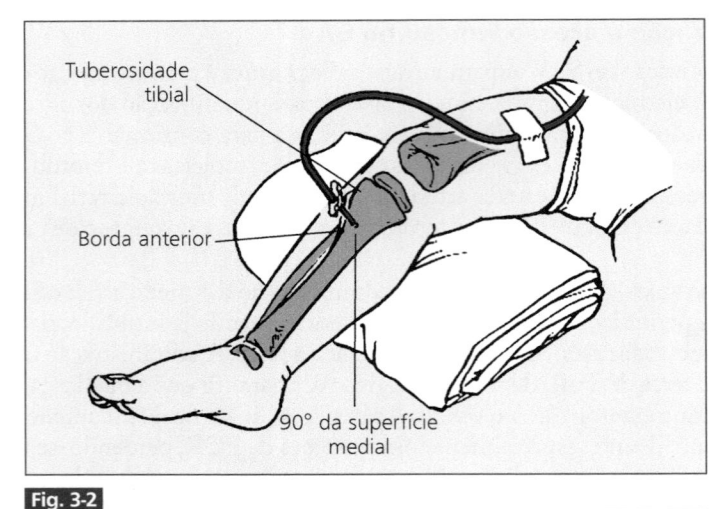

Infusão intraóssea na tíbia proximal. (Modificada de Suporte Avançado de Vida em Pediatria 1997.)

de até 10 vezes para epinefrina.[20] A administração pode ser realizada com a diluição da medicação em 3-5 mL de soro fisiológico seguida de cinco ventilações.

- **Utilização de algoritmos na RCP**

A PCR é sempre uma situação que gera angústia e estresses físico e psicológico para os profissionais de saúde. Também é sabido que RCP de alta qualidade é decisiva no sucesso da mesma. Por estes motivos, a padronização do atendimento por meio de algoritmos reduz a influência dos fatores psicológicos, determinando a realização dos procedimentos necessários e no tempo correto. Os algoritmos que utilizamos em Pediatria seguem as Diretrizes da Ressuscitação Cardiorespiratória sendo eles: bradicardia com pulso e perfusão alterada, taquicardia com pulso e perfusão alterada e PCR.[20] Aqui apresentamos especificamente o algoritmo de PCR, que será comentado a seguir (para demais algoritmos, consultar o Capítulo 18) (Fig. 3-3).

- **Passo a passo da RCP no SAV**

Após iniciar o atendimento da PCR com o CAB da reanimação, torna-se imperativo reconhecer o ritmo de parada através de um monitor cardíaco ou desfibrilador automático externo (DEA). A partir daí, o tratamento pode seguir dois rumos: do ritmo chocável ou do ritmo não chocável. Em ambos os casos, será mantida a realização de ciclos de 2 minutos de compressões e ventilações, checando-se o ritmo ao final de cada ciclo para determinar a conduta a ser seguida. Quando houver PCR persistente, independente do ritmo de parada, considerar o tratamento de causas reversíveis (6 "Hs" e 5 "Ts"): hipovolemia, hipoglicemia, hipó-

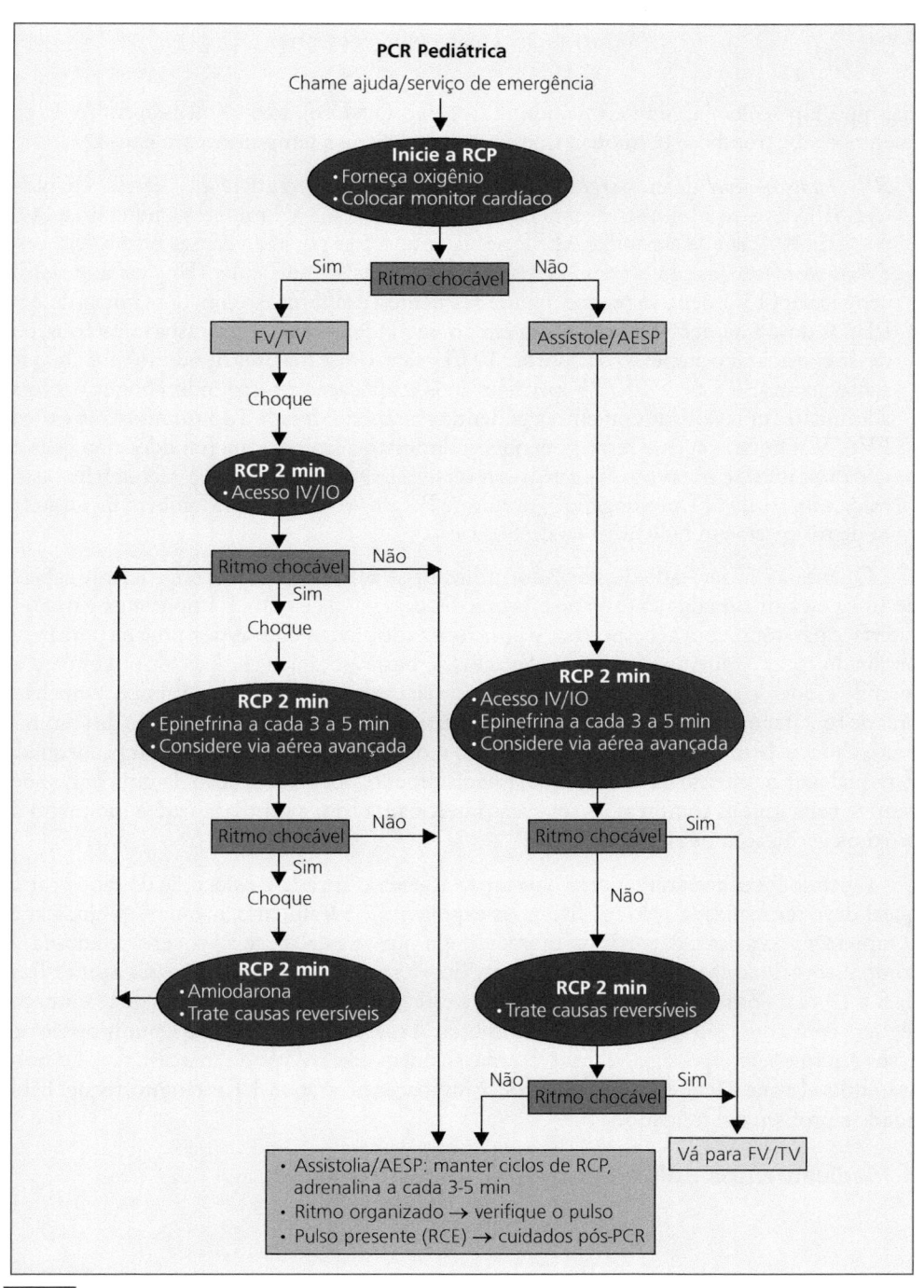

**Fig. 3-3**

Algoritmo da PCR em Pediatria. RCE = Recuperação da circulação espontânea; AESP = atividade elétrica sem pulso; FV = frequência ventricular; TV = taquicardia.

xia, hipo/hipercalemia, hipotermia, íon hidrogênio (acidose), toxinas, tensão no tórax por pneumotórax, trombose pulmonar, trombose coronariana e tamponamento cardíaco.

- *Ritmo não chocável:* quando o ritmo de parada for assistolia ou atividade elétrica sem pulso (AESP), deve-se administrar epinefrina, repetida a cada 3 a 5 minutos, enquanto a PCR persistir. No caso de assistolia/AESP persistente, tratar possíveis causas reversíveis.
- *Ritmo chocável:* quando o ritmo de parada for fibrilação ventricular (FV) ou taquicardia ventricular (TV), deve-se proceder imediatamente à desfibrilação com dose inicial de 2 a 4 J/kg. A dose é aumentada para 4 J/kg em um segundo choque e, em casos refratários, pode-se considerar o aumento da dose até 10 J/kg (até a dose máxima de adulto) nos choques subsequentes.[21,22] Se a FV/TV persistir após a aplicação do segundo choque, deve-se administrar uma dose de epinefrina, podendo ser repetida a cada 3 a 5 minutos. No caso de FV/TV refratária após o terceiro choque, administrar amiodarona (ou lidocaína quando não disponível) e tratar possíveis causas reversíveis. Quando houver TV polimórfica associada a intervalo QT prolongado (Torsade de Pointes), o tratamento também inclui sulfato de magnésio em bolo além da desfibrilação.[20]

Quanto à utilização do desfibrilador, utilizam-se as pás pediátricas em pacientes abaixo de 10 kg ou aproximadamente 1 ano e, acima disso, as pás de adulto. É importante garantir a interface pás-tórax com gel específico e posicionar adequadamente as pás, uma na porção superior do tórax à direita (abaixo da clavícula), e outra no ápice cardíaco (lateralmente ao mamilo esquerdo), permitindo uma distância de cerca de 3 cm entre elas. É importante lembrar de solicitar e verificar que todos estejam afastados do paciente no momento de administrar o choque, bem como verificar a seleção do modo não sincronizado e da carga adequada. Em qualquer momento da reanimação, imediatamente após a aplicação de um choque devem-se reassumir as compressões torácicas intercaladas com a ventilação até o momento da próxima verificação de ritmo.

Quando for necessária a inserção de uma via aérea avançada, a colocação do tubo orotraqueal deve ser realizada pelo médico mais experiente e, idealmente, não deve prejudicar as compressões torácicas. A partir do momento em que se estabelece a via aérea avançada, as compressões torácicas passam a ser contínuas (ininterruptas) e a ventilação passa a ser realizada 8 a 10 vezes por minuto (uma ventilação a cada 6-8 segundos). Os ciclos de reanimação seguem com a duração aproximada de 2 minutos. A máscara laríngea pode ser uma opção nos casos em que não é possível realizar ventilação adequada através de máscara facial e bolsa autoinflável e que não se consegue proceder à intubação orotraqueal. Entretanto, requer habilidade e profissional treinado.

- **Medicamentos utilizados no SAV (Quadro 3-3)[23-26]**

## QUADRO 3-3 — Medicamentos utilizados no SAV

| Medicação | Indicação | Dose | Observação |
|---|---|---|---|
| Amiodarona | FV/TV refratárias | 5 mg/kg, pode repetir 2 vezes – 15 mg/kg no total (máx 300 mg/dose) Bolo na PCR; lento na TV com pulso | Cautela no uso concomitante com outras medicações que prolongam o intervalo QT |
| Atropina | Bradicardia sintomática com bloqueio AV, bradicardia secundária à estimulação vagal | 0,02 mg/kg EV/IO; 0,04-0,06 mg/kg ET; pode repetir 1 vez (mín 0,1 mg/dose e máx 0,5 mg/dose) | Podem ser utilizadas doses maiores em intoxicação por organofosforados |
| Bicarbonato de sódio Cloreto de cálcio <br>• cloreto de cálcio 10% <br>• gluconato de cálcio 10% | Hipercalemia, algumas intoxicações exógenas Hipocalcemia, hipermagnesemia, hipercalemia, *overdose* de bloqueador de canal de cálcio | 1 mEq/kg EV/IO lento (1 mL/kg da solução a 8,4%) 5-7 mg/kg de cálcio elementar EV/IO lento (0,5 mL/kg de gluconato de cálcio 10% ou 0,2 mL/kg de cloreto de cálcio 10%) | Deve-se garantir ventilação adequada |
| Epinefrina | Imediatamente na assistolia/AESP; após o segundo choque na FV/TV; na bradicardia persistente após fornecimento de oxigênio e compressões torácicas | 0,01 mg/kg EV/IO (0,1 mL/kg da diluição 1:10.000) 0,1 mg/kg ET (0,1 mL/kg da solução 1:1.000) (máx 1 mg EV/IO e 2,5 mg ET) | Pode ser repetida a cada 3-5 min |
| Glicose | Hipoglicemia | 0,5-1 g/kg EV/IO (5-10 mL/kg SG10% ou 2-4 mL/kg SG25%) | |
| Lidocaína | FV/TV refratárias | 1 mg/kg EV/IO em bolo 20-50 mcg/kg/min EV/IO em infusão contínua | |
| Sulfato de magnésio | Hipomagnesemia, *Torsades de Pointes* (TV polimórfica com QT longo) | 20-50 mg/kg EV/IO em 10-20 min (máx 2 g/dose) | |
| Procainamida | FV/TV refratárias | 15 mg/kg EV/IO lento em 30-60 min | Uso cautelar, especialmente quando concomitante a outras medicações que prolongam o intervalo QT |
| Vasopressina | Não há evidência suficiente para indicar o uso na PCR pediátrica[23-26] | | |

Para todas as medicações deve-se verificar a necessidade de diluição previamente à administração, bem como dose máxima de adulto. EV = Endovenoso; IO = intra-ósseo; ET = endotraqueal; SG = soro glicosado. Adaptado de Kleinman *et al.*

## Folha de parada

A "folha de parada" é um instrumento válido para ser utilizado durante a RCP em Pediatria, uma vez que as doses sejam calculadas com base no peso do paciente, evitando-se, assim, a administração de doses errôneas. Trata-se de um modelo com as medicações usualmente utilizadas na RCP, com as doses por quilo de peso e que, uma vez sabido o peso do paciente, obtém-se a dose final da medicação. Pode ser preenchida automaticamente através de *software* no computador ou manualmente. Durante a reanimação, deve permanecer com o membro da equipe responsável pelos medicamentos. Idealmente, todos os pacientes admitidos em unidades de emergência ou de terapia intensiva devem ter a sua "folha de parada" preenchida na chegada e afixada junto ao seu leito, estando disponível em caso de urgência. O Anexo 3-1 traz uma sugestão de modelo com as informações mínimas necessárias de medicamentos utilizados na PCR. Medicamentos utilizados em outras situações de urgência, como sequência rápida de intubação e arritmias, também podem estar presentes.

**ANEXO 3-1**
**FOLHA DE PARADA CARDIORRESPIRATÓRIA**

Nome: _____ Nº prontuário: _____

Idade: _____ Peso: _____ Altura/comprimento: _____ SC: _____

Intubação – tubo número _____ ± 0,5 cm

| Medicação | Dose | Dose da diluição | Volume final da diluição |
|---|---|---|---|
| Epinefrina (1:1.000) Diluído 1:9 (final 1:10.000) | 0,01 mg/kg | 0,1 mL/kg | mL |
| Bicarbonato de sódio 8,4% Diluído 1:1 | 1 mEq/kg | 2 mL/kg | mL |
| Gluconato de cálcio 10% Diluído 1:1 | 5 mg/kg (cálcio elementar) | 1 mL/kg | mL |
| Glicose 50% Diluído 1:1 | 0,5 g/kg | 2 mL/kg | mL |
| **RITMO CHOCÁVEL FV/TV** | | | |
| Desfibrilação | 2-4 J/kg | | J |
| Amiodarona (50 mg/mL) Diluído 1:19 | 5 mg/kg | 2 mL/kg | mL |
| Lidocaína 1% (10 mg/mL) Sem diluir | 1 mg/kg | 0,1 mL/kg | mL |

## CUIDADOS PÓS-PCR

Os cuidados pós-PCR visam à preservação das funções vitais e à prevenção de lesões secundárias, bem como diagnosticar e tratar as causas que levaram à PCR.[20] A principal função a ser preservada é a neurológica, e para tanto deve-se evitar hiperventilação e tratar agressivamente a febre e as crises convulsivas, quando ocorrerem. A hipotermia terapêutica fica reservada para os centros que possuem experiência e protocolo instituído, sendo considerada nos casos de crianças que permanecem comatosas após a RCP e adolescentes vítimas de PCR por FV testemunhada em ambiente extra-hospitalar.[27,28] Quanto à função cardiovascular, devem-se monitorizar continuamente frequência cardíaca, pressão arterial e débito urinário. A monitorização da saturação venosa central de oxigênio e lactato arterial também auxilia na avaliação cardiovascular. Deve-se realizar ECG de 12 derivações, exames laboratoriais, especialmente eletrólitos e gasometria arterial ou venosa, e radiografia de tórax. As medicações utilizadas para restaurar a instabilidade cardiovascular que ocorre após a PCR incluem inotrópicos e inodilatadores, vasopressores e vasodilatadores, sendo a terapia guiada conforme os achados do paciente no que diz respeito à disfunção miocárdica, pressão arterial e resistência vascular pulmonar e periférica (ver drogas inotrópicas e vasopressoras no Capítulo 8). O uso da ventilação mecânica para manutenção da função respiratória pode ser guiado pela monitorização de $CO_2$ expirado, e a hiperoxia deve ser fortemente evitada, pois predispõe à lesão oxidativa. Deve-se fornecer oxigênio suficiente para manter uma saturação de oxigênio entre 94 e 99%, reduzindo a oferta quando a saturação for 100%. O uso de sedativos e analgésicos no paciente em ventilação mecânica deve levar em consideração a avaliação neurológica, e bloqueadores neuromusculares devem ser utilizados com cautela, uma vez que podem mascarar a presença de crises convulsivas.

## CONSIDERAÇÕES ÉTICAS NA RCP

As dúvidas sobre iniciar ou não a ressuscitação ou sobre o momento de interrompê-la são frequentes e tendem a aumentar ainda mais o nível de ansiedade da equipe de ressuscitação. Não existe uma resposta universal para todas as situações de PCR. Entretanto, algumas considerações podem ser feitas: 1) a decisão de ressuscitar ou deixar de fazê-lo, na maioria das situações, não compete à equipe de plantão da UTI ou da Emergência. Discussões bioéticas que consideram a reversibilidade ou não da doença de base, a adoção ou não de medidas de suporte de vida ou decisões de não reanimar (DNR) devem ser feitas previamente (quando se trata de paciente já conhecido) e discutidas também com a família.[29] Na situação de urgência, a equipe de plantão deve tomar decisões rápidas no sentido de preservar a vida do paciente; 2) o momento de interromper o processo de ressuscitação depende de inúmeros fatores, dentre o quais, a doença de base do paciente, a causa presumida da PCR, a não resposta às manobras e medicações até então utilizadas, bem como da probabilidade de quaisquer condições reversíveis. E deve resultar de um consenso dos profissionais de saúde envolvidos na assistência ao paciente.

Da mesma forma, para a falta de resposta à RCP, não existe um período de tempo padronizado que oriente a decisão de suspender o atendimento. Uma PCR testemunhada e ocorrida dentro do hospital, de acordo com a causa potencial, poderá demandar um tempo maior de esforços de ressuscitação.[30]

## REFERÊNCIAS BIBLIOGRÁFICAS

1. Berg MD, Schexnayder SM, Chameides L et al. Part 13: pediatric basic life support: 2010 American Heart Association Guidelines for Cardiopulmonary Resuscitation and Emergency Cardiovascular Care. *Circulation* 2010;122(Suppl 3):S862-S875.
2. Young KD, Seidel JS. Pediatric cardiopulmonary resuscitation: a collective review. *Ann Emerg Med* 1999;33:195-205.
3. Atkins DL, Everson-Stewart S, Sears GK et al. Epidemiology and outcomes from out-of-hospital cardiac arrest in children: the ROC Epistry-Cardiac Arrest. *Circulation* 2009 Mar. 24;119(11):1484-91.
4. Nadkarni VM, Larkin GL, Peberdy MA et al. First documented rhythm and clinical outcome from in-hospital cardiac arrest among children and adults. *JAMA* 2006;295:50-57.
5. Meaney PA, Nadkarni VM, Cook EF et al. Higher survival rates among younger patients after pediatric intensive care unit cardiac arrests. *Pediatrics* 2006;118(6):2424-33.
6. de Mos N, van Litsenburg RR, McCrindle B et al. Pediatric in-intensive-care-unit cardiac arrest: incidence, survival, and predictive factors. *Crit Care Med* 2006;34:1209-15.
7. Sharek PJ, Parast LM, Leong K et al. Effect of a rapid response team on hospital-wide mortality and code rates outside the ICU in a Children's Hospital. *JAMA* 2007;298(19):2267-74.
8. Tiballs J, Kinney S. Reduction of hospital mortality and of preventable cardiac arrest and death on introduction of a pediatric medical emergency team. *Pediatr Crit Care Med* 2009;10:306-12.
9. Garcia PCR, Piva JP, Bruno F. Ressuscitação cardiopulmonar. In: Piva JP, Garcia PCR. *Medicina intensiva em pediatria*. Rio de Janeiro: Revinter, 2005.
10. Abella BS, Alvarado JP, Myklebust H et al. Quality of cardiopulmonary resuscitation during in-hospital cardiac arrest. *JAMA* 2005;293:305-10.
11. Wik L, Kramer-Johansen J, Myklebust H et al. Quality of cardiopulmonary resuscitation during out-of-hospital cardiac arrest. *JAMA* 2005;293:299-304.
12. Bobrow BJ, Clark LL, Ewy GA et al. Minimally interrupted cardiac resuscitation by emergency medical services for out-of-hospital cardiac arrest. *JAMA* 2008;299(10):1158-65.
13. Sayre MR, Berg RA, Cave DM et al. Hands-only (compression-only) cardiopulmonary resuscitation: a call to action for bystander response to adults who experience out-of-hospital sudden cardiac arrest. *Circulation* 2008;117:1-6.
14. Badak-Makun O, Nadel F, Donoghue A et al. Chest compression quality over time in pediatric resuscitations. *Pediatrics* 2013;131:e797-e804.
15. Travers AH, Rea TD, Bobrow BJ et al. Part 4: CPR overview: 2010 American heart association guidelines for cardiopulmonary resuscitation and emergency cardiovascular care. *Circulation* 2010;122:S676-84.
16. Bhanji F, Mancini ME, Sinz E et al. Part 16: education, implementation and teams: 2010 American heart association guidelines for cardiopulmonary resuscitation and emergency cardiovascular care. *Circulation* 2010;122:S920-33.
17. Glaeser PW, Hellmich TR, Szewczuga D et al. Five-year experience in prehospital intraosseous infusions in children and adults. *Ann Emerg Med* 1993;22(7):1119-24.
18. Horton MA, Beamer C. Powered intraosseous insertion provades safe and effective vascular access for pediatric emergency patients. *Pediatr Emerg Care* 2008;24(6):347-50.
19. Schexnayder SM, Khilnani P, Shimizu N et al. Invasive procedures. In: Nichols DG, Ackerman AD, Carcillo JA et al. *Rogers' textbook of pediatric intensive care*. 4th ed. Baltimore: Lippincott Williams & Wilkins, 2008.
20. Kleinman ME, Chameides L, Schexnayder SM et al. Part 14: pediatric advanced life support: 2010 American heart association guidelines for cardiopulmonary resuscitation and emergency cardiovascular care. *Circulation* 2010;122:S876-908.
21. Berg MD, Samson RA, Meyer RJ et al. Pediatric defibrillation doses often fail to terminate prolonged out-of-hospital ventricular fibrillation in children. *Resuscitation* 2005;67(1):63-67.

22. Rodríguez-Núñez A, López-Herce J, García C et al. Pediatric defibrillation after cardiac arrest: initial response and outcome. *Critical Care* 2006;10:R113.
23. Duncan JM, Meaney P, Simpson P et al. Vasopressin for in-hospital pediatric cardiac arrest: results from the American heart association national registry of cardiopulmonary resuscitation. *Pediatr Crit Care Med* 2009;10:191-95.
24. Mann K, Berg RA, Nadkarni V. Beneficial effects of vasopressin in prolonged pediatric cardiac arrest: a case series. *Resuscitation* 2002;52:149-56.
25. Choong K, Kissoon N. Vasopressin in pediatric shock and cardiac arrest. *Pediatr Crit Care Med* 2008;9(4):372-379.
26. Carroll TG, Dimas VV, Raymond TT. Vasopressin rescue for in-pediatric intensive care unit cardiopulmonary arrest refractory to initial epinephrine dosing: a prospective feasibility pilot trial. *Pediatr Crit Care Med* 2012;13(3):265-272.
27. Doherty DR, Parshuram CS, Gaboury I et al. Hypothermia therapy after pediatric cardiac arrest. *Circulation* 2009;119:1492-500.
28. Fink EL, Clark RS, Kochanek PM et al. A tertiary care center's experience with therapeutic hypothermia after pediatric cardiac arrest. *Pediatr Crit Care Med* 2010;11:66-74.
29. Carvalho PRA, Torreão LA. Aspectos éticos e legais na emergência. *J Pediatr (Rio J)* 1999;75(Supl 2):S307-14.
30. Reis AG, Nadkarni V, Perondi MB et al. A prospective investigation into the epidemiology of in-hospital pediatric cardiopulmonary resuscitation using the international Utstein reporting style. *Pediatrics* 2002;109:200-9.

# 4 Ressuscitação do Recém-Nascido

*Humberto Holmer Fiori* ♦ *Renato Machado Fiori*

Idealmente, a todo o parto deve estar presente um médico pediatra com treinamento para iniciar a ressuscitação de um recém-nascido. Embora a maioria dos recém-nascidos que necessitam ressuscitação possam ser identificados previamente em razão da presença de fatores de risco, em um significativo número de casos surgem inesperadamente complicações graves que não podem esperar pelo deslocamento de um médico de outra área do hospital para a sala de parto. Fatores de risco para uma possível necessidade de intervenção nos minutos após o nascimento são listados no Quadro 4-1.

Os minutos que sucedem o nascimento *(golden minutes)* são, em alguns casos, decisivos para o futuro do bebê e de sua família. Nenhum tempo pode ser perdido para uma ideal ressuscitação na sala de parto. Quando previsto o nascimento de um recém-nascido de alto risco (p. ex., recém-nascido de muito baixo peso), é importante que um segundo médico ou enfermeira treinada em ressuscitação neonatal estejam presentes na sala de parto.

O equipamento necessário para a reanimação neonatal é listado no Quadro 4-2.

Uma pessoa, usualmente uma enfermeira, deve ser responsável por manter um ambiente adequado ao nascimento e certificar-se de que todo o material necessário a uma eventual ressuscitação encontra-se disponível e em boas condições de funcionamento. Ao chegar à

| QUADRO 4-1 | Principais fatores de risco frequentemente associados à necessidade de intervenção da sala de parto |
|---|---|
| Prematuridade | Anomalias congênitas |
| Pós-maturidade | Mãe sensibilizada para fator Rh |
| Gestações múltiplas | Hidropisia fetal |
| Recém-nascido de baixo peso (< 2.500 g) | Infecção materna – corioamnionite |
| Macrossomia (> 4.000 g) | Doenças sexualmente transmissíveis |
| Diabetes materno | Líquido amniótico meconial |
| Outras doenças maternas (cardiopulmonares, renais, endócrinas) | Parto prolongado, difícil |
| | Apresentação fetal anormal |
| Pré-eclâmpsia e eclâmpsia | Monitorização fetal não tranquilizadora |
| Descolamento prematuro de placenta | Anormalidades da frequência cardíaca fetal |
| | Depressão cardiorrespiratória inesperada |

| QUADRO 4-2 | Equipamento necessário ao atendimento do recém-nascido que deve estar presente e funcionando adequadamente |
|---|---|

- Berço aquecido de calor radiante
- Estetoscópio
- Oxímetro de pulso (preferentemente com eletrodos *motion-tolerant*. Fita para fixação
- Misturador de gases (permitindo ajustes de 21 a 100%)
- Umidificador e aquecedor de gases
- Laringoscópios (checagem das lâmpadas e presença de lâminas 0 e 1). Pilhas extras
- Balão autoinflável (750 mL) permitindo anexar reservatório quando se desejar 100% oxigênio
- Peça em T (conector tipo Ayre)
- Aparelhos com peça em T (Babypuff, Neopuff) – a vantagem principal sobre o balão autoinflável é a mais fácil regulagem do pico inspiratório de pressão (PIP), com estabelecimento prévio de limites, pressão positiva no final da expiração (PEEP), administração de CPAP
- Máscaras para recém-nascidos a termo e prematuros (00, 0 e 1)
- Sondas de aspiração 8, 6 e 4
- Pera para aspiração descartável ou que permita facilmente higienização
- Tubos endotraqueais com diâmetro interno de 2; 2,5; 3; 3,5 e 4 mm
- Fita para fixação do tubo endotraqueal (já cortado previamente)
- Material para cateterismo umbilical: cateteres de 3,5 e 5F
- *Kit* para aspiração e lavado gástrico: seringa de 20 mL e soro fisiológico 100 mL
- Seringas de 1, 3 e 5 mL
- *Cord clamp* extra
- Lâmina de bisturi
- Fita para cateterismo de vasos umbilicais (Fita cardíaca)
- Tocas
- Filme plástico
- Medicamentos: adrenalina 1:1.000, soro fisiológico 100 mL, Narcan, soro glicosado 10% 250 mL
- Bandeja com material para drenagem de ascite e derrame pleural

sala de parto, o médico deve também certificar-se disto (verificação dupla) a fim de evitar uma desagradável surpresa de lhe faltar algo essencial para o seu trabalho em um momento crucial, fazendo com que um tempo precioso seja perdido. Uma lista de verificações deve estar em local visível na Sala de Parto (Quadro 4-3).

## QUADRO 4-3 Verificações na área de ressuscitação antes do parto de um recém-nascido de alto risco

Verificar:

- Se a sala está suficientemente aquecida
- Se o sistema de aspiração está pronto para funcionar
- Se as fontes de oxigênio e ar estão funcionantes: abrir as fontes, conectadas ao misturador de gases, inicialmente ajustando para ar ambiente (21%)
- Se o berço aquecido está ligado com campos aquecidos e esterilizados sobre ele (disponibilidade de filme plástico se previsão de recém-nascido de muito baixo peso)
- Se o estetoscópio está disponível ao lado do berço
- Se a peça em T (Ayre) para aspiração de mecônio está montada na parede
- Se laringoscópio está funcionando adequadamente: verificar se a luz é forte e se há lâminas 0 para prematuros e 00 para recém-nascidos de extremo baixo peso
- Se há disponíveis vários tamanhos de tubos endotraqueais
- Se o oxímetro de pulso está disponível e com o sensor higienizado
- Se o balão autoinflável está funcionando adequadamente e há disponibilidade de máscaras de vários tamanhos
- Se utilizado Babypuff ou Neopuff, ver recomendações para uso no Quadro 4-4
- Se a incubadora de transporte está conectada à tomada
- Se os cilindros da incubadora de transporte não estão vazios
- Se os medicamentos básicos estão disponíveis

**Obs.:** Se prevista a necessidade de reanimação extensa, deixar pronta a bandeja de cateterismo umbilical venoso e adrenalina a 1:1.000 preparada na seringa

## QUADRO 4-4 Preparo e recomendações para uso do Babypuff

- Regular o misturador de gases – deixar a $FiO_2$ inicialmente em 0,21
- Antes do nascimento, ajustar o aparelho: fluxômetro: 5 a 7 litros/minuto – CPAP e PIP
- Fechando a saída de ar ajustar o CPAP (ou PEEP) na rosca próxima à máscara para 5 ou 6 $cmH_2O$
- Regular a PIP (botão à direita, inicialmente para 20 ou 25 $cmH_2O$) ocluindo e retirando o dedo do orifício da rosca várias vezes
- Se necessário, somente oxigênio (sem necessidade de ventilação), colocar a máscara sobre a face, sem pressionar para vedação
- Se necessário, somente CPAP, sem ventilação, ajustar bem a máscara sem ocluir o orifício com o dedo. Verificar se a pressão está correta (5-6 $cmH_2O$) no manômetro
- Se necessário, ventilar: ocluir o sistema fechando com o dedo o orifício na rosca. Regular a $FiO_2$ para manter uma saturação dentro da faixa normal. Se necessário (persistir bradicardia em 90 segundos) passar a $FiO_2$ para 100% e aumentar a PIP conforme a necessidade. Ajustar a $FiO_2$ para manter uma saturação na faixa normal (Quadro 4-5). A frequência e o tempo inspiratório são regulados pelo dedo do operador. **ATENÇÃO: A OCLUSÃO PERIÓDICA COM O DEDO DEVE SER RÁPIDA (INFERIOR A 1 S)**

**Nota:** A válvula de segurança (botão à esquerda) deve ser regulada a cada turno (manter em 40 $cmH_2O$) – Manter fechada com a tampa plástica cinza

## CLAMPEAMENTO DO CORDÃO

Recém-nascidos a termo ou prematuros que após o desprendimento necessitem de ventilação com pressão positiva devem ter o cordão umbilical clampeado e cortado e imediatamente entregue ao pediatra para que se iniciem os procedimentos de ressuscitação. Em prematuros, o cordão umbilical não deve ser clampeado antes de um minuto após o nascimento, se o recém-nascido respira espontaneamente, a fim de reduzir o risco de anemia requerendo transfusão de sangue, e, em recém-nascidos a termo, a fim de aumentar os níveis de ferritina nos meses subsequentes.[1] Os benefícios de aumentar os estoques de ferro têm sido considerados maiores que os inconvenientes de potenciais riscos de hiperbilirrubinemia e necessidade de fototerapia.[2,3] Não se observou aumento do risco de policitemia com o clampeamento tardio do cordão.[4]

## CONDUTA NO RECÉM-NASCIDO NORMAL

Se a criança ao nascer chora ou respira normalmente, tem bom tônus muscular, e a gestação chegou ao termo, após uma rápida inspeção, o bebê deve ser entregue à mãe (e ao pai) sem demora, postergando-se qualquer procedimento de rotina (Fig. 4-1).

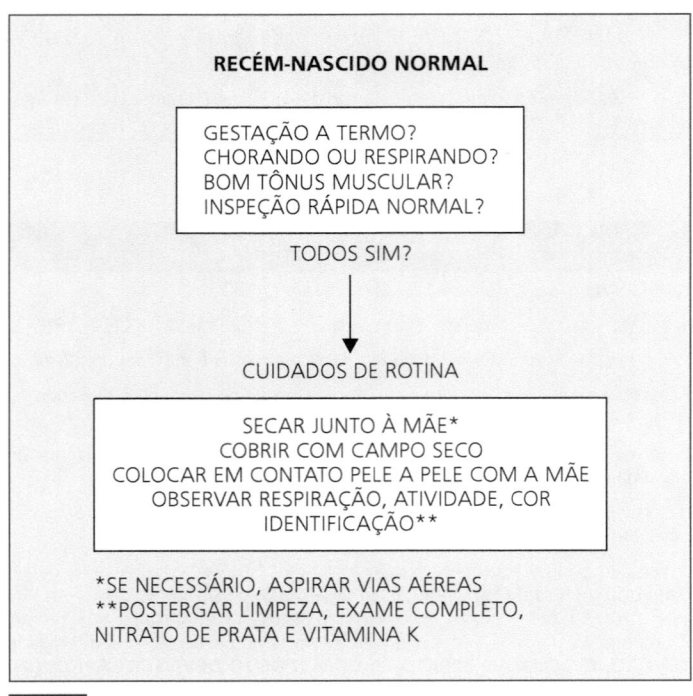

**Fig. 4-1**
Conduta na sala de parto para o recém-nascido normal.

## ASPIRAÇÃO DAS VIAS AÉREAS

A aspiração do nariz e da boca ao nascer deve ser feita apenas quando houver evidências de obstrução, uma vez que pode produzir piora da oxigenação, mais baixo escore de Apgar e bradicardia.[5,6] Em recém-nascidos intubados, a aspiração traqueal pode produzir piora da função pulmonar e redução da velocidade do fluxo sanguíneo cerebral.[7,8] Na presença de líquido amniótico meconial associado à depressão neonatal, deve ser feita aspiração traqueal na tentativa de remoção de mecônio das vias aéreas.

## SEQUÊNCIA DE INTERVENÇÕES NA RESSUSCITAÇÃO

Tem sido definida uma sequência de intervenções que visa a facilitar ou promover a transição cardiorrespiratória. Esta sequência tem sido avaliada e revisada periodicamente por vários órgãos internacionais e servem de base para as recomendações aqui descritas.[9,10]

### ■ Passos iniciais

Quando o bebê não preenche as condições para ser deixado com a mãe imediatamente após o nascimento, deve ser manejado em berço aquecido. Os passos iniciais, em geral, ocupam os primeiros segundos de intervenção e são procedimentos que visam a liberar as vias aéreas, manter a temperatura dentro da faixa normal e estimular o início da ventilação espontânea. Durante este período de 20-30 segundos, o recém-nascido é avaliado pela necessidade dos seguintes procedimentos (Fig. 4-2):

- Colocar o bebê em berço aquecido.
- Posicionar a criança com a cabeça alinhada ao corpo, com leve extensão do pescoço.
- Aspirar as vias aéreas, se necessário para desobstrução.
- Secar, remover campos úmidos.
- Reposicionar.
- Estimular, friccionando o dorso 2 ou 3 vezes, se a secagem não foi suficiente para estimular a respiração.
- Avaliar a respiração e, na sequência, a frequência cardíaca, enquanto se executam os passos anteriores.

### ■ Avaliação da respiração e ventilação com pressão positiva

O recém-nascido que permanece em apneia ou com uma ventilação nitidamente ineficaz (hipopneia ou respiração tipo *gasping*) deve receber ventilação com pressão positiva através de um dos dispositivos disponíveis (balão autoinflável ou peça em T). O procedimento também deve ser iniciado se, apesar de apresentar esforço ventilatório aparentemente suficiente, a frequência cardíaca permanecer abaixo de 100 batimentos/minuto. Recomenda-se ventilar com uma frequência entre 40 e 60 respirações/minuto, com pressões iniciais de 20-25 $cmH_2O$, com ar ambiente. Devem-se averiguar a vedação da máscara, o posicionamento do bebê, a resposta da frequência cardíaca e a expansão torácica repetidamente, e aumentar as pressões utilizadas rapidamente (até 30-40 $cmH_2O$) se não houver resposta positiva. Pode-se usar dispositivo colorimétrico de avaliação da presença de $CO_2$ para auxiliar na avaliação da

```
┌─────────────────────────────────────────────────────────────┐
│                      Nascimento                              │
│                          │                                   │
│                          ▼                                   │
│              Termo? Bom tônus?       Sim    Bebê mantido e observado
│              Chorando/respirando?   ────▶   junto à mãe      │
│                          │                                   │
│                         Não                                  │
│                          ▼                                   │
│              Passos iniciais e avaliação    Observação da cor,
│                   da respiração              oximetria e oxigênio, se
│                          │                    necessário     │
│                          ▼                        ▲          │
│                                                  Não         │
│              Respiração adequada?   Sim    Frequência cardíaca
│              (choro, respiração regular) ─▶  < 100 bpm?      │
│                          │                        │Sim       │
│                         Não                       │          │
│                          ▼                        │          │
│              Ventilação com pressão  ◀────────────┘          │
│              positiva e máscara e                            │
│              avaliação de resposta                           │
│                          │                                   │
│                          ▼                   Manter/melhorar │
│                                   Não        ventilação: reavaliações
│                 FC < 60 bpm?     ────▶        frequentes. Oximetria e
│                          │                    oxigênio, conforme
│                         Sim                     saturação   │
│                          ▼                                   │
│              Iniciar compressões                             │
│              torácicas: 3 para cada                          │
│              ventilação. Intubação e                         │
│                 oxigênio 100%                                │
│                          │                                   │
│                          ▼                                   │
│                   Reavaliar:      Não    Otimizar ventilação,│
│                 FC < 60 bpm?    ────▶   oximetria, ajustar oxigênio
│                          │                                   │
│                         Sim                                  │
│                          ▼                                   │
│              Adrenalina e, se necessário,                    │
│                  expansor de volume                          │
└─────────────────────────────────────────────────────────────┘
```

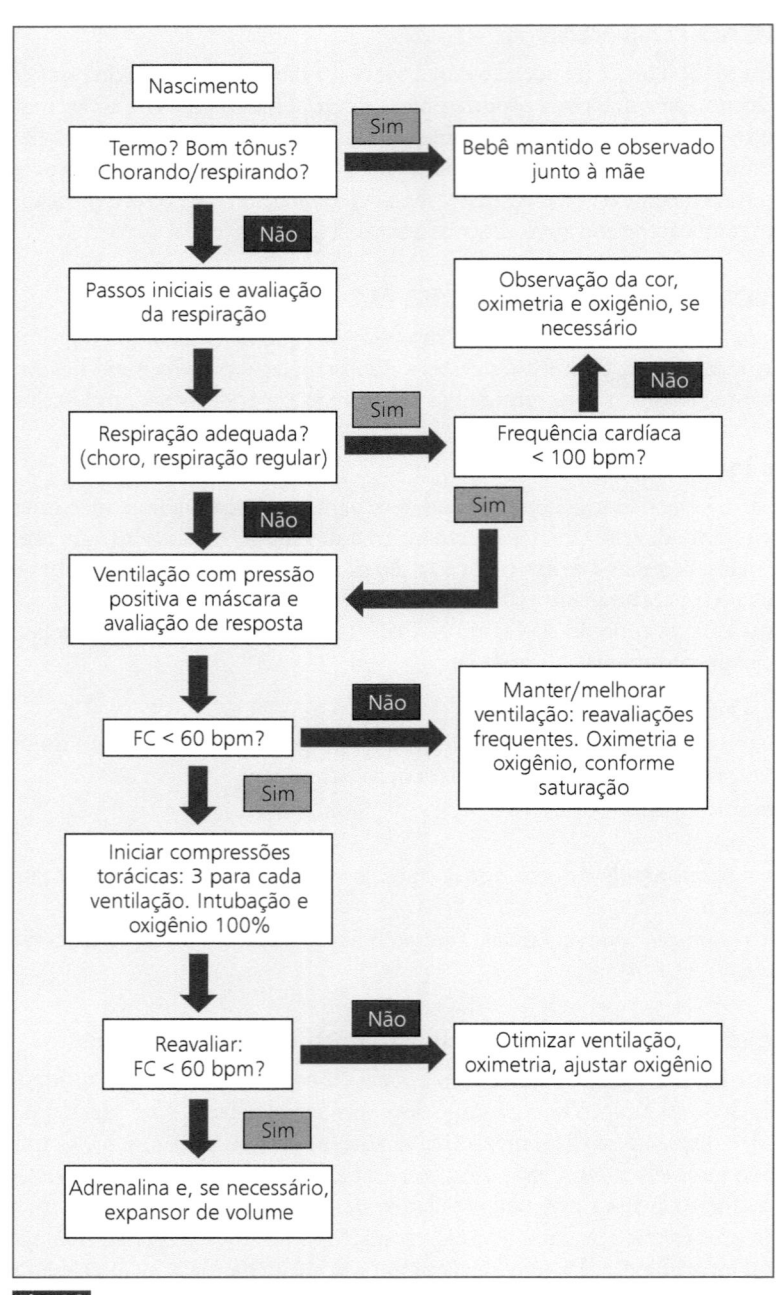

**Fig. 4-2**

Fluxograma da sequência dos passos da reanimação neonatal.

efetividade da ventilação. A intubação traqueal é indicada quando não há melhora, quando a ventilação com máscara é prolongada e quando estiverem indicadas compressões torácicas. Em bebês que não respondem à ventilação e permanecem com frequência cardíaca abaixo de 60 batimentos/minuto após 30 segundos de ventilação efetiva, recomenda-se o início das compressões. Como no recém-nascido a ventilação é o procedimento mais efetivo na reanimação, deve-se ter o cuidado de intercalar as compressões torácicas com a ventilação em uma razão de 3 compressões para cada ventilação. Ao término de 1 minuto, devem-se executar 30 ventilações e 90 compressões, aproximadamente. Recomenda-se ainda a utilização de oxigênio a 100% enquanto a frequência cardíaca se mantiver abaixo de 60 batimentos/minuto e, uma vez que se obtenha a medida da oximetria de pulso, passa-se a regular a concentração através desta medida.

### ■ Compressões torácicas

A técnica mais efetiva para as compressões é a que utiliza os dois polegares, comprimindo 1/3 do diâmetro anteroposterior do tórax do bebê, enquanto os demais dedos dão suporte para as costas. A técnica que utiliza os dedos da mesma mão (segundo e o terceiro dedos), sustentando as costas com a outra mão, deve ser reservada para quando o cateterismo da veia umbilical for necessário. O aumento do período de compressões torácicas antes de sua interrupção para nova aferição da frequência cardíaca, de 30 para 45-60 segundos, tem sido sugerido uma vez que a interrupção causa redução da pressão arterial e perfusão coronariana.

### ■ Medicamentos

Uma vez que o recém-nascido esteja sendo adequadamente ventilado com 100% de oxigênio e recebendo compressões torácicas, se a frequência cardíaca permanecer abaixo de 60 batimentos/minuto, passa a estar indicada a utilização de adrenalina. A adrenalina permanece sendo a droga de escolha na sala de parto. Deve ser preferentemente usada por via intravenosa (geralmente através de cateter na veia umbilical), na dose de 0,01 a 0,03 mg/kg. Enquanto um acesso venoso não está disponível, a adrenalina pode ser administrada intratraqueal na dose de 0,05 a 0,1 mg/kg, sendo que as doses subsequentes devem ser administradas na veia umbilical ou pela via intraóssea. Entretanto, a segurança e a eficácia da via intratraqueal são incertas. A veia umbilical é o acesso mais fácil e eficaz para qualquer médico que tenha tido treinamento no procedimento. A adrenalina deve ser preparada a 1:10.000 (1 mL de adrenalina 1:1.000 + 9 mL de água destilada). Nesta diluição 1 mL = 0,1 mg.

Quando existe suspeita ou convicção de que tenha havido perda de volume por perda sanguínea, expansão de volume com solução salina fisiológica é recomendada (10 mL/kg). A dose pode ser repetida, se necessário. Cuidado deve ser tomado para evitar expansão rápida em prematuros pequenos, a fim de reduzir o risco de hemorragia intracraniana.

## CONTROLE DA TEMPERATURA

A sala de parto e a área de reanimação devem ser mantidas aquecidas (26°C), sobretudo no nascimento de crianças de muito baixo peso a fim de evitar-se a hipotermia. Recém-nascidos com depressão cardiorrespiratória e prematuros devem ser colocados em berço de calor radiante. Os de muito baixo peso devem ser imediatamente cobertos ou enrolados em plástico transparente, resistente ao calor, ou colocados dentro de um saco plástico. Colchões aquecidos podem ser úteis. Estas crianças devem ter sua temperatura corporal monitorizada seguidamente no berço de reanimação para evitar-se não somente a hipotermia, mas também a hipertermia, que tem sido associada à depressão respiratória, aumento da mortalidade e de sequelas neurológicas.[11-12] A hipotermia (temperatura retal de 33,5°C) tem sido recentemente introduzida como rotina em recém-nascidos > 35 semanas com asfixia perinatal grave, logo após a admissão na unidade de tratamento intensivo neonatal.[13-16]

## MANEJO DO RECÉM-NASCIDO COM LÍQUIDO AMNIÓTICO MECONIAL

Cerca de 14% dos partos são complicados com a presença de líquido amniótico meconial, com grande variação entre centros (6 a 25%). Entre 20 e 30% destas crianças nascem deprimidas.[17-18] No Brasil, no período de 2005 a 2007 ocorreram 2.382 mortes precoces atribuídas à síndrome de aspiração de mecônio.[19]

Na década de 1970, estudos de Carson et al., Gregory et al. e Ting e Brady sugeriram que crianças nascidas por líquido amniótico meconial beneficiavam-se com aspiração intraparto da orofaringe, intubação e aspiração traqueal.[20-22]

Estas observações, cuja metodologia seria considerada inaceitável para os dias atuais, determinaram a conduta a ser adotada na presença de líquido amniótico meconial pelos 20 anos seguintes. A recomendação passou a ser: todo o recém-nascido com líquido amniótico meconial deve ter a orofaringe e as narinas aspiradas durante o parto, antes da primeira inspiração, e dever ser submetido à intubação e aspiração traqueal para retirada de mecônio. Em alguns casos, a recomendação era apenas para líquido amniótico com mecônio espesso; em outros, para qualquer líquido meconial.

Mais recentemente, estudos de melhor qualidade avaliando a aspiração nasal e da orofaringe intraparto e aspiração traqueal em recém-nascidos a termo e vigorosos, com liquido amniótico meconial, não mostraram benefício destes procedimentos profiláticos na sala de parto.[23-25]

As conclusões da American Heart Association a este respeito, publicadas em 2010, são de que na ausência de estudos randomizados e controlados há evidências insuficientes para recomendar uma suspensão da prática atual de realizar aspiração endotraqueal de recém-nascidos não vigorosos com líquido amniótico meconial.[9]

É recomendado que a aspiração nasal e a de orofaringe, imediatamente após o nascimento, devem ser reservadas para recém-nascidos que apresentem óbvia obstrução das vias aéreas ou que requerem ventilação com pressão positiva.

Tem sido também recomendado que a aspiração de vias aéreas, quando necessária, se inicie pela orofaringe e não pelas narinas, pelo potencial risco de que o reflexo produzido pela estimulação nasal possa levar à aspiração do material em contato com a laringe. A aspiração pode ser feita com uma pera para aspiração, que apresenta menor risco de lesões da mucosa das vias aéreas, do que com um aspirador de parede. A aspiração traqueal deve ser feita diretamente no tubo endotraqueal, sem a introdução de sonda no tubo, utilizando-se uma peça em T (conector tipo Ayre), em que uma saída é conectada ao aspirador, outra ao tubo endotraqueal, e a terceira para ser obturada pelo dedo do operador, a fim de produzir pressão negativa no sistema. A pressão negativa recomendada é usualmente de 100 a 120 mmHg, e o tempo de aspiração não deve exceder 5 segundos. O procedimento deve ser suspenso, se ocorrer bradicardia persistente.

## USO DE OXIGÊNIO

Até poucos anos atrás oxigênio era liberalmente usado em sala de parto. Recomendações de especialistas incluíam o uso rotineiro de oxigênio a 100% desde o início em toda a ressuscitação neonatal. Mesmo em recém-nascido respirando normalmente, oxigênio era frequentemente usado para que ficasse rosado antes de um minuto e, portanto, obtivesse um escore de Apgar mais alto.

Nos últimos anos, acumularam-se evidências de que a ressuscitação inicial com oxigênio a 100% era associada a um pior prognóstico a curto prazo, aumentando inclusive a mortalidade. Duas metanálises de vários estudos randomizados e controlados mostraram que a ressuscitação inicial com oxigênio a 100% aumentava a mortalidade, o tempo de início da respiração espontânea e a frequência de escores de Apgar menores que 7.[26,27] Uma associação entre uso de oxigênio a 100% na sala de parto e câncer tem sido sugerida em alguns estudos recentes.[28,29] Entretanto, não há estudos até o momento em recém-nascidos a termo comparando a ressuscitação inicial a ar ambiente com a ressuscitação com concentrações de oxigênio menores que 100%.

As recomendações atuais para recém-nascidos com mais de 32 semanas de gestação têm sido de se iniciar a ressuscitação com ar ambiente, passando para oxigênio a 100% se não houver resposta em 90 segundos após o nascimento, seguindo-se ajustes na concentração de oxigênio com uma mistura variável de oxigênio e ar, procurando-se manter a saturação transcutânea de oxigênio em uma faixa considerada normal para os minutos que se seguem ao nascimento (Quadro 4-5). Para recém-nascidos com ≤ 32 semanas, ver adiante. Não é justificável em uma era de universalização das unidades de tratamento intensivo neonatal (exceção de regiões ainda muito pobres) que não se disponha de um oxímetro de pulso na área de ressuscitação da sala de parto para avaliar a saturação de recém-nascidos deprimidos ou de muito baixo peso ao nascer em momentos tão decisivos.

Nestes recém-nascidos, o oxímetro de pulso deve ser colocado por um auxiliar na palma da mão direita ou punho direito (sangue pré-ductal) imediatamente após o nascimento. Para obter-se um sinal mais rápido deve-se primeiro colocar o eletrodo no recém-nascido, conectando-o depois ao aparelho. A obtenção do sinal não leva mais do que 2 minutos. É conveniente o uso de eletrodos do tipo *motion-tolerant*, que reduz a perda de sinal com o movimento do membro.

| QUADRO 4-5 | Saturação de oxigênio esperada nos primeiros minutos de vida | | | | |
|---|---|---|---|---|---|
| 1 min | 60-65% | 4 min | 75-80% |
| 2 min | 65-70% | 5 min | 80-85% |
| 3 min | 70-75% | 10 min | 85-95% |

## CONDIÇÕES ESPECIAIS

### ■ Prematuridade

Em prematuros, os procedimentos de reanimação também seguem a sequência descrita antes com alguns cuidados a mais, especialmente em bebês com menos de 32 semanas e/ou menos de 1.500 g.

Nestes recém-nascidos muito imaturos, cuidado extra deve ser tomado na manutenção da temperatura corporal. Recomenda-se que a temperatura na sala de parto e de primeiros cuidados seja mantida em 26°C, que o bebê seja enrolado em filme plástico transparente, e que os procedimentos sejam realizados sem a remoção do plástico. Entretanto, deve-se cuidar para evitar a hipertermia (ver também "Controle da temperatura" anteriormente).

Tem-se recomendado para estes recém-nascidos o uso do CPAP precocemente (já em sala de parto), tentando-se, se possível, evitar a intubação, como forma de reduzir a necessidade de ventilação mecânica e displasia broncopulmonar.

Em bebês com menos de 30-32 semanas que necessitem intubação traqueal, deve-se administrar surfactante precocemente, uma vez que a ventilação com pressão positiva leve o pulmão deficiente de surfactante à lesão pulmonar após apenas algumas insuflações.[30]

O uso de surfactante profilático tem sido limitado a estes bebês muito imaturos que necessitam de intubação, sendo que bebês com respiração espontânea em CPAP receberão surfactante conforme a evolução da dificuldade respiratória. Entretanto, em algumas circunstâncias em que a chance de desenvolverem doença da membrana hialina é muito alta, como bebês com menos de 26 semanas cujas mães não tenham recebido corticoide antes do nascimento, é possível que a profilaxia seja benéfica. Na unidade neonatal do Hospital São Lucas da PUCRS, utiliza-se o "Teste das Microbolhas Estáveis" na secreção gástrica para auxiliar no diagnóstico de doença da membrana hialina e na indicação precoce de surfactante em bebês com menos de 32 semanas de gestação (Fig. 4-3).[31,32]

### ■ Hidropisia fetal

É cada vez mais frequente o diagnóstico pré-natal de hidropisia fetal. A etiologia é variada e pode não ser possível se estabelecer o diagnóstico causal. O aspecto comum é o edema generalizado com ascite, derrame pleural e, menos frequentemente, derrame pericárdico. Durante o manejo destes bebês, ao nascer, a ascite e o derrame pleural podem restringir a entrada de ar nos pulmões, impedindo uma ventilação adequada. Neste caso, quando não é possível obter resposta à ventilação com pressão positiva, com melhora da frequência cardíaca e da saturação sanguínea de oxigênio, torna-se necessária a paracentese para a remoção de um volume de líquido de ascite e/ou pleural suficiente para facilitar a ventilação. O material necessário para a drenagem da ascite e do derrame pleural deve estar prontamente disponível. Uma eventual aspiração de líquido pericárdico por compressão do coração é em geral efetuada já na UTI Neonatal.

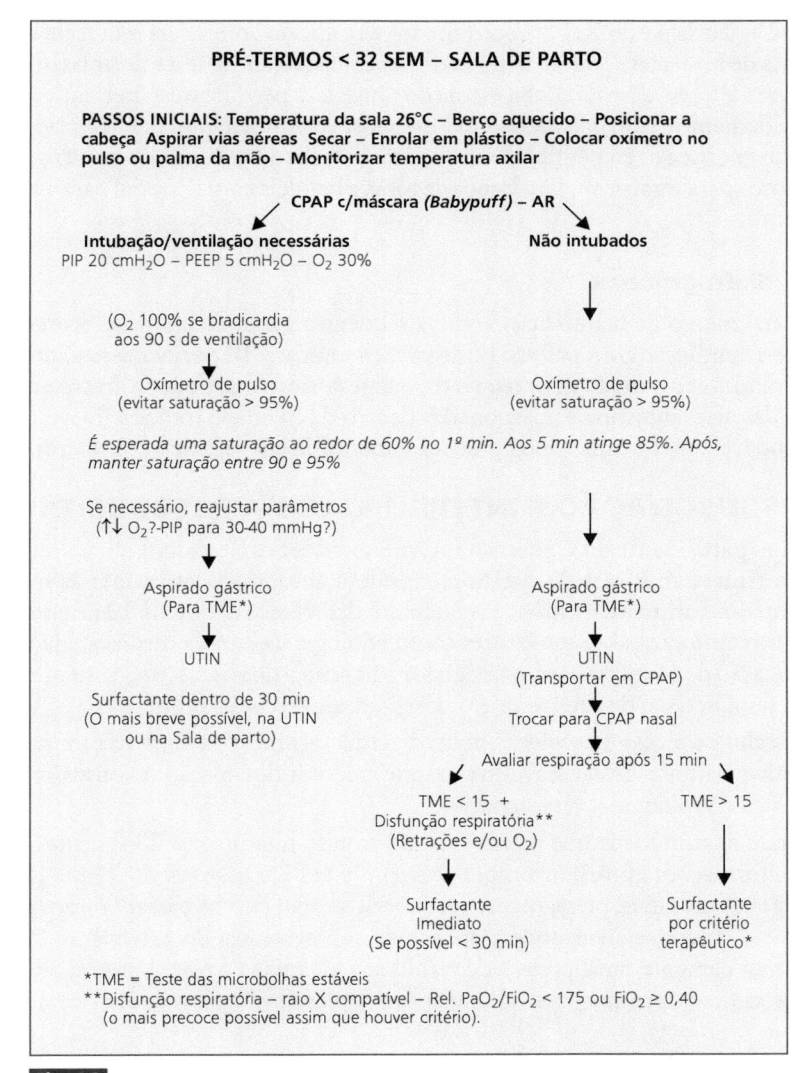

```
┌─────────────────────────────────────────────────────────────────────┐
│                    PRÉ-TERMOS < 32 SEM – SALA DE PARTO              │
│                                                                     │
│  PASSOS INICIAIS: Temperatura da sala 26°C – Berço aquecido –       │
│  Posicionar a cabeça  Aspirar vias aéreas  Secar – Enrolar em       │
│  plástico – Colocar oxímetro no pulso ou palma da mão –             │
│  Monitorizar temperatura axilar                                     │
│                                                                     │
│                    CPAP c/máscara (Babypuff) – AR                   │
│        Intubação/ventilação necessárias      Não intubados          │
│        PIP 20 cmH₂O – PEEP 5 cmH₂O – O₂ 30%                         │
│                                                                     │
│        (O₂ 100% se bradicardia                                      │
│         aos 90 s de ventilação)                                     │
│                                                                     │
│           Oxímetro de pulso              Oxímetro de pulso          │
│          (evitar saturação > 95%)       (evitar saturação > 95%)    │
│                                                                     │
│     É esperada uma saturação ao redor de 60% no 1º min. Aos 5 min   │
│     atinge 85%. Após, manter saturação entre 90 e 95%               │
│                                                                     │
│     Se necessário, reajustar parâmetros                             │
│     (↑↓ O₂?-PIP para 30-40 mmHg?)                                   │
│                                                                     │
│           Aspirado gástrico              Aspirado gástrico          │
│            (Para TME*)                    (Para TME*)               │
│                                                                     │
│              UTIN                            UTIN                   │
│                                        (Transportar em CPAP)        │
│     Surfactante dentro de 30 min                                    │
│     (O mais breve possível, na UTIN    Trocar para CPAP nasal       │
│      ou na Sala de parto)                                           │
│                                        Avaliar respiração após 15 min│
│                                                                     │
│                    TME < 15 +                    TME > 15           │
│                Disfunção respiratória**                             │
│                 (Retrações e/ou O₂)                                 │
│                                                                     │
│                    Surfactante                   Surfactante        │
│                     Imediato                     por critério       │
│                 (Se possível < 30 min)          terapêutico*        │
│                                                                     │
│  *TME = Teste das microbolhas estáveis                              │
│  **Disfunção respiratória – raio X compatível – Rel. PaO₂/FiO₂ < 175│
│    ou FiO₂ ≥ 0,40 (o mais precoce possível assim que houver critério).│
└─────────────────────────────────────────────────────────────────────┘
```

**Fig. 4-3**

Manejo inicial do recém-nascido < 32 semanas na UTI Neonatal do Hospital São Lucas da PUCRS, Porto Alegre.

## ■ Pneumotórax

Em qualquer momento da reanimação e, especialmente, se o recém-nascido for submetido à ventilação com pressão positiva, pode ocorrer pneumotórax. O diagnóstico em situações de emergência pode ser difícil pela ausculta do tórax. Um transiluminador (ou até mesmo uma lanterna pequena com luz forte) pode ser usado para estabelecer o diagnóstico, enquanto se aguarda o raio X. O procedimento é realizado com a sala escurecida, encostando-se a fonte de luz na face lateral do tórax do bebê e observando-se a transmissão da luz através do ar livre até a (ou além da) linha média do tórax. Isto permite o estabelecimento do diagnóstico rapidamente e com boa precisão. O diagnóstico também pode ser realizado pela toracocentese diagnóstica e terapêutica. Em condições ideais, deve-se dispor prontamente de cateteres venosos para toracocentese, drenos de tórax e bandeja com material para a execução do procedimento.

### ■ Hérnia diafragmática

O procedimento de reanimação segue a sequência geral, exceto pela recomendação de que se evite a ventilação com pressão positiva com máscara. Recomenda-se a intubação traqueal para diminuir a entrada de ar para o tubo digestório, o que poderia acarretar o aumento de volume das alças intestinais posicionadas dentro da cavidade torácica. Deve-se também, logo que possível, passar uma sonda gástrica e mantê-la em aspiração ou aberta.

## NÃO RESSUSCITAÇÃO E INTERRUPÇÃO DA RESSUSCITAÇÃO

O grupo participante do Consenso Internacional sobre Ressuscitação Cardiopulmonar de 2010 da American Heart Association considera apropriado suspender as manobras de reanimação, se os batimentos cardíacos não forem detectados depois de 10 minutos de intervenção.[9] Entretanto, ressalva que fatores como etiologia da parada cardíaca, idade gestacional, identificação de complicações, posição dos pais acerca dos riscos, previamente conhecida, podem alterar a decisão de interromper a ressuscitação após 10 minutos.

O desfecho de recém-nascidos com bradicardia significativa após 10 minutos de intervenção efetiva é muito desfavorável na grande maioria dos casos, mas usualmente leva a equipe médica a prolongar a ressuscitação.

Há quase unanimidade que recém-nascidos muito imaturos (< 23 semanas – < 400 g), ou com malformações graves, incompatíveis com a vida, trissomias do 13 ou 18 ou outras anomalias genéticas fatais, previamente reconhecidas, não devem passar por um processo de ressuscitação. Em certas áreas onde a chance de sobrevivência de pré-termos de 23 ou 24 semanas é praticamente nula, pode ser considerada adequada a não ressuscitação. Em todas as circunstâncias, sempre que possível a posição dos pais deve ser levada em conta na decisão.

## REFERÊNCIAS BIBLIOGRÁFICA

1. Ceriani Cernadas JM, Carroli G, Pellegrini L *et al.* The effect of early and delayed umbilical cord clamping on ferritin levels in term infants at six months of life: a randomized, controlled trial. *Arch Argent Pediatr* 2010;108(3):201-8.
2. Emhamed MO, van Rheenen P, Brabin BJ. The early effects of delayed cord clamping in term infants born to Libyan mothers. *Trop Doct* 2004;34(4):218-22.
3. Nelson NM, Enkin MW, Saigal S *et al.* A randomized clinical trial of the Leboyer approach to childbirth. *N Engl J Med* 1980;302(12):655-60.
4. Ceriani Cernadas JM, Carroli G, Pellegrini L *et al.* The effect of timing of cord clamping on neonatal venous hematocrit values and clinical outcome at term: a randomized, controlled trial. *Pediatrics* 2006;117(4):e779-86.

5. Gungor S, Kurt E, Teksoz E et al. Oronasopharyngeal suction versus no suction in normal and term infants delivered by elective cesarean section: a prospective randomized controlled trial. *Gynecol Obstet Invest* 2006;61(1):9-14.
6. Waltman PA, Brewer JM, Rogers BP et al. Building evidence for practice: a pilot study of newborn bulb suctioning at birth. *J Midwifery Womens Health* 2004;49(1):32-38.
7. Perlman JM, Volpe JJ. Suctioning in the preterm infant: effects on cerebral blood flow velocity, intracranial pressure, and arterial blood pressure. *Pediatrics* 1983;72(3):329-34.
8. Simbruner G, Coradello H, Fodor M et al. Effect of tracheal suction on oxygenation, circulation, and lung mechanics in newborn infants. *Arch Dis Child* 1981;56(5):326-30.
9. Kattwinkel J, Perlman JM, Aziz K et al. Part 15: neonatal resuscitation: 2010 American heart association guidelines for cardiopulmonary resuscitation and emergency cardiovascular care. *Circulation* 2010;122(18 Suppl 3):S909-19.
10. Guidelines on basic newborn resuscitation. Geneva: World Health Organization; 2012.
11. Petrova A, Demissie K, Rhoads GG et al. Association of maternal fever during labor with neonatal and infant morbidity and mortality. *Obstet Gynecol* 2001;98(1):20-27.
12. Lieberman E, Lang J, Richardson DK, Frigoletto FD et al. Intrapartum maternal fever and neonatal outcome. *Pediatrics* 2000;105:8-13.
13. Coimbra C, Boris-Möller F, Drake M et al. Diminished neuronal damage in the rat brain by late treatment with the antipyretic drug dipyrone or cooling following cerebral ischemia. *Acta Neuropathol* 1996;92(5):447-53.
14. Gluckman PD, Wyatt JS, Azzopardi D et al. Selective head cooling with mild systemic hypothermia after neonatal encephalopathy: multicentre randomised trial. *Lancet* 2005;19-25;365(9460):663-70.
15. Shankaran S, Laptook AR, Ehrenkranz RA et al. National Institute of Child Health and Human Development Neonatal Research Network. Whole-body hypothermia for neonates with hypoxic-ischemic encephalopathy. *N Engl J Med* 2005;353(15):1574-84.
16. Azzopardi DV, Strohm B, Edwards AD et al. TOBY Study Group. Moderate hypothermia to treat perinatal asphyxial encephalopathy. *N Engl J Med* 2009;361(14):1349-58.
17. Cleary GM, Wiswell TE. Meconium-stained amniotic fluid and the meconium aspiration syndrome: an update. *Pediatr Clin N Am* 1998;45:511-29.
18. Wiswell TE. Advances in the treatment of the meconium aspiration syndrome. *Acta Paediatr Suppl* 2001;90(436):28-30.
19. Guinsburg RAM, Moreira LMO, Santos RMV et al. (Eds.). *Mortalidade neonatal precoce por síndrome de aspiração de mecônio: Brasil 2005 a 2007*. 4º Simpósio Internacional de Reanimação Neonatal; 2011.
20. Gregory GA, Gooding CA, Phibbs RH et al. Meconium aspiration in infants-a prospective study. *J Pediatr* 1974;85(6):848-52.
21. Ting P, Brady JP. Tracheal suction in meconium aspiration. *Am J Obstet Gynecol* 1975;122(6):767-71.
22. Carson BS, Losey RW, Bowes Jr WA et al. Combined obstetric and pediatric approach to prevent meconium aspiration syndrome. *Am J Obstet Gynecol* 1976;126(6):712-15.
23. Vain NE, Szyld EG, Prudent LM et al. Oropharyngeal and nasopharyngeal suctioning of meconium-stained neonates before delivery of their shoulders: multicentre, randomised controlled trial. *Lancet* 2004;364(9434):597-602.
24. Linder N, Aranda JV, Tsur M et al. Need for endotracheal intubation and suction in meconium-stained neonates. *Pediatr* 1988;112(4):613-15.
25. Halliday HL. Endotracheal intubation at birth for preventing morbidity and mortality in vigorous, meconium-stained infants born at term. *Cochrane Database Syst Rev* 2001;(1):CD000500. Review.
26. Stenson BJ, Tarnow-Mordi WO, Darlow BA et al. BOOST II United Kingdom Collaborative Group. Oxygen saturation and outcomes in preterm infants. *N Engl J Med* 2013;368(22):2094-104.

27. Rabi Y, Rabi D, Yee W. Room air resuscitation of the depressed newborn: a systematic review and meta-analysis. *Resuscitation* 2007;72(3):353-63. Review.
28. Naumburg E, Bellocco R, Cnattingius S *et al.* Supplementary oxygen and risk of childhood lymphatic leukaemia. *Acta Paediatr* 2002;91(12):1328-33.
29. Spector LG, Klebanoff MA, Feusner JH *et al.* Childhood cancer following neonatal oxygen supplementation. *J Pediatr* 2005;147(1):27-31.
30. Jonson B. Ventilation patterns, surfactant and lung injury. *Biol Neonate* 1997;71:13-17.
31. Fiori HH, Fritscher CC, Fiori RM. Selective surfactant prophylaxis in preterm infants born at < or =31 weeks' gestation using the stable microbubble test in gastric aspirates. *J Perinat Med* 2006;34(1):66-70.
32. Daniel IW, Fiori HH, Piva JP *et al.* Lamellar body count and stable microbubble test on gastric aspirates from preterm infants for the diagnosis of respiratory distress syndrome. *Neonatology* 2010;98(2):150-55.

# 5 Sepse na Criança

*Pedro Celiny Ramos Garcia* ♦ *Ricardo Garcia Branco*
*Jefferson Pedro Piva*

## INTRODUÇÃO

A sepse é uma causa comum de internação e permanência em unidades de terapia intensiva pediátrica (UTIP). A resposta orgânica frente a um quadro séptico envolve uma cadeia extremamente complexa de eventos que incluem processos inflamatórios, anti-inflamatórios, reações humorais e celulares e anormalidades circulatórias. O diagnóstico da sepse e a avaliação de sua gravidade são complicados pela presença de sinais e sintomas inespecíficos e de alta variabilidade. Entretanto, ela representa a maior causa de morbidade e mortalidade, nas crianças criticamente doentes, e seu diagnóstico precoce, para que terapias efetivas possam ser rapidamente implementadas, é crítico.[1-3]

## DEFINIÇÃO E PATOGÊNESE

O termo sepse e outros termos relacionados foram estandardizados por um comitê internacional de especialistas para fornecer uma definição mais concisa e padronizada. Pois sepse já foi utilizada para descrever uma ampla variedade de síndromes clínicas, o que levou a uma grande confusão entre os profissionais de saúde. Este consenso culminou na criação do termo síndrome de resposta inflamatória sistêmica (SRIS), que se caracteriza por um quadro de inflamação sistêmica generalizada que pode ser em virtude de uma causa infecciosa ou não infecciosa.[4,5] No contexto atual, uma criança é diagnosticada com sepse quando desenvolve sintomas de síndrome da resposta inflamatória sistêmica (SRIS), que seja atribuída à infecção comprovada ou fortemente suspeitada. Há, então, dois componentes necessários para o diagnóstico de sepse: reconhecer a SRIS e infecção. Critérios para ambos têm sido desenvolvidos especificamente para crianças por comitês de especialistas.[6]

O Quadro 5-1 mostra as definições propostas pela conferência internacional de pediatras que examinou os critérios modificados de SRIS adultos e ajustou as definições para crianças. Sepse passa a ser entendida como um processo multifatorial ativado pela cascata inflamatória e mediada por hormônios, enzimas e citocinas. Ela se caracteriza por hipotermia ou hipertermia, taquicardia, taquipneia, pulsos periféricos fracos, acidose láctica, diminuição da diurese, pressões de pulso ampla, reenchimento capilar retardado e hipotensão, em última análise, progredindo para colapso cardiovascular. Outros sintomas clínicos podem incluir irritabilidade, letargia, confusão e oligúria. Por definição, sepse é SRIS na presença de infecção, ou como resultado de uma infecção comprovada ou suspeita.[7]

Entretanto, a distinção entre SRIS e sepse pode ser ainda mais difícil em razão dos critérios para definir infecção. Embora a infecção possa ser suspeitada imediatamente dentro de um cenário clínico, geralmente são necessárias 24-48 horas antes que a suspeita possa ser confirmada ou descartada definitivamente por testes laboratoriais.

A SRIS pode ser desencadeada por uma variedade de condições não infecciosas, que incluem queimaduras, trauma, pancreatite, doenças autoimunes, rejeição a transplantes, doença enxerto – *versus* – hospedeiro e muitas outras. O dilema diagnóstico em diferenciar SRIS de sepse é ainda mais complicado pelo fato de que essas condições podem ter quadro clínico muito similar ao quadro dos processos infecciosos e frequentemente predispõem os pacientes a infecções secundárias. Sendo assim, a distinção entre SRIS e sepse é muito importante do ponto de vista clínico porque direciona decisões essenciais de manejo terapêutico. Além de diagnosticar sepse, os pediatras também têm a tarefa de monitorizar a resposta do paciente ao tratamento em direção à cura ou à progressão para choque séptico, falência de múltiplos órgãos e óbito.[8]

O diagnóstico da infecção, SRIS, sepse e sepse grave estão apresentados no Quadro 5-1. As definições de disfunções de órgãos são modificadas para crianças e listadas no Quadro 5-2. A definição clínica de choque séptico em crianças é menos precisa do que em adultos. Ao contrário de adultos, as crianças geralmente não desenvolvem hipotensão até o final do curso clínico do choque séptico. Assim, para uma definição de choque séptico pediátrico inclui-se a presença de sepse grave, mas com disfunção orgânica cardiovascular, como definida no Quadro 5-2.[6]

## ■ Causas de sepse

Embora na sua maioria das vezes a sepse seja causada por bactérias dos mais diferentes tipos ela pode ser causada por quase qualquer tipo de microrganismos, como vírus, fungos, protozoários, espiroquetas e rickéttsias. Como as bactérias estão implicadas em cerca de 90% dos casos, a terapia empírica é geralmente direcionada para diferentes tipos destes agentes patogênicos.[9]

Os pacientes tipicamente desenvolvem sepse de um local principal de infecção, como o pulmão, circulação sanguínea, do trato urinário, cavidade abdominal, ou pele e tecidos moles. Entretanto, o local primário da infecção muitas vezes não é identificado. Quando é conhecida a terapia antimicrobiana deve ser direcionada para os patógenos mais prováveis que possam ser associados a este local principal.[10]

Em recém-nascidos com sepse de início tardio, os patógenos bacterianos mais comuns incluem estreptococos do grupo B e cepas Gram-negativas entéricas, especialmente *Escherichia coli*. *Bordatella pertussis* pode causar uma doença grave em lactentes jovens, caracterizada por episódios recorrentes de engasgos, apneia, cianose e bradicardia e com alta mortalidade naqueles que desenvolvem insuficiência respiratória e hipertensão pulmonar. *H. influenzae* tipo b, anteriormente, uma das causas mais comuns de infecção bacteriana em crianças, é ainda uma importante causa de mortalidade pediátrica evitável em todo o terceiro mundo, tem-se tornado raro no nosso meio com a introdução generalizada de vacina conjugada. Da mesma forma, o *S. pneumoniae* ainda é a principal causa de hospitalização por pneumonia na infância, mas sua vacina diminuiu 75% da incidência de infecção bacteriana invasiva. Outras bactérias da comu-

| QUADRO 5-1 | Definições de sepse e choque séptico |
|---|---|
| SIRS | Presença de pelo menos dois dos quatro critérios seguintes (necessariamente um deles tendo que ser temperatura anormal ou alteração na contagem de leucócitos)<br>■ Temperatura corporal maior que 38,5°C ou menor 36°C<br>■ Taquicardia definida como a frequência cardíaca maior que dois desvios-padrão acima do valor normal para a idade na ausência de estímulo externo, uso crônico de medicamento ou estímulo doloroso; ou elevação persistente por um período de 30 min a 4 horas sem explicação<br>   – OU para crianças menores de 1 ano de idade: bradicardia, definida como a média de frequência cardíaca < percentil 10 para a idade na ausência de estímulo vagal externo, uso de drogas β-bloqueadoras ou doença cardíaca congênita; ou depressão persistente por um período maior que 30 min sem causa aparente<br>■ Taquipneia definida como frequência respiratória média maior que dois desvios-padrão acima do normal para a idade<br>   – OU ventilação mecânica por um processo agudo não relacionado com a doença neuromuscular de base ou anestesia geral<br>■ Leucocitose definida como contagem de leucócitos elevada ou diminuída para a idade não secundária à leucopenia induzida por quimioterapia ou mais de 10% de neutrófilos imaturos |
| Infecção | Infecção suspeita ou comprovada (por cultura positiva, coloração tecidual ou teste de reação em cadeia da polimerase) causada por qualquer patógeno<br>■ OU uma síndrome clínica associada a uma alta probabilidade de infecção. Evidência de infecção inclui achados positivos no exame físico, em exames de imagem ou testes laboratoriais (isto é, leucócitos em fluido corporal estéril, víscera perfurada, radiografia de tórax compatível com pneumonia, petéquias ou púrpura, ou púrpura fulminante). |
| Sepse | SIRS na presença de ou como resultado de uma infecção suspeitada ou comprovada. |
| Sepse grave | Sepse associada a um dos seguintes:<br>■ Disfunção orgânica cardiovascular<br>   – OU síndrome da disfunção respiratória aguda<br>   – OU duas ou mais disfunções orgânicas outras como definido no Quadro 5-2 |
| Choque séptico | Sepse associada à disfunção orgânica cardiovascular como definido no Quadro 5-2 |

Modificado de Goldstein B et al., 2005.[6]

nidade frequentemente isoladas de lactentes e crianças jovens não vacinadas com sepse grave em países em desenvolvimento são *Neisseria meningitidis*.[11]

O padrão dos microrganismos responsáveis pela sepse na criança tem mudado nos últimos anos tendo os organismos Gram-negativos, antes mais prevalentes, estão aos poucos sendo substituídos pelos Gram-positivos como causadores da sepse. Os Gram-negativos são mais propensos a causar choque séptico que os Gram-positivos, e a bacteremia causada por estes microrganismos seria mais predisposta a progredir para sepse clínica. O organismo Gram-negativo mais comum implicado na sepse é a *Escherichia coli*. Outras bactérias potenciais que podem causar sepse incluem espécies de *Klebsiella, Proteus, Pseudomonas, Acinetobacter, Serratia* e *Enterobacter*. Muitas espécies Gram-negativas, como *Pseudomonas* e *Enterobacter*, tornaram-se cada vez mais resistentes à terapia antimicrobiana. *Pseudomonas* aeruginosa,

| QUADRO 5-2 | Critérios para disfunção de órgão |
|---|---|
| Disfunção cardiovascular | Apesar da administração de bolo ≥ 40 mL/kg em 1 hora de solução isotônica intravenosa:<br>■ Diminuição na pressão sanguínea < percentil 5 para a idade ou pressão sistólica < 2 desvios-padrão abaixo do normal para a idade OU<br>■ Necessidade de droga vasoativa para manter a pressão sanguínea normal OU dois dos seguintes:<br>– Acidose metabólica inexplicada (déficit de base > 5 mEq/L)<br>– Lactato arterial aumentado mais de 2 vezes o limite superior do normal<br>– Oligúria (débito urinário < 0,5 mL/kg/h)<br>– Enchimento capilar prolongado (> 5 s); variação da temperatura corporal periférica > 3°C |
| Disfunção respiratória | $PaO_2/FiO_2$ < 300 na ausência de doença cardíaca cianótica ou doença pulmonar preexistente<br>OU $PaCO_2$ > 20 mmHg da $PaCO_2$ de base<br>OU Necessidade provada de > 50% de $FiO_2$ para manter a saturação $O_2$ ≥ 92%<br>OU necessidade de ventilação mecânica invasiva ou não invasiva |
| Disfunção neurológica | Escore de coma de Glasgow ≤ 11<br>OU variação aguda no estado mental com uma diminuição no escore da escala de Glasgow ≥ 3 pontos do valor de base anormal |
| Disfunção hematológica | Contagem de plaquetas < 80.000/mm$^3$ ou uma diminuição de 50% na contagem de plaquetas do valor mais alto registrado nos últimos 3 dias (para pacientes hematológicos/oncológicos crônicos)<br>OU INR > 2 |
| Disfunção renal | Creatinina sérica ≥ 2 vezes o limite superior para a idade ou um aumento de 2 vezes na creatinina basal |
| Disfunção hepática | Bilirrubina total ≥ 4 mg/dL (não aplicável para recém-nascidos)<br>OU TGO 2 vezes acima do limite superior para a idade |

$PaO_2$ = Pressão parcial de oxigênio; $FiO_2$ = fração inspirada de oxigênio; $PaCO_2$ = pressão parcial de dióxido de carbono; INR = relação de normatização internacional; TGO = transaminase glutâmica oxalacética (ou AST de aspartato aminotransferase). (Modificado de Goldstein B et al. 2005.[6])

uma causa comum de infecções em imunodeprimidos e pacientes neutropênicos, é responsável pela a mortalidade relacionada com sepse mais do que qualquer outro organismo.[9,10,12]

Aumento da resistência aos antimicrobianos entre bactérias entéricas Gram-negativas e patógenos oportunistas Gram-negativos também adiciona o risco de mortalidade entre crianças infectadas pelo atraso do tratamento antibiótico realmente eficaz e/ou pela maior virulência que é observada em alguns organismos multirresistentes, esses organismos são mais comumente identificados em crianças hospitalizadas por períodos prolongados com cateteres de demora ou traqueostomia, pacientes oncológicos e outros pacientes imunodeprimidos que tiveram vários cursos de antibiótico de amplo espectro.[13] Dessa forma, embora a incidência por sepse por organismos Gram-negativos seja ligeiramente menor, esta sepse é normalmente mais grave, com uma taxa de mortalidade global mais elevada.[7]

Nestes últimos anos as bactérias Gram-positivas passaram a assumir um papel preponderante como causa de sepse na criança. Os organismos Gram-positivos mais comuns envolvidos incluem *Staphylococcus aureus*, *Streptococcus pneumoniae*, *Staphylococcus epidermidis* e outros estafilococos coagulase negativos que predominam entre crianças previamente saudáveis. Também a resistência antimicrobiana para esses patógenos tem aumentado inclusive com aumento da incidência de infecções causadas por *Staphylococcus aureus* resistente à meticilina (MRSA) e *Enterococcus* resistente à vancomicina. Sepse causada por estafilococos coagulase-negativa é mais comumente associado à infecção crônica, de cateter central e próteses cardíacas. Hospitalização prolongada e tratamento com cefalosporinas de amplo espectro aumentam o risco de sepse causado por *Enterococcus* espécies.[14]

Anaeróbios, como *Bacteroides fragilis*, são causas frequentes de sepse, embora eles também possam estar implicados em infecções mistas (polimicrobianas). Estes anaeróbios pertencem à flora normal do trato gastrointestinal, portanto, podem causar sepse, se o trato gastrointestinal for o local primário da infecção. A sepse causada por infecções fúngicas responde por cerca de 5% de todos os casos, mas a sua incidência tem aumentado. *Candida albicans* é o agente mais comumente implicado na sepse fúngica, mas outras espécies, como *Candida glabrata*, também se tornaram importantes patógenos. Fatores de risco para sepse fúngica incluem o tratamento prolongado com antibióticos de amplo espectro e antibióticos fotoestáveis, hospitalização prolongada, colocação de um cateter venoso central e imunossupressão.[10,12,14]

## Sepse e vírus

Sepse pode ser induzida por uma variedade de vírus influenciada pela idade e estado imune subjacente. O vírus da influenza parainfluenza e o adenovírus da mesma maneira podem causar pneumonia grave nos muito jovens e em crianças com sistemas respiratório ou imune comprometidos. O vírus sincicial respiratório (VSR), mas também o rinovírus e metapneumovírus humano cada vez mais são identificados como causa de hospitalização por bronquiolite. Poucos dentre estes bebês morrem, se dados os cuidados adequados. Fatores de risco na bronquiolite e sepse viral incluem parto prematuro, doença pulmonar crônica, anormalidades cardíacas congênitas e imunodeficiências.[15]

O risco maior da maioria das infecções virais é preceder e predispor as crianças a uma coinfecção bacteriana. Por exemplo, MRSA recentemente foi relatado para ser associado à mortalidade em crianças previamente saudáveis infectadas com influenza. Neonatos são sensíveis à sepse viral de enterovírus, vírus do herpes simples (HSV) e parechovírus, e as crianças profundamente imunodeprimidas com câncer ou HIV podem desenvolver sepse de HSV agudo, citomegalovírus, adenovírus ou Epstein–Barr. O rotavírus pode levar a uma diarreia profunda e sepse que pode ser evitada com a introdução da vacina. Vários outros agentes patogênicos causam sepse principalmente em países em desenvolvimento como o nosso. Vírus da dengue, uma condição endêmica de muitos países tropicais, caracteriza-se por uma síndrome séptica tipificada pelo vazamento capilar e alterações na coagulação. A malária — particularmente de *Plasmodium falciparum* – pode causar sepse em crianças jovens e crianças infectadas pelo HIV. Sepse pode ser vista frequentemente associada à malária cerebral, apresentando-se com sintomas de alteração do estado mental, convulsões e acidose.[16]

## DIAGNÓSTICO CLÍNICO

A apresentação do quadro clínico de sepse pode ser imprevisível – desde sintomas localizados ou sistêmicos inespecíficos, até uma apresentação já arrasadora, com choque, disfunção respiratória, coagulação intravascular disseminada e falência orgânica. Em se tratando de uma síndrome clínica que é tão mais intensa quanto mais competente for o sistema de defesa do hospedeiro, a sepse pode apresentar-se tanto com quadros súbitos e/ou graves como na meningococcemia, quanto com quadros insidiosos como na sepse por *Candida*.[17]

A prática nas UTIs pediátricas tem mostrado que os sinais e sintomas da sepse são muito variáveis de acordo com as diferentes faixas etárias do paciente; quanto mais jovem a criança, tanto mais inespecífica a sintomatologia. Nenhum sinal clínico é sensível ou específico para determinar infecção grave, especialmente em pacientes muito doentes. Alguns autores consideram que a presença de toxemia e a hipertermia persistente (superior a 39°C) poderiam ter algum valor preditivo para determinar a presença de infecção grave nos casos de lactentes com bacteremia oculta.[18]

O diagnóstico de sepse requer um alto índice de suspeita, exigindo uma detalhada história clínica, um bom exame físico, exames laboratoriais adequados, além de um rigoroso acompanhamento do paciente. Os antecedentes mórbidos do paciente são muito importantes: prematuridade, condições perinatais, desmame precoce, doenças e hospitalizações prévias, uso de medicamentos, realização de cirurgias ou procedimentos médicos, doenças e hábitos familiares podem ser informações de extrema importância no cenário da doença atual. As informações clínicas devem também indicar a presença ou não de imunocomprometimento do paciente, além de sugerir a fonte da infecção como comunitária ou nosocomial.

O exame físico e a observação do paciente podem ser decisivos na conclusão de um quadro de sepse. O conhecimento das variações na apresentação da sepse nas diversas faixas etárias da criança pode evitar perdas de tempo precioso com relação ao tratamento precoce, bem como orientar para uma avaliação laboratorial mais objetiva do paciente infectado. Nos primeiros meses de vida algumas manifestações podem ser muito inespecíficas. Sinais e sintomas precoces podem incluir letargia, pele pálida ou marmórea, vômitos e problemas na alimentação. Após algumas horas, os sinais e os sintomas podem ser coincidentes com aqueles apresentados pelos lactentes e crianças além de bradicardia, má perfusão periférica, apneia, gemido, cianose, letargia, irritabilidade, convulsões, fontanela abaulada, distensão abdominal, icterícia, hepatoesplenomegalia e *rash* cutâneo. No Quadro 5-3 relacionamos os principais focos infecciosos primários potenciais de sepse.[19]

Em lactentes mais jovens a alteração do estado de consciência ou, algumas vezes, apneia pode ser o sinal mais precoce. Lactentes maiores e crianças podem manifestar a sepse através de febre, calafrios, prostração, irritabilidade, palidez, *rash* cutâneo, icterícia, distensão abdominal e/ou íleo. Algumas vezes, as manifestações, ainda que localizadas (p. ex., convulsões, meningismo, alterações de sensório), não significam necessariamente localização de foco infeccioso. Não raramente, também as manifestações da sepse já indicam a presença de complicações e/ou disfunções orgânicas, choque, disfunção respiratória, sangramentos, insuficiência renal.[20]

No caso da doença meningocócica, os sintomas iniciais podem constituir-se de queixas respiratórias de vias aéreas superiores, febre, dores articulares e musculares, manifestações cutâneas (*rash* macular, petequial ou purpúrico), dor de cabeça e vômitos. Os casos fulminan-

## QUADRO 5-3 — Focos infecciosos primários potenciais de sepse

| Focos infecciosos | Agentes etiológicos usuais |
|---|---|
| **Tecidos moles** | |
| Celulite face, órbita ou membros | *Staphylococcus aureus, Streptococcus* do grupo A |
| Abscesso perirretal | Anaeróbios, Enterobacterias, *S. aureus, Streptococcus* do grupo A |
| Ferida pós-operatória | *Staphylococcus aureus, Streptococcus* do grupo A. Ocasionalmente: enterobactérias |
| Ferida em PO no trato GU ou GI | *Staphylococcus aureus, Streptococcus* do grupo A, enterobactérias, anaerobios. Ocasionalmente: enterococo, *Pseudomonas* |
| Ferimento por queimadura | *Staphylococcus aureus, Streptococcus* do grupo A, enterobactérias, *Pseudomonas* sp. |
| Ferida em PO no mediastino | *S. aureus* Enterobacteriaceae, Coagulase negative Staph. Ocasionalmente: *Candida* sp., *Pseudomonas* sp. |
| Pele e tecidos moles | Group A Streptococci, Mixed aerobic/anaerobic flora, *Clostridium perfringens* |
| Osteomielite ou artrite séptica no RN | *S. aureus* Group B, *Streptococci, Enterobacteriaceae* |
| Osteomielite ou artrite séptica criança | *S. aureus, Streptococcus* sp, *H. influenzae*, Considerar: *Salmonella* sp. (Se anemia falciforme) ou *Neisseria gonorrhoeae* (se sexualmente ativo) |
| **Respiratório** | |
| Otite média, mastoidite | *S. pneumoniae, Moraxella catarrhalis, H. influenzae* |
| Epiglotitite | *Haemophilus influenzae* tipo b |
| Traqueíte bacteriana | *S. aureus* Grupo A, *Streptococci, H. influenzae* |
| Sinusite | *S. pneumoniae M. catarrhalis H. influenzae* |
| Pneumonia RN e < 1 m | Grupo B Streptococci, Enterobacteriaceae, *Listeria monocytogenes* |
| Pneumonia 1-3 m | Grupo A, B Streptococci, Enterobacteriaceae, *S. pneumoniae, H. influenzae, S. aureus, Listeria monocytogenes, Chlamydia trachomatis* |
| Pneumonia > 4 m a 5 a | *S. pneumoniae, H. influenzae, S. aureus*, Grupo A Streptococci, *Mycoplasma pneumoniae, Chlamydia pneumoniae* |
| Pneumonia > 5 a | *Mycoplasma pneumoniae, S. pneumoniae, H. influenzae, S. aureus*, Grupo A Streptococci, *Chlamydia pneumoniae* |
| Pneumonia de aspiração comunitária | Anaeróbios orais, *Streptococci* sp., *Eikenella corrodens* |
| Abscesso pulmonar | *S. aureus* Oral anaerobes Enterobacteriaceae |
| Derrame pleural | *S. aureus*, Grupo A Streptococci *S. pneumoniae H. influenzae* Enterobacteriaceae Oral anaerobes. Se crônico: considerar tuberculose |

*(Continua)*

| QUADRO 5-3 | Focos infecciosos primários potenciais de sepse *(Cont.)* |
|---|---|
| **Focos infecciosos** | **Agentes etiológicos usuais** |
| **Gastrointestinal** | |
| ▪ Gastroenterite infecciosa grave | *E. coli* enteropatogênica, *Campylobacter* sp., *Shigella* sp., *Salmonella* sp |
| ▪ Enterocolite necrosante | *Enterobacteriaceae, Streptococcus* sp, *S. Coagulase negative, Anaeróbios* |
| ▪ Apendicite perfurada | *Enterobacteriaceae Anaerobios +/- Enterococcus* sp |
| ▪ Peritonite bacteriana espontânea | *S. pneumoniae Grupo A. Streptococci Enterobacteriaceae.* Ocasionalmente: *S. aureus, Enterococcus* sp, *Anaerobes* |
| ▪ Peritonite pós-CAPD | *S. aureus, Coagulase negative Staph, Streptococcus* sp, *Enterobacteriaceae, Pseudomonas* sp, *Anaerobes, Candida* sp |
| **Urológico** | |
| ▪ Infecção urinária, cistite, pielonefrite | *Enterobacteriaceae, Enterococcus* sp |
| ▪ Infecção urinária secundária a cateter | *Enterobacteriaceae, Enterococcus* s., *Pseudomonas* sp, *Candida* sp. |
| **SNC** | |
| ▪ Meningite RN e < 1 m | *Grupo B Streptococci, E. coli, Listeria* s. |
| ▪ Meningite 1 a 3 m | *Grupo B Streptococci, E. coli Listeria* sp, *S. pneumoniae, N. meningitidis, H. influenzae tipo B* |
| ▪ Meningite > 3 m | *S. pneumoniae, N. meningitidis, H. influenzae tipo B* |
| ▪ *Shunt* (válvula) no SNC | *Coagulase negative Staph, S. aureus, Enterobacteriaceae, Pseudomonas* sp |
| ▪ Fratura de base de crânio | *S. pneumoniae, H. influenzae, S. aureus, Enterobacteriaceae* |
| ▪ Abscesso cerebral | *Viridans Grupo Streptococci, Anaerobes, Enterobacteriaceae, S. aureus* |
| ▪ Encefalite | Geralmente viral, *Enterovirus, Herpes simplex, Mycoplasma* sp |
| **Coração** | |
| ▪ Pericardite | Primária geralmente Viral, *Enterovirus* ou *Mycoplasma* sp |
| ▪ Endocardite | *Streptococcus Viridans, S. aureus, Enterococcus* sp, considerar *S. Coagulase Neg* e *Enterobacteriaceae* (se prótese valvular) |

Modificado de Blondel-Hill E & Fryters S; 2001.[19]

tes podem apresentar-se com hipotensão, taquicardia, má perfusão periférica, pele fria e hipertermia. Os achados clínicos e laboratoriais na admissão têm sido utilizados para indicar a gravidade e o prognóstico da doença.[21]

Na sepse de origem hospitalar, com frequência, a sintomatologia é ainda menos característica, especialmente porque é confundida ou mimetizada por situações de gravidade ou por tratamentos em uso no paciente. Distensão abdominal, hipotonia gástrica, íleo, resíduo gástrico sanguinolento, náuseas, vômitos, taquicardia, taquipneia, instabilidade vasomotora, instabilidade térmica e palidez são alguns dos sintomas que podem sugerir uma sepse em pacientes internados na UTIP.[22]

## AVALIAÇÃO LABORATORIAL NA SEPSE

Testes laboratoriais podem ser utilizados tanto na identificação, como na orientação do manejo de sepse, mas nenhum é muito sensível e específico em crianças. O American College of Critical Care Medicine (ACCM) recomenda que para o diagnóstico de sepse e choque séptico em recém-nascidos e crianças seja utilizado o exame clínico, em vez de qualquer biomarcador específico. Entretanto, sem exagero, a utilização de alguns testes laboratoriais como adjuvante pode ser útil.[23,24]

Em qualquer criança com suspeita de ter uma infecção grave. Um hemograma completo com diferencial e hemossedimentação devem ser obtidos. O diagnóstico de SRIS pediátrico leva em conta a leucocitose ou leucopenia corrigida pela idade (Quadro 5-4). Os dados mais amplos sobre a utilidade da contagem de células brancas do sangue na identificação de infecção bacteriana grave oculta são encontrados em crianças menores de 3 anos. Vários estudos identificaram um risco aumentado para infecção bacteriana em crianças febris com leucocitose (leucócitos acima de 12.000 por mL), ou Leucopenia (leucócitos abaixo de 4.000 por mL) e/ou de neutrófilos maior que 10.000 por mL. Leucocitose seria menos preditivo para a presença de uma infecção bacteriana grave na criança totalmente imunizada. Esta constatação levou alguns especialistas a questionar o uso rotineiro de leucograma isolado para orientar a administração empírica de antibióticos. Mais específicas para a infecção são as alterações morfológicas nos neutrófilos (granulações tóxicas, presença de vacuolização e corpos de Dohle).[25]

Atualmente o melhor marcador de infecção ainda são as culturas, mas os resultados são apenas disponíveis depois de pelo menos um ou dois dias. A avaliação laboratorial ou complementar mais importante é a que se refere à investigação microbiológica do paciente – exames diretos e culturas de sangue (duas ou três), urina, liquor, fezes, secreções, exsudatos, petéquias e infusões (na suspeita de meningococcemia), preferencialmente antes da utilização de qualquer antimicrobiano. Naqueles pacientes com grave comprometimento respiratório, cardíaco e/ou de coagulação, algum procedimento pode ser postergado para um momento de maior estabilidade (sem deixar de iniciar o tratamento antimicrobiano). No caso de pacientes hospitalizados, a coleta de material para a cultura deve incluir também todas as "quebras de barreiras" do hospedeiro, ou seja, catéteres venosos ou arteriais (sangue dos catéteres), sonda vesical (urina), tubo endotraqueal ou de traqueostomia (cultura de secreção endotra-

| QUADRO 5-4 | Contagem de leucócitos específicos para a idade (menores valores segundo o percentil 5º para a idade e maiores valores segundo o percentil 95º para a idade) | | |
|---|---|---|---|
| Grupo etário | Idade | Leucocitose | Leucopenia |
| Recém-nascido | 0 a 7 d | > 34.000 | Indefinido ou < 5.000 |
| Neonato | 7 d a 1 m | > 19.500 | < 5.000 |
| Lactente | 1 m a 1 a | > 17.500 | < 5.000 |
| Pré-escolar | 2-5 a | > 15.500 | < 6.000 |
| Escolar | 6-12 a | > 13.500 | < 4.500 |
| Adolescente | 13 a < 18 a | > 11.000 | < 4.500 |

D = dias; m = meses; a = anos. Modificado de Goldstein et al. 2005.[6])

queal), suturas ou cicatrizes de procedimento cirúrgico recente. Apesar dos grandes esforços no sentido de isolar os microrganismos, cerca de 50% dos episódios sépticos em adultos e crianças permanecem com culturas negativas. Quantos desses episódios são SRIS não infecciosa ou sepse não bacteriana, ou ainda falha aos métodos de cultivo e identificação microbiológica é de difícil resposta.[26]

Na suspeita de sepse em um paciente com longa permanência na UTIP, torna-se mandatória a investigação de infecção sistêmica causada por fungo, como a *Candida*. A presença de fatores de risco adicionais aumenta a chance de infecção fúngica; são eles: utilização de múltiplos esquemas antibióticos, antibióticos de largo espectro, nutrição parenteral, presença prolongada de cateter central e colonização do trato digestório por *Candida*. A pesquisa de infecção fúngica no paciente é indicada pela presença de hifas em urina fresca (colhida por punção suprapúbica ou sonda vesical) e pela solicitação de hemoculturas. A *Candida* pode ser identificada em meios normais de hemocultura, mas para identificar outras espécies é necessário solicitar um meio especializado para fungos.[27]

Alguns testes laboratoriais de rotina são menos propensos a identificar a presença de sepse, mas podem ajudar a guiar seu manejo. Um nível de glicose rápido à beira do leito identifica hipoglicemia de alto risco que pode acompanhar a sepse em crianças menores. Um painel metabólico básico poderá ajudar a identificar a acidose metabólica, insuficiência renal e anormalidades de eletrólitos. Gasometria arterial ou venosa deve ser obtida, se houver suspeita de acidose ou insuficiência respiratória.

Ainda como exames auxiliares na suspeita clínica de infecção meningocócica e sepse estão as provas de coagulação – tempo de protrombina (PT), tempo de tromboplastina parcial (TTP) e produtos de degradação de fibrina (D-dímeros) aumentados e contagem de plaquetas reduzida. Quando todos estão alterados, pode configurar-se um quadro de CIVD, que se manifesta clinicamente por sangramento múltiplo, mais notadamente sangramento digestivo e nos locais de punção vascular. O quadro de sepse pode mostrar alterações parciais nas provas de coagulação – trombocitopenia, TP e/ou TTP aumentados, sem necessariamente ocorrer CIVD. Outros exames complementares para avaliação do paciente com sepse podem servir para confirmar focos de localização da infecção (raios X, ultrassonografia, tomografia computadorizada).[28]

Outros exames que podem ser úteis na suspeita de sepse são indicadores da presença da resposta inflamatória sistêmica. Aumentos de lactato sérico de citocinas séricas, de estimulantes de colônias de granulócitos e de óxido nítrico plasmático podem ser indicadores precoces de sepse e choque séptico. O lactato e proteína C-reativa (PCR), ferritina e procalcitonina são proteínas de fase aguda que serão comentadas a seguir.

Lactato, um subproduto do metabolismo anaeróbico, pode ser usado como um marcador de hipoperfusão tecidual. Em adultos com sepse grave, um nível de aumento do lactato (4 mmol/L) é um indicador de prognóstico negativo e desencadeia uma ressuscitação agressiva de acordo com as orientações da Campanha para Sobrevivência na Sepse. Além disso, uma depuração precoce do lactato, definida como uma diminuição do nível de lactato no soro em 10% ou mais após a ressuscitação inicial com fluidos, está associada à melhora dos resultados em sepse grave e choque séptico em adultos. Níveis de lactato são menos utilizados no manejo de sepse pediátrica, e os dados ainda são limitados nesta população. No entanto, um nível de lactato aumentado é preditivo de infecção bacteriana grave na admissão da criança, bem como um aumento do risco de morte nos cuidados intensivos pediátricos. Criança com nível de lactato aumentado no departamento de emergência deve ser triada para sepse precoce e pode progredir para sepse grave e choque.[29,30]

Biomarcadores têm potencial para diagnosticar, monitorar e prever resultado em síndromes clínicas e inflamação sistêmica, como sepse. Nenhum único biomarcador atualmente disponível é altamente sensível e específico para ser confiável isoladamente. Proteína C – reativa (PCR) é a mais universalmente disponível. Embora tenha limitada sensibilidade na diferenciação de infecções bacterianas para virais ela ajuda na identificação de crianças com infecções bacterianas graves. A ferritina é outra proteína da fase aguda, barata e disponível para exame à beira do leito que tem valor diagnóstico e prognóstico na sepse grave. A procalcitonina mais recentemente tem sido estudada em crianças. Seu uso como uma ferramenta de diagnóstico teria vantagens com relação à PCR, no entanto, a falta de disponibilidade e custo mais elevado limita sua utilidade clínica. A combinação de testes de *screening* para infecção grave pode ter algum valor, mas qualquer teste diagnóstico deve ser interpretado no contexto da apresentação clínica.[31] O Quadro 5-5 ilustra as múltiplas abordagens para o diagnóstico de sepse.[32]

## ■ Biomarcadores na sepse

Uma ampla variedade de marcadores biológicos tem sido proposta no estudo da sepse, muito mais do que em qualquer outra patologia. Por exemplo, uma revisão sobre biomarcadores na sepse, realizada em 2009, identificou 178 biomarcadores utilizados na sua maioria em estudos clínicos. Essa grande diferença deve estar relacionada com a fisiopatologia complexa da sepse, que envolve muitos mediadores da inflamação, mas também outros mecanismos fisiopatológicos. Coagulação, complementos, sistema de ativação ao contato, inflamação e apoptose estão envolvidos no processo de sepse e marcadores para cada parte têm sido estudados.[33,34]

A eficácia dos biomarcadores é comumente medida em termos de sua sensibilidade, especificidade e pela elaboração de uma curva de características de operação do receptor (curva ROC – *receiver operating characteristic*) que permite estudar a variação da sensibilidade e especificidade para diferentes valores de corte. A sensibilidade é frequentemente definida como a proporção de uma população com a doença em que o teste em questão dá um resultado positivo. A especificidade é a proporção de uma população sem a doença em que o teste dá um resultado negativo. Os biomarcadores que são altamente sensíveis têm baixos índices de falso-negativos, e aqueles que são altamente específicos têm baixos resultados falso-positivos. Idealmente, um bom biomarcador deve ser tanto sensível como especifico.[35]

## ■ Proteína C – reativa

Desde a sua descoberta, vários estudos foram publicados analisando a utilidade da PCR no diagnóstico de sepse. Sabe-se que o nível de PCR está diretamente relacionado com o grau de resposta inflamatória, ou seja, pacientes com choque séptico apresentam um nível de PCR maior do que pacientes com SRIS. Além disso, medidas seriadas de PCR são úteis na monitorização da resposta à terapia. Estudos têm demonstrado que a queda na concentração de

| QUADRO 5-5 | Critérios diagnósticos para a sepse |
|---|---|
| **Infecção documentada ou suspeita e algum dos seguintes critérios** | |
| Variáveis gerais | Febre (temperatura central > 38,3°C) |
| | Hipotermia (temperatura central < 36°C) |
| | Frequência cardíaca > 90 bpm ou > 2 DP > normal para a idade |
| | Taquipneia |
| | Alteração de sensório |
| | Edema significativo ou balanço hídrico positivo (> 20 mL/kg/24 horas) |
| | Hiperglicemia na ausência de diabetes (glicemia > 120 mg/dL) |
| Variáveis inflamatórias | Leucocitose (contagem leucócitos totais > 12.000/mm³) |
| | Leucopenia (contagem leucócitos totais < 4.000/mm³) |
| | Contagem leucócitos totais normal com > 10% de formas imaturas |
| | Proteína C-reativa no plasma > 2 DP acima do valor normal |
| | Procalcitonina plasmática > 2 DP acima do valor normal |
| Variáveis hemodinâmicas | Hipotensão arterial (PAs < 90 mmHg, MAP < 70 mmHg, ou redução da PAs > 40 mmHg em adolescentes, ou PAs/MAP < 2DP < normal para idade) |
| | Saturação de oxigênio venoso misto > 70% (não válido para crianças) |
| | Índice cardíaco > 3,5 L/min (não válido para crianças) |
| Variáveis de disfunção orgânica | Hipoxemia arterial ($PaO_2/FiO_2$ < 300) |
| | Oligúria aguda (diurese < 0,5 mL/kg/h) |
| | Creatinina > 0,5 mg/dL |
| | Alterações de coagulação (INR > 1,5 ou KTTP > 60 s) |
| | Íleo (ausência de ruídos hidroaéreos) |
| | Trombocitopenia (contagem de plaquetas < 100.000/mm³) |
| | Hiperbilirrubinemia (Bilirrubina total > 4 mg/dL) |
| Variáveis de perfusão tecidual | Hiperlactatemia (> 1 mmol/L) |
| | Enchimento capilar reduzido ou moteamento |

DP = Desvio-padrão; PAS = pressão arterial sistólica; MAP = pressão arterial média; $PaO_2$ = pressão parcial de oxigênio arterial; $FiO_2$ = fração inspirada de oxigênio; INR = *international normalized ratio*; KTTP = tempo de tromboplastina parcial. (Modificado de Levy et al. 2003.[32])

PCR indica sucesso na terapia, enquanto a não diminuição na concentração ou um aumento secundário indica uma antibioticoterapia inadequada, presença de abscesso ou um novo episódio séptico.[36]

Uma das primeiras aplicações da PCR em pediatria foi relacionada com a identificação de neonatos com sepse, em que as manifestações clínicas de doença grave são frequentemente inespecíficas. Em crianças com suspeita de sepse neonatal, duas mensurações de PCR com diferenças de 24 horas e que sejam menores de 10 mg/L são úteis na exclusão de sepse.

Em virtude do seu relativo aumento tardio em comparação com o início dos sintomas clínicos e sua baixa especificidade, a PCR é frequentemente utilizada em combinação com outros biomarcadores como parte de um painel para auxiliar os pediatras com o diagnóstico. Também tem sido utilizada para acompanhar a resposta ao tratamento uma vez que o diagnóstico já tenha sido estabelecido. A grande maioria da literatura recente com relação à PCR tem comparado sua acurácia diagnóstica aos novos biomarcadores, principalmente, à procalcitonina (PCT).

### ■ Procalcitonina

A procalcitonina (PCT) é um pró-hormônio da calcitonina, produzida normalmente pelas células C da tireoide. Enquanto a PCT comporta-se muito bem como um biomarcador diagnóstico, ela se sobressai quando utilizada como biomarcador prognóstico ou de monitorização. Vários estudos em sepse mostram que os níveis de PCT caem rapidamente quando a antibioticoterapia apropriada é iniciada. Adicionalmente, tanto os níveis medidos na admissão quanto os níveis seriados da PCT têm sido correlacionados com a gravidade da doença, falência de múltiplos órgãos e mortalidade, indicando que a PCT apresenta uma estreita relação com os desfechos. Crianças com níveis elevados de PCT na admissão apresentaram mais falência de órgãos e uma consequente diminuição na sobrevida, e quando os níveis de PCT permaneceram elevados apresentavam um maior risco de doença grave e óbito do que aquelas crianças em que os níveis de PCT rapidamente caíram após o início da terapia.[37,38]

### ■ Ferritina

A ferritina é uma proteína de armazenamento de ferro que desempenha um papel importante na regulação do metabolismo do ferro. É também uma proteína de fase aguda, e o seu aumento induz uma redução no ferro disponível no soro. Em doenças graves devido à sepse, uma resposta inflamatória sistêmica é desencadeada, e altos níveis de citocinas pró-inflamatórias estão presentes em fases precoces da doença. Essas acabam por estimular a síntese de ferritina e, por isso, seus níveis devem aumentar em pacientes criticamente doentes.[39]

Níveis elevados de ferritina foram associados à gravidade da doença em pacientes internados em UTIP cirúrgica. Em adultos com politrauma, a elevação da Ferritina foi associada a um risco aumentado de desenvolver falência de múltiplos órgãos e síndrome da insuficiência respiratória aguda. Os níveis de ferritina são aumentados em crianças com choque séptico e estão associados a um pobre desfecho. Hiperferritinemia é um dos critérios de diagnóstico e pode alertar o clínico para investigar ainda mais a possibilidade desta doença e instituir terapia precoce. A ferritina elevada (acima de 500 ng/dL) está associada à ocorrência de óbito em pacientes pediátricos com SRIS e sepse. Níveis acima de 1.000 ng/dL estão associados à síndrome hemofagocítica secundária à sepse e à mortalidade próxima a 70%.[40,41]

Síndrome hemofagocítica é um estado de desregulação inflamatória e MODS semelhantes à sepse, marcado pela progressão fulminante e alta mortalidade (até 64%[2]). Apresenta-se clinicamente com febre, trombocitopenia, disfunção hepatobiliar e/ou coagulopatia (DIC). A elevação da ferritina está associada à maior gravidade e mortalidade na sepse. Uma elevação da ferritina maior que 10.000 é altamente sugestiva. A IL-1 desempenha um papel fundamental na sua patogênese, e o uso de antagonista dos receptores IL-1 recombinante (rIL-I ou anakinra) tem sido proposto para seu tratamento e estendido aos pacientes com sepse e ferritina acima de 500.

## CONDUTA TERAPÊUTICA

A abordagem inicial da sepse permanece eminentemente de suporte, apesar do grande volume de investigações e de publicações e do melhor entendimento sobre a sua patogênese. A conduta inicial é muito semelhante à instituição de medidas de suporte de vida (estabelecimento de via aérea adequada, manutenção de respiração efetiva, ressuscitação volêmica e cardiovascular) que devem variar de acordo com a gravidade de apresentação da doença. Um quadro de SRIS de origem inflamatória não infecciosa quanto de origem infecciosa (sepse, sepse grave ou choque séptico) deve receber uma sequência escalonada que vai da decisão da antibioticoterapia precoce até suporte de sistemas orgânicos na presença de disfunção ou falência de um ou mais órgãos.

Um dos princípios fundamentais no tratamento da sepse pediátrica é a iniciação rápida e adequada de antibióticos de amplo espectro. Vários estudos têm demonstrado que a administração precoce de antibióticos apropriados diminui a taxa de mortalidade em pacientes com sepse. Algumas propostas de terapia empírica, como a da Campanha da Sobrevivência da Sepse, podem ser mais ou menos adequadas para o nosso meio (Quadro 5-6).[42,43]

Nestes casos de suspeita de sepse grave, não é apropriado aguardar a confirmação etiológica. O princípio é de prevenir qualquer dano adicional, se o paciente estiver realmente infectado por uma bactéria. Em geral, não contamos com a certeza do agente etiológico determinante da infecção. Uma das recomendações mais importantes é que os antibióticos IV devem ser iniciados tão prontamente quanto possível sempre dentro da primeira hora de uma apresentação de paciente com suspeita de sepse. Cada hora de atraso de terapia causa um correspondente aumento na mortalidade. As culturas de sangue, assim como outras culturas que possam ser aplicáveis ao caso específico, devem ser obtidas antes do início de antibióticos, se a obtenção destas culturas não atrasar significativamente a administração de antibióticos.[44]

Pelo menos duas culturas de sangue devem ser obtidas, uma das quais deve ser percutânea. Além disso, as culturas devem ser obtidas de cada acesso vascular utilizado por mais de 48 horas. Obter culturas de sangue é essencial para confirmar a presença de infecção, bem como a permitir a administração precoce de antibioterapia que cubra todos os patógenos potenciais. Esta conduta deve ser seguida da reavaliação e modificação desse regime inicial quando da obtenção dos dados microbiológicos e de susceptibilidade. Outros estudos como raio X de tórax e culturas de líquido cefalorraquidiano podem ser úteis para determinar o local primário da infecção. A escolha do tratamento antimicrobiano deve ser com base nas melhores informações disponíveis e, subsequentemente, os ajustes ou a descontinuidade dos medicamentos devem ocorrer em função dos resultados de testes laboratoriais específicos.[45]

| QUADRO 5-6 | Possíveis combinações de antibióticos para sepse pediátrica |
|---|---|
| Vancomicina + Cefalosporina de terceira ou quarta geração[a] ± Aminoglicosídeo | |
| Vancomicina + Carbapenem (Imipenem, meropenem) ± Aminoglicosídeo | |
| Vancomicina + Penicilinas de espectro ampliado (Carbenicilina, Ticarcilina) + Aminoglicosídeo[b] | |

[a]Ceftriaxona não deve ser usada para *Pseudomonas* mesmo suspeito. [b]Uma fluoroquinolona pode ser substituída por um aminoglicosídeo em qualquer um dos regimes acima. (Modificado de Simmons ML et al. 2012.[43])

Nos esquemas antimicrobianos iniciais utilizamos informações epidemiológicas com base em faixas etárias, procedência e eventuais focos de infecção. As opções de antibióticos precisam ser adaptadas para o tipo de infecção, para o seu sítio, e para os agentes que são prevalentes nestes sítios na UTIP onde o paciente está internado.

Algumas questões que precisam ser consideradas quando o tratamento com antibiótico for empregado. Obviamente se os agentes causadores da infecção forem conhecidos, o que é bastante raro, as opções iniciais de tratamento antibiótico devem ser, então, direcionadas. Na maioria das situações, o agente não foi ainda isolado, e o médico deve iniciar tratamento empírico. Para isso, devem ser levado em consideração: a) a idade do paciente; b) a fonte de infecção (se existe foco infeccioso aparente ou reconhecido); c) se o paciente foi submetido à cirurgia ou procedimento recentemente; d) se a infecção foi adquirida na comunidade ou no hospital; e) se paciente era previamente hígido ou imunocomprometido; f) se paciente vinha utilizando medicamentos ou mesmo antimicrobianos que influenciem na nossa decisão; g) qual a prevalência das bactérias que causam estas infecções no seu meio. Uma vez escolhida a proposta mais razoável de terapia, devemos nos perguntar se existem precauções, contraindicações ou limitações ao esquema, incluindo questões de disponibilidade, como custo e estoque dos antimicrobianos selecionados.[46]

Em geral, o antibiótico inicial deve ser amplo o suficiente para cobrir os patógenos mais prováveis, bem como ter penetração adequada no tecido da presumível fonte primária de infecção. Os médicos devem estar cientes de padrões específicos de suscetibilidade em sua instituição, bem como a sua comunidade para guiar e ajudar a terapia inicial. Por exemplo, se a instituição específica tiver uma elevada prevalência de *Staphylococcus aureus* resistente à meticilina (MRSA), o clínico deve considerar a cobertura de início empírico deste patógeno. Clínicos também devem estar cientes do risco de infecção fúngica. Se houver uma possibilidade razoável de que o paciente está experimentando uma infecção fúngica, terapia com um agente antifúngico apropriado deve ser iniciada.[14]

Se o paciente estiver em risco ou aparentar estar infectado com uma bactéria Gram-negativa, pode ser necessário iniciar o tratamento com dois antibióticos com diferentes mecanismos fisiológicos de ação. Este processo é muitas vezes referido como terapia de combinação. Terapia de combinação é útil em um paciente que tem uma infecção comprovada ou suspeita de *Pseudomonas species*. Mesmo sendo muitas vezes usada na prática clínica, a terapia de combinação não foi bem estudada em ensaios clínicos.[41]

Apesar da eventual necessidade de terapêutica empírica inicial, deve geralmente não ser continuada por mais de 3 a 5 dias, se o patógeno infectante e resultados de sensibilidade forem conhecidos. O comprimento total da terapia para o tratamento da sepse deve ser limitado a 7 a 10 dias. No entanto, períodos mais longos de tratamento podem ser necessários, se o paciente tiver uma resposta clínica lenta ou deficiências imunológicas, como a neutropenia, ou se não for possível drenar a fonte de infecção.[45]

## ■ Esquemas empíricos iniciais

As orientações da Campanha da Sobrevivência da Sepse sugerem que terapia antimicrobiana deve ser reavaliada diariamente para otimizar a eficácia, prevenir o desenvolvimento de resistência aos antimicrobianos, evitar toxicidades associadas à terapia antibiótica e minimizar os custos. Embora as culturas de sangue possam ser negativas em mais de 50% de todos os casos de sepse, terapia antimicrobiana deve ser adaptada ao patógeno específico se um for capaz de ser identificado. Uma regra geral para a seleção de um antibiótico para um patógeno específico é que o agente de menor espectro, mas eficaz para matar o organismo como um agente de amplo espectro, deve ser selecionado.[8]

Para sepse, agentes antimicrobianos que são bactericidas são geralmente preferidos sobre agentes bacteriostáticos. Antimicrobianos bacteriostáticos, como linezolida ou clindamicina, vão inibir o crescimento do organismo, mas devem contar com o sistema imunológico do paciente para remover completamente as bactérias do corpo. Em contraste, agentes bactericidas, como antibiótico β-lactâmico, irão destruir as bactérias sem a contribuição do sistema imune, estreitar o espectro antibiótico, bem como limitar a duração da terapia, são essenciais para prevenir o desenvolvimento de resistência aos antimicrobianos. Esta prática também diminui o risco de desenvolvimento de uma superinfecção com organismos altamente resistentes, como *Enterococcus* resistentes à vancomicina.[47]

Como discutido anteriormente, não existem orientações específicas disponíveis de quando começar como terapia empírica com antibióticos em pacientes com sepse. Algumas combinações possíveis são mostradas no Quadro 5-6, e um esquema empírico inicial de antimicrobianos, proposto pelos autores encontram-se no Quadro 5-7.

As classes mais comuns de antibióticos podem ser usadas no tratamento empírico da sepse, e sua dosagem é fornecida no Quadro 5-8.

Ampicilina e aminoglicosídeo ou cefotaxima é uma boa opção para o tratamento da maioria das infecções adquiridas na comunidade que aparecem durante as primeiras quatro semanas de vida. Ampicilina associada a uma cefalosporina de terceira geração (p. ex., cefotaxima) é um tratamento empírico inicial apropriado para uma criança entre 1 e 3 meses de vida. A partir de 3 meses, uma cefalosporina de terceira geração é suficiente na maioria dos casos, e a oxacilina deve ser usada na suspeita de *Staphylococcus* da comunidade não resistente. Vancomicina e cefalosporinas de 4ª geração ficam reservadas para os casos refratários e mais complicados.[43]

O tratamento de infecções nosocomiais é mais complicado. O momento em que a infecção apareceu deve ser considerado na seleção inicial de antibióticos. Em uma infecção do trato respiratório de aparecimento precoce (≤ 4 dias na UTIP), nós sugerimos antibióticos, como a vancomicina, principalmente nas UTIs que o *Staphylococcus* MRSA são prevalentes. Se uma pneumonia de aparecimento tardio for suspeitada ou se o paciente já estiver recebendo antibióticos, sugere-se associar pelo menos dois antibióticos: Vancomicina com mais um com ação para *Pseudomonas*, como o cefipime ou mesmo um β-lactâmico pipe/ tazo (piperacilina/tazobactam) com excelente ação também para enterococo ou ime/cila (imipenem cilastatina). Uma associação entre clindamicina ou meropenem, um aminoglicosídeo também pode também ser uma boa escolha. Claritomicina deve ser administrada se *Legionnella* ou *Mycoplasma* forem suspeitadas. Uma cefalosporina de quarta geração e um aminoglicosídeo podem ser boa opção para tratar infecção nosocomial do trato urinário, pipe/tazo e ime/cil também podem ser uma opção mais atual. Se a infecção nosocomial causada por um fungo for suspeitada e for um raro foco localizado, usamos o fluconazol. Na maioria das vezes na UTIP costuma-se observar infecção disseminada por fungo, quando então a anfotericina é necessária.[27]

| QUADRO 5-7 | Esquemas empíricos iniciais de antimicrobianos na sepse | | | |
|---|---|---|---|---|
| | Infecção comunitária | | Infecção hospitalar | |
| Faixa etária do hospedeiro | Foco respiratório[1] ou indeterminado[2] | Foco digestivo ou urinário | Foco respiratório[1] ou cateter | Foco digestivo ou urinário |
| Recém-nascido | Ampicilina + Gentamicina ± Cefotaxima | Ampicilina + Gentamicina ± Cefotaxima | Vancomicina + Cefipime ± Pipe/tazo[3] | Cefipime + Amicacina ± Imi/cila[4] |
| 1 a 3 meses | Oxacilina ± Ceftriaxona PN Intersticial + Azitrocicina | Ceftriaxona + Gentamicina Isquemia intestinal + Clindamicina | Vancomicina + Cefipime ± Pipe/tazo | Cefipime + Amicacina ± Imi/cila |
| Após 3 anos | Ceftriaxona ± Oxacilina | Ceftriaxona Isquemia intestinal + Clindamicina | Vancomicina + Cefipime ± Pipe/tazo | Cefipime + Amicacina ± Imi/cila |
| Após 7 anos | Pen. G cristalina ou Ceftriaxona ± Oxacilina | Ceftriaxona ou Clindamicina + Amicacina | Vancomicina + Cefipime ± Pipe/tazo | Cefipime + Amicacina ± Imi/cila |
| Refratários (7-10 de tratamento) sem identificação Imunodeficiência? *Candida*? Anaeróbio? | Vancomicina + Cefipime ± Amicacina | Vancomicina + Cefipime + Metronidazol ± Clindamicina | Vancomicina + Meropenem ± Anfotericina B | Vancomicina + Meropenem ± Metronidazol ± Anfotericina B |

[1]Se suspeita objetiva de MRSA, incluir Vancomicina e Clindamicina até culturas.
[2]Em qualquer idade se sinais de coma/encefalite, incluir Aciclovir.
[3]Piperacilina/tazobactam.
[4]Imipenem/cilastatina.

A colite por *Clostridium difficile* deve ser tratada com antibióticos enterais, se tolerado. Em casos muito graves em que seja realizada ileostomia ou colectomia, o tratamento parenteral deve ser considerado até ser apurada uma melhora clínica. A vancomicina oral é preferível ao metronidazol para doença grave. Crianças com sepse grave e eritrodermia e suspeita de choque tóxico devem ser tratadas com vancomicina, considerando a gravidade do quadro inicial e antes do recebimento do antibiograma e com clindamicina para reduzir a produção de toxinas. A função da Imunoglobulina intravenosa (IgIV) na síndrome do choque tóxico é ainda considerada incerta, mas pode ser utilizada na síndrome do choque tóxico refratário.[8]

| QUADRO 5-8 | Dosagens de antibióticos mais comuns usados na sepse da criança | |
|---|---|---|
| Antibiótico | Dose | Observação |
| Ampicilina | 100-200 mg mg/kg/dia ÷ cada 6 h | Escolha no RN comunidade |
| Amicacina | 7,5 mg/kg/dia ÷ cada 8 h | Dosagem pode ser ajustada |
| Gentamicina | 6-7,5 mg/kg/dia ÷ cada 8 h | Dosagem pode ser ajustada |
| Tobramicina | 6-7,5 mg/kg/dia ÷ cada 8 h | Dosagem pode ser ajustada |
| Cefepime | 100-150 mg/kg/dia ÷ cada 8-12 h | Cefepime deve ser dada cada 8 h em pacientes com neutropenia febril |
| Cefotaxima | 100-200 mg/kg/dia ÷ cada 6-8 h | Não são ativos contra *Pseudomonas* |
| Ceftazidima | 100-150 mg/kg/dia ÷ cada 8 h | Ativos contra *Pseudomonas* |
| Ceftriaxona | 50-100 mg/kg/dia ÷ cada 12-24 h | Não são ativos contra *Pseudomonas* |
| Ciprofloxacina | 20-30 mg/kg/dia ÷ cada 12 h | Fluoroquinolona deve ser reservado para pacientes que não podem tolerar outros agentes ou para infecções resistentes |
| Levofloxacina | 20 mg/kg/dia ÷ cada 12 (< 5 anos)<br>10 mg/kg/dia ÷ cada 24 (> 5 anos) | Fluoroquinolona deve ser reservado para pacientes que não podem tolerar outros agentes ou para infecções resistentes |
| Imipenem | 100 mg/kg/dia ÷ cada 6 h | Deve ser evitado em pacientes com ou em risco para convulsões |
| Imipenem/cilastatina | 60-100 mg/kg/dia ÷ cada 6 h | Deve ser evitado em pacientes com ou em risco para convulsões |
| Meropenem | 60 mg/kg/dia ÷ cada 8 h | Ativos contra Anaeróbios |
| Metronidazol | 30 mg/kg/dia ÷ cada 12 h | Ativos contra Anaeróbios |
| Penicilina G Na | 100-250 mil U/kg/dia ÷ cada 4-6 h | Ativos contra Anaeróbios de boca |
| Piperacilina | 200-300 mg/kg/dia ÷ cada 4-6 h | Dosagem pode ser ajustada |
| Piperacilina/tazobactam | 300-400 mg/kg/dia ÷ cada 6-8 h | Dosagem sérica baseia-se no componente de penicilina |
| Ticarcilina | 60-800 mg/kg/dia ÷ cada 6 h | Doses maiores são as recomendadas para infecções por *Pseudomonas* |
| Ticarcilina/clavulanato | 200-300 mg/kg/dia ÷ cada 4-6 h | Doses maiores são mais efetivas para infecções por *Pseudomonas* |
| Clindamicina | 40 mg/kg/dia ÷ cada 8 h | Bacteristático – S choque tóxico |
| Vancomicina | 60 mg/kg/dia ÷ cada 6 h | Dose deve ser ajustada para manter a concentração entre 15-20 mg/L para pacientes com sepse |

## ■ Outras recomendações no manejo da sepse grave na criança

Sepse é uma situação catastrófica de alta morbidade e mortalidade causada por uma condição inflamatória grave. Esta infecção muitas vezes avassaladora origina-se em uma infinidade de diferentes microrganismos e pode levar a várias consequências adversas graves. Tratamento com fluidos, antibióticos e, quando necessário, terapia com vasopressores e/ou inotrópicos devem ocorrer. Terapias adicionais, como suporte ventilatório, controle hidroeletrolítico, controle glicêmico, podem ser necessárias em alguns pacientes que têm a resistência à catecolamina. Além disso, muitos cuidados e terapias adicionais já foram propostos para reverter a condição crítica dos pacientes com sepse. O Quadro 5-9 resume as principais condutas propostas e discutidas no seu tratamento. Muitos destes assuntos resumidos no Quadro 5-9 são desenvolvidos nos capítulos deste livro.

| QUADRO 5-9 | Recomendações para pediatria da campanha para a sobrevivência da sepse 2012 |
|---|---|
| A. Ressuscitação inicial | |
| 1. Para desconforto respiratório e hipoxemia, inicie com oxigênio administrado por máscara facial ou, se necessário e disponível, oxigênio em cânula nasal de alto fluxo ou pressão positiva contínua nas vias aéreas nasofaríngeas (NP CPAP). Para uma melhor circulação, o acesso intravenoso periférico ou o acesso intraósseo pode ser usado para ressuscitação fluida e infusão de inotrópicos, quando uma linha central não estiver disponível. Se a ventilação mecânica for necessária, a instabilidade cardiovascular durante a intubação é menos provável após a ressuscitação cardiovascular adequada (2C) | |
| 2. Terminais terapêuticos iniciais de ressuscitação de choque séptico: recarga capilar de ≤ 2 s, pressão arterial normal para a idade, pulsos normais sem diferenças entre os pulsos central e periférico, extremidades quentes, diurese > 1 mL kg-1 h-1 e estado mental normal. Saturação $SCvO_2$ ≥ 70% e índice cardíaco entre 3,3 e 6 L/min/m$^2$ devem ser visados subsequentemente (2C) | |
| 3. Siga as diretrizes do American College of Critical Care Medicine-Pediatric Life Support (ACCM-PALS) para o tratamento de choque séptico (1C) | |
| 4. Avalie e reverta pneumotórax, tamponamento cardíaco ou emergências endócrinas em pacientes com choque refratário (1C) | |
| B. Antibióticos e controle da fonte | |
| 1. Antimicrobianos empíricos devem ser administrados dentro de 1 hora da identificação da sepse grave. Hemoculturas devem ser obtidas antes da administração de antibióticos, quando possível, mas isso não deve atrasar a administração dos antibióticos. A opção de medicamento empírico deve ser alterada, conforme ditado pelas ecologias epidêmicas e endêmicas (p. ex., H1N1, MRSA, malária resistente à cloroquina, pneumococos resistentes à penicilina, internação recente na UTI, neutropenia) (1D) | |
| 2. Tratamentos com clindamicina e antitoxina para síndromes de choque tóxico com hipotensão refratária (2D) | |
| 3. Controle precoce e agressivo da fonte (1D) | |
| 4. Colite por *Clostridium difficile* deve ser tratada com antibióticos enterais, se tolerado. A vancomicina oral é preferível para doença grave (1A) | |
| C. Ressuscitação fluida | |
| 1. No mundo industrializado com acesso a inotrópicos e ventilação mecânica, nós sugerimos que a ressuscitação inicial de choque hipovolêmico comece com a infusão de cristaloides isotônicos ou albumina com bolo de até 20 mL/kg para cristaloides (ou o equivalente em albumina) por 5 a 10 minutos, titulados para reverter a hipotensão, aumentar a diurese e normalizar a recarga capilar, os pulsos periféricos e o nível de consciência sem induzir hepatomegalia ou estertores. Caso haja hepatomegalia ou estertores, o suporte inotrópico deve ser implementado, e não a ressuscitação fluida. Em crianças não hipotensas com anemia hemolítica grave (malária ou crises da célula falciforme graves), a transfusão de sangue é considerada superior ao bolo de cristaloides ou albumina (2C) | |

*(Continua)*

| QUADRO 5-9 | Recomendações para pediatria da campanha para a sobrevivência da sepse 2012 (Cont.) |
|---|---|
| D. Inotrópicos/vasopressores/vasodilatadores<br>   1. Inicie o suporte inotrópico periférico até que o acesso venoso central esteja disponível em crianças que não estejam respondendo à ressuscitação fluida (2C)<br>   2. Pacientes com estados de baixo débito cardíaco e resistência vascular sistêmica elevada com pressão arterial normal devem receber tratamentos com vasodilatadores além de inotrópicos (2C) | |
| E. Oxigenação por membrana extracorpórea (ECMO)<br>   1. Considere ECMO para choque séptico pediátrico refratário e falha respiratória (2C) | |
| F. Corticosteroides<br>   1. Tratamento oportuno com hidrocortisona em crianças com choque refratário a fluido e resistente à catecolamina e suspeita ou confirmação de insuficiência suprarrenal (clássica) absoluta (1A) | |
| G. Proteína C e concentrado de proteína ativada<br>   Nenhuma recomendação, pois não está mais disponível | |
| H. Sangue e tratamentos com plasma<br>   1. Metas semelhantes de hemoglobina em crianças e adultos. Durante a ressuscitação do choque com baixa saturação de oxigênio da veia cava superior (< 70%), as metas de níveis de hemoglobina são de 10 g/dL. Após a estabilização e a recuperação do choque e da hipoxemia, uma meta mais baixa > 7 g/dL pode ser considerada razoável (1B)<br>   2. Metas semelhantes de transfusão de plaquetas em crianças e adultos (2C)<br>   3. Uso de tratamentos com plasma em crianças para corrigir distúrbios de púrpura trombótica induzida por sepse, incluindo coagulação intravascular disseminada progressiva, microangiopatia trombótica secundária e púrpura trombocitopênica trombótica (2C) | |
| I. Ventilação mecânica<br>   1. Estratégias de proteção pulmonar durante a ventilação mecânica (2C) | |
| J. Sedação/analgesia/toxicidade de medicamentos<br>   1. Nós recomendamos o uso de sedação com uma meta de sedação em pacientes mecanicamente ventilados gravemente doentes com sepse (1D)<br>   2. Monitorização de laboratórios de toxicidade de medicamentos porque o metabolismo de medicamentos é reduzido durante a sepse grave, colocando as crianças em maior risco de eventos adversos relacionados com medicamentos (1C) | |
| K. Controle glicêmico<br>   1. Controle da hiperglicemia usando uma meta semelhante à dos adultos ≤ 180 mg/dL. A infusão de glicose deve acompanhar o tratamento com insulina em recém-nascidos e crianças, pois algumas crianças hiperglicêmicas não produzem insulina, enquanto outras são resistentes à insulina (2C) | |
| L. Diuréticos e terapia de substituição renal<br>   1. Uso de diuréticos para reverter a sobrecarga de fluido após a resolução do choque e, caso não funcione, hemofiltração venovenosa contínua (CVVH) ou diálise intermitente para prevenir a sobrecarga de fluido > 10% do peso corporal (2C) | |
| M. Profilaxia para trombose venosa profunda (TVP)<br>   Nenhuma recomendação sobre o uso de profilaxia para TVP em crianças pré-púberes com sepse grave | |
| N. Profilaxia para úlcera de estresse (UE)<br>   Nenhuma recomendação sobre o uso de profilaxia para UE em crianças pré-púberes com sepse grave | |
| O. Nutrição<br>   1. Nutrição enteral deve ser usada em crianças que possam ser alimentadas entericamente, e a alimentação parenteral nas que não possam (2C) | |

Modificado de Dellinger RP et al., 2012.[8]

# REFERÊNCIAS BIBLIOGRÁFICAS

1. Einloft PR Garcia PC, Piva JP. Perfil epidemiológico de dezesseis anos de uma unidade de terapia intensiva pediátrica. *Rev Saúde Pública* 2002;36:728-33.
2. Lever A, Mackenzie I. Sepsis: definition, epidemiology, and diagnosis. *BMJ* 2007;335(7625):879-83.
3. Zambon M, Ceola M, Almeida-de-Castro R et al. Implementation of the Surviving Sepsis Campaign guidelines for severe sepsis and septic shock: we could go faster. *J Crit Care* 2008;23(4):455-60.
4. American College of Chest Physicians/Society of Critical Care Medicine Consensus Conference. Definitions for sepsis and organ failure and guidelines for the use of innovative therapies in sepsis. *Crit Care Med* 1992;20:864-74.
5. Weiss SL, Parker B, Bullock ME et al. Defining pediatric sepsis by different criteria: discrepancies in populations and implications for clinical practice. *Pediatr Crit Care Med* 2012;13(4):e219-26.
6. Goldstein B, Giroir B, Randolph A. International pediatric sepsis consensus conference: definitions for sepsis and organ dysfunction in pediatrics. *Pediatr Crit Care Med* 2005;6(1):2-8.
7. Martin GS, Mannino DM, Eaton S et al. The epidemiology of sepsis in the United States from 1979 through 2000. *N Engl J Med* 2003;348:1546-54.
8. Dellinger RP, Levy MM, Rhodes A et al. Surviving sepsis campaign: International guidelines for management of severe sepsis and septic shock: 2012. *Crit Care Med* 2013;41:580-637.
9. Neudeck BL, Rogers PD. Sepsis. In: Helms RA, Quan DJ, Herfindal ET et al. (Eds.). *Textbook of therapeutics: drug and disease management*. 8th ed. Philadelphia: Lippincott Williams & Wilkins, 2006. p. 2159-71.
10. Nadal S. Severe pediatric sepsis. *Expert Rev Anti Infect Ther* 2012;10(2):111-14.
11. Randolph AG, McCulloh RJ. Pediatric sepsis: Important considerations for diagnosing and managing severe infections in infants, children, and adolescents. *Virulence* 2013 Nov. 13;5(1).
12. Kang-Birken SL, Dipiro JT. Sepsis and septic shock. In: Dipiro JT, Talbert RL, Yee GC et al. (Eds.). *Pharmacotherapy: a pathophysiologic approach*. 6th ed. New York: McGraw-Hill, 2005. p. 2131-43.
13. Joram N, de Saint Blanquat L, Stamm D et al. Healthcare-associated infection prevention in pediatric intensive care units: a review. *Eur J Clin Microbiol Infect Dis* 2012;31:2481-90.
14. Morrell M, Micek S, Kollef M. The management of severe sepsis and septic shock. *Infect Dis Clin N Am* 2009;23:485-501.
15. Michelow IC, Olsen K, Lozano J et al. Epidemiology and clinical characteristics of community-acquired pneumonia in hospitalized children. *Pediatrics* 2004;113(4):701-7.
16. Leclerc F, Leteurtre S, Duhamel A et al. Cumulative influence of organ dysfunctions and septic state on mortality of critically ill children. *Am J Respir Crit Care Med* 2005;171:348-53.
17. Rangel-Frausto MS, Pittet D, Costigan M et al. The natural history of the systemic inflammatory response syndrome. *JAMA* 1995;273:117-23.
18. Ferguson CC, Roosevelt G, Bajaj L. Practice patterns of pediatric emergencynmedicine physicians caring for young febrile infants. *Clin Pediatr (Phila)* 2010;49(4):350-54.
19. Blondel-Hill E, Fryters S. *Bugs & Drugs antimicrobial pocket reference*. Edmonton: Capital Heath, 2001.
20. Maloney PJ. Sepsis and septic shock. *Emerg Med Clin North Am* 2013;31(3):583-600.
21. Sabatini C, Bosis S, Semino M et al. Clinical presentation of meningococcal disease in childhood. *J Prev Med Hyg* 2012 June;53(2):116-19.
22. Wilhelms SB, Huss FR, Granath G et al. Assessment of incidence of severe sepsis in Sweden using different ways of abstracting International Classification of Diseases codes: difficulties with methods and interpretation of results. *Crit Care Med* 2010 June;38(6):1442-49.
23. Brierley J, Carcillo JA, Choong K et al. Clinical practice parameters for hemodynamic support of pediatric and neonatal septic shock: 2007 update from the American College of Critical Care Medicine. *Crit Care Med* 2009;37(2):666-88.

24. Larsen GY, Mecham N, Greenberg R. An emergency department septic shock protocol and care guideline for children initiated at triage. *Pediatrics* 2011;127(6):e15850-92.
25. Herz AM, Greenhow TL, Alcantara J et al. Changing epidemiology of outpatient bacteremia in 3- to 36-month-old children after the introduction of the heptavalent-conjugated pneumococcal vaccine. *Pediatr Infect Dis J* 2006;25(4):293-300.
26. Vila Pérez D, Jordan I, Esteban E et al. Prognostic factors in pediatric sepsis study, from the Spanish Society of Pediatric Intensive Care. *Pediatr Infect Dis J* 2014 Feb;33(2):152-57.
27. Zaoutis T. Candidemia in children. *Curr Med Res Opin* 2010;26(7):1761-68.
28. Chalmers E, Cooper P, Forman K et al. Purpura fulminans: recognition, diagnosis and management. *Arch Dis Child* 2011;96(11):1066-71.
29. Vorwerk C, Manias K, Davies F et al. Prediction of severe bacterial infection in children with an emergency department diagnosis of infection. *Emerg Med J* 2011;28(11):948-51.
30. Scott HF, Donoghue AJ, Gaieski DF et al. The utility of early lactate testing in undifferentiated pediatric systemic inflammatory response syndrome. *Acad Emerg Med* 2012;19(11):1276-80.
31. Van den Bruel A, Thompson MJ, Haj-Hassan T et al. Diagnostic value of laboratory tests in identifying serious infections in febrile children: systematic review. *BMJ* 2011;342:d3082.
32. Levy MM, Fink MP, Marshall JC et al. SCCM/ESICM/ACCP/ATS/SIS: 2001 SCCM/ESICM/ACCP/ATS/SIS International Sepsis Definitions Conference. *Crit Care Med* 2003 Apr.;29(4):530-38.
33. Paulus P, Jennewein C, Zacharowski K. Biomarkers of endothelial dysfunction: can they help us deciphering systemic inflammation and sepsis? *Biomarkers* 2011;16(Suppl 1):S11-21.
34. Standage SW, Wong HR. Biomarkers for pediatric sepsis and septic shock. *Expert Rev Anti Infect Ther* 2011;9(1):71-79.
35. Kaplan JM, Wong HR. Biomarker discovery and development in pediatric critical care medicine. *Pediatr Crit Care Med* 2011;12(2):165-73.
36. McWilliam S, Riordan A. How to use: C-reactive protein. *Arch Dis Child Educ Pract Ed* 2010;95(2):55-58.
37. Fioretto JR, Martin JG, Kurokawa CS et al. Comparison between procalcitonina and C-reactive protein for early diagnosis of children with sepsis or septic shock. *Inflamm Res* 2010;59:581-86.
38. Ruiz-Rodriguez JC, Caballero J, Ruiz-Sanmartin A et al. Usefulness of procalcitonina clearance as a prognostic biomarker in septic shock. A prospective pilot study. *Med Intensiva* 2012;36:475-80.
39. Bullen JJ, Rogers HJ, Spalding PB et al. Iron and infection: the heart of the matter. *FEMS Immunol Med Microbiol* 2005;43:325-30.
40. Garcia PC, Longhi F, Branco RG et al. Ferritin levels in children with severe sepsis and septic shock. *Acta Paediatr* 2007;96:1829-31.
41. Demirkol D, Yildizdas D, Bayrakci B et al. Hyperferritinemia in the critically ill child with secondary HLH/sepsis/MODS/MAS: what is the treatment? *Crit Care* 2012;16:R52.
42. Dellinger R, Levy M, Carlet J et al. Surviving sepsis campaign: international guidelines for management of severe sepsis and septic shock. *Crit Care Med* 2008;36:296-327.
43. Simmons ML, Durham SH, Carter CW. Pharmacological management of pediatric patients with sepsis. *AACN Adv Crit Care* 2012;23(4):437-48.
44. Kumar A, Roberts D, Wood KE et al. Duration of hypotension prior to initiation of effective antimicrobial therapy is the critical determinant of survival in human septic shock. *Crit Care Med* 2006;34:1589-96.
45. Randolph AG, McCulloh RJ. Pediatric sepsis: Important considerations for diagnosing and managing severe infections in infants, children, and adolescents. *Virulence* 2013 Nov. 13;5(1).
46. Proulx F, Fayon M, Farrell CA et al. Epidemiology of sepsis and multiple organ dysfunction syndrome in children. *Chest* 1996 Apr.;109(4):1033-37.
47. Stocker M, Ferrao E, Banya W et al. Antibiotic surveillance on a paediatric intensive care unit: easy attainable strategy at low costs and resources. *BMC Pediatr* 2012 Dec. 21;12:196.

# 6 Infecções Fúngicas Graves – Diagnóstico e Tratamento

*Paulo Ramos David João* ♦ *Fábio de Araujo Mota*

## INTRODUÇÃO

As infecções fúngicas são infecções oportunistas que ocorrem em pacientes criticamente doentes ou pacientes imunossuprimidos. Em muitos locais atingem taxas de mortalidade de até 40%. Na maioria das vezes, há dificuldades em se fazer o diagnóstico exato, mesmo com coleta adequada das culturas.

Infecção fúngica invasiva (IFI) e sepse fúngica em Unidade de Terapia Intensiva (UTI) são na maioria das vezes causadas por espécies de *Candida*. Atualmente *Candida* sp. representa o quarto agente mais comum em infecção de corrente sanguínea dentre as infecções relacionadas com a atenção à saúde (IRAS).[1]

Com o aumento da população de pacientes imunocomprometidos, outros fungos também têm sido vistos causando infecções graves em pacientes de UTI, como *Aspergillus* sp., *Pneumocystis jiroveci, Cryptococcus, Zygomycetes, Fusarium* sp. *e Scedosporium* sp., sendo considerados como fungos emergentes.[2,3]

Os pacientes internados em UTI apresentam muitos fatores de risco para desenvolver infecções fúngicas e pela sua alta morbidade e mortalidade, novas técnicas diagnósticas estão sendo desenvolvidas. Há evidências que a demora em fazer o diagnóstico e iniciar o tratamento é um fator isolado preditor de mortalidade em pacientes graves, daí a preocupação de iniciar precocemente o tratamento.

Entender o manejo de fatores que afetam o resultado dessa infecção é muito importante para o profissional de UTI. As ações que demonstraram relevância no resultado final do cuidado com o paciente acometido de IFI incluem rápida suspeição da infecção, rápida avaliação diagnóstica e início de terapia antifúngica precoce. Além disso, é importante lembrar que a escolha do antifúngico pode fazer diferença no combate a esses patógenos buscando realizar a escolha da dose mais adequada para cada situação e sempre que necessário considerar a necessidade de realizar controle de fontes de infecção.[4]

## EPIDEMIOLOGIA

### ■ Candidíase invasiva (CI)

A incidência da CI nas UTIs tem sofrido considerável mudança nas últimas três décadas. Essa mudança de cenário provocou um substancial efeito no raciocínio terapêutico e na terapia empírica para o tratamento de CI nas UTIs. A incidência de infecção de corrente sanguínea (ICS) por *Candida* aumentou em torno de 5 vezes na década de 1980 quando comparada à década anterior.[5] Essa tendência continuou com esse aumento, chegando aos 200% entre os anos de 1979 e 2000.[6]

Toda a modificação na epidemiologia dessa infecção associada aos cuidados da saúde tem continuado na presente década com números agora estimados entre 25 a 30 por 100.000 pacientes.[7] Além desse aumento da incidência de CI existe também uma mudança no perfil de espécies responsáveis por essas infecções. Até o momento pelo menos 17 espécies de *Candida* já foram reportadas causando CI, porém cinco espécies *(C albicans, C glabrata, C parapsilosis, C tropicalis* e *C krusei)* representam mais de 90% dessas causas. *C. albicans* tem sido historicamente o patógeno predominante nas CIs com índices chegando a 80% na década de 1980. Porém, na atualidade, *C. albicans* é responsável por menos de 50% de todas as ICs causadas pelo gênero *Candida*.[1,8-10]

*C parapsilosis, C tropicalis* e *C glabrata* apresentam-se como espécies importantes dentro desse novo contexto epidemiológico, sendo imperativo o conhecimento dessa epidemiologia em cada região para a definição da terapia empírica adequada, pois a *C glabrata* apresenta-se com susceptibilidade reduzida aos triazólicos,[11] enquanto a *C parapsilosis*, com susceptibilidade reduzida às equinocandinas. No Brasil, Nucci *et al.* demonstraram maior prevalência de *C. parapsilosis* e *C. tropicalis* com relação à *C. glabrata* nas infecções de corrente sanguínea.[12]

Recentemente, um novo estudo epidemiológico publicado, reunindo casos da América Latina, destaca uma ocorrência importante de candidemia invasiva em crianças nessa região, com uma prevalência de 44% em menores de 18 anos dentre todos os casos identificados (672 episódios de candidemia). O trabalho destaca também as três espécies mais prevalentes, como *C. albicans, C. parapsilosis* e *C. tropicalis*, além de uma baixa ocorrência de resistência aos principais antifúngicos utilizados.[13]

Embora muitos casos de candidemia e CI sejam causados pela microbiota endógena do paciente, a transmissão exógena de *Candida* sp. pode ocorrer particularmente em UTIs neonatais. Em um estudo prospectivo de candidemia em UTIs neonatal e cirúrgica, 33% dos profissionais de saúde da UTI cirúrgica e 29% da neonatal tiveram *Candida* sp. isolada das suas mãos.[9] Colonização por *Candida* de unhas artificiais de profissionais de saúde também foi implicada como causa de um surto de osteomielite por *Candida* em pós-operatório.[14]

Características específicas de *Candida* sp. podem influenciar o risco para transmissão exógena e infecção nosocomial em certas populações de pacientes[15] Estudos de biologia molecular têm demonstrado que *C. albicans* tem sido implicada em transmissão nosocomial entre pacientes de unidades de queimados.[16,17] *C. glabrata* tem sido mais descrita entre pacientes idosos com câncer, com exposição prévia ao fluconazol e à piperacilina-tazobactam ou vancomicina.[18-21]

*C. parapsilosis* tem sido descrita como importante causa de candidemia na população neonatal e receptores de transplante *C. parapsilosis* é a *Candida* sp. mais comumente isolada das mãos dos profissionais de saúde.[22,23] Em um estudo multicêntrico sobre candidíase neonatal a *C. parapsilosis* foi isolada de 19% dentre 2.989 culturas obtidas das mãos dos profissionais de saúde.[24] Colonização por *C. parapsilosis* também foi achada nas mãos de sete dentre 21 profissionais que trabalhavam em uma UTI neonatal.[25] Uma recente revisão de estudos de epidemiologia molecular em surtos de *C. parapsilosis* sugere a transmissão horizontal da equipe de saúde para os neonatos.[26] A habilidade da *C. parapsilosis* em produzir biofilme pode explicar essa propensão à causa de surtos de infecção nosocomial por essa espécie associado a cateter venoso central (CVC).[26-28] Por fim, surtos de candidemia por *C. parapsilosis* foram associados ao uso de nutrição parenteral total, provocados pela facilitação de crescimento em meio seletivo enriquecido por glicose das soluções de hiperalimentação.[28] Logo, o crescimento frequente de *C parapsilosis* em UTI deve sugerir intervenções imediatas relacionadas com melhorias na higiene das mãos e cuidados apropriados com CVC.[29]

## ■ Aspergilose pulmonar invasiva (API)

API representa uma complicação bastante temida em pacientes gravemente críticos. Várias espécies de *Aspergillus* mantêm-se como principais causadoras de API, em particular *A. fumigatus*, *A flavus* e *A niger*, que representam quase 100% das doenças em humanos. Embora o *Aspergillus* possa causar doença tanto em pacientes imunocomprometidos como em imunocompetentes, é o paciente imunocomprometido que atrai a maior atenção do intensivista.

A incidência verdadeira de API é desconhecida. Embora muito menos comum do que infecção por leveduras, a frequência de API pode estar aumentando. Certamente um grande fator que leva a essa epidemiologia é o aumento do uso de drogas imunossupressoras na medicina moderna. Tanto o tipo de imunossupressão quanto duração relacionada com a todos os tipos de transplante estão envolvidos na ocorrência de API. Porém, nem todas as formas de imunossupressão apresentam os mesmos riscos para API. Tanto a extensão como a duração da neutropenia representam fatores de risco importantes para a ocorrência de API. Mais recentemente, estratégia de uso de anticorpo monoclonal para indução de imunossupressão está sendo reconhecida como um importante fator de risco para API. Em pacientes submetidos a transplante de medula óssea, o desenvolvimento de reação de enxerto *versus* hospedeiro tem sido associado à grande frequência de infecções invasivas por fungos filamentosos. Da mesma forma, seguindo alguns transplantes, a infecção por citomegalovírus também aumenta a chance de API.[30]

Em 1999, Patterson e Singh descreveram a desproporção de distribuição de casos de API em função do tipo de transplante realizado. Em uma revisão de 20.000 casos de API, eles reportaram uma incidência maior em pacientes submetidos a transplantes de pulmão e de medula óssea com relação a outros tipos de transplante. Em parte, essa diferença está relacionada tanto com os agentes usados como imunossupressores (p. ex., paciente de transplante renal requer muito menos imunossupressão), assim como a quantidade de esporos de *Aspergillus* inalados. O impacto da mortalidade por API pós-transplante nessa revisão foi importante, variando entre 10 e 17%.[31]

Mais recentemente, análises sugerem uma mudança na epidemiologia de API. Várias séries publicadas recentemente têm descrito API em pacientes criticamente doentes não imunocomprometidos. Samarakoon e Soubani reportaram cinco casos de API dentre pacientes adultos com doença pulmonar obstrutiva crônica (DPOC) e realizaram uma revisão sistemática sobre o assunto. Nesse trabalho, dentre 65 casos analisados, a apresentação clínica foi bastante inespecífica e na maioria dos casos (63%) o achado radiológico consistiu em infiltrados inespecíficos. Na maioria desses casos, o diagnóstico foi realizado por autópsia (43%) contra 23% realizado por lavado broncoalveolar. Apesar de o tratamento antifúngico ter acontecido na maioria dos casos, a mortalidade atingiu 91%. Os autores concluem que os fatores de risco prováveis para API, nessa coorte de pacientes com DPOC, incluem tratamento crônico com corticosteroide e DPOC avançada. Infelizmente, evidências como esta não apareceram em trabalhos de UTI pediátrica ou neonatal, não sendo possível definir um padrão de risco para pacientes pediátricos sem imunossupressão até o momento.[32] O maior trabalho que se tem de aspergilose invasiva foi publicado, em 2008, por Burgos *et al.* Nessa análise retrospectiva foram avaliados 139 casos entre 0 e 18 anos. O achado mais característico foram nódulos pulmonares nas imagens radiológicas, diferentemente do que ocorre com adultos.[33]

## DIAGNÓSTICO

Atualmente os diagnósticos de micoses invasoras ainda se baseiam essencialmente em métodos microbiológicos clássicos e em técnicas de imagem.[33,34] Porém, as culturas microbiológicas têm uma utilidade limitada já que em muitos casos a coleta será limitada pelo estado de gravidade do paciente. Além disso, na maioria das vezes, necessita-se de vários dias para detectar o crescimento do fungo e que em muitos casos esse crescimento pode significar um contaminante habitual da microbiota saprófita do paciente, diminuindo, assim, a especificidade das culturas.[35]

As técnicas radiológicas, em especial a tomografia de alta resolução, permitem detectar com segurança a infecção fúngica desde que estejam presentes lesões macroscópicas, o que caracteriza um mau prognóstico.[36] Na suspeita de aspergilose, a imagem "em crescente" é sugestiva desta infecção.

Diante desse contexto, nos últimos anos o que se tem tentado buscar é desenvolver técnicas alternativas às culturas microbiológicas, que tentam diagnosticar precocemente a infecção fúngica invasiva. Dentre essas técnicas destaca-se a quantificação da galactomanana para o diagnóstico de API, muito empregada hoje no paciente onco-hematológico. Além dessa, outras técnicas de detecção antigênica têm sido estudadas para a identificação de *Candida* sp. como a detecção de betaglucana e dos Mannan (Mn), apesar de não terem demonstrado ainda maior utilidade.

- **Detecção de galactomanana para *Aspergillus***

API é uma das micoses oportunistas mais habituais e segue mantendo uma porcentagem de mortalidade elevada, oscilando entre 50 a 75% de acordo com diferentes estudos.[36] Por isso que técnicas recentes tentam identificar a API precocemente com a quantificação de galactomanana, um componente da parede fúngica do *Aspergillus*. Essa técnica é comercializada por um teste de ELISA do tipo *sandwich* (Platelia Aspergillus®, Bio-Rad) e tem demonstrado uma utilidade considerável no diagnóstico precoce dessa infecção em pacientes hematológicos com alto risco de Aspergilose.[37] A pesquisa é realizada no soro e recomenda-se que sejam feitas pelo menos duas coletas seriadas por semana em pacientes com risco de aspergilose. A quantificação deste antígeno faz parte dos critérios diagnósticos de aspergilose invasiva entre possível, provável e provado, em conjunto com critérios clínicos.[38] Atualmente, um índice acima de 0,8 em uma amostra e um acima de 0,5 em duas amostras consecutivas devem ser considerados como positivos.[37]

Em pacientes pediátricos embora existam menos dados, a técnica parece ser mais confiável, com uma sensibilidade de 89% e uma especificidade de 85%. O que o intensivista tem que ficar atento é que vários estudos mostraram um número importante de falso-positivos quando essa técnica se aplica em crianças. Dentre os principais fatores associados ao resultado falso-positivo, destaca-se o uso do β-lactâmico piperacilina-tazobactam, colonização por *bifidobacterium* e a contaminação por conídio de *Aspergillus* na extração ou manipulação da amostra.[37,38-40]

## Padrões de cuidados microbiológicos para candidemia

### Identificação de espécie

Todo fungo (seja leveduriforme ou filamentoso) obtido de sítios estéreis, incluindo sangue e fluido de diálise peritoneal contínua (CAPD), e amostras de ponta de cateter devem ser identificados até em nível de espécie por um laboratório de referência. Três motivos destacam-se que justificam esse padrão obrigatório de identificação:

1. Agentes antifúngicos têm diferentes susceptibilidades às espécies diferentes de *Candida* e outros fungos filamentosos. Uma exceção a essa necessidade é o fluido de broncoscopia que quando tem crescimento de *Candida* sp. deve ser considerado como contaminante.
2. Epidemiologicamente essa identificação pode indicar um cenário de surto.
3. O risco de aquisição de IFI ou a interpretação do resultado da cultura difere dependendo da espécie identificada.

Um importante exemplo de fungo que tem baixa sensibilidade a agente antifúngico é a *C. krusei* que é intrinsecamente resistente ao fluconazol e menos susceptível à anfotericina B do que outras *Candida* sp.[41]

### Culturas de fungo da urina de pacientes em cuidados especiais e transplantes

Todo fungo que cresce em urina de pacientes em UTI em cuidados especiais, como unidades neonatais, unidades de queimados e transplantados, deve ser especificado. Em neonatos, por exemplo, esse achado frequentemente representa infecção invasiva e pode preceder à documentação de candidemia. O isolado da urina geralmente é idêntico ao do sangue e de outros sítios no paciente multiplamente colonizado. Em outros tipos de pacientes, que não esses reconhecidos como cuidados especiais, o crescimento de *Candida* sp. deve ser interpretado como colonização quase sempre estando associado ao uso de sonda vesical (SV) de demora, devendo ser repetida depois de retirada a SV ou a troca da mesma.[41]

### Coletas de hemoculturas

A coleta de hemocultura é um procedimento considerado fundamental na investigação das CI. O número de hemoculturas preconizadas para essa investigação é de três, podendo variar entre duas a quatro coletas. Com relação ao volume total de coleta orienta-se o seguinte de acordo com o peso:

< 2 kg – 2 a 4 mL; 2 kg < 12 kg – 6 mL; 12 kg < 36 kg – 20 mL; > 36 kg – 40 a 60 mL

Com relação ao momento de se obterem essas hemoculturas, o que se preconiza é que sejam colhidas uma atrás da outra, de sítios diferentes logo após o evento clínico que precipitou a coleta de hemocultura. A venopunção mantém-se como a técnica de escolha, pois a amostra obtida de CVC apresenta um risco duas vezes maior de isolamento de germes contaminantes com relação ao sítio adequadamente tratado antes da coleta, como na venopunção.[41]

- **Mannan e antimannan para detecção de *Candida* sp.**

Mannan (Mn) é o maior componente da parede celular da *C. albicans*, representando até 7% do peso seco dessa estrutura e um dos principais antígenos da *Candida* que circula durante a infecção.[42] Diferentes testes foram desenvolvidos para detectar antígeno Mn ou anticorpo antimannan (A-Mn) no soro.

Esses métodos incluem aglutinação pelo látex e ensaios imunoenzimáticos,[43] porém com resultados de sensibilidade questionáveis. Observações iniciais mostraram que mannanemia acontecia preferencialmente na ausência de anticorpo A-Mn e vice-versa.[44] A observação do balanço entre Mn e anticorpo A-Mn levou à ideia da detecção combinada desses dois elementos através do método de ELISA, que hoje é comercializado como Platelia™ *Candida* Antigen (Bio-Rad Laboratories, Marnes-la-Coquette, France) e Platelia™ *Candida* Antibody.[44,45]

A combinação de ambos os métodos em um único método através do ELISA trouxe uma melhora na sensibilidade e especificidade do exame (sensibilidade 83% e especificidade 86%), conferindo a ele um alto valor preditivo negativo além de conseguir fazer o diagnóstico de CI em média 6 dias antes do evento clínico. A coleta seriada também pode ser uma conduta necessária para a identificação do fungo.

- **Beta-D-Glucana**

Esta glucana é também um componente da parede fúngica, porém diferencia-se da galactomanana que é específica para *Aspergillus*. A glucana encontra-se presente em muitas espécies de fungo, sendo considerado por isso um método de detecção panfúngico. Existem várias técnicas comercializadas de quantificação sérica deste composto, porém a mais utilizada e indicada é chamada Fungi-tell® *(Cape Cod Incorporated)*, que também é uma técnica de (ELISA).[46] Infelizmente essa técnica ainda não foi validada para a Pediatria. Esse exame tem reconhecidamente um alto valor preditivo negativo (VPN) e deve ser realizado em média 2 a 3 vezes por semana durante o período de suspeita da CI. O ponto de corte para interpretar um resultado positivo é > 80 pg/mL. Fungi-tell® pode ser considerada hoje uma técnica adequada para afastar infecção por *Aspergillus* ou *Candida* já que todas as publicações coincidem em demonstrar um VPN > 90%, sendo possível adiantar o diagnóstico da infecção fúngica em média 7 dias antes do seu aparecimento.[47]

- **Padrões de cuidados histopatológicos no diagnóstico de IFI (uso de coloração para fungo)**

Todo tecido de paciente imunocomprometido com suspeita de infecção deve ser corado com corantes específicos para a investigação de IFI como o *periodic acid Schiff* (PAS), prata ou colorações fluorescentes, em paralelo com as colorações habituais. Biópsias e ressecções cirúrgicas de tecido comprometido são frequentemente definidoras de IFI. Rapidez é um fator importante no diagnóstico precoce, e a prática corrente de avaliar a coloração de hematoxilina-eosina (HE) do tecido antes de decidir o uso ou não de alguma técnica especial de coloração para fungo frequentemente representa um atraso fatal para o paciente. Hifas e leveduras são comumente invisíveis na coloração de corte padrão corado com HE. Elas serão mais bem visualizadas em colorações específicas para fungo, utilizando prata como Groccot ou Metamina Gomori.[48,49]

## PROFILAXIA

Os recém-nascidos (RN) pré-termos são altamente susceptíveis a infecções por serem imunocomprometidos e requererem terapias invasivas. O desenvolvimento do sistema imune aumenta ao mesmo tempo em que nas Unidades de Terapia Intensivas Neonatais (UTIN) a necessidade de intervenções invasivas (cateteres venosos centrais e arteriais, nutrição parenteral, intubação e antibióticos) decresce, sendo que o período de maior risco de infecção é entre 4 e 8 semanas de vida.

Infecções fúngicas, principalmente CI, ocorrem em pacientes imunocomprometidos, incluindo adultos neutropênicos, muito deles são colonizados por *Candida* em muitos locais. Em contraste com adultos, muitos RN e lactentes não são colonizados ou têm poucas colônias de leveduras ao nascimento, tornando-se candidatos ideais para profilaxia antifúngica. A profilaxia é mais efetiva para prevenir ou erradicar colonização por *Candida* da pele, tratos respiratório e gastrointestinal e cateter venoso central, quando iniciado no 1º ou 2º dias após o nascimento.[50-52]

### ■ Profilaxia com fluconazol em neonatos pré-termos extremos

Quatro estudos de profilaxia com fluconazol em mais de 4.000 neonatos têm consistentemente demonstrado eficácia e segurança, com uma redução de CI de 83% e redução da mortalidade perto deste valor. A incidência de CI foi de 9% no grupo-controle (sem fluconazol) contra 1,6% no grupo que recebeu profilaxia. Não foram verificados efeitos adversos e aumento de resistência com o uso da profilaxia.[52] Os fatores de risco para desenvolver CI em neonatos incluem prematuridade, uso de cateter venoso central (CVC), antibióticos de amplo espectro (carbapenêmicos, cefalosporinas de terceira geração), nutrição parenteral, uso de antiácidos e intubação endotraqueal. Neonatos com idade gestacional de 23-24, 25-27 e > 25 semanas têm incidência de 10-20%, 5-10% e < 5% repectivamente, de desenvolver CI.[53]

Três estudos randomizados sustentaram evidência de eficácia e segurança da profilaxia com fluconazol. O primeiro estudo foi um estudo prospectivo, randomizado, duplo-cego, envolvendo 100 RNs pré-termos com menos de 1.000 g ao nascimento que receberam CVC e intubação endotraqueal. Os RNs foram randomizados durante os primeiros 5 dias de vida para receber 3 mg/kg de fluconazol endovenoso (EV) ou placebo por 6 semanas. Nenhum dos RNs em tratamento desenvolveu CI comparado a 20% do grupo placebo (p = 0,008). Em um ensaio subsequente randomizado de profilaxia com fluconazol, o mesmo grupo estudou a dose tabelada diária de 3 mg/kg administrada 2 vezes por semana, que se mostrou tão efetiva na prevenção como a dose usada diariamente. A dose 2 vezes por semana reduziu o tempo da enfermagem e da farmácia e, possivelmente, o risco de desenvolver resistência do fungo aos azólicos.[54,55]

Estudo multicêntrico, randomizado, placebo-controlado investigou duas diferentes doses de fluconazol (3 e 6 mg/kg) comparado a placebo em RN com peso de nascimento menor que 1.500 g (n = 322). A incidência de CI foi 75% menor com ambas as doses de fluconazol com relação ao grupo placebo. Não houve diferença entre os grupos que receberam doses distintas em diminuir a colonização e a ocorrência de CI. Não houve efeitos adversos, e a profilaxia não selecionou fungos resistentes durante o período do estudo.[54,55]

Em estudos randomizados, não têm sido relatados efeitos adversos em RNs tratados com fluconazol profilático comparado a placebos. A incidência de infecções bacterianas e enterocolite necrosante foi similar nos grupos tratados e nos placebos. A incidência maior de colestase foi verificada apenas nos RNs que receberam profilaxia com fluconazol e nutrição parenteral concomitante. Em vários estudos também foi verificada a redução da mortalidade nos grupos que receberam fluconazol profilático.[55]

Comparando profilaxia a fluconazol EV e nistatina via oral (VO) a nistatina preveniu ou reduziu apenas a colonização de fungo gastrointestinal, enquanto fluconazol EV preveniu colonização em outros locais. Comparativamente fluconazol tem maior eficácia que nistatina na profilaxia (88 *vs.* 54%) em crianças com menos de 1.000 g. Por outro lado, o esquema de fluconazol 2 vezes por semana mostrou-se tão eficaz quanto com doses diárias mesmo nos casos mais graves.[56]

Um único estudo com micafungina profilática mostrou eficácia e segurança na dose de 1 mg/kg/dia durante 6 semanas em RN com menos de 1.500 g de peso ao nascer.[57]

A administração de lactobacilos pode prevenir a colonização, mas não a infecção por *Candida* em prematuros.[50,51]

Estratégias para reduzir morbidade e mortalidade por CI em UTIN (nível de evidência).[57,58]

1. Uso de fluconazol EV enquanto tem acesso em uso (central ou periférico) em RN com menos de 1.000 g, e/ou 27 semanas de idade gestacional ou menos. (A-I).
2. Iniciar tratamento em infecções documentadas com dose apropriada de antifúngicos e pronta remoção do cateter com infecções sanguíneas por *Candida* (A-II).
3. Restringir uso de antibióticos de amplo espectro (cefalosporinas de terceira ou quarta geração e cabapenêmicos) (B-II).
4. Restringir uso de bloqueadores H2 ou inibidor de bomba de próton (B-II). Usar somente em gastrite comprovada e restringir o uso em 3 dias ou até os sintomas desaparecerem.
5. Diminuir o uso de dexametasona pós-natal (B-II), exceto em doenças pulmonares graves.

## ▪ Estratégias para prevenção de candidemia relacionada com cateter intravascular

Recomendações com base em evidências enfatizam as seguintes medidas:[50-52,59]

A) Educar e treinar os profissionais de saúde que colocam e mantêm os cateteres.
B) Máximo uso de precauções estéreis de barreiras durante a inserção do cateter: luvas, aventais, máscaras etc.

C) Uso de clorexidina a 2% para antissepsia da pele no lugar do povidine.
D) Evitar troca rotineira de CVC.
E) Uso de CVC impregnados com antibióticos ou antissépticos.

São recomendações da Sociedade Americana de Doenças Infecciosas (IDSA). Adotando estas cinco recomendações, sendo a veia subclávia como acesso venoso preferencial, há redução de 66% para 2,7 a 0 por 1.000 cateteres/dia, em um estudo realizado em 103 Universidades de Michigan.[60]

Recomendações similares também mostraram diminuição das infecções em RNs prematuros, principalmente com vigilância sobre adequada lavagem das mãos dos profissionais de saúde, que mostravam ter as mãos colonizadas por fungos.[61]

## ▪ Profilaxia de candidíase invasiva

Em pacientes submetidos a transplante de células-tronco hematopoiéticas durante o período pré-enxerto de neutropenia e mucosite, a quimioprofilaxia antifúngica pode prevenir a disseminação de *Candida* sp. endógena do tubo gastrointestinal. Nestes pacientes, sepse grave e choque séptico podem ocorrer em aproximadamente 30% dos casos com mortalidade de até 50% dos que internam na UTI.[53] Fluconazol iniciado e continuado até a resolução da neutropenia é efetivo na prevenção da CI e é recomendado. Outros agentes que também se mostram eficazes na prevenção de CI são micafungina, posaconazol e itraconazol.[62]

A quimioprofilaxia de candidíase invasiva em pacientes neutropênicos pode ser efetiva em casos cuidadosamente selecionados, incluindo transplante de fígado, rim e pulmão e pacientes com ruptura de alças intestinais.[62]

Outras situações clínicas de pacientes na UTI em que pode haver probabilidade de desenvolverem Candidíase Invasiva e que são candidatos a receberem quimioprofilaxia são: pacientes recebendo corticoide por longo tempo, pacientes submetidos à diálise, com pancreatite, recebendo nutrição parenteral e pacientes que recentemente foram submetidos à cirurgia de grande porte.[63]

Um estudo prospectivo, randomizado, placebo controlado com pacientes adultos criticamente doentes, que foram submetidos à cirurgia, demonstrou que no grupo que recebeu 3 dias de fluconazol profilático, houve redução de 55% de infecção fúngica, mas não houve redução da mortalidade.[63]

A dose habitualmente utilizada de fluconazol profilático nas situações citadas é de 8-12 mg/kg/dia

Outros agentes:

- Micafungina 1 mg/kg/dia EV.
- Itraconazol 2,5 mg/kg/dia, 2 vezes ao dia, via oral (nos maiores de 2 anos).

## ▪ Prevenção de aspergilose

Doença invasiva causada por *Aspergillus* geralmente ocorre em pacientes gravemente imunocomprometidos. Geralmente é transmitido pelo ar, devendo os pacientes imunossuprimidos ser colocados em isolamento adequado com controle ambiente severo. Há descrições de aumento de infecções por *Aspergillus* em hospitais onde estão havendo construções ou estão sendo realizados próximo a eles.[62]

Principalmente nos pacientes que receberam transplante de células-tronco hematopoiéticas e que desenvolveram doença enxerto-*versus*-hospedeiro, há publicações recentes que recomendam a profilaxia para fungos produtores de mofo ou bolor (como o *Aspergillus*). Os antifúngicos que têm demonstrado eficácia nesta prevenção são posaconazol, itraconazol e anfotericina B lipossomal em aerossol. A profilaxia não é claramente definida, mas depende da intensidade da imunossupressão. O uso de profilaxia contra *Aspergillus* também tem sido recomendado para pacientes com leucemia mieloide aguda e síndromes mielodisplásicas com períodos longos de imunossupressão.[64]

Entre os pacientes transplantados, os que mais têm chance de adquirir Aspergilose são os transplantados de pulmão, em razão da imunossupressão agressiva nesses casos e pelo fato de que os esporos do *Aspergillus* são inalados. Nestes pacientes, a prevenção está indicada.[64]

## TRATAMENTO

A importância da pronta identificação de infecções fúngicas por meio da combinação da análise de fatores de risco e análises terapêuticas tem demonstrado ser o principal fator que afeta a mortalidade relacionada com a sepse fúngica. Análises têm identificado uma significativa relação entre sobrevida hospitalar e duração do tempo entre o início da sepse e o uso de drogas para cada germe, incluindo *Candida* sp. Cada hora de atraso no início do antimicrobiano foi relacionada com decréscimo de 7,6% na sobrevida.

Vários estudos têm mostrado melhor sobrevida com início precoce de terapia antifúngica quando há fatores de risco, principalmente nas primeiras 72 horas.[4] Um passo importante no acesso à fungemia permanece o manejo do CVC. Este representa uma porta de entrada para os fungos. Protocolos recentes recomendam a pronta remoção do cateter. Isto em parte é fundamentado na observação de que o biofilme envolvendo o CVC representa um local de relativa proteção para fungos. Os antifúngicos mais antigos, como o fluconazol, penetram muito pobremente no biofilme.[32,65] Ao mesmo tempo, a manutenção do cateter pode ser um preditor independente de mortalidade.

### ■ Tratamento empírico

Vários estudos têm demonstrado o benefício de utilizar antifúngico empiricamente em pacientes com sepse grave e com fatores de risco. Os principais fatores de risco para infecção fúngica são:[4,50,51,66,67]

- Granulocitopenia.
- Plaquetopenia.
- Prematuridade.
- Diminuição da imunidade celular.
- Uso crônico de corticoides e antineoplásicos.
- Irradiação nodal ou de todo o corpo.
- Perda de proteção das mucosas.
- Uso de antibióticos de amplo espectro.

- Cateter venoso central.
- Uso de nutrição parenteral (NPT).

Um estudo com 3.000 pacientes internados por mais de 3 dias em UTI do Brasil e Estados Unidos, uma combinação de fatores foi preditiva de CI. O estudo identificou pacientes com maiores e menores fatores de risco. Os dois maiores fatores de risco foram o uso de antibióticos e a presença de CVC. Menores fatores de risco incluíam NPT, diálise, cirurgia na semana anterior, pancreatite, uso de corticoide e imunossupressor. Pacientes com os dois fatores maiores e pelo menos dois menores constituíam o grupo de alto risco para desenvolver infecção fúngica. Observaram no ano seguinte à implementação da regra uma diminuição de 3,4 casos por 1.000 CVC/dia para 0,8 caso por 1.000 CVC/dia em infecções causadas por *Candida*.[68]

Em RN de extremo baixo peso também há evidência que o uso de antifúngico empírico diminui a mortalidade.[69]

Outros trabalhos também relacionaram o atraso em iniciar terapia antifúngica empírica com o aumento da mortalidade.[55] A IDSA recomenda considerar terapia antifúngica empírica para pacientes criticamente doentes com fatores de risco e sem outra causa para febre, mas não há evidência para suportar essa indicação.[68]

A decisão de utilizar antifúngicos de maneira empírica em pacientes graves, assim como a escolha do agente, vai depender da análise criteriosa de cada paciente, perfil de pacientes internados em cada UTI e do perfil microbiológico do local.

O período para iniciar o antifúngico quando persiste a febre, o mau estado geral e o paciente está usando antibióticos de amplo espectro é de 3 a 5 dias.[70]

## Considerações sobre tratamento

A concentração das drogas no sítio da infecção é importante quando se escolhe um antifúngico. Em certos tecidos há diferenças farmacocinéticas entre os antifúngicos. O sistema nervoso central (SNC), os olhos e a urina são sítios de importância para pacientes com CI. Anfotericina B e suas formulações lipídicas têm diferentes farmacocinéticas teciduais que são dependentes de moléculas carreadoras. Por exemplo, Anfotericina lipossomal é uma pequena unilamelar partícula que atinge altas concentrações no sangue e no SNC com relação às outras preparações de Anfotericina. Para alguns autores é a formulação mais adequada para candidíase do SNC. A forma lipídica também acumula no humor vítreo e pode ser atrativa para endoftalmite.[4] Fluconazol penetra em quase todos os tecidos, incluindo o SNC, humor vítreo e urina e é por esta razão uma valiosa droga para tratar infecções por *Candida* sp. susceptíveis nestes locais. O voriconazol tem grande distribuição tecidual no SNC e humor vítreo, mas não é excretado pela urina.

## Mecanismo de ação[54]

Três classes de antifúngicos são aprovadas pela FDA *(Food and Drug Administration)* em um total de oito drogas.

A primeira classe são os poliênicos que incluem anfotericina B desoxicolato e as três preparações lipídicas: lipossomal, complexo lipídico e complexo de sulfato de colesterol. Das quatro, somente a última não é indicada pela FDA para candidemia. A preparação lipídica tem maior vantagem na terapêutica e menos toxicidade. Todas as formulações exercem seu efeito pela ligação do ergosterol na parede do fungo, levando à despolarização, aumento da permeabilidade e morte celular.

A segunda classe são os triazólicos. A FDA aprovou o fluconazol e o voriconazol. Estas drogas têm como alvo a síntese do ergosterol da membrana celular, que é o seu maior componente, por inibição do citocroma P-450 dependente da enzima lansoterol 14-α desmetilase. Este mecanismo de ação é considerado fungistático contra *Candida* sp.

O grupo mais recente de antifúngicos são as equinocandinas, que inclui a caspofungina, micafungina e anidulafungina. Todas são aprovadas pela FDA. O mecanismo de ação desta classe é via inibição da beta 1,3-glucan sintetase, uma enzima responsável pela produção do beta-1,3-glicana da parede dos fungos.

Outro antifúngico que existe é a fluocitosina (5FC) que é um análogo da pirimidina que interfere na síntese do ácido nucleico dos fungos. A fluocitosina é geralmente administrada com outro antifúngico por causa do potencial de desenvolver rapidamente resistência. Penetra bem em vários tecidos, incluindo o Sistema Nervoso Central (SNC) e o aparelho urinário. O seu efeito adverso mais importante é mielotoxicidade que pode ser dose-dependente. Seu uso deve ser cuidadoso em recém-nascidos.[71]

## ■ Tratamento da candidíases

A anfotericina B desoxicolato e suas preparações lipídicas são agentes potentes contra espécies de *Candida*. Entre as espécies, as menos susceptíveis a estas drogas são a *Candida glabrata* e a *Candida krusei* que requerem MIC (*minimum inhibitory concentration*) de 4 e 8 μg/mL respectivamente para inibir 90% dos organismos, comparado a MIC de 1 μg/mL para *C. albicans*. A *C. lusitanae* e *AC. Guillermondi* são as que apresentam maior resistência às anfotericinas. As formulações de anfotericina B penetram no SNC, mas não no liquor. Isto é importante no tratamento da memingoencefalite por *Candida*, mas há vários estudos clínicos que sugerem que todas as formulações têm atividade fungicida no SNC. Também não atingem concentrações urinárias efetivas e podem ser inefetivas no tratamento das candidúrias.[72]

O uso da anfotericina desoxicolato é limitado pelos seus efeitos colaterais, como náusea, vômitos, febre, nefrotoxicidade e hipopotassemia. As preparações lipídicas têm menos efeitos colaterais, mas igual eficácia que a anfotericina desoxicolato. As crianças toleram melhor a anfotericina B e os seus produtos que os adultos.[32,70] A dose de 1 mg/kg de anfotericina B desoxicolato resulta em significativa maior estimativa de *clearance* da droga corrigido, pelo peso em lactentes e crianças pequenas. Esta é uma potencial explicação que a anfotericina B desoxicolato é mais bem tolerada em neonatos que em adultos e também leva à disfunção renal leve nesta faixa de idade.[72]

O fluconazol e o voriconazol também são ativos contra muitas espécies de *Candida*, incluindo *C. albicans*, *C. parapsilosis* e *C. tropicalis*. Reduzida atividade é encontrada contra *C. glabrata* e *C. Krusei* sendo totalmente resistente contra a *C. krusei*. A resistência ao fluconazol tem distribuição geográfica com variações de 14 a 23%. A sua eficácia em pacientes não neutropênicos é comparada às anfotericinas. O voriconazol é liberado para crianças com mais de 12 anos, tendo boa eficácia contra *C. Krusei* e *C. glabrata*. Os efeitos colaterais dos azólicos são colestase e alterações de enzimas hepáticas, mas não são limitadores do uso destas drogas. Com o voriconazol também estão descritos outros efeitos colaterais, como Síndrome de Steven Johnson, eritema multiforme, lúpus eritematoso discoide, melanoma, fototoxicidade e fotossensibilidade.[72] Existem outros azólicos, itraconazol e posaconazol, mas não há avaliações adequadas com relação à sua eficácia contra infecções invasivas por *Candida* e há limitada informação sobre a farmacocinética das drogas em crianças.[4,73]

As equinocandinas (caspofungina, anidulafungina, micafungina) oferecem um espectro de ação que inclui atividade contra *C. albicans*, *C. tropicalis* e *C. krusei*, mas *C. Guillermondi* e *C. parapsilosis* têm reduzida susceptibilidade às equinocandinas. Mesmo sendo necessários maiores valores de MIC das equinocandinas contra a *C. parapsilosis*, elas têm claro benefício demonstrado nesta infecção. A anidulafungina tem maior meia-vida e distribuição tecidual, e a caspofungina tem de ter dose reduzida em pacientes com insuficiência renal. Não há outros efeitos colaterais importantes. Apenas a micafungina não necessita de dose de ataque.[4,65,72] Todas as equinocandinas penetram bem no SNC e atingem concentrações que são efetivas para o tratamento de infecções nesta região. No caso da micafungina, a penetração é dose-dependente, devendo ser usada dose alta como 10 mg/kg/dia. Há relato de que a micafungina causa tumor hepático em ratos, mas não há comprovação em humanos. Como os poliênicos não alcançam boa concentração urinária, podendo ser ineficazes nas infecções urinárias por *Candida* sp.[71]

A micafungina tem sida comparada à anfotericina B lipossomal com relação à sua eficácia, mostrando a mesma eficácia em adultos. Telles *et al.* realizaram um estudo duplo-cego, randomizado multinacional comparando a micafungina à anfotericina lipossomal em 98 pacientes com menos de 16 anos de idade (sendo que 19 foram prematuros). Cerca de 91 pacientes tinham candidemia, e sete tinham outras formas de CI; 48 pacientes receberam micafungina, e 50 receberam anfotericina. Os dois grupos tiveram o mesmo sucesso de tratamento (73% no grupo com micafungina e 76% do grupo com anfotericina), mesmo nos pacientes neutropênicos.[72]

A dose mais adequada para RNs prematuros e pré-termos é de 10 mg/kg/dia nos casos de CI, mostrando ser mais adequada e bem tolerada em comparação a doses menores habitualmente usadas.[6]

O tratamento de CI deve ser mantido por uma semana após duas hemoculturas negativas, com resolução dos sinais e sintomas clínicos. O tempo mínimo é de duas semanas. Exceção aos pacientes com Candidíase disseminada crônica, osteomielite e endocardite que deve ser prolongado por oito semanas.[53,74]

Em maio de 2011, a EFISG *(European Society of Clinical Microbiology and Infectious Disease)* organizou uma diretriz sobre o manejo da candidíase coordenado pelo *ESCMID Fungal Infection StudyGroup*.[53] As principais recomendações com níveis de evidência foram:

1. Tratamento da candidíase hematogênica sem meningoencefalite em RN:
   - *Anfotericina B desoxicolato:* 1 mg/kg/dia B II. Ainda usada em RN, relativamente bem tolerada.
   - *Anfotericina B lipossomal:* 2,5-7 mg/kg/dia BII. Evidências mais em adultos.
   - *Fluconazol:* 12 mg/kg/dia, considerar dose de ataque de 24 mg/kg no dia 1 BII. Considerar epidemiologia local, dose incerta e não exposição anterior aos azólicos.
   - *Micafungina:* 4-10 mg/kg/dia B II. Segunda escolha. Dose ideal incerta. Considerar doses mais altas.
   - *Caspofungina e anfotericina B complexo lipídico:* muito poucas evidências.
2. Tratamento de meningoencefalite por *Candida* em RN:
   - *Anfotericina B desoxicolato:* 1 mg/kg/dia. B II. Sem dados clínicos definitivos.
   - *Anfotericina B lipossomal:* 2,5-7 mg/kg/dia. B II. Sem dados clínicos definitivos, mas bons estudos pré-clínicos.
   - *Micafungina:* 4-10 mg/kg/dia B II. Segunda escolha. Sem dados clínicos, mas bons estudos pré-clínicos, excelente concentração tecidual.

   Meningoencefalite por *Candida* é relativamente comum no RN. Pode-se considerar associar 5-fluocitosina à anfotericina.

   Examinar todos os pacientes para endoftalmite e endocardite. Remover cateter, se possível. Para casos resistentes, considerar uma droga fungicida.
3. Tratamento de candidíase do trato renal:
   - *Fluconazol:* 12 mg/kg/dia B II.
   - *Anfotericina B desoxicolato:* 1 mg/kg/dia se resistente ao fluconazol. Anfotericina B e equinocandinas não alcançam boa concentração no rim, embora haja casos tratados.

   Remover cateter urinário, se presente. Realizar ultrassonografia para diagnóstico de bola fúngica. Caso necessário, considerar cirurgia combinada com os antifúngicos.

   Obs.: Lembrar que nem todos os casos de candidúria causam candidemia. Para definir infecção urinária por fungo em RN e crianças, foram sugeridos os seguintes critérios:[75]
   
   A) Infecção possível:
   - Em paciente cateterizado, uma cultura com mais de $10^5$ unidade formadoras de colônias (UFC)/mL, obtida por um cateter interno.
   
   B) Infecção provável:
   - Em pacientes não cateterizados, cultura com > $10^3$ UFC/mL, com urina obtida de cateter urinário.
   - Em pacientes cateterizados, cultura com > $10^4$ UFC/mL com urina obtida de um cateter interno.
   
   C) Infecção definitiva:
   - Em pacientes não cateterizados, cultura de > $10^3$ UFC/mL obtida de punção suprapúbica ou > $10^4$ UFC/mL obtida de cateterização urinária.
   - Em pacientes com cateter, duas culturas com > $10^5$ obtidas de um cateter interno ou presença de piúria ou esterase leucocitária positiva ou crescimento de fungos de um local estéril (liquor, sangue, pulmão, rim) ou presença de bola fúngica na ultrassonografia.

4. Tratamento empírico em paciente com febre durante a neutropenia:
   - *Anfotericina B lipossomal:* 3 mg/kg/dia EV A I. Efeito similar comparada à anfotericina B desoxicolato e caspofungina com menos efeitos colaterais que a lipossomal e mais nefrotoxicidade que caspofungina.
   - *Caspofungina:* 50 mg/m$^2$/dia EV AI.
   - *Fluconazol:* 6 mg/kg/dia EV ou VO B II. Um estudo em pacientes com baixo risco de candidíase invasiva mostrou efeito similar à anfotericina B.
   - *Anfotericina B desoxicolato:* 0,7-08 mg/kg/dia EV BII.
   - *Micafungina e anfotericina B complexo lipídico:* sem dados clínicos em Pediatria.
5. Tratamento de candidemia fora do período neonatal:
   - *Anfotericina B lipossomal:* 3 mg/kg/dia A I.
   - *Fluconazol:* 8 mg/kg/dia EV BI. Dose ideal não definida, não usar em criticamente doentes e pacientes expostos aos azólicos.
   - *Voriconazol:* 7 mg/kg/dia EV BI. Usar após 2 anos de idade.
   - *Itraconazol:* não há dados.
   - *Micafungina:* < 40 kg 4 mg/kg/dia – > 40 kg 100-200 mg/dia AI.
   - *Caspofungina:* 50 mg/m$^2$/dia AI. Não fazer dose de ataque.

Em neutropênicos usar um fungicida. Retirar cateter.

Associar 5-fluocitosina com outros agentes; não há vantagens em associar fluconazol à anfotericina em meningite, artrite séptica, peritonite e infecção urinária grave.

Exame oftalmológico e ecocardiograma em todos os pacientes.

Anfotericina B ou equinocandina para *C. glabrata* e *C. krusei*.

MIC maior para equinocandinas para *C parapsilosis*, sem evidências clínicas demonstradas.

## ■ Descalonamento

Terapia de descalonamento de equinocandina EV ou anfotericina para terapia oral é uma estratégia comum, mas não bem estudada. Pode ser efetiva em tratamentos EV e após alguns dias passar para fluconazol oral, quando os organismos são sensíveis. O tempo para fazer a transição não é bem estabelecido e também há relatos com a transição para o voriconazol.[73]

## ■ Tratamento de aspergilose invasiva

O tratamento mais indicado para crianças com menos de 2 anos de idade é anfotericina B na dose de 1-1,5 mg/kg/dia por 4-12 semanas. Preferir a lipossomal por menor toxicidade.[75] As anfotericinas são ativas contra a maioria das espécies de *Aspergillus*, com exceção do *Aspergillus terreus* e *nidulans*.[71]

Em outras faixas etárias, a primeira linha de tratamento é com o voricovazol EV ou oral. Esta recomendação é com base em um estudo multicêntrico cego-randomizado comparando a eficácia, segurança e torabilidade do voriconazol à anfotericina B em 277 pacientes imunocomprometidos com aspergilose.[54,73] Em casos de insuficiência renal, o uso do voriconazol deve ser limitado, e a IDSA recomenda usar a anfotericina B lipossomal na dose de 3-5 mg/kg/dia ou caspofungina.

Outra opção é a micafungina na dose de 2-4 mg/kg dia. Dois estudos mostram sua eficácia como definitiva ou provável.[66]

## Tratamento da mucormicose[66,76]

Anfotericina B é a droga de escolha, embora altas doses sejam necessárias em virtude da resistência. A duração do tratamento não está bem estabelecida.

Existe evidência para a utilização de câmara hiperbárica para tratamento da mucormicose. O debridamento cirúrgico das lesões causadas pela mucormicose mostrou melhora da sobrevida comparada a pacientes que só realizaram tratamento clínico.

Uma opção terapêutica que ainda não foi liberada para crianças é o posaconazol.

## Tratamento da criptococose

Pacientes imunocompetentes com doença pulmonar isolada podem melhorar sem antifúngicos. Com menor risco de disseminação, devem usar o fluconazol.[66,76]

Pacientes com doença disseminada incluindo meningite, devem ser tratados com anfotericina B mais fluocitosina por 2 semanas no mínimo ou até o liquor normalizar, continuando com anfotericina B por mais 4 semanas.

Pacientes imunossuprimidos devem ser tratados por longos períodos.

## Tratamento da histoplasmose

Geralmente é autolimitada em pacientes imunocompetentes e com doença pulmonar isolada. Em pacientes imunodeprimidos ou com doença sistêmica iniciar anfotericina B, seguido por longo período de itraconazol. Quando há pericardite isolada, fazer a drenagem e não usar antifúngico.[66,75]

### Doses dos antifúngicos mais usados em pediatria

A) Poliênicos:
1. Anfotericina B desoxicolato: 1 mg/kg/dia. EV.
   Pode usar 1,5 mg/kg 1 vez ao dia em Mucormicose e Aspergilose Dose única.
   Infusão em 4 horas com solução glicosada. Concentração máxima da solução: 0,1 mg/mL.
2. Anfotericina lipossomal: 3-6 mg/kg uma vez ao dia EV.
   As Candidas lusitanae e guillermondi são resistentes às anfotericinas.
   Em crianças com menos de 2 anos são tratamento de escolha para Aspergilose invasiva.
   Eficazes contra Mucormicose, Histoplasmose, Criptococose, Paracoccidiodomicose, Esporotricose.

B) Imidazólicos:
1. Fluconazol: 3 a 6 mg/kg/dia. Em casos graves chegar a 12 mg/kg/dia.
   Adultos: 400-800 mg (infecções graves).
   Reduzida atividade contra Candidas Krusei e glabrataUso VO ou EV.
2. Voriconazol: 6 mg/kg. Pode chegar a 9 mg/kg/dia(apenas EV) No 1º dia e após 4 mg/kg/dia, 12 × 12 h VO ou EV.
   - Adultos < 40 kg: 200 mg no 1º dia e após 100 mg/dia.
   - \> 40kg: 400 mg mo 1º dia e pós 200 mg/dia.

Eficaz contra Candida krusei e glabrata.
Em crianças com menos de 2 anos de idade é escolha para tratamento de Aspergilose.
Ativos contra Filariose. O fluconazol é ativo conta Criptococcus.
3. Itraconazol: 5-10 mg/kd/dia EV ou VO.
Eficácia baixa contra Candida sp e os outros fungos em que fluconazol e voriconazol são ativos.

C) Equinocandinas:
1. Micafungina: 2 a 4 mg/kg 1 vez ao dia. Usar até 10 mg/kg/dia em RN.
Adultos: 50-100 mg 1 vez ao dia.
2. Caspofungina: 50 mg/m²/dia Fazer dose de ataque de 70 mg/m²/dia.
Adultos: 70 mg de ataque e após d50 mg 1 vez ao dia.
Uso EV.
Eficácia contra todas espécies de Candida necessitando de MIC maior para Candida parapsilosis.
Opção para tratamento de Aspergilose.

D) 5 Fluocitosina:
Tem a melhor penetração no SNC.
Dose: 100-150 mg/kg/dia VO.

## CONCLUSÃO

As infecções são prevalentes e com altas taxas de mortalidade em pacientes graves internados nas UTIs. O reconhecimento dos fatores de risco, a pesquisa do diagnóstico precoce, a profilaxia e o tratamento empírico nos casos indicados são importantes para não atrasar a terapia antifúngica e melhorar a sobrevida dos pacientes. A escolha do antifúngico de acordo com a epidemiologia local, assim como o conhecimento do seu espectro de ação e efeitos colaterais também são de suma importância no resultado final.

## REFERÊNCIAS BIBLIOGRÁFICAS

1. Pfaller MA, Diekema DJ. Epidemiology of invasive candidiasis: a persistent public health problem. *Clin Microbiol Rev* 2007;20(1):133-63.
2. Maschmeyer G, Haas A, Cornely OA. Invasive aspergillosis: epidemiology, diagnosis and management in immunocompromised patients. *Drugs* 2007;67(11):1567-601.
3. Husain S, Alexander BD, Munoz P *et al.* Opportunistic mycelial fungal infections in organ transplant recipients: emerging importance of non-Aspergillus mycelial fungi. *Clin Infect Dis* 2003;37(2):221-29.
4. Lepak A, Andes D. Fungal Sepsis: Optimizing Antifungal Therapy in the Critical Care Setting. *Crit Care Clin* 2011;27:123-47.
5. Banerjee SN, Emori TG, Culver DH *et al.* Secular trends in nosocomial primary bloodstream infections in the United States, 1980-1989. National Nosocomial Infections Surveillance System. *Am J Med* 1991;91(3B):86S-89S.
6. Martin GS, Mannino DM, Eaton S *et al.* The epidemiology of sepsis in the United States from 1979 through 2000. *N Engl J Med* 2003;348(16):1546-54.
7. Shorr AF, Gupta V, Sun X *et al.* Burden of early-onset candidemia: analysis of culture-positive bloodstream infections from a large U.S. database. *Crit Care Med* 2009;37(9):2519-26.

8. Zilberberg MD, Shorr AF, Kollef MH. Secular trends in candidemia-related hospitalization in the United States, 2000-2005. *Infect Control Hosp Epidemiol* 2008;29(10):978-80.
9. Rangel-Frausto MS, Wiblin T, Blumberg HM et al. National epidemiology of mycoses survey (NEMIS): variations in rates of bloodstream infections due to Candida species in seven surgical intensive care units and six neonatal intensive care units. *Clin Infect Dis* 1999;29(2):253-58.
10. Trick WE, Fridkin SK, Edwards JR et al. Secular trend of hospital-acquired candidemia among intensive care unit patients in the United States during 1989-1999. *Clin Infect Dis* 2002;35(5):627-30.
11. Pfaller MA, Diekema DJ, Rinaldi MG et al. Results from the ARTEMIS DISK Global Antifungal Surveillance Study: a 6.5-year analysis of susceptibilities of Candida and other yeast species to fluconazole and voriconazole by standardized disk diffusion testing. *J Clin Microbiol* 2005;43(12):5848-59.
12. Nucci M, Queiroz-Telles F, Tobon AM et al. Epidemiology of opportunistic fungal infections in Latin America. *Clin Infect Dis* 2010;51(5):561-70.
13. Nucci M, Queiroz-Telles F, Alvarado-Matute T et al. Epidemiology of Candidemia in Latin America: a Laboratory-Based Survey. *Plos One* 2013;8(3):e59373.
14. Parry MF, Grant B, Yukna M et al. Candida osteomyelitis and diskitis after spinal surgery: an outbreak that implicates artificial nail use. *Clin Infect Dis* 2001;32(3):352-57.
15. Pfaller MA. Nosocomial candidiasis: emerging species, reservoirs, and modes of transmission. *Clin Infect Dis* 1996;22(Suppl 2):S89-94.
16. Robert F, Lebreton F, Bougnoux ME et al. Use of random amplified polymorphic DNA as a typing method for *Candida albicans* in epidemiological surveillance of a burn unit. *J Clin Microbiol* 1995;33(9):2366-71.
17. Gupta N, Haque A, Lattif AA et al. Epidemiology and molecular typing of Candida isolates from burn patients. *Mycopathologia* 2004;158(4):397-405.
18. Malani A, Hmoud J, Chiu L et al. Candida glabrata fungemia: experience in a tertiary care center. *Clin Infect Dis* 2005;41(7):975-81.
19. Hachem R, Hanna H, Kontoyiannis D et al. The changing epidemiology of invasive candidiasis: *Candida glabrata* and *Candida krusei* as the leading causes of candidemia in hematologic malignancy. *Cancer* 2008;112(11):2493-99.
20. Marr KA. The changing spectrum of candidemia in oncology patients: therapeutics implications. *Curr Opin Infect Dis* 2000;13(6):615-20.
21. Lin MY, Carmeli Y, Zumsteg J et al. Prior antimicrobial therapy and risk for hospital-acquired *Candida glabrata* and *Candida krusei* fungemia: a case-control study. *Antimicrob Agents Chemother* 2005;49(11):4555-60.
22. Levy I, Rubin LG, Vasishtha S et al. Emergence of *Candida parapsilosis* as the predominant species causing candidemia in children. *Clin Infect Dis* 1998;26(5):1086-8.
23. Almirante B, Rodriguez D, Cuenca-Estrella M et al. Epidemiology, risk factors, and prognosis of Candida parapsilosis bloodstream infections: case-control population-based surveillance study of patients in Barcelona, Spain, from 2002 to 2003. *J Clin Microbiol* 2006;44(5):1681-85.
24. Saiman L, Ludington E, Dawson JD et al. Risk factors for Candida species colonization of neonatal intensive care unit patients. *Pediatr Infect Dis J* 2001;20(12):1119-24.
25. Bonassoli LA, Bertoli M, Svidzinski TI. High frequency of *Candida parapsilosis* on the hands of healthy hosts. *J Hosp Infect* 2005;59(2):159-62.
26. van Asbeck EC, Huang YC, Markham AN et al. *Candida parapsilosis* fungemia in neonates: genotyping results suggest healthcare workers hands as source,and review of published studies. *Mycopathologia* 2007;164(6):287-93.
27. Kuhn DM, Chandra J, Mukherjee PK et al. Comparison of biofilms formed by *Candida albicans* and *Candida parapsilosis* on bioprosthetic surfaces. *Infect Immun* 2002;70(2):878-88.

28. Clark TA, Slavinski SA, Morgan J *et al.* Epidemiologic and molecular characterization of an outbreak of *Candida parapsilosis* bloodstream infections in a community hospital. *J Clin Microbiol* 2004;42(10):4468-72.
29. Levin AS, Costa SF, Mussi NS *et al.* Candida parapsilosis fungemia associated with implantable and semi-implantable central venous catheters and the hands of healthcare workers. *Diagn Microbiol Infect Dis* 1998;30(4):243-49.
30. Zilberberg MD, Shorr AF. Fungal infection in the ICU. *Infect Dis Clin N Am* 2009;23(3):625-42.
31. Paterson DL, Singh N. Invasive aspergillosis in transplant recipients. *Medicine (Baltimore)* 1999;78:123-38.
32. Samarakoon P, Soubani AO. Invasive pulmonary aspergillosis in patients with COPD: a report of five cases and systematic review of the literature. *Chron Respir Dis* 2008;5:19-27.
33. Burgos A, Zaoutis TE, Dvorak CC *et al.* Pediatric invasive aspergillosis: a multicenter retrospective analysis of 139 contemporary cases. *Pediatrics* 2008;121(5):1286-94.
34. Richardson M, Ellis M. Clinical and laboratory diagnosis. *Hosp Med* 2000;61:610-14.
35. Gadea I, Cuenca-Estrella M, Martin E *et al.* Microbiological procedures for diagnosing mycoses and for antifungal susceptibility testing]. *Enferm Infecc Microbiol Clin* 2007;25:336-40.
36. Gavalda J, Len O, San Juan R *et al.* Risk factors for invasive aspergillosis in solid-organ transplant recipients: a case-control study. *Clin Infect Dis* 2005;41:52-59.
37. Pfeiffer CD, Fine JP, Safdar N. Diagnosis of invasive aspergillosis using a galactomannan assay: a meta-analysis. *Clin Infect Dis* 2006;42:1417-27.
38. Maertens J, Theunissen K, Verbeken E *et al.* Prospective clinical evaluation of lower cut-offs for galactomannan detection in adult neutropenic cancer patients and haematological stem cell transplant recipients. *Br J Haematol* 2004;126:852-60.
39. Meersseman W, Lagrou K, Maertens J *et al.* Galactomannan in bronchoalveolar lavage fluid: a tool for diagnosing aspergillosis in intensive care unit patients. *Am J Respir Crit Care Med* 2008;177:27-34.
40. Marr KA, Laverdiere M, Gugel A *et al.* Antifungal therapy decreases sensitivity of the Aspergillus galactomannan enzyme immunoassay. *Clin Infect Dis* 2005;40:1762-69.
41. Denning DW, Kibbler CC, Barnes RA. British Society for Medical Mycology proposed standards of care for patients with invasive fungal infections. *Lancet Infect Dis* 2003;3:230-40.
42. Klis FM. Review: cell wall assembly in yeast. *Yeast* 1994;10:851-69.
43. Kedzierska A, Kochan P, Pietrzyk A *et al.* Current status of fungal cell wall components in the immunodiagnostics of invasive fungal infections in humans: galactomannan, mannan and (1 → 3)-β-D-glucan antigens. *Eur J Clin Microbiol Infect Dis* 2007;26:755-66.
44. Sendid B, Tabouret M, Poirot JL *et al.* New enzyme immunoassays for sensitive detection of circulating *Candida albicans* mannan and antimannan antibodies: useful combined test for diagnosis of systemic candidiasis. *J Clin Microbiol* 1999;37:1510-17.
45. Jacquinot PM, Plancke Y, Sendid B *et al.* Nature of candida albicans derived carbohydrate antigen recognized by amonoclonal antibody in patient sera and distribution over Candida species. *FEMS Microbiol Lett* 1998;169:131-38.
46. Odabasi Z, Mattiuzzi G, Estey E *et al.* Beta-D-glucan as a diagnostic adjunct for invasive fungal infections: validation, cut off development, and performance in patients with acute myelogenous leukemia and myelodysplastic syndrome. *Clin Infect Dis* 2004;39:199-205.
47. Ostrosky-Zeichner L, Alexander BD, Kett DH *et al.* Multicenter clinical evaluation of the (1 → 3) β-D-glucan assay as an aid to diagnosis of fungal infections in humans. *Clin Infect Dis* 2005;41:654-59.
48. Ramos AM, Sales Ade O, de Andrade MC *et al.* A simple method for detecting subcutaneous phaeohyphomycosis with light-colored fungi: a study of eight cases. *Am J Surg Pathol* 1995;19:109-14.

49. Husain AN, Siddiqui MT, Montoya A et al. Post-lung transplant biopsies: an 8-year Loyola experience. *Mod Pathol* 1996;9:126-32.
50. Kaufman DA, Manzoni P. Strategies to prevent invasive candidal infections in extremely preterm infants. *Clin Perinatology* 2010;37:611-28.
51. Garland JS, Uhing MR. Strategies to prevent bacterial and fungal infections in the neonatal intensive care unit. *Clin Perinatology* 2009;36:1-13.
52. Manzoni P, Stolfi I, Pugni L et al. A multicenter randomized trial of profilatic fluconazol in preterm neonates. *N Engl J Med* 2007;356:2483-95.
53. Hope WW, Castagnola E, Groll AH et al. ESCMID guideline for the diagnosis and management of candida diseases 2012: prevention and management of invasive infections in neonates and Children caused by Candida spp. *Clin Microbiol Infect* 2012:18(Suppl 7):38-52.
54. Kaufman D, Boyle R, Hazen KC et al. Twice weekly fluconazole prophylaxis for prevention of invasive candida infections in high-risk infants of < 1000 grams birth weight. *J Pediat* 2005;147:172-79.
55. Aghai ZH, Mudduluru M, Nahhala TA et al. Prophylatics fluconazole in extremely low birth weight infants: association with colestasis. *J Perinatol* 2006;26:550-55.
56. Ozturk MA, Gunes T, Koklu E et al. Oral nistatin prophylaxis to prevent invasive candidiasis in Neonatal Intensive care unit. *Mycoses* 2006;49:484-92.
57. Ascher S, Smith PB, Benjamin Jr DK. Safety of micafungin infants: insights into optimal dosing. *Expert Opin Drug Safety* 2011;10(2):281-86.
58. Patel SJ, Oshodi A, Prasad P et al. Antibiotic use in neonatal intensive care units and adherence with Center of Disease Control and Prevention 12 step campaign to prevent antimicrobial resistance. *Pediatr Infect Dis J* 2009;28:1047-51.
59. Andersen C, Hart J, Vemgal P et al. Prospective evaluation of a multi-factorial prevention strategy on the impact of nosocomial infection in very-low-birthweight infants. *J Hosp Infect* 2005;61(2):162-67.
60. Pronovost P, Needham D, Berenholtz S et al. An intervention to decrease catheter-related bloodstream infections. *N Engl J Med* 2006;355(26):2014-20.
61. Won SP, Chou HC, Hsieh WS et al. Handwashing program for the prevention of nosocomial infections in a intensive neonatal care unit. *Infect Control Epidemiol* 2004;25(9):742-46.
62. Tomblyn M, Chiller T, Einsele H et al. Guidelines for preventing infectious complications among hematopoietic cell transplantation recipients: a global perspective. *Biol Blood Marrow Transplant* 2009;15(10):1143-238.
63. Pelz R, Hendrix CW, Swoboda S et al. Double-blind placebo-controlled Trial of fluconazole to prevent candidal infectious in critically ill surgical patients. *Ann Surg* 2001;233(4):542-48.
64. Walsh TJ, Anaissie EJ, Denning DW et al. Treatment of aspergillosis: clinical practice guidelines of the infectious disease Society of America. *Clin Infect Disease* 2008;46(3):327-60.
65. Pappas PG, Rex Jh, Sobel JD et al. Guidelines for treatment of candidiasis. *Clin Infect Dis* 2004;38:161-89.
66. Swoboda S, Lichtenstern C, Ober MC et al. Implementation of practice guidelines for antifungal therapy in a surgical intensive care unit and its impact on use and costs. *Chemoterapy* 2009;55:418-24.
67. Pauw BE. Increasing fungal infectious in the intensive care unit. *Surgical Infectious* 2006;(Suppl 2):S93-S96.
68. Faiz S, Neale B, Rios E et al. Risk-based fluconazole prophylaxis of Candida bloodstream infection in a medical intensive care unit. *Eur J Clin Microbiol Infect Dis* 2009;28(6):689-92.
69. Greenberg RG, Benjamin DK, Gantz MG et al. Empiric antifungal therapy and outcomes in extremely low birth weight infants with invasive candidiasis. *J Pediatr* 2012;161(2):264-69.
70. Chalmers CM, Bal AM. Management of fungal infectious in the intensive care unit: a survey of UK practice. *British J Anest* 2011;106(6):827:31.

71. Lestner JM, Smith PB, Wolkowiez MC *et al.* Antifungal agents and therapy for infants with invasive fungal infections: a pharmacological perpective. *Br J Clin Pharmacol* 2013;75(3):1381-95.
72. Queiroz-Telles F, Berezin E, Leverger G *et al.* Micafungin versus liposomal anfotericin B for pediatric patients with invasive candidiase. *Pediat Infect Dis J* 2008;27(9):1-7.
73. Bernhard S, Lang KK, Ammann RA *et al.* Voriconazole induced-phototoxicity in children. *Pediatr Infect Dis J* 2012;31(7):769-81.
74. Pappas PG, Kauffman CA, Andes D *et al.* Clinical practices guideline for the management of Candidiasis: 2009 update by the Infectious Diseases Society of America. *Clin Infect Dis* 2009;48(5):503-35.
75. Kabra SK, Laurens MB. *Opportunist infections in Roger's textbook of pediatric intensive care.* 4th ed. Philadelphia: 2008. p. 1467-80.
76. Gurguí M, Cuenca-Estrella M. Situacion actual de las infecciones fúngicas invasivas. Las nuevas técnicas diagnosticas y los nuevos antifúngicos. *Enfer Microbiol Cli* 2008;26(Suppl 14):1-6.
77. Bradley JS, Nelson JD. Choosing among antifungal agents: Polyenes, Azoles, Echinocandins in Nelson's pediatric antimicrobial therapy. Am Academy Pediatr 2012-2013;2:7-10.

# 7 Fisiopatologia e Tratamento Inicial do Choque

*Pedro Celiny Ramos Garcia* ◆ *Jefferson Pedro Piva*
*Ricardo Garcia Branco* ◆ *Felipe Cabral*

## INTRODUÇÃO

Choque é uma síndrome clínica, com etiologia e níveis de comprometimento variados, caracterizado por alterações circulatórias e metabólicas de natureza evolutiva cujas características dependem do estágio em que se encontra, do tipo de insulto que o ocasionou e da resposta individual de cada paciente. Embora sua definição exata necessite meios diagnósticos sofisticados acredita-se que ele reflete uma inadequação do organismo em suprir os tecidos com uma quantidade adequada de sangue saturado de oxigênio. Este déficit de energia aguda decorre de uma diminuição na produção de trifosfato de adenosina e subsequente falha para atender às demandas metabólicas do corpo, levando ao metabolismo anaeróbico e ao acúmulo de toxinas.[1]

Também o diagnóstico de choque depende de um conjunto de sinais e sintomas que incluem taquicardia, má perfusão capilar, diminuição do débito urinário e alteração do estado mental. Como a função circulatória dependente de volume sanguíneo, função cardíaca e tônus vascular, o choque pode resultar de uma alteração em qualquer um desses parâmetros, que podem ser a maneira simples de classificar o choque, como hipovolêmico, cardiogênico ou distributivo.[1]

A hipovolemia é a causa mais comum desta falência circulatória na criança. Estima-se que cerca de 10 milhões de crianças morrem no mundo anualmente de diarreia, pneumonia, malária, sarampo e causas neonatais. A causa imediata de morte em quase todas estas condições é o choque causado por hipovolemia, hipóxia, isquemia, infecção e anemia.[2]

Quando a hipoperfusão se instala desenvolve-se uma hipóxia tecidual que desencadeia a cascata de eventos que podem levar à falência múltipla de órgão e à morte. Neste capítulo, revisaremos algumas características gerais do choque na criança e o manejo diagnóstico e terapêutico inicial voltado para a ressuscitação volumétrica inicial. Isto inclui aquelas voltadas apenas para perdas de volume; aquelas voltadas apenas para tratamento da diminuição da resistência vascular; assim como aquelas que necessitam uma estratégia mais ampla para manejar patologias que apresentam todos estes eventos (muitas vezes associados à depressão miocárdica), como no choque séptico.[3]

## HOMEOSTASE CARDIOVASCULAR

A circulação sanguínea propicia o transporte de nutrientes que permitem aos tecidos executar funções especializadas, como nutrir suas células e prover seu crescimento. Como estas necessidades variam conforme as demandas metabólicas, para que a homeostase possa ser mantida, existe um sofisticado controle da circulação periférica, do volume circulante, do tônus vascular e da bomba cardíaca. Na vigência de sobrecarga por parte de um desses componentes os demais intensificam suas funções, com o objetivo de manter um suprimento sanguíneo tecidual o mais próximo possível do normal.

Quando o organismo se depara com hipóxia tecidual grave, lança mão inicialmente dessa sequência de mecanismos de regulação com o intuito de manter sua homeostase. O reconhecimento de tais mecanismos compensatórios e dos sinais de descompensação é a base para o diagnóstico do choque. Quando órgãos específicos estão em estresse, o fluxo sanguíneo local pode aumentar. Quando a bomba cardíaca falha, esse mecanismo preserva o fluxo sanguíneo para órgãos de maior demanda metabólica (coração e cérebro) à custa dos tecidos menos essenciais. Em situação de estresse e débito cardíaco inadequado, ocorre aumento no tônus adrenérgico, aumentando a frequência cardíaca e reduzindo o fluxo sanguíneo para a pele, o fígado, para o sistema gastrointestinal, leito vascular renal, originando alguns dos sinais clínicos de choque, como taquicardia, palidez, extremidades frias e oligúria.

Uma queda na pressão arterial estimula uma resposta reflexa com aumento do tônus adrenérgico ou simpático e ativação humoral. O aumento do tônus adrenérgico promove a secreção de noradrenalina nas terminações nervosas adrenérgicas. A ativação humoral estimula a secreção de adrenalina e noradrenalina no córtex da suprarrenal, de vasopressina ao nível da neuro-hipófise e a secreção de angiotensina II. Mais uma vez, a consequência é um aumento na frequência cardíaca, na contratilidade, na resistência vascular periférica, no débito cardíaco e, consequentemente, na pressão arterial (Fig. 7-1).

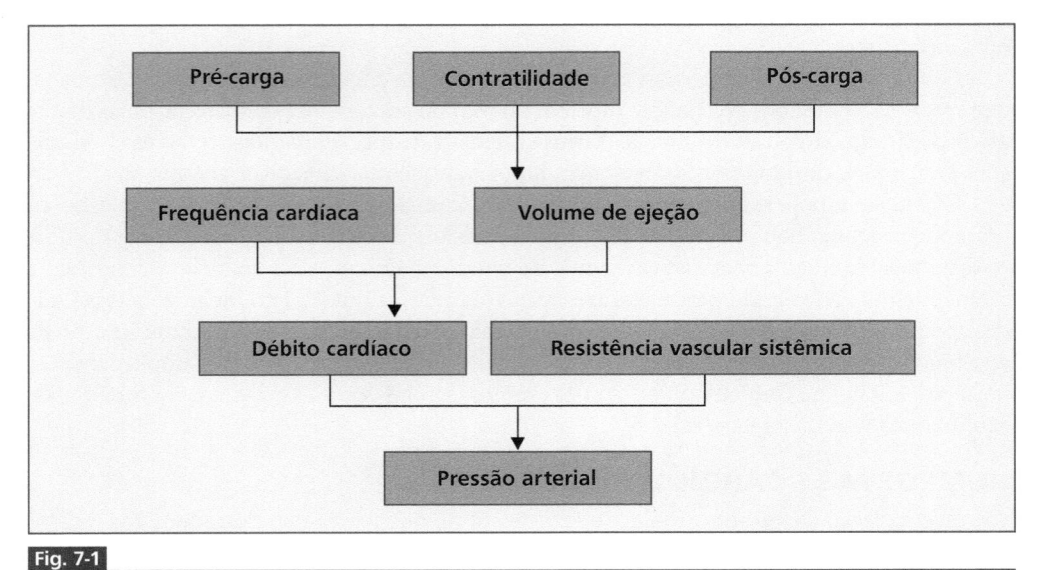

**Fig. 7-1**

Regulação da pressão arterial.

## ESTÁGIOS DO CHOQUE

Em um momento inicial, o organismo lança mão de ajustes através dos quais mantém um suprimento sanguíneo adequado aos órgãos nobres (fundamentalmente, cérebro e coração).

A gravidade do choque está na dependência da intensidade do fator desencadeante, do tempo decorrido desde a instalação do choque da capacidade de compensação do organismo e da adequação na instituição do tratamento. Ocorre um *continuum* de fases fisiológicas, começando com um evento inicial que provoca uma perturbação sistêmica na perfusão do tecido que pode progredir através de três estágios, que se não são tratados com sucesso, culminam com envolvimento visceral, choque irreversível e morte.

Na fase de insuficiência circulatória compensada (choque compensado), mecanismos homeostáticos do corpo rapidamente compensam a diminuição da perfusão, e a pressão arterial sistólica é mantida dentro da faixa normal. Neste momento inicial, o organismo lança mão de ajustes através dos quais mantém um suprimento sanguíneo adequado aos órgãos nobres (fundamentalmente, cérebro e coração). O aumento da frequência cardíaca compensa inicialmente a diminuição da volemia. Entretanto, esse mecanismo de compensação tem um limite, pois a taquicardia diminuirá o tempo de enchimento miocárdico, levando à redução do débito cardíaco. A vasoconstrição periférica teria uma capacidade de "recrutar" até 10% da perfusão (especialmente sangue do leito venoso), manifestando-se por palidez cutânea e retardo no enchimento capilar (> 2 s), que progridem para pele fria, oligúria e, finalmente, pulsos periféricos diminuídos. Caso não sejam estabelecidas medidas terapêuticas adequadas dentro de um curto espaço de tempo, tais mecanismos logo deixarão de ser efetivos, ocorrendo deterioração progressiva no aporte de sangue oxigenado aos tecidos.

Durante a fase descompensada, os mecanismos compensatórios são sobrecarregados. Sinais e sintomas de disfunção orgânica (p. ex., estado mental alterado como resultado de perfusão inadequada do cérebro) aparecem. A partir de estudos em animais, estima-se que os mecanismos de descompensação se esgotem com uma perda volêmica superior a 25%. A partir daí ocorre hipotensão com progressão para falência multissistêmica e, finalmente, parada cardiorrespiratória. A hipotensão arterial é um estágio final no choque hipovolêmico, enquanto que, no choque distributivo (p. ex., com sepse), pode ocorrer hipotensão nas etapas iniciais em razão da perda do tônus vascular e consequente redução da resistência vascular sistêmica (SVR). Inicialmente, a perfusão dos órgãos vitais é mantida pelo débito cardíaco aumentado. Na fase de tardia do choque, a disfunção orgânica progressiva leva a danos irreversíveis do órgão e à morte. O processo é muitas vezes definitivo, apesar dos esforços de ressuscitação.

Para manter a homeostase, o organismo lança mão dos três componentes básicos da circulação: o volume circulante, a bomba cardíaca ou o tônus vascular, que podem falhar nos mais diferentes graus de combinação (Fig. 7-2).

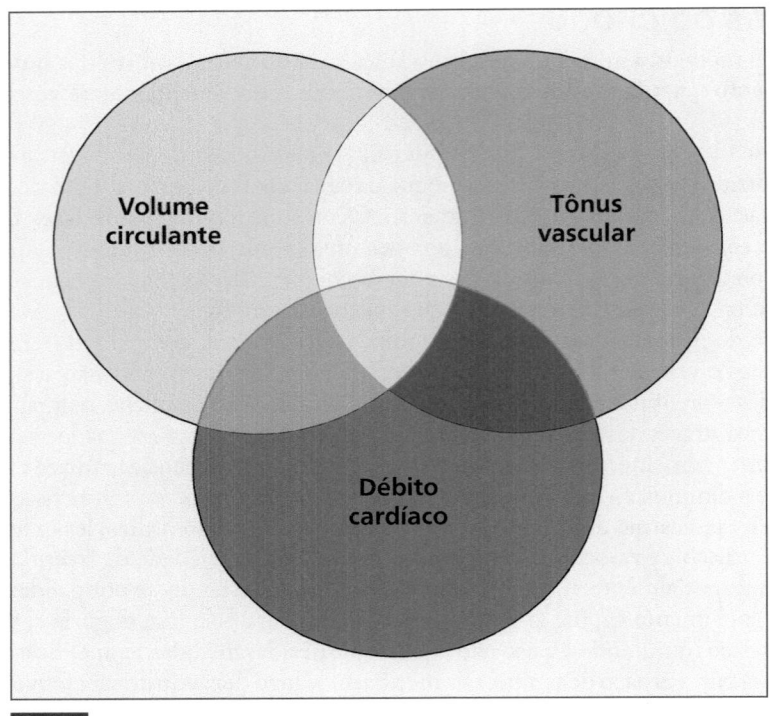

**Fig. 7-2**
Representação esquemática da homeostase do sistema cardiovascular na criança.
(Ver *Pranchas* em *Cores*.)

## CLASSIFICAÇÃO DO CHOQUE NA CRIANÇA

Shubin e Weil definiram os estados fisiopatológicos que caracterizam a falência cardiocirculatória do choque há muitos anos, usando uma classificação com base em quatro mecanismos.[4] Cada tipo é representado por um dos determinantes do débito cardíaco: diminuição da pré-carga (hipovolêmico), perda do tônus vascular (distributivo), contratilidade alterada (cardiogênico) e aumento da pós-carga (obstrutivo). Embora cada um deles se caracterize por um desarranjo fisiológico primário esta classificação pode estar combinada, pois qualquer determinada condição pode causar choque.[5]

### ■ Choque hipovolêmico

O choque hipovolêmico por perda real de volume é o tipo mais comum de choque encontrado em crianças. Ocorre um decréscimo absoluto na perfusão – a perfusão tecidual diminuída não é suficiente para atender as demandas metabólicas normais. Resulta da diminuição da pré-carga por perda de fluido extravascular (como com diarreia ou diurese osmótica) ou perda de líquido intravascular (como com vazamento capilar ou hemorragia). Quando ocorre a perda aguda de volume circulante, o retorno venoso ao coração cai, diminuindo a pré-carga e, consequentemente, o volume de ejeção e o DC. Uma queda na pressão arterial estimula uma resposta reflexa que aumenta o DC e eleva a pressão arterial média (MAP). O aumento do tônus adrenérgico produz aumento da frequência cardíaca e da resistência vascular sistêmica, com vasoconstrição e má distribuição tecidual. Esta hipovolemia com má perfusão tecidual diminui o transporte de oxigênio e nutrientes aos tecidos. A função miocárdica fica comprometida por isquemia, arritmias e pelo aumento da RVS secundária à intensa vasoconstrição.

### ■ Choque distributivo

O choque por perda do tônus vascular ou distributivo ocorre com um decréscimo relativo na perfusão – a perfusão tecidual normal não é suficiente para atender as demandas metabólicas aumentadas. Resulta de uma dilatação com diminuição na resistência vascular sistêmica, com distribuição anormal do fluxo sanguíneo na microcirculação e perfusão tecidual inadequada. Este choque distributivo pode levar à hipovolemia funcional com diminuição da pré-carga e, ao contrário de todos os outros tipos de choque, está associado a um débito cardíaco normal ou aumentado. A etiologia mais comum do choque distributivo entre as crianças é a sepse. A anafilaxia também é uma reação sistêmica potencialmente fatal, de imediata a um estímulo exógeno, normalmente uma reação de hipersensibilidade imediata alérgica, mediada por IgE. Neste grupo inclui-se o choque neurogênico, um fenômeno raro, geralmente transitório que segue a lesão aguda da medula espinal ou sistema nervoso central, resultando em perda de tônus simpático venoso.

A perda do tônus do choque distributivo caracteriza-se por diminuição na resistência vascular sistêmica (RVS) e consequente aumento da capacitância do sistema vascular, levando a uma hipovolemia relativa ou funcional. A resposta hemodinâmica inicial é uma vasodilatação generalizada, com estase vascular, decréscimo do retorno venoso, diminuição da pré e da pós-carga, com queda na pressão venosa central (PVC) e na RVS.

### ■ Choque cardiogênico

O choque cardiogênico é resultado de falha da bomba, manifestado fisiologicamente como diminuição da função sistólica e débito cardíaco deprimido. O choque cardiogênico é menos frequente entre crianças em comparação aos adultos, entre os quais a doença isquêmica do coração é a principal causa. Quando ocorre falência da bomba cardíaca as alterações cardíacas são semelhantes a do choque cardiogênico e aos sinais de baixa perfusão compatíveis ao choque hipovolêmico. Sinais de falência do ventrículo direito incluem aumento da pressão venosa, ingurgitamento das veias do pescoço, aumento do fígado e edema. Sinais de falência do ventrículo esquerdo refletem o aumento da pressão no átrio esquerdo, com aumento da pressão pulmonar. Os mecanismos de choque cardiogênico são diversos e podem ser divididos em três categorias gerais: cardiomiopatias, arritmias e distúrbios obstrutivos (para maiores detalhes ver Capítulo 16).

Cardiomiopatia ou lesão miocárdica primária é uma causa rara de choque em crianças. Incluem cardiomiopatias familiares, infecciosas, infiltrativa e idiopática. Disfunção miocárdica secundária ocorre em isquemia prolongada, *bypass* cardiopulmonar e mesmo na depressão miocárdica tardia da sepse. Arritmias são outras causas de choque cardiogênico, principalmente em crianças por doença cardíaca estrutural, intoxicações de drogas. Arritmias atrial e ventricular podem provocar este quadro de choque cardiogênico. Fibrilação ventricular e taquicardia ventricular, que geralmente cursam sem pulso, comprometem o débito cardíaco, enquanto diminuem substancialmente o tempo de enchimento ventricular, diminuem a pré-carga e o volume de ejeção. Taquicardia supraventricular prolongada, quando não reconhecida em lactentes, interfere diminuindo o débito cardíaco. Bradiarritmias e bloqueio completo do coração podem resultar em choque por insuficiência cronotrópica causada pela baixa frequência cardíaca, independente do volume de ejeção.

## Choque obstrutivo

Doenças obstrutivas, que resultam em um aumento da pós-carga, podem resultar de distúrbios cardíacos congênitos ou adquiridos e condições, como pneumotórax, tamponamento cardíaco e embolia pulmonar. Uma criança com anormalidade cardíaca congênita ductus-dependente (como a Coarctação da aorta ou hipoplasia do ventrículo esquerdo) pode apresentar um choque cardiogênico, quando os ductos fecham durante as primeiras semanas de vida (Fig. 7-3).

# CARACTERÍSTICAS CLÍNICAS COMUNS DO CHOQUE NA CRIANÇA

A apresentação clínica de choque é variável, mas algumas características são comuns. Estas incluem taquicardia e sinais de perfusão de órgão comprometido (pele, cérebro e rins). As crianças muitas vezes apresentam taquicardia antes que desenvolvam hipotensão. Embora taquicardia seja um importante indicador precoce de choque, é um achado inespecífico. Mui-

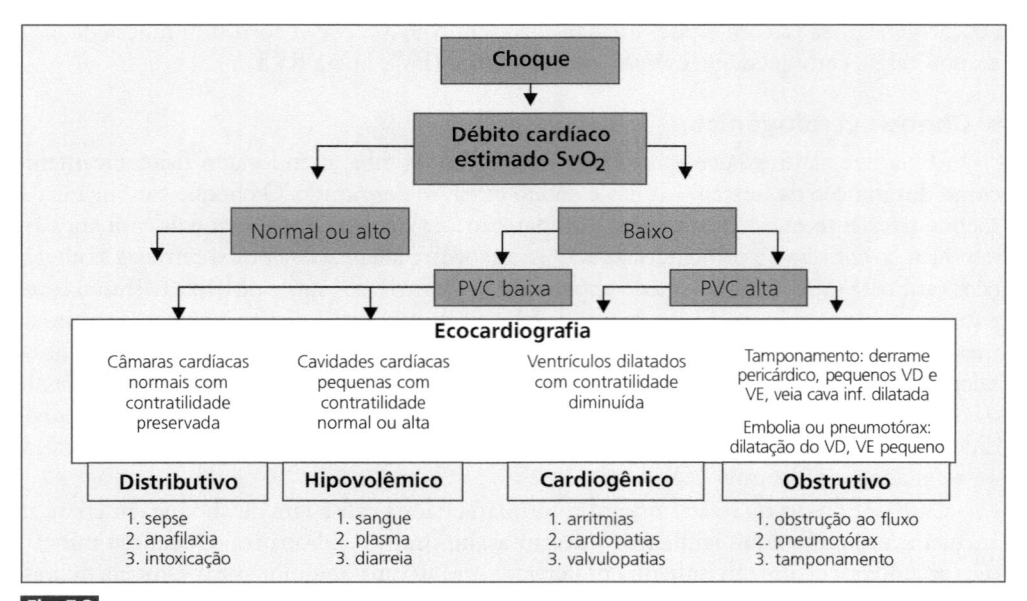

**Fig. 7-3**

Etiologia do choque na criança. Modificada de Vincent e Backer, 2013.[5]

tas condições comuns em crianças, como febre, dor e ansiedade, podem causar taquicardia sem comprometimento circulatório.

Alterações da pele ocorrem em muitos estados de choque, quando alguns processos regulatórios diminuem a perfusão eficaz dos tecidos. Mecanismos vasoconstritores potentes redirecionam sangue da periferia, das regiões esplâncnicas e renais para manter a perfusão coronariana e cerebral. Como resultado, a pele é geralmente fria, úmida, pálida ou manchada. Exceções notáveis são a pele corada, hiperemiada de início, choque distributivo – o chamado choque quente.

O estado mental pode estar comprometido, com diminuição da perfusão cerebral, ficando a criança apática ou agitada, não interagindo com os cuidadores. Este estado mental normalmente se deteriora até o coma, enquanto se agrava este estado de choque.

Oligúria com diminuição de taxa de filtração glomerular resulta da derivação do fluxo sanguíneo renal para outros órgãos vitais e a queda da pressão intraglomerular, que normalmente compromete a filtração glomerular. Hipoperfusão tecidual progressiva está associada ao desenvolvimento de acidose láctica. Dois fatores contribuem para essa anomalia: produção aumentada de ácido láctico causada por fornecimento insuficiente de oxigênio e diminuição da liberação de lactato pelo fígado, rins e músculo esquelético. Estágios iniciais de sepse, muitas vezes, estão associados a uma alcalose respiratória causada por hiperventilação primária.

Hipotensão arterial é tipicamente uma constatação final entre crianças em estado de choque. A vasoconstrição compensatória é muitas vezes tão pronunciada que a pressão arterial sistêmica pode ser mantida dentro dos limites normais, apesar do compromisso circulatório significativo. Nesta situação, as principais manifestações clínicas de choque são sinais de hipoperfusão de órgãos e taquicardia. Para crianças, hipotensão é definida como uma pressão arterial sistólica que é menor do que o quinto percentil normal para a idade: inferior a 60 mmHg em neonatos a termo (0 a 28 dias), inferior a 70 mmHg, em lactentes (1 mês a 12 meses), inferior a 70 mmHg + (2 × idade em anos) em crianças de 1 a 10 anos e menos de 90 mmHg em crianças de 10 anos de idade ou mais velhos.

## MONITORIZAÇÃO

A monitorização frequente ou contínua é de extrema importância no tratamento de choque. Os parâmetros que devem ser monitorizados incluem a frequência cardíaca (FC), pressão arterial sistólica (PAS), pressão arterial média (MAP), débito urinário, pressão venosa central (PVC), saturações de oxigenação venosa mista ($SvO_2$) e lactato. Em condições mais críticas (como choque refratário a drogas) também seria desejável um cateter na artéria pulmonar para uma medida de débito cardíaco e da saturação venosa mista.[6]

É importante monitorizar o perfil hemodinâmico do paciente quando tratamento de choque é iniciado. Pressão normal, frequência cardíaca e perfusão por idade devem ser os objetivos de reanimação. Os efeitos clínicos de ressuscitação volumétrica podem manifestar-se como uma diminuição da frequência cardíaca juntamente com um aumento na pressão de perfusão (MAP – PVC). O índice de choque (FC/MAP) pode ser usado para avaliar a eficácia da terapia com fluidos e o suporte farmacológico. Com a ressuscitação, diminui o volume de ejecção (SV) juntamente com a MAP aumenta, e a FC diminui, levando a uma diminuição do índice de choque.[1]

Em pacientes com cateteres venosos centrais, a saturação venosa de $O_2$ ($CvO_2$) de mais de 70% deve ser usada como uma meta. Quando um cateter venoso central situa-se na artéria pulmonar, diferença arteriovenosa de oxigênio ($avDO_2 = CaO_2 - CVO_2$) também pode ser calculada. Se for maior do que 5%, aumenta-se o suporte inotrópico para aumentar o débito cardíaco até a $avDO_2$ retornar para a faixa normal. Diferença arteriovenosa de $O_2$ muito alta significa grande extração de oxigênio do sangue, que é característica do tecido que está recebendo pequeno fluxo sanguíneo.[7]

## TRATAMENTO

Bases para o tratamento do choque incluem tratar a doença de base, aumentar a oferta e o consumo de oxigênio ($VO_2$ e $DO_2$) pela célula, repor o volume circulante, corrigir os fatores inotrópicos negativos, aumentar a contratilidade cardíaca e diminuir a resistência vascular periférica. Neste capítulo apresentaremos uma das três etapas do tratamento: a ressuscitação volumétrica. A correção do inotropismo cardíaco e a redução na pós-carga, etapas do suporte farmacológico à circulação, mais comum ao tratamento do choque séptico, serão apresentadas no Capítulo 8.

### ■ Acesso vascular

Pacientes em choque necessitam de um ou dois acessos vasculares que permitam infusões de grandes volumes de soluções coloides ou cristaloides que normalmente se fazem necessários, além da administração de fármacos. Uma veia periférica pode ser puncionada imediatamente, mas na maioria das vezes a perfusão periférica está tão comprometida que torna o procedimento difícil e demorado. Nesta situação, preferimos a canulação percutânea da veia subclávia ou da jugular interna realizada por médico familiarizado com a técnica em crianças. Sempre será preferível a utilização de um cateter curto e calibroso, pois permite fluxos mais rápidos. A punção da veia femoral passou a ser mais utilizada no nosso meio pelos pediatras intensivistas e é descrita com alto grau de sucesso e poucas complicações em crianças.[7]

Se a cateterização de veia de grosso calibre não for possível ou estiver sendo muito demorada, a opção da punção intraóssea é recomendada. Este procedimento é de fácil execução, associado a mínimas complicações, colocando à nossa disposição um acesso que não coalesce mesmo em fases avançadas de choque.[8] Tanto o Suporte Avançado de Vida em Pediatria (*Pediatric Advanced Life Support* – PALS), como o Suporte Avançado de Vida no Trauma (*Advanced Trauma Life Support* – ATLS) agora recomendam a colocação deste acesso intraósseo, se um adequado acesso IV não puder ser estabelecido dentro de três tentativas ou 90 segundos.[9,10]

### ■ Cristaloides e coloides

Uma questão sobre a qual persistem controvérsias diz respeito ao tipo de solução a ser utilizada na ressuscitação volumétrica do paciente em choque. O debate sobre as vantagens (e desvantagens) das soluções cristaloides ou coloides já dura mais de 2 décadas.[11]

As soluções cristaloides são definidas como tais por terem no sódio a sua partícula osmoticamente ativa. As mais utilizadas são a solução salina a 0,9% ou soro fisiológico (SF) e a solução de *ringer* lactato (RL). O principal problema com estas soluções é a utilização de volumes insuficientes. Sabe-se que apenas 25-30% do volume permanece no intravascular. A formação de edema intersticial é esperada e não contraindica a ressuscitação agressiva. Entretanto os efeitos da intervenção precoce naqueles pacientes que evoluem com balanço cumulativo positivo reduzem desfechos desfavoráveis, inclusive mortalidade.[12]

Utilizam-se as soluções cristaloides na fase inicial de ressuscitação volumétrica de qualquer tipo de choque. Perdas agudas de sangue correspondentes a 10-20% da volemia podem ser corrigidas com infusões de solução cristaloides, desde que em um volume 3-4 vezes maior do que a perda sanguínea.[13]

As soluções coloides compõem-se de substâncias de grande peso molecular, o que dificulta sua passagem para o interstício. Dentre tais substâncias destacam-se o plasma fresco, as soluções de albumina a 5%, o dextran e as soluções de *hidroxyethyl starch* e *pentastarch*. O dextran tem seu uso limitado por seus efeitos colaterais (diátese hemorrágica, indução de insuficiência renal e diurese osmótica), e as soluções sintéticas são pouco utilizadas em pediatria. A albumina é uma solução efetiva na ressuscitação da volemia, embora de alto custo. Em virtude das suas propriedades oncóticas, proporciona um recrutamento de líquido a partir do interstício. A solução a 5% resulta em uma expansão equivalente ao volume infundido e com duração prolongada (2 horas após a infusão, 90% do volume infundido permanece no intravascular).

Akech *et al.*, em uma revisão sistemática com ensaios clínicos que comparam cristaloides *versus* coloides em crianças com infecção grave, observam que, quando o choque foi reconhecido precocemente (pulso fino, má perfusão sem hipotensão), a reanimação com solução cristaloide isotônica resultou em quase 100% de sobrevivência em crianças com choque por dengue hemorrágico.[14] No entanto, quando o choque foi mais florido com uma pressão de pulso reduzido (< 10 mmHg), a albumina foi discretamente superior em reverter o choque. Também nenhuma diferença no resultado foi vista entre cristaloide ou albumina em crianças com malária com choque e nível de consciência normais, mas aqueles com choque avançado e envolvimento cerebral tiveram melhores resultados com albumina. Estes resultados apoiam as recomendações do PALS. Bolo de soro fisiológico é eficaz nos estágios iniciais de choque, mas bolo de albumina ou coloide pode ser mais eficaz em choque avançado ou que não respondeu às primeiras infusões de cristaloide choque.[15]

No estudo clássico de Carcillo, utilizaram-se infusões rápidas de 40 mL/kg/na primeira hora, em crianças em choque usou 2/3 em cristaloides e 1/3 das soluções era de coloides. Tantos estudos bem conduzidos, como metanálises com resultados contraditórios parecem apontar a igualdade nos resultados. A grande vantagem que leva às soluções cristaloides com relação aos coloides refere-se ao custo, tanto do produto como na facilidade de estoque, validade do produto e armazenamento. Uma vez que exista igualdade de condições quanto aos resultados, os autores têm dado preferência ao uso das soluções cristaloides no manejo inicial do choque na criança. Mas, como veremos adiante, em algumas situações temos também lançado mão da albumina em circunstâncias especiais.[16]

## ▪ Ressuscitação volumétrica na perda real de volume

A hipovolemia é o principal fator determinante da instabilidade circulatória no paciente em choque principalmente em um momento inicial. Pacientes com vasodilatação periférica e perda da integridade vascular necessitam de infusões de grandes volumes de líquidos para manterem uma pré-carga adequada, visto que grande parte do volume infundido perde-se para o interstício. O objetivo desta ressuscitação volumétrica inicial é um enchimento capilar ≤ 2 s, pressão arterial normal para a idade, pulsos normais com nenhum diferencial entre pulsos periféricos e centrais, extremidades aquecidas, restabelecimento da diurese e estado mental normal.

A recomendação atual do American College of Critical Care Medicine (ACCM) para a primeira hora de tratamento em crianças em choque é a administração intravenosa rápida de soluções cristaloides isotônicas em bolo de 20 mL/kg por 5 minutos cada.[17] Para realizar esta infusão rápida muitas vezes temos que infundir sob pressão em seringa manual ou utilizamos um aparelho de pressão sob o frasco do soro, se este for flexível.[18] Depois de cada bolo o *status* hemodinâmico da criança deve ser reavaliado para sinais de reversão do choque e perfusão normal. Em geral, as crianças com choque séptico que recebem mais fluido na primeira hora (40 a 60 mL/kg) têm reduzida a morbidade e mortalidade do que as crianças que recebem menos. Caso não ocorra reversão do choque nesta primeira hora prosseguimos com infusões de 20 mL/kg de SF a cada 15 minutos sempre seguidas de reavaliação clínica e iniciando se possível a monitorização hemodinâmica e consideramos suporte farmacológico à circulação. A Figura 7-4 exemplifica bem a sequência preconizada na fase de ressuscitação volumétrica do paciente em choque.

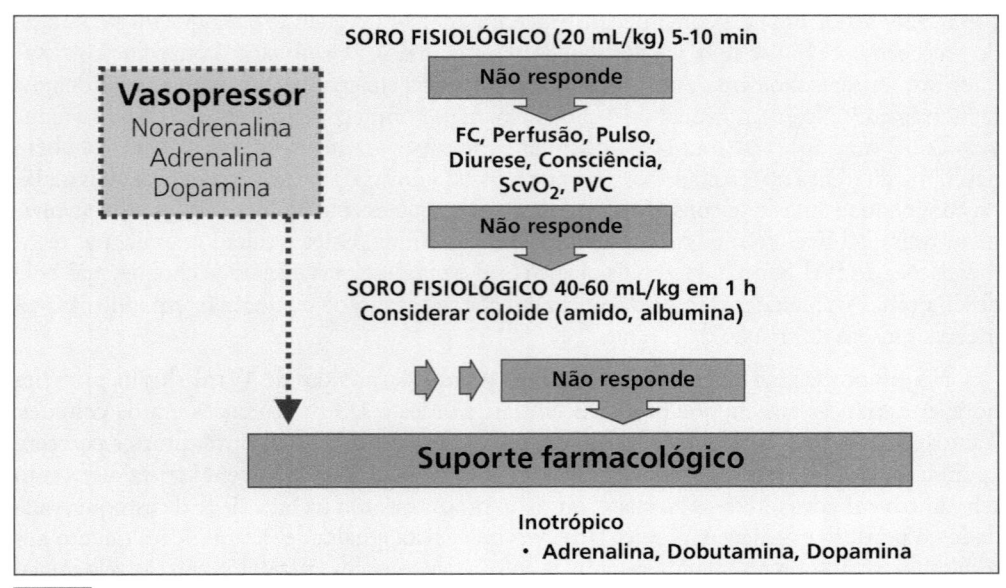

**Fig. 7-4**
Ressuscitação volumétrica.

Não havendo uma resposta inicial, um cateter venoso central jugular ou subclávio ou mesmo femoral deve ser inserido principalmente nos pacientes com suspeita de choque séptico para administração rápida de fluidos, iniciação de medicamentos, monitorização hemodinâmica e possivelmente para obter saturação venosa central de oxigênio ($SCvO_2$). A ressuscitação precoce direcionada para atingir e manter certas variáveis fisiológicas dentro das primeiras 6 horas de sobrevivência tem sido recomendada. Nosso objetivo é uma pressão venosa central (PVC) de 8-12 mmHg, pressão arterial média (MAP) de 65 mmHg ou mais (ou corrigida para a idade – Quadro 7-1), um débito urinário de igual ou maior que 1 mL/kg/h e um $SCvO_2$ igual ou maior que 70%.

Se $SCvO_2$ for inferior a 70% após a ressuscitação de volume adequado, intervenções para melhorar transporte de oxigênio, como transfusão de concentrados de hemácias para alcançar os níveis de hemoglobina superiores a 10 g/dL e o início da infusão de um inotrópico, como a dobutamina, adrenalina ou dopamina são recomendadas (Fig. 7-4).[20]

## ■ Reposição volêmica no trauma e sangramento

A rapidez com que as crianças ficam hipovolêmicas em situações pós-traumáticas não deve ser subestimada. Reconhecer o choque no paciente de trauma pediátrico pode ser mais difícil, pois os sinais de choque podem ser mais sutis do que em pacientes adultos. Uma criança, que só aparece como irritável, inicialmente pode ter perdido 30% do seu volume de sangue. Clinicamente, é útil separar o choque em três categorias clínicas: choque compensado, descompensado e falência cardiocirculatória para priorizar as estratégias de ressuscitação (Quadro 7-2). Um rápido exame físico pode fornecer informações vitais que devem conduzir a tratamento adequado posteriormente. Elementos-chave deste exame incluem avaliação cardíaca, a presença e a força dos pulsos, pressão arterial, frequência respiratória, estado de consciência, cor e temperatura das extremidades e enchimento capilar. Medida do débito urinária e pH do sangue pode ajudar a fornecer orientação para reanimação, embora essas variáveis nem sempre estejam disponíveis na avaliação imediata.[21]

| QUADRO 7-1 | Sinais vitais e variáveis laboratoriais específicas para a idade (menores valores segundo o percentil 5º para a idade e maiores valores segundo o percentil 95º para a idade) | | | | | |
|---|---|---|---|---|---|---|
| Grupo etário | Taquicardia | Bradicardia | FR (mrpm) | Leucócitos $\times 10^3$ | PAS (mmHg) | |
| 0 a 7 d | > 180 | < 100 | > 50 | > 34 | < 65 | |
| 7 d a 1 m | > 180 | < 100 | > 40 | > 19,5 ou < 5 | < 75 | |
| 1 m a 1 a | > 180 | < 90 | > 34 | > 17,5 ou < 5 | < 100 | |
| 2-5 a | > 140 | NA | > 22 | > 15,5 ou < 6 | < 94 | |
| 6-12 a | > 130 | NA | > 18 | > 13,5 ou < 4,5 | < 105 | |
| 13 a < 18 a | > 110 | NA | > 14 | > 11 ou < 4,5 | < 117 | |

D = Dias; m = meses; a = anos; FR = frequência respiratória; mrpm = movimentos respiratórios por minuto; PAS = pressão arterial sistólica; NA = não aplicável. (Modificado de Goldstein *et al.* 2005.[19])

| QUADRO 7-2 | Divisão de choque hemorrágico em categorias para priorizar as estratégias de ressuscitação | | |
|---|---|---|---|
| Sistema | Hemorragia suave<br>Choque compensado<br>15-30% perda de sangue | Hemorragia moderada<br>Choque descompensado<br>30-40% perda de sangue | Hemorragia grave<br>Falência cardíaca<br>> 45% perda de sangue |
| Cardiovascular | Taquicardia suave<br>Pulsos periféricos fracos<br>Pulsos centrais fortes<br>Acidose suave | Taquicardia moderada<br>Pulsos periféricos fracos<br>Pulsos centrais fracos<br>Acidose moderada | Taquicardia grave<br>Pulsos periféricos ausentes<br>Pulsos centrais fracos<br>Acidose moderada<br>Hipotensão (PAS < 70 + (2× id) |
| Respiratório | Taquipneia suave | Taquipneia moderada | Taquipneia grave |
| SNC | Irritado, ansioso | Agitado, letárgico | Obnubilado, comatoso |
| Pele | Extremidades moteadas e frias<br>Enchimento capilar > 2 s | Extremidades moteadas e pálidas<br>Enchimento capilar > 3 s | Extremidades frias e cianóticas<br>Enchimento capilar > 5 s |
| Urinário | Oligúria suave | Marcada oligúria e > BUN | Anúria |

Segundo Grene et al.,[23] adaptado de PALS, 2011 e ATLS, 2008.

As práticas iniciais de ressuscitação volumétrica são semelhantes. Quando uma criança se apresenta em estado de choque, pós-trauma ou sangramento, depois de um acesso estabelecido, também administra-se uma infusão rápida de 20 mL/kg de solução salina 0,9% ou solução de *ringer* lactato. Se após duas ou três infusões 20 mL/kg ainda houver sinais de perfusão tecidual inadequada iniciar-se a considerar o uso de produtos derivados de sangue para a reanimação, especialmente se a perda de sangue for suspeita de estar em curso. Glicose deve ser mantida fora do fluido de ressuscitação para evitar a hiperglicemia, mas rotineiramente monitorizada para prevenir hipoglicemia, especialmente naqueles menores de 6 meses de idade.

No trauma pediátrico, paciente com suspeita ou conhecida lesão cerebral traumática os objetivos do tratamento adicional giram em torno de prevenção de lesão cerebral secundária, mantendo a pressão de perfusão cerebral adequada e mantendo a pressão intracraniana baixa, e, neste caso, a hipovolemia e hipervolemia devem ser evitadas.

Ao considerar a escolha do fluido de reanimação (cristaloide *versus* administração coloide), ainda há uma falta de evidência forte na literatura para justificar o uso de coloides de sangue, produtos mais caros (p. ex., albumina, amidos) quando comparado ao mais barato e mais comumente usando soluções cristaloides. Nas crianças com lesão cerebral traumática, o uso de albumina tem sido associado a piores resultados quando comparado a soluções cristaloides.[22]

Como o atendimento não para após a ressuscitação inicial, cuidadosa atenção deve ser aplicada para a gestão de fluidos desses pacientes após uma reanimação inicial para ajudar a prevenir mais lesões iatrogênicas secundárias e manter uma perfusão adequada durante a fase aguda de recuperação. Para estimar os requisitos de manutenção para pacientes pediátricos à beira do leito, pode-se usar a regra "4-2-1", que recomenda 4 mL/kg/h para um paciente até 10 kg. Para pacientes entre 10 e 20 kg, a regra estabelece 40 mL/h + 2 mL/kg/h (para cada kg acima de 10 kg) e 60 mL/h + 1 mL/kg/h (para cada kg acima de 20 kg) em pacientes maiores que 20 kg. Esta é apenas uma regra e não deve ser usada em todos os pacientes, mas sim como um ponto de partida para a manutenção de gestão de fluidos no paciente de trauma. Em pacientes acima de 10 kg preferimos utilizar o cálculo da superfície corpórea (SC = [(peso × 4) + 7]/(peso + 90)) e oferecer 1.600 – 1.800 mL/m². Geralmente adiciona-se uma fonte calórica de glicose 2,5 a 5% (25 a 50 g/l), objetivando uma taxa de infusão de glicose entre 1,5-3,5 mg/kg/min, e adicionam-se sódio 150 mEq/L e potássio 20-40 mEq/L.

## Transfusões em choque pós-sangramento

### Sangramento no pós-operatório e ácido tranexâmico

Sangramento no PO imediato de cirurgia cardíaca é comum ser causado pelo efeito residual da heparina que pode ser revertido com protamina 0,5-1 mg/kg; 1 mg neutraliza 100 UI de heparina. Nos casos que o paciente apresente trombocitopenia, iniciamos plaquetas 1 u/ 3-5 kg peso (no máximo 6 unidades), Crioprecipitado 1 unidade/5 kg e plasma fresco 10-20 mL/ kg. Também consideramos iniciar ácido tranexâmico em bolo de 10 a 15 mg/kg (máx. 1 g) seguido de infusão de manutenção de 10 mg/kg em 4-6 horas.

O ácido tranexâmico pode reduzir o sangramento em pacientes que se submetem à cirurgia eletiva com grande perda de sangue como em pós-operatório de cirurgias cardíaca e de coluna. Mas pode ser útil em qualquer sangramento traumático. Pesquisadores avaliaram os efeitos da administração precoce de uma dose curta de ácido tranexâmico com relação à morte, a eventos oclusivos vasculares e ao recebimento de transfusão de sangue em pacientes traumáticos. Cerca de vinte mil pacientes utilizaram de forma randômica o ácido tranexâmico ou placebo, a mortalidade foi 14,5% do grupo do ácido tranexâmico *vs.* 16% do grupo do placebo (RR 0,91), sendo o risco de morte decorrente de sangramento significativamente menor 4,9% *vs.* 5,7% (RR 0,85). Com base nestes resultados, o ácido tranexâmico passou a ser considerado para o uso em pacientes com hemorragia traumática.[23]

### Uso de hemoderivados

Crianças que têm lesões mais graves ou pacientes que não respondem aos bolos iniciais de cristaloides endovenosos, o uso de produtos de sangue deve ser fortemente considerado como o principal fluido ressuscitador até hemorragia poder ser controlada. Enquanto o sangue total pode ser atraente, o preferível é utilizar concentrado de hemácias associado a plasma fresco congelado e a soro fisiológico. Na prática a transfusão de hemoderivados individuais permanece o padrão de atendimento em reanimação pediátrica por trauma, principalmente porque isto é o que está disponível nos bancos de sangue. Já vimos que a ATLS recomenda considerar transfusão, se o paciente ainda tem sinais de choque, depois que dois bolos de 20 mL/kg de um cristaloide foram administrados (Fig. 7-5).

A decisão de transfundir hemoderivados deve ser tomada com cautela. Transfusão de concentrados de hemácias armazenados pode ter efeitos colaterais deletérios na entrega de oxigênio e em alguns estudos pediátricos foi associada a aumento da mortalidade, prolongado uso de ventilação mecânica e aumentou o tempo de permanência na UTIP. Também

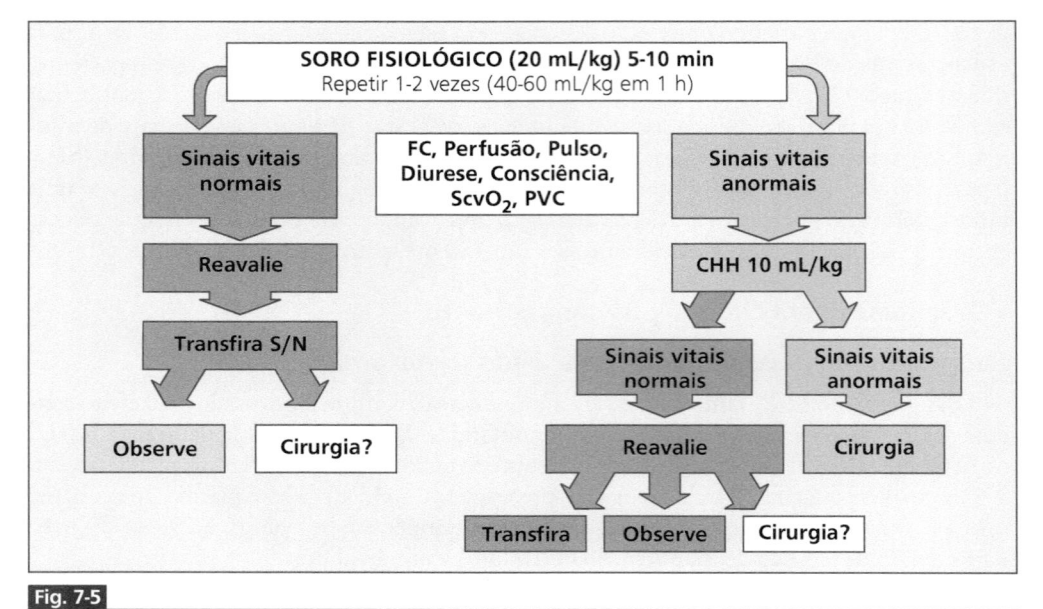

```
                    ┌─────────────────────────────────────┐
                    │   SORO FISIOLÓGICO (20 mL/kg) 5-10 min │
                    │   Repetir 1-2 vezes (40-60 mL/kg em 1 h) │
                    └─────────────────────────────────────┘
                       ↙              ↓               ↘
              ┌──────────────┐  FC, Perfusão, Pulso,  ┌──────────────┐
              │ Sinais vitais│  Diurese, Consciência, │ Sinais vitais│
              │   normais    │       ScvO₂, PVC       │   anormais   │
              └──────────────┘                        └──────────────┘
                     ↓                                       ↓
                ┌─────────┐                            ┌──────────────┐
                │ Reavalie│                            │ CHH 10 mL/kg │
                └─────────┘                            └──────────────┘
                     ↓                                   ↙         ↘
              ┌──────────────┐                ┌──────────────┐ ┌──────────────┐
              │ Transfira S/N│                │ Sinais vitais│ │ Sinais vitais│
              └──────────────┘                │   normais    │ │   anormais   │
                 ↙        ↘                   └──────────────┘ └──────────────┘
          ┌─────────┐ ┌──────────┐                ↙      ↘            ↓
          │ Observe │ │ Cirurgia?│           ┌─────────┐ ┌─────────┐ ┌─────────┐
          └─────────┘ └──────────┘           │ Reavalie│ │         │ │ Cirurgia│
                                             └─────────┘ └─────────┘ └─────────┘
                                                  ↓          ↓
                                             ┌─────────┐ ┌─────────┐ ┌──────────┐
                                             │Transfira│ │ Observe │ │ Cirurgia?│
                                             └─────────┘ └─────────┘ └──────────┘
```

**Fig. 7-5**
Ressuscitação volumétrica no trauma grave.

determinar quanto perda de sangue ocorreu torna a decisão mais difícil. Análises laboratoriais, como hematócritos seriados, lactato e déficit de base, podem ser úteis para ajudar a decisão. Além disso as análises laboratoriais podem levar algum tempo e podem não corresponder aos valores hematológicos precisos para aquele paciente nesse ponto no tempo.[24,25]

Quando o tempo nos permite medir parâmetros individuais associados a cada produto de sangue (hematócrito, PT, K-TTP, plaquetas, fibrinogênio) ou outros métodos, a transfusão pode ser direcionada para valores de laboratório objetiva. Esses valores de laboratório variam de acordo com a idade, e a média de idade específica deve ser considerada quando calculamos hemoderivados por valores de laboratório. De preferência paciente com trauma pediátrico com menos de 4 meses de idade deve receber concentrado de hemácias que tenha sido recentemente coletado, recém-irradiado e testado. Se o tempo não permitir a entrega, uma alternativa melhor do que atrasar a transfusão é usar uma prova cruzada de emergência com concentrado de hemácias de sangue do tipo O negativo até que as unidades adequadas possam ser entregues.

Quando não há tempo suficiente ou não é viável esperar por testes laboratoriais para orientar a terapia, empregar uma abordagem empírica para transfusões. O uso de sangue total com expansor volêmico não tem sido recomendado. Não há nenhuma fórmula de consenso a relação entre quanto de hemácias, plaquetas, plasma fresco congelado e crioprecipitado deva ser usado, é evidente que todos esses produtos devem ser empregados em um protocolo de transfusão maciça. Plasma fresco congelado pode ser utilizado para corrigir o tempo de protrombina e o tempo parcial de tromboplastina, não devendo ser infundido rapidamente por apresentar efeitos hipotensivos, provavelmente causados por cininas vasoativas. Na ausência de dados, é razoável manter a concentração de hemoglobina, em crianças com choque, dentro de uma faixa normal para a idade ou acima de 10 g/dL. O transporte de oxigênio depende significativamente da concentração de hemoglobina (transporte de oxigênio = IC × [1,36 × % hemoglobina × % saturação de oxigênio + $PaO_2$ × 0,003]) (Fig. 7-6).[26,27]

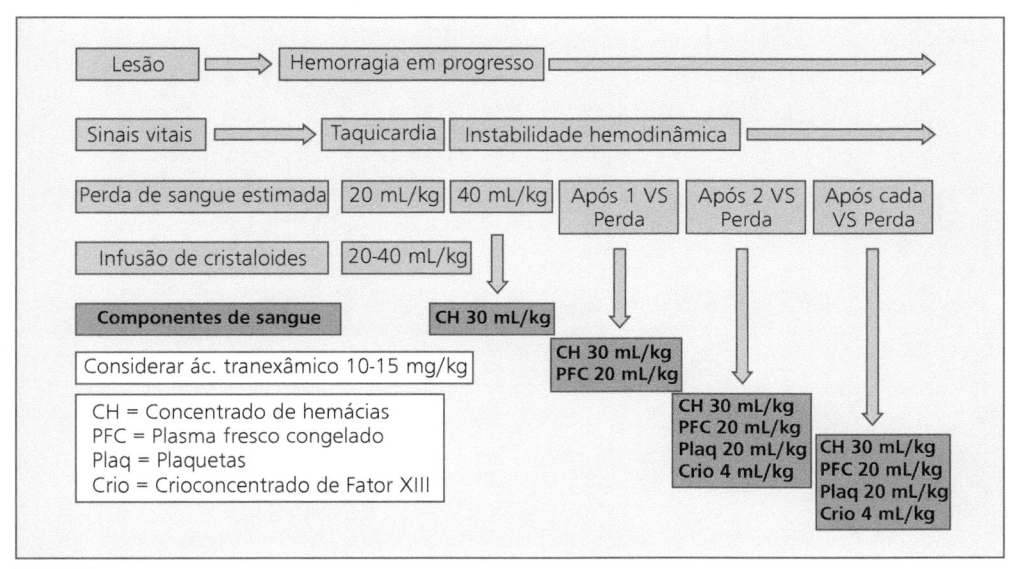

**Fig. 7-6**
Sugestão da prática de transfusão em hemorragia maciça no trauma pediátrico (pacientes com menos de 30 kg). Modificada de Dehmer e Barcelona.[25,27]

## ■ Ressuscitação volumétrica na perda do tônus vascular

Algumas anormalidades no tônus vascular podem por si só causar uma má distribuição do volume circulante de forma tão grave que pode evoluir para o choque. Esta perda do tônus com consequente vasodilatação causa uma hipovolemia relativa que pode levar a uma marcada hipotensão. Diferente da perda real do volume esta perda do tônus arterial leva a uma súbita e marcada hipotensão. Embora seu quadro clínico lembre o choque por perda de volume, a história aponta para diferentes causas, como anafilaxia, toxidade por drogas, trauma raquemedular e choque séptico.

A causa mais comum de choque por perda do tônus vascular é mesmo o choque séptico que se apresenta sempre acompanhado de outras sintomatologias dado a sua natureza complexa. Já o exemplo típico da perda do tônus vascular é a anafilaxia. Na anafilaxia quando um antígeno reage com um organismo previamente sensibilizado desencadeia uma série de reações complexas que causam uma maciça secreção de produtos vasoativos. Hemodinamicamente a criança apresenta uma intensa vasodilatação, diminuição do retorno venoso e perda relativa de volume, lesão do endotélio e extravasamento vascular. Embora o choque hipovolêmico com profunda hipotensão seja a manifestação mais dramática da anafilaxia, outros sintomas associados podem também ser mais ou menos graves, como broncospasmo, obstrução respiratória alta, manifestações cutâneas e distúrbios gastrointestinais (Quadro 7-3).[28,29]

| QUADRO 7-3 | Anafilaxia na criança |
|---|---|
| **Manejo básico da anafilaxia** | |
| ■ Tenha um protocolo escrito de emergência para o reconhecimento e tratamento da anafilaxia e revise e treine regularmente | |
| ■ Remova a exposição para o gatilho se possível (p. ex., descontinuar um agente diagnóstico ou terapêutico intravenoso que parece estar provocando os sintomas) | |
| ■ Avalie a circulação, vias respiratórias, respiração, estado mental, pele e peso corporal (massa) do paciente | |
| ■ Pedir ajuda: equipe de ressuscitação (hospital) ou serviços de emergência médica (Comunidade), se disponível | |
| ■ Injete adrenalina por via intramuscular na região anterolateral da coxa (0,01 mg/kg de uma solução de 1:1.000 (1 mg/mL), máximo de 0,3 mg para crianças (0,5 mg para adultos); registrar o tempo da dose e repeti-lo em 5-15 min, se necessário. A maioria dos pacientes responde a 1 ou 2 doses | |
| ■ Colocar o paciente em uma posição de conforto e elevar as pernas. Em adultos, fatalidade pode ocorrer em poucos segundos, se o paciente levantar-se ou sentar-se de repente (não se sabe se isso também se aplica a crianças) | |
| ■ Quando indicado, dar oxigênio suplementar de alto fluxo (6-8 L/min) por máscara facial ou cateter nasal | |
| ■ Estabelecer o acesso intravenoso usando agulhas ou cateteres com cânulas de calibre largo (calibre 14) | |
| ■ Quando indicado, fazer administração intravenosa rápida de soluções cristaloides isotônicas em bolo de 20 mL/kg por 5-10 minutos cada, 40-60 mL/kg na primeira hora | |
| ■ Em intervalos frequentes e regulares, monitorize pressão arterial do paciente, frequência cardíaca e função respiratória e oxigenação (saturação de $O_2$, se possível). Quando indicado a qualquer momento, realize ressuscitação cardiopulmonar, com compressões torácicas e ventilação | |

Adaptado de Simons et al.[29]

### ■ Perda de volume e do tônus vascular no choque séptico

No choque séptico a perda de fluidos e hipovolemia persistente secundária ao extravasamento capilar difuso podem continuar durante dias. A reposição contínua de fluidos deve ser direcionada aos pontos terminais clínicos, incluindo perfusão, pressão de oclusão capilar e débito cardíaco. Em alguns casos em que ainda persiste o quadro de hipovolemia após a ressuscitação volumétrica com infusões de SF (pelo menos 60 mL/kg na primeira hora), podemos considerar o uso de albumina. A decisão de utilizar coloide varia muito em cada caso e na dependência da experiência do reanimador. Pacientes candidatos a seu uso geralmente são aqueles que possuem uma doença que predisponha à queda da pressão oncótica do plasma. A escolha muitas vezes é feita pelo exame físico do volume intersticial.

### ■ Riscos da sobrecarga hídrica

Já nos referimos aos trabalhos de Carcillo et al. que há mais de 20 anos relataram que, em crianças com choque séptico que recebiam ressuscitação com fluidos superiores a 40 mL/kg na primeira hora, tinham sobrevivência melhorada, sem um aumento no risco de edema pulmonar cardiogênico ou SARA. Desde aquela época, ressuscitação com fluidos agressiva tem sido utilizada no manejo do choque de adultos e crianças com choque séptico.[16,30-32] Entretanto este princípio considerado fundamental na medicina intensiva tem sido questionado e criticado. Alguns estudos de coorte relataram uma associação entre o balanço hídrico positivo e a mortalidade.[33-35] Observam-se melhores desfechos nos pacientes com menor balanço hídrico (BH) antes do início da diálise, que os pacientes em pós-operatório de cirurgia cardíaca tinham melhores desfechos quanto menor o balanço hídrico e que pacientes com lesão pulmonar aguda e SARA com menor BH tinham menor mortalidade, dias livres de VM e tempo de internação. Um estudo comparando bolo de 20 a 40 mL/kg de fluidos contra nenhum bolo em mais de 3.000 crianças agudamente doentes na África relataram um risco significativamente maior de mortalidade no grupo que recebeu bolo. Entretanto, em análise posterior, observou-se que a maior mortalidade deveu-se ao comprometimento miocárdico em consequência do estágio tardio do choque séptico.[36-37]

Os primeiros grandes estudos a respeito da sobrecarga hídrica na população pediátrica publicados foram realizados no cenário da insuficiência renal e terapia de substituição renal. Foi observado que, dos pacientes submetidos à terapia de substituição renal, aqueles que apresentavam um menor BH cumulativo antes do início da diálise evoluíam com melhores desfechos, como menor mortalidade.[38,39] Isto sugeriu que o BH positivo seria o elemento-chave na evolução das crianças criticamente doentes. A partir de então, diversos estudos encontraram associação entre BH positivo e maior tempo de VM e maior morbimortalidade em crianças com lesão pulmonar aguda e SARA, em pós-operatório de cirurgia cardíaca e em uso de terapia de substituição renal.[40,41]

Tais achados levaram alguns autores a pesquisar os efeitos da intervenção precoce naqueles pacientes que evoluem com BH cumulativo positivo e observaram que tal medida reduz desfechos desfavoráveis, inclusive mortalidade. Em 2011, um estudo publicado por Flori *et al.* demonstrou que o BH cumulativo positivo nas primeiras 72 horas do início da lesão pulmonar aguda em crianças estava diretamente associado à maior mortalidade e inversamente relacionado com dias livres de VM.[12] No ano seguinte, Valentine *et al.* também publicaram que um maior BH cumulativo no 3º dia após o início do estudo estava associado a menos dias livres de VM em crianças com lesão pulmonar aguda.[42] Diante de tantos achados negativos relacionados com o BH positivo tornaram o uso de diuréticos e a terapia de substituição renal recomendação grau 2C na última publicação do *Surviving Sepsis Campaign*, no intuito de prevenir sobrecarga hídrica acima de 10% do peso corporal em crianças.[8]

Pacientes com hipervolemia, SARA ou edema pronunciado são candidatos a iniciar precocemente restrição hídrica (70% da manutenção calculada), vasopressor para manter a MAP acima de 65 mmHg, PEEP alto (acima de 8-10), ventilação prona, albumina (0,5-1 g/kg), furosemida contínua, e terapia de substituição renal precoce.[43]

Aspectos fundamentais de biologia e fisiologia da sepse, incluindo extravasamento vascular, maior perda de líquidos e aumento da capacidade vascular, apoiam a necessidade de ressuscitação agressiva de volume, especialmente na fase inicial do choque. O conceito de ressuscitação com fluidos agressivos em choque séptico manteve-se apoiado nas evidências da literatura. A questão clínica importante que precisa ser abordada não é se os pacientes com choque séptico devem receber ressuscitação agressiva de fluidos, mas o momento em que o controle hídrico deva ser restabelecido.[44]

## Inativação de fatores depressores da circulação

Por ocasião da chegada da criança em choque ao setor de atendimento, devemos efetuar uma coleta de sangue para uma avaliação laboratorial inicial. Os exames mínimos a serem solicitados são: hemograma completo, contagem de plaquetas, coagulograma (TP. TTPA, fibrinogênio, PDF), gasometria arterial, glicemia, sódio, potássio, cloreto, cálcio, provas de funções renal (Ur, Cr) e hepática (TGO. TGP) e hemocultura com teste. Além desses exames, dependendo do caso, podem ser necessárias as coletas de outras culturas (p. ex., urina. liquor. fezes,) e exames radiológicos (tórax, abdome, venocavografia).

De posse desses resultados, poderemos diagnosticar anormalidades, as quais muitas vezes têm efeito deletério sobre o estado hemodinâmico do paciente, devendo ser prontamente corrigidas. Dentre tais anormalidades, abordaremos com maiores detalhes os distúrbios mais frequentemente encontrados e que, por deprimirem a contratilidade cardíaca, são conhecidos como fatores inotrópicos negativos.

## Acidose e uso de bicarbonato

Desde as primeiras diretrizes da Campanha para Sobrevivência da Sepse que se enfatiza que nenhuma evidência apoia a administração de bicarbonato em pacientes em choque e acidose.[45] Novas Diretrizes da Campanha de Sobrevivência da Sepse 2012 são bem claras nas suas recomendações na parte de adultos. Embora sem qualquer comentário na parte pediátrica que deixe em aberto as questões sobre acidose grave (abaixo de 7,15) estas recomendações têm sido extrapoladas para crianças:

"Não se recomenda uso de terapia de bicarbonato de sódio com a finalidade de melhorar a resposta hemodinâmica ou reduzir os requisitos de vasoconstritores em pacientes com acidemia láctica induzida por hipoperfusão com pH ≥ 7,15 (categoria 2B)".[8]

Do ponto de vista fisiológico, administração de tampões, além de não melhorar, piora as condições do paciente. O bicarbonato causa uma alcalose extracelular deslocando a curva de saturação de oxigênio-hemoglobina para a esquerda, que por sua vez pode inibir a liberação de oxigênio para os tecidos. Em segundo lugar, quando íons de hidrogênio são neutralizados por meio de Bicarbonato produzem água e $CO_2$. Este $CO_2$ atravessa a barreira hematoencefálica nas células do cérebro, criando uma paradoxal acidose intracelular.[46] Esta acidose intracelular também ocorre no miocárdio e impede a função cardíaca mostrando que gases do sangue arterial ou venoso são espelho confiável dos tecidos.[47] Um exemplo clássico são as crianças com cetoacidose diabética cuja administração de bicarbonato aumenta o risco de edema cerebral e mortalidade.[48]

Os autores, seguindo este referencial teórico e o entendimento da acidose provocada pela hipoperfusão, têm-se alinhado a estas recomendações e não têm utilizado bicarbonato em pacientes em choque mesmo em situações de acidose grave. Mas a questão não é consensual principalmente quando se trata de pH abaixo de 7,15.

As Novas Diretrizes da Campanha de Sobrevivência da Sepse 2012 citam dois ensaios clínicos em adultos que compararam o uso de solução fisiológica com bicarbonato que em pacientes com acidose láctica falharam em revelar qualquer diferença nas variáveis hemodinâmicas ou requisitos vasopressores. Entretanto, os autores ponderam que o número de pacientes com pH 7,15 nestes estudos foi pequeno. Na verdade, o que se sabe é que o bicarbonato tem sido associado à sobrecarga de sódio e fluido, um aumento de lactato e da $PCO_2$, e de uma diminuição do cálcio ionizado de soro, cujas consequências não têm comprovada influência no desfecho.[8]

Em um estudo realizado, em 2013, para avaliar as preferências e práticas de 151 pediatras intensivistas canadenses que inclui a administração de bicarbonato de sódio, 82% indicaram que administrariam bicarbonato de sódio como parte da reanimação para choque séptico em crianças. Tanto o pH menor que 7 como a duração de reanimação foram fortemente associados a esta decisão. A principal razão apontada para esta conduta (que de alguma forma contraria as recomendações) seria principalmente a ausência de uma norma bem definida destas situações extremas e nenhuma evidência científica baseada em ensaio clínico em crianças.[49]

A afirmação que a circulação é refratária às aminas simpaticomiméticas em presença de acidose grave e que o uso do bicarbonato em pH abaixo de 7,15 não está confirmado por ensaios clínicos em crianças. Repetidas infusões de bicarbonato de sódio além do seu efeito duvidosos mesmo em pacientes com acidose muito grave, além de levarem à hipernatremia e à hiperosmolaridade, não neutralizam a acidose láctica decorrente de uma perfusão tecidual inadequada.[50]

A persistência de acidose metabólica sugere entre outras possibilidades: a) manutenção do estado de má perfusão (choque refratário) sendo causa de alarme e ação terapêutica no combate ao choque para melhora da perfusão com drogas vasopressoras, inotrópicos e ressuscitação volumétrica; b) uso excessivo de solução salina, induzindo a acidose hiperclorêmica. É uma situação transitória e tende a normalizar-se; c) perda de bicarbonato intestinal, através de sonda gástrica mal posicionada (no duodeno) associada a íleo ou no caso de jejunostomia alta; d) comprometimento tubular renal com perda de bicarbonato urinário (acidose tubular), secundária à hipoperfusão renal pelo choque e que, na maioria das vezes, é reversível. Nessa situação (perda de bicarbonato urinário) estaria indicada a suplementação com bicarbonato, que é ajustada de acordo com as perdas e o bicarbonato sérico.

## ■ Hipocalcemia

Cálcio atua como mediador de acoplamento excitação-contração nas células dos músculos, incluindo o músculo cardíaco. Choque pode causar alterações no cálcio sérico ionizado disponível, apesar de cálcio total de soro normal. Além disso, produtos do sangue administrados (que contêm citrato) podem ligar cálcio livre, adicionalmente diminuindo níveis de cálcio ionizado disponível. Deve-se prestar atenção para manter um nível normal de cálcio ionizado em cada caso de transfusão. A disponibilidade de cálcio ionizado funcional também depende do equilíbrio acidobásico. Um ambiente ácido favorece a dissociação de cálcio das proteínas, tornando-se disponível como um cofator na célula. Por isso deve-se também ter cuidado para não causar uma queda no cálcio ionizado quando tratar a acidose. Hipocalcemia ionizada é comum durante a estadia de ICU, particularmente nos 3 primeiros dias de admissão. Esta perturbação, embora não seja comprovadamente um preditor de mortalidade na criança, está independentemente associada à disfunção de órgãos mais graves. O cálcio sérico total não reflete a fração ionizada nesta situação de instabilidade.[51]

Os efeitos do tratamento com cálcio são uma resposta inotrópica positiva e uma ligeira elevação na resistência vascular periférica. O conhecimento atual do envolvimento do cálcio nos mecanismos de morte celular tem limitado seu uso para situações de reconhecida hipocalcemia. Portanto, terapia de cálcio pode ser útil no tratamento de choque em um paciente com hipocalcemia documentada. Também é indicado para o tratamento de choque causado por arritmias precipitadas pela toxicidade de bloqueador de canal de cálcio, hipermagnesemia ou hiperpotassemia. Cálcio pode ser fornecido como gluconato de cálcio ou cloreto de cálcio. Cloreto de cálcio produz níveis mais elevados e mais consistentes de cálcio disponível e, portanto, é recomendada a ressuscitação aguda de uma criança em estado de choque. A dose recomendada é de 10-20 mg/kg (0,1-0,2 mL/kg de cloreto de cálcio 10%) IV administrada a uma taxa de infusão não superior a 100 mg/min IV. Gluconato de cálcio a 10% pode ser usado na dose de 0,5 a 1 mL/kg. Terapia adicional pode ser guiada pela dosagem repetida de cálcio ionizado no plasma.[52]

- **Hipoglicemia e hipoxemia**

Como a glicose inicialmente deve ser mantida fora do fluido de ressuscitação, ela deve ser rotineiramente monitorizada, e hiperglicemia deve ser tratada em grupos de alto risco, como pacientes com lesão cerebral traumática. Hiperglicemia também tem sido associada a aumento do risco de infecção e maior tempo de permanência em pacientes de trauma pediátrico, sugerindo que o controle da hiperglicemia pode levar a melhores resultados de pacientes. Hipoglicemia frequentemente acompanha situações de estresse intenso e choque na criança. Sempre que os níveis de glicose no sangue estiverem abaixo de 100 mg/dL determinados por fita reagente usamos uma infusão em bolo de glicose a 25% 0,5 g/kg. Atualmente temos evitado fazer correções empíricas com glicose, uma vez que a hiperglicemia esteja associada a uma maior mortalidade da sepse.[53] Outros comentários sobre a glicemia e choque séptico são apresentados no Capítulo 8.

### Hipoxemia

A hipoxemia pode ser atenuada em qualquer criança com sua circulação comprometida oferecendo-se oxigênio suplementar imediatamente à sua chegada ao hospital. Uma saturação de oxigênio de mais de 93% deverá ser mantida para o fornecimento adequado de oxigênio aos tecidos. A $PaO_2$ arterial deve ser mantida em níveis adequados considerando-se no caso do choque séptico a deficiência celular no consumo de $O_2$. Ventilação mecânica é, neste caso, uma medida que pode ser considerada.[8]

### Do tratamento da hipovolemia ao suporte farmacológico na circulação

Os limites que separam o choque causado por uma diarreia grave em lactente com intensa perda de volume com a sepse ou choque séptico não são claramente detectados na prática clínica das UTIPs, e mesmo do ponto de vista conceitual. Por outro lado, como no processo de evolução da sepse ocorrem fenômenos cardiovasculares, como vasodilatação periférica, depressão miocárdica e aumento da permeabilidade endotelial, o intensivista é em geral levado a utilizar fluidoterapia precoce. O uso de agentes inotrópicos e vasopressores na sepse grave será discutido no Capítulo 8.[54]

## REFERÊNCIAS BIBLIOGRÁFICAS

1. Mtaweh H, Trakas EV, Su E, et al. Advances in monitoring and management of shock. *Pediatr Clin North Am* 2013;60(3):641-54.
2. Black RE, Cousens S, Johnson HL et al. Global, regional, and national causes of child mortality in 2008: a systematic analysis. Child Health Epidemiology Reference Group of WHO and UNICEF. *Lancet* 2010;375:1969-87.
3. Crone RK. Acute circulatory failure in children. *Pediatr Clin North Am* 1980;27:525-48.
4. Weil MH, Shubin H. Proposed reclassification of shock states with special reference to distributive defects. *Adv Exp Med Biol* 1971;23:13-23.
5. Vincent JL, De Backer D. Circulatory shock. *N Engl J Med* 2013;369:1726-34.
6. Lemson J, Nusmeier A, van der Hoeven JG. Advanced hemodynamic monitoring in critically ill children. *Pediatrics* 2011;128(3):560-71.
7. Venkataraman ST, Thompson AE, Orr RA. Femoral vascular catheterization in critically ill infants and children. *Clin Pediatr* 1997;36:311-19.
8. Dellinger RP, Levy MM, Rhodes A et al. Surviving Sepsis Campaign Guidelines Committee including the Pediatric Subgroup. Surviving sepsis campaign: international guidelines for management of severe sepsis and septic shock: 2012. *Crit Care Med* 2013;41:580-637.
9. Kleinman ME, Chameides L, Schexnayder SM et al. Part 14: Pediatric advanced life support: 2010 American heart association guidelines for cardiopulmonary resuscitation and emergency cardiovascular care. *Circulation* 2010;122:S876-908.
10. Voigt J, Waltzman M, Lottenberg L. Intraosseous vascular access for in-hospital emergency use: a systematic clinical review of the literature and analysis. *Pediatr Emerg Care* 2012;28(2):185-99.
11. Perel P, Roberts I, Ker K. Colloids versus crystalloids for fluid resuscitation in critically ill patients. *Cochrane Database Syst Rev* 2013 Feb. 28;2:CD000567.
12. Flori HR, Church G, Liu KD et al. Positive fluid balance is associated with higher mortality and prolonged mechanical ventilation in pediatric patients with acute lung injury. *Crit Care Res Pract* 2011;2011:854142.
13. Virgilio RW, Smith DE, Zarins CK. Balanced electrolyte solutions: experimental and clinical studies. *Crit Care Med* 1979;7:98-106.
14. Akech S, Ledermann H, Maitland K. Choice of fluids for resuscitation in children with severe infection and shock: systematic review. *BMJ* 2010;341:c4416.
15. Carcillo JA. Choice of fluids for resuscitation in children with severeinfection and shock. *BMJ* 2010;341:c4546.
16. Carcillo JA, Davis AL, Zaritsky A. Role of early fluid resuscitation in pediatric septic shock. *JAMA* 1991;266:1242-45.
17. Brierley J, Carcillo JA, Choong K et al. Clinical practice parameters for hemodynamic support of pediatric and neonatal septic shock: 2007 update from the American College of Critical Care Medicine. *Crit Care Med* 2009;37(2):666-88.
18. Stoner MJ, Goodman DG, Cohen DM et al. Rapid fluid resuscitation in pediatrics: testing the American College of Critical Care Medicine guideline. *Ann Emerg Med* 2007;50:601-7.
19. Goldstein B, Giroir B, Randolph A. International Consensus Conference on Pediatric Sepsis. International pediatric sepsis consensus conference: definitions for sepsis and organ dysfunction in pediatrics. *Pediatr Crit CareMed* 2005;6(1):2-8.
20. Rivers E, Nguyen B, Havstad S et al. Early goal-directed therapy in the treatment of severe sepsis and septic shock. *N Engl J Med* 2001;346:1368-77.
21. Greene N, Bhananker S, Ramaiah R. Vascular access, fluid resuscitation, and blood transfusion in pediatric trauma. *Int J Crit Illn Inj Sci* 2012;2(3):135-42.
22. Bailey AG, McNaull PP, Jooste E et al. Perioperative crystalloid and colloid fluid management in children: where are we and how did we get here? *Anesth Analg* 2010;110:375-90.

23. CRASH-2 trial collaborators, Shakur H, Roberts I, Bautista R et al. Effects of tranexamic acid on death, vascular occlusive events, and blood transfusion in trauma patients with significant hemorrhage (CRASH-2): a randomized, placebo-controlled trial. Lancet 2010;376(9734):23-32.
24. Dehmer JJ, Adamson WT. Massive transfusion and blood product use in the pediatric trauma patient. Semin Pediatr Surg 2010;19:286-91.
25. Kneyber MC, Hersi MI, Twisk JW et al. Red blood cell transfusion in critically ill children is independently associated with increased mortality. Intensive Care Med 2007;33:1414-22.
26. Mink RB, Pollack MM. Effect of blood transfusion on oxygen consumption in pediatric septic shock. Crit Care Med 1990;18:1087-91.
27. Barcelona SL, Thompson AA, Cote CJ. Intraoperative pediatric blood transfusion therapy: A review of common issues. Part I: hematologic and physiologic differences from adults; metabolic and infectious risks. Paediatr Anaesth 2005;15:716-26.
28. Dinakar C. Anaphylaxis in children: current understanding and key issues in diagnosis and treatment. Curr Allergy Asthma Rep 2012;12:641-49.
29. Simons FE, Ardusso LR, Bilò MB et al. World allergy organization anaphylaxis guidelines: summary. J Allergy Clin Immunol 2011;127:587-93.
30. Han YY, Carcillo JA, Dragotta MA et al. Early reversal of pediatric-neonatal septicshock by community physicians is associated with improved outcome. Pediatrics 2003;112:793-99.
31. Smith SH, Perner A. Higher vs. lower fluid volume for septic shock: clinical characteristics and outcome in unselected patients in a prospective, multicenter cohort. Crit Care 2012;16:R76.
32. de Oliveira CF, de Oliveira DS, Gottschald AF et al. ACCM/PALS haemodynamic support guidelines for paediatric septic shock: an outcomes comparison with and without monitoring central venous oxygen saturation. Intensive Care Med 2008;34:1065-75.
33. Boyd JH, Forbes J, Nakada TA et al. Fluid resuscitation in septic shock: a positive fluid balance and elevated central venous pressure are associated with increased mortality. Crit Care Med 2011;39:259-65.
34. Murphy CV, Schramm GE, Doherty JA et al. The importance of fluid management in acute lung injury secondary to septic shock. Chest 2009;136:102-9.
35. Maitland K, Kiguli S, Opoka RO et al. Mortality after fluid bolus in African children with severe infection. N Engl J Med 2011;364:2483-95.
36. Duke T. What the African fluid-bolus trial means. Lancet 2011;378:1685-87.
37. Russell JA. How much fluid resuscitation is optimal in septic shock? Crit Care 2012;16:146.
38. Foland JA, Fortenberry JD, Warshaw BL et al. Fluid overload before continuous hemofiltration and survival in critically ill children: A retrospective analysis. Crit Care Med 2004;32:1771-76.
39. Michael M, Kuehnle I, Goldstein SL. Fluid overload and acute renal failure in pediatric stem cell transplant patients. Pediatr Nephrol 2004;19:91-95.
40. Sutherland SM, Zappitelli M, Alexander SR et al. Fluid overload and mortality in children receiving continuous renal replacement therapy: the prospective pediatric continuous renal replacement therapy registry. Am J Kidney Dis 2010;55:316-25.
41. Hazle MA, Gajarski RJ, Yu S et al. Fluid overload in infants following congenital heart surgery. Pediatr Crit Care Med 2013;14:44-49.
42. Valentine SL, Sapru A, Higgerson RA et al. PALISI Network and ARDSNet. Fluid balance in critically ill children with acute lung injury. Crit Care Med 2012;40:2883-89.
43. Cordemans C, De Laet I, Van Regenmortel N et al. Aiming for a negative fluid balance in patients with acute lung injury and increased intra-abdominal pressure: a pilot study looking at the effects of PAL-treatment. Ann Intensive Care 2012 July 5;2(Suppl 1):S15.
44. Hanna W, Wong HR. Pediatric sepsis: challenges and adjunctive therapies. Crit Care Clin 2013 Apr.;29(2):203-22.
45. Dellinger RP, Carlet JM, Gerlach H et al. The surviving sepsis guidelines: not another "groundhog day." Crit Care Med 2004;32:1601-2.

46. Aschner JL, Poland RL. Sodium bicarbonate: Basically useless therapy. *Pediatrics* 2008;122:831-35.
47. Wyckoff MH, Perlman JM. Use of high-dose epinephrine and sodiumbicarbonate during neonatal resuscitation: Is there proven benefit? *Clin Perinatol* 2006;33:141-51, viii
48. Tiwari LK, Jayashree M, Singhi S. Risk factors for cerebral edema in diabetic ketoacidosis in a developing country: role of fluid refractory shock. *Pediatr Crit Care Med* 2012;13(2):e91-96.
49. Parker MJ, Parshuram CS. Sodium bicarbonate use in shock and cardiac arrest: attitudes of pediatric acute care physicians. *Crit Care Med* 2013;41(9):2188-95.
50. Simma B, Kirpalani H. Sodium bicarbonate–the swings and roundabouts will not stop without randomized evidence. *Crit Care Med* 2013;41(9):2242-43.
51. Dias CR, Leite HP, Nogueira PC *et al*. Ionized hypocalcemia is an early event and is associated with organ dysfunction in children admitted to the intensive care unit. *J Crit Care* 2013;28(5):810-15.
52. Broner CW, Stidham GL, Westenkirchner DF *et al*. A prospective, randomized, double blind comparison of calcium chloride and calcium gluconate therapies for hypocalcemia in critically ill children. *J Pediatr* 1990;117(6):986-89.
53. Van Herpe T, Vanhonsebrouck K, Mesotten D *et al*. Glycemic control in the pediatric intensive care unit of Leuven: two years of experience. *J Diabetes Sci Technol* 2012 Jan. 1;6(1):15-21.
54. Cruz AT, Perry AM, Williams EA *et al*. Implementation of goal-directed therapy for children with suspected sepsis in the emergencydepartment. *Pediatrics* 2011;127(3):e758-6.

# 8 Suporte Farmacológico no Choque Séptico

*Pedro Celiny Ramos Garcia* ♦ *Jefferson Pedro Piva*
*Ricardo Garcia Branco* ♦ *Carolina Amoretti*

## INTRODUÇÃO

O choque séptico é uma das manifestações mais complexas e menos entendidas da infecção. Final comum de muitas doenças infecciosas, esta manifestação, antes vista como uma complicação da sepse, é hoje classificada como parte integrante deste processo mórbido que continua sendo um problema tanto para os pediatras, como para os clínicos e os investigadores. O choque séptico é uma das principais causas de morte de crianças no nosso meio, incide em todas as faixas etárias, sendo mais comumente descrito nas hospitalizadas, principalmente nas que, por sua gravidade, estão nas unidades de terapia intensivas pediátricas.[1]

Poucas doenças interagem tanto com a medicina como esta. O choque séptico afeta os sistemas orgânicos como um todo, sendo consequentemente terreno de quase todas as especialidades e subespecialidades médicas. O pediatra particularmente se depara com ela no atendimento das crianças no período neonatal, no seguimento de lactentes com diarreia e pneumonia, nas salas de emergências e áreas críticas dos hospitais. É um diagnóstico de exclusão obrigatório tanto quando se avalia uma criança previamente hígida, com hipertermia rebelde, em que se suspeita de bacteremia, como no seguimento de prematuros, desnutridos, imunodeprimidos ou nas crianças com algum tipo de doença subjacente que simplesmente não vão bem.[2]

## DIAGNÓSTICO

O choque séptico pode ser definido por variáveis clínicas, variáveis hemodinâmicas, variáveis de uso de oxigênio. É uma síndrome clínica que inclui hipotermia ou hipertermia, alteração de consciência, perfusão diminuída com vasodilatação periférica (choque quente) ou extremidades frias (choque frio), taquicardia, taquipneia e oligúria. Muitos destes eventos ocorrem antes da hipotensão, que pode ser um evento tardio. Obviamente a hipotensão em paciente com suspeita de infecção firma o diagnóstico As outras variáveis que mais comumente acompanham a síndrome clínica são hipoxemia e acidose metabólica. Sinais de síndrome da resposta inflamatória sistêmica (SRIS), como febre, taquicardia e rubor, podem ocorrer em crianças mesmo com infecções menos graves. Reforça a suspeita de sepse quando acompanhada de irritabilidade, falta de interação com os pais ou incapacidade de ser despertado.[3]

## BASES DO TRATAMENTO

Bases para o tratamento do choque incluem tratar a doença de base, aumentar a oferta e a captação de oxigênio pela célula, repor o volume circulante, corrigir os fatores inotrópicos negativos, aumentar a contratilidade cardíaca e diminuir a resistência vascular periférica. Com fins didáticos. Dividimos o tratamento do choque em quatro etapas básicas: a) a ressuscitação volumétrica; b) a terapia vasopressora; c) a terapia inotrópica e d) a terapia vasodilatadora. Comentaremos também sobre a situação algumas medidas de suporte que podem estar associadas ou não aos melhores resultados no tratamento, como o diagnóstico precoce e tratamento da falência de suprarrenal e as questões relacionadas com o controle glicêmico nestes pacientes criticamente enfermos.

Para **ressuscitação volumétrica**: como já observamos no Capítulo 7, iniciamos a ressuscitação volumétrica sempre com solução fisiológica e apenas em alguns casos selecionados, como quando infundimos grandes soluções, usamos coloides, como albumina.

Na **terapia vasopressora** nossa tendência é não utilizar a dopamina como droga de primeira linha, mas iniciar o tratamento na unidade de terapia intensiva com noradrenalina ou adrenalina. A arginina vasopressina pode ser usada com cautela, pois já tem lugar no tratamento dos casos refratários.

Como **suporte inotrópico**, utilizamos a seguir dobutamina nos casos que não respondem as manobras iniciais. Nos casos de choque refratário à dobutamina, a adrenalina também é usada pela sua ação na RVS aumentada e aumento da contratilidade miocárdica. A milrinona, também se mostra útil atuando diretamente na contratilidade miocárdica com excelente ação inotrópica positiva.

O **uso de vasodilatadores** pode reverter o choque em pacientes pediátricos que permanecem hipodinâmicos com um estado de alta resistência vascular sistêmica, apesar de reanimação com líquidos e implementação de suporte inotrópico. Nós temos preferido a mesma milrinona por suas propriedades vasodilatadoras e inotrópicas já citadas (inodilatadoras). Em algumas situações específicas alguns autores preferem o nitroprussiato de sódio, por sua eliminação e meia-vida mais curta que permite que uma eventual hipotensão, associada ao uso de vasodilatadores, possa ser revertida imediatamente pela interrupção da infusão. A Figura 8-1 sintetiza as ações das drogas no sistema cardiovascular.

### ■ Drogas vasoativas no choque séptico

A base fisiológica para o uso de fármacos que agem no sistema cardiovascular está em procurar manter uma pressão de perfusão próxima do normal. A perfusão tecidual depende da pressão arterial média (MAP) menos a pressão venosa central (PVC) dividida pela Resistência vascular sistêmica (RVS) e que a Pressão de Perfusão (PP) é esta MAP menos a pressão venosa central (PVC).

$$\text{Perfusão tecidual} = \frac{\text{pressão arterial média (PAM)} - \text{pressão venosa central (PVC)}}{\text{RVS}}$$

$$\text{Pressão de perfusão (PP = MAP - PVC)}$$

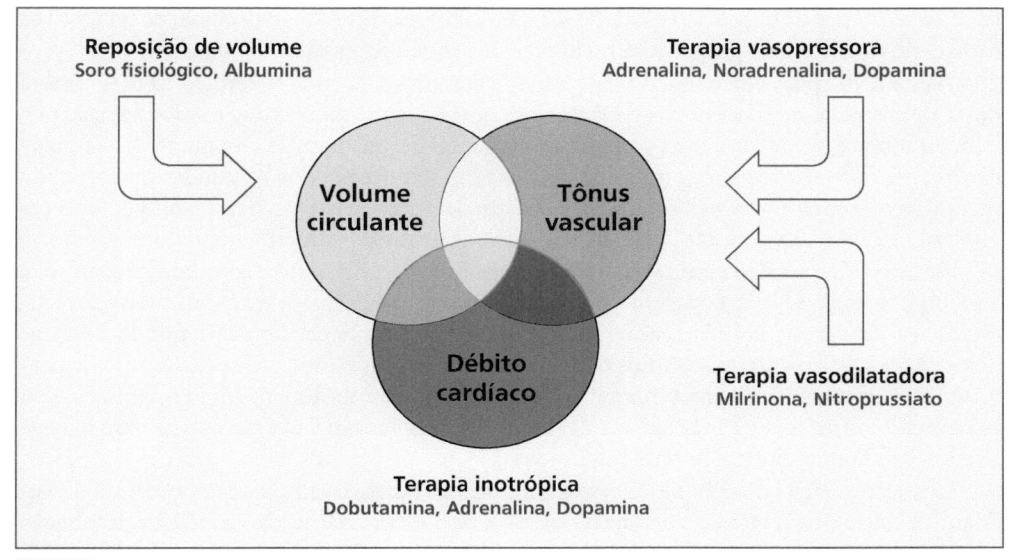

```
┌─────────────────────────────────────────────────────────────────────┐
│  Reposição de volume                    Terapia vasopressora        │
│  Soro fisiológico, Albumina             Adrenalina, Noradrenalina,  │
│                                         Dopamina                    │
│                                                                     │
│              ⇨      ╱Volume╲  ╱Tônus  ╲    ⇦                        │
│                     ╲circulante╱ ╲vascular╱                         │
│                                                                     │
│                         ╱Débito  ╲       Terapia vasodilatadora     │
│                         ╲cardíaco╱       Milrinona, Nitroprussiato  │
│                                                                     │
│                      Terapia inotrópica                             │
│                      Dobutamina, Adrenalina, Dopamina               │
└─────────────────────────────────────────────────────────────────────┘
```

**Fig. 8-1**
Ação das drogas vasoativas no sistema cardiovascular. (Ver *Pranchas* em *Cores*.)

Das fórmulas anteriores, depreende-se que a perfusão tecidual é influenciada diretamente pela MAP e inversamente pela PVC. Assim, seja por ressuscitação volumétrica ou terapia vasomotora, a intervenção somente terá seu efeito esperado na melhora do débito cardíaco se aumentar mais MAP do que PVC. O débito cardíaco pode, ainda, estar diminuído, se a RVS estiver aumentada. Já a pressão de perfusão para órgãos nobres pode ser mantida, mesmo com débito cardíaco baixo, com um aumento na resistência vascular periférica.

O DC também sobre influência da frequência cardíaca e do volume de ejeção (DC = FC × volume de ejeção). Esta equação exemplifica o princípio de Frank–Starling, onde a contração ventricular depende diretamente de sua tensão em repouso e do volume ventricular no final da diástole. Variáveis, como a pré-carga e a frequência cardíaca, podem ser influenciadas pelo uso de inotrópicos e vasoativos, de maneira a tentar corrigir alterações nesta curva e melhorar o DC. As drogas vasoativas agem no sistema cardiovascular através de receptores, mensageiros intracelulares e do cálcio. Como nos referimos basicamente à ação de músculos (cardíaco e vascular), o aumento de cálcio intravascular leva a um aumento da contração e, sua diminuição, a um relaxamento da musculatura.

## EVOLUÇÃO E DIAGNÓSTICO DO CHOQUE SÉPTICO

A gravidade do choque está relacionada com a intensidade do fator desencadeante, o tempo decorrido desde a sua instalação, da capacidade de compensação do organismo e da adequação na instituição do tratamento. Em um momento inicial, o organismo lança mão de ajustes através dos quais mantém um suprimento sanguíneo adequado aos órgãos nobres, fundamentalmente cérebro e coração. Caso não sejam estabelecidas medidas terapêuticas adequadas dentro de um curto espaço de tempo, tais mecanismos logo deixarão de ser efetivos ocorrendo deterioração progressiva no aporte de sangue oxigenado aos tecidos.

Neste texto, nosso foco será o manejo medicamentoso do choque séptico. O diagnóstico desta síndrome reserva desafios, especialmente porque febre, taquicardia e vasodilatação podem estar presentes em crianças com infecções benignas. Suspeita de choque séptico é mandatória, quando os três sinais anteriores estiverem acompanhados de mudança do estado mental, representado por irritabilidade, confusão, letargia ou mesmo coma. Sinais precoces são taquicardia e má perfusão tecidual, seguidos de acidose e tardiamente de hipotensão.

Assim o diagnóstico clínico deve ser feito na presença de criança com infecção suspeita com hipotermia ou hipertermia e com sinais clínicos de má perfusão tecidual, quais sejam alteração do estado mental e/ou aumento do tempo de perfusão periférica (maior de 2 segundos – choque frio) e/ou pulsos ruins e/ou extremidades frias e moteadas e/ou tempo de perfusão periférica muito rápido (choque quente) e/ou pulsos periféricos hiperdinâmicos e/ou baixo débito urinário (< 1 mL/kg/h). A presença de hipotensão não é necessária para o diagnóstico de choque séptico, porém é definitiva.[4]

O manejo inicial do choque séptico é o mesmo de outras condições que ameaçam a vida. Além de antibiótico, terapia adequada inicia-se pela estabilização da via aérea e respiração adequada (*Air way* e *Breathing* – A e B). Oferta extra de oxigênio pela via considerada mais adequada de acordo com a evolução e capacidade da criança é sempre importante. A circulação é a parte mais evidentemente comprometida, e reposição volumétrica agressiva deve ser iniciada tão logo o diagnóstico seja feito. O tipo de solução a ser utilizada na ressuscitação volumétrica do paciente em choque e a preferência dos autores por soluções cristaloides também no manejo inicial do choque séptico já foram discutidos no Capítulo 7.[5]

## ■ Drogas vasoativas

A escolha do agente vasoativo é geralmente determinada pelo exame clínico. No entanto, ao considerar o uso desses agentes em crianças com choque séptico, é importante ter em mente sua condição dinâmica. Muitas vezes, a fim de continuar a manter a perfusão adequada do órgão, os agentes usados precisam ser alterados, dependendo do manejo clínico, monitorização e da resposta do paciente. Assim como o quadro clínico no choque séptico evoluiu demandando ajuste de terapia, os agentes vasoativos são caracterizados por diferentes efeitos no sistema cardiovascular e que estes efeitos são determinados pela farmacocinética do agente e farmacodinâmica do paciente em resposta ao tratamento. Em crianças com sepse grave o fluxo sanguíneo para rins e fígado pode estar alterado, alterando também sua função, a concentração de drogas não pode ser precisamente prevista.[6]

Estes agentes vasoativos têm três principais ações: efeitos na resistência vascular sistêmica (vasodilatadores e vasopressores), efeitos na contratilidade cardíaca (inotropismo) e efeitos na frequência cardíaca (cronotropismo). Os agentes ativos no sistema cardiovascular podem ser classificados como inotrópicos, vasopressores e vasodilatadores. Inotrópicos aumentam o débito cardíaco ao aumentar a contratilidade miocárdica ou a frequência cardíaca. Vasopressores agem aumentando a resistência vascular sistêmica, aumentando o tônus arterial. Vasodilatadores diminuem o tônus arterial, melhorando o débito cardíaco por diminuição da pós-carga, sem afetar a contratilidade.

É difícil classificar cada droga em apenas um destes grupos, já que a maioria pode ter efeitos combinados dependendo da dose e da interação com o sistema autonômico do paciente.[7] Também observam-se padrões hemodinâmicos que são distintos no choque séptico na criança que podem influenciar o efeito desejado. Brierley e Peters, utilizando medidas de débito cardíaco com ultrassonografia Doppler, observaram uma situação antagônica. Crianças anteriormente saudáveis com sepse adquirida em comunidade costumavam ter índice cardíaco baixo ou normal como no choque frio. Neste caso, como o baixo débito cardíaco, esta associado com a mortalidade no choque séptico pediátrico, atingir um objetivo terapêutico de aumentá-lo (CI 3.3 e 6 L/min/m$^2$) utilizando-se drogas inotrópicas pode ser decisivo para melhorar a sobrevivência. Por outro lado também observou-se que crianças já estão internados no hospital, com choque séptico relacionada a cateter e a infecções de corrente sanguínea, já tem um índice cardíaco alto com baixa resistência vascular sistêmica (pulsos hiperdinâmicos, extremidades quentes, enchimento capilar normal) semelhantes ao choque quente". Neste caso, em que o choque se comporta de forma semelhante aos do adulto, o uso de agentes vasoconstritores, como a noradrenalina, foi mais benéfico (Quadro 8-1).[8]

### Inotrópicos

Agentes inotrópicos são utilizados para melhorar o débito cardíaco em pacientes com déficit de contratilidade. São frequentemente administrados juntamente com agentes vasopressores, como discutido a seguir. Tanto a milrinona quanto a dobutamina possuem atividade vasodilatadora em maior ou menor grau e diminuem a pós-carga ao mesmo tempo em que melhoram a contratilidade. Já a adrenalina, em doses altas, pode aumentar a resistência vascu-

### QUADRO 8-1 | Drogas no choque

| Droga | Receptores | Inotropismo (μg/kg/min) | Vasodilatação (μg/kg/min) | Vasopressão (μg/kg/min) | Via |
|---|---|---|---|---|---|
| Adrenalina | $\alpha_2$, $\beta_1$ | 0,05-0,3 | – | 0,3-0,5 | EV – acesso central, IO, IT |
| Dobutamina | $\alpha_1$, $\alpha_2$, $\beta_1$, $\beta_2$ | 5-20 | – | – | EV central/ periférica discutível |
| Dopamina | Dopaminérgico, α e β-adrenérgicos | 5-10 | – | 10-15 | EV periférica/ central |
| Milrinona | | 0,25-0,75 (até 1) | 0,25-0,75 (até 1) | – | EV periférica/ central |
| Nitroprussiato | | – | 0,5-10 | – | EV periférica/ central |
| Noradrenalina | | – | – | 0,05-0,2 | EV central |
| Vasopressina | V1, V2, V3 OTR | | | 0,0005-0,008U/ kg/min | EV central |

EV = Endovenosa; IO = intraoral; IT = intratecal. (Modificado de Garcia PC 2004.[9])

lar sistêmica ou ter uma ação contrária em baixas doses, enquanto sempre aumenta a contratilidade miocárdica. Dobutamina e adrenalina podem, também, aumentar o consumo miocárdico de oxigênio e causar arritmias.

### Adrenalina

É o principal hormônio liberado em situações de estresse e tem efeitos hemodinâmicos e metabólicos diversos. Seus efeitos no miocárdio são de inotropismo e cronotropismo. É iniciada em doses de 0,025 µg/kg/min e titulado até a resposta clínica desejada. É uma boa opção para pacientes com baixo débito cardíaco e má perfusão periférica. Em doses de até 0,3 µg/kg/min, adrenalina exerce efeito predominante em receptores $\beta_2$-adrenérgicos, levando à vasodilatação periférica. Doses mais altas (até 0,5 µg/kg/min) levam à ativação de receptores $\alpha_1$-adrenérgicos e aumentam a resistência vascular sistêmica. Quando esta resistência está já aumentada, pode ser administrada associada a um vasodilatador.

Adrenalina aumenta a gliconeogênese e glicogenólise, podendo causar hiperglicemia. Como paraefeito, o músculo esquelético libera mais acido láctico, para ser levado ao fígado para síntese de glicose. Assim, pacientes recebendo adrenalina podem ter acido láctico aumentado, sem necessariamente representar déficit de perfusão em órgãos-alvo, refletido em um lactato alto.[10]

### Dobutamina

Agonista sintético com estimulação de receptores $\beta_1$, $\beta_2$, $\alpha_1$ e $\alpha_2$-adrenérgicos, aumentando, assim, a contratilidade miocárdica e frequência cardíaca, e diminuindo a resistência sistêmica. A dobutamina deve ser considerada para pacientes com débito cardíaco diminuído e resistência vascular sistêmica elevada, sempre se certificando de uma adequada reposição volumétrica. Doses próximas de 5 µg/kg/min também melhoram a circulação esplâncnica. Seus paraefeitos incluem queda importante na pressão arterial, taquicardia importante, arritmia atrial ou ventricular e aumento do consumo de oxigênio pelo miocárdio.[11]

### Milrinona

Como um inibidor da fosfodiesterase III, a milrinona produz efeitos através da inibição da degradação do AMP cíclico nos músculos liso e cardíaco. Inibidores da fosfodiesterase funcionam sinergicamente a catecolaminas, que aumentam a produção de AMP cíclico. Contudo, não é afetada pela infrarregulação e dessensibilização dos receptores $\alpha$-adrenérgicos. Milrinona mostra-se útil no tratamento de pacientes com choque séptico com diminuição da contratilidade miocárdica, baixo débito cardíaco e resistência vascular sistêmica aumentada. A meia-vida da milrinona é de 2-6 horas, e vários autores preconizam dose de ataque de 0,25-0,5 µg/kg durante 10-30 minutos, o que pode necessitar de nova expansão volumétrica ou mesmo associação de vasopressores. Ainda assim, a milrinona pode demorar muitas horas para atingir níveis séricos estáveis. Geralmente não utilizamos a dose de ataque e utilizamos uma infusão contínua em doses de 0,25-0,75 µg/kg/min, podendo chegar até 1 µg/kg/min. Efeitos colaterais, como arritmia e hipotensão grave podem ocorrer e demandam a suspensão imediata da infusão, especialmente graças a sua meia-vida longa. A excreção é predominantemente renal e deve ser reajustada na presença de insuficiência deste órgão.[12]

## Vasopressores

As drogas vasopressoras são necessárias em pacientes com diminuição do tônus vascular. O paciente com choque séptico pode apresentar resistência vascular diminuída e débito cardíaco aumentado com extremidades quentes, pulsos fortes e aumento da pressão de pulso. Já na presença de diminuição do débito cardíaco, a perfusão periférica fica comprometida, e a pressão arterial normalmente está baixa. Vasopressores são iniciados para restaurar a perfusão de órgãos vitais. Monitorização intensa é importante pelo risco de a inadequação da contratilidade miocárdica levar a uma piora no DC e falha na resposta terapêutica. Importante lembrar que a noradrenalina e a dopamina possuem alguma ação inotrópica, podendo aumentar FR e contratilidade.[13]

### Noradrenalina

A noradrenalina é um potente vasopressor que redireciona o suporte sanguíneo do músculo esquelético para a circulação esplâncnica. Age nos receptores $\alpha_1$, $\alpha_2$ e $\beta_1$, sendo distinta da adrenalina apenas por não agir nos receptores $\beta_2$. É naturalmente produzida na glândula suprarrenal e age sem intermediários. Costumava-se evitar o uso de noradrenalina pelo medo de vasoconstrição excessiva, mas este risco não foi comprovado. Doses que iniciam em 0,02 µg/kg/min podem ser tituladas para melhorar a RVS, a pressão diastólica e a diminuir e pressão de pulso. Quando comparada à dopamina, a noradrenalina foi capaz de melhorar o débito urinário e mostrou ausência de efeitos deletérios sob a circulação esplâncnica.[14]

A maioria dos autores tem preferido usar noradrenalina como agente de primeira linha no paciente em choque adequadamente ressuscitado com volume, substituindo aquele que era o papel tradicional da dopamina. O primeiro e principal tratamento do choque séptico continua sendo a reposição volumétrica, e esta deve ser adequada para que não se tenha efeitos deletérios de vasoconstrição da noradrenalina. Deve-se ter em mente, também, que a noradrenalina tem pouca ação na falha miocárdica, e um paciente inadequadamente expandido e com baixo débito cardíaco em uso de noradrenalina pode parecer hemodinamicamente estável, quando está, na verdade, com déficit de perfusão em órgãos-alvo.[15]

A noradrenalina é a droga vasoativa preferencial em adultos com choque séptico, porque adultos apresentam um aumento mais previsível do débito cardíaco e diminuição da resistência vascular sistêmica. Em crianças que têm clinicamente choque quente refratário a fluidos, as orientações do American College of Critical Care Medicine recomendam o uso de noradrenalina (0,03-0,05 µg/kg/min) como o vasopressor de escolha. Pacientes que apresentam além de baixa resistência vascular sistêmica, baixo débito e disfunção cardíaca podem beneficiar-se da associação de noradrenalina com dobutamina, outros com aumento da resistência vascular sistêmica respondem bem a associação noradrenalina-milrinona. Adultos com choque séptico tratados com noradrenalina têm menor mortalidade quando comparados ao tratamento com outros vasopressores.[16]

### Dopamina

A dopamina é precursora da noradrenalina na medula suprarrenal e neurotransmissor no sistema nervoso central. Seus efeitos são dose-dependentes e alguns são indiretamente mediados com a liberação adjuvante de noradrenalina. Em doses de 3-5 µg/kg/min, dopamina ativa receptores dopaminérgicos (80-100%) e β-adrenérgico (5-20%). Doses entre 5-10 µg/kg/ min ativam receptores β-adrenérgicos e poucos α-adrenérgicos. Doses maiores do que 10 µg/kg/min ativam predominantemente receptores α-adrenérgicos. Dopamina foi durante muito tempo usada como primeira droga no suporte circulatório em vários tipos de doenças, e embora permaneça sendo muito recomendada como droga de primeira escolha no tratamento de choque séptico da criança, nós temos dado preferência à noradrenalina como vasopressor e reservado a dopamina apenas para a sala de emergência.[4]

Os efeitos relacionados com a dose de dopamina são imprevisíveis e há alguma evidência que sugerem que os adultos que receberam dopamina apresentaram maior morbidade em comparação àqueles que não recebem. Além disso, lactentes jovens (6 meses de idade) podem ser insensíveis à dopamina. O hábito de se usar dopamina em baixas doses como suporte para circulações renal e esplâncnica tem sido refutado por trabalhos atuais. Também a dopamina pode ter efeitos deletérios diminuindo o consumo de $O_2$ e o Ph gástrico e intestinal; piorando a mobilidade gástrica, alterando a relação ventilação/perfusão com piora da hipoxemia, alterando a função da hipófise anterior e da imunidade celular e comprometendo a função tireoidiana em pacientes graves. Como resultado, recentemente muitos especialistas desencorajam o uso indiscriminado da dopamina em choque séptico.[17]

Como os efeitos doses-dependentes podem variar para cada paciente, alguns autores preferem titular a dose necessária para cada caso ou usar noradrenalina ou dobutamina em pacientes com baixo débito cardíaco ou diminuição da resistência vascular sistêmica. Parte disso se deve à dificuldade de se usar uma droga que é agonista de tantos sistemas simultaneamente. Os autores que mantêm indicação de dopamina como droga de primeira linha no choque argumentam que as outras opções não estão livres de paraefeito, e que a combinação dos efeitos vasopressores e inotrópicos é válida. Também se referem à praticidade de seu uso na sala de emergência. Uma recomendação seria iniciar com dose de 5 µg/kg/min e procurar não exceder 10 µg/kg/min.[18]

### Vasopressina

Vasopressina (hormônio antidiurético) é sintetizada no hipotálamo e, em condições normais, as concentrações séricas são mantidas constantes, regulada principalmente pela osmolaridade plasmática. Em situações de normovolemia a vasopressina circulante tem pouco efeito sobre o tônus vascular, mas ajuda a manter a pressão arterial durante a hipovolemia. Os efeitos de hemodinâmicos da vasopressina são mediados pelos receptores V1, causando significativa vasoconstrição e aumento da resistência vascular sistêmica. A resultante diminuição do fluxo sanguíneo esplâncnico é tão substancial que a vasopressina é utilizada para tratar sangramentos gastrointestinais. Através da estimulação dos receptores V2, vasopressina desencadeia absorção de água nos rins e liberação de fatores pró-coagulantes secretados pelo endotélio. Em pacientes com choque séptico este hormônio, que tem esta potente ação vasoconstritora, inicialmente é liberado na circulação. Posteriormente os níveis de vasopressina parecem declinar rapidamente a concentrações inadequadas provavelmente em razão da depleção das reservas armazenadas, resultando em uma deficiência relativa de vasopressina.

Crianças com choque séptico parecem ser sensíveis à administração exógena de vasopressina. A administração exógena deste hormônio em pacientes com choque séptico produz aumento da pressão arterial e melhora da diurese. A adição de baixas doses de vasopressina para pacientes com choque séptico pode ser útil, entretanto existe ainda pouca evidência científica desta terapia, mesmo em adultos. O uso de vasopressina adicionada à noradrenalina só tem encontrado diferenças significativas nas taxas de disfunção orgânica e de mortalidade quando associada aos corticosteroides.[19]

Temos utilizado a vasopressina nos casos de choque refratário que não responderam a doses iguais ou maiores que 1 µg/kg/min de noradrenalina, que não estão hipovolêmicos. A hiponatremia é o paraefeito mais significativo da infusão de vasopressina e por este motivo evitamos utilizar a droga por mais de 24 horas. Outros paraefeitos importantes incluem isquemia mesentérica, coronariana e cutânea quando utilizada em doses altas. Assim como comentado para noradrenalina, associação a inotrópico pode ser importante em pacientes com baixo DC.[20]

### Vasodilatadores

Ocasionalmente, drogas vasodilatadoras podem ser necessárias para tratamento de pacientes pediátricos com choque séptico e RVS muito elevados. Explica-se este aumento na resistência tanto pela atuação de mediadores orgânicos em nível vascular (induzindo vasoconstrição) quanto pelo efeito α-vasoconstritor das drogas simpaticomiméticas utilizadas.

Vasodilatadores diminuem resistência vascular sistêmica e melhoram o débito cardíaco principalmente por diminuir a pós-carga. Temos preferido utilizar a milrinona como vasodilatador nas doses já citadas anteriormente (0,25-0,75 µg/kg/min, podendo chegar até 1 µg/kg/min). A utilizamos nos pacientes em que foram introduzidas as aminas simpaticomiméticas e nos quais ainda não se observou melhora clínica principalmente naqueles pacientes com hipoxemia grave com aumento da resistência vascular pulmonar e/ou sistêmica. Quando utilizamos milrinona geralmente preferimos a associação à noradrenalina e abandonamos a adrenalina. Isto porque os inibidores de fosfodiesterase tipo III, como a milrinona, não permitem a hidrólise do AMP cíclico e potencializam o efeito de estimulação do receptor β nos tecidos cardíaco e vascular provocado pela adrenalina.[21]

Muitos autores preconizam o uso dos nitrovasodilatadores como terapia de primeira linha para estes casos, pois têm uma meia-vida curta e a vantagem de se poder interromper a infusão e reverter rapidamente uma eventual hipotensão. O nitroprussiato de sódio ou nitroglicerina são usados em infusão contínua com 0,5 µg/kg/min até um máximo de 10 µg/kg/min, muitas vezes associados a inotrópicos. A toxicidade do nitroprussiato decorrente do acúmulo de tiocianato deve ser monitorizada, especialmente na presença de insuficiência renal ou doses altas por tempo prolongado.[22]

### Outras drogas

Levosimendan aumenta a sensibilidade do mecanismo contrátil ao cálcio. É um inotrópico e também vasodilatador tanto dos vasos coronarianos como periféricos. Levosimendan tem um efeito mínimo sobre o consumo de oxigênio do miocárdio e não interfere com o relaxamento diastólico. Em adultos em choque cardiogênico após infarto do miocárdio mostra benefícios hemodinâmicos, mas não existem evidências que melhorem a sobrevida no choque cardiogênico ou na insuficiência cardíaca aguda. Nas crianças Levosimendan seria pelo menos tão eficaz quanto a milrinona após cirurgia cardíaca de congênitos. Utiliza-se uma dose de ataque de 6-12 µg/kg durante 10 minutos seguido por uma infusão de 0,05-0,2 µg/kg/minuto, com resposta hemodinâmica esperada em 5 minutos.[23]

Enoximone é um é outro inibidor da PDE III citado com seletividade pela preservação do AMP cíclico produzido pela ativação de receptores $\beta_1$ nas células miocárdicas, melhorando o desempenho cardíaco com menor risco de hipotensão.[24]

Fenoldopam é um agente dopamínico pós-sináptico seletivo (D1), sendo agonista utilizado para prevenir falência renal no choque em crianças e adultos. Fenoldopam diminui a RVS com aumento dos fluxos esplâncnico e renal. É 6 vezes mais potente que a dopamina para vasodilatação renal. Fenoldopam na dose de 0,07 ± 0,08 mg/kg/min aumentou a produção de urina em crianças criticamente doentes com oligúria progressiva, mas não influenciou o desfecho.[25]

### Outros fatores importantes para ação das drogas vasoativas

#### Hormônio da tireoide

Síndrome hipotireóidea pode complicar vários casos de choque séptico refratário e a infusão de triiodotironina mostrou-se benéfica em pacientes pós-cirurgia cardíaca, com pacientes com baixo débito. Contudo, ainda não temos dados referentes ao seu uso em crianças com choque séptico. Uma vez que chegar ao diagnóstico de insuficiência tireoidiana seja difícil durante a doença grave, a terapia com T3 em choque séptico é reservada para as crianças com disfunção tireoidiana conhecida, para as crianças com alto risco de hipotireoidismo (crianças com trissomia do 21 e crianças com doença do sistema nervoso central) ou como terapia de resgate em choque séptico refratário. Embora não exista uma recomendação formal, o uso de T3 em infusão intravenosa a uma dose de 0,05 a 0,15 µg/kg/hora em situações similares à descrita parece ser uma abordagem racional. Como o hormônio T3 é um medicamento ainda pouco disponível, a opção mais econômica sugerida é substituir por T4 (levotiroxina, 0,8 a 1 µg/kg/hora), substância mais acessível, porém, da mesma forma, nem sempre disponível na apresentação endovenosa.[26]

Como alternativa, recomenda-se a reposição de hormônio tireoidiano com levotiroxina por sonda nasogástrica cuja dose varia conforme a idade são reajustáveis conforme as variações laboratoriais: de 0 a 3 meses 10 a 15 µg/kg/dia, 3 a 12 meses 6 a 10 µg/kg/dia, 1 a 10 anos 3 a 6 µg/kg/dia e de 10 a 16 anos 2 a 4 µg/kg/dia.[27]

#### Hidrocortisona

As considerações sobre o uso de esteroides em choque séptico já foram amplamente discutidas no Capítulo 5. Observa-se que este ainda é um assunto controverso na literatura. Uma metanálise de 2004 sugeriu que esta reposição poderia melhorar índices de mortalidade, porém, em 2008, um estudo maior e mais completo não confirmou estes achados.[28,29] Apesar das evidências em contrário, as últimas orientações 2012 da Campanha para Sobrevivência da Sepse sugerem o uso de hidrocortisona em pacientes com choque séptico refratário a catecolaminas.[4] Temos reservado este tratamento para crianças com choque e insuficiência suprarrenal absoluta ou falência do eixo hipotálamo-hipófise-suprarrenal, além de pacientes com meningococcemia, com alterações no SNC, púrpura, uso prévio de corticoides. Neste caso utilizamos Hidrocortisona 4 mg/kg bolo inicial seguido de 2 mg/kg/8 h (6 mg/ kg/dia) por 7 dias ou enquanto o paciente permanecer em uso de drogas vasoativas.

## PRIMEIRA HORA NO CHOQUE

### ■ Objetivos terapêuticos e monitorização inicial

A proposta para o tratamento na primeira hora não apresenta nenhuma manobra sofisticada e pode ser realizada em qualquer lugar que possuir mínima monitorização e médico treinado. Na primeira hora vamos manter as vias aéreas, a oxigenação, a ventilação, a circulação e a frequência cardíaca nos limites da normalidade. Nossos objetivos terapêuticos são restaurar as condições clínicas do paciente, melhorando a perfusão (enchimento capilar menor que 2 segundos), com pulsos cheios e extremidades quentes, débito urinário maior que 1 mL/kg/h, estado mental adequado e pressão arterial normal para a idade. A "monitorização mínima desejada" é uma oximetria de pulso, traçado de ECG, medida da pressão arterial por qualquer método, temperatura, diurese horária, glicose e cálcio.[30]

As decisões de intubar e ventilar são clínicas: sofrimento respiratório, hipoventilação, alteração do estado de consciência ou morte iminente. Não devemos esperar os resultados de testes laboratoriais para proceder à intubação. Nesta fase já devemos considerar repetir a ressuscitação volumétrica e mesmo iniciar suporte farmacológico. Por isso o acesso vascular deve ser obtido imediatamente, e a inserção de um cateter central é preferível para infusão de drogas vasoativas. Acessos periféricos são excelentes para a ressuscitação volumétrica inicial e podem ser úteis para administração de algumas destas aminas simpaticomiméticas. Um acesso intraósseo, naqueles menores de 6 anos de idade, pode ser necessário na impossibilidade de acesso periférico e também suporta a administração das drogas vasoativas.[31]

O choque séptico evoluiu junto a uma síndrome de resposta inflamatória importante o que inclui perda volêmica para o terceiro espaço e síndrome de extravasamento capilar. Este é um ponto importante na reavaliação e manutenção da necessidade de reposição volumétrica. A ressuscitação volumétrica no choque já foi discutida em detalhes no Capítulo 7. Recomenda-se a infusão de 20 mL/kg de soro fisiológico em cinco minutos. Uma boa prática inclui a observação clínica de sobrecarga circulatória após as infusões. Ausência de estertores bolhosos, taquicardia e taquipneia ou desenvolvimento de ritmo em três tempos e hepatomegalia nos autorizam a administrar líquidos.[16]

### ■ Drogas vasoativas na primeira hora

Em algumas situações, será necessária a utilização de drogas vasoativas no choque grave durante a reanimação com líquidos. Na maioria das vezes agentes vasoativos são administrados quando já não existe resposta à utilização de líquidos em bolo, mas podem ser utilizados concomitantemente. Quando o paciente já está internado na UTIP, a perda do tônus vascular é mais frequente e, muitas vezes, já iniciamos com noradrenalina 0,05 µg/kg/min, e, conforme a resposta ou aumento da dose, associamos um inotrópico mais seletivo como a dobutamina ou mesmo milrinona, se a PA estiver normalizada.[8] Os pacientes com fraca resposta adrenérgica, com bradicardia ou na iminência de parada cardiorrespiratória devem ser tratados com infusão de adrenalina em doses médias ou altas (0,2-0,5 µg/kg/min) concomitantemente e independentemente da ressuscitação volumétrica. Não temos utilizado a dopamina (5-15 µg/kg/min) como droga de primeira linha na UTIP, sendo seu uso reservado apenas à sala de emergência. Ressuscitação volumétrica com uso concomitante de drogas vasoativas no choque séptico está representada na Figura 8-2.

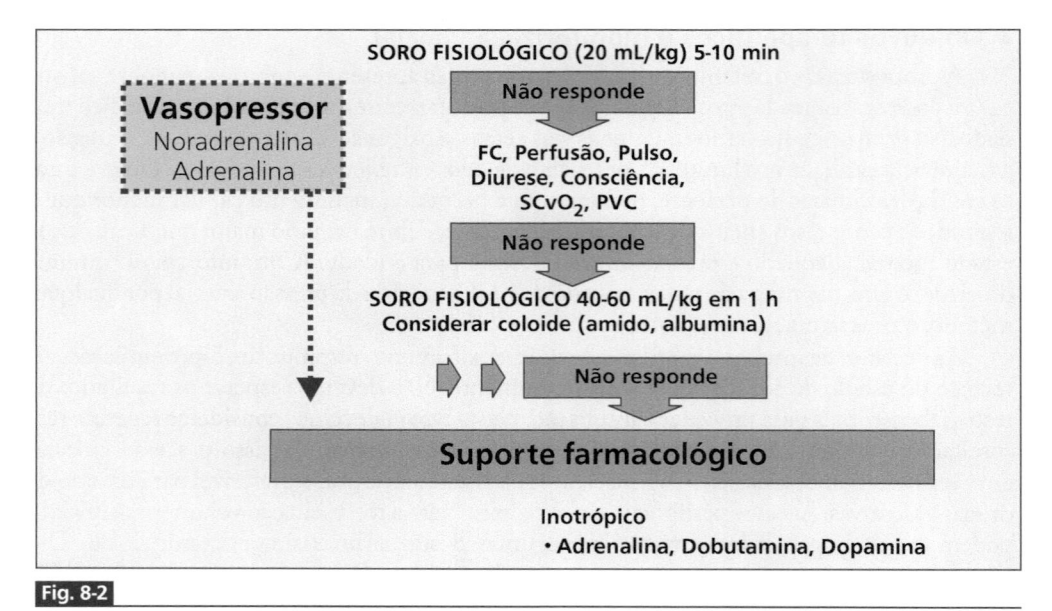

```
┌─────────────────────────────────────────────────────────────┐
│                SORO FISIOLÓGICO (20 mL/kg) 5-10 min         │
│                         Não responde                        │
│   Vasopressor                                               │
│   Noradrenalina          FC, Perfusão, Pulso,               │
│   Adrenalina             Diurese, Consciência,              │
│                          SCvO₂, PVC                         │
│                                                             │
│                         Não responde                        │
│                                                             │
│                SORO FISIOLÓGICO 40-60 mL/kg em 1 h          │
│                Considerar coloide (amido, albumina)         │
│                                                             │
│                         Não responde                        │
│                                                             │
│                    Suporte farmacológico                    │
│                                                             │
│                         Inotrópico                          │
│                 • Adrenalina, Dobutamina, Dopamina          │
└─────────────────────────────────────────────────────────────┘
```

**Fig. 8-2**
Ressuscitação volumétrica com uso concomitante de drogas vasoativas no choque séptico.

### ■ Suporte farmacológico na 1ª hora

O manejo hemodinâmico no choque objetiva uma oferta de oxigênio supranormal (acima do limite crítico) e um aumento da pressão arterial média para um nível que permita ao débito cardíaco alcançar a perfusão de orgânica à adequada. Drogas vasoativas devem ser usadas criteriosamente, com uma abordagem guiada por objetivos. Enquanto o tradicional agente de escolha tem sido a dopamina, uma estratégia mais recente é titular noradrenalina (0,05-0,2 µg/kg/min) com objetivo de uma MAP que atinja uma pressão de perfusão normal para a idade (ou seja, a pressão de perfusão sistêmica = MAP-PVC) e titula-se com dobutamina (5-10 µg/kg/min) e iniciam-se transfusões de concentrado de hemácias (para manter a hemoglobina > 10) para um objetivo de atingir uma saturação venosa central de oxigênio de > 70%.[32]

Neste caso a noradrenalina atua principalmente na perfusão, enquanto a dobutamina melhora a função cardíaca. Para choque refratário para inotrópicos de primeira linha, o American College of Critical Care Medicine sugere uma classificação clínica para orientar o tratamento. Choque frio (presumivelmente decorrente do baixo débito cardíaco) deve ser tratado com a adrenalina, e choque quente (presumivelmente por elevado débito cardíaco com baixa resistência vascular sistêmica [SVR]) deve ser tratado com noradrenalina.[16]

Na emergência ou para quem ainda opta por utilizar dopamina, uma vez feitas a ressuscitação volumétrica e a correção dos fatores inotrópicos negativos, preconiza-se iniciar com 5 g/kg/min, se aumentando gradativamente a dose até obter resposta clínica. Dopamina em dose alta (acima de 15 μg/kg/min) tem efeito semelhante à adrenalina.

- **Choque resistente ao manejo inicial**

Caso o paciente não apresente sinais de reversão do choque com dobutamina, o que deve ser reconhecido rapidamente, iniciamos noradrenalina principalmente se o paciente estiver hipotenso, hiperdinâmico, dilatado, com choque quente, a fim de normalizar a perfusão e a pressão sanguínea. Se a paciente apresentar choque frio, hipotensão com bradicardia ou o quadro de disfunção cardíaca for o mais preponderante, utiliza-se adrenalina pela sua ação inotrópica.

*Choque frio ou quente, adrenalina ou noradrenalina*

Choque frio é reconhecido pelas extremidades frias e moteadas, má perfusão periférica com enchimento capilar lento (maior que 2 segundos), pulsos periféricos fracos e débito urinário diminuído (menor que 1 mL/kg/h). Choque quente é reconhecido pelo rubor de extremidades, enchimento capilar rápido (menor que 2 segundos), pulsos cheios ou oscilantes, mas também débito urinário diminuído (menor que 1 mL/kg/h) (Fig. 8-3).

A noradrenalina é também uma catecolamina endógena com ações e α e β-agonistas. Sua ação hemodinâmica é também dose-dependente, apresentando uma ação inotrópica e cronotrópica positiva quando em baixas doses, com invariável elevação na PA e no DC, mas já com efeito importante, daí sua ação vasopressora importante mesmo em baixas doses. Comparada à adrenalina, a noradrenalina tem a vantagem de causar bem menos arritmias e taquicardia, mas sua ação inotrópica é muito pequena, quando aumentamos mesmo discretamente a dose. A noradrenalina tem importante papel na manutenção da pressão sanguínea na loja renal, onde a pressão de perfusão deve ser adequada. Nesta final de primeira hora, nos pacientes com choque quente refratário ao volume e resistentes ao manejo inicial, iniciamos a infusão com 0,05 g/kg/min e aumentamos progressivamente a dose de 0,2 g/kg/min. Ou-

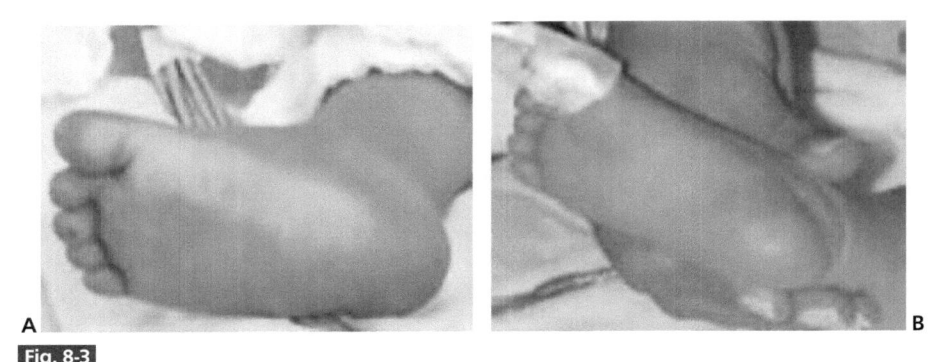

**Fig. 8-3**
Choque frio e choque quente. Foto cedida pelo Dr. Francisco Bruno. (Ver *Pranchas* em *Cores*.)

tras características da noradrenalina já foram discutidas. A Figura 8-4 resume as condutas para o suporte farmacológico no choque séptico.[33]

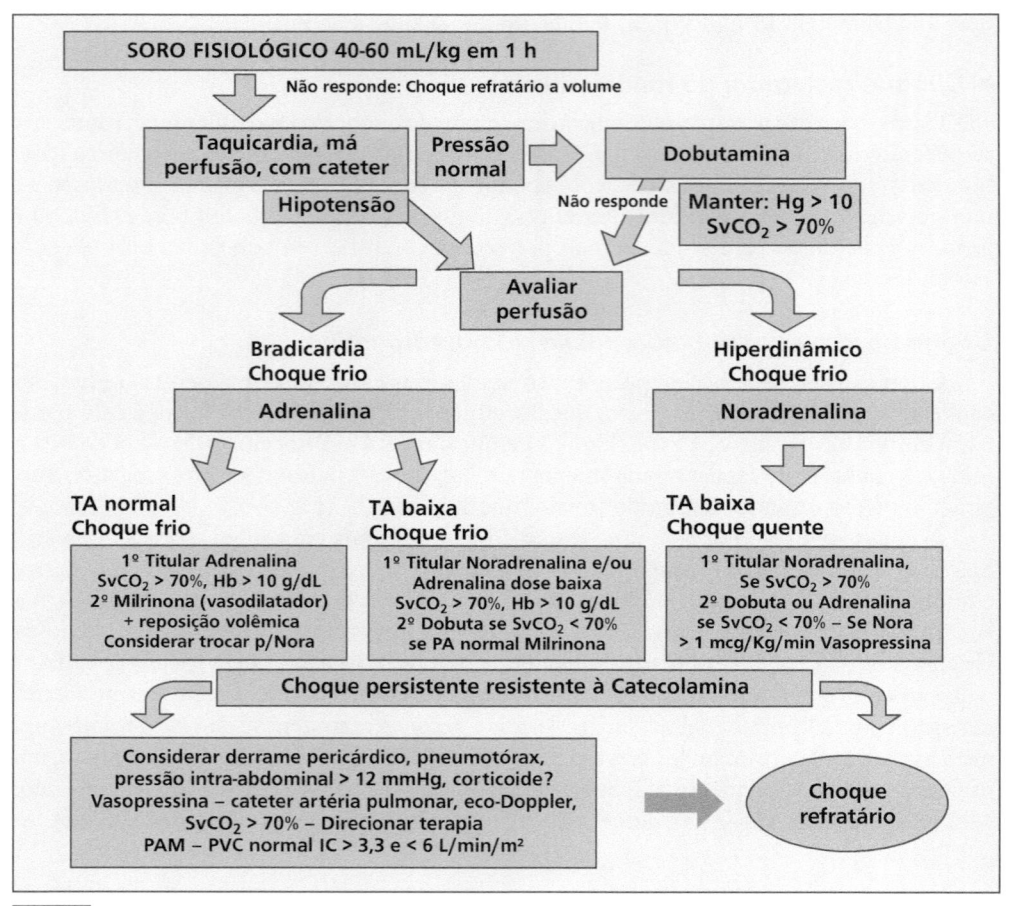

**Fig. 8-4**

```
SORO FISIOLÓGICO 40-60 mL/kg em 1 h
         ↓
    Não responde: Choque refratário a volume
         ↓
Taquicardia, má          Pressão         →    Dobutamina
perfusão, com cateter    normal
    Hipotensão ↘                  Não responde   Manter: Hg > 10
                ↘                                SvCO₂ > 70%
                    Avaliar
                    perfusão
        ↙                                    ↘
Bradicardia                              Hiperdinâmico
Choque frio                              Choque frio
Adrenalina                               Noradrenalina
     ↓                                        ↓
TA normal          TA baixa              TA baixa
Choque frio        Choque frio           Choque quente

1º Titular Adrenalina    1º Titular Noradrenalina e/ou   1º Titular Noradrenalina,
SvCO₂ > 70%, Hb > 10 g/dL  Adrenalina dose baixa          Se SvCO₂ > 70%
2º Milrinona (vasodilatador) SvCO₂ > 70%, Hb > 10 g/dL   2º Dobuta ou Adrenalina
+ reposição volêmica      2º Dobuta se SvCO₂ < 70%       se SvCO₂ < 70% - Se Nora
Considerar trocar p/Nora  se PA normal Milrinona         > 1 mcg/Kg/min Vasopressina

         Choque persistente resistente à Catecolamina

Considerar derrame pericárdico, pneumotórax,
pressão intra-abdominal > 12 mmHg, corticoide?
Vasopressina - cateter artéria pulmonar, eco-Doppler,      →    Choque
SvCO₂ > 70% - Direcionar terapia                                refratário
PAM - PVC normal IC > 3,3 e < 6 L/min/m²
```

Suporte farmacológico no paciente com choque. TA = Tensão arterial; Ch = choque; DC = débito cardíaco; RVS = resistência vascular sistêmica; VOL = volume; MAP = pressão arterial média; PVC = pressão venosa central; IC = índice cardíaco; ECMO = oxigenação por membrana extracorpórea. (Modificada de Brierley J et al. 2009.[16])

## ■ Antibioticoterapia

Administração precoce de antibióticos apropriados e o controle da fonte de infecção reduzem mortalidade em pacientes com sepse. Existe uma forte evidência que os antibióticos devem ser administrados dentro de 1 hora do seu reconhecimento. A escolha dos antibióticos é vital e deve ser guiada pela susceptibilidade dos prováveis patógenos infectantes, bem como por qualquer conhecimento específico sobre o paciente, incluindo doença subjacente e a síndrome clínica. Crianças com sepse grave ou choque séptico necessitam de terapia antimicrobiana de amplo espectro até o organismo causador e sua susceptibilidade estiver disponível. Ainda na emergência recomenda-se uma primeira dose endovenosa ou mesmo intramuscular de um antibiótico de amplo espectro (Ceftriaxona 100 mg/kg) ainda nesta primeira hora. Neste caso o tratamento antimicrobiano deve ser reavaliado (geralmente após 48/72 horas) com base em dados microbiológicos e clínicos. Esta é uma oportunidade de limitar o espectro antibiótico para reduzir o risco de desenvolvimento de resistência aos antimicrobianos, toxicidade e custos.[4]

- **Diferenças entre resposta hemodinâmica entre adultos e crianças**

Antes de discutirmos o manejo com drogas vasoativas do choque, devemos manter em mente algumas questões específicas sobre o choque séptico pediátrico:

Na população pediátrica, o choque séptico está relacionado com hipovolemia grave, as crianças frequentemente respondem bem à reposição volumétrica. Assim, a ocorrência de débito cardíaco baixo e não paralisia vasomotora é o que leva estas crianças a óbito. Além disso, uma redução da oferta de oxigênio e não um déficit na extração de oxigênio é o grande determinante do alto consumo de oxigênio em crianças. Adultos com choque séptico, entretanto, evoluem a óbito em virtude da paralisia vasomotora. A disfunção miocárdica manifesta-se como fração de ejeção baixa, porém com débito cardíaco mantido com base em taquicardia e dilatação ventricular. Adultos que não se adaptam desta maneira têm um prognóstico ruim. No choque séptico, 58% dos pacientes pediátricos respondem a inotrópicos com melhora do índice cardíaco, 20% têm aumento do índice cardíaco e diminuição da resistência vascular sistêmica responsiva a vasopressores e 22% têm disfunções cardíaca e vascular, necessitando de vasopressores e inotrópicos.[13]

Apesar de tentarmos classificar estados de choque séptico de forma prática esta é uma condição clínica evolutiva. Assim, muitas vezes a droga escolhida para início de terapia pode tornar-se inadequada e necessitar nova droga ou associação. A resposta de cada paciente à terapia vasoativa pode ser diferente também, e reavaliação clínica e de parâmetros hemodinâmicos frequente deve ser realizada.[7]

## CENÁRIOS CLÍNICOS
- **Choque resistente às catecolaminas – opções**

Depois da primeira hora, pacientes com choque refratário ao volume que persistem em choque apesar do uso de catecolaminas, como dobutamina (ou dopamina) e adrenalina ou noradrenalina, são considerados como em choque resistente às catecolaminas.

Neste período esperamos que o paciente estivesse internado na UTIP, monitorizado, com medida contínua de traçado eletrocardiográfico, frequência cardíaca, temperatura e um vaso de grosso calibre já deve ter sido obtido, e, caso já tenha sido conseguido um acesso venoso central, por ele já medida a pressão venosa central. Medida da pressão arterial deve ser feita de preferência por método invasivo, passamos a calcular a pressão de perfusão (Quadro 8-2).[34]

| QUADRO 8-2 | Limites de frequência cardíaca e pressão de perfusão de acordo com a idade | |
|---|---|---|
| **Idade em anos** | **Frequência cardíaca (batimentos/min)** | **PP = MAP-PVC (cmH$_2$O)** |
| RN | 120-180 | 55 |
| Até 1 ano | 120-180 | 60 |
| Até 2 anos | 120-160 | 65 |
| Até 7 anos | 100-140 | 65 |
| Até 15 anos | 90-140 | 65 |

RN = Recém-nascido; PP = pressão de perfusão; MAP-PVC = pressão arterial média–pressão venosa central. (Modificado de Johnson KB, 1993.[34])

Medimos a saturação de oxigênio com oxímetro de pulso e medida de débito urinário através de uma sonda vesical. Nossos objetivos terapêuticos são enchimento capilar menor que 2 segundos, pulsos normais, extremidades quentes, débito urinário maior que 1 mL/kg/h, estado mental normal, com pressão de perfusão normal para a idade.

- **Qual a melhor droga ou associação ideal?**

Nossas considerações anteriores mostram que pode haver variações consideráveis na resposta a uma mesma droga e que muitas delas têm ações mistas, quer inotrópicas, vasopressoras ou vasodilatadoras, dependendo também da dose que é utilizada ou do receptor que estimula. Também os efeitos das várias drogas são dependentes das relações entre diversas variáveis hemodinâmicas em situações clínicas específicas. Está claro que uma droga pode ser mais ou menos eficaz do que outra, dependendo da situação clínica em que ela é empregada. Se uma resposta clínica não for obtida com doses adequadas de uma medicação, outra droga ou combinações de agentes vasoativos pode ser usada.

### *Choque frio, resistente a catecolaminas, PA baixa, DC baixo, RVS alta*

Neste cenário o paciente com choque frio, resistente a catecolaminas com pressão arterial ainda baixa, baixo débito cardíaco e alta resistência vascular sistêmica, beneficia-se da ação inotrópica da adrenalina e de sua ação vasopressora. Uma boa resposta é esperada nas doses entre 0,2-0,5 µg/kg/min. Se a frequência cardíaca não estiver muito alta, o paciente pode beneficiar-se do estímulo adrenérgico extra da adrenalina que pode ser usada até 2 µg/kg/min. Doses mais altas geralmente comprometem a circulação esplâncnica e só devem ser usadas associadas a vasodilatadores. Estudos em adultos mostram que a adrenalina em altas doses reduz temporariamente o pH intramucoso em pacientes com sepse hiperdinâmica e deve ser reservada aos pacientes pediátricos com débito cardíaco baixo.[35]

### *Choque frio, resistente a catecolaminas, PA normal, DC baixo e RVS alta*

Neste caso o paciente tem choque frio, resistente a catecolaminas (não respondeu a infusão inicial nem da adrenalina até 0,2 µg/kg/min) mas a pressão arterial normalizou, o débito ainda é baixo (ou normal) e resistência vascular sistêmica ainda é alta. Estes pacientes que apresentam alta resistência vascular sistêmica se beneficiam do uso de vasodilatadores. Nesse momento estamos autorizados a associar drogas que atuem diretamente em nível vascular, a fim de tentar contrapor tal vasoconstrição e melhorar o débito cardíaco. Alguns autores já preconizaram nesta fase o uso inicial de nitrovasodilatadores, pela possibilidade de interromper a infusão e rapidamente reverter um episódio de hipotensão. Mas a segurança e a experiência hoje no manejo têm pendido para uso direto da milrinona. Nestes pacientes em que foram introduzidas as aminas simpaticomiméticas e nos quais ainda não se observou melhora clínica (principalmente naqueles pacientes com hipoxemia grave com aumento da resistência vascular pulmonar e/ou sistêmica), utilizamos milrinona (0,25-0,75 µg/kg/min) associada à noradrenalina e abandonamos a adrenalina. Quando é contraindicado o uso de milrinona e/ou nos casos de aumento rebelde da RVS, a outra opção é utilizar o nitroprussiato de sódio em infusão contínua com 0,5 µg/kg/min até um máximo de 10 µg/kg/min.

### Choque quente, resistente a catecolaminas, PA baixa DC alto e RVS baixa

Se o choque ainda for quente, e o paciente continuar hipotenso, hiperdinâmico e com baixa resistência, o melhor é continuar se beneficiando da ação vasopressora da noradrenalina. Com doses acima de 0,2 g/kg/min a noradrenalina começa a perder seu efeito inotrópico, mas seus efeitos vasopressores podem ser sentidos com doses de até 5 µg/kg/min. Aumentamos gradativamente a noradrenalina e, enquanto o paciente estiver hipotenso, mantemos a dobutamina em doses de até 20 µg/kg/min para nos beneficiar de sua ação inotrópica. Ocorrendo, por conta das altas doses de noradrenalina, uma normalização da pressão arterial, podemos retirar gradualmente a dobutamina e associar a milrinona.

## ■ Choque refratário

Quando o choque persiste, apesar do uso direcionado de agentes inotrópicos, vasopressores, vasodilatadores e da manutenção dos fatores inotrópicos negativos, é definido como choque refratário.[30] Neste caso, deve-se suspeitar de algum problema desconhecido, como derrame pericárdico, pneumotórax, hipoadrenalismo, hipotireoidismo, perda contínua de sangue, catástrofe intra-abdominal, tecido necrótico, entre outros, em crianças com choque refratário à catecolamina.

Um cateter arterial pulmonar para medida do débito cardíaco, resistência vascular e pressão de oclusão da artéria pulmonar e análise da saturação de oxigênio da veia cava superior e arterial pode ser benéfico para orientar a terapia em pacientes com choque refratário. A homeostase cardiovascular e os estados hemodinâmicos podem mudar completamente ao longo do tempo, e a monitorização muitas vezes nos orienta para uma mudança radical no regime terapêutico hemodinâmico com resolução do choque. As terapias devem ser ajustadas a fim de manter a saturação de oxigênio venosa mista ($SvO_2$) acima de 70%, índice cardíaco (IC) > 3,3 < 6 L/min/m$^2$, e pressão de perfusão (PP = MAP-PVC) normal para a idade (55-65 em lactentes), com o principal objetivo de restabelecimento da perfusão normal. Mantemos a pressão capilar pulmonar (PCWP) entre 8 e 16 mmHg; índice de resistência vascular sistêmica (IRVS) > 800 < 1.600 dyne-s/cm$^5$/m$^2$. Não existe nenhum benefício em aumentar a oferta de oxigênio acima do platô de consumo de oxigênio (ponto crítico de oferta de oxigênio).

Nos pacientes com choque refratário que não responderam a doses iguais ou maiores que 1 µg/kg/min de noradrenalina, que não estão hipovolêmicos, temos utilizado a vasopressina. Utilizamos uma diluição de 20 U/mL com dose inicial de 0,0005 U/kg/min, aumentando gradativamente até 0,002 U/kg/min (dose ideal) e, se necessário, até dose máxima: 0,008 U/kg/min. Se houver resposta, reduzimos a infusão de noradrenalina até doses menores que 0,4 µg/kg/mim e só após reduzimos vasopressina até 0,00025 e retirar.[36] Entretanto a intensa vasoconstrição causada pela droga pode reduzir o débito cardíaco e recomenda-se que a vasopressina seja usada com monitorização de débito cardíaco e/ou saturação venosa central e sempre com terapia inotrópica adicional com uma dose baixa de adrenalina ou dobutamina além de uma rigorosa monitorização do sódio pela intensa hiponatremia que pode causar.[37]

Tri-iodotironina é um agente inotrópico efetivo que tem sido usado em doadores de órgãos para manutenção da pressão arterial. Conforme já citado em "Outros fatores importantes para ação das drogas vasoativas". A terapia com T3 em choque séptico é reservada para disfunção tireoidiana conhecida, alto risco de hipotireoidismo (trissomia do 21 e doenças do SNC) ou como tentativa de resgate em choque séptico refratário.

A oxigenação por membrana extracorpórea (ECMO) é uma alternativa a ser considerada, mas ainda pouco utilizada no nosso meio. A expectativa de sobrevida com ECMO tem suplantado os 50% nas crianças, com mortalidade menor que 20%, passando a ser uma alternativa a ser considerada.[38]

## CONCLUSÃO

Apesar de grandes avanços na prevenção e no reconhecimento do choque séptico em crianças, as doenças infecciosas, de onde se originam, permanecem como uma ameaça para a saúde da infância em todo o mundo. O uso de antibiótico de largo espectro e terapia dirigida por objetivos diminuíram a mortalidade por sepse significativamente principalmente nos países mais desenvolvidos. O reconhecimento precoce da sepse e do choque e o início agressivo do tratamento ainda na sala de emergência permanecem um obstáculo, apesar de seus avanços comprovados. O objetivo do tratamento do choque séptico é a reversão de hipoperfusão tecidual. Prioridades de ressuscitação incluem manejo precoce das vias aéreas, apoio respiratório, administração de fluidos agressiva e suporte vasopressor, também antibioticoterapia empírica. O objetivo final terapêutico é reversão do choque confirmada pela melhoria hemodinâmica.[39]

Em geral, as crianças são capazes de tolerar os efeitos fisiológicos da sepse grave melhor do que os adultos quando manejadas de forma adequada, mas os riscos continuam altos. Cada médico que cuida de crianças deve se esforçar para ter um alto nível de desconfiança e perspicácia clínica afiada para reconhecer a criança criticamente enferma. O conhecimento recente sobre a sepse abriu as portas para o surgimento de novas possibilidades terapêuticas e diagnósticas que podem levar, finalmente, a uma redução importante da morbidade e mortalidade dessa doença no nosso meio.[40]

## REFERÊNCIAS BIBLIOGRÁFICAS

1. Watson RS, Carcillo JA, Linde-Zwirble WT et al. The epidemiology of severe sepsis in children in the United States. *Am J Respir Crit Care Med* 2003;167(5):695-701.
2. Randolph AG, McCulloh RJ. Pediatric sepsis: important considerations for diagnosing and managing severe infections in infants, children, and adolescents. *Virulence* 2013;5(1):179-89.
3. Garcia PC, Piva JP, Martha VF. Shock therapy in children. *J Pediatr* 1999;75:S185-96.
4. Dellinger RP, Levy MM, Rhodes A et al. Surviving sepsis campaign guidelines committee including the pediatric subgroup. Surviving sepsis campaign: international guidelines for management of severe sepsis and septic shock: 2012. *Crit Care Med* 2013;41(2):580-637.
5. Garcia PC, Piva JP, Casartelli CH. Choque. In: Freire LMS. (Ed.). *Diagnóstico diferencial em pediatria*. Rio de Janeiro: Guanabara Koogan, 2008. p. 1-1213, vol. 1.
6. Sinha R, Nadel S. Understanding shock. *Paediatr Child Health* 2013;23(5)187-93.
7. Irazuzta JSK, Garcia PCR, Piva JP. Pharmacologic support of infants and children in septic shock. *J Pediatr (Rio J)* 2007;83(2 Suppl):36-45.
8. Brierley J, Peters MJ. Distinct haemodynamic patterns of septic shock at presentation to pediatric intensive care. *Pediatrics* 2008;122:752e8.
9. Garcia PC, Piva JP, Casartelli CH et al. Condutas práticas para o tratamento do choque séptico. In: Piva JP, Pereira PC R. (Eds.). *Medicina intensiva empediatria*. Rio de Janeiro: Revinter, 2004. p. 163-77, vol. 1.
10. Beale RJ, Hollenberg SM, Vincent JL et al. Vasopressor and inotropic support in septic shock: an evidence-based review. *Crit Care Med* 2004;32S:S455-65.
11. Hernandez G, Bruhn A, Luengo C et al. Effects of dobutamine on systemic, regional and microcirculatory perfusion parameters in septic shock: arandomized, placebo-controlled, double-blind, crossover study. *Intensive Care Med* 2013;39(8):1435-43.
12. Meyer S, Gortner L, Brown K et al. The role of milrinone in children with cardiovascular compromise: review of the literature. *Wien Med Wochenschr* 2011;161:184-91.
13. Ceneviva G PJ, Maffei F, Carcillo JA. Hemodynamic support in fluid-refractory pediatric septic shock. *Pediatrics* 1998;102(2):19.
14. Lampin ME, Rousseaux J, Botte A et al. Noradrenaline use for septic shock in children: doses, routes of administration and complications. *Acta Paediatr* 2012 Sept.;101(9):e426-30.
15. Venkataraman R, Kellum JA. Sepsis: update in the management. *Adv Chronic Kidney Dis* 2013;20(1):6-13.
16. Brierley J, Carcillo JA, Choong K et al. Clinical practice parameters for hemodynamic support of pediatric and neonatal septic shock: 2007 update from the American College of Critical Care Medicine. *Crit Care Med* 2009;37(2):666-88.
17. Sakr Y, Reinhart K, Vincent JL et al. Does dopamine administration in shock influence outcome? Results of the Sepsis Occurrence in Acutely Ill Patients (SOAP) Study. *Crit Care Med* 2006;34(3):589-97.
18. Tobias J. Shock in children: the first 60 minutes. *Pediatr Ann* 1996;25:8.
19. Russell JA, Walley KR, Gordon AC et al. VASST investigators. Interactionof vasopressin infusion, corticosteroid treatment, and mortality of septic shock. *Crit Care Med* 2009;37:811-18.
20. Russell JA. Vasopressin in the management of septic shock. *CritCare* 2011;15:226.
21. Hoffman TM, Wernovsky G, Atz AM et al. Efficacy and safety of milrinone in preventing low cardiac output syndrome in infants and children after corrective surgery for congenital heart disease. *Circulation* 2003;107:996-1002.
22. Hollenberg SM. Vasodilators in acute heart failure. *Heart Fail Rev* 2007;12(2):143-47.
23. Namachivayam P, Crossland DS, Butt WW et al. Early experience with Levosimendan in children with ventricular dysfunction. *Pediatr Crit Care Med* 2006;7:445-48.
24. Ringe HI, Varnholt V, Gaedicke G. Cardiac rescue with enoximone in volume and catecholamine refractory septic shock. *Pediatr Crit Care Med* 2003;4(4):471-75.

25. Moffett BS, Mott AR, Nelson DP *et al.* Renal effects of fenoldopam in critically ill pediatric patients: A retrospective review. *Pediatr Crit Care Med* 2008;9:403-6.
26. Portman MA, Slee A, Olson AK *et al.* Triiodothyronine Supplementation in Infants and Children Undergoing Cardiopulmonary Bypass (TRICC): a multicenter placebo-controlled randomized trial: age analysis. *Circulation* 2010;122(11 Suppl):S224-33.
27. Setian N. Hypothyroidism in children: diagnosis and treatment. *J Pediatr (Rio J)* 2007;83 (5 Suppl):S209-16.
28. Annane D, Bellissant E, Bollaert PE *et al.* Corticosteroids for severe sepsis and septic shock: a systematic review and meta-analysis. *BMJ* 2004;329(7464):480.
29. Sprung CL Annane D, Keh D *et al.* Corticus Study Group. Corticus Study Group. Hydrocortisone therapy for patients with septic shock. *N Engl J Med* 2008;358(2):111-24.
30. Carcillo JA Fields A. American College of Critical Care Medicine Task Force Committee Members. Clinical practice parameters for hemodynamic support of pediatric and neonatal patients in septic shock. *Crit Care Med* 2002;30:1365-78.
31. Voigt J, Waltzman M, Lottenberg L. Intraosseous vascular access for in-hospital emergency use: a systematic clinical review of the literature and analysis. *Pediatr Emerg Care* 2012;28(2):185-99.
32. de Oliveira CF, de Oliveira DS, Gottschald AF *et al.* ACCM/PALS haemodynamic support guidelines for paediatric septic shock: an outcomes comparison with and without monitoring central venous oxygen saturation. *Intensive Care Med* 2008;34:1065-75.
33. Mtaweh H, Trakas EV, Su E *et al.* Advances in monitoring and management of shock. *Pediatr Clin North Am* 2013;60(3):641-54.
34. Johnson KB. *Harriet lane handbook*. 13. ed. St Louis: Mosby-Year-Book, 1993.
35. Meier-Hellman A, Reinhart K, Bredle DC. Epinephrine impairs splanchnic perfusion in septic shock. *Crit Care Med* 1997;25:399-404.
36. Baldasso E, Ramos Garcia PC, Piva JP *et al.* Hemodynamic and metabolic effects of vasopressin infusion in children with shock. *J Pediatr (Rio J)* 2007;83(Suppl 5):S137-45.
37. Choong K, Kissoon N. Vasopressin in pediatric shock and cardiac arrest. *Pediatr Crit Care Med* 2008;9(4):372-79.
38. MacLaren G, Butt W, Best D *et al.* Central extracorporeal membrane oxygenation for refractory pediatric septic shock. *Pediatr Crit Care Med* 2011;12(2):133-36.
39. Bahl R, Martines J, Ali N *et al.* Research priorities to reduce global mortality from newborn infections by 2015. *Pediatr Infect Dis J* 2009;28:S43-48.
40. Maloney PJ. Sepsis and septic shock. *Emerg Med Clin North Am* 2013;31(3):583-60

# 9 Meningites Bacterianas, Virais e Fúngicas

*Paulo Roberto Einloft* ◆ *Cristian Tedesco Tonial*
*Pedro Celiny Ramos Garcia*

## INTRODUÇÃO

A inflamação do sistema nervoso central inclui três entidades de acometimento patológico de diagnóstico, muitas vezes indistinguíveis do ponto de vista clínico: meningite, encefalite e meningoencefalite. Estes três estados patológicos são resultado da ação de agentes que induzem a inflamação no sistema nervoso central (SNC). Bactérias, vírus, fungos, drogas e produtos químicos podem estimular esta cascata inflamatória.

Meningite é a inflamação das meninges, mais especificamente da aracnoide e do liquor que existe no espaço subaracnóideo e nos ventrículos. A encefalite é a inflamação do parênquima cerebral. Meningoencefalite representa a inflamação tanto das meninges quanto do córtex, resultando em uma manifestação clínica mista.[1] A suspeita de meningite bacteriana é uma emergência médica que requer diagnóstico correto e tratamento imediato. Por ser uma doença potencialmente fatal, é importante conhecer as suas manifestações, as possibilidades diagnósticas e suas variações etiológicas para indicarmos um tratamento eficaz e específico, para que as complicações e sequelas também sejam evitadas.

Esta patologia constitui uma causa importante de mortalidade pediátrica, hospitalizações e gastos com serviços de saúde.[2] No século XIX ela tinha alta transmissibilidade e aproximadamente 100% de mortalidade. Com o advento da antibioticoterapia e das vacinas no calendário nacional de vacinação houve uma diminuição dramática nesta estatística, sendo hoje uma doença pouco comum nas emergências e nas unidades de terapia intensiva pediátrica (UTIP). Em um estudo multicêntrico nos Estados Unidos entre 2005 e 2011, em consultas normais em emergência pediátrica, foi suspeitado de meningite em 0,85% das consultas, sendo diagnosticado meningite em menos de 10% desses casos. A meningite viral foi muito mais prevalente que a bacteriana. Neste capítulo faremos uma abordagem prática das principais meningites bacterianas, virais e fúngicas, além das encefalites virais.

## MENINGITE BACTERIANA

As meningites bacterianas atingem todas as faixas etárias. As crianças menores de 5 anos estão sob maior risco. A *N. Meningitidis* é a principal bactéria causadora de meningite. Ela tem potencial de causar epidemias em nível mundial. Após a década de 1990 o sorotipo C passou a ser o mais frequente. O *H. influenzae* tipo B (Hib) era o segundo maior causador de meningite bacteriana. Após o ano 2000 com a introdução da vacina para o Hib, houve diminuição de 90% na incidência de meningite por este patógeno, e a partir desta vacina, o *S. Pne-*

*umoniae* passou a ser o segundo agente mais frequente. Esta bactéria possui o maior coeficiente médio de letalidade dentre os microrganismos que causam meningite bacteriana, chegando a 30%, enquanto que o coeficiente por *N. meningitidis* e por Hib são 19,8 e 17,6%, respectivamente, segundo dados do Ministério da Saúde entre os anos de 2001 e 2006.[3]

## ■ Etiologia

Atualmente, após a introdução da vacina contra o *Haemophilus influenzae* tipo B e da vacina pneumocócica conjugada, a incidência das meningites bacterianas caiu consideravelmente, com exceção em crianças menores de 2 meses. A média de idade de incidência elevou-se em aproximadamente 11 anos. Um fato curioso é que, apesar da diminuição da incidência, as taxas de mortalidade mantiveram-se constantes, cerca de 15%, ou seja, a meningite bacteriana continua sendo uma doença de alta mortalidade.[4] Os agentes etiológicos mais comuns estão agrupados por faixa etária e localizam-se no Quadro 9-1.[5]

Podemos dizer que alguns fatores podem aumentar o risco de meningite bacteriana: exposição a alguém com infecção por meningococo ou por Hib, infecção recente (principalmente respiratória), trauma penetrante de crânio e determinados procedimentos cirúrgicos, como implantes cocleares ou neurocirurgias.[6] Pacientes com derivação ventricular, fratura de base de crânio ou pós-operatório de neurocirurgia têm alta incidência de infecções por

| QUADRO 9-1 | Agentes mais frequentes na meningite bacteriana | |
|---|---|---|
| **Idade** | **Bactérias mais frequentes** | **Bactérias infrequentes** |
| 0 a 1 mês | *Streptococcus agalactiae*<br>*Listeria monocytogenes*<br>*Escherichia coli*<br>*Klebsiella* sp.<br>Outras Bactérias Gram negativas | *Staphylococcus* sp.<br>*Salmonella*<br>*Pseudomonas aeruginosa*<br>*Streptococcus pneumoniae*<br>*Haemophillus influenzae* B |
| 1 a 3 meses | *Streptococcus agalactiae*<br>*Listeria monocytogenes*<br>*Escherichia coli*<br>*Haemophillus influenzae* B<br>*Streptococcus pneumoniae* | |
| 3 meses a 7 anos | *Haemophillus influenzae* B<br>*Streptococcus pneumoniae*<br>*Neisseria meningitidis* | *Mycobacterium tuberculosis*<br>*Staphylococcus* sp.<br>*Streptococcus agalactiae*<br>*Listeria monocytogenes*<br>Bactérias Gram negativas |
| > 7 anos | *Streptococcus pneumoniae*<br>*Neisseria meningitidis* | *Haemophillus influenzae*<br>*Mycobacterium tuberculosis*<br>*Staphylococcus* sp.<br>*Streptococcus* sp.<br>Bactérias Gram negativas |

Modificado de McCraken Jr. GH 1992.[5]

*Staphylococcus.* Pacientes com imunossupressão (SIDA ou pós-quimioterapia) podem ser afetados por agentes não usuais. O tratamento específico destes casos foge dos objetivos deste Capítulo.[5]

## ■ Patogênese

A patogênese e a fisiopatologia da meningite envolvem uma cadeia complexa de fatores que depende da virulência dos microrganismos e do grau de resposta imune do hospedeiro, tendo o processo inflamatório como o aspecto mais importante. Embora o evento desencadeante da meningite ou encefalite seja um agente infeccioso, a lesão provocada sobre o SNC por estes agentes se deve principalmente à resposta inflamatória do próprio organismo. Pode ocorrer edema cerebral com aumento da pressão intracraniana (PIC) e herniação cerebral súbita com evolução fatal da meningite bacteriana nas primeiras 24 horas da doença, momento este que coincide justamente com o aumento na resposta inflamatória gerada pelos antibióticos e pela manipulação terapêutica que o paciente recebe durante sua admissão no hospital.

A lesão cerebral na meningite é o resultado da lesão primária associada ao desenvolvimento da lesão cerebral secundária. A lesão primária ocorre em áreas que sofrem isquemia e necrose secundária à vasculite, ou áreas com cerebrite secundária à infiltração de neutrófilos. A lesão secundária, como o próprio termo diz, é uma consequência de processos bioquímicos e fisiológicos exacerbados pela doença. O fluxo sanguíneo cerebral é alterado em regiões diferentes, podendo ocorrer isquemia em algumas áreas, enquanto em outros locais pode ocorrer aumento de fluxo sanguíneo, causando uma zona de hiperemia vascular cerebral. A ruptura da barreira hematoencefálica contribui para a produção de edema vasogênico. Neurônios lesados liberam aminoácidos excitatórios com estimulação excessiva para as células circundantes. As lesões secundárias estão geralmente exacerbadas por instabilidade fisiológica, levando a um baixo fornecimento de substratos para o metabolismo cerebral, com hipóxia tecidual e isquemia das células, que associadas à presença de febre e convulsões aumentam a já prejudicada demanda metabólica.[7,8]

O agente agressor pode entrar no SNC através da via hematogênica ou por invasão direta. A colonização bacteriana, que mais comumente ocorre na área da nasofaringe, geralmente precede a invasão da corrente sanguínea e a bacteremia. O plexo coroide, rico em vasos sanguíneos, é um ponto comum de entrada no SNC durante a bacteremia.[9] O liquor tem mecanismos limitados de reagir contra a infecção e a replicação bacteriana. Uma vez iniciada a cascata inflamatória, ocorre lesão nesta barreira, resultando em edema vasogênico, perda da regulação cerebral e aumento da pressão intracraniana.

Quando a bactéria replica ou morre, fragmentos da bactéria são liberados agindo como agentes tóxicos de gatilho para a formação da reação inflamatória. A seguir da antibioticoterapia ocorre lise bacteriana, resultando em uma liberação maciça de fragmentos da parede celular e fragmentos da membrana (lipopolissacarídeos, ácido tecoico etc.). Estes produtos bacterianos estimulam macrófagos estacionários, astrócitos, células da glia e outras células cerebrais. As células estimuladas liberam muitos mediadores pró-inflamatórios, citocinas (IL-1 e FNT-α), quimiocinas e metalproteinases, criando mecanismo de retroalimentação positiva para a cascata inflamatória. A marginação neutrofílica seguida da migração para o liquor ocorre, exacerbando a inflamação com efeitos deletérios para o parênquima cerebral. Oxigênio reativo (radicais livres de oxigênio) e espécies de nitrogênio, que são altamente citotóxicos, são liberados por muitas rotas. A barreira hematoencefálica é composta de elementos vasculares com áreas de junções intercelulares *(tight junctions)*, circundados por células da glia, e acabam por perder sua integridade, resultando em extravasamento vascular com difusão de proteínas de baixo peso molecular (albumina). A disfunção da célula endotelial induz a alterações do fluxo sanguíneo cerebral, irregularidades da parede vascular com vasculite e trombose. A pressão intracraniana aumenta como consequência de múltiplos mecanismos, incluindo-se uma baixa drenagem de liquor, áreas regionais de hiperemia, vasoespasmo, edema vasogênico e citotóxico. Trombose dos vasos basilares ou do seio venoso pode ocorrer com consequências devastadoras.[7,8,10,11]

Surtos de meningite geralmente ocorrem 4 a 6 semanas depois de epidemias sazonais de influenza ou outras viroses respiratórias. Postula-se que estas infecções virais podem enfraquecer o sistema imunológico, favorecendo a transformação das bactérias colonizantes em invasivas. Casos de doença meningocócica são vistos em adolescentes e adultos jovens que vivem em uma situação próxima uns dos outros, como em casas de estudante e alojamentos militares. Em neonatos, a transmissão materno-fetal ocorre no período do parto.[10] Meningite por *Streptococcus agalactiae* pode estar associada a outros sinais de sepse ou desenvolver-se como uma encefalopatia indolente no neonato.

Quando a continuidade da dura-máter for rompida (fratura de base de crânio, pós-procedimento neurocirúrgico) ou existirem áreas adjacentes com processo infeccioso (sinusite, celulite orbital), o ponto de entrada é uma rota direta para o espaço subaracnóideo.

### ■ Período crítico

São nas primeiras 24 horas de internação que os cuidados devem ser maiores, período considerado mais crítico, pois as crianças com meningite em geral deterioram depois do começo da antibioticoterapia. Estudos em humanos e modelos animais mostram uma exacerbação da inflamação e da pressão intracraniana nas 12 primeiras horas após o início do antibiótico. Deterioração aguda com episódios de herniação tem sido descrita durante as primeiras 24 horas de admissão hospitalar. Episódios de herniação têm sido associados a procedimentos (punção lombar, intubação) ou transporte e mobilização do paciente (transporte intra-hospitalar para radiologia).[7]

### ■ Apresentação clínica

A meningite pode apresentar-se de duas formas: 1. quadro de piora progressiva durante alguns dias, geralmente precedido de doença febril; ou 2. fulminante, podendo evoluir para choque séptico ou óbito em algumas horas. A maioria dos pacientes apresenta sinais e sintomas de irritação ou inflamação meníngea que consistem em vômitos, irritabilidade, náuseas, dores nas costas, anorexia, cefaleia, confusão mental, rigidez de nuca, sinais de Kernig e Brudzinski. A apresentação clínica varia com o grau de inflamação meníngea e com a idade do paciente. Em lactentes podemos observar hipotermia, febre, irritabilidade, letargia, desconforto respiratório, icterícia, inapetência, diarreia, vômitos, abaulamento de fontanelas e convulsões. Não existe um sinal clínico específico de meningite. Se um paciente apresentar-se com coma, alterações pupilares, disfunção de pares cranianos ou um padrão respiratório alterado, devemos considerar aumento da pressão intracraniana. A combinação dos sinais e sintomas aumenta a precisão no diagnóstico. A ausência de febre e dos sinais de Kernig e Brudzinski não exclui o diagnóstico de meningite.[12]

Uma apresentação de pouca resposta à dor, um escore de Glasgow < 8, a presença de um déficit neurológico focal ou de anormalidades pupilares são associados a mau prognóstico, assim como a presença de hipotensão, choque, leucograma com < 5.000 leucócitos mm$^3$, sódio sérico < 135 mEq/L, e achados no liquor: > 1.000 leucócitos/mm$^3$, proteína > 250 mg/dL ou glicose < 20 mg/dL. Prognóstico ruim nos recém-nascidos é a presença de coma, convulsões prolongadas, necessidade de inotrópico, ou leucopenia (leucócitos < 5.000/mm$^3$) principalmente nas primeiras 12 horas.[13]

Diversas alterações neurológicas podem ocorrer em pacientes com meningite bacteriana: alteração do sensório, cefaleia e abaulamento de fontanela por aumento da pressão intracraniana, paralisias de pares cranianos (III, IV e VI pares), convulsões (geralmente generalizadas) e sinais focais (hemiparesias e alterações visuais). O abaulamento de fontanela não é sensível ou específico para o diagnóstico de meningite bacteriana. Em um estudo para determinar a acurácia dos sinais e sintomas na meningite, apenas 50% das crianças com fontanela apresentaram abaulamento quando no diagnóstico de meningite.[14]

Púrpuras e petéquias são mais comuns nos casos de meningite meningocócica, mas podem acontecer nas infecções por qualquer outra bactéria. Pacientes com meningite bacteriana aguda podem ter manifestações clínicas de infecção em outros sítios, como pneumonia, otite, sinusite, artrite e celulite.

## ■ Diagnóstico

O diagnóstico definitivo é obtido pelo exame e cultura do liquor realizado pela punção lombar assim que houver suspeita diagnóstica. São necessários para o diagnóstico na análise do liquor: proteína, glicose, contagem celular e diferencial, Gram e cultura. A "marca registrada" da meningite é a presença de achados anormais no liquor, o que pode não acontecer na encefalite. Veja as características do liquor no Quadro 9-2.[3,15]

Idealmente deve-se submeter o paciente à punção lombar antes de iniciar o tratamento com antibióticos, entretanto nos casos mais graves, este procedimento não deve atrasar o início da terapia empírica. A administração prévia de antibióticos diminui a positividade da cultura no liquor e da hemocultura, esta última é baixa nos casos de meningite bacteriana, cerca de 50% em alguns estudos.[16] Sabemos que a avaliação bioquímica do liquor pode ficar prejudicada após o uso de antibióticos, pode ocorrer normalização da glicose e diminuição das proteínas, entretanto a celularidade não é modificada.[17] Uma opção nesses casos é avaliar o exame de Gram no liquor, que parece manter uma boa sensibilidade e especificidade mesmo após a administração de antibióticos.[18]

A avaliação laboratorial geral inclui hemograma com plaquetas, hemocultura, urocultura, eletrólitos séricos, glicemia (para posterior comparação com a glicorraquia), ureia e creatinina. Provas de coagulação também devem ser coletadas se houver petéquias ou sangramentos.

A análise do liquor é essencial para o diagnóstico, mas como já foi dito, não deve atrasar o tratamento, principalmente nos casos mais graves. A punção lombar deve ser realizada em

## QUADRO 9-2 — Características do LCR em meningites bacterianas e encefalites virais

| Exames laboratoriais | Meningite bacteriana | Meningite tuberculosa | Meningite viral | Encefalite | Meningite por fungos | Líquor normal |
|---|---|---|---|---|---|---|
| Aspecto | Turvo | Límpido/ ligeiramente turvo | Límpido | Límpido/ Hemorrágico | Límpido/ ligeiramente turvo | Límpido |
| Cor | Branca-leitosa/ xantocrômica | Incolor/ xantocrômica | Incolor/ opalescente | Incolor/ xantocrômica | Incolor | Incolor/ cristalino |
| Células predominantes | Neutrófilos | Linfócitos | Linfócitos | Linfócitos | Linfócitos | Linfócitos |
| Pressão de abertura | Alta | Alta | Normal/alta | Normal/alta | Alta/muito alta | 10 a 20 cmH$_2$O |
| Glicose | Diminuída | Diminuída | Normal | Normal | Normal/ levemente diminuída | 45 a 100 mg/dL |
| Proteínas totais | Aumentadas | Muito aumentadas | Levemente aumentadas | Levemente aumentadas | Levemente aumentadas | 15 a 50 mg/dL |
| Leucócitos | 100 a milhares | 5 a 500 | 5 a 1.000 | 0 a 100 | 5 a 1.000 | 0 a 5 mm$^3$ |
| Microscopia | Positiva para Gram | Negativa | Negativa | Negativa | Negativa | Negativa |
| Cultura* | Positiva | Positiva | Negativa | Negativa | Positiva | Negativa |

*A positividade da cultura, conforme descrito no texto, não está presente na totalidade dos casos.
(Modificado de Kneen R. 2011; Ministério da Saúde 2009.3,15.)

toda criança que se suspeite de meningite e que não possua contraindicações como apresentadas no Quadro 9-3.[19]

Posicionar o paciente para a punção lombar pode exacerbar e precipitar a herniação cerebral.[13] Uma informação importante é que a tomografia axial computadorizada não pode ser

## QUADRO 9-3 — Contraindicações para punção lombar imediata em pacientes com infecção de SNC

- Sensório rebaixado (escala de coma de Glasgow < 13 ou queda de 2 pontos desde a chegada)
- Sinais neurológicos focais
- Papiledema
- Pós-ictal ainda não estabilizado
- Bradicardia ou hipertensão
- Anormalidades no reflexo de "olhos de boneca"
- Pacientes imunocomprometidos
- Outras contraindicações: choque, alterações de coagulação (por exemplo: plaquetas < 50.000 × 10$^9$/L), uso de anticoagulantes, infecção no local de punção, insuficiência respiratória e meningococcemia com lesões disseminadas

Modificado de Kneen et al., 2002.[19]

utilizada como garantia de segurança para a realização da punção lombar (como tem sido usada de maneira indiscriminada neste procedimento). A tomografia pode mostrar edema cerebral, mas perde em sensibilidade para excluir a presença de aumento da pressão intracraniana.

Na meningite bacteriana há pleocitose (aumento de leucócitos no liquor) com predomínio de neutrófilos, glicorraquia baixa (em geral < 50% da glicemia), elevação da proteinorraquia, presença de organismos no Gram e isolamento de bactéria na cultura. Entretanto, na fase inicial da meningite bacteriana podemos encontrar predomínio de linfomonócitos. É importante solicitar cultura do liquor, mesmo quando a celularidade é baixa, pois em uma meningite inicial, pode haver isolamento de microrganismo mesmo com discreta pleocitose. A citocentrifugação pode melhorar a acurácia do Gram. Uma punção lombar traumática, com presença de sangue, pode atrapalhar o diagnóstico. Uma maneira de diferenciar a presença de leucócitos do sangue periférico é utilizar a fórmula que desconta um leucócito para cada 1.000 hemácias encontradas no liquor, entretanto este método não é preciso.

O isolamento bacteriano no liquor confirma o diagnóstico. Em alguns estudos a positividade da cultura do liquor é maior que 90%, porém, se houver administração de antibióticos antes da punção lombar, essa positividade cai consideravelmente.[20] Para pacientes imunocomprometidos testes específicos (tinta da Índia), culturas para fungos e para bacilo da tuberculose, assim como antígenos especiais como para *Criptococcus* devem ser realizados.

O escore de meningite bacteriana (BMS – *bacterial meningitis score*), descrito posteriormente na meningite viral, pode ser utilizado para excluir meningite bacteriana em crianças com pleocitose. A única ressalva é que o escore não é confiável em algumas situações, como em crianças menores de 2 meses, imunocomprometidos, pacientes em mau estado geral, uso prévio de antibióticos, púrpuras ou petéquias no exame físico, neurocirurgia prévia ou derivação ventriculoperitoneal.[21]

## ■ Tratamento

Alterações nos sinais vitais, exame físico ou outros exames laboratoriais que sugiram um processo séptico generalizado, como trombocitopenia, petéquias, hiponatremia, neutropenia ou acidose grave, indicam internação em cuidados intensivos.[1] Também sinais de falência orgânica, choque, instabilidade cardiorrespiratória, rápida deterioração clínica, alteração no estado de consciência, ou qualquer destes mencionados para pacientes em risco de desenvolver lesão cerebral são indicativos para admissão em UTI pediátrica.

## ■ Manejo cardiorrespiratório

O manejo cardiorrespiratório é voltado para a manutenção de uma alta oxigenação tecidual com normocapnia e uma via aérea estável. Com o processo inflamatório das meninges o fluxo sanguíneo cerebral pode diminuir globalmente, assim como de forma regional. Dessa forma, a hiperventilação de forma prolongada com sua subsequente hipocapnia deve ser evitada, pois pode haver redução do fluxo sanguíneo cerebral, desencadeando isquemia em regiões do cérebro.

É possível que o reflexo laríngeo seja perdido quando o paciente tiver um Glasgow < 8. Neste caso, a via aérea deve ser protegida com uma intubação traqueal, lembrando que se deve considerar o risco de um aumento da PIC, podendo, o procedimento, desencadear episódios de herniação cerebral. Ela deve ser realizada de forma cuidadosa e por profissional habilitado, utilizando-se sedação profunda (tiopental 5 m/kg) e paralisia (vecurônio 0,1-0,2 mg/ kg ou succinilcolina 1-2 mg/kg) para evitar este aumento súbito da pressão intracraniana.[8,13]

A pressão arterial deve ser mantida em níveis normais ou um pouco acima para preservar a pressão de perfusão cerebral. Hipotensão deve ser evitada e tratada agressivamente.

## ■ Terapia hídrica

A reposição hídrica nos casos de meningite deve ser cuidadosa. Paciente com choque hipovolêmico ou desidratado deve ser tratado para tal, conforme descrito no Capítulo 7. Para pacientes sem desidratação ou choque, recomendamos volume de manutenção com leve a moderada restrição hídrica, aproximadamente 1.200 a 1.500 mL/m$^2$, principalmente naqueles com hiponatremia. Infecção ou lesão sobre o SNC pode resultar em aumento da secreção inapropriada do hormônio antidiurético (SIHAD), e consequentemente edema cerebral. No entanto, muitos estudos em meningite indicam que a secreção do HAD é mais frequentemente relacionada com a hipovolemia. Devem-se monitorizar peso corporal, balanço hídrico e débito urinário. Recomendamos também o uso de soluções isotônicas para manutenção hídrica pelos mesmos motivos. Hipotensão, hiperglicemia, hipoglicemia e provavelmente hipoalbuminemia devem ser cuidadosamente evitadas, pois podem contribuir para lesão cerebral subsequente.[1]

## ■ Dexametasona

O uso de dexametasona na meningite é alvo de controvérsia. Sua eficácia em diminuir a mortalidade na meningite por estreptococo e proteger o paciente de sequelas auditivas nos casos de meningite por *H. influenzae* tem sido questionada. Entretanto seu uso é recomendado na dose de 0,6 mg/kg/dia em quatro doses por 2 ou 4 dias, no caso de infecção por esses dois agentes. A dose ideal do corticoide deve ser infundida antes ou com a dose inicial do antibiótico parenteral, pois a dexametasona é capaz de inibir a produção de citocinas somente antes da ocorrência da lise das bactérias secundária à antibioticoterapia. A partir do momento em que ocorre a liberação das citocinas, o corticoide não pode mais modular a inflamação.[22]

## ■ Antibioticoterapia

O Quadro 9-4 mostra a sensibilidade mais comum dos patógenos associados à faixa etária ou condição particular.[23]

A antibioticoterapia geralmente inicia de forma empírica, pois na maioria das vezes não há patógeno identificado no início do quadro. No tratamento da meningite bacteriana é importante que o antibiótico seja bactericida e que atinja nível sérico adequado no liquor ao atravessar a barreira hematoencefálica. Quanto maior a inflamação da barreira hematoencefálica, maior será a penetração do antibiótico.

O regime empírico deve cobrir *S. pneumoniae* e *N. meningitidis*. Em países onde não há preocupação com pneumococo resistente à penicilina, a monoterapia com ceftriaxona na dose de 100 mg/kg/dia de 12/12 horas é recomendada. Em países onde ocorre grande resistência do pneumococo à penicilina, como nos Estados Unidos, a recomendação é associar vancomicina 60 mg/kg/dia de 6/6 horas, até o resultado do cultural do liquor e o antibiograma, para definir a manutenção da vancomicina ou não. No Brasil, o aparecimento destas cepas resistentes ainda não atingiu proporções tão importantes que exigissem mudar a terapia nos casos suspeitos de *S.Pneumoniae*, devendo ser preservada para casos de resistência comprovada.[24]

Pacientes imunodeprimidos podem necessitar um esquema terapêutico diferenciado. Sendo o *Staphylococcus aureus* um microrganismo prevalente, recomendamos associar sempre vancomicina ao esquema terapêutico. Nos casos em que a *Listeria monocytogenes* é prevalente (casos de imunodepressão por defeitos na células T), deve-se associar ampicilina ao esquema, na dose de 300 a 400 mg/kg/dia de 4/4 ou 6/6 horas.

**QUADRO 9-4** Tratamento antibiótico inicial empírico na meningite bacteriana

| Infecção no SNC | Patógenos mais comuns | Terapia empírica | Duração do tratamento |
|---|---|---|---|
| Recém-nascido < 1 mês* | S. agalactiae<br>E. coli<br>Listeria sp. | Ampicilina 200 mg/kg/d IV 6/6 h<br>+<br>Gentamicina 7,5 mg/kg/d IV 8/8 h<br>ou<br>Cefotaxime 200 mg/kg/d IV 6/6 h | S. agalactiae, E. coli, Listeria 2-3 semanas<br>Enterobactérias > 3 semanas |
| 1-3 meses | S. agalactiae<br>E. coli<br>Listeria sp.<br>S. pneumoniae<br>N. meningitidis<br>H. influenzae B | Ampicilina 300-400 mg/kg/d IV 6/6 h<br>+<br>Ceftriaxone 75-100 mg/kg/d IV 6/6 h<br>ou<br>Cefotaxime 200 mg/kg/d IV 6/6 h | S pneumoniae, N. Meningitidis, H. influenzae 7-10 dias |
| Criança > 3 meses | S. pneumoniae<br>N. meningitidis<br>H. influenzae B | Ceftriaxone 75-100 mg/kg/d IV 6/6 h<br>ou<br>Cefotaxime 200 mg/kg/d IV 6/6 h<br>Se S. pneumoniae resistente associar<br>Vancomina 60 mg/kg/d IV 6/6 h | 7-10 dias |
| Derivação ventriculoperitoneal | S. Coagulase (–)<br>S. aureus<br>Enterobactérias<br>Pseudomonas sp. | Vancomicina 60 mg/kg/d IV 6/6 h<br>+<br>Cefepime 150 mg/kg/d IV 8/8 h ou<br>Ceftazidime 150 mg/kg/d IV 6/6 h | 10-14 dias<br>21 dias se enterobactéria |

| QUADRO 9-4 | Tratamento antibiótico inicial empírico na meningite bacteriana *(Cont.)* | | |
|---|---|---|---|
| Infecção no SNC | Patógenos mais comuns | Terapia empírica | Duração do tratamento |
| Fratura de crânio | S. pneumoniae<br>H. influenzae B<br>S. aureus<br>Enterobactérias | Ceftriaxone 75-100 mg/kg/d IV 6/6 h<br>ou<br>Cefotaxime 200 mg/kg/d IV 6/6 h<br>Se muito grave:<br>Vancomicina 60 mg/kg/d IV 6/6 h<br>+<br>Cefepime 150 mg/kg/d IV 8/8 h ou<br>Ceftazidime 150 mg/kg/d IV 6/6 h | 10-14 dias<br>10-14 dias |
| Abscesso cerebral | S. viridans<br>Anaeróbio<br>Enterobactérias<br>S. aureus | Vancomicina 60 mg/kg/d IV 6/6 h<br>+<br>Cefepime 150 mg/kg/d IV 8/8 h (ou<br>Ceftazidime 150 mg/kg/d IV 6/6 h)<br>+<br>Metronidazol 30 mg/kg/d IV 8/8 h | 6 semanas |

*A dose dos antibióticos varia com o peso, idade gestacional e dias de vida nesta faixa etária.
(Modificado de Blondel-Hill E, Fryters S., 2001.[23])

Pacientes submetidos à neurocirurgia recente têm risco aumentado de infecção por germes hospitalares, sendo a *Pseudomonas aeruginosa* uma preocupação. Nesses casos recomendamos iniciar com vancomicina na dose usual e cefepime (na dose de 150 mg/kg/dia de 8/8 horas).

Meningite por *N. meningitidis* deve ser tratada com penicilina G cristalina na dose de 250.000 a 300.000 U/kg/dia de 4/4 ou 6/6 horas. Ceftriaxona é uma opção nos casos de reação alérgica grave à penicilina. O tempo de tratamento é de 5 a 7 dias para erradicação do patógeno do líquor. Quando o tratamento não é feito com ceftriaxona, não há erradicação da bactéria da nasofaringe, como, por exemplo, no tratamanto com penicilina. Nesses casos, o paciente deve receber antibioticoterapia específica para este fim antes da alta hospitalar.

Para *H. influenzae* tipo B tratamento de escolha é ceftriaxona 100 mg/kg/dia de 12/12 horas por 7 a 10 dias. Outra opção é cloranfenicol ou ampicilina (no caso de cepas sensíveis). Assim como acontece na meningite por *N. meningitidis*, se o tratamento não for realizado com ceftriaxona, a erradicação da nasofaringe com antibiótico específico deve ser realizada.

Meningite por *S. aureus* deve ser tratada com oxacilina 150 a 200 mg/kg/dia de 6/6 horas. No caso de *S. aureus* resistente à meticilina, o tratamento é realizado com vancomicina, e a duração da terapia deste tipo de patógeno é de no mínimo 14 dias.

A resposta ao tratamento é feita de forma clínica. Coleta de liquor de forma repetida será necessária em um pequeno número de casos, principalmente quando a evolução clínica não é satisfatória com 24 a 36 horas de tratamento com antibiótico adequado.

Exames de neuroimagem justificam-se no curso da meningite no caso de: piora clínica com crises convulsivas, alteração de sensório, irritabilidade ou aparecimento de sinais focais após 72 horas de tratamento adequado; culturas persistentemente positivas após tratamento adequado; aumento da contagem de neutrófilos no liquor após o final do tratamento; e no caso de meningite recorrente por possibilidade de fístula no nariz ou ouvido. No caso do aparecimento de complicações da meningite, como empiema subdural, trombose vascular, abscesso e dilatação ventricular, exames de imagens também devem ser realizados, além da punção lombar para controle terapêutico. A febre normalmente dura de 4 a 6 dias após o início do tratamento adequado.[25] A recaída da febre após um período de 24 horas afebril pode acontecer em uma minoria dos casos, neste contexto ou no caso de febre persistente por mais de 7 dias, deve-se atentar para as seguintes situações: tratamento inadequado (medir níveis séricos sempre quando for possível), infecção nosocomial, desenvolvimento de complicações e suspensão da dexametasona. Febre por drogas que é sempre um diagnóstico de exclusão.[26]

### ■ Meningite grave

Nos casos de meningite grave, com aumento da PIC, algumas condutas justificam-se para incrementar a perfusão sanguínea cerebral e a liberação de oxigênio. Nestas recomendações incluem-se técnicas de diminuição da PIC, do consumo de oxigênio cerebral e para manter a pressão de perfusão cerebral, conforme Quadro 9-5.

### ■ Quando monitorizar a pressão intracraniana

Em pacientes com um Glasgow menor do que 8 e pressão intracraniana aumentada, o mecanismo de autorregulação pode estar ausente, e pode ocorrer período de baixo fluxo sanguíneo. Hipertensão intracraniana aparece precocemente em pacientes em coma, alcançando seu pico máximo nas primeiras 24 horas. Os valores normais de pressão intracraniana e hipertensão têm seus valores muito próximos, então nos pacientes com risco de lesão neurológica

| QUADRO 9-5 | Cuidados para pacientes com suspeita de PIC |
|---|---|
| ■ Obtenha estabilização em particular nas 24 horas iniciais | |
| ■ Assegure a via aérea, mantenha oxigenação alta e $CO_2$ normal | |
| ■ Mantenha um volume intravascular estável e pressão arterial | |
| ■ Mantenha a cabeceira elevada a 30° | |
| ■ Pressão osmótica normal ou elevada e Pressão oncótica normal | |
| ■ Previna/trate demandas metabólicas aumentadas (febre, agitação, convulsões) | |
| ■ Evite manobras que aumentam PIC (use lidocaína antes da aspiração, por exemplo) | |
| ■ Se PIC aumentada, considere sol. salina a 3%, hipotermia ou coma barbitúrico | |
| ■ Considere monitorizar a PIC: se coma, Glasgow < 8, assimetria pupilar ou outros sinais de PIC | |

deve ser considerada a instalação de um monitor de pressão intracraniana precocemente no período crítico (primeiras 24 horas). Pacientes sobreviventes de meningite grave exibem uma pressão de perfusão cerebral mínima de 42 ± 9 mmHg. Manter uma pressão de perfusão cerebral acima de 45-50 mmHg parece ser um objetivo a ser alcançado. A instalação de monitores invasivos não está associada à disseminação da infecção ou desenvolvimento de abscesso.[27]

A estabilidade da pressão arterial e da oxigenação são aspectos fundamentais para evitar dilatação súbita dos vasos cerebrais secundários à hipotensão ou hipoxemia. Um cateter arterial com monitorização da pressão arterial contínua e um cateter venoso profundo para medição da pressão venosa são necessários. Também a diminuição da demanda metabólica excessiva, como febre e convulsões, deverá ser observada, pois a febre aumenta o metabolismo cerebral e pode ser deletério em áreas que sofrem de isquemia. Se for necessário, em pacientes intubados, podem ser utilizadas compressas ou bolsas frias para diminuir a temperatura. Se ocorrerem calafrios, o uso de agentes paralisantes pode ser discutido e usado em um período curto de tempo. Sedação adequada com opioides ou benzodiazepínicos vai prevenir mudanças na pressão intratorácica que poderia afetar a drenagem venosa das jugulares.[28]

O posicionamento da cabeça do paciente elevada a 30 graus e em situação mediana parece facilitar a drenagem das veias jugulares. O tratamento agressivo das convulsões com benzodiazepínico seguido de fenitoína (dose de ataque de 20 mg/kg) ou fenobarbital (dose de ataque de 20 mg/kg) para prevenção de novos episódios é indicado. O aumento da pressão intracraniana deve ser tratado com métodos outros que a hiperventilação. Em situações de resgate, este procedimento pode ser utilizado em curtos períodos juntamente com terapia osmolar e manitol. Entretanto, estas medidas podem gerar diferenças regionais no fluxo sanguíneo cerebral, criando zonas de isquemia.[27,28]

Fatores relacionados com um prognóstico ruim na meningite são: baixo nível de consciência na admissão (escala de Glasgow < 8), convulsões, glicorraquia baixa, meningite por pneumococo e desnutrição.[6,26,29,30]

## ■ Complicações

Aproximadamente 20-30% dos pacientes têm convulsões antes ou durante a hospitalização. Convulsões persistentes podem ser um problema indicando que áreas do parênquima podem ter sido afetadas. Mais de 30% dos pacientes com meningite pneumocócica sofrem de perda neurossensorial. Efusões subdurais ocorrem em aproximadamente 15-30% das crianças e podem causar febre persistente e ocasionalmente aumento da pressão intracraniana por efeito de massa, mas geralmente não causam consequências e não necessitam drenagem. Em contraste, empiema subdural pode causar febre, irritabilidade ou sinais meníngeos e necessitam drenagem cirúrgica. A tomografia com contraste pode distinguir entre estas duas entidades.[13]

Febre persistente sem uma origem clara é uma ocorrência comum. Depois de outras causas serem descartadas, infecções em linhas venosas centrais devem ser suspeitadas; febre de origem medicamentosa não é usual. Tromboses séptica e asséptica de seio venoso podem ocorrer durante o curso da doença, geralmente com um desfecho desfavorável, em particular se estão associadas a infarto venoso. Tromboses de veias corticais estão geralmente associadas a oclusão de seio dural maior. Neste caso, o risco de desenvolver hemorragia intracerebral é alto, e anticoagulação não é recomendada. Antibióticos ou o uso de anticoagulantes pode ser indicado conforme o tipo e localização do trombo. Complicações arteriais com estenose de artérias médias e grandes, irregularidades da parede vascular, dilatações focais e oclusão de ramos distais podem ocorrer. Não existe uma terapia estabelecida para estas entidades; tendo em conta que as complicações arteriais são secundárias à intensa inflamação das meninges, parece razoável o uso de dexametasona.[1]

Entre as sequelas graves a longo prazo, as neurocognitivas são as mais comuns. Cerca de 20% das crianças acometidas por meningite bacteriana vão desenvolver. Entre todas as bactérias, as mais associadas a sequelas são o pneumococo, o bacilo da tuberculose e o estreptococo do grupo B.[29]

## ■ Medidas de controle

A meningite por *H. influenzae*, *S pneumoniae* e *N. meningitidis* podem ser prevenidas pela vacinação específica, administráveis a partir dos 2 meses de idade. Crianças que adquirem a doença antes dos 18 meses de idade devem também receber vacinação após a fase de convalescença da doença. Não está indicada profilaxia para os contatos no caso de meningite por *S. pneumoniae*. As atuais recomendações para profilaxia referem-se aos dos contatos com *H. influenzae* e *N. meningitidis*.

Na meningite por *N. meningitidis* a quimioprofilaxia é recomendada para contatos próximos. Contatos domiciliares, em escolas ou creches, devem ser observados cuidadosamente e rapidamente encaminhados para atenção médica, se ocorrer febre. Contatos próximos são considerados os membros da família, cuidadores e os que tiveram contato direto seja tomando conta da criança em casa, creche ou escola durante os 7 dias prévios. Além da exposição à doença, pessoas que foram expostas a secreções (beijo, repartir talheres ou escova de dentes), ressuscitação boca a boca e/ou que tiveram contato íntimo com paciente não protegido para intubação traqueal.[1]

Quando indicada a quimioprofilaxia deve ser administrada tão cedo quanto possível. O fármaco de primeira escolha é a rifampicina. Na criança com idade entre um ano e 12 anos a dose deve ser de 20 mg/kg/dia (máx. 600 mg/dia) por via oral (VO) e na criança com idade inferior a um ano deve ser de 10 mg/kg/dia VO. A dose de adulto é 600 mg/dia VO sempre divididos em duas tomadas (12/12 horas) durante 2 dias. As alternativas são a ceftriaxona, 125 mg intramuscular (IM) na criança com idade inferior a 12 anos e no adulto 250 mg IM, aplicados em uma única dose. No adulto, pode-se ainda recorrer à ciprofloxacina, na dose de 500 mg via oral em dose única. A rifampicina não deve ser administrada no primeiro trimestre da gravidez (deve-se usar ceftriaxona). A ciprofloxacina não deve ser administrada durante a amamentação e em pacientes pediátricos.

No caso de meningite por *H. influenzae* a quimioprofilaxia é recomendada para todos os contatos domiciliares (exceto em mulheres no primeiro trimestre de gravidez) se pelo menos existir uma criança com 1 ano de idade que não tenha completado a imunização contra Hib, se existir uma criança com menos de 12 meses de idade ou se existir uma criança imunocomprometida na residência. Também está indicada nos contatos em enfermarias e centros de cuidado de crianças quando tenha ocorrido dois ou mais casos durante os últimos 60 dias.[1] O risco de contato é idade-dependente e é mais alto para crianças com idades inferiores a 2 anos.

O fármaco de primeira escolha na criança de 1 a 12 anos também é a rifampicina, nas mesmas doses que para o meningococo, mas no caso do *H. influenzae* recomenda-se usar 1 vez ao dia, durante 4 dias.

Todo paciente com meningite por *N. meningitidis* e *H. influenzae* deve receber isolamento respiratório por gotículas dentro das primeiras 24 horas após o início do tratamento adequado.

Com relação ao esquema de vacinação, a vacinação para o *H. influenzae* do tipo B deve ser realizada aos 2, 4 e 6 meses, já contra o meningococo C aos 3, 5 e 15 meses. A pneumocócica 10-valente aplica-se aos 2, 4, 6 e 12 meses. Este esquema é o atual preconizado pelo Ministério da Saúde.[3]

## MENINGITE VIRAL

A meningite viral é definida como inflamação das meninges que ocasiona sinais e sintomas compatíveis com irritação meníngea, manifestada pelo aumento de leucócitos no liquor (pleocitose), sem associação à disfunção neurológica e sem evidência de bactérias no liquor em um paciente que não recebeu antibióticos previamente. A maior incidência, nos Estados Unidos, ocorre em lactentes menores de 1 ano e entre 5 e 10 anos.[31] A meningite difere-se da encefalite em dois pontos: na primeira há maior presença de leucócitos no liquor e na segunda há disfunção neurológica (alteração do sensório, do comportamento, paresias ou parestesias). A maioria dos vírus que causam meningite inicialmente infecta as mucosas do trato respiratório e gastrointestinal, seguidos de replicação nos linfonodos, penetrando no sistema nervoso durante uma segunda viremia subsequente à replicação em outros órgãos, como fígado e baço. Os enterovírus são os agentes mais comuns, outros exemplos são influenza e herpes (varicela-zóster e herpes-vírus humano 6). Dentre as enteroviroses, os Coxsackie e os Echovírus são mais prevalentes. Influenzas A e B têm sido implicadas em diversas síndromes neurológicas, sendo a meningite uma complicação mais rara do que a encefalite.

### ■ Apresentação clínica e diagnóstico

As manifestações clínicas da meningite viral geralmente são semelhantes às da meningite bacteriana, entretanto quase sempre os sintomas são mais leves. Sinais e sintomas, como rigidez de nuca, abaulamento de fontanela, febre, cefaleia, vômitos e fotofobia, podem ocorrer. Muitas vezes podem prevalecer outros sinais e sintomas decorrentes da infecção viral sistêmica, como nas enteroviroses. Nesse grupo podemos observar uma febre elevada, conjuntivite, exantema cutâneo, herpangina, faringite e doença mão-pé-boca. O vírus herpes mais comumente causa encefalite. No caso de meningite, os sinais e sintomas são na maioria das vezes os clássicos.

Todo paciente com suspeita de meningite deve ser tratado para meningite bacteriana, até que esta seja excluída ou um diagnóstico de meningite viral seja confirmado. Sinais e sintomas não conseguem diferenciar a etiologia da meningite, portanto, a coleta do liquor, além de outros meios de cultura, como sangue, urina, fezes, *swab* retal e faríngeo, é imperativa para o diagnóstico. A reação em cadeia da polimerase é útil para a identificação do enterovírus, que é o principal agente etiológico da meningite viral. Pode haver melhora dos sintomas após o procedimento de coleta de liquor.[32] As contraindicações de punção lombar são as mesmas da meningite bacteriana, ou seja, na maioria das vezes quando há sinais e sintomas clínicos sugestivos de hipertensão intracraniana.

Nem sempre a etiologia da meningite pode ser definida com uma análise citológica e bioquímica simples do liquor. Alguns vírus podem ocasionar alterações sugestivas de meningite bacteriana, como pleocitose importante (> 1.000 leucócitos), gerando certo grau de confusão. Por outro lado, as características do liquor de um quadro bacteriano inicial pode mimetizar uma meningite viral. Outro ponto importante é que alguns microrganismos podem não crescer em meios de cultura usuais, como as micobactérias. Doses subterapêuticas de antibióticos podem inibir o crescimento bacteriano em meios de cultura. Alguns autores sugerem a utilização de escores, como o BMS, que praticamente exclui meningite bacteriana se o paciente não possuir todos os seguintes critérios associados: utilização prévia de antibióticos, exame de Gram com identificação de bactérias, neutrófilos > 1.000/mcL no liquor, proteínas > 80 mg/dL no liquor, neutrófilos > 10.000/mcL no sangue periférico e crise convulsiva desde a apresentação dos primeiros sintomas. Em um estudo multicêntrico, esse escore teve sensibilidade de 98,3% e valor preditivo negativo de 99,9% para o diagnóstico de meningite bacteriana. Entretanto, o modelo teve menor acurácia em pacientes menores de 2 meses. Vale ressaltar que este escore é válido para descartar meningite bacteriana, não descartando formas graves e que necessitam tratamento de meningite ou encefalite viral, como a causada por herpes.[21,33] As principais características do liquor nas meningites encontram-se no Quadro 9-3.

## ■ Tratamento

O tratamento das meningites virais é basicamente de suporte. Devem-se promover repouso, analgesia, e hidratação endovenosa quando há desidratação com hipovolemia, ocasionada principalmente pelos vômitos, e evitar ácido acetilsalicílico (pela discutível associação à síndrome de Reye). Indicações de internação hospitalar são: regular estado geral, sinais ou sintomas de encefalite, necessidade de antibioticoterapia empírica ou hidratação endovenosa, pacientes imunodeprimidos ou menores de 1 ano. Como descrito anteriormente, há indicação de antibioticoterapia empírica até ser totalmente excluído o diagnóstico de meningite bacteriana. Também recomendamos iniciar aciclovir em pacientes com liquor sugestivo de meningite viral que apresentem clínica de encefalite, sinais neurológicos focais no exame físico, alterações em exame de imagem do sistema nervoso central ou no eletroencefalograma, pelo risco de infecção pelo herpes-vírus.

Na maioria dos casos há resolução completa do quadro, e o prognóstico é muito bom. Pacientes que não melhoram após o início do tratamento e que possuem culturas negativas para bactérias, devem ter o seu diagnóstico de meningite viral reconsiderado. Uma nova coleta de liquor deve ser realizada com pesquisa para microrganismos mais incomuns, como fungos, micobactérias ou parasitas.

## ENCEFALITE VIRAL

A encefalite é a inflamação do parênquima cerebral. Via de regra é um diagnóstico histopatológico; entretanto, muitas vezes consegue-se fazer o diagnóstico com base em manifestações clínicas de disfunções cerebrais, exames laboratoriais ou através de exames de imagem que evidenciem inflamação do cérebro. A encefalite é mais rara que a meningite e que a meningoencefalite viral. É uma manifestação aguda que requer imediata intervenção pelo risco elevado de mortalidade ou de sequelas neurológicas. Ela pode ocorrer durante ou após uma infecção viral. Após a década de 1980 houve uma mudança dramática na mortalidade e na melhora da qualidade de vida em pacientes tratados com aciclovir na infecção pelo vírus do herpes simples (HSV).[15]

Existem duas formas de acometimento do cérebro pelos vírus na encefalite. A primeira é através da invasão direta do vírus que pode ocorrer como uma extensão de uma meningite viral, secundariamente a uma viremia ou por via retrógrada de nervos periféricos (como na raiva e no herpes), neste caso o vírus pode ser identificado em exames laboratoriais. A segunda é através de uma encefalite por resposta autoimune pós-infecciosa, geralmente fora do SNC, levando a uma encefalomielite aguda disseminada (do inglês, *Acute Disseminated Encephalomyelitis* – ADEM).

A encefalite ocorre predominantemente em crianças e idosos, mas é uma doença rara. A incidência em alguns estudos é cerca de 10 casos por 100.000 crianças.[15] Entretanto, os índices de mortalidade ainda são elevados.

Ela também pode ser causada por bactérias, fungos e parasitas, mas os agentes virais são os mais comuns. Os vírus mais comuns isolados são: enterovírus, vírus do herpes simples (HSV tipos 1 e 2), outros do grupo *Herpesviridae* (Epstein-Barr, varicela-zóster, citomegalovírus, herpes-vírus humano tipo 6) e arbovírus. Vírus menos comuns são o da influenza e o da raiva.

Os enterovírus são os mais comuns em crianças. Eles possuem um padrão de infecção sazonal, prevalecendo nos meses de primavera e verão.[34,35]

Os HSV podem ser agentes etiológicos em 5% das encefalites em algumas séries.[36] O HSV tipo 1 ocorre em todas as faixas etárias, sendo a causa mais comum de encefalite fatal, ele é o responsável primário pela encefalite por herpes simples fora do período neonatal, totalizando 90% dos casos.[15] O HSV tipo 2 é mais comum no período neonatal. Este vírus é predominantemente uma doença sexualmente transmissível, sendo responsável pelo herpes genital e doenças neonatais graves. Existe uma sobreposição nestas duas doenças, e a designação de herpes oral e genital não deve ser usada para identificar as infecções por HSV-1 e o HSV-2 respectivamente. O risco de contrair HSV durante o parto pode ser tão alto quanto 50% em crianças nascidas por via vaginal em mulheres com infecção primária. O isolamento do HSV-2 em um paciente pediátrico fora do período neonatal deve levar à suspeita de que a doença tenha sido transmitida da forma venérea, e a possibilidade de abuso deve ser investigada. A maioria das infecções primárias por HSV-1 é assintomática, e a apresentação mais comum de apresentação é a gengivoestomatite. A encefalite por HSV-1 tem uma distribuição etária bifásica, afetando pacientes de 5 aos 30 anos ou acima dos 50 anos.[37]

O vírus influenza também tem prevalência de 5% em algumas séries, como o HSV. A maioria dos casos ocorre em crianças menores de 5 anos. O mecanismo pelo qual o vírus atinge o sistema nervoso ainda não é bem esclarecido, acredita-se que haja infecção durante o processo agudo da doença.[38,39]

## ■ Apresentação clínica e diagnóstico

Em crianças e adolescentes, encefalite pode apresentar-se com uma série de sinais e sintomas, como febre, alteração do sensório, mudanças no comportamento, na personalidade, convulsões, déficit motor ou sensorial, distúrbios da fala e da movimentação, hemiparesia e parestesia. Em neonatos e lactentes, os sinais e sintomas podem ser mais inespecíficos, como letargia, irritabilidade, inapetência, alterações na perfusão e, também, febre ou convulsões. Deve-se atentar para o aparecimento desses sintomas associado a lesões de pele do tipo vesículas, características dos vírus herpes.

O diagnóstico presumível de encefalite por herpes simples é com base na presença de alteração do estado mental, febre, mais achados liquóricos (com foco na avaliação dos exames físico e neurológico). No Quadro 9-6 estão apresentadas algumas questões relevantes que devem ser levadas em consideração quando se suspeita de encefalite.[40]

Três apresentações predominam em neonatos com infecções por herpes simples que incluem: doença no SNC, infecção herpética disseminada e infecção da pele, boca e olhos. Os aspectos mais comuns e consistentes das manifestações clínicas dos pacientes com encefalite ou meningite neonatal por HSV são febre, irritabilidade e convulsões. Nos pacientes com doença do SNC, as lesões de pele podem aparecer tarde ou não completamente e, portanto, não podem ser usadas para excluir o diagnóstico de herpes.[37]

Uma infecção do SNC por HSV-2 comumente se apresenta como uma meningite asséptica e tende a ter um curso benigno. Em contraste com a meningite HSV-2, a encefalite por HSV-1 é caracterizada por febre, modificações neurológicas focais, um nível de consciência alterado e/ou convulsões. Encefalite por HSV-1 pode representar tanto uma infecção primária ou a reativação de uma infecção anterior. A variável mais importante no desfecho do tratamento da encefalite por HSV é o tempo em que iniciamos o antiviral, e isto é geralmente determinado pela apresentação clínica do paciente. Se o paciente progredir em sua apresentação clínica para um estado de coma antes da iniciação da terapia antiviral, é pouco provável uma recuperação completa ou até sobrevivência.[37]

Uma rápida identificação de um caso de encefalite é crucial para o manejo e prognóstico do paciente. Após a estabilização, anamnese, exame físico, exames laboratoriais iniciais, punção lombar e exame de imagem do sistema nervoso devem ser realizados. Deve-se submeter

| QUADRO 9-6 | Questões para considerar na história quando se avalia um paciente com suspeita de encefalite viral ou ADEM |
|---|---|
| | • Houve quadro febril ou gripal recente? |
| | • Apresentou mudança no comportamento, cognição, consciência ou personalidade? |
| | • Tem história recente de crises convulsivas? |
| | • Algum sintoma neurológico focal? |
| | • Apresentou manchas na pele do tipo *rash* cutâneo ou vesículas? |
| | • Outros membros da família ou da vizinhança estão doentes? |
| | • Tem história recente de vacinação, viagens, contato/acidente com animais (cães, gatos, macacos ou mosquitos) ou ingestão de água sem tratamento adequado? |
| | • Tem algum fator de risco para imunodepressão? |
| | • Já fez alguma vez exame de anti-HIV? |

Modificado de Solomon, Hart et al., 2007.[40]

o paciente antes ao exame de imagem do que a punção lombar, visto que haverá alteração do sensório na maioria, senão, na totalidade dos casos. A ressonância magnética é o exame de imagem preferível, porém não é sempre disponível nas emergências. Na prática, a maioria dos pacientes é submetida à tomografia computadorizada, à punção lombar e, em um segundo momento, à ressonância magnética, pela disponibilidade dos exames nos serviços brasileiros. O eletroencefalograma deve ser feito assim que possível, e a pressão de abertura do liquor deve sempre ser medida. Material para cultura e PCR virais devem ser encaminhados de acordo com a hipótese diagnóstica. O liquor na encefalite é semelhante à meningite ou meningoencefalite viral, entretanto um liquor normal não exclui o diagnóstico de encefalite, ele pode acontecer em 3 a 5% dos casos.[9] Neste caso, deve-se coletar um segundo exame em 24 a 48 horas, repetindo-se todas as análises, inclusive culturais e PCR.[15] As características do liquor na encefalite são as seguintes: 1. elevação dos leucócitos, geralmente até 500 células/mcL, com predomínio de linfócitos, porém neutrófilos podem ser vistos nas primeiras 24-48 horas da doença; 2. presença de hemácias, quando não há acidente de punção; 3. leve aumento das proteínas; 4. glicorraquia maior que 50% do valor sérico.

Em aproximadamente 75% dos pacientes com encefalite por HSV, o líquido cefalorraquidiano contém hemácias, e isto reflete os processos lítico e inflamatório deste tipo de infecção. A cultura para vírus HSV mostra uma baixa sensibilidade e é isolado em menos de 5% dos pacientes com encefalite por HSV-1.[41] O método ou "padrão ouro" para o diagnóstico de doença do SNC por HSV é o uso da reação em cadeia de polimerase para acessar a presença do DNA viral específico no liquor ou soro. O exame de PCR (Reação em Cadeia da Polimerase) tem boa sensibilidade (95%) e excelente especificidade (100%).[41] Herpes-vírus e enteroviroses serão identificados em 90% dos casos através da PCR.[15] As culturas do liquor em pacientes com encefalite são geralmente negativas, como já foi colocado anteriormente.

A tomografia computadorizada de pacientes com encefalite herpética mostra hipodensidade nas regiões anterior e medial do lobo temporal e na região inferior dos lobos frontais. Alterações na tomografia não são usualmente aparentes antes do 5º dia de doença, e os achados são geralmente bilaterais, mas assimétricos. A ressonância magnética é uma técnica mais sensível, demonstrando sinais de baixa intensidade nos lobos temporais e porção inferior dos lobos frontais. Em casos mais crônicos a ressonância magnética pode demonstrar atrofia e necrose.[42] Os exames de imagem são úteis tanto para identificar alterações das encefalites, quanto para realizar o diagnóstico diferencial com acidentes vasculares, por exemplo.[15] O eletroencefalograma pode revelar ponta-ondas de alta voltagem periódica, com atividade emanando da região frontal e complexos de ondas lentas com intervalo de 2-3 segundos.

## ■ Tratamento

Com relação ao tratamento da encefalite viral nós recomendamos a administração de aciclovir intravenoso de modo precoce em qualquer caso suspeito. O fator mais significativo na determinação do prognóstico da morbidade e mortalidade é o tempo de início do tratamento. Um atraso de 48 horas na terapia com aciclovir está relacionado com aumento da mortalidade, por isso recomendamos que seja iniciada dentro das primeiras 6 horas de internação hospitalar.[15] A encefalite por herpes simples é extremamente grave, podendo levar à morte ou deixar sequelas neurológicas graves.

A dose de aciclovir preconizada para crianças é de 20 mg/kg/dose de 8/8 horas (entre 28 dias e 3 meses), 500 mg/m²/dose de 8/8 horas (entre 3 meses e 12 anos) e 10 mg/kg/dose de 8/8 horas para pacientes maiores de 12 anos.[15] A dose deve ser ajustada no caso de insuficiência renal. O tratamento nos casos confirmados dura 21 dias, realizando um controle de liquor no final do tratamento para confirmar a negativação da PCR. Nos casos refratários ou resistentes, tem sido utilizado em algumas referências o Foscarnet 180 mg/kg/dia IV 8/8 horas por 21 dias, uma outra opção como tratamento antiviral.[41] Na UTIP deve-se atentar para algumas complicações possíveis das encefalites virais, principalmente na herpética: estado de mal convulsivo, edema cerebral, sangramento gastrointestinal, coagulação intravascular disseminada, distúrbios hidroeletrolíticos e parada cardiorrespiratória de origem central. Convulsões são geralmente difíceis de tratar durante o período agudo e requerem uso agressivo de anticonvulsivantes. Algumas vezes o estado epiléptico ocorre sem componente motor e manifesta-se apenas por alteração do estado da consciência, sendo o eletroencefalograma um exame importante para a sua detecção.

Cerca de 2/3 das crianças sobreviventes de um quadro de encefalite herpética evoluem com algum grau de sequela neurológica grave, como epilepsia, paresias, plegias ou distúrbio global do desenvolvimento.[43,44]

## MENINGITE TUBERCULOSA

Segundo a Organização Mundial da Saúde (OMS), o porcentual de tuberculose em crianças varia de 3 a 25% nos diversos países.[45] Estima-se que 332.000 casos por ano não são diagnosticados ou notificados no mundo. O Brasil faz parte desta estatística, apresentando em crianças, segundo a OMS, apenas 3,5% do total dos casos de tuberculose, um número certamente subestimado, visto que o Brasil é considerado área endêmica da doença. Acredita-se que o correto seria entre 10 e 15%.[46-49] Aproximadamente 35% dos casos de tuberculose em crianças têm apresentação extrapulmonar, sendo a meningoencefálica uma das mais comuns junto com as formas ganglionar periférica, pleural e óssea.[45] A infecção do SNC por tuberculose tem cinco apresentações clínicas primárias, que podem aparecer independentemente ou como doença mista, que são: meningite piogênica, meningite tuberculosa serosa, tuberculoma, abscesso cerebral tuberculoso ou leptomeningite espinhal tuberculosa. Em países onde a incidência de tuberculose é alta, todas as cinco formas são encontradas na infecção pós-primária. Cerca de 90% das crianças apresentam sintomas da doença no primeiro ano após a infecção primária.[48] Já em regiões onde a incidência é baixa, como na América do Norte, as manifestações extrapulmonares são vistas inicialmente em adultos com reativação da infecção, sendo a meningite a doença mais comum. Fatores de risco para o desenvolvimento de tuberculose incluem: imunodeficiência (incluindo HIV), dose prolongada e elevada de corticosteroide, quimioterapia, desnutrição, idade menor que 1 ano e ausência da vacina BCG (bacilo de Calmette-Guérin).[50,51]

Ocorrem em torno de 90.000 casos de tuberculose anualmente no Brasil, sendo 15% destes complicados com infecções associadas a HIV. A maioria dos casos de infecção por tuberculose ocorre na parte sudeste do Brasil.[52] A meningite tuberculosa, segundo parecer da OMS de 2012, é a forma de tuberculose com maior taxa de morbimortalidade no mundo.[48] No Brasil, representa 3-10% dos casos.[50,53] O índice de mortalidade da meningite tuberculosa varia de 15 a 25%, porém existem estudos de pacientes em UTI Pediátrica demonstrando mortalidade de até 75%.[54]

A tuberculose aloja-se no sistema nervoso central após a bacilemia de uma infecção primária ou reativação de infecção latente de algum lugar do organismo. A meningite tuberculosa desenvolve-se mais comumente como uma reativação de uma bacilemia crônica em adultos com imunodeficiência causada por idade avançada, desnutrição, infecção por HIV, alguns tipos de câncer, ou por infecção pós-primária em crianças e adolescentes. A intensa produção de proteínas no espaço subaracnóideo ocasionada pela infecção pelo *Mycobaterium tuberculosis* causa três fenômenos patológicos que podem explicar as principais manifestações clínicas da doença: 1) aracnoidite intensa, com formação de massa fibrosa, principalmente na base, atingindo os nervos cranianos; 2) vasculite que resulta em infarto, trombose e aneurismas; a vasculite intracraniana é um achado comum em autópsias e o maior determinante de déficit neurológico focal; 3) hidrocefalia resultante de um extenso processo inflamatório nas cisternas basilares e alteração da circulação liquórica e sua reabsorção.

■ **Apresentação clínica e diagnóstico**

A meningite tuberculosa é responsável por cerca de 3% dos casos de tuberculose em pacientes imunocompetentes e até 10% dos casos em pacientes com infecção por HIV.[55] O reconhecimento precoce é de extrema importância visto que o prognóstico está relacionado com o estágio em que a terapia é iniciada. O tratamento com tuberculostáticos deve ser iniciado em todo paciente com meningite e com liquor sugestivo: glicorraquia baixa, proteínas elevadas e predomínio de linfócitos, havendo evidência de infecção por tuberculose em outro local do organismo, ou se não houver outra hipótese diagnóstica que justifique esses achados. As manifestações clínicas passam por três fases:

- Fase I ou pródromos com astenia, inapetência, cefaleia, febre baixa e mudanças de personalidade que podem durar de 2 a 3 semanas.
- Fase II ou fase meníngea com sinais neurológicos mais evidentes, meningismo, vômitos, letargia, paralisia de pares cranianos, confusão mental e cefaleia mais intensa e duradoura.
- Fase III ou paralítica, com coma, convulsões e múltiplas paresias e plegias. Os pacientes não tratados nesta fase geralmente vão a óbito.

A meningite tuberculosa tem predileção por envolver a base cerebral resultando no envolvimento de nervos cranianos, assim como o desenvolvimento de hidrocefalia. Estágios avançados de meningite tuberculosa estão geralmente acompanhados (aproximadamente 80%) por hidrocefalia, e em torno de 1/3 destes pacientes tem hidrocefalia não comunicante.[56] Em um estudo realizado na Turquia, a maioria das crianças teve apresentação clínica em estágio avançado de doença (estágio II ou III) e apresentava envolvimento pulmonar.[57]

Cerca de 1/3 dos pacientes com comprometimento do sistema nervoso apresentou tuberculose miliar. Nesses casos, o exame de fundo de olho pode ajudar no diagnóstico pelas alterações do nervo óptico. A radiografia de tórax pode estar alterada em 50% dos casos. O teste tuberculínico cutâneo estará positivo na maioria dos casos após 2 a 12 semanas da infecção inicial. Um teste tuberculínico negativo não exclui tuberculose, pois supressão imunológica, desnutrição, baixa faixa etária, infecção viral simultânea e infecção tuberculosa disseminada podem causar resultados falsos negativos.

Tipicamente o liquor na meningite tuberculosa é rico em proteínas, geralmente de 100 a 500 mg/dL, podendo até ultrapassar 2 a 6 g, glicose baixa, menor que 45 mg/dL e com celularidade entre 100 e 500/mcL, com predomínio de linfócitos. A cultura específica para *Mycobacterium tuberculosis* deve ser realizada. Recomenda-se mais de uma coleta, visto que a positividade do exame não é elevada, mas aumenta com a quantidade de amostras. Também é importante ressaltar a quantidade de material necessário para o exame. Em crianças, aumenta-se a positividade com volumes acima de 6 mL de liquor. O exame completo pode demorar de 2 a 6 semanas, portanto, a cultura não é um exame seguro para descartar meningite tuberculosa. A procura do bacilo no liquor e em outros sítios através de microscopia deve também ser realizada. Este método é o mais simples, e por isso, acessível em regiões menos favorecidas. A reação da cadeia da polimerase é outra opção para o diagnóstico. Uma vantagem desse método é que sua positividade se mantém mesmo após 1 mês do início do tratamento com tuberculostáticos. Por outro lado, é um exame mais dispendioso. Sua baixa especificidade e sensibilidade em alguns estudos pode estar relacionada com o volume necessário para o exame, que é cerca de 0,5 mL. A medida da enzima Adenosina Desaminase (ADA) tem sido também utilizada no diagnóstico de meningite tuberculosa. Sua utilidade não está bem estabelecida, nem seu ponto de corte para crianças, mas esse exame pode contribuir principalmente nos casos em que não se identifica o bacilo.[58]

A procura nestes estudos é incrementada se a microscopia fluorescente substituir a microscopia com luz nas amostras investigadas. No entanto, em um estudo de 213 pacientes com meningite, somente 13% tiveram evidência de bacilo da tuberculose na amostra liquórica.[13] Várias tentativas têm sido feitas para melhorar a abordagem molecular e de PCR para a detecção do *M. Tuberculosis*, como podemos ver em um recente artigo que descreve uma baixa sensibilidade a dois protocolos de PCR em um estudo realizado no Brasil.[52] Por tudo que foi apresentado, não é recomendável atrasar a terapia com tuberculostáticos, visto que muitas vezes o tratamento se dá de forma empírica, sem identificação do bacilo nos diferentes métodos diagnósticos.

A tomografia de crânio ou a ressonância magnética são de extrema importância na tuberculose de sistema nervoso central. Os achados mais comuns são hidrocefalia, espessamento meníngeo basal e infarto do parênquima cerebral. Além disso, esses exames podem ajudar a visualizar edema cerebral.[55] Sempre há indicação de internação hospitalar nos casos de meningite tuberculosa.

## ■ Tratamento

O tratamento consiste na administração de esquema quádruplo de tuberculostáticos com rifampicina, isoniazida, pirazinamida e etambutol por 2 meses, seguido de rifampicina e isoniazida por mais 7 meses, além da administração de corticoides.[55] Deve-se atentar para os efeitos adversos às drogas tuberculostáticas. Não é incomum o tratamento ser interrompido por estes efeitos.

Há evidência que o uso de corticoides é benéfico em pacientes com meningite tuberculosa. Entretanto, o assunto não é isento de controvérsia. Em um estudo no Vietnã houve diminuição da mortalidade com o uso de dexametasona por 6 a 8 semanas, principalmente em pacientes com estágio I de doença. Nesse mesmo estudo não houve diminuição das sequelas neurológicas a longo prazo.[59] Em outros estudos prospectivos controlados e randomizados do uso ou não de corticoides na meningite tuberculosa, não foi alterada a pressão intracraniana ou o desenvolvimento de hidrocefalia, mas diminuiu os índices de mortalidade de pacientes com estágio III de doença e houve melhora do grau do QI nos sobreviventes.[60] Nós recomendamos o uso de corticoide nos casos de meningite tuberculosa nas seguintes doses: prednisona 1 a 2 mg/kg/dia por 4 semanas ou dexametasona endovenosa (nos casos mais graves) 0,3 a 0,4 mg/kg/dia por 4 a 8 semanas. Nas 4 semanas subsequentes deve-se fazer retirada gradual da medicação.[55]

Pacientes com hidrocefalia podem necessitar intervenção cirúrgica para descompressão do sistema ventricular. Muitas vezes punções lombares de alívio associadas ao uso de corticoide podem evitar o procedimento cirúrgico. Entretanto, ele não deve ser postergado, se houver evidência de hipertensão intracraniana ou estado clínico grave.

Temos que tomar alguns cuidados especiais com o tratamento atual, pois com o aumento de casos e particularmente o aparecimento de multirresistência a drogas, é importante o conhecimento da resistência local quando se inicia o tratamento empírico, pois o crescimento dos bacilos em culturas é lento, e sua sensibilidade não é obtida no primeiro momento. Além disso, as infecções associadas à tuberculose em pacientes com HIV são um problema significativo, mas fogem dos objetivos deste capítulo.

## MENINGITE FÚNGICA

### ■ Meningite por *Candida*

Infecções por *Candida* que acometem o SNC quase sempre envolvem as meninges. Abscessos podem ocorrer isolados ou associados à meningite. As diferentes espécies de *Candida* causam um amplo espectro de infecções desde as formas benignas de envolvimento mucocutâneo até doenças invasivas com risco de morte, como a meningite. Embora existam mais de 150 espécies de *Candida*, apenas 10 são responsáveis pela maioria das doenças. A *Candida albicans* é o agente etiológico mais comum, apesar de que nas doenças invasivas nota-se um aumento de casos causados por *Candida* "não *albicans*". Outras espécies que causam doença no homem incluem: *C. tropicalis*, *C. parapsilosis*, *C. glabrata*, *C. Krusei*, *C. guilliermondii*, *C. lusitaniae*, *C. lipolytica* e *C. stellatoidea*. Dentre estas, a *C. tropicalis* e a *C. parapsilosis* acometem mais comumente o SNC. A *C. glabrata* raramente causa meningite.[61] Em dois estudos brasileiros, as infecções por *Candida* "não *albicans*" foram maiores ou igual à metade das infecções.[62,63]

A mortalidade associada à infecção disseminada por *Candida*, incluindo meningite, é alta e é em decorrência de uma combinação de fatores, incluindo aqueles que predispõem o paciente a adquirir este tipo de processo. Em dois estudos brasileiros já citados, pacientes que desenvolveram candidemia tiveram mortalidade de 40-50% e, no estudo de meningite por *Candida* em crianças com câncer, todos os 12 pacientes morreram.[61-63] Pessoas predispostas a desenvolver meningite por *Candida* são em geral imunodeprimidas (corticoterapia, HIV, quimioterapia, neutropenia). Além destes podem-se incluir: neonatos de muito baixo peso, aqueles que recebem nutrição parenteral, pacientes com diabetes melito, aqueles que estão em tratamento antibiótico de amplo espectro ou têm cateter implantado e aqueles que possuem válvulas ventriculoperitoneais.[64] Pouco se sabe como a *Candida* invade o SNC. Um artigo que estudou um modelo *in vitro* sugere que a *Candida* pode invadir mesmo sem ruptura do endotélio vascular cerebral.[65]

- **Apresentação clínica e diagnóstico**

A meningite é apenas uma das possíveis apresentações clínicas de infecção do SNC por *Candida*. Outras incluem micro ou macroabscessos cerebrais ou lesões vasculares. O início da meningite por *Candida* é geralmente subagudo com o desenvolvimento de febre, cefaleia e diminuição do nível de consciência. Em imunodeprimidos, febre pode ser a única manifestação clínica.[64] Em neonatos sepse e disfunção de múltiplos órgãos são muito comuns.[64] Para se fazer o diagnóstico de meningite por *Candida* deve-se incluir uma avaliação de lesões mucocutâneas, cardíacas (endocardite), renais, hepáticas e oftalmológicas (retina).

Fungo ou pseudo-hifa pode ser identificado por exame direto com coloração de Gram ou suspensão de hidróxido de potássio de material infectado. Uma hemocultura positiva deve ser considerada como uma indicação de candidíase disseminada. No liquor dos pacientes com meningite por *Candida* observam-se pleocitose, proteína elevada e glicose diminuída. Cultural, é positiva em 80% dos casos, e a avaliação microscópica é positiva em torno de 40% dos casos.[64] Assim como na meningite tuberculosa, uma grande quantidade de material deve ser coletada para aumentar a positividade das culturas. Em um estudo em 12 pacientes pediátricos oncológicos com meningite por *Candida*, a pleocitose no liquor foi vista em somente 25% dos casos. A cultura foi positiva em todos os pacientes, e o Gram foi definitivo em sete dos 12 pacientes.[61] A tomografia computadorizada dos pacientes com meningite por *Candida* pode ser normal ou demonstrar os achados não específicos de hidrocefalia. Imagens sugestivas de vasculite podem ser evidentes com a capacidade de resolução da ressonância magnética. Os microabscessos estão abaixo do limite de detecção da tomografia, mas podem ser vistos na ressonância magnética, aparecendo como lesões em anel, por vezes com componente hemorrágico. Quando eles aparecem na ressonância, são úteis na monitorização da resposta ao tratamento antifúngico.

- **Tratamento da meningite por *Candida***

Meningite por *Candida* tem alto índice de mortalidade e requer tratamento agressivo. Os pacientes são geralmente imunocomprometidos, aumentando o seu risco de desenvolver outras infecções concomitantes e piorar o prognóstico. O tratamento consiste na administração de Anfotericina B com adição de Flucitosina via oral. Esta nunca deve ser usada isoladamente pelo potencial de desenvolver resistência. Deve-se atentar para seu principal parefeito que é a mielotoxicidade. A Anfotericina B não passa facilmente a barreira hematoencefálica, enquanto a Flucitosina passa facilmente a barreira e é sinérgica com a anfotericina B.[66] Alguns autores sugerem que a Anfotericina B lipossomal seja a melhor formulação de anfotericina pela sua boa penetração no SNC.[67]

A Micafungina tem surgido como segunda escolha para o tratamento de infecções de SNC por *Candida*. Em adultos existem estudos cujos resultados foram semelhantes aos com Anfotericina B lipossomal.[68]

O Fluconazol é um agente antifúngico bem tolerado, com boa bioavaliabilidade por vias oral e endovenosa. Tem boa eficácia contra *C.albicans*, mas menos contra as espécies não *albicans*. A partir do risco dos pacientes imunossuprimidos de adquirir infecções por espécies não *albicans*, o Fluconazol não deve ser recomendado como agente de primeira linha para meningite por *Candida*.[61] Adicionalmente, existem registros de falhas terapêuticas com Fluconazol no tratamento de meningite por *Candida* em crianças e esterilização demorada do liquor quando comparada à Anfotericina B em modelos animais.[69,70]

## ■ Aspergilose, criptococose, coccidioidomicose, histoplasmose

Outros fungos que sabidamente causam doença invasiva, inclusive meningite, incluem espécies de: *Aspergillus*, *Cryptococcus*, *Coccidiodes* e Histoplasma. Todos estes agentes estão presentes no meio ambiente, e o modo de transmissão é através da inalação dos esporos, não ocorrendo via contato de pessoa a pessoa. Estas infecções fúngicas quando se apresentam como doença sistêmica são, em geral, infecções oportunistas, muito mais frequentes em indivíduos imunocomprometidos. Este grupo inclui neonatos, pacientes em quimioterapia, em uso crônico de corticoide, transplantados, com disfunção dos neutrófilos (assim como pessoas com doença granulomatosa crônica) e infectados com HIV. Em pacientes com HIV a criptococose é um aspecto de definição de doença da AIDS. Os complexos sintomas destes agentes incluem febre, modificações do comportamento e sintomas de meningite, encefalite ou de lesão expansiva. O início dos sintomas costuma ser mais indolente do que em pacientes com meningite bacteriana.

O diagnóstico definitivo destes fungos pode ser feito por cultura dos organismos em um meio micológico apropriado. O diagnóstico da meningite por *Criptococcus* pode ser feito por preparo com tinta da Índia no liquor. Testes não culturais para *Aspergillus* incluem detecção de antígenos por ELISA, detecção de anticorpos e PCR. A detecção com ELISA para o antígeno galactomanan foi o mais sensível de todos os métodos não culturais em um estudo.[71] A detecção do *H. capsulatum* pode ser feita pela demonstração de fungo intracelular em biópsia de material corado por metenamina de prata de Gomori ou por detecção de antígeno polissacarídeo.

Anfotericina B é o tratamento de escolha para todos estes agentes infecciosos listados anteriormente. O tratamento da forma invasiva por *Aspergillus* é com Anfotericina B em altas doses (1 a 1,5 mg/kg/dia) por 4 a 12 semanas. Terapias adicionais podem incluir Rifampicina, Itraconazol, Voriconazol ou debridamento cirúrgico. Anfotericina B em combinação com flucitosina oral é recomendada para meningite por *Criptococcus*. A terapia combinada deve ser continuada no mínimo por 2 semanas ou até que o liquor esteja negativo. Após, a monoterapia com Anfotericina B ou Fluconazol deve ser continuada por 4 a 10 semanas. Agentes adicionais, como Fluconazol ou Itraconazol, devem ser usados para situações especiais.[5,60] Em todos os casos em que o paciente for imunodeprimido, o tempo de utilização das drogas poderá ser aumentado. Nos Capítulos 6 e 11, recomendações específicas para o tratamento de pacientes com HIV/AIDS e infecções fúngicas de outros sítios são encontradas.

## REFERÊNCIAS BIBLIOGRÁFICAS

1. Saez-Llorens X, McCracken Jr GH. Bacterial meningitis in children. *Lancet* 2003 June 21;361(9375):2139-48.
2. Nigrovic LE, Fine AM, Monuteaux MC *et al.* Trend in the management of viral meningitis at United States Children`s Hospitals. *Pediatrics* 2013;131:670-76.
3. Brasil. Ministério da Saúde. Secretaria de Vigilância em Saúde. Departamento de Vigilância epidemiológica/Ministério da Saúde, Secretaria de Vigilância em Saúde. *Guia de vigilância epidemiológica.* 7. ed. Brasília: Ministério da Saúde, 2009. 816p. (Série A. Normas e Manuais Técnicos).
4. Thigpen MC, Whitney CG, Messonnier NE *et al.* Bacterial meningitis in the United States, 1998-2007. *N Engl J Med* 2011;364:2016.
5. McCracken Jr GH. Current management of bacterial meningitis in infants and children. *Pediatr Infect Dis J* 1992;11:169-74.
6. Chávez-Bueno S, McCracken Jr GH. Bacterial meningitis in children. *Pediatr Clin North Am* 2005;52:795.
7. El Bashir H, Laundy M, Booy R. Diagnosis and treatment of bacterial meningitis. *Arch Dis Child* 2003 July;88(7):615-20.
8. Singhi S, Singhi P, Srinivas B *et al.* Fluid restriction does not improve the outcome of acute meningitis. *Pediatr Infect Dis J* 1995;14:495-503.
9. Whitley RJ. Viral encephalitis. *N Engl J Med* 1990;323:242.
10. Harvey D, Holt DE, Bedford H. Bacterial meningitis in the newborn: a prospective study of mortality and morbidity. *Semin Perinatol* 1999;23:218-25.
11. Ashwal S, Tomasi L, Schneider S *et al.* Bacterial meningitis in children: pathophysiology and treatment. *Neurology* 1992;42:739-48.
12. Curtis S, Stobart K, Vandermeer B *et al.* Clinical features suggestive of meningitis in children: a systematic review of prospective data. *Pediatrics* 2010;126(5):952-60.
13. Oostenbrink R, Moons CG, Derksen-Lubsen AG *et al.* A diagnostic decision rule for management of children with meningeal signs. *Eur J Epidemiol* 2004;19(2):109-16.
14. Amarilyo G, Alper A, Ben-tov A *et al.* Diagnostic accuracy of clinical symptoms and signs in children with meningitis. *Pediatr Emerg Care* 2011;27(3):196-99.
15. Kneen R, Michael BD, Menson E *et al.* Management of suspected viral encephalitis in children – Association of British Neurologists and British Paediatric Allergy, Immunology and Infection Group National Guidelines. *J Infect* 2012;64:449-77.
16. Talan DA, Hoffman JR, Yoshikawa TT *et al.* Role of empiric parenteral antibiotics prior to lumbar puncture in suspected bacterial meningitis: state of the art. *Rev Infect Dis* 1988;10:365-67.
17. Nigrovic LE, Malley R, Macias CG *et al.* Effect of antibiotic pretreatmente on cerebrospinal fluid profiles of children with bacterial meningitis. *Pediatrics* 2008;122:726-30.
18. Brizzi K, Hines EM, Mcgowan KL *et al.* Diagnostic accuracy of cerebrospinal fluid gram stain in children with suspected bacterial meningitis. *Pediatr Infect Dis J* 2012;31(2):195-97.
19. Kneen R, Solomon T, Appleton R. The role of lumbar puncture in suspected CNS infection – A disappearing skill? *Arch Dis Child* 2002 Sept.;87(3):181-83.
20. Kanegaye JT, Soliemanzadeh P, Bradley JS. Lumbar puncture in pediatric bacterial meningitis: defining the time interval for recovery of cerebrospinal fluid pathogens after parenteral antibiotic pretreatment. *Pediatrics* 2001;108:1169.
21. Nigrovic L, Kuppermann N, Macias CG *et al.* Clinical prediction rule for identifying children with cerebrospinal fluid pleocytosis at very low risk of bacterial meningitis. *JAMA* 2007;297:52-60.
22. Van de Beek D, de Gans J, McIntyre P *et al.* Corticosteroids in acute bacterial meningitis. *Cochrane Database Syst Rev* 2003;(3):CD004305.

23. Blondel-Hill E, Fryters S. *Bugs & drugs antimicrobial pocket reference*. Edmonton, Alta: Capital Health, 2001. p. 212-13.
24. Berezin EN, Carvalho LH, Lopes CR et al. Meningite pneumocócica na infância:características clínicas, sorotipos mais prevalentes e prognóstico. *J Pediatr* 2002;78:19-23.
25. Klein JO, Feigin RD, McCraken Jr GH. Report of the task force on diagnosis and management of meningitis. *Pediatrics* 1986;78:959-62.
26. Mongelluzzo J, Mohamad Z, Ten Have TR et al. Costicosteroids and mortality in children with bacterial meningitis. *JAMA* 2008;299:2048.
27. Rebaud P, Berthier JC, Bartemann E et al. Intracranial pressure in childhood central nervous system infections. *Intensive Care Med* 1988;4:522-25.
28. Lindvall P, Ahlm C, Ericsson M et al. Reducing intracranial pressure may increase survival among patients with bacterial meningitis. *Clin Infect Dis* 2004;3:384-90.
29. Roine I, Peltola H, Fernández J et al. Influence of admission findings on death and neurological outcome from childhood bacterial meningitis. *Clin Infect Dis* 2008;46:1248.
30. Roine I, Weisstaub G, Peltola H. LatAm Bacterial Meningitis Study Group. Influence of malnutrition on the course of childhood bacterial meningitis. *Pediatr Infect Dis J* 2010;29:122.
31. Rotbart HA. Viral meningitis. *Semin Neurol* 2000;20:277.
32. Jaffe M, Srugo I, Tirosh E et al. The ameliorating effect of lumbar puncture in viral meningitis. *Am J Dis Child* 1989;143:682.
33. Mohseni MM, Wilde JA. Viral meningitis: which patients can be discharged from the emergency department? *J Emerg Med* 2012;43(6):1181-87.
34. Cherry JD. Recognition and management of encephalitis in children. *Adv Exp Med Biol* 2009;634:53.
35. Khetsuriani N, Lamonte-Fowlkes A, Oberst S et al. Enterovirus surveillance United States, 1970-2005. *MMWR Surveill Summ* 2006;55:1.
36. Elbers JM, Bitnun A, Richardson SE et al. A 12-year prospective study of childhood herpes simplex encephalitis: is there a broader spectrum of disease? *Pediatrics* 2007;119:399.
37. Najioullah F et al. Diagnosis and surveillance of herpes simplex virus infection of the central nervous system. *J Med Virol* 2000;61:468-73.
38. Fujimoto S, Kobayashi M, Uemura O et al. PCR on cerebrospinal fluid to show influenza-associated acute encephalopathy or encephalitis. *Lancet* 1998;352:873.
39. Amin R, Ford-Jones E, Richardson SE et al. Acute childhood encephalitis and encephalopathy associated with influenza: a prospective 11-year review. *Pediatr Infect Dis J* 2008;27:390.
40. Solomon T, Hart I, Beeching NJ. Viral encephalitis: a clinician`s guide. *Pract Neurol* 2007;7:288-305.
41. Hinson VK, Tyor WR. Update on viral encephalitis. *Curr Opin Neurol* 2001;14:369-74.
42. Magalhaes AC, Bacheschi LA, Barone AA. Viral and nonviral infections of the nervous system. In: Hefta JA, Sheinis LA. (Eds.). *Neuroimaging*. McGraw-Hill. 1999. p. 441-68.
43. Fowler A, Stödberg T, Eriksson M et al. Childhood encephalitis in Sweden: etiology, clinical presentation and outcome. *Eur J Paediatr Neurol* 2008;12:484.
44. Fowler A, Stödberg T, Eriksson M et al. Long-term outcomes of acute encephalitis in childhood. *Pediatrics* 2010;126:828.
45. World Health Organization (WHO). *Guidance for national tuberculosis programmes on the management of tuberculosis in children*. Geneva: WHO, 2006. 50p.
46. Corbett EL, Watt CJ, Walker N et al. The growing burden of tuberculosis: global trends and interations with the HIV epidemic. *Arch Intern Med* 2003;163:1009-21.
47. Sant`Anna CC, Mourgues LV, Ferrero F et al. Diagnóstico e terapêutica da tuberculose infantil – uma visão atualizada de um antigo problema. *J Pediatr* (Rio J) 2002;78(Suppl 2):S205-14.
48. Global Tuberculosis Control Report 2012. Geneva: World Health Organization, 2012.
49. Perez-Velez CM, Marais BJ. Tuberculosis in children. *NEJM* 2012;367(4):348-61.

50. Lobato MN, Cummings K, Will D *et al.* Tuberculosis in children and adolescents: California, 1985 to 1995. *Pediatr Infect Dis J* 1998;17(5):407-11.
51. Wu XR, Yin QQ, Jiao AX *et al.* Pediatric Tuberculosis at Beijing Children's Hospital: 2002-2010. *Pediatrics* 2012;130(6):e1433-40.
52. Brienze VM, Tonon AP, Pereira FJ *et al.* Low sensitivity of polymerase chain reaction for diagnosis of tuberculous meningitis in southeastern Brazil. *Rev Soc Bras Med Trop* 2001;34(4):389-93.
53. Sanchez-Albisua I, Baquero-Artigao F, Del Castillo F *et al.* Twenty years of pulmonary tuberculosis in children: what has changed? *Pediatr Infect Dis J* 2002;21:49-53.
54. Heyns L, Gie RP, Kling S *et al.* Management of children with tuberculosis admitted to a pediatric intensive care unit. *Pediatr Infect Dis J* 1998;17:403-7.
55. Programa Nacional de Controle da Tuberculose, Secretaria de Vigilância em Saúde, Ministério da Saúde do Brasil. Manual de Recomendações para Controle da Tuberculose no Brasil. Brasília: Ministério da Saúde, 2010. 186p.
56. Schoeman JF, Laubscher JA, Donald PR. Serial lumbar CSF presure measurements and cranial computed tomographic findings in childhood tuberculous meningitits. *Childs Nerv Syst* 2000;16(4):203-8; discussion 209.
57. Yaramis A, Gurkan F, Elevli M *et al.* Central nervous system tuberculosis in children: a review of 214 cases. *Pediatrics* 1998;102:E49.
58. Ho J, Marais BJ, Gilbert GL *et al.* Diagnosing tuberculous meningitis – have we made any progress? *Trop Méd Int Health* 2013;18(6):783-93.
59. Thwaites GE, Nguyen DB, Nguyen HD *et al.* Dexamethasone for the treatment of tuberculous meningitis in adolescents and adults. *N Engl J Med* 2004;351:1741.
60. Schoeman JF, Elshof JW, Laubscher JA *et al.* The effect of adjuvant steroid treatment on serial cerebrospinal fluid changes in tuberculous meningitis. *Ann Trop Paediatr* 2001;21:299-305.
61. McCullers JA, Vargas SL, Flynn PM *et al.*, Candidal meningitis in children with cancer. *Clin Infect Dis* 2000;31:451-57.
62. McCullers JA. High rate of non-albicans candidemia in Brazilian tertiary care hospitals. *Diagn Microbiol Infect Dis* 1999;34:281-86.
63. McCullers JA. Nosocomial fungaemia: a 2-year prospective study. *J Hosp Infect* 2000;45:69-72.
64. Sanchez-Portocarrero J, Perez-Cecilia E, Corral O *et al.* The central nervous system and infection by Candida species. *Diagn Microbiol Infect Dis* 2000;37:169-79.
65. Jong AY, Stins MF, Huang SH *et al.* Traversal of Candida albicans across human blood-brain barrier in vitro. *Infect Immun* 2001;69:4536-44.
66. Pappas PG, Rex JH, Sobel JD *et al.* Infectious Diseases Society of America. Guidelines for treatment of candidiasis. *Clin Infect Dis* 2004;38:161-89.
67. Lepak A, Andes D. Fungal sepsis: optimizing antifungal therapy in the critical care setting. *Crit Care Clin* 2011;(27):123-47.
68. Greenberg RG, Benjamin DK, Gantz MG *et al.* Empiric antifungal therapy and outcomes in extremely low birth weight infants with invasive candidiasis. *J Pediatr* 2012;161(2):264-69.
69. Epelbaum S, Laurent C, Morin G *et al.* Failure of fluconazole treatment in Candida meningitis. *J Pediatr* 1993;123:168-69.
70. Jafari HS, Saez-Llorens X, Severien C *et al.* Effects of antifungal therapy on inflammation, sterilization, and histology in experimental Candida albicans meningitis. *Antimicrob Agents Chemother* 1994;38:83-89.
71. Verweij PE, Brinkman K, Kremer HP *et al.* Aspergillus meningitis: diagnosis by non-culture-based microbiological methods and management. *J Clin Microbiol* 1999;37:186-89.

# 10 Dengue Grave

*Daniella Mancino da Luz Caixeta* ♦ *Sérgio d'Abreu Gama*
*Zina Maria Almeida de Azevedo*

## INTRODUÇÃO

Infecções pelo vírus do dengue acometem o mundo todo.[1] Atualmente endêmico em 112 países, o dengue é considerado um problema de saúde pública no Brasil, principalmente durante as epidemias sazonais.[2]

Em virtude do amplo espectro de manifestações clínicas, variando desde infecções assintomáticas e formas febris leves a casos graves, e caráter evolutivo da doença, é muitas vezes um desafio diagnóstico ao pediatra. A identificação precoce, a monitorização da evolução e o tratamento imediato dos pacientes com sinais de alerta podem diminuir a mortalidade desta doença, que varia de 1 a 26% em todas as formas de dengue, mas pode chegar a 47% nas formas graves.[3]

As apresentações graves do dengue, formas hemorrágicas, atípicas ou com choque do dengue, são causas importantes de internação nas Unidades de Terapia Intensiva Pediátricas.[4] Para a diminuição da morbimortalidade desta doença é essencial a capacitação do intensivista pediátrico e abordagem sistematizada, por causa das particularidades específicas desta doença, especialmente nas formas graves.

## EPIDEMIOLOGIA

### ■ Dados epidemiológicos

Dengue é a doença viral transmitida por mosquito mais prevalente no mundo todo, acometendo cinco dos seis continentes. Nos últimos 50 anos, a incidência de casos de dengue aumentou 30 vezes, com aumento da expansão geográfica e urbanização da doença. A Organização Mundial da Saúde estima que ocorram 50 milhões de infecções pelo vírus do dengue anualmente.[5] As razões para o crescimento global da doença e ocorrência de epidemias sazonais são complexas e envolvem migração da população em larga escala, viagens internacionais frequentes, crescimento da população mundial e, principalmente, urbanização descontrolada e não planejada, com carência de medidas de saneamento básico, coleta de lixo e prevenção em saúde pública, facilitando o aumento da densidade do vetor e transmissão da doença, elevando o número de pessoas acometidas.

O Brasil está dentre os países onde o dengue é endêmico, apresentando epidemias anuais nas suas diversas regiões. Dados do Ministério da Saúde mostram 585.769 casos confirmados notificados em 2008, com 491 óbitos por dengue.[6] Neste ano aconteceu uma alarmante epidemia no estado do Rio de Janeiro, com 145.350 casos notificados de janeiro a maio, confirmados 109 óbitos por dengue neste período, sendo 46 (42%) na faixa etária pediátrica (0 a 15 anos de idade).[7]

Os dados epidemiológicos dos anos consecutivos ratificaram a alta prevalência da doença no país. Em 2009 foram notificados 393.583 casos confirmados, levando a 298 óbitos.[6] Em 2010, 942.153 casos suspeitos notificados, com 367 óbitos confirmados.[8]

A partir de 2011, o Ministério da Saúde, através da portaria 104/2011, estabeleceu a obrigatoriedade da notificação imediata dos casos graves e óbitos por dengue pelas Secretarias Estaduais e Municipais de Saúde.[9] Esta iniciativa tinha por objetivo tornar o sistema de vigilância do dengue mais sensível. Em 2011 foram confirmados 8.012 casos graves e 1.102 casos de óbitos suspeitos.

A primeira metade do ano de 2012, através de dados disponíveis até o momento, mostrou redução em 44% dos casos notificados no país. Semelhante aos anos anteriores, as regiões com maior incidência da doença foram as regiões Sudeste e Nordeste.[10]

Dengue, tanto as formas benignas como as apresentações graves, é uma doença de notificação compulsória, devendo ser notificada quando houver suspeita, para que as autoridades em saúde pública possam estabelecer estratégias para a prevenção e controle de epidemias.

## ■ Transmissão

A transmissão do vírus do dengue é mantida pelo ciclo humano-mosquito-humano, sendo o ser humano o hospedeiro amplificador. O vírus é introduzido na pele pela picada da fêmea infectada do mosquito *Aedes*. A viremia começa, em indivíduos susceptíveis, entre 3 a 6 dias após a picada e dura outros 3 a 6 dias e termina com a defervescência.[11] O dengue também pode ser transmitido por transfusão de sangue e transplante de órgãos.[12] Não ocorre infecção de pessoa a pessoa. Os pacientes são infectantes para o mosquito até o 5º dia de doença.

### Vetores

Os mosquitos do gênero *Aedes* são responsáveis pela transmissão do vírus do dengue. O principal transmissor é o *Aedes aegypti*, mas o *Aedes albopictus* e o *Aedes polynesiensis*, este último inexistente no Brasil, podem agir como vetores também. O mosquito *A. aegypti* está perfeitamente adaptado ao meio urbano, desenvolvendo sua fase larvária em coleções de água limpa e parada, como poços, caixas d'água abertas, vasos de plantas e pneus. O mosquito *A. albopictus* pode também fazê-lo em coleções naturais de água em ambientes silvestres. Os mosquitos têm autonomia de voo muito limitada, o deslocamento das pessoas e o transporte passivo dos mosquitos e dos seus ovos são os principais responsáveis pela disseminação geográfica da doença.

### Vírus

O vírus do dengue é um pequeno vírus de RNA, pertencente ao gênero Flavivírus e à família *Flaviridae*. Há quatro sorotipos distintos do vírus do dengue, chamados DEN-1, DEN-2, DEN-3 e DEN-4. Após a infecção, há desenvolvimento de imunidade de longa duração específica para o sorotipo e autolimitada, durando 2 a 3 meses, para os outros sorotipos. Isto possibilita que um paciente possa apresentar quatro episódios de infecção pelo dengue ao longo de sua vida, após exposição aos diferentes sorotipos.

## Circulação do vírus no Brasil

O sorotipo 3 do vírus do dengue predominou na grande maioria dos estados do Brasil entre 2002 e 2006. No período entre 2007 e 2009 ocorreu uma alteração no sorotipo predominante, com a substituição do DEN-3 pelo DEN-2. Essa alteração levou à ocorrência de epidemias em diversos estados, com aumento do número dos casos graves em menores de 15 anos.[8]

O monitoramento de sorotipos circulantes ao longo de 2009 apontou uma recirculação do DEN-1 que passou a ser o sorotipo predominante nos Estados de Roraima, Mato Grosso do Sul e Piauí. A recirculação do DEN-1 alerta para a possibilidade de grande circulação desse sorotipo nos estados, onde a população não esteve em contato com o vírus desde o início da década.

Com a circulação do DEN-2, já vinha sendo observado um aumento da proporção de formas graves da doença, particularmente em crianças e adolescentes, inclusive com uma maior demanda por internações hospitalares. A recirculação do DEN-1 pode ser um dos fatores envolvidos no aumento de casos observado em 2010, em virtude da baixa circulação desse sorotipo ao longo dessa década.

As atividades de monitoramento da circulação do vírus do dengue em 2010 no país demonstram a circulação dos sorotipos DEN-1, DEN-2 e DEN-3. É importante destacar que recentemente o DEN-4 foi isolado no Brasil, em Roraima e Manaus. Ainda não se sabe se este agente apresentará força de transmissão em nosso território, pois o sorotipo 4 não circulava no Brasil há 28 anos. No entanto, autoridades epidemiológicas ressaltam que o cenário atual indica uma maior probabilidade de epidemia pelo sorotipo DEN-1.[13]

## CLASSIFICAÇÃO DOS CASOS DE DENGUE

Dengue apresenta um grande espectro de manifestações clínicas, com evolução e desfecho imprevisíveis. Enquanto a maioria dos pacientes vai restabelecer-se após uma doença febril autolimitada, uma pequena parcela dos pacientes acometidos pelo vírus do dengue irá progredir para forma grave, caracterizada principalmente por extravasamento plasmático, com ou sem manifestações hemorrágicas. Não há como prever a evolução do paciente. Somente a observação clínica atenta aos sinais de alerta e monitoramento laboratorial irão apontar para o desenvolvimento das formas graves.

A característica fisiopatológica que diferencia as formas benignas do dengue das formas graves é a presença de aumento da permeabilidade capilar.[14] O termo Febre Hemorrágica do Dengue, nome dado às formas graves do dengue no passado, parecia inapropriado, uma vez que dava ênfase à hemorragia, nem sempre presente nas formas graves. Manifestações hemorrágicas graves, quando presentes, ocorrem tardiamente, associadas ao choque prolongado e refratário, levando à disfunção orgânica múltipla e coagulação intravascular disseminada.

Deve ficar claro ao emergencista e ao intensivista pediátrico que o que leva as crianças com dengue ao óbito não é a hemorragia, mas o choque, muitas vezes não reconhecido, o que leva ao atraso da reposição volêmica e demora na indicação e transferência para a UTI pediátrica.

Classicamente, após publicação da Organização Mundial da Saúde em 1999, os pacientes com dengue sintomáticos eram agrupados em três categorias: febre indiferenciada, febre do dengue (FD) e febre hemorrágica do dengue (FHD). Os pacientes com FHD eram ainda classificados em 4 graus de gravidade, sendo os graus III e IV definidos como síndrome do choque do dengue.[15] Esta classificação, além de enfatizar a hemorragia somente, dava a falsa impressão que a FD é uma doença leve que apenas a FHD é grave, mas muitos pacientes com apresentações graves não preenchiam todos os critérios de FHD.

Para simplificar a triagem dos casos de dengue e ajudar os médicos a identificar rapidamente as formas mais graves, a Organização Mundial da Saúde propôs a mudança na classificação da doença em 2009.[1] O novo sistema divide os casos de dengue em duas grandes categorias de gravidade: dengue (com ou sem sinais de alerta) e dengue grave (Fig. 10-1). Os pacientes com dengue grave são aqueles que apresentam sinais de choque, desconforto respiratório, hemorragia grave ou falência orgânica por ação direta pelo vírus.

A estratificação dos pacientes de acordo com critérios de gravidade permite a identificação precoce dos sinais de extravasamento plasmático, possibilitando a abordagem sistematizada.

## FISIOPATOLOGIA

Após ser inoculado pela picada do mosquito, o vírus do dengue faz a sua primeira replicação em células musculares lisas e estriadas, fibroblastos e linfonodos locais. Segue-se a viremia, onde o vírus pode circular livre, mas principalmente no interior de monócitos e macrófagos. Os macrófagos, então, interagem com os linfócitos T *helper* ativados e liberam grande quantidade de citocinas, como interleucina 2, interleucina 1β, interferon-γ, interferon-α e fator de necrose tumoral, que são responsáveis pela febre, mal-estar e leucopenia na fase inicial da infecção.

O dengue, nas suas formas benignas, é uma doença autolimitada, e os sintomas acabam com o aparecimento de vigorosa resposta imune. Há a ação de anticorpos IgM que se ligam à proteína do envelope viral (proteína E), à proteína da membrana que se liga à célula infecta-

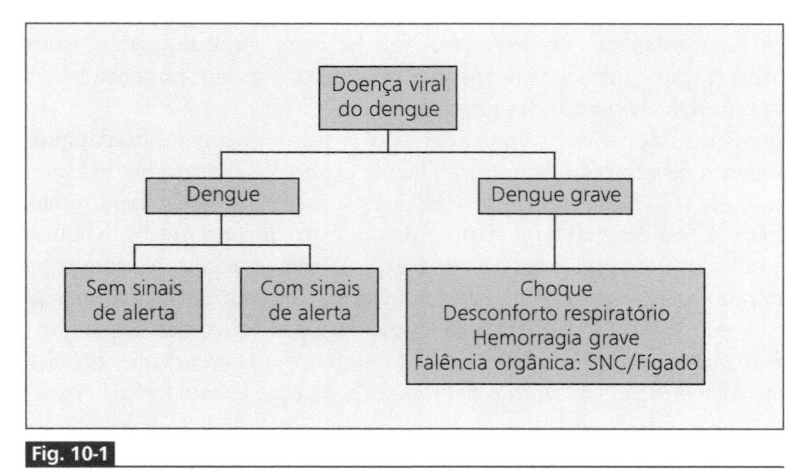

**Fig. 10-1**

Classificação do dengue segundo a Organização Mundial da Saúde (2009).[1]

da (NS1) e à proteína NS3. Linfócitos T *helper* e citotóxicos reconhecem epítopos de E, NS1 e NS3, promovendo, então, a destruição das células infectadas.

Nos pacientes com dengue, a resposta humoral, produzida por plasmócitos, é rápida e eficaz. Os anticorpos IgM específicos são detectados a partir do 4º dia de doença, atingem níveis mais elevados em torno do oitavo dia e passam a ser indetectáveis após alguns meses. Os anticorpos IgG específicos elevam-se gradualmente, atingindo altos teores em duas semanas e são detectáveis por vários anos, conferindo imunidade contra o tipo infectante, provavelmente, por toda a vida.[16]

A fisiopatologia das formas graves do dengue é complexa e ainda não é totalmente compreendida. Contudo, o que diferencia as formas graves das formas leves é a presença de aumento da permeabilidade vascular.[17]

Análises de epidemias e estudos sorológicos confirmam que infecções secundárias por sorotipos diferentes da primária podem ser mais graves, embora haja relatos de casos de formas graves já na infecção primária. Dengue grave também é mais comum em lactentes filhos de mulheres que foram expostas ao vírus do dengue. O mecanismo que pode explicar é o fenômeno de facilitação por anticorpos da penetração viral em macrófagos (*antibody dependent enhancement* – ADE, em inglês).

Observa-se que, nos casos de infecção sequencial por dengue apresentando as formas graves, os anticorpos preexistentes, obtidos após a infecção primária por outro sorotipo, não neutralizam o segundo vírus infectante e amplificam a infecção, facilitando a penetração no vírus novo dentro do macrófago. Com isso, há populações de macrófagos maciçamente infectadas, produzindo viremia elevada.

Os antígenos de dengue, expressos na membrana macrofágica, induzem fenômenos de eliminação imune por linfócitos T *helper* e citotóxicos. Há intensa ativação de linfócitos T e apoptose maciça. Os macrófagos, ativados pelos linfócitos e agredidos pelas células citotóxicas, liberam tromboplastina, iniciando fenômenos da coagulação e proteases ativadoras do complemento, causadoras da lise celular e do choque. Os macrófagos e linfócitos também produzem enorme quantidade de fator de necrose tumoral α, agindo nas células endoteliais e inflamatórias, contribuindo para o aumento da permeabilidade vascular e trombocitopenia. Além disso, há liberação de interleucinas inflamatórias 2, 6 e 8, histamina e fator inibidor do ativador do plasminogênio, amplificando a intensa resposta inflamatória.

### ■ Fatores que influenciam a gravidade da doença

A grande maioria dos pacientes irá apresentar formas assintomáticas ou oligossintomáticas da infecção pelo vírus do dengue. As manifestações mais graves ocorrem em menos de 5% de todas as infecções pelo vírus. Fatores de risco individuais para evolução para formas graves incluem infecção secundária (por um sorotipo diferente da infecção primária), idade (crianças podem apresentar choque com perda plasmática menor), etnia e doenças crônicas (asma brônquica, anemia falciforme e diabetes melito).[1] Diferente de outras doenças infecciosas, as formas graves do dengue são mais comuns em crianças bem nutridas. Desnutrição proteicoenergética graus 2 e 3 é um fator protetor para a vasculopatia do dengue grave, provavelmente relacionada com a supressão da imunidade celular presente nas crianças desnutridas.[18]

## MANIFESTAÇÕES CLÍNICAS E FASES DA DOENÇA

Deve estar claro para o pediatra frente a uma criança com suspeita de dengue: esta é uma doença sistêmica com caráter dinâmico; as apresentações clínicas variam desde formas leves a graves e, principalmente, com evolução e prognóstico imprevisíveis.[19] Somente conhecendo bem as fases da doença, com monitorização constante e atenção aos sinais de alerta, é que o profissional de saúde poderá antecipar as possíveis complicações e tratar o paciente grave adequadamente.

O curso da doença é caracterizado por três fases: febril, crítica e recuperação. A maioria das crianças vai recuperar-se após a fase febril. Somente uma pequena parcela irá evoluir para a fase grave (Fig. 10-2).

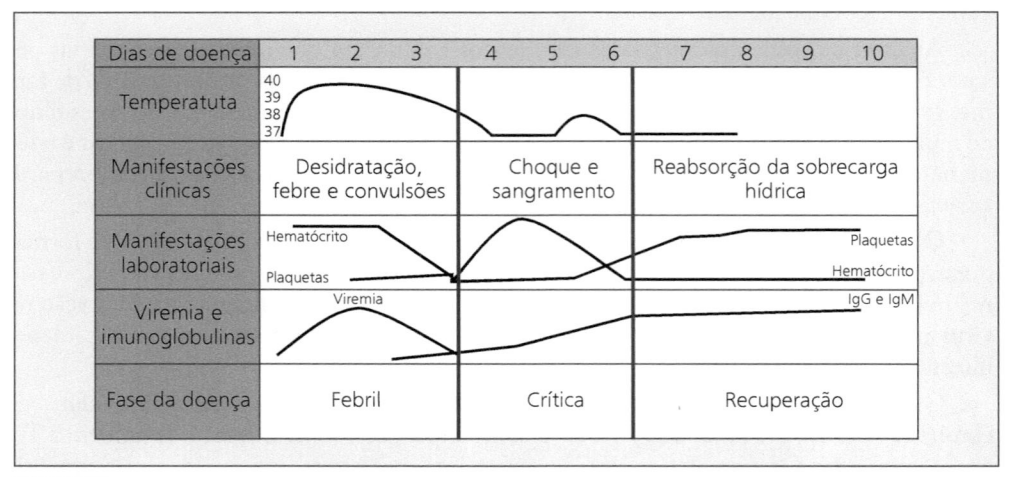

| Dias de doença | 1 | 2 | 3 | 4 | 5 | 6 | 7 | 8 | 9 | 10 |
|---|---|---|---|---|---|---|---|---|---|---|
| Temperatuta | | | | | | | | | | |
| Manifestações clínicas | Desidratação, febre e convulsões | | | Choque e sangramento | | | Reabsorção da sobrecarga hídrica | | | |
| Manifestações laboratoriais | Hematócrito / Plaquetas | | | | | | | | | Plaquetas / Hematócrito |
| Viremia e imunoglobulinas | Viremia | | | | | | | | | IgG e IgM |
| Fase da doença | Febril | | | Crítica | | | Recuperação | | | |

**Fig. 10-2**
Evolução clinica do dengue. Adaptada de Ranjit S, Kissoon N: Dengue hemorrhagic fever and hock syndromes. *Pediatric Crit Care Med* 2011.[19]

### ■ Fase febril

Após o período de incubação, o paciente desenvolve, abruptamente, febre alta, cefaleia, exantema eritematoso difuso, mialgia, artralgia, anorexia, náuseas e vômitos. Crianças pequenas podem apresentar convulsões febris (Quadro 10-1).

| QUADRO 10-1 | Critérios para diagnóstico de dengue |
|---|---|
| ■ Febre e mais dois dos sintomas abaixo | |
| ■ Náusea/vômito | |
| ■ *Rash* cutâneo | |
| ■ Prova do laço positiva | |
| ■ Leucopenia | |
| ■ Dor | |
| ■ Algum sinal de alerta | |

Esta fase dura de 2 a 7 dias e é difícil diferenciá-la das outras doenças virais. A prova do laço positiva, demonstrando fragilidade capilar, pode ajudar no diagnóstico. O pediatra deve estar atento ao aparecimento dos sinais de alerta, indicando progressão para a fase crítica (Quadro 10-2).

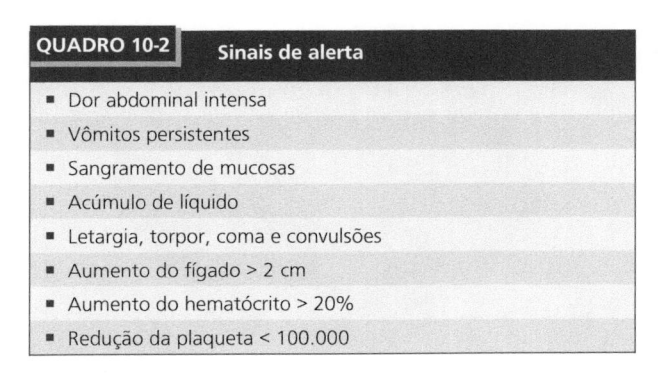

| QUADRO 10-2 | Sinais de alerta |
|---|---|
| • Dor abdominal intensa | |
| • Vômitos persistentes | |
| • Sangramento de mucosas | |
| • Acúmulo de líquido | |
| • Letargia, torpor, coma e convulsões | |
| • Aumento do fígado > 2 cm | |
| • Aumento do hematócrito > 20% | |
| • Redução da plaqueta < 100.000 | |

Podem aparecer hepatomegalia dolorosa e manifestações hemorrágicas leves, como petéquias e pequenos sangramentos de membranas mucosas nasal e oral. O achado laboratorial mais precoce, que pode ajudar no diagnóstico, é a leucopenia progressiva.

### ■ Fase crítica

A fase crítica começa em torno do momento da defervescência. A leucopenia progride e há uma rápida queda no número da contagem de plaquetas. Isto precede a manifestação mais importante e característica desta fase: o aumento da permeabilidade capilar, que levará ao extravasamento plasmático, evidenciado pela hemoconcentração (aumento do hematócrito) e choque hipovolêmico (Fig. 10-3).

O extravasamento plasmático começa durante a fase febril, mas o momento da defervescência coincide com a intensa resposta inflamatória já descrita. O período de extravasamento é autolimitado, durando 24 a 48 horas. A saída do plasma para o interstício, diferente do choque séptico, é lenta, contínua, mas apresenta períodos intermitentes de maiores perdas.[20] Por isso, expansões volêmicas agressivas e rápidas, preconizadas para outros tipos de choque, podem levar à sobrecarga hídrica, com instabilidade hemodinâmica, edema pulmonar, anasarca, aumento do derrame pleural e da ascite. Por apresentar perda mais lenta, o volume inicial necessário para a ressuscitação é menor.

O intensivista deve estar atento nesta fase, principalmente em razão das perdas intermitentes. O paciente parece estar estável, normovolêmico em um dado momento e logo em seguida apresentar sinais de hemoconcentração e hipovolemia. Bradicardia é comum nestes pacientes, mas não causa baixo débito cardíaco, exceto quando houver disfunção cardíaca (ver adiante).

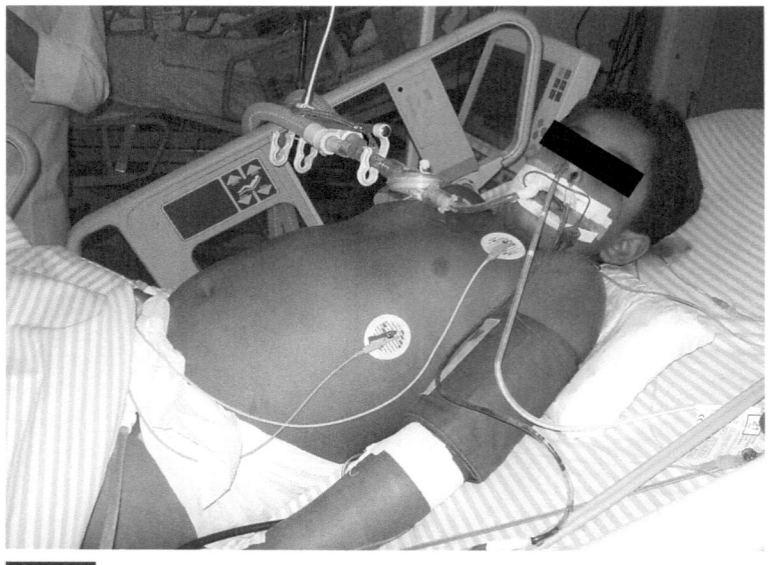

**Fig. 10-3**
Paciente com choque do dengue, sangramento de mucosas, anasarca, ascite.
Fonte: Unidade de Pacientes Graves, Instituto Fernandes Figueira/Fiocruz.

Outras consequências do aumento da permeabilidade capilar são a hipoalbuminemia e as coleções de líquido em serosas, como derrame pleural e ascite, que podem ser extensas, levando ao desconforto respiratório e à hipertensão intra-abdominal.

O grau da perda plasmática é extremamente variável e é o fator determinante para a gravidade do paciente durante a fase crítica. Se a perda for intensa, pode haver choque hipovolêmico.

Choque prolongado não tratado irá evoluir para hipotensão arterial, acidose metabólica, disfunção orgânica múltipla e coagulação intravascular disseminada, com eventos hemorrágicos catastróficos, agravando o estado do paciente, que agora tem alto risco de evoluir para o óbito.

O diagnóstico precoce do extravasamento plasmático pode ser confirmado por hemograma (mostrando aumento do hematócrito, leucopenia e trombocitopenia) e de achados ultrassonográficos (espessamento da parede da vesícula biliar e ascite na ultrassonografia abdominal e derrame pleural na ultrassonografia de tórax) (Quadro 10-3).

### ■ Fase de recuperação

Com o término do período de extravasamento plasmático inicia-se a fase de recuperação com a lenta reabsorção do líquido que saiu para o interstício, durante outras 48 a 72 horas. O paciente começa a se sentir melhor e não há mais instabilidade hemodinâmica. A bradicardia ainda permanece nesta fase, e o paciente pode queixar-se de prurido intenso. O débito urinário está aumentado. O hematócrito cai, e as contagens de leucócitos e de plaquetas sobem.

| QUADRO 10-3 | Achados laboratoriais na fase crítica do dengue |

**Investigação hematológica**
- Elevação do hematócrito
- Redução do número de plaquetas (< 100.000)
- Leucopenia progressiva com atipia linfocitária
- Testes de coagulação alterados

**Investigação bioquímica**
- Hipoalbuminemia
- Elevação de enzimas hepáticas
- Acidose metabólica
- Hiponatremia

**Achados radiológicos e ultrassonográficos**
- Edema de parede da vesícula biliar
- Ascite
- Derrame pleural

É muito importante o reconhecimento do início desta fase. A reposição volêmica tem que ser cessada imediatamente. O intensivista tem que ficar atento aos sinais de sobrecarga de volume, como anasarca, edema pulmonar e hipertensão intra-abdominal, indicando terapia de remoção hídrica (ver adiante) quando indicada. A sobrecarga de volume e a hemorragia grave são as causas de óbito por dengue que podem ser prevenidas.

## CARACTERÍSTICAS DAS FORMAS GRAVES DO DENGUE

Critérios de dengue grave:

- Extravasamento plasmático levando a:
  - Choque.
  - Acúmulo de fluidos: ascite e derrame pleural.
  - Desconforto respiratório.
- Sangramento grave.
- Comprometimento de outros órgãos:
  - Fígado: aumento > = 1.000 da TGO e/ou TGP.
  - SNC: comprometimento do nível de consciência e/ou convulsão.
  - Miocardite.

### ■ Choque

A abordagem do choque começa com o seu reconhecimento precoce, nem sempre fácil, uma vez que não haja perdas mensuráveis, os sinais clínicos característicos de desidratação, como choro sem lágrimas, mucosas secas, turgor da pele diminuído e taquicardia, podem estar ausentes, e não há hipotensão nas fases mais iniciais.

Há sinais de choque, como extremidades frias e mal perfundidas, com enchimento capilar periférico lentificado, pulsos centrais e periféricos de amplitude diminuída, alteração do sensório e oligoanúria. Caracteristicamente há bradicardia relativa ao grau do choque e o paciente apresenta-se edemaciado e mal distribuído, graças à intensa saída de líquido para o terceiro espaço.[21]

Inicialmente o padrão do choque é de vasoconstrição (choque frio), com resistência vascular periférica aumentada, sugerida pelo aumento da pressão diastólica, com pressão de pulso diminuída, geralmente em torno de 15 a 30 mmHg (Fig. 10-4). Nos casos mais graves, pode haver disfunção cardíaca pela ação própria do vírus no tecido cardíaco e de mediadores inflamatórios deflagrados pela infecção, agravada pelo aumento da resistência vascular periférica e, consequentemente, pós-carga.[21]

A pressão arterial média no início está normal ou, mais frequentemente, alta, em virtude do aumento da resistência vascular periférica. Se houver queda da pressão arterial média na instalação do choque, suspeitar de disfunção cardíaca grave, com hipotensão arterial por baixo débito cardíaco, agravada pelo aumento da pós-carga. A hipotensão por queda da resistência sistêmica é um evento mais tardio, causada pelas citocinas inflamatórias liberadas com o choque prolongado.

### Disfunção cardíaca no choque

Pacientes com choque do dengue podem apresentar disfunção cardíaca biventricular. A prevalência pode ser alta, chegando a 36% nos casos graves em série publicada.[22] Disfunção

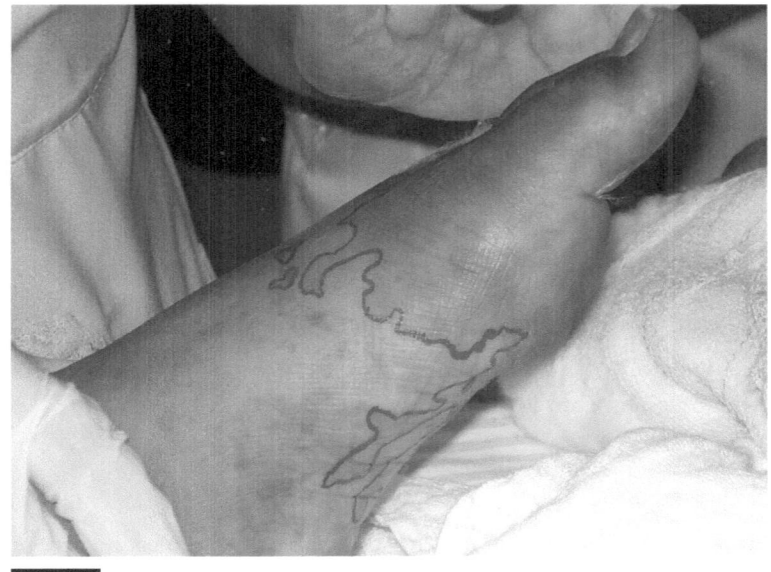

**Fig. 10-4**

Extremidade com perfusão alterada, vasoconstrita. Fonte: Unidade de Pacientes Graves, Instituto Fernandes Figueira/Fiocruz. (Ver *Pranchas* em *Cores*.)

cardíaca pode ser a causa do choque prolongado, podendo levar o paciente ao óbito quando não reconhecida e tratada (Fig. 10-5).

Geralmente de caráter transitório, durando poucos dias, com recuperação completa da função. Em casos mais graves, pode levar à falência cardiovascular, ao choque refratário e arritmias cardíacas. Por isso, é imperativa a avaliação da função cardíaca nos pacientes com choque do dengue e a monitorização contínua do débito cardíaco deve ser considerada nos pacientes com disfunção cardíaca.

Os pacientes raramente apresentam sinais de baixo débito cardíaco já na admissão na UTI, o que torna a identificação mais difícil. O diagnóstico deve ser suspeitado para aqueles pacientes que apresentam choque prolongado, apesar da ressuscitação volêmica, e naqueles que apresentam sinais de sobrecarga de volume com desconforto respiratório e estertores pulmonares, edema pulmonar, aumento rápido do derrame pleural e da ascite e hepatomegalia. O tratamento com drogas inotrópicas, diuréticos e ventilação mecânica, quando indicado, deve ser iniciado imediatamente, e a disfunção deve ser confirmada assim que possível.

A etiologia ainda é desconhecida e há hipóteses de lesão direta do tecido cardíaco pelo vírus, hipoperfusão coronariana pelo choque prolongado ou resposta do hospedeiro à infecção, com a elevação de citocinas e fator de necrose tumoral α (FNT-α).

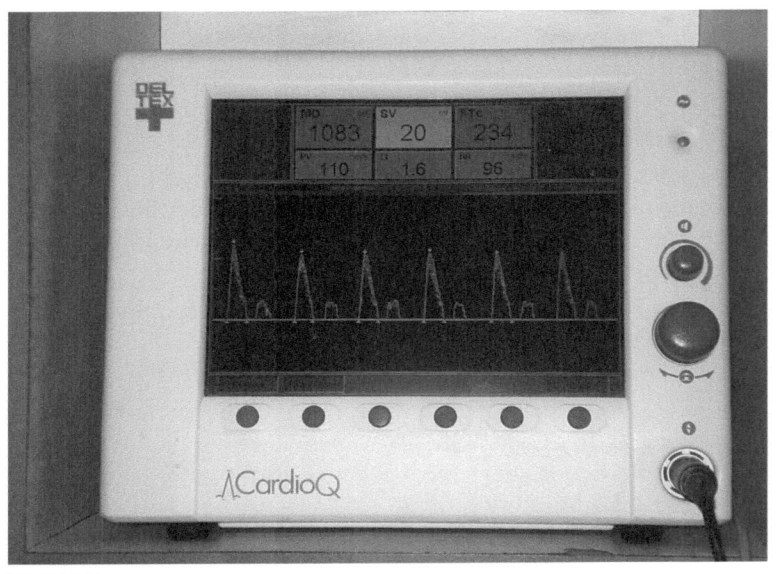

**Fig. 10-5**

Monitorização do débito cardíaco com Doppler transesofagiano. Disfunção cardíaca em pacientes com dengue. Índice cardíaco de 1,6 L/min/m$^2$. Fonte: Unidade de Pacientes Graves, Instituto Fernandes Figueira/Fiocruz.

## ▪ Desconforto respiratório

O paciente com dengue grave pode evoluir com desconforto respiratório por derrame pleural bilateral e volumoso, edema pulmonar por disfunção cardíaca ou sobrecarga hídrica, choque prolongado com acidose metabólica, pneumonia bacteriana associada ou lesão pulmonar aguda e síndrome do desconforto respiratório agudo. O paciente com derrame pleural restritivo ou edema pulmonar pode beneficiar-se de ventilação não invasiva. Considerar ventilação mecânica invasiva nos pacientes com insuficiência respiratória ou com lesão pulmonar.

## ▪ Manifestações hemorrágicas

Manifestações hemorrágicas com grande perda sanguínea são raras nos pacientes com dengue grave, mesmo naqueles com contagens de plaquetas muito baixas (inferior a 10.000). Sangramentos graves (em vias aéreas, pulmonar e no tubo digestório, principalmente), que podem levar ao choque hemorrágico só são observados nos pacientes com choque prolongado, disfunção orgânica múltipla e coagulação intravascular disseminada, na fase terminal da doença, com risco de óbito altíssimo.[23]

Os locais mais comuns de sangramento são os do trato gastrointestinal. Não é raro o paciente com dengue grave apresentar hematêmese e melena. Hematúrias microscópica e macroscópica também ocorrem com frequência.

Fatores de risco associados ao aumento de sangramento são: disfunção hepática ou renal, uso de drogas anti-inflamatórias e, principalmente, procedimentos invasivos como intubação orotraqueal, inserção de sonda nasogástrica, punção e dissecção de veia, introdução de cateter arterial e toracocentese.

## ▪ Disfunções orgânicas

Disfunções orgânicas graves, também chamadas apresentações atípicas do dengue, podem ocorrer mesmo na ausência de extravasamento plasmático ou choque. As disfunções que podem ocorrer no dengue grave são: insuficiência hepática aguda, encefalopatia e encefalite e disfunção cardíaca ou miocardite.

Insuficiência hepática aguda pode ocorrer por lesão do hepatócito por ação direta do vírus do dengue, levando à hepatite ou necrose focal do fígado. Causa insuficiência hepática fulminante e está associada à alta mortalidade.[24]

O dengue pode causar encefalopatia na fase crítica por hipoperfusão cerebral no contexto do choque. Alteração do sensório alternando períodos de lucidez com torpor e agitação psicomotora, convulsões e postura extensora podem estar presentes e melhoram com o tratamento do choque e normalização da perfusão cerebral. Outra causa, não rara, de sintomas do sistema nervoso central é coinfecção no sistema nervoso (meningoencefalite bacteriana, viral ou malária).

O vírus do dengue, por si só, pode infectar o sistema nervoso e causar meningoencefalite. Tem sido isolado, através de PCR, no liquor de pacientes com sinais e sintomas de encefalite.[25]

Durante a fase de recuperação, graças à intensa reabsorção de líquido do interstício, se o paciente desenvolver a síndrome de sobrecarga hídrica, pode apresentar alteração do sensório e convulsões por edema cerebral.

A disfunção cardíaca, mais comum no contexto do choque prolongado, por hipoperfusão coronariana, pode ocorrer sem choque por ação direta do vírus no miocárdio ou por ação depressora de citocinas inflamatórias. Achados ecocardiográficos mostram disfunção, sistólica e diastólica, biventricular ou de ventrículo esquerdo, com baixa fração de ejeção. Cintilografia cardíaca mostra hipocinesia global. Não há necrose miocárdica, e a recuperação é completa, se o paciente sobrevive.

## Outras complicações

Outras complicações do dengue grave incluem: síndrome hemolítico-urêmica, linfohistiocitose hemofagocítica e coinfecção em áreas endêmicas, com malária e leptospirose.

Coinfecções bacterianas e fúngicas não são incomuns, principalmente no paciente grave, em razão da translocação bacteriana no curso do choque e, posteriormente, durante a fase de imunoparalisia que segue a fase da resposta inflamatória.

## CONFIRMAÇÃO LABORATORIAL

A confirmação etiológica é desejável em todos os casos de dengue, porém é absolutamente desnecessária para o início das medidas terapêuticas, cujo retardo pode colocar em risco a vida do paciente.

- *Isolamento do vírus no estágio febril (até o 7º dia de doença):* através de cultura ou reação em cadeia da polimerase (PCR). Importante para fins epidemiológicos, para avaliar sorotipo do vírus.
- *Sorologia (a partir do 6º dia de doença e 14 dias depois):* através de ensaio imunoenzimático para detecção de IgM (MAC-ELISA). A reatividade perdura por cerca de 2 meses.
- *Sorologia – Teste rápido (a partir do 5º dia de doença):* utiliza também ensaio imunoenzimático, pesquisa anticorpos IgM específico para a proteína NS1 do vírus do dengue. Importante nas epidemias.

## DIAGNÓSTICO DIFERENCIAL

Mesmo diante de uma epidemia de dengue, é fundamental considerar os diagnósticos diferenciais principais: choque séptico, meningococcemia e meningoencefalite bacteriana. Embora dengue possa apresentar sinais e sintomas neurológicos, coinfecção bacteriana não é rara. Antibióticos empíricos apropriados devem ser iniciados na admissão e mantidos até o resultado das culturas coletadas. Outros diagnósticos que devem ser considerados em áreas endêmicas ou em pacientes que tenham viajado para áreas endêmicas incluem leptospirose, malária, febre tifoide e febre amarela.[19]

## CRITÉRIOS PARA INTERNAÇÃO NA UNIDADE DE EMERGÊNCIA OU UNIDADE INTERMEDIÁRIA

- Presença de dor abdominal intensa.
- Sinais de extravasamento plasmático para o espaço extravascular (ascite/derrame pleural).
- Trombocitopenia com contagem de plaquetas menor que 50.000.
- Presença de sangramento em mucosas.
- Letargia.
- Vômito persistente.
- Aumento do fígado > 2 cm.
- Choque responsivo a volume (até 40 mL/kg).
- Desconforto respiratório com necessidade de suplementação de oxigênio.

Deve ser considerada internação de todos os recém-nascidos e lactentes, por evoluírem para choque com menor perda intravascular, e portadores de comorbidades, como diabetes, insuficiência renal crônica, doenças oncológicas e hematológicas, obesidade, doença pulmonar crônica, cardiopatias e doenças neurológicas, porque os sinais de alerta podem ser confundidos com sinais específicos de suas doenças de base.

## CRITÉRIOS PARA INTERNAÇÃO NA UTI PEDIÁTRICA

- Comprometimento circulatório: paciente com choque que não respondeu ao volume ou que necessitou de mais de 40 mL/kg de volume ou apresenta ao exame físico sinais de disfunção cardíaca ou de hipoperfusão tecidual (bradicardia acentuada relativa ao grau de choque, bulhas hipofonéticas, estertores crepitantes ou bolhosos ou aumento do fígado após expansão volêmica, extremidades cianóticas, traduzindo enchimento capilar lentificado, oligúria ou anúria, lactato sérico alto, acidose metabólica).
- Desconforto respiratório, que não melhora após administração de oxigênio suplementar sob a forma de máscara ou tenda. Hipóxia, apesar do oxigênio inalatório. Hipercarbia ou $PCO_2$ anormalmente alto para o grau da taquipneia, sinalizando fadiga respiratória.
- Alteração do sensório, desde irritabilidade e agitação psicomotora à letargia, torpor e coma. É necessária a observação rigorosa à beira do leito, pois as crianças graves frequentemente apresentam alternância do sensório, ora está normal e ora está alterado.
- Sangramento anormal. Pacientes que apresentam sangramento incontrolável ou de sítios nobres, como em vias aéreas ou em locais de cirurgia recente. E aqueles com doença hematológica de base.
- Manifestações raras do dengue, como encefalopatia, hepatopatia e cardiomiopatia.

## MONITORIZAÇÃO

Uma vez internados na UTI, UI ou Unidade de Emergência, todos os pacientes devem ser reavaliados pela equipe de enfermagem e pelo médico periodicamente e serem monitorizados de forma contínua, por:

- Monitor multiparamétrico, com cardioscópio, oxímetro de pulso e aferições da pressão arterial não invasiva.

- Aferição do débito urinário (diurese horária).
- Aferição seriada da pressão de pulso.

Os pacientes internados na UTI e com diagnóstico de choque não responsivo a volume, além dos listados anteriormente, devem, idealmente, ser monitorizados com:

- Aferição, de forma contínua acoplada ao monitor multiparamétrico ou periódica, da pressão venosa central (PVC).
- Monitorização da pressão arterial invasiva (PAi).
- Avaliação da saturação central venosa de oxigênio ($SCvO_2$), através de gasometria de sangue colhido do cateter venoso em veia cava superior, ou continuamente, com monitor específico.
- Monitorização contínua do débito cardíaco, através de cateter na artéria pulmonar (Swan-Ganz), quando disponível, ou por métodos menos invasivos, como monitores que medem o débito cardíaco através de Doppler transesofágico, de análise do contorno do pulso arterial, de termodiluição transpulmonar, ou mesmo intermitente, através de ecocardiogramas seriados.

## EXAMES LABORATORIAIS

Na internação do paciente na UTI, UI e Unidade de Emergência Pediátrica devem ser realizados os seguintes exames:

### Sangue

- Hemograma, para avaliação do hematócrito inicial, série branca e contagem de plaquetas.
- Coagulograma, para identificação de distúrbios da coagulação.
- Tipagem sanguínea e fator Rh.
- Hemocultura com antibiograma, para identificação de coinfecções bacterianas e fúngicas.
- Albumina sérica, para avaliação de aumento da permeabilidade vascular.
- Ionograma, para correção de distúrbios eletrolíticos.
- Gasometria arterial, para avaliar presença de hipoxemia, hipercarbia e distúrbios acidobásicos.
- Gasometria venosa, se cateter na veia cava superior, para aferição da saturação venosa central.
- Lactato sérico, para identificação e monitorização do choque.
- Enzimas cardíacas, principalmente troponina I, se houver suspeita de disfunção cardíaca.
- Avaliação da função hepática, com dosagem de bilirrubinas, transaminases, além do TAP e albumina.
- Avaliação da função renal, com dosagem das escórias nitrogenadas.
- Marcadores de inflamação e proteínas de fase aguda, como a proteína C-reativa (PCR) e pró-calcitonina.

### Urina

- Urinocultura com antibiograma.
- EAS para avaliação de hematúria.

## Imagem

- Radiografia de tórax (Fig. 10-6).
- Ultrassonografia de tórax, para avaliação e estimativa do volume do derrame pleural.
- Ultrassonografia abdominal, para avaliação da presença de ascite e aumento da espessura da parede da vesícula biliar, sinal ultrassonográfico precoce de extravasamento plasmático.
- Ecocardiograma, para estimar a volemia e avaliar a função cardíaca no paciente com choque.

A realização dos exames não deve retardar o tratamento do paciente. Não esperar o resultado para o início da abordagem do choque.

## MONITORIZAÇÃO LABORATORIAL

### Hematócrito

A determinação do hematócrito (ou micro-hematócrito, operacionalmente mais simples) permite detectar a perda de líquidos para o espaço extravascular e também é um dos parâmetros de avaliação de resposta à hidratação e expansão volêmica, na ausência de sangramento. Deve ser medido a cada 2 horas durante o período de instabilidade. Após estabilização, deve ser aferido a cada 4 a 6 horas durante as primeiras 24 horas.[19]

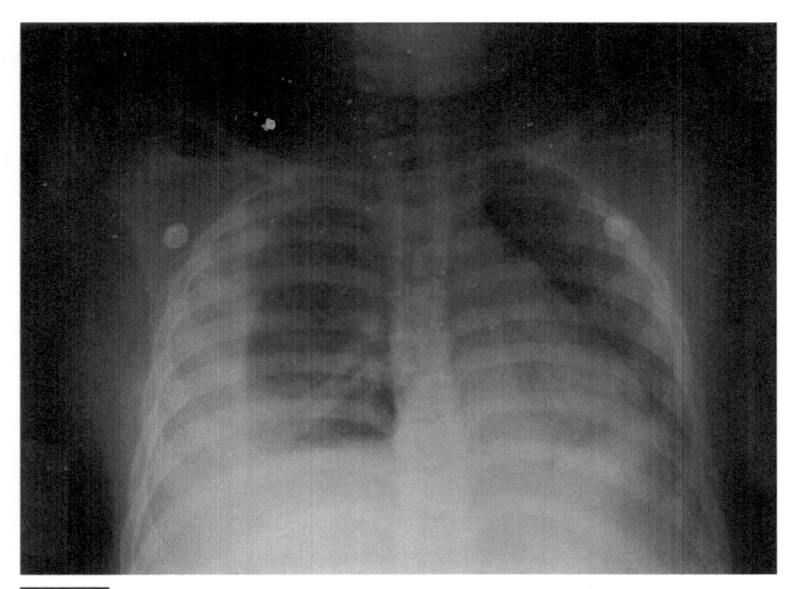

**Fig. 10-6**

Radiografia de tórax de paciente com dengue mostra derrame pleural volumoso à direita, derrame pleural à esquerda e infiltrado alveolar difuso bilateral.
Fonte: Unidade de Pacientes Graves, Instituto Fernandes Figueira/Fiocruz.

## ■ Contagem de plaquetas

Deve ser realizada a cada 12 horas, enquanto o paciente permanecer plaquetopênico ou quando surgir um episódio de sangramento espontâneo.

## TRATAMENTO

Inicialmente, após a suspeita do diagnóstico de dengue, o pediatra deve determinar qual a fase da doença (febril, crítica ou de recuperação) como o paciente se encontra, identificar a presença dos sinais de alerta e reconhecer as formas graves do dengue. A partir daí, ele deve planejar a sua abordagem e iniciar o tratamento apropriado (Quadro 10-4).

| QUADRO 10-4 | Recomendações para tratamento do choque do dengue |
|---|---|
| 1. | Dengue grave com choque compensado: assegurar vias aéreas e respiração, obter hematócrito basal e iniciar reposição de fluidos com solução fisiológica ou ringer lactato 5-10 mL/kg em 1 hora. Monitorizar a diurese com cateter vesical |
| 2. | Dengue grave com choque e hipotensão: assegurar vias aéreas e respiração, obter hematócrito basal e iniciar reposição de fluidos 1-2 alíquotas com solução fisiológica ou ringer lactato ou coloide sintético 20 mL/kg em 15-20 minutos até melhora hemodinâmica. Repetir alíquota de 10 mL/kg de coloide, se o choque persistir ou o hematócrito permanecer elevado |
| 3. | Coloides sintéticos podem reduzir a sobrecarga de fluidos no choque grave |
| 4. | Os objetivos a serem alcançados para interromper a reposição rápida de fluidos são: melhora do pulso, da pressão arterial, pressão de pulso > 30 mmHg, melhora da perfusão periférica, presença de diurese e queda do hematócrito |
| 5. | O hematócrito baixo na presença de choque é sinal de hemorragia. A reposição de concentrado de hemácias deve ser iniciada precocemente, para manter um hematócrito igual ou maior que trinta |
| 6. | Após a reposição rápida de fluidos, titular a infusão de líquidos isotônicos de acordo com o extravasamento de plasma, nas 24 a 48 horas após o choque |
| 7. | O controle do hematócrito deve ser feito a cada 2 horas nas primeiras 6 horas, reduzindo a sua frequência com a melhora do paciente |
| 8. | Objetivos para redução na infusão de líquidos: sinais vitais estáveis (pulso, perfusão, pressão de pulso e pressão arterial), normalização do hematócrito, diurese entre 0,5 e 1 mL/kg/h |
| 9. | Lembrar que o extravasamento de líquido é intermitente, mesmo durante as primeiras 24 horas após o choque, o que explica o porquê de as necessidades hídricas serem dinâmicas |
| 10. | Uma diurese maior que 1,5-2 mL/kg/h sugere uma redução na taxa de infusão de líquidos |
| 11. | Administração de potássio e glicose deve ser administrada separadamente se for necessário, em hidratação venosa |
| 12. | Iniciar alimentação por via enteral precoce, após a estabilização hemodinâmica |
| 13. | Concentrado de plaquetas deve ser administrado quando a contagem de plaquetas for menor que 50.000 na presença de sangramento ativo ou imediatamente antes de procedimentos invasivos (intubação orotraqueal, punção e dissecção venosa, cateterização de linha arterial e drenagem pleural). Plasma fresco congelado deve ser utilizado apenas nos casos de discrasia sanguínea e sangramento grave e nos pacientes com coagulação intravascular disseminada |

Adaptado de Ranjit S, Kissoon N: Dengue hemorrhagic fever and hock syndromes. *Pediatric Crit Care Med* 2011;2.[19]

Os principais objetivos no tratamento do paciente com dengue que necessita ser hospitalizado são: corrigir o déficit de líquido causado pelo extravasamento plasmático, reconhecer e tratar precocemente sangramentos e evitar e tratar a sobrecarga hídrica.

## Tratamento da hipovolemia e do choque

### Expansão volêmica

A saída de plasma para o interstício no dengue, diferente do choque séptico, é lenta, com períodos intermitentes de maiores perdas e que continua por 24 a 48 horas. Por isso, expansões volêmicas agressivas e rápidas, como as preconizadas para outros tipos de choque, podem levar à sobrecarga hídrica, com instabilidade hemodinâmica, edema pulmonar, anasarca, aumento do derrame pleural e da ascite, levando à síndrome compartimental abdominal. Por apresentar uma perda mais lenta e pela vasoconstrição predominante, o volume inicial necessário para a ressuscitação é menor.

Os objetivos globais do tratamento com volume são:

- Normalização do sensório.
- Pulsos periféricos normais.
- Melhora na perfusão capilar periférica.
- Diminuição do hematócrito de entrada, com queda de aproximadamente 20%, se não houver sangramento espontâneo.
- Débito urinário de 1 mL/kg/h. Se menor, o paciente pode ainda estar em choque e se maior, pode indicar hiper-hidratação.
- Pressão de pulso maior que 30 mmHg.
- Normalização da PVC. Pode não ser um bom indicador de volemia na presença de disfunção cardíaca e derrame pleural ou ascite volumosos.

Didaticamente, divide-se a reposição volêmica em duas fases: A primeira nas primeiras horas do tratamento do choque, para restaurar o volume intravascular; e a segunda, nas 48 horas subsequentes, para repor os períodos intermitentes de perdas.

No paciente com sinais de alerta, com extravasamento de líquido para o espaço extravascular e hemoconcentração, mas sem sinais de choque, não está indicada a reposição rápida de líquido. Inicia-se o tratamento pela segunda etapa, com o objetivo de repor as perdas apenas.

No paciente com choque sem hipotensão inicia-se a expansão com volume precocemente, com solução cristaloide (soro fisiológico ou solução de ringer lactato) ou coloide sintético, alíquotas de 10 mL/kg, infundidas em 60 minutos.

No choque com hipotensão, prescrever alíquotas de 20 mL/kg em 15 a 20 minutos. Podem ser repetidas 2 a 3 vezes. Se após 40 mL/kg de solução cristaloide, a criança ainda apresentar sinais de choque, prescrever etapa de 10 mL/kg, de coloide sintético. A ressuscitação com solução coloide parece ser mais eficaz nos pacientes com choque do dengue mais graves. Nesses casos o uso do coloide deve ser mais precoce.[26]

Em ambas as situações descritas anteriormente, os pacientes devem ser reavaliados após cada alíquota de líquido, a procura de sinais de hipovolemia persistente, sangramento oculto, disfunção cardíaca ou sobrecarga hídrica.

Após a etapa de restauração do intravascular nos pacientes com choque e para aqueles com sinais de alerta somente, iniciar hidratação venosa para suprir a necessidade hídrica diária. As perdas, por aumento da permeabilidade capilar que ocorre de forma intermitente, devem ser repostas, principalmente nas primeiras 48 horas. O seguinte esquema é sugerido:

- Iniciar com 5 a 7 mL/kg/h, infundidos em 1 a 2 horas. Reavaliar o paciente. Se hemodinamicamente estável, com hematócrito em queda e diurese > 1 mL/kg/h, reduzir infusão para 3 a 5 mL/kg/h por 2 a 4 horas.
- Após o período acima, rever o paciente. Se hematócrito estável ou em queda e diurese > 1 mL/kg/h, reduzir a infusão para 2 a 3 mL/kg/h por 2 a 4 horas.
- A partir daqui, reavaliar o paciente, com exame físico e hematócrito a cada 6 horas. Caso ocorra queda do débito urinário ou aumento do hematócrito, a infusão deverá ser aumentada. Diurese > que 2 mL/kg/h é sugestiva de hiper-hidratação. Neste caso, a reposição venosa deve ser reduzida ou até mesmo interrompida.

O volume deve ser apenas o suficiente para manter a circulação efetiva durante o período de extravasamento plasmático. Com a melhora do paciente, a infusão de líquido deve ser gradualmente diminuída e suspensa após 24 a 48 horas. A hiper-hidratação é uma causa de morte tão importante quanto o choque refratário.[2]

Monitorização dos eletrólitos séricos é importante nesta fase. Coletar ionograma e gasometria a cada 6 horas para diagnóstico e correção de distúrbios hidroeletrolíticos, principalmente hipoglicemia, hipocalcemia e hipopotassemia.

### *Drogas inotrópicas e vasoativas*

Drogas inotrópicas devem ser iniciadas imediatamente quando não houver melhora do choque apesar da ressuscitação volêmica ou existir suspeita de disfunção miocárdica. A indicação é feita a partir do exame físico. Não esperar confirmação por métodos complementares para iniciar tratamento. Assim que possível, instalar monitorização direta ou indireta do débito cardíaco ou análise da função por ecocardiograma para confirmar diagnóstico e auxiliar manejo das infusões. Iniciar as drogas ainda em veia periférica, enquanto acesso venoso profundo é providenciado.

Por causa das características do choque do dengue expostas anteriormente, na grande maioria de os pacientes iniciarem com inotrópico. A dobutamina, agonista β-adrenérgico (5 a 15 μg/kg/min), é a droga inicial de escolha, por sua ação inotrópica e vasodilatadora. No caso de choque refratário à dobutamina com sinais de aumento de resistência vascular sistêmica, associar milrinona (0,3 a 0,75 μg/kg/min), um inibidor da fosfodiesterase, com ação vasodilatadora maior que a dobutamina e inotrópica, potencializando o efeito do β-adrenérgico. Outra opção de inotrópico é a adrenalina em dose baixa (0,05 a 0,3 μg/kg/min), mas sem efeito vasodilatador.

Se a vasoconstrição for intensa (aumento da resistência vascular sistêmica), com hipertensão arterial, podem ocorrer aumento do trabalho cardíaco, isquemia miocárdica e piora da disfunção cardíaca; iniciar um vasodilatador, como o nitroprussiato de sódio (0,3 a 4 μg/kg/min).

Para as crianças com choque cardiogênico refratário a aminas simpaticomiméticas, inodilatadores e vasodilatadores, considerar levosimendam, sensibilizador dos canais de cálcio. Droga inotrópica com mecanismo de ação diferente das catecolaminas e vasodilatadora, por ação nos canais de potássio no músculo liso. Dose de ataque (6 a 12 µg/kg em mais de 10 minutos), somente em casos de choque cardiogênico grave, e manutenção (0,05 a 1 µg/kg/min, infusão de 24 a 48 horas).

Se o paciente apresentar hipotensão diastólica, associar um vasopressor à dobutamina. Prescrever noradrenalina (0,1 a 2 µg/kg/min). Se não houver resposta, trocar para adrenalina (dose inicial 0,1 µg/kg/min). No caso de hipotensão refratária à adrenalina, considerar vasopressina (dose inicial 0,0003 U/kg/min).

Idealmente, todos os pacientes com choque do dengue grave devem ter monitorização de débito cardíaco e avaliação da volemia e da resistência vascular periférica para melhor manejo das aminas vasoativas.

### Uso de esteroides

O uso de corticosteroides, para o tratamento do choque do dengue refratário ao volume, não está indicado, a partir de estudo controlado, duplo-cego publicado.[27]

## Tratamento do desconforto respiratório

### Ventilação não invasiva

Em pacientes com desconforto respiratório moderado, principalmente graças a derrame pleural volumoso ou edema pulmonar não cardiogênico por aumento do extravasamento plasmático, pode ser tentada ventilação não invasiva (VNI), através de máscaras ou prongas nasais. Boa opção para os pacientes cooperativos, em razão da característica autolimitada da doença.

A ventilação não invasiva está contraindicada na presença de choque grave, no paciente com sensório anormal, na suspeita de disfunção cardíaca ou na hipoxemia grave (na síndrome do desconforto respiratório agudo). Nesses casos a intubação orotraqueal não deverá ser retardada, sob o risco de aumento da morbimortalidade.

### Intubação traqueal e ventilação mecânica

Assim como em todos os pacientes graves, no dengue a indicação de suporte ventilatório invasivo é com base principalmente em fatores clínicos, subsidiada por achados gasométricos e radiológicos. As indicações de intubação ou via aérea segura e ventilação mecânica são:

- Aumento do trabalho respiratório e desconforto respiratório grave.
- Hipoxemia refratária à suplementação de oxigênio inalatório, sob máscara ou tenda facial.
- Hipercarbia, sugerindo fadiga respiratória e evolução para parada respiratória iminente.
- Choque refratário, com o objetivo de redistribuição do fluxo sanguíneo e diminuição do trabalho cardíaco.
- Falência cardiorrespiratória.
- Sangramento grave em orofaringe ou em vias aéreas, com risco de broncoaspiração.
- Alteração do sensório com escala de coma de Glasgow igual ou menor a 8.
- Estado moribundo.

Uma vez intubado ou com via aérea segura, o paciente deve ser ventilado de acordo com as orientações de ventilação protetora, com 4 a 6 mL/kg de volume corrente, limitando o pico de pressão (PIP) em até 30 a 35 cm de água. Ajustar a pressão expiratória final (PEEP) de modo a obter o maior recrutamento alveolar com menor hiperdistensão alveolar e menor repercussão hemodinâmica. As manobras para recrutamento alveolar podem ser necessárias. A fração inspirada de oxigênio máxima deve ser, idealmente, de até 60%.

### Drenagem do tórax

Não existe consenso na literatura sobre qual o melhor momento para realizar a drenagem pleural. Indicada somente nos casos em que há grande derrame pleural associado à síndrome do desconforto respiratório agudo (SDRA), levando à necessidade de parâmetros elevados no ventilador por aumento do componente restritivo. A drenagem pode ser complicada por sangramento e hemotórax.

Na grande maioria dos casos, os pacientes toleram a presença do derrame pleural, muitas vezes volumosos, sem a necessidade da drenagem. A reabsorção da efusão ocorre em 2 a 3 dias, após o fim da fase de extravasamento plasmático.

- **Tratamento do sangramento e transfusão de hemocomponentes e hemoderivados**

Segundo a recomendação do Ministério da Saúde, a transfusão de concentrados de plaquetas está indicada para os pacientes com dengue que apresentarem contagem de plaquetas menor que 50.000/mm³ e sangramento ativo.[2]

Considerar transfusão de plaquetas (1 U para cada 10 kg de peso) para os pacientes com dengue com plaquetopenia (abaixo de 50.000/mm³) e sem sangramento ativo sempre antes de procedimento invasivo, como intubação orotraqueal, punção de acesso venoso central, punção arterial ou drenagem do tórax. Sangramentos catastróficos de vias aéreas, iniciados no momento da laringoscopia e intubação, podem ser evitados com a transfusão de plaquetas antes do procedimento.

Concentrados de hemácias (10 mL/kg) devem ser administrados nos pacientes instáveis e com anemia (geralmente hemoglobina abaixo de 10).[19,28]

Plasma fresco congelado (10 mL/kg) e crioprecipitado (1U para cada 10 kg de peso) estão indicados somente para pacientes com sangramento ativo e coagulação intravascular disseminada (CIVD) ou discrasia sanguínea por consumo de fatores de coagulação em razão dos sangramentos.

Se o paciente apresentar sangramento incontrolável, podem ser consideradas: a utilização do fator VII ativado recombinante (100 µg/kg), imunoglobulina humana intravenosa (400 mg/kg) e imunoglobulina antiD IV(250 UI/kg).[29,30] Há evidências de que sejam tratamentos adjuvantes aos hemocomponentes, especialmente quando não houver concentrados de plaquetas disponíveis para infusão imediata. São todos tratamentos caros e não devem ser utilizados de rotina até o momento.

### Uso de antibióticos

O uso de antibióticos, ainda dentro da primeira hora da internação dos pacientes com formas graves, é obrigatório, uma vez que o choque do dengue possa ser difícil de diferenciar do choque séptico e frequentemente haja coinfecção por bactérias.[19] Considerar cefalosporina de terceira ou quarta geração e oxacilina como esquema inicial. Ampliar espectro se houver suspeita de infecção hospitalar, imunodeficiência inata ou adquirida, infecção de sistema nervoso central ou infecção por germes resistentes de comunidade.

### Acesso venoso profundo

Necessário em todos os casos graves, nos pacientes com dificuldade de acesso venoso periférico, naqueles com choque persistente apesar de 40 a 60 mL/kg de fluidos e nos pacientes com indicação de aminas vasoativas.

Idealmente, utilizar cateteres de dois ou três lumens pela necessidade de infusão de volume, várias drogas, soluções para hidratação venosa, hemocomponentes e para monitorização hemodinâmica (aferição da pressão venosa central e coleta de sangue para saturação venosa central de oxigênio).

Em virtude do risco aumentado de sangramento, considerar inserção de cateter venoso central através da punção de veia jugular externa ou dissecção de veia. Punção de veias profundas somente nos pacientes sem CIVD e por profissional devidamente treinado. Avaliar transfusão de concentrados de plaquetas antes do procedimento nos pacientes com contagem de plaquetas inferior a 50.000/mm$^3$.

### Sobrecarga hídrica

A terapia de remoção hídrica está indicada para os pacientes com disfunção cardíaca e para aqueles com sinais graves de sobrecarga hídrica, como síndrome do desconforto respiratório agudo, derrame pleural com comprometimento ventilatório e ascite com hipertensão intra-abdominal.[19]

A administração de furosemida de forma contínua (0,05 a 0,4 mg/kg/h) ou, na dificuldade de via venosa exclusiva, intermitente (1 a 4 mg/kg/dia, divididos a cada 4 a 6 horas). O objetivo do tratamento com furosemida é manter débito urinário de 2 a 5 mL/kg/h.

A diálise peritoneal está indicada naqueles pacientes em que houve falha na terapia com diurético e naqueles com insuficiência renal concomitante. Inicia-se com 10 mL/kg do dialisato isotônico a cada ciclo, com tempos de permanência e drenagem de 30 minutos cada. Pode-se diminuir o tempo de permanência e aumentar o número de ciclos ou alternar banhos isotônicos e hipertônicos, se a retirada de líquido for insatisfatória. O objetivo da retirada é também 2 a 5 mL/kg/h.

## CONSIDERAÇÕES FINAIS

Pacientes com as formas graves do dengue têm alto risco de mortalidade por choque refratário, sobrecarga hídrica e disfunção múltipla orgânica. Somente o reconhecimento precoce e o manejo agressivo sistematizado, por uma equipe multiprofissional capacitada, podem diminuir a mortalidade.

## REFERÊNCIAS BIBLIOGRÁFICAS

1. WHO. *Guidelines for diagnosis, treatment, prevention and control.* Geneva: World Health Organization, 2009.
2. Ministério da Saúde. *Dengue diagnóstico e manejo clínico.* 2. ed. Brasília, 2005.
3. Ranjit S, Kissoon N, Jayakumar I. Aggressive management of dengue shock syndrome may decrease mortality rate: a suggested protocol. *Pediatr Crit Care Med* 2005;6:412-19.
4. Shann F. Severe dengue: coming soon to a pediatric intensive care unit near you? *Pediatr Crit Care Med* 2005;6(4):490-92.
5. WHO. *Dengue and dengue haemorragic fever.* Geneva. World Health Organization, 2008.
6. Ministério da Saúde. *Informe epidemiológico da dengue* – Semanas 1 a 52 de 2009.
7. Secretaria de Saúde e Defesa Civil do Rio de Janeiro, 2008. Dados disponíveis na rede.
8. Ministério da Saúde. *Informe epidemiológico da dengue* – Até a semana 26 de 2010.
9. Ministério da Saúde. Portaria nº 104, de 25 de janeiro de 2011.
10. Ministério da Saúde. *Boletim epidemiológico* – Volume 43 nº 1.
11. Rothman AL. Pathogenesis of dengue virus infection. *Up To Date* 2008.
12. Teo D, Ng LC, Lam S. Is dengue a threat to blood supply? *Transfus Med* 2009;19:66-77.
13. Ministério da Saúde. Nota técnica – Identificação de áreas de maior vulnerabilidade para ocorrência de dengue no período de transmissão de 2010/2011 com vistas a subsidiar a intensificação de ações de controle.
14. Cardosa MJ. Dengue haemorrhagic fever: questions of pathogenesis. *Curr Opin Infect Dis* 2000;13:471-75.
15. World Health Organization. *Prevention and control of dengue and dengue haemorrhagic fever: Comprehensive Guidelines.* New Delhi: WHO, 1999.
16. Figueiredo LTM. Patogenia das infecções pelos vírus do dengue. *FMRP.USP. Medicina.* Ribeirão Preto 1999;32:15-20.
17. Green S, Rothman A. Immunopathological mechanisms in dengue and dengue hemorrhagic fever. *Curr Opin Infect Dis* 2006;19:429-36.
18. Thisyakorn U, Nimmannitya S. Nutritional status of children with dengue hemorrhagic fever. *Clin Infect Dis* 1993;16:295-97.
19. Ranjit S, Kissoon N. Dengue hemorrhagic fever and hock syndromes. *Pediatric Crit Care Med* 2011;12(1):90-100.
20. Srikiatkhachorn A, Green S et al. Natural history of plasma leakage in dengue hemorrhagic fever. *Pediatr Infect Dis J* 2007;26:283-90.
21. Ranjit S, Kissoon N, Gandhi D et al. Early differentiation between dengue and septic shock by comparison at admission hemodynamic, clinical, and laboratory variables. A pilot study. *Pediatric Emergency Care* 2007;23(6):368-75.
22. Khongphatthanayothin et al. Myocardial depression in dengue hemorrhagic fever: Prevalence and clinical description. *Pediatr Crit Care Med* 2007;8(6):524-29.
23. Wills BA et al. Coagulation abnormalities in dengue hemorrhagic fever: Serial investigations in 167 vietnamese children with dengue shock syndrome. *CID* 2002;35:277-85.
24. Kamath SR, Ranjit S. Clinical features, complications and atypical manifestations of children with severe forms of dengue hemorrhagic fever in south India. *Indian J Pediatr* 2006;73:889-95.
25. Ferreira MLB, Mesquita SD et al. Manifestações neurológicas de dengue. *Arq Neuropsiquiatr* 2005;63(2-B):488-93.
26. Wills BA, Dung NM et al. Comparison of three fluid solutions for resuscitation in dengue shock syndrome. *N Engl J Med* 2005;353(9):877-89.
27. Tassniyom S, Vasanawathana S, Chirawatkul A et al. Failure of high-dose methylprednisolone in established dengue shock syndrome: a placebo-controlled, double-blind study. *Pediatrics* 1993;92:111-15.

28. Lum LC, Lam SK *et al.* Preventive transfusion in dengue shock syndrome – Is it necessary? *J Pediatr* 2003;143:682-84.
29. Chuansumrit A, Komwilaisak P *et al.* The use of recombinant activated factor VII for controlling life-threatening bleeding in dengue shock syndrome. *Blood Coagulation and fibrinolysis* 2004;15:335-42.
30. Rajapake S. Intravenous immunoglobulins in the treatment of dengue illness. *Trans R Soc Trop Med Hyg* 2009;103:867-70.

# 11 Infecções no Paciente Imunocomprometido

*Eduardo Juan Troster* ♦ *Aline Motta de Menezes*
*Heloisa Helena de Souza Marques*

O sistema imunológico gera inúmeras células e moléculas capazes de reconhecer e eliminar patógenos. Temos a imunidade inata e a adaptativa. Elas interagem para combater um invasor.

A imunidade inata responde em horas e é inespecífica. A barreira física da pele e mucosas dificulta a invasão de microrganismos. Um importante mecanismo de defesa é a ingestão de material extracelular pela fagocitose. As células especializadas em fagocitose são neutrófilos, monócitos e macrófagos teciduais. A Lisozima é uma enzima que ataca as paredes celulares de algumas bactérias. Interferon compreende um grupo de proteínas produzidas por células infectadas por vírus.

As proteínas do complemento quando ativadas têm a capacidade de lesar as membranas dos microrganismos, destruindo-os ou facilitando sua depuração. As moléculas com padrão de reconhecimento podem ser solúveis, como lisozima e os componentes do complemento, ou podem ser receptores associados às células, como *Toll-Like Receptors* (TLR).

A imunidade adaptativa responde com muita especificidade e tem memória. A resposta é mais lenta e demora 5 a 6 dias após a exposição inicial ao invasor. Uma exposição futura ao mesmo antígeno resulta em uma resposta mais rápida e eficiente.

Os principais agentes da imunidade adaptativa são os linfócitos e os anticorpos que eles produzem.

Como a resposta adaptativa demora mais tempo, a imunidade inata oferece a primeira linha de defesa nos momentos críticos logo após a exposição ao invasor. De forma geral, a maioria dos microrganismos encontrados nos indivíduos saudáveis é eliminada pelos mecanismos de defesa do sistema imunológico antes de ativar a resposta adaptativa.

É importante ter em conta que os sistemas imunológicos inatos e adaptativos não operam independentemente e sim funcionam como um sistema cooperativo e interativo, produzindo uma resposta combinada mais eficiente do que cada parte isolada. Alguns componentes celulares e moleculares têm um papel importante nos dois sistemas.

Os quatro principais atributos do sistema adaptativo são: 1) especificidade antigênica; 2) diversidade; 3) memória imunológica e 4) reconhecimento do *self* e *non-self*.

As células responsáveis pela imunidade adaptativa são os linfócitos e as células apresentadoras de antígenos.

Os linfócitos, que são produzidos na medula óssea e circulam pelo sangue e sistema linfático e residem nos órgãos linfoides, mais importantes para a resposta adaptativa são os linfócitos B (produtores de imunoglobulinas) e os linfócitos T (responsáveis pela resposta celular) em que temos os T *helper* e os T citotóxicos. Existe na membrana da superfície dos linfócitos uma glicoproteína que permite diferenciá-los. Os linfócitos T *helper* têm a glicoproteína CD4, e os linfócitos T citotóxicos têm a glicoproteína CD8.

Diferente dos linfócitos B, que reconhecem os antígenos solúveis, a maioria dos linfócitos T só reconhece os antígenos ligados às proteínas das membranas celulares conhecidos como moléculas do complexo de histocompatibilidade maior (MHC). As moléculas do MHC são glicoproteínas polimórficas encontradas nas membranas celulares.

Existem mais de 150 doenças heterogêneas diferentes de imunodeficiência primária. A classificação Internacional de Imunologia as divide em oito grupos: 1) imunodeficiência combinada de células B e T; 2) deficiência de anticorpo; 3) síndromes de imunodeficiência bem definidas; 4) doenças de desregulação imune; 5) defeitos da fagocitose; 6) defeitos da imunidade inata; 7) distúrbios anti-inflamatórios; 8) deficiência do complemento.

Devemos suspeitar de uma deficiência primária quando houver história familiar de imunodeficiência, infecções recorrentes ou persistentes, infecções com microrganismos incomuns ou infecções graves com microrganismos de baixa virulência.

No exame físico levantam a hipótese de imunodeficiência primária os seguintes achados clínicos: ganho de peso inadequado, ausência de tonsilas, candidíase oral persistente, dificuldade na cicatrização, eczema que não resolve com a terapia convencional, verrugas intensas, doença das gengivas, granuloma cutâneo, hepatoesplenomegalia sem explicação, telangiectasia, ataxia, nanismo, anormalidades das cartilagens e albinismo.

A abordagem inicial de investigação etiológica laboratorial poderia ser a seguinte: 1) hemograma verificando o número absoluto de neutrófilos, linfócitos e contagem plaquetária; 2) imunoglobulinas séricas: IgA, IgM, IgG e IgE; 3) resposta funcional de anticorpos à imunização: antitétano, antidifteria, *anti-Haemophilus influenzae* tipo B e antipneumocócica; 4) subpopulação de linfócitos: células T (CD3), células B (CD19) e células NK (CD16/56); 5) complemento hemolítico total.[1-3]

Os defeitos mais comuns são os defeitos do sistema de células B, imunodeficiências combinadas, do sistema fagocitário, celular e complemento respectivamente.

As deficiências de células B correspondem à maior parte das imunodeficiências primárias. Pacientes com defeitos de células B não têm uma resposta de produção de anticorpos adequada, o que pode cursar com graus variáveis, desde a completa ausência de células B até a ausência de produção de anticorpos específica a determinados agentes. Neste grupo encontram-se a agamaglobulinemia ligada ao X, a síndrome de hiper-IgM, imunodeficiência variável comum, a deficiência seletiva de IGA e de subclasses de IgG. Em geral essas crianças são assintomáticas nos primeiros 6 meses de idade, onde ainda ocorre a ação dos anticorpos maternos. Depois deste período, crianças acometidas são predispostas a infecções recorrentes, com quadros muitas vezes persistentes e graves.

A agamaglobulinemia ligada ao X é decorrente de mutações gênicas na proteína tirosina quinase de Bruton (Btk). Esta quinase parece ser necessária em mecanismos de sinalização intracelular e em quase todas as etapas do processo de diferenciação de células B. A sua disfunção leva a um bloqueio no desenvolvimento de célula B da medula óssea, no estágio de passagem de pró-B para pré-B, levando a uma redução ou ausência de imunoglobulinas no soro, porém com a imunidade dependente de células T normal. Os meninos acometidos podem ter história familiar maternal de infecções recorrentes e óbitos precoces secundários à infecção. Na maioria, são assintomáticos nos primeiros meses de vida, graças à presença de anticorpos maternos circulantes. A partir de então tornam-se frequentes as infecções respiratórias por *Streptococcus pneumoniae* e *Haemophilus influenzae*. São sugestivos da patologia a hipoplasia de tecido linfoide ao exame físico e baixa concentração sérica das subclasses de Ig. Teoricamente, a resposta imune a agentes virais está preservada, porém há relatos de casos de infecção por enterovírus, coxsackie e poliovírus com evolução arrastada e de difícil resolução, muitas vezes cursando com disseminação e complicações.

A imunodeficiência comum variável pode acometer pacientes em qualquer idade, sendo mais comum no adulto jovem. O fato de os sintomas surgirem tardiamente faz com que esta doença também seja chamada de hipogamaglobulinemia de início tardio ou adquirida. Quando manifesta na infância, é comum a associação a processos autoimunes, como anemia hemolítica e púrpura trombocitopênica imune. Além disso, crianças com infecções recorrentes que inicialmente apresentam deficiência isolada de subclasses IgA ou IgGA e que evolutivamente se tornam carentes com relação a todas as outras subclasses de Ig foram identificadas. Não é conhecida a base genética comum a todas elas, mas de qualquer maneira, a hipogamaglobulinemia, deficiência de resposta a protocolos de imunização com uma resposta linfoproliferativa diminuída, produção alterada de citocinas; defeitos na expressão de moléculas de adesão e atividade supressora linfocitária, justificando o aumento na incidência de infecções por fungos, bactérias intracelulares e protozoários. Ocorre uma incapacidade de as células B se diferenciarem em células produtoras de anticorpos e sintetizar quantidades adequadas de imunoglobulinas. Manifestações autoimunes e neoplasias ocorrem em frequência aumentada nesta população, em geral em paciente com tempo de doença superior a 10 anos. Existem relatos de casos identificados sem relação com transmissão familiar e alguns que sugerem relação com uso de sulfassalazina, hidantoína e carbamazepina, porém em uma forma transitória.

A síndrome Hiper-IgM ligada ao X é uma imunodeficiência primária caracterizada por níveis normais ou elevados de IgM no soro, com ausência ou níveis muito baixos de outros isotipos. Este fato é decorrente de deficiência da molécula CD40L, expressa em células T, prejudicando sua interação com a molécula CD40 de células B. A molécula CD40L é membro da família do receptor do fator de necrose tumoral, expresso em uma variedade de células inclusive células B, macrófagos, células dendríticas e outros tipos celulares não imunes. A ativação desta molécula CD40 é necessária para proliferação de células B e troca de classe de imunoglobulina, ocorrendo através da interação de CD40 com seu ligante expresso em células T ativas. O comprometimento dessa ligação molecular leva a defeitos no processo de recombinação na troca de classes de imunoglobulinas (Igs) e falhas na imunidade celular, o que justificaria o fato de muitos pacientes apresentarem infecções associadas a defeitos de células T (*P. jiroveci*, histoplasma etc.). A infância da maioria dos pacientes é marcada por recorrentes infecções por microrganismos oportunistas. Neutropenia também é observada, podendo contribuir para a susceptibilidade a infecções bacterianas e infecções por *Cryptosporidium*.

A síndrome de hiper IgE é muitas vezes classificada como um defeito do sistema fagocitário em razão da ação dos níveis elevados de IgE sobre as quimiotaxias dos neutrófilos e função de células T muitas vezes envolvida. Além da elevação nas concentrações séricas de IgE, a doença cursa valores normais das outras Ig. Observam-se recorrentes infecções do trato respiratório por *Staphylococcus* sp., *C.albicans*, *H. Influenzae*, *Pneumococcus e Aspergillus*, desenvolvimento de pneumatoceles, formação de abscessos "frios", sem a associação de sinais típicos de inflamação eosinofílica e ocorrência de eczemas crônicos. As fraturas ósseas e outras anormalidades dentais e ósseas também são descritas. O defeito primário é pouco conhecido, sendo a alteração na quimiotaxia dos neutrófilos aparentemente secundários a um defeito maior. Ocorrem formas autossômicas recessivas, dominantes e esporádicas dessa doença. A forma autossômica recessiva pode levar ao desenvolvimento de complicações neurológicas decorrentes de infecções virais e, ao contrário dos pacientes com as outras formas, não apresenta anormalidades ósseas e cistos pulmonares.

São descritas deficiências específicas das subclasses IgG, individuais ou combinadas, têm um significado pouco conhecido atualmente. Por exemplo, pacientes com níveis muito baixos de IgG1 podem ter um nível total de Igs séricas, uma condição que pode ser associada à imunodeficiência comum variável, caso outras subclasses estejam prejudicadas. Além disso, a interpretação dos valores séricos normais varia muito nas diferentes faixas etárias e referências de laboratório. Muitas vezes, a deficiência é considerada quando os níveis se encontram abaixo do que dois desvios-padrão com relação à média para a idade em questão, em associação a níveis normais de IgA e IgM. Os erros laboratoriais podem ser minimizados fazendo-se a leitura de todas as subclasses de IgG, com a soma de todas elas sendo compatível com o valor total dado como referência. Em alguns casos não sendo relacionadas com aumento na susceptibilidade a infecções, porém em outros parece estar associada a um aumento na predisposição a bacteremias, infecções pulmonares e ósseas.[4-7]

A imunodeficiência combinada grave (SCID) é grupo de patologias imunes que apresenta grande heterogeneidade genética, com cerca de 10 diferentes condições já totalmente caracterizadas. Estas condições correspondem a uma deficiência intrínseca no desenvolvimento de células T, variavelmente associadas a defeito de diferenciação de outras linhagens de células hematopoiéticas. Na ausência de células T maduras, ocorre prejuízo na imunidade adaptativa, resultando em um amplo espectro de susceptibilidade a vários agentes patogênicos, entre os quais certo número de microrganismos oportunistas. Manifesta-se classicamente na primeira infância, associada a uma linfopenia marcante, hipogamaglobulinemia, presença de aftas em mucosas. São comuns nos primeiros meses de vida episódios recorrentes e graves de diarreia, otites, septicemia e infecções cutâneas provocadas por uma grande variedade de agentes, como *C. albicans, Pseudomonas*, citomegalovírus e varicela-zóster, em especial a pneumonia por *P. jiroveci*, com evolução fatal antes dos 2 anos de vida em muitos casos. A doença ligada ao X corresponde a aproximadamente 50-60% dos casos, e pacientes com esta doença apresentam bloqueio da diferenciação de células T e *Natural Killer*, assim como linfócitos B incapazes de produzir anticorpos. Somente homens apresentam este tipo da doença. Observa-se em outras formas autossômicas de SCID a deficiência da enzima adenosina desaminase (ADA). A deficiência desta enzima leva a acúmulos de metabólitos tóxicos, adenosina e desoxiadenosina, resultando na redução da maturação de precursores de linfócitos. A ação da enzima defeituosa nos precursores de linfócitos leva a um acúmulo de dGTP capaz de inibir a divisão celular.[4,5,8]

A candidíase mucocutânea crônica é um grupo peculiar de imunodeficiência caracterizada por infecções fúngicas recorrentes e persistentes, acometendo principalmente pele, unha e mucosas, com acometimento sistêmico raro. Pode manifestar-se de forma autossômica recessiva, dominante ou esporádica. A maior parte dos pacientes apresenta alterações endocrinológicas associadas, como hipoparatireoidismo, hipotireoidismo, hipogonadismo etc. O defeito primário é desconhecido, podendo ocorrer alterações humorais, celulares e fagocitárias que impedem uma resposta adequada à infecção fúngica.[4]

A síndrome Di George (ou síndrome velocardiofacial) é uma síndrome clínica associada à microdeleção no braço longo do cromossoma 22, resultando em hipoplasia tímica com anomalias no desenvolvimento do terceiro e quarto arcos faringianos. Alguns casos relacionados com deleção do cromossoma 10 estão descritos. As manifestações clínicas observadas incluem malformações cardíacas, aplasia tímica, anormalidade craniofacial, hipocalcemia (pela hipoplasia ou aplasia da paratireoide), insuficiência velofaringiana e fissura do palato. Outras características típicas são: face alongada, nariz proeminente, fendas palpebrais pequenas, hipertelorismo, retromicrognatia e implantação baixa auricular. Muitos pacientes apresentam distúrbios psiquiátricos, como esquizofrenia e distúrbios bipolar. A susceptibilidade a infecções ocorre em razão da deficiência de células T, enquanto o número de linfócitos B circulantes e imunoglobulina no soro pode ser normal ou aumentado.[5,6]

A ataxia-telangiectasia é uma alteração multissistêmica que cursa com imunodeficiência relacionada com deficiência de IgA e subclasses IgG, aumentando a predisposição destes pacientes a infecções do trato respiratório por vírus e bactérias típicas, muitas vezes associadas a complicações, como formação de bronquiectasias pulmonares. Ocorre também prejuízo da maturação de certos órgãos, aumento na incidência de neoplasias, especialmente linfoma não Hodgkin e leucemias linfoides, hipersensibilidade aos raios X e distúrbios neurológicos. Essa doença decorrente de mutações gênicas que parecem interferir no processo de reparo do DNA aumenta a susceptibilidade aos cânceres nesses pacientes. A ataxia inicialmente do tipo cerebelar pode aparecer precocemente ou após os 5 anos de vida. Pode progredir para uma fraqueza muscular generalizada e profunda debilidade. Ocorre também o aparecimento de telangiectasias capilares cutâneas e conjuntivais, simétricas, em idades variadas e de curso progressivo, muitas vezes associada ao aumento da incidência de retardo do crescimento.[4,6]

A síndrome de Wiskott-Aldrich é uma patologia ligada ao X e clinicamente apresenta a tríade de eczema, trombocitopenia e infecções recorrentes, está associada a mutações no gene Xp11.22, as quais levam à perda da função da proteína Wiskott-Aldrich (Wap), expressa no citosol de células hematopoiéticas, sendo responsável pela regulação da polimerização da actina do citoesqueleto, interferindo, assim, na motilidade, forma, polaridade e mecanismos de sinalização dessas células. As plaquetas e os linfócitos estão afetados, ocorrendo alteração na morfologia, desenvolvimento anormal e comprometimento da função migratória. Os pacientes podem ter processos infecciosos de repetição de diversos fungos, bactérias e vírus. Observa-se uma maior ocorrência de trombocitopenia, doenças autoimunes e doenças linfoproliferativas principalmente após os 8 anos de idade, quando a incidência aumenta bruscamente.[4,5]

As doenças do sistema fagocitário e dos neutrófilos compreendem primariamente as anormalidades no número total de neutrófilos, nas suas ações, como fagocitose, aderência aos tecidos, quimiotaxia e destruição de microrganismos. Os neutrófilos têm papel fundamental na proteção de pele e mucosas, atuando como primeira defesa contra invasão de microrganismos. Caso ocorra a invasão tecidual, células fagocitárias migram para o local de inflamação para conter a infecção e sua disseminação. Pacientes com anormalidades neste sistema em geral apresentam precocemente infecções bacterianas e fúngicas graves e recorrentes, muitas vezes por agentes presentes no ambiente, acometendo pele, mucosas, pulmões, fígado e ossos. Fazem parte deste grupo as doenças que cursam com defeitos próprios da ação dos fagócitos, como a doença granulomatosa crônica, a deficiência de adesão e migração dos leucócitos (DAML), a síndrome de Chediak-Higashi, deficiência de mieloperoxidase, além de patologias que cursam com redução no número de leucócitos como a neutropenia cíclica (Síndrome de Kostmann) e a Síndrome de Shwachman-Diamont.

A doença granulomatosa crônica é uma imunodeficiência primária incomum (afeta cerca de 1/250.000 nascidos vivos), que ocorre por uma falha na produção de intermediários no metabolismo do oxigênio nos fagócitos por um defeito na cadeia do NADPH oxidase, interferindo na sua capacidade de atividade microbicida intracelular após fagocitose de microrganismos catalase-positivos pelos neutrófilos e monócitos. Pode ter herança ligada ao X, mais grave, cursando com quadro de início mais precoce de infecções de pele de repetição, muitas vezes com formação de abscessos, pneumonias e otites. Outra forma de apresentação da doença, de herança autonômica recessiva, cursa com quadro de início em geral mais tardio, menos grave e de menor morbimortalidade. A doença caracteriza-se também por resposta inflamatória anormal, levando à formação de granulomas. São comuns infecções por *S. Aureus, Serratia marcescens, Chromobacterium violaceum, Burkhoderia cepacia e Aspergillus*, podendo muitas vezes ser indicado uso de antibióticos e antifúngicos profiláticos para estes pacientes.

A DAML é uma doença que apresenta diversos fenótipos. A DAML-1 cursa com um defeito da expressão de glicoproteínas de superfície das células fagocitárias que codificam a integrina, denominadas CD11a/CD18, CD11b/CD18 e CD11c/CD18. A principal mutação ocorre no gene CD18 prejudicando ou impedindo o processo normal de adesão de leucócitos, em especial neutrófilos, o endotélio e o recrutamento dos mesmos para sítios inflamatórios, o que resulta em um aumento da susceptibilidade a infecções. Crianças com esta patologia geralmente têm história de queda tardia do coto umbilical, infecções de pele de repetição, às vezes com ulcerações crônicas de difícil cicatrização, lesões de mucosa oral com gengivites graves, acometimento de tratos respiratório e genital sem secreção purulenta, apesar da leucocitose crônica – associado a um aumento do número de neutrófilos circulantes, ainda que os mesmos sejam incapazes de aderir efetivamente ao endotélio dos vasos da região afetada. Os patógenos comumente encontrados são o *Staphylococcus aureus* e Gram-negativos entéricos, além de fungos, como *Candida* e *Aspergillus* sp. Na DAML-2, os pacientes apresentam CD11/CD18 normais. Ocorre um defeito específico no transportador da fucose GDP-L do complexo de Golgi, levando a um defeito de algumas glicoproteínas expressas na superfície celular, fazendo com que os neutrófilos de pacientes afetados sejam incapazes de se unirem a células endoteliais ativadas nos locais de inflamação. A apresentação clínica é semelhante, associada a características peculiares, como comprometimentos neurológicos e dismorfismos craniofaciais.

A síndrome de Chediak-Higashi (SCH) é uma rara doença autossômica recessiva, que cursa com um defeito vesicular secundário ao alargamento de grânulos nos lisossomas, melanossomas e grânulos densos plaquetários, caracterizada pela susceptibilidade aumentada a infecções principalmente na pele e nas vias aéreas, com resposta lenta à antibioticoterapia, secundárias a uma desgranulação defeituosa dos neutrófilos, diátese hemorrágica graças à disfunção plaquetária ou plaquetopenia, pele clara e cabelos prateados em razão da presença de hastes pilosas desprovidas de grânulos pigmentares, com a fotofobia e diminuição da acuidade visual queixas comuns destes pacientes. Outros achados são a neuropatia central ou periférica progressiva e síndrome linfoproliferativa, sendo esta a complicação mais ameaçadora à vida, acometendo cerca de 85% dos pacientes na fase acelerada da doença, caracterizada por infiltração linfo-histiocitária de múltiplos órgãos, não maligna, porém semelhante ao linfoma, manifestada por febre, anemia, neutropenia, trombocitopenia, hepatoesplenomegalia, linfadenopatia, icterícia e coagulopatia. Diversos defeitos são descritos em associação a esta patologia, incluindo a função citolítica prejudicada das células T e *natural killer* e a atraso na quimiotaxia de neutrófilos e monócitos. O óbito em geral ocorre na primeira década de vida por infecção ou sangramento, ou mais tardiamente, quando há evolução para a fase acelerada da doença.[4-6,9,10]

Com relação ao número total de leucócitos, os valores normais são extremamente variáveis nas diferentes idades. É comum uma leucocitose expressiva ao nascimento seguida de uma queda no valor absoluto até a primeira semana de vida, a qual se mantém relativamente constante ao longo do primeiro ano de vida, voltando a apresentar uma diminuição discreta a partir de então até que na adolescência atingem-se os valores típicos da vida adulta. A neutropenia é definida com uma contagem de neutrófilos inferior a 1.000 células/mm$^3$, sendo classificada como grave, quando abaixo de 500 células/mm$^3$. Está associada a um aumento direto da incidência de infecções bacterianas e fúngicas graves. As causas genéticas são raras e manifestas por infecções bacterianas recorrentes desde os primeiros meses de vida, resultante da intensa diminuição na contagem de neutrófilos, geralmente abaixo de 200/mm$^3$. Incluem as neutropenias primárias congênitas, que possuem manifestações clínicas semelhantes a diferentes formas de herança genética que interferem na maturação mieloide, levando à neutropenia, podendo ser autossômica, autossômica recessiva (síndrome de Kostmann clássica), recessiva ligada ao X e esporádica. As mutações genéticas conhecidas são ELA2, mais comum na forma autossômica dominante, e HAX1, na recessiva. Em geral os pacientes apresentam quadros de infecções piogênicas graves e de repetição, com abscessos especialmente em pele, orofaringe e reto, além de aftas orais, infecções de vias aéreas superiores e inferiores, e diarreia de forma recorrente já no primeiro ano de vida.

A síndrome de Shwachman-Diamond é uma doença autossômica recessiva que cursa com neutropenia periódica, frequentemente com contagens de neutrófilos abaixo de 1.000/μL e defeitos de quimiotaxia muitas vezes associados, com pacientes apresentando sintomas digestivos, como diarreia crônica de início ainda no lactente, com má absorção de nutrientes, levando a prejuízo do crescimento e desenvolvimento. Podem estar presentes a insuficiência pancreática, anormalidades esqueléticas e infecções respiratórias de repetição.[5,9,10]

Atualmente defeitos em todos os 11 componentes do complemento estão descritos, sendo comuns a pacientes com deficiências em C1q, C1r, C1rs, C4, C2, C3, C5-9 e fator D de infecções de repetição, mais comumente por *N. Meningitidis* e *Pneumococcus* (menos frequência). O *screening* para defeitos do complemento é relativamente simples, sendo a avaliação hemolítica total do complemento (CH50) um procedimento útil na triagem destes pacientes. Um resultado normal depende da capacidade de todos os componentes da via clássica e do complexo de ataque à membrana interagirem e lisarem hemácias revestidas por anticorpos. A diluição do soro que provoca a lise de 50% das células determina o valor final do teste. Os valores observados nas deficiências variam conforme o tipo e a gravidade do defeito. O atraso no processamento ou armazenamento incorreto da amostra pode resultar em valores falsamente baixos. Se o resultado do CH50 for baixo, deve-se proceder na avaliação da função da via alternativa. Se baixo, o defeito recai sobre a via do complexo comum de ataque à membrana. A mensuração de cada componente ou fator do complemento pode, então, ser feita por indicação de especialista.[4,6,11]

As imunodeficiências adquiridas podem ser resultado de uma série de fatores. As infecções, principalmente de etiologia viral, podem cursar com alterações no sistema imunológico, sejam elas transitórias ou persistentes. O vírus da imunodeficiência humana, HIV, é o agente mais importante dentre as causas de imunodeficiência adquirida relacionadas com infecções. Embora os avanços nas pesquisas e controle da doença tenham diminuído crucialmente a incidência de novos casos nos Estado Unidos e Europa, a maioria das crianças infectadas nasce em países em desenvolvimento. A transmissão ocorre através de contato sexual, exposição parenteral ou transmissão vertical. Cursa classicamente com prejuízo da função de células T, com quadro clínico muitas vezes semelhante às deficiências primárias de células T. Outros vírus podem causar alterações transitórias no sistema imunológico, muitas vezes com uma neutropenia significativa que pode predispor a infecções bacterianas invasivas.

Doenças malignas, como neoplasias, podem cursar com imunodeficiência, como efeito direto da própria doença ou como efeito secundário de drogas utilizadas no seu tratamento. Estes pacientes muitas vezes têm outros fatores que contribuem para a resposta imunológica deficiente, como a presença de dispositivos invasivos (como sondas, cateteres etc.), que levam à quebra de barreiras naturais dos nossos organismos, como a pele e mucosas, aumentando o risco a infecções invasivas. Além disso, estes pacientes têm exposição prolongada a antibióticos de largo espectro, permanecem internados por longos períodos e apresentam graus distintos de desnutrição, o que mais uma vez contribui para uma resposta imunológica deficiente e risco elevado a infecções. Desse modo, a relação entre malignidade, uso de drogas imunossupressoras e mortalidade por quadros infecciosos estão bem estabelecidos. Contribui para o quadro a presença de neutropenia em graus variáveis, secundária a uso de drogas antineoplásicas, preditor de risco de infecção nestas crianças, em virtude da falta de resposta inflamatória. Contagens de células entre 500 e 1.000 c/mm$^3$ são consideradas de risco para infecção, porém não tão elevadas, sendo consideradas graves ou de alto risco quando menores que 500 c/mm$^3$. Muitas vezes as manifestações clínicas da infecção são pobres, podendo ser a febre a única manifestação. Pacientes neutropênicos com febre devem ser avaliados clínica e laboratorialmente de forma criteriosamente, avaliando a necessidade de internação ou condição de tratamento ambulatorial, uso de antibioticoterapia parenteral empírica até identificação do agente etiológico ou melhora da neutropenia, baseando-se na classificação de risco de cada patologia e condição do paciente, o que contribui para a diminuição do risco de sepse, choque séptico e óbitos. Sugere-se coleta de exames gerais, como hemograma completo, ureia e creatinina, obtenção de culturas de sangue periférico e acessos venosos centrais, se houver, além de urina e aspirações de secreções, se houver, se possível direcionados por outros sintomas clínicos que podem estar presentes. Pacientes com sintomas respiratórios podem ser submetidos a radiografias de tórax, embora infiltrados pulmonares possam estar ausentes em casos de neutropenias graves. A realização de tomografia computadorizada de abdome deve ser considerada na presença de dor abdominal em pacientes com neutropenia grave para diagnóstico de tiflite.[12]

Outro grupo de importância cada vez maior atualmente apresenta doenças tratadas pelo transplante de órgãos e tecidos. O sucesso no tratamento se deve muito ao uso de drogas imunossupressoras utilizadas na fase pré-transplante como no controle da rejeição, o que muitas vezes aumenta o risco a infecções nestes pacientes. Existem algumas diferenças entre o tipo de transplante feito, a ocorrência das infecções, classe de imunossupressores usados, imunidade prévia do paciente e tempo com relação ao transplante.

Quanto ao transplante de órgãos sólidos, fatores existentes antes do transplante podem predispor à ocorrência de infecções, como reativação de vírus latentes, entre outros, sendo muitos deles preveníveis. Atualmente a necessidade do uso de drogas imunossupressoras no período pós-transplante é o fator de risco mais importante para as ocorrências de infecção, o que ainda hoje representa um problema apesar dos esforços em desenvolver e utilizar drogas que tenham bom efeito na prevenção da rejeição do órgão transplantado com baixo efeito sobre a competência do sistema imunológico do paciente contra agentes potencialmente virulentos. As infecções que ocorrem dentro dos 30 primeiros dias pós-transplante em geral estão associadas a complicações do próprio ato cirúrgico ou relacionadas com a presença de dispositivos invasivos com quebra de barreira. Após este período, predominam complicações resultantes da imunossupressão empregada, sendo o período de maior risco para infecções oportunistas, como *P. Jiroveci* e citomegalovírus. No período mais tardio, em geral, após 6 meses do transplante, predominam complicações, como rejeição crônica e exposição a patógenos de comunidade, que podem levar a quadros graves de doença.

No caso do transplante de células-tronco ou transplante de medula óssea, as infecções podem ser classificadas quanto ao período de ocorrências: período pré-transplante, pré-enxerto (até 30 dias após o transplante), pós-enxerto (de 30 a 100 dias) e pós-transplante tardio (mais de 100 dias), pois ocorrem defeitos específicos na imunidade do paciente nestes diferentes períodos. O período pré-transplante caracteriza-se por uma fase de aumento do risco à infecção por bactérias Gram-negativas em diversos sistemas, em pacientes muitas vezes debilitados pela presença da doença maligna e já submetidos a tratamentos de quimioterapia com graus variáveis de imunossupressão. No período pré-enxerto predominam as bacteremias por cocos Gram-positivos e bacilos Gram-negativos, secundárias à quebra de barreiras graças à mucosite intensa, presença de cateteres, ou associada a quadros pulmonares. Pacientes que mantêm neutropenia prolongada apresentaram fungemias por *Aspergillus*, e em menor frequência, por *Fusarium*. Os quadros virais também podem ocorrer principalmente agentes adquiridos na comunidade como o Influenza, adenovírus e vírus sincicial respiratório, entre outros. No período pós-enxerto, predominam os defeitos na imunidade celular, predominando as infecções por agentes oportunistas. Justifica-se, então, a quimioprofilaxia para *P. Jiroveci*. O citomegalovírus e o adenovírus destacam-se como agentes importantes, como causa de morbidade e mortalidade destes pacientes nesta fase. No período pós-transplante tardio são incomuns os quadros de infecção grave, exceto quando ocorre quebra das barreiras naturais do organismo, como pele e mucosa, nas lesões relacionadas com doença enxerto-*versus*-hospedeiro crônica, que pode estar associada a outros defeitos imunológicos. As infecções virais ocorrem em maioria, além de infecções bacterianas do trato respiratório.

Diversas situações comuns aos pacientes criticamente doentes contribuem para o aumento do risco a infecções, como a presença de doença crônica, desnutrição proteicocalórica, presença de dispositivos invasivos, uso prolongado de medicamentos e antibióticos de largo espectro, o que muitas vezes pode levar a desfechos catastróficos apesar do avanço terapêutico e de tecnologias empregadas no tratamento destes pacientes.[12,13]

## TRATAMENTO

As complicações infecciosas permanecem como as principais causas de morbidade e mortalidade, particularmente em pacientes pediátricos com imunossupressão. As imunodeficiências podem ser didaticamente subdivididas em **primárias** ou congênitas, hoje um espectro que inclui mais de uma centena de síndromes descritas, e **secundárias** ou iatrogênicas, como as que ocorrem em decorrência do tratamento do câncer, de doenças reumatológicas; as decorrentes de transplantes de órgãos e tecidos e, além dessas, destacam-se ainda a desnutrição grave e a síndrome da imunodeficiência adquirida (AIDS).

Os agentes etiológicos consistem não somente naqueles adquiridos na comunidade, como também no ambiente hospitalar além de um grande número de patógenos oportunistas.

Nesses pacientes a resposta inflamatória está em geral alterada, e isto resulta em manifestações clínicas frustras ou atípicas, e os achados radiológicos, por exemplo, quando há comprometimento pulmonar, ou laboratoriais podem demorar a se apresentar de forma mais característica, tornando muitas vezes o diagnóstico clínico mais precoce dificultoso. A evolução dos quadros infecciosos tende a ser rápida e dramática, e o uso de procedimentos invasivos diagnósticos deve ser cogitado com maior precocidade.[13]

A terapia anti-infecciosa indicada para as diversas situações clínicas é geralmente complexa em razão da urgência de indicação do tratamento empírico, com mais de um antimicrobiano, destacando-se que esses pacientes recebem vários outros medicamentos para tratamento e controle de sua doença de base, o que poderá ocasionar tanto o aumento da toxicidade como também a ocorrência de interação de drogas.

O manejo dependerá do(s) órgão(s) e patógeno(s) potencialmente envolvidos e pode-se orientar o tratamento de acordo com as diferentes síndromes clínicas infecciosas apresentadas de forma esquemática no Quadro 11-1.

A seguir, serão descritas as opções terapêuticas para as principais infecções oportunistas potencialmente envolvidas nos quadros citados.

| QUADRO 11-1 | Principais infecções segundo órgãos e sistemas e patógenos frequentes em pacientes imunossuprimidos | | | |
|---|---|---|---|---|
| **Infecção** | | **Patógenos frequentes** | | |
| Local | Doença | Bactérias | Vírus | Fungos/Outros* |
| Sintomas gerais | Síndrome do CMV | BCGite disseminada<br>Infecções bacterianas graves | CMV<br>EBV | |
| SNC | Meningite | S. pneumoniae<br>Estreptococo B<br>Listeria<br>Salmonella<br>Pseudomonas<br>E. coli | HSV<br>EBV<br>CMV | Criptococo<br>Aspergilo<br>Candida<br>Nocardia*<br>Toxoplasma* |
| Trato respiratório | Pneumonia | S. pneumoniae<br>S. aureus<br>H. influenzae<br>Legionella<br>Pseudomonas<br>Acinetobacter<br>Burkholderia<br>M. tuberculosis | Influenza<br>Adenovirus<br>RSV<br>CMV<br>EBV<br>Varicela | Candida<br>Aspergilo<br>Pneumocystis |
| Trato gastrointestinal | Colite | C. difficile | CMV<br>EBV | |
| | Diarreia | Salmonella<br>Shigela<br>E. coli<br>M. atípicas | CMV<br>EBV<br>Rotavirus | Giardia*<br>Cryptosporidium*<br>Strongyloides* |
| Fígado | Hepatite | | CMV<br>HSV<br>Varicela<br>EBV<br>HHV-6, 7, 8 | |
| | Colangite/Abscesso | Bacilos Gram-negativos<br>Enterococo<br>Anaeróbios | | Candida<br>Aspergilo |
| | Varicela-Zóster<br>Verrugas | | Varicela<br>HPV | |
| Hematológico | Citopenias | Qualquer bactéria (sepse)<br>M. atípicas | CMV<br>EBV<br>Parvovírus | Candida<br>Aspergilo<br>SHF* |

*Inclui protozoários e helmintos.
CMV = Citomegalovirus; EBV = vírus Epstein-Barr; HSV = herpes-vírus simples; HHV = herpes-vírus humano; HPV = papilomavírus humano; RSV = vírus respiratório sincicial; SHF = síndrome hemofagocítica.
(Adaptado de Zaoutis 2007.[14])

## Síndrome clínica com sintomas sistêmicos/gerais

### Citomegalovirose

- *Droga de escolha:* ganciclovir na dose de 5 mg/kg a cada 12 horas, endovenoso, durante 14 a 21 dias.
- *Alternativa:* foscarnet na dose de 60 mg/kg a cada 8 horas, endovenoso, durante 14 a 21 dias.

### Infecções bacterianas graves

Nesses quadros de bacteremia, particularmente para pacientes submetidos a transplante de células-tronco hematopoiéticas (TCTH) ou com neutropenia, deve-se considerar cobertura de amplo espectro que deve incluir uma droga antipseudomonas, como cefepime, piperacilina-tazobactam ou carbapenêmico isolado ou em associação a aminoglicosídeo. A vancomicina deve ser adicionada para as seguintes indicações:

A) Pacientes com mucosite e neutropenia.
B) Evidência de hipotensão ou disfunção cardiovascular, especialmente se o paciente for portador de cateter venoso central.
C) Colonização por organismo resistente a penicilinas e cefalosporinas.
D) Crescimento de bactérias Gram-positivas em hemocultura ainda sem definição de sensibilidade.
E) Uso recente de antimicrobiano parenteral.[14]
  - Doses:
    - Cefepime: 150 mg/kg/dia, dividido a cada 8 horas.
    - Piperacilina-tazobactam: 300 mg/kg/dia, dividido a cada 8 horas.
    - Meropenem: 60 a 120 mg/kg/dia, dividido a cada 8 horas.
    - Amicacina: 15-22,5 mg/kg/dia, dividido a cada 8 horas.
    - Vancomicina: 40 a 60 mg/kg/dia, dividido a cada 6 horas.

### Doença disseminada causada por Mycobacterium bovis atenuada (BCGite disseminada)

Não há tratamento padronizado, entretanto, como a doença disseminada está relacionada com elevada taxa de mortalidade, recomenda-se o uso de esquema com quatro ou mais drogas. É reconhecido amplamente que as cepas de *M. bovis* são resistentes à pirazinamida, contudo na maioria dos regimes essa droga é incluída, pois inicialmente não se pode excluir a *M. tuberculosis* e deverá ser suspensa quando da confirmação do diagnóstico da doença causada por BCG. Sugere-se esquema composto por:

- *Isoniazida:* 15 a 20 mg/kg/dia, via oral.
- *Rifampicina:* 20 mg/kg/dia.
- *Ethambutol:* 20 a 25 mg/kg/dia.
- *Pirazinamida:* 35 mg/kg/dia (até a exclusão da tuberculose).
- *Ofloxacina:* 15 mg/kg/dia ou Ciprofloxacina 30 mg/kg/dia.

O tempo de tratamento não está estabelecido, com base em experiência de tratamento em adultos, o tempo mínimo situa-se ao redor de 9 meses.[15]

### Infecções do sistema nervoso central

As meningites bacterianas e virais terão seu tratamento detalhado no Capítulo 9. Desse modo, destacaremos o tratamento das principais infecções oportunistas causadas por fungos (Aspergilo, Criptococo e *Candida*), protozoários (toxoplasmose) e bactéria (nocardia).

### *Aspergilose*

- *Tratamento de escolha:* Voriconazol.

### Doses
- *Crianças 2-12 anos:* 9 mg/kg, a cada 12 horas (dose máxima de 350 mg de 12/12 h).
- *Crianças > 12 anos:* 6 mg/kg, a cada 12 horas (no 1º dia), a seguir 4 mg/kg a cada 12 horas.

### Outras opções de tratamento
- *Anfotericina B lipossomal:* 3 a 5 mg/kg/dia.
- *Micafungina:* 4 a 12 mg/kg/dia, 1 vez ao dia, dose máxima adulto 50 a 100 mg.
- *Caspofungina:* 70 mg/m² dose inicial, a seguir 50 mg/m², 1 vez ao dia.[16,17]

### *Criptococose*

Recomenda-se o tratamento de acordo com condição imune do paciente e presença de doença de base (Quadro 11-2).[18]

### *Candidíase*

O tratamento de candidíase do SNC em crianças não tem protocolo bem estabelecido. A maioria das espécies de *Candida* é susceptível à Anfotericina B, entretanto, a *C. lusitaniae* e algumas espécies da *C. glabrata* e *C. krusei* têm sensibilidade reduzida ou resistência e, desse modo, o tratamento pode ser iniciado com associação:

- *Anfotericina B convencional:* 0,7 a 1 mg/kg, EV, 1 vez ao dia ou Anfotericina lipossomal na dose de 3 a 5 mg/kg/dia ± Flucitosina 100 mg/kg/dia, dividido em 4 doses, por várias semanas, seguido por Fluconazol na dose de 6 a 12 mg/kg/dia. Tratar até que os sinais e sintomas clínicos, as alterações no líquido cefalorraquidiano e as anormalidades radiológicas tenham-se resolvido, o que implicará em várias semanas de tratamento.[17,19,20]

### *Toxoplasmose*

Esquema de escolha:

- *Pirimetamina:* 2 mg/kg, 1 vez ao dia, por 3 dias e a seguir 1 mg/kg/dia +.
- *Sulfadiazina:* 100 a 200 mg/kg/dia, dividido em 4 tomadas +.
- *Ácido folínico (Leucovorin):* 10 a 25 mg/dia.

O tempo de tratamento em imunodeprimidos é geralmente de 6 ou mais semanas.

| QUADRO 11-2 | Tratamento de meningoencefalite causada por *C. neoformans* | | |
|---|---|---|---|
| | Indução | Consolidação | Manutenção |
| Pacientes Infecção HIV | Anfotericina B convencional[a]: 0,7 a 1 mg/kg, EV, 1 vez ao dia + Flucitosina 100 mg/kg/dia, divididos em 4 doses, por 2 semanas | Fluconazol 6 a 12 mg/kg/dia, por 8 semanas | Fluconazol 6 mg/kg/dia, por 12 meses |
| Pacientes receptores de transplante de órgão sólido | Anfotericina Lipossomal 3 a 5 mg/kg/dia ou Anfotericina complexo lipídico em 5 mg/kg/dia + Flucitosina 100 mg/kg/dia, divididos em 4 doses, por 2 semanas *Considerar redução da imunossupressão | Fluconazol 6 a 12 mg/kg/dia, por 8 semanas | Fluconazol 6 mg/kg/dia, por 6 a 12 meses |
| Pacientes não portadores de infecção pelo HIV e não transplantados | Anfotericina B convencional[a]: 0,7 a 1 mg/kg, EV, 1 vez ao dia + Flucitosina 100 mg/kg/dia, divididos em 4 doses, por 4 semanas | Fluconazol 6 a 12 mg/kg/dia, por 8 semanas | Fluconazol 6 mg/kg/dia, por 6 a 12 meses |

[a]Considerar o uso de anfotericina lipossomal em pacientes com risco ou predisposição à disfunção renal ou naqueles com intolerância comprovada (reação intensa) à infusão da anfotericina B convencional.
(Modificado de Hoz RM & Pappas PG.[18])

### Drogas alternativas

- *No caso de intolerância à sulfa:* Clindamicina na dose de 20 a 30 mg/kg/dia, dividido em 4 tomadas.[20]

### *Nocardiose*

Infecção bacteriana que causa em imunocompetentes lesões cutâneas ou linfocutâneas, com quadro pustular ou ulcerativo localizado. No imunodeprimido pode evoluir com doença invasiva com lesões nodulares pulmonares com possível disseminação para sistema nervoso central (abscessos únicos ou múltiplos).

### Tratamento

Nos quadros graves recomenda-se a associação de antimicrobianos:

- Amicacina + Ceftriaxona ou.
- Amicacina + Meropenem.

O tempo de tratamento em imunodeprimidos deve ser longo de 6 a 12 meses ou até 3 meses após a resolução em razão do elevado índice de recaída.[17,20]

## ■ Infecções do trato respiratório inferior

### Infecções bacterianas

O tratamento deverá ser fundamentado nos possíveis indícios clínicos e/ou laboratoriais e de imagem, todavia em muitas ocasiões a terapêutica será empírica, inicialmente contra bactérias adquiridas na comunidade, mas sempre considerar que esses pacientes podem estar sob regimes profiláticos com antimicrobianos, antifúngicos, ou terem sido internados recentemente e nesse contexto tanto os patógenos de aquisição hospitalar ou com possível resistência aos antibióticos usuais deverão ser considerados. Nessas ocasiões regime antimicrobiano de amplo espectro deve ser cogitado e prescrito.

### Tuberculose

O risco de tuberculose é maior dentre os pacientes imunodeprimidos, podendo a doença apresentar-se como tuberculose primária ou após reativação de infecção latente. É importante considerar a possibilidade dessa doença no nosso meio, onde a prevalência da doença é significativa. Sempre consultar a possibilidade da presença de contatos entre os familiares e suspeitar da doença em quadros respiratórios arrastados que não apresentem resposta adequada aos tratamentos preconizados. Os esquemas de tratamento foram revistos em 2011, pelo Programa Nacional de Controle da Tuberculose, e estão destacados nos Quadros 11-3 e 11-4.[21]

### Infecções virais

Frente à suspeita de pneumonia viral, pode-se indicar tratamento para:

#### Vírus influenza

No Brasil há recomendação do Ministério da Saúde, no Protocolo de Tratamento de Influenza publicado em 2013, de iniciar tratamento antiviral para pacientes com síndrome respiratória aguda grave (SRAG) (Ministério da Saúde 2013) (Quadro 11-5).[22]

| QUADRO 11-3 | Esquema básico para crianças. Indicado nos casos novos de todas as formas de TB pulmonar e extrapulmonar, inclusive infectados pelo HIV (crianças até 10 anos) | | | | |
|---|---|---|---|---|---|
| | | | Peso do paciente | | |
| Fases do tratamento | Drogas | Até 20 kg mg/kg/dia | Mais de 20 kg mg/dia | Mais de 35 kg mg/dia | Mais de 45 kg mg/dia |
| 1ª fase (2 meses – RHZ) | R H Z | 10 10 35 | 300 200 1.000 | 450 300 1.500 | 600 400 2.000 |
| 2ª fase (4 meses – RH) | R H | 10 10 | 300 200 | 450 300 | 600 400 |

R = Rifampicina; H = Isoniazida; Z = Pirazinamida.

### QUADRO 11-4 — Esquema básico para o tratamento de tuberculose para adultos e adolescentes (2 RHZE/4 RH)

| Regime | Fármacos | Faixa de peso | Unidade/Dose | Meses |
|---|---|---|---|---|
| 2 RHZE fase intensiva1 | RHZE 150/75/400/275 comprimido em dose fixa combinada | 20 kg a 35 kg<br>36 kg a 50 kg<br>> 50 kg | 2 comprimidos<br>3 comprimidos<br>4 comprimidos | 2 |
| 4 RH de fase de manutenção | RH comprimido ou cápsula de 300/200 ou de 150/100 ou comprimidos de 150/75* | 20 kg a 35 kg | 1 comprimido ou cápsula de 300/200 mg ou 2 comprimidos de 150/75* | 4 |
| | | 36 kg a 50 kg<br>> 50 kg | 1 comprimido ou cápsula de 300/200 mg + 1 comprimido ou cápsula de 150/100 mg ou 3 comprimidos de 150/75* | |

Obs.: [1]O esquema com RHZE pode ser administrado nas doses habituais para gestantes e está recomendado o uso de Piridoxina (50 mg/dia) durante a gestação pela toxicidade neurológica (em razão da isoniazida) no recém-nascido.
*As apresentações em comprimidos de Rifampicina/Isoniazida de 150/75 mg estão substituindo as apresentações de R/H 300/200 e 150/100 e deverão ser adotadas tão logo estejam disponíveis.

### Adenovírus

As infecções causadas por adenovírus (ADV) são doenças autolimitadas de trato respiratório, gastrointestinal e mucosas em imunocompetentes. No entanto, em pacientes transplantados causam doença disseminada e comprometimento de órgão-alvo com alta mortalidade por infecção primária ou reativação, especialmente em crianças. Não há estudos rando-

### QUADRO 11-5 — Drogas e doses para tratamento de influenza

| Droga | Faixa etária | | Tratamento |
|---|---|---|---|
| Fosfato de oseltamivir (Tamiflu®) | Adulto | | 75 mg, 12/12h, 5 dias |
| | Criança maior de 1 ano de idade | ≤ 15 kg | 30 mg, 12/12h, 5 dias |
| | | > 15 kg a 23 kg | 45 mg, 12/12h, 5 dias |
| | | > 23 kg a 40 kg | 60 mg, 12/12h, 5 dias |
| | | > 40 kg | 75 mg, 12/12h, 5 dias |
| | Criança menor de 1 ano de idade | < 3 meses | 12 mg, 12/12 h, 5 dia |
| | | 3 a 5 meses | 20 mg, 12/12 h, 5 dia |
| | | 6 a 11 meses | 25 mg, 12/12 h, 5 dia |
| Zanamivir (Relenza®) | Adulto | | 10 mg, duas inalações de 5 mg, 12/12h, 5 dias |
| | Criança | ≥ 7 anos | 10 mg, duas inalações de 5 mg, 12/12h, 5 dias |

mizados acerca do tratamento de doença pulmonar grave causada por adenovírus. Alguns relatos de caso têm assinalado o uso com sucesso de Cidofovir endovenoso em pacientes imunodeprimidos. Para doença instalada pode-se indicar Cidofovir na dose de 5 mg/kg, sempre acompanhado de hiper-hidratação e de probenecid, 1 vez por semana, em um total de 6 doses ou iniciar com 1 mg/kg, também com cuidados de hiper-hidratação e probenecid, administrado 3 vezes por semana, até que a carga viral do adenovírus esteja inferior a 400 cópias/mL (em duas ocasiões). A droga tem vários eventos adversos dentre os quais nefrotoxicidade, neutropenia e acidose metabólica.[17,20,23]

## Vírus sincicial respiratório (VSR)

As infecções por vírus sincicial respiratório (VSR) constituem uma importante causa viral de mortalidade em pacientes imunodeprimidos, com incidência média de 32% (variação 0 a 70%). Sua presença aumenta o risco para infecções bacterianas secundárias e para Aspergilose invasiva. Nos pacientes receptores de transplantes de células-tronco e hematopoiéticas a sua presença em vias aéreas superiores está associada à progressão rápida para quadros graves de bronquiolite e pneumonite no período pós-transplante imediato.

Ainda não estão disponíveis estudos definitivos que indiquem esquemas de tratamento, no entanto algumas séries de casos publicados sugerem que o tratamento com ribavirina e imunoglobulina pode contribuir para um desfecho melhor.

A 4ª Conferência Europeia sobre Infecções em Leucemias, conhecida pela sigla ECIL-4, publicou recentemente recomendações para o tratamento de VSR, com níveis de evidência descritas no Quadro 11-6.[24]

| QUADRO 11-6 | Recomendações para o tratamento de doença causada por VSR em pacientes hematológicos |
|---|---|
| • Para o tratamento de VSR a ribavirina aerossol pode ser administrada na dose de 2 g por 2 horas a cada 8 horas ou 6 g por 18 h/dia durante 7 a 10 dias (BII) | |
| • Para esse tratamento devem ser adotadas precauções para evitar a exposição ambiental e potenciais efeitos teratogênicos para profissionais de saúde ou visitantes grávidas (AII) | |
| • Pacientes sob tratamento com ribavirina aerossol devem ser monitorizados, e tratados os eventos adversos, incluindo claustrofobia, broncospasmo, náuseas, conjuntivite e diminuição da função pulmonar (BII) | |
| • Para o tratamento de VSR pode ser administrada ribavirina sistêmica por via oral (BIII) ou endovenosa para pacientes que não consigam tomar medicação oral na dose (10-30 mg/kg dividido em 3 doses diárias) (CIII) | |
| • Pacientes sob uso de ribavirina sistêmica devem ser monitorizados, e tratados os eventos adversos que incluem hemólise, alteração das provas de função hepática e declínio da função renal (BIII) | |
| • Para pacientes receptores de TCTH alógeno com doença por VSR em trato respiratório inferior ou com alto risco de desenvolver doença do trato respiratório inferior o tratamento com ribavirina aerossol ou ribavirina sistêmica pode ser combinado com IGIV ou preparações enriquecidas de anticorpos anti-VSR (BIII) | |

Hirsch, 2013.[24]

## Outros patógenos oportunistas

O tratamento da doença invasiva por *Candida* e por Aspergillus já foi apresentado nos quadros com envolvimento do Sistema Nervoso Central, e os mesmos princípios de tratamento e medicamentos devem ser utilizados para quadros pulmonares. Será destacado a seguir o tratamento da pneumonia por *Pneumocystis jiroveci*, patógeno causador de quadros muito graves em imunodeprimidos.

### Pneumocystis jiroveci (anteriormente conhecido como *P. carinii*)

- *Droga de escolha:*
  - Sulfametoxazol-trimetoprima em doses elevadas: 75-10 mg/kg/dia de sulfametoxazol, 15-20 mg/kg/dia de trimetoprima, dividido em 4 doses diárias, endovenoso ou oral, durante 21 dias.
- *Tratamento alternativo:* Pentamidina 3 a 4 mg/kg/dia, endovenoso, durante 21 dias.[17,20]

## Infecções do trato gastrointestinal

Será destacado o tratamento de dois quadros sindrômicos: colite e diarreia que podem determinar evolução complicada com desidratação grave e desequilíbrio hidroeletrolítico.

### Colite

#### Clostridium difficile

Suspender os antibióticos sempre que possível.

A) *Tratamento para quadros leves/moderados:* Metronidazol na dose de 30 mg/kg/dia, por via oral, dividida em 3 doses diárias, durante 10-14 dias.

B) *Tratamento para quadros graves:* Vancomicina na dose de 40 mg/kg/dia, por via oral, dividida em 4 doses diárias (dose máxima de 2 g) durante 10-14 dias.[17,20]

### Diarreia

#### Infecções bacterianas

As infecções bacterianas deverão ser tratadas segundo teste de sensibilidade. O tratamento empírico poderá ser feito com cefalosporina de 3ª geração ou uma quinolona (ciprofloxacina). Alguns patógenos, como a *Shigella* têm demonstrado resistência crescente, e uma opção terapêutica possível é o uso de azitromicina na dose de 12 mg/kg, no 1º dia, seguidos por 6 mg/kg/dia por mais 4 dias.[17,20]

#### Micobactérias não tuberculosas

O tratamento de micobactérias não tuberculosas consiste na associação de pelo menos duas drogas:

- *Claritromicina:* 7,5 a 15 mg/kg (dose máxima 500 mg/dose), via oral, de 12 em 12 horas +.
- *Ethambutol:* 15 a 25 mg/kg, via oral, 1 vez ao dia.

| QUADRO 11-7 | Tratamento de protozooses intestinais | |
|---|---|---|
| Agente | Tratamento de escolha | Alternativo/Outras observações |
| *Cryptosporidium* sp. | Nitazoxanida<br>1-3 anos:<br>100 mg, 12/12 h, por 3 dias<br>4-11 anos:<br>200 mg, 12/12 h, por 3 dias<br>> 12 anos: 500 mg, 12/12 h, por 3 dias | Infecção crônica:<br>Paromomicina<br>25-35 mg/kg/dia, dividido em 3 doses diárias + Azitromicina<br>10 mg/kg no 1º dia e a seguir 5 mg/kg do 2º ao 5º dia |
| *Giardia lamblia* | Metronidazol<br>15 mg/kg/dia, dividido em 3 doses diárias, por 5 a 7 dias<br>ou<br>Tinidazol<br>50 mg/kg/dia, dose única<br>ou<br>Nitazoxanida:<br>1-3 anos:<br>100 mg, 12/12 h, por 3 dias<br>4-11 anos:<br>200 mg, 12/12 h, por 3 dias<br>> 12 anos: 500 mg, 12/12 h, por 3 dias | Furazolidona<br>6 mg/kg/dia, dividido em 4 doses, durante 7 a 10 dias |
| *Strongyloides* | Ivermectina<br>200 µg/kg/dia por 2 dias | Albendazol<br>400 mg, via oral, 2 vezes ao dia, durante 7 dias |

Obs.: Quadro elaborado pelos autores.

Para quadros muito graves, a inclusão de outras drogas será indicada:

- *Ciprofloxacina:* 10 a 15 mg/kg, via oral, de 12 em 12 horas e/ou;
- *Amicacina:* 15 a 30 mg/kg/dia, endovenoso, dividido em 1 ou 2 doses diárias.[20]

## Protozoários

No Quadro 11-7 está listado o tratamento de alguns protozoários causadores de doença sintomática em pacientes imunodeprimidos.

Quanto ao manejo das restantes infecções elencadas do quadro inicial, as síndromes com envolvimento hepático ou hematológico, as mesmas já tiveram seu tratamento comentado nesse Capítulo ou em outros Capítulos mais abrangentes desse livro.

## REFERÊNCIAS BIBLIOGRÁFICAS

1. de La Morena MT. Congenital Immunodeficiencies. In: Fuhrman BP, Zimmerman J. *Pediatric critical care*. 4th ed. Philadelphia: Elsevier Saunders, 2011. p. 1292-301.
2. Peters MJ. Innate immune system. In: Fuhrman BP, Zimmerman J. *Pediatric critical care*. 4th ed. Philadelphia: Elsevier Saunders, 2011. p. 1267-73.
3. Hanson IC. Congenital immunodeficiencies. In: Patrick C. *Clinical management of infections in immunocompromised infants and children*. Philadelphia: Lippincott Williams & Williams, 2001. p. 95-110.
4. Hostoffer RW. Disorders of host defense. In: Patrick C. *Clinical management of infections in immunocompromised infants and children*. Philadelphia, Lippincott Williams & Williams, 2001. p. 1-34.
5. Slatter MA, Gennery AR. Clinical immunology review series: an approach to the patient with recurrent infections in childhood. *Clin Exp Immunol* 2008;152:389-96.
6. Buckley RH. (Ed.). *Diagnostic and clinical care guidelines for primary immunodeficiency diseases*: Immune Deficiency Foundation 2006. 2nd ed. p. 3-19. Disponível em: <www.primaryimmune.org/idf-publications>
7. Bonilla FA, Bernstein IL, Khan DA et al. Pratice parameter for the diagnosis and management of primary immunodeficiency. *Ann Allergy Asthma Immunolog* 2005;94:S1-S45.
8. Fisher A. Severe combined immunodeficiencies (SCID). *Clin Exp Immunol* 2000;122:143-47.
9. Boxer LA. Distúrbios da função dos fagócitos. In: Behrman RE, Kliegman RM, Jenson HB. *Nelson, tratado de pediatria*. 17. ed. Rio de Janeiro: Elsevier, 2005. p. 751-58.
10. Boxer LA. Leucopenia. In: Behrman RE, Kliegman RM, Jenson HB. *Nelson, tratado de pediatria*. 17. ed. Rio de Janeiro: Elsevier, 2005. p. 759-65.
11. Walport MJ. Advances in Immunology: complement (First of two parts). *N Engl J Med* 2001;344:1058-64.
12. Green M et al. Infecções em paciente imunodeprimidos. In: Behrman RE, Kliegman RM, Jenson HB. *Nelson, tratado de pediatria*. 17. Ed. Rio de Janeiro: Elsevier, 2005. p. 902-7.
13. Fishman JA. Infections in immunocompromised hosts and organ transplants recipients: essentials. *Liver Transpl* 2011;17:S34-S37.
14. Zaoutis LB, Chiang VW. *Comprehensive Pediatric Hospital Medicine*. Philadelphia: Mosby, 2007. p. 443-51.
15. Hesseling AC, Rabie H, Marais BJ et al. Bacille calmette-guérin vaccine–induced disease in hiv-infected and hiv-uninfected children. *CID* 2006;42:548-57.
16. Walsh TJ, Anaissie EJ, Denning DW et al. Treatment of aspergillosis: clinical practice guidelines of the infectious diseases society of America. *Clin Infect Diseases* 2008;46:327-60.
17. American Academy of Pediatrics. In: Pickering LK, Baker CJ, Kimberlin DW et al. (Eds.). Red Book: 2012 Report of the Committee of Infectious Diseases. Elk Grove Village IL: *American Academy of Pediatrics* 2012, 1058p.
18. Hoz RM, Pappas PG. Cryptococcal infections: changing epidemiology and implications for therapy. *Drugs* 2013;73:495-504.
19. Pappas PG, Kauffman CA, Andes D et al. Clinical practice guidelines for the management of candidiasis: 2009 update by the Infectious Diseases Society of America. *Clin Infect Dis* 2009;48:503-35.
20. Centers for Disease Control and Prevention. Guidelines for the prevention and treatment of opportunistic infections among HIV-exposed and HIV-infected children. *MMWR* 2009;58(RR-11):1-166.
21. Ministério da Saúde. Secretaria de Vigilância em Saúde. Programa Nacional de Controle da Tuberculose. *Manual de recomendações para o controle da tuberculose no Brasil*. Brasília, 2011, 288p.

22. Brasil. Ministério da Saúde. Secretaria de Vigilância em Saúde. *Protocolo tratamento influenza*. Brasilia, DF, 2013, 20p. Disponível em: <http://portalsaude.saude.gov.br/portalsaude/arquivos/pdf/2013/Mai/16/protocolo_manejo_influenza_miolo_final3.pdf>
23. Lindemans CA, Leen AM, Boelens JJ. How I treat Adenovirus in hematopoietic stem cell transplant recipients. *Blood* 2010;116(25):5476-85.
24. Hirsch HH, Martino R, Ward KN *et al.* Fourth European Conference on Infections in Leukaemia (ECIL-4): guidelines for diagnosis and treatment of human respiratory syncytial virus, parainfluenza virus,metapneumovirus, rhinovirus, and coronavirus. *Clin Infect Dis* 2013;56:258-6.

# 12 Urgências Oncológicas e Hematológicas em Pediatria

*Claudia Pires Ricachinevsky* ◆ *Mariana Michalowski*

## INTRODUÇÃO

O câncer na infância é uma doença rara. O porcentual mediano dos tumores pediátricos encontrados nos registros de base populacional brasileiros situa-se próximo de 3%, o que permite o cálculo estimado de 9.890 casos por ano de tumores pediátricos no país.[1] Sua importância tem sido cada vez maior já que em países desenvolvidos trata-se da primeira causa de morte por doença na infância.

Além disso, enquanto o câncer de adulto representa uma perda de em média 20 anos de vida, um câncer na infância quando não curado pode representar uma perda de 70 anos de vida. Isto tem um custo pessoal, familiar e também social muito grande.

Dados europeus sugerem a presença de neoplasias em até 15% das internações em unidades de terapia intensiva (UTI), sendo a mortalidade de até 21% nos pacientes com tumores sólidos e até 45% entre as leucemias e linfomas.[2]

Esta crescente realidade exige que os pediatras intensivistas conheçam cada vez mais e melhor as complicações das doenças oncológicas, bem como as oriundas dos diferentes tratamentos. Apesar de as infecções persistirem como a principal causa de internações destes pacientes, é cada vez maior a proporção de pacientes que internam por falências orgânicas (insuficiência renal, respiratória e coma), relacionadas com a neoplasia por si só. A maioria destas disfunções orgânicas vai necessitar terapia de suporte, concomitante ao início do tratamento.

Dentro deste contexto, o pediatra deve estar atento aos sinais e sintomas mais frequentes dos tumores infantis, para que possa aumentar as possibilidades de cura de seu paciente através do diagnóstico precoce, da instalação rápida de medidas de suporte e manejo das principais complicações.

Neste Capítulo iremos descrever de forma objetiva as principais urgências oncológicas e hematológicas que podem ser encontradas em unidades de terapia intensiva pediátrica e seu manejo.

## URGÊNCIAS HEMATOLÓGICAS

Os quadros que cursam com alterações hematológicas observados em UTI pediátrica são na maior parte das vezes secundários a diversas patologias (trauma, infecção, neoplasias) e muitas vezes não necessitam de manejo específico, além do tratamento da doença de base.

Menos frequentes, as alterações primariamente hematológicas podem apresentar-se de forma grave e rapidamente evolutiva, necessitando, portanto, de pronto manejo e reconhecimento imediato.

Abordaremos inicialmente as urgências hematológicas mais frequentes associadas às doenças hematológicas benignas primárias e suas complicações. Para indicações sobre hemoterapia e reações transfusionais, ver Capítulo 13.

## ■ Anemia falciforme

Anemia falciforme é um termo genérico para um grupo de doenças que incluem alterações na hemoglobina como uma homozigose na Hemoglobina S (HbSS), doença falciforme da hemoglobina C (HbSC), anemia falciforme talassêmica (S/thal) e outras condições heterozigóticas compostas.

Estas alterações na cadeia da hemoglobina causam a formação de polímeros que modificam a estrutura da membrana celular e causam a falcifização, ou seja, a forma clássica da hemácia em crescente.

Atualmente se sabe que a vaso-oclusão, manifestação-chave da anemia falciforme, não é só ocasionada por esta alteração da hemácia, mas é o resultado final de uma série de interações entre a série vermelha, células endoteliais, monócitos e plaquetas.[3,4]

Veremos, neste capítulo, o manejo agudo das principais urgências em pacientes portadores de anemia falciforme que incluem a anemia, as crises álgicas, a síndrome torácica aguda, os acidentes vasculares encefálicos e priapismo.[5]

### Anemia

Quando os pacientes portadores de anemia falciforme estão bem, os valores de hemoglobina costumam oscilar muito pouco. Apesar disso, a queda súbita da hemoglobina pode ocorrer nestas crianças e levar à insuficiência cardíaca e morte. Existem três causas principais para esta alteração: sequestro esplênico, hiper-hemólise ou infecção parvovírus B19.

1. **Sequestro esplênico agudo:** define-se como a redução da Hb em ao menos 2 g/dL em associação a uma marcada elevação das contagens de reticulócitos e aumento agudo do volume do baço. É uma causa frequente de mortalidade nestes pacientes e pode estar associado a processos infecciosos virais ou bacterianos.
   - *Manejo:* correção da hipovolemia com transfusão sanguínea. O objetivo é elevar a Hb até 7 g/dL, mas atenção: como as hemácias sequestradas pelo baço serão liberadas com a regressão do volume do mesmo, a hemoglobina final será frequentemente superior do que o previsto pelo cálculo com base no volume de hemácias administradas.
2. **Hiper-hemólise:** pode ocorrer em associação a um evento agudo, como processos infecciosos ou reação transfusional. Está associada a um aumento dos reticulócitos acima dos valores basais.
   - *Manejo:* suporte transfusional e correção do processo infeccioso se associado.
3. **Parvovírus B19:** graças ao seu efeito citotóxico direto nos precursores eritroides, este vírus causa anemia profunda. O paciente poderá ter febre, sintomas de infecção respiratória alta ou gastrointestinal. Existe uma reticulocitopenia que inicia 5 dias após a exposição e que dura de 7 a 10 dias.
   - *Manejo:* suporte transfusional até resolução do quadro.

## Crises álgicas

A maior parte dos pacientes com homozigose HbSS irá apresentar algum episódio vaso-oclusivo doloroso durante a vida.

A gravidade varia de paciente para paciente e é em parte explicado pela quantidade de Hb F. Alguns fatores podem precipitar estas crises, como a hipóxia, a desidratação e o frio. A crise falcêmica óssea inclui, principalmente, a síndrome mão-pé (dactilite) e a crise dos ossos longos.

1. **Síndrome mão-pé (dactilite):** observada principalmente em lactentes e crianças pequenas entre 6 meses e 2 anos de idade, apresenta-se como um edema doloroso do dorso das mãos e porque estende-se aos dedos. Está frequentemente associada à febre e pode levar até uma semana para se resolver completamente.
   A recorrência dos episódios pode fazer com que a criança evolua com deformação das mãos ou pés.
2. **Crise dos ossos longos:** a dor costuma causar uma impotência funcional do membro variável, conforme a intensidade da dor. Pode estar associado a edema, calor e dor no local. Costuma estar associada à febre e leucocitose em razão do processo inflamatório.

## Manejo

1. **Formas simples:** crise óssea uni ou bifocal sem febre.
   - *Hidratação:* hidratação com 2 L/m² ou 100 mL/kg/d sem ultrapassar 3 L/d nas crianças maiores, cuja atividade cardíaca é altamente solicitada devido à anemia crônica.
   - *Analgésicos:* paracetamol VO 15 mg/kg 6/6 horas.
   - *Anti-inflamatórios:* diclofenaco VO 1 mg/kg 8/8 horas ou ibuprofeno oral 10 mg/kg 8/8 horas. Não se aconselha associar dois AINEs.
   - *Acompanhamento ambulatorial:* com escalas analógica e visual de dor (Figs. 12-1 e 12-2).

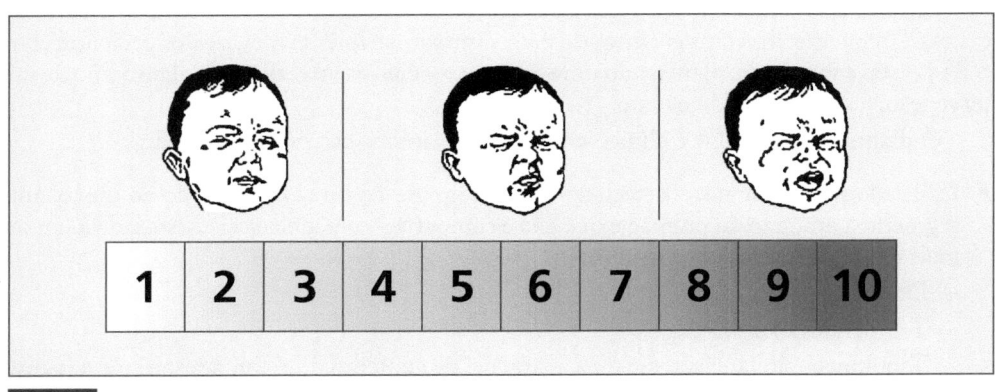

**Fig. 12-1**

Escala analógica da dor. (Ver *Pranchas* em *Cores*.)

**Fig. 12-2**
Escala visual analógica da dor (EVA). (Ver *Pranchas* em *Cores*.)

2. **Formas graves:** formas multifocais acompanhadas por febre e muito dolorosas (dor somente melhora com opioide).
   - *Febre:* mesmo que caracterizando o processo inflamatório, deve ser tratada inicialmente como infecção potencialmente grave principalmente por pneumococo. Realizar hemocultura e iniciar antibioticoterapia que cubra este germe (amoxicilina ou cefalosporina de terceira geração).
   - *Oxigenoterapia nasal:* manter uma saturação superior a 94% com controle de parâmetros ventilatórios com o objetivo de diagnosticar rapidamente eventuais complicações (síndrome torácica aguda, trombose pulmonar ou hipoventilação secundária ao opioide).
   - *Dor:* uso de opioides e acompanhamento com escalas analógica e visual de dor (Figs. 12-1 e 12-2).

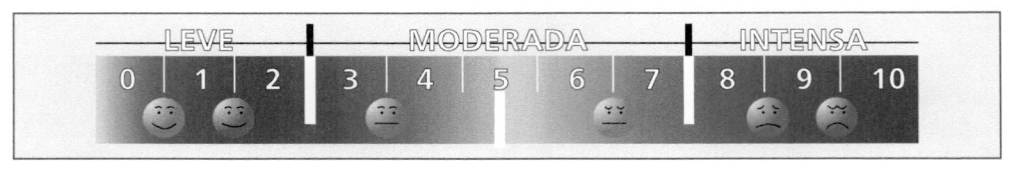

### Síndrome torácica aguda (STA)

Esta síndrome é a principal causa de mortalidade após os 2 anos de idade e a segunda causa de hospitalização em pacientes portadores de anemia falciforme.[4] Possui um pico de incidência entre os 2 e os 4 anos de idade.

Sua patogênese é complexa e compreende um processo inflamatório, hipóxia regional e disfunção endotelial.

Em crianças com menos de 9 anos de idade, a infecção por vírus ou bactérias é a etiologia mais frequente, mas outras causas existem. Aproximadamente metade dos pacientes com STA já estava internada, manejando uma crise vaso-oclusiva ou realizando algum tipo de intervenção, no momento do evento.

O **diagnóstico** da STA é clínico e necessita de ambos os critérios a seguir:

- Infiltrado pulmonar novo detectado em radiografia de tórax envolvendo ao menos um segmento completo do pulmão e que não é compatível com atelectasia, associado a um ou mais dos seguintes sinais e sintomas:
  – Dor torácica.
  – Temperatura > 38,5°C.
  – Taquipneia, sibilância, tosse ou a aparência de aumento do esforço respiratório (p. ex., tiragem).
  – Hipoxemia relativa.

O tratamento da STA é relativamente padronizado independentemente da causa. A base do tratamento é resumida no Quadro 12-1.

O uso da analgesia é importante para evitar a hipoventilação. O cetorolaco é um excelente analgésico não sedativo (0,5 mg/kg EV, dose máxima 30 mg; seguido por 0,5 mg/kg EV a cada 6 h, dose máxima de 15 mg, por até 5 dias) e não deve ser usado em associação a AINEs. Atenção especial deve ser dada aos pacientes com necessidade de opioide para o manejo da dor, porque estas medicações podem causar hipoventilação e atelectasias, dificultando o manejo da STA.

Com relação à hidratação, incluindo endovenosa e via oral, deve ser 1× a manutenção com base no peso do paciente. A hiper-hidratação ou hidratação rápida deve ser evitada nestes pacientes porque pode resultar em edema pulmonar ou insuficiência cardíaca.

Além de garantir a oxigenação sanguínea através de um suporte respiratório também podemos usar a transfusão sanguínea neste sentido. Na STA a transfusão simples deve ser considerada precocemente e está indicada com o objetivo de aumentar o Ht a 30% ou Hb a 11 g/dL:

1. Para melhorar a oxigenação em pacientes com $SaO_2$ < 92% em ar ambiente.
2. Em anemia acentuada, definida como um Ht que está 10 a 20% abaixo do valor usual do paciente ou Ht em queda durante a internação.

**QUADRO 12-1** — Manejo da síndrome torácica aguda (STA)

**Tratamento profilático**
- Monitorização respiratória em qualquer hospitalização ($SaO_2$, frequência respiratória, ausculta)
- Utilização judiciosa de analgésicos
- Hidratação controlada
- Espirometria inicial em caso de episódio febril, crise vaso-oclusiva, ato cirúrgico
- Tratamento da hiper-reatividade brônquica ou de síndrome de apneia do sono
- Hidroxiureia se antecedentes de STA ou doença respiratória
- Vacinações: antipneumococo, antigripal

**Tratamento curativo**
- Oxigênio para manter saturação > 95%
- Antibioticoterapia empírica
- Utilização judiciosa de analgésicos
- Hidratação controlada
- Espirometria inicial e fisioterapia respiratória
- Transfusão sanguínea (ou exsanguineotransfusão em casos sem resposta à transfusão)
- Broncodilatadores se hiper-reatividade brônquica
- Outros: Óxido Nítrico inalatório, corticoterapia sistêmica, ventilação mecânica

3. Pacientes com progressão clínica ou radiológica da doença, mas sem falência respiratória.
4. Pacientes que não poderão realizar a exsanguineotransfusão imediatamente.

Já a exsanguineotransfusão tem como objetivo diminuir o nível de HbS a < 30% sem exceder um nível de Hb de 10 g/dL e está indicada naqueles casos em que há:

1. STA progressiva mesmo com transfusão simples.
2. Hipoxemia grave.
3. Doença multilobar.
4. História prévia de STA ou doença cardiopulmonar.

### Acidente vascular encefálico (AVE)

Crianças portadoras de anemia falciforme têm um risco 200 vezes superior de apresentar um AVE. A incidência de AVE isquêmico é mais frequente em crianças entre 1 e 9 anos, enquanto os hemorrágicos são mais frequentes em adultos.

O tratamento repousa sobre o diagnóstico rápido através de uma tomografia computadorizada ou ressonância magnética. Uma vez confirmado o diagnóstico, deve-se iniciar a hidratação endovenosa. Exsanguineotransfusão deve ser realizada assim que possível, buscando manter um valor de HbS < 30%.

A partir deste momento o paciente deverá permanecer em regime transfusional com objetivo de manter a HbS < 30% de forma a reduzir o risco de recorrência do AVE.

### Priapismo

O priapismo é uma complicação vaso-oclusiva frequente da anemia falciforme (2-6% de frequência entre as crianças, 38-42% nos adultos) e caracteriza-se pela ereção involuntária, dolorosa e sustentada.

Existem duas formas clínicas diferentes de priapismo:

1. **Priapismo intermitente:** frequentemente breve (10 a 30 min) sem duração superior a 3 horas, resolvem-se espontaneamente, frequentemente noturno e pela manhã ao acordar; a função peniana permanece normal, mas o aumento da frequência e da duração pode preceder a aparição de um priapismo agudo. Eles melhoram frequentemente com certas manobras efetuadas pelo paciente, como deambular, exercícios musculares, banho morno ou micção.
2. **Priapismo agudo ou prolongado:** duração maior de 3 horas. Muitas vezes é deixado por vários dias sem tratamento porque muitas vezes o paciente e a família buscam ocultar o sintoma levando nestes casos à impotência quase constante principalmente após a puberdade. Existem dois picos de idade: entre 5 e 13 anos e entre 21 e 29 anos. Setenta por cento dos casos ocorrem durante o sono.

Trata-se de uma urgência absoluta já que o manejo precoce diminui o risco de sequelas funcionais.

O paciente deve tentar urinar, assim que o priapismo inicia, e tomar líquidos e medicação para a dor. Se o priapismo durar mais de 2 horas, o paciente deve procurar assistência médica.

O manejo conservador inclui analgesia, hidratação, ansiolíticos, oxigenoterapia e exsanguineotransfusão. Esta última está principalmente indicada em pacientes cuja sintomatologia já dura mais de 6 horas.

Estas manobras são frequentemente eficazes em crianças e devem ser tentadas inicialmente. Já os tratamentos cirúrgicos são mais frequentemente necessários em adultos.

## ■ Hemofilia

Hemofilias A e B são a causa mais comum de transtorno herdado grave da coagulação.

Na maior parte das vezes o diagnóstico é realizado ao nascimento em razão da história familiar, apesar de que 1/3 dos casos é de novas mutações. No Quadro 12-2 resumimos o manejo das intercorrências mais frequentes nas hemofilias.

**QUADRO 12-2** Manejo das principais intercorrências em pacientes hemofílicos

| Tipo de Hemorragia | Hemofilia A | Hemofilia B |
|---|---|---|
| Hemartrose | 20-50 unidades/kg fator VIII. Se grave, repetir a dose no dia seguinte e após em dias alternados por 1 semana | 30 unidades/kg fator IX. Se grave, repetir a dose no dia seguinte e após em dias alternados por 1 semana |
| Hematoma subcutâneo significativo ou muscular | 20 unidades/kg fator VIII; pode ser necessário tratamento em dias alternados até resolução | 30 unidades/kg fator IX; pode ser necessário tratamento a cada 2 ou 3 dias até resolução |
| Extração de dente, dente decíduo ou sangramento oral | 20 unidades/kg fator VIII; antifibrinolítico*, remover o tecido do dente decíduo | 30 unidades/kg fator IX; antifibrinolítico*, remover o tecido do dente decíduo |
| Epistaxe | Aplicar pressão por 15-20 min, antifibrinolítico, 20 unidades/kg de fator VIII se medidas anteriores falharem | Aplicar pressão por 15-20 min, antifibrinolítico, 30 unidades/kg de fator IX se medidas anteriores falharem (4 horas após a dose de antifibrinolítico*) |
| Cirurgia de grande porte, hemorragia com risco de vida (p. ex., SNC, via aérea ou gastrointestinal) | 50-75 unidades/kg fator VIII, após iniciar a infusão contínua de 3 unidades/kg/h para manter o fator VIII > 100 U/dL por 24 horas, então manter 2-3 unidades/kg contínua por 5-7 dias para manter o nível > 50 U/dL e mais 5-7 dias com nível > 30 U/dL | 80 unidades/kg fator IX, após 20-40 unidades/kg a cada 12-24 horas para manter o fator IX > 40 U/dL por 5-7 e mais 5-7 dias com nível > 30 U/dL |
| Hemorragia Iliopsoas | 50 unidades/kg de fator VIII, após 25 unidades/kg a cada 12 horas até assintomático, então 20 unidades/kg em dias alternados por 10-14 d | 80 unidades/kg de fator IX, após 20-40 unidades/kg a cada 12-24 horas para manter fator IX > 40 U/dL até assintomático, então 30 unidades/kg em dias alternados por 10-14 d |
| Hematúria | Repouso no leito, hidratação com 1,5 × a manutenção. Se não controlada em 1-2 d, 20 unidades/kg de fator VIII; se não controlado, prednisona se paciente HIV negativo | Repouso no leito, hidratação com 1,5 × a manutenção. Se não controlada em 1-2 d, 30 unidades/kg de fator IX; se não controlado, prednisona se paciente HIV negativo |

*Antifibrinolítico = Ácido tranexâmico, dose: 10 mg/kg a cada 8 horas.

## URGÊNCIAS ONCOLÓGICAS
### ■ Síndrome de lise tumoral

A síndrome da lise tumoral (SLT) é caracterizada por várias anormalidades metabólicas, secundária à rápida e maciça destruição das células neoplásicas, e consequente liberação de conteúdos intracelulares na corrente sanguínea. As anormalidades metabólicas características são a hiperuricemia (destruição da purina, contendo ácidos nucleicos), hiperpotassemia, hiperfosfatemia e hipocalcemia. A mortalidade, os casos graves, é acima de 20%.[6]

A SLT tipicamente surge imediatamente após o início (12-72 horas) da terapia anticâncer (quimioterapia, radioterapia, uso de corticoide, terapia hormonal), em tumores sólidos e malignidades hematológicas altamente sensíveis ao tratamento. Mais raramente, pode ocorrer SLT espontaneamente (em até 1/3 dos casos), pelo rápido crescimento e lise das células tumorais.[2,6]

A SLT pode apresentar-se apenas com alterações laboratoriais (SLT laboratorial), ou com manifestações clínicas (SLT clínica) decorrentes das alterações eletrolíticas: arritmias cardíacas, convulsões e insuficiência renal. A ocorrência de SLT está associada à elevada morbimortalidade, sendo, portanto, fundamental a identificação precoce dos pacientes de risco e a instituição de medidas profiláticas.[2,6,7]

Em 2004, Cairo e Bishop apresentaram uma modificação à classificação diagnóstica da SLT (Quadro 12-3):[6-8]

1. **SLT laboratorial:** ao menos duas alterações laboratoriais.
2. **SLT clínica:** SLT laboratorial, além de, no mínimo, uma manifestação clínica.

As neoplasias associadas a maior risco de ocorrência de SLT são as leucemias linfoblásticas, as leucemias mieloides e os linfomas de Burkitt; embora também possa ocorrer em tumores sólidos, como os sarcomas, tumores de ovário e câncer de pulmão de pequenas células (Quadros 12-4 e 12-5).

A lise das células neoplásicas libera ácidos nucleicos, cujas purinas se metabolizam em hipoxantinas, a qual se converte em ácido úrico. Este metabólito é pouco solúvel em água, sendo eliminado, pelo rim, a uma velocidade de 500 mg/dia. Quando os níveis de ácido úrico

| QUADRO 12-3 | Alterações clínicas e laboratoriais para diagnóstico de SLT | |
|---|---|---|
| **Alteração laboratorial (ao menos duas)** | | |
| Ácido úrico | ≥ 8 mg/dL | ↑ de 25% valor basal |
| Potássio | ≥ 6 mmol/L | ↑ de 25% valor basal |
| Fósforo | ≥ 6,5 mg/dL | ↑ de 25% valor basal |
| Cálcio | ≤ 1,75 mmol/L ou ≤ 7 mg/dL | ↓ de 25% valor basal |
| **Alteração clínica (SLT laboratorial + ao menos uma alteração clínica)** | | |
| Alteração da creatinina (↑ 0,3 mg/dL do valor basal ou 1,5 vez o limite superior da normalidade para a idade) | | |
| Arritmias cardíacas (morte súbita) | | |
| Convulsões (tetania, parestesias, Trousseau, Chovostek, espasmos) | | |

| QUADRO 12-4 | Fatores de risco para SLT, relacionados com o tumor |
|---|---|
| **Alto risco (> 5%)** | |
| • Linfoma de Burkitt, leucemias | |
| • Linfoma linfoblástico | |
| • LLA com LT > 100.000 | |
| • LMA com LT > 50.000 | |
| **Risco intermediário (1-5%)** | |
| • LLA com LT 50.000-100.000 | |
| • LMA com LT 20.000-50.000 | |
| • Linfoma B | |
| **Baixo risco (< 1%)** | |
| • Hepatoblastoma, neuroblastoma, tumor de Wilms, tumor de células germinativas | |

Obs.: Pacientes com disfunção renal ou envolvimento renal ao diagnóstico, assim como com elevação de ácido úrico ou hiperpotassemia, automaticamente sobem na tabela de risco.[9]
LLA = Leucemia linfoblástica aguda; LMA = leucemia mieloide aguda; LT = contagem de leucócitos totais.

são maiores que 7 mg/dL, ocorre a precipitação deste, com obstrução tubular. A desidratação e a hipovolemia favorecem esta precipitação.

Os níveis de fosfato, presentes nas células tumorais, são muito superiores aos existentes nas células normais. A hiperfosfatemia leva a aumento da excreção urinária e diminuição de reabsorção tubular. O aumento do fosfato sérico eleva o produto fosfo-cálcio (Ca × P),

| QUADRO 12-5 | Fatores que predispõem e agravam a SLT |
|---|---|
| **Características tumorais** | |
| • LLA, LNH, tumores muito sensíveis à quimioterapia | |
| • Tumor intra-abdominal volumoso | |
| • Comprometimento de medula óssea + leucocitose | |
| • Doença extramedular (linfadenopatia enorme, hepatoesplenomegalia maciça) | |
| **Características do paciente** | |
| • Criança pequena com grande tumor | |
| • Desidratação, hiponatremia, LDH > 400 U/l, TGO > 50 | |
| • Hiperuricemia pré-tratamento (cada ↑ 1 mg/dL aumenta em 1,7 vez o risco de SLT e 2,2 vezes o risco de insuficiência renal) | |
| **Fatores agravantes** | |
| • Infiltração renal pela neoplasia, uropatia obstrutiva, lesão renal prévia | |
| • Uso de outras drogas nefrotóxicas (vancomicina, anfotericina, aminoglicosídeos) | |
| • Uso de imunossupressores (rituximabe), ou alguns quimioterápicos nefrotóxicos (Ara-C, cisplatina, corticosteroides) | |

levando à precipitação deste produto nos túbulos renais e à lesão renal aguda; e hipocalcemia. Os cristais de fosfato-cálcio podem depositar-se pelo corpo (calcificação ectópica), particularmente nos pacientes que recebem cálcio endovenoso.[7]

A hiperpotassemia é uma complicação potencialmente letal, principalmente nos pacientes com lesão renal instalada.

A insuficiência renal é uma das principais complicações da SLT, sendo três os mecanismos principais de lesão: precipitação dos cristais de fosfato-cálcio, de uratos; o efeito inflamatório, com diminuição do fluxo sanguíneo renal e vasoconstritor dos uratos e a nefrotoxicidade direta dos diferentes quimioterápicos.[2]

## Quadro clínico

O quadro clínico da SLT é secundário às alterações metabólicas já citadas, sendo a gravidade maior nos primeiros 3 a 4 dias após o início da terapia antineoplásica.

A hiperuricemia provoca manifestações gastrointestinais (náuseas, vômitos, diarreia, anorexia) e renais (oligoanúria).

As manifestações clínicas da hiperpotassemia são as arritmias cardíacas (taquicardia e fibrilação ventricular). As manifestações clínicas de hiperfosfatemia só ocorrem se associadas à hipocalcemia; sendo estas: decorrentes do aumento da excitabilidade neuromuscular (tetania, parestesias, espasmos musculares e convulsões) e cardíaca (prolongamento do intervalo ST e QT, sendo este fator de risco para arritmias ventriculares graves e morte súbita). Além disso, a hipocalcemia é um importante fator inotrópico negativo, levando a falha da bomba, hipotensão e choque cardiogênico.

O reconhecimento precoce da insuficiência renal aguda é importante fator prognóstico na SLT, já que a rapidez da instalação das alterações metabólicas, associadas à hipervolemia, torna obrigatório o controle da diurese, monitorização da função renal e possível instalação de terapia de suporte renal (método dialítico).

## Tratamento

Todos os pacientes com risco de SLT devem receber hidratação endovenosa, melhorar a perfusão renal e estimular a filtração glomerular e evitar acidose (o pH urinário baixo facilita a precipitação de cristais de ácido úrico). Recomenda-se o uso de 2.500 a 3.000 mL/m² por dia, com o objetivo de manter diurese 2 a 3 mL/kg/h. Caso este volume de diurese não seja atingido apenas com a hiper-hidratação, pode-se usar diuréticos de alça (furosemida).[6,7] As soluções endovenosas não devem conter potássio e cálcio.

A diminuição da hiperuricemia pode ser obtida com o uso de alopurinol (inibidor da xantina oxidase), embora este atue apenas prevenindo a formação de ácido úrico. Já a rasburicase (urato-oxidase recombinante) atue diretamente nas xantinas e no ácido úrico já produzido, diminuindo o efeito nefrotóxico das xantinas (Fig. 12-3). Estudos recentes comprovam a maior efetividade e resposta no uso da rasburicase sobre o alopurinol, tanto na diminuição da creatinina (31%, comparada a 12%), quanto na diminuição do fósforo. Um estudo multicêntrico entre pacientes pediátricos com linfoma de Burkitt, tratados com o mesmo esquema quimioterápico e hidratação, mostrou menor ocorrência de SLT entre os que usa-

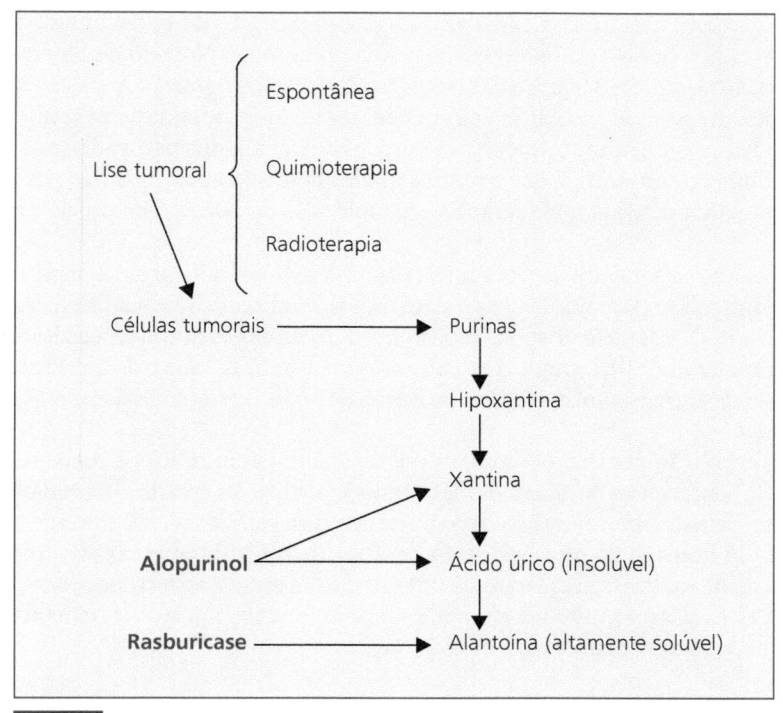

**Fig. 12-3**
Mecanismo de ação dos fármacos usados na síndrome de lise tumoral.

```
                    ┌─ Espontânea
       Lise tumoral ─┼─ Quimioterapia
            │        └─ Radioterapia
            ▼
    Células tumorais ──────────► Purinas
                                    │
                                    ▼
                                Hipoxantina
                                    │
                                    ▼
                                 Xantina
                                    │
       Alopurinol ──────────────────┼──► Ácido úrico (insolúvel)
                                    │
       Rasburicase ─────────────────┴──► Alantoína (altamente solúvel)
```

ram rasburicase (9%), comparado ao grupo que usou alopurinol (26%), bem como menor necessidade de suporte dialítico (3%, comparado a 15%).[7]

A dose recomendada da rasburicase é de 0,05-0,2 mg/kg/dia, endovenosa, em infusão de 30 minutos. A dose pode ser repetida em 24 horas, mas usualmente dose única é suficiente.[8] A dose do alopurinol é de 10 mg/kg/dia dividido em 3 doses. Usamos 50% da dose se houver insuficiência renal.[8]

O alopurinol diminui a produção de ácido úrico, enquanto a rasburicase atua no ácido úrico já produzido, transformando-o em metabólico solúvel.

A alcalinização urinária aumenta a solubilidade do ácido úrico, mas diminui a solubilidade do complexo cálcio-fosfato. Como a hiperfosfatemia é mais difícil de corrigir que a hiperuricemia, não é mais recomendada, rotineiramente, a alcalinização urinária, especialmente nos centros em que a rasburicase é disponível.

Em virtude do alto custo deste medicamento, tem-se reservado seu uso para os casos de alto risco de SLT, associado à hiper-hidratação. Nos pacientes de risco intermediário e baixo, recomendam-se a hidratação e a associação a alopurinol.[7,9] Pacientes com deficiência de glicose-6-fosfato desidrogenase devem evitar a rasburicase, pelo risco de desenvolvimento de metaemoglobinemia e anemia hemolítica.[7]

Nestes pacientes, são recomendadas dosagens frequentes de potássio e fósforo nestes pacientes (a cada 6 horas) e monitorização cardíaca contínua. No caso de hiperpotassemia, medidas imediatas devem ser iniciadas (solução glicoinsulina, gluconato de cálcio, bicarbonato de sódio, β-agonistas, uso de resinas trocadoras de íons), sendo frequentemente necessário hemodiálise ou hemofiltração. Existe uma tendência indicando vantagens na terapia com hemofiltração contínua, já que os filtros usados nestas terapias possuem poros maiores, permitindo melhor e mais rápida remoção de moléculas do que na hemodiálise convencional.[7]

A hipocalcemia somente deverá ser tratada nos casos em que for sintomática (irritabilidade neuromuscular, tetania, convulsões e arritmias), lembrando que a administração excessiva de cálcio pode causar a cristalização do produto cálcio-fósforo (especialmente se este produto for maior que 60), levando a calcificações metastáticas. O uso de quelantes do fósforo (hidróxido de alumínio) não tem comprovação de eficácia, embora sejam frequentemente administrados.[7,8]

A monitorização horária da diurese deve ser mantida em todos os pacientes com alto risco de SLT; bem como a dosagem de eletrólitos, ácido úrico e creatinina a cada 4 a 6 horas. Os pacientes de risco intermediário devem realizar dosagens a cada 12 horas, e os de baixo risco a cada 24 horas. Esta monitorização deve ser mantida durante o período de risco de SLT (usualmente nos primeiros 7 dias de tratamento, ou após associação a outras drogas quimioterápicas). Em casos muito graves, pode ser recomendado iniciar o tratamento com menor intensidade (doses menores das drogas, ou monoterapia).[7,8]

## ▪ Hiperleucocitose

Hiperleucocitose é definida como a contagem de leucócitos, em sangue periférico, maior que 50.000/mm³ ou 100.000/mm³. Por outro lado, hiperleucocitose sintomática, ou leucoestase, é uma emergência médica, cujas neoplasias mais frequentemente associadas são as malignidades hematológicas: leucemias linfoblásticas agudas, leucemias mieloides agudas e leucemias mieloides crônicas (crises blásticas). Estima-se que ocorra em 5-22% das crianças com leucemias, com mortalidade em 1 semana, nos casos não tratados imediatamente, de 20 a 40%.[10,11]

Algumas doenças não neoplásicas, especialmente as infecciosas (*pertussis*, *Pneumococcus*, tuberculose, *Staphylococcus aureus*) e inflamatórias, podem apresentar-se com contagem elevada de leucócitos (> 50.000/mm³); caracterizando uma reação leucemoide. Geralmente a contagem não excede 100.00/mm³, e as células predominantes são os linfócitos maduros e granulócitos. Nestes casos, a análise de esfregaço de sangue periférico, junto à revisão da história clínica e exame físico, costumam ser elucidativos.

### Complicações e quadro clínico da hiperleucocitose

A hiperleucocitose é uma emergência médica, pois pode causar obstrução vascular, levando a hipóxia, trombose, hemorragia e lesões orgânicas múltiplas. Os órgãos mais afetados são os do SNC e os pulmões. A sintomatologia do SNC pode ser secundária ao sangramento, à leucoestase e à trombose, sejam isoladas, ou em combinação, e caracteriza-se por irritabilidade, alteração de sensório, convulsões, déficits focais e hipertensão intracraniana. A leucoestase ao nível pulmonar pode causar hipoxemia, disfunção respiratória e necessidade de suporte ventilatório. O exame radiológico de tórax pode evidenciar infiltrado intersticial difuso. Outros órgãos podem estar afetados: isquemia miocárdica, hemorragia gastrointestinal, dor abdominal (isquemia mesentérica), insuficiência renal, priaprismo e, mais raramente, ingurgitamento do clitóris.[9,11] Entre 10 a 20% das leucemias mieloides e 10 a 30% das leucemias linfoblásticas apresentam-se, já ao diagnóstico, com hiperleucocitose. A mortalidade destes pacientes é de 20 a 40%.

A hiperleucocitose também se caracteriza por SLT, pois a elevada contagem de células (blastos) tem o efeito de "massa tumoral" e sofre lise secundariamente ao início do tratamento citotóxico, bem como espontaneamente.

## Fisiopatologia

Existem dois mecanismos que explicam as complicações da hiperleucocitose: o aumento da viscosidade sanguínea secundário à contagem elevada de leucócitos e agregados leucocitários, levando à estase em pequenos vasos sanguíneos; e a aderência dos blastos ao endotélio vascular lesado, precipitando a leucoestase. A situação é exacerbada pela liberação de toxinas e citocinas pelo endotélio vascular.

Classicamente, a sintomatologia surge em contagem de leucócitos acima de 300.000/mm$^3$ na LLA e acima de 200.000/mm$^3$ na LMA; no entanto, esta pode manifestar-se mesmo em contagens inferiores, dependendo de algumas situações clínicas; anemia, trombocitopenia, insuficiência renal, desidratação, acidose e infecções.

O comprometimento pulmonar (responsável por 30% dos óbitos) e o de SNC (responsável por 40% dos óbitos) são mais frequentes nas LMAs, enquanto a SLT é mais frequente na LLA. A mortalidade é maior nas LMAs, provavelmente porque os mieloblastos são maiores, circulam com maior dificuldade nos capilares e pequenos vasos, e também têm maior adesão ao endotélio.

## Avaliação clínica

Todas as crianças que apresentam hiperleucocitose devem ser avaliadas para risco de SLT, com dosagem de eletrólitos (sódio, potássio, cálcio, fósforo), ácido úrico e função renal. O coagulograma deve ser solicitado pelo risco aumentado de coagulação intravascular disseminada, principalmente nas LMAs, o que aumenta o risco de hemorragias. A radiografia de tórax deve descartar infecção, massa de mediastino (LLA de células T), ou infiltrado difuso (leucoestase pulmonar). Exame gasométrico pode detectar acidose metabólica, relacionada com risco maior de leucoestase e de SLT.

## Manejo clínico

Deve ser iniciado imediatamente com hidratação parenteral (duas vezes a manutenção, sem potássio e sem cálcio) e alopurinol, ou rasburicase, para prevenir a SLT. Nos pacientes com grave anemia (Hb < 6 g/dL), a sobrecarga de volume pode precipitar insuficiência cardíaca congestiva. Diuréticos devem ser reservados apenas para os casos de sobrecarga hídrica e SLT, já que podem aumentar a viscosidade sanguínea.

A citorredução pode ser obtida por dois métodos: a quimioterapia e/ou leucoferese.

## Transfusão de hemoderivados

Transfundir plaquetas se abaixo de 20.000/mm³, para prevenir sangramento em SNC. Evitar transfusão de concentrado de hemácias, exceto na presença de instabilidade hemodinâmica, já que elas ocasionam importante aumento da viscosidade sanguínea. Nos pacientes que apresentam coagulopatia (até 40% dos casos), pode ser necessário transfusão de plasma fresco (10 a 15 mL/kg), principalmente naqueles com LMA, variante pró-mielocítica. A melhor opção terapêutica nos pacientes com anemia grave e insuficiência cardíaca congestiva é a transfusão durante a leucoferese.

O risco de hemorragia intracraniana é maior após a redução da contagem de células, provavelmente por lesão de reperfusão. Por isto, recomenda-se a manutenção da contagem de plaquetas acima de 20-30.000/mm³, durante as semanas iniciais de indução de remissão.

## Leucoferese

Considerado o tratamento de escolha para os casos de hiperleucocitose sintomática e nos casos de contagem leucocitária muito elevada. Consiste na remoção dos leucócitos circulantes e na reinfusão de sangue leucodepletado. Uma única seção de plasmaférese diminui em 20-50% a contagem leucocitária, sendo geralmente suficiente.

Existem controvérsias se a rápida citorredução, obtida com a plasmaférese, consegue efetivamente reverter a lesão endotelial já instalada pela leucoestase. Assim, questiona-se se realmente a plasmaférese diminui a mortalidade destes pacientes.[12]

Recomenda-se muita cautela na indicação de plasmaférese nos pacientes portadores de leucemia pós-mielocítica, pois a passagem de cateter venoso calibroso, para o procedimento, pode precipitar eventos trombóticos ou hemorrágicos graves, secundários à coagulopatia presente nestes pacientes.

## Exanguineotransfusão

Reservada para aqueles centros que não dispõem de aparelhos de plasmaférese. Pode ser executada com sangue total fresco, ou com mistura de concentrado de hemácias e plasma fresco (na proporção 2 ou 3:1), com suplementação de plaquetas. Recomenda-se o volume de 70-150 mL/kg, com o objetivo de diminuir a contagem de blastos em 50%. Particularmente benéfico, quando a hiperleucocitose é acompanhada de anemia grave, podendo ser usada a exanguineotransfusão parcial.[9]

Ambos os procedimentos parecem ser eficazes em diminuir a contagem de leucócitos em 20 a 50%.

## Quimioterapia

A quimioterapia deve ser iniciada tão logo o paciente tenha estabilizado, já que tanto a leucoferese, quanto a exanguineotransfusão não são terapias definitivas. Recomenda-se início lento da quimioterapia (p. ex., hidratação e indução com corticoide isolado, nas LLAs), pelo risco potencial de SLT.[9] A profilaxia da SLT sempre deve ser iniciada concomitantemente.

## Manejo da massa mediastinal

Uma massa mediastinal causa sintomas de compressão de via aérea muito mais comumente na infância do que nos adultos; tanto pelo menor calibre, quanto pela maior flexibilidade da traqueia e brônquios principais, tornando-os mais susceptíveis à compressão. Podem estar presentes, também, sinais de congestão venosa da cabeça e tórax superior, bem como sintomas do SNC (cefaleia e confusão), secundários à hipertensão intracraniana.

Os sintomas mais comuns, em ordem de frequência, são: tosse e dispneia (68%), disfagia e ortopneia (63%), derrame pleural (50%), sibilância (31%), alteração da voz (19%), edema de face (12%) e dor torácica (6%).

O exame radiológico do tórax confirma o diagnóstico na grande maioria dos casos; eventualmente pode ser necessária a realização de tomografia computadorizada (para avaliação da via aérea), ou ecocardiografia (para avaliar comprometimento cardiológico). A ecografia com Doppler também pode ser útil na suspeita de compressão venosa, para avaliar a presença de trombos.

Recomenda-se, sempre que possível, a realização de exames e procedimento na posição mais confortável ao paciente (a posição em decúbito dorsal pode precipitar a compressão da via aérea e de vasos da base, pela massa). Evita-se sedação, e tolera-se algum grau de agitação. A perda da pressão negativa fisiológica pode comprometer o retorno venoso e a respiração, precipitando a parada cardiorrespiratória nestes pacientes, o que pode ser de difícil reversão.[13]

Estes pacientes devem ser transferidos para unidades de terapia intensiva imediatamente, com suplementação de oxigênio, decúbito elevado e ambiente calmo e tranquilizador ao paciente. Muitas vezes a intervenção necessita preceder o diagnóstico etiológico do tipo tumoral.

Não existe uma terapia empírica padrão no manejo das massas mediastinais com insuficiências respiratória e cardiovascular. Administração de corticoides (metilprednisolona 40 mg/m² por dia, em 3 doses) pode ser suficiente nos linfomas, mas terá efeito limitado nos sarcomas. A radioterapia (200 cGy, uma ou duas vezes ao dia) comumente reduz o tumor, descomprimindo órgão vitais. A associação de corticoide e radioterapia é sinérgica nos linfomas e leucemias, e benéfica na prevenção do edema induzido pela radiação em outros tumores malignos.[14]

A susceptibilidade anestésica dos pacientes pediátricos com massa mediastinal é muito significativa, havendo recomendações padrões para estes procedimentos:

- Anestesia local com biópsia de linfonodo superficial.
- Toracocentese ou pericardiocentese se derrame presente (pode ser terapêutico e diagnóstico).
- Análise completa de contagem de leucócitos, plaquetas e esfregaço de sangue periférico para descartar leucemias.
- Se anestesia local não for suficiente para biópsia, o risco anestésico deve ser pesado com relação ao início de terapia empírica. Caso anestesia seja necessária, recomenda-se equipe treinada e experiente, pelo risco de difícil intubação e parada cardiorrespiratória.[13,14]

## Hipertensão intracraniana

Correspondem a uma das mais dramáticas emergências pediátricas. Caracteriza-se pela presença de cefaleia, vômitos e alteração da consciência (sonolência e coma), anisocoria (dilatação da pupila no lado da lesão), papiledema, hipertensão arterial e bradicardia, nos casos mais graves. Lactentes podem apresentar-se com aumento do perímetro encefálico e proeminência das fontanelas. Cerca de 70% dos tumores do SNC apresentam-se com quadro inicial de hipertensão intracraniana.

Os tumores do SNC são a segunda neoplasia mais comum na infância, sendo o principal sítio de tumor sólido nesta faixa etária.

Pode ser necessária derivação ventricular externa de urgência, seguida da ressecção tumoral após avaliação e plano cirúrgico. Atualmente opta-se por ressecções não muito extensas, evitando-se cirurgias mutilantes, associadas à alta morbidade e baixa qualidade de vida. Após identificação histopatológica, define-se a responsividade à quimio e radioterapia.

## Compressão medular

Os sintomas de compressão medular podem não ser neurológicos: dor e constipação; mas é uma emergência médica, já que o diagnóstico precoce, acompanhado de tratamento imediato, pode evitar a perda ou a recuperação da função neurológica.

A lesão da medula espinal pode ocorrer por compressão direta pelo tumor (progressão do tumor ou nova neoplasia), ou por edema vasogênico associado ao tratamento (pelo espaço rígido do canal medular).

As principais neoplasias pediátricas associadas à compressão medular são os sarcomas metastáticos ou primários, sendo 50% o sarcoma de Ewing e o neuroblastoma.[15]

Oitenta por cento das crianças apresentam-se com dor nas costas, o que obriga a investigação dos pacientes que se apresentam com esta sintomatologia, especialmente se portadores de alguma neoplasia. Outros sintomas são fraqueza, parestesias, alterações sensoriais, perda do controle esfincteriano (urinário ou fecal). Em crianças pequenas podem ocorrer constipação e recusa à deambulação.

O exame diagnóstico é a ressonância magnética.

### Tratamento

Preconiza-se o uso precoce de dexametasona (1 a 2 mg/kg, por via endovenosa), seguido por doses mais baixas (0,25 a 0,5 mg/kg a cada 6 horas), assim que o diagnóstico for estabelecido. Recomenda-se avaliação neurocirúrgica, pois pode ser indicada cirurgia de descompressão e/ou laminectomia. A quimioterapia dirigida ou radioterapia (180 a 400 cGy para tumores radiossensíveis) também são opções terapêuticas, dependendo do tipo histológico da massa. A cirurgia de laminectomia pode estar relacionada com aumento de morbidade, especialmente em crianças menores, pelo risco de escoliose e problemas no crescimento.[16]

## Neutropenia febril

Infecção é a principal causa e morbimortalidade nos pacientes oncológicos. Febre pode ser a primeira manifestação de uma infecção grave, especialmente em períodos de neutropenia.

Cerca de 1/3 dos episódios de neutropenia será acompanhado de febre, seja após quimioterapia, ou pós-transplante de medula óssea. Os principais sítios de infecção são: o trato digestório, a pele e os pulmões. Ocorrem episódios de bacteremia em 10 a 25% dos pacientes. Por volta de 1970, o início da terapia antimicrobiana empírica e de amplo espectro, nos pacientes neutropênicos febris, foi a principal mudança na diminuição da mortalidade relacionada com a infecção nos pacientes com câncer (30%, para próximo de 1%, nos dias atuais).[17]

### Neutropenia

Contagem de neutrófilos abaixo de 1.500 células/dL. O risco de infecção depende do nível de neutropenia e da duração da mesma. O risco de infecção aumenta entre os pacientes que apresentam contagem inferior a 1.000 neutrófilos, eleva-se naqueles com contagem inferior a 500 neutrófilos e é ainda maior naqueles com menos de 100 neutrófilos (neutropenia profunda). Quando é previsto que a neutropenia dure mais que sete dias, também existe um risco aumentado de infecção.

Pacientes portadores de malignidades hematológicas apresentam diminuição na fagocitose e destruição de patógenos (neutropenia funcional), o que os classifica em risco aumentado de infecção.

Alterações das imunidades celular e humoral, assim como a quebra da barreira da pele e de mucosas, como, por exemplo, nos pacientes com mucosite, também levam a um risco aumentado de infecções.

A maioria dos pacientes em tratamento quimioterápico possui cateter implantável, o qual é uma fonte potencial de infecção, mesmo naqueles pacientes sem neutropenia. Assim, todo o paciente oncológico em tratamento e que apresenta febre deve ser tratado como potencialmente infectado, independente da contagem de neutrófilos.

### Febre

Conforme o *European Organization For the Research and Treatment of Cancer e a Infectious Disease Society f America*, a definição de febre é a temperatura oral ou axilar ≥ 38,5°C (mesmo que isolado), ou a persistência de temperatura ≥ 38°C por mais de uma hora, ou dois picos febris ≥ 38°C em um período de 12 horas.[17] Deve-se evitar a aferição retal da temperatura, pelo risco de colonização por germes intestinais através da mucosa friável.

Eventualmente o paciente oncológico pode estar infectado sem a presença de febre; é o caso dos pacientes hipotérmicos, hipotensos, confusos e com deterioração rápida do quadro clínico.

### Classificação de risco das neutropenias febris

Baixo risco

- Neutropenia com expectativa de reversão em 7 dias.
- Funções hepática e renal estáveis.
- Ausência de comorbidades.

Pacientes com neutropenia febril de baixo risco podem iniciar antibioticoterapia oral e domiciliar, com o intuito de melhorar a qualidade de vida destes pacientes, mantendo a segurança no tratamento.

Infelizmente, não existem estudos randomizados e controlados em número significativo, a ponto de consenso quanto aos pacientes que poderiam receber tratamento menos agressivo (menor duração e por via oral, sem requerer hospitalização). Recente estudo multicêntrico sugere algumas situações em que esta terapia seria segura:[18]

- Pacientes > 1 ano.
- Condições socioeconômicas familiares que não comprometam o acesso ao cuidado e adesão ao tratamento.
- Estabilidade clínica.
- Ausência de broncopneumonia, mucosite grave, ou celulite.

Pacientes em tratamento hospitalar há mais de 48 horas, que se enquadram nos critérios anteriores, podem continuar seu tratamento ao nível domiciliar, por 5 dias, com antibioticoterapia oral, ou até 48 horas afebril.[18] O antibiótico de escolha deve ser de acordo com a flora e disponibilidade local. Estudo recente no Reino Unido, usando ciprofloxacina 15 mg/kg/dia, 2 vezes ao dia, em pacientes com estes critérios de baixo risco, em um período de 4 anos, não evidenciou nenhum óbito, nem a necessidade de admissão em unidade de terapia intensiva.[18]

Por outro lado, aqueles pacientes de baixo risco, em tratamento domiciliar, devem retornar o serviço para hospitalização e escalonamento do tratamento, sempre que ocorrer deterioração do quadro clínico, incapacidade de tolerar os medicamentos por via oral, retorno da febre, surgimento de foco localizado de infecção.

### Alto risco

- Previsão de contagem de neutrófilos < 100 células/dL por > 7 dias, conforme o *Clinical Practice Guideline of America* de 2010; embora a maioria dos serviços continue usando a contagem de < 500 células/dL como ponto de corte.[17]
- Alteração hepática (TGO > 5 vezes o valor normal); ou renal (TFG < 30 mL/min).
- Presença de alteração hemodinâmica, mucosite oral ou gastrointestinal, outros sintomas do trato gastrointestinal (diarreia, vômitos, dor abdominal), alterações neurológicas novas, sinais de infecção de cateter, alterações pulmonares (hipoxemia ou infiltrado pulmonar novo).
- LLA, LMA, ou após 30 dias de transplante de medula óssea.

Pacientes com neutropenia febril de alto risco devem ser hospitalizados, e preconiza-se o início de antibioticoterapia empírica logo que possível. O tempo até o início do antibiótico (> 2 horas) parece estar relacionado com o prognóstico: maior mortalidade, necessidade de admissão em UTI e ressuscitação volumétrica, embora não pareça haver relação com o tempo de hospitalização.[19]

## Avaliação complementar

Os exames laboratoriais recomendados são: hemograma com plaquetas, função renal, eletrólitos, transaminases, bilirrubinas e coleta de duas hemoculturas periféricas, se o paciente não portar cateter central, ou uma amostra central e uma periférica, caso este esteja presente. O *National Institute for Helth and Care* recomenda a coleta de Proteína C Reativa, lactato e uroanálise em crianças abaixo de 5 anos.

Culturas de outros sítios estão indicadas, conforme sintomas clínicos; por exemplo: coprocultura em pacientes com diarreia (risco de infecção por *Clostridium difficile*); bem como o exame radiológico de tórax, no caso de sintomatologia respiratória.

Pacientes com dor ou outra sintomatologia abdominal devem realizar exame de imagem: raios X do abdome agudo, ecografia ou tomografia abdominal.

## Tratamento

A antibioticoterapia inicial preconizada é monoterapia com espectro antipseudomonas, podendo ser um β-lactâmico (cefepime), ou carbapenêmico (meropenem preferencialmente ao imipenem, pelo risco de convulsões com o último), ou piperacilina-tazobactam.[17] Estudos randomizados e controlados têm demonstrado que monoterapia empírica com estes agentes é tão efetiva quanto a terapia combinada, mas com menos efeitos adversos.[20]

A associação a aminoglicosídeo ou vancomicina está indicada apenas em casos complicados e de suspeita de resistência bacteriana, hipotensão ou pneumonia.

Cobertura antimicrobiana para germes Gram-positivos (Vancomicina) não é indicada como terapia inicial em pacientes neutropênicos febris, exceto nos casos de suspeita de infecção de cateter venoso, pneumonia e instabilidade hemodinâmica.

Deve-se estar atento para modificações na terapia inicial, principalmente nos pacientes que não apresentam melhora nas primeiras 48 horas de tratamento: suspeita de *Staphylococcus aureus* (MRSA), considerar uso de vancomicina; *Enterococcus* resistente à vancomicina (VRE), considerar uso de linezolida; Gram-negativos produtores de β-lactamase (ESBL), considerar uso de carbapenêmicos; e bactérias produtoras de carbepenemase, especialmente a *Klebsiella pneumoniae* (KPC), nos quais deve-se considerar o uso de polimixina.[17]

Recomenda-se suspender antibióticos sempre que culturas indicarem o agente etiológico específico. Por outro lado, nos casos em que o paciente permanecer febril após 4 a 7 dias de antibioticoterapia de amplo espectro, sem identificação, deve-se associar antifúngico. O Fluconazol fornece boa cobertura contra infecções por *Candida*, mas pacientes em uso deste antifúngico profilaticamente podem desenvolver resistência.[17]

Em pacientes que permanecem por mais de 2 semanas neutropênicos e febris, deve-se investigar a possibilidade de aspergilose pulmonar ou de seios paranasais. Recomenda-se investigação com estudo tomográfico de seios paranasais e de tórax, cuja presença de macronódulos com halo. A pesquisa do teste galactomanana pode ajudar no diagnóstico, principalmente testes seriados, já que uma única pesquisa negativa não exclui o diagnóstico.[21] O Fluconazol não tem atividade contra infecções fúngicas invasivas, sendo recomendado tratamento com Anfotericina B. Atualmente existem formulações menos tóxicas de Anfotericina (Anfotericina B lipossomal e Anfotericina B em complexo lipídico), assim como itraconazol e voriconazol (azólicos com atividade para fungos invasivos) e caspofungina. Nenhum destes antifúngicos provou eficácia superior à Anfotericina B, mas geralmente são menos tóxicos e mais bem tolerados.[17]

O tempo de tratamento é controverso. Em geral, recomenda-se tratar conforme o germe e o sítio da infecção. Nos casos em que não se identificou o foco, é recomendado manter a terapia até que a contagem de neutrófilos seja > 500 células/dL.

### Profilaxia antifúngica

Recomenda-se uso de profilaxia antifúngica contra infecção por *Candida*, com fluconazol, naqueles pacientes com expectativa a longo prazo de neutropenia; por exemplo, após transplante alógeno de medula óssea.

### Profilaxia antiviral

Recomenda-se o uso de antiviral (aciclovir) apenas nos pacientes soropositivos para herpes simples, após transplante alógeno de medula óssea, ou em indução de leucemia.

Os pacientes em tratamento oncológico devem receber vacinação contra influenza (vírus atenuado), entre os ciclos de quimioterapia (> 7 dias após QT e 2 semanas antes de reinício da QT).[17]

### Fator estimulador do sistema hematopoiético (G-CSF ou GM-CSF)

Uso profilático de fatores estimuladores do sistema hematopoiético é indicado em pacientes com risco previsto ≥ 20% de neutropenia e febre. Eles não estão indicados no tratamento dos pacientes com febre e neutropenia estabelecidos.[17]

## ■ Diagnóstico e manejo das infecções relacionadas com cateter, em pacientes neutropênicos

Hemoculturas positivas transcateter e periférica, cuja diferença de tempo de positividade é maior que 120 minuntos, indicam infecção relacionada com cateter. Caso o germe envolvido seja *S. aureus*, *P aeruginosa*, fungo, ou micobactéria, além do antibiótico sistêmico, deve-se realizar a remoção do cateter. A remoção do cateter também é recomendada em casos de infecção no local da inserção do cateter, endocardite, trombose e sepse com instabilidade hemodinâmica e infecção da corrente sanguínea que persiste após 72 horas de antibioticoterapia adequada. Nos casos de infecção por estafilocoagulase negativa, pode-se manter o cateter, com antibioticoterapia sistêmica.

Recomenda-se tratar por 4 a 6 semanas os casos de endocardite, trombose séptica, bacteremia e fungemia persistente, após > 72 horas de antibioticoterapia adequada.

## REFERÊNCIAS BIBLIOGRÁFICAS

1. Instituto Nacional de Câncer (INCA). Coordenação de Prevenção e Vigilância de Câncer. Estimativas 2008: incidência de câncer no Brasil. Rio de Janeiro: Instituto Nacional de Câncer, 2007. Acesso em: Ago. 2013. Disponível em: <http//www.inca.gov.br>
2. Burghi G, Berrutti D, Manzanares W. Sindrome de lisis tumoral em terapia intensiva: encare diagnostico y terapêutico. *Medicina Intensiva* 2011;35(3):170-78.
3. Kaul DK, Tsai HM, Liu XD et al. Monoclonal antibodies to a Vb3 inhibit sickle red blood cell-endothelium interactions induced by platelet activating factor. *Blood* 2000;95:368-74.
4. Vinchinsky EP, Neumayr LD, Earles NA et al. Causes and outcomes of the acute chest syndrome in sickle cell disease. *N Engl J Med* 2000;342:1855-65.
5. Bachir D, Virag R. Priaprisme drépanocytaire. In: Girot R, Bégué P, Frédéric Galacteros ISBN 2-7420-0465-3. *La drepanocytose*. Paris: John Libbey Eurotext, 2003. p. 183-94.
6. Tazi I, Nafil H, Elhoudzi J et al. Management of pediatric tumor Lysis Syndrome. *Arab J Nephrol Transplant* 2011;4:147-54.
7. Howard SC, Jones DP, Pui CH. The tumor Lysis Syndrome. *N Engl J Med* 2011;364(19):1844-54.
8. Rajendran A, Bansal D, Marwaha RK et al. Tumor Lysis Syndrome. *Indian J Pediatr* 2013;80(1):50-54.
9. Cairo MS, Coiffier B, Reiter A et al. Recommendations for the evaluation of risk and prophylaxis of tumor lysis syndrome (TLS) in adults and children with malignant diseases: an expert TLS panel consensus. *Br J Haematol* 2010;149:578-86.
10. Jain R, Bansal D, Kmarwaha R. Hyperleucocitosis: Emergency management. *Indian J Pediatr* 2013;80(2):144-48.
11. Porcu P, Cripe LD, Ng EW et al. Hyperleukocytic leukemias and leukostasis: a review of pathophysiology, clinical presentation and management. *Leuk Limphoma* 2000;39(1-2):1-18.
12. Giles FG, Shen Y, Kantarjian HM et al. Leukopheresis reduces early mortality in patients with acute mieloid leukemia with high white cell counts but does not improve long-term survival. *Leuk Lymphoma* 2001;42(1-2):67-73.
13. Perger L, Lee EY, Shamberger RC. Management of children and adolescents with a critical airway due to compression by an anterior mediastinal mass. *J Pediatr Surg* 2008;43(11):1990-97.
14. Bertsch H, Rudoler S, Needle MN et al. Emergent/urgent therapeutic irradiation in pediatric oncology: patterns of presentation, treatment and outcome. *Med Pediatr Oncol* 1998;30(2):101-5.
15. Klein SL, Sanford RA, Muhlbauer MS. Pediatric spinal epidural metastases. *J Neurosurg* 1991;74(1):70-75.
16. Loblaw DA, Laperriere NJ. Emergency treatment of malignant extradural spinal cord compression; an evidence-based guideline. *J Clin Oncol* 1998;16(4):1613-24.
17. Freifeld AG, Bow EJ et al. Clinical practice guideline for the use of antimicrobial agents in neutropenic patients with cancer: 2010 Update by the Infectious Diseases Society of America. *Clin Infect Dis*. 2011;52(4):e56-93.
18. Gibson F, Chisholm J et al. Developing a national "low risk" febrile neutropenia framework fr use in children and young people's cancer care. *Support Care Cancer* 2013;21:1241-51.
19. Fletcher M, Hodgkiss H et al. Prompt administration of antibiotics is associated with improved outcomes infebrile neutropenia in children with cancer. *Pediatr Blood Cancer* 2013 Aug.;60(8):1299-306.
20. Paul M, Soares-Weiser K, GrozinskYS et al. Beta-lactam versus beta-lactam-aminoclycosidecombinationtherapy in câncer patients withneutropenia. *Cochrane Database Syst Rev* 2003;CD003038.
21. Hope WW, Walsh TJ, Denning DW. Laboratory diagnosis of invasive aspergillosis. *Lancet Infect Dis* 2005;5(10):609-22.

# 13 Transfusão de Sangue e Hemoderivados – Por Quê, Quando e Como?

*Liane Esteves Daudt*

## INTRODUÇÃO

A transfusão de componentes do sangue é prática frequente em pediatria e, principalmente, em Unidade de Terapia Intensiva. Apesar dos diversos *guidelines* existem poucas evidências na literatura para determinar adequadamente as indicações, risco e complicações precoce e tardia do uso de hemocomponentes nesta população.[1] Este capítulo visa a apresentar as evidências atuais para orientar a indicação e a avaliação dos benefícios e riscos deste procedimento para prática pediátrica.

## TRANSFUSÃO DE CONCENTRADO DE HEMÁCIAS

O concentrado de hemácias é o produto sanguíneo mais utilizado na prática transfusional em pediatria e é um procedimento comum em unidades de terapia intensiva pediátrica (UTIP).[1,2]

As hemácias contêm hemoglobina (Hb) que transporta o oxigênio ($O_2$) para a sobrevivência das células. Por esta razão por muito tempo, parecia apropriado manter os níveis de hematócrito e Hb dentro da normalidade em pacientes criticamente doentes. Porém a segurança da transfusão de hemácias vem sendo cada vez mais questionada. Embora o risco de contrair doenças infecciosas, como HIV e hepatites, é preocupação notória entres médicos e pacientes, a tecnologia atual de diagnóstico e triagem reduziu muito esta complicação. Entretanto é menos reconhecido o efeito imunomodulador que a transfusão de concentrado de hemácias desencadeia nos receptores, e este parece estar associado ao aumento de mortalidade que os pacientes transfundidos apresentam.[3-5]

## TRANSFUSÃO DE HEMÁCIAS – POR QUÊ?

Uma vez que o oxigênio é transportado pela hemoglobina, a principal consequência fisiológica da anemia é a redução na oferta de oxigênio aos tecidos ($DO_2$). A Figura 13-1 ilustra a relação de consumo de oxigênio ($VO_2$) com a $DO_2$. Abaixo do que foi nomeado "nível crítico", o $VO_2$ diminui à medida que a oferta de oxigênio é reduzida. Acima deste limiar, uma queda da $DO_2$ não causa uma diminuição no $VO_2$, visto que é compensado por um aumento na extração de $O_2$ celular. Entretanto esse mecanismo é limitado, explicando por que há um nível crítico de $DO_2$, abaixo do qual a extração de $O_2$ não pode aumentar mais, e abaixo do qual o $VO_2$ começa a cair.[6]

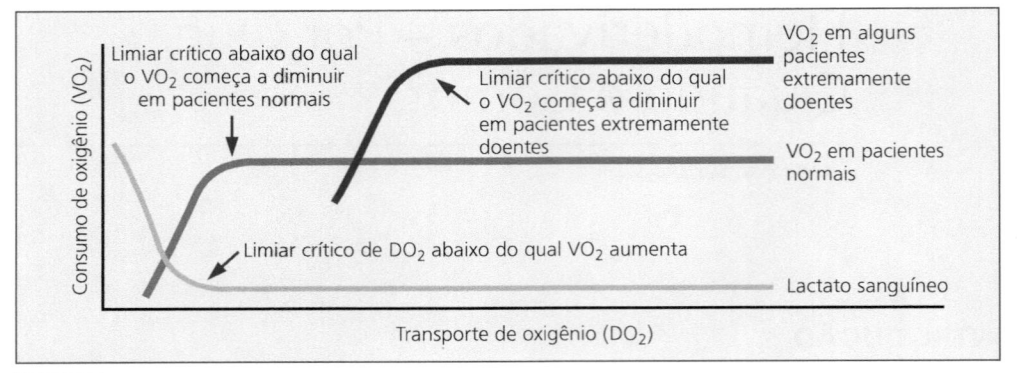

**Fig. 13-1**

Ilustra a relação entre $DO_2$ e $VO_2$ em pacientes normais (linha preta grossa); da $DO_2$ e lactato sanguíneo em pacientes normais (linha preta fina) e da $DO_2$ e $VO_2$ em pacientes extremamente doentes (linha tramada grossa). Abaixo do "limiar crítico", $VO_2$ e lactato diminuem, se a $DO_2$ diminuir. Acima deste limiar, uma queda da $DO_2$ não causa uma baixa no $VO_2$, porque é compensado por um aumento na extração de $O_2$. Em pacientes criticamente doentes, o $VO_2$ frequentemente é mais alto do que o normal. Então o nível da curva $DO_2/VO_2$ está deslocado para cima; o "limiar crítico" também pode ser deslocado para direita, o que pode explicar porque uma "dependência patológica de provisão de $O_2$" é vista nos pacientes extremamente doentes.

Em pacientes criticamente doentes, o aumento do metabolismo eleva a necessidade tecidual de oxigênio ($VO_2$), deslocando para cima o nível crítico de dependência da $DO_2$ com relação ao $VO_2$ (Fig. 13-1).

A $DO_2$ é o produto do débito cardíaco e da concentração arterial de oxigênio. Assim, a $DO_2$ pode ser aumentada pelo aumento da concentração de Hb, do débito cardíaco e/ou da saturação arterial de oxigênio ($SaO_2$). O $VO_2$ depende do substrato disponível e da demanda metabólica; assim o $VO_2$ também pode ser aumentado pelo aumento da $DO_2$ se existe uma dependência $VO_2/DO_2$, ou pelo incremento da extração de oxigênio celular.

$$\text{Oferta de oxigênio: } DO_2 = (\text{débito cardíaco} \times CaO_2)$$

onde débito cardíaco = volume de ejeção × frequência cardíaca.

$$\text{Concentração arterial de oxigênio: } CaO_2 = \{(SaO_2 \times Hb \times 0{,}134) + (0{,}023 \times PaO_2)\}$$

onde hemoglobina (Hb) é expressa em g/dL e $PaO_2$ em mmHg.

Quando a concentração de Hb cai abaixo de 10 g/dL, diversos processos adaptativos asseguram uma reserva fisiológica considerável que sustentam a $DO_2$. Estes processos incluem: 1) aumento da extração de oxigênio disponível; 2) aumento da frequência cardíaca e do volume de ejeção (*i. e.*, débito cardíaco); 3) redistribuição do fluxo sanguíneo de órgãos não vitais para o coração e cérebro, às custas do leito vascular esplâncnico; 4) deslocamento para esquerda da curva de dissociação $O_2$-Hb (*i. e.*, uma diminuição na afinidade de $O_2$).[6]

Entretanto, diversas enfermidades e características individuais podem prejudicar esses mecanismos adaptativos no paciente criticamente doente. Por exemplo, na *sepse* e SFMO onde a taxa metabólica está aumentada, o $VO_2$ também aumenta. Isto limita a reserva disponível e se o paciente apresentar um estresse metabólico adicional impede a capacidade de compensação. Além disto, estes pacientes ainda podem apresentar prejuízo da função ventricular esquerda, da regulação do tônus vascular e na redistribuição do fluxo sanguíneo.[7,8]

Importante lembrar que algumas características fisiológicas próprias da infância podem alterar os mecanismos fisiológicos de acordo com a idade, como: maior exigência energética, maior demanda metabólica; maior concentração de hemoglobina fetal no período neonatal; menor concentração de hemoglobina na anemia fisiológica da infância, maior frequência cardíaca e menor complacência miocárdica.

Existem alguns dados sugerindo que $DO_2$ incrementada pode melhorar resultados clínicos de pacientes criticamente enfermos, pois evitaria dano tecidual progressivo. Apesar de a elevação da concentração da hemoglobina elevar a concentração arterial de oxigênio é incerto que a transfusão de RBC seja o melhor método para alcançar uma $DO_2$ ideal.[2] Entre as razões que justificariam esta incerteza estão a estase na microcirculação provocada pelo aumento do hematócrito e consequente redução de fluxo sanguíneo, alteração das características fisiológicas das hemácias estocadas e os efeitos imunomoduladores provocados pela transfusão do sangue alogênico.[3,9]

O efeito imunomodulatório relacionado com a transfusão de sangue vem sendo estudado desde a década de 1970 quando foi observado que pacientes politransfundidos previamente ao transplante renal apresentavam maior sobrevida do enxerto em comparação a pacientes não transfundidos. São muitas as hipóteses para justificar este efeito, entre elas a reatividade de linfócitos residuais transfundidos, citocinas pró-inflamatórias presentes no sangue estocado proveniente dos leucócitos aptóticos ou ativos remanescentes, radicais livres de oxigênio, histaminas e proteínas solúveis, incluindo fragmentos do antígeno leucocitário humano (HLA).[10,11] No paciente criticamente enfermo este efeito pode estar associado à maior mortalidade associada à síndrome de resposta inflamatória sistêmica (SIRS), síndrome de falência de múltiplos órgãos (SFMO) e infecções.[12]

## TRANSFUSÃO DE HEMÁCIAS – QUANDO?
### ■ Concentrado de hemácias (CH)

O concentrado de hemácias é o hemocomponente mais utilizado para corrigir a hemoglobina.[1] Apesar deste uso são poucos os estudos metodologicamente adequados para avaliar sua indicação de forma precisa em pacientes pediátricos internados em UTI. A baixa concentração de Hb ainda é o parâmetro mais utilizado para orientar a indicação transfusional, porém qual valor que melhor determina esta indicação ainda requer melhor evidência científica.[2,13-15]

Muitos estudos são fundamentados em adultos, e várias recomendações de limiares de Hb foram usadas. A regra "10/30" (Hb de 10 ou hematócrito de 30) permaneceu como norma por mais de 50 anos; porém sem uma evidência clara. A preocupação sobre complicações infecciosas relacionadas com a transfusão, como AIDS e hepatite viral, incitou uma revisão crítica das práticas transfusionais, e progressivamente os limiares foram restringidos a valores mais baixos, entre 8 e 7 g/dL de Hb.[6] Importante salientar que todas as diretrizes atuais enfatizaram que a decisão em administrar hemácias deve estar fundamentada basicamente no julgamento clínico do que ser determinada por um único valor de hemoglobina.

A maior parte da informação que se dispõe atualmente sobre limiares de Hb em pediatria, especificamente em pacientes internados em unidade de terapia intensiva, vem do estudo TRIPICU, um estudo clínico randomizado e multicêntrico que incluiu mais de 600 crianças internadas em 19 UTIP de quatro países.[16] O principal objetivo deste estudo foi de comparar a estratégia restritiva de transfusão de concentrado de hemácias usando como limiar de Hb de 7 g/dL com uma estratégia mais liberal onde o limiar era de 9,5 g/dL e avaliar nos primeiros 28 dias os desfechos de síndrome de falência de múltiplos órgãos e mortalidade. Vale salientar que como critério de estabilidade os autores definiram pacientes com média de pressão arterial não menor que dois desvios-padrão da média normal para idade e, se em uso de suporte cardiovascular (inotrópicos, vasopressores e volume) não aumentado nas últimas 2 horas da randomização, *status* neurológico e o respiratório não foram considerados. Os resultados encontrados foram semelhantes nos dois grupos quando da mortalidade e desenvolvimento de SFMO, bem como outros desfechos menores, sendo que a única diferença entre os grupos foi o número de CH transfundidos, menor no grupo restritivo. Estes resultados demonstraram que a estratégia restritiva não prejudicou os pacientes e que um limiar de 7 g/dL reduz a necessidade transfusional de forma segura em pacientes criticamente enfermos estáveis hemodinamicamente.

Mesmo a avaliação de subgrupos deste estudo concluiu que uma prática restritiva não alterou o desfecho. Considerando apenas pacientes com *sepse* (137 pacientes; 69 no grupo restritivo incluindo pacientes com choque séptico e *sepse* grave), os resultados foram estatisticamente semelhantes. Concluindo que em pacientes sépticos, mas estáveis à estratégia restritiva quando comparada a uma liberal, não aumentou a taxa de falência progressiva ou de múltiplos órgãos, mas reduziu a exposição a componentes sanguíneos, sugerindo que um limiar de Hb de 7 g/dL parece seguro para estes pacientes.[15] Resultados igualmente reproduzidos em pacientes em pós-operatório de cirurgia não cardíaca, trauma grave e com disfunção respiratória.[2,17]

Particularmente em pacientes com disfunção respiratória, onde a transfusão de CH é frequentemente usada para aumentar o aporte de $O_2$, outro estudo além do grupo TRIPICU demonstrou que transfundir mais CH não melhorou o desfecho de pacientes pediátricos com lesão pulmonar aguda, ao contrário, mostrou uma tendência a maior mortalidade nos pacientes que receberam produtos sanguíneos, incluindo plasma fresco congelado.[18] A justificativa para este achado se baseia na insuficiência de estudos em demonstrar um evidente benefício da transfusão em elevar a $DO_2$ associada aos possíveis eventos adversos respiratórios relacionados com os componentes sanguíneos, como TRALI (lesão pulmonar aguda relacionada com a transfusão) sobrecarga circulatória e outras reações transfusionais.[2,5]

Por outro lado, em pacientes com trauma cranioencefálico grave, onde estudos em adultos sugerem que a oxigenação do tecido cerebral melhora corrigindo a anemia com transfusão de CH, em pediatria este efeito não foi claramente documentado. Uma análise retrospectiva de um estudo observacional de crianças com traumatismo craniano grave mostrou que a $PO_2$ do tecido oxigenado teve uma melhora discreta e transitória após a transfusão, enquanto no grupo TRIPICU o pequeno número de pacientes com desfecho clínico impediu uma conclusão adequada.[2,19]

Mesmo em pacientes com instabilidade hemodinâmica os resultados não são consistentes para determinar qual melhor limiar transfusional de CH é benéfico. Em pacientes com choque hemorrágico a transfusão é mandatória, porém a concentração de hemoglobina não é confiável, já que baixa após horas do evento. Nestes pacientes parece razoável que perda sanguínea aguda superior a 30% do volume sanguíneo deve ser reposta.[2,16] Já em pacientes com choque séptico a transfusão de CH feita em pacientes anêmicos pode auxiliar a melhorar a $DO_2$ e, assim, reduzir a lesão celular, como demonstrado em um estudo realizado em UTIP brasileira, onde a mortalidade foi reduzida com uma estratégia de manter a saturação central venosa de $O_2$ ($SCvO_2$) superior a 70% por meio de medidas, como infusão de fluidos e cristaloides, drogas inotrópicas, suporte ventilatório e transfusão de CH, se Hb abaixo de 10 g/dL.[20] Portanto, até o momento parece aceitável manter Hb superior a 10 g/dL em pacientes com choque séptico e hemodinamicamente instáveis, se a $SCvO_2$ for inferior a 70% apesar de reposição de fluidos e de uso de inotrópicos e em ventilação mecânica.[2,16,21]

Uma população mais bem estudada, onde as evidências para o uso de CH estão mais bem estabelecidas, é a de pacientes com cardiopatia. A capacidade das células miocárdicas de tolerar a anemia é mínima, pois a sua taxa de extração de $O_2$ é máxima, fazendo com que os mecanismos compensatórios sejam insuficientes, principalmente no pós-operatório, onde a função ventricular esquerda fica mais prejudicada. Apesar de necessitar um limiar mais alto de Hb os riscos transfusionais também têm impacto nesta população, onde o questionamento do valor ideal também existe. Em pacientes com cardiopatia acianótica e estáveis o limiar de 7 g/dL parece seguro, enquanto valores de 9 g/dL são preconizados para pacientes cianóticos e, possivelmente, superiores em pacientes instáveis.[2,22,23]

Dessa forma, um limiar ideal de concentração de Hb para transfusão sobre o qual os benefícios superem os riscos e custos ainda precisa ser determinado. Um limiar entre 7 e 10 g/dL parece ser adequado na maioria das crianças criticamente doentes, mas não exclui a avaliação individual. A Figura 13-2 apresenta o fluxo de indicação proposto por Lacroix que pode auxiliar na decisão de transfundir CH em crianças internadas em UTIP.[2]

### ■ Transfusão de sangue total

A transfusão de sangue total, cada vez menos usada na prática clínica, pode ser considerada em três circunstâncias: 1) choque hemorrágico; 2) unidade autóloga (o sangue foi coletado do próprio paciente há poucos dias ou semanas atrás); 3) a unidade for usada para exsanguinotransfusão em recém-nascido. Uma unidade de sangue total contém 500 mL e, obviamente, contém plaquetas, leucócitos e plasma, porém a atividade dos fatores da coagulação diminui rapidamente em uma unidade de sangue total: é apenas 40% do normal depois de 14 dias de estoque. Na maioria das outras circunstâncias é melhor usar unidade de concentrado de hemácias.[6]

**Fig. 13-2**

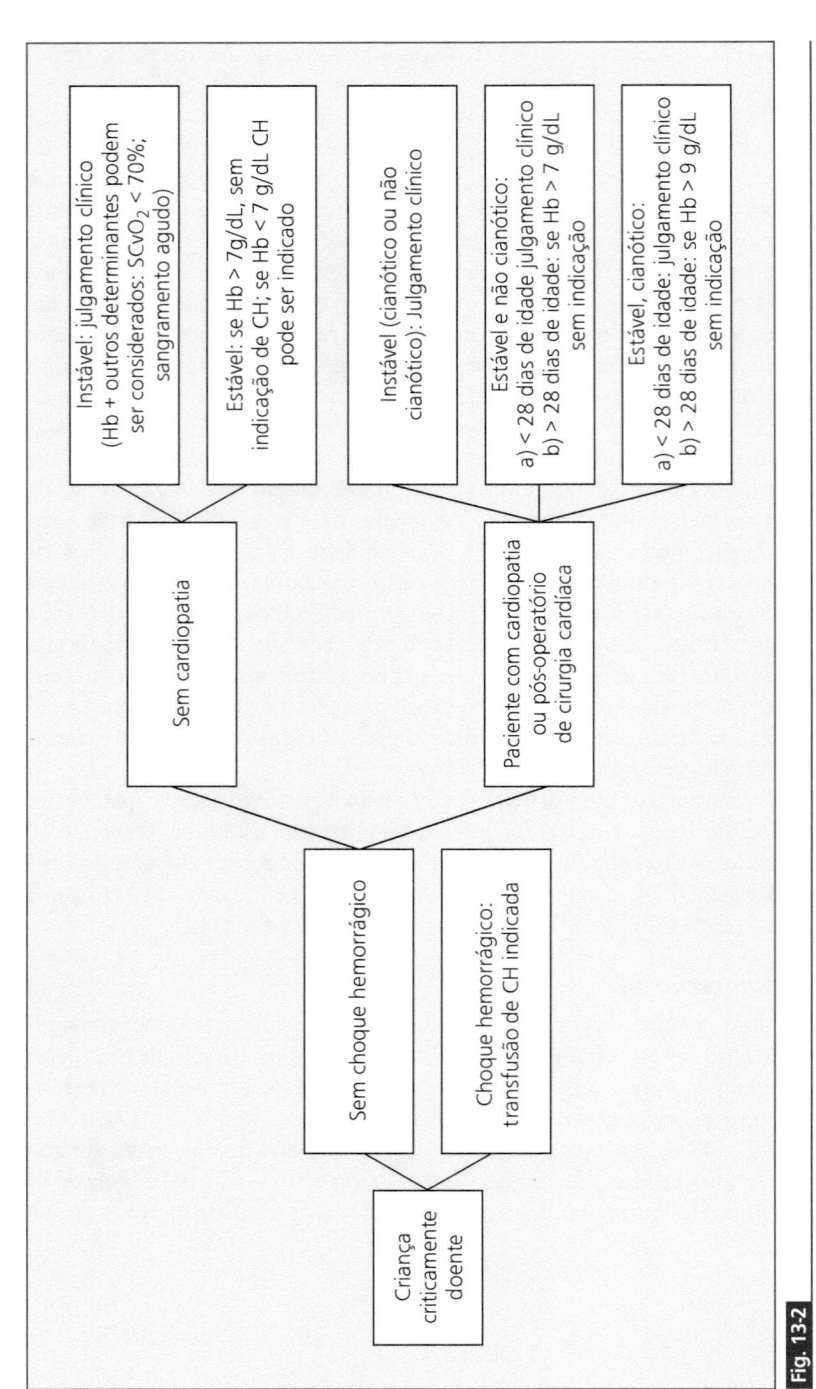

Fluxo de decisão para a transfusão de concentrado de hemácias em pacientes internados em UTIP. Hb = Concentração de hemoglobina; CH = concentrado de hemácias; $ScvO_2$ = saturação central venosa de $O_2$. (Adaptado de Lacroix et al.[2])

```
Criança criticamente doente
├── Sem choque hemorrágico
│   ├── Sem cardiopatia
│   │   ├── Instável: julgamento clínico (Hb + outros determinantes podem ser considerados: $ScvO_2$ < 70%; sangramento agudo)
│   │   └── Estável: se Hb > 7g/dL, sem indicação de CH; se Hb < 7 g/dL CH pode ser indicado
│   └── Paciente com cardiopatia ou pós-operatório de cirurgia cardíaca
│       ├── Instável (cianótico ou não cianótico): Julgamento clínico
│       ├── Estável e não cianótico:
│       │   a) < 28 dias de idade julgamento clínico
│       │   b) > 28 dias de idade: se Hb > 7 g/dL sem indicação
│       └── Estável, cianótico:
│           a) < 28 dias de idade: julgamento clínico
│           b) > 28 dias de idade: se Hb > 9 g/dL sem indicação
└── Choque hemorrágico: transfusão de CH indicada
```

## TRANSFUSÃO DE HEMÁCIAS – COMO?

### ▪ Dose

O hematócrito de uma unidade de concentrado de hemácias varia entre 50 a 70%, e o volume entre 250 a 300 mL, dependendo da solução anticoagulante usada. A dose usual em pediatria é de 10 a 15 mL/kg de peso corpóreo em infusão de 2 horas, não excedendo 4 horas.[24] Isto aumentaria o nível de Hb em 2 a 2,5 g/dL.

Entretanto, pode-se estimar o volume da transfusão determinando o nível de Hb a ser atingido pela fórmula:

> Volume (mL) = {(Hb desejada – Hb observada) × sangue total}/{Hb do CH}

Onde Hb desejada é a concentração desejada após transfusão (p. ex., 10 g/dL), Hb observada é a concentração de Hb determinada no paciente (g/dL), e Hb da unidade de hemácias é a concentração de Hb do concentrado em g/dL fornecida pelo banco de sangue. No sangue estocado em CPDA-1 o hematócrito é cerca de 65 a 75%, e a concentração de Hb é cerca de 25 g/dL. A volemia pode ser estimada multiplicando-se o peso por 0,08 para menores de 2 anos e por 0,07 litro para crianças entre 2 e 14 anos.[24]

Em casos de choque hemorrágico a unidade de concentrado de hemácias pode ser diluída com solução salina normal (NaCl 0,9%) ou plasma. Em tais circunstâncias seria de bom senso fazer uma "infusão rápida" ou *push* de 10-20 mL/kg, e repetir se o paciente hemodinamicamente não tenha melhorado. É recomendado aquecer o sangue antes de infundir se o paciente pesar menos de 10 kg ou se o volume de sangue a ser infundido exceder 20 a 30% da volemia.[6,25]

A unidade de concentrado de hemácias deve ser infundida dentro de 4 horas após ter sido liberada para o paciente pelo banco de sangue do hospital. Nenhuma medicação deve ser administrada na mesma via de acesso, onde a unidade de CH está sendo infundida. Também é inapropriado misturar tal unidade com solução glicosada (risco de hemólise), ringer lactato (risco de coagulação) ou cálcio.

É obrigatório, segundo a legislação Brasileira, realizar tipagem ABO/Rh(D); pesquisa de anticorpos irregulares (PAI) e prova de compatibilidade antes que qualquer transfusão seja administrada.[26] Apenas em casos de emergência como de risco de vida deve-se dar sangue tipo O Rh negativo e/ou plasma tipo AB, mas isto deve ser reservado para situações muito graves e agudas (Quadro 13-1).[2] Também deve-se usar filtro (poros de 80 ou 179 mícrons) para reter agregados de fibrina presentes no sangue estocado.

O paciente deve ser monitorizado e acompanhado enquanto estiver recebendo a transfusão; esta deve ser interrompida, caso acredite-se que esteja ocorrendo uma reação à transfusão. Além disso, devem ser anotados dados clínicos no prontuário do hospital, bem como informações sobre a unidade recebida pelo paciente, identificação do profissional que a realizou, registro de reações e todas as informações que permitam a rastreabilidade de todas as fases do procedimento.[24,26]

| QUADRO 13-1 | Compatibilidade dos produtos do sangue | |
|---|---|---|
| Produtos do sangue | Receptor | Doador |
| Unidade de concentrado de hemácias e sangue total | A | A, O |
| | B | B, O |
| | O | O |
| | AB | AB, A, B, O |
| | Rh+ | Rh+ ou Rh– |
| | Rh– | Rh– |
| Plasma ou plaquetas | A | A, AB |
| | B | B, AB |
| | O | O, A, B, AB |
| | AB | AB |
| Plaquetas | Rh+ | Rh+ ou RH– |
| | Rh– | Rh– ou Rh+* |

*Administrar uma vacina anti-D se o receptor for RH– e as plaquetas forem Rh+.
Adaptado de Lacroix et al.[2]

## Formas de apresentação de hemocomponentes[27]

1. **Componentes leucorreduzidos (desleucotização):** a leucorredução é o processo pelo qual o número de leucócitos presente em um hemocomponente celular (hemácias e plaquetas) é retirado, devendo restar menos que $5 \times 10^6$ leucócitos por produto. Tem por finalidade diminuir a exposição dos antígenos leucocitários do doador ao receptor, assim como a transmissão de agentes infecciosos, como o CMV e HTLV. A leucorredução pode ser realizada logo após a coleta (pré-estocagem) ou imediatamente antes da transfusão (pós-estocagem). Está indicada nas anemias hemolíticas hereditárias (principalmente hemoglobinopatias), história de duas reações febris não hemolíticas, pacientes com doenças hematológicas graves, síndrome de imunodeficiências congênitas, pacientes candidatos ou após TMO, anemia aplástica, leucemia mieloide aguda, refratariedade plaquetária, transfusão de sangue incompatível na anemia hemolítica autoimune, prevenção de lesão pulmonar por microagregados após circulação extracorpórea, prevenção da transmissão do CMV (recém-nascidos prematuros e de baixo peso de mães (< 1.200 g) com sorologia negativa ou desconhecida para CMV, pacientes submetidos a transplante de órgãos, se doador e receptor forem negativos para CMV, transfusão intrauterina, pacientes HIV positivos com sorologia negativa para CMV). Havendo disponibilidade de filtro, recomenda-se a utilização em RN e crianças menores de 6 meses.
2. **Irradiados:** os hemocomponentes irradiados têm por objetivo a prevenção da doença enxerto-*versus*-hospedeiro, a partir da limitação de proliferação de linfócitos T. Seu uso é recomendado em transfusões intrauterinas; recém-nascidos e prematuros com peso inferior a 1.200 g (de acordo com a legislação brasileira), pacientes com indicação e/ou

transplantados de órgãos sólidos e de medula óssea, pacientes com imunossupressão congênita ou adquirida e receptores aparentados em primeiro grau de doadores HLA compatíveis.
3. **Hemácias lavadas:** a utilização de concentrado de hemácias lavadas para a extração maior de plasma é indicada na prevenção de reações alérgicas graves, em pacientes hipercalcêmicos, com baixa tolerância à sobrecarga de potássio, portadores de deficiência de IgA e pode ser usada em neonatos e em transfusões intrauterinas.
4. **Hemácias fenotipadas:** indicadas em pacientes portadores de doenças com necessidade de transfusão de concentrado de hemácias regulares, por toda a vida ou a longo prazo, como talassêmicos em hipertransfusão, portadores de doença falciforme e anemias por falência medular. A identificação de maior número de antígenos, além do sistema ABO e Rh, priorizando-se os mais imunogênicos, busca reduzir a chance de alossensibilização e reações transfusionais.[27]

## COMPLICAÇÕES RELACIONADAS COM A TRANSFUSÃO DE CONCENTRADO DE HEMÁCIAS

### ■ Reações precoces

São aquelas que acontecem durante a transfusão ou nas primeiras horas subsequentes. São frequentes, acontecendo em uma taxa de 10,7 por 1.000 unidades transfundidas.[1] Alguns sinais e sintomas presentes nas reações agudas estão apresentados no Quadro 13-2.[2]

1. **Reação transfusional febril não hemolítica:** são comuns (1:200) e relacionadas com a presença de citocinas produzidas pelos leucócitos remanescentes na bolsa. Constitui um diagnóstico de exclusão, e o tratamento inclui a suspensão da transfusão, para afastar reação hemolítica e *sepse*. O alívio sintomático é obtido com o uso de antitérmicos. A leucorredução pré-estocagem do composto previne esta reação.[3,27]
2. **Reação transfusional hemolítica:** geralmente decorre de incompatibilidade ABO, mas pode ocorrer em razão de qualquer aloanticorpo produzido pelo receptor. Apesar de rara (1:30.000), tem alta mortalidade. Podem ocorrer náusea, sibilos, dor lombar e torácica, hipotensão, CIVD e insuficiência renal aguda secundária à hemoglobinúria. A maioria dos casos se deve à confusão na tipagem do paciente ou hemoderivado, ou impressão errônea do rótulo. O tratamento é de suporte. Se suspeitada a transfusão deve ser suspensa imediatamente e iniciada hiper-hidratação para manter boa diurese, incluindo a prescrição de diuréticos e suporte respiratório, quando necessário.[27]
3. **Reação alérgica maior e anafilaxia:** cursa com sintomas desde reações alérgicas leves, como espirros ou lesões cutâneas urticariformes, até quadro de anafilaxia. Apesar de mais frequentes após a transfusão de plasma ou plaquetas, também pode ocorrer após a transfusão de CH. Estima-se uma frequência de 1:1.000 de reações leves a moderadas e de 1:150.000 de reações graves.[1] Em indivíduos deficientes de IgA, o risco é maior pela presença de anticorpos anti-IgA. O tratamento é de suporte: reações leves e moderadas respondem ao uso de anti-histamínicos; anafilaxia deve ser manejada com adrenalina e corticoide endovenoso. A leucorredução não previne, mas o uso de hemácias lavadas diminuem as reações desse tipo.[27,28]

| QUADRO 13-2 | Sinais e sintomas relacionados com efeitos adversos da transfusão de hemácias |
|---|---|
| Sinal/Sintoma | Definição de reação aguda à transfusão |
| Febre *de novo*[†] | Observação ou aumento de pelo menos 1° da temperatura pré-transfusão, com temperatura axilar mínima de 38° |
| Tremores *de novo* | Aparecimento de tremores observados ou relatados pelo paciente |
| Prurido/urticária *de novo* | Aparecimento de prurido localizado ou generalizado, sozinho ou com eritema, ou evidência de urticária |
| Dor *de novo* | Aparecimento de dor no local da infusão, cefaleia, dor precordial ou no dorso |
| Ansiedade/agitação *de novo* | Aparecimento de ansiedade, agitação ou apreensão, relatada pelo paciente ou enfermagem |
| Dispneia *de novo* | Aparecimento de dificuldade respiratória com taquipneia (definida como FR > 2 DP da média normal para a idade); tosse e/ou tempo expiratório prolongado (2-3 minutos), diminuição da saturação de $O_2$ de 5-10% do valor basal |
| Hipotensão ou hipertensão *de novo* | Hipotensão: uma diminuição de 20-25 mmHg na pressão sistólica ou diastólica (indiferente da idade) |
| | Hipertensão: aparecimento de um inexplicado e significativo aumento da pressão sanguínea (definida de acordo com o julgamento clínico para esta situação) |
| Síndrome hemorrágica difusa *de novo* | Aparecimento de sangramento incontrolável e generalizado nos locais de punção, cateteres/sítios de venóclise, ferida operatória e/ou sangramento mucocutâneo e/ou hematúria |
| Choque *de novo* | Diminuição da pressão sanguínea com sinais óbvios de redução do débito cardíaco, como taquicardia (definida como FC > 2 DP para média da idade), taquipneia, vasoconstrição cutânea, sudorese, palidez, oligúria, agitação e/ou perda de consciência. Sinais que não respondam à ressuscitação volumétrica e que necessitem aumento inesperado e importante do nível de cuidado |
| Hemoglobinúria *de novo* | Hemoglobinúria nova (vermelha, rosa ou urina muito escura) macro ou microscópica (não explicada pela condição de base) com teste positivo para Hb na urina |

[†]"De novo" significa que o evento apareceu ou piorou entre o início da transfusão até 24 horas após ter sido completada. (Adaptado de Lacroix et al.[2]

4. **Lesão pulmonar aguda relacionada com transfusão (TRALI −** *Transfusion-related Acute Lung Injury*): definida como lesão pulmonar aguda (IPA) ocorrendo durante ou até 6 horas após a transfusão de qualquer hemoderivado contendo plasma. Está associada à resposta imune mediada por aloanticorpos leucocitários que agridem o tecido pulmonar, provocando edema não cardiogênico e quadro semelhante à SARA. Cursa com melhora 2 a 3 dias após o início do quadro, apesar de ser uma das principais causas de mortalidade relacionada com a transfusão. O quadro clínico apresenta dispneia, hipoxemia, edema pulmonar bilateral não cardiogênico, hipotensão e febre. O tratamento é de suporte, e não há maneiras práticas de prevenção.[3,27]

5. **Sobrecarga circulatória associada à transfusão (TACO** – *Transfusion-relatated circulatory overload*): é mais comum em adultos. As manifestações, como dispneia, taquicardia, pulsos amplos e hipertensão, ocorrem ao final da transfusão até 6 horas após seu término. Os pacientes com insuficiência cardíaca ou renal apresentam maior risco e devem ser monitorizados adequadamente e receber a transfusão mais lentamente, cerca de 1 mL/kg/h (normal 2,5 mL/kg/h). O tratamento consiste na redução hídrica e de diuréticos.[27]
6. **Aluiminização:** pacientes expostos a múltiplas transfusões podem desenvolver aloanticorpos a antígenos do doador. A aloimunização contra hemácias ou plaquetas está associada à reação hemolítica aguda ou tardia, refratariedade à transfusão de plaquetas, púrpura pós-transfusional, TRALI, rejeição a transplantes. Pacientes politransfundidos podem desenvolver anticorpos que dificultam a identificação de unidades compatíveis.[3]
7. **Contaminação bacteriana:** o paciente apresenta febre e calafrios, podendo evoluir para choque séptico. As manifestações clínicas estão associadas ao crescimento bacteriano durante a estocagem e a presença de endotoxinas Deve-se suspeitar quando ocorre a presença de qualquer comemorativo de *sepse*, que não seja apenas a febre durante a transfusão. A contaminação pode ocorrer no momento da coleta por má assepsia, se o doador apresentar bacteremia durante a doação ou durante a estocagem por manipulação inadequada. O manejo inclui suspensão imediata da transfusão, coleta de culturas da bolsa e do paciente, início de antibióticos de amplo espectro e medidas de suporte hemodinâmico.[27]
8. **Complicações metabólicas e coagulopatia:** são mais frequentes em neonatos e pacientes maciçamente transfundidos. Podem ocorrer:[25,27]
    - Hipocalcemia e hipoglicemia associadas à presença de citrato na solução conservante.
    - Hipercalemia associada à transfusão de grandes volumes, exsanguinotransfusão, ou à utilização de produtos irradiados (aumento da lise celular pela irradiação).
    - Acúmulo de manitol, quando presente na solução, conservante provoca diurese osmótica.
    - Acúmulo de adenina, principalmente em neonatos que recebem grandes volumes de CH, associado à nefrotoxicidade.

## Reações tardias

Por definição são as reações que ocorrem após 24 horas da transfusão e podem manifestar-se mesmo após anos do procedimento. São classificadas em imunológicas e não imunológicas e também estão citadas no Quadro 13-3.[2,3]

### *Imunológicas*

1. **Reação hemolítica tardia:** podem ocorrer em 0,05 a 0,07% dos pacientes transfundidos, e suas manifestações clínicas são discretas e possivelmente subdiagnosticadas. São causadas pela presença de anticorpos antieritrocitários menores, sendo os do sistema Rh e Kell os mais frequentes. Raramente necessita tratamento específico, porém a diurese, função renal e coagulação devem ser observadas. A prevenção é feita pelo uso de hemácias fenotipadas em pacientes com chances de politransfusão.

## QUADRO 13-3 Complicações da transfusão de hemácias

| Complicações precoces (< 24 horas) | Frequência |
|---|---|
| **Sistema respiratório** | |
| ▪ Lesão pulmonar aguda relacionada com transfusão (TRALI) | 0,001-0,3% |
| **Sistema cardiovascular** | |
| ▪ Sobrecarga circulatória | 1% |
| ▪ Hipotensão* | ++ |
| ▪ Vasoconstrição local (tecidual) (atribuída a Hb livre) | desconhecida |
| ▪ Microagregados, embolia gasosa | desconhecida |
| ▪ Insuficiência respiratória tecidual/celular | desconhecida |
| **Sistema imunológico** | |
| ▪ Erro de transfusão (reação ao antígeno da hemácia) | 1/12.000 |
| ▪ Anafilaxia | 1/20.000 |
| ▪ Reação transfusional febril não hemolítica | 1% |
| **Sistema hematológico** | |
| ▪ Leucocitose | +++ |
| ▪ Reação transfusional hemolítica (aguda) | 1/25.000 |
| ▪ Coagulopatia (transfusão maciça, dilucional) | +++ |
| ▪ Trombocitopenia (transfusão maciça, dilucional) | ++ |
| **Metabólico** | |
| ▪ Hipotermia | ++ |
| ▪ Toxicidade por citrato | |
| ▪ Alcalose metabólica | + |
| ▪ Hipocalcemia | ++ |
| ▪ Hipomagnesemia | ± |
| ▪ Hipercalemia | desconhecida |
| **Morte (1/6 por erro de transfusão)** | ≥ 1/100.000 |
| **Complicações tardias** | |
| **Sistema imunológico** | |
| *Imunomodulação* | |
| ▪ Imunossupressão | +++ |
| ▪ Infecções nosocomiais | ++ |
| ▪ Ativação do processo inflamatório | +++ |
| ▪ Síndrome da disfunção de múltiplos órgãos | ++ |
| ▪ Aloimunização (risco para meninas) | 8% |
| ▪ Trombocitopenia aloimune | desconhecida |
| ▪ Urticária | 0,3-1% |
| ▪ Púrpura pós-transfusional | ? |
| ▪ Doença enxerto vs. hospedeiro | < 1% |

| QUADRO 13-3 | Complicações da transfusão de hemácias *(Cont.)* |
|---|---|
| **Complicações precoces (< 24 horas)** | **Frequência** |
| **Outras complicações** | |
| *Infecções* | |
| ▪ Hepatite B | 1/153.000 |
| ▪ Hepatite C | 1/2,3 milhões |
| ▪ HIV I e II | 1/7,8 milhões |
| **HTVL I** | 4,3 milhões |
| **Morte** | 2/100.000 |

*Hipotensão pode ser causada por reação alérgica ou hemolítica, septicemia, toxicidade ao citrato, reação aos filtros redutores de leucócitos etc. Tais reações foram relatadas com concentrado de hemácias, plasma, plaquetas e albumina.[117]
Adaptado de Lacroix *et al.* e Lavoie J.[2,3]

2. **Doença do enxerto-*versus*-hospedeiro pós-transfusional:** rara e grave, podendo ser fatal. Ocorre pela fixação e proliferação de linfócitos do doador imunocompetente em um receptor imunocomprometido incapaz de eliminá-los. Também pode ocorrer em pacientes imunocompetentes com HLA similares ao do doador. As manifestações clínicas são febre, enterocolite com diarreia, náuseas, vômitos, anorexia, exantema maculopapular de distribuição centrífuga, atingindo palmas das mãos e planta dos pés, com evolução para lesões vesicobolhosas, comprometimento hepático e pancitopenia, surgem entre 8 e 30 dias após a transfusão. A letalidade é alta, e a prevenção é realizada pelo uso de hemocomponentes irradiados em pacientes de risco.

3. **Refratariedade à transfusão de plaquetas:** frequentemente relacionados com a alossensibilização contra antígenos HLA ou antineutrófilos em pacientes politransfundidos, febre, esplenomegalia, ação de drogas (antibióticos e antifúngicos), *sepse* e coagulação intravascular disseminada. O diagnóstico é fundamentado na resposta ruim após a transfusão de concentrado de plaquetas. O tratamento consiste no controle das causas não imunológicas. Quando presentes nas transfusões de plaquetas devem-se priorizar unidades ABO, e, quando disponível, HLA compatíveis. A profilaxia é feita pelo uso de hemocomponentes leucorreduzidos (filtrados).[27]

4. **Imunomodulação associada à transfusão (TRIM –** *Transfusion-related immunomodulation*): a associação de imunomodulação e transfusão de sangue como já citado é descrita desde a observação que pacientes politransfundidos apresentavam menor taxa de rejeição de enxerto renal após transplante. Também existe a relação com redução do risco de aborto espontâneo em igualdade de HLA do pai e feto e de recorrência de doença de Crohn, assim como redução da imunovigilância contra neoplasias, aumentando o risco de metástases, aumento de ativação de vírus latente, como CMV e HIV e infecção bacteriana pós-operatória. Por outro lado este efeito é minimizado nos produtos filtrados e leucorreduzidos, provando um efeito direto do componente celular leucocitário, apesar do mecanismo exato ainda ser desconhecido.[3,5,12]

## Não imunológicas

1. **Sobrecarga de ferro:** cada unidade de concentrado de hemácias possui 20 a 250 mg de ferro, e a taxa fisiológica de excreção diária é em torno de 1 a 2 mg/dia; assim, é esperado que pacientes submetidos a várias transfusões apresentem sobrecarga de ferro, como portadores de hemoglobinopatias e falências medulares. Deve ser tratada por meio de protocolos específicos com quelantes de ferro.
2. **Doenças infecciosas:** as infecções virais e bacterianas são atualmente bastante raras em consequência do desenvolvimento de técnicas com maior sensibilidade e especificidade, entretanto não exclui a identificação de novos agentes infecciosos com possibilidades de transmissão por hemocomponentes. Podem ser transmitidas por transfusões de hemocomponentes as seguintes doenças: vírus da síndrome da imunodeficiência humana adquirida I e II (HIV1, HIV2), hepatites B, C, vírus linfotrópico humano tipos I e II (HTLVI e HTLV II); citomegalovírus, parvovírus B19, doença de Chagas, malária, babésia, sífilis, doença de Creutzfeld-Jakob (encefalopatia degenerativa) e febre do oeste do Nilo.[27]

## TRANSFUSÃO DE PLASMA FRESCO CONGELADO (PFC) – POR QUÊ?

O PFC é preparado a partir de uma unidade de sangue total ou, menos frequentemente, por técnica de aférese e congelado dentro das primeiras 8 horas da coleta a uma temperatura de -18 a -20°C com volume final de cerca de 250 mL. Contém todos os fatores de coagulação e outras proteínas presentes no plasma original, porém diluídas em função da quantidade da solução anticoagulante utilizada para a coleta. Por não se tratar de um concentrado de uma proteína ou fator específico, não deve ser usado para correção de uma deficiência específica, onde produtos ou hemoderivados concentrados estão disponíveis, assim como não deve ser usado como fonte de albumina ou outros nutrientes, ou mesmo com expansor de volume. Possui os mesmos riscos de transmissão de infecções que uma bolsa de concentrado de hemácias.[27,29]

Apesar da indicação tradicional em corrigir deficiência de fatores da coagulação e na prevenção de sangramento, atualmente estudos observacionais têm demonstrado que o efeito na correção de fatores da coagulação é discreto e, assim como na transfusão de concentrado de hemácias, seu uso está correlacionado com maiores eventos desfavoráveis. Especificamente em crianças criticamente doentes internadas em UTIP, um estudo epidemiológico recente que arrolou 831 pacientes, sendo que 11% destes receberam transfusão de plasma e demonstraram uma associação independente entre a transfusão de plasma e progressão para falência de múltiplos órgãos, infecção nosocomial e tempo de internação.[30] Em adultos também existe a associação à IPA e mortalidade.[29,31]

Dessa forma, a transfusão de plasma, assim como toda a terapia, deve ser usada quando o benefício se sobrepõe aos riscos. Atualmente, com base nos estudos observacionais e com melhor evidência estatística, seu uso está limitado a pacientes com coagulopatia pós-transfusão maciça, sangramento em pacientes com testes de coagulação comprovadamente alterados e é evitada como profilaxia de sangramento ou outras indicações usadas no passado.[29,31]

## TRANSFUSÃO DE PFC – QUANDO?

O PFC é utilizado para restabelecer a concentração dos fatores de coagulação do sangue. É recomendado para:[27,29,31]

- Coagulação intravascular disseminada (CIVD) grave quando a transfusão de concentrados de plaquetas e crioprecipitado não corrigem o consumo de fator V, VIII e fibrinogênio e o sangramento.
- Corrigir o sangramento causado por deficiência de múltiplos fatores da coagulação, como na intoxicação por varfarina, deficiência de vitamina K, insuficiência hepática, quando a relação do TP e TTPa for > 1,5 ou INR > 2.
- Na coagulopatia dilucional secundária à transfusão maciça.
- No tratamento de Púrpura Trombocitopênica Trombótica, principalmente quando usado em plasmaférese.

Existe pouca evidência do seu benefício em uso profilático, mesmo com alteração dos testes da coagulação, é está **contraindicado** como expansor de volume, reposição de albumina, pancreatite e desnutrição e correção de fator da coagulação único quando disponível fator liofilizado.[29,31]

## TRANSFUSÃO DE PLASMA – COMO?

A dose inicial é de 10-20 mL/kg de PFC para uma correção de 25 a 30% da atividade normal dos fatores da coagulação suficiente para atingir a hemostasia na maioria dos casos. Em alguns casos na presença de sangramento, pode ser necessário repetir a transfusão. O PFC deve ser ABO compatível com as hemácias do receptor, mas não é necessário provas de compatibilidade.[26,27]

Em pacientes que receberam transfusão maciça de concentrado de hemácias ou de sangue total, pode ser requerido mais plasma. Entretanto, sangramento por diluição dos fatores de coagulação raramente aparece antes do paciente receber mais do que 1,5 vez seu volume de sangue. Sugere-se, frequentemente, começar uma transfusão de plasma (cerca de 40% do volume de sangue) uma vez que o paciente tenha recebido 100% do seu volume.[6,31]

O PFC é descongelado em 20 a 30 minutos. Excepcionalmente, pode ser descongelado mais rapidamente em forno de micro-ondas construído especificamente para este fim, visto que o forno padrão pode incapacitar os fatores de coagulação.

Um filtro (poros de 80 ou 170 mícrons) deve ser usado. Uma unidade descongelada de PFC deve ser utilizada dentro de 4 horas após ter sido liberada pelo banco de sangue.

## TRANSFUSÃO DE CONCENTRADO DE PLAQUETAS (CP) – POR QUÊ?

O concentrado de plaquetas pode ser de dois tipos:

1. **Unidade randômica *(pool)*:** obtida a partir do fracionamento de uma unidade de sangue total. Contém aproximadamente $5,5 \times 10^{10}$ plaquetas com um volume de plasma aproximado de 55 mL. Por conter leucócitos, pode ser indicada a leucorredução, devendo a mesma ser realizada no momento da transfusão.

2. **Concentrado de plaquetas por aférese:** contém aproximadamente $3 \times 10^{11}$ plaquetas com volume aproximado de 200-300 mL o que corresponde aproximadamente a 6 a 8 unidades randômicas. Atualmente a maioria dos equipamentos possibilita a coleta de produtos leucorreduzidos. Estudos comparativos têm demonstrado que o incremento pós-transfusional, os benefícios hemostáticos e os efeitos colaterais são similares para os dois produtos, entretanto oferece a vantagem da utilização de um maior número de plaquetas de um único doador.

A estocagem deve ser a uma temperatura de $22 \pm 2°C$ em agitação contínua e não superior a 5 dias após a coleta.[24,27]

## TRANSFUSÃO DE CONCENTRADO DE PLAQUETAS (CP) - QUANDO?

A transfusão de CP está indicada principalmente para as condições em que existe trombocitopenia por baixa produção de plaquetas, como nas aplasias, leucemias, secundária à quimioterapia ou transplante de medula óssea; quando existe aumento da destruição periférica, como na CIVD ou após cirurgia com circulação extracorpórea; ou em alterações funcionais e qualitativas da plaqueta, como na síndrome de Bernard-Soullier. Na trombocitopenia imune em geral, a transfusão está contraindicada, salvo hemorragias graves, como de sistema nervoso central.

A transfusão de plaquetas deve ser considerada, se a contagem do paciente com hemorragia ativa estiver < 50.000-100.000/mm³ ou com risco de hemorragia pulmonar em ventilação mecânica. Um limite de 100.000/mm³ é recomendado, se existir hemorragia intracraniana em atividade ou se ECMO (oxigenação por membrana extracorpórea) for aplicada.[6]

Pacientes sem sangramento ativo, mas com contagem baixa de plaquetas (menos de 10.000/mm³), têm indicação de transfusão "profilática" de plaquetas, principalmente se a causa for insuficiência medular. Valores mais altos (20-30.000/mm³) podem ser indicação de transfusão, se forem submetidos a um procedimento (extração dentária, biópsia, passagem de cateter invasivo etc.) neonatos e pacientes em CIVD ou leucemia promielocítica aguda.[27]

## TRANSFUSÃO DE CONCENTRADO DE PLAQUETAS (CP) - COMO?

A dose usual é de 1 a 2 unidades de plaquetas/10 kg de peso (5 a 10 mL/kg de peso para crianças até 10 kg) em infusão de 20 a 30 minutos. Uma unidade CP deve ser utilizada dentro de 4 horas após ser liberada pelo banco de sangue com filtro (poros de 80 ou 170 mícrons) e deve ser ABO compatível.

## TRANSFUSÃO DE CRIOPRECIPITADO - POR QUE, QUANDO E COMO?

O crioprecipitado é a fração do plasma insolúvel ao frio, retirado de uma unidade de plasma fresco congelado. Cada unidade de CRIO tem um volume aproximado de 10-20 mL que é composto por glicoproteínas de alto peso molecular, incluindo fator de von Willebrand, fibronectina, fator XIII, 200 mg de fibrinogênio, e 100 UI de fator VIII. Antes da infusão o crioprecipitado deve ser descongelado, conforme normas técnicas, e infundido imediatamente, não excedendo 4 horas da liberação. Em virtude do risco de transmissão viral e a disponibilidade de hemoderivados substitutos, o CRIO não deve ser mais usado no tratamento da hemofilia A e da doença de von Willebrand.

A dose é de 1-2 U/10 kg de peso para aumento do fibrinogênio em 60 a 100 mg/dL. Está indicado para:

- Reposição de fibrinogênio em pacientes com hemorragia e deficiência isolada congênita (hipo ou disfibrinogenemia) ou adquirida de fibrinogênio (< 100 mg/dL), como na CIVD, quando não se dispuser do concentrado liofilizado.[27]
- Coagulopatia dilucional (transfusão maciça).

## INDICAÇÕES DE TRANSFUSÃO DE HEMODERIVADOS

### Transfusão de albumina – por quê?

A reposição de albumina está indicada quando existe a necessidade de expansão de volume associada à reposição de coloide. Não existem evidências de que a albumina tenha algum papel na suplementação nutricional ou correção da ascite ou edema periférico secundário à hipertensão porta. A albumina é pasteurizada (aquecida a 100°C) durante 20 minutos. Este processo elimina quase totalmente o risco de transmissão de uma doença viral.[6,27]

### Transfusão de albumina – quando?

A albumina é principalmente usada como um "expansor" de volume. Como todos os outros coloides, tem um maior efeito "expansor" do volume vascular do que os cristaloides. Entretanto, existe um grande debate sobre a utilidade da albumina e coloides como "expansor" de volume. Albumina não é livre de efeitos adversos estando associada à falência renal e maior mortalidade em pacientes criticamente doentes. Outra desvantagem do seu uso é o custo, bem mais alto que os cristaloides. Na prática, ainda acredita-se que a albumina possa ser útil para expandir o volume de pacientes instáveis, mas não se recomenda o uso em pacientes estáveis. Em adultos com *sepse* não se observou diferença nas mortalidades aos 28 dias, em 24 horas, tempo de ventilação mecânica, tempo de permanência em UTI e nenhum outro grande desfecho em pacientes que receberam albumina profilaticamente.[6,32]

A albumina também pode ser usada para restabelecer o nível de albumina do paciente que são perdedores de proteínas, como no transplante hepático; insuficiência hepática aguda ou crônica; após paracentese por ascite; procedimentos de plasmaférese; indução de diurese em combinação com um diurético em pacientes com sobrecarga volumétrica em enteropatia ou nefropatia com perda proteica, hipoalbuminemia (< 1,8 g/dL) em casos de choque não hemorrágico; alterações cardiovasculares devido à hipovolemia associada à cirurgia com circulação extracorpórea; e choque.[6,27]

### Transfusão de albumina – como?

É administrado em infusão rápida de 10-20 mL/kg de albumina a 5% para expandir o espaço vascular do paciente criticamente doente em choque.

## TRANSFUSÃO DE CONCENTRADOS DE FATORES DA COAGULAÇÃO

Atualmente se dispõe de produtos derivados específicos do sangue que fornecem altas concentrações de fatores da coagulação, sem impurezas e com menor risco transfusional, pois são submetidos à inativação viral. Também existem concentrados recombinantes não derivados do plasma humano, como os FVIII e FIX, usados no tratamento das hemofilias. Entre os produtos disponíveis estão:

- Concentrado de fatores VIII e IX.
- Complexo protrombínico.
- Concentrado de FVIIa.
- Concentrados de antitrombina III, proteínas S e C.
- Concentrado de Fibrinogênio.

## IMUNOGLOBULINA INTRAVENOSA (IGIV)

A imunoglobulina é preparada a partir do *pool* de plasma de doadores humanos e liofilizada. Está indicada em estados de imunodeficiência humoral primária, excluindo-se os pacientes com deficiência específica de IgA e secundária; doenças hematológicas, como púrpura trombocitopênica imune (PTI) e anemia hemolítica autoimune (AHAI); síndrome de Kawasaki, síndrome Guillain-Barré, trombocitopenia aloimune neonatal; trombocitopenia secundária à doença autoimune materna (PTI, AHAI), *sepse* no recém-nascido. A utilização de IGIV nos casos de *sepse* nos recém-nascidos mostra resultados conflitantes na literatura médica, e até que novos dados estejam disponíveis, uma indicação criteriosa deverá ser observada.[27]

## REFERÊNCIAS BIBLIOGRÁFICAS

1. Slonim AD, Joseph JG, Turenne WM *et al*. Blood transfusions in children: a multi-institutional analysis of practices and complications. *Transfusion (Paris)* 2008 Jan.;48(1):73-80.
2. Lacroix J, Demaret P, Tucci M. Red blood cell transfusion: decision making in pediatric intensive care units. *Semin Perinatol* 2012 Aug.;36(4):225-31.
3. Lavoie J. Blood transfusion risks and alternative strategies in pediatric patients. *Pediatr Anesth* 2011;21(1):14-24.
4. Kneyber MCJ, Hersi MI, Twisk JWR *et al*. Red blood cell transfusion in critically ill children is independently associated with increased mortality. *Intensive Care Med* 2007 June 16;33(8):1414-22.
5. Harrison E, Bolton P. Serious hazards of transfusion in children (SHOT). *Pediatr Anesth* 2011;21(1):10-13.
6. Humer JL, Heather, France Gauvin, Severini MH. *Transfusão de sangue e hemoderivados: quando, por que e como*. Med Intensiva em Pediatr. Rio de Janeiro: Revinter, 2005.
7. Hayes MA, Timmins AC, Yau EH *et al*. Oxygen transport patterns in patients with sepsis syndrome or septic shock: influence of treatment and relationship to outcome. *Crit Care Med* 1997 June;25(6):926-36.
8. Brierley J, Peters MJ. Distinct hemodynamic patterns of septic shock at presentation to pediatric intensive care. *Pediatrics* 2008 Oct.;122(4):752-59.
9. Ozment CP, Mamo LB, Campbell ML *et al*. Transfusion-related biologic effects and free hemoglobin, heme, and iron. *Transfusion (Paris)* 2013 Apr.;53(4):732-40.

10. Pereira A. Deleterious consequences of allogeneic blood transfusion on postoperative infection: really a transfusion-related immunomodulation effect? *Blood* 2001 July 15;98(2):498-500.
11. Vamvakas EC. Why have meta-analyses of randomized controlled trials of the association between non-white-blood-cell-reduced allogeneic blood transfusion and postoperative infection produced discordant results? *Vox Sang* 2007;93(3):196-207.
12. Bilgin YM, Brand A. Transfusion-related immunomodulation: a second hit in an inflammatory cascade? *Vox Sang* 2008 Nov.;95(4):261-71.
13. Bateman ST, Lacroix J, Boven K *et al.* Anemia, blood loss, and blood transfusions in North American children in the intensive care unit. *Am J Respir Crit Care Med* 2008 July 1;178(1):26-33.
14. Istaphanous GK, Wheeler DS, Lisco SJ *et al.* Red blood cell transfusion in critically ill children: A narrative review. *Pediatr Crit Care Med* 2011 Mar.;12(2):174-83.
15. Karam O, Tucci M, Ducruet T *et al.* Red blood cell transfusion thresholds in pediatric patients with sepsis. *Pediatr Crit Care Med* 2011 Sept.;12(5):512-18.
16. Lacroix J, Hébert PC, Hutchison JS *et al.* Transfusion strategies for patients in pediatric intensive care units. *N Engl J Med* 2007;356(16):1609-19.
17. Rouette J, Trottier H, Ducruet T *et al.* Red blood cell transfusion threshold in postsurgical pediatric intensive care patients. *Ann Surg* 2010 Mar.;251(3):421-27.
18. Church GD, Matthay MA, Liu K *et al.* Blood product transfusions and clinical outcomes in pediatric patients with acute lung injury. *Pediatr Crit Care Med* 2009 May;10(3):297-302.
19. Figaji AA, Zwane E, Kogels M *et al.* The effect of blood transfusion on brain oxygenation in children with severe traumatic brain injury. *Pediatr Crit Care Med* 2010 May;11(3):325-31.
20. de Oliveira CF, de Oliveira DSF, Gottschald AFC *et al.* ACCM/PALS haemodynamic support guidelines for paediatric septic shock: an outcomes comparison with and without monitoring central venous oxygen saturation. *Intensive Care Med* 2008 June;34(6):1065-75.
21. Demaret P, Tucci M, Ducruet T *et al.* Red blood cell transfusion in critically ill children. *Transfusion (Paris)* 2013;n/a-n/a.
22. Willems A, Harrington K, Lacroix J *et al.* Comparison of two red-cell transfusion strategies after pediatric cardiac surgery: a subgroup analysis. *Crit Care Med* 2010 Feb.;38(2):649-56.
23. Cholette JM, Rubenstein JS, Alfieris GM *et al.* Children with single-ventricle physiology do not benefit from higher hemoglobin levels post cavopulmonary connection: results of a prospective, randomized, controlled trial of a restrictive versus liberal red-cell transfusion strategy. *Pediatr Crit Care Med* 2011 Jan.;12(1):39-45.
24. Roback JD, AABB. *Technical manual.* Bethesda, Md: AABB, 2011.
25. Diab YA, Wong ECC, Luban NLC. Massive transfusion in children and neonates. *Br J Haematol* 2013 Apr.;161(1):15-26.
26. ANVISA – Agência Nacional de Vigilância Sanitária. Resolução RDC nº 57, de 16 de dezembro de 2010. Dou – Diário Of. União Poder Exec. 17 Dezembro 2010, RDC nº 57 de dezembro de, 2010.
27. Campanaro CM, Lyra IM, Daudt LE. *Tratado de pediatria.* Lopez FA, Campos Jr D, (Eds.). Barueri: Manole, 2010.
28. Hirayama F. Current understanding of allergic transfusion reactions: incidence, pathogenesis, laboratory tests, prevention and treatment. *Br J Haematol* 2013 Feb.;160(4):434-44.
29. Roback JD, Caldwell S, Carson J *et al.* Evidence-based practice guidelines for plasma transfusion. *Transfusion (Paris)* 2010 Mar. 19;50(6):1227-39.
30. Karam O, Lacroix J, Robitaille N *et al.* Association between plasma transfusions and clinical outcome in critically ill children: a prospective observational study. *Vox Sang.* 2013 May;104(4):342-49.
31. Labarinas S, Arni D, Karam O. Plasma in the PICU: why and when should we transfuse? *Ann Intensive Care* 2013;3(1):16.
32. A comparison of albumin and saline for fluid resuscitation in the intensive care unit. *N Engl J Med* 2004;350(22):2247-56.

# 14 Anticoagulação em Pediatria

*Francisco Bruno*

## INTRODUÇÃO

Eventos tromboembólicos são raros em pediatria, porém com o avanço abrupto da medicina, principalmente nas áreas do intensivismo, cirurgia e oncologia, têm-se tornado uma causa crescente de morbimortalidade naquelas crianças que hoje sobrevivem a doenças graves, sendo descrito nos últimos 20 anos, como uma complicação endêmica em hospitais terciários.[1,2]

Possíveis explicações para o aumento na incidência do tromboembolismo (TE) em hospitais terciários são: as crianças morriam de suas doenças graves antes de desenvolver trombose, a trombose surgia em consequência de intervenções mais intensivas (cateteres) e o aumento de seu reconhecimento.[3]

Em adultos, ao contrário das crianças (15% das admissões), tem significativa morbimortalidade. Um a cada três adultos hospitalizados tem pelo menos um fator de risco para tromboembolismo venoso, 80% silenciosos, tornando a profilaxia rotina nesses pacientes. A incidência de tromboembolismo venoso (TEV) é descrita de 6 a 74 para 10.000 crianças hospitalizadas.[4,5]

A epidemiologia na trombose venosa profunda (TVP) em 80-90% das situações tem mais de um fator de risco e afeta igualmente membros superiores e inferiores, enquanto, no adulto, em 95% das vezes afeta os membros inferiores.[6]

É mais comum em crianças menores que 1 ano e em adolescentes (TVP é 100 vezes mais comum no recém-nascido com cateter central do que nas crianças maiores). Quanto ao sexo há diferença apenas nos adolescentes, onde há uma relação de 2:1 para as meninas.[7]

A trombose pode ser arterial ou venosa. Doença tromboembólica venosa apresenta-se principalmente como trombose venosa profunda, embolia pulmonar e trombose de seio venoso.[4]

O tromboembolismo arterial é mais frequente em extremidades, no sistema nervoso central (SNC) e no coração. A prevalência é de 8,5/10.000 admissões, 50% nas extremidades (inferiores) com palidez, redução da sensação do membro, diminuição de temperatura, diminuição do pulso, tempo de enchimento capilar prolongado e obstrução do cateter. O acidente vascular encefálico tem mortalidade de 7% e déficit neurológico em 50% e pode apresentar-se com hemiplegia, convulsão, déficit de fala, cefaleia e alteração do sensório.[6]

A mortalidade relacionada com cateter é de 2%, e morbidade de 8%.[4] A presença de tromboembolismo venoso em crianças aumenta de 2 a 6 vezes a mortalidade hospitalar.[3]

Cronicamente há duas maiores consequências do tromboembolismo venoso: a recorrência (5-10%), e a síndrome pós-trombótica (10%) que se manifesta pela insuficiência venosa crônica.[3]

O tromboembolismo está geralmente associado a fatores de risco (presença de cateter venoso central, doença cardíaca congênita e tumores) e a fatores genéticos.[6]

## ANORMALIDADES TROMBOEMBÓLICAS INTRÍNSECAS

A coagulação ocorre em razão de equilíbrio entre a produção de trombina e fibrina para controlar o sangramento e dos mecanismos que previnem a formação do trombo.

Os mecanismos antitrombóticos primários são a proteína C/S, antitrombina III, fator inibidor tecidual e, por fim, o plasminogênio.

As proteínas C e S são fatores de vitamina K-dependentes, produzidas no fígado, ativadas pela trombina e ligam-se à trombomodulina na superfície endotelial. A proteína C inativa os Fatores Va e VIIIa. O defeito mais comum é a resistência à proteína C, decorrente da mutação genética no Fator V (Fator V de Leiden).

A antitrombina III não é dependente da vitamina K, é produzida no fígado e é responsável por mais que 50% da atividade anticoagulante endógena. Forma um complexo, incluindo os Fatores IIa (trombina), Xa, IXa, XIa, XIIa. Sua atividade é aumentada com a ligação à heparina. A deficiência da antitrombina III é mais comum em crianças criticamente doentes, como síndrome nefrótica, doença hepática, coagulação intravascular disseminada (CIVD) e administração de L-asparaginase.[4,8]

O Fator Inibidor Tecidual é sintetizado no endotélio vascular e tem sua ação local através da inibição da via extrínseca (Fator VIIa e tromboplastina).

O mecanismo final antitrombótico é a lise da fibrina pela plasmina. O plasminogênio é uma glicoproteína sintetizada no fígado que circula no plasma e é convertida em plasmina que dissolve o trombo. O mais importante ativador do plasminogênio é o ativador de plasminogênio tecidual (APT) e o ativador de plasminogênio tipo urinário (uroquinase). O ativador de plasminogênio tecidual, uroquinase e estreptoquinase podem ser administrados exogenamente. Deficiências congênita ou adquirida de plasminogênio são associadas à trombose.[6,7]

## FATORES DE RISCO

Existem fatores de risco bem definidos no surgimento do tromboembolismo, como a presença de cateter venoso central, doença cardíaca congênita e tumores. Também é observado em crianças mais jovens, criticamente enfermas, em ventilação mecânica, cirúrgicas, vítimas de trauma, internação prolongada.[4]

A TVP em crianças ocorre quando existem vários fatores de risco, sendo o cateter vascular o fator mais comumente encontrado. Independente do sítio, o cateter é trombogênico, citamos aqui alguns tipos, como o cateter venoso central, cateter de localização central via periférico (PIC), cateter umbilical venoso ou arterial, cateter arterial central ou periférico. O cateter predispõe ao trombo por ser um corpo estranho e sem endotélio: a fibrina acumula-se ao redor do cateter, não aderente e não oclusiva, e trombo propriamente dito, que obstrui a luz do vaso.

O trombo pode relacionar-se com trombose de cava superior, quilotórax e síndrome pós-flebite. A prevalência em cateter central chega a 30%. O acompanhamento com ecografia com Doppler mostra 18% de trombose após 21 dias, sendo metade assintomática. A maioria ocorre com 4 dias. Tem relação com a idade (menor que 1 ano, 90% × 50%, nos maiores que 1 ano) e não tem relação com o tipo nem o tamanho do cateter. Ocorre mais em sítio femoral do que em jugular, provavelmente por ser mais fácil de detectar. O uso de nutrição parenteral total (NPT) no cateter aumenta a chance de trombose (66%), sendo menor quando utilizado o PIC.

A obstrução de cateter arterial ocorre em 48% dos casos. Os fatores de risco são cirurgia, cardiopatia congênita e doença sistêmica. Quando é realizada a punção da artéria femoral para cateterismo, mesmo com o uso de heparina na canulação, há um risco de 16% em menores do que 1 ano e de 5% em maiores que 1 ano. O cateter de artéria radial obstrui em 63% nas crianças menores que 1 ano, que têm chance menor quando utilizada heparina e melhora com a remoção do cateter.[6,7]

A cardiopatia congênita, pelo fluxo sanguíneo anormal, policitemia e alteração do endotélio vascular por procedimento cirúrgico com ou sem material sintético, é o maior risco para acidente vascular enfefálico (25% dos casos).[9] O *shunt* cavopulmonar causa trombose em 22% das crianças menores que 1 ano, 1 ano após o procedimento. O tromboembolismo arterial ocorre em 70% das crianças menores que 6 meses.[6]

Tumores também são predisponentes à trombose, pela presença de células malignas (hiperviscosidade), mediadores inflamatórios e quimioterapia (L-asparaginase).

Outros fatores de risco são trauma, infecção, doença autoimune, imobilização, uso de contraceptivo oral e anemia falciforme.[6,8]

## QUADRO CLÍNICO

A conscientização de que a trombose é um fenômeno crescente em serviços especializados promoveu uma maior preocupação no diagnóstico de crianças, principalmente aquelas com fatores de risco. A apresentação pode ser insidiosa, dependendo do tamanho e localização do trombo ou êmbolo.

Os sintomas dependem do sítio de oclusão: nos membros incluem desconforto ou dor, edema, descoloração, perda da patência do cateter; no tromboembolismo pulmonar, há tosse, hemoptise, hipóxia, insuficiência respiratória; na trombose de seio venoso, convulsão, déficit focal ou difuso; e na trombose de veia renal, hematúria e trombocitopenia.[6,7]

## AVALIAÇÃO POR IMAGEM

A avaliação através de imagem deve ser realizada quando é questionada a hipótese de obstrução vascular, em que a ecografia com Doppler (mais acessível) é o exame inicial. Considera-se também a venografia contrastada ou arteriografia, tomografia computadorizada e ressonância magnética, exames que na maioria das vezes necessitam de anestesia geral, fato que dificulta a realização do exame.[10,11]

A ecografia com Doppler mostra defeito de enchimento ecogênico, perda da pulsação e anormalidade de fluxo através da onda. A sensibilidade em adultos é de 56-100% e em crianças de 33% (jugular interna) e 75% (subclávia).[6]

A venografia ou arteriografia com injeção de contraste é tida como "padrão ouro" no estudo da trombose, porém seu uso é infrequente em razão do custo e, principalmente, pela invasividade e necessidade de recursos técnicos (transporte).[7]

Para diagnóstico de tromboembolismo pulmonar, a tomografia computadorizada helicoidal contrastada é o exame de escolha, quando houver a suspeita de isquemia ou sangramento cerebral, considerar a tomografia de crânio, porém, a angiorressonância magnética é mais sensível para avaliar a isquemia, malformação vascular ou alteração inflamatória do SNC.

A ecocardiografia transtorácica ou transesofágica é utilizada para a procura de um trombo intracardíaco.[6]

## AVALIAÇÃO LABORATORIAL

Coleta de hemograma com plaquetas, tempo de protrombina (TP), tempo de tromboplastina parcial ativada (TTPA), fibrinogênio, produtos de degradação do fibrinogênio (D-dímeros) servem para avaliação inicial dos distúrbios da coagulação. Podem documentar a alteração da coagulação relacionada com infecção, câncer, CIVD e monitorizar o paciente quando ele está em uso de terapia antitrombótica.

Com relação aos D-dímeros, lembramos que, para o diagnóstico correto, devemos ter, além de fatores de risco, a suspeita clínica, para melhor valorização dos resultados. Os D-dímeros estão aumentados em várias situações não trombóticas (aumento da idade, infecção, cirurgia, trauma, gravidez, fibrilação atrial e infarto), tem boa sensibilidade, porém baixa especificidade, logo, resultado abaixo de 500 ng/mL praticamente descartam a possibilidade de trombose.[12]

Os testes secundários para trombofilia (< 10% dos casos de TEV) não estão disponíveis em todos os centros, referem-se à atividade da antitrombina III, proteína C, proteína S, anticorpo antifosfolipídico e Fator V Leiden.[6,12]

## TRATAMENTO E PROFILAXIA

O tratamento do tromboembolismo inicia com atenção à ressuscitação, pois quadros graves devem dar atenção à patência da via aérea, sustentação da respiração (manter oxigenação e ventilação) e evitar hipovolemia e hipotensão. A hipertensão arterial, em quadros vasculares encefálicos agudos, pode ser tolerada. Manter a normoglicemia e normotermia.

O tratamento definitivo é a anticoagulação para limitar a formação do trombo e a terapia trombolítica para a dissolução do trombo formado.

Como a cascata da coagulação é uma interação complexa de vários fatores, o tratamento com agentes anticoagulantes atuará em vários níveis dessa cascata.

A abordagem da anticoagulação em pediatria tem peculiaridades, pois sofre interferência da idade (distribuição e *clearance* idade-dependente), alimentação, falta de apresentação pediátrica, falta de compreensão do uso contínuo, poucos estudos, falha na randomização, portanto, com base na experiência de adultos.[3,12,13]

Em pediatria, basicamente trabalhamos com três drogas: heparina, enoxaparina e varfarina, cada uma com suas vantagens e desvantagens. Várias novas drogas surgiram na profilaxia e tratamento do tromboembolismo, porém carecem de uma experiência mais segura para a recomendação rotineira. A seguir apresentamos as principais drogas usadas nos fenômenos tromboembólicos.

## ■ Heparina

É um polissacarídeo não fracionado, com peso molecular de 5 a 30 kd, derivado do intestino do porco que inibe os efeitos da antitrombina, inativando a trombina (Fator IIa), Fatores Xa, IXa e XIa, sendo a droga mais comumente usada em pediatria para a prevenção e tratamento de trombose em terapia intensiva, na manutenção da patência dos circuitos extracorpórea e nos cateteres arteriais e venosos.[6,12]

As vantagens de seu uso são a meia-vida curta, é bem conhecida e, pode ser revertida com protamina, tornando o anticoagulante de escolha nas crianças com tromboembolismo venoso (TEV) que são de alto risco para sangramento e que necessitam procedimento de urgência.[3] A farmacocinética pode variar com a idade. Menores de 1 ano têm o nível de antitrombina III mais baixo, volume de distribuição maior e *clearance* mais rápido. As complicações de seu uso são o sangramento (24% em UTIP), indução de plaquetopenia (HIT– mediada por anticorpos: rara em crianças [3%]) e osteoporose com uso prolongado. A descontinuação, normalmente, é suficiente quando ocorre um sangramento não significativo, entretanto se for necessário reversão imediata, a protamina reverte seu efeito na dose de 0,25 a 1 mg por 100 U de heparina recebida, dependente do tempo da última dose (até 2 horas antes).

É necessário um bolo de 75 a 100 U/kg para atingir um nível de TTPa adequado 4 a 6 horas após. A dose de manutenção é idade-dependente: crianças maiores que 2 meses e menores que 1 ano utilizam dose de 28 U/kg/h, enquanto que crianças maiores que 1 ano, 20 U/kg/h; já os adolescentes e adultos necessitam de 18 U/kg/h.

O nível terapêutico para tratamento de tromboembolismo venoso em adultos é fundamentado no tempo de tromboplastina parcial ativada (TTPa), porém ele varia conforme a idade. Por falta de evidências, extrapolam-se, ainda hoje, as referências para adultos.[6,12]

Para a monitorização de seu nível sérico utilizamos o normograma do Quadro 14-1.[14] O objetivo é manter o TTPa em 60-85 segundos, ou 1,5 a 2,5 vezes o normal (assumindo uma atividade do anti-Fator Xa entre 0,2-0,7).

As desvantagens de seu uso são a necessidade frequente de coleta para sua monitorização, provocando perda sanguínea (importante em crianças pequenas), necessidade de acesso venoso e tempo prolongado para atingir nível terapêutico.[3,6,12]

| QUADRO 14-1 | Protocolo para administração sistêmica da heparina e ajuste para pacientes pediátricos | | | | |
|---|---|---|---|---|---|
| TTPas | Bolo U/kg | Parar: min | Mudança em % | Repetir TTPa |
| < 50 | 50 | 0 | +10 | 4 h |
| 50-59 | 0 | 0 | +10 | 4 h |
| 60-85 | 0 | 0 | 0 | Dia seguinte |
| 86-95 | 0 | 0 | –10 | 4 h |
| 96-120 | 0 | 30 | –10 | 4 h |
| > 120 | 0 | 60 | –15 | 4 h |

Reproduzido de Michelson AD, Bovil E, Monagle P et al.[14]

## ■ Heparina de baixo peso molecular: a enoxaparina

A heparina de baixo peso molecular refere-se a uma variedade de drogas, (reviparina, dalteparina, tinzaparina), entretanto a maioria dos estudos em pediatria é com a enoxaparina. É uma droga despolimerizada a uma molécula de peso de 5 kd e sua atividade anticoagulante deve-se à inibição do Fator Xa.

A enoxaparina tem aumentado seu uso com as vantagens de um efeito farmacocinético mais previsível com relação à heparina, longa meia-vida, *clearance* independente da dose, não necessita de acesso venoso, falta de interferência de outras drogas ou alimentos, ausência de monitorização, reduzido risco de plaquetopenia e osteoporose.

A dose é extrapolada de adultos, com base no nível do antifator Xa, 4 horas após a dose subcutânea (terapêutico entre 0,5 a 1 U/mL). É importante a monitorização principalmente em pacientes obesos e com insuficiência renal.

Para tratamento, via subcutânea, a dose é de 1,5 mg/kg/dose de 12/12 horas em menores que 2 meses, e 1 mg/kg/dose de 12/12 horas em maiores. A dose profilática, também 2 doses diárias, é de 0,75 mg/kg/dose em menores que 2 meses e de 0,5 mg/kg/dose em maiores. Quando o *clearance* de creatinina for < 30 mL/min, reduzir a dose em 50%.[6,12] Há relato do uso endovenoso, em crianças com dificuldade de uso subcutâneo (recém-nascido, edema), que mostra uma farmacocinética diferente (atinge níveis adequados mais rapidamente: 1-2 horas).[15]

O risco de sangramento é de 5%, onde a protamina neutraliza parcialmente a enoxaparina.[6,12]

## ■ Antagonistas da vitamina K

São derivados da heparina, solúveis em água (cumadínicos). Inibem a produção de proteínas de vitamina K-dependentes (Fator II, VII, IX, X) e também inibem a produção de pro-

**QUADRO 14-2** Protocolo para terapia anticoagulante oral para manter o INR entre 2 e 3

| Fase da terapia | RNI | Ação |
|---|---|---|
| Dia 1 | 1-1,3 | 0,2 mg/kg |
| Dias 2 a 4 | 1,1-1,3 | Repetir a dose |
|  | 1,4-1,9 | 50% da dose inicial |
|  | 2-3 | 50% da dose inicial |
|  | 3,1-3,5 | 25% da dose inicial |
|  | > 3,5 | Esperar INR < 3,5 e iniciar com 50% da dose prévia |
| Manutenção | 1,1-1,3 | Aumentar 20% dose |
|  | 1,4-1,9 | Aumentar 10% |
|  | 2-3 | Manter dose |
|  | 3,1-3,5 | Diminuir 10% |
|  | > 3,5 | Esperar INR < 3,5 e iniciar com 20% da dose prévia |

Reproduzido de Michelson AD, Bovil E, Monagle P et al.[14]

teína C e S. A varfarina é a droga mais conhecida desse grupo, única liberada nos Estados Unidos, administrada somente por via oral, com risco de sangramento de 0,5%/paciente ano.
Seus efeitos são observados de 1,5 a 5 dias após o início. A resposta, variável entre os pacientes sofre interferência da idade, presença de doenças, drogas (antibióticos), leite materno (tem baixa concentração de vitamina K) e as fórmulas lácteas suplementadas com vitamina K (criam resistência aos antagonistas da vitamina K). Neonatos têm 50% dos fatores de vitamina K-dependentes, sendo seu uso desaconselhado.

É monitorizado pela INR (fração internacional normatizada), valor extrapolado da recomendação de adultos, para tratamento de TVP é 2,5 (2-3), para válvula cardíaca metálica é 3 (2,5-3,5), o valor para a profilaxia é de 1,7 (1,5-1,9).[6,12]

A apresentação é de comprimido, sendo necessária a diluição e, consequentemente, variabilidade na sua estabilidade e, por conseguinte, tornam-se necessários vários controles sanguíneos seriados para sua monitorização.

A dose utilizada é de 0,2 mg/kg/dia, com doses subsequentes ajustadas conforme normograma (Quadro 14-2).[14] Sugerimos a administração da droga pela tarde, e a coleta da INR na manhã seguinte, para possível ajuste.

Geralmente são utilizados a heparina e a enoxaparina no período agudo, seguido de enoxaparina, ou varfarina posteriormente.[16]

O risco de sangramento pode chegar a 12%, mais comum nos 3 primeiros meses de uso e precipitado por trauma. Se a INR for > 5, a simples suspensão da dose e coleta no dia seguinte mostra em 89% dos casos uma queda abaixo de 5, sem necessidade de tratamento.[17] Se a INR estiver muito prolongada (> 8) e não houver sangramento, pode ser antagonizada pela vitamina K, porém se houver sangramento significativo, deve-se administrar plasma fresco. Outras complicações não hemorrágicas são alopecia, *rash* e calcificação da traqueia.[6,12]

■ **Ácido acetilsalicílico**

Inibe irreversivelmente a plaqueta ciclo-oxigenase 1 e previne a produção de tromboxano. A2 e seu aumento, levando à redução da ativação e agregação plaquetária.

Não há monitorização, sendo sua dose ideal desconhecida em crianças, é recomendado a dose de 1 a 5 mg/kg/dia. Nessas doses raramente provoca sangramento, mas pode ser associada à irritação gástrica.[12]

A suspensão desse tipo de droga antes de um procedimento cirúrgico deve dosar risco × benefício, levando em conta o tipo de cirurgia, seu risco de sangramento e a possibilidade de trombose no pós-operatório.[18]

Outros antiagregadores plaquetários menos conhecidos são o dipiridamol (2-5 mg/kg/dia) e o clopidrogrel (1 mg/kg/dia), este já com estudo na profilaxia de Blalock-Taussig modificado.[6,12,19]

■ **Outros (novos) anticoagulantes orais**

Drogas de uso recente são divididas em dois grupos: inibidores da trombina e inibidores do Fator Xa.

Por se tratar de um evento incomum, não tem uma avaliação documentada em pediatria, apenas vários relatos de casos descritos. As drogas inibidoras da trombina são: argatroban, bivalirudina, danaparoid, dabigatran e ximelagatran, e inibidores do Fator Xa: rivaroxaban e apixaban.[20]

Argatroban inibe diretamente a trombina, formando complexos inativos e, com relação à heparina, tem efeito farmacocinético mais previsível. É utilizada na profilaxia e tratamento da trombose quando ocorre a HIT, liberada pela FDA. Uso via endovenosa contínua, metabolizado no fígado, com meia-vida de 40-60 minutos. Dose de 0,75 µg/kg/min (com função hepática normal e 0,2 µg/kg/min com função hepática alterada), ajustado para TTPa de 1,5 a 3 vezes o valor de base. Não tem antídoto.[3,16,20,21]

### ■ Agentes fibrinolíticos

Ainda sem eficácia e segurança garantidos em pediatria, os agentes fibrinolíticos (ativador de plasminogênio tecidual = APT, uroquinase, estreptoquinase), são utilizados quando medidas mais conservadoras foram insuficientes ou a trombose é grave. São ativadores do plasminogênio que catalisam a conversão endógena do plasminogênio em plasmina, ativa na quebra da fibrina. A presença de produtos da degradação da fibrina ou D-dímeros mostra que a fibrinólise está ocorrendo.

O APT é o agente de escolha em pediatria, pela melhor lise, especificidade pela fibrina e baixa imunogenicidade, porém, é de custo muito elevado. Tem 65% de resolução quando associado à heparina; entretanto, sangramento ocorre em 68%, com 39% requerendo transfusão. Recomendado apenas quando há risco de vida ou de perda do membro (ou órgão). A via de administração não tem relação com o sangramento, apenas o tempo de uso (mais que 4 horas). A dose sugerida é de 0,5 mg/kg/h na primeira hora, após 0,25 mg/kg/h até a lise ou sangramento. Não tem monitorização, mas, se houver sangramento, controlar o fibrinogênio e os D-dímeros. São consideradas contraindicações a presença de sangramento ativo, sangramento local (cirurgia há 10 dias ou neurocirurgia há 3 meses), hipertensão, malformação arteriovenosa e recente trauma grave. Corrigir plaquetas e deficiência da vitamina K antes de seu uso.[3,6,12]

## TERAPIA CIRÚRGICA

Quando a doença trombótica é de risco de vida ou o tratamento fibrinolítico foi insuficiente ou é contraindicado, a intervenção cirúrgica (trombectomia) ou o filtro em veia cava inferior devem ser considerados. A indicação de trombectomia é na trombose de veia cava inferior com tumor com extensão intravascular ou intra-abdominal, trombose aguda intra ou extracardíaca em cardiopatia congênita complexa, trombose de válvula protética e tromboembolismo arterial periférico com risco de perda do membro.

Filtro de veia cava inferior (interrupção) restringe-se a casos anedóticos em pediatria (recorrência de tromboembolismo), não havendo nenhum guia específico para seu uso.[6,12]

## PROFILAXIA

A presença de algum fator de risco deve ser acompanhada para a possibilidade de trombose, considerando a retirada do cateter (no caso). Pela possibilidade de comprometer vários órgãos, considerar o acompanhamento de hematologista, cardiologista, neurologista e cirurgião.

A tromboprofilaxia em adultos é justificada pela incidência e impacto na morbimortalidade, entretanto a incidência, a gravidade, o custo e os riscos na criança necessitam maior esclarecimento.[6,12,22]

## INDICAÇÕES ESPECÍFICAS PARA TERAPIA ANTICOAGULANTE

O 9º *guideline* de anticoagulação (*Chest* de 2012, suplemento de fevereiro) pode ser utilizado como referência para algumas situações comuns em pediatria. Vale lembrar que a maioria dessas indicações são, na verdade, sugestões, de qualidade 2 C, ou seja, baixa qualidade científica.[12]

1. **Trombose venosa profunda em recém-nascidos:** a incidência nesse grupo etário é alta, como já citado. O cateter venoso central é o fator de risco mais frequentemente associado, principalmente na veia umbilical, também com associação à *sepse* e cardiopatia congênita. A mortalidade com trombose em átrio direito e veia cava superior é de 33%.
   Recomenda-se o tratamento com heparina ou enoxaparina, terapia trombótica ou cirurgia, dependendo do risco × benefício. Pelo risco de embolia ao retirar o cateter, recomenda-se o uso de anticoagulante 3 a 5 dias antes de sua retirada. A duração da anticoagulação é de 6 semanas a 3 meses.
   A terapia trombolítica é utilizada somente quando a oclusão é crítica e com comprometimento de órgão ou extremidade.
2. **Trombose venosa profunda em crianças:** recomenda-se a terapia com heparina ou enoxaparina. Quando usada a heparina, esperar o prolongamento do TTPa (1,5-2,5× o normal) ou interrompê-la no 10º dia. Iniciar o uso de varfarina já no primeiro dia. A enoxaparina pode ser utilizada no lugar da varfarina, a partir do 5º dia de heparina.
   Quando a trombose é idiopática, manter anticoagulação por 6 meses e, ser for secundária a um fator de risco eliminável, a anticoagulação é mantida por 3 meses.
   Não há trabalhos relevantes em pediatria sobre trombolíticos em TVP e sobre a trombectomia, utilizados somente quando houver risco de vida, seguida de anticoagulação.
3. **Trombose venosa profunda em crianças com câncer:** usar enoxaparina por 3 meses até que o fator precipitante seja resolvido (p. ex., L-asparaginase). Omitir 2 doses antes de um procedimento, como a punção lombar. Manter plaquetas acima de 50.000 e suspender a enoxaparina quando estiver abaixo de 20.000. Não é sugerida a profilaxia.
4. **Trombose venosa renal em recém-nascidos:** quando há extensão à veia cava inferior, anticoagular com heparina ou enoxaparina por 3 meses; se for trombose bilateral, além da heparina, utilizar trombolítico (APT).
5. **Trombose da artéria femoral:** utilizar heparina por 5 a 7 dias. Se houver risco de perda do membro, considerar a terapia trombolítica.
6. **Trombose em cateter de artéria periférica:** Infusão contínua de heparina pelo cateter. Se ocorrer tromboembolismo, retirar o cateter.
7. **Trombose de seio venoso em recém-nascido e crianças:** se não houver sangramento significativo, anticoagular com heparina e, posteriormente, com enoxaparina ou varfarina, por 3 meses; se houver sangramento significativo, monitorizar com exame radiológico.[23]

8. **Acidente vascular isquêmico em recém-nascido:** sem etiologia conhecida, utilizar aspirina.
9. **Acidente vascular isquêmico em crianças:** aqui há opção do uso de heparina ou enoxaparina ou aspirina, desde que não se trate de anemia falciforme ou houver causas embólicas.[23,24]

## USO DE ANTICOAGULANTE PARA PROFILAXIA

Recomenda-se o uso de profilaxia em crianças com cateter venoso central. Em crianças com nutrição parenteral total domiciliar, sugere-se a profilaxia com varfarina. Se o cateter venoso central estiver obstruído, utilizar APT, podendo repetir a dose após 30 minutos se não houver desobstrução.

1. **Profilaxia para *shunt* Blalock-Taussig (BT):** no BT modificado (tubo plástico), principalmente aquelas com tubo de 4 mm, crianças menores que 14 dias e tenham usado plaquetas, usar heparina no transoperatório seguido ou não de aspirina. Recentemente foi comparado o clopidogrel com placebo, não mostrando diferenças na morbimortalidade.[19]
2. **Profilaxia para Glenn ou *shunt* cavopulmonar bilateral:** utilizar heparina no pós-operatório imediato.
3. **Profilaxia para Fontan:** tromboembolismo permanece a maior causa de morbimortalidade no pós-operatório de cirurgia de Fontan. Recomenda-se o uso de aspirina ou heparina seguido de varfarina. O tempo de uso não está definido.[25]
4. **Profilaxia para *stent* intravascular:** recomenda-se o uso de heparina perioperatória.
5. **Profilaxia para cardiomiopatia dilatada:** cerca de 30% desses pacientes têm embolia pulmonar. Recomenda-se o uso de varfarina.
6. **Hipertensão pulmonar primária:** sugere-se anticoagulação com varfarina.
7. **Válvula cardíaca biológica:** recomenda-se o uso de aspirina.
8. **Válvula cardíaca mecânica:** recomenda-se anticoagulação com varfarina.
9. **Cateterismo cardíaco:** administrar heparina no procedimento, na dose de 100-150 U/kg. Se o procedimento for prolongado (> 1 hora), repetir a dose de heparina.
10. **Profilaxia para acesso venoso relacionado com a hemodiálise:** usar varfarina ou enoxaparina.
11. **Doença de Kawasaki:** utilizar aspirina em altas doses (dose anti-inflamatória, 80-100 mg/kg) por período curto, (até 14 dias), seguido de 1-5 mg/kg por 6-8 semanas como antiagregador plaquetário.[12]

## REFERÊNCIAS BIBLIOGRÁFICAS

1. Raffini L, Huang YS, Witmer C *et al.* Dramatic increase in venous thromboembolism in children's hospitals in the United States from 2001 to 2007. *Pediatrics* 2009;124:1001-8.
2. Anderson Jr FA, Zayaruzny M, Heit JA *et al.* Estimated annual numbers of US acute-care hospital patients at risk for venous thromboembolism. *Am J Hematol* 2007;82:777-82.
3. Kerlin BA. Current and future management of pediatric venous thromboembolism. *Am J Hematol* 2012;87:S68-74.
4. Higgerson RA, Lawson KA, Christie LM *et al.* Incidence and risk factors associated with venous thrombotic events in pediatric intensive unit patients. *Pediatr Crit Care Med* 2011;12:628-34.

5. Manco-Johnson MJ, Wang M, Goldenberg NA *et al.* Treatment, survival, and thromboembolic outcomes of thrombotic storm in children. *J Pediatr* 2012;161:682-88.
6. McCrory MC, Brady KM, Taketomo C *et al.* Thrombotic disease in critically ill children. *Ped Crit Care Med* 2011;12:80-89.
7. Goldenberg NA, Bernard TJ. Venous Thromboembolism in children. *Hematol Oncol Clin N Am* 2010;24:151-66.
8. Nowak-Gottl U, Janssen V, Manner D *et al.* Venous thromboembolism in neonates and children-update 2013. *Thrombosis Research* 2013;131:S39-S41.
9. Mekitarian Filho E, Carvalho WB. Stroke in children. *J Pediatr (Rio Janeiro)* 2009;85:469-79.
10. Bates SM, Jaeschke R, Stevens SM *et al.* Diagnosis of DVT. Antithrombotic therapy in neonates and children. American College of Chest Physicians evidence-based clinical practice guidelines. 9th ed. *Chest* 2012;141:351S-418S.
11. Moresco RN, Silla LMR. Aplicação do D-dímero na investigação de distúrbios tromboembólicos. *RBAC* 2005;37:19-21.
12. Monagle P, Chan AKC, Goldenberg NA *et al.* Antithrombotic therapy in neonates and children. American College of Chest Physicians evidence-based clinical practice guidelines. 9th ed. *Chest* 2012;141:737S-801S.
13. Payne JH. Aspects of anticoagulation in children. *Br J Haematol* 2010;150:259-77.
14. Michelson AD, Bovil E, Monagle P *et al.* Antithrombotic therapy in children. *Chest* 1998;114:748S-96S.
15. Crary SE, Van Orden H, Journeycake JM. Experience with intravenous enoxaparin in critically ill infants and children. *Pediatr Crit Care Med* 2008;9:647-49.
16. Young G. New anticoagulants in children: a review of recent studies and a look to the future. *Thromb Res* 2010 Feb.;127(2):70-74.
17. Bauman ME, Black K, Bauman ML *et al.* Warfarin induced coagulopathy in children: assessment of a conservative approach. *Arch Dis Child* 2011;96:164-67.
18. Hall R, Mazer CD. Antiplatelet drugs: a review of their pharmacology and management in the perioperative period. *Anesth analg* 2011;112:292-318.
19. Wessel DL, Berger F, Li JS *et al.* CLARINET investigators. Clopidogrel in infants with systemic-to-pulmonary- artery shunts. *N Engl J Med* 2013;368:2377-84.
20. Fox BD, Kahn SR, Langleben D *et al.* Efficacy and safety of novel oral anticoagulants for treatment of acute venous thromboembolism: direct and adjusted indirect meta-analysis of randomised controlled trials. *BMJ* 2012;345:e7498.
21. Young G, Boshkov LK, Sullivan JE *et al.* Argatroban therapy in pediatric patients requiring nonheparin anticoagulation: na open-label, safety, efficacy, and pharmacokinetic study. *Pediatr Blood Cancer* 2011 July 1;56(7):1103-9.
22. Dellinger RP, Levy MM, Rhodes A *et al.* Surviving sepsis campaign: international guidelines for management of severe sepsis and septic shock: 2012. *Crit Care Med* 2013;41:580-637.
23. Dlamini N, Billinghurst L, Kirkham FJ. Cerebral venous sinus thrombosis in children. *Neurosurg Clin N Am* 2010;21:511-27.
24. Goldenberg NA, Bernard TJ, Fullerton HJ *et al.* Antithrombotic treatments, outcomes, and prognostic factors in acute childhood-onset arterial ischaemic stroke: a multicentre, observacional, cohort study. *Lancet Neurol* 2009;8:1120-27.
25. Marrone C, Galasso G, Piccolo R *et al.* Antiplatelet versus anticoagulation therapy after extracardiac conduit Fontan: a systemic review and meta-analysis. *Pediatr Cardiol* 2011;32:32-39.

# 15 Trombose Venosa Profunda

*Werther Brunow de Carvalho* ◆ *Leandra Girardi*

## INTRODUÇÃO

Relatos de incidência de 0,07 a 0,14/10.000 crianças na população em geral. As razões para a menor ocorrência em pediatria não são bem esclarecidas; entretanto, o endotélio vascular íntegro, a menor habilidade de produção de trombina e os maiores níveis de uma substância que inibe a trombina podem ter um papel relevante. Apesar da baixa incidência, existe um aumento da atenção para os eventos de trombose venosa (ETV) em pediatria/neonatologia.

Em pacientes adultos, existe uma associação entre os ETVs e o aumento do risco de morbidade e mortalidade naqueles que não recebem tromboprofilaxia. Os dados do registro canadense relatam que a mortalidade por embolia pulmonar (EP) é de aproximadamente 10%, mas que ela é frequentemente não reconhecida, e o risco pode ser maior.[1] Nas duas últimas décadas, a trombose venosa profunda (TVP) tornou-se uma complicação endêmica importante em situações de cuidados terciários. Recentemente, dados epidemiológicos do sistema de informação de saúde pediátrica demonstram que a TVP é uma complicação com aumento crescente em crianças hospitalizadas, ocorrendo em 42-58/10.000 admissões.[2] O aumento dramático da incidência está relacionado com os avanços dos cuidados terciários, que resultam em melhora da sobrevida das crianças criticamente enfermas, mas determinam a possibilidade de TVP.[3] Existem pelo menos três explicações para este aumento de incidência:

1. Previamente estas crianças morriam da sua condição médica subjacente antes de desenvolver TVP.
2. Existe uma intervenção médica mais intensa e invasiva que pode alterar a parte vascular e/ou homeostática (p. ex., sistemas de acesso venoso central).
3. Melhor consciência e reconhecimento relacionados com o evento.

A incidência de TVP é incomum, e a lesão das veias é a principal razão fisiopatológica para explicar a embolia pulmonar. A origem venosa a partir dos membros inferiores explica 30% dos casos, mas têm também um papel as veias da extremidade superior, coração direito, pelve e veias renais. O EP na criança raramente é espontâneo (0 a 4%). Os fatores de risco predominantes são: cateter venoso central, infecção, imobilidade e cirurgia para doença cardíaca congênita. Como sinais clínicos, encontramos: dor pleural (mais frequentemente), hipoxemia, febre e os achados eletrocardiográficos não são específicos. O teste diagnóstico de escolha é a tomografia helicoidal com angiografia pulmonar, mas com redução da dose de radiação e estratégias para minimizar a exposição à radiação. A evolução na criança é melhor do que no adulto, e a mortalidade, ao redor de 10%, com uma taxa de recorrência de 7-18,5%.[4]

Os ETVs em neonatologia variam de 2,4/1.000 admissões em unidade de terapia intensiva neonatal (UTIN).[5] Uma revisão mais recente de 4.734 recém-nascidos (RN) relata uma incidência de 6,8/1.000 admissões na UTIN.[6] As tromboses em neonatologia ocorrem tanto no RN pré-termo e de termo e acometem os gêneros masculino e feminino igualmente.

O sistema de coagulação do RN é diferente do da criança e de pacientes adultos (Quadro 15-1).[7]

Estas diferenças determinam uma condição pró-trombótica relativa, mas que habitualmente são balanceadas por outros fatores que previnem a trombose espontânea.[8] Ao redor de 6 meses de idade, os RNs prematuros e de termo possuem todos os componentes do sistema de coagulação em concentrações similares ao dos adultos.[9] O início da coagulação ocorre quando uma lesão determina a exposição do fator tecidual às proteínas coagulantes circulantes (Fig. 15-1).[10]

O fator tecidual liga-se ao fator VII ativado (VIIa), desencadeando a cascata da coagulação (Fig. 15-2).[11]

Existe uma sequência de ativação de fatores até a geração da trombina (IIa). A trombina ativa plaquetas e promove a reunião dos fatores de coagulação na superfície da plaqueta (Fig. 15-3).

A trombose venosa profunda ocorre quando um trombo se desenvolve em uma veia profunda com retorno sanguíneo para o coração. Os sintomas são frequentemente vagos ou mesmo ausentes. Um trombo não tratado pode se deslocar e impedir o fornecimento de sangue arterial para os pulmões (EP).

## FATORES DE RISCO

Existem dois picos de idade para ETV em pediatria: um nos RNs/lactentes e outro nos adolescentes. Nos RNs/lactentes é decorrente dos vasos sanguíneos pequenos, um sistema de coagulação alterado e a utilização de cateteres venosos centrais. Nos adolescentes as razões são similares aos adultos: fumo, uso de contraceptivos, gravidez e obesidade. Na população pediátrica, o uso de cateter venoso central é fator predisponente mais frequente de ETV.[1] "Gatilhos" adicionais incluem: asfixia perinatal, cardiopatias congênitas, trauma e sepse, os

| QUADRO 15-1 | Comparação dos níveis de proteínas pró-coagulante e anticoagulante entre RNs e adultos | |
|---|---|---|
| **Nível neonatal comparativamente com adultos** | **Proteínas pró-coagulantes** | **Proteínas anticoagulantes** |
| Aumentado | Fator VIII<br>Atividade do fator de von Willebrand | |
| Diminuído | Fatores II, VII, IX, X, XI e XII | Proteína S<br>Proteína C<br>Antitrombina<br>Cofator II da heparina |

Adaptado de Manco-Johnson. 2005.[7]

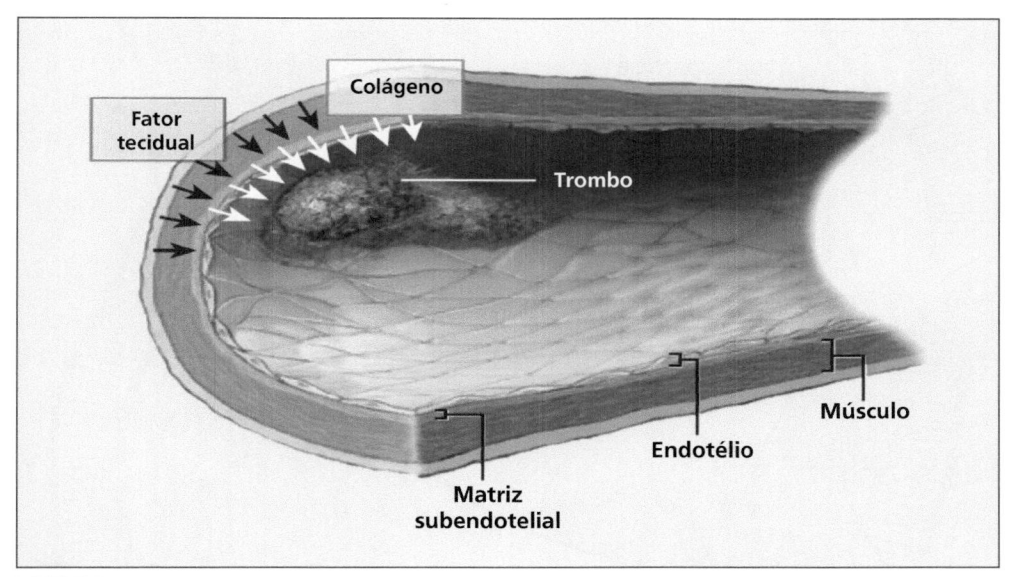

**Fig. 15-1**
Resposta à lesão vascular. O colágeno e o fator tecidual associados à parede do vaso providenciam uma barreira hemostática para manter o sistema circulatório de alta pressão. O colágeno e a trombina iniciam a formação do trombo. O colágeno é a primeira linha de defesa, e o fator tecidual, a segunda linha de defesa.
(Adaptada de Furie et al., 2008.[10]) (Ver Pranchas em Cores.)

quais alteram a coagulação e a fibrinólise. Os fatores de risco, como fumo, obesidade, gravidez e uso de contraceptivo oral, já não são mais específicos da população adulta (Fig. 15-4).[12]

A necessidade de o médico suspeitar que a criança está com ETV é evidente, entretanto, a necessidade de adequar medidas preventivas e identificar fatores de risco é igualmente importante.

## FISIOPATOLOGIA

Em 1845, Virchow postulou que três fatores eram importantes para o desenvolvimento da trombose: 1) alteração do fluxo sanguíneo (estase); 2) lesão vascular; 3) alteração da hipercoagulabilidade do sangue (Fig. 15-5).[13]

A fisiologia da hemóstase é muito complexa, existindo um balanço delicado entre fluxo sanguíneo ininterrupto e uma resposta localizada rápida à lesão vascular. A dicotomia da coagulação e inflamação tem sido implicada na trombose venosa. A inflamação determina um aumento na geração de trombina, a qual reciprocamente desencadeia uma resposta inflamatória através da ativação de monócitos, plaquetas, células endoteliais, liberação de citocinas, início da resposta da fase aguda e indução da apoptose endotelial.[3]

**Fig. 15-2**

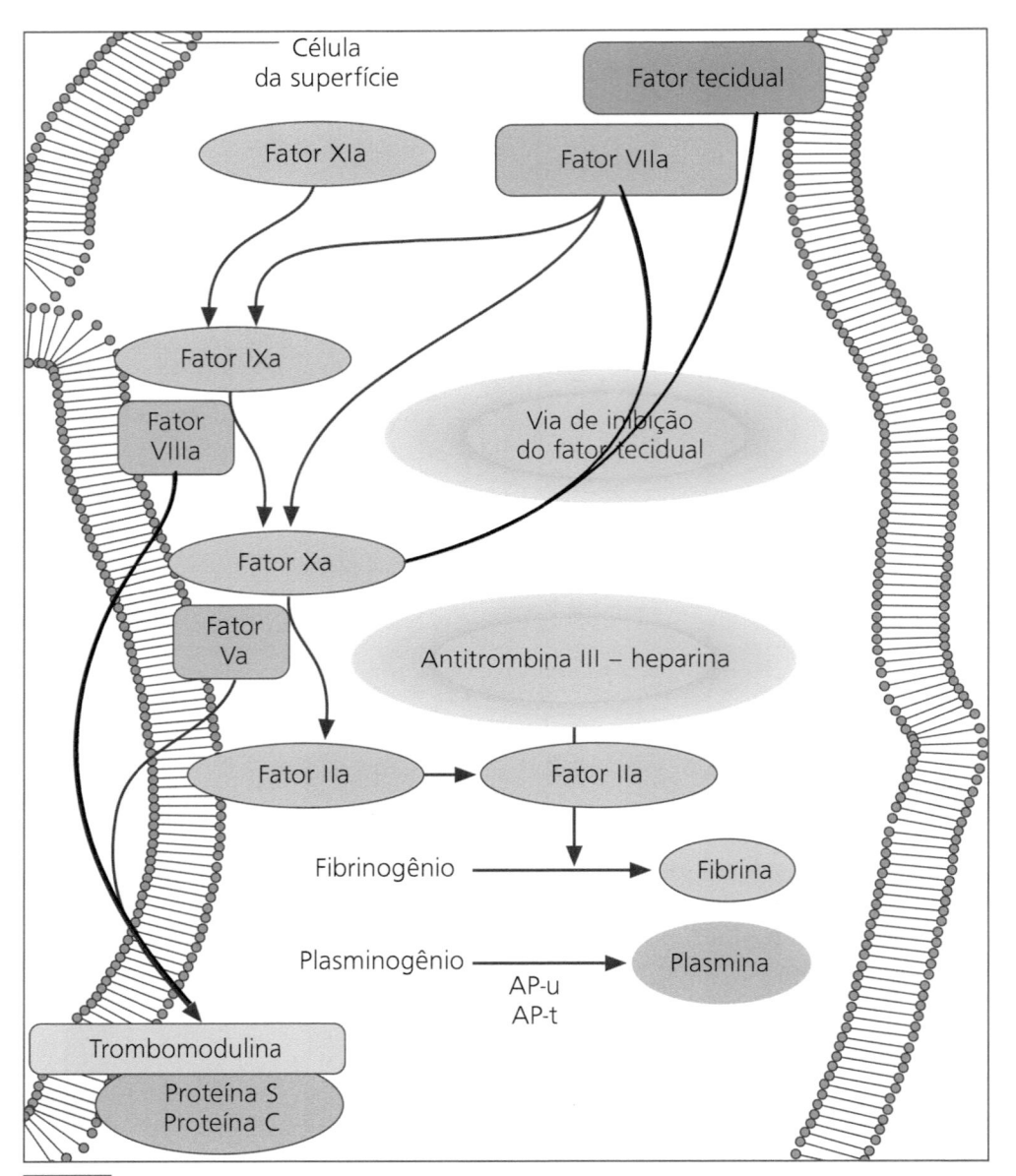

Cascata da coagulação. A coagulação iniciada pela exposição do sangue para o fator tecidual para as membranas celulares. O fator tecidual interage com o fator VIIa ativado para converter o fator IX em fator IX ativado e o fator X para o fator X ativado. AP-u = Ativador do plasminogênio tipo uroquinase; AP-t = ativador do plasminogênio tipo tecidual. (Adaptada de Rosenberg et al., 1999.[11])

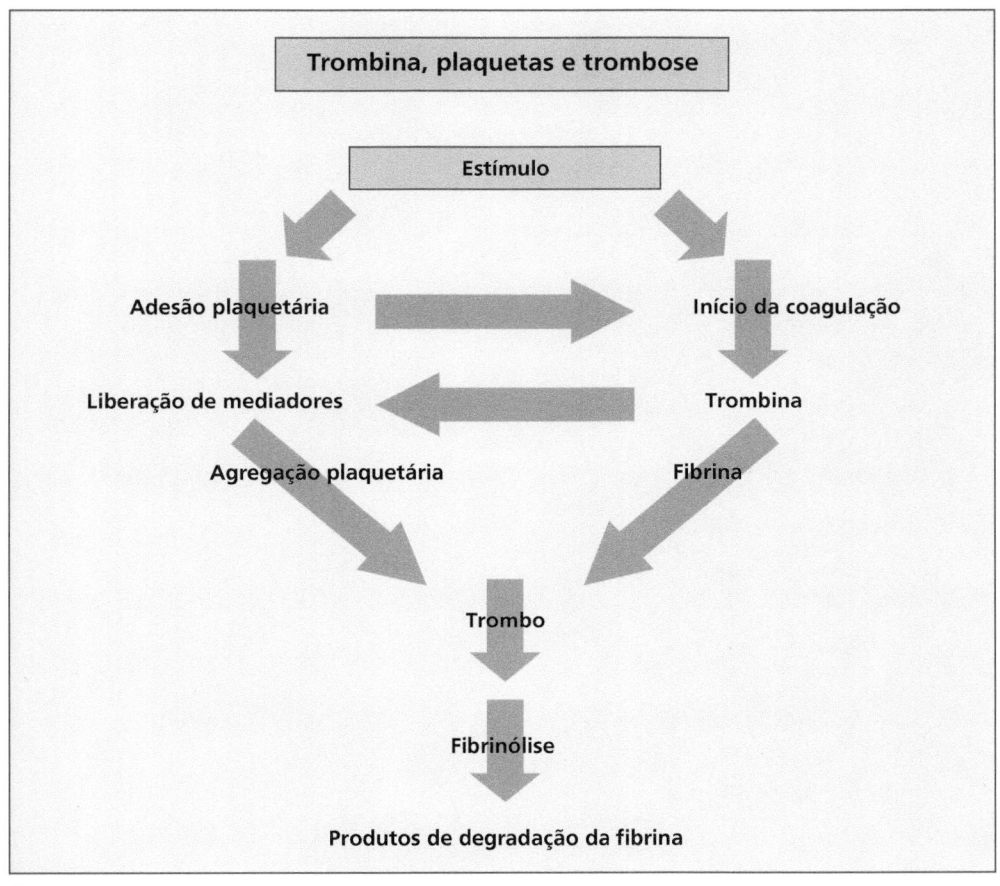

**Fig. 15-3**
Trombina e plaquetas e suas interações na trombose. (Acervo do próprio autor.)

## DIAGNÓSTICO

O grau clínico relacionado com a suspeita para ETV em crianças pode ser primariamente influenciado pelas seguintes características: 1) sinais clínicos e sintomas; 2) história de ETV; 3) fatores de risco protrombóticos; 4) história familiar de ETV precoce ou outros eventos vasculares; 5) presença de traços/fatores de risco conhecidos para trombofilia. Os sinais e sintomas do ETV variam de acordo com a localização anatômica.

A suspeita diagnóstica deve ser realizada mesmo na presença de sintomas mais comuns (p. ex., dor de cabeça pode ser um sintoma único na trombose de seios venosos cerebrais). O Quadro 15-2 resume os sintomas mais comuns de ETV em pediatria.[14]

O quadro clínico em RNs é extremamente variável e depende da localização e tamanho do trombo ou êmbolo. A apresentação varia de sintomas leves ou mesmo ausência de sinto-

## Fatores de Risco

> 90% dos casos poderão ter mais do que um fator de risco
Cateter venoso central é o fator de risco isolado mais comum, perfazendo > 90% dos ETV em RNs e > 50% nas crianças

**Adquirida**
**Transitória**
- Cateter venoso central
- Infecções
- Imobilização
- Cirurgia, doença cardíaca corrigida cirurgicamente
- Hormônios, gravidez
- Síndrome nefrótica
- Osteomielite

**Persistente/evolutiva**
- Cateter venoso central na nutrição parenteral de longo prazo, hemofilia, anemia falciforme
- Câncer, quimioterapia, transplante de medula óssea
- Doença cardíaca congênita, próteses de valvas cardíacas
- Lúpus, síndrome antifosfolipídeo
- Doença renal
- Diabetes
- Malformações vasculares

**Congênita**
- Mutação do fator V de Leiden
- Mutação do gene da pró-trombina
- Deficiência de antitrombina III
- Deficiência de proteína C
- Deficiência de proteína S
- Elevação de homocisteína, lipoproteína

**Tromboembolismo venoso**

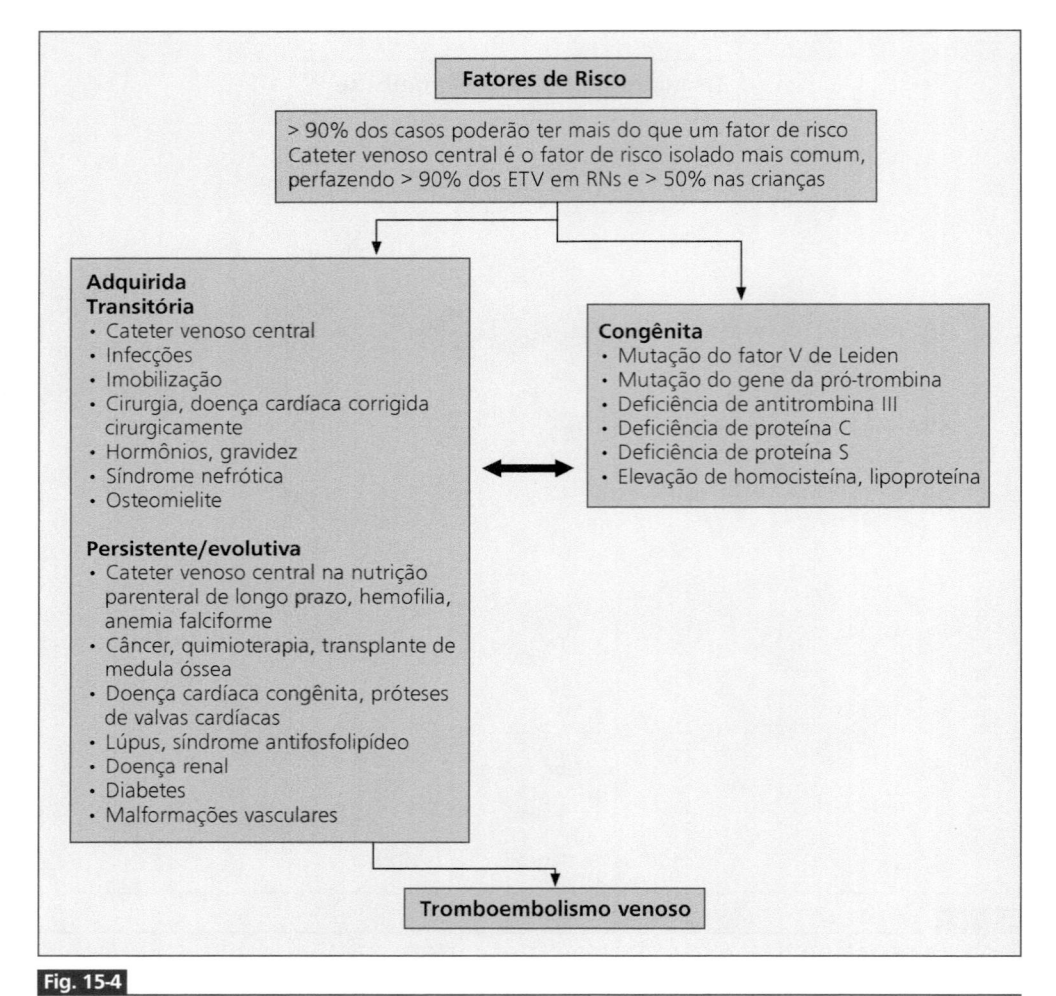

**Fig. 15-4**
Fatores de risco para o desenvolvimento de ETV em pediatria/neonatologia. (Adaptada de Parasuraman e Goldhaber, 2006.[12])

mas. Embora o evento tromboembólico possa ser categorizado, como arterial, venoso e do sistema nervoso central, deve-se manter em mente que no RN, mesmo de termo, vários *shunts* direita para a esquerda mantêm-se patentes por um tempo considerável. Portanto, a possibilidade de um êmbolo paradoxal não deve ser afastada, mesmo na ausência de uma doença cardíaca congênita.

Os eventos tromboembólicos que permanecem clinicamente assintomáticos no período neonatal podem tornar-se mais evidentes posteriormente, apresentando-se com circulação colateral venosa, síndrome pós-trombótica (edema, púrpura, dermatite eczematosa, prurido,

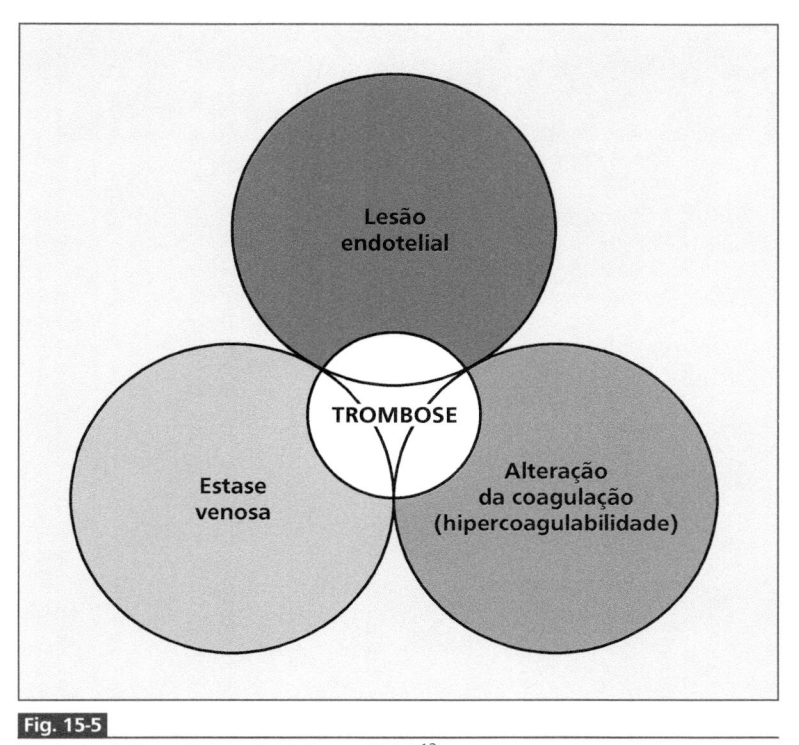

**Fig. 15-5**
Tríade de Virchow. (Adaptada de Lyons, 2012.[13])

úlcera e/ou celulite), diminuição do crescimento do membro e outras complicações tardias, como hipertensão porta (Quadro 15-3).[15]

Uma ferramenta útil que pode ser utilizada em pediatria para ajudar a identificar e prever os ETVs é a regra de predição clínica de Wells, para TVP. É um sistema estratificado, utilizado na população pediátrica e fornece uma orientação para avaliar a necessidade de terapêutica antitrombótica (Quadro 15-4).[16,17]

O diagnóstico laboratorial em um RN com suspeita de trombose deve incluir uma triagem relacionada com a coagulação, com determinação do tempo de protrombina, tempo de trombina e tempo de tromboplastina parcial ativada, além da contagem de sangue total. O nível de D-dímero pode estar elevado com uma reação da fase aguda em todos os pacientes com infecção ou síndrome da resposta inflamatória sistêmica, o que ocorre em quase todos os RNs/crianças gravemente enfermos. Inversamente, um D-dímero negativo tem uma acurácia em afastar a possibilidade de trombose na maioria dos pacientes. Em quase todos os RNs o número de plaquetas diminui após o nascimento, entretanto, uma queda súbita e grave deve ser um sinal de alerta para o intensivista, pois a plaquetopenia permanece como um dos indicadores mais sensíveis para trombose na micro ou macrocirculação.

## QUADRO 15-2 — Sinais e sintomas comuns de ETV em pediatria

| Local da trombose | Dor | Edema | Outros sintomas | Possíveis consequências |
|---|---|---|---|---|
| Membros | Dor no membro envolvido | Edema no membro envolvido | | Síndrome pós-trombótica |
| Veia cava superior | Dor de cabeça, pescoço | Edema de cabeça, pescoço | | Raramente sintomas neurológicos |
| Veia cava inferior | Nenhuma, desconforto em membros inferiores, dor abdominal | Edema de membros inferiores | Estase venosa evidente em membros inferiores, circulação superficial | Síndrome pós-trombótica |
| Veia esplênica | Dor abdominal no quadrante superior esquerdo | Esplenomegalia | | Hiperesplenismo |
| Veia porta | Dor abdominal | Nenhum ou esplenomegalia | | Ascite e hiperesplenismo |
| Veia renal | Dor no flanco | Rins aumentados | Hematúria | Alteração da função renal |
| Veia hepática | Dor no quadrante superior direito | Hepatomegalia | | Alteração da função hepática |
| Veia mesentérica | Dor abdominal difusa | Nenhum | | Íleo |
| Embolia pulmonar | Nenhuma ou dor torácica | Nenhum | Tosse, falência respiratória, dispneia | Hipóxia, falência respiratória |
| Sinusoides cerebrais | Dor de cabeça | Nenhum | Vômito, sinais neurológicos focais, letargia, astenia | Déficit neurológico ocasional |

Adaptado de Molinari AC et al., 2011.[14]

A utilização de ultrassom por ecocardiografia ou ultrassom abdominal é um método diagnóstico por imagem mais aplicado para confirmar a suspeita clínica de evento tromboembólico ou para a realização de triagem em crianças com doença clinicamente silenciosa. Entretanto, apesar das vantagens (não invasiva e sem utilização de radiação), o desempenho global do ultrassom na detecção do trombo é ruim. O venograma com a utilização de contraste permanece como padrão de excelência no diagnóstico de evento tromboembólico de RN com a utilização de cateter. Um intensificador de imagem portátil permite que o venograma com contraste seja realizado na unidade de cuidados intensivos, levando-se em consideração as orientações relacionadas com a exposição de radiação.[18] A angiografia com ressonância magnética está recomendada para o diagnóstico de acidente vascular isquêmico no

| QUADRO 15-3 | Sinais e sintomas clínicos de tromboembolismo no recém-nascido gravemente enfermo | | | | | | |
|---|---|---|---|---|---|---|---|
| Precoce | Extremidades | Intestinal | Rins | Aorta | Sistema nervoso central | Pulmonar |
| Arterial | Palidez e/ou extremidades frias<br>Pulso fraco ou ausente<br>Diminuição da pressão arterial | Intolerância alimentar<br>Aspirado gástrico bilioso<br>Fezes com sangue<br>Pneumatose da parede intestinal | Aumento da pressão arterial | Pressão arterial elevada > nos braços do que nas pernas | Letargia<br>Convulsões (Sem hemiplegia) | Falência de ventrículo direito<br>Saturação de $O_2$ baixa<br>Alteração da relação ventilação/perfusão |
| Venoso | Inchaço<br>Dor<br>Cianose<br>Hiperemia | Veia porta<br>Alteração da função hepática<br>Esplenomegalia | Hematúria<br>Proteinúria<br>Presença de massa abdominal | Veia cava inferior<br>Hematúria<br>Edema do membro inferior<br>Rins palpáveis<br>Desconforto respiratório | Letargia<br>Convulsões | |
| Tardios | Circulação colateral venosa<br>Diminuição do crescimento das extremidades<br>Síndrome pós-trombótica | Veia porta<br>Hipertensão porta<br>Hemorragia gastrointestinal<br>Atrofia hepática<br>Esplenomegalia | Alterações da pressão arterial | Veia cava inferior<br>Dor, veias varicosas<br>Síndrome pós-trombótica | Retardo do desenvolvimento neurológico<br>Alteração cognitiva<br>Paralisia cerebral | Hipertrofia de coração direito |

Adaptado de Veldman A et al., 2008.[15]

RN e é uma opção para a embolia pulmonar no período neonatal. A necessidade de transporte limita um pouco a aplicabilidade em RNs e crianças gravemente enfermos.[15]

O Quadro 15-5 resume o diagnóstico radiológico em pediatria com base em Eco-Doppler, tomografia computadorizada, angiotomografia, ressonância magnética e angiorressonância magnética, com suas vantagens e desvantagens.[14]

Abaixo, enumeramos alguns pontos práticos relacionados com o diagnóstico do ETV, dependendo da localização do trombo:

- *Sistema venoso superior:* maioria assintomático, podem ocorrer edema, dor e descoloração da extremidade, síndrome de veia cava superior, quilotórax e quilopericárdio.

| QUADRO 15-4 | Estimativa pelo escore de Wells sobre a probabilidade de TVP |
|---|---|
| Os elementos de escore de Wells devem ser averiguados na avaliação habitual de um paciente com suspeita de TVP | |

**1 ponto para cada um dos itens:**
- Câncer ativo
- Paralisia, paresia e imobilização recente, com um molde no membro inferior
- Acamado por mais do que 3 dias ou uma grande cirurgia nas últimas 4 semanas
- Desconforto (irritação) localizado no local da distribuição do sistema venoso profundo
- Inchaço total da perna
- Edema da panturrilha > 3 cm comparativamente com a perna assintomática
- Edema grosseiro
- Veias colaterais superficiais

**2 pontos para:**
- Diagnóstico alternativo, pelo menos parecido com TVP

**Probabilidade:**
- Alta: > 3 pontos
- Intermediária: 1 ou 2 pontos
- Baixa: 0 ponto

Adaptado de Schumann et al., 2007 e Sandoval et al., 2008.[16,17]

- *Sistema venoso inferior:* habitualmente dor abdominal, inguinal ou na perna, edema no abdome ou perna, cor avermelhada ou arroxeada da extremidade.
- *Trombose crônica do cateter:* apresenta-se com circulação colateral.
- *Deficiência homozigótica de proteínas C e S:* podem apresentar-se como púrpura neonatal fulminante.

| QUADRO 15-5 | Vantagens e desvantagens das técnicas radiológicas para o diagnóstico de tromboembolismo venoso | |
|---|---|---|
| **Técnica** | **Vantagens** | **Desvantagens** |
| Flebografia | Sensibilidade máxima excluindo a veia jugular interna | Método invasivo, necessita de um radiologista especializado, preparação específica e acesso venoso periférico |
| Eco-Doppler | Não invasivo, sensível para avaliação de extremidades inferiores, não necessita preparação, baixo custo | Baixa sensibilidade para o sistema venoso superior, é operador-dependente |
| Angiorressonância magnética | Não invasivo, exceto pela necessidade de acesso venoso, fornece imagens excelentes de todos os grandes vasos venosos, ideal para trombose venosa sinusoidal cerebral | Crianças mais jovens podem necessitar de sedação, custo elevado, nem sempre é disponível |
| Angiotomografia computadorizada | Não invasivo, exceto com relação à necessidade de acesso venoso | Custo elevado e expõe o paciente a uma quantidade considerável de radiação |

Adaptado de Molinari AC et al., 2011.[14]

- *Ultrassonografia venosa com Doppler:* é sensível e específica para trombose de veias proximais das extremidades inferiores e porção extratorácica das extremidades superiores.
- *Tomografia computadorizada com contraste:* é utilizada para avaliar o sistema venoso superior, abdominal e de pelve.
- *Scan com avaliação da ventilação/perfusão e tomografia computadorizada com contraste:* são usados para diagnosticar embolia pulmonar.
- *Angiografia com cateter e ressonância magnética:* são usadas para avaliar o sistema venoso intracraniano, veia cava superior e veias subclávias proximais.
- *Ecocardiografia:* pode detectar trombos em coração, veia cava superior e avaliar a função de ventrículo direito.
- *D-dímero e níveis de fator VIII:* são úteis na monitorização da terapêutica e determinam a duração do tratamento.

## TRATAMENTO

A utilização de medicações antitrombóticas em pacientes pediátricos/neonatologia é totalmente diferente do emprego em pacientes adultos. A distribuição, ligação e depuração das medicações antitrombóticas são dependentes da idade.[19-21] Não existem formulações específicas para pediatria, tornando a reprodutibilidade da dose difícil, especialmente no caso dos antagonistas da vitamina K (não existe preparação líquida ou em suspensão). Sugere-se que, quando possível, um hematologista pediátrico com experiência em ETV acompanhe o paciente pediátrico. Quando isto não é possível, sugere-se a combinação de um neonatologista/pediatra e conjunto com um hematologista de adulto, com experiência em hematologia pediátrica. Após ETV em paciente pediátrico, é recomendável que o tempo total de anticoagulação seja de 6 semanas a 3 meses.[23]

A heparina não fracionada ou padrão é habitualmente utilizada nos pacientes pediátricos. Não existem estudos clínicos que determinem o nível terapêutico para a utilização da heparina em RNs e crianças, e estes níveis são extrapolados do tratamento de ETV em adultos. Sugere-se que a terapêutica com heparina seja titulada para atingir um nível-alvo de atividade de anti-XA de 0,35-07 U/mL ou um tempo de tromboplastina parcial ativada que se correlacione com este nível de anti-XA ou para um alvo de titulação de protamina de 0,2-0,4U/mL.

Existem nomogramas para a utilização de doses padrões de heparina não fracionada em pediatria (Quadro 15-6).[22]

Sugere-se que, quando se iniciar a heparina não fracionada, os bolos não devem ser maiores do que 75-100 U/kg, e que estes devem ser suspensos ou reduzidos se existir um risco de sangramento significativo. Sugere-se também evitar a utilização a longo prazo da heparina não fracionada.

Como efeitos adversos, são relatados: sangramentos de graus variados (casos graves são decorrentes da overdose acidental), osteoporose (apenas relatos de casos) e a trombocitopenia induzida pela heparina, que permanece um problema em pediatria (as taxas variam de valores próximos a 0 até 2,3% em crianças em UTI).

| QUADRO 15-6 | Protocolo para administração e ajuste da heparina sistêmica em pediatria | | | | |
|---|---|---|---|---|---|
| I. Dose de ataque: heparina 75 U/kg/IV em 10 minutos | | | | | |
| II. Dose de manutenção inicial: 28 U/kg/h para crianças < 1 ano de idade; 20 U/kg/h para crianças > 1 ano | | | | | |
| III. Ajustar a heparina para manter o TTPa de 60-80 s (assumindo que este dado reflete um nível de anti-Xa de 0,35-0,70) | | | | | |
| TTPa, s | Bolo, U/kg | Manutenção, min | Porcentual de alteração da taxa | Repetir o TTPa | |
| < 50 | 50 | 0 | +10 | 4 h | |
| 50-59 | 0 | 0 | +10 | 4 h | |
| 60-85 | 0 | 0 | 0 | Dia seguinte | |
| 86-95 | 0 | 0 | −10 | 4 h | |
| 96-120 | 0 | 30 | −10 | 4 h | |
| > 120 | 0 | 60 | −15 | 4 h | |
| IV. Obter amostra sanguínea para TTPa 4 horas após a administração da dose de ataque de heparina e 4 horas após cada alteração na taxa de infusão | | | | | |
| V. Quando os valores de TTPa estão em níveis terapêuticos, realizar TTPa e contagem de leucócitos diariamente | | | | | |

Adaptado de Michelson AD et al., 1995.[22]

Se a heparina não fracionada necessitar ser interrompida por motivos clínicos (sangramento), o término da infusão é habitualmente suficiente em razão de sua rápida depuração. Se for necessária a reversão imediata, o sulfato de protamina neutraliza rapidamente a atividade da heparina não fracionada. A dose necessária de sulfato de protamina é fundamentada na quantidade recebida previamente de heparina não fracionada (Quadro 15-7).[23]

Apesar da eficácia ainda não comprovada, a heparina de baixo peso molecular tem-se tornado um anticoagulante de escolha (especialmente a enoxaparina) em grande parte dos pacientes pediátricos/neonatais para a profilaxia primária e secundária dos ETVs.[3,24] As razões para esta idealização inclui uma resposta mais previsível relacionada com a dose, não necessitar de acesso venoso, diminuição da necessidade de monitorização, ausência de inter-

| QUADRO 15-7 | Reversão da terapêutica com heparina |
|---|---|
| Tempo desde a última dose de heparina, minuto | Dose de protamina |
| < 30 | 1 mg/100 U de heparina recebida |
| 30-60 | 0,5-0,75 mg/100 U de heparina recebida |
| 60-120 | 0,375-0,5 mg/100 U de heparina recebida |
| > 120 | 0,25-0,375 mg/100 U de heparina recebida |

Dose máxima de 50 mg. Taxa de infusão de 10 mg/mL, a solução não deve exceder 5 mg/min.
Pode ocorrer reação de hipersensibilidade em pacientes com reações de hipersensibilidade conhecida a peixe ou naqueles previamente expostos à terapêutica com protamina ou insulina contendo protamina.
Adaptado de Monagle P et al., 2012.[23]

ferência com outras medicações ou dieta, diminuição da trombocitopenia induzida pela heparina e uma provável diminuição do risco de osteoporose. A dose subcutânea de heparina de baixo peso molecular necessária para o paciente pediátrico tem sido avaliada para enoxaparina, reviparina, dalteparina e tinzaparina (Quadro 15-8).[23]

Sugere-se que RNs e crianças recebam uma ou duas doses diárias de heparina de baixo peso molecular e que a medicação deva ser monitorizada para um valor de atividade de anti-XA de 0,5-1 U/mL em uma amostra colhida 4 a 6 horas após a injeção subcutânea ou de 0,5-0,8 U/mL em uma amostra colhida 2 a 6 horas após a injeção subcutânea.

Como efeitos adversos da enoxaparina, podem-se citar: sangramento importante (5% dos RNs) e sangramento leve.[25] Não existem dados relacionando a frequência de osteoporose, trombocitopenia induzida pela heparina ou outras reações de hipersensibilidade.

A utilização de antagonistas da vitamina K é bastante problemática em RNs em razão do fato de que os níveis de vitamina K são dependentes dos fatores de coagulação e estão fisiologicamente diminuídos no neonato, além de que as fórmulas infantis têm como suplementação a vitamina K para a prevenção da doença hemorrágica do RN. O leite materno contém baixas concentrações de vitamina K, fazendo com que as crianças alimentadas ao seio sejam bastante sensíveis aos antagonistas da vitamina K.[26] Adicione-se, também, o fato de que estas medicações são disponíveis apenas em comprimidos, que embora possam ser dissolvidos em água, não existem dados de avaliação clínica relacionados com a estabilidade e uso. Existe uma informação maior para a utilização dos antagonistas de vitamina K em cri-

**QUADRO 15-8** Doses de heparina de baixo peso molecular utilizadas em pediatria

| Medicação | Peso | Idade | Dose inicial de tratamento | Dose inicial profilática |
|---|---|---|---|---|
| Dose dependente do peso de reviparina | < 5 kg | NA | 150 U/kg/dose cada 12 h | 50 U/kg/dose cada 12 h |
|  | < 5 kg | NA | 100 U/kg/dose cada 12 h | 30U/kg/dose cada 12 h |
| Dose dependente da idade de enoxaparina | NA | < 2 meses | 1,5 mg/kg/dose cada 12 h | 0,75 mg/kg/dose cada 12 h |
|  | NA | > 2 meses | 1 mg/kg/dose cada 12 h | 0,5 mg/kg/dose cada 12 h |
| Dose pediátrica (todas as idades) de dalteparina | NA | todas | 129 ± 43 U/kg/dose cada 24 h | 92 ± 52 U/kg/dose cada 24 h |
| Dose dependente da idade de tinzaparina | NA | 0-2 meses | 275 U/kg | – |
|  | NA | 2-12 meses | 250 U/kg | – |
|  | NA | 1-5 anos | 240 U/kg | – |
|  | NA | 5-10 anos | 200 U/kg | – |
|  | NA | 10-16 anos | 175 U/kg | – |

NA = Não aplicável.
Enoxaparina tem 110 U/mg de fator antiXa.
Deltaparina tem 100 U/mg de fator antiXa.
Adaptado de Monagle P et al., 2012.[23]

anças acima de 3 meses de idade, embora problemas relacionados com o acesso vascular, frequentes infecções intercorrentes, ausência de preparação líquida e uma aderência pobre, continuem como dificuldades para a utilização destes em crianças mais velhas.[27]

A varfarina é a medicação mais habitualmente utilizada em crianças, empregando-se uma dose inicial de 0,2 mg/kg e ajustes posteriores de acordo com os nomogramas do INR, conforme o Quadro 15-9:[22]

A monitorização da anticoagulação por via oral em crianças é muito difícil e necessita de uma supervisão estrita com ajustes frequentes da dose.[28]

Sugere-se que as crianças que recebam antagonistas de vitamina K sejam monitorizadas para um valor de INR de 2,5 (variação de 2 a 3). Para reverter a anticoagulação por varfarina, administrar vitamina K via subcutânea ou intravenosa. No caso de sangramento importante, deve-se infundir plasma fresco 20 mL/kg.[22]

Podem-se utilizar também medicações antiplaquetárias, tanto em RNs como em crianças maiores. A aspirina é a medicação mais habitualmente usada em pediatria. A dose de aspirina para inibir a agregação plaquetária não é conhecida. Sugerem-se doses de 1 a 5 mg/kg/dia. Em crianças maiores, aspirina raramente causa hemorragia importante, exceto se existir um defeito hemostático subjacente ou nos casos em que a criança seja tratada com anticoagulantes e trombolíticos. Embora a aspirina esteja associada à síndrome de Reye, esta associação parece ser dose-dependente e ocorrendo com doses acima de 40 mg/kg.[29] O dipiridamol é utilizado como medicação antiplaquetária de segunda linha na dose de 2 a 5 mg/kg/dia, existindo poucos trabalhos com uso deste em pediatria.[30] O clopidrogel tem a sua

| QUADRO 15-9 | Protocolo da terapêutica de anticoagulação oral para manter INR entre 2 e 3 para pacientes pediátricos | |
|---|---|---|
| I | 1º dia: se o valor basal do INR for 1-1,3: dose igual 0,2 mg/kg | |
| II | Dose nos dias 2 a 4: se INR for:<br>INR<br>1,1-1,3<br>1,3-1,9<br>2-3<br>3,1-3,5<br>> 3,5 | Ação<br>Repetir a dose de ataque inicial<br>50% da dose de ataque inicial<br>50% da dose de ataque inicial<br>25% da dose de ataque<br>Manter até INR < 3,5 e posteriormente reiniciar com uma dose 50% menor |
| III | Dose de manutenção da anticoagulação oral:<br>1,1-1,4<br>1,15-1,9<br>2-3<br>3,1-3,5<br>> 3,5 | <br>Aumento de 20% da dose<br>Aumento de 10% da dose<br>Não alterar<br>Diminuição de 10% da dose<br>Manter até INR < 3,5 e posteriormente reiniciar com uma dose 20% menor |

Adaptado de Michelson AD et al., 1995.[22]

utilização em pediatria, atualmente com um aumento de frequência. Relatos iniciais indicam uma dose segura e eficaz de 1 mg/kg/dia. Recomenda-se a monitorização sistemática das funções renal e hepática. Recentemente, Li JS *et al.*, em 2011, conduziram o estudo PI-COLO – inibição da agregação plaquetária em crianças utilizando clopidrogel, empregando uma dose de 0,2 mg/kg/dia em crianças recém-nascidas até 24 meses que tinham doença cardíaca, obtendo um porcentual de inibição da adenosina difosfato que induz a agregação plaquetária similar aos objetivos dos estudos em adulto que empregavam doses de clopidrogel de 75 mg/dia.[31]

## TROMBÓLISE EM RNS E CRIANÇAS

Ao nascimento, as concentrações plasmáticas de plasminogênio são aproximadamente 50% dos valores de adultos. Estes níveis diminuídos no RN ocasionam uma geração lenta de plasmina e diminuem os efeitos trombolíticos da estroptoquinase, uroquinase e do ativador do plasminogênio tecidual (AP-t).[32] O AP-t é a medicação de escolha em pacientes pediátricos.[1,23,33,36] Ele mimetiza o ativador de plasminogênio do tipo tecidual, possuindo uma meia-vida de 4 a 6 horas, não sendo antigênico de tal maneira que podem ser utilizadas doses repetidas. Existe uma experiência muito pequena com a utilização de outros trombolíticos em crianças. Outros trombolíticos incluem a estreptocinase, que tem uma ação com ativação indireta do plasminogênio. Como ela tem uma origem bacteriana pode ocasionar reações alérgicas em humanos. Ela também possui uma estimulação antigênica elevada, com a produção de anticorpos antiestreptocócicos. Por esta razão, deve-se evitar a utilização de doses repetidas. Uma avaliação demonstra não existir consenso das indicações para trombólise, assim como das doses, modo de fornecimento ou duração da terapêutica.[33] Assim sendo, sugere-se que em cada caso sejam avaliados os riscos e benefícios da terapia trombolítica, devendo, esta, ser considerada apenas quando houver trombose arterial ou venosa afetando a viabilidade de um órgão ou membro, com risco de perda deste, ou tromboembolismo determinando iminente risco de vida.[23]

Infusão de doses altas de AP-t durante um período curto estaria indicada em trombose arterial, quando há necessidade de rápida lise do trombo3. No caso de trombose no sistema venoso, a infusão de AP-t em doses baixas por mais tempo seria igualmente efetiva, com menor risco de sangramento (Quadro 15-10):

| QUADRO 15-10 | Doses de AP-t para trombolítica de ETV em crianças | | | |
|---|---|---|---|---|
| AP-t | Faixa etária | Dose | Duração | Controle |
| Dose alta | | 0,1-0,5 mg/kg/h | 6 horas | Ultrassom com Doppler ao final |
| Dose baixa | Neonatos até 3 meses<br>> 3 meses | 0,06 mg/kg/h<br>0,03 mg/kg/h | 12-96 horas | Ultrassom com Doppler a cada 24 horas: se não houver melhora no fluxo de sangue, a dose deve ser duplicada |

Adaptado de Manco-Johnson, 2006.[3]

| QUADRO 15-11 | Contraindicações ao uso de terapia trombolítica em crianças |
|---|---|
| ■ Cirurgia nos últimos 10 dias ou procedimento invasivo nos últimos 7 dias | |
| ■ Sangramento ativo atual | |
| ■ Neurocirurgia, isquemia, trauma ou hemorragia de sistema nervoso central nos últimos 10 dias | |
| ■ Convulsões nas últimas 48 horas | |
| ■ Asfixia grave nos últimos 7 dias | |

Adaptado de Manco-Johnson, 2006.[3]

É fundamental a reavaliação clínica do paciente durante o período em que estiver recebendo o trombolítico. Assim que houver evidência clínica e comprovação ultrassonográfica de lise do trombo, a infusão de AP-t deve ser suspensa. Não existe exame laboratorial específico para monitorar a terapia trombolítica, no entanto, aumento de D-dímeros supõe a ocorrência de fibrinólise. Para minimizar o risco de hemorragia secundária ao tratamento, é desejável manter o fibrinogênio > 100 mg/dL e as plaquetas > 100.000 × 109/L.[3,23] Também avaliar hematócrito e hemoglobina e a cada 6-12 horas para detectar eventual sangramento oculto e definir necessidade de reposição de concentrado de hemácias. Em caso de sangramento significativo, deve-se interromper a infusão de AP-t e administrar crioprecipitado (1U/5kg)23. As contra-indicações para uso de terapia trombolítica estão listadas no Quadro 10-11.

## PROFILAXIA

A anticoagulação de rotina para crianças com cateter venoso central não é ainda recomendada. Existem sugestões que a utilização de cateteres impregnados com heparina possa ter um papel na profilaxia, entretanto, em crianças com cardiopatia congênita < 1 ano de idade não houve nenhuma vantagem.[34,35]

## COMPLICAÇÕES

A mortalidade é de ~ 1-2%, sendo consideravelmente maior, dependendo da gravidade da condição de base (câncer, doença cardíaca congênita, *sepse*). Os ETVs podem ter recorrência, um estudo demonstra uma taxa de 21%.[36] A síndrome pós-trombótica (SPT) é uma complicação com a presença de dor, edema, alterações de coloração da pele, dermatite venosa distase, veias colaterais superficiais dilatadas e algumas vezes ulceração da perna (incidência de 33 até 60%). A fisiopatologia da SPT é derivada a partir do refluxo valvular venoso e/ou veno-oclusão trombótica persistente após o ETV, que determinam uma hipertensão venosa. Felizmente, a SPT em pediatria é habitualmente leve, e poucos pacientes evoluem com ulceração.

## CONCLUSÃO

Os sistemas de acesso vascular são a causa mais comum de ETV nas crianças. Os ETVs são um assunto problemático em pediatria e uma causa significativa de morbimortalidade. Não foi desenvolvida até o momento uma ferramenta para avaliação do risco dos ETVs e, sem uma avaliação válida de risco, é difícil determinar as intervenções com base em evidência para a sua prevenção. As intervenções com base em evidência para adultos podem ser aplicadas em adolescentes, mas necessitamos dados para que as linhas gerais da prática clínica possam ser desenvolvidas para pacientes pediátricos. Embora tenha havido um considerável progresso nos últimos anos, relacionado com os ETVs em pediatria/neonatologia, ainda permanecem muitas questões acerca de nosso conhecimento. As evidências atuais relacionadas com a terapêutica antitrombótica em RNs e crianças permanecem fracas, mas estas foram inseridas neste artigo. A heparina não fracionada é um anticoagulante mais habitualmente utilizado nas crianças criticamente enfermas, sendo comuns os erros de dosagem.

## REFERÊNCIAS BIBLIOGRÁFICAS

1. Andrew M, David M, Adams M, et al. Venous thromboembolic complications (VTE) in children: first analyses of the Canadian Registry of VTE. *Blood* 1994;83(5):1251-57.
2. Raffini L, Huang YS, Witmer C et al. Dramatic increase in venous thromboembolism in children's hospitals in the United States from 2001 to 2007. *Pediatrics* 2009;124(4):1001-8.
3. Manco-Johnson MJ. How I treat venous thrombosis in children. *Blood* 2006;107(1):21-29.
4. Dijk FN, Curtin J, Lord D et al. Pulmonary embolism in children. *Paediatr Respir Rev* 2012;13(2):112-22.
5. Schmidt B, Andrew M. Neonatal thrombosis: report of a prospective Canadian and international registry. *Pediatrics* 1995;96(5 Pt 1):939-43.
6. van Elteren HA, Veldt HS, Te Pas AB et al. Management and outcome in 32 neonates with thrombotic events. *Int J Pediatr* 2011;2011:217564.
7. Manco-Johnson MJ. Development of hemostasis in the fetus. *Thromb Res* 2005;115(Suppl 1): 55-63.
8. Saxonhouse MA, Manco-Johnson MJ. The evaluation and management of neonatal coagulation disorders. *Semin Perinatol* 2008;33:52-65.
9. Oschman A, Kuhn RJ. Venous thromboembolism in the pediatric population. *Orthopedics* 2010;33(3):180-84.
10. Furie B, Furie BC. Mechanisms of thrombus formation. *N Engl J Med* 2008;359(9):938-49.
11. Rosenberg RD, Aird WC. Vascular-bed—specific hemostasis and hypercoagulable states. *N Engl J Med* 1999;340(20):1555-64.
12. Parasuraman S, Goldhaber SZ. Venous thromboembolism in children. *Circulation* 2006 Jan. 17;113(2):e12-16.
13. Lyons R. Treating venous thromboembolic events in the pediatric population. *Nurse Pract* 2012;37(3):47-52.
14. Molinari AC, Saracco P, Cecinati V et al. Venous thrombosis in children: an emerging issue. *Blood Coagul Fibrinolysis* 2011;22(5):351-61.
15. Veldman A, Nold MF, Michel-Behnke I. Thrombosis in the critically ill neonate: incidence, diagnosis, and management. *Vasc Health Risk Manag* 2008;4(6):1337-48.
16. Schumann SA, Ewigman B. Is it DVT? Wells score and D-dimer may avert costly workup. *J Fam Pract* 2007;56(12):1010-12.
17. Sandoval JA, Sheehan MP, Stonerock CE et al. Incidence, risk factors, and treatment patterns for deep venous thrombosis in hospitalized children: an increasing population at risk. *J Vasc Surg* 2008;47(4):837-43.
18. Roy M, Turner-Gomes S, Gill G et al. Accuracy of Doppler echocardiography for the diagnosis of thrombosis associated with umbilical venous catheters. *J Pediatr* 2002;140(1):131-34.
19. Ignjatovic V, Summerhayes R, Than J et al. Therapeutic range for unfractionated heparin therapy: age-related differences in response in children. *J Thromb Haemost* 2006;4(10):2280-82.

20. Ignjatovic V, Straka E, Summerhayes R et al. Age-specific differences in binding of heparin to plasma proteins. *J Thromb Haemost* 2010;8(6):1290-94.
21. Ignjatovic V, Najid S, Newall F et al. Dosing and monitoring of enoxaparin (Low molecular weight heparin) therapy in children. *Br J Haematol* 2010;149(5):734-38.
22. Michelson AD, Bovill E, Andrew M. Antithrombotic therapy in children. *Chest* 1995;108(4 Suppl): 506S-22S.
23. Monagle P, Chan AK, Goldenberg NA et al. Antithrombotic therapy in neonates and children: Antithrombotic Therapy and Prevention of Thrombosis, 9th ed. American College of Chest Physicians Evidence-Based Clinical Practice Guidelines. *Chest* 2012;141(2 Suppl):e737S-801S.
24. Saxonhouse MA. Management of neonatal thrombosis. *Clin Perinatol* 2012;39(1):191-208.
25. Malowany JI, Monagle P, Knoppert DC et al. Enoxaparin for neonatal thrombosis: a call for a higher dose for neonates. *Thromb Res* 2008;122(6):826-30.
26. von Kries R, Shearer M, McCarthy PT et al. Vitamin K1 content of maternal milk: influence of the stage of lactation, lipid composition, and vitamin K1 supplements given to the mother. *Pediatr Res* 1987;22(5):513-17.
27. Bonduel MM. Oral anticoagulation therapy in children. *Thromb Res* 2006;118(1):85-94.
28. Newall F, Savoia H, Campbell J et al. Anticoagulation clinics for children achieve improved warfarin management. *Thromb Res* 2004;114(1):5-9.
29. Young RS, Torretti D, Williams RH et al. Reye's syndrome associated with long-term aspirin therapy. *JAMA* 1984;251(6):754-56.
30. Solymar L, Rao PS, Mardini MK et al. Prosthetic valves in children and adolescents. *Am Heart J* 1991;121(2 Pt 1):557-68.
31. Li JS, Yow E, Berezny KY et al. Dosing of clopidogrel for platelet inhibition in infants and young children: primary results of the Platelet Inhibition in Children On cLOpidogrel (PICOLO) trial. *Circulation* 2008;117(4):553-59.
32. Corrigan Jr JJ, Sleeth JJ, Jeter M et al. Newborn's fibrinolytic mechanism: components and plasmin generation. *Am J Hematol* 1989;32(4):273-78.
33. Yee DL, Chan AK, Williams S et al. Varied opinions on thrombolysis for venous thromboembolism in infants and children: findings from a survey of pediatric hematology-oncology specialists. *Pediatr Blood Cancer* 2009;53(6):960-66.
34. Pierce CM, Wade A, Mok Q. Heparin-bonded central venous lines reduce thrombotic and infective complications in critically ill children. *Intensive Care Med* 2000;26(7):967-72.
35. Anton N, Cox PN, Massicotte MP et al. Heparin-bonded central venous catheters do not reduce thrombosis in infants with congenital heart disease: a blinded randomized, controlled trial. *Pediatrics* 2009;123(3):e453-58.
36. Nowak-Göttl U, Kosch A, Schlegel N. Thromboembolism in newborns, infants and children. *Thromb Haemost* 2001;86(1):464-74.

# 16 Disfunção Miocárdica Aguda

*Gabriel Cassalett* ♦ *Maribel Valencia* ♦ *Stelamaris Luchese*
*Jefferson Pedro Piva*

## INTRODUÇÃO

Disfunção miocárdica é a inabilidade do coração para realizar a entrega de oxigênio aos tecidos e prover as demandas metabólicas do organismo.[1] Muitas definições têm sido sugeridas para essa síndrome clínica complexa, com múltiplas etiologias e manifestações. O termo é ambíguo especialmente para crianças, cuja etiologia mais comum é a cardiopatia congênita com *shunt* esquerda-direita e função sistólica preservada.

## ETIOLOGIA

Na infância as causas de disfunção miocárdica e insuficiência cardíaca diferem com relação ao adulto e variam de acordo com a faixa etária (Quadro 16-1). Nos adultos são frequentemente secundárias à perda de miócitos por doença isquêmica. Nas crianças o mais comum é a sobrecarga de volume por cardiopatia congênita. Outras causas importantes são as associadas à miocardite aguda e sepse. No pós-operatório de cirurgia cardíaca a disfunção miocárdica pode estar relacionada com o *bypass* cardiopulmonar ou pinçamento aórtico, causando hipoperfusão esplâncnica e translocação bacteriana, endotoxemia, elevação de citocinas pró-inflamatórias (interleucina 1, interleucina 8, fator de necrose tumoral alfa) e ativação de complemento.[2,3]

## FISIOPATOLOGIA

Os fatores que conduzem à falência cardíaca são variados e podem ser resumidos em cinco grandes categorias:[1,4,5]

1. Diminuição da função contrátil.
2. Sobrecarga de volume.
3. Sobrecarga de pressão.
4. Disfunção diastólica.
5. Alteração no sistema vascular periférico.

| QUADRO 16-1 | Etiologia da disfunção miocárdica aguda conforme os grupos etários |
|---|---|
| Grupo etário | Etiologia |
| Recém-nascidos (primeiras 24 horas) | ▪ Anomalia de Ebstein, insuficiência pulmonar (graves)<br>▪ Síndrome do coração esquerdo hipoplásico<br>▪ Transfusão feto-fetal, incompatibilidade Rh<br>▪ Asfixia, distúrbios metabólicos (hipoglicemia, hipocalcemia) |
| Recém-nascidos (primeira semana) | ▪ Coartação da aorta, estenose mitral ou aórtica (graves)<br>▪ Estenose pulmonar crítica<br>▪ Drenagem venosa pulmonar total obstrutiva<br>▪ Transposição dos grandes vasos<br>▪ Fibroelastose endocárdica<br>▪ Fístula arteriovenosa sistêmica. Canal arterial (prematuro extremo)<br>▪ Doenças de depósito |
| Recém-nascidos (acima de 1 semana) | ▪ Comunicação interventricular e canal arterial amplos (prematuro)<br>▪ Transposição dos grandes vasos c/comunicação interventricular<br>▪ Tronco arterial comum<br>▪ Taquiarritmias. Bloqueio AV completo congênito<br>▪ Algumas cardiomiopatias<br>▪ Todas as alterações acima |
| Lactentes | ▪ Comunicação interventricular e canal arterial amplos<br>▪ Drenagem venosa anômala pulmonar total não obstrutiva<br>▪ Defeito do septo atrioventricular completo<br>▪ Origem anômala da artéria coronária esquerda do tronco pulmonar |
| Escolares e adolescentes | ▪ Miocardites<br>▪ Arritmias<br>▪ Doença de Kawasaki<br>▪ Endocardite |

1. **Diminuição da função contrátil:** pode ser secundária à perda de sarcômeros por infarto e isquemia ou alteração da função do sarcômero. Esta disfunção contrátil se manifesta por diminuição da capacidade de gerar a força contrátil, o encurtamento e a velocidade de encurtamento da fibra miocárdica. Associado a isso pode haver alteração no ATP da miosina que ocasionalmente causa a disfunção contrátil. Ocorre em crianças com coração estruturalmente normal ou com cardiopatia congênita. Nesse caso é mais comum que a disfunção sistólica ocorra após vários anos ou subsequente à correção cirúrgica.
2. **Sobrecarga de volume:** secundária a *shunt* significativo da esquerda para direita, como na comunicação interventricular e no canal arterial patente. Potencialmente causam dilatação ventricular e aumento da tensão transmural, alterando a relação entre oferta e consumo de oxigênio ao miocárdio, diminuindo a capacidade contrátil. Eventualmente elevam a pressão diastólica, limitando a pré-carga, causando disfunção diastólica. O tratamento é cirúrgico ou por intervenção hemodinâmica.

3. **Sobrecarga de pressão:** habitualmente gerada por obstrução importante ao fluxo sanguíneo com efeito deletério na função contrátil, como na estenose pulmonar ou aórtica, coartação da aorta e hipertensão pulmonar graves. O ventrículo submetido a uma sobrecarga de pressão contínua torna-se hipertrófico, o aumento na espessura da parede compromete o débito cardíaco, alterando o fornecimento de oxigênio sistêmico. O tratamento é cirúrgico ou por intervenção hemodinâmica nos casos de obstrução anatômica.
4. **Disfunção diastólica:** produz alteração no relaxamento e eleva as pressões de enchimento ventricular. Isso gera uma queda do volume ejetado e resulta em diminuição do débito cardíaco. O mecanismo compensatório inicial é o aumento da frequência cardíaca que acaba limitando o enchimento ventricular e prejudica ainda mais o já comprometido débito cardíaco. Este fenômeno é especialmente observado em ventrículos hipertróficos.[6]
5. **Alteração no sistema vascular periférico:** nos quadros de insuficiência cardíaca avançada ocorre vasoconstrição periférica secundária a um aumento nas catecolaminas e aminas pressóricas. Esse fenômeno também se deve a alterações do endotélio que impede a vasodilatação arterial em resposta a estímulos, como o óxido nítrico. A falência da liberação de peptídeos natriuréticos causa vasodilatação periférica, diminuição da produção de aldosterona e do tônus da artéria renal aferente, aumenta o tônus da artéria renal eferente, o fluxo sanguíneo renal, a filtração glomerular e a excreção de sódio e água.

Portanto, independente do mecanismo precipitante, o resultado será a queda do débito cardíaco. O sistema neuroendócrino é estimulado, induzindo o organismo a reter líquidos e aumentar a resistência vascular sistêmica para manter a pressão arterial. A permanência da pressão arterial normal mantém a perfusão coronariana, renal e cerebral, mas o aumento da pós-carga é deletério para a função de um miocárdio em falência. A retenção de líquidos causa dispneia, edema, fadiga e aumento da pré-carga em um ventrículo que já se encontra trabalhando no limite máximo de estiramento da fibra miocárdica.[7-10]

Subsequente à queda da pressão arterial e do débito cardíaco ocorre aumento nos níveis de norepinefrina circulante.[11] A elevação constante de seus níveis é fator de mau prognóstico e está associada a aumento da apoptose através da estimulação de genes específicos.[4,12] A apoptose é reconhecida como um dos mecanismos que contribuem para insuficiência cardíaca progressiva em pacientes crônicos.[13]

Apesar de ser o comprometimento da função contrátil o mecanismo que induz à insuficiência cardíaca, são os mecanismos compensatórios superestimulados os responsáveis pela perpetuação e cronicidade do quadro clínico. A resposta inicial é a manutenção da pressão arterial e a perfusão dos órgãos vitais pela ativação do sistema nervoso autônomo, sistema renina-angiotensina-aldosterona, peptídeos natriuréticos, fator de necrose tumoral alfa, endotelina e hormônio antidiurético. Entretanto, a superestimulação desses mecanismos compensatórios causa cardiotoxicidade, retenção de sódio e água, aumento da resistência vascular periférica, caquexia-anorexia, depressão miocárdica, alteração de receptores, remodelação vascular e miocárdica, arritmias e morte. Portanto, na insuficiência cardíaca deve-se alcançar um equilíbrio entre os mediadores que produzem vasoconstrição e os que produzem vasodilatação. Os mecanismos neuro-hormonais envolvidos na insuficiência cardíaca, em muitos

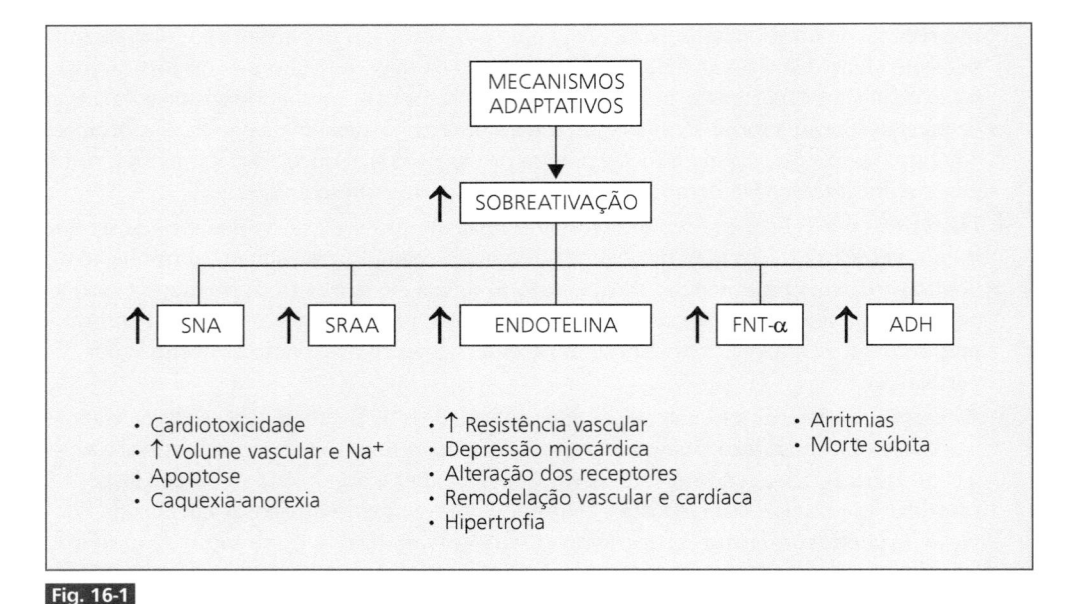

```
                    MECANISMOS
                    ADAPTATIVOS
                         │
                         ▼
                ↑ SOBREATIVAÇÃO
    ┌──────┬──────────┬──────────┬──────────┐
  ↑ SNA  ↑ SRAA  ↑ ENDOTELINA  ↑ FNT-α   ↑ ADH
```

- Cardiotoxicidade
- ↑ Volume vascular e Na⁺
- Apoptose
- Caquexia-anorexia

- ↑ Resistência vascular
- Depressão miocárdica
- Alteração dos receptores
- Remodelação vascular e cardíaca
- Hipertrofia

- Arritmias
- Morte súbita

**Fig. 16-1**
Mecanismos de má adaptação do sistema neuro-hormonal. Ilustração da resposta à hiperativação dos mecanismos de adaptação na insuficiência cardíaca. FNT-α = Fator de necrose tumoral alfa, hormônio antidiurético. ADH = hormônio antidiurético; SNA = sistema nervoso autônomo; SRAA = sistema renina-angiotensina- aldosterona.

casos, são os responsáveis pela perpetuação da falência cardíaca, levando à insuficiência cardíaca crônica (Fig. 16-1).[14]

Outro mecanismo envolvido na perpetuação da insuficiência cardíaca é o secundário à ativação da imunidade inata (receptores Toll). A hipoperfusão produzida pela queda do débito cardíaco causa aumento da translocação bacteriana intestinal, favorecendo que lipopolissacarídeos presentes em bactérias Gram-negativas sejam reconhecidos por receptores Toll (TLR-4). Os receptores Toll estimulam a produção e liberação de mediadores inflamatórios pelos macrófagos que podem induzir a disfunção endotelial, remodelamento do ventrículo esquerdo, desacoplamento de receptores, caquexia, anorexia, resistência à insulina e apoptose de células miocárdicas (Fig. 16-2).[15]

O comprometimento da função diastólica é uma causa importante de insuficiência cardíaca, em até 30% dos casos, mas frequentemente passa despercebido. A sístole (atrial e ventricular) corresponde a menos de 25% do ciclo cardíaco, o restante corresponde à diástole. Patologias que comprometem a diástole prejudicam grande parte do ciclo cardíaco (Fig. 16-3). Em pediatria as patologias que comprometem o relaxamento do ventrículo direito são frequentes e estão associadas a cardiopatias congênitas com obstrução da via de saída do ventrículo direito (corrigidas ou não) e hipertensão pulmonar (de diversas etiologias).

16 ♦ Disfunção Miocárdica Aguda | 303

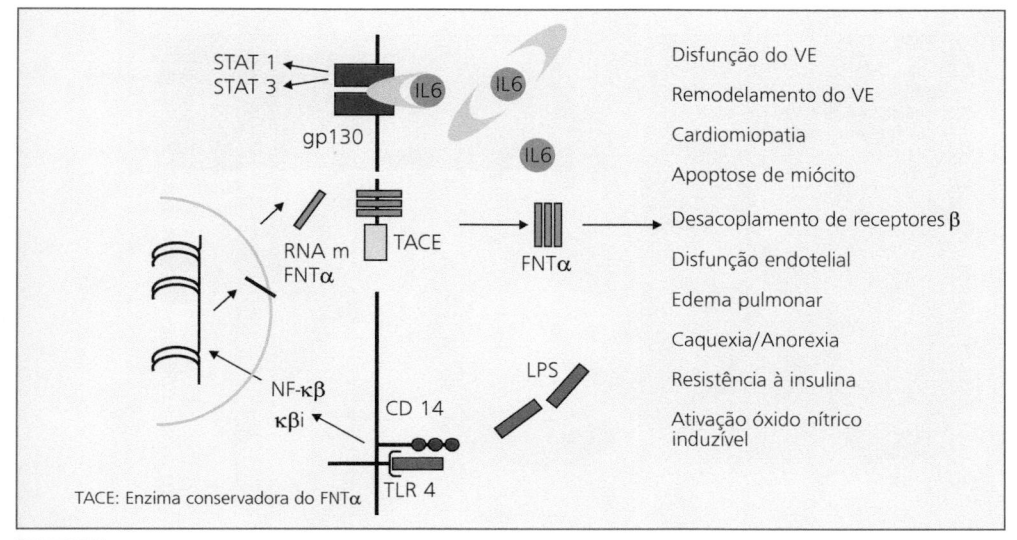

**Fig. 16-2**

Mediadores de inflamação na insuficiência cardíaca. Após o lipopolissacarídeo de membrana (LPS) entrar em contato com o receptor Toll 4 (TLR-4), o fator de membrana kb inativo (kβi) passa à forma ativa NF-kβ que estimula processos de transcrição, formação de fator de necrose tumoral alfa não solúvel (FNT-α), que através do TACE converte a uma forma solúvel produzindo os efeitos sistêmicos.
A interleucina 6 (IL-6) em contato com a proteína da membrana gp130 estimula processos de transcrição através do transdutor do sinal do ativador da transcrição (STAT1 e STAT3). (Modificada de Anker et al.[15])

## MECANISMOS COMPENSATÓRIOS NA DISFUNÇÃO MIOCÁRDICA AGUDA

Há uma série de mecanismos compensatórios na disfunção miocárdica aguda:

1. **Frequência cardíaca:** a frequência cardíaca muito elevada diminui o tempo de enchimento diastólico, levando a diminuição do volume ejetado a cada batimento cardíaco.
2. **Pré-carga:** apesar do aumento do volume diastólico final, há um ponto em que a força contrátil não se intensifica e o volume ejetado a cada batimento cardíaco diminui.
3. **Pós-carga:** há um ponto em que ao aumentar a pressão arterial não é possível incrementar a força de contração, e o volume ejetado diminui.
4. **Resposta neuro-humoral:** a queda do débito cardíaco no paciente pediátrico ocasiona um incremento na atividade simpática. As elevadas concentrações plasmáticas de catecolaminas causam vasoconstrição dos sistemas arteriolar e venoso, aumentando a frequência cardíaca. Estimula o sistema renina-angiotensina-aldosterona, que pode também causar alteração da função contrátil e arritmias.[4,16]
5. **Resposta imunológica:** diferentes citocinas estão implicadas no desenvolvimento de insuficiência cardíaca. O fator de necrose tumoral alfa pode induzir apoptose miocárdica e promover hipertrofia e fibrose.

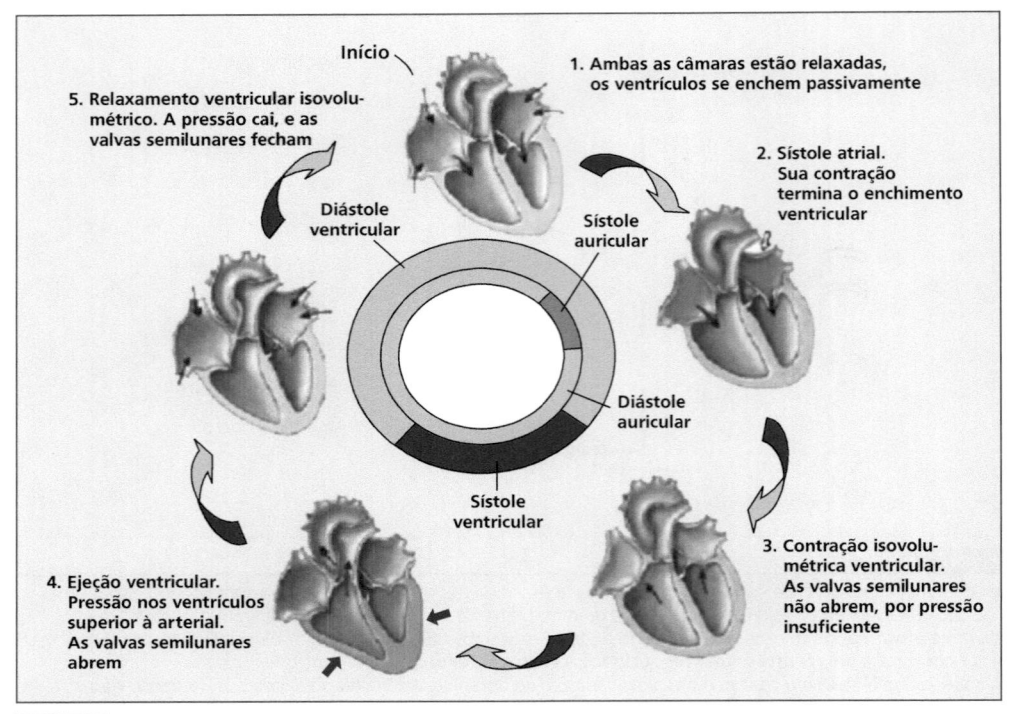

**Fig. 16-3**

Ciclo cardíaco. A diástole corresponde à maior parte do ciclo cardíaco; pequena porção corresponde à sístole. (Ver *Pranchas* em *Cores*.)

## CLASSIFICAÇÃO DA INSUFICIÊNCIA CARDÍACA

A síndrome clínica subsequente à disfunção miocárdica resulta em sinais e sintomas característicos. A classificação da insuficiência cardíaca, de acordo com a intensidade da limitação funcional proposta pela *New York Heart Association* (NYHA), não pode ser aplicada em crianças, tendo sido desenvolvida a classificação de Ross: I) assintomático; II) leve taquipneia ou sudorese com alimentação; III) marcada taquipneia ou sudorese com a alimentação. Prolongamento do tempo para alimentação com falha do crescimento. Em crianças maiores, marcada dispneia ao exercício; IV) sintomas no repouso: taquipneia, retração, gemência, sudorese.[17]

Ambas as escalas, NYHA e Ross, estão fundamentadas na sintomatologia, sem discriminar os pacientes em estágio precoce da doença nem entre estável e descompensado. A classificação com base na progressão da doença identifica os pacientes em risco para insuficiência cardíaca, os que requerem intervenção precoce e os que necessitam manejo agressivo, em estágios:[18]

A) Pacientes em risco para desenvolver insuficiência cardíaca, mas com função cardíaca normal. Exemplo: exposição a agente cardiotóxico, história familiar de cardiomiopatia hereditária.
B) Pacientes com morfologia ou função cardíaca anormal sem sinais de insuficiência cardíaca, passado ou presente. Exemplo: insuficiência aórtica com dilatação do ventrículo esquerdo, exposição à antraciclina com disfunção ventricular esquerda.
C) Pacientes com doença cardíaca estrutural ou funcional subjacente e sintomas de insuficiência cardíaca atual ou no passado.
D) Paciente com estágio terminal de insuficiência cardíaca necessitando infusão contínua de agentes inotrópicos, suporte circulatório mecânico, transplante cardíaco ou em cuidados paliativos. Exemplo: choque cardiogênico.

## CHOQUE CARDIOGÊNICO

O choque cardiogênico é um estado de falência circulatória aguda subsequente ao comprometimento da contratilidade miocárdica, resultando em perfusão inadequada e alteração na entrega de oxigênio e nutrientes necessários para suprir as demandas metabólicas de todos os tecidos. Entre as causas de choque cardiogênico encontram-se as cardíacas, infecciosas, metabólicas, inflamatórias, lesões hipóxico-isquêmicas, tóxicas e arritmias. No paciente pediátrico com frequência está associado à cardiopatia congênita ou adquirida (Quadro 16-2).

### ■ Fisiopatologia do choque cardiogênico[13,17,19-21]

Na vigência de insuficiência cardíaca por comprometimento da contratilidade e do débito cardíaco ocorre diminuição do volume efetivo, o que gera mecanismos compensatórios, como aumento da frequência cardíaca, da secreção de renina, angiotensina e aldosterona, resultando na retenção de sódio e água, elevando o volume plasmático.

Subsequente ao comprometimento do débito cardíaco, o rim ao sentir a diminuição do fluxo circulante causa vasoconstrição, levando a mecanismos compensatórios, como o aumento da reabsorção de sódio e água e incremento da taxa de filtração glomerular.

Adicionalmente, a diminuição do volume circulante ativa os mecanismos hormonais, aumentando os níveis de hormônio antidiurético e levando à retenção de água.

Ocorre elevação da pressão venosa central (aumento da pré-carga) e consequentemente da pressão capilar. A taquicardia compromete a função cardíaca, e o aumento da resistência vascular sistêmica incrementa a pós-carga.

### *Manifestações clínicas*[5,16,19-21]

Para o diagnóstico clínico e etiológico do choque cardiogênico é essencial um exame físico cuidadoso, incluindo avaliação de pulsos e pressão arterial nos quatro membros. A taquicardia, embora inespecífica, é uma das primeiras manifestações clínicas. Observam-se disfunção respiratória (taquipneia, ortopneia, estertores pulmonares), pulsos periféricos fracos e rápidos, comprometimento da perfusão da pele (pálida, moteada ou cianótica, prolongamento do enchimento capilar e extremidades frias), comprometimento renal (oligúria/anúria) e neurológico (sonolência/irritabilidade/coma). A hipotensão ocorre tardiamente no paciente pediátrico.

| QUADRO 16-2 | Causas de choque cardiogênico |
|---|---|
| **Etiologia** | **Causas** |
| Infecciosas | ▪ Miocardites (viral, bacteriana, rickettsias, protozoários) |
| Metabólicas | ▪ Doenças de depósito<br>▪ Déficit de carnitina<br>▪ Acidose<br>▪ Hipocalcemia |
| Doenças inflamatórias | ▪ Doença de Kawasaki<br>▪ Febre reumática<br>▪ Lúpus eritematoso sistêmico<br>▪ Artrite reumatoide juvenil |
| Tóxicas | ▪ Antraciclinas<br>▪ Sulfonamidas<br>▪ Antagonistas do cálcio<br>▪ β-bloqueadores<br>▪ Tireotoxicose |
| Lesão hipóxico-isquêmica | ▪ Asfixia perinatal<br>▪ Afogamento<br>▪ *Bypass* cardiopulmonar prolongado<br>▪ Infarto do miocárdio<br>▪ Asfixia/síndrome da morte súbita no lactente |
| Etiologia cardíaca | ▪ Defeito congênito complexo com disfunção ventricular<br>▪ Defeito congênito com sobrecarga de volume (*shunt* esquerda-direita, insuficiência valvar)<br>▪ Doença valvar, tumor cardíaco. |
| Arritmias | ▪ Bloqueio AV total/bradicardia<br>▪ Taquicardia supraventricular<br>▪ Taquicardia ventricular |
| Cardiomiopatias | ▪ Cardiomiopatia dilatada/idiopática/familiar |
| Aumento da pós-carga | ▪ Estenose aórtica<br>▪ Coartação da aorta<br>▪ Cardiomiopatia hipertrófica<br>▪ Hipertensão arterial maligna/feocromocitoma |

A ausculta cardíaca evidencia a presença de terceira e quarta bulhas (S3 e S4). Arritmias podem estar presentes.

Nos casos de disfunção ventricular direita observamos turgência jugular, hepatomegalia, edema, estertores e sibilos expiratórios.

## Diagnóstico

A história associada às manifestações clínicas são as principais ferramentas diagnósticas. Como coadjuvantes podemos utilizar: pressão venosa central, radiografia de tórax, eletrocardiograma, ecocardiograma e exames laboratoriais, conforme veremos a seguir.

### Medidas hemodinâmicas

Podem ser úteis para guiar a terapia hídrica e o suporte inotrópico.

- *Pressão venosa central:* baseia-se nos princípios fisiológicos já mencionados da pré-carga. É uma medida estática da volemia. Em virtude de sua dependência com vários fatores, o uso continua controverso.[22]
- *Cateter de artéria pulmonar:* pode ser útil na avaliação da volemia, da pressão de enchimento ventricular direito e esquerdo e do débito cardíaco. Possibilita distinguir choque cardiogênico de não cardiogênico em pacientes complexos ou na presença de doença pulmonar associada.[23] Entretanto, não deve ser indicado de rotina na insuficiência cardíaca aguda e tampouco há recomendação clara para o paciente pediátrico. Está contraindicado nos pacientes com *shunt* intracardíaco e nas patologias com fisiologia de ventrículo único (síndrome do coração esquerdo hipoplásico, atresia pulmonar, atresia tricúspide, dupla via de entrada para ventrículo direito, dupla via de saída do ventrículo esquerdo).[17,21]

### Radiografia de tórax

Permite a avaliação do volume cardíaco e fluxo pulmonar. A silhueta cardíaca pode estar normal na cardiomiopatia restritiva, na drenagem venosa anômala pulmonar obstrutiva e na disfunção diastólica secundária à ventilação mecânica com parâmetros elevados. Possibilita descartar pneumotórax hipertensivo e pneumomediastino, que podem estar associados ao choque.

### Eletrocardiograma

Especialmente útil para a avaliação de arritmias e isquemia miocárdica.

### Gasometria arterial e déficit de base

Associado ao estado de choque ocorre acidose metabólica e incremento do déficit de base em resposta ao metabolismo anaeróbico. É útil para a avaliação de pacientes com cardiopatias congênitas dependentes do canal arterial.

### Lactato

O lactato é um biomarcador importante de perfusão, o reflexo do metabolismo anaeróbico, recomendado para diagnóstico e monitorização terapêutica. O valor associado à alteração da perfusão no choque é maior do que 2 mmol/L, havendo relação com o prognóstico. Valores maiores de 4 mmol/L estão associados à mortalidade de 26,5%.[23]

### Saturação venosa central de oxigênio (SatvO$_2$)

A análise da saturação venosa mista ou da veia cava superior é um indicador do transporte global de oxigênio. Valores menores de 70% orientam a uma inadequada perfusão ou oxigenação. No choque cardiogênico a SatvO$_2$ pode estar comprometida como resultado da diminuição do débito cardíaco e aumento do consumo de oxigênio.[23] Tem sido proposto manter uma $SatvO_2 \geq 70\%$ através da infusão de líquido, transfusão de glóbulos (se hemoglobina < 10 g%) e uso precoce de inotrópicos. A crítica para seu uso é que o maior consumo energético ocorre na musculatura respiratória. Os pacientes ventilados apresentam menor demanda energética, e os valores da $SatvO_2$ podem estar próximos ao normal sem que isso corresponda a uma adequada oxigenação tecidual.

### Delta de $CO_2$ ($CO_2$ venoso central – $CO_2$ arterial)

É um marcador da capacidade do sistema cardiovascular para a eliminação do $CO_2$. O valor normal do delta de $CO_2$ é de 4 a 6 mmHg, aumentando com o comprometimento do débito cardíaco.[23,24] No pós-operatório de cirurgia cardíaca pode ser um determinante de evolução desfavorável.

### Ecocardiograma

Permite a avaliação da estrutura cardíaca, função miocárdica e também de defeitos residuais no pós-operatório de cirurgia cardiovascular. Na insuficiência cardíaca aguda é útil para estabelecer a causa do choque, avaliar alterações hemodinâmicas e quantificar pressões intracavitárias, guiando a terapêutica de forma equivalente a métodos invasivos.[25]

### Peptídeo natriurético cerebral (BNP)

É um hormônio do sistema natriurético secretado pelos ventrículos em resposta à distensão da parede ventricular.[26] Dentro dos miócitos o precursor pró-BNP é degradado dando como metabólito ativo o BNP, e como fragmento inativo o pró-BNP aminoterminal (NT-pró-BNP), ambos liberados na circulação.[27] Tanto o pró-BNP como o BNP são biomarcadores de disfunção sistólica que podem ser úteis no paciente pediátrico com falência cardíaca.[28,29] Sua aplicação apresenta como limitação o fato de os valores dependerem da idade e gênero, do comprometimento renal, das técnicas de laboratório e do método utilizado (Quadro 16-3). Pode ser útil nos pacientes com dificuldade respiratória na suspeita de origem cardiogênica e como indicador prognóstico na insuficiência cardíaca. Níveis de BNP > 100 pg/mL estão associados à insuficiência cardíaca congestiva em adultos e crianças. Valores maiores de 300 pg/mL refletem um prognóstico pior.[30]

| QUADRO 16-3 | Valor do peptídeo natriurético cerebral |
|---|---|
| Idade | Valor do peptídeo natriurético cerebral (pg/mL) |
| Ao nascer | 197 ± 170 |
| 5 dias | 62 ± 14 |
| < 4 meses | 21 ± 10 |
| < 1 ano | 7 ± 7 |
| < 5 a 16 anos | 7 ± 3 |

Modificado de Costello et al.[26]

## Manejo

A abordagem inicial é o reconhecimento precoce do choque cardiogênico e do fator desencadeante visando à sua correção. As medidas dirigem-se para implementar a entrega de oxigênio e o débito cardíaco, otimizando a frequência cardíaca, a pré-carga e a pós-carga.[4,17,21] Os alvos do tratamento são: adequar a oxigenação (saturação de $O_2$ > 90%), manter boa perfusão periférica e diurese (> 1 mL/kg/h na criança ou > 30 mL/h no adulto), evitar hipotensão. Considera-se hipotensão uma pressão arterial sistólica (PAS) abaixo do percentil 5 para a idade ou, de uma maneira simplificada, uma PAS < 70 mmHg + [2 × idade em anos], neonato < 60 mmHg, acima de 10 anos < 90 mmHg.

### Medidas iniciais do manejo

Identificar e corrigir os fatores que possam aumentar a demanda metabólica e que deprimem a contratilidade cardíaca: anemia, febre, sepse, insuficiência renal, distúrbios eletrolíticos, hipoglicemia, hipoxemia e acidose metabólica.

Descartar condições associadas a choque refratário: derrame pericárdico, pneumotórax e insuficiência suprarrenal.

### ABC da reanimação

- Via aérea (A)/ventilação (B): manter a via aérea permeável. Determinar a necessidade de intubação endotraqueal e ventilação mecânica com o objetivo de diminuir o trabalho respiratório, melhorar a oxigenação e diminuir a pós-carga do ventrículo esquerdo.
- Circulação (C): estabelecer um acesso venoso e manter uma adequada perfusão. Caso não haja evidência de sobrecarga hídrica e especialmente em quadros com disfunção do ventrículo direito, pode ser administrado líquido endovenoso isotônico 5 a 10 mL/kg lentamente, em 30 a 60 minutos.
- O uso de 5 a 10 mL/kg de coloides ou solução salina hipertônica promove expansão volumétrica com menor extravasamento de líquidos no espaço extracelular. Pode ser útil nos pacientes que necessitam incrementar a pré-carga e nos hiponatrêmicos refratários ou não às medidas iniciais.
- Nos casos de edema pulmonar deve-se evitar a administração hídrica, sendo indicado o uso de diurético de alça associado ao aumento da pressão intra-alveolar com o uso de ventilação com pressão positiva, conforme veremos a seguir.

### Suporte ventilatório

A ventilação mecânica com pressão positiva reduz a demanda metabólica em pacientes com choque cardiogênico, promove recrutamento alveolar, melhora a complacência pulmonar e apresenta efeitos hemodinâmicos, que podem ocorrer em nível da pré-carga, pós-carga ou alterações na complacência das cavidades cardíacas.

Na última década o uso de ventilação não invasiva (VNI) tem-se mostrado uma ótima opção terapêutica em pacientes pediátricos com insuficiência cardíaca. Em recente metanálise, Weng demonstrou redução na mortalidade e necessidade de intubação traqueal neste grupo de pacientes.[31]

A utilidade da VNI em pacientes pediátricos com cardiopatia apresenta algumas controvérsias: a) de um lado a utilização de pressão positiva constante (inspiratória e expiratória) pode aumentar o trabalho cardíaco, especialmente, do ventrículo direito; b) por outro lado, ao promover uma adequada expansão pulmonar, diminui a resistência vascular pulmonar e otimiza a relação ventilação/perfusão, agindo como um fator protetor para o edema alveolar (tratamento). Nesse aspecto, existem experiências favoráveis, especialmente no âmbito dos cuidados pós-cardiocirúrgicos.[32,33]

Em nossas unidades temos utlizado VNI em pacientes com edema pulmonar secundário à falência miocárdica ou hiperfluxo pulmonar. O objetivo da VNI nesse grupo de pacientes é manter os pulmões com um adequado volume pulmonar, aumentando a capacidade residual funcional. Utilizamos pressões inspiratórias entre 8 e 15 $cmH_2O$ com pressões expiratórias entre 4 e 8 $cmH_2O$. Em muito pacientes a VNI pode ser ofertada de forma intermitente (2 a 4 horas com intervalos de 2 a 4 horas). Maiores detalhes podem ser obtidos no Capítulo 32.

### Suporte farmacológico

O suporte inotrópico está indicado nos pacientes com insuficiência cardíaca em estado de choque cardiogênico. Deve-se usar a mínima dose necessária, já que em adultos demonstrou-se que o aumento da pressão arterial média além de 60 mmHg não implementou a perfusão sistêmica, mas aumentou a toxicidade e a demanda de oxigênio miocárdico.[34] Vasodilatadores estão indicados na insuficiência cardíaca aguda descompensada com sinais de congestão e dispneia, quando a pressão arterial está adequada, especialmente após resposta inadequada inicial com diurético.

Estudos controlados em larga escala são necessários para comparar diferentes combinações de inotrópicos e vasodilatadores no choque cardiogênico. Durante o manejo, a perfusão tecidual e o metabolismo alteram-se progressivamente, influenciando a eficácia das drogas, podendo estar indicada a modificação no regime terapêutico.

Os vasoativos no choque com baixo débito cardíaco são indicados de acordo com sua apresentação:

- Se a pressão arterial estiver normal com resistência vascular sistêmica elevada, o fundamental é facilitar o esvaziamento ventricular administrando vasodilatadores, como milrinona (ou nitrodilatadores em casos selecionados).
- Se pressão arterial e a resistência vascular sistêmica estiverem baixas, pode ser associado noradrenalina visando a manter a pressão de perfusão tecidual. Dobutamina, milrinona ou levosimendan podem ser associados para implementar o débito cardíaco.

A) **Milrinona:** inodilatador que apresenta efeito vasodilatador sistêmico e pulmonar com pequeno efeito cronotrópico. Melhora a contratilidade e o relaxamento diastólico, causa vasodilatação da rede arterial pulmonar e sistêmica, reduzindo a pós-carga sem um aumento significativo do consumo de oxigênio miocárdico. Está indicado no baixo débito cardíaco persistente com resistência vascular periférica aumentada e pressão arterial normal. Como outros **vasodilatadores**, deve ser usado com cautela em paciente hipotenso, que apresentou diurese significativa imediatamente antes de sua administração ou que usou outra droga com efeito vasodilatador. A desvantagem é o longo prazo para o início de ação (4 a 6 h) e a longa meia-vida (2 a 3 h), fazendo com que dificilmente possa ser usado como monoterapia em pacientes com choque cardiogênico. Apresenta efeito sinérgico sobre a contratilidade miocárdica, quando associado a outras drogas inotrópicas. Em nosso meio é o inodilatador de escolha, iniciamos em infusão contínua 0,25 a 1 μg/kg/min. Doses menores são necessárias na insuficiência renal. Não recomendamos dose de ataque em função dos riscos de hipotensão. Descontinuar quando observado hipotensão ou arritmia. Na hipotensão tem sido indicado associar noradrenalina, que não exacerba o efeito vasodilatador do milrinona por não possuir efeito $\beta_2$-adrenérgico.

B) *Dobutamina:* é um inotrópico com propriedades vasodilatadoras arteriais. É um agonista β-adrenérgico com ação inotrópica e cronotrópica positivas. Pode elevar a frequência cardíaca na criança. Está indicado no baixo débito cardíaco com resistência vascular periférica adequada ou aumentada. Apresenta redução parcial dos seus efeitos em crianças abaixo de 2 anos e nos pacientes em uso prévio de carvedilol, podendo ser deletério nesses pacientes. Em doses acima de 10 μg/kg/min está associada à diminuição significativa da pós-carga e hipotensão arterial.

C) *Nitroprussiato e nitroglicerina:* vasodilatadores que apresentam rápido início de ação e a rápida reversibilidade quando descontinuada a infusão.

D) *Noradrenalina:* é o inotrópico mais potente com ação agonista $\alpha_1$-adrenérgico e menor propriedade $\beta_1$-adrenérgica, indicado na hipotensão grave.[35] O efeito vasoconstritor é dose-dependente, em doses elevadas pode piorar a isquemia.

E) *Adrenalina:* inotrópico com ação α- e β-agonista. Em doses baixas (0,05-0,1 μg/k/min) produz efeito predominante β-adrenérgico, causando aumento da contratilidade e da frequência cardíaca, com alguma redução da resistência periférica e aumento do débito cardíaco. Em doses elevadas (> 0,5 μg/k/min) predominam os efeitos α-adrenérgicos, aumentando a resistência vascular periférica e o consumo de oxigênio miocárdico.

F) *Dopamina:* apresenta efeitos inotrópico e cronotrópico mediados por receptores $\beta_1$-adrenérgicos. A ação é dependente da idade, sendo necessário reservas endógenas de noradrenalina, que podem ser insuficientes em lactentes abaixo de 6 meses. Além disso, não apresenta o efeito nefroprotetor anteriormente atribuído e aumenta o risco de taquicardia e arritmias, quando comparado à noradrenalina. Reservamos seu uso para pacientes bradicárdicos.

G) *Isoproterenol:* inodilatador que apresenta atividade puramente β-agonista, com efeito cronotrópico importante. Está indicado no bloqueio atrioventricular, asma refratária e crise de hipertensão pulmonar com falência do ventrículo direito.

H) *Vasopressina:* pode ser considerado no choque refratário com baixa resistência vascular periférica, entretanto, em 24 a 48 horas há uma forte tendência à retenção hídrica e hiponatremia dilucional.

I) *Levosimedan:* é uma nova classe de inodilatadores que apresenta efeito vasodilatador periférico e coronariano, sem aumento significativo no consumo de oxigênio miocárdico ou efeito pró-arrítmico.[36] Sua administração tem sido associada à melhora da função miocárdica nos pacientes com insuficiência cardíaca crônica agudizada, especialmente no pós-operatório de cirurgia cardíaca e no choque séptico.[37] Os resultados são promissores no baixo débito refratário a catecolaminas, demonstrando ser uma droga segura. São necessários estudos randomizados em larga escala para avaliar a eficácia e viabilidade no paciente pediátrico.

J) *Nesiritide:* é um peptídeo natriurético tipo B recombinante (BNP 1-32) que reduz a pré-carga e pós-carga promovendo diurese, natriurese e vasodilatação arterial e venosa, sem arritmias significativas. Seu uso tem sido estudado em pacientes com insuficiência cardíaca aguda descompensada. Alguns trabalhos realizados em crianças demonstraram aumento do débito cardíaco associado à diminuição na resistência vascular periférica no pós-operatório de cirurgia cardíaca. Pode ser útil em casos selecionados (sem hipotensão), entretanto, não está recomendado no paciente pediátrico.[17] O estudo randomizado (ASCEND-HF) demonstrou que o Nesiritide não reduz a mortalidade nos pacientes com IC aguda, estudos em larga escala são necessários para testar apropriadamente e definir sua eficácia e segurança.[38]

## TERAPÊUTICA FARMACOLÓGICA – APÓS A ESTABILIZAÇÃO DO QUADRO AGUDO

Na criança a etiologia da insuficiência cardíaca é muito variada, e a prevalência é muito menor do que no adulto, dificultando a condução de estudos clínicos randomizados em larga escala para guiar o tratamento, que acaba sendo fundamentado em resultados provindos dos adultos:

- Melhora dos sintomas foi observada com uso de diuréticos, digoxina, inibidores da enzima conversora de angiotensina (IECA) e bloqueadores dos receptores de angiotensina II (BRA).
- Aumento da sobrevida foi documentado com β-bloqueadores, IECA, BRA e antagonistas da aldosterona.
- Implemento da função do VE, reversão da dilatação e remodelamento do VE foram demonstrados com o uso crônico de IECA, BRA e antagonistas da aldosterona.

A) *Inibidores da enzima conversora de angiotensina:* inibe a formação de angiotensina II, vasoconstritor potente que promove hipertrofia do miócito, fibrose e secreção de aldosterona. Benéfico em pacientes com insuficiência cárdica por reduzir a pós-carga e aumentar o débito cardíaco, no uso crônico reverte o remodelamento cardíaco. Reduz a mortalidade nos pacientes sintomáticos e o ritmo em que os pacientes assintomáticos com disfunção grave desenvolvem sintomas.[1,21,38] É benéfico em pacientes com *shunt* direita-esquerda, sendo indicado na disfunção sistólica de VE mesmo assintomática. Em decorrência do potencial para desenvolvimento de hipotensão arterial ou agravamento da função renal deve-se pospor a introdução na hipovolemia, hiponatremia, anemia ou sepse. A pressão arterial e a função renal devem ser monitorizadas.

B) *Diuréticos:* diminui a pré-carga, a congestão pulmonar e a distensão das fibras miocárdicas. Adicionalmente pode causar vasodilatação pulmonar. Recomendados no edema pulmonar e retenção hídrica. Habitualmente utilizados diuréticos de alça.

Pode ser adicionado espironolactona, antagonista dos receptores de aldosterona, com efeito sobre o remodelamento cardíaco e diminuição da fibrose.[17,37] Evitar nos pacientes com alteração da função renal ou hipercalemia.

C) *β-bloqueadores:* demonstram benefícios em pacientes com IC, reduzem a mortalidade intra e extra-hospitalar, com menor taxa de reinternação, revertem o remodelamento do VE e diminuem a fibrose miocárdica. Evitar em condições clínicas, como anemia, hipovolemia, excesso de vasodilatadores e estado inflamatório, em razão da predisposição ao desenvolvimento de hipotensão arterial. Nos pacientes que vinham em uso prévio, na evidência de sinais de baixo débito sem hipotensão arterial, a dose pode ser reduzida em 50%, devendo ser suspensa no choque, estenose aórtica crítica, asma brônquica descompensada ou bloqueio atrioventricular avançado. Observar o desenvolvimento de hipotensão arterial, bradicardia, hipoglicemia, broncospasmo, piora da congestão pulmonar ou da função renal.

D) *Bloqueadores dos receptores da angiotensina:* a principal indicação é nos pacientes que não toleram IECA em razão da tosse. Não há evidência de superioridade de um agente sobre o outro. Indicado na ausência de sinais de baixo débito ou hipotensão arterial sintomática.

E) *Digital:* utilizado na fibrilação atrial com resposta ventricular maior que 80 bpm. Pode ser recomendado no controle da frequência cardíaca em pacientes com insuficiência cardíaca descompensada e disfunção sistólica, como auxílio aos β-bloqueadores, ou mesmo antes de sua introdução. Evitar na doença arterial coronariana aguda. Os benefícios no alívio dos sintomas são geralmente observados com doses menores do que as usadas no passado, com nível sérico entre 0,5-1 ng/mL.

## OXIGENAÇÃO POR MEMBRANA EXTRACORPÓREA (ECMO) E DISPOSITIVOS DE ASSISTÊNCIA VENTRICULAR (VAD)

ECMO é um dispositivo de *bypass* cardiopulmonar total e VAD um dispositivo de *bypass* somente cardíaco com suporte uni ou biventricular. Considerar nos pacientes com síndrome de baixo débito cardíaco que não responderam ao manejo clínico. Pode ser usado em:

- No pós-operatório imediato de cardiopatias congênitas, que apresentam síndrome de baixo débito cardíaco.
- No choque cardiogênico refratário em miocardite ou cardiomiopatia.
- Choque séptico refratário (choque sem resposta ao tratamento, recebendo adrenalina > 1 µg/k/min).
- Deterioração clínica:
  - Agravamento da hipotensão.
  - Aumento de lactato.
  - Rápida progressão ou disfunção multiorgânica.[14,39]

Pode ser indicado em pacientes com miocardite como uma ponte entre a recuperação e o tratamento definitivo.[40] O suporte de vida extracorpóreo tem sido utilizado nos casos de insuficiência cardíaca terminal durante a espera de um transplante cardíaco. Entretanto, alguns relatos de literatura demonstram uma sobrevida na alta hospitalar de 36-50%. Fatores de risco associados à mortalidade incluem: lesão renal, infecção fúngica e transfusões de múltiplos hemoderivados.[14]

## TRANSPLANTE CARDÍACO

Está indicado nos pacientes com insuficiência cardíaca em estágio terminal, refratária ao tratamento médico instaurado. Pode ser considerado para insuficiência cardíaca associada à grave limitação das atividades, falência do desenvolvimento, arritmias intratáveis ou cardiomiopatia restritiva. A sobrevida após o transplante cardíaco é de 85% após o 1º ano e 40% em 20 anos.[41]

## SÍNDROME DE BAIXO DÉBITO CARDÍACO

Ocorre nas primeiras 6 a 12 horas do pós-operatório de cirurgia cardiovascular. Fatores associados: lesões residuais, disfunção miocárdica por cardioplegia prolongada, *bypass* cardiopulmonar prolongado, tempo de pinçamento aórtico prolongado, colapso circulatório pré-operatório, disfunção ventricular pós-operatória, isquemia miocárdica, lesão por reperfusão e resposta inflamatória após o *bypass*.

### ■ Manejo da síndrome de baixo débito cardíaco

*Pré-carga*

Algumas patologias requerem uma otimização da pré-carga no pós-operatório imediato, como tetralogia de Fallot, Glenn bidirecional ou Fontan. Pode ser usado líquido endovenoso isotônico 5-10 mL/kg.

*Pós-carga*

A administração de altas doses de catecolaminas pode incrementar a pós-carga e, consequentemente, aumentar o trabalho cardíaco.

O uso de inodilatadores, como a milrinona, melhora o inotropismo e a lusitropia, ao permitir o relaxamento diastólico do miocárdico e incrementar a recaptação de cálcio após a sístole.

O estudo PRIMACOP *(Prophylactic Intravenous Use of Milrinone After Cardiac Operation in Pediatrics)* propõe o uso de milrinona, em bolo inicial de 75 µg/kg em 60 minutos, seguido da infusão de 0,75 µg/kg/min durante 35 horas, demonstrando uma diminuição do risco relativo de desenvolver síndrome de baixo débito cardíaco em 64% no pós-operatório de cirurgia cardíaca.[42] Entretanto, atualmente muitos serviços não recomendam o emprego de dose de ataque, graças à associação com hipotensão importante em pacientes com disfunção cardíaca grave.

*Contratilidade*

Suporte inotrópico: catecolaminas, inibidores de fosfodiesterase, sensibilizadores dos canais de cálcio (levosimendan).

Alguns estudos fazem referência ao suporte inotrópico com infusão de tri-iodotironina, porém, serão necessários estudos adicionais. A reposição do hormônio tireoidiano está indicada no choque refratário a catecolaminas na suspeita de hipotireoidismo, especialmente no pós-operatório de correção de cardiopatia congênita.[43]

### Manejo da hipertensão pulmonar

Estratégias para o manejo da hipertensão pulmonar incluem manter normotermia e adequada sedação e analgesia. Estratégias para diminuir a resistência vascular pulmonar: aumentar a pressão alveolar de oxigênio, incrementar a fração inspirada de oxigênio, promover hipocapnia ($PCO_2$ 30-35 mmHg), alcalose moderada e o uso de vasodilatadores pulmonares (óxido nítrico, iloprost inalado, inibidores da fosfodiesterase/milrinona, sildenafil, isoproterenol, prostaciclina $I_2$, prostaglandina $E_1$).[44]

É importante detectar os pacientes que estão em risco de hipertensão pulmonar. Entre eles, estão os que se apresentam com:

- Aumento da resistência vascular pulmonar.
- Aumento do fluxo sanguíneo sem alteração da resistência vascular pulmonar.
- Aumento da resistência vascular pulmonar e do fluxo sanguíneo pulmonar.
- Aumento da pressão venosa pulmonar.

## MIOCARDITE

Miocardite é uma condição resultante de reação inflamatória infiltrativa do miocárdio com necrose ou degeneração, na ausência de doença isquêmica ou de antecedente traumático direto ou indireto.[45] O termo miocardite foi inicialmente utilizado para descrever doença miocárdica não associada à anormalidade valvar, atualmente refere-se a uma doença inflamatória do músculo cardíaco.[46,47]

Deve-se suspeitar em qualquer paciente com quadro de insuficiência cardíaca aguda não relacionada com a lesão estrutural miocárdica ou anomalia das artérias coronárias. Descartar em toda criança com arritmias de começo recente.

### ■ Epidemiologia

A incidência de miocardite é incerta, porque a apresentação clínica é muito diversificada (de assintomático até o colapso hemodinâmico) e em razão da associação à morte súbita. Além disso, a biópsia endomiocárdica é pouco realizada e faltam critérios histológicos sensíveis e uniformizados, subestimando a verdadeira prevalência.

Nos Estados Unidos estima-se que ocorra em pelo menos um a cada 10.000 habitantes por ano, especialmente crianças, adolescentes, adultos jovens e mulheres grávidas, decorrente de maior susceptibilidade às infecções virais.[48]

Em estudo com crianças que faleceram sem causa conhecida, 16% apresentavam infiltrado inflamatório no miocárdio, sugerindo a presença de miocardite não diagnosticada.[49]

É considerada uma causa de óbito importante em menores de 40 anos de idade.[50-53] Está associada ao desenvolvimento de cardiomiopatia dilatada idiopática.

## Etiologia[45,54,55]

Relacionada com uma variedade de causas infecciosas e não infecciosas, como: autoimune, de hipersensibilidade hipereosinofílica, agressão tóxica direta do miocárdio (Quadro 16-4). A miocardite secundária à infecção viral é a forma mais prevalente, especialmente por adenovírus, enterovírus (coxsackie do grupo B) e parvovírus B19. Os casos podem ser esporádicos ou epidêmicos, com variações geográfica e sazonal.

## Fisiopatologia

A maioria do conhecimento sobre a fisiopatologia da miocardite aguda em humanos deriva de experimentos realizados em modelos animais.

Nem todos os pacientes infectados pelas mesmas cepas de vírus apresentam miocardite, o que se deve à necessidade de receptores específicos localizados na membrana dos miócitos para que os vírus possam penetrar na membrana. Estes são os receptores para coxsackie e adenovírus (CAR). O coxsackie requer também um cofator para o fator de aceleração da degradação (DAF), e o adenovírus utiliza como cofator integrinas. O CAR e o DAF fazem parte da superfamília das imunoglobulinas. Para a entrada do vírus é necessária uma colaboração entre os receptores CAR e DAF (Fig. 16-4).

| QUADRO 16-4 | Etiologia da miocardite |
|---|---|
| **Infecciosa** | |
| Vírus RNA | Coxsackie A e B, echovírus, poliovírus, hepatite; influenza A e B, vírus sincicial respiratório, caxumba, rubéola, dengue, febre amarela, imunodeficiência humana |
| Vírus DNA | Adenovírus, citomegalovírus, Epstein-Barr, varicela, herpes virus |
| Bactérias | *Stafilococcus, Streptococcus, Pneumococcus, Meningococcus, Haemophilus influenzae, Micobacterium* (tuberculose), *Mycoplasma Pneumoniae* |
| Protozoários | Doença de Chagas, toxoplasmose, malária, amebíase, leishmaniose |
| Outros | Rickettsia, espiroquetas, fungos, helmintos |
| **Não infecciosa** | |
| Agentes quimioterápicos | Antraciclinas (doxorubicina e daunorubicina), Ciclofosfamida, 5-fluoruracilo, Amsacrina, Cisplatino, Mitramicina, Vincristina, Actinomicina D |
| Drogas associadas à miocardite por hipersensibilidade | Acetazolamida, Amitriptilina, Carbamazepina, Cefalosporinas, Cloranfenicol, Emetina, Dehidroemetina, Hidroclorotiazida, Indometacina, Isoniazida, Lítio, Metildopa, Ácido para-aminosalicílico, Penicilina, Fenilbutazona, Fenitoína, Espironolactona, Estreptomicina, Sulfonamida, Tetraciclina |
| Tóxicos | Fósforo, Etanol, Metais pesados, Venenos de animais (aranhas, cobras, vespas e escorpiões) |
| Doenças autoimunes | Lupus eritematoso sistêmico, Artrite reumatoide, Colite ulcerativa, Doença mista do colágeno |
| Outros | Doença de Kawasaki, Doença de Takayasu, Sarcoidose, Síndrome de Reye, por radiação |

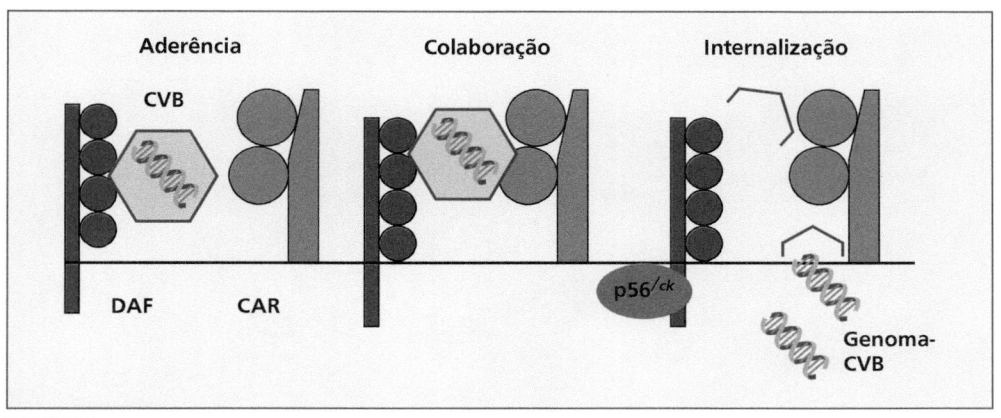

**Fig. 16-4**

Interação dos receptores DAF e CAR. Para que o enterovírus possa entrar no miócito é necessária a interação do vírus com os receptores CAR e DAF. Primeiro requer a aderência do vírus na membrana celular ajudado pelo receptor CAR, posteriormente necessita a interação (colaboração) dos receptores CAR e DAF, finalmente ocorre o processo de internalização do vírus, com a entrada do genoma viral na célula infectada. DAF = Fator acelerante da degradação; CAR = receptor adenovírus coxsackie; CVM = coxsackievírus B.

A primeira linha de defesa se faz pelos receptores Toll, o reconhecimento de RNA vírus ocorre pelos receptores TLR 3, 7, 8 e DNA vírus por TLR 9, que iniciam o primeiro mecanismo de defesa, produzindo interferon, interleucina 12 e fator de necrose tumoral alfa (FNT- óxido nítrico).[56] Para que ocorra miocardite requer a proteína de diferenciação mielítica 88 (MyD88), necessária para as vias de sinalização do receptor Toll.

Depois do primeiro encontro do vírus com a imunidade inata há duas maneiras de iniciar a resposta imune, a primeira é por ativação direta do correceptor tirosina cinase, e a segunda é a apresentação direta de antígenos virais pelo complexo maior de histocompatibilidade.

Depois da infecção inicial por um vírus com tropismo miocárdico ocorre necrose dos miócitos infectados. Ante esta invasão há ativação das respostas celular e humoral.

Uma vez que o vírus entre no citoplasma, tome o controle da síntese de proteínas e comece a produzir proteínas virais, ocorre saída de material viral para o interstício onde pode ser fagocitado por macrófagos. Algumas células invadidas sofrem necrose. Com a ativação dos macrófagos inicia-se a produção de citocinas pró-inflamatórias IL1, IL2, FNT, Interferon. Depois que as células "natural *killers*" são ativadas pela IL-2, apresentam um papel protetor contra a invasão viral eliminando as células infectadas, limitando assim a replicação viral. As células "natural *killers*" liberam perforinas e granzima para eliminar as células infectadas, e dessa maneira pioram a evolução da doença por lesão dos miócitos, mas este ataque é somente para os miócitos infectados, deixando intactos os miócitos saudáveis (Figs. 16-5 e 16-6).[48,57-59]

De forma simultânea há ativação da imunidade humoral com a produção de anticorpos.

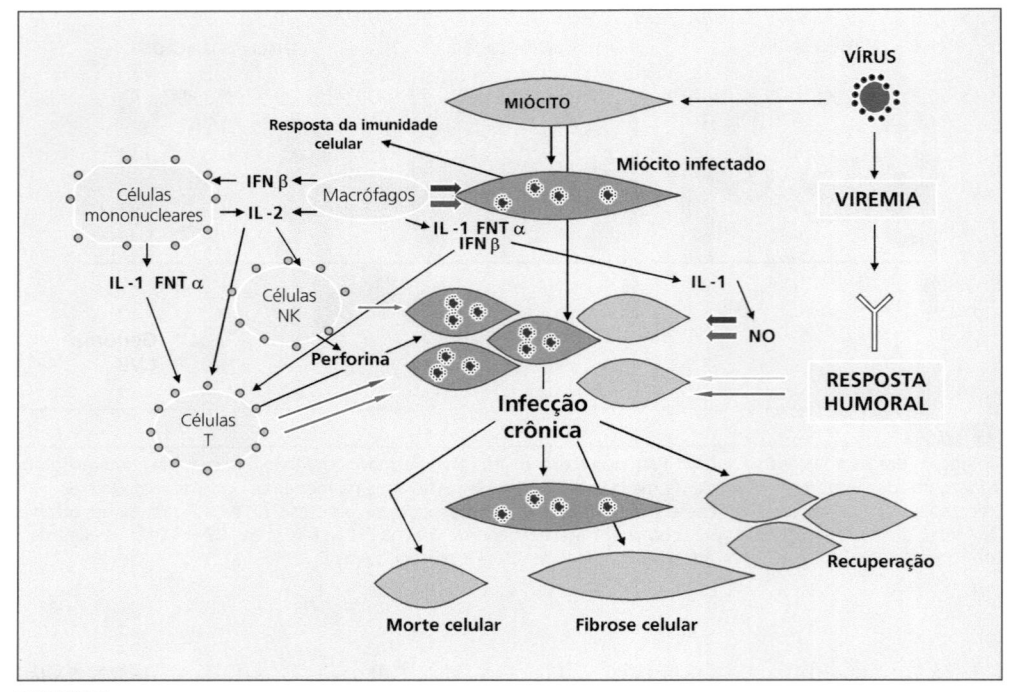

**Fig. 16-5**

Fisiopatogenia da miocardite viral. A entrada do vírus no miócito desencadeia as respostas humoral e celular: a resposta humoral caracteriza-se pela produção de anticorpos que tendem a neutralizar os vírus e a resposta celular por meio de macrófagos, células mononucleares, linfócitos T e células "natural *killers*" (NK). FNT-α = Fator de necrose tumoral alfa; IFN-β = interferon-β; IL-1 = interleucina-1; IL-2 = interleucina-2.

Com frequência persiste o vírus ou parte dele e produz um processo autoimune. O próprio vírus ou a resposta inflamatória anormal afetam o endotélio dos pequenos vasos, causando espasmo e alterações distais da perfusão.

As células miocárdicas podem incorporar porções do vírus como parte de sua própria superfície celular gerando uma resposta autoimune em que os linfócitos T próprios reconhecem estes tecidos como estranhos e produzem autoanticorpos contra as células miocárdicas, que especificamente atacam a miosina.

O vírus pode persistir na forma completa ou parcial, causando um dano continuado às células miocárdicas, como é possível comprovar nas cardiomiopatias dilatadas crônicas.

Os dois fenômenos mencionados anteriormente não são autoexcludentes e podem estar presentes ao mesmo tempo no mesmo paciente.

O comprometimento da microvasculatura pode produzir espasmo e fenômenos de reperfusão, que causa dano às células situadas distalmente, agravando, assim, as lesões produzidas pelos mecanismos já mencionados.

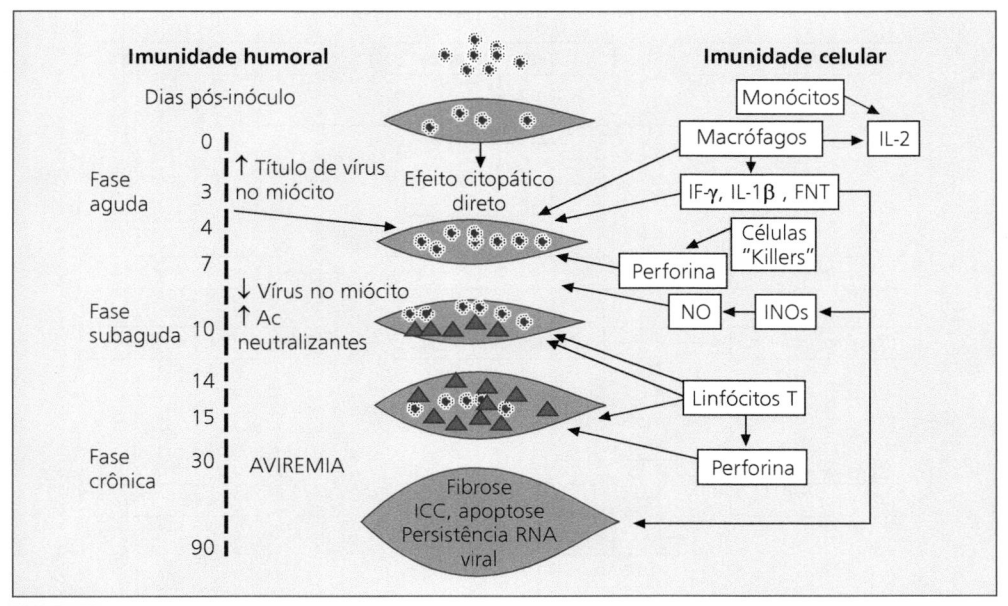

**Fig. 16-6**

Alterações sequenciais na miocardite. A figura demonstra os dias de evolução após a infecção inicial e a resposta imune humoral e celular desencadeada. A fase aguda vai do dia 0 a 4, a fase subaguda do dia 5 a 14 e depois do dia 14 à fase crônica da miocardite. FNT = Fator de necrose tumoral; ICC = insuficiência cardíaca congestiva; IF-γ = interferon-γ; IL-1β = interleucina-1β; IL-2 = Interleucina-2; INOs = óxido nítrico sintetase.

Tudo isso leva à perda do miocárdio funcional, o que obriga o organismo a utilizar mecanismos compensatórios, como a hipertrofia e a dilatação cardíaca (Fig. 16-7).

Como consequência destes fenômenos resulta em cardiomiopatia dilatada crônica.[13,48,57]

## Patologia

A classificação de Dallas foi desenvolvida, em 1986, e continua sendo a mais empregada para o diagnóstico de miocardite.[60] A doença é definida por critérios histológicos pela evidência de lesão miocárdica com degeneração ou necrose e infiltrado inflamatório:

- *Miocardite ativa:* infiltração de linfócitos com miocitólise.
- *Miocardite borderline:* infiltração de linfócitos sem miocitólise.
- *Miocardite ausente:* sem infiltração linfocitária ou miocitólise.

Apesar de amplamente utilizada, a classificação de Dallas apresenta limitações, incluindo a baixa especificidade e sensibilidade. Podem ocorrer erros na coleta da amostra e variações na interpretação. Além disso, o vírus pode estar presente no miocárdio sem evidência histológica de miocardite. Novas técnicas imuno-histoquímicas e virológicas aumentarão a acurácia do diagnóstico.

```
┌─────────────────────────┐  ┌─────────────────────┐  ┌──────────────────────────┐
│ Disseminação oral ou fecal │  │ Disseminação aérea  │  │ Contaminação por objetos │
└─────────────────────────┘  └─────────────────────┘  └──────────────────────────┘
                    │                   │                         │
                    └──────────────→ Viremia ←───────────────────┘
                                        ↓
                               Infecção miocárdica
                                        ↓
      ┌──────────┐        ┌──────────────────────────────┐        ┌────────────────────┐
      │ Arritmias │ ←──── │ Necrose miocárdica e inflamação │ ────→ │ Choque cardiogênico │
      └──────────┘        └──────────────────────────────┘        └────────────────────┘
           │                          │                                    │
  ┌─────────────────┐       ┌──────────────────────┐            ┌─────────────────┐
  │ Dilatação cardíaca │ ←── │ ↓ Contratilidade cardíaca │ ────────→ │ Dilatação cardíaca │
  └─────────────────┘       └──────────────────────┘            └─────────────────┘
                                       ↓
                            ↑ Tônus simpático
                             (compensatório)
```

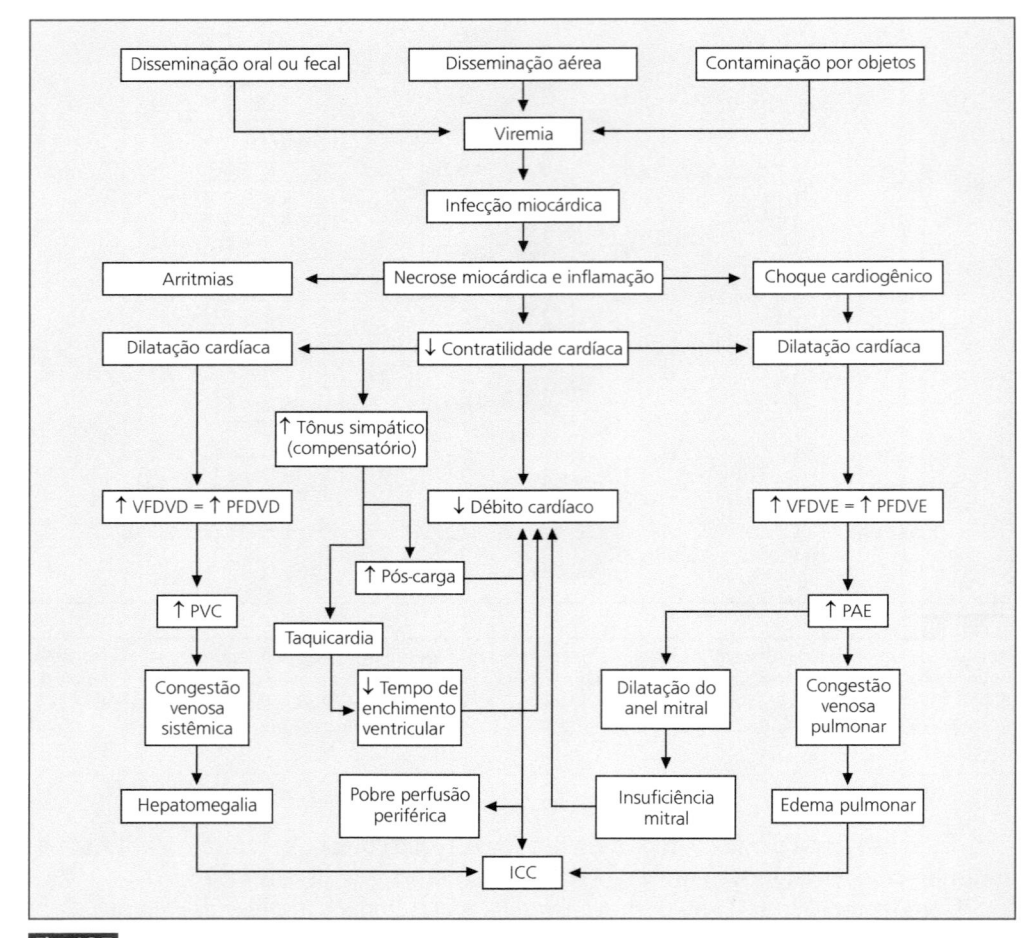

Fig. 16-7

Mecanismos fisiopatológicos da miocardite viral. Com a infecção miocárdica ocorrem necrose e inflamação dos miócitos, que podem desencadear arritmias e choque cardiogênico (na minoria dos pacientes). A maioria apresenta diminuição da contratilidade, que leva à diminuição do débito cardíaco, desencadeando mecanismos compensatórios iniciais, como o aumento da resistência vascular periférica (RVP) e taquicardia. O incremento da RVP aumenta a pós-carga que é deletéria para um miocárdio disfuncionante, diminuindo ainda mais o débito cardíaco. A taquicardia produz uma diminuição no tempo de enchimento e no volume ejetado, comprometendo ainda mais o débito cardíaco e gerando alterações na perfusão periférica. O comprometimento miocárdico produz dilatação ventricular direita e esquerda. A dilatação do ventrículo esquerdo aumenta o volume diastólico final (VFDVE), incrementando a pressão diastólica final (PFDVE), que é transmitida para o átrio esquerdo (PAE). Causa dilatação do anel mitral, congestão venosa pulmonar e insuficiência mitral, diminuindo ainda mais o débito cardíaco. A dilatação do ventrículo direito leva a um aumento do volume diastólico final (VFDVD) e da pressão diastólica final (PFDVD), dilatação do anel tricúspide, incremento da pressão venosa central (PVC), hepatomegalia e sinais de insuficiência cardíaca congestiva (ICC).

## ■ Diagnóstico

O diagnóstico de miocardite exige alto índice de suspeição, uma história clínica com interrogatório orientado à falência cardíaca e um exame físico completo.

### Quadro clínico

A apresentação clínica é muito variável, desde levemente sintomático ou assintomático com anormalidades eletrocardiográficas transitórias até um quadro de choque cardiogênico ou morte súbita. Pode estar associado à história de infecção respiratória viral, à história de febre, mialgia, mal-estar, coriza ou gastroenterite. A prevalência dos pródromos virais é variável, sendo mais comum em crianças.

A maioria dos casos não é diagnosticada, sendo interpretada como quadros virais agudos.

Quando as manifestações cardiovasculares são evidentes, observa-se taquicardia inapropriada ao estado febril agudo, podendo haver dor torácica e palpitações. O quadro pode progredir com astenia, prostração, intolerância ao exercício, dispneia em repouso, taquipneia, taquicardia, hepatomegalia e síncope. Arritmias malignas podem estar associadas.

Outros sintomas apontam para formas mais específicas de miocardite, por exemplo: 1) *rash*, febre, eosinofilia periférica sugerem miocardite por hipersensibilidade; 2) cardiomiopatia dilatada associada a timoma, distúrbios autoimunes, taquicardia ventricular ou bloqueios avançados sugerem miocardite de células gigantes; 3) arritmias ventriculares e bloqueios avançados também podem estar presentes na sarcoidose.[61]

A forma de apresentação mais comum em recém-nascidos e lactentes é a miocardite fulminante. Manifesta-se por um quadro de insuficiência cardíaca congestiva grave ou choque cardiogênico depois de um quadro gripal, usualmente associado à mortalidade elevada.

### Exames complementares[45,47]

A avaliação inicial na suspeita de miocardite inclui a realização de RX de tórax, ECG, ecocardiograma e enzimas cardíacas:

### Radiografia de tórax

O exame típico inclui cardiomegalia de graus variáveis, secundária à dilatação das cavidades esquerdas e congestão pulmonar que pode chegar a edema pulmonar franco. A radiografia nas fases iniciais pode não demonstrar cardiomegalia, e o infiltrado intersticial ser difuso, confundindo com quadro viral e comprometimento pulmonar.

### Electrocardiograma

Os achados eletrocardiográficos são muito variados e inespecíficos. Habitualmente observamos taquicardia sinusal, baixa voltagem do QRS e onda T invertida ou achatada ou padrão sugestivo de isquemia com infra ou supradesnível do segmento ST e onda Q patológica.[62] A alteração do ritmo mais comum é a taquicardia sinusal, entretanto, podem ocorrer extrassístoles frequentes, taquicardia supraventricular ou ventricular e bloqueio atrioventricular.

### Ecocardiografia

Os achados típicos são o aumento dos volumes sistólico e diastólico finais, comprometimento da função sistólica e graus variados de regurgitação mitral. A disfunção ventricular esquerda está presente em 69%, e a direita somente em 23% dos casos.[63,64] Podem ser observadas zonas de hipocinesia e a presença de derrame pericárdico.

Na miocardite fulminante usualmente a disfunção sistólica é importante com diâmetros cavitários normais, por vezes associada a aumento da espessura da parede septal, indicando edema miocárdico.

O ecocardiograma também apresenta papel importante no diagnóstico diferencial, devendo ser excluída coronária anômala e lesões obstrutivas do ventrículo esquerdo, como coartação da aorta.

### Achados de laboratório

Marcadores séricos inespecíficos de inflamação, como leucograma, proteína C reativa e velocidade de hemossedimentação podem estar alterados.

O aumento das enzimas cardíacas reflete necrose miocárdica, não é específico e não está elevado em todos os pacientes. A Troponina é mais sensível do que o CK-MB, os níveis de Troponina I maior de 0,1 ng/dL ou Troponina T maior de 0,052 ng/dL são muito sugestivos de miocardite na ausência de outras anormalidades.[63] Empregando como valor de corte 0,1 ng/dL, foi observada uma sensibilidade de 53% e especificidade de 94%, com um valor preditivo positivo de 93% e valor preditivo negativo de 53%.[65]

A pesquisa de sorologias virais possui baixa sensibilidade e especificidade e não deve ser utilizada de forma rotineira para a investigação diagnóstica da miocardite. A pesquisa do fator causal da miocardite através de exames complementares está na dependência da suspeição clínica.

### Ressonância magnética[66-69]

Apresenta alta sensibilidade para localizar zonas de inflamação miocárdica e tem sido considerado o padrão ouro para o diagnóstico de enfermidades inflamatórias miocárdicas, podendo ser útil no acompanhamento evolutivo da miocardite. A técnica de realce tardio com gadolíneo oferece informações sobre inflamação, processos infiltrativos e áreas de edema ou fibrose, sendo de grande utilidade na investigação de miocardite, cicatrizes de infarto do miocárdio, cardiomiopatias e pericardiopatias, doenças infiltrativas e de depósito (Fig. 16-8).[25]

### Medicina nuclear[70]

A ventriculografia isotópica informa sobre o estado de contratilidade global, avalia a presença de inflamação cardíaca, identifica subtipos de miocardites e monitoriza a resposta terapêutica. Especialmente útil na suspeita de sarcoidose.

Para a avaliação de inflamação miocárdica podemos usar diversas técnicas radionuclídicas. A mais estudada é a cintilografia com 67-Gálio, que apresenta sensibilidade de 50% no diagnóstico da miocardite. O estudo com anticorpos monoclonais antimiosina, marcados com Índio 111, pode ser útil na detecção de inflamação miocárdica aguda. A cintilografia com Tálio demonstra baixa sensibilidade.

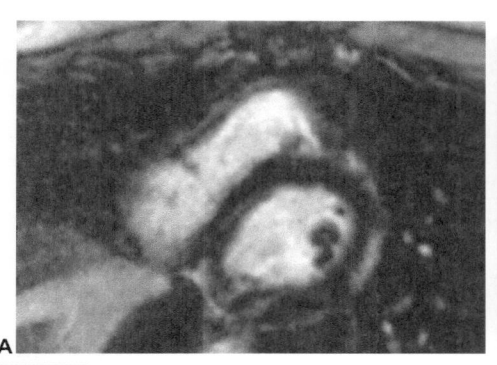

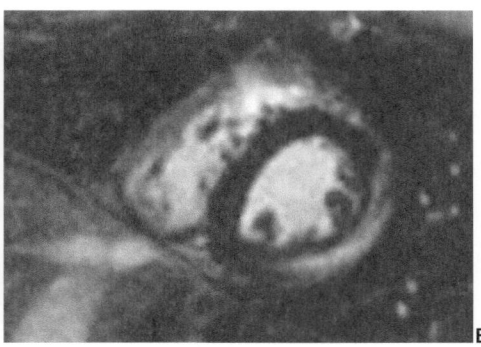

**Fig. 16-8**

(**A** e **B**) Ressonâncias magnéticas (RM) em que se observa realce tardio nodular, multifocal, subepicárdico, mesocárdico.

### Biópsia endomiocárdica

A biópsia endomiocárdica é considerada o padrão ouro para o diagnóstico de miocardite, entretanto, a sensibilidade é baixa.[71,72]

Em concordância com as recomendações da *American Heart Association, American College of Cardiology, European Society of Cardiology* e da Sociedade Brasileira de Cardiologia, a indicação da biópsia endomiocárdica é um consenso nas seguintes situações:

- Pacientes com insuficiência cardíaca inexplicada com início há menos de 2 semanas com ventrículo esquerdo normal ou dilatado e com deterioração hemodinâmica, na suspeita de miocardite fulminante.
- Pacientes com insuficiência cardíaca inexplicada de 2 semanas a 3 meses, associado a ventrículo esquerdo dilatado e arritmias de recente começo ou bloqueio AV de 2º ou 3º grau em pacientes que não responderam ao manejo usual em 1 a 2 semanas, com suspeita de miocardite de células gigantes.[73]

## Tratamento

### Medidas gerais

A) Medidas de suporte: repouso, oxigenoterapia, correção dos desequilíbrios eletrolíticos. Em pacientes com disfunção miocárdica grave manter cálcio ionizado maior de 1,2 mmol/dL. Não administrar anti-inflamatórios não esteroides na fase aguda ou na permanência de disfunção ventricular. Monitorização em unidade de terapia intensiva em razão do alto risco de arritmia e comprometimento hemodinâmico.
B) Inotrópicos em casos selecionados de disfunção aguda, como na miocardite fulminante. Devem ser utilizados pelo menor tempo possível.
C) Redução da sobrecarga volumétrica com diuréticos de alça inicialmente por via endovenosa. A espironolactona é útil para retenção de potássio e prevenir fibrose miocárdica.
D) Redução da pós-carga com inibidores da enzima conversora de angiotensina (IECA). Em pacientes pediátricos com cardiomiopatia dilatada podem ser utilizados β-bloquea-

dores não cardiosseletivos (carvedilol), em dose inicial baixa (0,1 mg/kg/dia) incrementando a cada 3 a 5 dias até a dose máxima tolerada (0,7-1 mg/kg/dia) a cada 12 horas (crianças abaixo de 4 anos podem beneficiar-se com administração a cada 8 horas.[74]

E) Manejo de arritmias: a perda do ritmo sinusal pode causar deterioração aguda ou exacerbar os sintomas de insuficiência cardíaca, devendo ser imediatamente tratadas. Nesses pacientes podem ser necessários cardioversão ou desfibrilação e drogas antiarrítmicas. Na evidência de BAV de terceiro grau colocar marca-passo transcutâneo até implantar um marca-passo transvenoso.

F) Todo o paciente com disfunção miocárdica grave ou choque cardiogênico deve ser eletivamente sedado, intubado e ventilado. A ventilação mecânica com pressão positiva reduz a demanda metabólica e a pós-carga do ventrículo esquerdo, diminuindo o consumo de oxigênio miocárdico, facilitando a ejeção do ventrículo esquerdo.

G) Sistemas de suporte vital extracorpóreo. Os pacientes com choque cardiogênico que não responderam à terapêutica convencional podem beneficiar-se de ECMO, útil para suporte pulmonar ou como assistência ventricular unicamente. A assistência ventricular pode ser feita com sistemas de curta duração, como são os de centrífugas (Cardiohelp, Levitronix) ou de larga duração *(Heart Mate,* II *Berlin Heart)* para crianças grandes. A sobrevida dos pacientes em ECMO por miocardite pode chegar a 80%, em pacientes com miocardite fulminante demonstra uma taxa de sobrevida de 54%.[39,40,75,76] Os sistemas de suporte vital extracorpóreo também são empregados como ponte para transplante em casos graves que não melhoram com o manejo clínico. O balão intra-aórtico pode ser utilizado em escolares ou adolescentes. O inconveniente com este sistema é a complacência aórtica em pacientes jovens, sendo necessário mudar frequentemente o sítio do balão para manter a irrigação coronariana e a redução da pós-carga do ventrículo esquerdo.

H) Transplante cardíaco: quando todas as medidas anteriores falham, a única alternativa possível é o transplante cardíaco.

### *Medidas específicas (Fig. 16-9)*

O dano miocárdico na miocardite infecciosa deve-se à ação direta do vírus e à resposta imune à infecção. Este mecanismo é a base para se proporem terapias imunomoduladoras ou imunossupresivas.

A) *Imunomodulação:* durante a fase aguda algumas séries de casos demonstram ser útil o uso de gamaglobulina humana. A dose recomendada é de 2 g/kg dia em infusão contínua durante 24 horas. Parece que o emprego de imunoglobulina pode aumentar eliminação viral ou produzir infrarregulação da resposta inflamatória. Apesar de não haver estudos randomizados controlados para recomendar seu uso em todos os casos, as evidências clínicas sugerem benefício em miocardites com processo inflamatório ativo.[77,78]

B) *Imunosupressão:* a terapêutica imunossupressora está indicada na miocardite aguda por células gigantes, doenças autoimunes, sarcoidose e hipersensibilidade associada à disfunção ventricular. Alguns estudos recomendam seu emprego em pacientes com miocardite ativa demonstrada por biópsia endomiocárdica:[79-84]

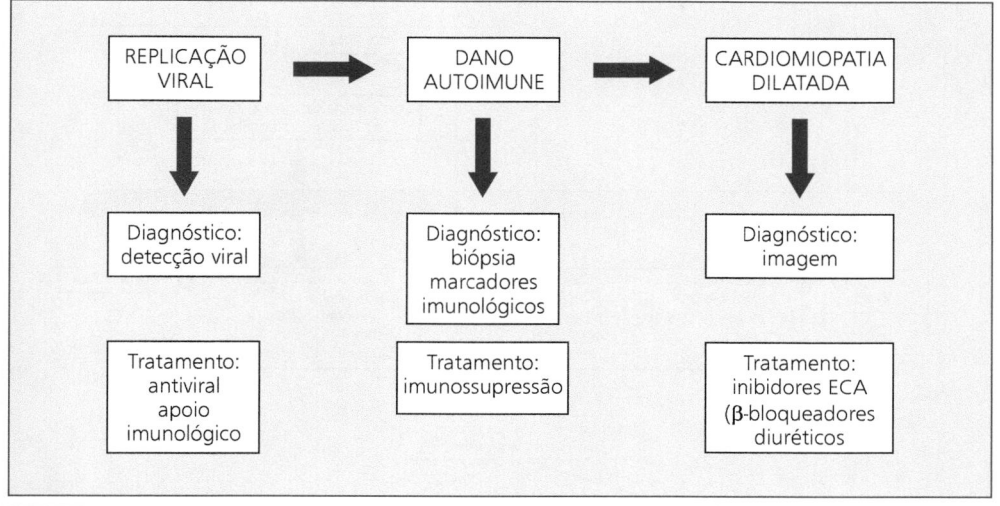

```
REPLICAÇÃO  →  DANO         →  CARDIOMIOPATIA
VIRAL          AUTOIMUNE       DILATADA
  ↓              ↓                ↓
Diagnóstico:   Diagnóstico:    Diagnóstico:
detecção viral biópsia         imagem
               marcadores
               imunológicos

Tratamento:    Tratamento:     Tratamento:
antiviral      imunossupressão inibidores ECA
apoio                          (β-bloqueadores
imunológico                    diuréticos
```

**Fig. 16-9**

Manejo recomendado para o tratamento da miocardite. Na fase aguda (replicação viral) o ideal é a detecção do genoma viral, para poder iniciar manejo antiviral específico, no caso de existir. Nesta fase o emprego de imunoglobulina G poderia ter benefício, ajudando a diminuir a população viral. Quando já existe um dano autoimune o emprego de imunossupressores poderia limitar a lesão produzida pela superestimulação do sistema imune. A biópsia endomiocárdica pode ajudar a decidir se o paciente se beneficia do emprego de imunoglobulina G. Na fase dilatada o manejo é somente de suporte e da insuficiência cardíaca crônica.

- Se comprovada a presença de genoma viral na biópsia endomiocárdica, a infusão de interferon-α pode reduzir a progressão da lesão miocárdica.
- Se a biópsia for positiva para miocardite, alguns estudos têm mostrado benefício com a associação de prednisolona e azatioprina. O manejo imunossupressor é mantido por 6 meses, prolongando o tratamento por mais 6 meses, caso apresente recaída.

Ainda não é possível definir se esse tipo de tratamento fará parte, de forma definitiva, do tratamento a longo prazo da miocardite crônica ativa ou da cardiomiopatia dilatada posterior a uma infecção aguda viral, mas os estudos iniciais parecem favoráveis.

## ■ Prognóstico (Fig. 16-10)

As informações referentes à história natural da miocardite em crianças ainda são deficientes. É difícil estabelecer o prognóstico exato em razão do amplo espectro da enfermidade e a possibilidade de reversão total do quadro clínico. Muitos pacientes com quadros leves não são detectados.

Os dados demonstram que cerca de 1/3 se recupera completamente dentro de semanas ou meses. Cerca de 1/3 melhora, mas persiste com disfunção miocárdica residual. Um terço apresenta mau prognóstico, evolui com insuficiência cardíaca crônica, e graças à associação com alta mortalidade, uma porcentagem importante necessitará transplante cardíaco.

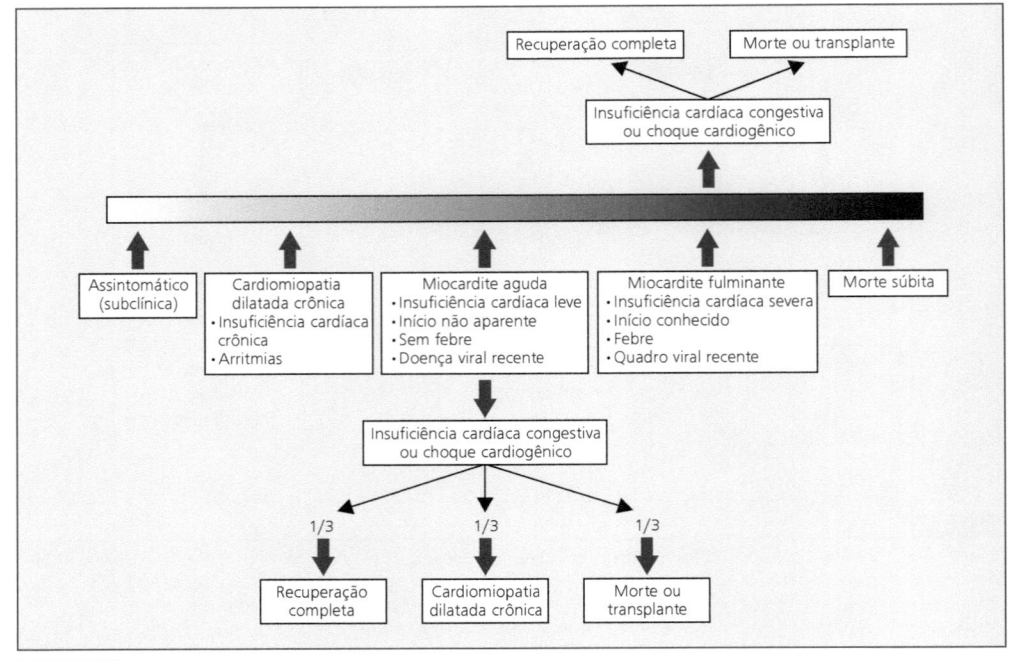

**Fig. 16-10**

Prognóstico geral dos pacientes com miocardite. O prognóstico é difícil de estabelecer. Pelos modelos animais se sabe que em 1/3 dos pacientes resolve espontaneamente, 1/3 persiste com lesões que comprometem a qualidade de vida, e 1/3 falece ou requer transplante cardíaco.

Apesar do prognóstico geralmente favorável, os recém-nascidos e lactentes menores são grupo de risco para miocardite viral fulminante, e a mortalidade aumenta. Os imunocomprometidos podem apresentar doença grave com alteração hemodinâmica. Aos 6 meses de seguimento a função ventricular esquerda demonstra melhora dramática nos pacientes com quadros fulminantes, enquanto nos pacientes com miocardite aguda há pouca melhora da função ventricular esquerda.

## REFERÊNCIAS BIBLIOGRÁFICAS

1. Simmods J, Franklin O, Burch M. Understanding thepathophysiology of paediatric heart failure and its treatment. *Current Paediatrics* 2006;16:398-405.
2. Schwartz SM, Duffy JY, Pearl J, *et al.* Cellular and molecular aspects of myocardial dysfunction. *Crit Care Med* 2001;29:S214-19.
3. Mou S, Haudek S, Lequier L *et al.* Myocardial inflammatory activation in children with congenital heart disease. *Crit Care Med* 2002;30:827-32.
4. Booker PD. Pharmacological support for children with myocardial dysfunction. *Paediatr Anaesth* 2002;12:5-25.
5. Topalian S, Ginsberg F, Parrillo J. Cardiogenic Shock. *Crit Care Med* 2008;36:S66-74.

6. Kantor PF, Redington AM. Pathofisiology and management of Heart failure in reparired congenital Heart disease. *Heart Fail Clin* 2010;6:497-506.
7. Kay JD, Colan SD, Graham Jr TP. Congestive heart failure in pediatric patients. *Am Heart J* 2001;142(5):923-92.
8. Burch M, Siddiqui SA, Celermajer DS. Dilated cardiomyopathy in children: determinants of outcome. *Br Heart J* 1994;72:246-50.
9. O'Laughlin MP. Congestive heart failure in children. *Pediat Clin N Am* 1999;46(2):263-73.
10. Connolly D, Rutkowski M, Auslender M et al. The New York University Pediatric Heart Failure Index: A new method of quantifying chronic heart failure severity in children. *J Pediat* 2001;138(5):644-48.
11. Acar P, Merlet P, Iserin L et al. Impaired cardiac adrenergic innervation assessed by MIBG imaging as a predictor of treatment response in childhood dilated cardiomyopathy. *Heart* 2001;85:692-96.
12. Communal C, Singh K, Pimentel DR et al. Norepinephrine stimulates apoptosis in adult rat ventricular myocytes by activation of the beta-adrenergic pathway. *Circulation* 1998;98:1329-34.
13. Narula J, Haider N, Virmani R et al. Apoptosis in myocytes in end stage heart failure. *N Eng J Med* 1996;335:1182-89.
14. Shaddy R. Optimizing treatment for chronic congestive heart failure in children. *Crit Care Med* 2001;29(10): S237-S240.
15. Anker SD, Von Haehling. Inflammatory mediators in chronic heart failure: an overview. *Heart* 2004;90:464-70.
16. Cassalett G, Patarroyo MC. Disfunción miocárdica y shock en pediatría. In: Forero J, Alarcón J, Cassalett G. *Cuidado intensivo pediátrico y neonatal*. Cali: Feriva, 2005. p. 193-209.
17. Hsu D, Pearson GD. Heart failure in children: Part II: diagnosis, treatment and future directions. *Circ Heart Fail* 2009;2:490-98.
18. Bocchi EA, Marcondes-Braga FG, Bacal F et al. Sociedade Brasileira de Cardiologia. Atualização da Diretriz Brasileira de Insuficiência Cardíaca Crônica – 2012. *Arq Bras Cardiol* 2012;98(1 Supl 1):1-33.
19. Wheeler D, Wong H, Shanley T. *Resuscitation and stabilization of the critical ill child*. Springer 2009.
20. Hernandez GA. Choque cardiogénico. In: Martinez Y, Lince R, Quevedo A, Duque JA. *El niño en estado crítico*. 2. ed. Bogotá: Panamericana, 2011.
21. Ravishankar C, Tabbutt S, Wernovsky G. Critical care in cardiovascular medicine. *Curr Opin Pediatr* 2003;15:443-53.
22. Sabatier C, Monge I, Maynar J et al. Valoración de la precarga y la respuesta cardiovascular al aporte de volumen. *Med Intensiva* 2012;36:45-55.
23. Gomez A, Montenegro G, Gómez H et al. *Perfusión tisular. Evidencia médica y estrategia clínica*. Distribuna, 2010.
24. Vallée F, Vallet B, Mathe O et al. Central venous-to-arterial carbon dioxide difference: an aditional target for goal- directed therapy en septic shock? *Intensive Care Med* 2008 Dec.;34(12):2218-25.
25. Montera MW, Pereira SB, Colafranceschi AS et al. Sumário de Atualização da II Diretriz Brasileira de Insuficiência Cardíaca Aguda 2009/2011. *Arq Bras Cardiol* 2012;98(5):375-83.
26. Costello J, Goodman DM, Green T. A review of natriuretic hormone system's diagnostic and therapeutic potencial in critically ill children. *Pediatr Crit Care* 2006;7:308-18.
27. Saldarriaga C, Jimenez C, Ramirez JD et al. Péptido natriurético cerebral: utilidad clínica. *Medicina & Laboratorio* 2011;17:127-44.
28. Sugimoto M, Manabe H, Nakau K et al. The Role of N-terminal Pro-B-Type Natriuretic Peptide in the diagnosis of congestive heart failure in children. *Circ J* 2010;74:998-1005.

29. Ross RD. The Ross classification for heart failure in children after 25 years: a review and na Age-Stratified Revision. *Pediatr Cardiol* 2012 Dec.;33(8):1295-300.
30. Favilli S, Frenos S, Lasagni D *et al.* The use of B-type natriuretic peptide in paediatric patients: a review of literature. *J Cardiovasc Med* 2009;10:298-302.
31. Weng C-L, Zhao Y-T, Liu Q-H *et al.* Meta-analysis: noninvasive ventilation in acute cardiogenic pulmonary edema. *Ann Intern Med* 2010;152(9):590-600.
32. Chin K, Takahashi K-I, Ohmori K *et al.* Noninvasive ventilation for pediatric patients under 1 year of age after cardiac surgery. *J Thorac Cardiovasc Surg* 2007;134(1):260-61.
33. Pons Odena M, Piqueras Marimbaldo I, Segura Matute S, *et al.* Non-invasive ventilation after cardiac surgery. A prospective study. *An Pediatr (Barc)* 2009;71(1):13-19.
34. Mc Namara P, Schivananda SP, Sahni M *et al.* Pharmacology of milrinone in neonates with persistent pulmonary hypertension of the newborn and suboptimal response to inhaled nitric oxide. *Pediatr Crit Care Med* 2013;14:74-84.
35. Schwartz SM, Wessel D. Medical cardiovascular support in acute viral myocarditis in children. *Pediatr Crit Care Med* 2006;7:S12-16.
36. Angadi U, Westrope C, Chowdhry MF. Is levosimendan effective in paediatric heart failure and post-cardiac surgeries? *Interact Cardiovasc Thorac Surg* 2013;17(4):710-14. Epub 2013 July 6.
37. Namachivayam P, Crossland D, Butt W *et al.* Early experience with levosimendan in children with ventricular dysfunction. *Pediatr Crit Care Med* 2006;7:445-48.
38. Hernandez AF. Acute Study of Clinical Effectiveness of Nesiritide in Decompensated Heart Failure Trial (ASCEND-HF). Nesiritide or placebo for improved symptoms and outcomes in acute decompensated Late-Breaking Clinical Trials I. In: *Scientific Sessions – American Heart Association*; November 14-17, 2010; Chicago, IL.
39. Ofori-Amanfo G, Cheifetz IM. Pediatric postoperative cardiac care. *Crit Care Clin* 2013;29(2):185-202.
40. Annich G, Lynch WR, Mac Laren G *et al. ECMO Extracorporeal Cardiopulmonary support en critical care.* 4th ed. ELSO 2012.
41. Jeewa A, Manhiolt C, McCrindle BW *et al.* Outcomes with ventricular assit device versus extracorporeal membrane oxygenation as a bridge to pediatric heart transplantation. *Artif Organs* 2010;34:1087-91.
42. Hoffman TM, Wernovsky G, Atz AM *et al.* Prophylactic intravenous use of milrinone after cardiac operation in pediatrics (PRIMACORP) study. *Am Heart J* 2002;143(1):15-21.
43. Branco RG, Garcia PC, Piva JP. Thyroid and growth hormone axes alteration in the critically ill child. In: Wheeler D, Wong H, Shanley T. (Eds.). *Pediatric critical care medicine.* 2nd ed. New York: Springer, 2013. p. 119-28.
44. Hsu D, Pearson GD. Heart failure in children: Part II: diagnosis, treatment and future directions. *Circ Heart Fail* 2009;2:490-98.
45. Taylor M, Laussen P. Fundamentals of management of acute post operative pulmonary hypertension. *Pediatr Crit Care Med* 2010;11:S27-29.
46. Towbin JA. Myocarditis. *En Moss and Adams Heart Disease in infants, childrens and Adolscents.* In: Allen HD, Gutgesell HP, Clark EB, Driscoll DJ (Ed), 6th ed. Philadelphia: Lippincott Williams & Wilkins, 2006. p. 1197-215.
47. Kaski JP, Burch M. Viral myocarditis in childhood. *Paed Chilld Health* 2007;17:11-18.
48. Tobias JD, Deshpande JK, Johns JA *et al.* Inflammatory heart disease. In: Nichols DG, Ungerleider RM, Spevak PJ *et al.* (Eds.). *Critical heart disease in infants and children.* 2nd ed. Philadelphia: Mosby, 2006. p. 899-925.
49. Suddaby E. Viral myocarditis in children. *Pediatric Critical Care Nurse* 1996;16:73-82.
50. Wren C, O'Sullivan JJ, Wright C. Sudden death in children and adolescents. *Heart* 2000;83:410-13.

51. Corrado D, Basso C, Thiene G. Sudden cardiac death in young people with apparently normal heart. *Cardiovasc Res* 2001;50:399-408.
52. Forcada P, Beigelman R, Milei J. Inapparent myocarditis and sudden death in pediatrics: Diagnosis by immuno histochemical staining [letter]. *Int J Cardiol* 1996;56:93-97.
53. Noren GR, Staley NA, Bandt CM *et al.* Occurrence of myocarditis in sudden death in children. *J Forensic Sci* 1977;22:188-96.
54. Smith NM, Bourne AJ, Clapton WK *et al.* The spectrum of presentation at autopsy of myocarditis in infancy and childhood. *Pathology* 1992;24:129-31.
55. Cohen IS, Anderson DW, Virmani R *et al.* Congestive cardiomyopathy in association with the acquired inmunodeficiency syndrome. *N England J Med* 1986;315:628-30.
56. Applefeld MM, Wiernik PH. Cardiac disease after radiation therapy for Hodgkin's disease. *Am J Cardiol* 1983;51:1679-81.
57. Warren HS. Toll-like receptors. *Crit Care Med* 2005;33:s457-59.
58. Bezold L, Bricker JT. Advances in acquired pediatric heart disease. *Current Opin Cardiol* 1995;10:78-86.
59. Feldman AM, McNamara D. Myocarditis. *N Eng J Med* 2000;343:1388-98.
60. Bowles NE, Towbin JA. Molecular aspects of myocarditis. *Current Opin Cardiol* 1998;13:179-84.
61. Montera MW, Mesquita ET, Colafranceschi AS *et al.* Sociedade Brasileira de Cardiologia. I Diretriz Brasileira de Miocardites e Pericardites. *Arq Bras Cardiol* 2013;100(4 Supl 1):1-36.
62. Aretz HT, Billingham ME, Edwards WD *et al.* Myocarditis. A histopathologic definition and classification. *Am J Cardiovasc Pathol* 1987;1:3-14.
63. Checchia PA, Kulik TJ. Acute viral myocarditis: diagnosis. *Pediatr Crit Care Med* 2006;7(6 Suppl): S8-11.
64. Pinamonti B, Alberti E, Cigalotto A *et al.* Echocardiographic findings in myocarditis. *Am J Cardiol* 1988;62:285-91.
65. Piamonti B. Contribution of echocardiography to the diagnosis ofpatients with chronic heart failure. *Ital Heart J* 2000;1(Suppl):1311-16.
66. Lauer B, Niederau C, Kuhl U *et al.* Cardiac troponin T in patients with clinically suspected myocarditis. *J Am Coll Cardiol* 1997;30:1354-59.
67. Gagliardi MG, Bevilacqua M, Di Renzi P *et al.* Usefulness of magnetic resonance imaging for diagnosis of acute myocarditis in infants and children, and comparison with endomyocardial biopsy. *Am J Cardiol* 1991;68:1089-91.
68. Abdel-Aty H, Boye P, Zagrosek A *et al.* Diagnostic performance of cardiovascular magnetic resonance in patients with suspected acute myocarditis: comparison of different approaches. *J Am Coll Cardiol* 2005;45:1815-22.
69. Friedrich MG, Strohm O, Schulz-Menger J *et al.* Contrast media-enhanced magnetic resonance imaging visualizes myocardial changes in the course of viral myocarditis. *Circulation* 1998;97:1802-9.
70. Laissy JP, Messin B, Varenne O *et al.* MRI of acute myocarditis: A comprehensive approach based on various imaging sequences. *Chest* 2002;122:1638-48.
71. Yasuda T, Palacios IF, Dec GW *et al.* Indium – 111 monoclonal antyomiosin antibody imaging in the diagnosis of acute myocarditis. *Circulation* 1987;76:306-11.
72. Richardson P, McKenna WJ, Bristow M *et al.* Report of the 1995 WHO/ISFC task force on the definition and classification of cardiomyopathies. *Circulation* 1996;93:841-42.
73. Angelini A, Crosato M, Boffa GM *et al.* Active versus borderline myocarditis: clinicopathological correlates and prognostic implications. *Heart* 2002;87:210-15.
74. Cooper LT, Baughman KL, Feldman AM *et al.* The role of endomyocardial biopsy in the management of cardiovascular disease: a scientific statement from the American Heart Association, the American College of Cardiology, and the European Society of Cardiology. *Circulation* 2007;116:2216-33.

75. Waagstein F, Bristow MR, Swedlberg K *et al*. Beneficial effects of metoprolol in idiopathic dilated cardiomyopathy. *Lancet* 1993;342:1441-46.
76. Nahum E, Dagan O, Lev A *et al*. Favorable outcome of pediatric fulminant myocarditis supported by extracorporeal membranous oxygenation. *Pediatr Cardiol* 2010;31:1059-63.
77. Chang A, Hanley F, Weindling S *et al*. Left heart support with a ventricular assist device in an infant with acute myocarditis. *Crit Care Med* 1992;20(5):712-15.
78. Drucker N, Colan S, Lewis A *et al*. Gamaglobulin Treatment of Acute Myocarditis in the Pediatric Population. *Circulation* 1994;89:252-57.
79. Abzug MJ. Presentation, diagnosis and management of enterovirus infections in neonates. *Paediatr Drugs* 2004;6:1-10.
80. Camargo PR, Snitcowsky R, Da Luz PL *et al*. Favorable Effects of Immunosuppressive Therapy in Children with Dilated Cardiomyopathy and Active Myocarditis. *Pediatr Cardiol* 1995;16:61-68.
81. Kleinert S, Weintraub RG, Wilkinson J *et al*. Myocarditis in children with dilated cardiomyiopathy: incidence and outcome after dual therapy immunosuppression. *J Heart Lung Transplant* 1997;16(12):1248-54.
82. Schmalz A, Demel K, Kallenberg R *et al*. Immunosuppressive therapy of chronic myocarditis in children: three cases and the desing of a randomized prospective trial of therapy. *Pediatr Cardiol* 1998;19:235-39.
83. Lee KJ, McCrindle BW, Bohn DJ *et al*. Clinical outcomes of acute myocarditis in childhood. *Heart* 1999;82:226-33.
84. Gagliardi MG, Bevilacqua M, Bassano C *et al*. Long term follow up of children with myocarditis treated by immunosuppression and ofchildren with dilated cardiomyopathy. *Heart* 2004;90:1167-71.

# 17 Pós-Operatório em Cirurgia Cardíaca

*Daniel Garros* ♦ *Helio Queiroz Filho*

## INTRODUÇÃO

As malformações cardíacas congênitas acometem 1% dos nascidos vivos, sendo que a maioria destas crianças necessitará de cirurgia.[1] Contudo, um número significativo de pacientes pediátricos ainda necessitará cirurgia cardíaca por defeitos adquiridos, como, por exemplo, as valvulopatias causadas pela febre reumática.

Existe uma necessidade premente de aumentar o acesso à cirurgia cardíaca no mundo em desenvolvimento, pois 93% dos cardiopatas que vivem fora do eixo Norte-Americano, Australasia, Japão e Europa não têm acesso a este serviço.[2] Um sinal de avanço no nível de saúde pública de um país pode ser medido pela disponibilidade de cirurgia cardíaca pediátrica. Estima-se que no Brasil haja um déficit de 80,5% na capacidade de operar os quase 23.000 casos que necessitariam de cirurgia por ano no país.[3]

Ao redor de 40% das admissões nas grandes unidades intensivas pediátricas gerais são destinadas para pacientes em pós-operatório (PO) cardíaco.[1,4] A maioria dos hospitais mantém estes pacientes em unidades gerais, porém serviços que operam mais de 300-400 casos/ano envolvendo circulação extracorpórea (CEC) utilizam UTI pediátricas cardíacas exclusivas, algumas estendendo a faixa etária de admissão até idade adulta-jovem (18 ou 21 anos).[2,4] Dada sua alta frequência, é fundamental que o intensivista pediátrico/cardíaco tenha um treinamento adequado nesta área. Mais UTIs cardíacas pediátricas estão sendo criadas na América do Norte e no Brasil, porém não existe evidência de melhor sobrevida, exceto nas cirurgias mais complexas.[5]

Durante as duas últimas décadas, a mortalidade em cirurgia cardíaca para defeitos congênitos diminuiu dramaticamente, sendo 3-4% em grandes estudos multicêntricos.[6] Dados de 2010 do estado de São Paulo mostram que a mortalidade pós-cirurgia cardíaca em RN estaria em 26,7% e em lactentes em 9,3% naquele estado.[3] Sabe-se que o sucesso de um programa de cirurgia cardíaca depende do número de casos que opera, mas também é muito importante o nível de complexidade dos casos. Os casos simples (p. ex., CIA e ductos) não dependem tanto do volume, mas os casos de risco moderado a grave só terão bom resultado em centros regionais de referência com medidas contínuas rigorosas de controle de qualidade.[7,8]

Existem mais de 200 diagnósticos diferentes e aproximadamente 150 diferentes procedimentos cirúrgicos que são utilizados para repará-los. A estratificação de risco cirúrgico é bastante difícil, por isso modelos de gravidade têm surgido nos últimos 10 anos. O mais comumente utilizado é o RACHS-1 *(Risk Adjustment in Congenital Heart Surgery)* que se mostra capaz de prognosticar a mortalidade hospitalar, classificando 79 tipos de cirurgias de coração aberto e fechado, em seis categorias de risco.[9] Outro sistema existente é o chamado *Aristotle Complexity* score, desenhado por um painel de *experts* de 50 centros em 23 países. Neste escore, a hipótese seria de que a *performance* = desfecho × complexidade.[10] Alguns estudos demonstram que o RACHS tende a ser superior.[11]

Na última década, a cirurgia cardíaca passou por grandes avanços, dentre eles:

- Correção definitiva de feitos complexos em recém-nascidos e lactentes pequenos (p. ex., tetralogia de Fallot), minimizando problemas com hipertensão pulmonar no PO.
- Uso de cateterismo intervencionista para correção de defeitos antes cirúrgicos (CIA, CIV, Canal arterial, dilatação de válvula pulmonar) e até mesmo troca de válvulas por via cateterismo.
- Solidificação e aumento do armamentário no suporte circulatório extracorpóreo (ECLS ou ECMO, Assistência Ventricular, bombas tipo coração artificiais) em UTI pediátrica para pacientes com falência miocárdica no pré e pós-operatório.
- Mudanças no uso de inotrópicos e vasopressores, com algumas drogas recebendo evidência clínica para seu uso em paciente pediátrico.
- Consagração do uso de hemofiltração após a circulação extracorpórea (CEC), permitindo menos edema e redução da necessidade de diuréticos e encurtamento da ventilação mecânica.
- Extubação precoce, ou no bloco cirúrgico ou imediatamente após chegada na UTI, possibilitando recuperação mais rápida e com menor morbidade hospitalar.

O cuidado PO destes pacientes é bastante complexo e requer uma equipe multidisciplinar dentro da UTI, com médicos (cardiologistas, intensivistas e cirurgiões cardíacos), enfermeiros, nutricionistas, farmacêuticos, assistentes sociais, psicólogos, fisioterapeutas etc., engajados nesse cuidado especializado que exige treinamento e atualização constantes. Recentemente o uso de simulação em laboratório está sendo importante no treinamento da equipe.

A equipe de cuidado PO precisa ter conhecimento de embriologia, transição da circulação fetal para neonatal, fisiopatologia circulatória, mecânica respiratória, farmacologia, efeitos da circulação extracorpórea (CEC) no coração, pulmões, cérebro, rins, sistema hematológico etc., e, sobretudo, conhecimento das diferentes patologias congênitas e suas variações.

Este capítulo visa a rever de uma maneira sistemática a abordagem geral destes complexos pacientes, sem entrar em detalhes específicos de cada tipo de cirurgia. Aqueles que queiram aprofundar-se nesse tópico recomendamos livros-textos mais específicos.[1,12,13]

## FATORES PRÉ-OPERATÓRIOS RELEVANTES

O intensivista (cardíaco-pediátrico) deve participar das sessões clínico-cirúrgicas onde se discutirão os pacientes que serão operados nos próximos dias, bem como fazer uma consultoria pré-operatória naqueles pacientes que se encontram na enfermaria ou UTI Neonatal. Ele precisa inteirar-se da anatomia do defeito, conhecer o estado geral da criança (nutrição e ganho ponderal, drogas em uso, recentes infecções, função renal, capacidade respiratória, tendências hemorrágicas etc.) e também o estado social da família.[14] Como exemplo, o grau de escolaridade da mãe está associado a um menor QI em seguimento de operados de Jatene *(switch)*.[15]

Avaliação genética pré-operatória é muito importante, não somente por que existem implicações na terapêutica pós-operatória (p. ex., necessidade maior de cálcio em *DiGiorgio*), mas também a longo prazo. Sabe-se que os sindrômicos, especialmente do tipo Deleção do cromossoma 22 Q11.2 (Di Giorgio, síndrome velocardinal), quando comparados a crianças da mesma faixa etária e mesmo tipo de defeito cardíaco, têm pior prognóstico motor e neurossensorial a longo prazo.[16]

É fundamental saber do plano cirúrgico para poder antecipar os possíveis problemas que possam advir após a cirurgia e preparar-se para tal, desde a possibilidade de uma extubação precoce até o uso de suporte por oxigenador por membrana extracorporal (ECMO).

O grau de insuficiência cardíaca (IC) pré-operatória deve ser cuidadosamente avaliado. Pacientes em uso concomitante de digoxina, vasodilatador e diurético provavelmente sofrerão maior impacto pela CEC e cardioplegia por pobre função cardíaca prévia do que pacientes que estejam recebendo somente diuréticos. Lactentes em IC grave têm dificuldade de ganho ponderal, necessitando frequentemente receber alimentação por sonda nasogástrica ou gastrostomias no período pré-operatório. As condições nutricionais guardam relação direta com o sucesso no pós-operatório.

A presença perfusão periférica ruim com ou sem comprometimento da função renal pré-operatória pode indicar a necessidade de inotrópicos no pré-operatório. Recém-nascidos (RN) que estiveram sob ventilação mecânica e sedados poderão ter mais dificuldades de desmame do ventilador. Porém o uso de pressão positiva (ventilador ou CPAP nasal) pode melhorar a função cardíaca no pré-operatório, especialmente por causar redução da pós-carga.[4] Pacientes com insuficiência cardíaca, *shunt* esquerda-direita (E-D) significativo e edema pulmonar beneficiam-se de ventilação com pressão positiva, especialmente se associados à hipercarbia.[17] A necessidade de septectomia no pré-operatório denota um RN que possivelmente tenha passado por período de choque cardiogênico, como, por exemplo, na TGV (Transposição de Grandes Vasos) com septo intacto e sem CIA (que perfaz aproximadamente 75% dos casos).[13] Estudos Canadenses de seguimento a longo prazo de RNs com TGV demonstram que o tempo em ventilação mecânica no pré-operatório associado à persistência do lactato estão associados a pior prognóstico psicomotor e/ou mental, mesmo os sem defeito cromossômico e outras anomalias congênitas.[18,19]

■ **Pré-operatório de hipoplasia de VE (HVE)**

Esta é uma condição especial que merece destaque por sua peculiar fisiologia. Estes pacientes possuem circulações sistêmica e pulmonar em paralelo, em que o fluxo sanguíneo é dependente da resistência vascular de cada circulação e do débito cardíaco total. Este é um estado dinâmico, cujo objetivo é manter um balanço aceitável entre os fluxos sanguíneos pulmonar (Qp) e sistêmico (Qs), evitando-se fatores que alterem significativamente a resistência vascular pulmonar (RVP), a resistência vascular sistêmica (RVS) e o débito cardíaco. Isto é obtido mantendo-se o RN com saturação de oxigênio entre 70-80% ($PaO_2$ de aproximadamente 40 mmHg) com $FiO_2$ de 0,21%, sem provocar acidose metabólica, o que significa perfusão periférica e fluxo sanguíneo pulmonar adequados, sem causar edema pulmonar. Existindo fluxo razoável pela aorta (Ao) (calibre da Ao aceitável), a saturação poderá ser um pouco mais alta, porém nunca se pode permitir saturação igual ou acima de 90%! O fluxo sanguíneo pulmonar é dependente do ducto, mantido aberto com infusão de prostaglandina E1 (PGE1). Pacientes com HVE que apresentam edema pulmonar e hipoperfusão periférica com acidose metabólica devem ser manipulados de forma a aumentar a RVP – com hipercarbia leve, acidose respiratória e em alguns casos com elevação do PEEP, além de oxigênio entre 21 e 30%. Bicarbonato de sódio deve ser usado para corrigir a acidose metabólica somente quando grave. Aqueles pacientes que esboçam hipofluxo pulmonar (mínima vascularização visível na radiografia de tórax), provavelmente, apresentam uma comunicação interatrial (CIA) restritiva e necessitam cirurgia de emergência. Esses pacientes devem ser ligeiramente hiperventilados para reduzir a resistência vascular pulmonar (RVP) e receber oxigênio suficiente para manter $PO_2$ dentre 37-38 a 45. É importante minimizar a manipulação do RN para evitar hipoxemia. Não se pode usar Oxigênio puro! A aspiração de secreções no respirador deve ser feita com o paciente sedado e quando necessário deve ser ventilado com bolsa autoinflável conectada a misturador de oxigênio e ar comprimido, a fim de evitar o uso de altas concentrações de $O_2$ encontradas normalmente em fontes simples de parede. Para melhorar o débito cardíaco global, a infusão de inotrópicos pré-operatória muitas vezes faz-se necessária (p. ex., dopamina ou adrenalina).[20]

## FATORES RELEVANTES DO TRANSOPERATÓRIO
- **Circulação extracorpórea, cardioplegia e hipotermia**

A utilização ou não da circulação extracorpórea (CEC) em cirurgia cardíaca determina a gravidade trans e do pós-operatório. Muitos procedimentos são feitos sem o uso da CEC (p. ex., ligação de ducto arterioso, coarctação de aorta, *shunt* de Blalock-Taussig) através de toracotomias (também chamada de cirurgia de coração fechado), o que facilita a recuperação pós-operatória, e a evolução clínica é normalmente mais benigna nesses pacientes. É importante destacar resumidamente alguns princípios básicos da CEC a fim de compreender a evolução pós-operatória dos pacientes (Fig. 17-1).

O processo de CEC envolve importantes fases: canulação dos grandes vasos; anticoagulação; contato do sangue com superfícies artificiais; fluxo sanguíneo não pulsátil; esfriamento ou hipotermia; contato direto do sangue com oxigênio; cardioplegia (maioria dos casos); parada circulatória total sob hipotermia em alguns casos. O processo inicia-se com a colocação de linhas de sutura na Ao ascendente e/ou AD. Imediatamente é feita a administração de heparina, sendo então colocadas as cânulas venosa (AD ou veia cava superior) e arterial (na Aorta ascendente) e aspirado o ar existente. Em seguida, as cânulas são conectadas ao circuito de CEC. O *bypass* é instituído, abrindo-se os clampes venoso e arterial; o sangue é dirigido para o oxigenador, utilizando-se de uma bomba centrífuga ou de "rolagem" *(roler-pump)*. Tão logo o circuito apresente um funcionamento estável, a temperatura no sistema é reduzida. A ventilação mecânica é, então, descontinuada, e o paciente está em total CEC. Em muitos reparos intracardíacos, o cirurgião induz isquemia miocárdica, fazendo um *cross-clamping* da Ao, imediatamente acima da entrada das coronárias e abaixo da entrada da cânula de retorno do circuito. Para proteger o coração durante esse período de isquemia, uma solução de cardioplegia é administrada na porção proximal da Ao ascendente. Essa solução é fria (6 a 8 graus Celsius), e sua composição varia de centro para centro, porém a maioria utiliza uma mistura de K, Mg, Albumina, Manitol e alguns aminoácidos. Em neonatos ou lac-

**Fig. 17-1**

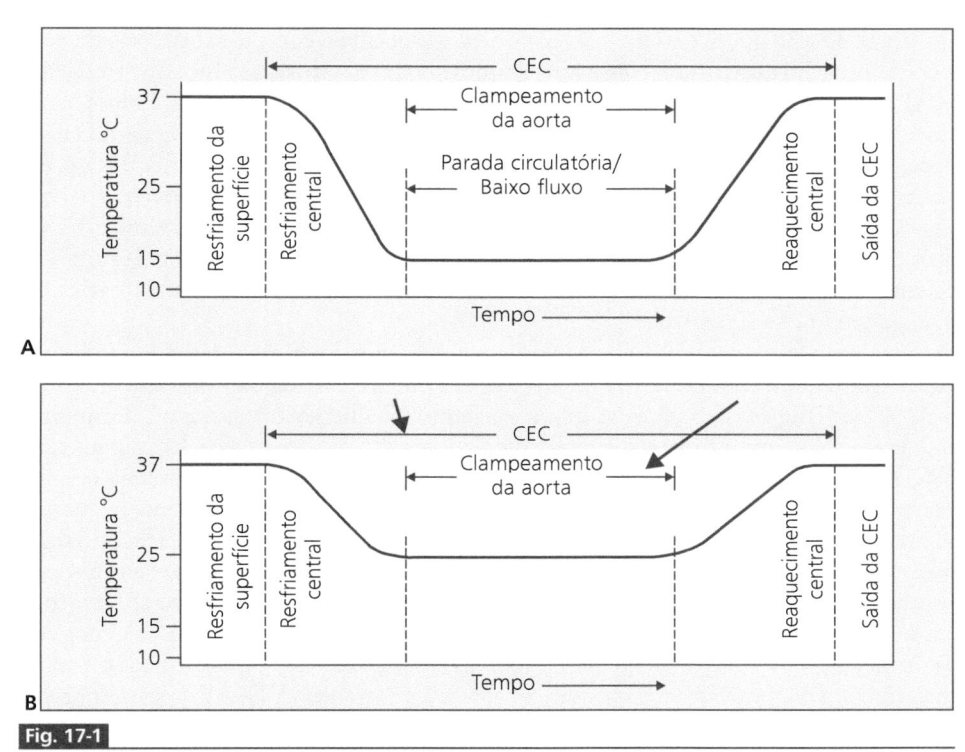

Representação esquemática do funcionamento da circulação extracorpórea (CEC). (**A**) Mudança da temperatura corporal (Y) durante a CEC. (**B**) Método usado quando a hipotermia profunda e a parada circulatória não são necessárias.

tentes pequenos, por ocasião da cardioplegia, o cirurgião interrompe a circulação extracorpórea totalmente, gerando um estado de parada total da circulação do corpo ("tempo de parada cardiocirculatória"). Nesses casos, a temperatura do paciente é reduzida para aproximadamente 18-20 graus Celsius, o que é denominado hipotermia profunda com parada circulatória. RNs sujeitos a esse tipo de abordagem não parecem ter melhor evolução neurológica do que os que são submetidos à CEC com hipotermia e apenas baixo fluxo sem parada circulatória total. Embora seja controverso, não há evidência de vantagem de uma técnica sobre a outra.[21]

O ar que entra no ventrículo esquerdo (VE) precisa ser evacuado ao se completar a cirurgia, o que é feito enchendo-se a cavidade com sangue ou soro fisiológico, prevenindo, assim, embolismo cerebral por ar. Em seguida, o torniquete aórtico é removido, e o coração passa a ter perfusão coronária própria, lavando, desse modo, a solução cardioplégica. Se o ritmo cardíaco retorna em fibrilação, o coração recebe uma descarga elétrica desfibriladora. Antes da reperfusão coronária, uma CEC parcial é estabelecida soltando-se parcialmente os torniquetes das cavas. O sangue passando pelo circuito é reaquecido gradualmente, e a temperatura da criança sobe lentamente. O desmame total da CEC é feito assim que a temperatura atinge 35 a 36 graus, e o cirurgião considera o aspecto do coração satisfatório em termos de cor, contratilidade e ritmo. Nessa fase, é fundamental obter-se uma pressão arterial média (MAP) próxima do normal, pois não existe mais a proteção cerebral pela hipotermia. A velocidade da bomba de CEC é gradualmente reduzida, a cânula venosa ou de AD é clampeada. O sangue venoso das cavas enche o coração direito. A ventilação mecânica é, então, totalmente restabelecida, e as pressões em átrio direito (AD), artéria pulmonar (AP) e átrio esquerdo (AE) são verificadas. A bomba de CEC é parada, e as cânulas são removidas. Os efeitos da heparina são revertidos com a administração de protamina (dose 0,5-1 mg/kg). O paciente é observado por mais alguns minutos, e o fechamento da cavidade torácica é efetivado, quando isso é possível.[22]

Durante o período de CEC ou imediatamente após o término desta, hemofiltração é realizada em muitos centros. Na realidade é uma técnica chamada Ultrafiltração modificada, ou *MUF*, em Inglês. Isso permite que o paciente seja "hemoconcentrado", diminuindo o total de água no organismo e removendo mediadores anti-inflamatórios. Em alguns estudos o MUF melhora o estado hemodinâmico do paciente, diminui sangramento pós-operatório e contribui para diminuir o tempo de ventilação mecânica.[23] Em RN e lactente pequenos, ou em crianças maiores com cirurgias complexas e com CEC de longa duração, o cirurgião pode optar por deixar esterno aberto tendo apenas a pele suturada sobre o esterno separado por uma pedaço de tubo plástico rígido, ou ainda com o tórax totalmente aberto, coberto com um plástico adesivo (Fig. 17-2). Isso permite ao coração e grandes vasos maior espaço nas primeiras 48 horas de PO, quando o edema mediastinal retro e pericárdico e a anasarca são comuns. Do contrário, compressão de condutos externos (VD-AP, por exemplo) e do próprio VE podem limitar o débito cardíaco e levar a uma situação de tamponamento sem sangramento. Em média, 2-5 dias após, o cirurgião fecha a cavidade por completo; na maioria das vezes, dentro da própria UTI pediátrica.

Outra técnica importante de ser conhecida pelo intensivista é a perfusão regionalizada cerebral. Isso envolve a perfusão do cérebro, enquanto o restante do organismo se mantém sem fluxo sanguíneo por parada cardíaca com hipotermia. Em pediatria a técnica mais utilizada é a anterógrada, colocando-se uma cânula arterial diretamente na artéria inominada ou da carótida comum direita, ou suturando um enxerto temporário em um destes vasos. Em cirurgias de reconstrução do arco aórtico essa técnica é bastante utilizada, sendo que uma metanálise recente em adultos indica melhor sobrevida e melhor prognóstico neurológico nesses pacientes com essa técnica associada à hipotermia com parada circulatória.[23-25]

Se o paciente não consegue ser desmamado da CEC, ele pode vir para a UTI em ECMO, e o coração geralmente se recuperará em termos de função entre 2-4 dias.

## TRANSIÇÃO ENTRE CENTRO CIRÚRGICO E UTI
### Transporte do paciente e a "passagem de caso"

O primeiro objetivo da chegada da criança na UTI é a manutenção do débito cardíaco adequado, com oferta de Oxigênio aos tecidos que possa manter a perfusão dos órgãos sem causar déficits, levando à acidose metabólica e disfunção dos mesmos. Para isso, uma abordagem sistemática é fundamental.

**Fig. 17-2**

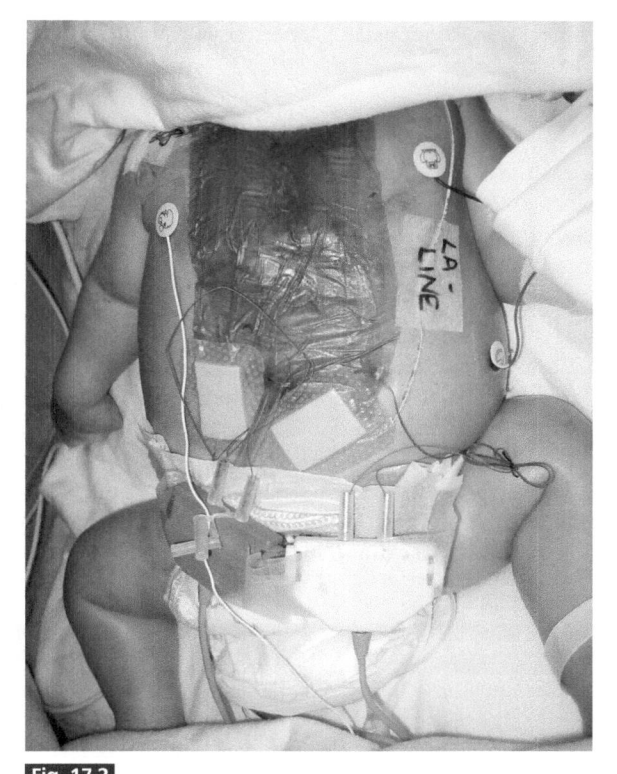

Lactente em PO imediato cardíaco, com tubo de mediastino, linha de PAE, cobertura adesiva sobre mediastino aberto e pele suturada, com fios de marca-passo. (Cortesia dos autores.)

Devem fazer parte do transporte do paciente do Bloco Cirúrgico para a UTIP:

- Pessoal adequado e treinado.
- Equipamento funcionando (monitores e bombas de infusão com bateria carregada, sistema de balão autoinflável fechado ou bolsas anestésicas [Baraca]), ventiladores portáteis, capnógrafo, saturômetro etc.).
- Planejamento adequado: drenos torácicos abertos, mais baixos que o leito, sangue disponível, pressões zeradas para serem acuradas ao nível do coração etc.
- Uso de Oxigênio e Ar em misturador. Esse aspecto é fundamental em RN com circulação dependente de *Shunt*, pois hiperóxia induzida no transporte por $O_2$ puro pode causar excesso de fluxo pulmonar, levando à hipotensão sistêmica. Não somente o conteúdo de $O_2$ é importante, mas a frequência respiratória feita manualmente pelo anestesista deve ser observada. Em pacientes PO de Jatene *(Switch)*, por exemplo, hiperventilação pode induzir significativa redução no índice cardíaco, sendo mais seguro hipoventilar esses pacientes.

Ao contrário, pacientes com tendências à hipertensão pulmonar beneficiar-se-ão de uma ligeira hiperventilação.

## ■ Chegada na UTI

Segundo Bland e Wright "a melhor UTI começa no bloco cirúrgico".[13] Antes mesmo de o paciente deixar o bloco, o contato entre o intensivista e a enfermeira que receberão o paciente e a equipe cirúrgica é fundamental. O horário antecipado da chegada deve ser anunciado. A UTI então poderá preparar-se adequadamente para as possíveis necessidades imediatas do paciente na chegada (Quadro 17-1).

É crítica a "passagem" do caso de forma completa e detalhada pelo anestesista e cirurgiões para o médico intensivista. Essa transferência do paciente tem sido comparada à precisão que se verifica nas paradas de carros de Fórmula 1 nos boxes dos mecânicos *(pit-stop)*.[26,27] Cada membro do time tem que saber do seu papel. O médico intensivista ouve o relatório, ao mesmo tempo em que olha para os monitores, sente o pulso e testa a perfusão periférica do paciente, observa o ritmo cardíaco e verifica se o tórax se movimenta adequadamente quando o paciente é conectado ao respirador. O paciente ainda é de responsabilidade do anestesista, até que o relatório termine.

### QUADRO 17-1 Transferência do paciente

**PONTOS IMPORTANTES NA TRANSFERÊNCIA DO PACIENTE – RELATO DO ANESTESISTA E DO CIRURGIÃO NA CHEGADA DO PO**

**Pré-operatório:** severidade do caso no pré-operatório (drogas em uso, admissões prévias em UTI, hospitalizações etc.), comorbidades (rim único, ultrassonografia do crânio mostrando hemorragia, função renal diminuída, uso de inotrópicos, lactato etc.)

**Anestesia:** dificuldades em intubar, indução anestésica, tamanho do tubo endotraqueal etc..), tipo de anestésicos usados e se ainda estão sendo infundidos (p. ex., propofol, morfina, fentanyl etc.)

**Detalhes cirúrgicos:** natureza e qualidade da cirurgia, Pressões obtidas durante o procedimento nas diversas câmeras cardíacas (PAM, PVC, PAE e PAP) e resultado de ecografia transoperatória (se efetuada durante o procedimento)

- Efeitos da CEC, duração da CEC, tempo de clampeamento aórtico (> 60 min acarreta pior prognóstico), uso e duração de cardioplegia (> 30 min aumenta risco de baixo débito PO), tempo de parada circulatória, temperatura mínima atingida)
- Uso de insulina, furosemida e manitol na cardioplegia/efeito na hidratação e no nível glicêmico
- Aspecto do miocárdico antes e após CEC, visual
- Número de tentativas de saída da CEC e necessidade ou não de desfibrilação
- Tipos de cânulas e linhas de monitorização/PVC, PAP, PAE, PAM

**Ritmo cardíaco:** tipo de ritmo e necessidade de uso de marca-passo, ritmo de base

**Hemostase:** sangramento normal (esperado) ou excessivo, quantificados em mL/kg/h, produtos utilizados (glóbulos vermelhos, plaquetas, plasma fresco congelado, crioprecipitado, Fator VIIa e medicações (ácido transaxêmico)

**Urina e fluidos:** débito urinário durante o procedimento, balanço hídrico final, uso de hemofiltro

**Ferida cirúrgica:** esterno aberto ou fechado, tipo de curativo e quando deve ser trocado

Uma enfermeira(o) deve prestar atenção ao relatório cirúrgico, enquanto outra(o) conecta(m) o paciente nos monitores da UTI, conecta os tubos de aspiração de tórax, as bombas de infusão na rede elétrica, e "zera" as pressões (MAP, PVC etc.), dentre outras rotinas. O residente (se presente) tem também seu papel no entendimento do caso, na prescrição dos inotrópicos e as ordens básicas de cuidado, mas sempre o intensivista atendente principal deve estar presente.

Se o tórax ficou aberto, coloca-se um aviso à beira do leito: "Esterno aberto" em letras garrafais. Da mesma forma se a intubação foi difícil ("intubação difícil"), visível a distância. É fundamental a transição adequada dos cateteres venosos para infusão de inotrópicos e vasodilatadores e os cateteres pressóricos. Em alguns serviços, a preparação das medicações é feita pela enfermagem da UTIP que coloca as seringas nas próprias bombas de infusão que serão usadas no transoperatório (em comum acordo com o serviço de anestesia), de forma que não há interrupção de infusões por trocas de bombas e/ou seringas, quando o paciente chega na unidade. Se isso não for possível, pelo menos as concentrações dos inotrópicos e vasopressores devem ser padronizadas para evitar erros de dosagem. Da mesma forma, monitores de beira de leito com módulos transferíveis como unidade completa são preferíveis.

## Exames a solicitar

Os seguintes exames serão realizados na chegada do paciente à UTIP:

1. **Radiologia:** radiografia de tórax (atente para a posição do tubo endotraqueal, linhas venosas, tubos mediastinal e torácico, presença de pneumotórax, atelectasias, padrão vascular pulmonar etc.).
2. **Ecografia:** se já não foi feita no transoperatório (e obtenha o resultado!).
3. **ECG:** verifique presença de arritmias – certifique-se, por exemplo, de que a onda "P" está presente antes de cada "QRS" (ver Capítulo 18).
4. **Laboratório:** gasometrias arterial e venosa (h/h, cada 2 e depois cada 4-6 h), dosagem de eletrólitos (Na, K, Ca iônico, Mg, glicose), hematócrito, hemoglobina, plaquetas, lactato, provas de coagulação (TP, KTTP, fibrinogênio, D-dímeros, produtos de degradação da fibrina, tempo de trombina).
5. **Gasometrias:** além de frequentes gasometrias arteriais (inicialmente de hora em hora, depois a cada 2-4 h) periodicamente deve-se obter gasometria venosa central, (se houver cateter na entrada do AD) para melhor avaliar o débito cardíaco e o consumo de Oxigênio (veja a seguir), importante parâmetro ao lado do lactato sérico. Em um estudo em RN e lactentes abaixo de 6 semanas, concentrações de Lactato ≤ 7 mmol/L na admissão ou ≤ 8 mmol/L de pico no dia 1 pós-operatório prognosticaram sobrevivência com sensibilidade de 82% e especificidade de 83% e valores preditivos positivo e negativo de 97% e 43%, respectivamente.[28] Em cirurgia de Norwood, o lactato elevado também se mostra preditivo para mortalidade em análise multivariada.[29]

A oximetria venosa baseia-se na medida da saturação mista venosa de oxigênio obtida idealmente na AP para avaliar a relação entre a oferta de $O_2$ ($DO_2$) e a demanda ou gasto de $O_2$ ($VO_2$), ou seja, o balanço do transporte de oxigênio. Assim se pode verificar adequação da oxigenação tecidual, parâmetro importante no pós-operatório (Quadro 17-2).

De forma que assim que a $DO_2$ diminui, a extração de $O_2$ aumenta para manter uma adequada distribuição de $O_2$ aos tecidos. Se a $DO_2$ aumenta mais, a extração e a taxa de extração continuam a aumentar; até que a diferença seja de 50 a 60% e se estabeleça um metabolismo anaeróbico com produção de lactato. Isso quer dizer que a medida de saturação venosa (aspirando sangue venoso do cateter de PVC, via jugular ou subclávia) pode ser um sinal mais precoce do que o lactato sérico na avaliação do paciente em PO. Essa taxa crítica de extração de 50-60% acontece irrespectivamente da causa da perturbação do transporte de $O_2$, seja ela anemia, hipoxemia, baixo débito, ou demanda aumentada por oxigênio.

6. **PN-B:** o peptídeo natriurético do tipo Beta (PN-B) é sintetizado no miocárdio atrial e ventricular. O "alongamento" do músculo como resultado de uma pressão final de VE ou de um aumento de estresse de parede tem sido postulado como o estímulo maior para a transcrição do gene do PN-B. A maior propriedade deste "hormônio" são efeitos vasodilatadores e natriuréticos, levando a uma diminuição na pré-carga e pós-carga. Níveis séricos de PN-B já estão consagrados como marcador diagnóstico de insuficiência cardíaca em crianças. Em termos de pré e pós-operatório de cardiopatias congênitas, o seu valor como prognosticador tem sido amplamente estudado. Já se sabe que níveis de PN-B perioperatórios podem prospectivamente identificar crianças que provavelmente terão um pior desfecho ou um curso mais complicado na UTI.[30] Um estudo recente avaliando 336 pacientes demonstrou que RNs mostram um aumento dos níveis desse hormônio pré-operatório, e esses níveis diminuem rapidamente depois da cirurgia.[31] Nas crianças, os níveis de PN-B estão relativamente baixos antes da cirurgia e aumentam no pós-operatório. Se os níveis não baixarem dentro de alguns dias no pós-operatório, parece existir correlação com pior prognóstico até depois da alta, o que já se observa nos adultos (níveis acima de 700 picogramas/mL é um preditor poderoso e independente de morte ou readmissão hospitalar após descompensação por insuficiência cardíaca).[30] Este teste é promissor, e parece que veio para ficar. Por enquanto, a tendência dos valores é o que se avalia, e não os números isoladamente.

| QUADRO 17-2 | Taxa de extração de oxigênio |
|---|---|
| A. $ExO_2 = (SaO_2 - SmvO_2 / SaO_2) \times 100$ | |
| (onde $SaO_2$ = Saturação arterial; $SmvO_2$ = saturação venosa mista de $O_2$) | |
| B. Taxas de extração de oxigênio<br>  25% é o normal, esperado – saturação venosa obtida via cateter = 70-75%<br>  30-40% é extração aumentada<br>  40-50% é choque iminente<br>  50-60% é choque com acidose láctica – saturação venosa obtida via cateter = 35-40% | |
| (Esses dados são com base em saturação mista central, na artéria pulmonar (AP). Como não se utilizam de rotina cateteres de AP, pode-se inferir a saturação venosa central por um cateter na entrada de AD – desde que não haja *shunt* do tipo CIA esquerda-direita) | |

7. **Troponinas:** a troponina T e a I (cTnI) são específicas ao coração e aumentam com lesão miocárdica, síndromes coronarianas, miocardites, taquicardia, trauma cardíaco etc. Podem até se elevar em choque séptico. Elas caem à medida que o processo se resolve. Porém, seu uso em PO cardíaco ainda é limitado.[32] Por exemplo, sabe-se que níveis de TnI em 4 horas pós-operatório estão mais elevados em cirurgias que envolvem maiores incisões miocárdicas (Defeito septal A-V, Tetralogias, CIV) quando comparados a procedimentos extracardíacos (Glenn, Fontan). Troponina T no primeiro e alto lactato foram as duas variáveis independentes preditivas de mortalidade em 30 dias em um estudo. Outro estudo em PO de CIV, houve associação entre níveis de troponina TnI com a duração de suporte inotrópico, tempo para extubação e alta da UTIP. Mas na maioria dos estudos, as correlações são fracas do ponto de vista estatístico, assim que não é uma rotina medir troponinas.[33]

## PÓS-OPERATÓRIO (PO)

A cirurgia cardíaca sob CEC causa um impacto negativo importante no organismo, desencadeando uma reação inflamatória sistêmica (SRIS) significativa e a síndrome do extravasamento capilar – como uma endotoxemia. Por isso, mesmo com balanço hídrico positivo, pacientes podem requerer cargas de volume no PO imediato para compensar essas perdas. Os malefícios da CEC e/ou parada cardiocirculatória durante a cirurgia são determinados pelo grau de hipotermia, duração da CEC e do clampeamento aórtico. Os efeitos no organismo caracterizam-se por:

1. **Resposta ao estresse:** o pico ocorre durante o reaquecimento corporal; sendo mediado por catecolaminas, cortisol, hormônio do crescimento (GH), prostaglandinas, leucotrienos, citocinas, insulina, glicose, endorfinas e outras substâncias. Pode induzir a dano miocárdico, hipertensão sistêmica, dano endotelial e hiper-reatividade pulmonar.
2. **Reação inflamatória sistêmica e lesão endotelial:** retarda a liberação de substâncias vasodilatadoras (óxido nítrico – ON, prostaciclinas), promove vasoconstrição (por impedir o metabolismo de tromboxano e endotelina).
3. **Perfusão não pulsátil:** pode promover edema e dificuldade de circulação sanguínea nos capilares.

Os pacientes podem apresentar uma reação térmica bifásica na UTI (hipotermia seguida de hipertermia), sendo comum a febre nas primeiras 48 horas sem haver necessidade de antibióticos por não se tratar obrigatoriamente de infecção!

Além disso, ocorre instabilidade hemodinâmica, disfunção miocárdica (em até 25% dos RNs e lactentes), que piora em 8-10 horas de PO, instabilidade metabólica (glicose, K, Ca, Mg), sangramento ou excessiva tendência à trombose, disfunção renal, síndrome do extravasamento líquido capilar; hemólise etc.[17]

Descreveremos mais detalhadamente alguns desses problemas e a terapêutica específica orientada por órgãos ou sistemas nas próximas páginas, sendo que as arritmias estão descritas no Capítulo 18, bem como detalhes sobre o uso de marca-passo.

## MONITORIZAÇÃO

A monitorização de rotina da UTI envolve eletrocardiograma contínuo, saturação de $O_2$ por oximetria de pulso, débito urinário (sonda de demora), MAP, $CO_2$ expirado (medido na extremidade do tubo endotraqueal), PVC e, em casos selecionados, a PAE. Em situações especiais monitoriza-se o débito cardíaco com medidas obtidas por cateter do tipo Swan-Ganz, porém este tem caído em desuso.

As medidas e a interpretação dos valores e do aspecto obtidos das ondas da PVC ou da PAD, da PAE e da PAP são de extrema importância. Analisaremos as principais causas de aumento e diminuição desses valores para cada cateter no Quadro 17-3.[34]

Estudos pediátricos mostram que existe uma pobre correlação entre as estimativas de débito cardíaco e de resistência vascular periférica (ou sistêmica) pelo exame físico, isto é, pulsos periféricos, tempo de enchimento capilar e diferencial de temperatura central e periférica – comparado à medida direta desses parâmetros, porém na prática diária são válidos.[35,36]

Embora o exame físico permaneça como parte essencial da avaliação do paciente em PO cardíaco, o surgimento de novas tecnologias, como a espectroscopia infravermelha *(near infrared spectroscopy, NIRS)* e a análise de saturação venosa central com cateteres centrais de leitura contínua, está se tornando rotina em alguns serviços.

---

**QUADRO 17-3** — Causas de variações nas pressões de câmeras cardíacas

**Alterações na pressão em átrio direito (PAD ou PVC)**
- Elevação: diminuição da complacência de VD (sobrecarga de volume, hipertrofia, disfunção sistólica ou diastólica ventricular); doença da válvula tricúspide; *shunt* do VE para AD; sobrecarga de volume intravascular; tamponamento cardíaco; taquiarritmia; artefato (cateter deslocado, transdutor abaixo do nível do coração ou descalibrado)
- Redução: hipovolemia; pré-carga inadequada; artefato

**Alterações na pressão em átrio esquerdo (PAE)**
- Elevação: pressão sistêmica ou diastólica final de VE elevada (diminuição da função ventricular sistêmica sistólica ou diastólica por isquemia miocárdica, cardiomiopatia dilatada, hipertrofia de VE, sobrecarga de volume sistêmico); doença de válvula mitral; *shunt* E-D significativo; hipoplasia de câmeras esquerdas; sobrecarga de volume intravascular; tamponamento cardíaco; taquiarritmia ou bloqueio A-V completo; artefato (ver acima)
- Redução: estado volumétrico inadequado; pré-carga inadequada; artefato

**Alterações na pressão em artéria pulmonar (PAP)**
- Elevação: obstrução mecânica da circulação na AP (defeito anatômico – estenose de ramo da AP ou da veia pulmonar, embolismo pulmonar); hipertrofia de músculo liso na AP (hipertensão pulmonar primária ou secundária, doença vascular pulmonar obstrutiva); resposta inflamatória a CEC; obstrução mecânica da via aérea (atelectasias, pressão positiva excessiva, derrame pleural, pneumotórax tensional, doença de parede torácica); hiper-reatividade brônquica (asma); baixo pH sérico; hipoplasia pulmonar; hipóxia alveolar; hiperviscosidade sanguínea (policitemia); elevada pressão diastólica final sistêmica ventricular, estenose mitral; *shunt* E-D de alta pressão (CIV não restritivo, ducto patente calibroso); PPHN (hipertensão pulmonar persistente do RN); artefato
- Redução: volume intravascular baixo; obstrução grave ao fluxo pulmonar; baixo débito cardíaco; artefato

Estão se tornando mais comuns os monitores indiretos de débito cardíaco, de maneira contínua através da análise do contorno de pulso (PiCCO, *Pulsion Medical Systems, Germany*) ou intermitente com impedância intracardíaca e diferentes técnicas de ultrassonografia. Estes métodos ainda não são rotina e precisam melhor avaliação em PO pediátrico.[37]

A *near infrared spectroscopy* (NIRS) mede de maneira não invasiva a oxigenação cerebral, e assim estabelece a correlação entre a oferta e a demanda de oxigênio ou o balanço no transporte de $O_2$. Essa técnica se baseia na relativa transparência dos tecidos biológicos a espectro de luz infravermelha, enquanto a oxi-hemoglobina e a deoxi-hemoglobina têm padrões distintos de absorção dos raios. O aparelho monitora os sinais não pulsáteis refletindo a microcirculação, onde 75 a 85% do volume sanguíneo é venoso. Assim, a saturação de oxigênio é usada como um indicador do nível de extração para aquela área do cérebro logo abaixo do sensor (córtex frontal). Por ser tão localizado, o clínico deve usar esses números gerados de maneira contínua como tendências em um mesmo paciente, e não seus valores absolutos. Estudos mostram boa correlação com outros métodos (saturação venosa no bulbo jugular e na cava superior), e existe evidência em pacientes de Norwood com a taxa de extração de $O_2$ medida na cava superior.[38,39]

A ecocardiografia (transtorácica ou transesofágica) também é considerada parte fundamental da monitorização do paciente em PO, e sua disponibilidade 24 horas por dia (com cardiologista que interprete) é condição imprescindível para o estabelecimento de um serviço de cirurgia cardíaca.

## SITUAÇÕES ESPECIAS NAS PRIMEIRAS HORAS PO

Preste atenção a:

- Pulsos e perfusão, e os indicativos de um débito cardíaco adequado – o lactato sérico, a saturação venosa e o débito urinário.
- Lactato persistente ≥ 7 mmol/L estaria associado a mau prognóstico; informar ao cirurgião e cardiologista.
- Verifique o tipo e quantidade de inotrópico sendo administrado.
- Ecografia precoce para verificar função ventricular e anatomia pós-operatória é muito importante (se não feita no transoperatório).
- Baixo débito cardíaco deve ser antecipado e tratado (ver a seguir).
- Transfunda concentrado de hemácias para se obter Hgb ≥ 10 g/dL naqueles pacientes com cardiopatia congênita cianótica, mesmo com cianose após cirurgia (*shunts*, Norwood's, Glenn).

Alguns **pontos-chave** a serem sempre lembrados para o PO cardíaco pediátrico:

- Os objetivos imediatos no PO cardíaco são: a) manter as extremidades aquecidas; b) tempo de enchimento capilar inferior a 2 s; c) débito urinário ≥ 1 mL/kg/h; d) uma diferença entre a saturação venosa (obter da PVC) e arterial (obter da MAP) de 25%, considerando-se uma hemoglobina ≥ 10 gm/dL, ou uma saturação em cava superior de ≥ 70%; e) lactato sérico ≤ 2. Dia 1 é dia de volume, e não de diurético!

- A hipovolemia é comum e multifatorial (perda volêmica, vasodilatação induzida por anestésicos, baixo débito e perda capilar pós-CEC, dor etc.). Por outro lado, a hipertensão arterial deve ser evitada, sob risco de rompimento de suturas e maior sangramento no PO.
- A taquicardia é um sinal sensível, mas não específico de compensação e sempre deve ser adequadamente explicada, mesmo que não se queira tratar esse sinal clínico.[17] O diagnóstico diferencial de taquicardia no PO inclui: disritmia (ver Capítulo 18), hipovolemia, tamponamento, pobre função ventricular, estado de baixo débito, choque cardiogênico compensado, efeito de drogas – cronotrópicos, hipertensão pulmonar, convulsões, anestésicos (analgesia inadequada, paralisia sem sedação adequada, efeitos adversos de drogas), febre, sepse ou síndrome da reação inflamatória sistêmica, anemia (sangramento ou hemólise).
- O nodo sinusal pode estar disfuncional, e consequentemente a FC ser muito lenta para o nível de estresse do paciente. Por isso, acelerar o coração utilizando fio de marca-passo ATRIAL é de suma importância e economiza-se inotrópico e líquidos.

### ■ Sangramento no PO imediato

Existem situações que predispõe maior sangramento: a idade (RN), o grau de hipotermia na CEC, o tempo de CEC prolongada, a insuficiência cardíaca importante, o uso de aspirina etc.[40]

Sangramento nas 2-4 horas iniciais de até 4 mL/kg/h pode ser considerado aceitável. Recomenda-se transfundir perdas acima de 4 mL/kg/h independente dos resultados de Ht/Hb ou provas de coagulação. Perdas superiores a 10 mL/kg por 1 h ou > 3 mL/ kg/h, por mais de 3 horas seguidas, sugerem ser causa cirúrgica e não coagulopatia. Transfunde-se o paciente com concentrado de hemácias, aciona-se a equipe cirúrgica e se restabelece coagulação empiricamente, seguindo a seguinte lógica:

A) *Reverter o efeito residual da heparina:* protamina 0,5-1 mg/kg; 1 mg neutraliza 100 UI de heparina. Administração lenta, para evitar hipotensão e arritmias.
B) *Trombocitopenia (funcional ou verdadeira):* 1 unidade/3-5 kg peso (ou 10 mL;kg de peso), no máximo 6 unidades por transfusão.
C) *Crioprecipitado:* 1 unidade/5 kg peso (especialmente se o fibrinogênico estiver baixo).
D) *Plasma fresco:* 10 mL/kg peso (especialmente se o INR estiver prolongado).
E) *Medidas não rotineiras:* se coagulopatia documentada e não de causa cirúrgica, **Épsilon ácido aminocaproico** (100-200 mg/kg – dose de ataque e 100 mg/kg de 6/6 h) e **ácido tranexâmico** (Atx) (10 mg/kg em bolo, seguido de 10 mg/kg em 4-6 h) – previnem a quebra do coágulo de fibrina por formar um complexo com a plasmina.[34] A **aprotinina** tem caído em desuso pelo seus efeitos colaterais (anafilaxia, trombose e insuficiência renal) que podem ser fatais. Porém, o interesse por essa droga está voltando, com evidências positivas de redução de mortalidade. Porém o Atx mostra-se ainda melhor.[41]

**Plaquetas** abaixo de 50.000 têm indicação absoluta de transfusão. Se o paciente tiver história de uso prévio de Ácido Acetilsalicílico no pré-operatório, a disfunção plaquetária é esperada, pois seu efeito antiadesivo permanece por até duas semanas. Ainda pode se usar o Acetato de **Desmopressina** (DDAVP), que aumenta os níveis circulantes de Fator VIII e de von Willebrand.

**Fator *VIIa* recombinado** (rFVIIa): facilita a ligação do fator IX com o X para formar trombina. Usa-se em casos extremos. Um estudo prospectivo randomizado, controlado com placebo (n = 68), em pacientes em PO cardíaco administrando ou 40 μg/kg rFVIIa (n = 35), ou 80 μg/kg rFVIIa (n = 69) demonstrou que aqueles que receberam rFatorVIIa tiveram menos transfusões, e o número de reoperações foi menor. Porém esse grupo também mostrou maior tendência (p = 0,25) a acidentes vasculares encefálicos trombóticos. Por isso, em uma revisão do assunto bastante compreensiva (40 artigos), recomendou-se o uso de rFVIIa apenas para sangramento extremo, com sério risco de vida, e refratário à terapia convencional.[42]

Outro fato importante quanto à terapia hematológica na cirurgia cardíaca é o estudo em lactente menores que 1 ano e RN que demonstra que o *priming* do circuito da CEC com sangue total (em vez de usar concentrado de hemácias misturado com plasma fresco) foi associado a tempo maior de permanência na UTI, maior sobrecarga de volume (edema) e uma tendência a maior tempo em ventilação mecânica. Por isso, recomenda-se a reconstituição e não o uso de sangue total.[43]

Recomenda-se o uso de hemácias irradiadas nas cirurgias de RN com cardiopatia envolvendo grandes vasos (HVE, *truncus*, TGV, TOF etc.) pelo risco de doença hospedeiro *versus* receptor *(graft vs. host)* ocasionada pelos leucócitos que são trazidos inadvertidamente com a transfusão. A irradiação elimina a vitalidade imunogênica dos leucócitos.

## ■ Tamponamento cardíaco

Preocupação frequente no PO imediato, o tamponamento cardíaco é uma situação crítica, mas que é reversível, se diagnosticada a tempo. Sangue no mediastino restringe o enchimento, reduz o débito cardíaco e aumenta a pós-carga. Frequentemente, observa-se tamponamento em pacientes que sangram inicialmente além do normal e passam a não sangrar subitamente pela oclusão do dreno de mediastino.

Os seguintes sinais são indicativos de tamponamento:

- Taquicardia.
- Queda da pressão arterial (MAP) com diminuição da pressão de pulso.
- Pobre perfusão periférica.
- Batimentos cardíacos abafados na ausculta.
- Distensão venosa no pescoço.
- Aumento significativo da PVC ou PAD.
- Pulsos paradoxais no traçado da MAP.
- Baixas voltagens no traçado de ECG.

Tamponamento cardíaco tardio (> 7 dias PO) pode acontecer por acúmulo de líquido de natureza inflamatória – síndrome pós-pericardiotomia.

A terapia para tamponamento é a drenagem imediata do sangue (ou fluido) acumulado. O cirurgião deve ser chamado imediatamente. Pode-se ganhar tempo infundindo líquidos para aumento da PVC. O intensivista pode, em situação desesperadora, abrir com um dedo um espaço entre dois pontos de sutura e retirar os coágulos, e procurar abrir espaço para drenagem espontânea.[20] RN e pequenos lactentes podem exibir uma situação de "pseudotamponamento" quando o VE exibe uma alteração de complacência marcada sem evidência ecográfica de tamponamento, por edema do miocárdio e das estruturas que o circundam. Com a abertura do esterno (o que pode ser feito na própria UTI), existe uma imediata melhora clínica. O esterno é mantido aberto com a pele fechada por 36-48 horas, cobertura antibiótica profilática adequada é instituída; após melhora do débito cardíaco e do estado geral do paciente, o esterno pode ser fechado eletivamente.

### ■ Síndrome de baixo débito cardíaco PO (Quadro 17-4)

A depressão miocárdica que ocorre no PO imediato é multifatorial. Podemos destacar como potenciais causadores a reação inflamatória (SRIS) associada à CEC, aos efeitos da isquemia miocárdica pós-clampeamento, à hipotermia, à lesão de reperfusão, à proteção miocárdica inadequada e à ventriculotomia (quando realizada).[4] Contribuem ainda para essa instabilidade o embolismo aéreo coronário, infecções, disritmias etc. Existem, assim, uma diminuição da contratilidade e uma disfunção β-adrenérgica com consequente decréscimo na resposta às catecolaminas. Instabilidade hemodinâmica pode ocorrer inclusive sem disfunção miocárdica específica no PO imediato (ver Capítulo 16).

Há várias maneiras de se abordar esse aspecto do PO cardíaco. Vamos discuti-la usando uma classificação anatômica e funcional, localizando inicialmente o ponto de maior disfunção. Avaliam-se sempre em PO cardíaco os seguintes cinco fatores (fáceis de contar nos dedos de uma das mãos): ritmo, pré-carga, contratilidade, pós-carga e defeito residual.

| QUADRO 17-4 | Sinais de IC pós-operatório e/ou baixo débito cardíaco |
|---|---|
| **Sinais** | |
| ■ Extremidades frias, pobre perfusão (enchimento capilar > 3 segundos) | |
| ■ Oligúria ou outro sinal de disfunção final de órgão | |
| ■ Taquicardia | |
| ■ Hipotensão (sinal tardio) | |
| ■ Acidose | |
| ■ Cardiomegalia | |
| ■ Derrame pleural | |
| **Monitorizar e verificar** | |
| ■ FC, PA, pressões intracardíacas | |
| ■ Temperaturas (retal ou esofágicas mais fidedignas) | |
| ■ Débito urinário (mínimo 0,5 cc/kg/h ou 1 cc/kg/h para lactentes e RN) | |
| ■ Saturação venosa central mista (da AP ou indireta obtida do cateter de PVC colocado na entrada do AD) | |
| ■ Gasometria arterial (pH), lactato sérico | |
| ■ Laboratório – provas de função hepática, função renal, troponinas, proBNP | |
| ■ Ecocardiografia | |

## QUADRO 17-5 — Correlações clínicas e pressões

| Situação clínica | PAD/PVC | PAE | P arterial |
|---|---|---|---|
| Tamponamento | ↑ | ↑ | ↓ |
| Baixo débito (e euvolemia) | ↑ | ↑ | ↓ |
| Hipovolemia | ↓ | ↓ | ↔↓ |
| Bloqueio A-V | ↑ | ↑ | ↓ |

PAD/PVC = Pressão em átrio direito e pressão venosa central; PAE = pressão em átrio esquerdo; P arterial = pressão arterial; A-V = atrioventricular.

## Disfunção ventricular

No caso de predominância de disfunção de VE, nota-se a diminuição da perfusão periférica, queda do débito urinário (esperado nas primeiras 12 horas do PO), hipotensão e taquicardia, cardiomegalia, edema pulmonar, acidose metabólica (láctica), hipoxemia e aumento da PAE.

Logo a disfunção de VD apresenta-se como edema periférico, congestão hepática, ascite, acidose, diminuição da perfusão periférica, hipotensão, aumento da FC e hipoxemia.

Disfunção de VE pode ocorrer em qualquer tipo de PO cardíaco. Pode ser mais fácil de diagnosticar e de se tratar do que a disfunção de VD. A terapêutica objetiva a melhora do débito cardíaco, segundo a fórmula: DC = Volume de ejeção × Frequência cardíaca.

É importante lembrar que a taquicardia exagerada gera aumento de consumo de $O_2$ miocárdico e pode diminuir o tempo para o enchimento das coronárias. O diagnóstico da disfunção ventricular é clínico e ecocardiográfico, de forma também a afastar a possibilidade de lesão anatômica residual.

Na disfunção predominantemente de VD, ocorre aumento da PAD ou da PVC, com *shunt* D-E se existir CIA ou CIV. Frequentemente é o resultado de alterações anatômicas com aumento da sobrecarga do VD (p. ex., cirurgia de Norwood I) ou lesão direta da massa ventricular (ventriculotomias para remoção de músculo em ToF, colocação de túneis tipo *homograft* de VD para AP etc.). A queda da saturação de $O_2$ relacionada com a disfunção de VD é resultado de aumento da pressão no VD com *shunt* D-E através de uma comunicação anatômica (CIV residual, CIA). É frequente esse tipo de problema no VD como consequência de hipertensão pulmonar, criando uma pós-carga elevada. Similarmente, sobrecarga e dilatação de VE podem-se traduzir com desvio do septo para o lado direito, criando uma sobrecarga ao VD. O manejo é semelhante à disfunção de VE, porém existe menor resposta aos inotrópicos. Alguns pacientes se beneficiam grandemente da presença de um *shunt* D-E atrial quando disfunção de VD ocorre no PO (isto é, o cirurgião deixando uma "válvula de escape"). Nas primeiras horas de PO de ToF, por exemplo, o ventrículo previamente hipertrofiado apresenta-se não complacente, existindo uma sobrecarga de volume por regurgitação da AP via *patch* transanular. A presença de um *forame ovale* patente permite então uma descompressão desse volume, melhorando o débito cardíaco direito, a despeito da cianose que se fará presente. O mesmo princípio se aplica ao PO de Fontan, quando o cirurgião cria uma comunicação (fenestração) entre o conduto externo (veia cava inferior – AP) e o AD. No futuro, estas comunicações podem ser fechadas por cateterismo, introduzindo implantes especiais.[20]

O objetivo principal da terapêutica é o de aumentar o débito cardíaco do VD e, por consequência, do VE.

### Ritmo e FC

A FC baixa para a idade ou inadequada ao estresse metabólico do paciente exige a instalação de marca-passo: por exemplo, lactente em PO cardíaco apresentando baixo débito e FC de 110 b/min necessita uma FC de 130-150 para o estresse existente. Esta "bradicardia sinusal" é temporária, e o uso do marca-passo é importante, mas temporário. Idealmente se usa acelerar o átrio tão somente, pois não há bloqueio. Se não houver fios de marca-passo, uma opção é o uso de Isoproterenol, droga agonista B1-2 em doses de 0,05-1 mckg/kg/min que pode acelerar o coração.

A perfusão coronária ocorre na diástole; assim sendo, uma FC muito elevada ou muito lenta para a idade são prejudiciais ao funcionamento do VD. A necessidade de marca-passo é mais frequente nessa disfunção, especialmente em casos de fechamento de grandes CIV, cirurgia corretiva de ToF em lactentes, casos envolvendo ventriculotomias com edema do feixe de His. Ritmos acelerados juncionais são frequentes (ver Capítulo 18), requerendo marca-passo com frequências mais elevadas, se possível, ou uso de hipotermia e até de antiarrítmicos do tipo amiodarona para reduzir a FC e permitir, então, o uso de marca-passo com frequência adequada (mais baixa, 130-150) para a estressante situação. É fundamental manter o nível de Mg até acima do normal e o K e Ca em níveis normais. Também ritmos juncionais, com FC entre 140-150 caracterizam-se por ondas em canhão no monitor do cateter de PVC ou de AE demonstrando que não existe sincronia entre o Átrio e o Ventrículo. É necessário coordenar esses batimentos, para que o AD faça a sua contração correta e sincronizada, contribuindo para a ejeção.[20]

### Pré-carga

Manter uma PAE de 8-12 mmHg com volume adequado utilizando-se SF ou Albumina 5% (repetidas administrações de 5-10 mL/kg até atingir o alvo desejado). Se a Hgb estiver abaixo de nível crítico (Hb < 12 g/dL em cardiopatas cianóticos e 8-10 g/dL em não cianóticos instáveis), transfundem-se hemácias. A nitroglicerina, vasodilatador venoso e arterial, exerce um papel importante como redutor de pré-carga em situações de regurgitação valvular e sobrecarga volumétrica. Ela é também redutora de pós-carga, aumentando o débito cardíaco. Em cirurgias, como a de Jatene *(switch arterial)* ou Ross, a Nitroglicerina é usada como vasodilatador coronariano.

No caso de VD, é importante manter uma PVC ou PAD entre 10-12 mmHg mesmo que se necessitem expansões com albumina 5%, SF ou transfusão. Por exemplo, nas primeiras 12 horas de PO de Fontan com fenestração, os pacientes frequentemente requerem um volume de líquido alto para poder sobrepor uma elevada RVP e manter um débito cardíaco adequado. Excesso de líquido, em outras circunstâncias, pode causar insuficiência tricúspide e edema periférico. Outra situação clássica é o PO de correção total de lactentes com Tetralogia, onde a remoção de bandas musculares faz com que o VD fique altamente dependente de estiramento para se contrair adequadamente. Ele necessita carga volumétrica além do normal e uma PVC alta.[20]

(Para uma descrição detalhada das drogas inotrópicas e vasodilatadoras, ver Capítulo 16).

## Contratilidade

Suporte inotrópico com epinefrina (0,05-0,2 µg/kg/min) ou dopamina (5-15 µg/kg/min). A epinefrina (ou adrenalina) é a droga de escolha para disfunção ventricular grave, porém deve-se ter cuidado com seu uso em RN, pois doses altas em uso prolongado estão associadas à necrose miocárdica e disfunção diastólica acentuada.[4] A dobutamina (5-15 µg/kg/min) pode ser uma opção, dependendo da experiência do serviço e da situação hemodinâmica do paciente, especialmente se altas doses de Dopamina ou Epinefrina estão causando muita taquicardia. Para tratamento de hipotensão leve à moderada, dobutamina isoladamente pode não ser eficaz pela sua propriedade vasodilatadora e consequente redução da RVP (resistência vascular periférica). Dobutamina é menos eficaz em RN.[4] A norepinefrina é útil em PO cardíaco pediátrico quando existe hipotensão grave com SVR baixa (do tipo "fase quente" de choque séptico) ou quando a adrenalina pode ser maléfica por causar excessivo espasmo na saída de ventrículos hipertrofiados ou com grau de obstrução dinâmica (p. ex., remoção de massa muscular em região subvalvular mitral ou aórtica, com componente hiperdinâmico). A noradrenalina também é importante no suporte temporário em preparação para uso de ECMO (ver adiante). Estudos em adultos, comparando noradrenalina e dopamina em choque séptico, favorecem a noradrenalina em razão da maior incidência de arritmias com dopamina (dopamina tem sido associada a aumento de mortalidade em choque por diversas causas, e norepinefrina e dobutamina não).[44,45] Em pós-operatório de Norwood, um estudo demonstrou que a dopamina induz a um significativo aumento de consumo de oxigênio ($VO_2$) em RN após essa cirurgia, e sua interrupção associou-se a uma melhora de relação consumo e distribuição de oxigênio ($VO_2$-$DO_2$).[46] Por essas razões, a maioria dos serviços está evitando o uso dessa droga como primeira escolha no suporte de choques pós-operatório e séptico. Lembrar que Noradrenalina é prediminantemente um vasoconstritor.

O cálcio é elemento fundamental para a boa função miocárdica e deve ser mantido em níveis normais.

A droga de escolha para disfunção de VD é a **milrinona** (ver a seguir), o inibidor da fosfodiesterase, (dosagem: 50-70 µg/kg como dose de ataque por 20-30 min, e depois 0,25-0,75 ou 1 µg/kg/min em infusão contínua), pela sua característica relaxante de massa muscular na diástole e consequente melhora do índice cardíaco sem causar taquicardia. Além da hipotensão na fase de dose de ataque, trombocitopenia pode ocorrer em 10% dos pacientes, e a presença de insuficiência renal exige diminuição da dose (para 0,25 µg/kg/min). Comparando-se à dobutamina, a milrinona mostrou-se superior em reduzir a RVS e, quando comparada ao nitroprussiato, foi superior ao aumento do pico de $\Delta P/\Delta T$ em doses hipotensoras equivalentes.[47] É importante destacar que as drogas citadas para disfunção de VE têm, também, papel relevante na disfunção de VD, porém uma ressalva deve ser feita: quando existe hipertrofia muscular ou obstrução dinâmica da via de saída de VD, como na correção total de

TdeF, o uso de inotrópicos pode diminuir a fração de ejeção. O aumento da volemia se faz necessário, elevando-se a PVC ou PAD (~15 mmHg) e só então o uso criterioso de dopamina ou Epinefrina pode ser tentado. Para aumentar a pressão arterial, a melhor droga nesse caso é a Noradrenalina.

No suporte ao VD, alguns pacientes se beneficiam muito pela drenagem do conteúdo abdominal (ascite) via cateter de Tecnkoff. RN e lactentes em PO de correção total de Fallot e os Fontans são exemplos clássicos. Sem necessidade de diálise, apenas a drenagem melhora a pré-carga e o débito cardíaco.

## Pós-carga

Nitroprussiato tem sido a droga tradicional para este fim, por seu rápido início e término de ação (0,5-5 µg/kg/min). O risco de intoxicação por tiocianato ou cianeto é minimizado na ausência de insuficiência renal ou quando utilizado a curto prazo e em dose baixa (< 5 micr/kg/min). A milrinona, depois do estudo chamado *PRIMACORP trial (prophylactic Intravenous use of Milrinone After Cardiac Operation in Pediatrics)* demonstrando que o uso profilático desta droga em dose alta resultou em um redução de 64% no risco relativo de desenvolvimento de síndrome de baixo débito cardíaco após cirurgia, tornou-se medicação de rotina em praticamente todos os PO de lactentes sob CEC.[48] Tem propriedades vasodilatadoras, mas também melhora o débito cardíaco por uma função relaxadora na diástole cardíaca (lusotropismo). Alguns serviços evitam a dose de ataque em pacientes muito instáveis em razão do risco de hipotensão grave, porém esse parafeito pode ser minorado com concomitante carga líquida. A milrinona é muito útil quando existe uma PA normal ou levemente diminuída, mas com débito cardíaco baixo e elevada RVP ou sistêmica (SVR) com PAE elevada.

A ventilação por pressão positiva exerce um papel redutor de pós-carga em ambos VD e VE. É fato importante, que não pode ser ignorado ao se extubar o paciente, especialmente se existir insuficiência mitral residual moderada à grave. Edema pulmonar pode surgir sem uma otimização da vasodilatação periférica ou com balanço hídrico muito positivo ao se remover a pressão positiva intratorácica. Por isso é praxe extubar o paciente primeiro e interromper a milrinona depois de 12 horas.

No caso de falência predominante de VD, a estratégia ventilatória em pacientes sujeitos a aumento de RV Pulmonar seria de manter um pH entre 7,45 e 7,50 utilizando-se de hiperventilação e mais alta $FiO_2$ (0,5-0,7). Provocando vasodilatação pulmonar facilita-se a ejeção do VD (ver hipertensão pulmonar, a seguir). O uso de PEEP adequado (nestas situações entre 4-5 mmHg) é também importante, como o tratamento de atelectasias e drenagem de derrames pleurais e pneumotórax. Como exemplo de cirurgias em que essa estratégia é recomendada nas primeiras 24 a 48 horas são Fontan, Glenn, reparo de ToF, de DVTA entre outras.

O uso do óxido nítrico (ON) é importante em facilitar a redução da pós-carga nesses pacientes com elevada RVP, mesmo que a condição inicial não pareça predispor à hipertensão pulmonar. Inicia-se com 20 ppm e diminui-se rapidamente a uma dose entre 5-10 ppm (ver *Hipertensão Pulmonar*, adiante).

O advento do sildenafil, em forma oral e mais recentemente intravenosa, facilitou o tratamento da hipertensão pulmonar, como transição para a descontinuação do ON e também isoladamente como escolha para vasodilator pulmonar (ver *Hipertensão Pulmonar*, adiante).

A dobutamina e o nitroprussiato também exercem efeito vasodilatador na circulação pulmonar, porém de maneira menos específica que o ON. Não existe evidência clinica para o uso concomitante de dobutamina e milrinona.

## Defeitos residuais

Cateterismo cardíaco é mandatório se a criança não melhora a partir do 3º ou 4º dias de PO; isto é, ainda depende de suporte inotrópico importante, e defeito residual não é diagnosticado em ecografia transtorácica ou transesofágica.

### *Considerar outras terapias*
### Corticosteroide

Utilizado frequentemente em situação de baixo débito de RN e lactentes pequenos dependentes de elevadas doses de inotrópicos, não respondendo a cargas volumétricas, sem defeito residual. Os esteroides aumentam o tônus vascular, por potenciarem os efeitos dos vasoconstritores α-adrenérgicos agonistas e a angiotensina II; também por seu efeito direto no músculo liso vascular independente de hormônios circulantes, resultando em um aumento da RVP. Além disso, os corticosteroides podem aumentar o débito cardíaco por um efeito direto no miocárdio, por recaptação menor e um aumento na sensibilidade deste músculo à norepinefrina. Por fim, os esteroides podem ajudar na preservação da integridade capilar, dessa forma diminuindo a perda líquida capilar após a CEC. Essas contribuições todas são independentes de o paciente estar com insuficiência adrenal real ou relativa.[49]

Muitos estudos retrospectivos demonstram o valor dos esteroides, especialmente em RN com baixo débito.[50] A questão seria se esses RNs e crianças realmente têm insuficiência suprarrenal absoluta ou relativa. Estudos sobre a incidência de insuficiência adrenal em crianças com cardiopatia congênita no PO cardíaco demonstram um taxa de 17,6-46,5%, mas os dados são conflitantes em termos de se os níveis séricos de cortisol se correlacionam com o estado hemodinâmico e o desfecho final desses pacientes.[49] Quando analisou-se choque em um estudo multicêntrico prospectivo, verificou-se que 30% dos pacientes internados em choque estavam em insuficiência adrenal, e a maioria deles eram traumas ou PO cardíaco; estes necessitaram mais inotrópicos do que os controles.[51]

Um dos melhores trabalhos é um estudo prospectivo controlado por placebo que analisou o uso de esteroides em pacientes com reparo biventricular.[52] O grupo placebo terminou com níveis de cortisol mais baixo nas primeiras 24-72 horas, associado com disfunção de VE, escore de inotrópicos maior e lactato mais elevado. O grupo que recebeu esteroides melhorou sua hemodinâmica e teve menos tempo no ventilador por menor edema e melhora da oxigenação.

Concluindo, os corticosteroides têm consistentemente melhorado os pacientes hemodinamicamente, e reduzindo a perda líquida capilar, porém descobrir quais os pacientes instáveis em que devemos usá-los ainda é questão de debate.[53] Na prática, quando o paciente está com dois inotrópicos (p. ex., epi e norepi) em doses altas (0,15 e 0,15 µg/kg/min) a maioria dos serviços inicia com hidrocortisona (dose mais comumente usada é 1 mg/kg/dose a cada 6 horas).

### Vasopressina

Tem sido recentemente utilizada em casos extremos de choque com RVS baixa que não respondem a outras terapias, porém não se pode recomendá-la até que existam mais evidências de seu potencial benefício. Um estudo do *Canadian Critical Care trials Group* demonstrou em pacientes em choque que vasopressina não oferece vantagem alguma sobre outros vasoconstritores, inclusive com tendência a aumento da mortalidade.[54]

### Hipotermia

Medida que deve ser considerada para pacientes em baixo débito PO, sem resposta adequada a inotrópicos, em um esforço para reduzir o consumo e melhorar a distribuição de $O_2$ (34-35°C).[4]

### Outras drogas/situações peculiares

Crianças com hipertrofia septal podem beneficiar-se do uso de β-bloqueadores (propranolol, labetalol e esmolol) ou bloqueadores do canal de cálcio (nicardipina) para reduzir a FC, reduzir a contratilidade e, como consequência, melhorar o débito cardíaco. É perigoso o uso de vasodilatadores em alguns desses pacientes (PO de Ross, de estenose aórtica subvalvular etc.), pois hipotensão importante pode advir pela falta de capacidade de compensação graças à estenose residual de via de saída de VE. Por outro lado, crianças em PO de coarctação de aorta necessitam terapia hipotensora agressiva, utilizando-se com frequência vasodilatadores (nitroprussiato) ou β-bloqueador do tipo labetalol ou esmolol, que têm meia-vida curta.[47]

O **levosimendan** é droga que se liga à troponina C e aumenta a interação actina-miosina, melhorando a contratilidade. Também causa vasodilatação por abrir canais de K. Embora alguns estudos sejam promissores, não há ainda suficiente evidência para adotar-se essa droga rotineiramente em pediatria, porém, em adultos, o levosimendan tem sido usado com bons resultados em pacientes com insuficiência cardíaca em PO associado à lesão renal aguda, melhorando o índice cardíaco, induzindo vasodilatação preferencialmente de vasos préglomerulares de resistência, aumentando ambos, fluxo sanguíneo renal e a filtração glomerular.[13,55,56]

O uso de reposição de hormônio de tireoide permanece controverso, embora se documente um relativo hipotireoidismo em muitas crianças em PO cardíaco. Embora se verifique uma redução de uso de inotrópicos com reposição de T3, não existe evidência de melhora de sobrevida.[57]

### Considerar suporte mecânico da circulação

A ECMO (oxigenador de membrana extracorpórea) é o protótipo de suporte mecânico, que está se tornando rotina nos países desenvolvidos (Fig. 17-3). No Brasil, alguns serviços de ECMO estão se consolidando, com experiência suficiente para servirem como referência para transferência de pacientes graves. É o último recurso quando o coração falha nos primei-

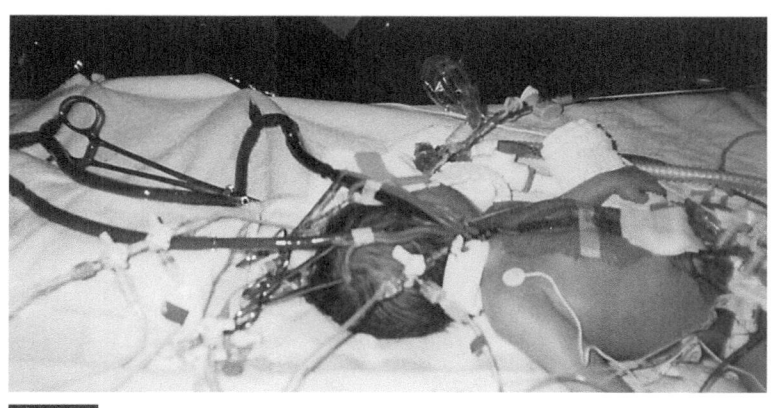

**Fig. 17-3**
Paciente em ECMO. (Ver *Pranchas* em *Cores*.)

ros dias de PO ou o paciente não consegue ser desconectado da CEC. No serviço do autor, aproximadamente 30% dos casos de ECMO são pacientes que não saem bem da CEC.[58] A sobrevivência está entre 40-56%.[20,59] Em outro estudo, 20% do total que não saíram da CEC necessitaram revisão cirúrgica, e 11% foram transplantados. Do total, 38% sobreviveram.[60]

Para o paciente com insuficiência cardíaca e boa função respiratória dependente de ECMO, pode-se mudar para suporte ventricular sem oxigenador, ou seja, dispositivo de assistência ventricular (DAV ou *VAD* em inglês, *Ventricular Assisted Device*). Outra situação seria pacientes em choque cardiogênico sem falência de múltiplos órgãos – o DAV pode ser a primeira escolha, o que facilita o transplante posteriormente.

Vários estudos pediátricos de acompanhamento a longo prazo têm mostrado uma melhora das técnicas de implantação e manejo de VADs, assim como melhor sobrevida. O centro de dados do grupo de Transplante Cardíaco Pediátrico demonstrou uma taxa de sobrevivência até chegar ao transplante de 77%, com uso de DAVs de 1993 até 2003, porém com maior sucesso ainda de 2000 a 2003, atingindo 86%.[61]

O coração de Berlin, ou Berlin Heart (*EXCOR Pediatric, Berlin Steglitz, Germany*) foi o primeiro dispositivo comercialmente disponível (desde 1992 na Europa) para DAV a longo prazo para pediatria (Fig. 17-4). Sua cânula especial e a bomba pneumática miniaturizada que produz um fluxo pulsátil podem ser usadas em pacientes desde 2,5 kg até adultos. Existem vários tamanhos de acordo com a idade e volume de ejeção desejado, podendo ser implantado em um ou nos dois ventrículos. Recentemente, as bombas Centrimag (*Levitronix LLC, Waltham, Mass, EUA*) têm sido utilizadas até mesmo no Brasil (Fig. 17-5). Em pacientes maiores de 15 kg, outra opção eficaz é o coração implantável HeartWare *(HeartWare International Inc, Framingham, Mass., EUA)*.

Um estudo prospectivo, multicêntrico, comparou crianças que receberam DAV (coração de Berlin) como ponte para o transplante contra um grupo histórico controle da Organização de Registro de Suporte de Vida Externo (ELSO). Aos 30 dias, o número de pacientes recebendo suporte mecânico submetido a transplante, ou sendo desmamado do suporte me-

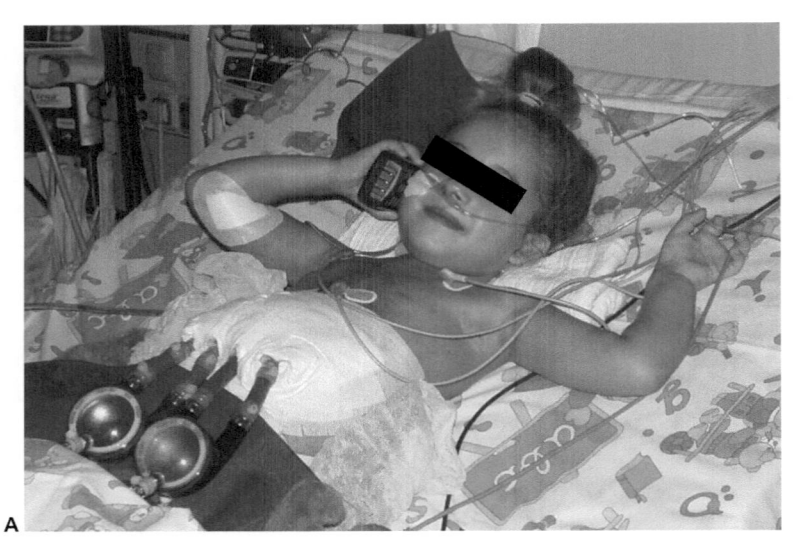

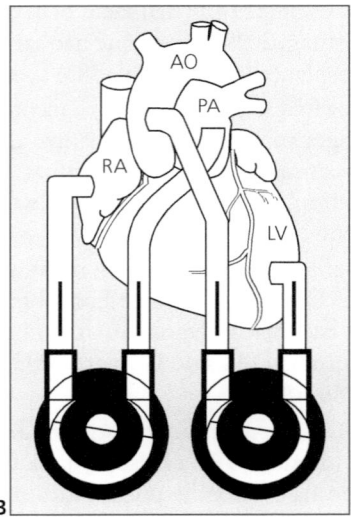

**Fig. 17-4**

(**A**) Paciente com *Berlin heart (Excor)* duplo, em VD e VE. (**B**) Esquema de colocação das cânulas, em RA (átrio direito) e PA (art. pulmonar); AO (aorta) e LV (ventrículo esquerdo). (Cortesia EXCOR.)

cânico, foi significativamente maior para os pacientes no grupo de DAV comparados a grupos equivalentes históricos em ECMO. Com base nesses estudos, o FAD americano aprovou o Berlin Excor como suporte para crianças.[62]

A maneira de indicar o suporte mecânico no PO cardíaco tem evoluído nos últimos 5 anos, de forma que se pode objetivar com ele:

1. **Descanso para o coração:** na maioria das vezes a função retorna em 72 horas. Se passar de 5 dias de dependência de suporte, dificilmente recuperará ou existe um defeito residual que requer cateterismo (em ECMO) para diagnóstico e terapia definitiva.

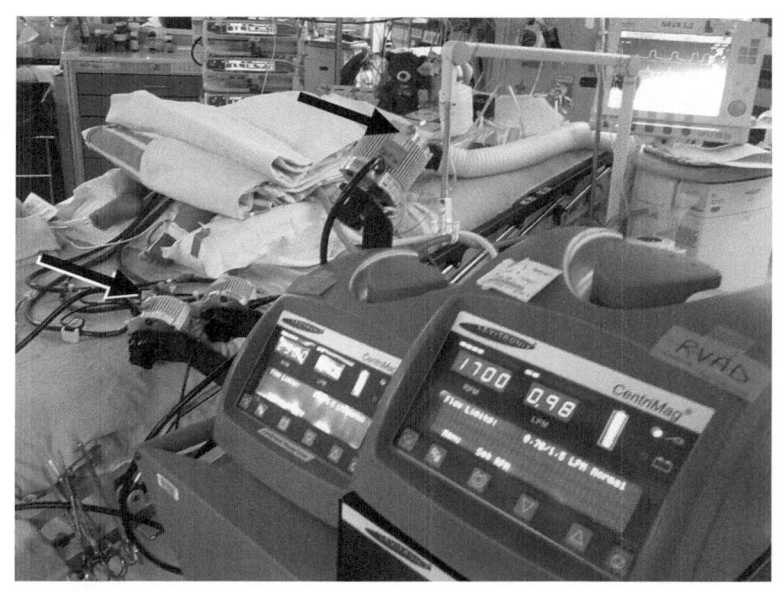

**Fig. 17-5**
Duas bombas do tipo dispositivo de assistência ventricular (DAV), uma para o VD e outra para o VE, em paciente PO cardíaco, esperando por transplante. Não há oxigenador acoplado. As setas apontam para as bombas centrífugas, com uma extra (reserva) no meio. (Ver *Pranchas em Cores*.)

2. **Ponte para transplante:** sabendo-se que existe lesão miocárdica irreversível, ou defeito impossível de reparar, a criança é mantida em suporte mecânico até que um órgão esteja disponível para transplante. Nesse caso, ao passar dos dias, o sistema de suporte pode ser mudado de ECMO para DAV – tipo Berlin Heart ou bomba centrífuga tipo Centrimag (Figs. 17-4 e 17-5). A razão para mudar é o fato de esses pacientes exigirem menos cuidados, podendo ser até transferidos para enfermaria em centros especializados onde podem ser mobilizados mais facilmente.[32]

## ■ Disfunção de relaxamento diastólica

Neonatos e lactentes pequenos com cirurgia corretiva total (ToF, PCA etc.) podem apresentar uma disfunção ventricular mais importante na fase diastólica. Esta se caracteriza por uma alteração no relaxamento ventricular e está associada a edema miocárdico, o que restringe sua função. Esse diagnóstico pode ser suspeitado pela ecocardiografia, especialmente com técnicas de imagem tecidual por Doppler.

A terapêutica para essa condição envolve administração de volume, elevando-se a PVC (12-15 cm$H_2O$), uso de dose baixa de inotrópico, uso de vasodilatadores, evitando-se a taquicardia. A milrinona parece ser a droga de maior benefício nessa situação, e a niseritidine pode ser uma opção.[20]

## Crises de hipertensão pulmonar (HP)

A hipertensão pulmonar manifesta-se com hipoxemia aguda, intensa e refratária, com posterior queda do débito cardíaco, manifesto pela diminuição da perfusão periférica, aumento da PAD e da PAP média (acima de 25 mmHg). À radiografia de tórax observam-se pulmões escuros e com pouca vasculatura. É sempre importante correlacionar a PAP com a MAP, sendo que a situação de HP se apresenta quando a PAP é aproximadamente 50% maior que a pressão sistêmica (MAP). Essa situação é mais comum em RN, em virtude das alterações anatômicas decorrentes pós-nascimento, musculatura vascular hipertrófica, e altamente responsivo às alterações metabólicas. As crises são usualmente precipitadas por acidose, hipoxemia, hipotermia, hipoglicemia, dor ou ansiedade (sucção endotraqueal, por exemplo). A população mais susceptível para crises de hipertensão pulmonar são os pacientes em pós-operatório de DVTA, CIV amplas, CAV, *truncus arteriosus*, dupla via de saída de VD, TGV, para os quais devem ser estabelecidas medidas preventivas.[20] Evitar estimulação excessiva – mínimo manuseio. Usar narcótico em infusão contínua (fentanil ou morfina) com doses extras pré-sucção do tubo traqueal.

- *Estratégias ventilatórias:* $FiO_2$ elevada (0,7-1 por curto período), mantendo o $pCO_2$ entre 30-35, atingindo um pH de 7,45-7,55, porém minimizando elevação da pressão média de via aérea: a PEEP deve ser aquele necessário para manter um volume pulmonar normal e evitar atelectasias; TI (tempo inspiratório) curto e TE (expiratório) longo com Vc (volume corrente) alto para manter o volume-minuto. Em casos agudos, hiperventilar o paciente manualmente com bolsa anestésica até controlar a situação.
- *Uso de bicarbonato de sódio:* com base em estudos em animais, o pH parece ser o agente regulador da vasculatura e não o $pCO_2$.[63] Dessa forma, quando não ocorre resposta com a hiperventilação, o próximo passo é a alcalinização via bicarbonato de sódio, embora esse método seja de breve resposta.
- *Estratégias cardiovasculares:* otimizar a pré-carga, mantendo-se um volume circulante alto com PAD ou PVC de 10-14 mmHg. A seguir, usar ON como vasodilatador específico, entre 1-20 ppm, observando os níveis de metaemoglobina e $NO_2$ para evitar efeitos tóxicos deletérios. Em um recente estudo sobre o uso rotineiro de ON em pacientes sob risco de hipertensão pulmonar, a presença de ON diminuiu o número de crises, encurtou o período de PO, porém não diminuiu o tempo em UTI ou de intubação.[64]
- *Tratamento:* o óxido nítrico inalado (ONi) é ainda a opção melhor a curto prazo. O uso de **dipiridamol** (1-2 mg/kg/dia 12/12 h IV ou PO), como vasodilatador adjuvante ao ONi pode ser uma opção. **Fenoxibenzamina** é outra droga vasodilatadora utilizada em muitos centros (p. ex., em cirurgias de Norwood I) como estabilizador da vasculatura pulmonar, sendo potente vasodilatador.[55] Ela requer, contudo, dose de ataque que idealmente deve ser feita quando ainda o paciente está em CEC no bloco cirúrgico, evitando-se, assim, a hipotensão sistêmica.
- Pacientes que respondem a vasodilatadores pulmonares recebem bloqueadores do cálcio, nifedipina ou diltiazem. Os que não respondem, recebem uma droga dentre as três classes a seguir: prostanoides (como o epoprostenol), antagonistas do receptor à endotelina (como bosentan), ou um inibidor da fosfodiesterase (como o sildenafil).

O **Sildenafil** é usado rotineiramente em dosagem oral como droga principal ou como transição para evitar rebote de HP na descontinuação do ON.[55,65] Recentemente, com base em um estudo pediátrico que constatou maior mortalidade em crianças com estabelecida hipertensão pulmonar em uso crônico de Sildenafil, a FDA Americana passou a recomendar a não utilização dessa droga em doses altas em pediatria, embora ela seja liberada na Europa e em outros lugares.[66] Um grupo de autoridades em HP que criticou este estudo ainda recomenda a droga, porém aconselha melhor monitorização e mais estudos.[67]

**Epoprostenol** é uma **prostaciclina** em infusão contínua pode ser usada, porém é bastante cara e de difícil administração (tem meia-vida de 3-5 minutos), necessitando bombas de infusão contínua de alta precisão, sendo estável em infusão contínua em temperatura ambiente somente por 8 horas. A dose inicial é de 2-4 ng/kg/min, e pode ser aumentada, porém limita-se aos efeitos colaterais (vermelhidão, cefaleia, diarreia e dor nas pernas). A dose ideal varia de indivíduo para indivíduo, geralmente entre 20 e 40 ng/kg/min.

O **Iloprost** é um análogo da prostaciclina disponível em forma EV, oral ou nebulizada (por aerossol), tendo uso cada vez mais frequente e com sucesso nas UTIs em PO cardíaco.[68]

- *Considerar ECMO ou suporte mecânico da circulação:* a literatura demonstra excelentes resultados com ECMO em hipertensão pulmonar do RN e também em situações de PO cardíaco complicadas por hipertensão pulmonar, como em casos de DVTA.

## AVALIAÇÃO POR SISTEMAS/PRINCIPAIS COMPLICAÇÕES

### ■ Sistema nervoso central (SNC)

*Analgesia e sedação*

A) Rotineiramente utilizam-se analgésicos do tipo **narcótico** em infusão contínua (Morfina 20 a 60 µg/kg/h ou Fentanil 2-10 µg/kg/h) com bolo suplementares, se necessário. Dor é um fator precipitante de hipoxemia, crises de hipertensão pulmonar, instabilidade hemodinâmica, arritmias (taquicardia juncional ectópica – JET, por exemplo) entre outros. Pacientes com analgesia insuficiente têm pior prognóstico. Fentanil é extremamente útil em pacientes sujeitos a crises hipertensivas sistêmicas (p. ex., PO de coarctação de aorta) e pulmonares (p. ex., PO de DVTA, Norwood I). A prevenção de crises de abstinência deve ser feita após o uso prolongado de narcóticos (mais de 7-10 dias), utilizando regimes graduais de desmame ou administração de Metadona (ver Capítulo 49).

B) Sedação é obtida com uso intermitente ou contínuo de **benzodiazepínicos** (midazolam 0,15-0,7 mg/kg/h ou lorazepam 10-40 µg/kg/min), porém sua administração pode precipitar hipotensão e piora hemodinâmica. O uso de hidrato de cloral (25-30 mg/kg/dose a cada 4 ou 6 horas por via oral/SNG) nos dias subsequentes pode facilitar a extubação do paciente sem perigo de depressão respiratória.

A **Dexmedetomidina** está tornando-se droga frequente em PO cardíaco em alguns centros, em razão de efeitos limitados na função respiratória. Ela é um adrenorreceptor α2-agonista, com efeitos sedativos, analgésicos e ansiolíticos. Produz rápida sedação, porém permite um limiar para acordar fácil de ser obtido. Porém, hipotensão (0-34%) e bradicardia (0-12,5%) são efeitos colaterais encontrados, sendo dose-dependentes. Em estudo prospectivo com análise farmacocinética, a Dexmedetomidina em doses de 0,25 a 0,75 µg/kg/h mostrou-se eficaz como analgésico e sedativo, sem haver necessidade de usar opioides. A taxa de sucesso em extubação alcançou 94%.[69]

**Propofol** (2,5-3,5 mg/kg para indução anestésica em procedimentos rápidos), droga popular em UTI de adultos, deve ser usado cuidadosamente em pediatria em virtude de seu efeito hipotensor, relatos de morte súbita, acidose metabólica e até de maior mortalidade em crianças sob uso contínuo, quando comparado a outros regimes. É uma droga extremamente útil para períodos curtos (< de 12 horas).

Como paralisante muscular, o **Rocurônio** (menos parefeitos hemodinâmicos) ou Pancurônio podem ser usados em doses intermitentes.

## Problemas

É importante uma avaliação neurológica basal dos pacientes antes da cirurgia, para que se possa ter uma expectativa realista dos resultados cirúrgicos. Neonatos com HVE, por exemplo, são passíveis, em razão da complexidade de sua cardiopatia congênita, de ter outras malformações sistêmicas associadas. Consequentemente, uma má evolução neurológica PO pode ser erroneamente interpretada como resultado da cirurgia, pois, muitos vão à mesa operatória com déficits congênitos e/ou adquiridos.[70] Avaliação a longo prazo destes pacientes é importantíssima com especialistas treinados e seguindo normas estabelecidas, como a das Sociedades de Pediatria e Cardiologia.[71]

A duração "segura" da cardioplegia com hipotermia e parada circulatória é desconhecida, mas se pensa que está entre 30-60 minutos. Períodos mais prolongados acarretam risco progressivamente mais elevado de lesão neurológica transitória ou permanente. Embolismo gasoso e por micropartículas é um risco presente em qualquer paciente em uso de CEC. A manifestação imediata desses eventos pode ser convulsões focais, ou déficits motores unilaterais. Entre 4-25% das crianças convulsionam no PO imediato.[20]

Convulsões clínicas no PO imediato Jatene correlacionam-se com pior exame neurológico, exames de imagem mais alterados e retardo no desenvolvimento neuropsicomotor no pré-escolar, porém trabalhos mais recentes demonstram que convulsões apenas eletroencefalográficas não exibem a mesma correlação com prognóstico a longo prazo.[72,73] O cérebro é particularmente sensível a baixas pressões de perfusão durante as primeiras 24-36 horas após CEC, de forma que é crucial a manutenção de pressão de perfusão cerebral e substrato metabólico (oxigênio e glicose) adequados durante o PO imediato.[74] Distúrbios do movimento e do tipo coreoatetose podem surgir como resultado de hipoperfusão na região dos gânglios da base.

Hipotermia é a estratégia mais adequada de proteção cerebral durante CEC e, em alguns casos, pode ser estendida ao PO imediato, diminuindo o consumo de oxigênio tecidual. Desastres neurológicos com mau prognóstico podem acontecer se houver parada cardíaca no período de reaquecimento do paciente ou pressão de perfusão muito baixa, por ocasião da saída da CEC (MAP menor que 30 mmHg, por exemplo, com o RN ou lactente em fase de reaquecimento).[74]

Alguns tipos específicos de lesão neurológica são descritos a seguir:

- *Síndrome da artéria espinhal anterior e oclusão da artéria da Adamkiewicz*: clampeamento aórtico prolongado em cirurgia de coarctação de aorta.
- *Paralisia de corda vocal*: dano do nervo laríngeo recorrente, ocorrendo em ligaduras de ducto arterioso ou qualquer cirurgia na área. A extubação do paciente será mais difícil, a habilidade de tossir e limpar a via aérea torna-se comprometida. Afonia e estridor podem ser as manifestações iniciais. Se unilateral, o paciente evolui bem; se bilateral, existe risco de aspiração e alimentação por sonda se faz necessária.
- *Paralisia diafragmática*: lesão de nervo frênico, por trauma direto, hipotermia ou por estiramento originam neuropraxia, com potencial para reversão completa. A transecção do nervo é rara. A respiração paradoxal é o sinal clínico mais importante, especialmente no lado esquerdo ou contralateral ao fígado, com elevação do diafragma na radiografia de tórax (Fig. 17-6). Isto acarreta prolongamento do tempo de ventilação mecânica e pode exigir plicatura do diafragma, especialmente em lactentes menores de 2 anos de idade. Incidência está em torno de 0,3-10%.[75] O diagnóstico confirmatório se faz com ultrassonografia (não esquecer de colocar o paciente em respiração espontânea, sem pressão positiva!) e/ou com fluoroscopia. Cirurgias que envolvem toracotomias e as manipulações ao redor do tronco aórtico e pulmonar aumentam sua incidência.
- *Neuropatia da doença crítica*: hipotonia e dificuldade de saída do ventilador são os sinais mais comuns, sendo associada ao uso prolongado de drogas paralisantes, *sepse* e uso de corticosteroides.
- *Hipotonia global*: sinal de isquemia global, associada a baixas pressões de perfusão cerebral. Os pacientes necessitarão EEG seriados, tomografias de crânio e ressonância magnética (RM) para uma completa avaliação prognóstica.
- *Retardo mental e problemas psicomotores*: muitos estudos de seguimento a longo prazo de paciente pós-cirurgia cardíaca, especialmente de Edmonton, no Canadá, revelam dentre outras coisas que: o grau de escolaridade da mãe associa-se ao desenvolvimento psicológico dos operados de Jatene examinados aos 5 anos de idade; o desfecho aos 2 anos de idade dos neonatos operados pela técnica de Norwood modificada por Sano (conduto VD-AP), estão em melhor condição psicomotora dos que foram operados com *shunt* do tipo B-T; crianças com defeitos cromossômicos têm muito pior prognóstico neurológico do que pacientes com mesmo defeito cardíaco sem anormalidade cromossômica (p. ex., interrupção de arco aórtico); dificuldades na linguagem maior que na população em geral, autismo tem incidência maior aos 5 anos (6,1%) em Transposições com CIV; 11% em transposições com septo intacto (10 vezes maior que encontrado na população em geral); distúrbios de linguagem em 11-14% dos Jatenes; porém o índice de paralisia cerebral é muito baixo, sendo de 1,2% nos Jatenes, 4% pós-Norwood-Sano, 13% pós-ECMO, e 10% pós-transplante cardíaco por doença congênita e 0% para anomalias de retorno venoso.[76]

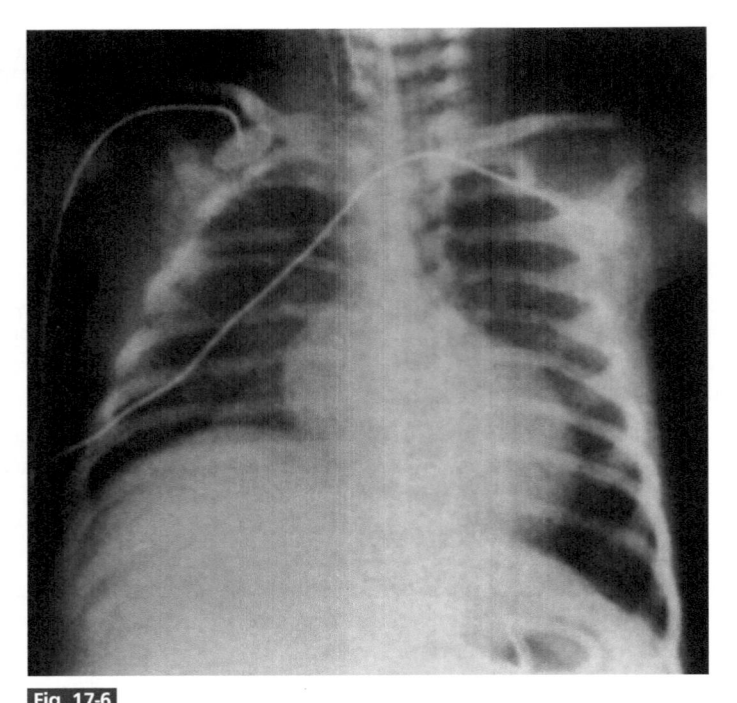

**Fig. 17-6**
Paralisia diafragmática direita.

- **Sistema respiratório**

Redução da complacência dinâmica e estática pulmonar no PO imediato, graças à síndrome da perda líquida capilar e da SRIS, são consequências da CEC. Ocorre também perda de surfactante com consequente atelectasia pulmonar, edema intersticial e diminuição da capacidade residual funcional, além de lesão endotelial. A pressão oncótica plasmática fica também reduzida pela hemodiluição, especialmente nos RNs e lactentes pequenos. Existe evidência de que a técnica operatória do tipo cardioplegia com fluxo sanguíneo baixo sob hipotermia profunda é pior para os pulmões (pior complacência aos 90 min) no PO de RN do que a técnica da cardioplegia com parada circulatória sob hipotermia profunda (PCHP).[77]

A abordagem ventilatória inicial do paciente envolve:

- Monitorizar saturação de oxigênio e fração de $CO_2$ expirado ($EtCO_2$).
- Iniciar ventilação mecânica com $FiO_2$ a 0,6 (com exceção de Norwood I, quando se administra mínimo $O_2$ necessário para manter saturação entre 70-80%); PEEP de 5 $cmH_2O$, pico pressórico suficiente para elevar o tórax e ofertar um volume corrente de aproximadamente 6-8 mL/kg (evitar PIP > 30-35 $cmH_2O$). Com esta estratégia obtém-se boa expansão, evitam-se atelectasias, diminui-se RVP, recrutam-se áreas menos complacentes. O possível maior volume corrente é compensado com uma frequência respiratória menor.

- Alcalose respiratória: seu uso é preconizado por alguns em pacientes submetidos a ventriculotomias direitas, remoção de bandas musculares em VD (TOF), colocação de condutos VD – AP (enxertos homográficos com ou sem válvula), cirurgias de Glenn e Fontan e pacientes sujeitos a crises de hipertensão pulmonar, obtendo um pH entre 7,4-7,5 através de hiperventilação ($pCO_2$ entre 30-40) nas primeiras 24-36 horas. Dessa maneira, permitir-se-iam uma diminuição da RVP e melhora da pós-carga do VD. Porém, sabe-se que a alcalose respiratória profilática pode ser prejudicial, pois, causando vasodilatação cerebral, diminui o retorno venoso cerebral ao coração, além de aumentar a pressão média de via aérea. É preferível usar bicarbonato para se obter um pH ligeiramente mais alcalino.
- Extubação no bloco cirúrgico ou nas primeiras horas após admissão na UTI (técnica *fast track*) tornou-se rotina em casos de fechamento de CIA, CIV não complicada, correção de coarctação de aorta via toracotomia, fechamento de ducto, e após Glenn e Fontan (nestes dois últimos casos, o paciente beneficia-se muito de ventilação espontânea – com pressão negativa – pois isso aumenta o retorno venoso intratorácico). Em contraste, a ventilação com pressão positiva pode piorar a RVP e diminuir o fluxo sanguíneo pulmonar.

  Quando extubar precocemente? Existem técnicas anestésicas e rotinas de UTI que favorecem a extubação precoce, o que tem-se consagrado como uma grande mudança no PO cardíaco pediátrico nos últimos anos.[78] Isso diminui o tempo de estadia na UTI e muitas complicações (Quadro 17-6).
- Prevenção de atelectasias é feita com expansão pulmonar adequada por pressão positiva e por manobras de recrutamento alveolar toda vez que a criança for desconectada do ventilador (se a situação hemodinâmica permitir). Alguns pacientes hipoxêmicos necessitam de PEEP mais elevado para manter adequado volume pulmonar e $FiO_2$ dentro de níveis não tóxicos (< 0,6%).
- Aumento da RVP. Pacientes sujeitos a edema pulmonar por terem fluxo pulmonar excessivo (*shunt*s de diâmetro excessivo, Norwood I, janelas aortopulmonares, insuficiência mitral grave) podem beneficiar-se de medidas que aumentem a RVP, como hipoventilação (pH 7,3-7,35) e uso de $FiO_2$ a 21%. É importante a determinação da presença ou não de *shunt* intracardíaco (CIV residual com fluxo D-E) por ecografia ou cateterismo cardíaco quando existe cianose ou dessaturação inesperada na presença de pulmões expandidos e sem desequilíbrio da fração ventilação-perfusão (V/Q). Através da medida da oximetria

| QUADRO 17-6 | Quando extubar precocemente |
|---|---|
| • Paciente está perfundido ("aquecido"), consistentemente acordado com sedação desligada, calmo, com reflexos de via aérea presentes | |
| • Respira espontaneamente e regularmente no ventilador em pressão de suporte ou CPAP | |
| • Hemostasia plenamente alcançada (não sangra mais) | |
| • Não há distúrbio acidobásico significativo | |
| • Estável hemodinamicamente em baixo nível de inotrópico (ou nenhum) | |
| • A radiografia de tórax é satisfatória (sem derrame, sem atelectasia importante etc.), bem como o ecocardiograma trans e/ou pós-operatório | |

venosa no AD (sangue obtido da PVC) e da AP (sangue obtido do cateter de AP), pode-se verificar a presença de *shunt* intracardíaco à beira do leito. O controle da dor, especialmente na presença de tubos de drenagem mediastinal e torácica, é fundamental para manutenção de adequado volume pulmonar sem atelectasias e de adequado desmame do ventilador.

A falha na extubação pode ser atribuída a várias causas, dentre elas:

A) Obstrução de via aérea alta (com estridor inspiratório) secundária a edema subglótico (pacientes em PO cardíaco são mais suscetíveis), paralisia de corda vocal (lesão de nervo laríngeo recorrente, com alteração na voz ou no choro) induzindo acúmulo de secreção ou ainda presença de compressão extrínseca não detectada previamente.[79] Para edema subglótico, administramos Epinefrina 1:1000 (2,5-5 mL via Neb) e Dexametasona IV por 24 horas, reintubando o paciente com tubo endotraqueal de menor diâmetro (0,5 mm).
B) Hipotonia, de origem neurológica ou metabólica (potássio ou fosfato baixos).
C) Paralisia ou paresia diafragmática uni ou bilateral (diagnóstico por ultrassonografia) e/ou fluoroscopia).
D) Infecção – pneumonia (viral ou bacteriana) ou síndrome da angústia respiratória. A presença de infecção viral (principalmente vírus sincicial respiratório) não reconhecida no pré-operatório acarreta ventilação prolongada e maior morbidade no PO.
E) Edema pulmonar (p. ex., em insuficiência mitral moderada a grave).
F) Traqueomalacia ou traqueobroncomalacia não diagnosticada previamente (comum em casos de anel vascular, ausência de válvula pulmonar e atresia pulmonar). Uso de PEEP elevado, CPAP e posição prona beneficiam muito esses pacientes. Em alguns casos, estas crianças necessitam traqueostomia.
G) Compressão de brônquio intrapulmonar por aumento de AD ou VD ou VE em insuficiência cardíaca grave. Broncoscopia faz parte de investigação rotineira de um paciente que não consegue extubar no PO cardíaco!
H) Anel vascular não diagnosticado previamente (tomografia e broncoscopia rígida são necessárias).
I) Derrame pleural (algumas vezes causado por quilotórax) (Fig. 17-7).

O quilotórax é uma complicação em 2-4% ou mais das cirurgias cardíacas, causado pela disrupção do ducto e/ou vasos linfáticos da cavidade torácica ou por aumento da pressão venosa central graças à trombose em veia cava superior ou seus afluentes (frequente em obstruções de via de saída de VD). O diagnóstico é com base em quatro parâmetros: 1) neutrófilos acima de 1.000, com predominância de linfócitos no líquido (> 80%); 2) aspecto é leitoso (em 50% ou mais ele pode ser claro, p. ex., paciente em NPO); 3) presença de triglicerídeos elevados com relação ao nível sérico; 4) quantidade (10-20 mL/kg/dia).

O conteúdo proteico causa desnutrição precoce, com susceptibilidade maior às infecções e *sepses* (12%) em razão da perda de imunoglobulinas, e também pode causar coagulopatia havendo necessidade de se verificar os INR e TP frequentemente; transfusão de Plasma pode ser necessária. Distúrbios hidroeletrolíticos também são comuns.[80]

O tratamento consiste em uma primeira fase de dieta com fórmula com base em triglicerídeos de cadeia média (TCM) (Alfarré®, Pregestemil®) por 7-10 dias associada à drena-

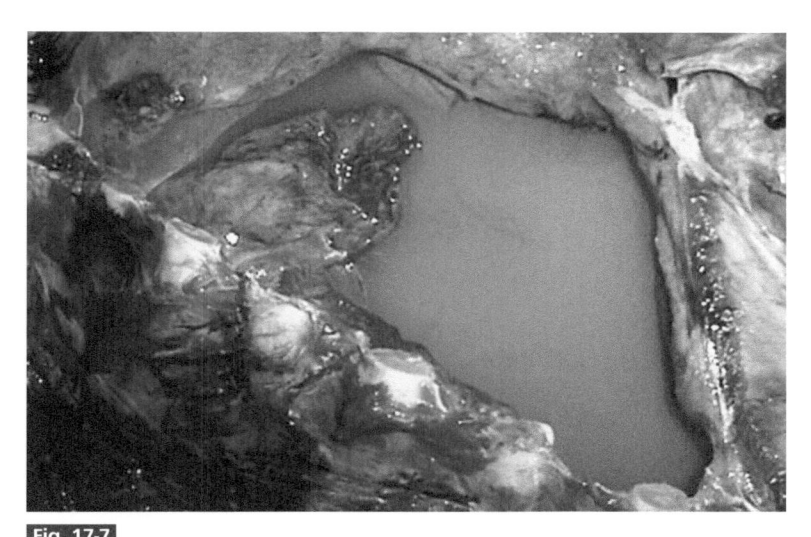

**Fig. 17-7**
Quilotórax, onde se observa o líquido com aspecto "leitoso"(lipêmico). (Ver *Pranchas em Cores*.)

gem pleural. Em 70-80% esse tratamento é eficaz. Se não houver resolução, ou se a drenagem for maior que 20 mL/kg/dia, coloca-se o paciente em NPO por 14 dias sob nutrição parenteral total (NPT). O uso de Octeotriode (análogo da somatoestatina) endovenoso em infusão contínua (0,5-10 µg/kg/h de infusão contínua, ou dose alternada a cada 8 horas) pode ser associado a NPT após 3 dias de insucesso em diminuir a quantidade de drenagem, com bons resultados.[81] Alguns serviços também utilizam um curso curto de esteroides. A suplementação com imunoglobulinas, mesmo que faça sentido empiricamente, em estudos recentes não alterou o índice de infecção dos pacientes.[82]

Quando uma dieta especial à base de TCM não é disponível, as alternativas são leite magro com óleo de coco, em volume que supra 40% das calorias totais diárias. O óleo de coco tem 8 cal por mL.

Ocorrendo falha, parte-se para a cirurgia de ligadura de ducto e, posteriormente (4-6 semanas), se não houver resultado favorável, opta-se por canulação por técnica semi-invasiva da cisterna Chyli ou então derivação pleuroventricular ou pleurodese.[81]

## ■ Sistema urinário

Disfunção renal é comum no PO cardíaco e vai desde oligúria leve até insuficiência renal requerendo diálise.

Lesão renal aguda (LRA ou AKI em Inglês – *Acute Kidney Injury*) requerendo diálise se vê em 2,1 a 17% dos pacientes. Estaria associada, todavia, a uma mortalidade de 40% em crianças precisando de diálise em PO cardíaco.[83]

**No paciente oligoanúrico:**

- Verifique adequação do débito cardíaco/oferta de oxigênio aos tecidos (ECO, saturação venosa mista central, lactato); aumente inotrópico ou vasodilatador, se em baixo débito.
- Tente uma carga volumétrica.
- Afaste problema de cateter obstruído, se a oligúria não faz sentido clinicamente.
- Considere Furosemida, após não haver resposta à carga de volume (infusão pode ser necessária).
- Introduza terapêutica dialítica se não houver resposta ao líquido e ao diurético ou se existir hipercalemia e/ou acidose metabólica.

O aumento de ureia e creatinina são sinais tardios de insuficiência renal (IR). Nas primeiras 12 horas não é incomum haver baixo débito urinário, mesmo com reposição volumétrica e uso de inotrópicos. É importante, portanto adequar dosagens de drogas (Milrinona, antibióticos por exemplo) conforme a função renal.

Há que lembrar que pode ocorrer também uma grande perda hídrica para o terceiro espaço. Assim, nesta etapa, é preferível não induzir a diurese forçada com diuréticos. Rotineiramente, em alguns serviços, instalam-se no transoperatório cateteres de diálise (tipo Tenchkoff) em RN e lactentes pequenos nos quais se prevê surgimento de IR pré-renal, ascite importante e anasarca (é mais recomendado ainda se a função renal pré-operatória já estava comprometida) (Fig. 17-8). Com baixo débito urinário e a instalação de LRA/AKI, a retenção líquida pode ser tão grave que a ascite provoque uma síndrome compartimental abdominal (pressão intravesical maior que 15 $cmH_2O$), piorando ainda mais a função renal. É necessária, então, a colocação de cateter de diálise, que pode servir apenas para remover o excesso de líquido, ou também para efetivamente dialisar o paciente, evitando-se uso de doses tóxicas de diuréticos (ver Capítulo 42).

As indicações de diálise são as conhecidas: azotemia, hiperpotassemia, acidose metabólica e retenção de fluido excessiva (derrame pleural, edema pulmonar, ascite impedindo retorno venoso). Porém, a maioria das vezes atualmente a terapêutica dialítica é instituída tão somente com intuito de remover líquidos (excesso de carga hídrica > 10%) e ao mesmo tempo permitir nutrição adequada. Pensa-se hoje que sobrecarga hídrica aumenta a morbidade em pacientes adultos e pediátricos.[84] Existe alguma evidência de que diálise precoce pode diminuir a mortalidade em PO cardíaco.[85] Demonstrou-se que com agressiva diálise no segundo dia de UTI para excesso de líquido, em uma população de pacientes mista, mas com 57% sendo PO cardíaco, a mortalidade final foi de 10%, significativamente mais baixa que o que se observa na literatura.[86]

A técnica dialítica varia com a experiência local, desde a simples diálise peritoneal até as várias formas de diálise contínua venovenosa com ou sem ultrafiltração (CVVH, CVVH-D, CAVH-DF são as siglas em inglês). A partir do momento em que o paciente atinge estabilidade hemodinâmica e diminui-se o suporte inotrópico, inicia-se a fase de provocar maior diurese. Torna-se especialmente importante quando o esterno ainda precisa ser fechado. Furosemida em infusão contínua (0,1-0,5 mg/kg/h) permite menor instabilidade hemodinâmica e é bem tolerada. É importante não fazer administração de Furosemida em bolo, e sim diluí-la e administrar sobre um período de 30 minutos. Rápida administração não diluída está associada à surdez![87]

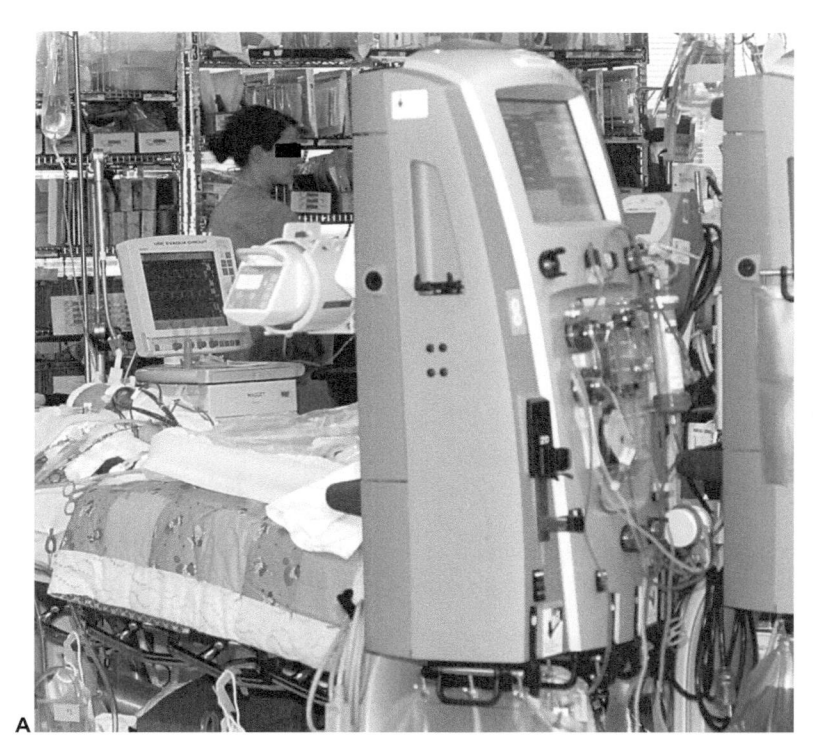

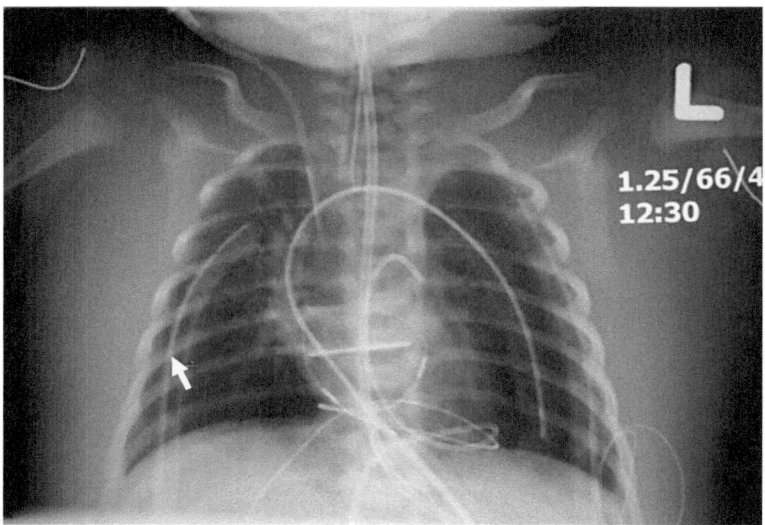

**Fig. 17-8**
(**A**) Paciente em PO cardíaco em CRRT, em virtude de anasarca (Raios X) (**B**); observe o grau de edema torácico (seta). (Cortesia dos autores.)

Em uma fase mais crônica, inicia-se espironolactona (1-3 mg/kg/dia) como preservador de K, pois beneficia no tratamento crônico da IC em PO.

## Sistema hematológico

Pacientes em PO imediato podem sofrer efeitos do tipo **antitrombose** pela CEC, como: a) destruição, alteração da função e queda da produção de plaquetas; b) consumo de fatores por perda ou diluição; c) fibrinólise aumentada; d) efeito residual da heparina.

Não raramente existe um quadro de tendência à trombose vascular no PO, caracterizado por:

A) Consumo ou diluição de fatores antitrombóticos.
B) Proteínas C e S deficientes.
C) Consumo de antitrombina III (recomenda-se verificar níveis séricos em RN e lactentes pequenos em PO de Norwood I e de Glenn, por exemplo).
D) Lesões da microvasculatura e lesão endotelial em grandes vasos (uso de cateteres centrais).
E) Baixo fluxo sanguíneo e aglomerados nos capilares.
F) Contato do sangue com material e superfícies sintéticas.

Quando existe edema de membro inferior após cateterismo ou após colocação de cateteres centrais, deve-se realizar um exame de ultrassonografia e começar com heparina. Mais importante ainda se houver ausência de pulso periférico.

Aspecto de suma importância é o da anticoagulação após específicas cirurgias, como, por exemplo, o implante de válvulas mecânicas, criação de *shunts* do tipo B-T, Norwood-Sano etc. O leitor deve consultar o protocolo de seu serviço, e, na falta deste, seguir o guia de anticoagulação corrente que é publicado periodicamente como um suplemento na revista *Chest*.[88] É prática comum iniciar com Heparina a 10 unidades/kg/h em infusão contínua assim que o paciente cessar o sangramento PO em casos de *shunt* e Norwod-Sano. Os protocolos também estabelecem quando transicionar o paciente para a Heparina de baixo peso molecular e drogas do tipo varfarina.

## Sistemas digestório e hepático

Complicações digestivas são incomuns, porém existem algumas situações especiais que merecem atenção. É fundamental manter um suporte nutricional adequado, considerando que as crianças em IC estão em constante déficit.

O paciente não é capaz de aproveitar nutrientes até o segundo dia PO, não sendo vantajoso administrar alimentação precocemente, com exceção de procedimentos simples, como fechamento de CIA, PCA ou CIV. Porém, após cirurgias que exigem CEC e cardioplegia com clampeamento vascular, o intestino não estará absorvendo nutrientes até quando o edema intestinal for menor, o que ocorre ao redor do terceiro dia. É prática comum, em casos menos complicados, iniciar com uma dieta que estimule o trofismo das vilosidades intestinais no 2º ou 3º dia, sem objetivo de atingir nutrição total neste momento. Não é necessário administrar profilaxia para ulceração gástrica ou duodenal, visto que pacientes pediátricos são de baixo risco. Se, porém esteroides são utilizados, preconiza-se utilizar Ranitidina ou outro bloqueador H-1 durante o seu uso.

A motilidade gástrica não raramente está comprometida pelo uso de medicações tipo narcóticos e nitroprussiato, hipopotassemia etc. É recomendado utilizar inicialmente alimentação por sonda enteral, por essa razão.

Algumas situações especiais merecem destaque. Pacientes em PO de coarctação de aorta, especialmente RN e pequenos lactentes, devem ser deixados em dieta zero por mais tempo (3-5 dias), em razão da isquemia intestinal a que foram sujeitos pelo clampeamento. Durante esse tempo, NPT é recomendada. Esses pacientes podem apresentar quadro semelhante à enterocolite necrosante, bem como qualquer RN com procedimento que os deixe cianóticos, especialmente pós-CEC prolongada. Pacientes com quilotórax precisam de uma dieta com triglicerídeos de cadeia média (ver anteriormente). A insuficiência hepática não é incomum após cirurgias de tetralogia de Fallot com correção total, e Fontan, por sobrecarga de volume e baixo débito cardíaco com PVC elevada. Nestes casos deve-se dosar os índices de coagulação e corrigi-los.[20]

## DISTÚRBIOS HIDROELETROLÍTICOS E DO METABOLISMO

### ■ Hidratação

Os pacientes pós-CEC apresentam excesso de água extracelular, independentemente de seu volume intravascular. A reposição líquida deve ser feita com valores entre 50 a 70% da manutenção hídrica normal nas primeiras 24 horas. Em alguns serviços da América do Norte, utiliza-se uma solução mista chamada Dextrose com Soro Fisiológico sendo que para menores de 10 kg utilizam glicose a 10%, enquanto que para os maiores de 10 kg empregam solução de glicose a 5% 1:1 como SF. Não se utilizam mais soluções hipotônicas.[13]

Acrescenta-se potássio, mas somente após saber o valor sérico deste. Após cirurgia *sem CEC*, a manutenção hídrica pode ser de 80% do normal para o peso/idade. Ocasionalmente, há necessidade de infundir glicose a 25% para manter normoglicemia. É recomendável sempre concentrar ao máximo toda medicação infundida. Diuréticos serão acrescentados após estabilização hemodinâmica do paciente, o que ocorre geralmente dentre 36 a 48 horas de PO. Exceções para uma política mais liberal de líquidos são os casos de Fontan, Glenn e pacientes com *shunts* sistêmico-pulmonares. Os distúrbios mais comuns no PO imediato são a hipocalcemia e a hipoglicemia.

### ■ Glicose

A presença de hipoglicemia é menos frequente atualmente pelo fato de que muitos cirurgiões optam por administrar esteroides durante a CEC. Hipoglicemia atua como um inotrópico negativo, sendo secundária à falta de aporte de glicose adequado ou ao uso de insulina na cardioplegia. O miocárdio, especialmente o do RN, é dependente de glicose como fonte energética e é incapaz de gliconeogênese. Na presença de hipóxia ou isquemia, a hipoglicemia desencadeia metabolismo anaeróbico e acidose láctica, com diminuição de função em órgãos vitais, como o cérebro e o coração.

Em algumas horas de PO, em reposta ao estresse, os pacientes podem apresentar hiperglicemia (situação mais frequente). Se temporária, a hiperglicemia não exige o uso de insulina IV, embora em casos mais crônicos o tratamento dessa condição com infusões de insulina em pacientes adultos tenha-se mostrado eficaz em diminuir a mortalidade.[89] O mesmo grupo Belga demonstrou que o controle da glicose reduz o tempo de UTI, mas não alterou mortalidade na sua UTI pediátrica.[90] Porém, vários estudos em outros países não conseguiram reproduzir esses benfícios.[91] Por isso a rotina é controlar a glicose excessivamente alta, trazendo os níveis próximos ao normal, mas não tão agressivamente pelo risco de hipoglicemia.[92]

### ■ Potássio (K)

Hipopotassemia é frequente no PO imediato; porém, com o passar das horas e a diminuição do débito urinário, a situação pode inverter-se, com hiperpotassemia requerendo tratamento. É muito importante manter o potássio dentro dos valores normais pela associação de arritmias (especialmente ventriculares) com alterações desse eletrólito. Em determinadas circunstâncias de restrição hídrica e excesso de medicamentos infundidos continuamente, torna-se necessário usar altas e perigosas concentrações de K. A concentração máxima recomendada para utilização em veia periférica é de 80 mEq/L de solução. Para correção da hipopotassemia, utilizam-se infusões de 0,2-0,5 mEq/kg/h de KCl em 4 a 6 horas. É recomendável utilizar acesso venoso profundo para esta infusão.

### ■ Magnésio (Mg)

O magnésio é um íon importante na manutenção de um ritmo cardíaco normal. Em PO imediato mantém-se um nível de Mg acima de 1 mg/dL, especialmente se a cirurgia reconhecidamente predispõe a arritmias (suturas extensas no *septum*, ventriculotomias, reparo total de Fallot etc.), se estiver recebendo digoxina e se o nível sérico de cálcio estiver diminuído. Frequentemente o Mg é administrado empiricamente (sem considerar seu nível sérico) como parte de prevenção e tratamento da taquicardia ectópica juncional (TEJ). O sulfato de magnésio a 50% é a solução mais utilizada para reposição (contém 4 mEq/mL). A dose de manutenção do magnésio é de 0,3-0,4 mEq/kg/dia. Da mesma forma o fosfato é mantido dentro de níveis normais, pois é importante na manutenção da contratilidade cardíaca, ritmo e força muscular (para desmame do ventilador).

### ■ Cálcio (Ca)

Infusões de cálcio e bolo são ideais inotrópicos em RN e lactentes, sendo fundamental manter o cálcio ionizado em níveis normais. Hipocalcemia é muito deletéria para o miocárdio, especialmente de RN cujo meio interno celular cardíaco é relativamente pobre em Ca. O estresse do PO também impede a mobilização óssea adequada de Ca, levando à hipocalcemia. Em pacientes com síndrome de DiGiorgio o cálcio é baixo, e infusões contínuas são imprescindíveis em alguns desses pacientes. Em PO de Jatene e de Norwood alguns serviços utilizam infusão contínua de cálcio por 12-24 horas até que se tenha certeza da normalização do cálcio iônico (CaI). Podem-se também utilizar doses intermitentes de 1-2 mEq/kg/dia de gluconato de cálcio para manutenção de níveis normais. Especialmente nessa população, a

CEC elimina Ca sérico, visto que a solução usada na perfusão não contém cálcio. O uso de citrato e diuréticos contribui para queda do CaI sérico. Contudo, uso de doses excessivas no PO também é deletério, levando à bradicardia, aumento da MAP e pode teoricamente induzir necrose celular – razão pela qual não se utiliza mais cálcio rotineiramente em ressuscitação cardíaca. Em emergências com necessidade de correção rápida desse íon, deve-se usar cloreto de cálcio por este não exigir metabolismo hepático antes de agir, ao contrário do gluconato.

## Lactato e acidose metabólica

Um dos melhores marcadores de morbidade e mortalidade no trans e no PO cardíaco é o lactato sérico, que se transformou em exame fundamental no cuidado do paciente, como já destacamos anteriormente.[93] Níveis ascendentes de lactato por hora podem ser indicativos de mau prognóstico. No entanto, é frequente que pacientes retornem do bloco cirúrgico com níveis de lactato elevado (> 10 mmol/dL) e apresentem boa evolução no PO, pois o lactato sofre queda lenta e gradual. Juntamente com exame do enchimento capilar e saturação mista venosa central, o lactato faz parte da avaliação geral do paciente, mas seu papel como único marcador de gravidade pode ser problemático.[94] Contudo, deve-se levar em consideração outras causas de acidose láctica (ver a seguir), além de baixo débito cardíaco levando à hipoxemia tecidual. O uso de Adrenalina em altas doses, assim como Salbutamol, pode falsamente elevar os valores de lactato – lactemia tipo B.[95] Lactato sérico pode ainda ser útil em situações específicas como quando se perde um importante parâmetro de avaliação (p. ex., perfusão periférica em casos de necessidade de resfriamento).

**Acidose metabólica** no PO imediato pode estar relacionada com:

A) Excesso de produção de lactato – acidose láctica por hipoperfusão e baixo débito cardíaco.
B) Metabolismo ineficiente do lactato – deficiência hepática.
C) "Lavagem" de lactato da circulação periférica – fenômeno pós-baixo débito, que deve ser diagnóstico de exclusão.
D) Cetoacidose – pelo NPO pré-OP (resolvido com dieta e glicose).
E) Insuficiência renal.
F) Diluição, acidose hiperclorêmica (uso excessivo de soro fisiológico).
G) Erro inato do metabolismo

## INFECÇÕES

Infecções permanecem como causa importante de morbidade e mortalidade em PO cardíaco. Entre 12-30,8% dos pacientes contraem infecção no período PO precoce. Bacteremia, infecção cirúrgica (parede), de drenos e fios de marca-passo e do trato respiratório são as mais comuns. Os fatores de risco maiores são a idade (RN é pior), estadia prolongada na UTI, fechamento tardio de tórax (mediastinite) e a complexidade da cirurgia. Gram-negativos e estafilococos são os mais frequentes microrganismos.

Faz-se a prevenção de duas maneiras: 1) uso de antibióticos profiláticos, começando 1 hora antes da abertura da pele, e terminando na UTI em 24 horas ou 3 doses totais; não há evidência que justifique mais do que 24 horas de uso profilático; 2) medidas gerais de controle de infecção (ver Capítulo 56). Destaca-se a assepsia completa para inserção de cateteres centrais e sonda urinária, e a sua remoção de pronto – de fato, na visita diária, parte da descrição do caso deve envolver a pergunta: "precisa da sonda vesical e do cateter central"?

Se uma infecção for suspeitada, a coleta imediata de culturas (sangue e urina) deve ser feita, e antibióticos iniciados de acordo com a prevalência de germes no hospital; suspender os mesmos quando a cultura retorna negativa. Se o paciente tiver sintomas ou sinais de infecção respiratória (tosse especialmente com febre), este deve ser isolado, e amostras nasais para vírus devem ser colhidas. Enquanto sintomático, mantém-se o mesmo isolado.[13]

## TRANSPLANTE CARDÍACO

Foge do objetivo deste capítulo uma revisão abrangente deste tópico, mas cabe destacar alguns princípios básicos.

As indicações comuns são crianças em estágio final de doença cardíaca que receberam terapia adequada (médica e cirúrgica) e mantêm uma qualidade de vida inaceitável e uma chance baixíssima de sobrevida. Nesse grupo incluem-se pacientes com insuficiência cardíaca em estágio final (p. ex., cardiomiopatias), arritmias refratárias a tratamento, e cardiopatias congênitas complexas nas quais cirurgias paliativas falharam (p. ex., Fontans com enteropatia perdedora de proteína) ou são de alto e inaceitável risco cirurgico.[96]

Os potenciais receptores devem ser avaliados por uma equipe multidisciplinar que inclui clínicos, cardiologistas pediátricos, cirurgião cardíaco, anestesista, assistente social, psicólogos entre outros. Uma avaliação completa sanguínea, incluindo sorologia para infecções (citomegalovírus, rubéola, toxoplasmose, Epstein-barr, tuberculose, hepatites entre outros). Uma classe especial de pacientes são os RN e lactentes até 1 ano de idade, que podem receber coração de doadores ABO imcompatíveis.[97]

As contraindicações absolutas para transplante cardíaco incluem: resistência vascular pulmonar muito elevada irreversível (exigindo transplante combinado pulmonar e cardíaco), malignidade não controlada, anormalidades graves de SNC, disfunção primária grave renal ou hepática, certos erros inatos do metabolismo que envolvem múltiplos órgãos, prematuridade extrema entre outros.

O suporte pré-operatório dependerá da gravidade dos pacientes em lista de espera. Os pacientes que necessitam suporte em UTI (VM, dependentes de inotrópicos ou prostaglandinas) estarão na prioridade na lista de espera. Os demais candidatos que possam aguardar em casa serão acompanhados periodicamente pela equipe, a fim de monitorizar eventuais pioras. Este momento de espera deve ser utilizado para educação da família e do receptor para transplante.

No **manejo pós-operatório**, alguns detalhes importantes são:

- Redução da pós-carga do VD pois os pacientes podem ter graus variados de hipertensão pulmonar. Além disso, por razões diversas o VD tende a sofrer inicialmente no transplante, sendo a Milrinona uma droga bastante usada nesse contexto. Falência de VD é um primeiro sinal de falha do enxerto e representa até 50% das complicações iniciais, e 42% das causas de morte precoces pós-transplante.[96]

- Normalizar a frequência cardíaca para otimizar a pré-carga e a perfusão coronária, utilizando marca-passo temporário ou isoproterenol em infusão contínua.
- Evitar hipercapnia e acidose, para minimizar resistência vascular pulmonar (RVP).
- Utilizar óxido nítrico, Milrinona, Iloprost nebulizado e Nitroprussiato de sódio com intuito de baixar a RVP.
- ECMO e Assistência ventricular são opções antes de retransplantar, para pacientes com falha de VD.
- Cuidados rigorosos com infecções, utilização de hemoderivados negativos para CMV, retirada precoce de cateteres são medidas importantes.

As drogas imunossupressoras serão prescritas pela equipe do transplante de acordo com o protocolo de cada serviço, comumente recebendo tacrolimus, azatioprina ou micofenolato mofetil e corticoide (metilprednisolona inicialmente). Níveis séricos de tracolimus são monitorizados rigorosamente no princípio.

Rejeição aguda associada a comprometimento hemodinâmico e ocorrendo nos primeiros 30 dias pós-transplante requer terapia mais agressiva, independente do grau de rejeição pela biópsia. E pacientes com insuficiência ventricular sintomática ou não devem ser avaliados para presença de rejeição aguda e arteriopatia coronariana.[96]

O protocolo para manejo de rejeição inclui biópsias miocárdicas periódicas, pois não há teste suficientemente específico e sensível para esse problema. A cada tratamento de um episódio de rejeição, uma nova biópsia deve ser realizada algumas semanas mais tarde. Os controles posteriores dependerão do curso clínico de cada paciente e dos protocolos de cada serviço.

Outro problema relativamente comum nos transplantados é a doença linfoproliferativa pós-transplante (DLPT). Ela está ligada à presença de altos títulos do vírus Epstein Barr (VEB), com apresentações clínicas diversas, desde proliferação de células B (mononucleose) até malignidade monoclonal verdadeira. A DLPT requer diagnóstico histológico e estagiamento. A análise periódica da carga viral de VEB diminui o risco de DLPT, bem como o uso profilático de drogas antivirais, como ganciclovir.

## SUMÁRIO DAS CIRURGIAS MAIS COMPLEXAS

Uma referência excelente sobre a anatomia dos defeitos cardíacos e as respectivas cirurgias é o livreto *Ilustrated Field Guide to Congenital Heart disease and repair* e o *website*: http://www.pted.org/, organizado pela Johns Hopkins University.[98,99]

As cirurgias mais frequentes são descritas a seguir:

- *Switch arterial (Jatene):* divide e transpõe aorta e artéria pulmonar, reimplanta coronárias na aorta.
- *Glenn (clássico, anastomose cavopulmonar):* anastomose da VCS para artéria pulmonar direita dividida; *Glenn modificado*: fluxo para ambas as artérias pulmonares que permanecem intactas; no caso de duas cavas: VCS direita e esquerda são conectadas às respectivas artérias pulmonares.
- *Shunt Blalock-Taussig modificado:* conecta a artéria subclávia ou inominada por um tubo de "Goretex" ao ramo proximal da artéria pulmonar.

- *Damus-Kaye-Stansel (DKS):* divide a artéria pulmonar próximo à bifurcação, conecta o seu final à lateral da aorta ascendente. O suprimento das artérias pulmonares é realizado por um *shunt* BT modificado, uma anastomose cavopulmonar ou um Fontan.
- *Fontan:* (sistema de ventrículo único); o retorno venoso sistêmico é realizado para artéria pulmonar sem utilizar o ventrículo. Existem diversas variações (p. ex., conduto externo, conduto intra-atrial etc.). Fontan *Fenestrado*: abertura pequena para o AD, para descomprimir o retorno venoso, causando uma dessaturação temporária, porém garantindo a hemodinâmica do paciente.
- *Kawashima:* anastomose da via de saída do VE na aorta com um conduto interno, em dupla via de saída de VD com uma CIV subpulmonar, havendo muita distância entre a aorta e a via de saída (tipo transposição).
- *Konno:* para estenose aórtica, aumento da raiz da aorta e da via de saída do VE com uma incisão através de ambos. Utiliza-se uma prótese ou homoenxerto aórtico ou cirurgia de Ross.
- *Norwood:* reconstrói a aorta ascendente com artéria pulmonar proximal + homoenxerto, supre as artérias pulmonares que foram desconectadas com um *shunt* Bt modificado + atriosseptostomia; *Norwood-Sano*: em vez de B-T *shunt*, um conduto VD-AP é interposto.
- *Rastelli:* transposição de grandes artérias + CIV + obstrução de via de saída de VE. Divide artéria pulmonar, interpõe um túnel entre VE e aorta, conduto entre VD e artéria pulmonar.
- *REV:* dupla via de saída de VD+estenose pulmonar: túnel entre VE e aorta, transloca artéria pulmonar para VD.
- *Ross:* substitui válvula aórtica pela válvula pulmonar do próprio paciente (autólogo) e coloca um homoenxerto na posição pulmonar (VD-PA).

## REFERÊNCIAS BIBLIOGRÁFICAS

1. Chang AC, Hanley FL, Wernovsky G et al. (Eds.). *Pediatric cardiac intensive care*. Baltimore: Williams & Wilkins, 1988.
2. Cox JL. Presidential adress:Changing boundaries. *J Thorac Cardiovasc Surg* 2001;122:413-8.
3. Caneo LF, Jatene MB, Yatsuda N et al. Uma reflexão sobre o desempenho da cirurgia cardiaca pediátrica no estado de São Paulo. *Rev Bras Cir Cardiovasc* 2012;27:457-62.
4. Wessel DL. Managing low cardiac output syndrome after congenital heart surgery. *Pediatr Crit Care Med* 2001;2(4 Suppl):S52-62.
5. Burstein DS, Jacobs JP, Li JS et al. Care models and associated outcomes in congenital heart surgery. *Pediatrics* 2011;127:e1482-89.
6. Cooper DS, Nichter MA. Advances in cardiac intensive care. Curr *Opin Pediatr* 2006;18:503-11.
7. Vinocur J, Menk J, Connett J et al. Surgical volume and center effects on early mortality after pediatric cardiac surgery: 25-year north american experience from a multi-institutional registry. *Pediatr Cardiol* 2013;34:1226-36.
8. Jacobs JP, Jacobs ML, Maruszewski B et al. Current status of the european association for cardio-thoracic surgery and the society of thoracic surgeons congenital heart surgery database. *Ann Thorac Surg* 2005;80:2278-84.
9. Jenkins KJ, Gauvreau K, Newburger JW et al. Consensus-based method for risk adjustment for surgery for congenital heart disease. *J Thorac Cardiovasc Surg* 2002;123:110-18.
10. Lacour-Gayet F, Clarke D, Jacobs J et al. The aristotle score: a complexity-adjusted method to evaluate surgical results. *Eur J Cardio-Thorac Surg* 2004;25:911-24.

11. Al-Radi OO, Harrell FE, Caldarone CA *et al.* Case complexity scores in congenital heart surgery: a comparative study of the aristotle basic complexity score and the risk adjustment in congenital heart surgery (rachs-1) system. *J Thorac Cardiovasc Surg* 2007;133:865-75.
12. Croti UA, Aiello VD, Junior VCP *et al. Cardiologia e cirurgia cardiovascular pediátrica*. 2. ed. São Paulo: Roca, 2012.
13. Lake CL, Booker PD. *Pediatric cardiac anesthesia*. 4th ed. Baltimore: Lippincott Williams & Wilkins, 2005.
14. Wernovsky G, Stiles KM, Gauvreau K *et al.* Cognitive development after the fontan operation. *Circulation* 2000;102:883-89.
15. Neufeld RE, Clark BG, Robertson CMT *et al.* Five-year neurocognitive and health outcomes after the neonatal arterial switch operation. *J Thorac Cardiovascr Surg* 2008;136:1413-21.e2.
16. Atallah J, Joffe AR, Robertson CMT *et al.* Two-year general and neurodevelopmental outcome after neonatal complex cardiac surgery in patients with deletion 22q11.2: a comparative study. *J Thorac Cardiovasc Surg* 2007;134:772-79.
17. Clark JA. Post-operative care following open-heart surgery. In: Lieh-Lai MW, Ling-McGeorge KA, Asi-Bautista MC. (Eds.). *Pediatric acute care*. Philadelphia Lippincott Williams & Wilkins, 1995. p. 34-36.
18. Robertson CMT, Joffe AR, Sauve RS *et al.* Outcomes from an interprovincial program of newborn open heart surgery. *J Pediatr* 2004;144:86-92.
19. Freed DH, Robertson CMT, Sauve RS *et al.* Intermediate-term outcomes of the arterial switch operation for transposition of great arteries in neonates: Alive but well? *J Thorac Cardiovasc Surg* 2006;132:845-52.e2.
20. Wessel DL, Fraisse A. Postoperative care of the pediatric cardiac surgical patient:General considerations. In: Nichols DG. (Ed.). *Roger's textbook of pediatric intensive care*. 4th ed. Philadelphia: Wolkers Luwer, Lippincott Williams & Williams, 2008. p. 1159-80.
21. Tabbutt S, Gaynor JW, Newburger JW. Neurodevelopmental outcomes after congenital heart surgery and strategies for improvement. *Curr Opin Cardiol* 2012;27:82-91.
22. Mayer JE. Cardiopulmonary bypass. In: Chang AC, Hanley FL, Wernovsky G *et al.* (Eds.). *Pediatric cardiac intensive care*. Baltimore: Williams & Wilkins, 1998. p. 189-99.
23. Everett AD, Lim DS, Burns J *et al. Illustrated field guide to congenital heart disease and repair*. 3rd ed. Folio, 2011.
24. Tian DH, Wan B, Bannon PG *et al.* A meta-analysis of deep hypothermic circulatory arrest versus moderate hypothermic circulatory arrest with selective antegrade cerebral perfusion. *Ann Cardiothorac Surg* 2013;2:148-58.
25. Peddy SB, Cooper DS, Jacobs JP *et al.* Cardiac icu topics. In: Everett AD, Lim DS, Burns J, Burns P, editors. *Illustrated field guide to congenital heart disease and repair*. 3rd ed. Charlottesville, VA: Scientific Software Solutions; 2011. p. 307-38.
26. Catchpole K, Sellers R, Goldman A *et al.* Patient handovers within the hospital: Translating knowledge from motor racing to healthcare. *Qual Saf Health Care* 2010;19:318-22.
27. Joy BF, Elliott E, Hardy C *et al.* Standardized multidisciplinary protocol improves handover of cardiac surgery patients to the intensive care unit. *Pediatr Crit Care Med* 2011;12:304-8.
28. Cheung P-Y, Chui N, Joffe AR *et al.* Postoperative lactate concentrations predict the outcome of infants aged 6 weeks or less after intracardiac surgery: a cohort follow-up to 18 months. *J Thorac Cardiovasc Surg* 2005;130:837-43.
29. Atallah J, Dinu IA, Joffe AR *et al.* Two-year survival and mental and psychomotor outcomes after the norwood procedure: an analysis of the modified blalock-taussig shunt and right ventricle-pulmonary artery shunt surgical eras. *Circulation* 2008;118:1410-18.
30. Domico M. Brain natriuretic peptide predicting outcome after congenital heart surgery:are we there yet? *Pediatr Crit Care Med* 2013;14:550-51.

31. Cantinotti M, Storti S, Lorenzoni V et al. Response of cardiac endocrine function to surgery stress is age dependent in neonates and children with congenital heart defects: consequences in diagnostic and prognostic accuracy of brain natriuretic peptide measurement. *Pediatr Crit Care Med* 2013;14:508-17.
32. Bronicki RA, Checchia PA. Advances in pediatric cardiac intensive care. *Pediatr Clin N Am* 2013;60:655-67.
33. Froese NR, Sett SS, Mock T et al. Does troponin-i measurement predict low cardiac output syndrome following cardiac surgery in children? *Crit Care Resusc* 2009;11:116-21.
34. Roth SJ. Postoperative care. In: Chang AC, Hanley FL, Wernovsky G et al. (Eds.). *Pediatric cardiac intensive care*. Baltimore: Williams & Wilkins, 1997. p. 163-87.
35. Tibby SM, Hatherill M, Murdoch IA. Capillary refill and core-peripheral temperature gap as indicators of haemodynamic status in paediatric intensive care patients. *Arch Dis Child* 1999;80:163-66.
36. Lobos A-T, Lee S, Menon K. Capillary refill time and cardiac output in children undergoing cardiac catheterization. *Pediatr Crit Care Med* 2012;13:136-40.
37. Chang AC. Determination of cardiac output in critically ill children: Are we any closer to the ideal methodology? *Pediatr Crit Care Med* 2012;13:99.
38. Kirshbom PM, Forbess JM, Kogon BE et al. Cerebral near infrared spectroscopy is a reliable marker of systemic perfusion in awake single ventricle children. *Pediatr Cardiol* 2007;28:42-45.
39. Li J, Zhang G, Holtby H et al. The influence of systemic hemodynamics and oxygen transport on cerebral oxygen saturation in neonates after the norwood procedure. *J Thorac Cardiovasc Surg* 2008;135:83-90.e2.
40. Williams GD, Bratton SL, Ramamoorthy C. Factors associated with blood loss and blood product transfusions: a multivariate analysis in children after open-heart surgery. *Anesth Analg* 1999;89:57.
41. Pasquali SK, Li JS, He X et al. Comparative analysis of antifibrinolytic medications in pediatric heart surgery. *J Thorac Cardiovasc Surg* 2012;143:550-57.
42. Guzzetta NA, Russell IA, Williams GD. Review of the off-label use of recombinant activated factor vii in pediatric cardiac surgery patients. *Anesth Analg* 2012;115:364-78.
43. Mou SS, Giroir BP, Molitor-Kirsch EA et al. Fresh whole blood versus reconstituted blood for pump priming in heart surgery in infants. *N Engl J Med* 2004;351:1635-44.
44. De Backer D, Aldecoa C, Njimi H et al. Dopamine versus norepinephrine in the treatment of septic shock: a meta-analysis. *Crit Care Med* 2012;40:725-30.
45. Sakr Y, Reinhart K, Vincent J-L et al. Does dopamine administration in shock influence outcome? Results of the sepsis occurrence in acutely ill patients (soap) study. *Crit Care Med* 2006;34:589-97.
46. Li J, Zhang G, Holtby H et al. Adverse effects of dopamine on systemic hemodynamic status and oxygen transport in neonates after the norwood procedure. *J Am Coll Cardiol* 2006;48:1859-64.
47. Shekerdemian LS, Redington A. Cardiovascular pharmacology. In: Chang AC, Wernovsky GWD. (Eds.). *Pediatric cardiac intensive care*. Baltimore: Williams & Wilkins, 1997. p. 45-65.
48. Hoffman TM, Wernovsky G, Atz AM et al. Efficacy and safety of milrinone in preventing low cardiac output syndrome in infants and children after corrective surgery for congenital heart disease. *Circulation* 2003;107:996-1002.
49. Green ML, Koch J. Adrenocortical function in the postoperative pediatric cardiac surgical patient. *Curr Opin Pediatr* 2012;24:285-90.
50. Suominen PK, Dickerson HA, Moffett BS et al. Hemodynamic effects of rescue protocol hydrocortisone in neonates with low cardiac output syndrome after cardiac surgery. *Pediatr Crit Care Med* 2005;6:655-59.
51. Menon K, Ward RE, Lawson ML et al. A prospective multicenter study of adrenal function in critically ill children. *Am J Respir Crit Care Med* 2010;182:246-51.

52. Ando M, Park IS, Wada N, Takahashi Y. Steroid supplementation: A legitimate pharmacotherapy after neonatal open heart surgery. *Ann Thorac Surg* 2005;80:1672-78.
53. Vitale V, Ricci Z, Favia I *et al.* Steroids and pediatric cardiac surgery: The right drug, at the right time, for the right patient. *Pediatr Crit Care Med* 2010;11:769-70.
54. Choong K, Bohn D, Fraser DD *et al.* Vasopressin in pediatric vasodilatory shock. *Am J Respir Crit Care Med* 2009;180:632-39.
55. Shekerdemian L. Perioperative manipulation of the circulation in children with congenital heart disease. *Heart* 2009;95:1286-96.
56. Bragadottir G, Redfors B, Ricksten S-E. Effects of levosimendan on glomerular filtration rate, renal blood flow, and renal oxygenation after cardiac surgery with cardiopulmonary bypass: A randomized placebo-controlled study. *Crit Care Med* 2013;41(10):2328-35.
57. Welke KF, Komanapalli C, Shen I, Ungerleider RM. Advances in congenital heart surgery. *Curr Opin Pediatr* 2005;17:574-78.
58. Lequier L, Joffe AR, Robertson CMT *et al.* Two-year survival, mental, and motor outcomes after cardiac extracorporeal life support at less than five years of age. *J Thorac Cardiovasc Surg* 2008;136:976-83.e3.
59. Wolf MJ, Kanter KR, Kirshbom PM *et al.* Extracorporeal cardiopulmonary resuscitation for pediatric cardiac patients. *Ann Thorac Surg* 2012;94:874-80.
60. Alsoufi B, Al-Radi OO, Gruenwald C, *et al.* Extra-corporeal life support following cardiac surgery in children: Analysis of risk factors and survival in a single institution. *Eur J Cardio-Thorac Surg* 2009;35:1004-11.
61. Blume ED, Naftel DC, Bastardi HJ, *et al.* Outcomes of children bridged to heart transplantation with ventricular assist devices: A multi-institutional study. *Circulation* 2006;113:2313-19.
62. Fraser CD, Jaquiss RDB, Rosenthal DN *et al.* Prospective trial of a pediatric ventricular assist device. *N Engl J Med* 2012;367:532-41.
63. Morray JP, Lynn AM, Mansfield PB. Effect of ph and $PCO_2$ on pulmonary and systemic hemodynamics after surgery in children with congenital heart disease and pulmonary hypertension. *J Pediatr* 1988;113:474-79.
64. Miller OI, Tang SF, Keech A *et al.* Inhaled nitric oxide and prevention of pulmonary hypertension after congenital heart surgery: a randomised double-blind study. *Lancet* 2000;356:1464-69.
65. Namachivayam P, Theilen U, Butt WW *et al.* Sildenafil prevents rebound pulmonary hypertension after withdrawal of nitric oxide in children. *Am J Respir Crit Care Med* 2006;174:1042-47.
66. Barst RJ, Ivy DD, Gaitan G *et al.* A randomized, double-blind, placebo-controlled, dose-ranging study of oral sildenafil citrate in treatment-naive children with pulmonary arterial hypertension. *Circulation* 2012;125:324-34.
67. Abman SH, Kinsella JP, Rosenzweig EB *et al.* Implications of the u.S. Food and drug administration warning against the use of sildenafil for the treatment of pediatric pulmonary hypertension. *Am J Respir Crit Care Med* 2013;187:572-75.
68. Gorenflo M, Gu H, Xu Z. Peri-operative pulmonary hypertension in paediatric patients: current strategies in children with congenital heart disease. *Cardiology* 2010;116:10-17.
69. Su F, Nicolson SC, Zuppa AF. A dose-response study of dexmedetomidine administered as the primary sedative in infants following open heart surgery. *Pediatr Crit Care Med* 2013;14:499-507.
70. Owen M, Shevell M, Majnemer A *et al.* Abnormal brain structure and function in newborns with complex congenital heart defects before open heart surgery: a review of the evidence. *J Child Neurol* 2011;26:743-55.
71. Marino BS, Lipkin PH, Newburger JW *et al.* Neurodevelopmental outcomes in children with congenital heart disease: evaluation and management: a scientific statement from the american heart association. *Circulation* 2012;126:1143-72.
72. Rappaport LA, Wypij D, Bellinger DC *et al.* Relation of seizures after cardiac surgery in early infancy to neurodevelopmental outcome. *Circulation* 1998;97:773-79.

73. Gaynor JW, Jarvik GP, Bernbaum J et al. The relationship of postoperative electrographic seizures to neurodevelopmental outcome at 1 year of age after neonatal and infant cardiac surgery. *J Thorac Cardiovasc Surg* 2006;131:181-89.
74. Joffe AR, Robertson CMT, Nettel-Aguirre A et al. Mortality after neonatal cardiac surgery: Prediction from mean arterial pressure after rewarming in the operating room. *J Thorac Cardiovasc Surg* 2007;134:311-18.
75. Joho-Arreola AL, Bauersfeld U, Stauffer UG et al. Incidence and treatment of diaphragmatic paralysis after cardiac surgery in children. *Eur J Cardio-Thorac Surg* 2005;27:53-57.
76. Robertson CMT, Sauve RS, Joffe AR et al. The registry and follow-up of complex pediatric therapies program of western canada: A mechanism for service, audit, and research after life-saving therapies for young children. *Cardiol Res Pract* 2011;2011:965740.
77. Skaryak LA, Lodge AJ, Kirshbom PM et al. Low-flow cardiopulmonary bypass produces greater pulmonary dysfunction than circulatory arrest. *Ann Thorac Surg* 1996;62:1284-88.
78. Mittnacht A, Hollinger I. Fast-tracking in pediatric cardiac surgery – the current standing. *Ann Card Anaesth* 2010;13:92-101.
79. Garros D. Laringite post-extubação: Respirando aliviados? *J Pediatr (Rio J)* 2001;77(3):157-59.
80. Milonakis M, Chatzis AC, Giannopoulos NM, et al. Etiology and management of chylothorax following pediatric heart surgery. *J Cardiac Surg* 2009;24:369-73.
81. Chan EH, Russell JL, Williams WG et al. Postoperative chylothorax after cardiothoracic surgery in children. *Ann Thorac Surg* 2005;80:1864-70.
82. Hoskote AU, Ramaiah RN, Cale CM et al. Role of immunoglobulin supplementation for secondary immunodeficiency associated with chylothorax after pediatric cardiothoracic surgery. *Pediatr Crit Care Med* 2012;13:535-41.
83. Blinder JJ, Goldstein SL, Lee V-V et al. Congenital heart surgery in infants: Effects of acute kidney injury on outcomes. *J Thorac Cardiovasc Surg* 2012;143:368-74.
84. Arikan AA, Zappitelli M, Goldstein SL et al. Fluid overload is associated with impaired oxygenation and morbidity in critically ill children. *Pediatr Crit Care Med* 2012;13:253-58.
85. Bojan M, Gioanni S, Vouhe PR et al. Early initiation of peritoneal dialysis in neonates and infants with acute kidney injury following cardiac surgery is associated with a significant decrease in mortality. *Kidney Int* 2012;82:474-81.
86. Boschee E, Cave D, Garros D et al. Indications and outcomes in children receiving renal replacement therapy in a pediatric intensive care unit. *J Crit Care Med* 2014;29:37-42.
87. Robertson CM, Alton GY, Bork KT et al. Bilateral sensory permanent hearing loss after palliative hypoplastic left heart syndrome operation. *Ann Thorac Surg* 2012;93:1248-53.
88. Guyatt GH, Akl EA, Crowther M et al. Executive summary: Antithrombotic therapy and prevention of thrombosis, 9th ed: American college of chest physicians evidence-based clinical practice guidelines. *Chest J* 2012;141:7S-47S.
89. Van den Berghe G, Wouters P, Weekers F et al. Intensive insulin therapy in critically ill patients. *N Engl J Med* 2001;345:1359-67.
90. Vlasselaers D, Milants I, Desmet L et al. Intensive insulin therapy for patients in paediatric intensive care: A prospective, randomised controlled study. *Lancet* 2009;373:547-56.
91. Agus MSD, Steil GM, Wypij D et al. Tight glycemic control versus standard care after pediatric cardiac surgery. *N Engl J Med* 2012;367:1208-19.
92. Ulate KP, Lima Falcao GC, Bielefeld MR et al. Strict glycemic targets need not be so strict: A more permissive glycemic range for critically ill children. *Pediatrics* 2008;122:e898-e904.
93. Munoz R, Laussen PC, Palacio G et al. Changes in whole blood lactate levels during cardiopulmonary bypass for surgery for congenital cardiac disease: an early indicator of morbidity and mortality. *J Thorac Cardiovasc Surg* 2000;119:155-62.

94. Kaplan LJ, McPartland K, Santora TA *et al.* Start with a subjective assessment of skin temperature to identify hypoperfusion in intensive care unit patients. *J Trauma-Injury, Infection, and Critical Care.* 2001;50:620-28.
95. Booker PD. Postoperative cardiovascular dysfunction:Pharmacologic support. In: Lake CL, Booker PD. (Eds.). *Pediatric cardiac anesthesia.* Philadelphia: Lippincott Williams & Wilkins; 2005. p. 654-81.
96. Haddad H, Isaac D, Legare JF *et al.* Canadian cardiovascular society consensus conference update on cardiac transplantation 2008: executive summary. *Can J Cardiol* 2009;25:197-205.
97. West LJ, Pollock-Barziv SM, Dipchand AI *et al.* Abo-incompatible heart transplantation in infants. *N Engl J Med* 2001;344:793-800.
98. Everett AD, Lim DS. *Illustrated field guide to congenital heart disease and repair.* 3rd ed. Charlottesville: Scientific Software Solutions, 2010.
99. Everett AD. Congenital heart disease. Cove Point/Johns Hopkins Children's Cente 2002 [updated Feb 2011; cited 2013 Aug 15]. Disponível em: <http://www.pted.org/>

# 18 Arritmias Cardíacas na UTIP

*Eduardo Bartholomay* ♦ *Carlos Kalil* ♦ *Flávio Petersen Velho*

## INTRODUÇÃO

As arritmias cardíacas possuem um amplo espectro de apresentação que, muitas vezes, dificulta seu entendimento e manejo, em especial em situações de emergência. Procuramos, neste capítulo, abordar as arritmias de maneiras simples e prática, didaticamente através de algoritmos, utilizando o texto para detalhar o entendimento dos mesmos e enfatizar algumas arritmias encontradas particularmente na unidade de tratamento intensivo pediátrica (UTIP).

Os algoritmos utilizados são fundamentados na publicação dos *Pediatric Advanced Live Support (PALS) 2010 for Cardiopulmonary Resuscitation and Emergency Cardiovascular Care of International Consensus on Science*, com algumas modificações adequadas ao nosso meio.[1] Dividiremos a abordagem das arritmias em dois grandes grupos: as taquiarritmias e as bradiarritmias. Os ritmos acompanhados de parada cardiorrespiratória – fibrilação ventricular, taquicardia ventricular sem pulso, assistolia e atividade elétrica sem pulso – serão discutidos separadamente nos Capítulo 3 e 4.

## TAQUIARRITMIAS

As taquiarritmias primárias são incomuns na população pediátrica. A maioria das taquiarritmias pediátricas são secundárias à hipoxemia, acidose e hipotensão, situações frequentemente encontradas nas UTIP.[2] As arritmias primárias, na infância, ocorrem em pacientes com doença cardíaca estrutural – miocardites, cardiomiopatias, cardiopatias congênitas, em especial no pós-operatório de cirurgia cardíaca. A definição de taquicardia, na criança, é a presença de um ritmo maior que o esperado para a idade (Quadro 18-1).[3]

### ■ Abordagem das taquiarritmias instáveis

Na abordagem geral do paciente com taquiarritmia a primeira pergunta que o médico pediatra deve responder é se o paciente está estável ou instável hemodinamicamente. Considera-se instabilidade hemodinâmica a presença dos seguintes sinais ou sintomas: hipotensão, diminuição do sensório, hipoperfusão periférica e insuficiência respiratória secundária à insuficiência cardíaca. Na presença de qualquer um destes sinais ou sintomas e quando os mesmos são secundários à alta FC apresentada, consideramos o paciente como portador de uma taquiarritmia com repercussão hemodinâmica ou instável (Fig. 18-1).

| QUADRO 18-1 | Intervalos eletrocardiográficos normais em crianças (percentil 2-98) | | |
|---|---|---|---|
| Idade | FC | QRS | QT |
| 0-30 dias | 94-182 | 21-76 | 210-370 |
| 1-6 meses | 106-186 | 23-79 | 220-317 |
| 6-12 meses | 108-168 | 25-76 | 218-324 |
| 1-3 anos | 90-152 | 27-76 | 248-335 |
| 3-5 anos | 73-137 | 31-72 | 264-354 |
| 5-8 anos | 64-133 | 32-79 | 278-374 |
| 8-12 anos | 63-130 | 32-85 | 281-390 |
| 12-16 anos | 61-120 | 34-88 | 292-390 |

FC = Frequência cardíaca.

É importante lembrarmos que, em geral, a FC mínima necessária para causar repercussão hemodinâmica é 250 bpm em crianças < 1 ano de idade e 200 bpm > 1 ano de idade, mas em pacientes com doença cardíaca prévia, a mesma pode ocorrer com FCs menores.[1] Na presença de taquiarritmias com repercussão hemodinâmica, o tratamento será o mesmo para todos os diferentes tipos: a cardioversão elétrica (CVE), ou desfibrilação elétrica imediata.

A sincronização do desfibrilador diferencia uma cardioversão de uma desfibrilação, pois quando acionado o modo sincronizado, o "choque" somente é disparado alguns milissegundos (ms) após o ápice da onda R, evitando o período de repolarização ventricular (onda T). Um "choque", durante o período de repolarização, pode ocasionar um distúrbio elétrico, evoluindo para ritmos fatais, como fibrilação ventricular ou assistolia. A sincronização do desfibrilador não é possível durante as TVs polimórficas pela modificação constante da onda R, utilizada pelo *software* do aparelho para a sincronia. Por esse motivo é comum que o desfibrilador não efetue o choque nessa situações. Sendo assim, o tratamento elétrico das TVs polimórficas – inclusive a *torsades de pointes* – deve ser a desfibrilação elétrica. A CVE é a maneira mais segura e eficaz de reversão das taquiarritmias, devendo ser o tratamento elétrico de escolha para todos os tipos de taquiarritmias, associados à instabilidade elétrica, exceto nos casos de TVs polimórficas, onde está indicada a desfibrilação. No entanto, as terapias elétricas necessitam de alguns cuidados para sua realização com segurança, como descrito no Quadro 18-2.

O atendimento das taquiarritmias instáveis deve iniciar pela ventilação adequada do paciente com o dispositivo necessário: bolsa-máscara ou intubação orotraqueal (IOT). A monitorização deve ser rapidamente instalada, para que a terapia elétrica seja realizada imediatamente. Sempre ao realizarmos uma CVE ou desfibrilação, devemos acreditar que a taquiarritmia é a causa ou está colaborando de forma decisiva na repercussão hemodinâmica do paciente. A maioria das taquiarritmias nas crianças são secundárias a uma doença sistêmica, como a hipovolemia, hipóxia e a acidose. As taquiarritmias primárias nas crianças ocorrem invariavelmente acompanhadas de cardiopatia estrutural (cardiomiopatias, cardiopatias congênitas) ou de alteração do sistema de condução (síndrome de pré-excitação e do

## 18 ♦ Arritmias Cardíacas na UTIP

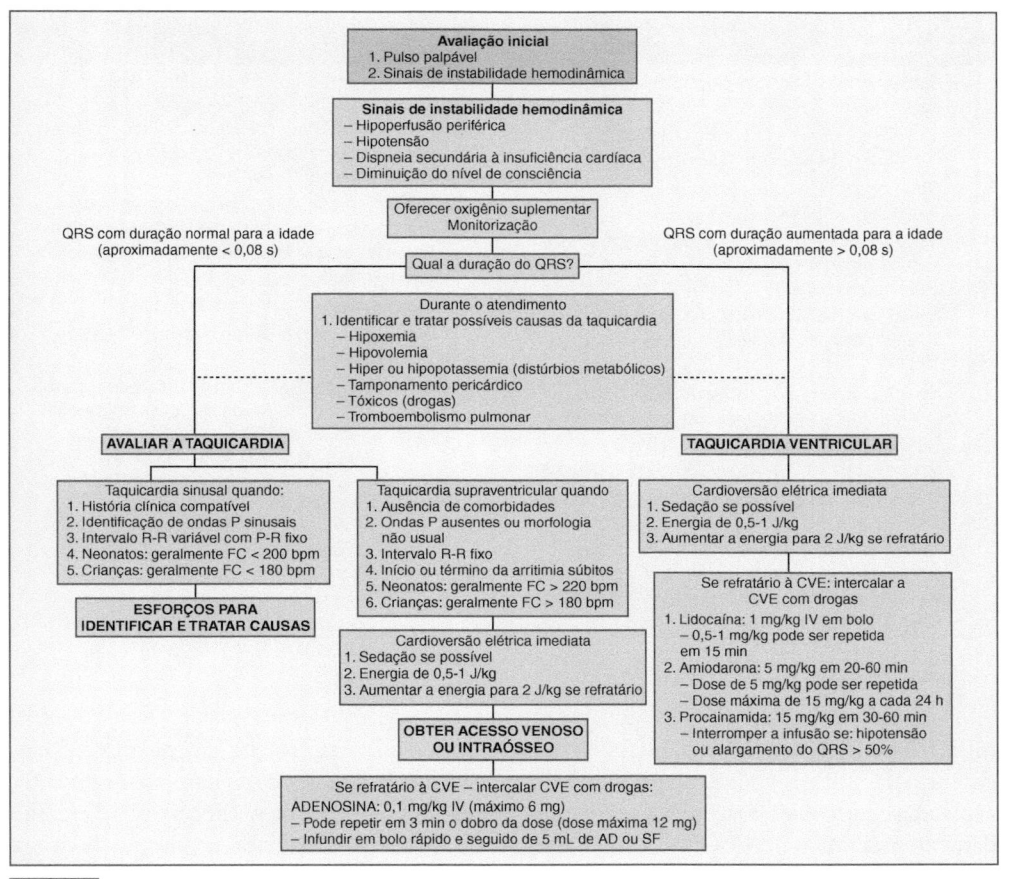

**Avaliação inicial**
1. Pulso palpável
2. Sinais de instabilidade hemodinâmica

**Sinais de instabilidade hemodinâmica**
- Hipoperfusão periférica
- Hipotensão
- Dispneia secundária à insuficiência cardíaca
- Diminuição do nível de consciência

Oferecer oxigênio suplementar
Monitorização

Qual a duração do QRS?

**QRS com duração normal para a idade** (aproximadamente < 0,08 s)

**QRS com duração aumentada para a idade** (aproximadamente > 0,08 s)

**Durante o atendimento**
1. Identificar e tratar possíveis causas da taquicardia
   - Hipoxemia
   - Hipovolemia
   - Hiper ou hipopotassemia (distúrbios metabólicos)
   - Tamponamento pericárdico
   - Tóxicos (drogas)
   - Tromboembolismo pulmonar

**AVALIAR A TAQUICARDIA**

**TAQUICARDIA VENTRICULAR**

**Taquicardia sinusal quando:**
1. História clínica compatível
2. Identificação de ondas P sinusais
3. Intervalo R-R variável com P-R fixo
4. Neonatos: geralmente FC < 200 bpm
5. Crianças: geralmente FC < 180 bpm

**ESFORÇOS PARA IDENTIFICAR E TRATAR CAUSAS**

**Taquicardia supraventricular quando:**
1. Ausência de comorbidades
2. Ondas P ausentes ou morfologia não usual
3. Intervalo R-R fixo
4. Início ou término da arritmia súbitos
5. Neonatos: geralmente FC > 220 bpm
6. Crianças: geralmente FC > 180 bpm

**Cardioversão elétrica imediata**
1. Sedação se possível
2. Energia de 0,5-1 J/kg
3. Aumentar a energia para 2 J/kg se refratário

**Cardioversão elétrica imediata**
1. Sedação se possível
2. Energia de 0,5-1 J/kg
3. Aumentar a energia para 2 J/kg se refratário

**Se refratário à CVE: intercalar a CVE com drogas**
1. Lidocaína: 1 mg/kg IV em bolo
   - 0,5-1 mg/kg pode ser repetida em 15 min
2. Amiodarona: 5 mg/kg em 20-60 min
   - Dose de 5 mg/kg pode ser repetida
   - Dose máxima de 15 mg/kg a cada 24 h
3. Procainamida: 15 mg/kg em 30-60 min
   - Interromper a infusão se: hipotensão ou alargamento do QRS > 50%

**OBTER ACESSO VENOSO OU INTRAÓSSEO**

**Se refratário à CVE – intercalar CVE com drogas:**
ADENOSINA: 0,1 mg/kg IV (máximo 6 mg)
- Pode repetir em 3 min o dobro da dose (dose máxima 12 mg)
- Infundir em bolo rápido e seguido de 5 mL de AD ou SF

**Fig. 18-1**
Abordagem das taquicardias instáveis. s = Segundos; bpm = batimentos por minuto; J = joules; kg = quilograma; mg = miligrama; IV = intravenoso; min = minutos; AD = água destilada; SF = soro fisiológico.

QT longo). A procura da etiologia da taquiarritmia é fundamental no sucesso do atendimento para evitarmos que a arritmia seja refratária ao tratamento, ou que *recidive* rapidamente após a reversão. As principais causas de taquiarritmias em crianças são os 6Hs – hipovolemia, hipoglicemia, hipóxia, hipo/hipercalemia, hipotermia, íon hidrogênio (acidose) – e os 5Ts toxinas, tensão no tórax por pneumotórax, trombose pulmonar, trombose coronariana e tamponamento cardíaco. A identificação dessas doenças deve ser seguida de seu tratamento imediato, como descrito sumariamente no Quadro 18-3.

A aferição do complexo QRS torna-se importante, nas taquiarritmias instáveis, quando o choque não for efetivo. Cerca de 10% das taquiarritmias instáveis não respondem ao tratamento elétrico, e o principal motivo é a persistência da etiologia (6 "Hs" e 5 "Ts") sem trata-

### QUADRO 18-2 — Cardioversão elétrica das taquiarritmias

1. Conhecer o desfibrilador disponível no local onde trabalhamos
2. Monitorizar os pacientes com os eletrodos; confirmando a taquiarritmia
3. Obter um acesso para infusão de drogas seguro, venoso, ou intraósseo
4. Realizar sedação e analgesia sempre que possível (recomendamos midazolam ou tiopental associado à morfina)
5. Assegurar uma via aérea eficaz, idealmente através da intubação orotraqueal com oxigênio a 100%
6. Devemos selecionar a carga inicial de 1 J/kg (*flutter* atrial e taquicardias supraventriculares paroxísticas: 0,5 J/kg)
7. Selecionar o modo sincronizado no desfibrilador
8. Colocar gel nas pás do desfibrilador ou gaze embebecida em álcool
9. Tamanho das pás correto: "infantis" (4,5 cm) em crianças < 1 ano de idade ou < 10 kg e pás de "adulto" (8-13 cm) em crianças > 1 ano ou > 10 kg
10. Posicionar corretamente as pás: uma das pás no ápex cardíaco, e a outra na região infraclavicular direita. Quando apenas as pás de adultos forem disponíveis, necessitamos colocar as pás na posição anteroposterior
11. Carregar o desfibrilador e avisar a equipe que iremos cardioverter o paciente, para que nenhum componente fique em contato com o paciente durante o choque
12. Aplicar uma pressão em ambas as pás
13. Pressionar os botões de descarga localizados nas pás ou desfibrilador
14. Observar o ritmo "pós-choque" sem retirar as pás, para verificar a necessidade de outro "choque" pela ineficácia do primeiro ou pela eventual necessidade de desfibrilação (método não sincronizado) por degeneração do ritmo para fibrilação ou taquicardia ventricular sem pulso. Os "choques" subsequentes devem ter cargas progressivamente maiores (1,2 e 4 J/kg)

mento específico, sendo fundamental a perseverança clínica na procura diagnóstica. A persistência da arritmia após a terapia elétrica implica na necessidade de iniciarmos drogas antiarrítmicas, com objetivo de revertermos a arritmia quimicamente ou aumentarmos a efetividade da próxima tentativa de CVE. A aferição do QRS é fundamental na eleição da droga antiarrítmica a ser utilizada. As taquiarritmias ventriculares (TV) são originadas nos ventrículos abaixo do feixe de His e apresentam, caracteristicamente, o complexo QRS alargado em 98% dos casos em crianças.[4] O valor do complexo QRS na criança varia de acordo com a idade, porém, grosseiramente, poderemos considerar o QRS alargado na população pediátrica quando o intervalo Q-S for superior a 0,9 segundo (s) (Quadro 18-1). Assim, as arritmias que se apresentam com o QRS alargado serão consideradas de origem ventricular, sendo tratadas como TV (Figs. 18-2 e 18-3).

As drogas utilizadas nas TVs estão listadas no algoritmo 1 e devem ser intercaladas com a CVE, ou desfibrilação, em situações onde os choques iniciais não foram efetivos. Após a infusão da droga, deveremos aguardar por 60 s e repetir um novo choque com a carga máxima utilizada anteriormente. A amiodarona não deve ser utilizada em pacientes que apresentam TV tipo *torsades de pointes*, pois a amiodarona aumenta o intervalo QT, substrato fisiopatogênico desses pacientes. A *torsades de pointes* caracteriza-se, eletrocardiograficamente, como uma TV polimórfica com variação da direção da despolarização em torno do seu eixo em pacientes que apresentam intervalo QT alargado no eletrocardiograma de base (Fig. 18-4).[5]

| QUADRO 18-3 | Principais causas de taquiarritmias na UTIP | |
|---|---|---|
| Doença | Quadro clínico | Tratamento |
| Hipovolemia | Sangramentos, diarreia, sepse | Reposição de volume cristaloide inicialmente, seguida de transfusões de hemoderivados, se indicado |
| Hipóxia | Broncopneumonias, asma, insuficiência cardíaca | Suplementação de oxigênio adequada, intubação orotraqueal quando necessário |
| Hidrogênio (acidose) | Sepse, doenças renais | Deve-se tratar a causa, como instabilidade hemodinâmica no choque séptico |
| Hipotermia | Sepse, doenças neurológicas | Aquecer o paciente |
| Hiperpotassemia/ Hipopotassemia | Hiperpotassemia: insuficiência renal, drogas. Hipopotassemia: diarreia, diuréticos, cetoacidose diabética | A hiperpotassemia deve ser tratada com gluconato de cálcio e bicarbonato de sódio e a hipopotassemia com infusão de potássio |
| Hipoglicemia | Sepse, choque, anorexia, estados hipercatabólicos | Tratar com glicose em bolo e garantir taxa de infusão de glicose adequada |
| Tamponamento pericárdico | Jugulares túrgidas, abafamento de bulhas em pacientes no pós-operatório de cirurgia cardíaca e pós-trauma | Pericardiocentese de urgência com abocath |
| Tensão no tórax (pneumotórax) | Jugulares túrgidas, desvio da traqueia, murmúrio vesicular abolido em hemitórax. Pós-trauma, pós-colocação de cateteres subclávios, barotrauma | Pleurocentese de urgência |
| Tóxicos (drogas) | Vasopressores em altas doses, drogas que prolongam o QT, isoproterenol, atropina, drogas de abuso, barbitúricos e demais intoxicações exógenas | Identificar o agente causador e descontinuar o uso, utilizar o antídoto quando disponível |
| Tromboembolismo pulmonar | Dispneia súbita e hipoxemia e hipercoagulabilidade | Anticoagulação |
| Trombose coronariana | Dor torácica, alteração eletrocardiográfica e de enzimas cardíacas | Cateterismo, anticoagulação |

As taquiarritmias supraventriculares (TSV) são originadas acima do nódulo atrioventricular (AV) e caracteristicamente apresentam um QRS estreito. Cerca de 10% das TSV apresentam QRS alargado em virtude da presença de distúrbios de condução associados, como bloqueios de ramo ou feixes acessórios. A diferenciação das TSV com QRS alargado e as TVs é difícil e por representarem apenas 10% dos casos, as taquiarritmias com complexo alargado devem ser inicialmente tratadas como TV. As TSV apresentam vários tipos de arritmias: as taquicardias por reentrada intranodal e AV, *flutter* atrial, fibrilação atrial e taquicardias atriais. A taquicardia com QRS estreito mais frequentemente encontrada é a taquicardia sinusal (TS) que ocorre como resultado de uma tentativa fisiológica de atingir o equi-

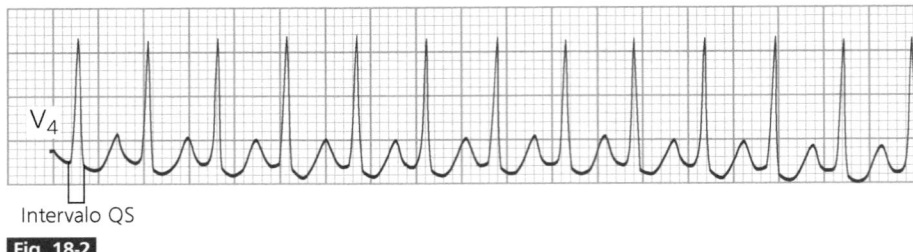

**Fig. 18-2**

Taquicardia com complexo estreito. Presença de taquicardia com complexos QRS estreitos (intervalo Q-S de 0,5 s) e com frequência ventricular de 200 bpm. A ausência de ondas P precedendo os complexos QRS e a frequência ventricular alta associada à regularidade dos batimentos é característica de uma taquicardia supraventricular.

líbrio hemodinâmico através do aumento da FC e por consequência do débito cardíaco. A diferenciação da TS em relação às TSV deve ser priorizada, pois sua abordagem terapêutica é diferente. As TS não devem ser tratadas com drogas antiarrítmicas ou CVE, pois é secundária – e não a causa – a repercussão hemodinâmica, e, dessa forma, o tratamento da TS limita-se à identificação e reversão de sua etiologia. A TS na criança pode-se apresentar com FC muito alta, dificultando a diferenciação com as TSV. A identificação da onda P precedendo o complexo QRS é a melhor forma de diferenciarmos a TS. Em algumas TS com FC muito elevadas (180-200 bpm), não conseguimos identificar ondas P com segurança e poderemos utilizar outros critérios na tentativa de diferenciá-las das TSV, como verificamos no Quadro 18-4 (Figs. 18-5 e 18-6).

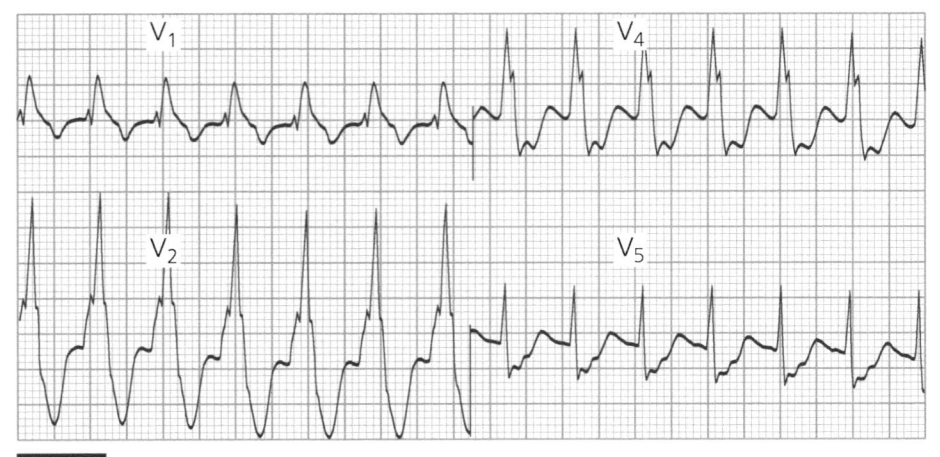

**Fig. 18-3**

Taquicardia com complexo alargado. Presença de taquicardia com complexos QRS alargados (intervalo Q-S de 0,12 s) com frequência de 160 bpm. A semelhança na morfologia dos complexos QRS é característica de uma taquicardia ventricular monomórfica.

## QUADRO 18-4 — Diferenciação da taquicardia sinusal com as demais taquicardias supraventriculares

| Critério analisado | Taquicardia sinusal | Demais taquicardias supraventriculares |
|---|---|---|
| FC de acordo com a idade | < 1 ano: FC < 220 bpm<br>> 1 ano: FC < 180 bpm | < 1 ano: FC > 220 bpm<br>> 1 ano: FC > 180 bpm |
| História clínica | Presença de história clínica compatível com causas de TS (como hipovolemia) | Ausência de história clínica compatível e presença de cardiopatia estrutural ou distúrbios de ritmo como Wolff-Parkinson-White |
| Eletrocardiograma | Identificação de ondas P precedendo o complexo QRS, positivas nas derivações D1 e AVF | Ausência de ondas P precedendo o complexo QRS ou ondas P' negativas precedendo ou após o QRS em D2, D3 e AVF |
| Oscilações da FC | A TS inicia e termina gradativamente e pode existir variações do intervalo QRS com a respiração ou estímulos | Início e término abruptos, com intervalo R-R regulares, sem variações, exceto em casos específicos, como a fibrilação atrial |

Diferente das TV onde está indicada a desfibrilação em alguns casos específicos, nas TSV o choque deve ser realizado sempre pela CVE. A CVE imediata é a terapia elétrica de escolha para todas as TSV com repercussão hemodinâmica, sendo eficaz na reversão da arritmia em 94% dos casos. Quando a CVE não for efetiva, poderemos utilizar adenosina. Esta é um antiarrítmico da classe III que bloqueia o nódulo AV, interrompendo o mecanismo de reentrada no nódulo AV, sendo efetiva nas arritmias que ocorrem por reentrada AV (TSV reentrada AV e reentrada nodal) e facilitando o diagnóstico nas demais TSV (taquicardias atriais, *flutter* atrial e fibrilação atrial) por diminuição da frequência ventricular.[6] As taquicardias atriais são o grupo de taquiarritmias refratárias à CVE e devem ser tratadas com amiodarona, como será visto no decorrer deste capítulo.

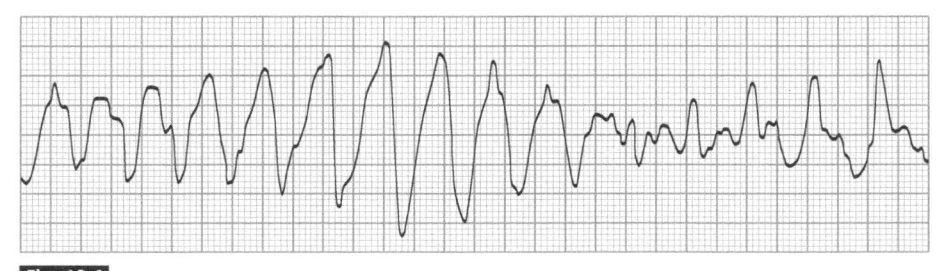

**Fig. 18-4**

Taquicardia ventricular polimórfica tipo *torsades* de *pointes*. Traçado realizado durante a monitorização de um paciente internado em unidade de tratamento intensivo em uso de eritromicina. Identifica-se uma taquicardia com frequência cardíaca média de 200 bpm, com complexos QRS alargados que variam de forma, amplitude e eixo, parecendo girar em torno de uma linha isoelétrica característica de uma taquicardia ventricular do tipo *torsades* de *pointes*.

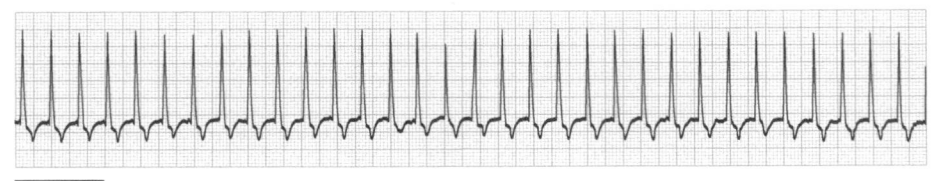

**Fig. 18-5**

Taquicardia supraventricular. Traçado realizado em criança de 4 anos internada em unidade de tratamento intensivo com história pregressa de síndrome de Wolff-Parkinson-White. Presença de taquicardia com complexos QRS estreitos (intervalo Q-S de 0,5 s), frequência ventricular de 200 bpm, ritmo regular e presença de ondas P' negativas após o QRS em D2 caracterizam uma taquicardia supraventricular.

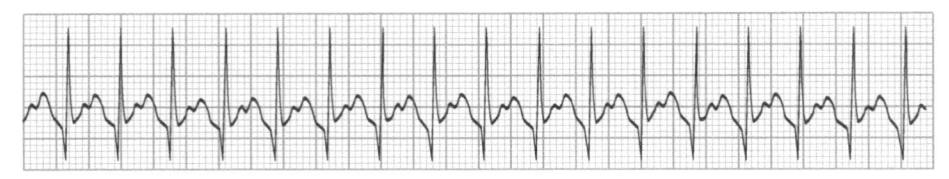

**Fig. 18-6**

Taquicardia sinusal. Traçado realizado em criança de 2 anos internada em unidade de tratamento intensivo com diagnóstico de sepse de origem pulmonar. Observa-se uma taquicardia com complexo estreito (intervalo QS de 0,5 s), frequência ventricular de 180 bpm, no caso sem irregularidade (intervalo R-R não regular) e presença de onda P positiva em D2 precedendo os complexos QRS. Achados compatíveis com uma taquicardia sinusal.

## Abordagem das taquiarritmias estáveis

A apresentação clínica das taquiarritmias estáveis varia de acordo com a característica da arritmia e a idade do paciente. As crianças mais velhas frequentemente se queixam de dispneia, tonturas, dor precordial, fraqueza ou simplesmente relatam "disparo no coração". Em crianças com idade menor as taquiarritmias estáveis podem passar despercebidas por longo tempo até o desenvolvimento de IC ou choque. Nas UTIPs são mais facilmente detectadas em razão da monitorização cardíaca contínua.

A terapia elétrica é a terapêutica mais eficaz na reversão das taquiarritmias; no entanto, deve ser realizada sob sedação e IOT, em especial nas taquiarritmias estáveis. A fim de evitarmos a necessidade da sedação, a abordagem inicial das taquiarritmias deve ser farmacológica.

Da mesma forma que nas taquicardias instáveis, a procura diagnóstica e o tratamento da causa da taquiarritmia devem ser priorizados, especialmente nos pacientes sem história de cardiopatia (Quadro 18-3). A ausência do diagnóstico da etiologia ou da possibilidade de tratamento da causa da taquiarritmia deve ser seguida da abordagem medicamentosa. Dividimos as taquiarritmias com QRS estreito e QRS largo para a escolha da melhor terapêutica farmacológica.

As taquiarritmias de complexo largo (> 0,9 s), em 90% dos casos, são TV, e todas devem ser tratadas como TV inicialmente pela dificuldade de diferenciarmos as TSV com complexo largo das TVs. A sequência de drogas indicadas para o tratamento das TVs estáveis está descrita na Figura 18-7. A adenosina deve ser considerada como droga inicial para as TVs monomórficas. Por apresentar uma meia-vida muito curta, dificilmente causa efeitos colaterais importantes; no entanto, não deve ser utilizada em crianças com história de broncospasmo. A adenosina pode reverter eventuais TSV com complexo alargado e algumas TVs raras, como as fasciculares, além de facilitar a diferenciação diagnóstica da arritmia (Fig. 18-8). A reversão ou diminuição da frequência da arritmia favorece o diagnóstico de TSV, e a ausência de efeito, o diagnóstico de TV. A amiodarona aumenta o intervalo QT e não deve ser utilizada em pacientes com TV tipo *torsades de pointes* ou com história prévia de intervalo QT

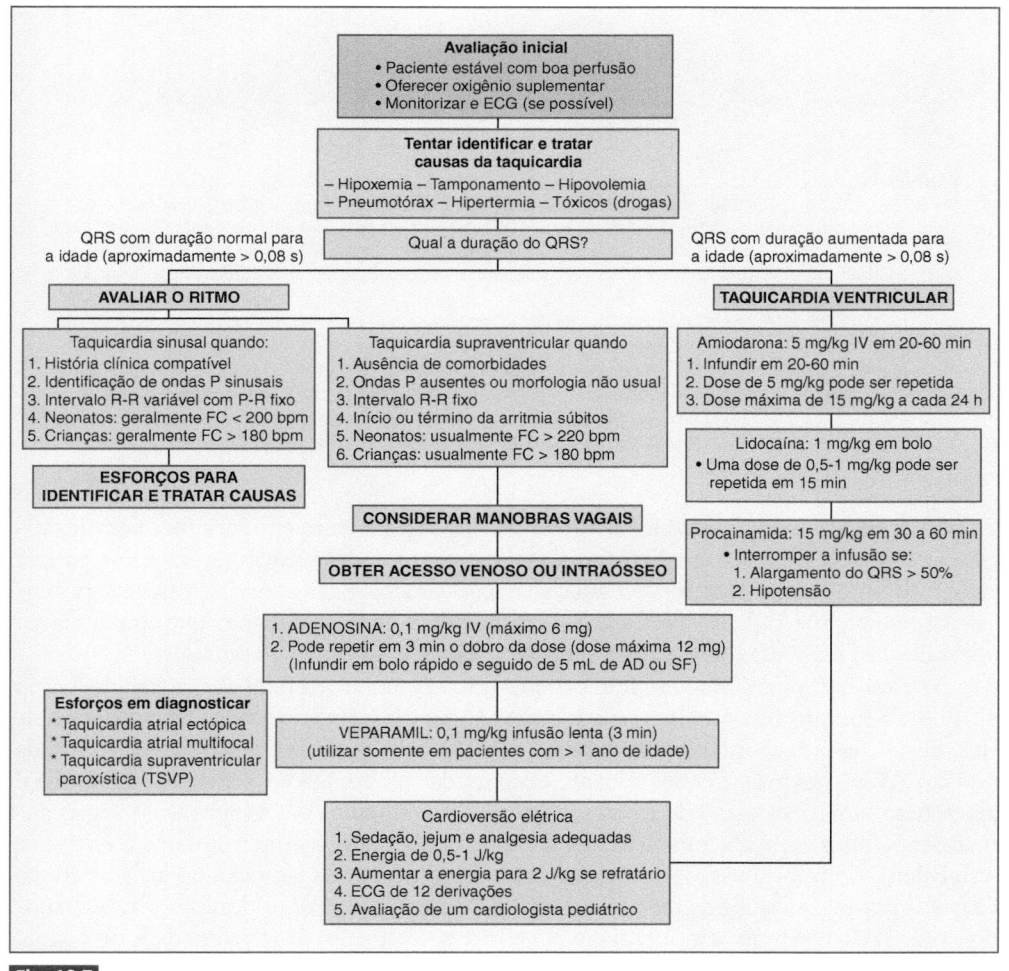

### Fig. 18-7

Abordagem das taquicardias estáveis. s = Segundos; bpm = batimentos por minuto; J = joules; kg = quilograma; mg = miligrama; IV = intravenoso; min = minutos, AD = água destilada; SF = soro fisiológico.

**Fig. 18-8**

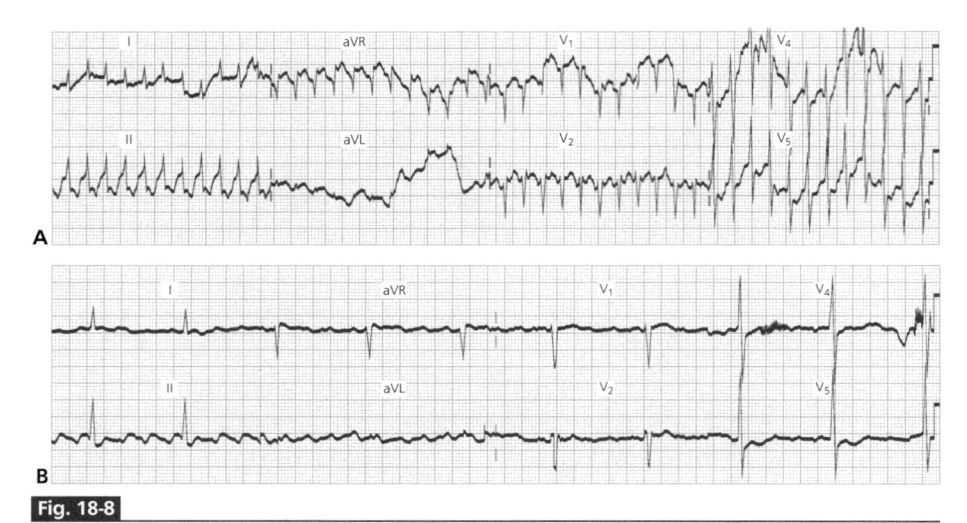

(**A**) *Flutter* atrial 1:1. Traçado realizado em uma criança de 2 anos que chega na emergência com uma taquicardia com frequência aproximadamente de 300 bpm com complexo que parece estar alargado em DII e AVR com (QRS 0,10 s) e estreito (QRS 0,6 s) nas demais derivações. A linha de base do traçado encontra-se "flutuante" decorrente da hiperventilação; no entanto, mesmo com a frequência elevada a paciente encontrava-se estável hemodinamicamente e optou-se por utilizar adenosina. (**B**) *Flutter atrial após utilização de adenosina:* após a utilização de adenosina observa-se uma diminuição importante da frequência cardíaca, revelando a presença de um *flutter* atrial. O *flutter* atrial caracteriza-se pela presença de pequenas ondas em forma de serra (ondas f) características do *flutter* atrial. Os complexos QRS estão claramente estreitos e podemos identificar um número variável de ondas f entre cada complexo QRS com uma frequência cardíaca baixa em decorrência do uso recente de adenosina. Posteriormente, sabendo-se o diagnóstico preciso a paciente foi submetida à cardioversão eletiva com sucesso.

longo.[7] A lidocaína pode apresentar níveis tóxicos rapidamente em pacientes com insuficiência cardíaca, nefropatias e hepatopatias. Concentrações excessivas de lidocaína podem causar disfunção ventricular, hipotensão e alterações neurológicas, como: desorientação, mioclonias e convulsões.[8] As TVs refratárias ao tratamento farmacológico ou que apresentarem instabilização hemodinâmica devem ser submetidas à CVE imediatamente.

As taquiarritmias com complexo estreito (grosseiramente ≤ 0,09 s) são tratadas como TSV. A TS sempre deve ser diferenciada das TSV, como enfatizado nas taquiarritmias instáveis, pela diferente abordagem terapêutica (Quadro 18-2). As taquicardias por reentrada nodal e AV são as mais frequentemente encontradas na população pediátrica. Estas TSV apresentam um mecanismo de reentrada que utiliza o nódulo AV. As manobras vagais aumentam o tônus vagal e a refratariedade do nódulo AV, podendo interromper a reentrada e restabelecer o ritmo sinusal. A fibrilação atrial, *flutter* atrial e as taquicardias atriais não são causadas por mecanismos de reentrada que utilizem o nódulo AV, e, dessa forma, as manobras vagais não revertem essas arritmias. No entanto, o aumento da refratariedade do nódulo AV diminui a capacidade de passagem do estímulo do átrio ao ventrículo, facilitando o diagnóstico mais preciso dessas TSV. As manobras vagais podem ser realizadas em lactentes pelo reflexo do mergulho – imersão da face da criança em água fria – colocação na posição de cócoras ou pela provocação do reflexo da tosse.[9] Em crianças mais velhas podem ser realizadas pela massagem do seio carotídeo. A refratariedade ou retorno da TSV às manobras vagais é seguida de intervenções farmacológicas, como descrito na Figura 18-7.

A adenosina provoca bloqueio transitório do nódulo AV revertendo em 95% dos casos de TSV que utilizam o nódulo AV em seu mecanismo de reentrada. Igualmente as manobras vagais não revertem as demais taquicardias, mas auxiliam no seu diagnóstico específico. A meia-vida da adenosina é pequena (5 s) e para sua correta utilização deve ser realizada IV em bolo rápido (< 3 s), seguida da infusão de 5 mL de água destilada ou solução fisiológica.

O verapamil pode causar hipotensão e bradicardia importantes na criança, e alguns casos de assistolia foram relatados, devendo ser utilizado somente em crianças com > 1 ano de idade e com cautela. O verapamil também atua diminuindo a condução através do nódulo AV, revertendo a maioria das TSV que utilizam o nódulo AV no mecanismo de reentrada e diminuindo a frequência ventricular nas demais TSV.[10]

As TSV refratárias às medicações recomendadas devem ser submetidas à CVE. As TSV refratárias à CVE, em geral, são as taquicardias atriais. Estas, na maioria dos casos, ocorrem por automatismo aumentado e estão muito correlacionadas com a intoxicação por digitálicos e doenças pulmonares. A adenosina e a CVE são eficazes no tratamento das arritmias que ocorrem pelo mecanismo de reentrada, sendo geralmente ineficazes nas taquicardias atriais. O verapamil diminui a frequência ventricular e pode reverter alguns casos, mas a amiodarona é a droga mais eficaz neste tipo de TSV, devendo ser utilizada em associação à interrupção de sua etiologia – suspensão do digital, compensação do quadro pulmonar – medida fundamental para restauração do ritmo.

O intensivista pediátrico deve estar apto para o manejo das taquiarritmias, mas recomendamos a avaliação de um cardiologista pediátrico para auxiliar no tratamento a longo prazo, ou em casos refratários à terapêutica inicial.

## ▪ Apresentação das taquiarritmias na UTIP

### Pós-operatório de cirurgia cardíaca

Taquiarritmias são comuns no pós-operatório de cirurgia cardíaca. O *flutter* atrial e as taquicardias atriais por reentrada ocorrem após as cirurgias de correção da comunicação interatrial ou AV, como as cirurgias de Mustard, Senning e Fontan. A reentrada é o mecanismo responsável por essas arritmias que, na maioria dos casos, são originadas por cicatrizes cirúrgicas.[11] A CVE é efetiva no tratamento destas arritmias; porém, a adenosina e o verapamil não apresentam bons resultados. Drogas, como a propafenona e a amiodarona, podem ser utilizadas para reversão farmacológica, mas recomendamos a avaliação de um cardiologista pediátrico pelo potencial efeito pró-arrítmico destas drogas neste grupo de pacientes.[12] As taquicardias por reentrada nodal e AV são incomuns no pós-operatório de cirurgia cardíaca, pois necessitam de um substrato arritmogênico prévio para sua formação. As extrassístoles desencadeiam normalmente estas arritmias e são frequentes no pós-operatório de cirurgia cardíaca, podendo desencadeá-las. As TVs são incomuns após a cirurgia cardíaca; no entanto, as TVs fasciculares podem ocorrer. São exceções entre as TVs, pois apresentam complexo QRS estreito. Pequenas hemorragias ou lesões miocárdicas próximas ao feixe de His possibilitam um mecanismo de reentrada. Eletrocardiograficamente verificamos uma taquicardia regular de complexo estreito, muitas vezes com morfologia de hemibloqueio do ramo posterior esquerdo. As TVs fasciculares são normalmente refratárias à terapêutica usual, evoluindo para TV incessante e IC com alta mortalidade. Frequentemente, a evolução das TVs fasciculares é autolimitada (3-10 dias) e ultrapassando a fase aguda da arritmia, a evolução é favorável.[13] Sempre deve ser acompanhada por um cardiologista pediátrico e um eletrofisiologista.

### *Doenças pulmonares*

Doenças pulmonares, como pneumonia, hipertensão pulmonar, tromboembolismo pulmonar entre outros, podem elevar subitamente a pressão na artéria pulmonar e, consequentemente, do átrio direito. A elevação súbita da pressão intra-atrial pode originar arritmias supraventriculares, como as taquicardias atriais, *flutter* atrial e fibrilação atrial. O tratamento da doença pulmonar é fundamental no manejo dessas arritmias.

### *Secundária à droga*

A intoxicação digitálica pode causar bradiarritmias, como bradicardia sinusal, bloqueios AV e taquiarritmias, como as taquicardias atriais por automatismo aumentado, taquicardias juncionais e menos frequentemente TV, *flutter* e fibrilação atrial. As extrassístoles supraventriculares e ventriculares também podem ser originadas, mas são achados muito inespecíficos. Entre as manifestações extracardíacas secundárias à intoxicação digitálica estão a letargia, fraqueza, alterações visuais, náuseas, vômitos, anorexia e perda de peso. Os níveis terapêuticos da digoxina sérica estão entre 0,8-2 ng/mL e são habitualmente ultrapassados durante a prática cardiológica pediátrica. Em geral, níveis acima de 4 ng/mL são necessários para causar repercussão clínica. O uso de verapamil e a hipopotassemia facilitam a intoxicação digitálica e devem ser corrigidos. Devemos evitar a CVE nas TVs secundárias à intoxicação digitálica decorrente da refratariedade e risco de degeneração para assistolia, e a lidocaína deve ser utilizada nesses casos. Drogas que aumentam a incidência de extrassístoles, como vasopressores (noradrenalina e dopamina) e β-agonistas, podem desencadear TSV durante a internação na UTIP. A utilização de algumas drogas devem ser monitorizadas na UTIP, pelo risco de prolongamento do intervalo QT e desencadeamento de arritmias ventriculares fatais, como veremos na síndrome do QT longo adquirido.[14]

### *Causas menos frequentes de taquiarritmias na UTIP*

São arritmias importantes na cardiologia pediátrica e na maioria dos casos, com substrato arritmogênico prévio.

### ■ Síndrome do QT longo (SQTL)

Síndrome caracterizada por intervalo QT prolongado e episódios recorrentes de síncope e parada cardiorrespiratória decorrentes de TV polimórfica denominada de *torsades de pointes*. A síndrome do QT longo pode ser congênita ou adquirida. A SQTL congênita possui uma incidência de 1:10.000 nascimentos, causada por alterações na membrana dos miócitos decorrentes de mutações nos cromossomos 11, 7, 3, 21, 2 e 4.[15] Manifesta-se em geral aos 14 anos e em 60% dos casos há história de SQTL ou morte súbita na família. A mortalidade em 10 anos é de 50% sem tratamento e < 10% com tratamento adequado. O diagnóstico da SQTL é fundamentado em um escore de 9 pontos, de acordo com os pontos somados: < 1 ponto = baixa probabilidade; 2-3 pontos = probabilidade intermediária e > 4 pontos estabelece o diagnóstico de SQTL (Quadro 18-5).

A SQTL adquirida ocorre quando encontramos causas reversíveis do prolongamento do intervalo QT. As causas mais frequentes de SQTL adquirido estão descritas no Quadro 18-6.

Na presença de *torsades de pointes* e repercussão hemodinâmica, devemos realizar a desfibrilação elétrica com cargas iniciais de 1 J/kg, aumentando sucessivamente as cargas até 4 J/kg, nas arritmias refratárias. Nos pacientes sem repercussão hemodinâmica, ou refratários à desfibrilação, poderemos utilizar sulfato de magnésio 25 mg/kg até o máximo de 2 g IV em 10-15 minutos. Esta terapêutica reverte 75% dos casos em 5 minutos e mais de 90% dos casos no decorrer de 15 minutos. Poderemos ainda utilizar um marca-passo aumentando o estímulo ventricular em 10-20 bpm acima da frequência ventricular. A amiodarona é contraindicada nessa situação. Uma rara forma de apresentação da SQTL ocorre com o pseudobloqueio AV (Fig. 18-9). Nesses casos a repolarização ventricular é muito lenta, e a despolarização ventricular não ocorre mesmo com uma condução normal pelo nódulo AV. Esses pacientes apresentam um prognóstico desfavorável, e, ao contrário do tratamento normal recomendado para o bloqueio AV através do implante de um marca-passo, esses casos devem ser tratados com drogas que diminuem o intervalo QT. Os β-bloqueadores são indicados nos casos de SQTL tipos 1 e 2 e mexiletina, na SQTL tipo 3 (Fig. 18-10).

| QUADRO 18-5 Escore de pontos para o diagnóstico de SQTL congênito | | |
|---|---|---|
| **Critérios** | **Pontos** | **Observações** |
| QTC: > 0,48 s | 3 | O QTC somente é valorizado na ausência de drogas que aumentem seu intervalo |
| 0,46-0,47 s | 2 | |
| 0,45-0,46 s | 1 | $QTC = \dfrac{QT}{\sqrt{\text{intervalo } R - R}}$ |
| Presença de *torsades* de *pointes* | 2 | Taquicardia polimórfica |
| Entalhes nas ondas T em três derivações | 1 | |
| Bradicardia em repouso | 0,5 | Para crianças consideramos quando a FC está 2 *percentis* abaixo |
| Alternância das ondas T | 1 | |
| História de síncope em repouso | 2 | Se presença de *torsades* de *pointes* for um critério, não consideramos a síncope |
| Com estresse | 1 | |
| História familiar de SQTL congênito | 1 | Pelo mesmo escore com índice acima de 4 |
| História de morte súbita em familiares de primeiro grau com < 30 anos | 0,5 | Se história familiar de SQTL for positiva, não consideramos esse item |

SQTL = Síndrome do QT longo; FC = frequência cardíaca.

| QUADRO 18-6 | Etiologias mais frequentes da SQTL adquirido |
|---|---|
| **Drogas antiarrítmicas**<br>• Classe IA (procainamida), classe III (amiodarona)<br>**Outras drogas**<br>• Fenotiazínicos, haloperidol e antidepressivos tricíclicos<br>• Eritromicina e outros macrolídeos<br>• Sulfametoxazol-trimetoprima<br>• Macrolídeos + anti-histamínicos<br>• Anti-histamínicos + cetoconazol<br>• Cisaprida<br>• Contrastes com iodo | **Situações clínicas**<br>• Bradicardia (ainda não clara)<br>• Eventos cerebrovasculares: AVE, em especial HSA (QT longo por cerca de 4 semanas)<br>**Distúrbios eletrolíticos**<br>• Hipopotassemia<br>• Hipomagnesemia (causa rara) |

AVE = Acidente vascular encefálico; HSA = hemorragia subaracnóidea.

## ▪ Síndromes de pré-excitação (SPE)

A condução normal miocárdica inicia no nódulo sinusal, passa pelo nódulo AV e chega aos ventrículos pelo feixe de His e fibras de Purkinje. As SPE caracterizam-se pela presença de pontes de músculo cardíaco, capazes de conduzir estímulos elétricos e que ligam os átrios e os ventrículos. Estas pontes de tecido miocárdico são denominadas feixes acessórios e propiciam a formação de TSV por reentrada AV. A síndrome de Wolff-Parkinson-White (SWPW) é a SPE mais frequente, ocorrendo em 1,5:1.000 habitantes.[16] As TSV originadas nas SWPW apresentam QRS estreito em 95% dos casos e devem ser manejadas de acordo com as Figuras 18-1 e 18-7 para taquiarritmias com complexos estreitos. Em 5% dos casos, as TSV na SWPW apresentam complexo alargado em razão da chegada do estímulo elétrico ao ventrículo via feixe acessório, sendo muito difícil a sua diferenciação com as TV. Assim, as TSV com complexo alargado na SWPW podem ser manejadas de acordo com as Figuras 18-1 e 18-7

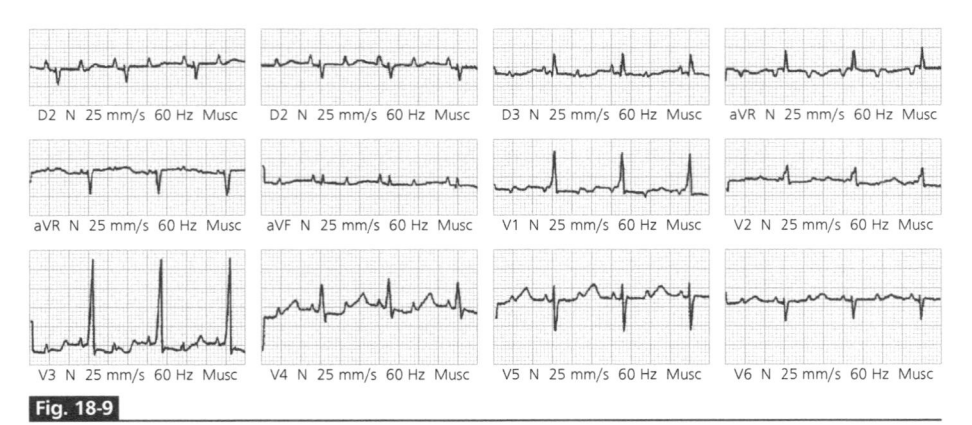

**Fig. 18-9**

Pseudobloqueio AV por QT longo: traçado realizado em uma criança de 5 dias de vida com bradicardia decorrente de um pseudobloqueio atrioventricular por intervalo QT longo. Observa-se que as ondas P bloqueadas encontram-se antes do final da onda T, sugerindo que a repolarização ainda não está completa e que o miocárdio ventricular ainda encontra-se em período refratário.

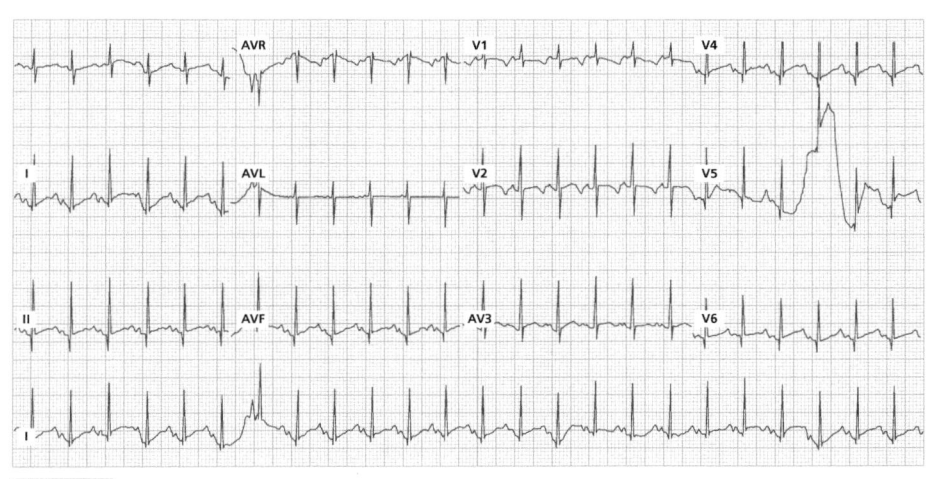

**Fig. 18-10**

Traçado realizado após o início do propranolol verificando-se um encurtamento do intervalo QT propiciando a condução de todos os estímulos atriais. Mesmo com encurtamento da repolarização, ainda podemos verificar o alargamento do intervalo QTc de 506 ms.

para taquiarritmias com complexo alargado, sendo absolutamente contraindicada a utilização de adenosina, verapamil e digoxina neste subgrupo de pacientes.

## BRADIARRITMIAS

A FC abaixo da esperada para a idade define a bradicardia na população pediátrica (Quadro 18-1). As principais causas de bradicardia encontradas nas UTIP são a hipotermia, hipoglicemia, hipotensão, acidose e a hiperestimulação vagal. As bradicardias associadas a bloqueio AV ocorrem em pacientes em pós-operatório de cirurgia cardíaca e intoxicações medicamentosas, em especial o digital.

Na abordagem da criança com bradicardia sempre devemos procurar causas reversíveis, pois muitas vezes não necessitaremos utilizar drogas ou marca-passo com a reversão imediata da etiologia, como ocorre na bradicardia secundária à hipóxia.

O débito cardíaco na criança – em especial no lactente – é muito dependente da FC, em razão da pouca reserva contrátil do miocárdio. A bradicardia deve ser tratada com manobras de reanimação cardiorrespiratória, além do tratamento específico da bradicardia, quando a FC é < 60 bpm associada à hipoperfusão periférica apesar da ventilação com oxigenação adequada. A bradicardia é considerada instável hemodinamicamente, quando ocorre acompanhada de sinais e sintomas de diminuição do DC, como: hipoperfusão periférica, hipotensão, diminuição do sensório, convulsões e insuficiência ventilatória secundária à IC.[1] A identificação das bradicardias com repercussão hemodinâmica é fundamental para o tratamento das bradicardias. Na presença de instabilidade hemodinâmica secundária à FC baixa, o pediatra intensivista deve tratar o paciente de forma rápida como indicado na Figura 18-11.

A persistência da bradicardia clinicamente significativa, apesar do tratamento da provável causa, deve ser abordada farmacologicamente. A adrenalina é a droga indicada como tra-

```
                           Avaliação inicial
              Avaliar vias aéreas e oferecer oxigênio
              Avaliar hemodinâmica: perfusão, pulso e pressão arterial
              Monitorização
                                  │
                           [ BRADICARDIA ]
                                  │
              A bradicardia está causando comprometimento hemodinâmico?
              (hipoperfusão periférica, hipotensão, dispneia grave, alteração da consciência)
```

| Observar | Durante o atendimento da bradicardia | Adrenalina |
|---|---|---|
| – Reavaliar sinais vitais 5/5 min | – Intubação orotraqueal e acesso para infusão de drogas (IV ou IO) | – IV/IO: 0,01 mg/kg (1:10.000-0,1 ml/kg, |
| – Identificar e tratar causas de bradicardia | – Reavaliar a monitorização correta: eletrodos, monitor | – TOT: 0,1 mg/kg (1:1.000-0,1 mL/kg, |
| – Solicitar ECG | – Identificar e tratar possíveis causas de bradicardia: | – Pode repetir a cada 3-5 min na mesma dose |
| | 1. Hipotermia | |
| | 2. Hipóxia | **Atropina** |
| | 3. Hipotermia | – 0,02 mg/kg |
| | 4. Doenças neurológicas (hipertensão intracraniana)/hérnia de tronco | – Pode ser repetida 1 x em 5 min |
| | 5. Tóxicos (drogas) | Marca-passo transcutâneo |
| | 6. Distúrbios hidroeletrolíticos | |

```
   Considerar marca-passo transverso              Solicitar ECG
– Bloqueio atrioventricular de terceiro grau    Avaliação de um cardiologista pediátrico
– Bloqueio atrioventricular segundo grau tipo II
```

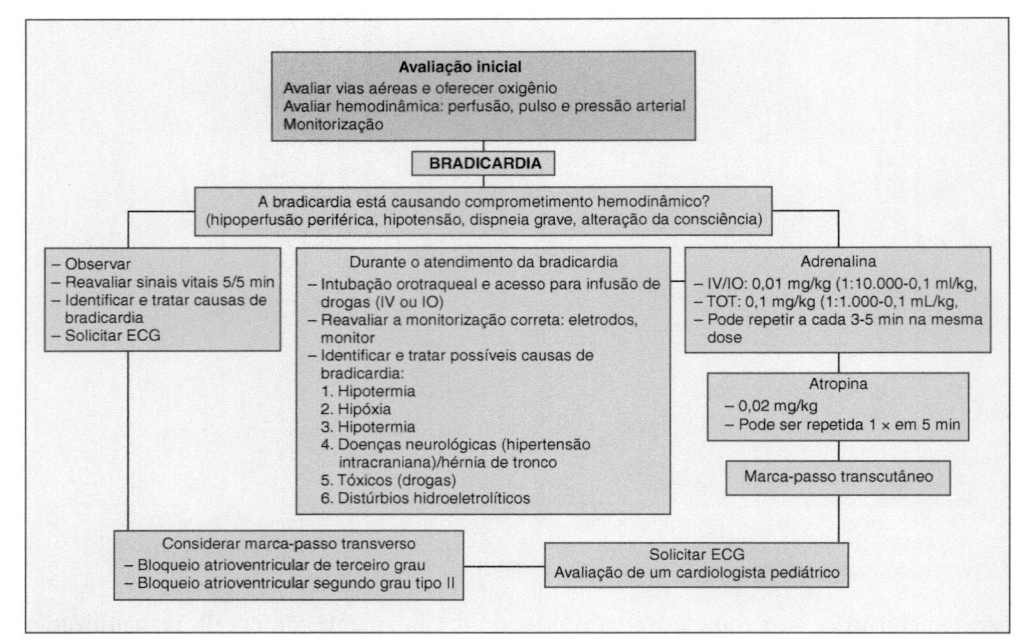

**Fig. 18-11**

Abordagem das bradicardias. Bpm = Batimentos por minuto; J = joules; kg: quilograma; mg = miligrama; IV = intravenoso; min = minutos; AD = água destilada; SF = soro fisiológico; ECG = eletrocardiograma.

tamento inicial das bradiarritmias significativas, exceto nos casos acompanhados de bloqueio AV ou secundários a descargas vagais, onde a atropina é a droga de escolha.[1] O bloqueio AV na população pediátrica, em geral, ocorre em pós-operatório de cirurgia cardíaca, ou secundário à intoxicação por digital. A descarga vagal aumentada acompanhada de bradicardia é muito comum, nas UTIPs, durante a IOT ou aspiração do tubo orotraqueal (TOT). A atropina pode causar bradicardia paradoxal quando utilizada em doses muito baixas. A dose inicialmente recomendada de atropina é de 0,02 mg/kg, a dose mínima deve ser de 0,1 mg, e a dose máxima 1 mg em crianças e 2 mg em adolescentes.[17] A atropina pode ser administrada pelo TOT na ausência de outro acesso disponível (IV ou IO). A mesma dose deve ser infundida dentro do tubo orotraqueal com um cateter longo (de aspiração) e seguida de 5 mL de água destilada ou solução salina.[18]

O marca-passo transcutâneo (MTC) pode ser utilizado nas bradicardias refratárias ao tratamento medicamentoso.[19] O pediatra intensivista, que possui este aparelho a disposição, deve saber manejá-lo adequadamente. Dois eletrodos adesivos devem ser colocados no tórax, o eletrodo negativo na região anterior do tórax, e o eletrodo positivo na região dorsal entre as escápulas. Na impossibilidade de utilizarmos o eletrodo dorsal, o positivo deve ser utilizado abaixo da clavícula direita, e o negativo na região do ápice cardíaco. Em crianças com < 15 kg, recomendamos a utilização de eletrodos pediátricos. O MTC apresenta vantagens em relação ao marca-passo transvenoso por ser de fácil manejo, não necessitar punção central e a possibilidade de rápida utilização à beira de leito; as desvantagens são a menor eficácia em sua captação miocárdica e a difícil tolerabilidade pelo paciente. A maioria dos pacientes não tolera o uso do MTC sem analgesia, sendo sempre recomendada a sedação com opioides e benzodiazepínicos durante seu uso.

Pacientes em pós-operatório de cirurgia cardíaca, na maioria dos centros, apresentam a opção do marca-passo epicárdio implantado no transoperatório. O marca-passo epicárdico é facilmente utilizado e bem tolerado pelos pacientes, sendo a primeira opção de tratamento nas bradicardias significativas nesses pacientes. Crianças em pós-operatório de transplante cardíaco não respondem à atropina, devendo ser utilizados adrenalina, dopamina ou marca-passo no tratamento da bradicardia.

As soluções de catecolaminas podem ser utilizadas como opções no tratamento das bradicardias. A dopamina deve ser utilizada em doses > 0,5 µg/kg (efeito β-adrenérgico), podendo ser aumentada para doses > 10 µg/kg, na presença de hipotensão associada. A noradrenalina e a adrenalina também são opções, em especial nos casos de hipotensão refratária.

Nos pacientes com bradicardias sem repercussão hemodinâmica as drogas não devem ser utilizadas, na maioria dos casos apenas a observação do paciente e a retirada de possíveis fatores etiológicos são a melhor terapêutica. Na presença de bloqueio AV de 3º grau recente, recomendam-se a observação cuidadosa do paciente – instalando-se um MTC em demanda – e a passagem de um marca-passo transvenoso. Nos pacientes com bloqueio de 2º grau tipo II que cursam com QRS alargado (≥ 0,09 s), ou quando associado a pós-operatório de cirurgia cardíaca, também recomenda-se a terapêutica acima.[20] Lembre-se, nunca trate extrassístoles ventriculares de escape associadas a bloqueios AV com lidocaína, pelo risco de degeneração do ritmo para assistolia.

Após a estabilização do paciente bradicárdico, recomendamos a avaliação de um cardiologista pediátrico para a orientação em relação à necessidade de implante de um marca-passo transvenoso temporário, ou marca-passo definitivo. As indicações para o implante de um marca-passo definitivo, segundo as orientações da *American Heart Association*, estão no Quadro 18-7.[21]

## ■ Apresentação das bradiarritmias na UTIP

As bradiarritmias ocorrem em situações específicas na UTIP, devido à disfunção do nódulo sinusal, ou associadas a bloqueios do nódulo AV.

A disfunção do nódulo sinusal pode apresentar-se como bradicardia sinusal, parada sinusal ou bloqueios sinusais. Todos estes ritmos caracterizam-se por apresentarem ondas P sempre seguidas de complexo QRS e com intervalo P-R normal.

As bradiarritmias associadas a bloqueios AV manifestam-se, no ECG, por três diferentes ritmos que variam de acordo com a importância do bloqueio, como verificamos na Figura 18-12.

As principais doenças associadas às bradiarritmias na UTIP são:

- *Pós-operatório de cirurgia cardíaca:* a disfunção do nódulo sinusal ocorre em pacientes submetidos às cirurgias de Mustard, Seening e de Fontan, realizadas na comunicação interatrial.[22] A disfunção sinusal que ocorre após a cirurgia de Fontan está relacionada com o

| QUADRO 18-7 | Indicações para implante de marca-passo definitivo |
|---|---|
| Classe I | <ul><li>BAV de 2º ou 3º graus sintomáticos</li><li>DNS sintomática e associada à bradicardia importante</li><li>BAV de 2º ou 3º graus no pós-operatório de cirurgia cardíaca, com duração > 7 dias</li><li>BAV 3º grau congênitos associados a: FC < 55 bpm na infância ou FC < 70 bpm associados a cardiopatias congênitas</li><li>TV associada à pausa cardíaca prolongada, com ou sem intervalo QT longo</li></ul> |
| Classe II | <ul><li>Síndrome taquibradicárdica que necessite medicações para o controle das taquiarritmias, diferentes da digoxina</li><li>BAV de 3º grau congênito, com FC média < 50 bpm ou pausas > 2-3 s</li><li>DNS em pacientes com cardiopatia congênita e pausas > 2-3 s ou FC de repouso < 35 bpm</li><li>Cardiopatia hipertrófica obstrutiva, sintomática e refratária à medicação</li><li>Síncope recorrente associada à hipersensibilidade do seio carotídeo ou tilt-test +</li><li>Cardiomiopatia dilatada com intervalo P-R prolongado</li><li>Bloqueio trifascicular com intervalo H-V > 100 ms</li></ul> |

Classe I = Tratamento indicado e eficácia comprovada através de estudos clínicos; Classe II = indicado, mas ainda carece de comprovação de sua eficácia em estudos clínicos; BAV = bloqueio atrioventricular; FC = frequência cardíaca; DNS = doença do nódulo sinusal; TV = taquicardia ventricular.

aumento da pressão intra-atrial e, em geral, é acompanhada de ritmos juncionais lentos acompanhados de extrassístoles que podem desencadear TSV. Quando sintomáticos os pacientes podem ser tratados com marca-passo epicárdico, se disponível ou com adrenalina. A cirurgia cardíaca é a causa mais comum de bloqueio AV na população pediátrica.[23] As cirurgias para correção de comunicação do septo interatrial, interventricular e da transposição de grandes vasos são as mais frequentemente correlacionadas com bloqueio AV no pós-operatório. O bloqueio AV, em geral, ocorre em virtude da secção das fibras de condução, ou edema das mesmas, durante a cirurgia cardíaca. O marca-passo epicárdio facilita o tratamento destes pacientes quando necessário. Em muitos casos, o bloqueio é transitório, e, dessa forma, devemos manter um marca-passo temporário sete dias antes de indicar o implante de um marca-passo definitivo.

- *Aumento do tônus vagal:* situações muito frequentes nas UTIPs são as bradicardias sinusais associadas a aumento do tônus vagal. Na maioria dos casos são autolimitadas e não necessitam tratamento. A IOT, aspiração do tubo orotraqueal e procedimentos intra-abdominais são as causas mais frequentes. Quando sintomáticas, podem ser tratadas com atropina.
- *Intoxicações medicamentosas:* o digital é a causa mais frequente de bradiarritmias na UTIP secundárias à intoxicação medicamentosa. As bradiarritmias são as arritmias mais comumente encontradas na intoxicação digitálica. Na presença de repercussão hemodinâmica secundária a bradiarritmias, indicamos implante de um marca-passo provisório e suspensão da droga. Níveis séricos > 6 ng/mL e relatos de ingesta de doses 10 vezes superiores a usual são indicações de implante de marca-passo profilático.[14] Os anticorpos digoxina-específicos são eficazes; porém, seu alto custo inviabiliza sua disposição no nosso meio. Distúrbios

hidroeletrolíticos, em especial do potássio, devem ser corrigidos rapidamente e drogas, como verapamil, suspensas até a resolução do quadro.

- *Distúrbios eletrolíticos:* os distúrbios eletrolíticos são causas de bradicardia por disfunção sinusal, ou bloqueio AV. A hipopotassemia e a hipomagnesemia são as principais causas e devem ser pesquisadas nas bradiarritmias sem etiologia definida. O tratamento indicado é a correção dos distúrbios, associados à terapêutica indicada na Figura 18-11.
- *Causas menos frequentes de bradiarritmias na UTIP:* miocardite, febre reumática, endocardite, doença de Lyme, distrofias musculares e bloqueios AV congênitos e pseudobloqueios AV por SQTL. Os bloqueios AV congênitos ocorrem 1:15.000 nascimentos e correlacionam-se com a presença de lúpus eritematosos sistêmico materno com anticorpos anti-RO e anti-La positivos.[24] O pseudobloqueio AV é uma rara forma de apresentação da SQTL. A repolarização ventricular é muito lenta, e a despolarização ventricular não ocorre mesmo com uma condução normal pelo nódulo AV. Esses pacientes apresentam um prognóstico desfavorável e ao contrário do tratamento normal recomendado para o bloqueio AV através do implante de um marca-passo, nesses casos eles devem ser tratados com drogas que diminuem o intervalo QT. Os β-bloqueadores são indicados nos casos de SQTL tipos 1 e 2 e mexiletina na SQTL tipo 3 (Figs. 18-9 e 18-10).

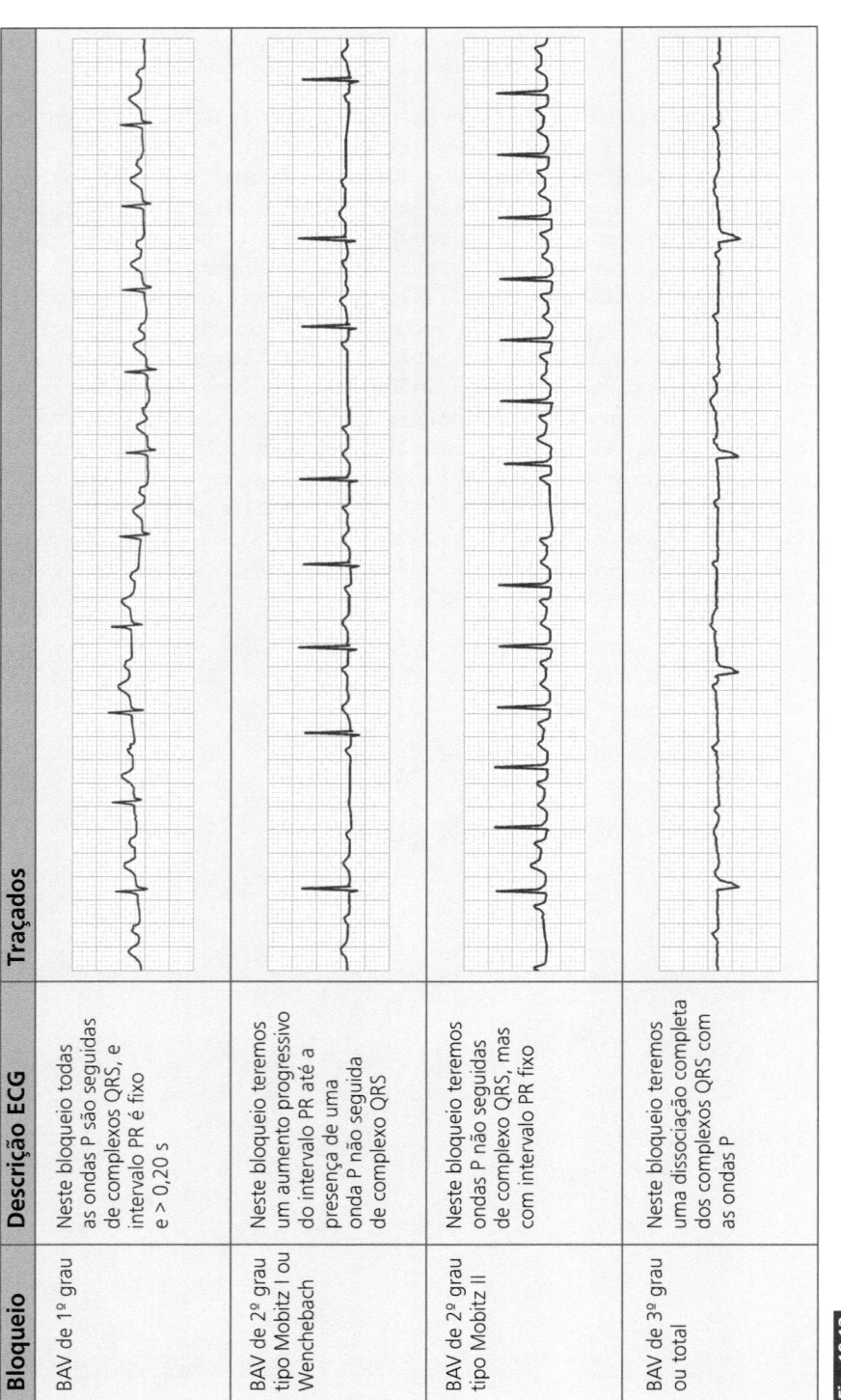

| Bloqueio | Descrição ECG | Traçados |
|---|---|---|
| BAV de 1º grau | Neste bloqueio todas as ondas P são seguidas de complexos QRS, e intervalo PR é fixo e > 0,20 s | |
| BAV de 2º grau tipo Mobitz I ou Wenchebach | Neste bloqueio teremos um aumento progressivo do intervalo PR até a presença de uma onda P não seguida de complexo QRS | |
| BAV de 2º grau tipo Mobitz II | Neste bloqueio teremos ondas P não seguidas de complexo QRS, mas com intervalo PR fixo | |
| BAV de 3º grau ou total | Neste bloqueio teremos uma dissociação completa dos complexos QRS com as ondas P | |

**Fig. 18-12**

Principais achados eletrocardiográficos dos bloqueios atrioventriculares. BAV = Bloqueio atrioventricular.

## REFERÊNCIAS BIBLIOGRÁFICAS

1. Kleinman ME, Chameides L, Schexnayder SM *et al.* Part 14: pediatric advanced life support: 2010 American Heart Association Guidelines for Cardiopulmonary Resuscitation and Emergency Cardiovascular Care. *Circulation* 2010;122(Suppl 3):S876-S908.
2. Fish F, Benson DW. Disorder of cardiac rhythm and conduction. In: Emmanoulides GC, Riemenschneider TA, Allen HD *et al.* (Eds.). Mass and *Adams: Heart disease in infants, children and adolescents.* 6th ed. Baltimore, MA: Williams & Wilkins, 2001. p. 482-534.
3. Southall DP, Johnston F, Shinebourne E *et al.* 24 hour eletrocardiographic study of heart rate and rhythm patterns in population of healthy children. *BR Heart J* 1981;45:281-91.
4. Gerson A, Gillete PC. Junctional ectopic tachycardia in clhildren: etrocardiographic, electrophysiologic and pharmacologic response. *Am J Cardiol* 1979;44:298-302.
5. Mattioni TA, Zeutoin TA, Dunnington C. The proarrhytmic effects of amiodarone. *Prog Cardiovasc Dis* 1989;31:439-46.
6. LoseK JD, Endom E, Dietrich A *et al.* Adenosine and pediatric supraventricular tachycardia in the emergency department: multicenter study and review. *Ann Emerg Med* 1999;33:185-91.
7. Singh BN, Kehoe R, Woosley RR *et al.* Multicenter trial of sotalol compared with procainamide in the supression of inducible ventricular tachycardia: a double-blind, randomized parallel evaluation. Sotalol Multicenter Study Group. *Am Heart J* 1995;129:87-97.
8. Bigger JT, Mandel WJ. Effects of lidocaine on the electrophysiologic proprietes of ventricular muscle and Purkinge fibers. *J Clin Invest* 1970;49:63-77.
9. Aydin M, Baysal K, Kucukouduc S *et al.* Application of ice water to the face in initial treatment of supraventricular tachycardia. *Turk Journ Pediatr* 1995;36:15-17.
10. Ranking AC, Era AP, Oldroyk KG *et al.* Verapamil or adenosina for the immediate tratment of supraventricular tachycardia. *Q J Med* 1990;74:203-8.
11. Bink B, Velvis H, Heide VD *et al.* Dysrhythmias after surgery in children. *Am Heart J* 1983;106:125-30.
12. Rosenbaum MB, Chiale PA, Halpern M *et al.* Clinical efficacy of amiodarone as an anthiarythmic agent. *Am J Cardiol* 1976;38:934-44.
13. Till JA, Rowland E, Rigby M. His bundle tachycardia: na important cause of post-operative mortality and morbidity. In: Crupi G, Parenzan L, Anderson R. *Perspectives in pediatric cardiology.* New York: Futura Publishing Company, 1990. p. 296-72.
14. Zelinsky P. Intoxicação digitálica. In: Pitrez J, Trotta E, carvalho P. *Tratamento intensivo em pediatria.* São Paulo: Fundo Editorial BYK 1988. p. 235-37.
15. Dresing T. Tachyarrithmias. In: Marso S, Griffin B, Topol E. *Manual of cardiovascular medicine.* Philadelphia: Lippincott Williams & Wilkins 2000. p. 249-81.
16. Burchell HB. Introduction. In: Benditt DG, Benson DW. (Eds.). *Cardiac preexcitation swndromes: origins, evauation and treatment.* Higham, MA: Matinus Nijhof, 1986. p. 3-19.
17. Dauchot P, Graveinstein JS. Effects of atropine on the alectrocardiogram in differet age groups. *Clin Pharmacol Ther* 1971;12:274-80.
18. Howard RF, Bingham RM. Endotracheal compared with intravenous admnistration of atropine. *Arch Dis Child* 1990;65:449-50.
19. Beland MJ, Hesslein PS, Finaly CD *et al.* Noninvasive transcoutaneous cardiac pacing in children. *PACE Pacing Clin Electrophysiol* 1987;10:1262-70.
20. Mahomey LT, Marving WJ, Atkins TL *et al.* Pacemaker managementfor acute onset heart block in childhood. *J Pediatr* 1985;107:207-11.
21. Gregoratus G, Cheitlin MD, Conil A *et al.* ACC/AHA guidelines for implantation of cardiac pacemakers and anthiarrhythmia devices. *Circulation* 1998;97:1325.

22. Till J. Early postoperative arrhytmias. In: Cristopher W, Camobell R. *Pediatric cardiac arrhytmias.* New York: Oxford University, 1996. p. 227-37.
23. Fryda Rj, Kaplan S, Helmsworth J. Post-operative complete heart block in children. *Br Heart J* 1971;33:456-62.
24. Taylor PV, Taylor KF, Norman A *et al.* Prevalence of maternal Ro (SS-A) and La (SS-B) autoantibodies in relation to AV block. *Br J Rheumatol* 1988;11:1,182-8.

# 19 Manutenção e Distúrbios Hidroeletrolíticos no Paciente Crítico

*Javier Prego* ♦ *Osvaldo Bello* ♦ *Grasiele Librelato* ♦ *Jefferson Pedro Piva*

## INTRODUÇÃO

Distúrbios da água e de eletrólitos estão entre os problemas mais frequentes nas unidades de terapia intensiva. Presentes desde a primeira avaliação ou no decorrer da internação, estão relacionados com a patologia de base e/ou com o tratamento instituído.

O sal e a água são agentes terapêuticos comumente indicados em pacientes hospitalizados, porém, podem tornar-se armas fatais.[1] Como toda terapêutica, devemos entender as indicações, contraindicações e doses apropriadas para o manejo racional das alterações hidroeletrolíticas.[2-5]

A administração de líquidos por via parenteral tem a finalidade de expandir o espaço extracelular quando há déficit hídrico e/ou repor as perdas basais diárias. É recomendada quando há impossibilidade de uso da via enteral, como no período de jejum pré e pós-operatório. As soluções de manutenção indicadas atualmente foram modificadas ao longo da história, mas ainda são motivos de controvérsias.[6-11]

Este capítulo tem como objetivo propor uma solução de manutenção de acordo com os conhecimentos atuais e descrever as alterações hidroeletrolíticas habitualmente presentes nos pacientes críticos.[12]

## FISIOLOGIA

O fluido corporal total é composto por líquido intracelular (2/3) e líquido extracelular (1/3). Esses meios são delimitados pela membrana celular que, com permeabilidade seletiva e sistemas de transportes de substâncias, mantém constante a composição do compartimento intracelular (CIC).[4]

O compartimento extracelular (CEC) é subdividido em intersticial e intravascular (plasmático). O volume intravascular (volemia) modifica-se conforme o crescimento, sendo, no recém-nascido, cerca de 80 mL/kg, enquanto no adulto 60-70 mL/kg.[13] O endotélio constitui a barreira entre os meios intersticial e intravascular, impedindo a saída de proteínas para o interstício e permitindo fluxo livre de água e eletrólitos. O volume é determinado pela quantidade de sódio e água presentes.[14]

O sódio (Na) é o principal responsável pela osmolaridade plasmática, estimada segundo a equação: Osmolaridade = (Na × 2) + (glicose/18) + (Ureia/2,8).[4,14,15]

A tonicidade plasmática, também definida como osmolaridade plasmática efetiva, reflete a concentração de solutos que não cruzam facilmente a membrana celular (sais de sódio), influenciando a distribuição de água entre os meios. A ureia penetra facilmente nas células, alcançando o equilíbrio, tendo pouco efeito no movimento da água, sendo considerada um osmol inefetivo. A fórmula para estimar a tonicidade é similar a da osmolaridade, exceto pela exclusão da ureia.

Um conceito importante para entendermos as indicações das soluções intravenosas é a diferença entre osmolaridade e tonicidade de uma solução. A osmolaridade de uma solução é o número de osmóis de soluto por litro, enquanto a tonicidade é a concentração total de solutos que exercem *in vivo* uma força osmótica através das membranas celulares semipermeáveis. Por exemplo, uma solução de glicose a 5% tem a mesma osmolaridade que o plasma (286 mosm/l $H_2O$), mas como a glicose é rapidamente metabolizada no organismo, esta solução se transforma em água. Portanto, a sua tonicidade *in vivo* corresponde a zero. Cada litro de solução glicosada 5% infundida resulta em uma expansão de um litro do espaço extracelular (1/3) e intracelular (2/3). Igualmente, para cada litro de solução salina 0,9% infundida, somente 250 a 300 mL permanecem no espaço intravascular.

O controle de água e sódio no organismo é exercido por diferentes maneiras. No hipotálamo, os osmorreceptores, sensíveis à tonicidade plasmática, influenciam o mecanismo da sede e a secreção de hormônio antidiurético (HAD). Alterações na volemia estimulam receptores renais responsáveis por ativação do sistema renina-angiotensina-aldosterona (aumenta reabsorção tubular de sódio) e receptores cardíacos atriais responsáveis pela liberação do fator natriurético atrial (FNA) com consequente vasodilatação e aumento na excreção de sódio. Os receptores carotídeos ativam o sistema nervoso simpático, aumentando a liberação de renina e gerando vasoconstrição.[15]

O HAD é secretado em resposta a diversas situações clínicas, como hipovolemia, estresse, náuseas, vômitos, hipoglicemia, dor, pós-operatório, uso de alguns fármacos, sepse, patologias pulmonares e do sistema nervoso central (SNC).[4,16-19]

## MANUTENÇÃO HIDROELETROLÍTICA

### ■ Necessidades basais de água e eletrólitos – fórmula de Holliday-Segar

As demandas basais de líquidos e íons em crianças foram determinadas em uma histórica publicação de Holliday-Segar em 1957.[20] Estes autores estabeleceram um método simples para estimar as perdas insensíveis e urinárias de água e eletrólitos para crianças e adultos, de qualquer peso e tamanho, em condições normais.[21]

As demandas hídricas basais correspondem às perdas de água devidas ao gasto calórico necessário ao metabolismo basal. Há produção de resíduos, calor e solutos que devem ser eliminados para manter a homeostase. O calor se dissipa por evaporação através da superfície cutânea e vias aéreas superiores durante a expiração, enquanto os resíduos solúveis são excretados na urina.

As perdas insensíveis e urinárias de água relacionam-se com o metabolismo energético (taxa metabólica) e não com a massa corporal total (peso corporal). Entretanto, as perdas secundárias a carências prévias ou concomitantes vinculam-se mais ao peso corporal do paciente (Fig. 19-1).[22,23]

A fórmula de Holliday-Segar estima que para cada 100 kcal (quilocalorias) consumidas, são necessários 50 mL de água para compensar as perdas basais pela pele, vias aéreas e materiais fecais, e outros 55 a 65 mL de água para que os rins excretem um ultrafiltrado de plasma com 300 mOsm/L e uma densidade específica de 1.010, sem ter que concentrar a urina. A soma geralmente se arredonda em 100 mL de líquido para cada 100 kcal consumidas.

Considera-se que a dissipação de calor através das perdas insensíveis e a excreção de soluto na urina representam, cada uma, 50% das necessidades basais. Este princípio é útil ao assistir crianças com insuficiência renal anúrica, onde as necessidades basais de água diminuem em 50%, já que correspondem apenas às perdas insensíveis.

A estimativa pelo método de Holliday-Segar não considera perdas anormais (vômitos, diarreia, diurese osmótica, 3º espaço etc.), aumento por febre (até 12% para cada grau Celsius), sudorese, estresse, catabolismo, infecção. Nos estados de reduzida atividade, como coma ou hipotermia, há diminuição da perda insensível de água. Todas estas situações devem ser consideradas para o cálculo do aporte basal.

Para efeito clínico, a perda de eletrólitos ocorre por via urinária, já que as perdas por pele e vias aéreas quase não contêm íons (salvo exceções, como na fibrose cística). Da mesma maneira, Holliday-Segar estimaram as demandas eletrolíticas basais em função da taxa metabólica e não do peso corporal. Aferiram que as necessidades de sódio são de 3 mEq/100 Kcal/dia, e as de potássio de 2 mEq/100 kcal/dia. De acordo com o que foi dito anterior-

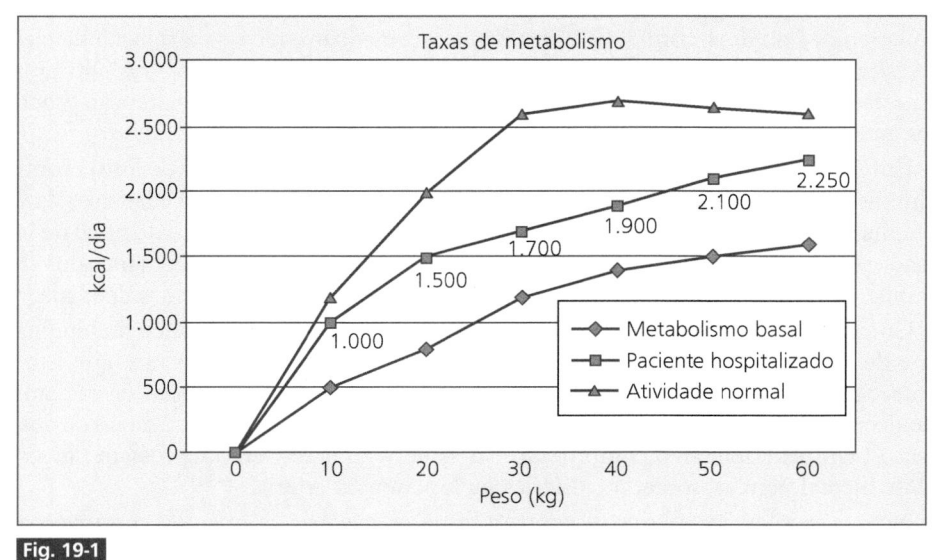

**Fig. 19-1**

Taxas de metabolismo em função do peso corporal. Fonte: Roberts, 2002.[22]

mente, os requerimentos de Na seriam de 3 mEq/100 mL ou 30 mEq/litro. Considerando essas recomendações, a composição da solução a administrar seria 1/5 salino em 5% de glicose.[24] Esta solução foi, até então, considerada a "solução universal de manutenção" apropriada para todas as idades.

## Eleição da solução hidroeletrolítica de manutenção

Desde a proposta de Moritz e Ayus, em 2003, pelo menos 11 estudos, que envolveram mais de 1.000 pacientes pediátricos, confirmam a hipótese de que os líquidos hipotônicos produzem hiponatremia e de que os líquidos isotônicos a previnem. No Reino Unido, a *National Patient Safety Agency* publicou, em 2007, recomendações dentre as quais destacamos:[24]

- Soro fisiológico (NaCl 0,9% = 154 mEq/L de Na) para a ressuscitação hídrica em situações de hipovolemia.
- Solução isotônica (soro fisiológico ou *ringer* lactato) com glicose a 5% para a reposição de déficit hídrico.
- Soluções isotônicas com glicose a 2,5-5% nas situações de risco para hiponatremia (cirurgias, natremia < 135 mEq/L, trauma encefálico, bronquiolite entre outras).
- Controle do balanço hídrico e do Na sérico, pelo menos, 1 vez ao dia.
- Indicação de fluidos individualizada.

O aporte líquido adquire maior importância em situações de retenção hídrica causada pela liberação excessiva de HAD. Quando há edema cerebral, pequenos volumes de água livre provocam desproporcionais aumentos na pressão intracraniana graças ao acréscimo na água cerebral.

Moritz e Ayus sugerem que a solução com melhores resultados e com menor risco de hiponatremia é a salina normal (NaCl 0,9%) e recomendam que seja a solução de eleição, especialmente no pós-operatório e nas enfermidades do SNC e pulmonares. No Quadro 19-1 estão descritos diferentes tipos de soluções hidroeletrolíticas de manutenção propostas pelos autores e as principais situações clínicas onde estão indicadas.[25]

Em 2003, o *Royal College of Anaesthetists* da Inglaterra manifestou-se de forma contrária à administração de soluções hipotônicas, e a Associação de Anestesistas Pediátricos da Grã-Bretanha e Irlanda orientou que qualquer déficit de líquido, aporte de líquido basal ou perda causada pela cirurgia (p. ex., sangramento para terceiro espaço) devem ser manejados com a administração de soluções isotônicas em todas as crianças maiores de 1 mês de idade.[17,26]

Com relação à solução salina, existe grande debate sobre o risco teórico de hipernatremia e de acidose hiperclorêmica. Entretanto, vários estudos já demonstram que isto não acontece mesmo ao se infundirem soluções com alto teor de Na, e, inclusive, ocorre um discreto decréscimo da natremia vinculado à maior excreção de sódio. O "fenômeno de dessalinização", também, tem sido comprovado em estudos recentes sem que fossem detectadas acidose hiperclorêmica, sobrecarga hídrica ou hipertensão arterial.[27-30]

No que se refere ao volume de aporte a fornecer, não existem maiores controvérsias. A recomendação clássica de 100 mL/kg/dia ou 1.800-2.000 mL/m²/dia se mantém vigente para a maioria dos pacientes, exceto em situações específicas onde a solução deve ser ajustada

## QUADRO 19-1 — Soluções hidroeletrolíticas para diferentes situações clínicas

| Soro salino isotônico (NaCl 0,9%) | Restrição de volume | Líquidos hipotônicos |
|---|---|---|
| **Diminuição do volume circulante efetivo**<br>■ Desidratação<br>■ Nefropatia perdedora de sal<br>  – Síndrome de Bartter<br>  – Insuficiência suprarrenal<br>■ Diminuição da resistência vascular periférica<br>  – Sepse<br>  – Hipotireoidismo | **Estados edematosos**<br>■ Insuficiência cardíaca congestiva<br>■ Nefropatia<br>■ Cirrose<br>■ Hipoalbuminemia | **Déficits de água livre**<br>■ Hipernatremia |
| **Estados não hipovolêmicos com excesso de HAD**<br>■ Patologias do SNC<br>  – Meningite<br>  – Encefalite<br>  – Tumor encefálico<br>  – Trauma intracraniano<br>■ Patologia pulmonar<br>  – Pneumonia<br>  – Asma<br>  – Bronquiolite<br>■ Câncer<br>■ Fármacos<br>  – Citoxan<br>  – Vincristina<br>  – Narcóticos<br>  – Carbamazepina<br>  – SSRIs<br>■ Náusea, vômitos, dor, estresse<br>■ Pós-operatório (especialmente da área otorrinolaringológica e ortopédica)<br>■ Déficit de glicocorticoides | **Insuficiência renal**<br>■ Glomerulonefrite aguda<br>■ Necrose tubular aguda<br>■ Doença renal terminal | **Defeitos de concentração renal**<br>■ Diabetes insípido nefrogênico<br>■ Anemia falciforme<br>■ Uropatia obstrutiva<br>■ Nefropatia por refluxo<br>■ Displasia renal<br>■ Nefronoptise<br>■ Nefrite túbulo-intersticial |
| | | **Perdas de água livre não renais**<br>■ Queimaduras<br>■ Neonatos prematuros<br>■ Febre<br>■ Diarreia osmótica |

Fonte: Mortiz e Ayus, 2005.[25]

às condições do paciente. Em nossos serviços, optamos para os pacientes críticos por uma manutenção hídrica ao redor de 1.500 mL/m²/dia.

Nos pacientes críticos, o gasto energético é muito menor ao normalmente considerado, pois, frequentemente, estes pacientes estão imóveis, sob sedação-analgesia e paralisantes. Além disso, há redução das perdas insensíveis pela respiração nos pacientes em ventilação mecânica, já que a umidificação dos gases respiratórios através dos circuitos de ventilação diminui, em até 1/3, as perdas de vapor de água. Em pacientes criticamente enfermos, o gasto energético pode ser tão baixo quanto 50-60 kcal/kg/dia, por isso é recomendado que, nesta situação, o aporte basal seja diminuído à metade, ajustando em função do aumento das perdas.[22,31]

Nos pacientes com hipoalbuminemia e hiperaldosteronismo (como os desnutridos, cirróticos e cardiopatas), existe um aumento basal na água corporal total, secundário à retenção de Na, baixo débito cardíaco e redução na filtração glomerular. Na fase de manutenção, está indicada restrição pelo maior risco de intoxicação hídrica.[4] Outras situações que requerem restrição são síndrome da secreção inapropriada do hormônio antidiurético (SIHAD), lesão encefálica aguda e hipervolemia (Quadro 19-2).[18,32,33]

O aporte de glicose é feito habitualmente com glicose a 2,5-5%. Dessa forma, são oferecidas 17 calorias a cada 100 mL, cerca de 20% das necessidades diárias. Com este aporte, se reduz a cetose e o catabolismo proteico. Caso seja necessário por período prolongado, deverá ser substituído por nutrição parenteral.

Os requerimentos basais de glicose para manter metabolismo cerebral são maiores quanto menor a criança (8 mg/kg/min no lactante, 5 mg/kg/min no escolar e de 2 mg/kg/min no final da adolescência). Porém, nos pacientes críticos, não é infrequente o desenvolvimento de hiperglicemia. Esta é um indicador de mau prognóstico no paciente com trauma

| QUADRO 19-2 | Causas de liberação de HAD |
|---|---|
| **Estímulos hemodinâmicos** | **Estímulos não hemodinâmicos** |
| **Hipovolemia**<br>• Perdas gastrointestinais (diarreia, vômitos)<br>• Perdas cutâneas (fibrose cística)<br>• Perdas renais (nefropatia perdedora de sal, diuréticos, síndrome cerebral perdedora de sal) | **Patologias do SNC**<br>• Meningite, encefalite<br>• Tumor cerebral<br>• Trauma intracraniano |
| Nefropatias | Patologia pulmonar – ventilação mecânica à pressão positiva |
| Cirrose | Pneumonia, asma, bronquiolite |
| Insuficiência cardíaca congestiva | Câncer |
| Hipoaldosteronismo | Fármacos: morfina, vincristina etc. |
| Hipotensão | Náuseas, vômitos, dor, estresse |
| Hipoalbuminemia | Pós-operatório |

Fontes: Moritz e Ayus, 2003[32] e Moritz e Ayus, 2009.[33]
Disponível em: http://www.springerlink.com/content/g1658566127v4q68/

de crânio grave ou com lesão encefálica aguda. Em alguns estudos, a presença de hiperglicemia precoce e prolongada no paciente crítico associa-se a risco aumentado de mortalidade, respectivamente, entre 3 e 6 vezes. Por isto, nos pacientes em risco (lesão encefálica aguda, queimados), é prudente evitar o aporte de glicose de manutenção (sobretudo precocemente), mantendo-se controle glicêmico.

Durante o transoperatório, também não é necessário aporte de glicose na maioria dos casos, apenas o controle glicêmico, exceto nos pacientes que, previamente, estavam recebendo suplemento de glicose intravenoso ou nutrição parenteral, em cirurgias de longa duração ou quando se realiza anestesia regional extensa com diminuição da resposta ao estresse. Nestes casos, o suplemento de glicose a 1-2,5% é suficiente.[34]

Sucintamente, com os conhecimentos atuais, as recomendações com relação ao aporte de soluções hidroeletrolíticas para manutenção intravenosa são:

- Uso de soro isotônico (NaCl = 150 mEq/L) com glicose a 5% e K 40 mEq/L para todos os pacientes críticos, restringindo as soluções hipotônicas às situações onde há necessidade de reposição de déficit de água livre – hipernatremia. Com aporte hídrico basal entre 1.500 e 1.800 mL/m$^2$/dia.
- Restrição hídrica em metade do aporte basal nas seguintes situações: lesão encefálica aguda, SIHAD, estados hipervolêmicos (insuficiência cardíaca, cirrose, insuficiência renal), hipoalbuminemia.
- Considerar aporte de outros íons quando há perdas destes.

## DISTÚRBIOS DA ÁGUA E ELETRÓLITOS

Os pacientes críticos apresentam rotineiramente alterações hidroeletrolíticas, com resultante prejuízo ao metabolismo.[35] Para o diagnóstico etiológico, é necessária uma história detalhada sobre o aporte alimentar, uso medicamentoso, doenças de má absorção, quantidade, qualidade e aspecto da diurese, perdas aumentadas (diarreia, vômitos, poliúria) e local das perdas, doença renal, lesões musculares, histórias pregressa e familiar, presença de febre (Quadro 19-3). Ao exame, atentar para hidratação, alteração do peso, estado mental, fraquezas musculares, sinais respiratórios e hemodinâmicos. As manifestações clínicas serão proporcionais à gravidade e à velocidade de instalação do distúrbio.[4,35]

Na avaliação laboratorial inicial, devemos incluir eletrólitos séricos (sódio, potássio, cálcio, magnésio, fósforo, cloro), visto que alterações concomitantes são bem prevalentes nos pacientes críticos. Além disso, creatinina, ureia, glicemia, gasometria, albumina, hemograma. A análise urinária com osmolaridade, eletrólitos, glicosúria, creatinúria, cetonúria pode auxiliar no diagnóstico da causa básica e direcionar o tratamento. Eletrocardiograma auxilia no diagnóstico, tratamento e prevenção de complicações. Monitorização cardíaca contínua está indicada nos casos moderados a graves. Todos os distúrbios são comorbidades agravantes dos quadros clínicos basais, piorando o prognóstico e sendo potencialmente fatais de forma individual. O mecanismo de funcionamento celular torna os eletrólitos totalmente integrados, sendo necessária a correção de todos os distúrbios presentes para um tratamento bem-sucedido.

| QUADRO 19-3 | Composição eletrolítica de fluidos orgânicos | | | |
|---|---|---|---|---|
| Líquidos | Na (mEq/L) | K (mEq/L) | Cl (mEq/L) | Proteínas (g%) |
| Gástrico | 20-80 | 5-20 | 100-150 | – |
| Pancreático | 120-140 | 5-15 | 90-120 | – |
| Intestino | 100-140 | 5-15 | 90-130 | – |
| Bile | 120-140 | 5-15 | 80-120 | – |
| Ileostomia | 45-135 | 3-15 | 20-115 | – |
| Fezes diarreicas | 10-90 | 10-80 | 10-110 | – |
| Suor* | | | | – |
| ▪ Normal | 10-30 | 3-10 | 10-35 | – |
| ▪ Fibrose cística | 50-130 | 5-25 | 50-110 | |
| Queimaduras | 140 | 5 | 110 | 3-5 |

*As concentrações de sódio no suor aumentam progressivamente com as taxas crescentes de fluxo do suor.
Fonte: Bruno et al., 2005.[4]

## DISTÚRBIOS DA ÁGUA

### ▪ Desidratação/hipovolemia

A desidratação ocorre quando o volume das perdas de água e sal supera o da ingesta (balanço hídrico negativo). Pode ser consequente ao aumento das perdas basais e/ou, menos frequentemente, à baixa ingesta (alteração do sensório, restrição hídrica). A causa mais comum em crianças é o aumento das perdas gastrointestinais por gastroenterites virais.[19]

Os mecanismos de compensação são vasoconstrição periférica (recrutam até 10% da volemia), elevação da frequência cardíaca e do débito cardíaco e redução da filtração glomerular. Se esta resposta for insuficiente, ocorre má perfusão tecidual, insuficiência renal e ativação de mecanismos inflamatórios endógenos (SRIS).[4]

### Clínica

Sintomas como febre, taquipneia e sudorese excessiva assinalam causa e efeito, enquanto redução da diurese alerta para moderada a grave depleção intravascular. O acompanhamento do peso auxilia tanto na graduação do déficit hídrico quanto na avaliação da resposta ao tratamento.

O Quadro 19-4 demonstra a diferença dos quadros clínicos conforme o grau de desidratação. Classificamos, também, conforme o sódio sérico, que está relacionado com a composição dos fluidos perdido e ingerido e com o tipo de perda.[19]

- Hipovolemia hiponatrêmica (Na sérico < 135 mEq/L) reflete um aporte maior de água do que de soluto, o que na realidade significa retenção hídrica decorrente do efeito do HAD. Esses pacientes devem receber fluidos isotônicos em qualquer fase do tratamento.[19]
- Hipovolemia isonatrêmica (Na sérico entre 135 e 145 mEq/L) ocorre quando há perda de soluto e água proporcionalmente. Ocorre em 80% dos casos.[4,19]

| QUADRO 19-4 | Manifestações clínicas conforme o grau de desidratação | | |
|---|---|---|---|
| Sinais | Leve | Moderada | Grave |
| Perda de peso | 3-5% | 6-9% | Acima de 10% |
| Perda de líquido | < 50 mL/kg | 50-100 mL/kg | > 100 mL/kg |
| Clínica | Poucos ou nenhum sintoma | Choque compensado | Choque descompensado |
| Turgor cutâneo | Diminuído | Pastoso | Prega persistente |
| Enchimento capilar | < 2 s | 2-4 s | > 4 s |
| Diurese | Diminuída | Oligúria | Oligoanúria |
| FC | Normal | Taquicardia | Taqui ou bradicardia |
| Pressão arterial | Normal | Diminuição em posição ortostática | Hipotensão |
| Pulso | Normal | Discreta diminuição | Diminuído |
| Sensório | Normal | Alterado | Deprimido |

Modificado de Bruno et al., 2005.[4]

- Hipovolemia hipernatrêmica (Na sérico > 145 mEq/L) resulta da perda maior de água que soluto. Como mantém uma osmolaridade alta, a volemia é preservada até os estágios mais avançados. Com isto, os sinais são menos aparentes no início do quadro. Como exemplo, temos o diabetes insípido.[4,19]

## Manejo

O objetivo do tratamento é restabelecer a perfusão e manter adequada volemia em face a perdas continuadas. Terapia oral é o tratamento de escolha se desidratação leve a moderada. Em geral, as limitações para o uso desta via são desidratação grave, estado mental alterado, íleo abdominal, má absorção intestinal, vômitos graves e persistentes, perdas fecais excessivas e distúrbio eletrolítico grave.[19] Mesmo assim, a terapia endovenosa deve ser breve e substituída, assim que permitido, pela terapia oral. Dividimos este processo em duas fases: primeiramente, reposição das perdas estimadas e, após, terapia de manutenção e reposição de perdas continuadas.

## Ressuscitação hídrica

Pacientes com desidratação moderada a grave terão o volume circulante efetivo comprometido, necessitando rápida intervenção para evitar dano tecidual. A expansão deve ser feita com solução isotônica 20 mL/kg em 10 a 20 minutos e repetida até adequada reposição hídrica. Em pacientes com desidratação grave (choque hipovolêmico) podem ser necessárias várias expansões (60 a 120 mL/kg em 1 ou 2 horas). Pacientes com hipoalbuminemia podem beneficiar-se de soluções coloides (albumina 5%), após reposição hídrica adequada, em virtude da depleção intravascular pela baixa pressão oncótica característica. Como resposta às terapêuticas, avaliamos o reestabelecimento da perfusão periférica e do fluxo urinário.[19]

### Reposição continuada e terapia de manutenção

Quando a volemia estiver adequadamente reposta, iniciamos a fase de manutenção, corrigindo novas perdas surgidas durante a evolução. A reposição de perdas continuadas deve ser providenciada, se estas forem significativas, podendo ser necessário um suprimento aumentado de água livre, conforme indicação clínica.[19]

A infusão de potássio, osmoticamente ativo, promove a sua entrada para o espaço intracelular em troca do sódio, causando aumento no nível sérico deste íon, na osmolaridade sérica e maior retenção hídrica. Isto pode acelerar uma correção de sódio, necessitando cautelosa monitorização do seu nível sérico.[19]

### ■ Sobrecarga hídrica

A reposição volumétrica agressiva é uma estratégia fundamental na recuperação dos pacientes hipovolêmicos ou sépticos. Entretanto, em contraste a este conceito, surgem fortes evidências de que o balanço hídrico demasiadamente positivo está associado a pior prognóstico nos pacientes críticos. Este se tornou o desafio atual, oferecer um tratamento hídrico adequado aos pacientes hemodinamicamente instáveis sem ofertar excesso de fluidos ao organismo.[35,36]

Na literatura, os pacientes são estratificados conforme a gravidade da sobrecarga hídrica cumulativa: < 10%, 10-20% e > 20%. Quanto maior a porcentagem, pior é o prognóstico. De acordo com o consenso da *American College of Critical Care Medicine* – 2007, pacientes com excesso hídrico > 10% exigem terapia para manter um balanço hídrico adequado, como diuréticos e terapia de reposição renal. Como regra, devemos manter controle rigoroso sobre o balanço hídrico diário, considerando inclusive as perdas para terceiro espaço. Tanto a falta quanto o excesso de água corporal são deletérios ao paciente.[35-37]

Sucintamente, as complicações associadas a sobrecarga hídrica são cardiovasculares (insuficiência cardíaca, aumento da demanda cardíaca), pulmonares (edema, insuficiência respiratória, ventilação mecânica), má cicatrização e deiscência de feridas operatórias, sepse, sangramento.[35]

## DISTÚRBIOS DO SÓDIO

O nível sérico adequado está entre 135-145 mEq/L, sendo influenciado pela ingestão, perdas extrarrenais e excreção renal.[4,15,35] As causas estão mais relacionadas com a alteração no volume hídrico corporal do que com a medida do sódio corporal total.

### ■ Hipernatremia

A hipernatremia é definida por um Na sérico > 145 mEq/L, secundária a aumento no soluto e/ou decréscimo na água corporal. Os mecanismos intrínsecos de prevenção incluem estímulo à sede e habilidade em excretar urina concentrada.[19] Correlacionando com a quantidade de sódio corporal, as causas são agrupadas da seguinte maneira:[19,35]

- *Sódio reduzido:* vômitos, diarreia, diurese osmótica, ingesta hídrica inadequada, perdas gastrointestinais por sondas nasogástricas e medicamentos laxativos, perdas aumentadas por feridas abertas, queimaduras e drenagens.

- *Normal:* aumento de perdas insensíveis, queimaduras, diabetes insípido (DI).
- *Sódio aumentado:* ingesta de fórmulas alimentares infantis com sobrecarga de sal, afogamento em água salgada, administração de bicarbonato de sódio (correção de acidose metabólica).

A hiperosmolaridade inicialmente promove efluxo de água da célula. Nas células cerebrais, após alguns dias, são ativados mecanismos de adaptação, como influxo de sódio e potássio, deslocamento de água do liquor e acúmulo de osmóis idiogênicos gerados no intracelular (solutos proteicos de elevado peso molecular). Logo, ocorre movimento da água para o interior da célula, recuperando o volume cerebral.[4,19]

A osmolaridade urinária estará elevada, se os mecanismos renais de concentração estiverem preservados. Se isto não ocorrer, suspeitar de causas com perda de água livre. Na desidratação, o sódio urinário estará reduzido (< 25 mEq/L) em razão do efeito da aldosterona em aumentar sua absorção para restabelecer a volemia. De outro modo, se estiver aumentado, mostrará uma maior excreção renal por excesso de sal.[19]

## Clínica

Os sinais são primariamente neurológicos. O aumento da osmolaridade sérica causa a redução do volume cerebral, lesão do endotélio e ruptura de vasos sanguíneos. Sinais precoces incluem confusão, sonolência, irritabilidade, fraqueza, febre, sede. Manifestações graves incluem convulsão tônico-clônica, trombose de seio venoso, hemorragia subaracnóidea e coma. Ao exame, encontramos alteração do peso, da perfusão e do estado mental. Quanto mais rápida for a instalação da hipernatremia, mais prováveis são os sintomas.[4,19]

## Manejo

Quando a hipernatremia se estabelece em poucas horas, uma correção rápida pode ser feita, pois não houve tempo para a instalação dos fenômenos adaptativos. Uma vez ocorrida esta adaptação, normalmente após 48 horas, a rápida correção do sódio sérico pode resultar em edema cerebral e lesão neurológica grave. Há consenso de que, nos casos crônicos ou quando já ocorreu o processo de adaptação, a concentração plasmática de sódio deve ser diminuída a uma velocidade menor que 0,5 mEq/L/h ou 10 mEq/L em 24 horas, valor associado a risco muito menor de complicações graves.[4,19] Contudo, nos episódios agudos, já existem dados na literatura sugerindo taxas máximas de redução de 1 a 2 mEq/L/h. Em ambas as situações, a velocidade pode ser maior nas primeiras horas do tratamento, podendo ser reduzida ao desaparecerem os sintomas graves, respeitando o valor total da redução em 24 horas.[35]

Nos casos hipovolêmicos, a correção da volemia é feita com solução salina. Após restituído o intravascular, fluidos hipotônicos são usados cuidadosamente para restaurar o déficit de água livre estimada. Nos casos de sobrecarga de sal, a terapia visa à excreção renal de sódio, facilitada com o uso de diuréticos, mantendo reposição da água livre perdida e balanço de sódio negativo. O volume intravascular adequado deve ser assegurado para permitir excreção renal de sódio.[19,35]

A correção do déficit de água livre é realizada com solução hipotônica, soro glicosado 5% ou água destilada. A estimativa da quantidade de líquido necessária para redução no sódio plasmático pode ser feita da seguinte maneira:[4]

$$\text{Mudança do sódio sérico} = \frac{\text{sódio infundido* - sódio sérico}}{(0,6 \times \text{peso}) + 1}$$

onde: *Zero se a solução infundida for soro glicosado 5% ou água destilada.

Este resultado equivale à quantidade de "mEq/L" a ser reduzida no nível sérico de sódio se administrarmos 1 litro da solução escolhida (água destilada, por exemplo). Através de regra de 3, calculamos o volume proporcional exigido para que a redução ocorra entre 0,5 a 2 mEq/L/h, conforme o quadro clínico. Enfatizando, além do tempo de instalação, a velocidade de redução desejada é influenciada pela gravidade da apresentação.[4,35,38]

Esta equação subestima, muitas vezes, a redução plasmática por considerar fixa a água corporal total (0,6 × peso), sem ponderar as perdas e ganhos continuados de fluidos e eletrólitos. Por isso, é fundamental para o sucesso da terapia um controle rigoroso dos sintomas, do balanço hídrico e dos eletrólitos urinários e plasmáticos.[35]

Para uma redução segura, recomendamos controle laboratorial de sódio plasmático e, se indicado, urinário a cada 2 a 4 horas. Nos casos graves, resistente às medidas de rotina, pode ser necessário terapia de reposição renal.[4,35]

## ■ Diabetes insípido

Diabetes insípido corresponde a um decréscimo na liberação de HAD ou resistência parcial ou completa de sua ação no rim, resultando na inabilidade renal em concentrar urina e consequente poliúria. As possíveis causas são idiopática, hereditária, trauma, neurocirurgia, neoplasias, doenças infiltrativas, hipopituitarismo, encefalopatia hipóxica, medicamentos, doença renal.

Clinicamente apresenta poliúria, polidipsia, hipernatremia, osmolaridade urinária menor que a plasmática, além da clínica da patologia de base. Para o diagnóstico, devemos ter poliúria, densidade urinária menor que 1.005 e hipernatremia.

O tratamento visa a remover a causa de base, manter euvolemia, corrigir a hipernatremia com a reposição de água livre, reduzir o débito urinário, aumentando a atividade do hormônio antidiurético (desmopressina) ou com medidas, como dieta hipossódica e hipoproteica associada a diuréticos tiazídicos e uso de drogas anti-inflamatórias. Há risco de evolução para hiponatremia com uso de desmopressina, devendo-se ter controle estrito do sódio sérico.

## ■ Hiponatremia

A hiponatremia é definida como a concentração de sódio sérico < 135 mEq/L. Representa um aporte excessivo de água e/ou uma diminuição na excreção de água livre. Em algumas patologias, a terapia com sódio pode agravar o edema.[19,35]

Classificamos as causas conforme a quantidade total de sódio corporal. Exemplificando, temos vômitos, diarreia, queimaduras, fibrose cística e drenagem ventricular externa (DVE) com decréscimo do sódio por perdas extrarrenais; uso excessivo de diuréticos, uso de manitol, doenças túbulo-intersticiais, síndrome perdedora de sal e insuficiência suprarrenal com redução por perdas renais; insuficiência cardíaca (IC), insuficiência renal grave e cirrose com aumento do sódio; SIHAD, uso de solução hipotônica e intoxicação hídrica com sódio normal.

Além da triagem básica, podem ser solicitados aldosterona, cortisol, hormônios tireóideo, adrenocorticotrófico e antidiurético, conforme a suspeita etiológica.[4,19]

## Clínica

Os sintomas atribuídos à hiponatremia também são primariamente neurológicos – gerados pelo edema cerebral secundário à queda na osmolaridade sérica. Os sintomas refletem a gravidade desse edema, que, por sua vez, está relacionado com o grau de hiponatremia e com a velocidade de instalação do processo. Como ocorre na hipernatremia, em razão da capacidade de adaptação, o grau de edema cerebral e sintomas neurológicos são menos graves nos casos crônicos. Estes pacientes, inclusive, podem ser assintomáticos, apesar de valores séricos muito baixos.[19]

Sintomas precoces incluem náusea e mal-estar, aparentes com sódio abaixo de 125 mEq/L. Conforme progride o distúrbio hídrico cerebral, surgem cefaleia, estado mental alterado, letargia, ataxia e psicose. Na forma grave, há convulsão, dano cerebral permanente, depressão respiratória, coma e herniação cerebral, mais prováveis com níveis menores que 110 mEq/L.[19,35]

## Manejo

O tratamento baseia-se principalmente na presença de sintomas neurológicos e não no valor da natremia. Nos pacientes assintomáticos e euvolêmicos, não é imperativa a correção rápida. Se for associada a patologias com formação de edema, o objetivo torna-se um balanço hídrico negativo, com restrição de sódio e uso de diuréticos.

A terapia dever ser feita com solução hipertônica (NaCl a 3% – 513 mEq/L). Uma maneira de calcular o volume de NaCl 3% a ser administrado baseia-se na fórmula: (Na desejado – Natremia atual) × 0,6 × kg peso. No hospital de Clínicas de Porto Alegre, utilizamos a mesma fórmula já citada para correção de hipernatremia onde o sódio infundido, neste caso, corresponderá a 513 mEq.

$$\text{Mudança do sódio sérico} = \frac{\text{sódio infundido} - \text{sódio sérico}}{(0,6 \times \text{peso}) + 1}$$

Como nos pacientes com hipernatremia, para prevenir complicações vinculadas ao tratamento (síndrome de desmielinização osmótica ou mielinose pontina), a taxa máxima de correção não deve ser maior que 10 a 12 mEq/L em 24 horas e 18 mEq/L em 48 horas. Esta terapia deve ser realizada antes de qualquer exame de imagem para confirmar presença de edema cerebral. É preciso, primeiramente, assegurar a estabilidade do paciente, garantir a via aérea e o controle completo da natremia.

Pacientes assintomáticos ou com sintomas leves a moderados, como cefaleia, náuseas, vômitos ou letargia, requerem a administração por infusão contínua para lenta correção, conforme as fórmulas citadas.

A encefalopatia hiponatrêmica é uma emergência médica que requer reconhecimento e tratamento precoces. Quando existem sintomas graves, como convulsões, parada respiratória, pupilas dilatadas, postura de descerebração, de decorticação ou coma, o NaCl a 3% deve ser aplicado em 10 minutos na dose de 1-3 mL/kg com a finalidade de reverter o edema cerebral.[38] Se persistem os sintomas, repetimos estas doses, uma ou duas vezes ao dia, até que se possa realizar um aporte contínuo, o qual é mais fisiológico. Iniciamos infusão de NaCl 3% a uma taxa de 1-3 mL/kg/h até que apareçam sinais de melhora. Correções rápidas são necessárias nas primeiras horas do tratamento, mas a taxa diária de correção deve permanecer a mesma. Elevação de 6 mEq/L no sódio sérico nas primeiras horas de tratamento parece reverter com segurança os sintomas graves do edema cerebral desde que mantida a taxa de correção das 24-48 horas. Se a evolução da hiponatremia for certamente menor que 48 horas (casos agudos), a correção pode ser mais rápida.[2,4,39-42]

- **Hiponatremia iatrogênica**

Este assunto surge por volta de 1986 quando Arieff e Chung publicam trabalhos demonstrando a associação de quadro neurológico grave à evolução para óbito ou sequela permanente com hiponatremia significativa após 48 horas de um procedimento cirúrgico eletivo secundário à liberação excessiva de HAD e administração de fluidos hipotônicos.[43,44] Logo após, surgem os trabalhos em crianças apresentando a mesma evolução.[45] Em 1993, começa a comprovação da boa resposta com uso de solução salina hipertônica. Ao mesmo tempo, relatos de autópsias comprovando edema cerebral com herniação.[46] A partir de 1998, Arieff indica o uso de solução isotônica no pós-operatório de pacientes pediátricos.[46]

Em 2001, Halberthal e o grupo de Desmond Bohn analisam, retrospectivamente, crianças hospitalizadas com hiponatremia aguda.[47] A recomendação, então, foi:

- Dosar a natremia no momento da internação hospitalar.
- Se natremia < 140 mEq/l, administrar soluções isotônicas.
- Se aporte intravenoso > 5% da água corporal total (30 mL/kg), dosar natremia.
- Usar mínimo volume de solução isotônica para diluir drogas intravenosas.

Em 2004, Hoorn conclui que a frequência de hiponatremia nas primeiras 48 horas de internação é inaceitavelmente alta, causada por excessiva administração de soluções hipotônicas em patologias que cursam com aumento da liberação de HAD.[48]

### Solução hipotônica e liberação de HAD na hiponatremia hospitalar adquirida

As críticas à solução clássica de Holliday-Segar, feita por diversos autores, baseiam-se nos seguintes itens: pode causar hiponatremia; sua segurança não foi avaliada de forma prospectiva; foi determinada com base em cálculos teóricos de aporte basal para a maioria dos pacientes. No entanto, o principal argumento é o surgimento de mais evidências a cada dia do risco de óbito ou dano neurológico irreversível com o uso de soluções hipotônicas de manutenção.[32,38,39,49-52] Um dos principais mecanismos para isto é a liberação em excesso de HAD por estímulos não osmóticos (Quadro 19-2).

De maneira geral, alguns autores acreditam que até 50% das crianças internadas apresentarão níveis baixos de sódio durante sua internação, sendo já demonstrada em 33% dos lactentes com bronquiolite grave.[47,53] Este distúrbio eletrolítico pode ser grave (Na sérico < 120 mEq/L), acompanhado de sintomas neurológicos (encefalopatia hiponatrêmica); ou passar despercebido se não for feito controle laboratorial. É comum a demora no diagnóstico e o retardo na instituição da terapia nos casos sintomáticos, o que acarreta risco de morte ou sequelas graves.[54-57] Caso haja perda de líquidos com concentrações de sódio significativas (p. ex., gastroenterites), há maior risco de hiponatremia com o uso de soluções hipotônicas.[58-61]

Um dos grupos susceptíveis é o de crianças que internam para cirurgias eletivas, habitualmente por patologias menores (hipertrofia tonsiliana, aumento de adenoides, intervenções ortopédicas etc.). Isto é graças à liberação de HAD secundária a uma combinação de estímulos não osmóticos (perda de volume hídrico subclínico, dor, náuseas, estresse, fármacos) e à administração de líquidos hipotônicos. Este estado dura entre 3 a 5 dias no pós-operatório. Uma das medidas profiláticas mais importantes é evitar o uso de soluções hipotônicas.[44,57,62,63]

Outro grupo a considerar é o de crianças criticamente doentes assistidos nas unidades de terapia intensiva. Estes pacientes apresentam múltiplos fatores para SIHAD, como: dor; cirurgia; procedimentos invasivos; estresse; infecções graves, como meningite, pneumonia, encefalite, *sepse*, bronquiolite; presença de vômitos, desidratação e hipoglicemia nos quadros de gastroenterite; o que os predispõe a estados hiponatrêmicos favorecidos pelo uso de soluções hipotônicas.[11,64-66]

Outro fator a considerar como predisponente, mas não fundamental, é o excesso de volume hídrico administrado.[49,67-70]

Há 14 anos, Bohn concluía:[71]

- A administração de soluções hipotônicas é uma prática com base em cálculos de necessidades fisiológicas normais para a homeostase de água e sal.
- Estes princípios foram estabelecidos há 40 anos e nunca questionados, apesar das evidências sobre hiponatremia por soluções hipotônicas.
- Se assume que os rins não podem manejar a sobrecarga de sal quando se utilizam soluções isotônicas, quando na realidade isto é incorreto.
- O erro é assumir que se podem aplicar conceitos sobre fisiologia normal aos pacientes doentes e não compreender os mecanismos de regulação do HAD.
- O uso de soluções hipotônicas deve ser proibido no perioperatório e reservado somente para situações singulares em que se precisa administrar água livre.

Como prevenção da hiponatremia adquirida no hospital, devemos evitar o uso de soluções hipotônicas para repor déficit hídrico e para manutenção quando natremia < 140-145 mEq/L, identificar pacientes em risco, evitar volumes excessivos nas soluções e dosar a natremia rotineiramente nos pacientes com aporte hídrico endovenoso.[16-18,24,49,71] Como a clínica da encefalopatia hiponatrêmica pode confundir-se com a da patologia de base, é necessário alto índice de suspeita nas crianças que apresentam sintomas, como náuseas, vômitos, cefaleias ou alterações da consciência, recebendo líquidos endovenosos de manutenção.

Além dos riscos ligados à hiponatremia grave, há também consequências quando assintomática. Há relatos de crescimento inadequado, alterações de desenvolvimento, déficit auditivo e aumento da ingesta de sal nos anos posteriores, refletindo efeitos deletérios a longo prazo.[25] A hiponatremia moderada em pacientes adultos está associada a anormalidades na atenção e na marcha, com quedas e fraturas, e aumento da mortalidade em pacientes com pneumonia, insuficiência cardíaca e doença hepática.

Contudo, soro isotônico não evita hiponatremia sempre, principalmente, nos casos de lesão do SNC que curse com síndrome cerebral perdedora de sal ou SIHAD, requerendo nestas circunstâncias especial monitorização da natremia.[72]

### ■ SIHAD

Pacientes com SIHAD apresentam retenção hídrica induzida pelo aumento na liberação não fisiológica do HAD, enquanto a excreção de sódio está inalterada, desde que os sistemas reguladores do volume estejam normais (peptídeo natriurético atrial e renina-angiotensina-aldosterona). Os achados laboratoriais são osmolaridade sérica baixa, hiponatremia, osmolaridade urinária elevada, sódio urinário maior que 40 mEq/L.

O tratamento visa à normalização da osmolaridade sérica, com redução do volume e normalização do sódio sérico. Além do manejo da doença de base, está indicada restrição hídrica visando a balanço hídrico negativo, diuréticos de alça e solução hipertônica nos pacientes sintomáticos.

### ■ Síndrome perdedora de sal

Síndrome caracterizada por hiponatremia e depleção de volume extracelular em razão da perda inapropriada de sódio na urina. Menos frequente que SIHAD, também está associada a patologias do SNC, especialmente nos casos de hemorragia subaracnóidea e trauma craniano.

Tipicamente, surgem nos primeiros 10 dias após procedimento neurocirúrgico ou evento neurológico. Os sinais e sintomas estão relacionados com a hipovolemia, hiponatremia, hipoperfusão e vasospasmo cerebral. O diagnóstico é suspeito nos pacientes com sódio sérico menor que 135 mEq/L, hipovolemia, osmolaridade urinária elevada e sódio urinário maior que 40 mEq/L. Laboratorialmente bem similar ao SIHAD, a diferenciação se dá pela presença de hipovolemia na síndrome perdedora de sal. O tratamento baseia-se na restauração da volemia com solução salina.

### ■ Desmielinização osmótica

Esta síndrome ocorre após rápida correção de sódio nos pacientes hiponatrêmicos que já desenvolveram a adaptação cerebral. Embora rara, a desmielinização pontina osmótica pode ocorrer até vários dias após o tratamento agressivo e rápido da hiponatremia (2 a 6 dias).[4,35] Os mecanismos para seu aparecimento não são completamente entendidos. Os pacientes com maior risco desta complicação incluem os com nível < 105 mEq/L, com duração da hiponatremia mais de 2-3 dias, com velocidade de correção maior que 20 mEq/L em 24 horas, os desnutridos, os hipocalêmicos, os queimados.[35] A taxa de correção da hiponatremia em 24 horas é um determinante mais importante para desmielinização osmótica do que a taxa máxima de 1 hora.

Os sintomas incluem disartria, disfagia, paraparesia ou tetraparesia, distúrbios de comportamento, alteração do sensório, coma. Na forma grave, podemos ter um paciente denominado *locked in*: acorda, mas não se move e nem se comunica. Tomografia e ressonância de crânio podem auxiliar no diagnóstico, mas não o excluem.

O tratamento é de suporte. Existem sugestões de que nova redução no sódio sérico abortaria o processo de desmielinização e, talvez, plasmaférese também tivesse seu papel.

## DISTÚRBIOS DO POTÁSSIO

Potássio é o cátion mais abundante no organismo com apenas 2% presente no CEC, sendo níveis normais entre 3,5 e 5,5 mEq/L. Participa de funções celulares vitais, como crescimento, metabolismo e síntese proteica. A sua distribuição transcelular é dependente da enzima $Na^+$-$K^+$-ATPase, garantindo o potencial repouso das membranas celulares. Essa enzima é fisiologicamente regulada pela insulina, hormônio tireóideo, catecolaminas, aldosterona e concentração plasmática de potássio.[19]

A excreção renal é regulada por hormônios glico e mineralocorticoides (aldosterona é seu maior hormônio excretor), balanço acidobásico, fluxo tubular renal, ingesta de sódio e potássio, diuréticos e concentrações plasmáticas de potássio.

A acidemia aumenta o potássio sérico graças à entrada de íons hidrogênio para serem tamponados na célula. Portanto, a correção da acidose acarreta ou agrava uma hipocalemia. O contrário é visto na alcalemia.[19]

### ■ Hipercalemia

A hipercalemia é definida como nível sérico > 5,5 mEq/L. Pode ser secundária a aporte excessivo, liberação excessiva das células, excreção renal reduzida, ou a combinação destes fatores.[19]

Sítios exógenos de potássio incluem concentrado de hemácias, β-bloqueadores, relaxantes musculares (succinilcolina), diuréticos poupadores de potássio. Sítios endógenos são: dano tecidual, incluindo queimaduras, trauma, rabdomiólise, hemólise, lise tumoral e sangramento gastrointestinal com reabsorção enteral. Cenários clínicos associados à troca extracelular incluem acidose metabólica, hiperosmolaridade e deficiência de insulina. Redução da excreção renal de potássio ocorre por insuficiência renal, hipovolemia, deficiência mineralocorticoide, tubulopatia e uso de algumas medicações.[19]

Além da avaliação inicial, direcionamos os exames conforme a clínica. Solicitamos creatinofosfoquinase (CPK) e mioglubinúria se suspeitamos de rabdomiólise. Cortisol sérico se houver suspeita de insuficiência suprarrenal.[19]

Valores elevados de potássio sérico podem ser decorrente de erro na amostra secundária à hemólise (pseudo-hipercalemia). Por ser comum, é prudente confirmar o resultado de acordo com a indicação clínica.[19]

## Clínica

Exceto se o aumento for rápido, sinais e sintomas geralmente não se tornam aparentes até que o nível sérico exceda 7 mEq/L. Características clínicas envolvem predominantemente distúrbio neuromuscular e de condução. Arritmias são as consequências mais sérias, e a toxicidade é exacerbada pelo rápido aumento na concentração de potássio, acidose, hiponatremia e hipocalcemia. Mudanças precoces no ECG incluem onda T apiculada com encurtamento do intervalo QT (entre 5,5 e 6,5 mEq/L), seguido por progressivo prolongamento do intervalo PR e alargamento do complexo QRS (entre 6,5 e 8 mEq/L), perda da amplitude da onda P e bloqueio do nodo atrioventricular (maior que 8 mEq/L). A seguir, fibrilação ventricular ou parada cardíaca. Efeitos neuromusculares são raros com potássio < 8 mEq/L e incluem parestesias, fraqueza muscular esquelética e paralisia flácida ascendente.[19]

## Manejo

O tratamento deste distúrbio tem como objetivo: 1) antagonizar os efeitos na membrana celular; 2) fluxo de potássio para o intracelular; 3) excreção de potássio. A urgência depende da causa e da presença de sintomas, principalmente arritmias.

Como terapia de estabilização da membrana, somente na presença de alterações eletrocardiográficas, o paciente deve receber cálcio intravenoso. Gluconato de cálcio 10% (0,44 mEq/mL) 1 mL/kg (máximo 20 mL/dose) ou cloreto de cálcio 10% (1,35 mEq/mL) 0,2 mL/kg infundidos em 3 minutos. Pode ser repetido após 5 minutos se persistirem alterações no eletrocardiograma. Cálcio pode causar necrose tecidual; portanto, acesso central é preferível para infusão destes sais. Essa terapia é transitória, com máximo de 30 minutos de duração, sendo necessário o tratamento concomitante para redução do potássio sérico.[4,19,73]

Dentre as terapias para deslocar potássio para dentro da célula, há a glicose e a insulina que aumentam a atividade da $Na^+$-$K^+$-ATPase no musculoesquelético, tendo maior efeito se associadas. Infundimos uma solução de glicoinsulina (glicose a 25% na dose de 0,5 a 1 g/kg e insulina regular na dose de 0,1 U/kg, no máximo 10 U) durante 30 minutos, com controle rigoroso da glicemia. Essas doses podem ser aumentadas, dependendo da gravidade dos sintomas, se risco iminente de parada cardíaca.[19]

Bicarbonato de sódio aumenta o pH sistêmico e promove a saída do hidrogênio em troca da entrada potássio na célula, sendo mais efetivo nos pacientes com acidose metabólica. A dose recomendada é 1 mEq/kg (máximo 50 mEq). Apesar disso, tem pouco efeito sobre o potássio, devendo ser usado como terapia adjuvante.[19]

O salbutamol pode ser usado na forma de nebulização (0,1 a 0,3 mg/kg), na forma de aerossol (dose de 4 a 8 jatos aplicados com espaçador) ou via endovenosa (dose de 5 µg/kg em 20 minutos, repetida após 2 horas). A via inalatória tem excelentes resultados, é mais segura e pode ser repetida a cada 20 minutos.[19,73]

Para remoção de potássio habitualmente utilizamos poliestirenossulfonato de cálcio (Sorcal®), uma resina trocadora de íons. No intestino, a resina troca potássio por cálcio. A dose pediátrica oral ou retal é de 1 g/kg a cada 4 a 6 horas (máximo 30 g). A diluição deve ser feita em SG10%, sorbitol ou manitol na dose de 1 g de resina para cada 4 mL de soro. É necessário não haver contraindicação para uso no trato gastrointestinal (obstrução intestinal, íleo séptico entre outros).[4,19]

A solução salina isotônica e diuréticos de alça (furosemida 1 mg/kg – máximo 40 mg) podem aumentar a excreção, entretanto pode ocorrer perda hídrica significativa que deve ser reposta.[19]

Nos pacientes com insuficiência renal, diálise pode ser indicada. Hemodiálise é a terapia de reposição renal de escolha por ser mais rápida na depuração e de melhor controle. Porém diálise peritoneal pode ser uma escolha dependendo da disponibilidade, da preferência do centro e das comorbidades.[19,73]

## ▪ Hipocalemia

Corresponde a potássio sérico < 3,5 mEq/L. Resulta de déficit total corporal, troca transcelular de potássio para o CIC, ou a combinação de ambos. Causas comuns são perdas gastrointestinais, uso de diurético, cetoacidose diabética (CAD).[19]

Perda de secreções gastrointestinais leva à hipocalemia por mecanismos diretos e indiretos. A diarreia resulta em perda significativa de potássio graças à alta concentração do íon nos líquidos intestinais baixos. Já o conteúdo de potássio do fluido gástrico é mais baixo, estando os quadros de vômitos associados à hipocalemia em razão da excreção de potássio renal aumentada. A consequente redução volumétrica estimulará a secreção de aldosterona, conservando o sódio e excretando potássio no néfron distal. Enquanto isso, a alcalose metabólica por perdas gástricas aumenta a oferta de água e sódio para o sítio aldosterona-sensível, facilitando a troca. Promove também a troca de potássio para o espaço intracelular para manter a eletroneutralidade. Aproximadamente, para cada 0,1 U de aumento no pH sanguíneo, a redução na concentração de potássio extracelular é de aproximadamente 0,4 a 0,6 mEq/L.[19]

### Clínica

Os sintomas da hipocalemia resultam de hiperpolarização da membrana celular. Normalmente, não são aparentes até nível sérico < 2,5 mEq/L. Disfunção neuromuscular tipicamente se manifesta como fraqueza do músculo esquelético de forma ascendente, podendo, eventualmente, evoluir para tetraplegia e falência respiratória. Disfunção da musculatura lisa pode levar a náusea, vômito, constipação, retenção urinária, íleo adinâmico. Alterações características no ECG são depressão do segmento ST, aumento da amplitude das ondas U e diminuição da amplitude das ondas T. Na hipocalemia grave, há alargamento do complexo QRS e prolongamento do intervalo PR. Arritmias supraventriculares e ventriculares, bloqueios atrioventriculares, bradicardia, taquicardia e fibrilação ventricular podem surgir, mais provavelmente, nos pacientes em uso de digital, com insuficiência cardíaca congestiva (ICC) e isquemia coronariana. Efeitos renais incluem defeito na habilidade de concentrar a urina, uma forma adquirida de diabetes insípido nefrogênico.[4,19]

### Manejo

A escolha da via oral ou parenteral vai depender da gravidade e da tolerância aos sais enterais. Se a criança estiver clinicamente bem, terapia oral é preferida, podendo ser dada como cloreto de potássio. A dose é de 2 a 5 mEq/kg/dia, ajustada com base nos controles laboratoriais. A opção é terapia endovenosa, se houver sintomas ou se não houver disponibilidade oral. Se não houver sintomas, o potássio pode ser suplementado nos líquidos de manutenção na mesma dose oral. Para evitar secreção de insulina, que desloca o potássio para o CIC, a diluição do potássio deve ser feita em solução sem glicose. Cloreto ou fosfato de potássio podem ser usados, embora o uso de fosfato seja tipicamente limitado ao tratamento de cetoacidose diabética ou severa hipofosfatemia documentada. Se sintomas graves, a taxa de infusão deve variar de 0,25 mEq/kg/hora por 4 a 8 horas sendo aumentada até 1 mEq/kg/ hora (máximo 40 mEq/hora) dependendo da gravidade, mantendo monitorização contínua de ECG.

Nos pacientes com doença cardiovascular recomenda-se manter nível sérico acima de 4 mEq/L em razão do maior risco de arritmias. A concentração de potássio periférica não pode ultrapassar 80 mEq/L pelo risco de irritação venosa e dor local intensa. Infusões em cateteres centrais permitem concentrações até 200 mEq/L.

A deficiência de magnésio altera o funcionamento da bomba de Na/K na membrana celular permitindo a saída de potássio da célula com aumento na excreção renal. Portanto, para sucesso da correção de potássio, é necessário repor o magnésio corporal.[4,19]

## DISTÚRBIOS DO CÁLCIO

O cálcio está presente em 99% nos ossos e 1% no tecido mole e CEC. É essencial para atividades de contração e excitação neuromuscular, secreção de hormônios e neurotransmissores, ativação enzimática, divisão celular, coagulação sanguínea e estabilidade da membrana celular e da estrutura óssea.[4]

O cálcio extracelular está 40% ligado às proteínas plasmáticas (90% albumina), 12% em complexos com outros íons, como fosfato e citrato, e 48% livre ou ionizado. É a fração ionizada do cálcio que exerce efeito fisiológico. Para cada 1 g/dL de redução na albumina, 0,8 mg/dL de redução no cálcio total. Hipoalbuminemia não altera o cálcio ionizado. Durante acidemia, íons hidrogênios irão deslocar o cálcio das proteínas, aumentando a forma ionizada.[19]

A homeostase do cálcio é dependente, sob controle endócrino, de três sistemas: intestino, rins e sistema esquelético. A baixa concentração de cálcio iônico estimula a secreção do paratormônio (PTH) que aumenta o nível sérico de cálcio através de vários mecanismos: 1) mobilizando cálcio do osso; 2) aumentado a reabsorção de cálcio no túbulo renal distal; 3) estimulando a fração ativa da vitamina D que promove absorção de cálcio e fósforo no intestino e reabsorção nos rins. Calcitonina é um hormônio produzido pela tireoide quando os níveis de cálcio são elevados. Ela inibe a atividade osteoclástica e promove o movimento do cálcio do sangue para o sistema esquelético.[19] A concentração plasmática normal do cálcio total em crianças varia de 8 a 11 mg/dL, sendo de 4 a 5 mg/dL do cálcio ionizado.

### ■ Hipercalcemia

Corresponde a cálcio sérico > 11 mg/dL. Isto se deve à absorção excessiva pelo trato gastrointestinal, reabsorção óssea acelerada ou redução da excreção renal. Excessiva exposição à vitamina D, hiperparatireoidismo, imobilização, medicações, como diurético tiazídico e lítio, estão entre as causas, sendo as mais comuns hiperparatireoidismo primário e malignidade. Além da avaliação inicial, podemos solicitar nível de PTH e vitamina D na investigação etiológica.[4,19]

## Clínica

Pacientes com hipercalcemia leve (< 12 mg/dL) são frequentemente assintomáticos, especialmente se a elevação for crônica, ou apresentam sintomas inespecíficos, como constipação, fadiga e depressão. Nos casos moderados (12 a 14 mg/dL), os pacientes podem tolerar bem cronicamente, mas experimentar poliúria (diabetes insípido nefrogênico), polidipsia, desidratação, anorexia, náusea, vômitos, alteração do sensório, fraqueza muscular, insuficiência renal (mais comum nos casos crônicos). Sintomas, como convulsões, coma, encurtamento do intervalo QT e arritmias (taquiarritmia ventricular), estão relacionados com níveis acima de 14 mg/dL.[4,19]

## Manejo

Pacientes assintomáticos, com sintomas leves (12 mg/dL) ou com hipercalcemia moderada crônica bem tolerada (12 a 14 mg/dL), não necessitam de tratamento imediato. Entretanto, se for aguda, com rápida elevação dos níveis até 14 mg/dL, provavelmente ocorrerão sintomas graves necessitando medidas mais agressivas. Isto ocorrerá também na forma grave (> 14 mg/dL) independente da clínica. Se hipovolemia associada, repor com solução salina. Isto, por si só, aumenta a filtração glomerular, aumentando a excreção renal de cálcio. Se volemia adequada e função renal preservada, iniciar hidratação com 2.000 a 3.000 mL/m²/dia. Associar, ainda, diuréticos de alça (furosemide 1 a 2 mg/kg) para aumentar a excreção renal. Se o paciente estiver em insuficiência renal ou como terapia adjuvante, existem outras opções como calcitonina, bisfosfonatos e terapia de reposição renal (TRR).[19]

A calcitonina age aumentando a excreção renal e diminuindo a reabsorção óssea. Provoca rápida redução, mas tem efeito limitado nas primeiras 48 horas. Os bisfosfonatos, por outro lado, reduzem lentamente, mas têm seu efeito mais prolongado. Indicado quando há aumento da reabsorção óssea por antagonizar este efeito.[19]

## ▪ Hipocalcemia

Ocorre quando o cálcio sérico total é menor que 8,5 mg/dL sendo, em geral, sintomática abaixo de 7 mg/dL.[4] É uma das anormalidades eletrolíticas mais frequentes em terapia intensiva, tendo relatos de até 90% de prevalência.[35] Entre as causas, temos trauma, insuficiência renal, sepse, infusões de complexos com citrato, albumina ou fosfato, hipoparatireoidismo, hipomagnesemia, falta de vitamina D.[19,35] Na insuficiência renal, ocorre por retenção de fosfato e pouca produção de vitamina D.[19]

## Clínica

Sintomas leves ou precoces incluem parestesias da região perioral, mãos e pés e cãibras musculares. Sintomas mais graves incluem instabilidade neuromuscular, convulsões, tetania, laringospasmo e broncospasmo. Os distúrbios cardiovasculares associados são bradicardia, hipotensão, ICC, intervalo QT prolongado e arritmias.[19]

Hipocalcemia crônica causa manifestações neuropsiquiátricas (demência, sinais extrapiramidais, parkinsonismo e instabilidade emocional), cutâneas (pele seca, unhas quebradiças, dermatite e perda de cabelo), cardíacas (arritmias e ICC) e outras manifestações como catarata subcapsular e dentição anormal.[19,35]

## Manejo

A administração de cálcio pode ser tanto oral quanto intravenosa. O cálcio intravenoso é indicado quando o paciente tem sintomas graves (tetania, convulsões, QT prolongado) ou falha da suplementação oral. A via oral é mais apropriada no paciente assintomático ou com sintomas leves e o cálcio corrigido é ≥ 7,5 mg/dL.[19]

Nos pacientes renais crônicos assintomáticos, é indicado suplementação de cálcio oral e vitamina D. Se tiver acidose metabólica associada, a sua correção reduzirá o nível do cálcio ionizado (se alcalose, efeito oposto). A hiperfosfatemia grave é causa de hipocalcemia e consequência do tratamento, já que a precipitação do cálcio e fosfato nos tecidos secundária reduz o nível sérico de cálcio e piora com o fornecimento de cálcio. Nos pacientes com hipomagnesemia, suplementação com magnésio deve ser providenciada, já que este distúrbio persistente impede a correção da hipocalcemia.[19]

O tratamento intravenoso do paciente pode ser iniciado tanto com cloreto de cálcio quanto gluconato de cálcio. Devem ser diluídos em dextrose, água ou solução salina com concentração final de gluconato 50 mg/mL e cloreto 20 mg/mL. Cálcio não deve ser preparado ou infundido com fosfatos ou bicarbonatos pelo risco de precipitação dos sais insolúveis. A dose para bolo endovenoso de gluconato de cálcio por distúrbio cardíaco é de 50 a 100 mg/kg/dose infundido em 3 a 5 minutos, e para tetania é de 100 a 200 mg/kg/dose em 5 a 10 minutos. A infusão rápida causa arritmia, bradicardia e parada cardíaca. Bolo repetidos devem ser dados até resolução dos sintomas, e, então, reposição mais lenta continuada.[19]

Por via oral, carbonato de cálcio é bem tolerado. Se tanto hipoparatireoidismo ou deficiência de vitamina D são suspeitos, fornecer reposição de vitamina D na forma de calcitriol para otimizar a absorção enteral. Na hipocalcemia crônica, o objetivo é atingir nível de cálcio tolerável, evitando hipercalcemia e hipercalciúria excessiva.[19]

## DISTÚRBIOS DO MAGNÉSIO

O magnésio é um cátion presente principalmente no meio intracelular e no osso, tendo como função numerosos processos metabólicos, como glicólise, estimulação de adenosina trifosfato (ATP), síntese proteica, metabolismo da gordura e ácidos nucleicos. Envolvido no controle neuromuscular e tônus cardiovascular. A necessidade diária de magnésio em crianças é de 0,3 mEq/kg/dia, e sua concentração sérica normal varia de 1,5 a 2,5 mg/dL.[4]

A regulação é feita pelo rim, trato gastrointestinal e tecido ósseo. A reabsorção no túbulo renal é aumentada pelo PTH, vitamina D, depleção de magnésio e cálcio, hipovolemia, hipotireoidismo, alcalose metabólica.[4,5]

### ■ Hipermagnesemia

Caracterizada por nível sérico > 2,8 mEq/L, a hipermagnesemia é sintomática quando atinge 4 mEq/L. As principais causas são administração de magnésio (enemas e uso terapêutico) e insuficiência renal. Conforme o nível, os prováveis sintomas são:

- 4-6 mEq/L = náusea, cefaleia, letargia, vômitos.
- 6-10 mEq/L = sonolência, hipocalcemia, bradicardia, hipotensão, alterações ECG.
- > 10 mEq/L = paralisia muscular, respiratória, bloqueio e parada cardíaca.

Para tratamento, o primeiro passo é suspender soluções e medicamentos que contenham magnésio. A seguir, nos pacientes com função renal normal, usar diuréticos de alça ou tiazídico para aumentar a excreção associados à reposição hídrica com solução salina. Os pacientes com alteração renal não devem receber normalmente suplementação. Se em uso, usar com cuidado solução salina e diuréticos de alça em altas doses conforme a resposta. Se insuficiência renal anúrica ou sintomas graves, indicar hemodiálise. Para pacientes com sintomas graves que necessitem imediata intervenção, recomenda-se o uso endovenoso de cloreto de cálcio a 10% ou gluconato de cálcio a 10% (antagonista direto do magnésio), enquanto outras terapias estão sendo providenciadas.[4,74]

## ▪ Hipomagnesemia

A prevalência deste distúrbio chega a 50% nos pacientes críticos e 80% no pós-operatório de cirurgia cardíaca. É definida como nível sérico < 1,4 mEq/L e torna-se sintomática quando abaixo de 1 mEq/L. A causa está ligada aos seguintes mecanismos: baixa ingesta ou inadequada suplementação, perda renal (diuréticos tiazídico e de alça, aminoglicosídeos, anfotericina B, ciclosporina, quimioterápicos, hipercalcemia, aldosteronismo primário, diabetes melito sem adequado controle) e gastrointestinal (diarreia crônica e aguda, má absorção, pancreatite, uso crônico de inibidores da bomba de próton).[4,19,35]

Os sintomas incluem fraqueza generalizada, tetania, coma, convulsões e arritmias (onda T apiculada, alargamento do QRS e, com depleção grave, prolongamento do intervalo PR e diminuição da onda T). Podem estar associados hipocalemia, hipocalcemia, hipoparatireoidismo, deficiência de vitamina D.[4,19] Nos pacientes cardiopatas, é sugerido manter níveis acima de 1,7 mEq/L para prevenção de arritmias graves.[35]

O tratamento é feito com sulfato de magnésio 50% (4 mEq/mL), intravenoso ou intramuscular, 0,2-0,4 mEq/kg (máximo 16 mEq/dose), com infusão a cada 4-6 horas, nos casos sintomáticos graves e 0,3-0,5 mEq/kg/dia, intravenoso, nos quadros mais leves. O paciente com quadro leve a moderado pode receber suplementação oral na dose de 0,2 a 0,6 mEq/kg/dia (máximo 500 mg/dose), dividido em 3-4 tomadas.[4,75] Com maior eficácia e tolerabilidade, o pidolato de magnésio é indicado como terapêutica oral e apresenta concentração de 1 mEq/mL ou 130 mg/mL de magnésio.

## DISTÚRBIOS DO FÓSFORO

O fósforo tem importante papel na estruturação e função celular, mineralização óssea e excreção de ácidos urinários. Sob a forma de fosfato de cálcio, 80% deste mineral está depositado no esqueleto. Os 20% restantes constituem a fração metabolicamente ativa, distribuída nos tecidos moles e CEC. A concentração sérica normal varia conforme a idade, sendo em média de 3 a 6 mg/dL.[19]

## ▪ Hiperfosfatemia

Nos indivíduos normais, o rim tem capacidade de excretar eficientemente grandes quantidades de fósforo ingerido (4.000 mg/dia). Mesmo assim, em determinadas situações, quando esta capacidade é superada, pode ocorrer hiperfosfatemia.[76]

Entre as causas de aumento na oferta de fósforo, citamos: sobrecarga aguda (lesão tecidual por lise tumoral, por rabdomiólise; uso abusivo de medicamentos e laxativos com fósforo na composição), troca na membrana celular (cetoacidose diabética, acidose), redução na excreção (doença renal crônica ou aguda) e patologias que cursam com aumento na reabsorção (hipoparatireoidismo, toxicidade por vitamina D).[76]

Os sintomas estão relacionados com a hipocalcemia relacionada e com a deposição de fosfato de cálcio nos tecidos moles. Convulsões, coma, arritmias ventriculares e parada cardíaca estão associados à hiperfosfatemia.

O tratamento difere para causas agudas ou crônicas. Nos casos agudos, com hipocalcemia sintomática, pode ser administrado solução salina que aumenta a excreção de fósforo ou hemodiálise para normalização do cálcio. Nos casos crônicos, podemos reduzir a ingesta de fósforo e diminuir a absorção intestinal por meio de bloqueadores de fósforo, como o carbonato de cálcio.[76]

### ■ Hipofosfatemia

A prevalência de níveis séricos baixos de fósforo (< 2,5 mg/dL) nos pacientes internados pode chegar a 5%, podendo ser bem maior, conforme a patologia de base. Entretanto, a maioria é assintomática. Sintomas surgem com níveis abaixo de 2 mg/dL. Valores abaixo de 1 mg/dL são incomuns e estão relacionados com sintomas graves.[77]

Hipofosfatemia pode ser decorrente da redução na absorção intestinal de fósforo (uso de antiácidos com magnésio ou alumínio, diarreia crônica), redução da ingesta (uso de NPT, desnutrição) aumento da excreção urinária (hiperparatireoidismo, deficiência de vitamina D, síndrome de Fanconi) ou redistribuição do fosfato para dentro das células (secreção aumentada de insulina, administração de glucagon e adrenalina, alcalose respiratória). Os sintomas estão relacionados com a depleção de fosfato intracelular e, consequentemente, redução dos níveis de difosfoglicerato (2,3-DPG), que aumenta a afinidade do oxigênio com a hemoglobina, e redução de ATP intracelular, reduzindo funções celulares.[77]

Clinicamente, grave hipofosfatemia manifesta-se com encefalopatia metabólica (irritabilidade, parestesias, sonolência, ataxia, convulsões e coma), insuficiência cardíaca por distúrbio na contratilidade, arritmias, insuficiência respiratória por fraqueza do diafragma, miopatia proximal, disfagia e íleo.[78] Existem evidências de que, mesmo nos quadros leves, há associação de hipofosfatemia e pior prognóstico.[77]

Na maioria das vezes, pode ocorrer a correção do distúrbio assim que corrigida a causa. Se necessário, a terapia oral é preferida até valores de 1,5 mg/dL. Em virtude do risco do uso endovenoso (hipocalcemia, insuficiência renal, arritmias), esta via deve ser optada quando há presença de sintomas graves ou quando não há disponibilidade da via oral e o controle do nível sérico deve ser feito a cada 6 horas.[77]

É sugerido o seguinte tratamento:

- \> 1,5 mg/dL – 1 mmol/kg/dia (máximo 80 mmol) de fosforo elementar via oral divididos em 3-4 doses.
- Entre 1 e 1,5 mg/dL – 1,3 mmol/kg/dia (máximo 100 mmol) de fósforo elementar via oral, divididos em 3-4 doses.

Se o tratamento endovenoso é a opção:
- > 1,3 mg/dL – 0,08 a 0,24 mmol/kg por 6 horas (máximo 30 mmol).
- < 1 mg/dL – 0,25 a 0,50 mmol/kg endovenoso por 8 a 12 horas (máximo 80 mmol).

Quando nível sérico > 1,5 mg/dL, trocar para via oral e, nos casos de insuficiência renal, administrar 50% da dose.

## ACIDOSE METABÓLICA

Acidose metabólica é um processo que resulta de um ganho de íons $H^+$ ou da perda de bicarbonato ($HCO_3^-$). Acidemia é um estado de pH extracelular baixo.[19] Podemos classificar os pacientes com acidose metabólica de acordo com o ânion gap (AG), facilitando o diagnóstico de base. A fórmula é: $AG\ (mEq/L) = Na^+ - (Cl^- + HCO_3^-)$. O valor normal situa-se entre 7 e 13 mEq/L. Nas situações em que se tem um AG elevado, há aumento da carga ácida ($H^+$) havendo necessidade de aumento da carga aniônica para manter a eletroneutralidade. Como não há elevação de cloro, esta carga corresponde a ânions não mensuráveis. Quando temos um AG normal, temos perda primária de bicarbonato, sem adição de cargas ácidas. O organismo compensa com o aumento da reabsorção de cloreto pelo túbulo renal.[19,79]

Quadros de diarreia e acidose tubular renal cursam com acidose por perda de bicarbonato (AG normal), sendo tratados com administração de agente alcalinizante. Entretanto, nos casos de acidemia láctica, cetoacidose diabética e ressuscitação cardiopulmonar, que apresentam AG aumentado, o tratamento com bicarbonato não demonstra melhora no prognóstico.[19,79]

### ■ Clínica

As manifestações clínicas são variáveis e dependem da etiologia e gravidade da doença de base. As crianças podem ser assintomáticas ou apresentar sintomas, como taquipneia, dor abdominal, vômitos, letargia e alterações neurológicas.[19]

Na acidemia grave (pH < 7,1), há inibição da contratilidade miocárdica, arritmias, redução da resistência vascular periférica, diminuição da afinidade da hemoglobina ao oxigênio, vasoconstrição venosa com hipoperfusão tecidual.[79]

A avaliação começa com a gasometria. Neste exame, é importante considerar que não há compensação completa do distúrbio. Em geral, o organismo consegue compensar parcialmente em 50 a 75% da alteração. Assim, não há normalização do pH, sendo possível diagnosticar o distúrbio primário e o mecanismo compensador.

### ■ Manejo

O manejo da acidose metabólica baseia-se na identificação e tratamento da causa de base e a garantia de adequada perfusão. A terapia com bicarbonato é extremamente discutida, podendo ser indicada em crianças com acidemia grave (pH < 7,10) à custa de perda renal ou intestinal (fístula jejunal, por exemplo). Por outro lado o uso de bicarbonato na acidose láctica por hipoperfusão tecidual tem sido considerado como excepcional ou contraindicado. Nesta situação, o primordial é restabelecer o volume intravascular e a perfusão, que permitirá o metabolismo dos ânions lactato para bicarbonato, sem necessidade da administração exógena. As potenciais complicações desta terapia incluem hiperosmolaridade, sobrecarga de volume, hipercapnia, hipernatremia, hipocalemia e alcalose.[19,79]

Quando a terapia com bicarbonato é indicada, a dose a ser administrada torna-se outro problema. Como há dificuldade em se estimar precisamente o seu déficit, o bicarbonato pode ser dado na dose inicial de 0,5 a 1 mEq/kg com o objetivo de aumentar o pH sistêmico para 7,20. A continuação desta terapia dependerá da resposta e do curso da doença subjacente. Se o paciente for assintomático, o processo de base pode ser controlado, e a perfusão tecidual, restabelecida, a terapia alcalina não é necessária.[19]

## ALCALOSE METABÓLICA

A alcalose metabólica é caracterizada pelo aumento na concentração plasmática de bicarbonato ou perda aumentada de íons $H^+$. As causas incluem: perda de hidrogênio pelo trato gastrointestinal ou rins, contração do volume mantendo constante a quantidade de bicarbonato extracelular e administração de bicarbonato. Em decorrência da capacidade renal em excretar excesso de bicarbonato, algumas circunstâncias clínicas devem estar presentes para prejudicar a excreção. Portanto é fundamental a identificação da causa e dos fatores clínicos que perpetuam o distúrbio.[19]

As causas mais comumente observadas são terapia diurética e perda de $H^+$ pelas secreções gástricas (alta concentração ácido clorídrico). Os diuréticos de alça e os tiazídicos aumentam a oferta de sódio e água no túbulo distal que, para sua reabsorção, aumentam a excreção de $H^+$.[19]

### ■ Manejo

A avaliação inclui investigação sobre perdas gastrointestinais e relato de medicações ingeridas, especificamente diuréticos e antiácidos. Avaliação laboratorial deve incluir função renal, eletrólitos séricos e na urina.[19]

O tratamento é de suporte, restabelecendo o volume circulante e corrigindo déficits de potássio e cloreto. Com isto, haverá redução da reabsorção e aumento na excreção de bicarbonato, com consequente correção da alcalose metabólica.[19]

## REFERÊNCIAS BIBLIOGRÁFICAS

1. Ruth JL, Wassner SJ. Body composition: salt and water. *Pediatr Rev* 2006;27(5):181-87; quiz 188.
2. Ariceta Iraola G, A.M.M.E.M.F. (Ed.). Protocolos terapéuticos de la Asociación Española de Pediatría: Nefrología Pediátrica. Tubulopatías. Asociación Española de Pediatría - Sociedad Española de Nefrología Pediátrica, 2008 [cited 12 Protocolos de la AEP]. Disponível em: <http://www.aeped.es/protocolos/nefro/12.pdf>
3. Chesney RW. The maintenance need for water in parenteral fluid therapy. *Pediatrics* 1998;102(2 Pt 1):399-400.
4. Bruno F, Lago P, Loch LF *et al.* Distúrbios hidroeletrolíticos na criança. In: Piva JP, Garcia PCR. *Piva & Celiny – Medicina intensiva em pediatria*. Rio de Janeiro: Revinter 2005. p. 317-33.
5. Ruza Tarrió F. Fisiología aplicada del medio interno (agua y electrolitos). In: Ruza F. *Tratado de cuidados intensivos pediátricos*. Madrid: Norma-Capitel, 2003. p. 1020-30.
6. Bello O, P.J., Elección de la solución de hidratación intravenosa. In: Bello O, Sehabiague G, Prego J *et al*. *Pediatria: urgencias y emergencias*. Montevideo: Bibliomédica, 2005. p. 647-59.
7. Holliday M. The evolution of therapy for dehydration: should deficit therapy still be taught? *Pediatrics* 1996;98(2 Pt 1):171-77.

8. Moritz ML, Ayus JC. Hospital-induced hyponatremia. *J Pediatr* 2005;147(2):273-74; author reply 274-75.
9. Holliday MA. Isotonic saline expands extracellular fluid and is inappropriate for maintenance therapy. *Pediatrics* 2005;115(1):193-94; author reply 194.
10. Holliday MA, Ray PE, Friedman AL. Fluid therapy for children: facts, fashions and questions. *Arch Dis Child* 2007;92(6):546-50.
11. Taylor D, Durward A. Pouring salt on troubled waters. *Arch Dis Child* 2004;89(5):411-14.
12. Prego J, Osvaldo B. Agua y sal. In: Prego J, Bello O. (Eds.). *Disturbios del agua y del sodio en pediatría*. Montevideo, 2010.
13. Raman S, Peters MJ. Fluid management in the critically ill child. *Pediatr Nephrol* 2013.
14. Sterns RH. General principals of disorders of water balance (hyponatremia and hypernatremia) and sodium balance (hypovolemia and edema). In: Basow D. (Ed.). UpToDate. Waltham, MA: UpToDate, 2013.
15. Hirschheimer MR. Distúrbios hidroeletrolíticos do sódio e do potássio. In: Carvalho WB. *Terapia intensiva pediátrica*. Atheneu: São Paulo, 2006.
16. Montañana PA, Modesto i Alapont V, Ocón AP *et al*. The use of isotonic fluid as maintenance therapy prevents iatrogenic hyponatremia in pediatrics: a randomized, controlled open study. *Pediatr Crit Care Med* 2008;9(6):589-97.
17. Perioperative fluid management in children. The Royal College of Anaesthetists – <http://www.rcoa.ac.uk/system/files/CSQ-ARB-section9.pdf>
18. Berleur MP *et al*. Perioperative infusions in paediatric patients: rationale for using Ringer-lactate solution with low dextrose concentration. *J Clin Pharm Ther* 2003;28(1):31-40.
19. Albert NM *et al*. Renal and electrolyte emergencies. In: Fleisher GR, Ludwig S. *Textbook of pediatric emergency medicine*. Philadelphia: Lippincott Williams & Wilkins, 2010. p. 1099-126.
20. Holliday MA, Segar WE. The maintenance need for water in parenteral fluid therapy. *Pediatrics* 1957;19(5):823-32.
21. Choong K, Bohn D. Maintenance parenteral fluids in the critically ill child. *J Pediatr* (Rio J) 2007;83(2 Suppl):S3-10.
22. Roberts KB. The maintenance need for sodium in parenteral fluid therapy. *Pediatr Rev* 1999;20(12):429-30.
23. Roberts KB. Fluid and electrolytes: parenteral fluid therapy. *Pediatr Rev* 2001;22(11):380-87.
24. N.S.A. *Reducing the risk of harm when administering intravenous fluids to children*. National Patient S afety Agency. Disponível em: <http://www.npsa.hs.uk, 2007>
25. Moritz ML, Ayus JC. Preventing neurological complications from dysnatremias in children. *Pediatr Nephrol* 2005;20(12):1687-700.
26. Consensus guideline on perioperatiave fluid management in children. Association of Paediatric Anaesthetists of Great Britain and Ireland, Setembro 2007.
27. Adrogue HJ, Madias NE. Hypernatremia. *N Engl J Med* 2000;342(20):1493-99.
28. Moritz ML. Isotonic maintenance fluids do not produce hypernatremia. *Arch Dis Child* 2008 Março 28, Electronic letters.
29. Moritz ML, Ayus C. Isotonic maintenance fluids do not produce hypernatraemia. *Arch Dis Child* 2009;94(2):170.
30. Moritz ML,. Ayus JC. Maintenance intravenous fluids with 0.9% sodium chloride do not produce hypernatraemia in children. *Acta Paediatr* 2012;101(3):222-23.
31. Verhoeven JJ *et al*. Comparison of measured and predicted energy expenditure in mechanically ventilated children. *Intensive Care Med* 1998;24(5):464-68.
32. Moritz ML, Ayus JC. Prevention of hospital-acquired hyponatremia: a case for using isotonic saline. *Pediatrics* 2003;111(2):227-30.
33. Moritz ML, Ayus JC. New aspects in the pathogenesis, prevention, and treatment of hyponatremic encephalopathy in children. *Pediatr Nephrol* 2010 July;25(7):1225-38.

34. Snaith R, Peutrell J, Ellis D. An audit of intravenous fluid prescribing and plasma electrolyte monitoring; a comparison with guidelines from the National Patient Safety Agency. *Pediatr Anaesth* 2008;18(10):940-46.
35. Lee JW. Fluid and electrolyte disturbances in critically ill patients. *Electrolyte Blood Press* 2010;8(2):72-81.
36. Sutherland SM *et al*. Fluid overload and mortality in children receiving continuous renal replacement therapy: the prospective pediatric continuous renal replacement therapy registry. *Am J Kidney Dis* 2010;55(2):316-25.
37. Brierley J *et al*. Clinical practice parameters for hemodynamic support of pediatric and neonatal septic shock: 2007 update from the American College of Critical Care Medicine. *Crit Care Med* 2009;37(2):666-88.
38. Moritz ML, Ayus JC. New aspects in the pathogenesis, prevention, and treatment of hyponatremic encephalopathy in children. *Pediatr Nephrol* 2010;25(7):1225-38.
39. Ruza Tarrió F, Lledín Barbancho MD. Alteraciones de la osmolaridad y/o la natremia. In: Ruza F. *Tratado de cuidados intensivos pediátricos*. Madrid: Norma Capitel, 2003. p. 1091-99.
40. Adrogue HJ, Madias NE. Hyponatremia. *N Engl J Med* 2000;342(21):1581-89.
41. Jorro Barón F, Rombolá V, Bolasell D *et al*. Ensayo clínico aleatorizado sobre la administración de una solución de mantenimiento intravenosa hipotónica comparada contra una isotónica en pacientes pediátricos críticos. *Arch Argent Pediatr* 2013;111(4):281-87.
42. Prego J. Hiponatremia. In: Bello O, Sehabiague G *et al. En emergencias pediátricas. Temas y normas*. Tomo II. Montevideo: Bibliomédica, 1998. p. 299-315.
43. Arieff AI. Hyponatremia, convulsions, respiratory arrest, and permanent brain damage after elective surgery in healthy women. *N Engl J Med* 1986;314(24):1529-35.
44. Chung HM *et al*. Postoperative hyponatremia. A prospective study. *Arch Intern Med* 1986;146(2):333-36.
45. Arieff AI, Ayus JC, Fraser CL. Hyponatraemia and death or permanent brain damage in healthy children. *BMJ* 1992;304(6836):1218-22.
46. Ayus JC, Wheeler JM, Arieff AI. Postoperative hyponatremic encephalopathy in menstruant women. *Ann Intern Med* 1992;117(11):891-97.
47. Halberthal M, Halperin ML, Bohn D. Lesson of the week: acute hyponatraemia in children admitted to hospital: retrospective analysis of factors contributing to its development and resolution. *BMJ* 2001;322(7289):780-82.
48. Hoorn EJ, Halperin ML, Zietse R. Diagnostic approach to a patient with hyponatraemia: traditional versus physiology-based options. *QJM* 2005;98(7):529-40.
49. Bohn D, Halperin M. Hospital-acquired hyponatremia is associated with excessive administration of intravenous maintenance fluid: in reply. (Letters). *Pediatrics* 2004;114:1744-45.
50. Casado Flores J, Martínez de Azagra A. Secreción inadecuada de ADH y síndrome pierde sal. In: Casado Flores J, Serrano A. *Urgencias y tratamiento del niño grave*. Barcelona: Océano/Ergon, 2008. p. 1449-54.
51. Mathur A *et al*. Hypotonic vs isotonic saline solutions for intravenous fluid management of acute infections. *Cochrane Database Syst Rev* 2004;(2):CD004169.
52. Neville KA *et al*. High antidiuretic hormone levels and hyponatremia in children with gastroenteritis. *Pediatrics* 2005;116(6):1401-7.
53. Jorro Baróna F, Balladores C, Carretero P *et al*. Efectos sobre la natremia por la administración de soluciones endovenosas hipotónicas en niños hospitalizados con infección respiratoria aguda baja. *Arch Argent Pediatr* 2009;107(4):335-39.
54. Albanese A, Hindmarsh P, Stanhope R. Management of hyponatraemia in patients with acute cerebral insults. *Arch Dis Child* 2001;85(3):246-51.
55. Arieff AI, Llach F, Massry SG. Neurological manifestations and morbidity of hyponatremia: correlation with brain water and electrolytes. *Medicine* (Baltimore) 1976;55(2):121-29.

56. Ayus JC, Krothapalli RK, Arieff AI. Treatment of symptomatic hyponatremia and its relation to brain damage. A prospective study. *N Engl J Med* 1987;317(19):1190-95.
57. Arieff AI. Postoperative hyponatraemic encephalopathy following elective surgery in children. *Paediatr Anaesth* 1998;8(1):1-4.
58. Practice parameter: the management of acute gastroenteritis in young children. American Academy of Pediatrics, Provisional Committee on Quality Improvement, Subcommittee on Acute Gastroenteritis. *Pediatrics* 1996;97(3):424-35.
59. Bender BJ, Ozuah PO. Intravenous rehydration for gastroenteritis: how long does it really take? *Pediatr Emerg Care* 2004;20(4):215-18.
60. Bilkis M, Montero D, Vicente F *et al*. Hidratación endovenosa en la práctica clínica. Nuevos enfoques terapéuticos para la gastroenteritis aguda. *Arch Argent Pediatr* 2007;105(5):436-43.
61. Nager A, Maconochie IK. Dehydration and disorders of sodium balance. In: Baren JM, Rothrock SG, Brennan JA *et al*. *Pediatric emergency care*. Philadelphia: Saunders, 2008.
62. Steele A *et al*. Postoperative hyponatremia despite near-isotonic saline infusion: a phenomenon of desalination. *Ann Intern Med* 1997;126(1):20-25.
63. Daaboul J, Steinbok P. Abnormalities of water metabolism after surgery for optic/chiasmatic astrocytomas in children. *Pediatr Neurosurg* 1998;28(4):181-85.
64. Moritz ML, Ayus JC. Intravenous fluid management for the acutely ill child. *Curr Opin Pediatr* 2011;23(2):186-93.
65. Shafiee MA *et al*. How to select optimal maintenance intravenous fluid therapy. *QJM* 2003;96(8):601-10.
66. Playfor S. Fatal iatrogenic hyponatraemia. *Arch Dis Child* 2003;88(7):646-47.
67. Holliday MA, Segar WE, Friedman A. Reducing errors in fluid therapy management. *Pediatrics* 2003;111(2):424-25.
68. Holliday MA *et al*. Acute hospital-induced hyponatremia in children: a physiologic approach. *J Pediatr* 2004;145(5):584-87.
69. Coulthard MG. Will changing maintenance intravenous fluid from 0.18% to 0.45% saline do more harm than good? *Arch Dis Child* 2008;93(4):335-40.
70. Neville KA *et al*. Prevention of hyponatremia during maintenance intravenous fluid administration: a prospective randomized study of fluid type versus fluid rate. *J Pediatr* 2010;156(2):313-9 e1-2.
71. Bohn D. Children are another group at risk of hyponatraemia perioperatively. *BMJ* 1999;319(7219):1269.
72. Prego J, Sehabiague G. Disionías y alteraciones del equilibrio ácido-base. In: Bello O, Sehabiague G, Prego J *et al*. *En pediatria. Urgencias y emergencias*. Montevideo: Bibliomédica, 2002. p. 367-97.
73. Agus ZS. Causes of hypophosphatemia Causes of hypophosphatemia. In: Basow D. (Ed.). *UpToDate*. Waltham, MA: UpToDate, 2012.
74. Yu ASL, Gupta A. Causes and treatment of hypermagnesemia. In: Basow D. (Ed.). *UpToDate*. Waltham, MA: UpToDate, 2013.
75. Yu ASL, Ahluwalia GKK. Evaluation and treatment of hypomagnesemia. In: Basow D. (Ed.). *UpToDate*. Waltham, MA: UpToDate, 2013.
76. Yu ASL, Stubbs JR. Overview of the causes and treatment of hyperphosphatemia. In: Basow D. (Ed.). *UpToDate*. Waltham, MA: UpToDate, 2013.
77. Yu ASL, Stubbs JR. Evaluation and treatment of hypophosphatemia. In: Basow D. (Ed.). *UpToDate*. Waltham, MA: UpToDate, 2013.
78. Agus ZS. Signs and symptoms of hypophosphatemia. In: Basow D. (Ed.). *UpToDate*. Waltham, MA: UpToDate, 2013.
79. Andrade OV, Ihara FO, Troster EJ. Metabolic acidosis in childhood: why, when and how to treat. *J Pediatr* (Rio J) 2007;83(2 Suppl):S11-21.

# 20 Distúrbios Hidroeletrolíticos e da Glicose no Recém-Nascido

*Jorge Hecker Luz* ♦ *Manoel Antonio da Silva Ribeiro*

## INTRODUÇÃO

As alterações hidroeletrolíticas estão entre os problemas mais frequentes que o neonatologista se defronta no manejo clínico dos recém-nascidos (RNs). A transição para vida extrauterina obriga a uma adaptação do organismo que inclui alterações na composição dos líquidos orgânicos, envolvendo as funções renais, neuroendócrina e da pele. Quanto mais imaturo for o prematuro, maior será a intensidade e duração da fase de adaptação e a propensão para desenvolver distúrbios hidroeletrolíticos significativos.

## COMPOSIÇÃO CORPÓREA DO FETO E DO RN

Nas fases iniciais do desenvolvimento fetal, a água corresponde a 94% do peso corpóreo, sendo que a maior fração da água corpórea total está no compartimento extracelular, que é rica no conteúdo de sódio. À medida que a gestação evolui, diminui a proporção da água corpórea em relação ao peso total fetal pelo progressivo acréscimo de sólidos e pela contração do compartimento extracelular de tal maneira que na 25ª e na 39ª semana de gestação, a água corpórea total corresponde a 88 e a 75% do peso total do feto, respectivamente. O compartimento de água extracelular permanece predominante até, aproximadamente, o 3º mês de vida nos RNs a termo (Fig. 20-1).[1-3]

Em consequência, o manejo hidroeletrolítico dos prematuros de muito baixo peso (PMBPs) é singular, pois quanto mais imaturos forem, maior será sua fração de água em relação ao peso corpóreo total, e maiores serão o seu compartimento extracelular e o conteúdo de sódio.[2-4]

## FUNÇÃO RENAL E NEUROENDÓCRINA PERINATAL

O fluxo sanguíneo renal fetal é baixo em razão da alta resistência vascular causada pela ação predominante dos receptores α-adrenérgicos. Ao nascimento, ocorre um aumento progressivo da resistência vascular sistêmica concomitante a uma diminuição da resistência vascular renal (RVR). Esta diminui, à medida que os níveis de atividade do sistema renina-angiotensina-aldosterona diminuem. O fluxo renal dobra de valor nas primeiras 4 semanas de vida, independente da idade gestacional ao nascimento.[5]

Os prostanoides com ação vasodilatadora contribuem para diminuir a RVR e consequente aumento do fluxo sanguíneo renal neonatal. Nos primeiros dias de vida, principalmente nos prematuros de muito baixo peso, um balanço hídrico positivo com aumento do volume intravascular pode liberar substâncias vasoativas, como a prostaglandina E2, e estar associado à persistência do canal arterial sintomático (PCAs), a um aumento da inci-

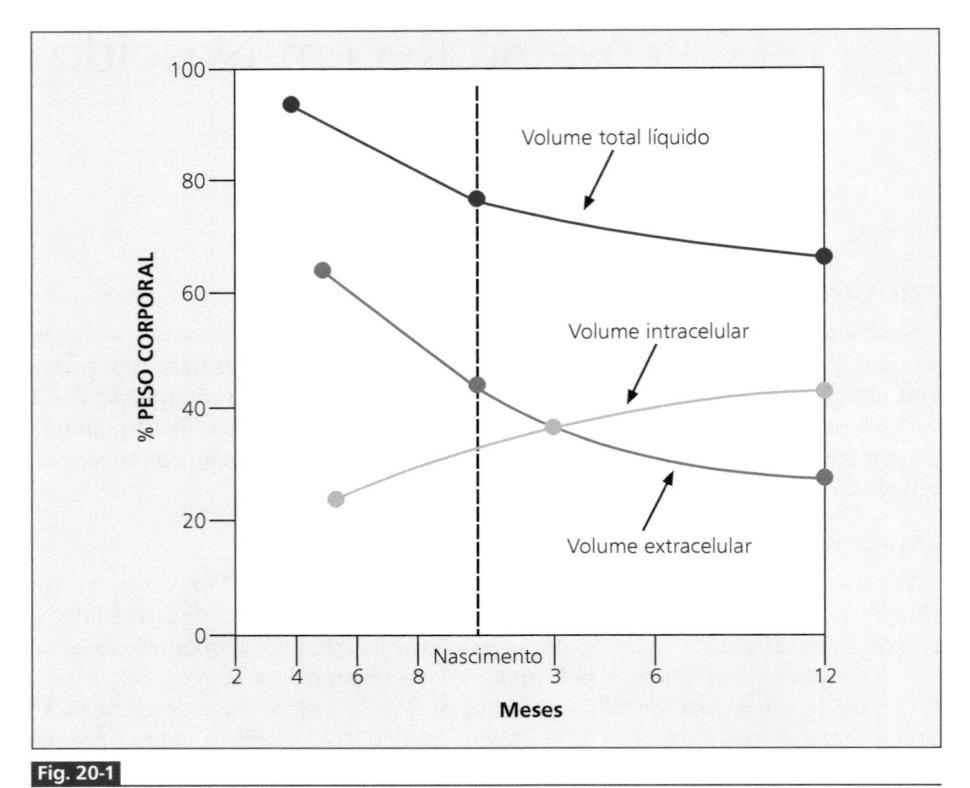

**Fig. 20-1**
Alterações na composição e distribuição da água corporal. (Adaptada de Fris-Hansen B. 1961.[1])

dência de enterocolite necrosante e da displasia broncopulmonar. A furosemida estimula a liberação de prostaglandina E2 e pode estar associada a um aumento da incidência do CAS nos PMBPs.[6-8]

O fator natriurético atrial (FNA) é importante na regulação do volume hídrico extracelular pós-natal. A concentração plasmática do FNA aumenta ao nascimento e estimula a diurese e natriurese. Os túbulos renais, porém, são relativamente insensíveis à sua ação, assim como à ação do ACTH, o que acarreta uma perda maior de sódio (e água) na urina. A ação desses hormônios contribui para a contração do volume extracelular pós-natal que ocorre habitualmente nas primeiras 48-72 horas de vida.[2]

A taxa de filtração glomerular renal é muito baixa e altera-se muito pouco até a 34ª semana de gestação, quando a nefrogênese se completa. A taxa de filtração glomerular aumenta de 3 a 5 vezes nos PMBPs ao atingirem a idade pós-concepção de 34 semanas. A taxa de filtração glomerular renal só atinge valores semelhantes ao das crianças e dos adultos em torno do 6º mês de vida.[2]

Outro aspecto importante no controle hidroeletrolítico do período neonatal é evitar sobrecarregar a capacidade de excreção de solutos pelos rins. Para produzir uma urina com osmolaridade em torno de 400 mOsm/L, os RNs alimentados com fórmulas lácteas habituais (120 mL/kg/dia) necessitam de 36 mL de $H_2O$/kg/dia. Dietas hiperproteicas associadas à restrição hídrica podem causar alterações metabólicas pela incapacidade renal de concentrar a urina acima de 600 mOsm com consequente acúmulo dos produtos do catabolismo proteico ou nos casos de excesso de oferta de glicose e de eletrólitos, causar a síndrome do coma hiperosmolar nos PMBPs.[9]

Os PMBPs podem apresentar variações no volume urinário ao longo da primeira semana de vida. As primeiras 24-36 horas de vida é a chamada fase pré-diurética que é caracterizada por um volume urinário diminuído (1 mL/kg/h) associada a uma taxa de filtração glomerular muito baixa. Segue-se a fase diurese/natriurese caracterizada pelo aumento do volume urinário decorrente de um aumento da taxa de filtração glomerular. Essas duas fases são relativamente independentes do volume hídrico recebido, e os PMBPs podem apresentar períodos alternados de oligoanúria e de poliúria durante a 1ª semana de vida. Na fase pós-diurética, a partir dos 5º-7º dias de vida, o volume urinário varia de acordo com a oferta de líquidos e solutos e das funções fisiológicas.[10,11]

As limitações das funções glomerulotubular e neuroendócrina do RN, principalmente nos PMBPs, tornam os cálculos de hidratação habituais aplicados aos lactentes e crianças maiores inadequados para esta fase de adaptação imediata à vida extrauterina.

## PERDAS INSENSÍVEIS DE ÁGUA ATRAVÉS DA PELE E BALANÇO HÍDRICO

As perdas de água através da pele e do pulmão são as chamadas perdas insensíveis. Os pulmões são responsáveis por 1/4 das perdas insensíveis em crianças maiores, mas representam uma fração menor nos RNs, pois as perdas transcutâneas estão muito aumentadas no período neonatal imediato.

A maior interface da pele com o ambiente resulta em um aumento da área capaz de dissipar calor e provocar perdas de água por difusão e evaporação. A relação entre a área da superfície corpórea e a massa dos RNs é 3 a 6 vezes maior do que as de crianças e adultos, e é inversamente proporcional à idade gestacional.[2,12]

A pele do RN a termo tem uma camada cornificada bem desenvolvida e funciona como uma barreira efetiva, impedindo a livre difusão de água. Nos prematuros extremos, a pele imatura não cornificada causa uma grande perda transepidérmica de água livre nos primeiros dias de vida. Após o nascimento, ocorre uma rápida cornificação da pele, de tal maneira que, ao final da 1ª semana de vida, há uma redução de 2/3 das perdas insensíveis cutâneas mesmos nos prematuros mais imaturos (23-26 semanas). A maturação da pele nesses prematuros extremos está semelhante aos RNs a termo no final da 4ª semana de vida (Fig. 20-2).[13,14]

O balanço hídrico é controlado, basicamente, pela ação do hormônio antidiurético (HAD). Este é liberado quando os osmorreceptores hipofisiários detectam um aumento da osmolaridade plasmática ou quando os barorreceptores localizados no átrio esquerdo e no corpo carotídeo detectam uma diminuição na volemia. A hipovolemia é o estímulo preponderante para liberação do HAD. Na presença de hipovolemia, a secreção do HAD não é

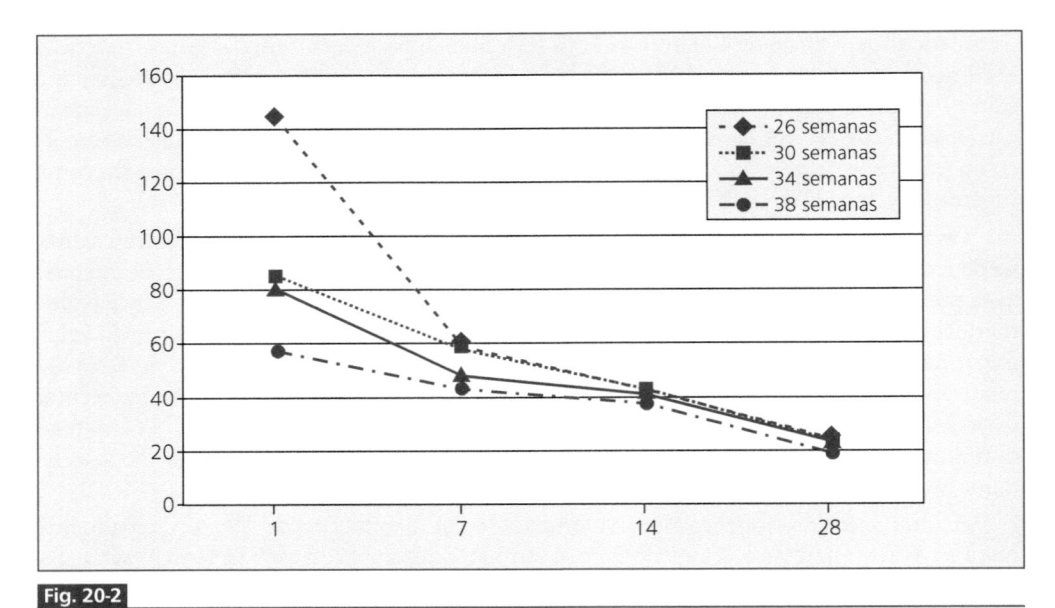

**Fig. 20-2**
Relação das perdas de água livre transepidérmica e a idade gestacional nos primeiros 28 dias de vida. (Gráfico obtido a partir dos dados de Hammarlud K et al. 1983.[13])

suprimida e pode causar uma hiponatremia persistente. O HAD atua nos túbulos coletores através dos canais de água da membrana celular, formados pelas aquaporinas.[3]

As necessidades de água pós-natal estão intimamente ligadas à taxa metabólica, pois as perdas insensíveis de água são o mecanismo primário para dissipação do calor produzido pelo metabolismo oxidativo. Nos prematuros extremos, a imaturidade da pele, a ausência do tecido subcutâneo e a grande superfície corpórea contribuem para perdas maciças de água e calor. A reposição destas perdas com soluções contendo concentrações inadequadas de glicose e de sódio nos PMBPs deixa-os propensos a desenvolver síndrome de hiperosmolaridade nos primeiros dias de vida.[14]

## ROTEIRO BÁSICO PARA OFERTA DE ÁGUA E ELETRÓLITOS

O objetivo inicial do manejo hidroleletrolítico neonatal é permitir a contração do volume extracelular com a perda fisiológica de água e sódio que ocorre nos primeiros dias de vida. Após completar essa adaptação imediata, o objetivo torna-se a reposição de perdas de água e eletrólitos e a oferta necessária desses componentes essenciais para o crescimento. O uso de esteroide antenatal tem efeito positivo na função renal e na maturação da pele.[15,16]

Os RNs a termo com mais de uma semana de vida apresentam um manejo hidroeletrolítico semelhante aos dos pequenos lactentes. Os prematuros, especialmente os menores de 30 semanas de idade gestacional, permanecem com os seus mecanismos de adaptação, à vida extrauterina, limitados e proporcionais ao grau de imaturidade.[14]

Nos PMBPs, as medidas para diminuir as perdas insensíveis de água e de calor são tão ou mais importantes do que o volume a ser ofertado. Os prematuros devem ser colocados, preferencialmente, em incubadoras de parede dupla, reguladas dentro da zona térmica neutra adequada (Quadro 20-1).[17] A umidade relativa do ar deve ser alta para diminuir as perdas evaporativas. As incubadoras abertas com calor irradiante devem ser utilizadas pelo menor tempo possível nos PMBPs, por aumentarem as perdas insensíveis de água. Pode-se diminuir a intensidade dessas perdas através da colocação de um filme plástico transparente diretamente sobre o paciente ou entre o paciente e a fonte de calor irradiante.[18]

Para os prematuros > 1.500 g, as incubadoras de paredes simples são adequadas. Os aparelhos de fototerapia LED não aumentam as perdas insensíveis de água, como ocorre com os aparelhos convencionais.[19]

O Quadro 20-2 mostra um roteiro inicial de hidratação para os RNs. Esses volumes hídricos devem ser alterados na presença de fatores que aumentem ou diminuam as perdas insensíveis de água. O controle de oferta de líquidos necessita de reavaliações frequentes, com base no conjunto da variação do peso, estado de hidratação, volume urinário, presença de edema, estabilidade cardiopulmonar, gasometria arterial. A dosagem do sódio sérico a cada 6-8 horas é o parâmetro mais útil para ajustar o volume hídrico. A densidade urinária superestima a concentração urinária, tendo valor apenas a sua variação relativa. A medida isolada da pressão arterial pelo método oscilométrico é imprecisa, com valor limitado para o diagnóstico de hipotensão.[20] As provas de função renal nas primeiras 48 horas refletem mais a depuração placentária. Os eletrólitos ($Na^+$, $K^+$) são acrescidos após 48 horas de vida. A taxa de infusão de glicose é calculada independentemente da infusão de líquidos totais e ajustada para manter a euglicemia. A solução inicial deve conter 1-2 g de proteína, e a nutrição paren-

| QUADRO 20-1 | Temperaturas da zona térmica neutra conforme peso de nascimento e idade pós-natal (em °C)* | | | | |
|---|---|---|---|---|---|
| Idade | 1.200 g | 1.201-1.500 g | 1.501-2.500 g | 2.500 g | |
| 0-24 horas | 34,0-35,4 | 33,9-34,4 | 32,8-33,7 | 31,0-33,8 | |
| 24-96 horas | 34,0-35,0 | 33,0-34,2 | 31,4-33,6 | 30,7-33,5 | |
| 4-12 dias | 34,0-35,0 | 33,0-34,0 | 31,0-33,2 | 29,0-33,2 | |

Adaptado de Chatson K. 2012.[17]

| QUADRO 20-2 | Volume hídrico inicial (em mL/kg/dia) para os prematuros em incubadora de parede dupla | | | |
|---|---|---|---|---|
| Peso nascimento (g) | Glicose (%) | 24 horas | 24-48 horas | 48-72 horas |
| > 1.000 | 5 | 80-120 | 100-120 | 100-150 |
| 1.000-1.500 | 5-10 | 80-100 | 100-120 | 100-140 |
| > 1.500 | 10 | 60-80 | 80-100 | 100-120 |

a) *Aumentar volume em 10-20%:* incubadora aberta, fototerapia.
b) *< 1.500 g:* ajustar a taxa de infusão de acordo com o sódio sérico.
c) *> 24 horas:* adicionar gluconato da cálcio 10% = 1-2 mL/kg/dia.
d) *48-72 horas:* iniciar sódio = 3 mEq/kg/dia e potássio = 2 mEq/kg/dia.

teral total iniciada o mais precoce possível nos PMBPs. Nos PMBPs graves, mas estáveis hemodinamicamente, a nutrição enteral com leite materno ou leite humano poderá ser oferecida.[21,22]

- **Distúrbios hidroeletrolíticos**

As alterações hidroeletrolíticas mais frequentes no período neonatal imediato envolvem a homeostase do sódio e da água, que são os principais componentes do compartimento extracelular. A sintomatologia depende da intensidade e do tempo de instalação das alterações hidroeletrolíticas, da etiologia e da idade gestacional do paciente (Quadro 20-3).[23]

### Hipernatremia (> 150 mEq/L)

A perda maciça de água livre através da pele imatura é causa mais frequente de hipernatremia nos PMBPs nos primeiros dias de vida. A conduta mais adequada inclui minimizar as perdas transcutâneas de água e ajustar a quantidade da oferta de água livre conforme o valor do sódio sérico medido a cada 6-8 horas. O objetivo é manter o $Na^+$ < 150 mEq/L.[3,23]

A hipernatremia por excesso de oferta de $Na^+$ pode ocorrer com infusões repetidas de bolo de soro fisiológico no tratamento da hipovolemia. O uso controverso de bicarbonato de sódio (para o tratamento da acidose metabólica ou na indução de alcalose metabólica na hipertensão pulmonar persistente neonatal) é outra causa observada.[14,23,24]

A desidratação hipernatrêmica acomete RN a termo alimentado exclusivamente ao seio e pode corresponder até 2% das admissões hospitalares. A apresentação clínica é icterícia e perda de peso. Acomete filhos de primípara, com alta hospitalar antes de 48 horas e que não conseguiram estabelecer uma amamentação eficiente. Nos pacientes estáveis, a oferta de fórmula láctea até o estabelecimento de uma amamentação efetiva é o tratamento de escolha. Nos casos mais graves, a internação e a correção endovenosa podem estar indicadas. A prevenção é feita com uma consulta pós-alta antes do final da primeira semana, para assegurar o estabelecimento do aleitamento adequado.[25,26]

**QUADRO 20-3** Distúrbios da homeostase do sódio

| Distúrbio do sódio | Volume extracelular | | |
| --- | --- | --- | --- |
| | Diminuído | Normal | Aumentado |
| Hiponatremia ($Na^+$ < 130 mEq/L) | Diuréticos, diurese osmótica (glicosúria), perdas para o terceiro espaço, hiperplasia congênita de suprarrenal, perdas gastrointestinais, tubulopatias perdedoras de sal e renais | PMBPs estáveis com FENa aumentado, administração de água livre em excesso, SIHAD (asfixia, meningite, hemorragia intraventricular, dor) drogas (indometacina, opiáceo) | Septicemia associada a baixo débito cardíaco, insuficiência cardíaca congestiva, drogas (pancuronium, indometacina) |
| Hipernatremia ($Na^+$ > 150 mEq/L) | ↑ perdas de água livre pela pele, déficit de ADH, desidratação | | Excesso de oferta de soluções isotônicas ou hipertônicas |

## Hiponatremia (< 130 mEq/L)

Nos PMBPs ocorre frequentemente uma diminuição do Na+ sérico, geralmente após a primeira semana de vida. As causas são as perdas renais secundárias a uma fração de excreção de sódio renal (FENa) muito elevada e uma ingesta inadequada de sódio. Perdas de até 6-10 mEq/dia de Na+ são frequentes nesses prematuros. A sintomatologia não é exuberante, e o quadro clínico mais frequente é o de um prematuro com um baixo ganho ponderal, apesar de uma ingesta proteico-calórica adequada. O tratamento consiste na reposição das perdas urinárias acrescidas das necessidades de Na+ necessárias para o crescimento. A perda renal pode ser estimada pela dosagem da concentração do sódio em amostra isolada de urina. O risco de hiponatremia permanece até a 34ª semana de idade pós-concepcional, quando a FENa diminui significativamente.[3]

Pacientes graves com septicemia, insuficiência cardíaca grave, enterocolite necrosante, em ventilação mecânica ou com hemorragia intraventricular (graus III e IV) podem apresentar, no curso de sua doença, hiponatremia por causas multifatoriais. O uso de medicações, como indometacina, diuréticos de alça, de agentes bloqueadores neuromusculares, também pode causar hiponatremia nos prematuros.[3,23,27]

No RN a termo asfixiado ou com meningite, a hiponatremia pode ser secundária à secreção inapropriada do hormônio antidiurético (SIHAD). A restrição hídrica pode ser a única medida necessária, mas quando há sintomas neurológicos pode estar indicado o uso da furosemida e de soluções hipertônicas de NaCl (3%).[2,3,23]

Na hiperplasia congênita de suprarrenal, a hiponatremia está associada à hipercaliemia com desidratação. É facilmente diagnosticada em meninas pela presença de sinais externos de virilização, enquanto nos meninos apresenta-se como um quadro clínico de desidratação e choque após a 1ª semana de vida. O tratamento é o do choque hipovolêmico, concomitante à reposição hormonal.[2,3,27]

A hiperidratação com excesso de água livre é outra causa de hiponatremia. Ocorre por excesso de infusão de soro glicosado durante o transporte de RN ou após procedimentos cirúrgicos. Nesses casos os níveis de glicose plasmática encontram-se muito elevados. O tratamento consiste em restrição hídrica, e para os casos em que há insuficiência cardíaca associada, a furosemida está indicada.[2,23,27]

Causas de hiponatremias espúrias podem ser encontradas em casos de hiperlipidemia, durante infusão de manitol ou quando há hemólise da amostra a ser testada, sendo que nesses casos ocorre um aumento nos valores de potássio concomitante.[23]

## ■ Distúrbios da homeostase do potássio

O potássio é o cátion predominante no compartimento intracelular, e a sua concentração plasmática não reflete exatamente a quantidade desse íon presente no organismo. Nos primeiros dias de vida, principalmente nos PMBPs, os níveis de K+ séricos mais elevados (≤ 7 mEq/L) são comumente vistos. Após a fase diurética inicial, os níveis plasmáticos estabilizam-se entre 3,5 e 5,5 mEq/L.

As causas de hipocaliemia neonatais incluem a estenose hipertrófica de piloro, perdas por ileostomia, o uso crônico de diuréticos, o tratamento com anfotericina B, as acidoses tubulares renais e a oferta inadequada de K+ pela NPT. A hipercaliemia neonatal pode estar associada a cefaloematomas, hemólise maciça, hemorragias digestiva e do SNC, exsanguinotransfusão e insuficiência renal.

O tratamento dos distúrbios da homeostase do $K^+$ no período neonatal é semelhante ao das demais crianças.[23]

### Hipocalcemia

A hipocalcemia ocorre quando o cálcio iônico for < 4 mg/dL, embora os sintomas clínicos só apareçam quando os valores 2,5-3 mg/dL forem atingidos. O cálcio total < 7 mg/dL não é um parâmetro adequado para o diagnóstico e tratamento da hipocalcemia, principalmente nos PMBPs.[23,28,29]

O cálcio é transportado ativamente para o feto de tal maneira que os níveis no cordão umbilical são maiores do que os maternos. Esse estado de hipercalcemia inicial inibe a liberação do hormônio paratireóideo (PTH), determinando uma queda fisiológica do cálcio sérico entre 24 e 72 horas de vida. Os níveis elevados de calcitonina ao nascimento inibem a mobilização dos íons $Ca^{++}$ dos ossos, contribuindo para hipocalcemia. Após esse período, a liberação de PTH mantém estabilizados os níveis séricos do $Ca^{++}$. O cálcio iônico exerce funções essenciais na excitabilidade neuromuscular, na coagulação sanguínea, na integridade e função das membranas celulares e em diversos processos enzimáticos e secretórios celulares.[28,29]

A hipocalcemia precoce ocorre nos primeiros 3 dias de vida e representa uma exacerbação da queda fisiológica do cálcio sérico. É comumente observada em prematuros, em filhos de diabéticas, associados à hipomagnesemia, na asfixia neonatal e no retardo de crescimento intrauterino.[23,28,29]

A hipocalcemia tardia pode ser decorrente da ingestão de dietas ricas em fosfato, como o leite de vaca integral ou como parte de síndromes clínicas (anomalia de Di George), de hiperparatireoidismo materno, deficiência de vitamina D e o uso crônico de diuréticos.[23,28,29]

A hipocalcemia precoce é frequentemente assintomática Os sinais clínicos atribuídos são pouco específicos e muitas vezes sobrepõem-se aos da doença de base. Na hipocalcemia tardia as crises convulsivas, os espasmos musculares, tremores, hiper-reflexia, estridor, prolongamento do intervalo Q-T no ECG podem ser vistos. Os sinais de Chvostek e do espasmo carpopedal, que são os sinais mais específicos, ocorrem com pouca frequência e não têm valor em prematuros.[28,29]

A prevenção da hipocalcemia, nos prematuros, é feita com infusão de 1 a 2 mL/kg/dia de gluconato de cálcio a 10% a partir das 24 horas de vida. Nos casos de hipocalcemia assintomática, recomenda-se a infusão de 2 mL/kg/dia de gluconato de cálcio a 10%. Na presença de sintomas, como convulsões, apneias ou tetania, indica-se a infusão endovenosa de 1 a 2 mL/kg de gluconato de cálcio a 10% em 10 minutos. A dose pode ser repetida após 10 minutos, se os sinais persistirem. Monitorização da frequência cardíaca é necessária durante a infusão. Após o tratamento inicial, manter uma infusão de gluconato de cálcio de 2 mL/kg/dia.[23]

Deve-se estar atento às infusões de cálcio, pois podem ocasionar bradiarritmias cardíacas, e o extravasamento destas soluções pode provocar necrose cutânea. Nestes casos o uso de injeções subcutâneas de hialuronidase no local do extravasamento pode ser benéfico. O uso dos vasos umbilicais para administração destas soluções de $Ca^{++}$ não é indicado.[23,28]

## Hipercalcemia

A hipercalcemia é rara no período neonatal. É, geralmente, iatrogênica ou secundária a um hiperparatireoidismo neonatal (primário ou causado por deficiência materna de PTH). Os sinais clínicos incluem hipotonia, letargia, irritabilidade, hipertensão, disfunção respiratória. Níveis superiores a 14 mg/dL são considerados hipercalcemia grave e necessitam intervenção imediata.[28]

O tratamento consiste em expansão volumétrica com soro fisiológico (10-20 mL/kg em 30 minutos), seguida de 2 a 3 vezes o volume de manutenção. Pode-se associar dose de furosemida que aumenta a excreção de cálcio.[23]

## Hipomagnesemia

O magnésio é transportado ativamente pela placenta para o feto. A deficiência de magnésio reduz a liberação do PTH sendo, portanto, essencial para a homeostasia do cálcio. São considerados normais valores séricos entre 1,5 e 2,8 mg/dL.

Níveis inferiores a 1,5 mg/dL são considerados hipomagnesemia e podem ser encontrados na deficiência materna de magnésio (diabetes) e na insuficiência placentária. A hipomagnesemia grave (< 1,2 mg/dL) manifesta-se com sintomas decorrentes da hipocalcemia, que não responde ao tratamento usual.

A correção do déficit do magnésio com a infusão intravenosa de 0,1 a 0,2 mL de sulfato de Mg a 50% (4 mEq/mL) normaliza a calcemia. A infusão intravenosa deve ser lenta, monitorando-se a frequência cardíaca. A mesma dose pode ser utilizada por via intramuscular.[23,28]

## Hipermagnesemia

O sulfato de magnésio é utilizado nas gestantes para o tratamento da pré-eclâmpsia grave e para melhorar o prognóstico neurológico dos PMBPs, mas expõe os RNs a riscos de hipermagnesemia. A infusão de $MgSO_4$ já foi utilizada no período neonatal no tratamento da hipertensão pulmonar persistente e da encefalopatia hipóxico-isquêmica, e é componente da NPT. Doses excessivas nestas situações podem causar hipermagnesemia. Sinais clínicos, como apneia, depressão respiratória, hipotonia, hiporreflexia, hipotensão, costumam ocorrer com níveis sanguíneos maiores que 6 mg/dL. O tratamento é de suporte.[23,28]

## ■ Distúrbio da homeostase da glicose

### Hipoglicemia

A hipoglicemia é o distúrbio metabólico mais comum no período neonatal. Valores muito baixos e persistentes estão relacionados com sequelas neurológicas graves.[30,31] Por essa razão, a hipoglicemia neonatal é considerada uma urgência médica, devendo-se suspeitar e antever a sua ocorrência sistematicamente.

A definição de hipoglicemia neonatal é controversa. Não há evidências que apoiem um valor de glicemia nem sua duração que possam prever quais bebês irão sofrer sintomas ou lesão neurológica permanente.[30-34] O consenso que a glicose sanguínea deve ser mantida acima de 40 mg/dL em todos os momentos tem sido questionado, pois não há estudos de acompanhamento para justificar esta conduta. Sabe-se que RNs apresentam níveis transitórios muito baixos de glicose sem repercussões clínicas.[30,32]

A glicose é a principal fonte de energia para o feto. O cérebro consome grande parte desta glicose, e seu metabolismo pode ser somente parcialmente suprido pela oxidação de cetonas e lactato.[34,35] A glicemia fetal corresponde a 2/3 da materna. Com o clampeamento do cordão, o aporte de glicose cessa abruptamente, a glicemia dos RNs cai rapidamente, atingindo seu valor mais baixo com aproximadamente 2 horas de vida. Concentrações de glicose podem ser tão baixos quanto 20 mg/dL. Esta queda na glicemia desencadeia os processos fisiológicos necessários para a homeostase da glicose através da glicogenólise, da gliconeogênese e do aumento do metabolismo oxidativo das gorduras. A liberação do hormônio do crescimento, glucagon e catecolaminas auxilia na estabilização da glicemia. Qualquer falha nesses mecanismos pode facilmente exacerbar a queda na glicose e provocar hipoglicemia. A produção hepática de glicose em RNs saudáveis é de aproximadamente 4 mg/kg/min. Após 4 a 6 horas de vida, a glicemia atinge valores estáveis acima de 40 mg/dL.[32,34,35]

Os mecanismos de hipoglicemia patológica incluem reserva de glicogênio diminuída, produção de glicose diminuída e hiperinsulinismo (Quadro 20-4).[32,34,36] O hiperinsulinismo fetal e neonatal pode ser provocado por hiperglicemia materna, retardo de crescimento intrauterino, eritroblastose fetal, cateter arterial umbilical em posição próxima à mesentérica superior, retirada rápida de infusões de glicose, hiperplasia das ilhotas pancreáticas, tumores produtores de insulina e síndrome de Beckwith-Wiedemann. O RN pequeno para idade gestacional, além disso, tem risco aumentado de hipoglicemia prolongada graças às reservas de glicogênio diminuídas.[34,36]

A hipoglicemia por excesso de consumo (sem hiperinsulinismo), ou falta de produção, pode ocorrer secundariamente à sepse, choque, asfixia, hipotermia, exsanguinotransfusão, policitemia e uso materno de agentes $\beta_2$-miméticos. Erros inatos do metabolismo e deficiências hormonais, como a deficiência do hormônio do crescimento, ACTH e glucagon, são causas de hipoglicemia recorrentes neste grupo.[34,36]

**QUADRO 20-4  Causas de hipoglicemia neonatal**

| Reservas de glicogênio | Produção de glicose diminuída | Hiperinsulinismo |
|---|---|---|
| **Diminuídos**<br>• Prematuridade*<br>• Asfixia perinatal*<br>**Aumentados**<br>• Doenças de armazenamento do glicogênio | • PIG*<br>• Erros inatos do metabolismo<br>• Deficiência do hormônio do crescimento e do ACTH<br>• Hipopituitarismo<br>• Drogas | • Filhos de diabéticas*<br>• GIG*<br>• Nesidioblastose<br>• S. Beckwith-Wiedmann*<br>• Eritroblastose fetal*<br>• Diabetes neonatal<br>• Drogas |

*Indicações para rastreamento de rotina de hipoglicemia.

O PMBP é muito propenso a desenvolver hipoglicemia. Os limitados estoques de glicogênio, que são presentes ao nascimento antes das 28 semanas de gestação, tornam esse distúrbio praticamente inevitável, se não forem tomadas medidas preventivas adequadas. O cérebro do PMBP consome até 90% da glicose produzida, em virtude do seu tamanho desproporcional em relação ao resto do corpo.[34,36]

## Rastreamento da hipoglicemia

O rastreamento rotineiro dos RNs com risco de hipoglicemia é importante na detecção e tratamento precoce das hipoglicemias neonatais.

Os RNs de risco são os prematuros, os pequenos para a idade gestacional (PIG), os grandes para a idade gestacional (GIG) e filhos de diabéticas, todo RN internado em UTI neonatal, os portadores de asfixia neonatal, pós-exsanguinotransfusão, em NPO prolongado e em nutrição parenteral. O risco de hipoglicemia em prematuros tardios (idade gestacional $34^{0/7}$ e < $36^{6/7}$ semanas) não deve ser negligenciado. Nos recém-nascidos a termo saudáveis, a mensuração da glicemia deve ser realizada, caso haja suspeita clínica de hipoglicemia.[32,34,35]

A triagem é feita com fitas reagentes, que apresentam resultados 15% menor do que a glicemia plasmática. A acurácia das fitas diminui com valores < 40 mg/dL. Além disso, a utilização de técnicas inadequadas, especialmente a punção de uma extremidade não aquecida e/ou a expressão manual excessiva para obtenção da amostra, pode dar resultados falsos. A rotina de rastreamento deve ser realizada nas $1^a$, $2^a$, $3^a$, $4^a$, $6^a$ e $12^a$ horas de vida.[21]

Para os recém-nascidos prematuros tardios e os PIG recomenda-se que se realize a monitorização da glicemia por até 48 a 72 horas, pois eles são predispostos a desencadear hipoglicemia tardia pelas reservas muito reduzidas de glicogênio hepático. Neste grupo de RN é muito importante evitar alta hospitalar antes das 48 horas de vida para assegurar uma amamentação efetiva.

Os filhos de diabéticas costumam apresentar hipoglicemia nas primeiras horas de vida e não sendo necessário manter os controles além do primeiro dia. A monitorização da glicose sanguínea está indicada após a redução de infusões de glicose e no uso de nutrição parenteral.[32]

## Diagnóstico

Os sinais clínicos de hipoglicemia não são específicos e incluem manifestações isoladas ou generalizadas que são comuns em recém-nascidos doentes, tornando importante o diagnóstico diferencial de outros possíveis distúrbios, como a presença de infecção. As manifestações podem ser: tremores, agitação, cianose, convulsões, apneia, taquipneia, choro fraco ou estridente, letargia, sucção débil.[34-37]

Recomenda-se que o diagnóstico seja confirmado por dosagem laboratorial da glicose sérica. Entretanto, não deve haver atraso no início do tratamento, pois a hipoglicemia sintomática é uma urgência médica. A demora na realização do teste após a coleta do sangue, pode reduzir o resultado em até 18 mg/dL/h (transporte em gelo evita esta queda).

## Tratamento da hipoglicemia

A prevenção é o aspecto mais importante no manejo da adaptação pós-natal imediata do metabolismo da glicose. Nos prematuros < 32-34 semanas, a infusão de 70-80 mL/kg/dia de glicose a 10% (SG 10%) logo após o nascimento é recomendada para prevenir a hipoglicemia.

Para os RNs assintomáticos com glicemia < 35 mg/dL, confirmada com dois testes com intervalo de 15 minutos, iniciar a administração de glicose parenteral imediatamente. A oferta de fórmulas lácteas ou aleitamento para correção é desaconselhável, pois os níveis de glicose sanguínea nas primeiras horas de vida são independentes da oferta de dieta.[38] Para glicemia entre 35-45 mg/dL manter o rastreamento até estabilização a valores > 45 mg/dL. PIG e prematuros tardios têm riscos aumentados de hipoglicemia tardia e, em muitos destes casos, pode ser necessário associar uma fórmula láctea até o estabelecimento da amamentação efetiva. Isto porque o volume de colostro produzido a cada mamada é de apenas 1,5 mL (total de 15 mL nas primeiras 24 horas) e é insuficiente para corrigir níveis baixos da glicemia.[39]

## Esquema terapêutico

RNs sintomáticos ou com glicemia < 35 mg/dL administrar 2 mL/kg de SG 10% – IV (200 mg/kg) em 1 minuto e seguida de uma infusão contínua de 4 mL/kg/h de SG 10%. A glicose sanguínea deve ser verificada ao final da infusão rápida e dentro de 30 minutos. A monitorização em intervalos de 1 hora deve ser feita até que a glicemia estabilize. Se não houver uma resposta adequada repete-se a infusão rápida e aumenta-se a infusão de SG 10% para 5 mL/kg/h. Se a necessidade de glicose permanecer elevada, ajustar o volume às necessidades diárias de água, concentrando a solução até 12% para infusão em acesso periférico. A alimentação enteral deve ser sempre estimulada. Quando a glicemia estabilizar ≥ 45 mg/dL, diminuir a infusão em 0,5 mL/kg/h a cada 2 horas. O Glucagon pode ser utilizado para RNs hipoglicêmicos com boa reserva de glicogênio. O efeito é transitório, devendo-se iniciar glicose IV rapidamente. A dose de 150 µg/kg pode ser dada IM ou IV.[21,34,35]

A glicemia < 45 mg/dL ou necessidades elevadas de glicose para manter a glicemia normal após 24 horas caracteriza um quadro de hipoglicemia persistente ou recorrente, devendo-se suspeitar de hiperinsulinismo. Nesta situação, deve ser determinado o valor da insulina sérica coletada em hipoglicemia (< 40 mg/dL). Nos casos de hiperinsulinismo, o Diazóxido é a droga de escolha, pois inibe a liberação de insulina pelo pâncreas. A dose usual inicial é de 5 mg/kg/dia em 2 doses VO, e sua ação é notada dentro de 5 dias. O Octreotide, um análogo da somatostatina, é indicado na falha terapêutica com o Diazóxido. A dose inicial de 5 µg/kg/dia é dividida em 3 doses SC. A Hidrocortisona age reduzindo a utilização periférica da glicose e estimulando a gliconeogênese. A dose é 5 mg/kg de 12/12 horas IV.[21,34,35]

Em raros casos, a pancreatectomia subtotal pode ser necessária.

### *Hiperglicemia*

Define-se hiperglicemia quando a glicose sanguínea está acima de 125 mg/dL. Estes valores são frequentemente observados em RN, especialmente nos prematuros extremos, não sendo necessárias intervenções. Entretanto, a glicemia acima de 180 mg/dL está associada ao aumento da osmolaridade sérica, que poderá resultar em diurese osmótica, lesão celular causada por síndrome hiperosmolar e dificuldades no controle da hidratação.[34,35,37]

Especula-se que o risco aumentado de hiperglicemia em prematuros é ocasionado pela pobre resposta à insulina, supressão incompleta da produção hepática de glicose e aumento da secreção de hormônios contrarregulatórios (epinefrina e cortisol) pelo estresse. Na maioria das vezes, a hiperglicemia é causada pela administração parenteral de glicose, especialmente em PMBP, embora também possa ser um sinal precoce de sepse em recém-nascidos que toleravam, previamente, as mesmas infusões de glicose. Outras condições associadas à hiperglicemia neonatal estão o uso de drogas hiperglicemiantes (fenitoína, teofilina e corticosteroides) e a hipoxemia. Raramente é decorrente de diabetes melito, causada por mutação genética, que é observada em RN com retardo de crescimento intrauterino acompanhado de desidratação, acidose, cetonúria leve ou ausente e cetoacidose.[36,40]

Não há sinais clínicos específicos de hiperglicemia e dependem, principalmente, dos efeitos causados pelo aumento da osmolaridade plasmática. O RN pode apresentar diurese osmótica com, consequente, poliúria e desidratação, hiperosmolaridade plasmática, que pode provocar hemorragia intracraniana e síndrome do coma hiperosmolar.[34-36]

Aconselha-se a monitorizar a glicemia 1 vez ao dia nos RNs que recebem glicose parenteral ou NPT, até a estabilização da mesma, e 3-4 vezes ao dia nos PMBPs submetidos a estresse contínuo, sépticos ou em uso de insulina.

No manejo da hiperglicemia, toleram-se valores ≤ 180 mg/dL. Quando a glicemia for > 180 mg/dL, reduz-se a concentração da solução de glicose, até atingir 5%. Prefere-se esta conduta, em vez de diminuição da velocidade de infusão, porque os PMBPs podem necessitar de volumes hídricos diários maiores para manterem-se hidratados. Deve-se evitar a utilização de soluções muito hipotônicas (concentração de glicose < 5%) porque provocam hemólise, do mesmo modo que soro fisiológico, pois esta solução fornece maior sobrecarga de sódio e, com isto, risco de hipernatremia significativa. A alimentação enteral deverá ser mantida ou iniciada tão logo possível, com o objetivo de diminuir o tempo de utilização de NPT.[14,34-36]

A utilização de insulina está indicada em RN com glicemia persistentemente > 200 mg/dL, após a redução da infusão de glicose. Também está indicada quando há déficit no ganho ponderal secundário ao inadequado aporte calórico pela nutrição parenteral, causado pela intolerância à glicose exógena. A utilização rotineira e precoce da insulinoterapia em prematuros não é recomendada, uma vez que não melhora o crescimento, está relacionada com maior risco de mortalidade e de hipoglicemia com consequentes efeitos deletérios no neurodesenvolvimento. Inicia-se com infusão contínua de insulina regular (0,1 U/mL) na dose de 0,01 U/kg/h, ajustando-a em pequenos aumentos até o máximo de 0,1 U/kg/h. Como a insulina adere-se ao plástico dos equipos e dos extensores, estes devem ser lavados com 5 mL da solução de insulina antes de iniciar o tratamento. Isto faz com que a biodisponibilidade da insulina para o RN fique mais constante. Para o RN que oscila entre estados de hipo e hiperglicemia, infunde-se duas soluções de nutrição parenteral iguais em Y, acrescentando-se 4 U/kg de insulina em uma delas. Ajusta-se a infusão dessas duas soluções para manter o volume diário desejado com glicemia normal. Durante a insulinoterapia, a monitorização da glicemia deverá ser realizada 1 hora após o início da infusão e após cada aumento ou diminuição, desejando-se que fique entre 150-180 mg/dL. Suspende-se a insulina quando a glicemia for < 150 mg/dL, pelo risco de evoluir para hipoglicemia. Além disso, é necessário o controle dos valores do potássio, porque a insulina pode causar hipopotassemia.

A terapia da diabetes neonatal é semelhante à terapia de crianças maiores, utilizando insulina subcutânea (para maiores detalhes ver Capítulo 21).[34,35,37]

## REFERÊNCIAS BIBLIOGRÁFICAS

1. Fris-Hansen B. Body water compartments in children: changes during growth and related changes in body composition. *Pediatrics* 1961;28:169-81.
2. Bell EF, Oh W. Fluid and eletrolytes management. In: MacDonald MG, Mullet MD, Seshia MMK. (Eds.). *Avery's neonatology: pathophysiology and management of the Newborn*. 5th ed. Philadelphia: Lipppincott Williams and Wilkins, 2005. p. 362-79.
3. Dell KM. Fluids. Eletrolytes, and acid-base homeostasis. In: Martin RJ, Fanaroff AA, Walsh MC. (Eds.). *Fanaroff & Martin's neonatal-perinatal medicine disease of the fetus and infant*. 9th ed. Misouri: Elsevier Mosby, 2011. p. 669-84.
4. Fluid and electrolytes therapy in newborns [database on the Internet]. Walters Kluwer Health. 2013. Acesso em: 25 Jun. 2013. Disponível em: http://www.uptodate.com/contentes/fluid-and-eletrolytes-therapy-in-newborn.UpToDate 2013.
5. Seikaly MG, Arant Jr BS. Development of renal hemodynamics: glomerular filtration and renal blood flow. *Clin Perinatol* 1992;19:1-13.
6. Bell EF, Warburton D, Stonestreet BS *et al*. High-volume fluid intake predisposes premature infants to necrotising enterocolitis. *Lancet* 1979;2:90.
7. Bell EF, Warburton D, Stonestreet BS *et al*. Effect of fluid administration on the development of symptomatic patent ductus arteriosus and congestive heart failure in premature infants. *N Engl J Med* 1980;302:598-604.
8. Green TP, Thompson TR, Johnson DE *et al*. Furosemide promotes patent ductus arteriosus in premature infants with the respiratory-distress syndrome. *N Engl J Med* 1983;308:743-48.
9. Ziegler EE, Fomon SJ. Fluid intake, renal solute load, and water balance in infancy. *J Pediatr* 1971;78:561-68.
10. Bidiwala KS, Lorenz JM, Kleinman LI. Renal function correlates of postnatal diuresis in preterm infants. *Pediatrics* 1988;82:50-58.
11. Lorenz JM, Kleinman LI, Ahmed G *et al*. Phases of fluid and electrolyte homeostasis in the extremely low birth weight infant. *Pediatrics* 1995;96:484-89.
12. Friedman M, Baugarten S. Temperature regulation of the premature infant. In: MacDonald MG, Mullet MD, Seshia MMK. (Eds.). *Avery's neonatology: pathophysiology and management of the Newborn*. 5th ed. Philadelphia: Lipppincott Williams and Wilkins, 2005. p. 445-57.
13. Hammarlund K, Sedin G, Stromberg B. Transepidermal water loss in newborn infants. VIII. Relation to gestational age and post-natal age in appropriate and small for gestational age infants. *Acta Pediatrica Scandinavica* 1983;72:721-28.
14. Baumgart S, Costarino AT. Water and electrolyte metabolism of the micropremie. *Clin Perinatol* 2000;27:131-46, vi-vii.
15. Omar SA, DeCristofaro JD, Agarwal BI *et al*. Effects of prenatal steroids on water and sodium homeostasis in extremely low birth weight neonates. *Pediatrics* 1999;104:482-88.
16. Omar SA, DeCristofaro JD, Agarwal BI *et al*. Effect of prenatal steroids on potassium balance in extremely low birth weight neonates. *Pediatrics* 2000;106:561-67.
17. Chatson K. Temperature control. In: Cloherty JP, Eichenwald E, Hansen A *et al*. (Eds.). *Manual of neonatal care*. 7th ed. Philadelphia: Lippincott Williams and Wilkins, 2012. p. 178-84.
18. Baumgart S. Reduction of oxygen consumption, insensible water loss, and radiant heat demand with use of a plastic blanket for low-birth-weight infants under radiant warmers. *Pediatrics* 1984;74:1022-28.
19. Bertini G, Perugi S, Elia S *et al*. Transepidermal water loss and cerebral hemodynamics in preterm infants: conventional versus LED phototherapy. *Eur J Pediatr* 2008;167:37-42.

20. Ribeiro MA, Fiori HH, Luz JH et al. Comparison of noninvasive techniques to measure blood pressure in newborns. *J Pediatr* 2011;87:57-62.
21. Luz JH, Fiore AH, Fiori HH et al. *Guia de abordagem inicial para problemas neonatais.* Porto Alegre: Serviço de Neonatologia do Hospital São Lucas da PUCRS; 2012. Disponível em: http://www.hospitalsaolucas.pucrs.br/phpbb/Login:aluno Senha:aluno.
22. Benitez OA, Benitez M, Stijnen T et al. Inaccuracy in neonatal measurement of urine concentration with a refractometer. *J Pediatr* 1986;108:613-16.
23. Doherty EG. Fluid and eletrolytes management. In: Cloherty JP, Eichenwald EC, Hansen AR et al. (Eds.). *Manual of neonatal care.* 7th ed. Philadelphia: Lippincott Williams & Wilkins, 2012. p. 269-83.
24. Costarino Jr AT, Gruskay JA, Corcoran L et al. Sodium restriction versus daily maintenance replacement in very low birth weight premature neonates: a randomized, blind therapeutic trial. *J Pediatr* 1992;120:99-106.
25. Moritz ML, Manole MD, Bogen DL et al. Breastfeeding-associated hypernatremia: are we missing the diagnosis? *Pediatrics* 2005;116:e343-47.
26. Blum D, Brasseur D, Kahn A et al. Safe oral rehydration of hypertonic dehydration. *J Pediatr Gastroenterol Nutr* 1986;5:232-35.
27. Posencheg SA, Evans JR. Acid-base, fluid and eletrolytes management. In: Gleason CA, Devaskar SU. (Eds.). *Avery's disease of the newborn.* 9th ed. Philadelphia: Elsevier Saunders, 2012. p. 367-89.
28. Rubin LP. Disorders of calcium and phosphorus metabolism. In: Gleason CA, Devaskar SU. (Eds.). *Avery's diseases of the Newborn.* 7th ed. Philadelphia: Elsevier Saunders, 2012. p. 1255-73.
29. Rigo J, Mohamed MW, De Curtis M. Disorders of calcium, phosphurus, and magnesium metabolism. In: Martin RJ, Fanaroff AA, Walsh MC. (Eds.). *Fanaroff & Martin's neonatal-perinatal medicine: disease of the fetus and Infant.* Misouri: Elservier Mosby, 2011. p. 1523-55.
30. Cornblath M, Hawdon JM, Williams AF et al. Controversies regarding definition of neonatal hypoglycemia: suggested operational thresholds. *Pediatrics* 2000;105:1141-45.
31. Lucas A, Morley R, Cole TF. Adverse neurodevelopment outcome of moderate neonatal hypoglycemia. *BMJ* 1988;297:1304-8.
32. Adamkin DH. Postnatal glucose homeostasis in late-preterm and term infants. *Pediatrics* 2011;127:575-79.
33. Harris DL, Weston PJ, Harding JE. Incidence of neonatal hypoglycemia in babies identified as at risk. *J Pediatr* 2012;161:787-91.
34. Wilker R. Hypoglycemia and hyperglycemia. In: Cloherty JP, Eichenwald EC, Hansen AR et al. (Eds.). *Manual of neonatal care.* 7th ed. Philadelphia: Lippincott Williams & Wilkins, 2012. p. 284-96.
35. Jain V, Chen M, Menon RK. Disorders of carbohydrate metabolism. In: Gleason CA, Devaskar SU. (Eds.). *Avery's diseases of the Newborn.* 7th ed. Philadelphia: Elsevier Saunders, 2012. p. 1320-31.
36. Kalhan SC, Devaskar SU. Disorders of carbohidrate metabolism. In: Martin RJ, Fanaroff AA, Walsh MC. (Eds.). *Fanaroff & Martin's neonatal-perinatal medicine: disease of the fetus and infant.* Misouri: Elservier Mosby, 2011. p. 1497-522.
37. Farrag HM, Cowett RM. Glucose homeostasis in the micropremie. *Clin Perinatol* 2000;27:1-22.
38. Sweet DG, Hadden D, Halliday HL. The effect of early feeding on the neonatal blood glucose level at 1-hour of age. *Early Human Development* 1999;55:63-6.
39. Santoro Jr W, Martinez FE, Ricco RG et al. Colostrum ingested during the first day of life by exclusively breastfed healthy newborn infants. *J Pediatr* 2010;156:29-32.
40. Stoy J, Steiner DF, Park SY, Ye H, Philipson LH, Bell GI. Clinical and molecular genetics of neonatal diabetes due to mutations in the insulin gene. *Rev Endocr Metab Disord* 2010;11:205-1.

# 21 Cetoacidose Diabética

*Jefferson Pedro Piva* ♦ *Maria Antônia Soledade*
*Mauro Antônio Czepielewski*

## INTRODUÇÃO

A cetoacidose diabética (CAD) é uma das complicações agudas mais graves em pacientes com descompensação Diabetes Melito (DM) e, também, uma causa frequente de admissão em emergências pediátricas (EP) e unidades de tratamento intensivo pediátrico (UTIP). Na maioria dos casos é a primeira manifestação do DM tipo 1 (DM1), mas pode também ocorrer em pacientes com DM tipo 2 (DM2). Mesmo em centros de referência, 15 a 67% dos casos ainda se apresentam com CAD ao primodiagnóstico, principalmente crianças menores de 5 anos e em populações com dificuldades de acesso aos serviços de saúde por razões socioeconômicas.[1] No Brasil, a CAD está presente em 32,8 a 41% dos pacientes no momento do diagnóstico inicial do DM1 e concordante com dados internacionais.[2] Além disso, estima-se que 1 a 10% das crianças e adolescentes já portadores da doença desenvolvam CAD a cada ano. A omissão de insulina ou erro no tratamento são as causas mais frequentes nestes casos.[1,3-6] Pacientes com episódios prévios de CAD também apresentam maior risco de desenvolver a doença.[6]

Apesar de todo conhecimento e tratamento intensivo, a CAD permanece sendo a principal causa de morte em crianças e adolescentes com DM1. A maioria dos casos fatais está relacionada com o desenvolvimento de edema cerebral, uma complicação observada em 0,5 a 2% dos pacientes e, com uma mortalidade de 40 a 90% e capaz de produzir sequelas em 10 a 25% dos sobreviventes.[4]

A CAD caracteriza-se por hiperglicemia (glicose sérica > 200 mg/dL), acidose metabólica (pH venoso < 7,3 ou bicarbonato < 15 mmol/L) associada à cetonemia, cetonúria e glicosúria. Em gestantes, crianças com história prolongada de vômitos e baixa ingesta ou pacientes que receberam insulina antes de chegar ao hospital poderão manifestar-se com glicemias quase normais. Muito desta variabilidade pode também ser explicada por diferenças na hidratação e estado nutricional. O jejum prolongado assim com a ingesta inadequada podem resultar em glicemias mais baixas na apresentação inicial, enquanto a desidratação grave favorece concentrações mais elevadas de glicose.[1,4-8]

## FISIOPATOLOGIA

A manutenção da glicemia na faixa de normalidade resulta do equilíbrio entre o uso, a produção endógena e a oferta de glicose pela dieta. Os mecanismos regulatórios que mantêm a glicemia envolvem fatores hormonais, neuro-humorais e autorregulatórios. Os hormônios glicorreguladores incluem a insulina, o glucagon, a adrenalina, o cortisol e o hormônio do crescimento.[1,4,5]

A insulina exerce seus efeitos metabólicos nos três tecidos responsáveis pelo armazenamento de energia do organismo: fígado, músculo e tecido adiposo. Ela age inibindo a glicogenólise e a gliconeogênese, aumentando o transporte da glicose nos tecidos adiposo e muscular, promovendo a glicólise nestes tecidos e estimulando a síntese de glicogênio.[1,4,5]

Quando a glicose não é transportada para dentro da célula, seja por falta de ingesta ou por falta de insulina, o corpo percebe um "estado de jejum" e libera o glucagon na tentativa de manter a glicemia em níveis adequados principalmente para a função cerebral, entrando em um estado catabólico com quebra de glicogênio, proteínas e gordura no fígado, músculo e tecido adiposo. Desse modo, enquanto a insulina é um hormônio anabolizante, reduzindo o nível de glicose no sangue, o glucagon promove o catabolismo, aumentando a glicemia. Este último é liberado em resposta à hipoglicemia, assim como ao estresse, trauma, infecção, exercício e fome. Como o glucagon, a adrenalina também exerce um efeito catabólico estimulando a produção hepática de glicose e limitando seu uso através de mecanismos $\alpha$ e $\beta$-adrenérgicos. Em menor intensidade o GH e o cortisol contribuem para a elevação da glicemia em situações de estresse metabólico.[9]

Assim, a CAD é consequência de um complexo distúrbio no metabolismo dos carboidratos, proteínas e lipídeos em razão da deficiência absoluta ou relativa de insulina associada a um aumento dos hormônios contrarreguladores glucagon, cortisol, hormônio do crescimento e catecolaminas (Fig. 21-1).

## ■ Hiperglicemia

A **hiperglicemia** presente na CAD é causada por diminuição da ação periférica de insulina, gerando um aumento da secreção hepática de glicose e redução da sua utilização. A secreção exacerbada de glicose pelo fígado ocorre tanto por aumento da gliconeogênese (utilizando como substrato os aminoácidos liberados na circulação sistêmica em decorrência da proteólise excessiva), quanto da glicogenólise (quebra do glicogênio). A consequência é o **aumento da osmolaridade plasmática** a qual leva a um deslocamento de fluidos do espaço intra para o extracelular, com desenvolvimento de desidratação celular. Quando a glicemia atinge níveis acima de 180 mg/dL, geralmente ultrapassa o limiar de reabsorção renal, provocando **glicosúria e diurese osmótica** e, consequentemente, perda de água e eletrólitos (Na, K, P, Mg). Estas alterações aliadas a uma baixa ingesta e aos vômitos podem levar a uma grave depleção vascular e desequilíbrio hidroeletrolítico o que, por sua vez, pode comprometer a função renal e, consequentemente, o *clearance* da glicose, gerando mais hiperglicemia e aumento da osmolaridade sérica. Assim, a diurese osmótica é a principal causa de perda de fluidos e consequente **desidratação** na CAD, embora outros fatores, como vômitos e hiperventilação, também estejam envolvidos. Estima-se que haja perda de aproximadamente 5 a 10% do peso corporal durante um episódio de CAD.[1,3-5]

## ■ Cetonemia e acidose metabólica

A falta da insulina aliada ao catabolismo acelerado promove a lipólise e consequente aumento da oxidação hepática dos ácidos graxos em corpos cetônicos ($\beta$-hidroxibutirato e

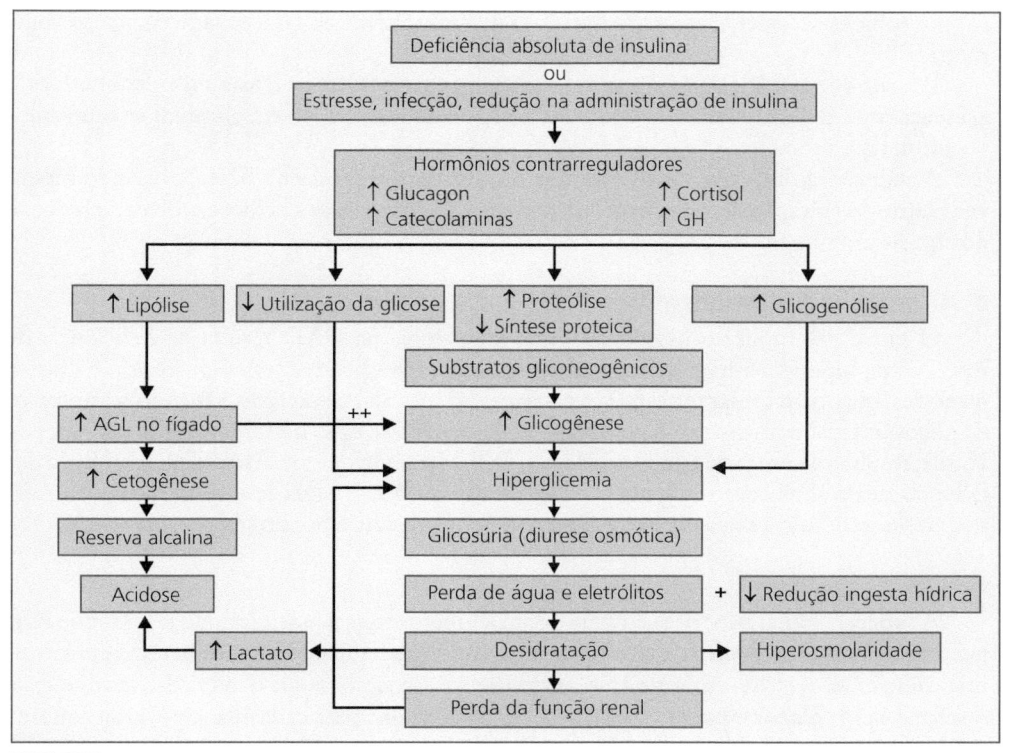

**Fig. 21-1**

Fisiopatologia das alterações hormonais e metabólicas na cetoacidose diabética.

acetoacetato). As cetonas normalmente estimulam a liberação de insulina, deste modo inibindo a lipólise, mas na ausência deste *feedback* ocorrem extrema lipemia e **cetonemia**. A excessiva produção destas cetonas ultrapassa a capacidade de tamponar dos álcalis orgânicos, resultando em **acidose metabólica**. Tipicamente na CAD a proporção de β-hidroxibutirato/acetoacetato é de 3:1, mas pode variar até 15:1 nos casos mais graves. Os testes de cetonemia são usualmente feitos de maneira qualitativa ou semiquantitativa em relação ao acetoacetato. Considerando que, durante a correção da cetoacidose, o β-hidroxibutirato é transformado em acetoacetato, o teste da cetonemia pode manter-se positivo por algum tempo, mesmo com tratamento adequado. Portanto, a persistência de cetonemia positiva não significa necessariamente que o tratamento da CAD esteja sendo inefetivo.[3,4]

De acordo com a intensidade da acidose, pode-se quantificar a CAD em leve (pH 7,3-7,2 ou $HCO_3$ entre 10 e 15 mEq/L), moderada (7,2-7,1 ou $HCO_3$ entre 5 e 10 mEq/L) e grave (< 7,1 ou $HCO_3$ menor que 5 mEq/L).[1]

A característica da acidose metabólica na CAD é o aumento do *anion gap* (normal entre 10-12), obtido pela seguinte fórmula: *anion gap* = $Na - (HCO_3 + Cl)$. A diminuição do *anion gap* ao longo do tratamento, com persistência da acidose, pode indicar acidose hiperclorêmica (por sobrecarga de cloreto administrado com a solução salina a 0,9% na ressucitação volumétrica).[1,3-5]

Por sua vez, a acidose láctica secundária à hipóxia e/ou má perfusão tecidual desloca o acetoacetato a β-hidroxibutirato, reduzindo a habilidade do corpo em eliminar os cetoácidos pela rota da acetona.

A redução do pH sanguíneo estimula os quimiorreceptores no SNC, causando **hiperventilação (respiração de Kussmaul)** na tentativa de compensar a acidose através da redução dos níveis sanguíneos de $CO_2$.

### ■ Alterações hidroeletrolíticas

O grave desequilíbrio hidroeletrolítico que ocorre na CAD resulta da deficiência de insulina, da hiperglicemia e da hipercetonemia. A hiperglicemia leva à glicosúria e diurese osmótica, quando o limiar renal para a glicose (200 mg/dL) é excedido. Os efeitos osmóticos da glicosúria resultam em prejuízo à reabsorção de sódio e água no túbulo proximal e alça de Henle, resultando em perda de água, Na, Cl, K, P, Mg e outros íons. Além disso, a própria deficiência de insulina contribui para as perdas renais de Na, K e sais de amônia, já que ela normalmente estimula a reabsorção de água nos nefros distais e proximais.

### *Sódio*

A hiperglicemia, fator determinante para a hiperosmolaridade plasmática, é responsável pela saída de água de dentro da célula para o espaço extracelular o que pode causar hiponatremia diluicional. A ação do hormônio antidiurético, secundária ao quadro de desidratação, pode também colaborar para esta alteração. Estima-se que para cada 100 mg/dL da concentração de glicose acima do limite 100 mg/dL haja uma redução de 1,6 mEq/L na concentração do sódio sérico. Além disso, o sódio corporal total pode estar diminuído na CAD por causa da perda urinária deste íon em decorrência da perda urinária pela diurese osmótica e perda junto aos corpos cetônicos.

A elevação do sódio sérico, por manter a osmolaridade plasmática, parece ser um fator protetor no desenvolvimento de edema cerebral na CAD, à medida que há redução nos níveis da glicemia.[4] Portanto, à luz dos conhecimentos atuais, a hiponatremia deve ser evitada e combatida em crianças com CAD. Já na hipernatremia moderada (entre 150 e 160 mEq/L), seria aceita e considerada como protetora naquelas crianças com CAD que apresentem hiperglicemia mais acentuada (acima de 600 mg/dL).[10]

### *Potássio*

A hipocalemia presente na CAD ocorre principalmente em razão da baixa ingesta, das perdas gastrointestinais e da diurese osmótica.

O desvio de água do espaço intracelular para o extracelular que ocorre na CAD leva à saída do potássio de dentro da célula, sendo, posteriormente, agravado pela acidose metabólica, causando um déficit de potássio intracelular. O potássio corporal total está usualmente depletado em cerca 3-6 mmol/kg, mas o nível sérico pode estar aumentado, normal ou diminuído no momento do diagnóstico. O efeito da acidose na determinação do potássio sérico pode ser corrigido subtraindo 0,6 mEq/L do valor laboratorial obtido para cada 0,1 de redução do pH sanguíneo. Por exemplo, para um K sérico de 5 mEq/L e um pH 6,90 o valor corrigido do K sérico seria de 2 mEq/L, representando grave hipocalemia.

A hipercalemia pode levar à PCR, enquanto a hipocalemia pode causar arritmias, íleo e fraqueza muscular. A hipocalemia é considerada o distúrbio eletrolítico com maior risco de vida durante o tratamento da CAD. À medida que a insulina é administrada e a concentração do íon hidrogênio cai, será necessária a reposição de potássio, desde que a diurese esteja adequadamente estabelecida.[6]

### Fósforo

Geralmente, há também uma depleção de fosfato corporal total relacionada com diurese osmótica, e uma acentuada queda nos níveis séricos é observada após o início da insulinoterapia, a qual provoca um rápido desvio do fosfato intracelular. A hipofosfatemia provocará queda nos níveis de 2,3-DPG eritrocitária. Baixos níveis de 2,3-DPG podem levar a uma diminuição na oferta de oxigênio aos tecidos por deslocamento da curva de dissociação da hemoglobina, no entanto, este é um efeito que não costuma ter maior repercussão clínica na CAD.[4]

### Cálcio e magnésio

O tratamento da hipofosfatemia pode acarretar uma redução dos níveis de cálcio e magnésio. A hipomagnesemia é comum na apresentação inicial da CAD. O cálcio ionizado está geralmente dentro dos limites da normalidade. A correção da acidose e a melhora da taxa de filtração glomerular ocorrem em uma tendência à hipocalcemia.

### Osmolaridade plasmática

Está sempre elevada e é diretamente proporcional à queda do nível de consciência. Estudos indicam que osmolaridade plasmática superior a 330 mOsm/kg é associada a torpor e coma. Sua medida pode ser feita com osmômetro ou através da seguinte fórmula:

$$2 (Na^+ + K^+) + glicemia (em\ mg/dL)/18 + ureia (em\ mg/dL)/6$$
$$(Normal: 285\text{-}295\ mOsm/kg)$$

## FATORES PRECIPITANTES

Em pacientes com diagnóstico definido de diabetes, a CAD pode ser desencadeada por fatores precipitantes identificáveis, dos quais os mais comuns são: a omissão do uso de insulina, má adesão à dieta, mau funcionamento do equipamento como as bombas de infusão de insulina e uso de drogas com efeitos hiperglicemiantes (tais com corticosteroides). Além disso, ocorre com mais frequência em indivíduos com baixo nível socioeconômico, naqueles com difícil acesso a serviços de saúde, níveis elevados de HbA1c e com distúrbios psiquiátricos e conflitos familiares. Em adolescentes fatores psicológicos associados a distúrbios alimentares podem ser responsáveis por 20% dos casos de CAD recorrente.[4]

Apesar de existirem inúmeros fatores já conhecidos associados ao desenvolvimento de CAD, algumas vezes essa complicação aguda ocorre sem que haja evidência de nenhum evento precipitante.

Situações em que ocorre resistência à ação da insulina nas quais ocorre aumento dos hormônios contrarreguladores devem ser consideradas, dentre elas, as infecções que são responsáveis por 30-40% dos casos, o estresse e os problemas emocionais.

Quanto mais jovem a criança, mais difícil o diagnóstico de CAD, principalmente na apresentação inicial (15 a 70%). Frequentemente estas crianças são diagnosticadas como tendo broncopneumonia, asma, bronquiolite, e o tratamento pode ter sido iniciado com esteroides e simpaticomiméticos que podem exacerbar as alterações metabólicas desta patologia. O retardo no diagnóstico pode levar à grave desidratação, acidose e à possibilidade de alterações neurológicas graves com progressão para o coma.[11]

## DIAGNÓSTICO CLÍNICO E LABORATORIAL DE CETOACIDOSE DIABÉTICA

É importante lembrar que a existência de DM nem sempre é mencionada, pois a CAD pode ser a forma de apresentação inicial da doença (Art bras adulto). No período antecedendo a CAD, há manifestações referentes à descompensação metabólica, como poliúria, polifagia, polidipsia e cansaço. Na evolução para CAD, ocorrem náuseas, vômitos, anorexia progressiva, dor abdominal, fadiga e sinais de desidratação: pele e mucosas secas, turgor cutâneo diminuído, taquicardia e perfusão diminuída de acordo com o grau de desidratação. Estima-se que o déficit de líquido extracelular na CAD seja entre 5 e 10% do peso corpóreo. Porém, a hipotensão (choque hipovolêmico) é um achado raro e tardio em crianças com CAD estando frequentemente associada à sepse ou edema cerebral.[1,3,10,12]

Ocorrendo alteração do sensório (sonolência, obnubilação), deve-se imediatamente pensar na hipótese de edema cerebral, que tem elevada mortalidade.

Observam-se, ainda, taquipneia (hiperventilação para compensar a acidose metabólica), hálito cetônico (odor adocicado em razão da cetose) e febre (que pode ser associada a processo infeccioso bacteriano ou viral).

Deve-se suspeitar de CAD em todo paciente que apresentar quadro de depressão do sensório com ou sem sinais clínicos de acidose, devendo-se sempre realizar glicemia capilar (hemoglicoteste) e/ou pesquisa de cetonúria na avaliação inicial.

Os critérios laboratoriais para definir CAD são pH (venoso ou arterial) inferior a 7,30 e/ou bicarbonato inferior a 15 mEq/L, glicemia superior a 200 mg/dL e presença de cetonemia e cetonúria.[1-4] Deve-se ressaltar que a gasometria arterial é dolorosa, tem maior risco, e os dados que objetivamos avaliar (pH, bicarbonato e déficit de bases) são equiparáveis no sangue arterial e venoso. Além da glicemia, a cetonemia e gasometria venosa, devem-se monitorizar inicialmente os valores séricos de lactato, sódio, potássio, cálcio iônico, cloro, fósforo, ureia, creatinina, hematócrito e hemoglobina, assim como glicosúria e cetonúria. Se houver suspeita de infecção, devem-se solicitar os exames necessários de acordo com o quadro clínico.[1,3,4,12] A leucocitose com desvio para a esquerda é um achado frequente nos pacientes com CAD, não havendo uma forte associação à presença de infecção. O mecanismo responsável por este achado não está bem estabelecido, mas acredita-se que o aumento das catecolaminas possa ser responsável por este achado.[1,3,12-14] A amilase e lipase sérica estão frequentemente elevadas na CAD, o que não é usualmente indicativo de pancreatite. Esta hipótese deve ser investigada na presença de sinais clínicos sugestivos e níveis acentuadamente elevados de amilase.[4,14]

Em várias casuísticas de CAD, são descritos casos de pacientes submetidos a laparotomias exploradoras em caráter de urgência, cuja indicação se demonstrou posteriormente desnecessária. Portanto, a presença de dor abdominal associada a vômitos e, muitas vezes, com sinais de irritação peritoneal (sinal de Blumberg positivo) pode ocorrer na CAD, mimetizando abdome agudo por infecção, apendicite aguda, pancreatite, colecistite ou outras causas. Nestas situações antes de indicar o tratamento cirúrgico através de laparotomia exploradora, deve-se melhor investigar o paciente e corrigir a CAD, aguardando algumas horas para resolução da dor abdominal. Esta conduta evidentemente não deve ser estabelecida na presença de quadro infeccioso grave, sepse ou evidência inequívoca de doença abdominal associada.[4]

### ■ Diagnóstico diferencial

Algumas situações que se apresentem com cetose e/ou acidose, com ou sem hiperglicemia, devem ser diferenciadas na admissão de pacientes com hipótese diagnóstica de CAD. Os principais diagnósticos a serem considerados são: coma hiperosmolar hiperglicêmico não cetótico: cetoacidose alcoólica, cetose por privação nutricional; acidose láctica, intoxicação por salicilato, metanol, paraldeído, etilenoglicol, etanol, ferro e cianetos; abdome agudo cirúrgico, gastroenterite aguda com desidratação e erros inatos do metabolismo.[3]

## MONITORIZAÇÃO

Em sua forma grave, as crianças e adolescentes com CAD devem ser tratados em Unidades de Tratamento Intensivo.

A monitorização prevê parâmetros clínicos e laboratoriais frequentes, incluindo:[1,3,4,15]

1. Monitorizações respiratória e cardiovascular contínuas: controle de sinais vitais (FC, FR, MAP, saturação de $O_2$).
2. Avaliação laboratorial: (a cada 2-4 horas ou mais frequente, se for necessário) gasometria arterial ou venosa, glicemia, lactato, ureia, creatinina, osmolaridade, hemograma, cálcio, fósforo, magnésio, cetonemia, sódio, potássio, cloro, EQU, cetonúria a cada micção.[1]
3. A glicemia capilar deve ser medida a cada hora, mas deve ser comparada à glicemia, pois o método capilar poderá ser inacurado na presença de má perfusão e acidose.[1]
4. Culturais, raios X de tórax de acordo com a suspeita clínica de infecção.
5. Controle de diurese e balanço hídrico, cetonúria a cada hora.
6. Observação neurológica a cada 1-2 horas (ou mais frequente quando indicado) a fim de se avaliarem sinais e sintomas de edema cerebral, pelo menos nas primeiras 12 horas.[1]
7. Quantidade de insulina administrada.
8. O método de escolha para monitorizar a resposta ao tratamento é a medida da cetonemia capilar à beira do leito. Se este não for disponível, o pH venoso deve ser usado juntamente com a glicemia capilar.[15]

9. Cálculos adicionais que podem ser úteis na monitorização:
    A) *Anion gap* = Na − (Cl + $HCO_3$): normal = 12 ± 2 (mmol/L).
       Na CAD o *anion gap* é tipicamente 20-30 mmol/L; um *anion gap* > 35 mmol/L sugere acidose láctica concomitante.
    B) Na corrigido = Na medido + 2 ([glicose plasmática-5,6]/5,6) (mmol/L).
    C) Osmolalidade efetiva = (mOsm/kg) 2 × (Na + K) + glicose (mmol/L).

## TRATAMENTO

A criança com CAD deve receber tratamento em uma unidade que disponha de uma equipe com experiência, protocolos para o manejo de crianças com CAD e acesso a laboratórios que possam realizar os exames laboratoriais frequentemente.[1,2]

O manejo inicial da CAD deve incluir uma história clínica e exame físico detalhados com foco no estado circulatório do paciente (peso, pulsos, pressão arterial, enchimento capilar, turgor cutâneo), grau de desidratação, nível de consciência, respiração acidótica, hálito cetônico e condições clínicas associadas.

Casos leves de CAD em que os pacientes apresentam hiperglicemia, cetose, que possam tolerar a via oral e que não estejam desidratados não necessitam manejo hospitalar.[1,2] Aqueles que estiverem apresentando vômitos e que não toleram líquidos via oral e desidratados devem ser internados para avaliação e tratamento em sala de observação de emergências. Recomenda-se internação em UTIPs para os casos mais graves (com duração prolongada dos sintomas, alterações de consciência ou comprometimento hemodinâmico).[1,5,16]

O tratamento da CAD tem por objetivo a correção da desidratação, dos distúrbios hidroeletrolíticos, do equilíbrio acidobásico e da hiperglicemia, assim como identificação e tratamento das condições clínicas precipitantes.

### ■ Correção da desidratação e distúrbios hidroeletrolíticos

A intervenção terapêutica inicial mais importante na CAD é a reposição volumétrica seguida pela administração de insulina.[15]

O principal objetivo da fluidoterapia na CAD é a restauração do volume extra e intracelular, a reposição de eletrólitos depletados em virtude dos vômitos e da diurese osmótica e o *clearance* das cetonas. A reposição volumétrica na CAD segue os mesmos princípios de outras situações de desidratação ou choque: uma fase inicial de expansão rápida (1-4 horas) seguida de uma etapa de manutenção e reposição de perdas ativas e insensíveis, mais lenta (20-22 horas).[1,3-5]

As recomendações para expansão volumétrica inicial na CAD é uma infusão IV de 10-20 mL/kg de solução salina (0,9%) por 1-2 horas. Este bolo pode ser repetido ou administrado em menor tempo, se o paciente estiver gravemente desidratado ou em choque. A reexpansão inicial, geralmente, não excede 40 mL/kg nas primeiras 4 horas de tratamento. A administração de líquidos subsequentes é mantida com solução salina 0,9% e estimada ao redor de 2.000 mL/m²/dia. Perdas urinárias não devem ser rotineiramente acrescidas ao cálculo das necessidades diárias, mas podem ser necessárias em raras circunstâncias.[1] Evita-se ultrapassar 3.000 mL/m²/dia que está associada a maior risco de edema cerebral. Perdas significativas após o início do tratamento são raras embora possam ocorrer em razão de vômitos e diurese excessiva, que geralmente se resolvem após a resolução da hiperglicemia.[1,3-5,16] Em nossos serviços optamos por fazer prescrições de volumes para 6 a 8 horas, realizando os ajustes (reposições extras ou redução da infusão) de acordo com a resposta clínica ou intercorrências. A reposição de potássio (~40 mEq/L) é iniciada usualmente neste momento, desde que mantido o débito urinário.

À medida que o paciente tolere líquidos pela via oral, deve-se reduzir a infusão venosa na mesma proporção, a fim de evitar que o total de líquidos administrados não exceda as necessidades do paciente.[5]

Alguns estudos concluíram por existir uma forte associação entre edema cerebral e a administração de grandes quantidades de fluidos na CAD. Entretanto, não se pode concluir que o edema cerebral ocorreu exclusivamente pelo excesso de líquidos infundidos ou por tratar-se de um grupo mais grave de pacientes que acabou necessitando de maior reposição volumétrica.[17,18] Atualmente, há consenso que após recuperada a desidratação, deve-se evitar o excesso de líquidos na fase de manutenção.[5]

*Potássio*

O potássio é perdido pelos vômitos e também em consequência da diurese osmótica. A depleção de volume causa um hiperaldosteronismo secundário que promove a sua excreção.[5] Assim, o $K^+$ corporal total é sempre diminuído na CAD (em cerca de 5 mEq/kg), mas a concentração sérica do íon pode ser normal, alta ou baixa. A hipocalemia é considerada o distúrbio eletrolítico com maior risco de vida durante o tratamento da CAD. Uma vez que a insulinoterapia iniciar, o potássio será movido do espaço extra para o intracelular, e o nível sérico cairá. Se o potássio estiver normal ou diminuído, a reposição deverá ser iniciada junto à reidratação inicial, antes do início da insulinoterapia em uma dose de 20-40 mEq/L, devendo ser reajustado de acordo com os níveis séricos a fim de mantê-lo dentro dos limites da normalidade. Em caso de hipercalemia, deverá ser iniciado somente quando o débito urinário esteja restabelecido e os níveis se normalizarem. Caso não haja disponibilidade de obtenção dos valores do potássio sérico, um ECG poder ser útil para determinar se o paciente está hiper ou hipocalêmico.[1]

*Fosfato*

Estudos prospectivos não demonstraram benefícios clínicos na reposição de fosfato; no entanto, a hipofosfatemia grave (< 1 mg/dL) que pode manifestar-se por fraqueza muscular grave deve ser tratada mesmo na ausência de sintomas.[1]

## ■ Insulina

A administração de insulina é essencial, pois promove a entrada de glicose para o espaço intracelular, reverte o estado catabólico, suprimindo a lipólise e cetogênese e corrigindo a glicemia e a acidose.

Recomenda-se iniciar a infusão de insulina 1 a 2 horas após o inicio da expansão volumétrica inicial.[1,5,19] A administração de insulina nas primeiras 2 horas do início do tratamento ou uso de bolo (0,1 U/kg) está associada a maior risco de edema cerebral.[1,5,19]

A dose preconizada é de 0,1 U/kg/h em infusão IV contínua. Utilizamos uma diluição de insulina regular na proporção de 0,1 UI/mL (250 mL de NaCl 0,9% com a adição de 25 UI insulina regular), a qual é infundida na velocidade de 1 mL/kg/h (0,1 UI/kg/h), em bomba de infusão. Em virtude da ligação da insulina ao plástico, destinamos os 50 mL iniciais da solução para lavar o equipo.[4]

Deve ser considerado que a reposição volêmica inicial induzirá uma melhora na perfusão renal, aumentando a perda renal de glicose (glicosúria) e, consequentemente, reduzindo a glicemia. Se, associado a este fato, administrarmos uma dose de ataque de insulina regular poderemos induzir a uma queda muito acentuada na glicemia e na osmolaridade (principal fator associado ao edema cerebral). Estudos têm sugerido que o uso de doses menores de insulina (0,05 UI/kg/h) promove uma redução gradual da glicemia e menor impacto na osmolaridade plasmática de crianças com CAD (especialmente aquelas menores de 3 anos ou com diabetes recente) e com isto reduzir os riscos de edema cerebral.[18]

O objetivo inicial no tratamento da CAD é corrigir a acidose e manter a glicemia entre 150-250 mg/dL durante a infusão com insulina contínua. Espera-se uma redução na glicemia entre 50 a 100 mg/dL a cada hora de insulinoterapia contínua.[1,19,20]

Quando a glicemia atingir níveis de 250-300 mg/dL, deve-se adicionar glicose ao fluido IV, enquanto a acidose não for corrigida. Para tal fim, acrescenta-se glicose ao SF visando a obter uma concentração de 5% (50 gramas por litro, ou 100 mL de glicose a 50% para cada litro de SF). Uma infusão de 2.000 mL/m²/dia com uma concentração de glicose a 5% fornece uma taxa de infusão de glicose entre 2,5 e 3,5 mg/kg/min. Esta variação é em função de que o peso e a superfície corpórea não têm uma correlação absolutamente linear.

Além do cálculo da quantidade de líquido ofertado (mL/m²/dia) deve-se calcular a taxa de infusão de glicose (mg/kg/min), com base na concentração de glicose da solução, no peso do paciente e na velocidade de infusão.

Ao adicionar glicose à solução de hidratação (SF) e na vigência de infusão de insulina contínua, é comum que tenhamos que efetuar ajustes frequentes na taxa de infusão de glicose, em função da maior ou menor queda da glicemia. Muitas vezes é necessária a troca de soluções, o que demanda tempo e custo. Em nossos serviços temos utilizado um sistema com duas bolsas, que têm idêntico conteúdo eletrolítico (NaCl = 150 mE/L e KCl = 40 mEq/L), diferindo apenas na concentração de glicose (zero e 10%), colocadas em "Y" em um único acesso venoso no paciente (Fig. 21-2).[21] As variações no aporte de glicose infundida se dão pelo ajuste do gotejo de cada uma das bolsas, mantendo o aporte hídrico estimado previamente. Esse sistema permite ajustes rápidos de acordo com a glicemia, sendo possível infundir soluções com concentrações entre 0% e 10% de glicose, de forma a individualizar a terapia às necessidades de qualquer paciente.[22]

Se a glicemia cair muito rápido (> 90 mg/dL/h) deve-se considerar o uso da glicose mesmo antes que atinja o valor de 300 mg/dL. Em pacientes com alta sensibilidade à insulina (por exemplo: pacientes muito jovens, com diabetes recentemente diagnosticado ou aqueles com estado hiperosmolar) a dose da infusão poderá ser reduzida para 0,05 U/kg/h, ou menos, e mantida até que a acidose metabólica se resolva.

Se os parâmetros bioquímicos não melhoram, o paciente deve ser reavaliado, assim como a insulinoterapia e outras causas que impeçam uma resposta adequada da insulina (p. ex., infecção e erros de preparo). Se não for identificada nenhuma causa, a infusão da insulina pode ser aumentada a fim de manter a glicemia em torno de 300 mg/dL.[1]

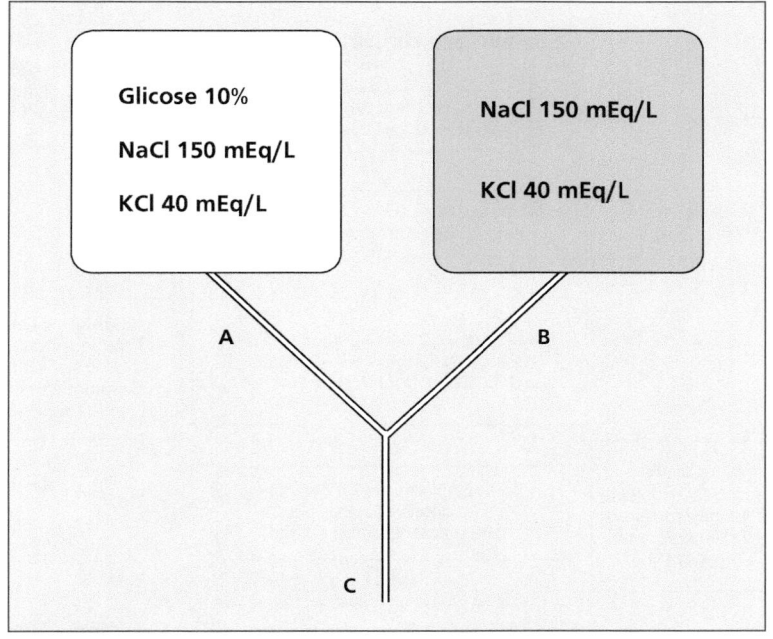

**Fig. 21-2**

Esquema de duas bolsas para infusão glico-hidroeletrolítica na cetoacidose diabética. Na via final (C) é estimado o volume total a ser infundido (p. ex., 40 mL/hora). Enquanto a glicemia estiver acima de 300 mg/dL, somente a bolsa "B" (sem glicose) estará aberta. À medida que a glicemia vai diminuindo, aumenta-se o fluxo da bolsa "A" e reduz-se da bolsa "B".

Em circunstâncias onde não é possível administração IV contínua e em pacientes com CAD não complicada, a administração a cada 1-2 horas via SC ou IM de análogo de ação rápida (lispro ou asparte ou glulisina) pode ser uma alternativa segura e efetiva com relação à infusão contínua, na dose de 0,1-0,15U/kg. Quando a glicemia atingir níveis < 250 mg/dL, iniciar fluidos VO contendo glicose e, se necessário, reduzir a insulina SC para 0,05 U/kg/h a intervalos de 1-2 horas até a resolução da CAD.[1,5]

Quando o pH sanguíneo for superior a 7,30, o bicarbonato sérico for ≥ a 18, glicemia ≤ 200 e o paciente em condições de ser alimentado por via oral, poderá ser suspensa a infusão de insulina contínua e iniciado o esquema de insulina SC ou retomado o esquema de tratamento anterior (Fig. 21-3).[1,3,19,23]

A fim de prevenir a hiperglicemia de rebote, a primeira dose de insulina SC deverá ser administrada antes da suspensão da infusão contínua: 15-60 minutos, para análogos de ação rápida; ou, 1-2 horas, para insulina regular. Esse intervalo permite tempo suficiente para absorção e início de ação da insulina. Um esquema de insulina basal (NPH, glargina, detemir) deverá ser instituído, usualmente para cobrir metade das necessidades diárias, com o restante administrado como bolo de análogos de ação rápida (lispro, aspart, glulisina ou regu-

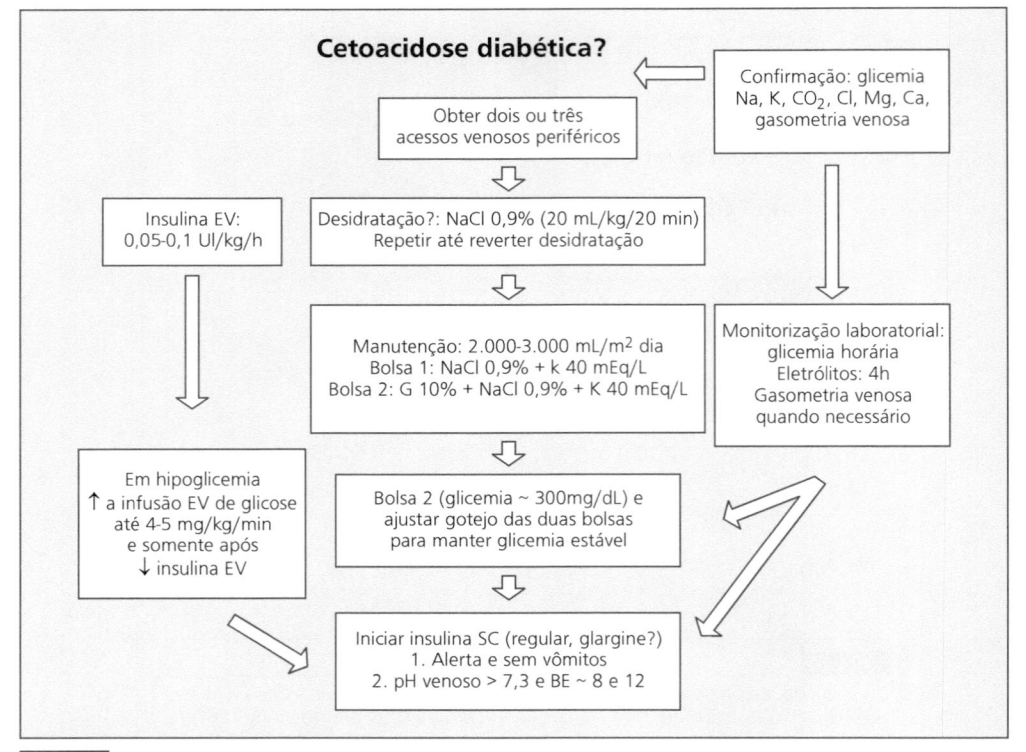

```
┌─────────────────────────────────────────────────────────────────────────────┐
│                      Cetoacidose diabética?       ⇐    ┌──────────────────┐ │
│                    ┌──────────────────────┐            │ Confirmação:     │ │
│                    │ Obter dois ou três   │            │ glicemia         │ │
│                    │ acessos venosos      │            │ Na, K, CO₂, Cl,  │ │
│                    │ periféricos          │            │ Mg, Ca,          │ │
│                    └──────────────────────┘            │ gasometria venosa│ │
│                              ⇓                         └──────────────────┘ │
│  ┌──────────────┐   ┌────────────────────────────────────┐                  │
│  │ Insulina EV: │   │ Desidratação?: NaCl 0,9%           │                  │
│  │ 0,05-0,1     │   │ (20 mL/kg/20 min)                  │                  │
│  │ UI/kg/h      │   │ Repetir até reverter desidratação  │                  │
│  └──────────────┘   └────────────────────────────────────┘                  │
│         │                     ⇓                                             │
│         │      ┌──────────────────────────────────────┐ ┌─────────────────┐ │
│         │      │ Manutenção: 2.000-3.000 mL/m² dia    │ │ Monitorização   │ │
│         │      │ Bolsa 1: NaCl 0,9% + k 40 mEq/L      │ │ laboratorial:   │ │
│         │      │ Bolsa 2: G 10% + NaCl 0,9% + K 40    │ │ glicemia horária│ │
│         │      │ mEq/L                                │ │ Eletrólitos: 4h │ │
│         │      └──────────────────────────────────────┘ │ Gasometria      │ │
│         │                     ⇓                        │ venosa quando   │ │
│  ┌──────────────┐   ┌──────────────────────────────┐   │ necessário      │ │
│  │ Em           │   │ Bolsa 2 (glicemia ~ 300mg/dL)│   └─────────────────┘ │
│  │ hipoglicemia │   │ e ajustar gotejo das duas    │                       │
│  │ ↑ a infusão  │   │ bolsas para manter glicemia  │                       │
│  │ EV de glicose│   │ estável                      │                       │
│  │ até 4-5      │   └──────────────────────────────┘                       │
│  │ mg/kg/min    │                 ⇓                                        │
│  │ e somente    │   ┌──────────────────────────────────┐                   │
│  │ após         │   │ Iniciar insulina SC (regular,    │                   │
│  │ ↓ insulina EV│   │ glargine?)                       │                   │
│  └──────────────┘   │ 1. Alerta e sem vômitos          │                   │
│                     │ 2. pH venoso > 7,3 e BE ~ 8 e 12 │                   │
│                     └──────────────────────────────────┘                   │
└─────────────────────────────────────────────────────────────────────────────┘
```

**Fig. 21-3**

Fluxograma sugerido no atendimento de crianças com cetoacidose diabética.

lar). As estratégias de tratamento mais utilizadas têm sido a insulina NPH aplicada em pelo menos 3 doses antes da refeições associada à insulina de ação rápida e análogos de ação prolongada do tipo glargina, aplicada em uma dose diária associada à insulina de ação rápida antes das refeições.

A dose de insulina total diária recomendada em indivíduos com DM1 recém-diagnosticado ou logo após o diagnóstico do episódio de cetoacidose diabética varia de 0,5 a 1 U/kg/dia. No entanto, frequentemente, doses maiores de insulina têm sido descritas como necessárias para a recuperação do equilíbrio metabólico. A dose diária de insulina depende da idade, peso corporal, estádio puberal, duração e fase do diabetes, estado do local de aplicação de insulina, ingestão de alimentos e sua distribuição, resultados da automonitorização e A1c, rotina diária e das intercorrências (infecções e dias de doença).[6] Em pacientes com diabetes já estabelecido, deverá ser reassumido seu regime usual de insulina.[1] No período puberal, em especial durante o estirão de crescimento, são necessárias doses maiores de insulina para o controle do DM.

Do ponto de vista prático, sugere-se fazer a transição da insulina endovenosa para o regime de insulina NPH em horários próximos às refeições do paciente, preferencialmente pela manhã. Nos casos em que o paciente preencha critérios para suspensão de insulina contínua fora destes horários como durante a noite, por exemplo, pode-se manter a infusão endovenosa por mais algumas horas com ajustes na taxa de infusão de glicose conforme a necessidade ou administrar insulina de curta duração, porém não extracurta, como a insulina regular, de 4/4 horas ou de 6/6 horas.[1,4]

## ■ Acidose

A acidose na CAD é reversível pela reposição de volume e também pela insulinoterapia. A insulina inibe a produção de cetoácidos, permitindo assim a sua metabolização, que gera bicarbonato. O tratamento da hipovolemia melhora a perfusão e a função renal, aumentando a excreção de ácidos orgânicos. Estudos controlados têm demonstrado nenhum benefício na administração do bicarbonato. O uso do bicarbonato pode causar acidose paradoxal do SNC e hipocalemia. O uso do bicarbonato não é necessário mesmo nos casos mais graves (pH < 7), além do que pode ser um fator de risco independente para o edema cerebral.[1,5,6]

# COMPLICAÇÕES

Os distúrbios eletrolíticos (hipopotassemia, hipo ou hipernatremia, hipofostatemia etc.) e a hipoglicemia estão entre as principais complicações do tratamento da CAD. A acidose hiperclorêmica é também uma complicação frequente, decorrente do excesso de reposição de cloro, presente tanto no cloreto de sódio como no cloreto de potássio, utilizados no manejo inicial dos pacientes. Em geral, manifesta-se após alguns dias da CAD e não necessita tratamento específico, evoluindo espontaneamente na presença de função renal normal.

## ■ Arritmias cardíacas

Causadas por distúrbios eletrolíticos (hipo ou hiperpotassemia, hipocalcemia, hipomagnesemia), ocorrem raramente na CAD.[3,4,14]

## ■ Aspiração de vômito

À medida que ocorrem alterações importantes de sensório e muitos pacientes apresentam vômitos de repetição, pode ocorrer aspiração pulmonar dos vômitos. Esta complicação deve ser prevenida com a supervisão atenta do paciente em ambiente hospitalar adequado.

## ■ Edema pulmonar

É uma complicação pouco comum. Ocorre um aumento na necessidade de oxigênio, podendo ou não haver alterações radiológicas compatíveis com edema pulmonar. Vários fatores podem estar envolvidos: baixa pressão oncótica, aumento da permeabilidade capilar pulmonar e edema pulmonar neurogênico. O tratamento envolve oxigenoterapia, uso de diuréticos e suporte ventilatório quando indicado.[4]

## ■ Edema cerebral

É praticamente restrita à faixa etária pediátrica, ocorrendo em 1 a 2% das crianças com CAD, sendo mais prevalente em crianças menores de 5 anos e no primeiro diagnóstico de

CAD. É uma complicação muito temida na CAD, pois apresenta uma mortalidade de 40 a 90%, ao passo que uma parcela dos sobreviventes apresentará sequelas. Existem evidências de que muitos pacientes com CAD apresentam algum grau de edema cerebral subclínico mesmo antes do início do tratamento.[10,20,21,24-27]

As manifestações clínicas do edema cerebral em geral são súbitas, podendo haver rápida progressão para herniação cerebral, mesmo quando o quadro clínico é reconhecido e tratado agressivamente.[28] O edema cerebral geralmente ocorre 4 a 12 horas após o início do tratamento e no momento em que a acidose, desidratação e hiperglicemia, bem como o estado geral do paciente, estão melhorando. Os sinais e os sintomas iniciais são cefaleia e diminuição da consciência, que evoluem rapidamente para deterioração do sensório, pupilas dilatadas, bradicardia e parada respiratória. Em alguns casos, pode ser precedido por um período de alteração de comportamento associado ou não a cefaleia e vômitos.[1,20,21,25,28-30] Em até 40% das crianças com quadro clínico de edema cerebral, a tomografia cerebral inicial pode ser normal.[1]

A fisiopatologia do edema cerebral na CAD não está totalmente elucidada, sendo mais frequentemente associada a declínio rápido na osmolaridade plasmática, excesso de líquidos (acima de 4.000 mL/m$^2$/dia), administração de bicarbonato, baixo $pCO_2$, ureia plasmática alta, hipoperfusão cerebral e ação direta das cetonas na liberação de interleucinas inflamatórias cerebrais. Quedas rápidas na concentração do sódio sérico e na osmolaridade plasmática durante o tratamento, associadas à presença de osmóis idiogênicos nas células do SNC, seriam o mecanismo principal na gênese do edema cerebral.[1,10,20,21,25,29-31] Acredita-se que predomine o edema cerebral vasogênico, que é mais responsivo ao tratamento.[1,30] Alguns estudos sugerem que ocorra com mais gravidade em crianças com maior grau de desidratação e hipocapnia. Em estudo recente, Glaser apontou para o possível envolvimento da isquemia cerebral, e a lesão de reperfusão como causa do edema cerebral e lesão cerebral na CAD, sugerindo a necessidade de reexaminar protocolos de tratamento para determinar se o dano poderia ser diminuído pela otimização das estratégias de reidratação.[19,20,25,32]

Mais do que um único mecanismo, o edema cerebral na CAD é multifactorial como consequência de mediadores inflamatórios, lesão neurológica ocasionada por hipóxia/isquemia, toxicidade da glicose, acidose, cetonemia e uremia. Dependendo da etiologia e duração da CAD um insulto bimodal pode ocorrer: a) inicialmente, acidose e sua resposta hipocampneica desencadeia vasoconstrição cerebral, reduzindo o fluxo sanguíneo cerebral. Essa resposta amplia o efeito da desidratação e hiperglicemia nas células cerebrais, causando edema citotóxico; b) o segundo insulto ocorre durante o tratamento da CAD. Reidratação agressiva associado ao processo de reperfusão (com perda da capacidade de autorregulação do fluxo sanguíneo e alteração da barreira hematoencefálica) piora o edema através do mecanismo vasogênico.[12,26-36]

O tratamento do edema cerebral pode ser realizado com infusões de manitol 0,25 a 0,5 g/kg/a cada 2-4 horas, ou então com o uso de solução salina hipertônica 3% (5-10 mL/kg/a cada 30 min) com a manutenção do sódio plasmático entre 150 e 160 mEq/L. Nos casos diagnosticados precocemente, antes do surgimento de alterações pupilares e na frequência cardíaca, muitas vezes o manitol promove uma melhora significativa, não sendo necessários intubação e suporte ventilatório. Quando empregado o suporte ventilatório, deve-se controlar o $pCO_2$ entre 30 e 35 mmHg, além de manter cabeceira elevada a 30 graus e normovolemia. Nos casos de herniação, a mortalidade é alta, mesmo com a instituição do tratamento. Portanto, é imperativa a monitorização frequente e rigorosa do estado de consciência do paciente nas primeiras horas de tratamento, e, na presença de qualquer deterioração aguda, está indicada a administração imediata de manitol.[1,3,10,21,29,30]

## PREVENÇÃO

Apesar da melhora dos recursos diagnósticos e terapêuticos, não se observou diminuição na mortalidade por CAD nas últimas 2 décadas.[1,20,21,25,29] Portanto, o principal objetivo do manejo de pacientes com DM insulino-dependente deve ser a prevenção de episódios de CAD através de um alto índice de suspeição com monitorização rigorosa de sintomas.[1,3,12,33]

A prevenção da recorrência de episódios de CAD, principalmente em adolescentes, exige uma eficiente participação e vigilância por parte da família e da equipe de saúde. Episódios repetidos de CAD devem ser considerados como falha no tratamento a longo prazo. A eficiente prevenção de CAD envolve: a) reconhecimento de sinais precoces de descompensação do diabetes; b) identificação de eventos que possam precipitar o aumento da necessidade de insulina; c) intervenção precoce e d) intervenção agressiva no núcleo familiar de pacientes com episódios recorrentes de CAD.[1,3,4,33]

A prevenção de CAD no momento do diagnóstico de novos casos de DM envolve o conhecimento, por parte dos médicos, das manifestações iniciais da doença, bem como um alto índice de suspeição por parte dos mesmos. O diagnóstico precoce de diabetes e a instituição do tratamento evitam a progressão para CAD. É importante salientar também que, sempre que se estabelece o diagnóstico de DM, devemos também caracterizar se o DM é ou não insulinodependente. Em crianças e adolescentes, em princípio, todos os casos são insulinodependentes. Nesta situação, todos os pacientes com DM devem ser tratados desde o início com insulinoterapia, não estando indicado o uso de hipoglicemiantes orais, que dependem da existência de secreção pancreática de insulina para sua ação. Infelizmente, ainda se observam casos de pacientes com DM recentemente diagnosticado que evoluem para CAD na vigência de tentativas de uso de hipoglicemiantes orais. Nestes casos, a CAD poderia ser prevenida pela correta orientação diagnóstica e terapêutica do DM insulinodependente.

## REFERÊNCIAS BIBLIOGRÁFICAS

1. Wolfsdorf J, Glaser N, Sperling MA. Diabetic ketoacidosis in infants, children and adolescents. A consensus statement from the American Diabetes Association. *Diabetes Care* 2006;29:1150-59.
2. Wolfsdorf J, Craig ME, Daneman D *et al.* ISPAD clinical practice consensus guidelines 2009 compendium. Diabetic ketoacidosis in children and adolescents with diabetes. *Pediatric Diabetes* 2009;10(Suppl 12):118-33.
3. Giugno KM, Muller H, Bagatini AW. Cetoacidose dia bética. In: Piva JP, Garcia PC. (Eds.). *Medicina intensiva em pediatria*. Rio de Janeiro: Revinter, 2005. p. 349-61.
4. Piva JP, Czepielewski M, Garcia PCR *et al.* Current perspectives for treating children with diabetic ketoacidosis. *J Pediatr* 2007;83(5 Suppl):S119-27.
5. Wolfsdorf JI, Craig ME, Daneman D *et al.* ISPAD clinical practice consensus guidelines 2009 – Diabetic ketoacidosis. *Pediatr Diabetes* 2009;10(Suppl 12):118-33.
6. Arleta Rewers. Current concepts and controversies in prevention and treatment of diabetic ketoacidosis in children. *Curr Diab Rep* 2012;12:524-32.

7. Savage MW, Dhatariya KK, Kilvert A et al. Joint British Diabetes Societies guideline for the management of diabetic ketoacidosis. *Diabet Med* 2011;28:508-15.
8. Jenkins D, Close CE, Krentz AJ et al. Euglycaemic diabetic ketoacidosis: does it exist? *Acta Diabetol* 1993;30:251-53.
9. Cydulka RK, Maloney Jr GE. Diabetes mellitus and disorders glucose homeostasis. In: Marx J, Hockberger R, Walls R. (Eds.). *Rosen's emergency medicine*. 7th ed. Philadelphia: Saunders Elsevier, 2009. p. 1633-49.
10. Hoorn EJ, Carlotti AP, Costa LA et al. Preventing a drop in effective plasma osmolality to minimize the likelihood of cerebral edema during treatment of children with diabetes ketoacidosis. *J Pediatr* 2007;150:467-73.
11. Orlowski JP, Cramer CL, Fiallos MR. Diabetic ketoacidosis in the pediatric ICU. *Pediatr Clin N Am* 2008;55:577-87.
12. Dunger DB, Sperling MA, Acerini CL et al. European Society for Paediatric Endocrinology/Lawson Wilkins Pediatric Endocrine Society consensus statement on diabetic ketoacidosis in children and adolescents. *Pediatrics* 2004;113:e133-40.
13. Savoldelli RD, Farhat SCL, Manna TD. Alternative management of diabetic ketoacidosis in a Brazilian pediatric emergency department. *Diabetology & Metabolic Syndrome* 2010;2:41-46.
14. Glaser N. Pediatric pediatric diabetic ketoacidosis and hyperglycemic hyperosmolar state. *Pediatr Clin N Am* 2005;52:1611-35.
15. Savage MW, Dhatariya KK, Kilvert A et al. British Diabetes Societies guideline for the management of diabetic ketoacidosis. *Diabet Med* 2011;28:508-15.
16. Klein M, Sathasivam A, Novoa Y et al. Recent Consensus Statements in Pediatric Endocrinology: A Selective Review. *Endocrinol Metab Clin N Am* 2009;38:811-25.
17. Levin D. Cerebral edema in diabetic ketoacidosis. *Pediatr Crit Care Med* 2008;9:320-29.
18. Hanshi SA, Shann F. Insulin infused at 0.05 versus 0.1 units/kg/hr in children admitted to intensive care with diabetic ketoacidosis. *Pediatr Crit Care Med* 2011;12:137-40.
19. Edge JA, Jakes RW, Roy Y et al. The UK case–control study of cerebral oedema complicating diabetic ketoacidosis in children. *Diabetologia* 2006;49:2002-9.
20. Glaser NS, Wootton-Gorges SL, Marcin JP et al. Mechanism of cerebral edema in children with diabetic ketoacidosis. *J Pediatr* 2004;145:164-71.
21. Lawrence SE, Cummings EA, Gaboury I et al. Population-based study of incidence and risk factors for cerebral edema in pediatric diabetic ketoacidosis. *J Pediatr* 2005;146:688-92.
22. Poirier MP, Greer D, Satin-Smith M. A prospective study of the "two-bag system" in diabetic ketoacidosis management. *Clin Pediatr* 2004;43:809-13.
23. Rosenbloom AL. The Management of diabetic ketoacidosis in children. *Diabetes Ther* 2010;1:103-20.
24. Glaser NS, Wootton-Gorges SL, Buonocore MH et al. Frequency of sub-clinical cerebral edema in children with diabetic ketoacidosis. *Pediatr Diabetes* 2006;7:75-80.
25. Glaser N, Barnet P, Mccaslin I et al. Risk factors for cerebral edema in children with diabetic ketoacidosis. *N Engl J Med* 2001;344:264-9.
26. Hale PM, Rezvani I, Braunstein AW et al. Factors predicting cerebral edema in young children with diabetic ketoacidosis and new onset type I diabetes. *Acta Paediatr* 1997;86:626-31.
27. Roberts JS, Vavilala MS, Schenkman KA et al. Cerebral hyperemia and impaired cerebral autoregulation associated with diabetic ketoacidosis in critically ill children. *Crit Care Med* 2006;34:2217-23.
28. Mahoney CP, Vlcek BW, DelAguila M. Risk factors for developing brain herniation during diabetic ketoacidosis. *Pediatr Neurol* 1999;21:721-27.
29. Fiordalisi I, Novotny WE, Holbert D et al. An 18-yr prospective study of pediatric diabetic ketoacidosis: an approach to minimizing the risk of brain herniation during treatment. *Pediatr Diabetes* 2007;8:142-49.

30. Takaya J, Ohashi R, Harada Y *et al.* Cerebral edema in a child with diabetic ketoaciosis before initial treatment. *Pediatr Int* 2007;49:395-96.
31. Powner D, Snyder JV, Grenvik A. Altered pulmonary capillary permeability complicating recovery from diabetic ketoacidosis. *Chest* 1975;68:253-56.
32. Glaser N. Cerebral injury and cerebral edema in children with diabetic ketoacidosis: could cerebral ischemia and reperfusion injury be involved? *Pediatr Diabetes* 2009;10:534-41.
33. Silink M. Practical management of diabetic ketoacidosis in childhood and adolescence. *Acta Paediatr Suppl* 1998;425:63-66.
34. Maury E, Vassal T, Offenstadt G. Cardiac contractility during severe ketoacidosis. *N Engl J Med* 1999;341:1938.
35. Tasker RC, Lutman D, Peters MJ. Hyperventilation in severe diabetic ketoacidosis. *Pediatr Crit Care Med* 2005;6:405-11.
36. Piva JP, Garcia PC, Lago PM. A warning from India: hypovolemia may be as dangerous as excessive fluid infusion for cerebral edema in diabetic ketoacidosis. *Pediatr Crit Care Med* 2012;13:236-37.

# 22 Insuficiência Respiratória

*Jaime Fernández Sarmiento* ♦ *Elisa Baldasso* ♦ *Jefferson Pedro Piva*

## INTRODUÇÃO

A insuficiência respiratória aguda (IRA) ou falência respiratória aguda é um dos problemas mais frequentes, juntamente com a sepse, nas unidades de terapia intensiva neonatal e pediátrica. Estima-se que cerca de 70% das crianças que ingressam nestas áreas tenham algum grau de comprometimento de seu sistema respiratório e podem vir a necessitar intervenções avançadas que suportem sua mecânica pulmonar.[1]

É fundamental identificar algumas diferenças anatômicas entre crianças e adultos, as quais devem ser consideradas no cuidado dos pacientes com doença respiratória (Quadro 22-1).[2]

Estas diferenças anatômicas determinam maior frequência de IRA na idade pediátrica e predispõem a uma evolução mais rápida frente a situações clínicas de maior exigência. Além dos fatores citados no Quadro 22-1, também contribuem: via aérea pequena e facilmente colapsável, em particular na expiração forçada (menor suporte cartilaginoso), parede torácica com maior distensibilidade, pobre controle do tônus da via aérea superior (especialmente no sono), tendência à fadiga muscular mais fácil e reatividade do leito vascular pulmonar aumentada.[1-3]

## DEFINIÇÃO

A IRA define-se como a incapacidade do sistema respiratório em fornecer uma quantidade adequada de oxigênio ($O_2$) para o sangue arterial e de remover dióxido de carbono

| QUADRO 22-1 | Diferenças anatômicas da via aérea de crianças e adultos e considerações |
|---|---|
| **Diferenças** | **Consequências** |
| Menor calibre global da via aérea | Pequeno edema gera obstrução significativa |
| Língua maior em proporção ao tamanho da boca | Obstrução da via aérea com a flexão da cabeça |
| Laringe mais anteriorizada | Necessário laringoscópio com lâmina reta, principalmente, para menores de 4 anos |
| Via aérea em formato cônico | Tubo orotraqueal com balonete em qualquer idade, especialmente em pacientes com maior comprometimento alveolar |
| Menor proporção de poros de Kohn e canais de Lambert | Maior predisposição a atelectasias |

($CO_2$) do sangue venoso durante sua passagem pelo pulmão.[4] Como consequência, ocorrerão diminuição da $PaO_2$ e aumento da $PaCO_2$.

Esta definição, embora com base em princípios fisiológicos, foi transposta de maneira arbitrária para a prática clínica, outorgando-se valores limites gasométricos. Estabeleceu-se que a presença de uma $PaO_2$ menor de 60 mmHg ou saturação de oxigênio menor de 90% com ou sem aumento da $PaCO_2$ (maior de 50 mmHg) seriam parâmetros de IRA e assim foram considerados por muitos anos como definição de IRA. Porém existem limitações, especialmente em pediatria.[5]

As crianças que apresentam *shunt* intracardíaco direita-esquerda podem ter $PaO_2$ menor de 60 mmHg sem que estejam em falência respiratória. Da mesma maneira, os pacientes com displasia broncopulmonar podem ter $PaCO_2$ maior de 50 mmHg por obstrução pulmonar crônica sem que necessariamente estejam em IRA. Por outro lado, valores gasométricos normais não excluem a existência de um problema. Temporariamente, um importante trabalho respiratório pode permitir um equilíbrio acidobásico, com oxigenação e ventilação, mas se a situação não for intervida a tempo, poderá evoluir desfavoravelmente.

Em decorrência do exposto anteriormente, a definição mais aceita de IRA é a que utiliza parâmetros clínicos.[1,4,5] A IRA deve ser considerada quando existe a associação do aumento do trabalho respiratório (batimento de asas nasais, uso de músculos acessórios da respiração) com ou sem alterações na ausculta pulmonar e a presença de comprometimento do nível de consciência. A associação destes fatores é muito mais sensível e específica para detectar pacientes em IRA.

## FISIOLOGIA DAS TROCAS GASOSAS

O propósito fundamental do aparelho respiratório é mover o ar entre o ambiente e os pulmões com a finalidade de renovar o gás alveolar e assim prover as trocas gasosas. O volume de gás mobilizado em cada ciclo é denominado volume corrente (Vc). Uma fração do Vc não participa da troca efetiva (por motivos anatômicos ou fisiológicos), sendo chamado volume de espaço morto (Vd).

A respiração é realizada contra obstáculos do tipo elástico, de resistência, de inércia e gravitacionais. Em uma situação normal, para que se produza a inspiração, a pressão alveolar deve cair até valores subatmosféricos. Os músculos responsáveis por realizar a inspiração determinam a expansão da caixa torácica, aumentando o volume alveolar e gerando uma queda das pressões alveolares. Esse fenômeno é explicado pela lei de Boyle, que estabelece que o volume de um gás é inversamente proporcional à pressão a qual ele é submetido. Isto é, se aumentada a pressão, o volume diminui e vice-versa. O ar, portanto, desloca-se desde e até os pulmões de acordo com o gradiente de pressão que é gerado pelos músculos da respiração.[5]

Por convenção universal considera-se que a pressão atmosférica é 0 (zero) $cmH_2O$. Na inspiração, para que se produza fluxo aéreo, a pressão alveolar deve cair para valores negativos, estabelecendo assim o gradiente necessário que permite o deslocamento do ar. Neste processo estão envolvidas a pressão negativa gerada pela contração dos músculos inspiratórios, a oposição elástica e resistiva do sistema respiratório e a PEEP intrínseca.

Para um melhor entendimento das possíveis causas de IRA são revisados a seguir os mecanismos de oxigenação e ventilação em condições normais.

## ■ Oxigenação

A pressão parcial de $O_2$ no alvéolo, maior em relação aos capilares pulmonares, determina a difusão passiva desta molécula, que é dissolvida no plasma e combinada quimicamente com a hemoglobina. Seguindo seu trajeto pelo organismo, chega aos capilares periféricos, difunde-se pelo interstício tecidual e chega à mitocôndria. Esta série de passos é influenciada e regulada por uma quantidade enorme de fatores.

Normalmente a variável que representa a quantidade de oxigênio que respiramos é denominada fração inspirada de oxigênio ($FiO_2$). O ar atmosférico possui 20,93% de oxigênio ($FiO_2$ 0,21). A pressão atmosférica muda com a altitude, sendo maior no nível do mar.[6] O ajuste que se faz da pressão atmosférica na altitude é o que se conhece como pressão barométrica (PB). Esta tem um valor normal no nível do mar de 760 mmHg, o que permite calcular a pressão inspirada de oxigênio ($PIO_2$):

$$PIO_2 = FiO_2 \times PB = 0,21 \times 760 = 150 \text{ mmHg}$$

Portanto na altitude, embora a porcentagem de $O_2$ do ar permaneça constante em 0,21, existe diminuição da pressão atmosférica e da $PIO_2$ (Quadro 22-2).

O ar ambiente contém $O_2$ e nitrogênio ($N_2$) e uma quantidade pequena de outros gases. Quando este ar é inalado, ele é umidificado e saturado de vapor de água.[7] Isto faz com que a mistura inspirada de $O_2$ e $N_2$ reduza suas respectivas pressões parciais à medida que aumenta a pressão parcial de vapor de água ($PH_2O$) com a passagem pelas vias aéreas de condução. Portanto a proporção da mistura de gases se modifica até chegar ao alvéolo (Fig. 22-1). O ar inspirado carece de $CO_2$. No alvéolo, o $CO_2$ mantém-se em cerca de 40 mmHg pelo balanço entre o $CO_2$ que chega do sangue venoso pulmonar ($PvCO_2$ aproximadamente de 47 mmHg) e a renovação periódica do gás alveolar dada pela ventilação.[8] A equação do gás alveolar resume estes conceitos:

$$P_AO_2 = (PB - PH_2O) \times FiO_2 - (P_ACO_2/K)$$

| QUADRO 22-2 | Influência da altitude sobre a pressão inspirada de oxigênio | | |
|---|---|---|---|
| Cidade | Altitude (m) | PB (mmHg) | PIO₂ ar ambiente (mmHg) |
| Campos do Jordão | 1.628 | 620 | 130 |
| Porto Alegre | 10 | 760 | 159 |
| Bogotá | 2.600 | 560 | 117 |
| Cidade do México | 2.200 | 585 | 122 |
| La Oroya, Peru | 3.730 | 483 | 101 |

Onde PB é a pressão barométrica, K é um fator de correção que depende do quociente respiratório (de maneira simplificada corresponde a 0,8), $P_ACO_2$ é a pressão parcial alveolar de $CO_2$ que de maneira prática é igual à $PaCO_2$.[9] Se substituirmos as variáveis no nível do mar, a pressão alveolar seria:

$$P_AO_2 = (760 - 47) \times 0,21 - (40/0,8) = 100 \text{ mmHg}$$

É importante observar que estes fatores são influenciados por variáveis, como idade, condições pulmonares prévias e altitude, entre outras.[10]

Analisando a equação do gás alveolar é possível compreender porque sempre na hipoventilação, ou insuficiência respiratória hipercápnica, existe algum grau de hipoxemia.

Por outro lado, quando existe hiperventilação, com a diminuição da $PaCO_2$ ocorre aumento da $PaO_2$. Entretanto, este acréscimo da oxigenação, que será de cerca de 20 mmHg, produzirá um discreto aumento da saturação, o que é fisiologicamente pouco efetivo como mecanismo compensatório para aumentar a oxigenação dos tecidos.[10] Adicionalmente, para chegar a este decréscimo de $PaCO_2$ através da hiperventilação, seria necessário aumentar o trabalho respiratório, levando à fadiga e precipitando a IRA.

Estão descritas quatro causas de hipoxemia ou baixa pressão parcial de oxigênio arterial:[11] hipoxemia das alturas, baixa $FiO_2$, diminuição da ventilação alveolar (hipoventilação), aumento da diferença alvéolo-arterial de oxigênio (Quadro 22-3).

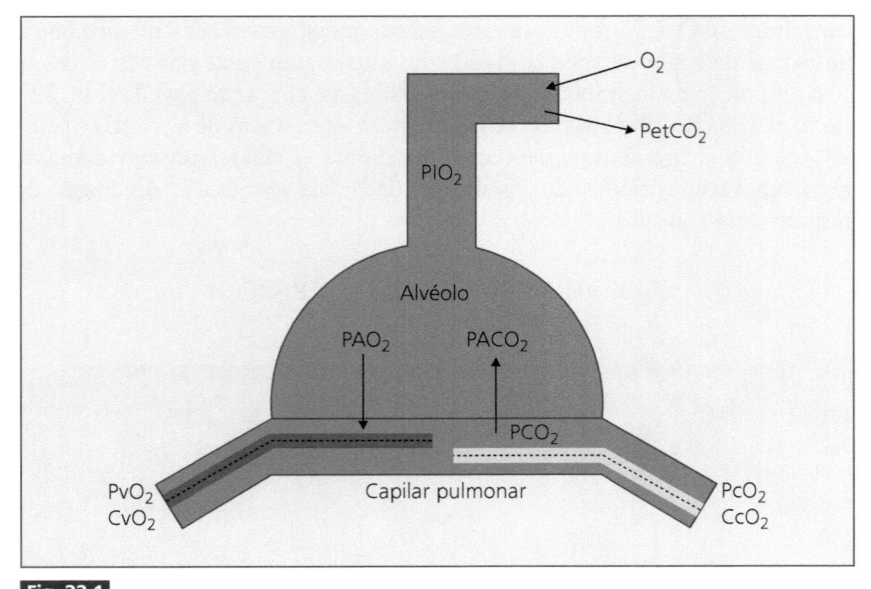

**Fig. 22-1**

Representação esquemática dos componentes da respiração externa.

| QUADRO 22-3 | Causas de hipoxemia |
|---|---|
| Hipoxemia das altitudes | |
| Baixa $FiO_2$ | |
| Hipoventilação | |
| Aumento da $D(A-a)O_2$<br>• Transtorno de difusão<br>• Relação ventilação-perfusão alterada<br>• Aumento do *shunt* intrapulmonar (Qs/Qt) | |

A diferença alvéolo-arterial normal tem um gradiente de 5-10 mmHg, determinado pela baixa solubilidade do oxigênio, que torna lenta sua difusão através da membrana alveolar, e pelo *shunt* anatômico que normalmente ocorre.

$$D(A-a)O_2 = PAO_2 - PaO_2 = 5\text{-}10 \text{ mmHg}$$

Esta diferença não existe com o dióxido de carbono: a pressão parcial de $CO_2$ arterial ($PaCO_2$) é igual à pressão parcial de $CO_2$ no nível alveolar ($P_ACO_2$) graças a sua grande solubilidade e difusão instantânea através da membrana.

Uma maneira grosseira de estimar rapidamente a $PAO_2$ seria multiplicar a $FiO_2$ por 5. Por exemplo, a $PAO_2$ esperada para um paciente recebendo $FiO_2$ de 40% seria de 200 mmHg. Se nesse caso apresentar uma $PaO_2$ de 90 mmHg, haveria um gradiente alvéolo-arterial de 110 mmHg. Entretanto, para uma estimativa mais apurada, deve-se utilizar a fórmula descrita.

Uma $D(A-a)O_2$ maior do que 5-10 mmHg pode ser observada em uma variedade de condições médicas (Fig. 22-2):[11]

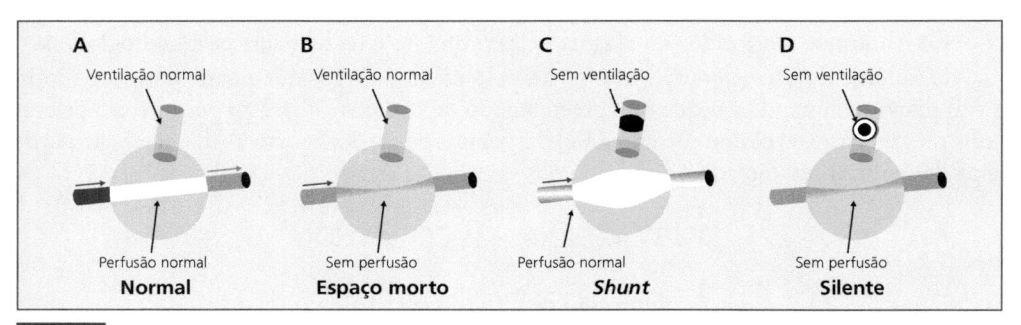

**Fig. 22-2**

Representação esquemática de diferentes unidades alveolares com relação à ventilação e perfusão, podendo haver: (**A**) unidade normal: ventilação (V) e a perfusão (Q) determinando uma relação V/Q sem alteração; (**B**) unidade de espaço morto: o alvéolo ventila normalmente, mas não há perfusão capilar; (**C**) unidade com *shunt*: o alvéolo possui boa perfusão, mas é mal ventilado, apresentando-se colapsado ou obstruído; (**D**) unidade silente: o alvéolo está colapsado, e também não há perfusão.

- *Defeito na difusão:* quando existe edema intersticial ou comprometimento do tipo infeccioso que produz aumento da espessura da membrana.
- *Relação ventilação-perfusão anormal:* quando há alvéolos ventilados normalmente, mas sem perfusão capilar, como, por exemplo, na embolia pulmonar.
- *Aumento do shunt intrapulmonar (Qs/Qt):* o sangue circula por áreas não ventiladas, como ocorre em alvéolos colapsados ou consolidados, retornando à circulação sistêmica sem ser oxigenado.[12] Existe um *shunt* anatômico normal, entre 2-5%, determinado pelas veias de Tebésio, pleurais e brônquicas que não participam das trocas.[12] Deve-se notar que a hipoxemia por *shunt* não pode ser corrigida com a administração de oxigênio, nem mesmo a 100%, pois o sangue que circula pelo *shunt* não será exposto ao gás alveolar.[13]

## ■ Ventilação

O $CO_2$ é produzido pelo metabolismo celular, difunde-se por todos os compartimentos orgânicos, é transportado no sangue venoso até ser eliminado nos pulmões pelo processo de difusão capilar-alveolar. Considera-se, para efeitos práticos, que a quantidade de $CO_2$ presente no ar ambiente é zero. Portanto o $CO_2$ que existe no ar alveolar e no espaço morto da via respiratória é produto do metabolismo e deverá ser eliminado na expiração.

O $CO_2$ é transportado no sangue de quatro formas: $CO_2$ dissolvido ($dCO_2$), ácido carbônico ($H_2CO_3$), bicarbonato ($HCO_3$) e em compostos carbamino (combinado com hemoglobina e proteínas séricas).

O $dCO_2$ representa apenas cerca de 5%, e é a fração que exerce pressão parcial ($PCO_2$). Uma boa parte é conjugada com água e converte-se em ácido carbônico ($H_2CO_3$).

$$dCO_2 + H_2O \Leftrightarrow H_2CO_3 \Leftrightarrow H + H_2O$$

Esta reação é muito lenta no plasma, assim quase todo o $CO_2$ se mantém como $dCO_2$.[14] Porém, dentro das hemácias esta reação ocorre rapidamente graças à ação da enzima anidrase carbônica. O ácido carbônico dissocia-se para produzir íons bicarbonato e íons hidrogênio. Estes últimos são fixados no plasma pelas proteínas e na hemácia pela hemoglobina.

O volume de gás expirado é composto pelo volume de gás que ocupa o espaço morto (Vd) mais o volume de gás que está preenchendo os alvéolos ($V_A$). Isto permite estabelecer uma relação entre o volume corrente (Vc) e o volume de espaço morto (Vd) o qual não participa da remoção do dióxido de carbono.[3,14]

$$Vd/Vc = (PaCO_2 - P_ECO_2)/PaCO_2$$

Onde $P_ECO_2$ é a tensão ou pressão de $CO_2$ no gás expirado.

A relação Vd/Vc normal é de 0,2-0,4. Esta relação aumenta em proporção ao volume do espaço morto, o que pode ser causa de IRA, como nos pacientes com comprometimento hemodinâmico. Existem, portanto, outros determinantes da remoção de $CO_2$ alveolar ($PaCO_2$), descritos no Quadro 22-4. De maneira prática, estes elementos podem ser resumidos na equação da ventilação alveolar: $V_A = (Vc - Vd) \times$ Frequência Respiratória.

| QUADRO 22-4 | Fatores que determinam a eficiência da eliminação do $CO_2$ |
|---|---|
| Fator | Razão |
| Ventilação alveolar | Influi diretamente no Vt, Vd e FR |
| Mecânica respiratória | Determina adequados volumes na inspiração e expiração |
| Vd/Vt | Descreve a influência do espaço morto |
| Produção de $CO_2$ | Relacionada com o metabolismo, infecção, convulsões etc. |

Observa-se que alterações em qualquer dos fatores incluídos nesta fórmula podem determinar o surgimento de IRA por problemas na eliminação do $CO_2$. Em situações clínicas em que há baixos volumes correntes (menos de 4-6 mL/kg), como em alterações do sistema nervoso central, trauma cranioencefálico ou intoxicação por opioides, a ventilação alveolar não será efetiva. Ou nas situações em que há volumes correntes normais, mas com aumento do Vd, como no tromboembolismo pulmonar ou baixo débito cardíaco, também não ocorrerá eliminação efetiva do $CO_2$. Menciona-se novamente que a hipoventilação sempre é acompanhada de algum grau de hipoxemia pelo efeito da hipoventilação alveolar sobre a $PAO_2$.[15,16]

## CLASSIFICAÇÃO E ETIOLOGIA

Tradicionalmente classifica-se a IRA dependendo da proporção que afeta a oxigenação ou a ventilação. Porém existem situações onde não é possível classificar o paciente em um só grupo, ou ocorrem alterações durante o curso da doença.

### ■ IRA tipo I

Caracteriza-se pela presença de hipoxemia, com normo ou hipocapnia. O transtorno predominante é de oxigenação e deve ser avaliado com os índices descritos previamente.

Pode ter uma ou mais das seguintes causas:

### *Alteração da relação ventilação/perfusão (V/Q)*

Como já mencionado, a $PaO_2$ é determinada principalmente pela relação entre a ventilação e a perfusão pulmonar (V/Q). Se ambas se distribuíssem de maneira homogênea em todo o órgão, a relação V/Q seria igual a um (1), ou seja, o sangue sairia do pulmão com uma quantidade de oxigênio igual à existente no alvéolo. Porém no pulmão real existem zonas heterogêneas, determinando uma relação média V/Q de 0,8, isto é, com tendência a *shunt*. Assim a $PaO_2$ é inferior à alveolar. Em situações de doença pulmonar existe maior heterogeneidade, com zonas de pulmão com baixa relação V/Q (mal ventiladas e bem perfundidas) e, dessa forma, ineficazes para transferência de oxigênio para o sangue.

Do ponto de vista fisiológico, a distribuição do ar que inspiramos depende da resistência da via aérea (R) e da distensibilidade ou complacência (C). A relação entre estas variáveis de complacência e resistência vai determinar o que se chama constante de tempo inspiratória, que é o tempo necessário para preencher cada unidade alveolar. Em condições normais, os pulmões necessitam um tempo igual a três constantes de tempo para serem preenchidos quase completamente. Em situações que comprometem o interstício pulmonar e/ou os alvéolos, existem unidades que apresentam baixa complacência, portanto apresentam dificuldade para distenderem-se completamente no tempo disponível, e isto causa hipoxemia.

O organismo tem mecanismos compensatórios, sendo um dos mais importantes o fenômeno de vasoconstrição pulmonar hipóxica, que redistribui o fluxo sanguíneo das unidades pulmonares com ventilação diminuída ou ausente para unidades mais bem ventiladas.[14,16,17] Porém, o organismo não consegue compensar de maneira sustentada os problemas criados pelas unidades mal ventiladas. Ocorrerá, finalmente, a hipoxemia arterial, com aumento da diferença alvéolo-arterial de $O_2$.

O exemplo clássico desta situação é o edema pulmonar, situação onde existe alteração da distensibilidade, heterogeneidade das constantes de tempo e baixa relação V/Q, que levam à hipoxemia e, se os mecanismos compensatórios não forem suficientes, irão levar à insuficiência respiratória (Quadro 22-5).[17]

### Aumento do curto-circuito intrapulmonar (shunt)

O *shunt* é definido como o sangue que chega à circulação sistêmica sem participar de uma adequada troca gasosa, determinado pela existência de unidades alveolares bem perfundidas, mas mal ventiladas. De acordo com o grau de *shunt*, ocorre hipoxemia e uma $D(A-a)O_2$ muito aumentada. Em crianças críticas, as causas mais frequentes são SARA (síndrome da angústia respiratória aguda), pneumonia, atelectasias e edema pulmonar cardiogênico (Quadro 22-5). No caso da SARA, a hipoxemia é explicada pelos espaços alveolares ocupados por líquido e elementos celulares, existindo tendência ao colapso.[17] A característica fundamental que diferencia a hipoxemia por alteração na relação V/Q da produzida pelo aumento do *shunt* intrapulmonar é a forma como a primeira pode ser corrigida, com a administração de $O_2$

| QUADRO 22-5 | Causas fisiopatológicas de insuficiência respiratória |
|---|---|
| **Anormalidade** | **Causa clínica** |
| **Hipoxemia*** | |
| A) Baixa relação V/Q | Edema pulmonar cardiogênico |
| B) Aumento da Qs/Qt intrapulmonar | SARA, pneumonia lobar |
| C) Diminuição da difusão | Fibrose pulmonar, pneumonia intersticial |
| D) Insuficiente distribuição de $O_2$ | Choque cardiogênico, intoxicação por CO, anemia grave |
| **Hipercapnia*** | |
| A) Hipoventilação alveolar | Estado epilético, intoxicação por opioides, trauma espinhal, distrofia muscular, obstrução da via aérea superior, asma, bronquiolite, pneumotórax |
| B) Aumento da ventilação do espaço morto | Hipertensão pulmonar, baixo débito cardíaco, choque, aumento da pressão média na via aérea |
| C) Aumento da produção de $CO_2$ | Asma, queimaduras, hiperglicemia por aumento do aporte |

*Em diferentes fases da doença pode haver trocas ou combinações das anormalidades.

(prova de hiperóxia), enquanto que na produzida pelo aumento do *shunt* não ocorre melhora porque o oxigênio não chega às unidades alveolares ocupadas ou colapsadas. Portanto, quanto maior o grau de *shunt*, menor será a recuperação da $PaO_2$ com oxigenoterapia e serão necessárias outras medidas complementares de recrutamento alveolar como PEEP (pressão positiva final da expiração), utilizando ventilação mecânica.[17]

### Diminuição da difusão alveolocapilar

Um dos grandes determinantes das trocas gasosas é a habilidade do oxigênio e do $CO_2$ de difundirem-se através da membrana alveolocapilar. A difusão através dos tecidos se estabelece pela Lei de Fick que diz que a transferência de um gás através da membrana é diretamente proporcional à condutância, à espessura da membrana e à concentração de gás entre os dois lados. A condutância da membrana por sua vez é proporcional à área de corte da mesma e ao volume de sangue do capilar pulmonar. A alteração da difusão gera transtornos de oxigenação pelo aumento da resistência à passagem de oxigênio (fibrose), pela redução da área de troca em contato com o capilar pulmonar (SARA) ou pela redução do tempo de contato do eritrócito no capilar (estados de baixo débito). É necessária uma diminuição de pelo menos 20% do tempo de contato da hemácia para que apareçam alterações da oxigenação arterial. Geralmente este tipo de hipoxemia não se acompanha de hipercapnia, o que é explicado pelo fato de que a permeabilidade ao $CO_2$ é 20 vezes superior a do $O_2$ como já mencionado.

### Diminuição da distribuição de oxigênio

O adequado aporte de $O_2$ aos tecidos depende da participação de vários sistemas, mas principalmente do cardiovascular, respiratório e hematológico. Alterações em qualquer um deles podem comprometer a entrega de $O_2$ aos tecidos. As condições clínicas que mais frequentemente conduzem a um déficit na entrega de $O_2$ são a intoxicação com monóxido de carbono, a anemia grave e as síndromes de baixo débito cardíaco. Frente a estas situações, o organismo tenta estabelecer uma série de mecanismos compensatórios para facilitar a entrega de $O_2$ aos tecidos, como, por exemplo, aumentando o débito cardíaco. Importante notar que o aumento da temperatura, ainda que facilite a entrega de $O_2$ tecidual, pode piorar a situação por aumentar a produção de $CO_2$ e gerar repercussão sobre a $PaO_2$. Sabe-se que, para cada 1°C de aumento da temperatura acima de 38°C, aumenta aproximadamente 14% a produção de $CO_2$ nos tecidos.

Em geral a $PaO_2$ não é uma boa forma de estimar o transporte de $O_2$ aos tecidos, sendo mais fidedigna a aproximação pelo cálculo do conteúdo arterial de $O_2$ ($CaO_2$) através da fórmula:

$$CaO_2 = Hb \times 1,34 \times (SatO_2/100) + PaO_2 \times 0,003$$

O valor normal é de 19-20 mL/100 mL de sangue transportado. O conteúdo arterial de oxigênio depende, portanto, da concentração da hemoglobina no sangue, da saturação do oxigênio arterial e da pressão arterial de oxigênio.

- **IRA tipo II**

O transtorno existente é predominantemente da ventilação, com aumento patológico do nível de $PaCO_2$, que pode estar acompanhado por algum grau de hipoxemia, de acordo com a equação do gás alveolar. A hipoventilação pode ser explicada por causas extrapulmonares, mas pode coexistir com causas pulmonares de hipoxemia. Porém quando há hipercapnia com hipoxemia leve e $D(A-a)O_2$ normal, há um fenômeno de hipoventilação isolada.

Entre as causas de hipoventilação do paciente crítico estão: depressão do sistema nervoso central com alterações no controle da respiração (sobredose de opioides, trauma cranioencefálico, síndrome de apneia obstrutiva do sono), lesões da medula espinal por trauma raquimedular, afecções dos nervos periféricos (síndrome de Guillain-Barré), doenças da junção neuromuscular (miastenia gravis) etc. O nível de $PaCO_2$ representa o equilíbrio entre a produção e a eliminação, sendo sua principal fonte o metabolismo aeróbio do tecido muscular. Em um paciente crítico, quando descartados problemas na eliminação e persiste alto o $PaCO_2$, deve-se considerar excesso de produção ou aporte alto de carboidratos.[18] Importante notar que pacientes que apresentem grandes desequilíbrios na relação V/Q (asma grave, displasia broncopulmonar) ou grande *shunt* intrapulmonar (edema pulmonar) cursam também com fenômenos hipercápnicos graves (Quadro 22-5).[19]

- **IRA tipo III**

Neste tipo de insuficiência respiratória há hipoxemia e hipercapnia e geralmente apresenta-se tardiamente, mas quando ocorre desde o início da doença indica gravidade ou importante comorbidade. Ocorre em situações em que há aumento do consumo de oxigênio ($VO_2$) em pacientes com patologia pulmonar prévia. Por exemplo, na criança asmática em crise que apresente choque séptico por pneumonia.[19] Neste caso há aumento da extração tecidual de oxigênio ($EO_2$), que somado a uma diminuição na disponibilidade de oxigênio ($DO_2$), pode levar à hipoxemia somada à hipercapnia pela sua doença de base. Neste caso, o sangue retorna dos tecidos com baixa saturação venosa ($SvO_2$) e baixo conteúdo venoso de $O_2$ ($CvO_2$). Este sangue, quando perfunde as unidades pulmonares com baixa relação V/Q ou *shunt*, acentua ainda mais a hipoxemia existente pela crise asmática e pela hipercapnia concomitante. Neste caso a otimização do débito cardíaco e da perfusão tecidual utilizando drogas vasoativas, reposição de fluidos ou transfusão de concentrado de hemácias (quando indicado) pode contribuir substancialmente para melhorar a $PaO_2$. O início da ventilação mecânica não invasiva ou invasiva colabora para a melhora da hipoxemia e da hipercapnia ao otimizar o aporte de oxigênio, diminuir as demandas energéticas, reduzindo a produção de $CO_2$.

## DIAGNÓSTICO

O diagnóstico da IRA é eminentemente clínico. São necessários uma boa história clínica, um exame físico completo e algumas provas diagnósticas complementares para estabelecer não apenas a existência de IRA, mas também para identificar a etiologia do problema. As intervenções iniciais com o propósito de estabilizar o paciente e oferecer terapia específica de acordo com cada situação não devem ser atrasadas.

## ■ História clínica

Inicia-se com uma boa anamnese com ênfase nos sintomas associados, tempo de início da doença, antecedentes, viagens recentes entre outras. Como se trata de uma urgência médica, na abordagem inicial podem-se utilizar métodos mnemônicos, que enfatizam aspectos relevantes e possibilitam atuação rápida e oportuna. A *American Heart Association* sugere o método SAMPLE, que corresponde a:

- *S:* sinais e sintomas.
- *Allergies:* alergias.
- *Medications:* medicamentos em uso.
- *Past history:* história passada.
- *Last meal:* última refeição; importante quando no planejamento de intubação.
- *Eventos prévios:* eventos durante a instalação da situação de emergência.

Dentro dos sinais e sintomas é importante estabelecer aqueles que se apresentam precoce ou tardiamente, assim como os relacionados com problemas hipóxicos ou hipercápnicos, auxiliando a determinar a etiologia do problema (Quadro 22-6).[20]

## ■ Exame físico

Deve ser realizado um exame físico completo que permita estabelecer prioridades e intervenções. Uma maneira de abordar estes pacientes de maneira inicial é seguindo a sequência:

- A = *Aparência*: avaliar tônus muscular, nível de sensório e características do choro.
- B = *Respiração*: sinais de esforço respiratório.
- C = *Circulação*: cianose, palidez, moteamento.

Uma criança com comprometimento da função respiratória pode ter hipoxemia, hipercarbia ou ambas. As manifestações clínicas podem superpor-se, mas em geral cada situação

**QUADRO 22-6** Sinais de insuficiência respiratória

| | Hipoxemia (inicial) | Hipoxemia (tardia) | Hipercapnia |
|---|---|---|---|
| Frequência respiratória | Taquipneia | Bradipneia, apneia | Taquipneia, bradipneia ou apneia |
| Uso de musculatura acessória | Batimento de asas nasais, tiragem intercostal e subcostal | Batimento de asas nasais, tiragem intercostal e subcostal, dissociação toracoabdominal | Presentes ou ausentes |
| Coloração pele | Palidez | Cianose | Sem alteração |
| Frequência cardíaca | Taquicardia | Taquicardia ou bradicardia | Taquicardia eventual |
| Estado mental | Irritável, agitação | Fadiga e sonolência | Sonolência, coma |

clínica é determinada por três fatores: causa do esforço, gravidade e duração da doença, presença e efetividade dos mecanismos compensatórios.[21]

Posteriormente, deve-se realizar um exame físico completo com ênfase na avaliação por sistemas:

- *Hemodinâmico:* importante verificar frequência cardíaca, enchimento capilar, pressão arterial e ausculta cardíaca, buscando sopros ou ruídos anormais que possam orientar sobre a etiologia.
- *Respiratório:* avaliar frequência respiratória e padrão respiratório. O uso de músculos acessórios sugere que a distensibilidade pulmonar esteja comprometida ou a resistência da via aérea aumentada.[2] Gemência é explicada pelo fechamento precoce da glote que objetiva aumentar a capacidade residual funcional e, portanto, otimizar a relação V/Q. Ruídos respiratórios anormais podem sugerir a localização anatômica do problema. Estridor inspiratório sugere problema supraglótico, e estridor expiratório sugere problema infraglótico. Sibilância indica obstrução brônquica ou broncospasmo. Sibilância em lactentes é sugestiva de edema na via aérea multifatorial, causando obstrução brônquica (uma vez que o corte transversal do brônquio possui somente 2% de espessura de músculo liso). Crepitantes sugerem ocupação alveolar por pneumonia ou edema pulmonar.[22]
- *Gastrointestinal:* procurar hepato ou esplenomegalia que possam sugerir sobrecarga hídrica, ou aumento da pressão intra-abdominal que comprometa a mecânica respiratória ou gere alterações hemodinâmicas.
- *Renal:* estabelecer o débito urinário. Em pacientes com IRA, sobretudo quando há hiperinsuflação dinâmica com alçaponamento de ar, podem existir diminuição do débito cardíaco e ativação do sistema renina-angiotensina-aldosterona, diminuição da liberação de peptídeo natriurético atrial, aumento da liberação de hormônio antidiurético entre outros. Todos estes mecanismos levam à retenção de sódio e água e, portanto, pode ocorrer oligúria nos pacientes com IRA.
- *Infeccioso:* a febre, além de ser um indicador de processo infeccioso, pode aumentar a produção de $CO_2$ de maneira significativa, piorando a condição subjacente.
- *Metabólico:* verificar níveis de glicemia e eletrólitos, sobretudo do fósforo e do potássio.
- *Hematológico:* atentar para sinais de anemia ou cianose, que em geral está presente quando $PaO_2$ é menor que 50 mmHg e é mais evidente no paciente policitêmico.
- *Neurológico*: o estado de consciência é um dos parâmetros clínicos mais importantes para estabelecer a repercussão da retenção de $CO_2$ ou da hipóxia de órgãos vitais. Inicialmente, ocorre irritabilidade, mas na evolução podem aparecer sonolência, torpor ou coma, que são sinais de eminente parada respiratória e/ou cardíaca.

## Exames complementares

Possivelmente suas maiores utilidades estão relacionadas com a orientação da etiologia do problema ou suas complicações, e para guiar as intervenções terapêuticas. De maneira geral são importantes os exames:

- *Gasometria arterial:* útil para sugerir a causa do problema ou para realizar um seguimento adequado das intervenções.[23] Permite estabelecer se existe alcalemia (pH maior de 7,45)

ou acidemia (pH menor de 7,35) e realizar cálculos de índices gasométricos que definem se o problema é originalmente de oxigenação, ventilação ou misto (Quadro 22-7).
- *Radiografia de tórax:* útil para estabelecer se existe ocupação alveolar ou comprometimento intersticial que explique o transtorno de oxigenação. Deve-se atentar para problemas agudos que requeiram intervenção imediata, como pneumotórax, hemorragia alveolar etc. Pode ser normal, mesmo na presença de hipoxemia profunda (Quadro 22-8).
- *Hemograma e proteína C reativa:* leucocitose e aumento da proteína C reativa sugerem infecção bacteriana. O nível de hemoglobina pode indicar necessidade de transfusão de concentrado de hemácias, ou níveis muito baixos de hemoglobina, com sua repercussão na $CaO_2$, podem ser a causa da hipoxemia.
- *Perfil de eletrólitos:* hipocalemia e hipofosfatemia são transtornos que contribuem para debilidade muscular e risco de fadiga da musculatura respiratória.
- *Monitorização contínua:* permite detectar rapidamente alterações ou piora do estado clínico. A oximetria de pulso é uma ferramenta muito útil, que basicamente avalia se o oxigênio está ou não unido à hemoglobina. Utiliza a emissão de um raio de luz através de um leito vascular pulsátil, por um par de pequenos diodos emissores de luz (LED) e captada por um fotodiodo posicionado à sua frente. Um dos LED é de cor vermelha com comprimento de

**QUADRO 22-7** Análise gasométrica nos pacientes com insuficiência respiratória

| Mecanismo | $PaO_2$ | $PCO_2$ | $D(A-a)O_2$ | $PaO_2/FiO_2$ | Melhora com oferta de $O_2$ |
|---|---|---|---|---|---|
| Shunt | Baixa | Normal ou alto | Alta | Baixa | Não ou pouco |
| Alteração V/Q | Baixa | Normal | Alta | Baixa | Sim |
| Alteração de difusão | Baixa | Normal | Alta | Baixa | Sim |
| Hipoventilação alveolar | Baixa | Alto | Normal | Normal ou baixa | Relativo |
| Baixa $FiO_2$ | Baixa | Normal | Normal | Normal | Sim |

**QUADRO 22-8** Causas de hipoxemia em pacientes com radiografia de tórax normal

- Cardiopatia congênita cianótica (*shunt* direita-esquerda)
- Asma aguda grave (com tórax hiperinsuflado)
- Crise de hipertensão pulmonar
- Embolia pulmonar
- Fístulas arteriovenosas pulmonares
- Microatelectasias
- Obstrução grave na via aérea superior
- Falha de equipamentos

onda de 660 nm, e o outro está na faixa infravermelha com 930 nm em média. A absorção destes comprimentos de onda é muito diferente entre a oxiemoglobina e a forma que está desoxigenada. Em condições normais, a hemoglobina ligada ao oxigênio absorve a luz infravermelha e permite que a luz vermelha passe através da célula. São valores normais acima de 92-94% no nível do mar. A capnografia é outro método bastante útil, que em alguns tipos de equipamentos pode fornecer informações numéricas e gráficas a respeito da ventilação minuto alveolar, da relação de volume de espaço morto e volume corrente (Vt/Vd) entre outros.[24]

## TRATAMENTO

O manejo destes pacientes requer a intervenção de uma equipe multidisciplinar que responda rapidamente e de acordo com as necessidades de cada criança, buscando agir com metas e objetivos claros, evitando assim a progressão para situações catastróficas, como a parada cardiorrespiratória.

É importante realizar um enfoque ordenado, abordando inicialmente a via aérea, a ventilação e a circulação, com o objetivo de realizar um atendimento emergencial, para em seguida oferecer tratamento específico para as situações clínicas verificadas.

### ■ A = *Airway:* via aérea

Verificar permeabilidade da via aérea, alinhar o eixo traqueal, faríngeo e oral, evitando que a língua caia posteriormente e obstrua a via aérea. Realizar aspiração de secreções, lavado nasal e tração mandibular, em especial em situação de trauma. Dispositivos como cânulas orofaríngeas ou nasofaríngeas podem manter a permeabilidade da via aérea em diversas situações. Quando a via aérea não é permeável ou não pode ser sustentada, deve-se proceder à intubação traqueal (Quadro 22-9). Maiores detalhes são descritos no Capítulo 2.

| QUADRO 22-9 | Sequência rápida de intubação |
|---|---|
| 1. História clínica dirigida | |
| 2. Preparo da equipe, material, equipamentos e monitorização | |
| 3. Pré-oxigenação por 3 minutos com ventilação com pressão positiva com dispositivo bolsa-válvula-máscara | |
| 4. Pré-medicação: considerar fentanil ou morfina para dor em todos os pacientes. Atropina para menores de 2 anos, hipersecretores ou maior risco de bradicardia durante o procedimento | |
| 5. Sedação: em geral benzodiazepínico (midazolam) e/ou cetamina, esta última em especial se houver instabilidade hemodinâmica ou asma | |
| 6. Manobra de Sellick: não evita aspiração, mas facilita a visualização das cordas vocais | |
| 7. Bloqueio neuromuscular: preferencialmente rocurônio, vecurônio ou cisatracúrio | |
| 8. Intubação orotraqueal com tubo adequado | |
| 9. Confirmação da intubação | |
| 10. Monitorização contínua | |
| 11. Sedação e analgesia contínuas | |

## ■ B = *Breathing:* respiração

Uma vez garantida a permeabilidade da via aérea, deve-se avaliar se as trocas gasosas estão ocorrendo de forma satisfatória. Podem-se oferecer sistemas de oferta de $O_2$ de alto ou baixo fluxo, tendo claras as metas de oxigenação para cada paciente. No paciente com instabilidade hemodinâmica sugere-se oferecer $O_2$ através de máscara não reinalante ou de reinalação parcial.

Quando não é possível obter saturação maior a 90% com o sistema de $O_2$ de alto fluxo ou há piora do estado clínico do paciente, deve-se considerar o início da ventilação mecânica.

A ventilação mecânica não invasiva (VMNI) pode aliviar o trabalho respiratório em doenças obstrutivas e melhorar a oxigenação em situações com comprometimento alveolar.

Considera-se falência da VMNI quando são necessárias pressões inspiratórias superiores a 14-17 $cmH_2O$, expiratórias superiores a 9-12 $cmH_2O$ e/ou $FiO_2$ maiores que 60% para manter uma saturação arterial próxima de 90-94%, sendo então indicados intubação e suporte com ventilação mecânica invasiva. Quando há suspeita de doença restritiva com dano pulmonar ou SARA, é indicado o início precoce de ventilação mecânica.[25] Em geral, procuram-se manter estratégias de proteção pulmonar, conforme descrito no Capítulo 26.[26]

Algumas estratégias de ventilação mecânica moderna buscam a participação mais ativa do paciente e dos músculos da respiração com modos que oferecem maior sincronia e evitam lesão pulmonar associada à ventilação mecânica, como o NAVA *(Neurally Adjusted Ventilatory Assist)*.

Em pacientes com hipoxemia refratária à ventilação convencional, existe a alternativa do uso da ventilação de alta frequência oscilatória (VAFO), que é abordada no Capítulo 26.

Existem outras medidas coadjuvantes à ventilação mecânica que apresentam evidências controvertidas, e que podem ser úteis em casos selecionados, como é a utilização de óxido nítrico para SARA.[27] Relata-se que oferece melhora da oxigenação sem gerar alterações na mortalidade.

Em última instância considera-se o uso de oxigenação de membrana extracorpórea (ECMO), porém infelizmente não está disponível em muitos centros, em vista de seu alto custo e frequência de complicações.[28]

## ■ C = *Circulation:* circulação

Os pacientes com IRA hipoxêmica ou hipercápnica requerem garantias de bom aporte de oxigênio aos tecidos e para isto é fundamental uma adequada bomba cardíaca que ofereça a perfusão tecidual necessária.

Situações de hipoxemia ou hipercapnia por tempo prolongado podem conduzir à disfunção miocárdica, que se manifesta com sinais de choque. A presença concomitante de choque e IRA conduz à insuficiência cardiorrespiratória. Oferta de oxigênio e reanimação hídrica ou com drogas vasoativas podem evitar que o fenômeno progrida. A instalação de ventilação mecânica permite reduzir o consumo de $O_2$, a produção de $CO_2$ e diminuir a pós-carga do ventrículo esquerdo. No Quadro 22-10 estão resumidas intervenções para alguns fenômenos fisiopatológicos que conduzem à IRA.

| QUADRO 22-10 | Manejo da insuficiência respiratória hipoxêmica ou hipercápnica |
|---|---|
| Alteração fisiológica | Tratamento |
| **IRA hipoxêmica** | |
| A) Alteração na relação V/Q | Aumento da $FiO_2$, aumento da PEEP, aumento da pressão média de via aérea, diuréticos, restrição hídrica |
| B) Aumento da Qs/Qt | Estabelecer PEEP ótima, ventilação mecânica invasiva, ventilação de alta frequência, ECMO |
| C) Hipoventilação alveolar | Ventilação mecânica, nebulização com adrenalina, aspiração da via aérea |
| D) Aumento da ventilação de espaço morto | Diminuir PEEP, vasodilatadores, óxido nítrico inalado |
| E) Alteração da difusão | Aumento da $FiO_2$, corticoides, diuréticos |
| **IRA hipercápnica** | |
| A) Aumento da resistência da via aérea | Broncodilatadores, corticoides, cetamina, heliox, ventilação mecânica, cânula nasal de alto fluxo |
| B) Alteração no controle da respiração | Ventilação mecânica invasiva ou não invasiva |
| C) Aumento da produção de $CO_2$ | Otimizar aporte de carboidratos, broncodilatadores, heliox |

## PROGNÓSTICO

Em geral a IRA identificada e intervida a tempo tem um bom prognóstico. Quando há comprometimento extenso com progressão para SARA, a mortalidade está relacionada diretamente com o grau de comprometimento da oxigenação.[28] Relata-se mortalidade de 33% quando a $PaO_2/FiO_2$ é menor que 100 e de 16% quando a $PaO_2/FiO_2$ é maior que 100. Estes índices, ainda que altos, são proporcionalmente muito mais baixos com relação aos adultos, que podem chegar a ter mortalidade tão alta como 45%. Os pacientes que sobrevivem a um quadro grave de doença respiratória tem alto risco de permanecer com sequelas do tipo obstrutivas ou restritivas durante os primeiros anos após o evento, exigindo controle e seguimento próximos.[29] É importante que estes pacientes recebam seguimento ambulatorial por pelo menos 12 meses, permitindo o acompanhamento da recuperação, que na maioria dos casos se completa neste período de tempo.

## REFERÊNCIAS BILIOGRÁFICAS

1. Anas N. Respiratory failure. In: Levin D, Morris F. (Eds.). *Pediatric intensive care*. St. Louis: Quality Medical, 1997. p. 69-82.
2. Fernández J. La vía aérea de los niños en situaciones de emergencia. *Precop Asociación Colombiana de Pediatría* 2007;4(1);20-32.
3. Hurtado F, Briva A. Intercambio gaseoso normal y anormal. In: Ceraso D, Celis E, Ferrer L. (Eds.). *Ventilación mecánica: aspectos básicos y avanzados*. Bogotá: Distribuna, 2012. p. 49-62.
4. Almeida L, Ruza F. Insuficiencia respiratoria aguda. In: Ruza F. (Eds.). *Tratado de cuidados intensivos pediátricos*. Madrid, 2003. p. 731-45.
5. Schneider J, Seberg T. Acute respiratory failure. *Crit Care Clin* 2013;29:167-83.
6. Wright A. Medicine at high altitude. *Clin Med* 2006;6:604-8.

7. Arikan AA, Zappitelli M, Goldstein SL et al. Fluid overload is associated with impaired oxygenation and morbidity in critically ill children. *Pediatr Crit Care Med* 2012;13(3):253-57.
8. West JB, Watson RR, Fu Z. The human lung: did evolution get it wrong? *Eur Respir J* 2007;29:7-11.
9. Bayrakci B, Josephson C, Fackler J. Oxygenation index for extracorporeal membrane oxygenation: is there predictive significance? *J Artif Organs* 2007;10(1):6-9.
10. Leith DE, Brown R. Human lung volumes and the mechanisms that set them. *Eur Respir J* 1999;13(2):468-72.
11. Rodriguez-Roisin R, Roca J. Mechanisms of hypoxemia. *Intensive Care Med* 2005;31:1017-19.
12. Galvin I, Drummond GB, Nirmalan M. Distribution of blood flow and ventilation in the lung: gravity is not the only factor. *Br J Anaesthesia* 2007;98:420-28.
13. Santos C, Ferrer M, Roja J et al. Pulmonary gas Exchange response to oxygen breathing in acute lung injury. *Am J Respir Crit Care Med* 2000;161:26-31.
14. Cutaia M, Rounds S. Hipoxic pulmonary vasoconstriction. Physiologic significance, mechanism and clinical relevance. *Chest* 1990;97:706-18.
15. Fernández J, Miguelena D, Mulett H et al. Adaptive support ventilation: state of the art and review. *Indian J Crit Care Med* 2013;17:16-22.
16. Gordo-Vidal F, Calvo-Herranz E, Abella Alvarez A et al. Toxicidad pulmonar por hiperoxia. *Med Intensiva* 2010;34:134-38.
17. Gattinoni L, Carlesso E, Brazzi L. Positive end-expiratory pressure. *Curr Opin Crit Care* 2010;16:39-44.
18. Fernández J. Heliox:utilidades en Pediatría. Rev Colombiana de Pediatria 2004;39(34):42-41.
19. Piva J, Menna Barreto S, Zelmanovitz F et al. Heliox versus oxygen for nebulized aerosol therapy in children with lower airway obstruction. *Pediatr Crit Care Med* 2002;3(1):6-12.
20. Gravelyn TR, Weg JG. Respiratory rate as an indicator of acute respiratory dysfunction. *JAMA* 1980;244(10):1123-25.
21. Anderson JM. Dynamic hyperinflation, intrinsic positive end-expiratory pressure, and respiratory rate. *Respir Care* 2005;50(3):386-87.
22. Otis AB. A perspective of respiratory mechanics. *J Appl Physiol* 1983;54(5):1183-87.
23. Kirubakaran C., Gnananayagam JE, Sundaravalli EK. Comparison of blood gas values in arterial and venous blood. *Indian J Pediatr* 2003;70(10):781-78.
24. Ghuman AK, Newth CJL, Khemani RG. The association between the end tidal alveolar dead space fraction and mortality in pediatric acute hypoxemic respiratory failure. *Pediatr Crit Care Med* 2012;13(1):11-14.
25. Erickson S, Schibler A, Numa A et al. Acute lung injury in pediatric intensive care in Australia and New Zealand-A prospective, multicenter, observational study. *Pediatr Crit Care Med* 2007;8(4):317-23.
26. Randolph AG. Management of acute lung injury and acute respiratory distress syndrome in children. *Crit Care Med* 2009;37(8):2448-54.
27. Sokol J, Jacobs SE, Bohn D. Inhaled nitric oxide for acute hypoxic respiratory failure in children and adults: a meta-analysis. *Anesth Analg* 2003;97(4):989-98.
28. Weiss I, Ushay HM, DeBruin W et al. Respiratory and cardiac function in children after acute hypoxemic respiratory failure. *Crit Care Med* 1996;24(1):148-52.
29. Golder N, Lane R, Tasker R. Timing of recovery of lung function after severe hypoxemic respiratory failure in children. *Intensive Care Med* 1998;24(5):530-33.

# 23 Obstrução Respiratória Alta em Pediatria

*Daniel Garros* ♦ *Helio Queiroz Filho* ♦ *Jefferson Pedro Piva*
*Pedro Celiny Ramos Garcia*

## INTRODUÇÃO

Situações de obstrução alta de via aérea em criança são eventos que podem ameaçar a vida, e por isso é importante conhecimento aliado à experiência no seu manejo. Essa experiência também indica quando pedir auxílio seja do cirurgião otorrinolaringologista, do anestesista pediátrico ou de quem tenha a maior vivência com a via aérea difícil no seu hospital. Manter a calma, não deixando a criança em dificuldade respiratória ficar agitada, e evitar sua exaustão são habilidades necessárias para quem lida com essas situações. A presença dos pais ao lado da criança torna-se também fundamental.

A via aérea da criança diferencia-se da do adulto em muitos aspectos: a) a laringe é mais cefálica em crianças (ao nível de C2-C3 em vez de C5-C6 no adulto) e anteriorizada com relação às vértebras cervicais; b) a laringe apresenta uma conformação em funil e com uma estrutura maleável, tornando-se facilmente colapsável e passível de compressão externa; c) a inserção anterior das cordas vocais é mais inferior, produzindo uma angulação anterocaudal; d) a epiglote em lactentes projeta-se anteriormente em um ângulo de 45 graus tornando a intubação mais difícil; e) a língua é relativamente grande com relação às demais estruturas da orofaringe, o que pode contribuir significativamente para obstrução (p. ex., síndrome de Down); f) a região subglótica apresenta um pronunciado estreitamento que pode propiciar obstrução ou dificuldade na progressão do tubo traqueal; g) lactentes e crianças pequenas têm uma região occipital mais protuberante, o que pode levar à excessiva flexão do pescoço, bem como uma traqueia mais curta e macia, sendo propensa ao colapso.

Um aspecto importante da fisiopatologia da via aérea é entender que qualquer diminuição no raio da via aérea acarreta um dramático aumento na resistência ao fluxo de ar, em razão da lei de Poiseuille: $R = (8 \times 1 \times n)/\pi r^4$ (onde R é a resistência ao fluxo de ar, representa o comprimento do tubo condutor, $r^4$ é o raio do tubo na quarta potência, e $\pi$ representa uma constante). Por exemplo, se o edema for uniforme na circunferência interna da via aérea, o diâmetro interno pode diminuir de 4 para 2 mm. Isso representa uma redução de 4 vezes na área seccional interna, gerando uma resistência ao fluxo de ar que é 16 vezes maior assumindo-se fluxo laminar! Em cima disso, basta lembrar que quando a criança está doente, agitada e taquipnéica o fluxo se torna parcialmente turbulento, quando a resistência ao fluxo se torna inversamente proporcional à quinta potência do raio.[1] Portanto, o esforço será dependente do grau de obstrução e da luz da via aérea. Nos quadros mais graves, há um intenso esforço respiratório, com tiragem inter e subcostal e até mesmo retração esternal durante a inspiração (Fig. 23-1).[2]

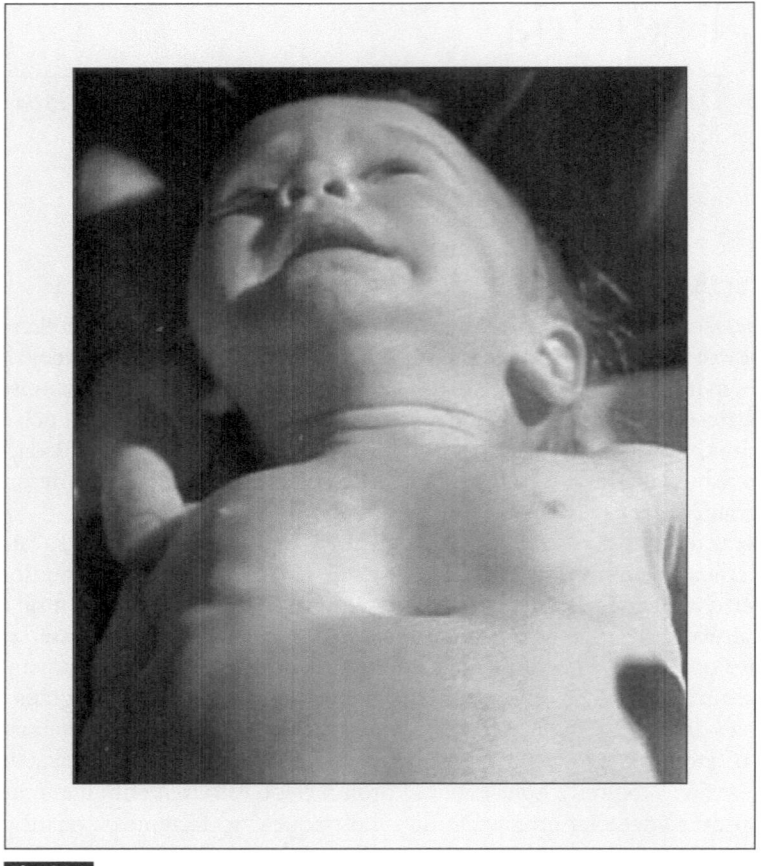

**Fig. 23-1**
Sofrimento respiratório com retração esternal consequente à obstrução respiratória alta.[2]

## SINAIS CLÍNICOS E SUA CORRELAÇÃO ANATÔMICA

A obstrução de via aérea pode ser fixa com a limitação ao fluxo de ar em ambas as fases – ins e expiratória – ou variável, com limitação mais acentuada em apenas uma fase da respiração. Obstrução variável é muito comum em crianças, porque as vias aéreas são mais complacentes e, portanto, susceptíveis à compressão dinâmica.

O nível de desconforto respiratório gerado pela obstrução pode ser classificado segundo sua gravidade (Quadro 23-1).[3]

O nível da obstrução da via aérea também deve ser determinado, se extra ou intratorácico, de acordo com a fase do estridor. Estridor inspiratório reflete obstrução ao nível supraglótico ou glótico (crupe) em razão da pressão negativa gerada durante a fase inspiratória, favorecendo o colapso das estruturas para dentro da luz da via aérea. Por outro lado, o estridor

| QUADRO 23-1 | Estimativa da gravidade do desconforto respiratório | | |
|---|---|---|---|
| | Desconforto respiratório | | |
| Achados clínicos | Leve | Moderado | Grave |
| Cor | Normal | Normal | Pálida, mosqueada, cianótica |
| Retração torácica | Ausente ou leve | Moderada | Grave, generalizada com uso da musculatura accessória |
| Entrada de ar | Levemente diminuída | Moderadamente diminuída | Gravemente diminuída |
| Nível de consciência | Normal ou inquieto quando perturbado | Ansioso, inquieto quando não perturbado | Letárgico, deprimido |

Adaptado de Pfleger e Eber, Paediatric Respiratory Reviews 2013;14:70-77, p. 72.[3]

expiratório é peculiar de obstruções abaixo das cordas vocais verdadeiras (p. ex., traqueomalacia). Lesões fixas geralmente geram estridores inspiratório e expiratório (Fig. 23-2).[4,5]

## OBSTRUÇÃO EXTRATORÁCICA

Os pacientes com obstrução extratorácica podem apresentar os seguintes sintomas: ronco (podendo desenvolver apneia obstrutiva), voz rouca, tosse rouca e/ou metálica ou estridor. O curso da doença pode ser agudo (laringite infecciosa), recorrente (laringite espasmódica), crônica (estenose subglótica) ou progressiva (papiloma de laringe). Fatores de risco conhecidos para obstrução extratorácica são parto difícil, ligadura de ducto e intubação prévia.

As obstruções agudas extratorácicas são: crupe (laringotraqueíte), epiglotite, abscesso retrofaríngeo e difteria.

As obstruções crônicas clássicas (extratorácicas) são: laringomalacia (a mais comum em lactentes), traqueomalacia, paralisia de cordas vocais (relevante após cirurgias cardíacas) e estenose subglótica (comum em crônicos na UTI neonatal).

Ao examinar o paciente, é importante atentar se os sintomas pioram ou aliviam com o repouso, com a agitação, com a posição ou com o sono da criança. A presença de agitação, dispneia importante, retrações graves, cianose, letargia ou coma, obviamente, indica condição com risco de vida e exige intervenção imediata.

Exames laboratoriais e radiológicos obviamente podem ser deixados em segundo plano nas condições agudas, sendo o aspecto clínico o dado mais relevante. Não se deve esperar por uma gasometria para decidir por intubar um paciente nessas condições. O uso da gasometria pode, na verdade, retardar a tomada de decisão, considerando que hipercapnia associada à hipoxemia é um sinal tardio e de ocorrência súbita. Hemocultura e *swab* nasofaríngeo podem auxiliar na identificação da causa infecciosa. A radiografia de tórax pode ser útil para demonstrar edema pulmonar associado à obstrução de via aérea superior ou à presença de pneumotórax. A radiografia de pescoço poucas vezes é útil, podendo auxiliar no diagnóstico de algumas condições, como a epiglotite (sinal do "dedo polegar"). Em uma revisão de 144 casos feita por Walner *et al.*, radiografias de pescoço foram 86% sensíveis no diagnóstico de

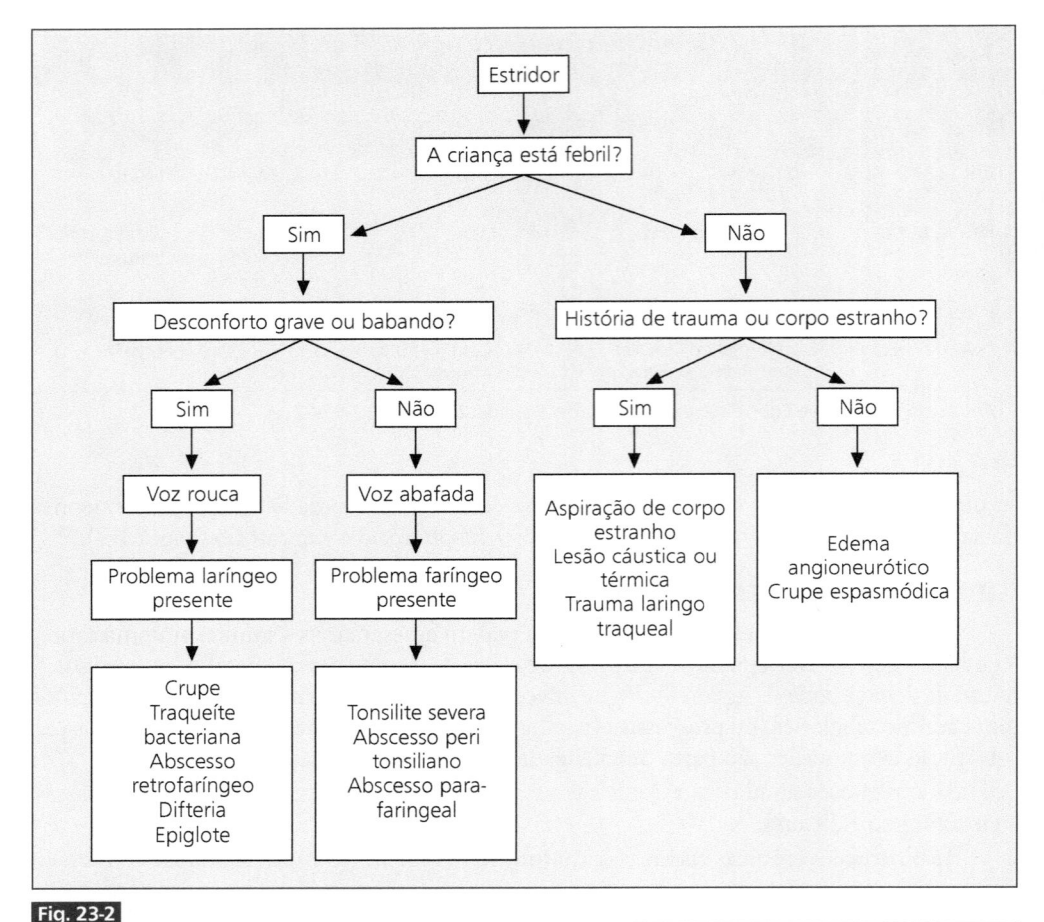

```
                          Estridor
                             │
                             ▼
                    A criança está febril?
                    ╱                ╲
                 Sim                  Não
                  │                    │
                  ▼                    ▼
       Desconforto grave         História de trauma
          ou babando?            ou corpo estranho?
          ╱        ╲               ╱            ╲
        Sim        Não           Sim            Não
         │          │             │              │
         ▼          ▼             ▼              ▼
      Voz rouca  Voz abafada  Aspiração de    Edema
         │          │         corpo estranho  angioneurótico
         ▼          ▼         Lesão cáustica  Crupe espasmódica
    Problema    Problema      ou térmica
    laríngeo    faríngeo      Trauma laringo
    presente    presente      traqueal
         │          │
         ▼          ▼
      Crupe       Tonsilite severa
      Traqueíte   Abscesso peri
      bacteriana  tonsiliano
      Abscesso    Abscesso para-
      retrofaríngeo faringeal
      Difteria
      Epiglote
```

**Fig. 23-2**
Algoritmo diagnóstico da criança com estridor.[5]

traqueíte exsudativa, corpo estranho e compressão pela artéria inominada. Porém, muito menor sensibilidade foi encontrada para laringomalacia (5%) e traqueomalacia (62%).[6] Para investigar a presença de corpo estranho, a radiografia simples de tórax e de pescoço tem pouca validade, como demonstraram Zerzella *et al*. De um total de 293 pacientes, 110 tiveram radiografias normais, e nove foram normais. Apenas três desses demonstraram enfisema bilateral, e seis tinham atelectasia de lobo superior ou pneumonia.[7] Se existir suspeita de corpo estranho, a broncoscopia é o melhor método diagnóstico. A fluoroscopia e a radiografia contrastada de esôfago podem ser de valia, especialmente para casos de traqueomalacia, estreitamento de traqueia, paralisia de cordas vocais e enfisema obstrutivo. A ultrassonografia (US) do pescoço pode diagnosticar cistos ou abscessos e diferenciar celulite de abscesso, porém a tomografia computadorizada (TC) ou a ressonância magnética (RM) podem ainda ser necessárias nesses casos.

Os pacientes com obstrução crônica grave devem ser submetidos a um eletrocardiograma para avaliar hipertrofia cardíaca direita e hipertensão pulmonar. Crianças com apneia obstrutiva no sono necessitam estudo polissonográficos para avaliar a necessidade de adenoidectomia e/ou tonsilectomia ou ainda uso noturno de CPAP. Em crianças mais velhas, testes de função pulmonar serão úteis para diferenciar obstrução fixa ou variável e ainda identificar o nível da obstrução ao fluxo aéreo. Uma consulta com o pneumologista e otorrinolaringologista faz-se necessária. Laringoscopia e broncoscopia serão os testes finais para se estabelecer um diagnóstico preciso.

A TC cervical é o método de escolha para investigar infecções superficiais e profundas no pescoço, delimitando a extensão de abscessos, por exemplo. A necessidade do uso de contraste para avaliar a vasculatura bem como a alta carga de radiação são problemas a serem considerados ao se indicar tomografia computadorizada. Por esta razão a RM tornou-se o exame preferencial quando existe disponibilidade.

A RM é muito útil para se investigarem compressões extrínsecas da via aérea. Um estreitamento de mais de 50% se traduz em 100% de necessidade de se intervir cirurgicamente.[7]

## OBSTRUÇÃO INTRATORÁCICA

Isso inclui a porção da traqueia que está dentro do tórax. O sintoma mais frequente é a sibilância expiratória, porém estridor expiratório é possível. O diagnóstico diferencial mais importante é obviamente com asma ou doença intratorácica ao nível pulmonar. A história clínica deve incluir: a) idade de surgimento; b) fatores precipitantes (p. ex., exercício, resfriados, alérgenos, engasgo ao deglutir); c) curso, se agudo (bronquiolite, corpo estranho) ou crônico (traqueomalacia, anel vascular), se recorrente (doença reativa de via aérea, asma) ou progressiva (fibrose cística, bronquiolite obliterativa); d) presença e natureza da tosse; e) produção de catarro/muco; f) resposta prévia ao uso de broncodilatadores; g) sintomas com variação da posição do paciente (anel vascular); h) envolvimento de outros órgãos ou sistemas (má absorção na fibrose cística).

A causa mais comum entra na categoria de doenças congênitas (anéis vasculares, membranas), porém corpos estranhos e linfonodos aumentados (tumores) podem também ser a causa.

Ao examinar o paciente, atente para a idade, os detalhes antropométricos, presença de cianose, baqueteamento digital, tórax em barril, retrações, uso de músculos acessórios da respiração. A ausculta deve determinar as características da sibilância: fase no ciclo respiratório, tipo (grossos, finos, melhora com tosse) e a sua localização (localizados ou generalizados).

Os exames mais solicitados incluem radiografia de tórax, teste de suor, teste de função pulmonar e o estudo contrastado de esôfago e estômago para detectar fístulas, anel vascular etc.[8] A RM é o melhor exame para se diagnosticar compressões da via aérea e dos brônquios por estruturas, como subclávia aberrante direita, arco aórtico duplo, artéria inominada e artéria pulmonar. A fluoroscopia perde a definição do brônquio principal esquerdo, e a TC restringe-se a imagens axiais, benéficas quando se precisa definir parênquima pulmonar.[7]

## SITUAÇÃO EMERGENCIAL – OBSTRUÇÃO AGUDA IMINENTE

As situações agudas que se apresentam na sala de emergência são:

- "Engasgo com corpo estranho" (idade de 6 m e pico em 2-3 anos).
- Dificuldade dramática de passagem de ar, com retração esternal grave, estridor, respiração laboriosa.
- Cianose.
- Estado de pânico, confusão ou agitação que precedem a inconsciência.
- Parada respiratória que se segue à obstrução significativa.

A anamnese deve ser rápida e direcionada. O que aponta para o diagnóstico muitas vezes é o tempo do aparecimento dos sinais e sintomas.

- Doenças virais ou bacterianas: crupe, abscesso ou epiglotite.
- Corpo estranho: idade apropriada, sendo mais comuns as moedas, amendoins, grãos e itens que podem ou não ser rádio-opacos.
- Reação alérgica, anafilática (p. ex., picada de abelha, medicamentosa).
- Inalação de fumaça e exposição a incêndio em ambiente fechado.
- Queimadura química.
- Trauma envolvendo o pescoço, área da traqueia e orofaringe.

### ■ Manejo

Todo o cuidado é pouco no sentido de examinar a criança. Evitar a colocação de um abaixador de língua na garganta, pois pode precipitar uma obstrução completa. A avaliação tem que ser rápida, mais visual e auditiva, e rapidamente se deve consultar o cirurgião especializado em via aérea e o anestesista pediátrico. Em muitos serviços, trata-se do Otorrino; em alguns hospitais é um cirurgião geral com experiência em broncoscopia rígida.

Se existe possibilidade de aspiração de corpo estranho, uma radiografia de tórax envolvendo o pescoço pode ser feita, mas com direto acompanhamento do médico.

A broncoscopia rígida, com ou sem laringoscopia direta, será a conduta mais adequada imediata, para casos de corpo estranho, queimaduras, inalação.

Exames de laboratório serão de pouca valia nessa fase. Somente deverão ser feitos se a via aérea estiver assegurada.

Descreveremos a seguir as diversas condições clinicas com mais pormenores.

## OBSTRUÇÃO DE CAVIDADES NASAIS

A cavidade nasal representa 50% da resistência da via aérea no recém-nascido (RN), e o grau de obstrução aumenta com a presença de infecção. Obstruções focais podem ser localizadas no vestíbulo nasal ou em qualquer das três regiões anatômicas do nariz: abertura piriforme, cavidade nasal média ou coanas (posteriores). Para uma revisão desse tópico, recomendamos o artigo de Olnes et al.[9] O diagnóstico dessas obstruções faz-se à beira do leito, com a instilação de SF e subsequente ausculta de som borbulhante com o estetoscópio colocado à frente da narina (positivo = sinal de patência), oclusão da boca com a mão e uma narina com dedo indicador (verificando cada narina separadamente para a passagem de ar) e com a tentativa de passagem de uma sonda número 5-6. Pode-se também verificar a permeabilidade com fios de algodão à frente da narina. A nasofaringoscopia, utilizando-se endoscópio rígido ou flexível, pode ser necessária. TC ou a RM são exames complementares necessários, se a obstrução não for facilmente identificada ou se existir resistência à passagem do endoscópio. Uma massa na linha média do tipo encefalocele intranasal, por exemplo, não poderá ser biopsiada sem se obter uma imagem adequada.

A causa mais comum de obstrução nasal significativa em RNs e lactentes pequenos é a atresia de coanas (incidência de 1:8.000 nascimentos). Em razão da sua respiração predominantemente nasal (presente até os 2 meses de vida), os RNs que têm obstrução ao nível do nariz demonstram logo após o nascimento dificuldade respiratória. A atresia de coanas é bilateral em aproximadamente 1/3 dos pacientes e apresenta-se como distresse respiratório grave ao nascer. Existe melhora parcial com o choro forte, e piora ao mamar. O tratamento imediato é voltado para a obtenção de uma via aérea permeável imediatamente, com cânula do tipo Guedel ou uma chupeta tipo McGovern; a alimentação far-se-á por gavagem (sonda orogástrica). Atresia unilateral pode passar despercebida por anos, sendo que o diagnóstico se faz pela impossibilidade de se passar uma sonda pela narina. Em até 50% dos casos existe anomalia congênita associada (p. ex., síndrome CHARGE). Desvio de septo nasal associado ao parto pode apresentar-se no RN como causa de distresse respiratório e se resolve com manipulação mínima.

Uma causa não amplamente descrita na literatura para obstrução ao nível nasal é o refluxo gastroesofágico. O ácido inflama e estreita as coanas nasais posteriores, especialmente em prematuros e lactentes com hipotonia muscular. O diagnóstico é feito pela presença de inflamação em toda a região e pela presença de resíduo de leite ao exame com o endoscópio.[9]

## PATOLOGIAS ESPECÍFICAS

1. Congênitas:
   A) Anomalias craniofaciais (com micrognatia e glossoptose):
      - Pierre-Robin.
      - Treacher Collins.
      - Outras – Mobius, C. De Lange.
   B) Macroglossias:
      - Trissomia 21.
      - Metabólicas: glicogenoses, hiperglicemia (Beckwith-Wiedeman, hipotireoidismo).
   C) Atresia de coanas.
   D) Cistos tireoglossos, glossofaríngeos.
   E) "Malacias" – traqueo-, laringo-, bronquiomalacia.
   F) Estenose traqueal – subglótica congênita.
2. Infecciosas:
   A) Epiglotite.
   B) Laringotraqueobronquite (crupe).
   C) Laringite bacteriana – pseudomembranosa.
   D) Laringotraqueíte espasmótica ou laringite estridulosa, falso crupe.

E) Celulites cervicais, adenites, hipertrofia tonsilianas/adenoidais.
F) Abscessos retrofaríngeo e peritonsiliano.
3. Tumorais, hematológicas, vasculares:
A) Anel vascular.
B) Linfomas.
C) Hemangiomas.
4. Traumáticas:
A) Estenose subglótica – pós-extubação.
B) Ruptura de traqueia, compressão mecânica.
C) Inalação e queimaduras.
D) Corpo estranho.
5. Alérgicas:
A) Edema angioneurótico, alérgico.
6. Outras:
A) Paralisia de cordas vocais.
B) Laringospasmo.
C) Neuropatias.

As obstruções das vias aéreas podem ser divididas em congênitas e adquiridas (Quadro 23-2). No decorrer do capítulo, sua grande maioria será detalhada.

| QUADRO 23-2 Classificação da obstrução das vias aéreas[3] | |
|---|---|
| **Congênita** | **Adquirida** |
| Micrognatia e glossoptose | Diminuição do tônus muscular (p. ex., perda de consciência) |
| A atresia de coanas | Epiglotite (supraglotite) |
| Lesões obstrutivas congênitas do nariz (atresia de coana) | Crupe |
| Laringomalacia | Traqueíte bacteriana |
| Paralisia das cordas vocais | Abscesso retrofaríngeo peritonsiliano |
| Estenose subglótica congênita | Mononucleose infecciosa |
| Hemangioma subglótica | Corpo estranho (vias aérea e esofágica) |
| Congênita *web* laringe (rede laríngea congênita) | Trauma (lesão contusa e penetrante) |
| Cisto congênito da laringe | Queimaduras |
| Laringe atresia | Anafilaxia |
| Linfangioma | Angioedema hereditário |
| Anomalias laringotraqueais complexas | Obstrução laríngea Induzida (Disfunção das cordas vocais) |
| Compressão traqueal por anel vascular ou aorta bifurcada *(sling)* | Intubação e traqueostomia |
| | Papilomatose respiratória |

Adaptado de Pfleger e Eber, Paediatric Respiratory Reviews 2013;14:70-77, p. 72.[3]

## Patologias congênitas

### Laringomalacia e laringotraqueomalacia

Laringomalacia é a anomalia congênita mais comum da via aérea; a maioria dos pacientes demonstra sintomas em torno das 6 semanas de vida. Ela se caracteriza pela flacidez da cartilagem da laringe, resultando em colapso das pregas ariepiglóticas sobre a glote durante a inspiração.[10]

O estridor é usualmente inspiratório, agudo e posicional – diminui na posição prona. Com frequência ele é intermitente, aumentando com a atividade física e agitação, sendo detectável desde o nascimento ou nas primeiras semanas de vida. O choro do lactente é normal. Problemas de alimentação sem ganho de peso ou ganho de peso lento podem estar relacionados com o esforço respiratório que essa condição pode ocasionar.

O diagnóstico se faz pela laringoscopia e fluoroscopia. O problema geralmente desaparece ao redor de 2 anos de idade.

Tratamento é raramente necessário, a não ser que a laringomalacia esteja interferindo com o ganho ponderal e o desenvolvimento da criança. Nesses casos, ou se faz a epigotoplastia ou se parte para a traqueostomia. Quando ocorre infecção viral, a criança com laringomalacia pode piorar muito e necessitar de intubação endotraqueal por colapso da via aérea, associado ao edema inflamatório e dificuldade de eliminar secreções.

Na presença de infecção associada, pode-se tentar a administração de adrenalina 1:1.000 (2,5 a 5 mL; dose via nebulização) e corticosteroide, evitando broncodilatadores que possam relaxar ainda mais a musculatura brônquica e piorar o quadro. Quando não há melhora, o uso de pressão positiva expiratória (CPAP nasal nos lactentes pequenos e BIPAP nas crianças maiores por máscara ou tubo nasofaríngeo) pode ser benéfico. Em alguns casos, torna-se necessário intubar o paciente e mantê-lo com PEEP adequada (geralmente entre 8-10) para evitar o colapso da via aérea.

Por outro lado, pacientes com condições clínicas, que normalmente já têm comprometimento da via aérea, podem ter curso mais difícil com essa condição. Prematuridade, síndrome de Down, cardiopatas cianóticos, encefalopatas, desnutridos graves são alguns exemplos.[11]

A traqueomalacia pode ser classificada em primária e secundária. A primária está associada à ausência ou malformação dos anéis cartilaginosos que são a estrutura de suporte para a traqueia. Essa falta ocasiona o colapso traqueal, a estenose e consequente obstrução. É uma condição rara, porém benigna causa de obstrução e distresse respiratório no RN e lactente, que precisa ser distinguida da forma secundária. A forma secundária é produzida por compressão extrínseca da via aérea por estruturas adjacentes anormais ou tumores.[12] As mais comuns são anéis vasculares e dilatação cardíaca (átrio esquerdo e artéria pulmonar) associadas a certas cardiopatias.

As variações em calibre são minimizadas durante o sono ou respiração superficial e exageradas por respiração forçada, como em caso de choro. Quando há um suporte incompleto da traqueia como na presença de "malacia", a diminuição esperada de calibre que ocorre na expiração se torna exagerada, podendo, em casos graves, causar estreitamento da via aérea mesmo na inspiração.

Clinicamente isso se traduz como estridor, tosse, sibilância, dispneia, taquipneia e cianose, sendo que esses sintomas são mais exagerados na presença de infecções respiratórias e excesso de secreções. No exame físico, a expiração é prolongada, mas é difícil localizar o local exato do estreitamento. Opistótono pode ocorrer em casos graves. Ocasionalmente, a cartilagem das orelhas pode estar ausente.

Os exames radiológicos de tórax tomados na inspiração podem revelar hiperinsuflação. Radiografias laterais da região cervical podem ser úteis quando tomados na expiração, o que é extremamente difícil nessa faixa etária. A sensibilidade do exame radiológico varia de apenas 5% a 61%.[2]

O teste definitivo para o diagnóstico é a broncoscopia, revelando tecido anormal em diferentes graus de extensão. Quando é primária observam-se anomalias difusas de longos segmentos, sendo chamada comumente de laringotraqueomalacia. As formas secundárias exibem áreas mais localizadas devido à compressão extrínseca. Se a estrutura comprimindo a traqueia for vascular (artéria pulmonar ou coração) pode-se detectar uma exagerada pulsação no local. O fechamento da via aérea na região da carina, aproximando a região anterior da posterior em qualquer fase do ciclo respiratório (mas principalmente na expiração) é classicamente comparada à boca de um peixe. A passagem do broncoscópio rígido pela área afetada traz melhora do distresse respiratório, por dar suporte à traqueia.[12]

O diagnóstico diferencial inclui: anel vascular, tumor de mediastino, membrana traqueal (bandas ou web), corpo estranho e lesões obstrutivas de via aérea superior.

O tratamento envolve o controle de qualquer infecção, umidificação, tentativa terapêutica com vasoconstritores tipo adrenalina e medidas corretivas da patologia primária que comprime a traqueia (cirurgia corretiva, remoção de tumores etc.). Nos casos agudos de piora do estado básico por intercorrência de origem infecciosa, o uso de pressão positiva é benéfico. O CPAP nasal, nasofaríngeo ou até mesmo o BIPAP com máscara podem ser efetivos. O problema é fazer o lactente tolerar esses aparatos. A intubação com CPAP de 5-10 pode ser necessária para manter a traqueia aberta.

As crianças geralmente melhoram espontaneamente ao redor de 6 meses e ficam normais ao redor de 1-2 anos, se a causa fosse primária. Para os casos graves, existe a necessidade de traqueostomia. Em alguns centros, a colocação de *stents* é feita com relativo sucesso para lesões bem localizadas e baixas, que não melhoram a não ser com pressão positiva (ver adiante).[13]

Existe uma associação entre a traqueomalacia e fístula traqueoesofágica, a qual necessita obviamente de correção cirúrgica. Em alguns casos de cardiopatias cardíacas congênitas – atresia de válvula pulmonar, por exemplo – existe tal grau de traqueomalacia que se torna quase impossível extubar os pacientes no pós-operatório, muitos deles requerendo traqueostomias e CPAP por longos períodos até que a traqueia estabeleça sua rigidez. O uso de broncodilatadores tem o potencial de agravar o quadro clínico pela flacidez maior que pode induzir na via aérea.

### *Estenose traqueal*

A estenose subglótica é responsável por 12% das obstruções de origem congênita, sendo mais frequente em meninos. Um tecido fibroso e espessado forma-se em razão de uma provável isquemia intrauterina, produzindo uma redução importante no calibre da via aérea entre as cordas vocais e a região cricoide.[11] Mais comumente, é de causa secundária em razão de manipulações da via aérea (pós-intubação) ou por agentes corrosivos aspirados acidentalmente.

O estridor apresenta-se nas primeiras semanas de vida ou por ocasião da primeira infecção da via aérea. A mudança de decúbito não traz alívio dos sintomas de dispneia, tiragem intercostal e do estridor bifásico. A confirmação faz-se por broncoscopia. Até 30% desses pacientes apresentam malformações cardíacas ou vasculares que precisam ser diagnosticadas e tratadas antes do reparo da traqueia.[14] Até 25% das crianças com estenose traqueal distal têm envolvimento brônquico distal associado.[15]

O tratamento pode ser feito inicialmente por dilatações broncoscópicas sequenciais, quando o segmento é curto (1-2 anéis traqueais). Corticosteroide inalatório (budesonida) e/ou sistêmico (dexametasona) é utilizado no período de pós-operatório. A extubação é feita na presença do cirurgião, na unidade de tratamento intensivo (UTI) ou no bloco cirúrgico. O tratamento torna-se cirúrgico quando não há resposta após 3-4 semanas de dilatação e esteroides ou quando o segmento afetado é longo. A presença de refluxo gastroesofágico piora o prognóstico. A anastomose do tipo "terminoterminal" ou a interposição de cartilagem intercostal são os procedimentos mais comumente realizados *(cricoid split)*.

Reparos de segmentos mais extensos e/ou envolvendo a traqueia inferior apresentam-se como um desafio, tanto para o cirurgião como para o intensivista. Trata-se de uma área delicada, com alto índice de complicações. Os tubos endotraqueais empregados são geralmente de pequeno calibre, sendo posicionados estrategicamente pelos cirurgiões para não serem ajustados com frequência. Todos esses pacientes necessitarão de circulação extracorpórea durante a cirurgia. O reparo em um único estágio é preferível porque as complicações associadas ao *stent*, como descrito anteriormente, ainda são muito importantes. Porém, alguns pacientes exigem ventilação e traqueostomia prolongadas, sendo que, por fim, 75% permanecerão assintomáticos.[16] Esses pacientes requerem múltiplas broncoscopias. O intensivista deve manter o paciente muito bem sedado e às vezes paralisado por 24-48 horas, para não prejudicar o reparo.

Existe um interesse renovado sobre os *stents*. Os tipos tradicionais, colocados via endoscopia e balonetes, associam-se à formação de tecido de granulação e são difíceis de remover. *Stents* de silicone migram e geram depósitos de tampões mucosos. Surgiram recentemente *stents* biodegradáveis ou absorvíveis do tipo polidioxanone. Ainda os testes são preliminares, mas promissores.[17]

Não há ainda um consenso no que tange à melhor técnica cirúrgica. As mais conhecidas são o da repartição *(split)* da cricoide (RC), a reconstrução laringotraqueal (RLT), reconstrução cricotraqueal (RCT), a ressecção traqueal com anastomose terminoterminal e a traqueoplastia tipo *slide* (TS). Quando a parte estenosada é maior que oito segmentos traqueais, alguns grupos propagam bons resultados com a técnica TS e outros com a interposição de enxertos autólogos traqueais.[14,18,19]

A técnica TS pretende minimizar o problema da frequente formação de tecido de granulação, que aparece principalmente em reparos na região inferior da traqueia. Esse procedimento cirúrgico envolve a divisão transversal da traqueia ao longo do extenso setor estenosado, quando os dois pedaços remanescentes são incisados longitudinalmente e anastomosados lado a lado, duplicando, dessa forma a circunferência traqueal e quadruplicando o diâmetro da via aérea.[16]

Quando existe um seguimento muito longo de estenose, e quando as outras técnicas falham, enxertos autólogos, como o pericárdio e cartilagem costal, são utilizados, porém os resultados não têm sido bons. Baker *et al.* descrevem suas experiências com múltiplas técnicas em 61 casos e concluem que o reparo com enxertos autólogos traqueais *(autograft)* é a técnica que apresenta os melhores resultados. Isto porque o material autólogo já possui epitelização e mantém extrinsecamente o contorno traqueal, que tem potencial para crescimento e ainda é mais facilmente disponível (pelo menos na América do Norte). Contudo a mortalidade ainda é alta, chegando até a 50%.[14,20]

O grupo do hospital Great Ormond Street, Londres, publicou sua experiência de 2000 a 2010 em 199 crianças tratadas com as técnicas de RCT e RC, concluindo que 88% das crianças melhoraram dos sintomas, porém 16,5% precisaram ter a traqueostomia trocada, quando a operação foi em estágio único.[21]

Um adjunto ao tratamento cirúrgico é o uso de uma mistura de Ciprofloxacina e Dexametasona, conhecida em alguns países, como Ciprodex (Alcon Lab, Texas, EUA) no tratamento dos tecidos de granulação que podem se formar após a cirurgia.[17] Em crianças com traqueostomia, 3 gotas são colocadas pelo tubo 3 vezes ao dia, por 5-7 dias, com uso de uma válvula de fala para distribuir melhor a medicação na subglote. Ele pode também ser nebulizado (1 mL para 1 mL de SF). Os autores têm obtido bons resultados, seguindo a publicação inicial de Rutter *et al.*[22]

É importante destacar que essas cirurgias traqueais exigem muitas vezes circulação extracorpórea, o que pode exigir maior atenção do intensivista no período PO com relação ao regime de fluidos e ventilação.

### *Fístula traqueoesofágica (FT)*

Este diagnóstico deve ser considerado em crianças que têm pneumonites recorrentes sem uma causa evidente, que têm crises de tosse, odinofagia, sibilância ou cianose após ingestão de líquidos. Alimentos sólidos são ingeridos sem maiores dificuldades. No exame físico, a distensão gástrica é proeminente, especialmente depois de choro e tosse, pois o ar é passado pela fístula da traqueia para o esôfago e daí para o estômago. Existem cinco tipos de FT, porém a mais comum é aquela em que o esôfago termina em fundo cego, e a conexão fistulosa com a traqueia se faz no esôfago distal. A conexão traqueoesofágica é diminuta, na maioria das vezes, e difícil de se visualizar. Em alguns casos de fístula sem atresia esofágica os pulmões tornam-se um divertículo do esôfago, ocasionando infecções frequentes. A associação Vaters é descrita quando a FT é parte de uma constelação de defeitos envolvendo defeitos vertebrais (V), atresia ou fístula anal (A), traqueia (T), esôfago (E), displasia óssea do rádio ou anomalias renais (R), e artéria umbilical única (S para *single* em inglês). A endoscopia é o exame de escolha, porém o estudo contrastado do esôfago pode ser diagnóstico.[10]

### *Anomalias craniofaciais*

Em um estudo retrospectivo envolvendo 109 pacientes com graus variados de anomalias craniofaciais, 60% necessitaram de algum tipo de intervenção para tratar obstrução de via aérea.²³ O caso mais típico é a sequência de Pierre Robin, onde lactentes portadores apresentam quadro obstrutivo bastante precoce e tende a ser mais grave quando nascidos prematuramente ou têm outras anomalias faciais associadas. No início, a posição prona melhora seu estado significativamente, porém em muitos casos esses pacientes necessitam de correção cirúrgica. Nos pacientes de Pierre Robin, em fase pré-operatória, além de mantermos o paciente em posição prona tenta-se a inserção de tubos nasofaríngeos como medida paliativa até que a cirurgia definitiva realizada. Após intubação (difícil!) e alguns dias de ventilação com pressão positiva, os pacientes passam a ser traqueostomizados se não houver possibilidade de extubá-los. A técnica cirúrgica visa a trazer a língua anteriormente, longe da abertura da faringe, utilizando várias técnicas (glossopexia, liberação dos músculos do assoalho da boca, hipomandibulopexia etc.). Nos pacientes que não melhoram ao redor do segundo ano de vida, procedimentos que aumentam o tamanho da mandíbula são empregados.[16]

Para o intensivista, é importante lembrar que pacientes que se sujeitam a esse tipo de procedimento, bem como outras tantas cirurgias de ossos da face (correção de fraturas múltiplas de mandíbula, maxilares etc.), exigem um cuidado pós-operatório especial. Edema importante da região inferior da face e superior do pescoço é preditivo de intubação prolongada (4-5 dias), e esses pacientes precisam ser observados em UTIP. A presença de fios de aço, mantendo a boca parcialmente ocluída, impossibilita a reintubação (após extubação acidental ou prematura) sem o corte desses fios. Por isso, um cortador tipo "alicate" deve sempre estar presente à beira do leito desses pacientes. No entanto, ventilação com máscara e bolsa geralmente é possível até que a intubação seja efetuada pela pessoa mais experiente do serviço. O cirurgião ou anestesista deve estar presente.

## ■ Problemas neurológicos

Pacientes com problemas neurológicos que interferem com o controle normal dos músculos laríngeos ou da faringe frequentemente desenvolvem obstrução de via aérea. Alguns exemplos típicos são os casos de encefalopatias globais estáticas ou progressivas, lesões do tronco cerebral, lesões envolvendo pares cranianos X e XII ou seus núcleos etc. Na maioria dos casos, a sintomatologia piora durante o sono em razão do relaxamento normal da faringe, que ocorre nesse estágio e pode ser exacerbada por aumento do volume das tonsilas e adenoides.

Muitos desses pacientes são obesos e sonolentos (Síndrome de Pickwickian) e cronicamente hipercápnicos, apresentando episódios frequentes de hipoxemia durante o sono. A cirurgia extraindo tonsilas e adenoides pode beneficiar alguns desses pacientes, prevenindo o surgimento de *cor pulmonale*. Porém, outros permanecem com a obstrução após remoção da obstrução anatômica, demonstrando que o problema pode estar associado ao controle central da respiração. O uso de CPAP nasal ou facial noturno pode ser extremamente benéfico a essas crianças ou adolescentes, podendo evitar a traqueostomia. Alguns procedimentos cirúrgicos dos mais variados têm sido tentados com variados graus de sucesso (uvulopalatoplastia, redução de língua, suspensão de língua e osso hioide, avanço de mandíbula etc.).[16]

A paralisia de cordas vocais pode ser primária, envolvendo 6-10% de todos os casos de obstrução de via aérea congênita ou adquirida durante o nascimento por tração do nervo laríngeo recorrente (trauma obstétrico). Anomalias cardíacas e vasculares afetando o mesmo nervo podem ser encontradas no lactente, ocasionando paralisia unilateral. No caso de crianças mais velhas, a paralisia é geralmente secundária a procedimentos cirúrgicos (PO cardíaco), tumor, trauma, infecção (botulismo), variante de síndrome de Guillian-Barret ou drogas (vincristina e vimblastina).[24] A intoxicação com organofosforados deve ser lembrada como causas aguda e crônica.[25] Os casos graves envolvem a paralisia bilateral e, geralmente, são de origem central. Alguns exemplos são: malformação neurológica central, como Arnold-Chiari, meningoceles, encefaloceles, lesões intracranianas ocupando espaço (hemorragias ou massas tumorais).

Os sintomas mais comuns são choro fraco e rouco, cianose pós-prandial, estridor inspiratório, que piora com agitação e dificuldade de tossir efetivamente. Com infecções as secreções são dificilmente eliminadas, ocasionando um ruído persistente na via aérea alta. A endoscopia faz o diagnóstico, observando a posição das cordas vocais. Se as cordas vocais permanecerem fixas em adução, a traqueostomia é a única terapia.

## ■ Vasculopatias e tumores

### Hemangioma

A presença de hemangiomas geralmente não é somente na via aérea. O estridor é a manifestação básica, que piora com o crescimento da malformação vascular, geralmente ao redor dos 6 meses de vida. A endoscopia confirma o diagnóstico. Os corticosteroides são usados em casos moderados a graves, associados à correção cirúrgica. Intubação prolongada na UTI é a norma após a cirurgia de hemangioma. Existe literatura sugerindo bons resultados do uso de Propranolol sistêmico como tratamento inicial de hemangiomas de área subglotica.[26]

### Anéis vasculares

Anomalias no desenvolvimento dos arcos aórticos pares podem levar à obstrução de via aérea pelos grandes vasos. Um estudo aponta anéis vasculares como a causa de 11% dos estridores em crianças menores de 1 ano, sendo que esses defeitos representam 1% das cardiopatias congênitas. Os dois tipos mais comuns de anéis completos são: arco aórtico duplo e arco aórtico à direita com subclávia esquerda aberrante e ligamento arterioso esquerdo, perfazendo 85-95% dos casos.[27-29] Os outros defeitos encontrados são: artéria inominada anômala, artéria carótida primitiva esquerda anômala (originando-se mais à direita que o usual e passando anterior à traqueia), artéria subclávia direita anterior comprimindo traqueia e esôfago posteriormente e origem aberrante da artéria pulmonar esquerda (banda pulmonar). A associação desses defeitos à cardiopatia congênita faz-se presente em 5-50% dos casos, dependendo do tipo de anomalia.[30] Os defeitos associados mais comuns são: tetralogia de Fallot e canal atrioventricular; os não cardíacos são estenoses brônquicas e hipoplasia traqueal.[31]

Os sintomas iniciam cedo, usualmente no primeiro ano de vida, sendo mais agudos com o duplo arco aórtico; sinais mais tardios e menos agudos são mais indicativos de aorta à direita associada a ducto ou ligamento arterioso circundando a traqueia. No caso de anomalias que apresentam apenas compressão anterior da via aérea, como, por exemplo, carótida esquerda aberrante e artérias inominadas anormais, os sinais manifestam-se de forma menos aguda ainda.[12] No caso de bandas pulmonares, os sintomas são somente respiratórios.[31]

Estridor persistente, tosse ladrante, tiragem subcostal, taquipneia e disfagia com vômito podem ser sinais iniciais de anéis vasculares que circundam o esôfago e a traqueia. Os pacientes podem apresentar-se com apneia ou cianose precipitadas por alimentação – o bolo alimentar comprime a parte mole posterior da traqueia na região do anel. Morte súbita pode acontecer. O resfriado comum pode precipitar grave dificuldade respiratória nesses casos, e alguns pacientes apresentam pneumonias recorrentes. A disfagia é um sinal presente em crianças mais velhas.[28] Os sintomas respiratórios podem ser intermitentes e ser aliviados com a posição da criança; podem piorar com a flexão do pescoço e o choro. A extensão do pescoço pode fazer diminuir o ruído (estridor) na respiração.

O diagnóstico é feito utilizando-se vários exames complementares. A radiografia simples de tórax e pescoço pode demonstrar desvio traqueal, sugerindo arco aórtico à direita. Estreitamento da traqueia, arqueamento da mesma e aeração anormal dos pulmões podem também ser visualizados. No caso de banda pulmonar, o pulmão direito pode apresentar-se hiperinsuflado. Exame baritado de esôfago pode ser virtualmente diagnóstico mostrando indentações (direita, esquerda e posterior para anéis vasculares e anterior para bandas pulmonares). A ecocardiografia é útil em delinear a anatomia do anel vascular e afastar cardiopatias associadas. Porém, a RM com técnica de angiografia com reconstrução é superior à US em demarcar a anatomia, principalmente na presença de cordas fibrosas ou interrupção de estruturas. A broncoscopia, por fim, auxilia no delineamento de anomalias traqueais. O cateterismo cardíaco é raramente necessário.[31]

O tratamento é cirúrgico para as crianças que apresentam sintomas e evidência radiológica de compressão traqueal, com mortalidade menor que 5%. Porém, no caso de bandagem da pulmonar, a mortalidade pode ser mais alta, atingindo até 50%.[31] O vaso anterior é cortado nos pacientes que apresentam duplo arco aórtico. Anomalias de artéria inominada e de carótida não podem ser reparadas da mesma forma; portanto, a adventícia desses vasos é puxada com fios de sutura até o esterno. A anomalia da artéria pulmonar esquerda é reparada com a criança sendo colocada em CEC, com o corte na sua origem e a reanastomose ao tronco da artéria pulmonar após trazê-la para frente da traqueia. Recente publicação mostra várias técnicas de reparo traqueal com apenas quatro mortes na população de reparo da artéria pulmonar esquerda com CEC. Todos os pacientes tiveram TC, ecografias e broncoscopias prévias. Mais recentemente, os autores estão utilizando a técnica de traqueoplastia em *slide* para o reparo.[32]

Cuidados pós-operatórios envolvem atenção especial ao estado respiratório. Aproximadamente 10% dos casos continuarão com sintomas respiratórios no PO, que desaparecerão em torno de um ano. Com essa condição podem coexistir graves anomalias da traqueia (traqueomalacia) e estenose brônquica, muitas vezes exigindo reparo cirúrgico.[29,30] Não é incomum intubação e ventilação mecânica prolongadas na UTIP, e broncoscopias sequenciais podem ser necessárias após extubação para remoção de excesso de tecido granuloso.[29] Infecções mediastinais e lesão do nervo laríngeo recorrente são também complicações não infrequentes.[31]

## Patologias Infecciosas

### Crupe e epiglotite

Dentre as causas infecciosas, a crupe e a epiglotite destacam-se por sua frequência e potencial gravidade. Sendo importante sua rápida diferenciação pelas manifestações clínicas. Tibballs e Watson mostraram, em publicação recente, que a vontade do paciente em ficar sentado e ficar babando são sinais muito mais predominantes nas epiglotites do que no crupe (Figs. 23-3 e 23-4).[33]

Anatomicamente diferenciam-se por acometerem diferentes áreas da árvore respiratória (Fig. 23-5).

### Epiglotite

A epiglotite é uma condição felizmente rara em nossos dias, mas que exige terapia urgente e apropriada pela sua rápida progressão e risco de obstrução total da via aérea. Trata-se de uma inflamação aguda da região supraglótica, que afeta em sua maioria crianças entre 2 e 4 anos de idade. Porém até 33% das crianças podem ser menores que 2 anos.[1] Felizmente, em

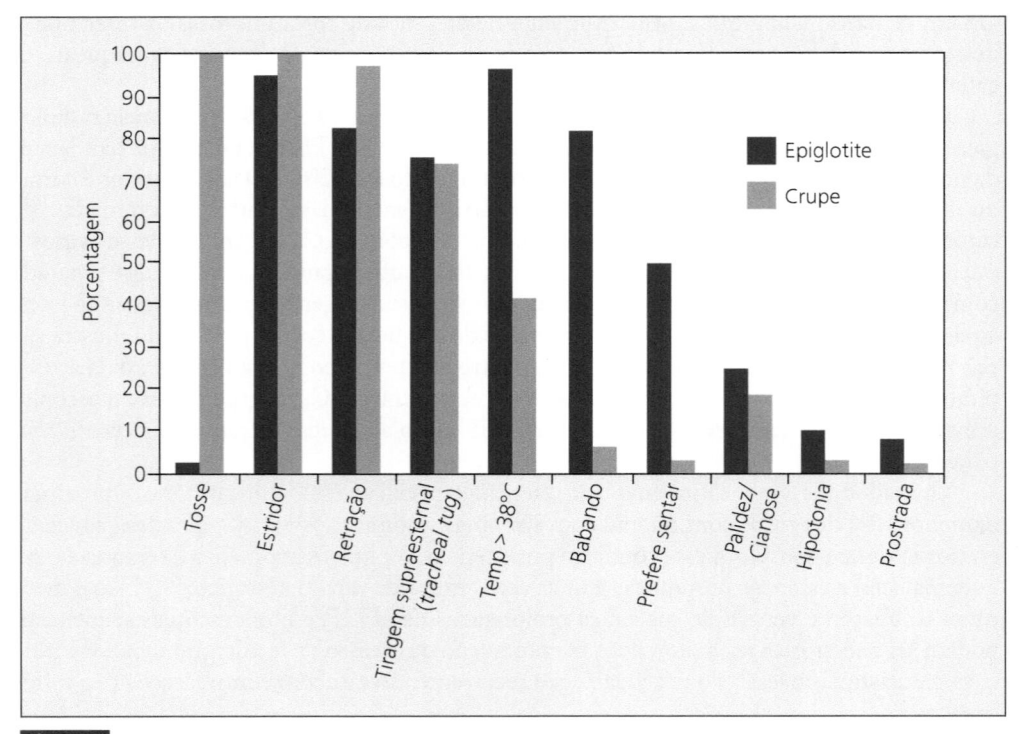

**Fig. 23-3**

Sinais de epiglotite e crupe. Diferenças na incidência de tosse: P < 0,001, estridor NS, retração P < 0,001, tiragem supraesternal NS, temperatura > 38°C P < 0,001, babando P < 0,001, prefere sentar P < 0,001, pálido/cianose NS, hipotonia NS, NS prostrada. NS, não significativo.[33]

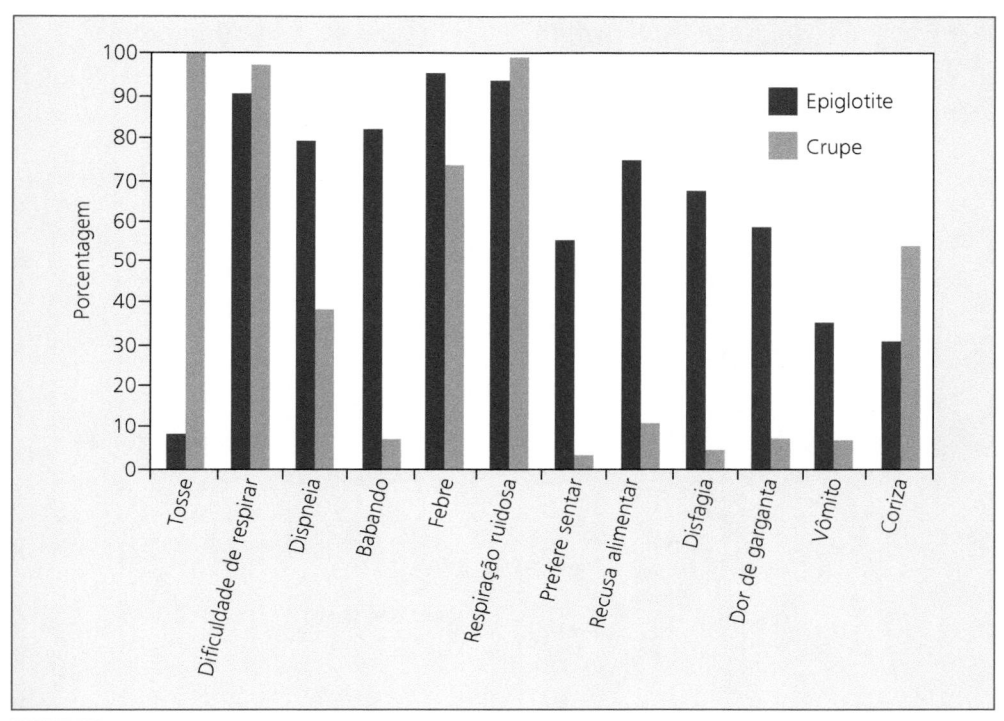

**Fig. 23-4**

Sintomas de epiglotite e crupe. Diferenças na incidência de: tosse P < 0,001, dificuldade de respirar P = 0,029, disfonia P < 0,001, babando P < 0,001, P = 0,012 febre, respiração ruidosa P = 0,018, prefere sentar P < 0,001, recusa alimentar P < 0,001, disfagia P < 0,001, dor de garganta P < 0,001, P < 0,001 vômitos, coriza P < 0,001.[33]

razão da vacinação contra o *Hemophilus influenzae* tipo B, a incidência desta doença tem decrescido dramaticamente, porém a idade para os surgimentos subiu com pico em 7 anos de idade. Outros microrganismos podem causar epiglotite, incluindo *Staphilococcus aureus*, *Klebsiela* sp. ou *Candida albicans*.

O curso clínico caracteriza-se por febre de surgimento recente e progressão rápida, estridor e disfagia. A criança apresenta-se tóxica, prostrada e posiciona-se caracteristicamente, de forma que seu tórax inclina-se para frente, com posição preferencial sentada, respiração bucal e a hipersalivação. Não sendo deglutida, a saliva escorre para fora da boca.

## Tratamento

Idealmente, a criança com epiglotite deve ser manejada em bloco cirúrgico, em colaboração com o cirurgião pediátrico de maior experiência com via aérea e um anestesista pediátrico. Radiografias laterais de pescoço só vão atrasar o manejo, com risco de vida pelo estresse que acarretam. Se existir dúvida e a criança ainda apresentar-se estável, o clássico sinal de "dedo polegar"

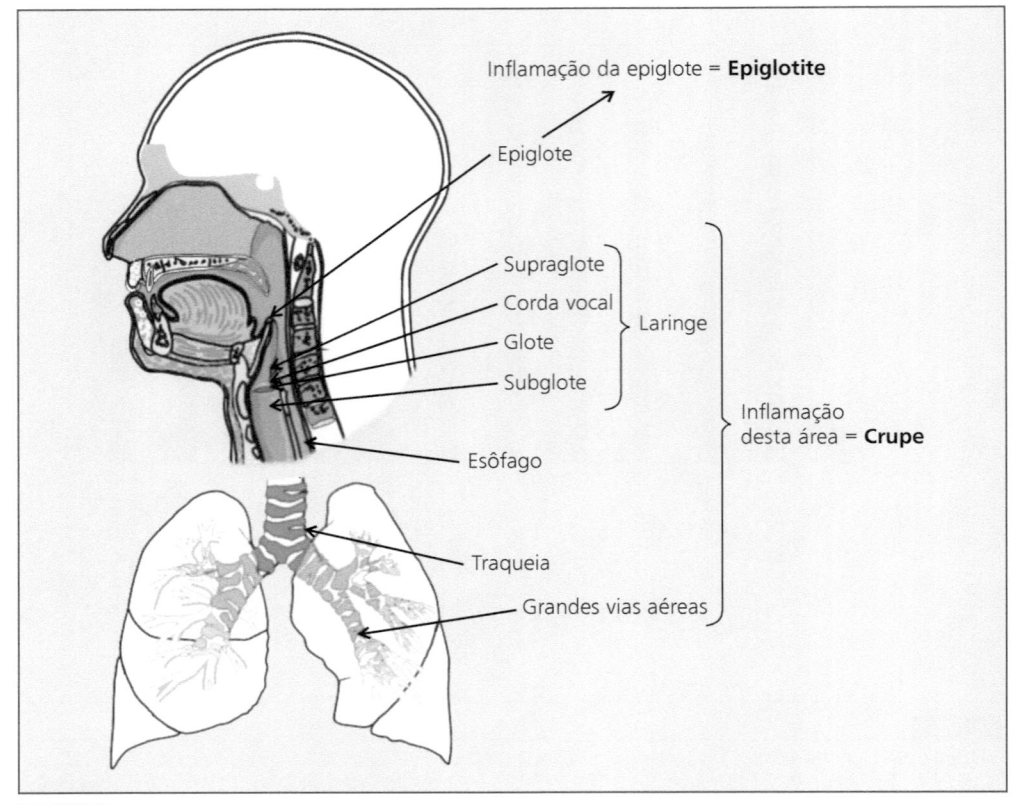

**Fig. 23-5**
Áreas da árvore respiratória que são acometidas por crupe e epiglotite.

algumas vezes pode ser visto. O antibiótico (ampicilina, ceftriaxona, cefuroxima, ou cefotaxima) deve ser administrado após a via aérea ter sido assegurada e a hemocultura obtida.

Mantenha a criança sentada. Procure acalmá-la com a presença constante dos pais ou pessoa conhecida. Administre $O_2$ umidificado e monitorize a saturação de oxigênio através do saturômetro de pulso.

Prepare o cirurgião e o anestesista de forma que exista material para cricotireotomia ou traqueostomia disponíveis. O profissional com mais experiência em obter via aérea deve ser o responsável pelo procedimento.

A técnica de anestesia deve ser uma que permita à criança respirar espontaneamente. Em razão da inflamação, podem ser difíceis identificar as estruturas na hipofaringe. Uma compressão torácica permite a saída de bolhas de ar pela glote, indicando que ali deve ser passado o tubo endotraqueal, utilizando-se tubo de tamanho menor que o usual para a idade (-0,5 mm). A obtenção de veia periférica deve ser feita quando a criança estiver parcialmente anestesiada (preferentemente com gases anestésicos), embora alguns autores prefiram que se corra o risco de obter acesso antes de a anestesia começar.

Se com a laringoscopia direta ou uso de broncoscópio não foi possível intubar, a cricotireotomia ou traqueostomia deve ser realizada.[7]

A criança intubada ficará na UTIP, ventilada com mínima PEEP para prevenir atelectasias e com pressão de suporte, com restrição de movimentos (mãos contidas) e sedação. O momento da extubação será decidido com base em fatores clínicos e a história natural da doença. A maioria dos casos pode ser extubada dentro de 24 horas, desde que a criança esteja hidratada, afebril e exista um escape de ar ao redor do tubo endotraqueal. A espera pelo escape de ar é posição controversa. Alguns preferem examinar a região da glote para verificar a volta à normalidade nas estruturas anatômicas. Se a extubação não puder ser feita em 4-5 dias, está indicada a endoscopia para verificar a possibilidade de granulação ou de outra anormalidade ainda não diagnosticada. Aproximadamente 10% dos pacientes apresentarão estridor após a extubação, que responde às medidas convencionais.

## Laringites – crupe

Síndrome do crupe refere-se a um grupo de doenças que variam em envolvimento anatômico e agentes etiológicos e que incluem laringotraqueíte, crupe espasmódico ou laringite estridulosa, traqueíte bacteriana, laringotraqueobronquite e laringotraqueopneumonite. O termo laringotraqueíte é usado sem distinção da laringotraqueobronquite na literatura, porém parecem representar duas entidades distintas. Outra área de controvérsia nesse tópico é com relação à laringite estridulosa, ou crupe espasmódico. Optamos por descrever o crupe espasmódico como uma diferente entidade da laringite viral para efeitos didáticos, pois parece que se trata da mesma doença com espectros de gravidade diferentes.[34,35] Existe, porém, uma corrente na literatura que afirma que tratam-se de doenças diferentes, pois a histologia dos tecidos na laringite espasmódica mostra edema não inflamatório.[36]

Os critérios de Westley estratificam crupe em níveis de gravidade sendo útil para tomar uma conduta clínica com mais segurança (Quadro 23-3).

Laringotraqueíte (LT) (ou laringite viral aguda como é conhecida no nosso meio) é uma doença comum (incidência de 3/100 crianças menores que 6 anos), afetando desde lactentes de 3 meses a crianças de 5 anos, a maioria ao redor de 18 meses. Normalmente uma doença benigna, apenas 2% dos casos necessitam de admissão hospitalar, sendo que 0,5% a 2% dos internados necessitarão de intubação e ventilação mecânica.[34,35,37] No levantamento epidemiológico de 16 anos (1978-1994) da UTIP do Hospital São Lucas da PUC-RS, P. Einloft lista laringite como perfazendo 2,3% das internações na unidade.[38]

Os sinais e sintomas clássicos da LT são a febre baixa, que acompanha um pródromo viral de alguns dias que subsequentemente se associa à tosse rouca ou "ladrante" (semelhante a um cachorro ou à foca) e estridor inspiratório (podendo ser bifásico em casos mais graves).[39] Em razão de as cordas vocais serem poupadas, com frequência a voz da criança é normal.[40]

O diagnóstico diferencial envolve epiglotite, traqueíte bacteriana, abscesso peritonsiliano, uvulite, corpo estranho, hemangioma e neoplasia (incluindo massas no mediastino anterior).[39]

| QUADRO 23-3 | Critérios de Westley para avaliação do crupe[5] |
|---|---|
| **Escore clínico de crupe** | **Pontuação** |
| **Nível de consciência** | |
| Normal (incluindo o sono) | 0 |
| Desorientado | 5 |
| **Cianose** | |
| Nenhuma | 0 |
| Cianose com agitação | 4 |
| Cianose em repouso | 5 |
| **Estridor** | |
| Nenhum | 0 |
| Quando agitado | 1 |
| Em repouso | 2 |
| **Entrada de ar** | |
| Normal | 0 |
| Diminuída | 1 |
| Acentuadamente diminuída | 2 |
| **Retrações** | |
| Nenhuma | 0 |
| Leve | 1 |
| Moderada | 2 |
| Grave | 3 |
| **Categorias de crupe** | |
| ▪ Leve: 0-2 | |
| ▪ Moderada: 3-5 | |
| ▪ Grave: 6-11 | |
| ▪ Risco imediato de vida: 12-17 | |

Adaptado de Sasidaran et al.[5]

Existem sistemas de escore que servem para graduar o grau de dificuldade respiratória associada ao crupe e assim pode-se verificar a resposta ao tratamento. Os mais conhecidos são os de Westley modificado e o de Geelhoed.[35,41] O grau de tiragem intercostal e subcostal não se correlaciona muito bem com gravidade, mas existe evidência de que a cornagem supraesternal, quando presente, é um sinal de alerta para iminente obstrução. O vírus parainfluenza é o causador de aproximadamente 75% dos casos, porém adenovírus, sincicial respiratório e influenza perfazem o restante.

O diagnóstico é basicamente clínico, contudo a radiografia de pescoço, quando realizada, pode demonstrar estreitamento (sinal de "ponta de lápis"). O hemograma não auxilia no diagnóstico. O uso da endoscopia deve ficar reservado para casos atípicos.[39] Para se averiguar a gravidade do quadro, alguns autores propõem a identificação de pulso paradoxal, da mesma forma que se utilizaria em asma.[41]

## Tratamento

### Umidificação e oxigênio

O ar ou o oxigênio umidificado e a hidratação adequada são as medidas mais tradicionais no crupe. A administração de oxigênio, necessário se existe dessaturação, pode ser feita por cânula nasal, tubos ou máscara facial. Oxigênio por cânulas nasais ocasiona ressecamento da via aérea com espessamento de secreções, aumento de perda insensível de água e diminuição da função mucociliar. A umidificação faz-se com uso de umidificador de passagem ou de bolhas, de parede – tipo frio – ou com aparelhos aquecedores (mais importante para pacientes intubados).[1] O uso de tendas ou "crupetes" caiu em desuso, pelo isolamento e separação da criança dos seus pais e disseminação de infecção por *Pseudomonas* sp. nas enfermarias. Em nosso meio, a umidificação é feita com tubos de grosso calibre chamados *blow-by* conectados a borbulhador frio de parede ou com máscaras faciais. A umidificação teoricamente poderia melhorar a eliminação de secreções pela tosse, acalmar a via aérea inflamada, fazendo com que a criança se sinta mais confortável.[42] Estudos em animais demonstram que o vapor úmido poderia ativar mecanorreceptores na laringe que produziriam uma diminuição, por mecanismo reflexo, na frequência respiratória.[36] No entanto, a efetividade dessa modalidade terapêutica sempre foi questionada, e até há pouco tempo não existiam estudos controlados para testá-la. Neto *et al.* publicaram um estudo randomizado que avaliou umidificação na presença de corticoide e variáveis doses de adrenalina racêmica a critério do médico atendente.[43] Não houve vantagem na melhora dos sintomas (com base em escore) no grupo com umidificação. Um cuidado deve-se ter ao utilizar-se umidificação: crianças com sibilância por laringotraqueobronquite e pneumonite podem ter seu broncoespasmo agravado pelo vapor.[36]

### Adrenalina 1:1.000

A adrenalina racêmica (R) (a 2,25%) sob forma de nebulização foi descrita já em 1971 como terapia para o crupe, porém não existe mais no mercado. A Adrenalina exerce seu efeito como vasoconstritor (efeito α-adrenérgico) na mucosa da região subglótica, consequentemente diminuindo o edema. O efeito β-adrenérgico pode beneficiar os pacientes com concomitante sibilância, relaxando a musculatura brônquica. A forma L é o componente ativo; portanto, a adrenalina pura (L) é a forma usada atualmente com eficácia similar.[35] A dose é de 0,5 mL de adrenalina 1:1.000 para cada 1 a 2 quilogramas de peso (máximo de 5 mL). O efeito desaparece em 2 horas, e o benefício máximo é observado em 30-60 minutos após a nebulização.[44] Vários estudos prospectivos também foram necessários para finalmente demonstrar que a adrenalina, além de melhorar o estado clínico do paciente, pode prevenir intubações.[34,42]

Existia um dogma de que pacientes recebendo esse tratamento deveriam ser admitidos em hospital e observados por 24 horas, pelo medo do chamado "efeito rebote", causador de maior obstrução por súbita piora do edema. Estudos recentes indicam que pacientes podem ser observados em sala de emergência/urgência e mandados para casa após um período de observação de aproximadamente 2-4 horas, especialmente se corticoide foi usado concomitantemente.[7,45] Aproximadamente 5% dos pacientes tratados com adrenalina e esteroides e que receberam alta na sala de emergência voltarão para receber atenção médica, porém o retorno dos quadros é raro em crianças com mínimos sintomas (escores de 0-2).[35]

## Corticosteroides

Não há mais dúvida sobre o benefício dos corticosteroides em atenuar o curso clínico do crupe em pacientes internados e ambulatoriais, como demonstra com clareza a revisão sistemática do comitê Cochrane, de 2011. A evidência é de nível 1a, de alta qualidade.[46] Comparadas a placebo, crianças que receberam esteroides necessitaram de menos adrenalina racêmica, a estada na emergência foi mais curta, e ainda o tempo de permanência hospitalar foi abreviado. O mecanismo de ação do corticoide em crupe ainda não está bem definido, embora as suas propriedades anti-inflamatórias pareçam ser a razão mais plausível. Alguns autores sugerem que, graças à sua rápida ação (2 horas), outro mecanismo seja responsável. Sugerem que a droga diminui a vasodilatação capilar da mucosa e sua permeabilidade.[45]

- *Via oral:* a dexametasona por via oral (VO) demonstrou ser tão eficaz quanto à administração IM, sendo porém mais barata, menos invasiva e mais fácil de administrar. O uso de IM só se justifica se o paciente não puder receber VO ou estiver vomitando. Seis estudos clínicos compararam essa droga contra placebo, e todos eles demonstraram resposta positiva.[35] A dose mais comumente estudada é de 0,6 mg/kg (com máxima dosagem de 10 mg), o que equivale a 6 mg/kg de prednisolona em termos de efeito corticosteroide – uma dose talvez até alta demais para o crupe. Isso motivou os pesquisadores a diminuí-la em posteriores estudos. Geelhoed *et al.* demonstraram, estudando prospectivamente 120 crianças, que não houve diferenças na melhora dos escores de crupe, número de admissões hospitalares e necessidade de adrenalina R, com doses de 0,3 mg/kg, e posteriormente 0,15 mg/kg/dose PO. Embora com número pequeno de casos em cada grupo, o estudo sugere que se podem utilizar doses orais menores.[47] Muitos serviços continuam utilizando 0,6 mg/kg/dose.

- *Via inalatória:* recentes estudos mostram que a budesonida (2 mg) por nebulização é tão eficaz quanto a dexametasona via IM em reduzir hospitalizações e melhorar o quadro clínico em casos de leve a moderada gravidade que se apresentam na sala de emergência.[45] Com base em estudos randomizados, pode-se calcular que cinco pacientes precisam ser nebulizados com budesonida, para evitar uma admissão hospitalar.[44] A budesonida é um glicocorticosteroide sintético com forte atividade anti-inflamatória tópica e baixa atividade sistêmica.[37] A dexametasona também pode ser usada por via inalatória, com resultados semelhantes ao da budesonida, porém um estudo demonstrou ausência de efeito sustentado em dois casos de traqueíte bacteriana (pacientes neutropênicos).[48]

Existe vantagem em adicionar corticoide nebulizado via oral? Klassen *et al.*, em Ontário, Canadá, demonstraram com um estudo randomizado que sim. De 50 pacientes estudados que receberam uma dose oral de dexametasona, 21 que receberam budesonida por nebulização tiveram melhora significativa nos escores de crupe *versus* somente 14 que foram nebulizados com SF (placebo). Os autores concluíram que budesonida nebulizada exerce benefício adicional em pacientes com crupe leve a moderado.[49]

Um estudo recente realizado em duas emergências canadenses comparou os três regimes de administração – IM, VO ou nebulização – e concluiu que eles são igualmente eficazes, de modo que se sugere que a VO seja a preferencial pela facilidade de administração e menor custo.[50]

## Admissão em UTIP e intubação

Qualquer criança com sinais de obstrução progressiva e sinais de hipóxia deve ser admitida em uma UTIP. A decisão de intubar deve ser com base principalmente em critérios clínicos que indiquem hipercapnia e iminente insuficiência respiratória, incluindo aumento no estridor, frequência respiratória, frequência cardíaca, tiragem e aparecimento de cianose, sinais de cansaço e alteração no estado mental da criança.[36]

O tubo a ser utilizado deve ser, pelo menos, 0,5 mm menor que o calculado para a idade. A extubação só acontecerá em média 5-7 dias após, podendo ser feita na dependência da presença de escape de ar e melhora do quadro geral do paciente. É importante destacar que esses pacientes podem ser mantidos com pressão de suporte apenas e PEEP adequada para evitar atelectasias. A sedação é fundamental nos primeiros dias de tratamento, com restrição dos movimentos da criança (ataduras macias nas mãos) para se evitar autoextubação. A partir de alguns dias, as crianças maiores aprendem que o tubo é a garantia de sua via aérea, e a sedação pode ser minimizada com cuidado.

## Outras medidas

Mistura hélio e oxigênio (heliox). A densidade do gás hélio é menor que a do ar. Assim sendo, a sua utilização como carreador de $O_2$ ocasionará uma resistência menor ao fluxo de ar na via aérea alta, onde existe normalmente um fluxo turbulento. Isso diminuirá o trabalho respiratório. A mistura de oxigênio e hélio (heliox) deve ser administrada em uma proporção de 40/60% respectivamente, pois com oxigênio em maior porcentagem o efeito antiturbulência do hélio se perde. A maioria desses pacientes é hipoxêmica, daí que não se recomenda o aumento da proporção de hélio na mistura.[1]

Uma variante da laringotraqueíte viral é a chamada laringite ulcerativa que habitualmente é causada por infecção por herpes simples.[51] Esse organismo pode causar também epiglotite e traqueíte em pacientes imunocompetentes, mas a maioria dos casos graves envolve pacientes oncológicos, aidéticos etc. com imunodeficiência. Quando existe crupe de curso atípico, a presença de ulceração na orofaringe ou gengivoestomatite pode ser sugestiva de laringite ulcerativa. Contudo, certos casos desta forma de laringite têm sido descritos com orofaringe normal.[51] O diagnóstico é feito por endoscopia. O tratamento deve incluir o uso de antivirais do tipo aciclovir, e o uso de esteroides pode agravar o quadro, sendo contraindicado.

Seguindo a Classificação de gravidade de Westley, pode-se estabelecer a seguinte tomada de decisão (ver Quadro 23-4).

### Crupe espasmódico ou laringite estridulosa

A laringite estridulosa (LE) parece ser de origem alérgica, e não inflamatória, cujo fator desencadeante pode ser uma infecção viral pelos mesmos vírus que tendem a causar a laringotraqueíte. Talvez exista nessas crianças uma sensibilidade a certos antígenos virais.[36]

A LE tende a ocorrer durante a noite, tipicamente em crianças entre 3 meses a 3 anos de idade. No início, é difícil distingui-la da laringotraqueíte tradicional, pois a criança pode vir apresentando os sintomas de um resfriado, mas com um aspecto sadio. Inicialmente o paci-

| QUADRO 23-4 | Diretrizes de terapia do crupe com base na pontuação de Westley[5] | |
|---|---|---|
| Pontuação | Categorias | Manejo |
| 0-2 | Leve | Nebulização com Budesonida 1 dose, ou Dexametasona 1 dose de 0,6 mg/kg IV ou IM; se a criança tiver mais de 6 meses e os pais forem confiáveis, a criança pode ter alta<br>Aconselhar manter nebulização em casa |
| 3-5 | Moderada | Dexametasona 0,6 mg/kg IM ou IV *status*; oxigênio umidificado frio; minimizar situações que podem precipitar angústia/inquietação na criança<br>Monitorizar usando a pontuação de Westley em intervalos de 30 minutos e reclassificar<br>Criança pode ter alta só quando passar para a categoria Leve no final de 6 horas, tendo idade superior a 6 meses e pais confiáveis |
| 6-11 | Grave | Dexametasona 0,6 mg/kg IM ou IV imediatamente após chegada; oxigênio umidificado frio; minimizar as situações que podem precipitar angústia/inquietação na criança; Administrar 5 mL de adrenalina 1:1.000 (5 mg) solução de nebulização. Monitorizar usando a pontuação de Westley em intervalos de 30 minutos e reclassificar de acordo com a pontuação<br>Se responsiva à terapia inicial:<br>• Criança pode ser observada na emergência se ela passou para a classificação moderada<br>• A recorrência da angústia respiratória pode ser tratada com nebulização de adrenalina de repetição, Dexametasona 0,6 mg/kg/dose de hora em hora a cada 6 horas, fazendo 4 doses<br>Se não responsiva à terapia inicial:<br>• Devem-se estabilizar as vias aéreas e encaminhar aos cuidados de UTI |
| 12-17 | Risco imediato de vida | Estabilização das vias aéreas (intubação/traqueostomia) e assistência na UTI |

Adapatado de Sasidaran *et al.*[5]

ente acorda à noite com tosse ladrante, seca, intensa e desenvolve dispneia subitamente, além de apresentar típico estridor, mantendo-se afebril. A história clássica é de súbita melhora com o contato com ar frio ambiental ou administração de vapor (no chuveiro!), permanecendo no dia seguinte uma rouquidão leve e tosse rouca. Os sintomas representam um súbito edema da região subglótica, e a criança pode ter ataques repetidos na mesma noite ou em noites subsequentes. Não é incomum a recorrência do quadro.

À endoscopia, a mucosa laríngea aparece apenas edemaciada no crupe espasmódico e vermelha e inflamada na laringotraqueíte.[36]

O tratamento é de suporte, com ar ou oxigênio umidificado quando a criança chega a ser admitida na sala de emergência. A partir daí o tratamento segue a mesma linha de conduta da laringotraqueíte, com uso de corticoide e adrenalina racêmica.[52] Na dúvida entre laringotraqueíte e crupe espasmódico, errar em favor da primeira.

## Laringotraqueíte bacteriana (ou pseudomembranosa, membranosa ou crupe bacteriano)

Esta condição é uma forma grave de laringotraqueobronquite. O organismo isolado com mais frequência na América do Norte é o *Staphilococcus aureus*, porém H. *influenzae*, *Streptococcus* piogênico (grupo A), *S. pneumoniae*, *Neisseria* sp., *Moraxella catarralis*, *Klebsiella* sp. e outros podem também causá-la. Em um estudo retrospectivo recente, uma revisão dos aspirados traqueais obtidos de 14 pacientes com laringotraqueíte bacteriana, diagnosticados por visualização direta, revelou que 13 dos 30 isolamentos eram de germes anaeróbios, como *Peptostreptococcus*, *Prevotella* e *Fusobacterium*. Mais de 75% das culturas obtidas continham mais de um organismo, sugerindo que uma vez lesada (por uma infecção viral prévia), a mucosa torna-se vulnerável à colonização bacteriana, levando eventualmente a infecções oportunistas.[16,53]

A confirmação diagnóstica se faz com endoscopia, demonstrando um exsudato purulento difuso na laringe e traqueia, com necrose da mucosa (formando pseudomembranas). Nos lactentes, a obstrução pode ser séria a ponto de ocluir a via aérea, requerendo-se intubação imediata. A hemocultura é geralmente negativa; assim, o germe deve ser isolado da via aérea. O leucograma pode mostrar leucocitose com desvio à esquerda. A radiografia lateral de pescoço pode evidenciar grave estreitamento subglótico ou traqueal difuso e/ou irregularidade dos contornos traqueais; porém ele pode ser normal.

O quadro clínico inicial é de uma laringotraqueíte viral; no entanto, ocorre uma piora gradual do paciente, com febre alta, toxicidade, prostração e progressiva obstrução da via aérea. O detalhe importante é que a criança não responde bem à terapia usual para o crupe. A progressão para obstrução total da via aérea e parada respiratória não é incomum. Diferente da epiglotite, sialorreia e disfagia não são comuns, e o paciente não assume a posição corporal típica desta. Não é raro observar laringotraqueíte bacteriana progredindo para SARA, síndrome do choque tóxico e septicemia.[54,55]

Um estudo em particular relata uma forma menos agressiva de laringotraqueíte bacteriana e questiona o dogma de "doença sempre grave". Os autores avaliaram retrospectivamente durante um período de 14 meses 46 crianças que foram admitidas em uma UTIP com esse diagnóstico. Comparando com prévios estudos, as crianças desse grupo eram mais velhas (69,3 ± 6,8 meses) e menos tóxicas. Somente 57% (26/46) necessitaram de intubação. Os intubados eram mais jovens (46,9 ± 6,5 vs. 98,9 ± 9,9 meses). *Moraxella catarrhalis* foi o germe identificado em 27% (12/45) das culturas, enquanto o vírus da influenza A foi identificado em 72% (18/25) das culturas. Os pacientes não tiveram maiores complicações.[56]

### Tratamento

1. **Obtenção de via aérea:** os cuidados são semelhantes ao da epiglotite. O diagnóstico é, sobretudo, clínico; a laringoscopia direta e a intubação não devem ser adiadas nos casos duvidosos ou graves. A intubação endotraqueal se fará como descrito em laringotraqueíte viral, sempre utilizando tubo 0,5a1 mm menor que o indicado para o tamanho e a idade da criança. Não é infrequente a necessidade de se trocar o tubo com frequência em razão da quantidade de secreção que passa a obstruí-lo. Por isso, a aspiração do tubo

endotraqueal deve ser feita com maior frequência. O paciente deverá ser convenientemente sedado e ter sua dor controlada, e o tempo de permanência intubado é maior que na laringotraqueíte viral e na epiglotite (aproximadamente 10 dias).
2. **Antibióticos:** cobertura para os germes indicados se faz necessária (vancomicina associada à cefalosporina de 3ª ou 4ª geração).
3. **Umidificação, adrenalina e corticosteroide:** sem valor terapêutico para essa condição, a não ser que exista edema subglótico pós-extubação.

### Abscesso retrofaríngeo e angina de Ludwig

O espaço retrofaríngeo é susceptível à infecção por causa da drenagem linfática local, que provém dos seios da face, nasofaringe e tubas auditivas. A região é delimitada pela fáscia pré-vertebral cervical na linha média, estendendo-se desde a base do crânio até o nível da segunda vértebra torácica. É uma área de tecidos macios envolvidos por uma rígida formação óssea. O abscesso retrofaríngeo é causa de aproximadamente 2% de todos os estridores.[57]

Tipicamente a criança se apresenta com uma história de um resfriado prolongado, dor de garganta e febre. Ao exame, tem uma aparência tóxica, meningismo, estridor, disfagia e dificuldade para deglutir (odinofagia) e manipular secreções. A faixa etária é menos de 6 anos de idade em 96% dos casos, pela atrofia dos gânglios linfáticos retrofaríngeos nas crianças maiores.[57] O diagnóstico pode ser auxiliado por radiografia de pescoço, evidenciando alargamento dos tecidos moles pré-vertebrais, entre a coluna de ar e a linha óssea, detectável em 88-100% dos casos.[10,57]

As complicações envolvem mediastinite, ruptura do abscesso com obstrução da via aérea ou obstrução local (sem ruptura) pelo efeito de massa e hemorragia.

O tratamento envolve a administração de antibióticos, incisão e drenagem cirúrgica.

A angina de Ludwig é uma celulite que resulta de um abscesso dentário que se estende pela fáscia, músculo e tecidos conjuntivos da boca. Ocorre uma induração na região para-hióidea e edema da língua, que origina os sintomas característicos: disfagia, trismo, sialorreia e a dor na boca. Os organismos mais encontrados são o *Streptococcus* β-hemolítico do grupo A, *Staphilococcus* sp. e os anaeróbios.

O tratamento é feito com antibióticos (clindamicina para casos leves, penicilina e metronidazol para casos mais graves). A drenagem cirúrgica por vezes é necessária.[10]

Abscesso peritonsiliano também pode ocasionalmente levar à obstrução da via aérea, e os sintomas são semelhantes ao abscesso retrofaríngeo, com dor e dificuldade para falar, voz abafada, sialorreia e disfagia. É uma entidade muito rara em crianças.

Não se pode esquecer que a mononucleose infecciosa e a simples tonsilite aguda podem causar obstrução importante da via aérea em crianças, por edema importante dessas glândulas, muitas vezes exigindo intubação.

### Difteria

Patologia grave, rara, mais prevalente nas regiões nordeste e sudeste, como uma taxa de mortalidade de 5 a 10%, prevalente nas faixas etárias de 1 a 4 e 10 a 19 anos causada pelo *Corynebacterium diphteriae* tendo um período de incubação em torno de 5 dias. A suspeita diagnóstica se faz pela visualização de placas branco-nacaradas no palato mole, tendo sua confirmação através da cultura; entretanto o tratamento deve ser iniciado imediatamente após o diagnóstico presuntivo. O tratamento é o soro antidiftérico, associado à antibioticoterapia e à manutenção da via aérea. A miocardite é a maior causa de óbito a partir da segunda semana de doença.

- **Inflamação e trauma**

*Obstrução alta pós-extubação (ou laringite pós-intubação – LPI)*

Intubação endotraqueal é algo rotineiro para o intensivista pediátrico. No entanto, a lesão da via aérea pós-extubação, mostrando-se como estridor inspiratório, continua a desafiar o intensivista e, infelizmente, um razoável número de pacientes desenvolve obstrução grave o suficiente para requerer reintubação. A qualidade dos atuais tubos permite menor índice de lesão na via aérea, mesmo com uso relativamente prolongado.[58] Mesmo assim, a incidência de LPI varia entre 2,4 a 37%, sendo mais comumente presente em pacientes entre 1 a 4 anos de idade.[10,59,60] Um recente estudo prospectivo demonstrou que 7% de pacientes inicialmente intubados em determinadas emergências pediátricas nos EUA necessitaram reintubação ou traqueostomia, comparado a 12,5% dos casos intubados em locais não especializados.[61]

As complicações da intubação endotraqueal na laringe e traqueia podem ser caracterizadas como precoces e tardias. As precoces envolvem a laceração ou hematoma das cordas vocais e erosões na região onde se aloja o balonete, como consequência da necrose por pressão e do trauma mecânico. As úlceras de mucosa, ocorrendo em vários níveis da via aérea, são também frequentes complicações precoces. As tardias apresentam-se como estenoses subglóticas, cuja incidência atinge 2-6% dos pacientes pediátricos após intubação prolongada. Os sintomas da estenose subglótica em crianças podem surgir entre 2 a 6 semanas após a extubação. Estas lesões são mais frequentes ao nível da cartilagem cricoide, por ser a parte mais estreita da via aérea pediátrica e possuir um anel cartilaginoso completo, o que previne expansão.[10] Além disso, a região é mais susceptível a dano em razão da pobre aderência do epitélio colunar. O processo inicia-se com denudação endotraqueal, ulceração de mucosa, edema, infiltração de células do tipo polimorfos nucleares e aumento de polissacarídeos ácidos no interstício. Em casos de tubos com balonete, pode ocorrer inibição do fluxo sanguíneo capilar como consequência da pressão lateral exercida contra a mucosa. Com o passar do tempo ocorre cicatrização, o que impede o transporte mucociliar, em casos extremos, podendo levar à estenose.[62]

Felizmente, em se tomando as precauções necessárias, o estridor é frequentemente passageiro, resulta de edema mínimo e não existe lesão definitiva.[63] Rivera e Ribballs, analisando prospectivamente 500 intubações eletivas em hospital universitário pediátrico, descreveram uma taxa de 2,4% de estridor e nenhuma reintubação foi necessária.[59]

Fatores de risco para o desenvolvimento de lesão traqueal com tubo endotraqueal incluem: dificuldade ou trauma ao intubar, estado muito debilitado, tamanho inadequado do tubo, ausência de escape de ar, movimento frequente do tubo na via aérea, (técnica inadequada para fixar o tubo ao nariz ou ao redor da boca), presença de infecção, presença de convulsões, hipoperfusão (paciente em baixo débito cardíaco após cirurgia cardíaca, por exemplo) e baixo peso ao nascer.

O tempo de permanência do tubo também tem sido relacionado como fator de risco, mas não há evidência na literatura apoiando qualquer período limite tolerável.[10,58]

Medidas preventivas a serem consideradas incluem: intubação cuidadosa e não traumática (*i.e.*, por pessoal habilitado), minimizar o número de trocas de tubo, colocação de tubo de tamanho adequado (pequeno escape de ar é preferível que nenhum escape!), fixação apropriada do tubo à face, diminuindo o trauma causado por movimento cefalocaudal do mesmo, uso de tubos com material não irritante, controle de secreções e de infecção etc. e uso de corticosteroides pré-extubação (ver adiante em tratamento).

A regra do "tamanho do dedinho", ou seja, o diâmetro do dedo mínimo como parâmetro para a escolha do tamanho do tubo é prática totalmente inadequada e deve ser desencorajada. Preferimos estimar o diâmetro do tubo através da fórmula "idade (anos)/4 + 4 mm" ou "Idade (anos) + 16/4" que demonstraram ser superior a regra do dedo.[64]

Tubos endotraqueais com balonetes, quando usados, devem ser do tipo baixa pressão, grande volume e paredes finas. É recomendável usar pressões menores que 20 mmHg nos balonetes, e, a cada 12 horas, verificar sua integridade. É recomendável desinsuflá-los por alguns minutos, se a condição do paciente permitir. É também prudente deixar sempre um pequeno escape de ar. A intubação nasotraqueal tende a diminuir a probabilidade de estenose subglótica quando comparada a tubo mantidos via cavidade bucal, por dar maior estabilidade ao mesmo.[10,58] É prática comum intubar oralmente a maioria dos pacientes para garantir a via aérea e logo a seguir (durante o mesmo procedimento) trocar o tubo para a via nasal se acreditamos que o paciente vai permanecer intubado por período maior que 24 horas, reconhecendo que, com uso nasal prolongado, existe maior risco de sinusite e otite média.[10]

## Tratamento para estridor pós-extubação (obstrução estabelecida)

### Adrenalina

Mesma dosagem do crupe/*i.e.* 5 mL da solução 1:1.000 da adrenalina-L. Lactentes devem receber metade da dosagem inicialmente.

A ação benéfica da adrenalina é através da vasoconstrição tópica, sendo que o edema é componente importante desse quadro. Recentemente publicou-se uma análise de estudos randomizados ou "quase"-randomizados que comparam a adrenalina racêmica contra placebo em neonatos no período pós-extubação. Não foi encontrado sequer um estudo aceitável do ponto de vista metodológico que adequadamente justificasse o uso de adrenalina racêmica em neonatos pós-extubação. A conclusão dos autores é de que estudos comparando os efeitos dos vasoconstritores contra placebos em período pós-extubação são necessários, especialmente em lactentes e recém-nascidos, em razão do seu pequeno diâmetro glótico e subglótico. Um grupo especialmente de alto risco seria os neonatos de menos de 1.000 g.[65] Fernandes *et al.*, de São Paulo, publicaram um estudo duplo-cego randomizado e controlado comparando adrenalina forma L com placebo em UTI Pediátrica. No limitado número de pacientes testados, não houve benefício clínico (expresso por um escore de dificuldade respiratória e estridor), porém 3/22 crianças foram reintubadas no grupo-controle *versus* nenhuma no grupo da adrenalina.[11,25]

Os autores do estudo paulista também elegantemente demonstram a segurança do uso deste agente vasoconstritor.[66]

## Corticosteroides

**Dose.** Dexametasona, 0,5 mg/kg/dose cada 6 horas – máximo 10 mg – por 24 horas.

O uso de esteroides é outro aspecto controverso na prevenção e tratamento da LPI. Sua ação anti-inflamatória seria importante, mas, sobretudo seu potencial em reduzir o edema pode ser o fator decisivo para o seu uso. Markovitz e Randolph analisaram seis estudos controlados e randomizados comparando a administração de corticosteroides contra placebo em UTIP e neonatal.[67] O uso profilático, isto é, horas antes de extubação eletiva, alcança tendência estatística positiva em diminuir o número de reintubações em RN e em crianças. A prevalência de estridor foi reduzida em crianças, mas não em RN. Nos estudos em RN, número menor de reintubações só foi demonstrado em pacientes de alto risco (múltiplas intubações, traumáticas, intubados por mais de 14 dias ou com anomalias de via aérea) tratados com múltiplas doses de corticosteroides no período de extubação. Efeitos adversos foram raros nos estudos analisados, de forma que não podem ser agrupados. A conclusão dessa revisão sistemática é que "o uso profilático de corticosteroides em crianças maiores antes de uma extubação eletiva é eficaz na redução da incidência de estridor, mas a evidência ainda é insuficiente para se concluir que as taxas de reintubação são reduzidas. Porém nos RNs que receberam dexametasona pré-extubação houve uma tendência à redução na incidência de reintubações".[67,68]

Utiliza-se a dexametasona no período pré-extubação (por 12 a 24 horas) apenas nos pacientes em que se demonstra claramente a ausência de escape de ar ainda durante a ventilação mecânica. Existe na literatura evidência de que escape de ar reduzido pré-extubação é capaz de identificar com segurança esses pacientes.[60,69] Observa-se se há escape de ar espontâneo e/ou ao se insuflar o tórax com pressões positivas (30-40 mmHg) via bolsa anestésica, antes de extubar. O grau de perda de ar pode ser verificado em alguns ventiladores que medem volumes corrente inspiratórios e expiratórios.

Da mesma forma, se estridor e sinais de estresse respiratório estiverem presentes ao se extubar o paciente, administra-se a dexametasona como descrito anteriormente.

## Outras medidas

1. **Umidificação:** ver anteriormente.
2. **Heliox:** ver anteriormente, em laringite.
3. **Reintubação:** na ocorrência de estridor moderado a grave, a enfermeira é orientada a preparar as drogas para reintubação; um tubo endotraqueal de diâmetro interno 0,5 a 1 mm menor é colocado à beira do leito enquanto se tentam as medidas descritas anteriormente.[70]

## ■ Inalação e queimaduras

Aproximadamente 100.000 pessoas são hospitalizadas anualmente nos EUA por queimaduras, sendo que 40% destas são crianças. A ocorrência de lesões por inalação em queimadura aumenta o risco de mortalidade em 20%, e a presença de pneumonia aumenta em 40%. Grandes queimados exibem concomitante lesão por inalação em até 35-50%, e esses pacientes são responsáveis por 50% a 80% da mortalidade atribuída a queimaduras.[71] Inalação de fumaça expõe o paciente à lesão térmica, a asfixiantes químicos, como o monóxido de carbono e cianeto e a irritantes da mucosa. O nosso interesse nesse capítulo é com a lesão térmica tecidual.

Tradicionalmente, qualquer paciente queimado em que existe suspeita clínica, seja pela história (ambiente fechado, grande quantidade de material sintético, vítima inconsciente, distresse respiratório etc.) ou exame físico (queimaduras nos lábios e nariz, estridor, voz abafada e rouca, cinza nas narinas e/ou boca) de lesão térmica da via aérea, a intubação é recomendada. Alguns centros preferem realizar broncoscopias seriadas para tomar essa decisão com mais certeza, pois é método sensível e específico para avaliar o grau de comprometimento.[71] Em nosso meio essa prática é mais comumente utilizada em adultos, sendo que continuamos a intubar mais liberalmente na pediatria.

Outra situação relativamente frequente é a queimadura por líquidos superaquecidos por micro-ondas. Isso pode levar a uma inflamação semelhante à epiglotite, envolvendo também as aritenoides. O exame da orofaringe com laringoscopia do tipo fibra óptica é útil como diagnóstico, mas auxilia no prognóstico também. Isso porque o edema pode progredir em um período de várias horas, é essencial assegurar o controle da via aérea com intubação ao mínimo estridor, rouquidão, ou mudança na voz e/ou choro da criança.[72]

Existem alguns possíveis cenários com relação à obtenção de via aérea:

1. **Intubação profilática:** esta situação se apresenta quando existem queimaduras envolvendo a face, a orofaringe ou da via aérea, propriamente dita, mas ainda o paciente está assintomático, e na visualização direta apenas hiperemia é perceptível. Sabe-se que quanto mais tarde for tentado, mais difícil será intubar o paciente, exigindo técnicas mais apuradas, como intubação assistida por broncoscópio flexível de fibra óptica. Da mesma maneira, a aspiração de líquidos quentes pode gerar edema extremo de via aérea, exigindo intubação precoce, mesmo não havendo sinais clínicos externos de queimada ou inalação. Nesse estágio, a intubação pode ser feita utilizando-se a técnica de sequência rápida, com pressão aplicada externamente à cricoide para evitar aspiração.
2. **Intubação com sinais de queimadura estabelecidos:** o quadro clínico de queimadura de via aérea estabelecida lembra o de epiglotite; assim sendo, a intubação deve ser feita por pessoal treinado (intensivista, cirurgião e anestesista), utilizando técnica inalatória com $O_2$ a 100%, no bloco cirúrgico.
3. **Intubação por razões não relacionadas com a via aérea:** a intubação pode ser necessária por alterações no nível de consciência, por lesão pulmonar evidente, pneumonia, sepse ou procedimento cirúrgico, exigindo anestesia. É importante sempre lembrar que o uso de relaxantes musculares do tipo succinilcolina (despolarizantes) está contraindicado após 48 horas da queimadura, porque os queimados desenvolvem facilmente hiperpotassemia induzida por essas drogas. Esse efeito começa 5-15 dias após a queimadura e permanece por até 3 a 16 meses. Agentes relaxantes musculares do tipo não polarizantes (pancurônio, rocurônio) podem ser inefetivos, por um mecanismo de relativa resistência ainda não perfeitamente elucidado.[71]

Na fase de pós-ressuscitação (dias 2 a 6 pós-queimadura com inalação) as anormalidades respiratórias se fazem mais presentes, com obstrução da via aérea inferior, diminuição da complacência pulmonar, traqueobronquite, edema pulmonar e até mesmo SARA. Com a inalação de fumaça, existem destruição do epitélio ciliado e acúmulo de secreção e *debris*, que podem gerar a formação de verdadeiros tampões constituídos de polimorfonucleares a muco, ocasionando a obstrução da via aérea. Alguns serviços utilizam uma mistura de N-acetilcisteína e heparina por nebulização, com bons resultados em termos de prevenir reintubações, atelectasias e diminuição da mortalidade. Em casos de intubação prolongada, a traqueostomia tem sido recomendada por alguns autores, com uma morbidade aceitável.[7] O uso de corticosteroides em casos de broncospasmo induzido por lesões térmicas ou com objetivo anti-inflamatório em SARA secundária a queimaduras é contraindicado.

Fístula traqueoesofágica pode surgir como complicação no paciente com via aérea queimada. É sempre recomendável deixar um pequeno escape de ar, pois existe evidência que esse achado se deve à pressão elevada no balonete.[73]

## Edema angioneurótico

O edema alérgico da glote faz parte de uma reação alérgica global. É comum a presença de edema de mucosas, como lábios, língua, faringe, estendendo-se para a laringe e a traqueia. A sintomatologia tem início súbito com rouquidão, afonia, estridor inspiratório e posteriormente expiratório, com rápida progressão para a obstrução total da via aérea, caso não haja uma intervenção terapêutica.

O tratamento envolve a administração de adrenalina a uma dose de 0,01 mL/kg da solução a 1:10.000 IM ou EV. A dose pode ser repetida em 15 minutos. Comumente se associam um anti-histamínico (prometazina) e corticosteroide (dexametasona ou metilprednisolona) por 2-4 dias. Obviamente, em caso de sinais de iminente obstrução de via aérea, a intubação endotraqueal se fará necessária com tubo de tamanho 0,5 mm, menor que o normalmente indicado para a idade.[11]

# SUMÁRIO DE ORIENTAÇÃO RÁPIDA

A compilação das manifestações clínicas e das condutas de acordo com a patologia facilita que o intensivista sistematize suas decisões à beira do leito do paciente (Quadros 23-5 e 23-6).

No Quadro 23-7 apresentamos um guia de tratamento em situações específicas para obstrução de vias aéreas superiores.

# TRAQUEOSTOMIA

As indicações clínicas para realização de traqueostomia em crianças baseiam-se essencialmente na sua patologia primária, com o uso muito menos frequente na UTI pediátrica (UTIP) quando comparada a UTI de adultos. Como um procedimento de urgência, a traqueostomia quase desapareceu. As indicações tradicionais são: obstrução das vias aéreas superiores causada por malformações craniofaciais e defeitos congênitos das vias aéreas; nas causas adquiridas, temos a estenose subglótica, déficits neurológicos e os tumores das vias aéreas. A grande maioria dos procedimentos é feita no centro cirúrgico (96%).

O tempo médio para proceder à traqueostomia após a admissão em um estudo feito pelos autores (comunicação pessoal) foi de 29 dias, sendo mais prolongado nos pacientes de

| QUADRO 23-5 | Achados típicos de obstrução aguda das vias aéreas superiores que podem sugerir um determinado diagnóstico |
|---|---|
| | • Febre alta, paciente toxemiado e dificuldade respiratória em crianças em idade escolar sugerem traqueíte bacteriana ou epiglotite |
| | • Asfixia, engasgos, dificuldade para engolir sugerem obstrução das vias aéreas superiores por corpo estranho |
| | • Início agudo de obstrução das vias aéreas superiores com edema facial e sibilos sugerem reação alérgica |
| | • Sangramento, hematomas e enfisema subcutâneo sugerem trauma contuso ou penetrante |
| | • Queimaduras ou cabelo chamuscado e rouquidão ou dificuldade respiratória sugerem uma queimadura das vias aéreas superiores |
| | • Irritabilidade, rigidez do pescoço e dificuldade de alimentação em um bebê ou criança sugerem abscesso retrofaríngeo |
| | • Voz abafada, trismo e celulite em palato, massa protuberante no exame da faringe na criança mais velha sugerem abscesso peritonsilar |

Adaptado de Pfleger e Eber, Paediatric Respiratory Reviews 2013;14:70-77, p. 72.[3]

| QUADRO 23-6 | Obstrução de vias aéreas superiores |
|---|---|
| | • Nível supraglótico: estridor/sibilos inspiratórios |
| | • Intratorácico ou em brônquios principais: estridor/sibilos expiratórios |
| | • Obstrução fixa na cricoide: estridor/sibilos expiratórios e inspiratórios. |

Modificado de Sasidaran et al.[5]

pós-operatório cardíaco. O procedimento é seguro, sendo que mortalidade alta (de até 18%) está relacionada com a patologia de base. Isto pode explicar a relutância do médico intensivista em indicar o procedimento, considerando que essa população é muito complexa e requer cuidados significativos após alta. A taxa de complicações tardias é relativamente alta (44%). E o perfil dos pacientes exige um acompanhamento adequado por pessoal especializado, com equipes multidisciplinares e preparação adequada dos pais para levarem a criança com traqueostomia para casa.

A taxa de decanulação alcança até 50% na maior parte dos estudos, sendo a casuística dos autores de 10% justificada pelas características das indicações (malformações).

| QUADRO 23-7 | Orientações para tratamento em situações de obstrução de vias aéreas superiores |

### Crupe

Avalie a gravidade pelos critérios de Westley's.
1. As bases para o tratamento são:
   - Nebulização contínua com soro fisiológico frio
   - Casos leves: nebulização com Budesonida: 1.000 mcg a cada 30 min
   - Casos leves e moderados: Dexametasona 0,6 mg/kg IV ou IM. Uma dose apenas ou de 6/6horas se necessário
   - Caso graves: nebulização com adrenalina 5 mL 1:1000 (5 mg)
2. Evite situações que leve o paciente ao estresse
3. Monitoriza o paciente

### Difteria

- Ofereça oxigênio inalatório
- Procure não irritar a criança
- Não fique curioso em quere olhar as placas com frequência. Isso pode precipitar seu deslocamento e obstrução das vias aéreas
- Faça o *swab* da lesão e envie para análise: cultura e esfregaço com a técnica de Albert
- **Evite intubação traqueal. A traqueostomia deve ser preferida**
- Faça a toxina antidiftérica 80.000 a 120.000 IV com duração de infusão de 1 hora
- Inicie Penicilina cristalina 40.0000 Ui/kg/dose, IV, de 6/6horas por 14 dias; ou Eritromicina 15 mg/klg/dose de 8/8 horas, por 14 dias nos casos de alergia a Penicilina
- Manter em isolamento até ter três culturas negativas após terminar o tratamento
- Os contatos devem receber Eritromicina 15 mg/kg/dose de 8/8 horas por 7 dias

### Abscesso retrofaringeo

- Inicie o oxigênio de uma forma que não irrite a criança
- **Intubação orotraqueal deve ser feita em qualquer criança que esteja com estridor audível associado a retrações moderadas a severas, pobre entrada de ar, ruídos adventícios pobres ou ausentes, taquicardia e exaustão (embora esse sinal seja tardio e não se deve esperar por ele). A intubação oral é preferida por haver menos risco de ruptura do abscesso**
- Inicie Oxacilina de 6/6 horas; Amicacina 15 mg/kg/dia de 24/24 horas; e Clindamicina 10 mg/kg/dose de 12/12 horas, dependendo de sensibilidade local e culturas
- Drenagem cirúrgica por cirurgião. Risco de propagação para a coluna (osteomielite) e de fascite necrosante, além de pneumonia por aspiração

### Traqueíte

- Inicie o oxigênio de uma forma que não irrite a criança
- **Intubação orotraqueal deve ser feita em qualquer criança que esteja com estridor audível, associado a retrações moderadas a severas, pobre entrada de ar, ruídos adventícios pobres ou ausentes, taquicardia e exaustão (embora esse sinal seja tardio e não se deve esperar por ele)**
- Inicie Oxacilina de 6/6 horas; Amicacina 15 mg/kg/dia de 24/24 horas; e Clindamicina 10 mg/kg/dose de 12/12 horas. Trate por 2 semanas

*(Continua)*

| QUADRO 23-7 | Orientações para tratamento em situações de obstrução de vias aéreas superiores *(Cont.)* |
|---|---|

**Epiglotite aguda**

1. Inicie oxigênio com fluxo alto por máscara
2. Procure não irritar a criança
3. Não fique curioso em querer examinar a orofaringe. Isso pode precipitar a obstrução das vias aéreas
4. Chame o Otorrino ou Anestesista para ajudar na intubação
5. Enquanto eles não chegam: faça nebulização com Adrenalina 5 mL de 1:1.000 (1 mg/mL)
6. Antes de intubar, responda as seguintes questões:
   - A via aérea pode ser difícil?
   - A obstrução é grave?
   - Tem sinais de inflamação na laringoscopia direta?
   Se qualquer uma das respostas for sim, a criança deve ser intubada por um anestesista no centro cirúrgico sob anestesia inalatória.
7. Colha uma hemocultura.
8. Inicie Cefotaxima 50 mg/kg/dose, IV, de 6/6 horas após dose de ataque de 100 mg/kg/dose
9. Continue o tratamento e transfira para UTI
10. A profilaxia dos contatos deve ser feita com Rifampicina 20 mg/kg/dose por 4 dias

**Edema angioneurótico**

- Inicie o oxigênio de uma forma que não irrite a criança
- **Intubação orotraqueal deve ser feita em qualquer criança que esteja com estridor audível**
- Faça Adrenalina subcutânea (1:1.000) 0,01 mL/kg/dose (máximo de 0,3 mL); Hidrocortisona 10 mg/kg IV, e anti-histamínico

**Queimadura em vias aéreas[5]**

- Inicie o oxigênio de uma forma que não irrite a criança
- Intubação precoce é fundamental, sendo indicada em toda criança com estridor audível. Criança com queimadura facial ou suspeita de inalação de fumaça tem alta probabilidade de fazer obstrução de vias aéreas. Elas devem ser intubadas se existe cinza nas narinas, sinais de edema e hiperemia importante na face e especialmente na orofaringe Preferencialmente a intubação deve ser feita no centro cirúrgico pelo anestesista.
- A intubação poderá ser convertida em traqueostomia após os primeiros cuidados das queimaduras

Adaptado de Sasidaran et al.[5]

# REFERÊNCIAS BIBLIOGRÁFICAS

1. Nunn JF. Non-elastic resistance to gas flow. In: Nunn JF. (Ed.). *Nunn´s applied respiratory phisiology.* Oxford: Butterworth-Heinemann; 1993. p. 61-89.
2. American Academy of Pediatrics AHA. Airway and ventilation. In: Chameides LHM. (Ed.). *Textbook on pediatric advance life support.* American Heart Association1994. p. 4-20.
3. Pfleger A, Eber E. Management of acute severe upper airway obstruction in children. *Paediatr Respir Rev* 2013 June;14(2):70-77.
4. Zuckerberg AL BJ, Othman N, Rogers MC. Upper airway disease. In: Rogers MC H, MA. (Eds.). *Handbook of pediatric intensive care.* 2nd ed. Baltimore: Williams & Wilkins, 1995. p. 53-79.
5. Sasidaran K, Bansal A, Singhi S. Acute upper airway obstruction. *Indian J Pediatr* 2011 Oct.;78(10):1256-61.

6. Walner DL, Ouanounou S, Donnelly LF et al. Utility of radiographs in the evaluation of pediatric upper airway obstruction. *Ann Otol Rhinol Laryngol* 1999 Apr.;108(4):378-83.
7. Levy RJ, Helfaer MA. Pediatric airway issues. *Crit Care Clin* 2000 July;16(3):489-504.
8. Larsen GL AF, Deterding RR, Halbower AC et al. Respiratory tract and mediastinum. In: Hay WW HA, Levin MJ, Sondheimer JM. (Ed.). *Curr Pediatr Diag Treatment.* New York: Lange, 2001. p. 435-43.
9. Olnes SQ, Schwartz RH, Bahadori RS. Consultation with the specialist: diagnosis and management of the newborn and young infant who have nasal obstruction. *Pediatr Rev* 2000 Dec.;21(12):416-20.
10. Zuckerberg AL ND. Airway management in pediatric critical care. In: Rogers MC. (Ed.). *Texbook of pediatric intensive care.* 3rd ed. Maryland: Williams & Wilkins, 1996. p. 51-76.
11. Piva JP, Miller H, Garcia PC et al. Obstrução aguda das vias aéreas superiores. In: Garcia PC, Carvalho P, Piva JP. (Eds.). *Terapia intensiva em pediatria.* 4. ed. Porto Alegre: Medsi, 1997. p. 133-52.
12. Salzberg AM KT. Congenital malformations of the lower respiratory tract. In: Chernick V KE, editor. *Disorders of the respiratory tract in children.* Philadelphia: WB Saunders, 1990. p. 237-38.
13. Filler RM, Forte V, Chait P. Tracheobronchial stenting for the treatment of airway obstruction. *J Pediatr Surg* 1998 Feb.;33(2):304-11.
14. Backer CL, Mavroudis C, Holinger LD. Repair of congenital tracheal stenosis. *Semin Thorac Cardiovasc Surg Pediatr Card Surg Annu* 2002;5:173-86.
15. Speggiorin S, Torre M, Roebuck DJ et al. A new morphologic classification of congenital tracheobronchial stenosis. *Ann Thorac Surg* 2012 Mar.;93(3):958-61.
16. Lerner DL, Perez Fontan JJ. Prevention and treatment of upper airway obstruction in infants and children. *Curr Opin Pediatr* 1998 June;10(3):265-70.
17. Brigger MT, Boseley ME. Management of tracheal stenosis. *Curr Opin Otolaryngol Head Neck Surg* 2012 Dec.;20(6):491-96.
18. Grillo HC. Slide tracheoplasty for long-segment congenital tracheal stenosis. *Ann Thorac Surg* 1994 Sept.;58(3):613-19 discussion 9-21.
19. Cotter CS, Jones DT, Nuss RC et al. Management of distal tracheal stenosis. *Arch Otolaryngol Head Neck Surg* 1999 Mar.;125(3):325-28.
20. Andrews TM, Cotton RT, Bailey WW et al. Tracheoplasty for congenital complete tracheal rings. *Arch Otolaryngol Head Neck Surg* 1994 Dec.;120(12):1363-69.
21. Bajaj Y, Cochrane LA, Jephson CG et al. Laryngotracheal reconstruction and cricotracheal resection in children: recent experience at Great Ormond Street Hospital. *Int J Pediatr Otorhinolaryngol* 2012 Apr.;76(4):507-11.
22. Rutter MJ, Cohen AP, de Alarcon A. Endoscopic airway management in children. *Curr Opin Otolaryngol Head Neck Surg* 2008 Dec.;16(6):525-9.
23. Perkins JA, Sie KC, Milczuk H, Richardson MA. Airway management in children with craniofacial anomalies. *Cleft Palate Craniofac J* 1997 Mar;34(2):135-40.
24. Burns BV, Shotton JC. Vocal fold palsy following vinca alkaloid treatment. *J Laryngol Otol* 1998 May;112(5):485-87.
25. Karalliedde L. Organophosphorus poisoning and anaesthesia. *Anaesthesia* 1999 Nov.;54(11):1073-88.
26. Leboulanger N, Fayoux P, Teissier N et al. Propranolol in the therapeutic strategy of infantile laryngotracheal hemangioma: A preliminary retrospective study of French experience. *Int J Pediatr Otorhinolaryngol* 2010 Nov.;74(11):1254-57.
27. Quinn-Bogard AL, Potsic WP. Stridor in the first year of life. The clinical evaluation of the persistent or intermittent noisy breather. *Clin Pediatr (Phila)* 1977 Oct.;16(10):913-19.
28. McDougle L. Stridor in a 6-week-old infant caused by right aortic arch with aberrant left subclavian artery. *J Am Board Fam Pract* 1999 May-June;12(3):219-24.

29. Eggerstedt JM. *Vascular Rings*. MDchoice.com [cited 2002 Out 3]. Disponível em: <http://www.emedicine.com/med/topic2981.htm>
30. Bernstein D. The cardiovascular system. In: WE N. (Ed.). *Textbook of pediatrics*. Philadelphia: WB Saunders, 1996. p. 1306-7.
31. Chang AC, Hanley F. RaS. Rings and Slings. In: Chang AC, Hanley F, Wernovsky G et al. (Eds.). *Pediatric cardiac intensive care*. Baltimore: Williams & Wilkins, 1998. p. 322-23.
32. Backer CL, Russell HM, Kaushal S et al. Pulmonary artery sling: current results with cardiopulmonary bypass. *J Thorac Cardiovasc Surg* 2012 Jan.;143(1):144-51.
33. Tibballs J, Watson T. Symptoms and signs differentiating croup and epiglottitis. *J Paediatr Child Health* 2011 Mar.;47(3):77-82.
34. Skolnik NS. Treatment of croup. A critical review. *Am J Dis Child* 1989 Sept.;143(9):1045-49.
35. Brown J. The management of croup. *Br Med Bull* 2002;61:189-202.
36. Malhotra A, Krilov LR. Viral croup. *Pediatr Rev* 2001 Jan.;22(1):5-12.
37. Jaffe DM. The treatment of croup with glucocorticoids. *N Engl J Med* 1998 Aug. 20;339(8):553-5.
38. Einloft PR. *Um levantamento epidemiológico de 16 anos de funcionamento*. Porto Alegre: Pontifícia Universidade Católica do Rio Grande do Sul, 1998.
39. Wright RB, Pomerantz WJ, Luria JW. New approaches to respiratory infections in children. Bronchiolitis and croup. *Emerg Med Clin North Am* 2002 Feb.;20(1):93-114.
40. Cohen LF. Stridor and upper airway obstruction in children. *Pediatr Rev* 2000 Jan.;21(1):4-5.
41. Steele DW, Santucci KA, Wright RO et al. Pulsus paradoxus: an objective measure of severity in croup. *Am J Respir Crit Care Med* 1998 Jan.;157(1):331-34.
42. Landau LI, Geelhoed GC. Aerosolized steroids for croup. *N Engl J Med* 1994 Aug. 4;331(5):322-23.
43. Neto GM, Kentab O, Klassen TP et al. A randomized controlled trial of mist in the acute treatment of moderate croup. *Acad Emerg Med* 2002 Sept.;9(9):873-79.
44. Klassen TP, Rowe PC. Outpatient management of croup. *Curr Opin Pediatr* 1996 Oct.;8(5):449-52.
45. Klassen TP. Recent advances in the treatment of bronchiolitis and laryngitis. *Pediatr Clin North Am* 1997 Feb.;44(1):249-61.
46. Russell KF, Liang Y, O'Gorman K et al. Glucocorticoids for croup. *Cochrane Database Syst Rev* 2011(1):CD001955.
47. Geelhoed GC, Macdonald WB. Oral dexamethasone in the treatment of croup: 0.15 mg/kg versus 0.3 mg/kg versus 0.6 mg/kg. *Pediatr Pulmonol* 1995 Dec.;20(6):362-68.
48. Johnson DW, Schuh S, Koren G et al. Outpatient treatment of croup with nebulized dexamethasone. *Arch Pediatr Adolesc Med* 1996 Apr.;150(4):349-55.
49. Klassen TP, Watters LK, Feldman ME et al. The efficacy of nebulized budesonide in dexamethasone-treated outpatients with croup. *Pediatrics* 1996 Apr.;97(4):463-66.
50. Klassen TP, Craig WR, Moher D et al. Nebulized budesonide and oral dexamethasone for treatment of croup: a randomized controlled trial. *JAMA* 1998 May 27;279(20):1629-32.
51. Hatherill M, Reynolds L, Waggie Z et al. Severe upper airway obstruction caused by ulcerative laryngitis. *Arch Dis Child* 2001 Oct.;85(4):326-29.
52. Geelhoed GC, Macdonald WB. Oral and inhaled steroids in croup: a randomized, placebo-controlled trial. *Pediatr Pulmonol* 1995 Dec.;20(6):355-61.
53. Brook I. Aerobic and anaerobic microbiology of bacterial tracheitis in children. *Pediatr Emerg Care* 1997 Feb.;13(1):16-18.
54. Britto J, Habibi P, Walters S et al. Systemic complications associated with bacterial tracheitis. *Arch Dis Child* 1996 Mar.;74(3):249-50.
55. Gallagher PG, Myer CM, 3rd. An approach to the diagnosis and treatment of membranous laryngotracheobronchitis in infants and children. *Pediatr Emerg Care* 1991 Dec.;7(6):337-42.

56. Bernstein T, Brilli R, Jacobs B. Is bacterial tracheitis changing? A 14-month experience in a pediatric intensive care unit. *Clin Infect Dis* 1998 Sept.;27(3):458-62.
57. Al-Jundi S. Acutte upper airway obstruction: croup, epiglotitis, bacterial tracheitis and retropharingeal abscess. In: Levin DL, Morriss F. (Ed.). *Essentials of pediatric intensive care.* 2nd ed. New York: Churchill Livingstone, 1997. p. 121-29.
58. Thompson A. Pediatric airway management. In: Fhurman B, Zimmerman J. (Ed.). *Pediatric critical care.* St Louis: Mosby, 1992. p. 120-22.
59. Rivera R, Tibballs J. Complications of endotracheal intubation and mechanical ventilation in Infants and children. *Crit Care Med* 1992. p. 193-99.
60. Kemper KJ, Benson MS, Bishop MJ. Predictors of postextubation stridor in pediatric trauma patients. *Crit Care Med* 1991 Mar.;19(3):352-55.
61. Easley RB, Segeleon JE, Haun SE *et al.* Prospective study of airway management of children requiring endotracheal intubation before admission to a pediatric intensive care unit. *Crit Care Med* 2000 June;28(6):2058-63.
62. Keamy M. Airway management and intubation. In: Hall JB, Schmidt G, Wood LDH. (Eds.). *Principles of critical care.* New York: McGraw-Hill, 1991. p. 132-34.
63. Orlowski JP, Ellis NG, Amin NP *et al.* Complications of airway intrusion in 100 consecutive cases in a pediatric ICU. *Crit Care Med* 1980 June;8(6):324-31.
64. van den Berg AA, Mphanza T. Choice of tracheal tube size for children: finger size or age-related formula? *Anaesthesia* 1997 July;52(7):701-3.
65. Davies MW, Davis PG. Nebulized racemic epinephrine for extubation of newborn infants. *Cochrane Database Syst Rev* 2000(2):CD000506.
66. Fernandes ICO FJ, Cordeiro A, Hsin SH, Bousso A, Ejzenberg B, *et al.* Eficácia e segurança do uso inalatório da adrenalina-L na laringite pós intubação utilizada em associação com a dexametasona. *J Pediatria* 2001;77(3):179-81.
67. Markovitz BP, Randolph AG. Corticosteroids for the prevention of reintubation and postextubation stridor in pediatric patients: A meta-analysis. *Pediatr Crit Care Med* 2002 July;3(3):223-26.
68. Markovitz BP, Randolph AG, Khemani RG. Corticosteroids for the prevention and treatment of post-extubation stridor in neonates, children and adults. *Cochrane Database Syst Rev* 2008(2):CD001000.
69. Miller RL, Cole RP. Association between reduced cuff leak volume and postextubation stridor. *Chest* 1996 Oct.;110(4):1035-40.
70. Garros D. Laringite pós-extubação: respirando aliviados? *J Pediatr do Rio de Janeiro* 2001;77(3):157-59.
71. Gracyck EN SR, Munster AM. Burns, inhalation injury, and electrical injury. In: Rogers MC H. (Eds.). *Textbook of pediatric intensive care.* Baltimore: Williams & Wilkins, 1996. p. 1521-46.
72. D'Agostino J. Pediatric airway nightmares. *Emerg Med Clin North Am* 2010 Feb.;28(1):119-26.
73. Birman C, Beckenham E. Acquired tracheo-esophageal fistula in the pediatric population. *Int J Pediatr Otorhinolaryngol* 1998 July 10;44(2):109-13.

# 24 Bronquiolite Viral Aguda

*Paulo Maróstica* ◆ *Jefferson Pedro Piva*

## INTRODUÇÃO

Bronquiolite viral aguda (BVA) pode ser definida como uma doença sazonal causada por infecção das vias aéreas inferiores por diferentes vírus e caracterizada por febre, coriza, tosse seca e sibilância.[1]

Ocorre inflamação das vias aéreas de pequeno calibre precedida por infecção das vias aéreas superiores (IVAS). Tipicamente, inicia-se com coriza e febre baixa que progride para tosse, taquipneia, hiperinsuflação pulmonar, sinais de sofrimento respiratório como tiragens e batimentos de asas nasais e sibilos e crepitações. Nem todos os sinais estão presentes em todas as crianças, mas deve-se salientar que o diagnóstico é restrito aos pacientes com sinais de comprometimento das vias aéreas inferiores.[2]

A maioria das definições de bronquiolite a limita ao primeiro ou aos dois primeiros anos de vida e também ao primeiro episódio de sibilância. Embora esse conceito seja importante na definição de casos, principalmente para estudos avaliando modalidades terapêuticas, um novo quadro infeccioso pelo mesmo ou por outro agente viral pode ocorrer, não se podendo excluir um segundo episódio de BVA nessas circunstâncias.

## EPIDEMIOLOGIA

É uma das principais causas de doença respiratória pediátrica e a principal causa de internação em lactentes.[3] O pico de incidência anual do vírus respiratório sincicial (VRS), principal agente etiológico da BVA, costuma ser nos meses de outono-inverno, ocorrendo um pouco mais cedo nas regiões tropicais do Brasil e de todo o mundo.[4-6]

Nos EUA é a principal causa de hospitalização em crianças menores de um ano de idade, correspondendo a aproximadamente 2 a 3% do total de casos da doença.

Em São Paulo, um estudo prospectivo revelou que em 62,7% das crianças internadas, a infecção do trato respiratório inferior era a causa, sendo que em 56,4% dos casos a etiologia era viral, sendo 52,4% desses o VRS.[7]

Em estudo realizado em Porto Alegre, a duração mediana da hospitalização foi de 4 dias, e 51% das crianças hospitalizadas tinham menos de 3 meses de idade.[8]

O VRS dissemina-se pelo contato direto com secreções, com mãos e fômites contaminados, mas não por aerosol. A replicação viral ocorre dentro do epitélio respiratório. A sobrevivência do VRS no ambiente é de até 12 horas, possibilitando contaminação indireta durante esse período.[9]

## AGENTES ETIOLÓGICOS

O agente mais frequentemente implicado na gênese da BVA é o VRS. É responsável por cerca de 50 a 80% dos casos, dependendo da série. A grande maioria das crianças já terá sido infectada pelo VRS aos 2 anos de idade, embora nem todas desenvolvam a doença. Essa primeira infecção não determina imunidade permanente, possibilitando a ocorrência de reinfecção.

O VRS é um RNA vírus, da família *paramyxiviridae*. Dois subtipos, A e B, existem, o subtipo A causando usualmente doença mais grave. As cepas dominantes variam a cada ano, propiciando as reinfecções.[10]

Muitos outros vírus podem causar BVA. Recentemente, o metapneumovírus tem sido implicado, sendo o segundo vírus mais frequente em alguns estudos. Merecem destaque rinovírus, influenza, parainfluenza tipo 3, adenovírus, enterovírus e coronavírus. *Mycoplasma - pneumonae*, embora não seja um vírus, também é citado na literatura como causa de bronquiolite.[11,12]

## FISIOPATOLOGIA

BVA caracteriza-se por extensa inflamação das vias aéreas, aumento da produção de muco, necrose das células epiteliais com destruição ciliar e variável grau de broncoconstrição. A replicação viral desencadeia uma cascata inflamatória com infiltração da submucosa das vias aéreas por linfócitos e por neutrófilos. A descamação celular associada à secreção mucoide das células caliciformes ocasiona o surgimento de tampões de muco. Esses determinam obstrução bronquiolar que leva a aprisionamento aéreo e colapso lobular. Esses eventos levam a um desequilíbrio da relação ventilação/perfusão e finalmente hipoxemia.[13]

A imunopatogênese da BVA não é ainda totalmente conhecida, havendo um papel protetor e outro predisponente dos linfócitos T. Assim, a infecção pelo RSV determina diferentes graus de doença em crianças da mesma idade, sugerindo a presença de diferentes ambientes imunológicos. Sabe-se também que a infecção pulmonar pelo VRS prejudica a função das células T e a formação de memória imunológica duradoura nos pulmões.[14]

## APRESENTAÇÃO CLÍNICA

O período de incubação do VRS varia de 2 a 8 dias, e o período de contágio vai de 3 dias a 4 semanas em lactentes pequenos.[10]

Usualmente, o quadro inicia-se com uma fase prodrômica de acometimento das vias aéreas superiores, caracterizada por obstrução nasal, coriza e febre, podendo ocorrer também otite média, faringite e conjuntivite. Após 1 a 3 dias, surgem sinais de comprometimento das vias aéreas inferiores, como taquipneia, desconforto respiratório, caracterizado por batimento de asas nasais, tiragens e gemência. A febre pode ser elevada. Na ausculta pulmonar, encontram-se sibilos e crepitantes.

Na grande maioria dos casos, o quadro respiratório é do tipo obstrutivo, caracterizando-se pelo aparecimento de atelectasias e hiperinsuflação secundária ao aprisionamento aéreo. Pode infrequentemente evoluir para quadro restritivo, do tipo síndrome do desconforto respiratório tipo adulto.[15]

A gravidade da doença é bastante variável, sendo leve na grande maioria dos pacientes. Em casos mais graves, pode haver apneia, queda da saturação da hemoglobina e insuficiência respiratória aguda.

Hipoxemia e hipercarbia podem estar presentes em pacientes com frequência respiratória acima de 60 movimentos por minuto.

A monitorização da saturação da hemoglobina, disponível na maioria dos serviços atualmente, pode explicar, ao menos em parte, o aumento das taxas de internação por BVA a partir dos anos 1990.[16]

Cardiopatias congênitas, pneumopatias crônicas, histórico de prematuridade, imunodeficiências e doenças neuromusculares estão associadas a um curso mais grave, maior necessidade de ventilação mecânica e maior mortalidade.

As radiografias de tórax demonstram espessamento brônquico, infiltrados peribroncovasculares e alveolares, além de hiperinsuflação pulmonar (Fig. 24-1).[11]

## DIAGNÓSTICO

O diagnóstico de BVA é essencialmente clínico. O conjunto clássico de sintomas de vias aéreas inferiores e inferiores em uma criança menor de 2 anos de idade, associado à identificação de vírus que conhecidamente cause a doença na secreção nasofaríngea ou, mesmo, circulante na comunidade torna o diagnóstico provável.[3]

Os métodos mais usados na prática corrente para elucidação etiológica são a identificação de vírus na secreção nasofaríngea através de imunofluorescência indireta ou de reação em cadeia da polimerase (PCR). O conhecimento obtido por esses testes ajuda a confirmar o diagnóstico e auxilia na rotina de segregação de pacientes no ambiente hospitalar. A imunofluorescência tem uma sensibilidade aproximada de 80% e especificidade de 90%. As culturas virais ainda são o padrão ouro para o diagnóstico de infecção viral, mas seus resultados são mais demorados que os demais métodos.

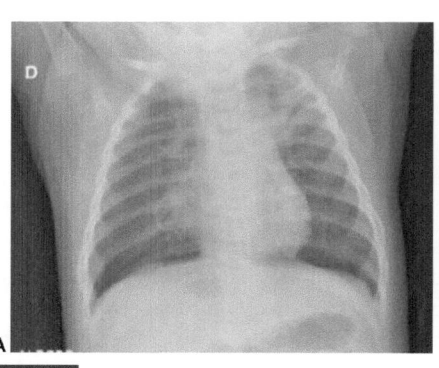

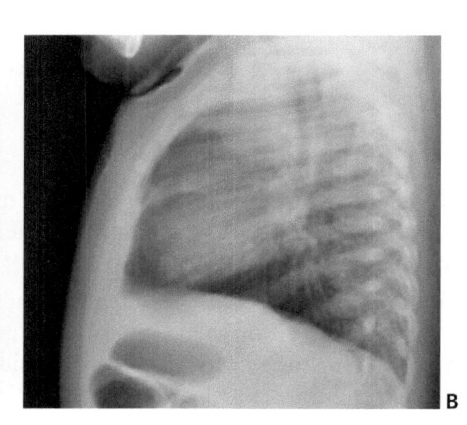

**Fig. 24-1**

(**A** e **B**) Radiografia de tórax de um lactente com BVA. Observam-se hiperinsuflação pulmonar, atelectasias subsegmentares e espessamento de paredes brônquicas.

No entanto, a PCR vem sendo mais utilizada nos últimos anos e, segundo alguns autores, vem tomando o lugar das culturas como padrão ouro para identificação viral. Identifica vírus não detectáveis pela imunofluorescência, como é o caso do Rinovírus, Metapneumovírus e Bocavírus. Apresenta maior sensibilidade para todos os vírus e especialmente para o Adenovírus. Outra vantagem importante que pode identificar outros vírus ou cepas, como a *influenza* H1N1, além de fornecer resultados muito mais rápidos do que a cultura.

Para o diagnóstico etiológico viral, a melhor forma de coleta é o lavado nasal. Material de orofaringe é adequado para *influenza*, mas não para VRS. Em crianças intubadas, as amostras podem ser obtidas de aspirado traqueal ou por lavado broncoalveolar. A carga viral no momento da coleta também interfere na taxa de identificação do agente e por isso quanto mais precoce ocorrer, mais sensível é o teste.

O conhecimento do agente etiológico, no entanto, pouco auxilia em termos de manejo clínico do paciente. Além disso, os exames complementares isoladamente não confirmam nem descartam o diagnóstico de BVA.[3,17,18]

A gasometria pode auxiliar na avaliação do paciente com sinais de insuficiência respiratória, embora o quadro clínico seja mais importante para caracterizar o quadro de insuficiência respiratória e determinar a necessidade de suporte ventilatório. Nesse aspecto, deve-se ressaltar que 30% dos lactentes com menos de 3 meses com BVA, submetidos à ventilação mecânica, tiveram como principal indicação apneia, com gasometria previamente compensada. Evidentemente, acidose respiratória (hipoventilação) ou acidose metabólica denotam um quadro mais grave, demandando uma intervenção terapêutica imediata. O leucograma é pouco acurado na identificação de complicações e não tem papel na confirmação do diagnóstico.

Os achados radiológicos típicos de BVA são hiperinsuflação, retificação do diafragma, infiltrados peribroncovasculares e atelectasias subsegmentares. Não há indicação rotineira de se obterem radiografias de tórax em uma criança com achados clínicos típicos de BVA, reservando-se sua solicitação a situações em que se suspeite de complicações.[19]

O diagnóstico diferencial de BVA inclui obstrução de vias aéreas superiores, obstrução laríngea, asma, pneumonia e causas de acidose metabólica, além de cardiopatias congênitas e pneumopatias crônicas, como fibrose cística.[20]

## MANEJO GERAL

O aspecto mais fundamental do manejo da BVA são as medidas de suporte. Cerca de 1 a 3% das crianças com BVA necessitarão de internação hospitalar, enquanto as demais poderão ser tratadas no domicílio.

Indica-se o tratamento em ambiente hospitalar naqueles pacientes com saturação da hemoglobina de 94% ou menos ou naqueles que tenham frequência respiratória acima de 60 mpm ou com história de apneia ou com desidratação. Condições agravantes que devem ser levadas em consideração na decisão de admitir o paciente, prevendo-se um curso mais grave, incluem histórico de prematuridade menor que 32 semanas de idade gestacional, idade atual menor que 3 meses, cardiopatia congênita, pneumopatia crônica, imunodeficiências e doenças neuromusculares.[3,21]

Em algumas crianças, ocorre diminuição da ingesta hídrica. A criança que se apresenta com frequência respiratória normal ou discretamente elevada deve ser alimentada pela via oral, especialmente se essa for constituída de leite materno, uma vez que o mesmo contém imunoglobulinas A e G contra VRS e interferon-α. Se houver dificuldade respiratória moderada, alimentação com sonda pela via oro ou nasogástrica pode ser tentada. No entanto, quando a frequência respiratória está acima de 60 a 70 mpm, a chance de aspiração aumenta, e a via parenteral passa a ser a mais racional.[22-24] Deve-se ter especial cuidado de evitar a hiper-hidratação, pois o balanço hídrico cumulativo tem sido associado à pior evolução de pacientes criticamente doentes.

O uso de oxigênio está indicado nos casos de queda da saturação da hemoglobina a níveis abaixo de 90%, embora algumas diretrizes o recomendem para saturações abaixo de 94%. O critério de suspensão é a elevação da saturação acima de 90% sem sinais de desconforto respiratórios significativos. Embora essa seja a recomendação da Academia Americana de Pediatria, não há evidência de modificações de desfechos com o uso de oxigênio, uma vez que não existam ensaios clínicos randomizados comparando o seu uso com o não uso. Na prática dos autores, costuma-se usar oxigênio por cateter extranasal naqueles lactentes com saturação abaixo de 94% e naqueles com desconforto respiratório significativo.[3,25]

Embora os pacientes apresentem significativas quantidades de secreção nasal, levando à obstrução, não há evidências de que a aspiração esteja associada a melhores desfechos. Na verdade, um estudo demonstrou que a sucção profunda das vias aéreas estava associada a um maior tempo de internação, possivelmente relacionado com edema das vias aéreas secundário ao trauma do procedimento.[26]

A fisioterapia respiratória não demonstrou resultados favoráveis em desfechos significativos como tempo de internação ou tempo de oxigenoterapia para crianças com BVA, não estando rotineiramente indicada.[27]

## β-agonistas

Inúmeros ensaios, avaliando salbutamol no tratamento, foram publicados com efeitos, quando muito, modestos. Uma revisão da Cochrane incluindo 22 ensaios não evidenciou melhora na oxigenação dos pacientes, redução da taxa de admissão ou do tempo de internação, embora tenha encontrado discreta melhora em escores clínicos. Esses achados corroboram a recomendação da Academia Americana de Pediatria para que não se usem rotineiramente agentes dessa classe farmacológica, embora um teste terapêutico possa ser considerado.[3]

A maioria das pesquisas acerca de intervenções no manejo de BVA restringe a inclusão de pacientes ao primeiro episódio de sibilância. Esse aspecto deve ser enfatizado, pois frequentemente o pediatra se depara com crianças em um segundo ou ulterior episódio de sibilância associada à infecção viral, e as evidências para o tratamento de um primeiro episódio não necessariamente se aplicam a essa fração de pacientes. Esse cenário se aplica especialmente ao uso de broncodilatadores, aonde há evidência de melhoras em parâmetros clínico-funcionais em lactentes com sibilância recorrente. Levando esse aspecto em consideração, é lícita a realização de um teste terapêutico nesse cenário.[28] Por outro lado, em nosso serviço, não utilizamos o teste terapêutico em lactentes sibilantes menores de 6 meses, especialmente, em seu primeiro episódio.

## Adrenalina

Diferentes estudos avaliaram a eficácia da adrenalina no tratamento da BVA, comparando-a tanto a salbutamol como com placebo. Há evidências de que se possa lograr alguma melhora em pacientes que podem ser tratados ambulatorialmente. No entanto, a pouca disponibilidade da droga para uso domiciliar, aliada à pouca resposta clínica, faz com que seu uso seja pouco difundido. Em pacientes não elegíveis para tratamento ambulatorial, não se observou redução da taxa de hospitalização com o seu uso.[29]

## Corticosteroides

O uso de corticosteroides também foi sujeito a muitos estudos. Uma revisão sistemática não conseguiu demonstrar efeitos significativos em termos de tempo ou taxas de internação que justifiquem seu uso em pacientes com BVA.[30]

Cabe mencionar um estudo mais recente, incluindo 800 lactentes em quatro braços demonstrando um efeito sinérgico entre o uso de corticosteroides sistêmicos e adrenalina, ocorrendo uma redução no tempo e na necessidade de internação. As drogas utilizadas foram adrenalina 1:1.000, 3 mL via nebulizador e dexametasona 0,6 mg/kg, até 10 mg, seguida de doses iguais diárias durante 5 dias. Embora as crianças incluídas não tivessem história prévia de sibilância, cerca de 2/3 apresentavam história familiar de atopia. É bem conhecida a sinergia de efeito de corticosteroides e broncodilatadores em asma, e esses resultados ainda precisam ser confirmados, antes que se possa recomendar o uso dessa associação para uso rotineiro.[31]

O uso de corticosteroides inalados, tanto durante o episódio agudo como na prevenção de sintomas recorrentes, não se mostrou eficaz.[32]

## Salina hipertônica 3%

Levando em consideração que na BVA ocorre descamação de epitélio com formação de tampões de muco nas vias aéreas, uma terapia que aumente a fluidez das secreções parece ter um papel coerente no manejo da doença. Uma elegante revisão sistemática, incluindo estudos aonde solução salina a 3% foi usada por nebulização, com ou sem broncodilatadores, demonstrou que essa solução reduz em cerca de 1 dia o tempo de internação de lactentes com BVA, quando comparada ao uso de solução salina a 0,9%, sem efeitos colaterais significativos. Os intervalos de doses foram a cada 6 ou 8 horas, alguns incluindo uma fase inicial com doses mais frequentes, a cada 2 horas. Cabe mencionar que os efeitos não puderam ser observados no momento do uso, o que pode desestimular o seu emprego, já que o benefício é obtido a médio prazo. Na experiência dos autores, a nebulização de solução salina a 3% em intervalos a cada 6 ou 8 horas é segura e fácil de administrar.[33]

## Antagonistas de leucotrienos

Não há evidências que possam recomendar o uso dessa classe farmacológica no manejo de BVA. Alguns estudos avaliaram o emprego de montelukaste, sem melhoras nos desfechos de interesse.[34]

## ▪ Heliox

Heliox é uma mistura de hélio com oxigênio. Essa mistura é menos densa do que oxigênio isoladamente e diminui a turbulência do gás. Teoricamente, reduz o trabalho respiratório e proporcionaria uma melhor ventilação de alvéolos mais distais. No entanto, uma revisão sistemática de estudos comparando heliox com oxigênio somente não demonstrou redução no tempo ou na necessidade de ventilação mecânica ou no tempo de internação em UTI, embora tenha sido observada uma redução nos escores clínicos logo após o seu uso. Dessa forma, até o presente momento, não é medicação para uso rotineiro, sendo necessários estudos adicionais para melhor elucidação da sua indicação em BVA.[35]

## ▪ Macrolídeos

É conhecido o papel dos macrolídeos como anti-inflamatórios nas doenças pulmonares, principalmente quando há a presença de inflamação neutrofílica, como na BVA.[36]

Um ensaio clínico randomizado em 21 lactentes com BVA tratados com claritromicina por 3 semanas demonstrou redução no tempo de internação e recorrência de sintomas. Importante mencionar que os braços desse estudo contavam com nove e 12 pacientes somente.[37]

No entanto, outro estudo, avaliando 184 lactentes com BVA, não demonstrou que azitromicina por 7 dias reduzisse o tempo de uso de oxigênio ou o tempo de internação hospitalar.[38]

Diante desses resultados conflitantes, não se pode recomendar o seu uso no manejo de lactentes com BVA.

## ▪ Antivirais

Ribavirina é um antiviral que demonstrou benefícios clínicos limitados em BVA por VRS. Pode reduzir modestamente o tempo de internação e o tempo de necessidade de ventilação mecânica sem, no entanto, reduzir mortalidade. É uma droga de difícil uso, potencialmente tóxica e não deve ser usada rotineiramente.[39]

## ▪ Medidas para melhorar a oxigenação e suporte ventilatório

### Sistemas de oxigenoterapia de alto fluxo

Alguns estudos têm demonstrado que a administração de altos fluxos de oxigênio por cateter nasal (2 L/kg/min) em lactentes com BVA, por meio de sistemas especificamente desenhados para esse fim (Vapotherm®), é muito bem tolerada, reduz a frequência respiratória e a necessidade de ventilação mecânica (Fig. 24-2). Agiria aumentando a pressão de distensão (~CPAP de 4 a 8 cmH$_2$O) e a capacidade residual funcional.[40,41] Abre-se, portanto, uma nova perspectiva na BVA para redução do trabalho respiratório e melhora na oxigenação.

### CPAP – (pressão positiva contínua em vias aéreas – continuous positive airway pressure)

O uso de CPAP em pacientes com BVA tem sido utilizado na perspectiva de manutenção da patência da via aérea durante a expiração, evitando o colapso bronquiolar e permitindo a exalação de ar alveolar. Os resultados têm sido controversos em função do momento de

**Fig. 24-2**

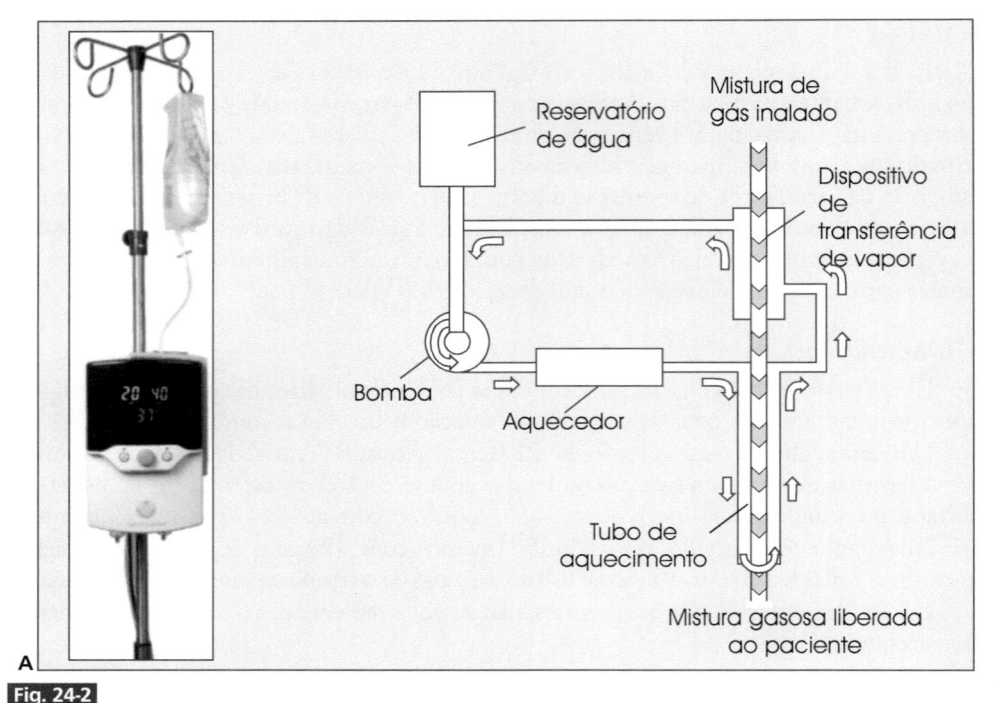

(**A**) Dispositivo de alto fluxo (Vaphotherm® 2000i). (**B**) O fluxo de ar passa no interior de um cilindro que é aquecido por um fluxo contínuo de água aquecida em suas paredes.

indicação do CPAP, dos níveis pressóricos utilizados, da associação ou não com sedativos e os critérios imprecisos para definir falha e necessidade de VM invasiva. Porém em quase todos os estudos observa-se uma nítida resposta na melhora das tocas gasosas e nos escores de sofrimento respiratório e no trabalho respiratório após a instituição de CPAP.[42,43] Em nossos serviços temos utilizado CPAP por cânula nasal em lactentes menores de 3 meses, com pressões oscilando entre 5 e 10 cmH$_2$O e FiO$_2$ inferiores a 60% (Fig. 24-3). Utilizamos como critérios de resposta ao CPAP a redução na frequência respiratória, diminuição das retrações e necessidades de FiO$_2$ iguais ou inferiores a 0,4.

## Ventilação não invasiva (VNI)

A VNI é um método de suporte ventilatório que dispensa a obtenção de via aérea artificial no manejo da insuficiência respiratória (maiores detalhes, ver Capítulo 32). É de rápida instalação, exige mínima sedação, evita lesão da via aérea, diminui o trabalho respiratório e reduz a necessidade de ventilação mecânica. Para obter tais benefícios requer profissionais com experiência no seu uso e muita atenção por parte da equipe. Seu uso em bronquiolite viral aguda tem sido responsável por uma significativa diminuição no uso de ventilação mecânica invasiva.[44]

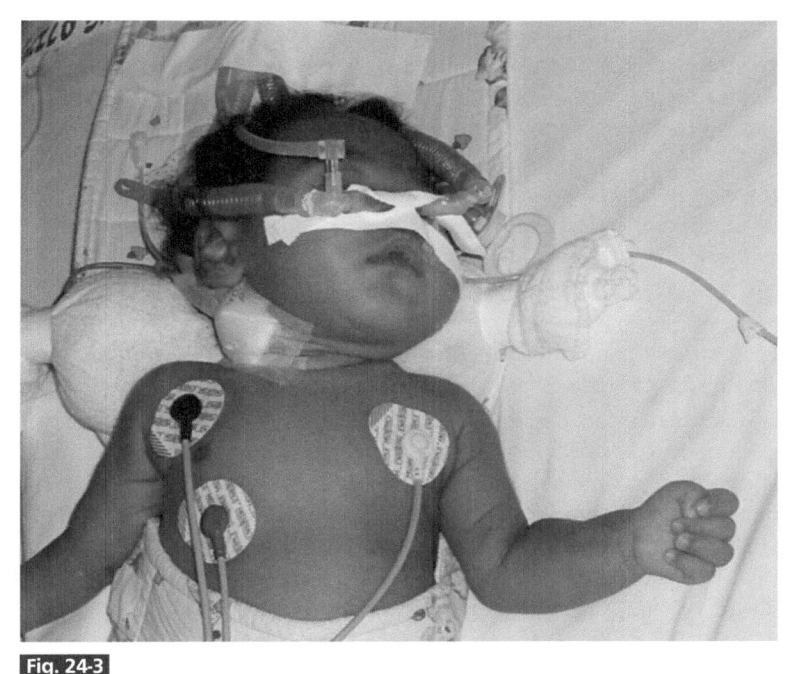

**Fig. 24-3**
Paciente com bronquiolite viral aguda submetido à CPAP nasal.

Durante a inspiração, os aparelhos de VNI liberam uma mistura gasosa com diferentes concentrações de oxigênio, com pressão inspiratória e frequência predefinidas pelo operador. Permitem, também, ventilações assistocontroladas disparadas por um gatilho acionado pelo próprio paciente, funcionando semelhante aos modos ventilatórios de Pressão de Suporte (PSV) e a ventilação mandatória intermitente sincronizada (VMIS). Durante a fase expiratória é mantida uma pressão residual positiva (EPAP) com a finalidade de evitar o colapso dos alvéolos e pequenas vias aéreas.[44-47]

A base para o bom funcionamento da VMNI relaciona-se com a interface entre o respirador e o paciente. Na maioria das vezes a interface é uma mascara nasal ou oral e nasal, que deve ser muito bem ajustada à face (evitando escapes de ar).[44-46] A adaptação a essa máscara não é imediata, e o paciente deve ser "treinado" a recebê-la. Em nosso serviço, mantemos inicialmente a oferta de oxigênio através de cateter nasal e, a seguir, colocamos a máscara nasal-oral no paciente, mas sem conectá-lo ao respirador (portanto sem ciclar e sem gerar pressões). Apenas com o intuído de acostumá-lo com a interface. Passados alguns minutos, conectamos o respirador à mascara e iniciamos progressiva e lentamente a aumentar as pressões inspiratórias (IPAP) e expiratórias (EPAP).

Iniciamos com parâmetros mais fisiológicos (pressões expiratórias de 3-5 cmH$_2$O e inspiratórias de 6 a 10 cmH$_2$O), ajustando de acordo com a tolerância do paciente e sua resposta clínica (frequência respiratória e saturação de oxigênio transcutânea). Nos pacientes com bronquiolite viral aguda, a oferta inicial de oxigênio suplementar é ao redor de 40% para obter uma saturação periférica de $O_2$ próxima a 92-95%. A boa resposta à VNI é observada em 40 a 60 minutos através da redução da frequência cardíaca, respiratória e diminuição da dispneia.

Uma resposta positiva com VNI na bronquiolite viral aguda está associada à utilização de frações de oxigênio inspirada inferior a 50%, pressões inspiratórias inferiores a 15 $cmH_2O$ e pressões expiratórias inferiores a 8 $cmH_2O$.[44,47]

Não existem parâmetros objetivos para indicação e/ou suspensão da VNI na bronquiolite viral aguda, sendo fundamentados na experiência prévia e em avaliações subjetivas. São contraindicações para o uso de VMNI nessa eventualidade: instabilidade hemodinâmica, depressão do sensório, apneias e malformações craniofaciais.

Alguns lactentes submetidos à VNI tornam-se muito agitados desde os primeiros momentos. Nessa eventualidade temos utilizado uma dose de ataque de cetamina (1 mg/kg), para que o paciente se adapte à máscara e ao sistema de funcionamento do respirador. Essa dose tem uma duração de aproximadamente 10 minutos com mínimo efeito depressor respiratório. Caso o paciente mantenha-se agitado, interferindo na ciclagem e na adaptação ao aparelho, iniciamos infusão de dexmedetomidina (0,3-0,5 µg/kg/h) que tem um ótima ação sedativa sem causar significativa depressão respiratória.

Em 24 a 48 horas de uso de VNI, tendo obtido boa resposta (redução da FR e das retrações externas) iniciamos o desmame com redução das pressões inspiratórias e expiratórias, da frequência e $FiO_2$. Entretanto, em alguns pacientes com patologias associadas (cardiopatia com hiperfluxo, doença neuromuscular entre outras) ou com quadro mais grave (excessiva hiperinsuflação, múltiplas atelectasias etc.) optamos por uma retirada mais gradual da VNI ou mantemos a VNI de forma intermitente (períodos de 2 a 3 horas em cada turno), até a estabilização completa do quadro.

### Ventilação mecânica invasiva (VM)

Dependendo da população amostrada, a necessidade de ventilação mecânica pode oscilar entre 5 e 15% dos pacientes internados. As crianças mais susceptíveis são lactentes menores de 3 meses, história de prematuridade, pacientes com displasia broncopulmonar, portadores de desnutrição protéico-calórica, síndrome de Down, cardiopatias congênitas e pacientes que adquiriram bronquiolite intra-hospitalar. O tempo de ventilação mecânica oscila em torno de 7 dias, e a mortalidade tem sido ao redor de 1%.[48-50]

As características anatômicas nesta faixa etária predispõem a evolução para insuficiência respiratória. Os canais de ventilação colateral pouco desenvolvidos, associados ao componente obstrutivo da pequena via aérea, fazem com que haja uma tendência à formação de áreas com atelectasias e outras com aumentos nos volumes pulmonares (zonas de alçaponamento). Esta desestruturação na mecânica ventilatória normal resulta em diminuição da complacência pulmonar e distúrbios importantes em nível de ventilação-perfusão, com consequente hipoxemia. Contribui também a hipoventilação alveolar, resultante do quadro obstrutivo, que, além de promover retenção de $CO_2$, agrava a hipoxemia.

A exemplo das demais doenças obstrutivas, na bronquiolite ocorre o fechamento precoce da via aérea inferior e esvaziamento insuficiente dos alvéolos que induz a alçaponamento de ar intra-alveolar e hiperdistensão dos pulmões (aumento da capacidade pulmonar total) (Fig. 24-4A e B). Essa hiperdistensão alveolar diminui a complacência pulmonar (menor elasticidade), fazendo que se necessite gerar grandes variações de pressão intrapulmonar para movimentar baixos volumes correntes (Fig. 24-4B).

A piora progressiva do quadro respiratório, associado ou não a sinais de fadiga, alterações do sensório ou, ainda, comprometimento hemodinâmico associado são mais importantes para indicação de ventilação mecânica que valores gasométricos arbitrários com base na

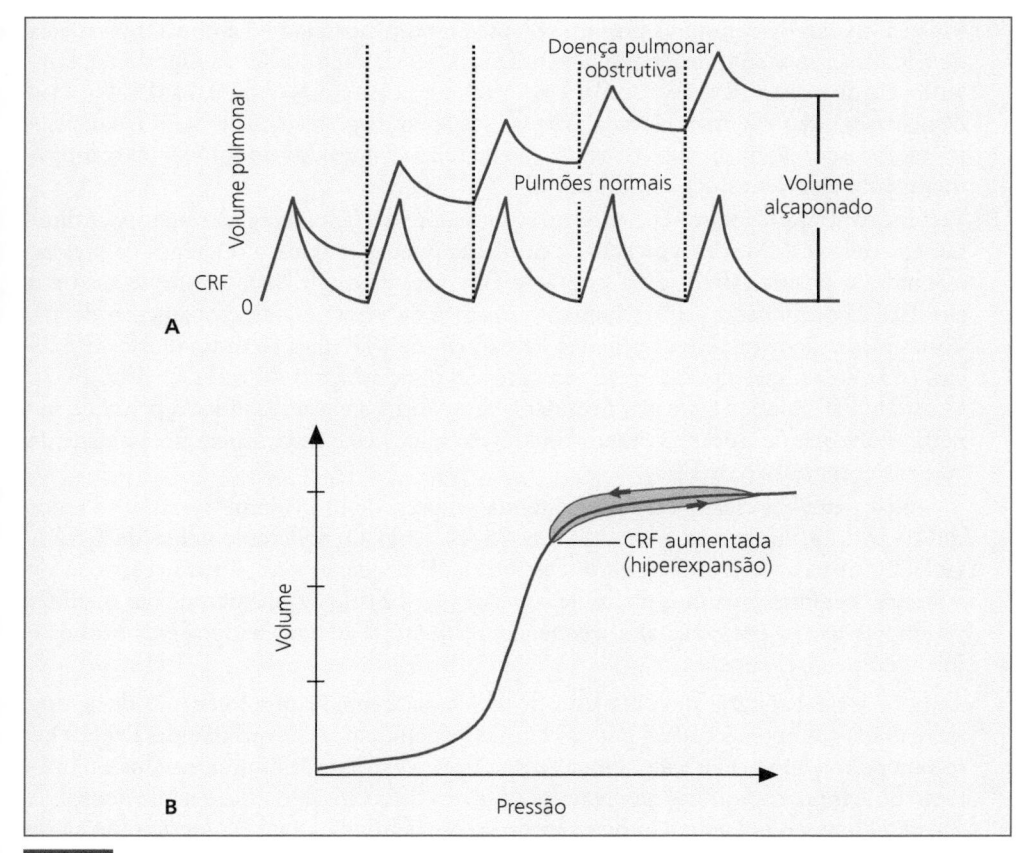

**Fig. 24-4**
Alterações fisiopatológicas nas doenças obstrutivas de vias aéreas inferiores. (**A**) O alçaponamento progressivo de ar no interior dos alvéolos, diminuindo o volume corrente. (**B**) O alçaponamento progressivo de ar aumenta a capacidade residual funcional (CRF), necessitando gerar grandes modificações na pressão para movimentar pequenos volumes correntes.

acidose respiratória. O acesso à via aérea deve ser rápida, visando a evitar episódios de hipoxemia. Temos optado por induzir a sedação com benzodiazepínico (diazepam ou midazolam – 0,3 a 0,5 mg/kg), iniciando de imediato a ventilação com máscara (oxigênio a 100% em bolsa autoinflável). A seguir, induzimos a anestesia com tiopental (2 a 5 mg/kg), ou cetamina (1 a 4 mg/kg) ou então com fentanil (5 µg/kg). A seguir é administrado um relaxante muscular de ação rápida [vecurônio (0,1 mg/kg) ou succinilcolina (1-2 mg/kg)] para facilitar a intubação traqueal.

Independente do respirador disponível é fundamental o conhecimento destas bases fisiopatológicas para definição dos parâmetros a serem adotados nestas circunstâncias. De maneira geral, aplicamos os seguintes parâmetros em pacientes com bronquiolite viral aguda submetidos à ventilação mecânica (para maiores detalhes recorra ao Capítulo 28):[48,50-53]

A) $FiO_2$: à medida que propiciamos um volume corrente adequado e aumentamos a área de troca (recrutamento de áreas hipoventiladas), ocorre diminuição da hipoxemia. Portanto, via de regra é possível ventilar estes pacientes com $FiO_2$ entre 0,3 a 0,6. No caso de necessitar de $FiO_2$ mais elevada, deve-se suspeitar de pressão inspiratória insuficiente (escape, sedação inadequada), obstrução de tubo traqueal, pneumotórax ou comprometimento alveolar associado (SARA).

B) Volume corrente: o volume corrente, nos ventiladores ciclados a pressão e tempo, é diretamente relacionado com a pressão de distensão pulmonar que é a diferença da pressão inspiratória positiva (PIP) e da pressão expiratória final (PEEP); que neste caso é o autoPEEP ocasionado pelo fechamento precoce da via aérea (alçaponamento de ar). Portanto, via de regra, estes pacientes necessitam de PIP mais elevadas (entre 25 e 35 $cmH_2O$), sendo que algumas vezes esta pressão pode atingir a 40 $cmH_2O$ (Fig. 24-5). O uso de PIP inferior à pressão necessária para "abrir" a via aérea induz a perda de superfície alveolar de trocas e consequente hipoxemia. Neste caso, haverá necessidade de aumento progressivo da $FiO_2$.

Nos aparelhos ciclados a volume, temos empregado um volume corrente ao redor de 10 mL/kg, limitando a pressão em 35-40 $cmH_2O$. Diferentemente da SARA (ARDS) os pacientes com doenças obstrutivas de pequenas vias aéreas necessitam de volumes correntes próximos do limite superior (10-12 mL/kg). Entretanto, as medidas protetoras nesses pacientes são: frequência respiratória menor, tempos expiratórios e inspiratórios prolongados.

C) Tempos ins e expiratório: como esta doença caracteriza-se por constante de tempo aumentado (tempo necessário para o completo enchimento e esvaziamento alveolar), é recomendável que se ofereçam tempos inspiratórios e expiratórios prolongados. A limitação do tempo inspiratório não permite uma boa distribuição do fluxo aéreo dentro da árvore pulmonar, ocasionando hipoventilação em algumas áreas. Da mesma forma, se optarmos por um tempo expiratório muito curto, ocorrerá esvaziamento insuficiente dos alvéolos com aumento no volume residual e pressões expiratórios finais (autoPEEP), aumentando o risco de barotrauma e prejudicando as trocas gasosas. Portanto, é fundamental na estratégia de ventilação que se estabeleçam tempos expiratórios suficientes para que o volume corrente possa ser exalado. Temos utilizado tempos inspira-

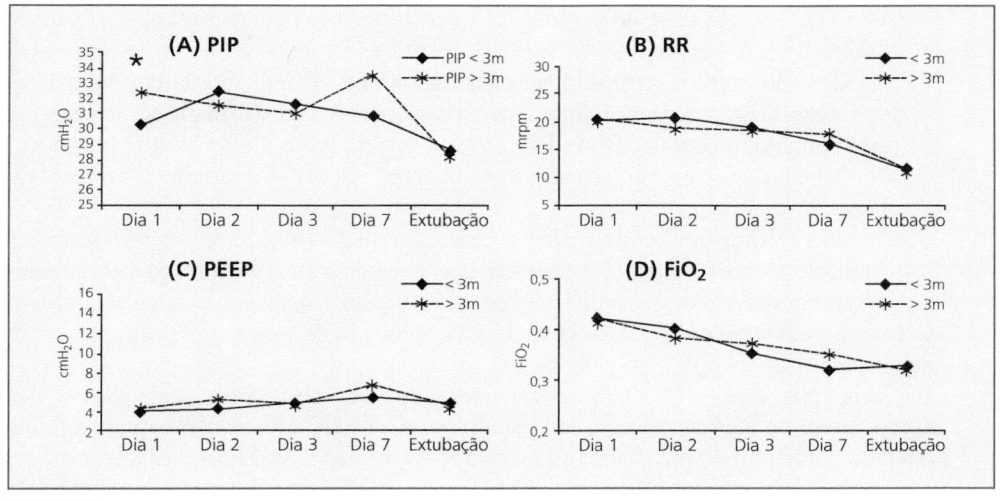

**Fig. 24-5**

(**A-D**) Dados obtidos do estudo de Bueno et al., onde os autores demonstram que houve pequena oscilação dos PIP entre o 1º dia de VM e o dia da extubação (mesmo em pacientes menores que 3 meses).[48]

tórios entre 0,7 a 1,0 segundos e tempos expiratórios entre 1,8 e 2,5 segundos. O resultado final serão frequências respiratórias mais baixas (geralmente ↓ 20 mrpm).

D) O uso de pressão expiratória positiva final (PEEP) é um assunto controverso dentro das estratégias ventilatórias em pacientes com patologia obstrutiva. A PEEP (nos valores tradicionalmente utilizados) não consegue abrir áreas colapsadas e tampouco prevenir atelectasias. Entretanto, a aplicação de PEEP favorece a utilização de modos de ventilação assistocontrolados (VMIS, pressão de suporte). Assim, temos limitados os valores fisiológicos de PEEP (entre 3 e 7 $cmH_2O$), pelos potenciais riscos de complicações que podem advir do seu emprego em lactentes portadores de doença obstrutiva.[48,54]

E) O paciente deve ser adequadamente sedado para evitar a "competição" com o respirador e o desconforto, além de diminuir o gasto energético nesta fase aguda, o que pode vir a ser importante para alguns pacientes com baixa reserva. Temos utilizado preferencialmente a associação de benzodiazepínico em infusão contínua (Midazolam 0,1 a 0,3 mg/kg/h) com opioide (Fentanil 1 a 3 μg/kg/h ou morfina 10 a 20 μg/kg/h).[55] Nos casos com quadros obstrutivos mais graves pode ser necessária, nos 2 a 3 primeiros dias de VM, a utilização de agentes curarizantes com efeito mais prolongado (pancurônio 0,1 mg/kg) para vencer a alta resistência e baixa complacência.

F) Genericamente poderíamos definir dois grupos de pacientes com bronquiolite viral aguda que necessitam de ventilação mecânica:
- Pacientes que apresentam quadro obstrutivo intenso acompanhados de hipoxemia. Geralmente, estes pacientes têm reversão lenta de seu quadro durante a ventilação

mecânica, necessitando de parâmetros mais agressivos (PIP elevadas, acima de 30 cmH$_2$O).
- Um segundo grupo constituído por pacientes com BVA que apresentam hipoxemia por fadiga. Chama a atenção que este último grupo ao ser ventilado se "entrega" ao respirador, demandando baixas PIP (que se revertem em altos volumes correntes). Mesmo com baixos parâmetros, ocorre hiperventilação. O desmame é bastante rápido.

G) Desmame: à medida que ocorre melhora (reversão) do quadro obstrutivo, temos optado por diminuir progressivamente a frequência respiratória até 10 mpm quando realizamos a extubação. A redução da PIP é feita de maneira mais lenta e, durante a fase de desmame a mantemos entre 20-28 cmH$_2$O em função da resistência pulmonar ainda aumentada (Fig. 24-5).

Uma boa alternativa em pacientes com quadros obstrutivos mais graves, que necessitaram de PIP elevadas ou longos tempos de VM, é utilizar VNI após a extubação para prevenir o desrecrutamento ou colapsos alveolares por hipoventilação em áreas pulmonares com quadro obstrutivo mais intenso. A VNI reduz o risco de reintubação por diminuir o trabalho respiratório em pacientes com doença pulmonar obstrutiva.

H) Hidratação e nutrição durante a VM em lactentes com BVA: é importante oferecer um adequado aporte nutricional nesta fase da doença. Na grande maioria das vezes o fazemos com a utilização de sondagem gástrica. Alguns pacientes que não toleram a alimentação via gástrica (distensão ou alto resíduo), nessa eventualidade utilizamos, então, a alimentação transpilórica.

Uma atenção especial deve ser dada ao balanço hídrico cumulativo. Via de regra, esses pacientes recebem uma alta carga hídrica nos primeiros dias através da hidratação parenteral, sedação em infusão contínua, antibióticos, dieta, entre outros, além de apresentar secreção de H. Antidiurético e algum grau de vasoplegia acabam reduzindo a diurese e positivando o balanço hídrico. Essa carga excessiva de líquidos se manifesta por edema periférico (pálpebras, extremidades e dorso) assim como se deposita nas bases pulmonares posteriores (causando hipoxemia e piora do quadro respiratório. Um balanço hídrico cumulativo superior a 10% tem sido relacionado com maior mortalidade e maior tempo de VM.[56-59]

Nesse grupo de pacientes com BVA que apresentem sinais de retenção líquida, especialmente, após as 48-72 horas iniciais em VM, temos optado por:
- Alternar a posição supina e prona a cada 8-12 horas.
- Utilizar noradrenalina em dose baixa para manter uma pressão de perfusão renal e antagonizar a vasoplegia (nosso alvo tem sido manter o MAP no limite superior para a idade, com especial atenção a pressão arterial diastólica).
- Uso de furosemida em doses baixas (0,25-0,3 mg/kg a cada 6 ou 8 horas visando a uma diurese superior a 4 mL/kg/h.

I) Estratégias de resgate em lactentes com BVA submetidos à VM: uma pequena parcela de lactentes com BVA submetidos à VM apresenta hipoxemia progressiva, não responsiva às estratégias de VM convencional. Nessa eventualidade deve-se suspeitar de edema pulmonar associado ao balanço hídrico cumulativo (ver parágrafo anterior) ou evolução para Síndrome do Desconforto (Angústia) Respiratória Aguda (SDRA-SARA). A modificação radiológica, aliada à hipoxemia refratária, redução do volume corrente fazem suspeitar de SDRA. Para contornar essa situação temos optado por:

- Medidas para eliminar excesso de fluidos (furosemida e infusão de noradrenalina-conforme parágrafo anterior).
- Manobras de recrutamento, com aumento progressivo da PEEP (até 20 cmH$_2$O) mantendo uma pressão de distensão de 20 a 25 cmH$_2$O. Esse aumento é feito a cada dois minutos, aumentando-se a PEEP em 3 a 5 cmH$_2$O de cada vez (maiores detalhes no Capítulo 28). O objetivo é um aumento sustentado na oxigenação. A partir daí reduzimos a PEEP até 2 a 5 cmH$_2$O acima do valor que o paciente vinha recebendo antes de apresentar a hipoxemia.
- Uso de surfactante exógeno. Alguns estudos haviam demonstrado certo benefício da administração de surfactante em pacientes com BVA submetidos à VM. Apesar do teórico benefício, estudos randomizados e controlados não conseguiram demonstrar algum impacto positivo consistente e significativo.[49,57,60] Assim o seu uso tem sido considerado uma terapia de exceção. Naqueles excepcionais casos de lactentes com BVA que evoluem para um quadro de SARA, sem resposta mantida às manobras de recrutamento cursando com hipoxemia progressiva (necessidade de FiO$_2$ acima de 70% para manter uma saturação de 85%), temos considerado o uso de surfactante exógeno (~ 100 mg/kg) administrado por tubo traqueal.
- Ventilação de alta frequência por oscilação é contraindicada em pacientes com quadros obstrutivos. Entretanto, naqueles casos de BVA que evoluem para SARA, a ventilação de alta frequência poderia ser considerada, especialmente, após a administração de surfactante (para maiores detalhes ver Capítulo 30).

## PREVENÇÃO

A prevenção primária se faz principalmente pela adequada higiene de mãos. Os vírus associados à BVA disseminam-se por secreções e fômites contaminados, podendo permanecer viáveis por diversas horas. Dessa forma, é fundamental a higiene antes e após o contato com pacientes e com objetos próximos a ele e após retirada de luvas.

Profissionais de saúde devem usar aventais e luvas no caso de contato com o paciente ou com seu ambiente próximo. As crianças devem idealmente ficar em quartos isolados, mas se isso não for disponível, devem se segregados em enfermarias de acordo com a identificação do vírus envolvido.[21]

Não há vacinas disponíveis para os principais vírus associados à BVA.

A imunização passiva pode ser obtida pelo uso de Palivizumabe. É um anticorpo monoclonal humanizado direcionado contra a glicoproteína de fusão (proteína F) de superfície do VSR. Age através da neutralização e inibição da fusão do VSR, fornecendo imunidade passiva. Deve ser aplicado pela via intramuscular, uma vez ao mês durante o período de 5 meses do pico sazonal do VRS (outono e inverno). Essa medicação reduz a taxa de hospitalizações, a taxa de necessidade de UTI e tempo de permanência no hospital em crianças de alto risco para BVA grave.[61]

Esses achados levaram ao desenvolvimento de diretrizes para seu uso em casos particulares, uma vez que o benefício seja evidente em pacientes com comorbidades e levando-se em conta o alto custo da medicação (Quadro 24-1).[62]

## SIBILÂNCIA RECORRENTE E ASMA ASSOCIADAS À BVA

Uma relação entre a ocorrência de BVA e asma subsequente é relatada na literatura médica há muitos anos. Essa associação é bem conhecida para o VRS, mas tem sido demonstrado que a infecção por rinovírus nos primeiros anos de vida está associada a um risco ainda maior de sibilância na idade escolar. Em uma metanálise, 40% das crianças com BVA por VRS sibilavam aos 5 anos, comparando-se a 11% dos controles.[61]

| QUADRO 24-1 Candidatos a iniciar profilaxia com Palivizumabe | |
|---|---|
| **Grupo selecionado de paciente** | **Idade ao início da sazonalidade** |
| Prematuro, sem displasia broncopulmonar, sem cardiopatia congênita | |
| < 28 semanas de IG | ≤ 12 meses |
| 29-32 semanas de IG | ≤ 6 meses |
| 32-35 semanas de IG | ≤ 6 meses com + de dois fatores de risco adicionais* |
| Doença crônica pulmonar/displasia broncopulmonar, com necessidade de oxigenoterapia, diuréticos, broncodilatadores ou corticoides nos 6 meses antes da sazonalidade | ≤ 2 anos |
| Cardiopatia congênita instável hemodinamicamente | ≤ 2 anos |
| Condições graves que comprometem pulmão ou função imune (além da prematuridade) | ≤ 2 anos |

*Nascidos menos de 3 meses antes da estação sazonal do VSR, na presença de um dos dois fatores de risco a seguir:
Que frequentem casa ou serviço onde sejam oferecidos cuidados a qualquer número de lactentes ou pré-escolares (creches).
Um ou mais irmãos ou outras crianças que morem na mesma residência.

Em outro estudo, sibilância associada ao VRS tinha um *odds ratio* de 2,6, enquanto associada a rinovírus, tinha um *odds ratio* de 9,8 para asma aos 6 anos.[62]

Essa associação é mais evidente quando a criança é também atópica.[63]

Especula-se que a infecção viral possa ser a causa dos sintomas respiratórios subsequentes. Alternativa ou conjuntamente a BVA seria o resultado da infecção viral em um indivíduo predisposto genética ou anatomicamente a ter sintomas respiratórios.[64,65]

## SEQUELAS

A bronquiolite obliterante (BO) é uma sequela rara de BVA, caracterizada por doença crônica pulmonar obstrutiva fibrosante. Embora a BO possa ser causada por diferentes etiologias, na infância ela é classicamente associada a infecções virais, principalmente ao adenovírus, sorotipos 1, 3, 7 e 21. A necrose epitelial leva a acúmulo intraluminal de exsudato fibrinopurulento. Segue-se proliferação de fibroblastos com deposição de colágeno e mucopolissacarídeos, resultando em estreitamento dos bronquíolos. A apresentação clínica é de diferentes graus de comprometimento respiratório que, nos casos típicos, se mantém cronicamente. A tomografia computadorizada de tórax demonstra perfusão em mosaico, bronquiectasias e atenuação vascular. O tratamento é de suporte e pode haver melhora do comprometimento com o crescimento pulmonar. Casos mais graves podem evoluir para a necessidade de transplante pulmonar.[66-68]

## REFERÊNCIAS BIBLIOGRÁFICAS

1. Lakhanpaul M, Armon K, Eccleston P et al. An evidence based guideline for the management of children presenting with acute breathing difficulty. Nottingham: University of Nottingham; 2002. Acesso em: 25 Jun. 2013. Disponível em: <http://www.nottingham.ac.uk/paediatric-guideline/breathingguideline.pdf>
2. Smyth RL, Openshaw PJ. Bronchiolitis. *Lancet* 2006;368:312-22.
3. American Academy of Pediatrics Subcommittee on Diagnosis and Management of Bronchiolitis: diagnosis and management of bronchiolitis. *Pediatrics* 2006;118:1774-93.
4. Bloom-Feshbach K, Alonso WJ, Charu V et al. Latitudinal variations in seasonal activity of influenza and respiratory syncytial virus (RSV): a global comparative review. *PLoS One* 2013;8(2):e54445.
5. Nascimento-Carvalho CM, Cardoso MR, Barral A et al. Seasonal patterns of viral and bacterial infections among children hospitalized with community-acquired pneumonia in a tropical region. *Scand J Infect Dis* 2010;42:839-44.
6. Hall CB, Weinberg GA, Iwane MK et al. The burden of respiratory syncytial virus infection in young children. *N Engl J Med* 2009;360:588-98.
7. Miyao CR, Gilio AE, Vieira S et al. Infecções virais em crianças internadas por doença aguda do trato respiratório inferior. *J Pediatr* 1999;75(5):334-44.
8. Dornelles CTL, Piva JP, Marostica PJC. Nutritional status and breastfeeding of infants with bronchiolitis. *J Health Popul Nutr* 2007 Sept. 25(3):336-43.
9. Goldmann DA. Transmission of viral respiratory infections in the home. *Pediatr Infect Dis J* 2000;19:S97-S102.
10. Dawson-Caswell M, Muncie HL. Respiratory syncytial virus infection in children. *Am Fam Physician* 2011;83(2):141-46.
11. Zorc JJ, Hall CB. Bronchiolitis: recent evidence on diagnosis and management. *Pediatrics* 2010;125:342-49.
12. van den Hoogen BG, de Jong JC, Groen J et al. A newly discovered human pneumovirus isolated from young children with respiratory tract disease. *Nat Med* 2001;7:719-24.
13. Aherne W, Bird T, Court SD et al. Pathological changes in virus infections of the lower respiratory tract in children. *J Clin Pathol* 1970;23:7-18.
14. Varga SM, Braciale TJ. RSV-induced immunopathology: dynamic interplay between the virus and host immuneresponse. *Virology* 2002 Apr. 10;295(2):203-7.
15. Hammer J, Numa A, Newth CJ. Acute respiratory distress syndrome caused by respiratory syncytial virus. *Pediatr Pulmonol* 1997;23(3):176-83.

16. Shay DK, Holman RC, Newman RD *et al*. Bronchiolitis-associated hospitalizations among US children, 1980-1996. *JAMA* 1999;282:1440-46.
17. Henrickson KJ. Cost-effective use of rapid diagnostic techniques in the treatment and prevention of viral respiratory infections. *Pediatr Ann* 2005;34:24-31.
18. Kuypers J, Wright N, Ferrenberg J *et al*. Comparison of real-time PCR assays with fluorescent-antibody assays for diagnosis of respiratory virus infections in children. *J Clin Microbiol* 2006;44:2382-88.
19. Abbott GF, Rosado-de-Christenson ML, Rossi SE *et al*. Imaging of small airways disease. *J Thorac Imaging* 2009;24:285-98.
20. Ali S, Plint AC, Klassen TP. Bronchiolitis. In: Wilmott RW, Boat TF, Chernick V *et al*. *Kendig and Chernick's disorders of the respiratory tract in children*. Philadelphia: Elsevier, 2012.
21. Scottish Intercollegiate Guidelines Network Bronchiolitisin children A national clinical guideline, 2006. Acesso em: 24 Jun. 2013. Disponívl em: <http://www.sign.ac.uk/pdf/sign91.pdf>
22. Laegreid A, Kolsto Otnaess AB, Orstavik I *et al*. Neutralizing activity in human milk fractions against respiratory syncytial virus. *Acta Paediatr Scand* 1986;75:696-701.
23. Chiba Y, Minagawa T, Mito K *et al*. Effect of breast feeding on responses of systemic interferon and virus-specific lymphocyte transformation in infants with respiratory syncytial virus infection. *J Med Virol* 1987;21:7-14.
24. Khoshoo V, Edell D. Previously healthy infants may have increased risk of aspiration during respiratory syncytial viral bronchiolitis. *Pediatrics* 1999;104:1389-90.
25. Rojas MX, Granados Rugeles C, Charry-Anzola LP. Oxygen therapy for lower respiratory tract infections in children between 3 months and 15 years of age. *Cochrane Database Syst Rev* 2009 Jan. 21;(1):CD005975.
26. Mussman GM, Parker MW, Statile A *et al*. Suctioning and length of stay in infants hospitalized with bronchiolitis. *JAMA Pediatr* 2013;167(5):414-21.
27. Perrotta C, Ortiz Z, Roque M. Chest physiotherapy for acute bronchiolitis in paediatric patients between 0 and 24 months old. *Cochrane Database Syst Rev* 2007;CD004873.
28. Chavasse R, Seddon P, Bara A *et al*. Short acting beta agonists for recurrent wheeze in children under 2 years of age. *Cochrane Database Syst Rev* 2002;(3):CD002873.
29. Hartling L, Wiebe N, Russell K *et al*. Epinephrine for bronchiolitis. *Cochrane Database Syst Rev* 2004;CD003123.
30. Fernandes RM, Bialy LM, Vandermeer B *et al*. Glucocorticoids for acute viral bronchiolitis in infants and young children. *Cochrane Database Syst Rev* 2013 June 4;6:CD004878.
31. Plint AC, Johnson DW, Patel H *et al*. Pediatric Emergency Research Canada (PERC). Epinephrine and dexamethasone in children with bronchiolitis. *N Engl J Med* 2009;360:2079-89.
32. Blom DJ, Ermers M, Bont L *et al*. Inhaled corticosteroids during acute bronchiolitis in theprevention of post-bronchiolitic wheezing. *Cochrane Database Syst Rev* 2011 Jan. 19;(1):CD004881.
33. Zhang L, Mendoza-Sassi RA, Wainwright C *et al*. Nebulized hypertonic saline solution for acute bronchiolitis in infants. *Cochrane Database of Systematic Reviews* 2008;4:CD006458.
34. Bisgaard H, Flores-Nunez A, Goh A *et al*. Study of montelukast for the treatment of respiratory symptoms of post-respiratory syncytial virus bronchiolitis in children. *Am J Respir Crit Care Med* 2008;178:854-60.
35. Liet JM, Ducruet T, Gupta V <I>et al*. Heliox inhalation therapy for bronchiolitis in infants. *Cochrane Database Syst Rev* 2010;CD006915.
36. Kanoh S, Rubin BK. Mechanisms of action and clinical application of macrolides as immunomodulatory medications. *Clin Microbiol Rev* 2010;23:590-615.
37. Tahan F, Ozcan A, Koc N. Clarithromycin in the treatment of RSV bron- chiolitis: a double-blind, randomised, placebo-controlled trial. *Eur Respir J* 2007;29:91-97.

38. Pinto LA, Pitrez PM, Luisi F et al. Azithromycin therapy in hospitalized infants with acute bronchiolitis is not associated with better clinical outcomes: a randomized, double-blinded, and placebo-controlled clinical trial. *J Pediatr* 2012;161(6):1104-8.
39. Ventre K, Randolph AG. Ribavirin for respiratory syncytial virus infection of the lower respiratory tract in infants and young children. *Cochrane Database Syst Rev* 2007;CD000181.
40. McKiernan C, Chua LC, Visintainer PF et al. High flow nasal cannulae therapy in infants with bronchiolitis. *J Pediatrics* 2010;156:634-38.
41. Schibler A, Pham TM, Dunster KR et al. Reduced intubation rates for infants after introduction of high-flow nasal prong oxygen delivery. *Intensive Care Med* 2011;37:847-52.
42. Milési C, Matecki S, Jaber S et al. 6 cmH$_2$O continuous positive airway pressure versus conventional oxygen therapy in severe viral bronchiolitis: a randomized trial. *Pediatr Pulmonol* 2013;48(1):45-51.
43. Thia LP, McKenzie SA, Blyth TP et al. Randomised controlled trial of nasal continuous positive airways pressure (CPAP) in bronchiolitis. *Arch Dis Child* 2008;93:45-47.
44. Ganu SS, Gautam A, Wilkins B et al. Increase in use of non-invasive ventilation for infants with severe bronchiolitis is associated with decline in intubation rates over a decade. *Intensive Care Med* 2012;38:1177-83.
45. Dohna-Schwake C, Stehling F, Tschiedel E et al. Non-invasive ventilation on pediatric intensive care unit: Feasibility, efficacy, and predictors of success. *Pediatr Pulmonol* 2011;46:1114-20.
46. Lum LCS, Abdel-Latif ME, Bruyne JA et al. Noninvasive ventilation in a tertiary pediatric intensive care unit in a middle-incoming country. *Pediatr Crit Care Med* 2011;12(1):e7-13.
47. Loh LE, Chan YH, Chan I. Noninvasive ventilation in children: a review. *J Pediatr* 2007;83 (2 Suppl):S91-99.
48. Bueno F, Piva J, Garcia PC et al. Outcome and characteristics of infants with acute viral bronchiolitis submitted to mechanical ventilation in a Brazilian pediatric intensive care. *Rev Bras Ter Intensiva* 2009;21(2):174-82.
49. Davison C, Ventre KM, Luchetti M et al. Efficacy of interventions for bronchiolitis in critically ill infants: A systematic review and meta-analysis. *Pediatr Crit Care Med* 2004;5:482-89.
50. Mansbach JM, Piedra PA, Stevenson MD et al. Prospective multicenter study of children with bronchiolitis requiring mechanical ventilation. *Pediatrics* 2012;130:e492.
51. Maruvada S, Rotta A. Mechanical ventilation strategies in children. *Pediatric Health* 2008;2(3):301-14.
52. Turner DA, Arnold JH. Insights in pediatric ventilation: timing of intubation, ventilator strategies, and weaning. *Curr Opin Crit Care* 2007;13:57-63.
53. Marini J. Unproven clinical evidence in mechanical ventilation. *Curr Opin Crit Care* 2012;18:1-7.
54. Rodriguez NA, Martinon TF, Martinon SJM. Sociedad Espanol cuidados intensivos pediatricos. Ventilation in special situations. Mechanical ventilation in bronchiolitis. *An Pediatr (Barc)* 2003;59:363-66.
55. Sfoggia A, Fontela P, Moraes A et al. <I*> A sedação e analgesia de crianças submetidas a ventilação mecânica estaria sendo superestimadas? *J Pediatr (Rio J)* 2003;79:343-49
56. Arikan AA, Zappitelli M, Goldstein SL et al. Fluid overload is associated with impaired oxygenation and morbidity in critically ill children. *Pediatr Crit Care Med* 2012;13:253–258
57. Willson D, Thomas NJ, Tamburro R et al. The relationship of fluid administration to ouutcome in the pediatric calfactant in acute respiratory distress syndrome trial. *Pediatr Crit Care Med* 2013 Sept.;14(7):666-72.
58. Hazle MA, Gajarski RJ, Sunkyung Y et al. Fluid overload in infants following congenital heart surgery. Pediatr *Crit Care Med* 2013;14(1):44-49.
59. Randolph AG, Forbes PW, Gedeit RG et al. Pediatric Acute Lung Injury & Sepsis Investigators (PALISI) Network: Cumulative fluid intake minus output is not associated with ventilator weaning duration or extubation outcomes in children. *Pediatr Crit Care Med* 2005;6:642-47.

60. Willson DF, Thomas NJ, Tamburro R *et al.* Pediatric calfactant in acute respiratory distress syndrome trial. *Pediatr Crit Care Med* 2013;14(7):657-65.
61. The Impact-RSV Study Group. Palivizumab, a humanized respiratory syncytial virus monoclonal antibody, reduces hospitalization from respiratory syncytial virus infection in high-risk infants. *Pediatrics* 1998;102(3 Pt 1):531-37.
62. Sociedade Brasileira de Pediatria. *Diretrizes para o manejo da infecção causada pelo Vírus Respiratório Sincicial (VSR)*. 2011. Acesso em: 24 Jun. 2013. Disponível em: <http://www.sbp.com.br/pdfs/diretrizes_manejo_infec_vsr_versao_final1.pdf>
63. Kneyber MCJ, Steyerberg EW, de Groot R *et al.* Long-term effects of respiratory syncytial virus (RSV) bronchiolitis in infants and young children: a quantitative review. *Acta Paediatr* 2000 June;89(6):654-60.
64. Jackson DJ, Gangnon RE, Evans MD *et al.* Wheezing rhinovirus illnesses in early life predict asthma development in high-risk children. *Am J Respir Crit Care Med* 2008 Oct. 1;178(7):667-72.
65. Oddy WH, de Klerk NH, Sly PD *et al.* The effects of respiratory infections, atopy, and breastfeeding on childhood asthma. *Eur Respir J* 2002 May;19(5):899-905.
66. Thomsen SF, Stensballe LG, Skytthe A *et al.* Increased concordance of severe respiratory syncytial virus infection in identical twins. *Pediatrics* 2008 Mar.;121(3):493-96.
67. Kurland G, Michelson P. Bronchiolitis obliterans in children. *Pediatr Pulmonol* 2005;39:193-208.
68. Chiu CY, Wong KS, Huang YC *et al.* Bronchiolitis obliterans in children: Clinical presentation, therapy and long-term follow-up. *J Paediatr Child Health* 2008;44:129-33.

# 25 Asma Aguda Grave

*Jefferson Pedro Piva* ♦ *Pedro Celiny Ramos Garcia* ♦ *Sérgio L. Amantéa*

## INTRODUÇÃO

"Asma é uma doença inflamatória crônica das vias aéreas, na qual muitas células e elementos celulares têm participação". A inflamação crônica está associada à hiper-responsividade das vias aéreas, que leva a episódios recorrentes de sibilos, dispneia, opressão torácica e tosse, particularmente à noite ou no início da manhã. Esses episódios são uma consequência da obstrução ao fluxo aéreo intrapulmonar generalizada e variável, reversível espontaneamente ou com tratamento.[1,2]

A definição de uma crise asmática engloba uma série de situações caracterizada por um conjunto de sinais e sintomas atrelados a desconforto respiratório de causa obstrutiva, que não respondem adequadamente à terapia broncodilatadora usualmente utilizada pelo paciente. Pode ser classificado quanto a sua intensidade, o que vem a facilitar o entendimento de definições, algumas vezes controversas.

1. **Exacerbação leve:** pequena anormalidade que transcende a variação normal individual diária, muitas vezes difícil de distinguir de uma perda transitória do controle da asma.[3]
2. **Exacerbação moderada:** definida pela presença de sinais de desconforto respiratório, piora da função pulmonar e/ou aumento do uso de terapia broncodilatadora de resgate, sem a necessidade de corticosteroides sistêmicos.[1-3]

    As exacerbações leves a moderadas são tratadas no domicílio, com paciente ou familiar frequentemente seguindo a orientação de seu plano de crise para estabilização da sintomatologia apresentada.
3. **Exacerbação grave:** necessita de uma intervenção mais urgente e agressiva, com objetivo de prevenir desfechos clínicos desfavoráveis (hospitalização até óbito). Engloba a necessidade de algum tipo de assistência fora do domicílio (pronto atendimentos ou visitas à emergência) ao longo da crise. Necessitam de uso de corticoterapia oral. Os sinais clínicos presentes fazem referência à intensidade descrita em um quadro de avaliação de gravidade.

Toda vez que a sintomatologia, associada à crise, transcende a capacidade terapêutica ambulatorial, passamos a lidar com uma situação de maior complexidade, que virá a necessitar uma maior quantidade de drogas, bem como a necessidade de monitorização. Esta situação definimos como asma aguda grave (AAG). A asma aguda grave era inicialmente reconhecida como *status* asmático ou estado de mal asmático. Este termo vinculava a gravidade das manifestações apresentadas a um desfecho clínico decorrente da terapêutica prescrita, muitas vezes atrelada a aspectos temporais. Era utilizado para identificar e definir uma exacerbação asmática grave que não veio a apresentar resposta clínica ao tratamento e/ou que teve a administração de suas drogas retardadas. Uma série de limitações existe sobre esta definição, principalmente sobre a quantificação da medicação necessária a fim de caracterizar ausência de uma resposta clínica satisfatória, bem como tempo a ser considerado para caracterização do desfecho clínico.[3,4] Sendo assim, damos preferência à utilização da definição AAG, que é um termo mais abrangente e que vincula a gravidade da exacerbação, a uma combinação de sinais e sintomas presentes, que procuram caracterizar a intensidade das anormalidades cardiorrespiratórias observadas, sem resposta à terapêutica broncodilatadora disponível, mesmo que não se possa predizer o desfecho clínico futuro.[4] Dentro desta concepção, engloba toda exacerbação aguda que vem a se caracterizar por um episódio de piora progressiva da sintomatologia clínica associada à doença, com encurtamento das incursões e aumento da frequência respiratória, tosse, sibilância ou opressão torácica, de maneira isolada ou conjunta.[2]

A gravidade de todas estas exacerbações determina o tratamento a ser administrado e pode discriminar quadros leves e moderados de situações associadas à maior gravidade: asma aguda grave e falência respiratória iminente (Quadro 25-1).

Uma vez que um quadro de asma aguda grave tenha evoluído para falência respiratória e hipercarbia, também podemos encontrar a caracterização clínica desta situação com a denominação de Asma Quase Fatal *(Near Fatal Asthma)*.[5]

A identificação de sinais associados à crise e a pronta administração da terapêutica broncodilatadora são determinantes para uma evolução clínica favorável, independentemente do nível de complexidade assistencial em que será administrada à terapêutica.

## EPIDEMIOLOGIA

A asma é a doença crônica mais prevalente na população infantil. Estima-se que no Brasil a prevalência de asma, entre escolares e adolescentes, situe-se entre 19 e 24%, respectivamente, com algumas variações regionais.[6]

Dados comparativos entre países da América Latina demonstram uma maior variabilidade na prevalência da doença, mas que mesmo assim se mantém elevada (mais da metade dos centros participantes com prevalência superior a 15%), evidenciando dados similares aos reportados em países industrializados.[7]

Asma é a terceira causa de hospitalização abaixo dos 18 anos de idade nos Estados Unidos e a quarta no Brasil, considerando todos os grupos etários.[8,9]

Dados referentes a exacerbações agudas são pobres em nossas estatísticas locais, entretanto nos Estados Unidos a prevalência de ataques de asma na população (considerando pelo menos um episódio ao ano) é superior a 4%, isto é, aproximadamente 12,8 milhões de pessoas (8,7 milhões de adultos e 4 milhões de crianças até 17 anos de idade). De outra maneira podemos dizer que mais da metade da população de asmáticos neste país esteve sujeita a visitas em salas de Emergência ou admissões hospitalares.[10]

Sob o ponto de vista hospitalar, as crises agudas podem ser responsáveis por até 10% das admissões em Salas de Emergência e de 2 a 7% das internações em UTI pediátrica. Estima-se que ao redor de um em cada 600 asmáticos experimentará um episódio de asma aguda grave no curso de 1 ano.[11-13]

A taxa média de mortalidade global atribuída à asma em nosso país, entre 1998 e 2007, foi de 1,52/100.000 habitantes (variação, 0,85-1,72/100.000 habitantes), com estabilidade

| QUADRO 25-1 | Classificação da intensidade das crises de asma* | | | |
|---|---|---|---|---|
| | Leve | Moderada | Grave | Falência respiratória iminente |
| Dispneia | Ausente; Deambula; Pode deitar | Ao falar; Lactente: choro curto, dificuldade alimentar. Prefere sentar | Ao repouso Para de se alimentar Posição semissentada, | |
| Fala | Sentenças completas | Frases incompletas | Palavras/monossílabos | |
| Consciência | Pode estar agitado | Geralmente agitado | Geralmente agitado | Sonolento ou confuso |
| Frequência respiratória** | Aumentada | Aumentada | Frequentemente > 30 mrpm | |
| Frequência cardíaca*** | < 100 bpm | 100-120 bpm | > 120 bpm | Bradicardia |
| Uso musculatura acessória | Leve ou nenhuma retração | Retrações presentes | Retrações presentes | Respiração toracoabdominal paradoxal |
| Sibilância | Moderada – geralmente fim da expiração | Ruidosa | Mais ruidosa | Ausência de sibilância |
| Pulso paradoxal | Ausente (< 10 mmHg) | Pode estar presente: 10-25 mmHg | Frequentemente presente: 20-40 mmHg | Ausência sugere fadiga da musculatura acessória |
| PEF pós-broncodilatador inicial (% do previsto ou% melhor marca pessoal) | Acima de 80% | Aproximadamente 60-80% | Inferior a 60% do previsto, ou melhor, marca pessoal | |
| Saturação de $O_2$ em ar ambiente | > 95% | 91-95% | < 90% | |
| $PaO_2$ (ar ambiente) $PaCO_2$ | Normal (geralmente teste não indicado) < 45 mmHg | > 60 mmHg < 45 mmHg | < 60 mmHg – possível cianose > 45 mmHg | |

*A presença de vários parâmetros, mas não necessariamente todos, indica a classificação geral da crise aguda.
**Frequência respiratória em crianças normais: < 2 m (< 60 mrp/min); 2-12 m (< 50 mrp/min); 1-5 anos (< 40 mrp/min); 6-8 anos (< 30 mrp/min).
***Frequência cardíaca em crianças normais: 2-12 m (< 160 bpm); 1-2 anos (< 120 bpm); 2-8 anos (< 110 bpm).

na tendência temporal desse período.[1] Nos países desenvolvidos, as taxas de mortalidade aumentaram gradativamente desde 1975, estabilizaram-se entre as décadas de 1980 e 1990 e, a partir daí, começaram a diminuir. Estudo ecológico, de série temporal, delineado para avaliar a tendência da mortalidade por asma na faixa etária em nosso país, período de janeiro 1980 a dezembro 2007, evidenciou uma redução média anual nos coeficientes de mortalidade para todas as faixas etárias, sendo mais marcada nos pacientes de 1-4 anos, também aqueles que foram os responsáveis pela maior frequência absoluta de óbitos.[14]

## IDENTIFICAÇÃO DO RISCO DE EXACERBAÇÃO

O principal mecanismo implicado como causa das mortes decorrentes por asma tem sido atribuído à asfixia na quase totalidade dos casos. Tratamento excessivo, como causa de óbito, é raro. Portanto, é importante identificarmos aspectos que indiquem um maior risco para os pacientes portadores de asma no desenvolvimento de exacerbações agudas:[1,2,15-18]

- Três ou mais visitas à emergência ou duas ou mais hospitalizações por asma nos últimos 12 meses.
- Uso frequente de corticosteroide sistêmico.
- Uso corrente ou recente suspensão de corticoterapia.
- Crise grave anterior (necessitando intubação).
- Uso de dois ou mais tubos de aerossol dosimetrado de broncodilatador/mês.
- Problemas psicossociais (p. ex., depressão, baixo nível socioeconômico, dificuldade de acesso à assistência, falta de aderência a tratamentos prévios).
- Comorbidades associadas (doença pulmonar, cardiovascular ou psiquiátrica);
- Asma lábil, com marcadas variações de função pulmonar (> 30% do PFE ou do $VEF_1$ previstos).
- Má percepção do grau de obstrução.
- Baixa idade (< 2 anos).

## FISIOPATOLOGIA

Os mecanismos fisiopatológicos implicados no comprometimento da mecânica pulmonar são secundários a uma série de eventos que se encontram interligados como um mecanismo de cascata. O broncospasmo, edema de mucosa e hipersecreção que se desenvolvem na crise aguda de asma promovem um aumento exagerado na resistência ao fluxo aéreo e que é potencializado, especialmente nas crianças menores de 5 anos pelo diminuto calibre de suas vias aéreas inferiores. Como na expiração as vias aéreas reduzem ainda mais seu calibre, há um progressivo alçaponamento de ar nas unidades alveolares. Consequentemente, o volume corrente torna-se progressivamente menor. No sentido de manter o volume-minuto desenvolvem-se os seguintes mecanismos compensatórios (Fig. 25-1): a) aumento na frequência respiratória. Porém, altas frequências causam um fluxo aéreo turbulento e dificultam ainda mais as trocas gasosas. b) Utilização da musculatura acessória. Visando a aumentar a pressão negativa intratorácica para aumentar o volume corrente, ocorre um aumento progressivo no esforço respiratório que é proporcional à intensidade da obstrução aérea.[1,19,20]

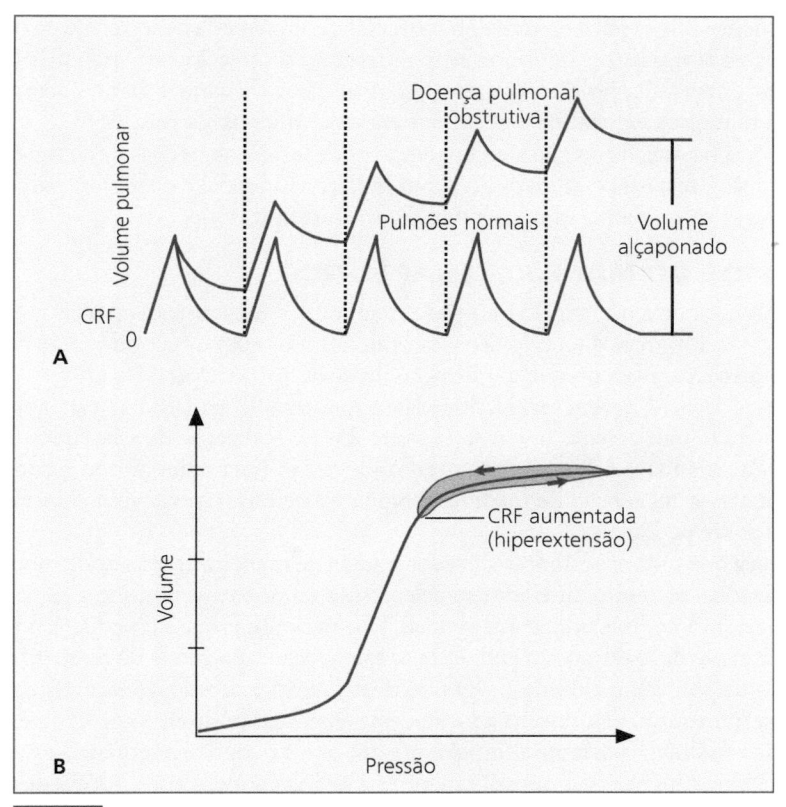

**Fig. 25-1**

(**A** e **B**) Demonstração esquemática de como a obstrução das vias aéreas induz ao retardo no esvaziamento alveolar incompleto e consequente alçaponamento de ar, promovendo aumento na capacidade residual funcional (CRF), redução progressiva no volume corrente mesmo que à custa de um enorme esforço inspiratório.

Muitas vezes, apesar de todo o esforço para gerar grandes pressões inspiratórias negativas e compensar a insuficiência respiratória, este mecanismo falha em razão da maior complacência torácica, da fadiga muscular ou do exagerado fluxo turbulento nas vias aéreas. À medida que o quadro evolui, há uma progressiva diminuição do volume corrente, com aumento da hipoxemia e, nos estágios finais, hipercapnia.[1,19]

O comprometimento pulmonar de crianças com crise de asma grave não ocorre de forma homogênea. Existem áreas parcialmente obstruídas, e, portanto, parcialmente ventiladas. Ocorrem ainda áreas com obstrução completa (atelectásicas), que não são ventiladas e apresentam efeito *shunt* (hipoxemia). Por outro lado, existem áreas não comprometidas que são hiperventiladas no sentido de compensar a hipoxemia e tentar manter o volume-minuto. O produto final deste desarranjo na relação da ventilação/perfusão manifesta-se por hipoxemia acompanhada de níveis variáveis de $pCO_2$, dependendo da predominância de áreas hipoventiladas ou de atelectasias.[1,19,21]

O aumento progressivo do trabalho muscular e a hipoxemia decorrentes da manutenção da obstrução nas vias aéreas inferiores se manifestarão como acidose metabólica (hipóxia tecidual). Por outro lado, no caso de haver retenção de $CO_2$ concomitante, ocorrerá acidose mista, que tem um prognóstico pior e exige medidas mais agressivas.[1,19,20]

A hipóxia (associada ou não à hipercapnia) pode levar a alterações da consciência (agitação/prostração), resposta cardiovascular com taquicardia inicial e posterior bradicardia e hipotensão, com consequente choque e parada cardiorrespiratória.

## PRINCÍPIOS DO MANEJO TERAPÊUTICO

Nos últimos anos não surgiram novas drogas que se mostrassem efetivas no tratamento da asma aguda. Progressos terapêuticos têm sido obtidos com uma otimização de utilização de velhos fármacos, mais do que a utilização de novas medicações.

As crises de asma devem ser classificadas segundo sua gravidade e o tratamento instituído da maneira o mais precoce possível (Quadro 25-1). Toda crise de asma deve ser considerada como uma situação de risco potencial onde, tanto uma falha no seu reconhecimento, quanto um atraso na adoção de medidas terapêuticas efetivas, pode vir a colocar em risco a vida do paciente pediátrico.

Uma vez que toda exacerbação deva ser tratada de maneira agressiva, de modo contínuo e sistematizado, fica muito difícil de estabelecermos critérios que limitem a adoção de medidas terapêuticas à complexidade assistencial. Um paciente asmático pediátrico portador de crise aguda grave deve ter no seu ambiente assistencial a capacidade de receber todo recurso terapêutico disponível, incluindo drogas, monitorização e suporte ventilatório, mesmo que de maneira transitória. O atraso na adoção destas medidas pode vir a comprometer um desfecho clínico favorável, portanto é importante que os serviços de Emergência estejam aptos a prestar este atendimento, na impossibilidade transitória ou mesmo definitiva, de um acesso a leito em unidade intensiva.

## AVALIAÇÃO CLÍNICA E EXAMES COMPLEMENTARES

A avaliação continuada e a quantificação da gravidade são fundamentais para acompanhar a evolução, a resposta terapêutica (reversibilidade) e, inclusive, a instituição de medidas terapêuticas mais agressivas. Não existem critérios únicos ou escores seguros e aplicáveis em todos os pacientes. Assim é aconselhável que se utilize um conjunto de dados e, em função dos achados, se classifique a crise conforme a gravidade (Quadro 25-1).[1,2,19,21,22]

Alguns achados de exame físico apresentam uma boa correlação com a gravidade do quadro. Por exemplo, o uso da musculatura acessória correlaciona-se com o grau de obstrução da via aérea (PFE e VEF1 ao redor de 50% do previsto para a idade).[23,24] O estado de consciência está diretamente relacionado com o grau de fadiga e hipoxemia, onde confusão mental e obnubilação são dados de evolução tardia e associados a quadros de extrema gravidade.[23]

A saturação da hemoglobina obtida por oximetria de pulso é a melhor medida objetiva, podendo ser utilizada como fator preditivo de gravidade e critério de internação sempre que estiver abaixo de 93% em ar ambiente.[23,25,26] Da mesma maneira, baixos níveis de saturação de oxigênio (Sat < 92%) após terapêutica com droga broncodilatadora identifica um grupo com maior gravidade de doença.[3]

A sensação subjetiva de dispneia, sibilância, aumento de tempo expiratório e roncos na ausculta pulmonar não têm valor prognóstico para diferenciar quadros graves daqueles com mínima repercussão.[23]

A realização de exames complementares não é necessária na maioria dos pacientes inicialmente assistidos em serviços de Urgência, entretanto podem ser considerados em situações individualizadas.[1,2]

- *Testes funcionais:* deveriam ser realizados sempre que possível. Entretanto tais medidas objetivas (espirometria ou medidas seriadas de PFE) possuem limitações intrínsecas associadas à idade (menores de 5 anos). Além disso, nas exacerbações, as medidas seriadas de PFE têm pouca confiabilidade em crianças e adolescentes, pois a dispneia impede verificações confiáveis dessa manobra esforço-dependente.[1,2,27] Para que possam ser considerados é importante que o paciente já tenha familiaridade com o método. A melhor de três manobras do PFE, idealmente expressa como uma porcentagem da melhor marca pessoal, pode ser útil na avaliação da resposta terapêutica.[2,3,28]

- *Avaliação radiológica:* os raios X de tórax têm pouco valor na crise aguda, podendo ser realizados para excluir outros diagnósticos (corpo estranho, edema pulmonar, insuficiência cardíaca), avaliar a presença de pneumotórax, pneumomediastino (menos comuns em crianças) ou detectar complicações bacterianas associadas, como pneumonia (achado infrequente em associação a exacerbações agudas de asma). Áreas mal ventiladas com formação de pequenas atelectasias são achados frequentes e, algumas vezes, difíceis de diferenciar de processos infecciosos.[1,2,29-31] Quadros de asma aguda grave, não responsivos ao tratamento, também vêm a sugerir necessidade de avaliação.

- *Avaliação gasométrica:* útil nos casos de sofrimento respiratório mais intenso, pois permite inferir de maneira objetiva estágios evolutivos associados à insuficiência respiratória e à resposta terapêutica. Para pacientes em ventilação mecânica é importante para ajuste de parâmetros ventilatórios, acompanhamento e evolução para o desmame.[1,2]

- *Avaliação não invasiva da resposta inflamatória:* testes não invasivos, como aferição do Óxido Nítrico Exalado ou aferição de Mediadores Inflamatórios no Condensado Exalado, abrem futuras perspectivas no diagnóstico e acompanhamento de pacientes portadores de exacerbações agudas de asma, incluindo aqueles mais graves, assistidos em unidades de tratamento intensivo.[32,33]

- *Outros exames:* avaliação eletrolítica seriada (especialmente potássio, naqueles recebendo doses elevadas de $\beta_2$-adrenérgico) deve sempre ser realizada, principalmente nos quadros mais graves de doença, onde a VO não está presente, e as doses farmacológicas são mais elevadas. As taxas de hemoglobina devem ser monitorizadas, principalmente nos pacientes sob suporte ventilatório. O leucograma tem menor valor discriminatório na identificação de doença bacteriana, em razão do estresse, do uso de drogas adrenérgicas e corticoides, sendo a leucocitose um achado comum.[1,19] A troponina sérica tem sido preconizada por alguns autores como marcador de toxicidade cardíaca, principalmente em pacientes submetidos a tratamento com drogas $\beta$-adrenérgicas por via intravenosa, mas seus resultados são controversos.[34]

## TRATAMENTO DA CRISE

Os Serviços de Emergência caracterizam-se por ser a porta de acesso do paciente asmático ao hospital por ocasião de suas exacerbações. Em hospitais de maior porte, o setor costuma estar estruturado em Pronto-Socorro ou Pronto Atendimento (responsável pela recepção e abordagem terapêutica inicial do paciente) e Sala de Observação (responsável por uma terapêutica de estabilização clínica, a ser realizada em um intervalo variável de horas). No caso de quadros de asma aguda grave ou iminente insuficiência respiratória o acompanhamento em Unidade de Tratamento Intensivo (UTI) pode ser indicado precocemente, desde que não retarde a adoção do tratamento necessário por ocasião da abordagem inicial.

Independentemente de onde esteja assistido o paciente (Emergência ou UTI), o tratamento deve ser desempenhado em um ambiente organizado, de maneira sistematizada, consoante a protocolos terapêuticos embasados pela evidência.[28,35,36] O tratamento da crise deve sempre compreender a adoção de medidas terapêuticas gerais associadas a uma terapêutica medicamentosa complementar.

### ■ Medidas gerais

- *Posição:* decúbito elevado preferencial.
- *Hidratação:* iniciar com ração hídrica diária de manutenção, a fim de atender as necessidades fisiológicas da idade. Situações especiais podem necessitar aumento no aporte (desidratação, ↑ perdas insensíveis), bem como restrição hídrica (edema pulmonar, SIHAD). Portanto, avaliação do *status* hídrico do paciente é fundamental para determinação do volume de infusão a ser administrado.[21-23]
- *Dieta:* NPO inicial, até estabilização dos sinais de desconforto respiratório e possibilidade de aumento no intervalo das nebulizações.
- *Ambiente:* deve ser calmo e organizado, com manuseio mínimo, a fim de passar tranquilidade para o paciente. A presença dos pais muitas vezes é importante.
- *Monitorização:* sinais vitais (TA, FC, FR), nível de consciência, pulso paradoxal, ausculta pulmonar, saturação de $O_2$, avaliação funcional da capacidade pulmonar (sempre que possível).[1,2,21-23,37]

### ■ Tratamento medicamentoso

O tratamento deve ser com base no quadro clínico e, quando possível, na avaliação objetiva da limitação ao fluxo aéreo pela espirometria ou PFE. Nos pacientes pediátricos não existem critérios únicos ou mesmo escores clínicos com poder discriminatório, capaz de garantir segurança e homogeneidade na avaliação de todos os pacientes em crise. Assim, é aconselhável que se utilize um conjunto de dados clínicos e, em função destes achados, classifique-se a gravidade da crise (Quadro 25-1).[1,2]

Qualquer algoritmo de tratamento direcionado para abordagem terapêutica de exacerbações da asma vem a contemplar uma administração sequencial de drogas e a necessidade de uma avaliação continuada da resposta clínica a ser obtida. Inclui medicações que devem ser utilizadas em todos os pacientes portadores de crise (drogas essenciais ou de primeira linha) e outras que podem ser utilizadas em situações especiais (drogas alternativas, complementares ou de segunda linha).[1,2,19,20,22,37]

O manejo inicial adequado de uma crise aguda de asma no Pronto-Socorro pode ser o determinante de um curso evolutivo favorável da doença. É a partir deste tratamento inicial que o prognóstico da crise pode ser delineado.

Pacientes em uso de medicações preventivas (corticosteroides inalatórios e/ou moduladores de leucotrienos) devem continuar recebendo o tratamento (mesmas doses e intervalos), durante o manejo farmacológico adicional da crise e após o seu controle.[1,2] No caso do uso de β-agonistas de longa duração, estes devem ser suspensos, toda vez que drogas β-agonistas de curta duração forem utilizadas em intervalos menores do que 4 horas.[1,2,37]

No Quadro 25-2 observamos uma proposta de uso sequencial de drogas utilizadas no tratamento da asma aguda, desde o setor de emergência até a unidade de cuidados intensivos.

## Drogas essenciais

São aquelas que devem ser utilizadas em todos os pacientes portadores de quadros de asma aguda assistidos em Pronto-Socorro (Serviços de Pronto Atendimento ou Salas de Observação).

## Oxigênio

Pode ser administrado por cateteres nasais (extra ou intranasais), máscaras faciais (simples, Venturi ou com reservatório e válvula unidirecional), campânulas ou tendas. Devem ser utilizados para manter $SatO_2$ > 94%. A escolha do sistema deve ser determinada pelo grau de hipoxemia, sinais clínicos de disfunção respiratória e grau de adaptação e/ou conforto ao sistema a ser utilizado. Sistemas com fluxos baixos podem ser insuficientes para atender o volume-minuto de demanda destes pacientes.[1,2,19,22,23]

## $β_2$-agonista inalatório

Droga a ser primariamente administrada em crises agudas de asma. Uma falha de resposta terapêutica a sua administração, de maneira intermitente frequente (ao longo de 1 ou 2 horas, em intervalos de 20 a 30 minutos), tem caracterizado necessidade de permanência na Emergência (sala de observação) e/ou admissão hospitalar.[1,2,19,22,23]

Drogas $β_2$-agonistas inalatórias devem ser administradas (sistema gerador de aerosol): nebulímetros a jato (com droga veiculada em 3-4 mL de solução salina, com fluxos de 6-8 litros de oxigênio) ou inaladores pressurizados dosimetrados *(sprays)* com espaçadores. Ambos se constituem alternativas efetivas para alívio do broncoespasmo na população pediátrica. A opção por um dos sistemas (nebulímetro ou *spray* acoplado a espaçador) pode ser determinada por particularidades locais do Serviço e/ou individuais do paciente, visto que ambas são efetivas.[38,39] Quadros leves a moderados, a opção inicial, na maioria dos serviços, frequentemente tem recaído pelo uso de *spray* acoplado a espaçador.[1-3,37]

## QUADRO 25-2 — Onze passos no manejo da asma aguda

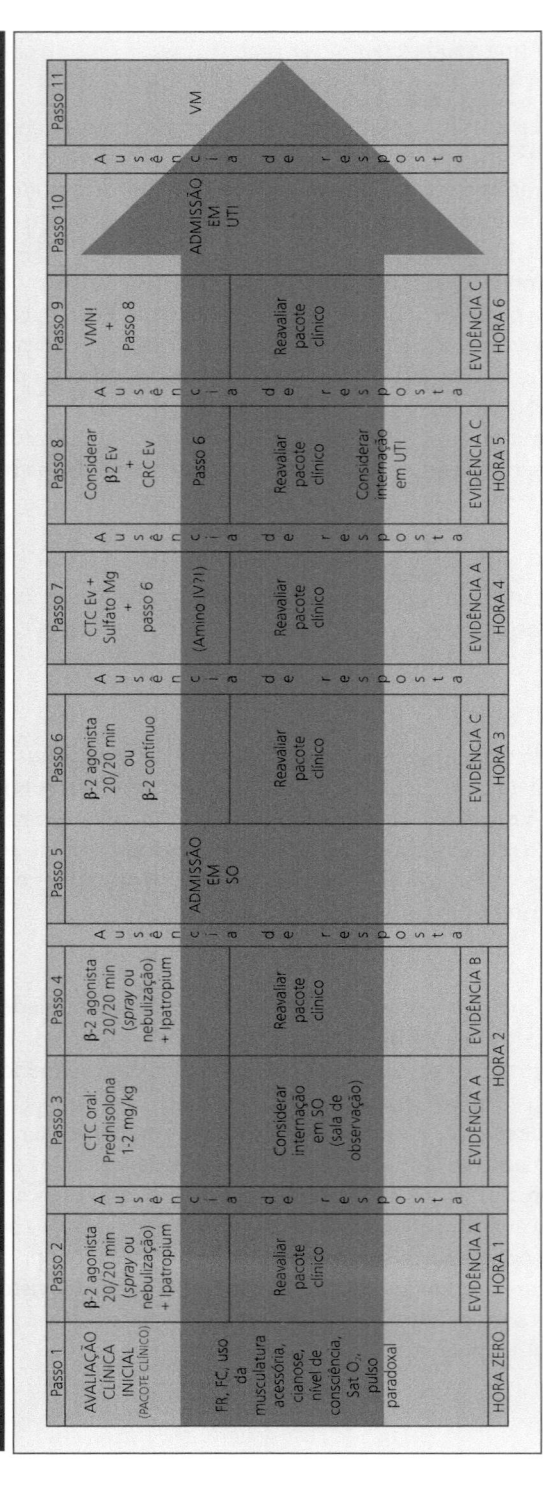

| Passo 1 | Passo 2 | Passo 3 | Passo 4 | Passo 5 | Passo 6 | Passo 7 | Passo 8 | Passo 9 | Passo 10 | Passo 11 |
|---|---|---|---|---|---|---|---|---|---|---|
| AVALIAÇÃO CLÍNICA INICIAL (PACOTE CLÍNICO) | β-2 agonista 20/20 min (spray ou nebulização) + Ipatropium | CTC oral: Prednisolona 1-2 mg/kg | β-2 agonista 20/20 min (spray ou nebulização) + Ipatropium | | β-2 agonista 20/20 min ou β-2 contínuo | CTC Ev + Sulfato Mg + passo 6 | Considerar β2 Ev + CRC Ev | VMNI + Passo 8 | | VM |
| FR, FC, uso da musculatura acessória, cianose, nível de consciência, Sat O₂, pulso paradoxal | Reavaliar pacote clínico | Considerar internação em SO (sala de observação) | Reavaliar pacote clínico | ADMISSÃO EM SO | Reavaliar pacote clínico | (Amino IV?!) Reavaliar pacote clínico | Passo 6 Reavaliar pacote clínico Considerar internação em UTI | Reavaliar pacote clínico | ADMISSÃO EM UTI | Ausência de resposta |
| HORA ZERO | EVIDÊNCIA A HORA 1 | EVIDÊNCIA A | EVIDÊNCIA B HORA 2 | | EVIDÊNCIA C HORA 3 | EVIDÊNCIA A HORA 4 | EVIDÊNCIA C HORA 5 | EVIDÊNCIA C HORA 6 | | |

11 Passos no Manejo da Asma Aguda – Modificado de Rotinas de Emergência do HCSA (2013)

| | |
|---|---|
| **Respostas parciais** | Manter passo terapêutico inalterado, aguardando modificação em função da evolução clínica apresentada nas horas subsequentes |
| **Respostas favoráveis sustentadas** | Implica em realinhamento do plano terapêutico, considerando redução das doses administradas de drogas beta-dois agonistas, modificação na via de administração de algumas medicações e até mesmo suspensão de outras |
| **Níveis de Evidência2** | **A** (Ensaios clínicos randomizados com dados robustos e consistentes), **B** (ensaios clínicos randomizados com número mais limitado de pacientes, dados menos consistentes), **C** (Ensaios não randomizados, Estudos observacionais), **D** (Consensos e opiniões de Experts) |
| **Abreviações** | **FC** (frequência cardíaca); **FR** (frequência respiratória); **CTC** (corticosteroide); **Amino** (aminofilina); **VNI** (ventilação não invasiva); **VM** (ventilação mecânica) |

Inaladores de pó-seco são inadequados para tratamento de crises agudas de asma na infância. Dependendo da gravidade da crise, o paciente pediátrico não é capaz de gerar manobra inspiratória efetiva para uma adequada deposição do fármaco (fluxo inspiratório mínimo de 500 mL/s).[40-42]

As drogas $\beta_2$-agonistas inalatórias devem sempre manter uma importância hierárquica dentro de qualquer protocolo assistencial direcionado para controle das exacerbações agudas ao longo de toda abordagem terapêutica, podendo ser administradas em esquemas posológicos variados (Quadro 25-3).[1,2,16,19,22,37,43]

Sistemas de nebulização disponibilizando droga de maneira contínua (nebulização contínua), podem ser uma alternativa em pacientes pediátricos, embora seus benefícios permaneçam alvo de controvérsias. Considerar tal possibilidade naqueles pacientes que não apresentam resposta clínica favorável à administração da droga de maneira intermitente frequente ou, até mesmo, na abordagem inicial do tratamento inalatório.[44,45]

A administração de drogas β-agonistas, por via inalatória, utilizando nebulímetros apresenta outra questão controversa, no que tange a doses administradas.[46] Muitos serviços não fazem ajuste das doses a serem administradas considerando o peso do paciente, isto é, doses ajustadas individualmente pelo peso (μg ou mg/kg). Nesta situação 2 ou 3 doses de droga β-agonistas são consideradas: 1,25 mg (até 10 kg), 2,5 mg (10-20 kg) ou 5 mg (acima de 20 kg). Para alguns, até mesmo o ponto de corte em até 10 kg não é considerado utilizando-se apenas 2,5 mg ou 5 mg (discriminados pelo peso de 20 kg).[3,37,47] Os que se utilizam de tal esquema posológico justificam seu emprego pela menor disponibilidade da droga β-agonista administrada por nebulização para o trato gastrointestinal e pela disponibilização de droga para a via respiratória ser dependente do volume corrente (VC), que em condições fisiológicas, virá a estabelecer um ajuste indireto da medicação ofertada pelo peso corporal (VC fisiológico = 5-7 mL/kg).[48-50]

| QUADRO 25-3 | Esquemas posológicos – $\beta_2$-agonistas inalatórios |
|---|---|

- Nebulização intermitente regular (Salbutamol/Fenoterol): 0,07-0,15 mg/kg (máx. 5 mg). Intervalos regulares de até 1 hora
- Nebulização intermitente frequente (Salbutamol/Fenoterol): 0,07-0,15 mg/kg (máx. 5 mg). Intervalos regulares de 20 minutos. Deve ser indicada na falha de resposta terapêutica à nebulização com intervalos regulares de 1 hora, bem como um parâmetro da necessidade de internação (em sala de observação ou leito hospitalar) após 1-2 horas de terapêutica
- Nebulização contínua (Salbutamol): 0,5 mg/kg/h. Administrada em sistema paralelo de bomba de infusão, com volumes variáveis de solução salina (em função do tempo programado de administração), e taxas de infusão de 14 mL/h. Melhor tolerância do sistema em pacientes com faixa etária superior a 4 anos
- Inaladores pressurizados dosimetrados (acoplado a espaçador): doses variáveis. Recomendamos 50 μg/kg. Um *puff*/2 kg de peso – máximo de 10 *puffs*). Frequência: Intermitente frequente (a cada 20 minutos), intermitente regular (intervalos de 1 a 4 horas). Aspectos relacionados com a escolha adequada do dispositivo (espaçador) e intervalos mínimos de 15 segundos entre cada *puff* podem influenciar a resposta clínica a ser obtida

## Corticosteroides

Reduzem a inflamação por vários mecanismos, exercem papel de interação importante com os receptores β-adrenérgicos, aceleram a recuperação da crise e diminuem o risco de crise fatal. Os pacientes atendidos no Pronto-Socorro devem usar corticosteroides sistêmicos precocemente.[1,2,51-53]

Não existem evidências que suportem a utilização dos corticosteroides inalatórios, em substituição aos corticosteroides orais e/ou parenterais, no tratamento de crises agudas de asma na população pediátrica. Estes apresentam menor eficácia clínica quando comparados às rotas orais e/ou parenterais. Entretanto, quando comparados a placebo, demonstram superioridade clínica.[37,54-56] Recente revisão sistemática (incluindo 13 estudos com população pediátrica e sete com adultos) evidenciou uma menor probabilidade de internação hospitalar com esta terapêutica e a possibilidade de efeitos favoráveis com terapia aditiva à corticoterapia parenteral. Entretanto, embora promissores, tais achados ainda carecem de maior evidência.[57]

O uso de corticosteroide por via oral ou intravenosa tem efeito clínico equivalente. Os pacientes com alta clínica do serviço de emergência devem ser dispensados com prescrição de corticoterapia oral por 5 a 10 dias (Prednisona/Prednisolona: 1-2 mg/kg/dia, máximo de 60 mg/dia) ou até mesmo uma única dose de dexametasona oral (0,3 mg/kg – máx. 12 mg) tem sido alvo de estudos.[1,2,58]

Na AAG e para pacientes com impossibilidade de ingesta por via oral (vômitos, diminuição de trânsito intestinal), a via intravenosa deve ser a rota preferencial (Hidrocortisona 5 mg/kg – 6/6 h ou metilprednisolona 1 mg/kg – 6/6 h).[22,59]

### *Drogas complementares*

São aquelas que podem ser utilizadas de maneira aditiva em alguns pacientes portadores de quadros agudos de asma assistidos em Pronto-Socorro ou Serviços de Emergência.

## Anticolinérgicos

O Brometo de Ipratropium é um derivado quaternário da atropina administrado por via inalatória. Usualmente utilizado em associação aos $\beta_2$-agonistas para o manejo de crises agudas de asma mais graves, visto que de maneira isolada possui menor atividade broncodilatadora.[60-63]

Na abordagem inicial de uma crise asmática, o Brometo de Ipratropium, quando associado às nebulizações intermitentes frequentes com drogas $\beta_2$-agonistas, parece diminuir a necessidade de admissão em sala de observação e/ou unidade hospitalar.[64,67]

Não existem evidências que sua utilização modifique o curso da doença em pacientes já hospitalizados. Uma vez que não exista uma resposta clínica favorável às nebulizações (intermitente frequente ou contínua com drogas $\beta_2$-agonistas), em pacientes que já estejam em uso de corticosteroides, pode-se constituir em uma alternativa terapêutica a ser instituída antes de outras drogas. Sua utilização parece estar associada a uma melhora na função pulmonar, sem modificar significativamente outros desfechos clínicos.[64-66]

**Doses recomendadas (Brometo de Ipratropium).** 0,125 mg (0,5 mL) até 10 kg; 0,250 mg (1 mL) acima de 10 kg. Frequência: intervalos de 4 a 6 horas. Pode ser utilizado de forma intermitente frequente (a cada 20 minutos) em associação às drogas $\beta_2$-agonistas, por 1-2 horas (3-6 nebulizações), na tentativa de diminuir a necessidade de admissão hospitalar como já referido (pré-hospitalização).[1,2,64,65]

## Sulfato de magnésio

Droga, com efeito, broncodilatador reconhecido há várias décadas e mecanismo de ação associado a relaxamento da musculatura lisa, secundário a um bloqueio nos canais de cálcio da célula. Nem todos pacientes irão beneficiar-se da terapêutica. Crises mais graves, com avaliação funcional < 50% do previsto, e que venham a exibir uma resposta broncodilatadora mais pobre à terapêutica inicial com drogas $\beta_2$-agonistas, constituem-se nos melhores candidatos.[1,2,12,22,68]

Mais recentemente, outras estratégias apontam que a administração precoce da terapêutica (primeira hora de tratamento) poderia diminuir a evolução para insuficiência respiratória e necessidade de suporte ventilatório.[69]

Outro potencial benefício farmacológico de emprego está atrelado a um efeito estabilizador na musculatura cardíaca, que poderia atenuar a taquicardia resultante do emprego de drogas $\beta_2$-agonistas (inalatórias ou intravenosas).[47]

Pode ser utilizado de maneira conjunta a outras drogas, sem aumento de paraefeitos. Doses recomendadas: 25 a 100 mg/kg, via IV, administrado em 20 minutos (dose máxima de 2 g). Efeito clínico observado dentro de 1 a 2 horas pós-infusão.[2,70]

Sua administração por via inalatória também tem-se mostrado efetiva, como terapia adjuvante nos quadros mais graves.[71-73]

Pode ser considerada uma terapêutica segura. Seus principais efeitos adversos são rubor cutâneo e náuseas, geralmente durante a infusão. Fraqueza, arreflexia, depressão respiratória podem potencialmente ocorrer, mas com níveis séricos muito elevados (> 12 mg/dL).[70,74] Apesar disso, não é terapêutica universalmente empregada nos protocolos terapêuticos de asma aguda. Na Inglaterra mais de 90% dos serviços de emergência utilizam a medicação, enquanto no Canadá as taxas de prescrição são muito mais baixas (menos de 15% das crianças hospitalizadas).[47,75,76]

## TRATAMENTO NA UTI

A necessidade de internação em UTI, seja diretamente do Pronto-Socorro ou da Unidade de Internação Hospitalar, caracteriza um insucesso terapêutico em reverter o processo obstrutivo e impedir uma falência respiratória iminente.

Indica a necessidade de um manejo terapêutico ainda mais agressivo. Neste contexto situam-se os pacientes portadores estado de mal asmático ou crise asmática quase fatal.

Não existem critérios absolutos para admissão em UTI, entretanto devem ser valorizados:[1,2,19,21,22]

- História prévia de crise asmática quase fatal ou necessidade de suporte ventilatório.
- Incapacidade de falar frases.

- Sonolência.
- Murmúrio pulmonar inaudível.
- Necessidade de oxigênio para manter $SatO_2 > 95\%$.
- $PaCO_2 > 40$ mmHg ou acidose.
- Níveis elevados de lactato sérico.

Assim como na Emergência ou Unidades de Internação, as medidas gerais de tratamento devem ser seguidas ainda com mais rigor.

O aporte hídrico e de eletrólitos deve ser ajustado às necessidades basais, podendo merecer ajustes nos casos de desidratação ou SIHAD (mais frequente nos casos de maior gravidade). Controles laboratoriais (gasometria arterial e eletrólitos) são obrigatórios e podem ser de auxílio na avaliação do tratamento e/ou progressão da insuficiência respiratória e na identificação precoce de distúrbios hidroeletrolíticos associados à terapêutica (principalmente hipocalemia). Distensão abdominal com prejuízo da mecânica pulmonar e/ou vômitos frequentes podem beneficiar-se com a utilização de sondagem nasogástrica. A monitorização eletrônica contínua e não invasiva de sinais vitais (FC, FR, $SatO_2$ e TA) é obrigatória.[1,2,19,21,22]

Importante considerar que, dentro do tratamento da asma aguda, não devem existir limites físicos atrelados à terapêutica. Medidas de monitorização clínica e/ou de exames complementares, bem como a administração de medicações e até mesmo de suporte ventilatório, devem sempre ser determinadas pela necessidade do paciente. Todo serviço de emergência deve ser estruturado com a capacidade de fornecer um tratamento continuado à crise, contabilizando a possibilidade de vários passos assistenciais até mesmo a necessidade de suporte ventilatório, ainda que de maneira transitória. Atrasos na instalação de novas medidas terapêuticas, ajustadas às necessidades dos pacientes, vêm prejudicar o sucesso do tratamento. Sendo assim, estas diferenças assistenciais (emergência × UTI) devem ser minimizadas pela consciência de fornecimento de um cuidado intensivo, independentemente de onde ele venha a ocorrer.

## ▪ Tratamento medicamentoso

Quanto à terapêutica medicamentosa, a administração de drogas $\beta_2$-agonistas por via inalatória, sob forma de nebulização intermitente frequente ou contínua, se mantém como pilar fundamental do tratamento. A utilização de *sprays* acoplados a espaçadores não encontra evidências para utilização. Da mesma maneira, utilização de drogas por via inalatória em pacientes submetidos a suporte ventilatório.[77]

Os corticosteroides devem ser administrados por via intravenosa: hidrocortisona (5 mg/kg/dose a cada 6 horas) ou metilprednisolona (1-2 mg/kg/dose a cada 6 horas). Corticosteroides por via oral (prednisona ou prednisolona) devem ser substituídos pelas apresentações parenterais.[1,2,19,21,22]

Piora progressiva do *status* clínico, independente das elevadas doses de $\beta_2$-agonistas por via inalatória, podem sugerir broncospasmo grave, presença de plugues mucosos e deposição inadequada de medicação na via aérea distal. Nesta situação deve-se considerar a utilização de drogas por via intravenosa (aminofilina e/ou $\beta_2$-agonistas).[22]

## Aminofilina

Seu mecanismo de ação na asma aguda permanece incerto. Pouco benefício no manejo inicial de crises agudas em Pronto-Socorro na população pediátrica. Em adição a sua atividade broncodilatadora possui potenciais benefícios teóricos para utilização em quadros de asma grave (efeito inotrópico sob a musculatura respiratória, bem como atividade anti-inflamatória). Embora muito utilizada em antigos protocolos terapêuticos de asma aguda, hoje sua utilização tem sido restrita como terapêutica broncodilatadora adjuvante a quadros graves e selecionados, ainda assim com resultados controversos. Não deve ser administrada em quadros leves e moderados.[78-80]

Sua janela entre efeito terapêutico e toxicidade é muito próxima. Uma vez prescrita, a monitorização dos seus níveis plasmáticos é mandatória. Uma ação broncodilatadora tem sido observada dentro do intervalo de níveis séricos de 5-15 µg/mL, embora seu efeito broncodilatador máximo situe-se entre 10-15 µg/mL.[81]

**Doses recomendadas (Aminofilina IV).**[22] Ataque: 6 mg/kg. Manutenção ↓ 10 kg: 0,65 mg/kg/h; ↑ de 10 kg: 0,9/mg/kg/h.

Quanto à superioridade clínica frente aos $\beta_2$-agonistas administrados por via intravenosa, a literatura não é capaz de fornecer evidências capazes de se estabelecer tal juízo crítico. Algumas pequenas diferenças são apontadas no quesito custo (favorável à aminofilina) e em uma menor ocorrência de náuseas e vômitos (favorável aos β-adrenérgicos).[82-84]

## Terapia $\beta_2$-agonistas por via intravenosa

Constitui-se a alternativa farmacológica final na tentativa de evitar evolução para insuficiência respiratória e necessidade de suporte ventilatório. Tem sido um recurso farmacológico mais empregado na terapêutica de pacientes pediátricos, portadores de quadros graves, do que em populações adultas.[1,22,85] Mesmo havendo controvérsia de seu uso, os β-agonistas endovenosos estariam indicados em pacientes pediátricos com asma aguda grave, sem resposta ao tratamento convencional, apresentando sinais de fadiga ou sofrimento respiratório moderado a grave.[74,78,83,85-92]

**Doses recomendadas (Salbutamol).** Alguns autores sugerem uma dose de ataque visando a saturar os receptores agonistas: 2-5 µg/kg (em 30 a 60 minutos). Em nossos serviços preferimos iniciar com uma infusão 1-2 µg/kg/min, com aumentos nas taxas de infusão a cada 20 minutos. Dose máxima: controversa (5-15 µg/kg/min). Parece ser mais dependente da resposta clínica obtida e/ou aparecimento de efeitos colaterais indesejáveis do que taxas fixas de infusão. Entretanto, pacientes que necessitam de doses superiores a 5-7 µg/kg/min o diagnóstico de "broncospasmo" secundário à asma deve ser questionado. Nesse grupo, outras medidas terapêuticas devem ser consideradas (ver adiante).

Propostas alternativas têm preconizado uma administração mais precoce da droga, ainda no Serviço de Emergência. Nesta situação, uma infusão em bolo (15 µg/kg – durante 10 a 15 minutos) deve ser administrada de maneira conjunta à terapêutica convencional inalatória, uma vez que seja detectada falha na resposta clínica desejável com as nebulizações intermitentes frequentes ou contínuas inicialmente administradas.[83,85,87-90]

Efeitos colaterais incluem tremores, taquicardia e hipocalemia (mais marcada que na terapia inalatória em altas doses). Seu uso indica a necessidade de aporte suplementar de K⁺ por via intravenosa e, quando possível, monitorização de seus níveis séricos 2 vezes ao dia.[91]

### Cetamina

Anestésico dissociativo com propriedades broncodilatadoras por uma combinação de ações: aumento de catecolaninas circulantes, relaxamento direto da musculatura e inibição do tônus muscular vagal. Constitui-se no sedativo ideal para obtenção do acesso à via aérea (intubação traqueal) e manutenção do paciente sob suporte ventilatório. Sua utilização em pacientes não intubados é controversa e restringe-se a pequenas séries de casos. Nesta situação, importante considerar a possibilidade de aumento na quantidade de secreção pulmonar, potencialidade de laringospasmo e necessidade de utilização de benzodiazepínicos como pré-tratamento, fatores que vêm limitar a sua segurança de utilização.[93-95] Não teria vantagem em pacientes recebendo β-agonistas endovenosos.

**Doses recomendadas (cetamina IV).** Ataque: 1 a 2 mg/kg, seguida por infusão contínua de 0,5 a 2 mg/kg/h.

## ■ Mistura gasosa de hélio-oxigênio (Heliox®)

Em pacientes com doença obstrutiva ocorre aumento progressivo da frequência respiratória para compensar a diminuição do volume corrente. Essa taquipneia promove um fluxo turbulento na traqueia, ao qual se atribui a sensação de dispneia referida por esses pacientes. Como o oxigênio e o nitrogênio são gases com maior densidade, haveria benefício de administrar um gás com menor densidade, transformando o fluxo turbulento em laminar.[96-98]

O hélio é um gás inerte, sem toxicidade conhecida, com uma densidade gasosa relativa muito menor que a do ar e oxigênio e, por isso mesmo, apresenta um fluxo muito menos turbulento e mais laminar que estes gases. Estima-se que a densidade do hélio seja 1/7 da densidade da mistura do nitrogênio e do oxigênio. Os melhores benefícios seriam obtidos quando se utiliza uma mistura balanceada de hélio e oxigênio entre 80:20 a 70:30.[96-100]

Essa mistura de hélio e oxigênio tem sido utilizada com sucesso no manejo de pacientes com bronquiolite viral aguda, AAG e laringite viral aguda entre outras. Por ocasião da obstrução da via aérea, observa-se um aumento progressivo no esforço respiratório, gerando pressões inspiratórias cada vez maiores que promovem um fluxo aéreo turbulento, dificultando ainda mais o deslocamento gasoso nas vias aéreas.[96-98,100,101]

Por outro lado, o fluxo aéreo nas pequenas vias aéreas, em razão de sua grande área de secção, é mais lento (laminar). Durante uma crise de broncospasmo, imagina-se que as características do fluxo nestas áreas pouco se alterem. Entretanto, o aumento da turbulência do fluxo aéreo nas grandes vias aéreas pode ser um fator agravante durante estes episódios. Assim, a administração de Heliox® teria como principal vantagem a promoção de um fluxo mais laminar nas grandes vias aéreas, diminuindo o esforço respiratório. A sua possível ação, de reduzir o gradiente pressórico necessário para vencer a resistência oferecida ao fluxo aéreo nas pequenas vias áreas obstruídas, ainda é motivo de dúvidas, e sujeita à comprovação.[96-101]

Poderia ser utilizado, também, como veículo de nebulização em pacientes com importante obstrução de vias aéreas inferiores, em substituição ao oxigênio, para promover uma maior deposição pulmonar das partículas inaladas. Entretanto, quando utilizado em pacientes com obstrução leve, este efeito benéfico não pode ser comprovado. Outra possibilidade seria a utilização de Heliox® como fonte gasosa alternativa ao ar comprimido em pacientes submetidos à ventilação mecânica. Nesta situação trabalharíamos com um sistema realmente fechado, onde os benefícios advindos das características físicas da mistura poderiam ser bem explorados. Alguns respiradores já possuem esta alternativa de mistura, criando uma grande possiblidade de manejo na ventilação de pacientes com asma aguda grave. Importante considerar que, nesta situação, a hipoxemia pode ser fator limitante para utilização, já que as vantagens do Heliox® só sejam evidentes em misturas balanceadas com um máximo de 40% de oxigênio.

### ▪ Outros

Várias outras modalidades terapêuticas têm sido descritas como alternativas a serem testadas nos pacientes portadores de AAG. Algumas com referida atividade broncodilatadora (óxido nítrico), outras com atividade anti-inflamatória identificada (moduladores de leucotrienos por via intravenosa, reposição de surfactante exógeno).[102,103] Entretanto, nenhuma destas drogas encontra, até o momento, experimentação científica que referende o seu uso em pacientes portadores de quadros de asma aguda grave.

### ▪ Suporte ventilatório

#### *Ventilação mecânica não invasiva (VMNI)*

A VMNI é um método de suporte ventilatório que dispensa a obtenção de via aérea artificial no manejo da insuficiência respiratória (maiores detalhes, ver Capítulo 32). Entre suas vantagens, destaca-se a rapidez de instalação, exigir menor sedação, evitar lesão da via aérea, diminuir o trabalho respiratório e prevenir o uso de ventilação mecânica. Por outro lado, não é bem tolerada por alguns pacientes, exigindo profissionais com experiência no seu uso e maior atenção por parte da equipe.

A exemplo dos respiradores invasivos, os aparelhos de VMNI liberam durante a inspiração uma mistura gasosa com concentração de oxigênio, pressão inspiratória e frequência predefinida pelo operador. Permitem, também, ventilações assistocontroladas disparadas por um gatilho acionado pelo próprio paciente, funcionando semelhante aos modos ventilatórios de Pressão de Suporte (PSV) e a ventilação mandatória intermitente sincronizada (VMIS). Durante a fase expiratória é mantida uma pressão residual positiva (EPAP) com a finalidade de evitar o colapso dos alvéolos e pequenas vias aéreas.[104-106]

A base para o bom funcionamento da VMNI relaciona-se com interface entre o respirador e o paciente. Na grande maioria das vezes a *interface* é uma máscara nasal ou oral e nasal, que deve ser muito bem ajustada à face (evitando escapes de ar). A adaptação a essa máscara não é imediata, e o paciente deve ser "treinado" a recebê-la. Em nosso serviço, mantemos inicialmente a oferta de oxigênio através de cateter nasal e, após explicar o mecanismo da VMNI, colocamos a máscara nasal-oral no paciente, mas sem conectá-lo ao respirador. Apenas com o intuído de acostumá-lo com a interface. Passado alguns minutos, conectamos o respirador à máscara e iniciamos progressiva e lentamente a aumentar as pressões inspiratórias (IPAP) e expiratórias (EPAP).[104-106]

Inicialmente, devem-se programar parâmetros mais fisiológicos (pressões expiratórias de 4-5 $cmH_2O$ e inspiratórias de 8 a 10 $cmH_2O$), devendo ser ajustados de acordo com a tolerância do paciente e sua resposta clínica (frequência respiratória e saturação de oxigênio transcutânea). De uma forma geral, é ofertado também oxigênio suplementar, para se alcançar uma saturação periférica de $O_2$ próxima a 95%. A boa resposta à VMNI é observada em 40 a 60 minutos através da redução da frequência cardíaca, respiratória e diminuição da dispneia.

Vários estudos pediátricos têm demonstrado que os pacientes mais propensos a apresentar boa resposta com VMNI em asma aguda grave são aqueles que utilizam uma Fração de oxigênio inspirada inferior a 60%, pressões inspiratórias inferiores a 15 $cmH_2O$ e pressões expiratórias inferiores as 8 $cmH_2O$.[107,108]

O uso de VMNI na asma não parece impactar a terapia farmacológica convencional, mas a utilização combinada de ambos parece reduzir o risco de intubação, assim como o tempo de internamento na UTIP.

Não existem parâmetros objetivos para indicação e suspensão da VMNI na asma, sendo com base na experiência do grupo médico e em avaliações subjetivas.

São contraindicações para o uso de VMNI: instabilidade hemodinâmica, alterações do sensório (coma ou hiperexcitação), apneias e malformações craniofaciais.

Durante a VMNI podem ser realizadas as nebulizações com β-agonistas. Em nossos serviços optamos por manter a infusão endovenosa de β-agonistas durante a VMNI nesse grupo de pacientes com asma mais grave.

A própria dispneia da crise aguda de asma associada à sensação de "sufocação" que a VMNI induz nos primeiros momentos é motivo de ansiedade e agitação. Nessa eventualidade é comum o uso de ansiolítico (diazepínico) ou sedativo mais potente (cetamina). No caso de o paciente não apresentar taquicardia acentuada, optamos pelo uso de cetamina em infusão (~0,2 mg/k/min ou 1,2 mg/kg/h), que também tem propriedades broncodilatadoras. Ajustamos a dose conforme a necessidade e, se necessário, associado a bolo de diazepínicos (dose ansiolítica). Outra opção é o uso de dexmedetomidina (0,3-0,5 µg/kg/h) que tem uma ótima ação sedativa sem causar significativa depressão respiratória.

A VMNI age sinergicamente com as medicações broncodilatadoras. Assim, é frequente que alguns pacientes apresentem melhora rápida (6 a 12 horas) permitindo o desmame rápido da VMNI (redução das pressões inspiratórias e expiratórias, da frequência e $FiO_2$). Entretanto, em pacientes com histórico prévio de múltiplas internações por asma grave ou com patologias associadas (doença neuromuscular, malformações entre outras) a retirada da VMNI pode ser feita de forma mais gradual ou manter a VMNI intermitente (períodos de 2 a 3 horas em cada turno), até a estabilização completa do quadro.

### *Ventilação mecânica invasiva (VM)*

A piora progressiva do quadro respiratório, associado ou não a sinais de fadiga, alterações do sensório ou, ainda, comprometimento hemodinâmico associado são mais importantes para indicação de ventilação mecânica que valores gasométricos arbitrários com base na acidose respiratória. Frequentemente, a hipercarbia poderá ser manejada com medidas terapêuticas mais conservadoras (ver anteriormente).

Nos pacientes com asma aguda admitidos em UTI, a taxa de intubação tem oscilado entre 7-33%, com uma mortalidade de 0-8%. O acesso à via aérea deve ser uma manobra rápida, visando a evitar episódios de hipoxemia. Temos optado por induzir a sedação com benzodiazepínico (diazepam ou midazolam – 0,5 mg/kg), quando iniciamos a ventilação com máscara (oxigênio a 100% em bolsa autoinflável). A seguir, induzimos a anestesia com tiopental (2 a 5 mg/kg), ou cetamina (2 a 4 mg/kg) ou então com fentanil (5 a 10 μg/kg). Imediatamente, infundimos um relaxante muscular de ação rápida [vecurônio (0,1 mg/kg) ou succinilcolina (1-2 mg/kg), que pode ser antecedida de pancurônio na dose defasciculante (0,01 mg/kg)]. Após a intubação traqueal, quando ainda estamos realizando a ventilação com bolsa autoinflável, pode ser necessária a utilização de agentes curarizantes com efeito mais prolongado (pancurônio 0,1 mg/kg) para vencer a alta resistência e baixa complacência, de maneira a obter uma boa expansão torácica.

A ventilação mecânica na asma tem por objetivo: a) tratar a hipoxemia e evitar a hipóxia; b) reversão da fadiga respiratória; c) oferecer um regime ventilatório seguro enquanto se aguarda pela broncodilatação (ação das drogas broncodilatadoras e anti-inflamatórias). Portanto é uma terapêutica paliativa e transitória, tendo seu tempo relacionado com a reversão do quadro (broncospasmo e/ou fadiga).[109-113]

Basicamente, na asma aguda grave há aumento da resistência nas vias aéreas inferiores, prolongada constante de tempo alveolar (inspiratória e expiratória), alçaponamento de ar consequente ao esvaziamento alveolar insuficiente (autoPEEP) e reduzido volume corrente (inspiratório e expiratório).[111-113]

A definição dos parâmetros ventilatórios deve respeitar limitações fisiopatológicas, evitando assim os efeitos cardiovasculares adversos (redução do retorno venoso e do débito cardíaco) e o barotrauma.

A gravidade do processo obstrutivo promove esvaziamento incompleto das unidades alveolares durante a expiração, denominado também de hiperinsuflação dinâmica (autoPEEP). A ventilação mecânica pode agravar a hiperinsuflação dinâmica em função: a) da intensidade da obstrução da via aérea; b) do volume corrente e c) do tempo expiratório. Portanto a instituição de um regime ventilatório visando a manter um volume-minuto normal (ou elevado), com base em frequência respiratória alta e/ou tempo expiratório curto pode levar à hiperinsuflação difusa, hipotensão e barotrauma.[111-113]

As complicações referidas podem ser minimizadas, utilizando longos tempos inspiratórios e expiratórios, altos fluxos inspiratórios, volumes correntes adequados e frequência respiratória baixa. Este regime tem sido definido como hipoventilação controlada (hipercapnia permissiva) e apresenta as seguintes vantagens: a) tempo expiratório longo: permite o adequado esvaziamento alveolar; b) frequência respiratória baixa: permite o esvaziamento alveolar, diminui o alçaponamento de ar e o autoPEEP; c) limite nas pressões inspiratórias ou no volume corrente: a oferta de volume corrente excessivo, definido diretamente ou pela PIP alta, aumenta demais o volume alveolar, reduzindo o retorno venoso e prejudicando a relação ventilação-perfusão. Por outro lado, uma pressão inspiratória insuficiente (ou volume corrente muito pequeno) pode ocasionar o "desrecrutamento alveolar" (colapsos progressivos) e reduzir, ainda mais, as áreas de trocas gasosas. A aplicação de PEEP não consegue impedir estes colapsos progressivos.[111,113]

Via de regra, nesta etapa inicial é importante que o paciente se encontre plenamente sedado. Entre as inúmeras propostas existentes para sedação do paciente asmático em ventilação, temos optado por iniciar com benzodiazepínicos (em bolo a cada 4 horas ou infusão contínua com midazolam -0,2 a 0,4 mg/kg/h), associado ao fentanil (2-5 µg/kg/min) e, em alguns pacientes, o hidrato de cloral (por sonda gástrica, 40 mg/kg/dose a cada 4 horas), com boa resposta em prevenir o assincronismo respiratório. Algumas vezes, para que se obtenha sedação plena, podemos vir a fazer uso de relaxante muscular (curare), conforme necessidades individuais.[1,7,86] O uso de anestésicos, como a cetamina, constitui-se em uma excelente opção para os casos graves, em função de promover broncodilatação associada (doses: 20 a 40 µg/kg/min). Quando for utilizada, é importante que se mantenha uma associação a benzodiazepínicos, visando a diminuir o aparecimento dos efeitos colaterais relacionados com sua utilização.[65-67]

Como referido anteriormente, o principal objetivo da ventilação mecânica é manter uma adequada oxigenação e não normalizar a $pCO_2$ arterial. Portanto, mesmo tendo uma $PaCO_2$ elevada, não se deve: a) utilizar pressões excessivamente elevadas, pelos riscos de barotrauma e volutrauma ou b) aumentar a frequência respiratória, que pode levar ao alçaponamento de ar *(air trapping)*. Devem-se tolerar níveis elevados de $PaCO_2$, mesmo que o pH arterial se mantenha ao redor de 7,0, em pacientes com oxigenação adequada e estabilidade hemodinâmica. A diminuição nos níveis de $PaCO_2$, para níveis fisiológicos, ocorrerá gradualmente, à medida que se promova a broncodilatação.[111,113]

Na asma aguda grave a ventilação mecânica funciona como terapêutica de suporte, devendo os pacientes ser mantidos sob infusão contínua de β-adrenérgicos durante todo o período, os quais somente serão suspensos após a extubação.

Didaticamente poderíamos definir dois grupos de pacientes com AAG que acabam necessitando de ventilação mecânica:

A) Grupo de pacientes que apresentam crise aguda seguida de hipoxemia secundária ao broncospasmo. Geralmente, estes pacientes têm reversão rápida de seu quadro quando instituída a ventilação mecânica e β-adrenérgicos EV.
B) Um segundo grupo constituído por pacientes com quadro crônico obstrutivo, incluindo-se pacientes com displasia broncopulmonar, pneumopatia do refluxo entre outros. Este último grupo apresenta baixa reversibilidade, respondendo pouco aos β-agonistas, necessitando de períodos mais longos em ventilação mecânica e desmame lento.

O desmame é feito de acordo com a reversibilidade do processo. À medida que se obtém o alívio do broncospasmo, melhora a entrada de ar (volume corrente), diminui a resistência e observa-se um progressivo aumento da expansão torácica com as mesmas pressões inspiratórias. Neste momento, diminuem-se progressivamente a frequência respiratória, a $FiO_2$, e a PIP. Quando é atingida uma frequência igual ou inferior a 6-8 mpm, com PIP igual ou inferior a 25 $cmH_2O$ e $FiO_2$ igual ou inferior a 40%, e com mínima sedação, o paciente está apto a ser extubado.[111-113]

Uma boa alternativa é após a extubação, utilizar VMNI para prevenir o desrecrutamento ou colapsos alveolares por hipoventilação em áreas pulmonares com quadro obstrutivo mais intenso. A VMNI reduz o risco de reintubação por diminuir o trabalho respiratório em pacientes com doença pulmonar obstrutiva.[114,115] Somente após 24 horas da extubação é que fazemos a transição total dos β-agonistas endovenosos para inalatórios. Assim que possível, reinstituímos a terapêutica inalatória com β-agonista e se a resposta clínica for favorável, diminuímos lentamente a infusão endovenosa, sempre após 4 horas de intervalos de estabilização sustentada.

## PLANO DE ALTA

Não existem parâmetros claros que indiquem a necessidade de suspensão de um cuidado intensivo. Alta da emergência ou da unidade de internação hospitalar é dependente do intervalo em que as drogas broncodilatadoras são administradas (idealmente a cada 3 ou 4 horas), testes funcionais quando possíveis (> 75% do predito) e saturação de oxigênio > 94% em ar ambiente.[37]

A alta da UTI obrigatoriamente pressupõe estágio na unidade de internação hospitalar. Constitui-se, na maioria das vezes, em um estágio preparatório para a alta hospitalar definitiva, dentro dos critérios já referidos. Nesta situação a equipe trabalha para que, com a estabilização do processo obstrutivo, seja possível proceder com a redução e suspensão da oxigenoterapia, aumento no intervalo e consequente diminuição da quantidade de drogas broncodilatadoras utilizadas, restabelecimento de uma dieta plena e suspensão de acessos e infusões endovenosas. Caracteriza-se por ser uma etapa de transição, onde através da persistência de uma monitorização em ambiente hospitalar, a equipe possa conduzir com segurança a redução e os ajustes nas medicações utilizadas. Esta monitorização (seja clínica, laboratorial ou funcional) é tão importante quanto no Pronto-Socorro ou na UTI, pois, além de avaliar a melhora, pode indicar insucesso terapêutico e necessidade de reintervenções.

Independentemente de onde ocorra a alta hospitalar, devemos deixar claro para os pais, que o intercurso de uma crise pode traduzir a necessidade ou a falha de medidas preventivas adotadas. Sendo assim, é importante que venhamos a reforçar no momento da alta hospitalar:[1,2,37]

- Revisão da técnica inalatória.
- Necessidade de tratamento preventivo.
- Fornecimento de um plano escrito de crise (pelo menos até revisão ambulatorial onde medicações prescritas possam ser reajustadas).
- Garantia de revisão ambulatorial (pediatra ou pneumologista dependendo da gravidade da crise).

## REFERÊNCIAS BIBLIOGRÁFICAS

1. Diretrizes da Sociedade Brasileira de pneumologia e tisiologia para o manejo da asma – 2012. *J Bras Pneumol* 2012;8(Supl 1):S1-46.
2. Global Strategy for Asthma Management and Prevention. NHLBI/WHO Workshop Report: Issued 2006, update 2012. Acesso em: 20 Fev. 2013. Disponível em: <http//www.ginasthma.com>

3. Kling S, Zar HJ, Levin ME et al. South African Childhood Asthma Working Group (SACAWG). Guideline for the management of acute asthma in children: 2013 update. S Afr Med J 2013 Feb. 5;103(3 Pt 3):199-207.
4. Papiris SA, Manali ED, Kolilekas L et al. Acute severe asthma: new approaches to assessment and treatment. Drugs 2009;69(17):2363-91.
5. Louie S, Morrissey BM, Kenyon NJ et al. The critically ill asthmatic–from ICU to discharge. Clin Rev Allergy Immunol 2012 Aug.;43(1-2):30-44.
6. Solé D, Wandalsen GF, Camelo-Nunes IC et al. ISAAC – Brazilian Group. Prevalence of symptoms of asthma, rhinitis,and atopic eczema among Brazilian children and adolescents identified by the International Study of Asthma and Allergies in Childhood (ISAAC). Phase 3. J Pediatr (Rio J) 2006;82:341-46.
7. Neto HJC, Rosário NA, Solé D; Latin American ISAAC Group Asthma and Rhinitis in South America. How different they are from other parts of the world. Allergy Asthma Immunol Res 2012;4(2):62-67.
8. Corrales AY, Soto-Martinez M, Starr M. Management of severe asthma in children. Australian Family Physician 2011;40:35-38.
9. Brasil. Ministério da Saúde. Secretaria Nacional de Ações Básicas. Estatísticas de saúde e mortalidade. Brasília: Ministério da Saúde; 2005.
10. Akinbami LJ. Asthma Prevalence, Health Care Use, and Mortality: United States, 2005-2009. Nati Health Stat Report 2011;32:1-16.
11. Bohn D, Kissoon N. Acute asthma. Pediatr Crit Care Med 2001;2:151-63.
12. Santana J, Barreto S, Piva J. Ensaio clínico do uso endovenoso precoce de sulfato de magnésio e de salbutamol na crise de asma aguda grave na infância. J Pediatr (Rio J) 2001;77:279-87.
13. To T, Dick P, Feldman W et al. A cohort study on childhood asthma admissions and readmissions. Pediatrics 1996;98:191-95.
14. Prietsch SOM, Zhang L, Catharino AR et al. Asthma mortality among Brazilian children up to 19 years old between 1980 and 2007. J Pediatr (Rio J) 2012;88(5):384-88.
15. Mannik R, Bachur R. Status asthmaticus in children. Curr Opinion Pediatr 2007;19:281-87.
16. Kondo N, Nishimuta T, Nishima S et.al. Japanese pediatric guidelines for the treatment and management of bronchial asthma 2008. Pediatr Int 2010;52:319-26.
17. Walsh-Kelly CM, Kelly KJ, Drendel AL et al. Emergency department revisits for pediatric acute asthma exacerbations. Association of factors identified in an emergency department asthma tracking system. Pediatr Emerg Care 2008;24:505-10.
18. Turner MO, Noertjojo K, Vedal S et al. Risk factors for near-fatal asthma. A case-control study in hospitalized patients with asthma. Am J Respir Crit Care Med 1998;157:1804-9.
19. Amantéa S, Piva JP, Garcia PC. Asma Aguda Grave. In: Piva J, Garcia PC. (Eds.). Medicina intensiva em pediatria. Rio de Janeiro: Revinter, 2005. p. 427-48.
20. Smith SR, Strunk RC. Acute asthma in the pediatric emergency department. Pediatr Clin North Am 1999;46:1145-65.
21. Piva JP, Amantéa SL, Garcia PC. Treatment of severe acute asthma in the child. Update Intens Care Emerg Med 1996;25:344-53.
22. Werner HA. Status asthmaticus in children: a Review. Chest 2001;119:1913-29.
23. Rubin BK, Marcushamer S, Priel I et al. Emergency management of the child with asthma. Pediatr Pulmonol 1990;8:45-57.
24. Arnold DH, Gebretsadik T, Sheller JR et al. The value of observation for Accessory Muscle Use in Pediatric Patients with Acute Asthma Exacerbations: Severity-Dependent Associations with FEV1 and Hospitalization Decisions. Ann Allergy Asthma Immunol 2011 Apr.;106(4):344-46.
25. Kerem E, Canny G, Tibshirani R et al. Clinical-physiologic correlatins in acute asthma of childhood. Pediatrics 1991;87:481-86.

26. Geelhoed GC, Landau L, LeSouër PN. Oximetry and peak flow in assessment of acute childhood asthma. *J Pediatr* 1990;117:907-9.
27. Gorelick MH, Stevens MW, Schultz T *et al.* Difficult in obtaining peak expiratory flow measurements in children with acute asthma. *Pediatr Emerg Care* 2004;20:22-26.
28. Boluyt N, van der Lee JH, Moyer VA *et al.* State of the evidence on acute asthma management in children: a critical appraisal of systematic reviews. *Pediatrics* 2007;120:1334-43.
29. Gillies JD, Reed MH, Simons FE. Radiologic findings in acute childhood asthma. *J Can Assoc Radiol* 1978;29:28-33.
30. Brooks LJ, Cloutier MM, Afshani E. Significance of roentgenographic abnormalities in children hospitalized for asthma. *Chest* 1982;82:315-18.
31. Tsai SL, Crain EF, Silver EJ *et al.* What can we learn from chest radiographs in hypoxemic asthmatics? *Pediatr Radiol* 2002;32:498-504.
32. Baraldi E, Carraro S. Exhaled NO and breath condensate. *Paediatr Respir Rev* 2006;7(Suppl 1):S20-22.
33. Hasan RA, O'Brien E, Mancuso P. Lipoxin A(4) and 8-isoprostane in the exhaled breath condensate of children hospitalized for status asthmaticus. *Pediatr Crit Care Med* 2012 Mar.;13(2):141-45.
34. Kalyanaraman M, Bhalala U, Leoncio M. Serial cardiac troponin concentrations as marker of cardiac toxicity in children with status asthmaticus treated with intravenous terbutaline. *Pediatr Emerg Care* 2011 Oct.;27(10):933-36.
35. Sills MR, Fairclough D, Ranade D *et al.* Emergency department crowding is associated with decreased quality of care for children with acute asthma. *Ann Emerg Med* 2011;57:191-200.
36. Auger KA, Kahn RS, Davis MM *et al.* Medical home quality and readmission risk for children hospitalized with asthma exacerbations. *Pediatrics* 2013;131:64-70.
37. British Thoracic Society Scottish Intercollegiate Guidelines Network. British guideline on the management of asthma. *Thorax* 2008;63(Suppl 4):iv1-121.
38. Cates CJ, Crilly JA, Rowe BH. Holding chambers (spacers) versus nebulisers for beta-agonist treatment of acute asthma. *Cochrane Database of Systematic Reviews* 2006;2:CD000052.
39. Chou KJ, Cunningham SJ, Crain EF. Metered-dose inhalers with spacers vs nebulizers for pediatric asthma. *Arch Pediatr Adolesc Med* 1995;149:201-5.
40. Bentur L, Mansour Y, Hamzani Y *et al.* Measurement of inspiratory flow in children with acute asthma. *Pediatr Pulmonol* 2004;38(4):304-7.
41. Cates CJ, Lasserson TJ. Combination formoterol and inhaled steroid versus beta$_2$-agonist as relief medication for chronic asthma in adults and children. *Cochrane Database of Systematic Reviews* 2009;1:CD007085.
42. Welsh EJ, Cates CJ. Formoterol versus short-acting beta-agonists as relief medication for adults and children with asthma. *Cochrane Database of Systematic Reviews* 2010;9:CD008418.
43. Rotta ET, Amantéa SL, Froehlich PE *et al.* Determination of plasma salbutamol concentrations after nebulization in a pediatric emergency department. *J Pediatr (Rio J)*. 2007 Sept.-Oct.;83(5):481-84.
44. Papo MC, Frank T, Thompson AE. A propspective, randomized study of continuous versus intermittent nebulized albuterol for severe status asthmaticus in children. *Crit Care Med* 1993;21:1479-86.
45. Camargo CA, Spooner C, Rowe BH. Continuous versus intermittent beta-agonists for acute asthma. *Cochrane Database of Systematic Reviews* 2003;4:CD001115.
46. Arnold DH, Moore PE, Abramo TJ *et al.* The dilemma of albuterol dosing for acute asthma exacerbations in pediatric patients. *Chest* 2011 Feb.;139(2):472.
47. Sellers WF. Sellers. Inhaled and intravenous treatment in acute severe and life-threatening asthma. *Br J Anaesth* 2013;110(2):183-90.

48. Chrystyn H. Methods to identify drug deposition in the lungs following inhalation. *Br J Clin Pharmacol* 2001;51:289-99.
49. Bønnelykke K, Jespersen JJ, Bisgaard H. Early bioavailability of inhaled salbutamol reflects lung dose in children. *Br J Clin Pharmacol* 2008;66(4):562-63. DOI: 10.1002/14651858.CD001115.
50. Rotta ET, Amantéa SL, Froehlich PE *et al.* Plasma concentrations of salbutamol in the treatment of acute asthma in a pediatric emergency. Could age be a parameter of influence? *Eur J Clin Pharmacol* 2010;66:605-10.
51. Rowe BH, Spooner CH, Ducharme FM *et al.* Corticosteroids for prevening relapse following acute exacerbation asthma. *Cochrane Database Syst Rev* 2000;2:CD000195.
52. Rowe BH, Spooner C, Ducharme F *et al.* Early emergency department treatment of acute asthma with systemic corticosteroids. *Cochrane Database Syst Rev* 2001;1:CD002178. DOI: 10.1002/14651858.CD002178.
53. Bhogal SK. A question of time: systemic corticosteroids in managing acute asthma in children. *Curr Opin Pulm Med* 2013 Jan.;19(1):73-78.
54. Edmonds M, Brenner BE, Camargo CA *et al.* Inhaled steroids for acute asthma following emergency department discharge. *Cochrane Database Syst Rev* 2000;3:CD002316. DOI: 10.1002/14651858.CD002316.
55. Edmonds M, Camargo CA, Pollack CV *et al.* Early use of inhaled corticosteroids in the emergency department treatment of acute asthma. *Cochrane Database Syst Rev* 2003;3:CD002308. DOI: 10.1002/14651858.CD002308.
56. Smith M, Iqbal SMSI, Rowe BH *et al.* Corticosteroids for hospitalized children with acute asthma. *Cochrane Database Syst Rev* 2003;1:CD002886. DOI: 10.1002/14651858.CD002886.
57. Edmonds ML, Milan SJ, Camargo Jr CA *et al.* Early use of inhaled corticosteroids in the emergency department treatment of acute asthma. *Cochrane Database Syst Rev* 2012 Dec. 12;12:CD002308. DOI: 10.1002/14651858.CD002308.pub2.
58. Cronin J, Kennedy U, McCoy S *et al.* Single dose oral dexamethasone versus multi-dose prednisolone in the treatment of acute exacerbations of asthma in children who attend the emergency department: study protocol for a randomized controlled trial. *Trials* 2012 Aug. 21;13:141-52.
59. Lin RY, Pesola GR, Bacalchuck L *et al.* Rapid improvement of peak flow in asthmatic patients treated with parenteral methylprednisolone in the emergency department: a randomized controlled study. *Ann Emerg Med* 1999;33:487-94.
60. Lin RY, Pesola GR, Bakalchuk L et.al. Superiority of ipratropium plus albuterol over albuterol alone in the emergency department management of adult asthma: a randomized clinical trial. *Ann Emerg Med* 1998;31:208-13.
61. Qureshi F, Pestian J, Davis P *et al.* Effect of nebulized ipratropium on the hospitalization rates of children with asthma. *N Engl J Med* 1998;339:1030-35.
62. Qureshi F, Zaritsky A, Lakkis H. Efficacy of nebulized ipratropium in severely asthmatic children. *Ann Emerg Med* 1997:29:205-11.
63. Stoodley RG, Aaron SD, Dales RE. The role of ipratropium bromide in the emergency management of acute asthma exarcebation: a meta-analysis of randomized clinical trials. *Ann Emerg Med* 1999;34:8-18.
64. Craven D, Kercsmar CM, Myers TR *et al.* Ipratropium bromide plus nebulized albuterol for the treatment of hospitalized children with acute asthma. *J Pediatr* 2001;138:51-58.
65. Schuh S, Johnson DW, Callahan S *et al.* Efficacy of frequent nebulized ipratropium bromide added to frequent high-dose albuterol therapy in severe chilhood astma. *J Pediatr* 1995;126:639-45.
66. Rodrigo GJ, Castro-Rodriguez JA..Anticholinergics in the treatment of children and adults with acute asthma: a systematic review with meta-analysis. *Thorax* 2005;60(9):740-46.

67. Plotnick L, Ducharme F. Combined inhaled anticholinergics and beta2-agonists for initial treatment of acute asthma in children. *Cochrane Database Syst Rev* 2000;3:CD000060. DOI: 10.1002/14651858.CD000060.
68. Scarfone RJ, Loiselle JM, Joffe MD *et al*. A randomized trial of magnesium in the emergency departament treatment of children with asthma. *Ann Emerg Med* 2000;36:572-78.
69. Torresa S, Sticcoa N, Boscha JJ *et al*. Effectiveness of magnesium sulfate as initial treatment of acute severe asthma in children, conducted in a tertiary-level university hospital. A randomized, controlled Trial. *Arch Argent Pediatr* 2012;110(4):291-96.
70. Rowe BH, Edmonds ML, Spooner CH *et al*. Evidence-based treatments for acute asthma. *Respir Care* 2001;46:1380-90.
71. Mahajan P, Haritos D, Rosenberg N *et al*.Comparison of nebulized magnesium sulfate plus albuterol to nebulized albuterol plus saline in children with acute exacerbations of mild to moderate asthma. *J Emerg Med* 2004 July;27(1):21-25.
72. Blitz M, Blitz S, Beasely R *et al*. Inhaled magnesium sulfate in the treatment of acute asthma. *Cochrane Database Syst Rev* 2005;4:CD003898. DOI: 10.1002/14651858.CD003898.pub4.
73. Powell C, Dwan K, Milan SJ *et al*. Inhaled magnesium sulfate in the treatment of acute asthma. *Cochrane Database Syst Rev* 2012 Dec. 12;12:CD003898. DOI: 10.1002/14651858.CD003898.pub5.
74. Amantéa SL, Sanchez I, Piva JP *et al*. Controvérsias no manejo farmacológico da asma infantil. *J Pediatr (Rio J)* 2002;78(Supl 2):s150-60.
75. Schuh S, Zemek R, Plint A *et al*. Magnesium use in asthma pharmacotherapy: a pediatric emergency research canada study. *Pediatrics* 2012;129:852-59.
76. DeNicola LK, Gayle MO, Blake KV. Drug therapy approaches in the treatment of acute severe asthma in hospitalized children. *Paediatr Drugs* 2001;3(7):509-37.
77. Jones AP, Camargo CA, Rowe BH. Inhaled beta2-agonists for asthma in mechanically ventilated patients. *Cochrane Database Syst Rev* 2001;4:CD001493. DOI: 10.1002/14651858.CD001493.
78. Ream RS, Loftis LL, Albers GM *et al*. Efficacy of IV theophylline in children with severe status asthmaticus. *Chest* 2001;119:1480-88.
79. Mitra A, Bassler D, Goodman K *et al*. Intravenous aminophylline for acute severe asthma in children over two years receiving inhaled bronchodilators. *Cochrane Database Syst Rev* 2005 Apr. 18;(2):CD001276.
80. D'Avila RS, Piva JP, Marostica PJ *et al*. Early administration of two intravenous bolus of aminophylline added to the standard treatment of children with acute asthma. *Respir Med* 2008;102(1):156-61.
81. Barnes PJ, Pauwels R. Theophylline in the management of asthma: time for reappraisal? *Eur Respir J* 1994;7:579-91.
82. Wheeler DS, Jacobs BR, Kenreigh CA *et al*. Theophylline versus terbutaline in treating critically ill children with status asthmaticus: a prospective, randomized, controlled trial. *Pediatr Crit Care Med* 2005 Mar.;6(2):142-47.
83. Bogie AL, Towne D, Luckett PM *et al*. Comparison of intravenous terbutaline versus normal saline in pediatric patients on continuous high-dose nebulized albuterol for status asthmaticus. *Pediatr Emerg Care* 2007 June;23(6):355-61.
84. Travers AH, Jones AP, Camargo Jr CA *et al*. Intravenous beta(2)-agonists versus intravenous aminophylline for acute asthma. *Cochrane Database Syst Rev* 2012 Dec. 12;12:CD010256. doi: 10.1002/14651858.CD010256.
85. Browne GJ, Lam LT. Single-dose intravenous salbutamol bolus for managing children with severe acute asthma in the emergency department: reanalysis of data. *Pediatr Crit Care Med* 2002;3:117-23.
86. Carroll CL, Schramm CM. Protocol-based titration of intravenous terbutaline decreases length of stay in pediatric status asthmaticus. *Pediatr Pulmonol* 2006;41(4):350-56.

87. Browne GJ, Penna AS, Phung X et al. Randomized trial of intravenous salbutamol in early management of acute severe asthma in children. *Lancet* 1997;349:301-5.
88. Browne GJ, Trieu L, Van Asperen P. Randomized, double-blind, placebo-controlled trial of intravenous salbutamol and nebulized ipratropium bromide in early management of severe acute asthma in children presenting to an emergency department. *Crit Care Med* 2002;30:448-53.
89. Travers AA, Jones AP, Kelly KD et al. Intravenous beta2-agonists for acute asthma in the emergency department. *Cochrane Database Syst Rev* 2001;1:CD002988. DOI: 10.1002/14651858.CD002988.
90. Kambalapalli M, Nichani S, Upadhyayula S. Safety of intravenous terbutaline in acute severe asthma: a retrospective study. *Acta Paediatr* 2005;94(9):1214-17.
91. Parr JR, Salama A, Sebire P. A survey of consultant practice: intravenous salbutamol or aminophylline for acute severe childhood asthma and awareness of potential hypokalaemia. *Eur J Pediatr* 2006 May;165(5):323-25.
92. Travers AH, Milan SJ, Jones AP et al. Addition of intravenous beta2-agonists to inhaled beta(2)-agonists for acute asthma. *Cochrane Database Syst Rev* 2012 Dec. 12;12:CD010179. DOI: 10.1002/14651858.CD010179.
93. Allen JY, Macias CG. The efficacy of ketamine in pediatric emergency department patients who present with acute severe asthma. *Ann Emerg Med* 2005 July;46(1):43-50.
94. Petrillo TM, Fortenberry JD, Linzer JF et al. Emergency department use of ketamine in pediatric status asthmaticus. *J Asthma* 2001 Dec.;38(8):657-64
95. Youssef-Ahmed MZ, Silver P, Nimkoff L et al. Continuous infusion of ketamine in mechanically ventilated children with refractory bronchospasm. *Intensive Care Med* 1996;22(9):972-6.
96. Wolfson MR, Bhutani VK, Shaffer TH et al. mechanics and energetics of breathing heliun in infants with bronchopulmonary dysplasia. *J Pediatr* 1984;104:752-57.
97. Kudukis TM, Manthous CA, Schmidt GA et al. Inhaled helium-oxygen revisited: Effect of inhaled helium-oxygen during the treatment of status asthmaticus in children. *J Pediatr* 1997; 130: 217-24.
98. DeBoisblanc BP, DeBleiux P, Resweber S et al. Randomized trial of the use of heliox as a driving gas for updraft nebulization of bronchodilators in the emergent treatment of acute exarcebations of chronic obstructive pulmonary disease. *Crit Care Med* 2000;28:3177-80.
99. Piva J, Menna Barreto S, Amantéa S et al. Heliox veruss oxygen for nebulized aerosol therapy in children with lower airway obstruction. *Pediatr Crit Care Med* 2002;3:6-11.
100. Piva J, Menna-Barreto S, Amantéa S et al. Mistura de hélio e oxigênio no estudo da ventilação de crianças com doença pulmonar obstrutiva crônica. *J Pediatr (Rio J)* 2000;76:17-26.
101. Carter ER, Webb CR, Moffitt DR. Evaluation of heliox in children hospitalized with acute severe asthma. A randomized crossover trial. *Chest* 1996;109:1258-61.
102. Rishani R, El-Khatib M, Mroueh S. Treatment of severe status asthmaticus with nitric oxide. *Pediatr Pulmonol* 1999;28:451-53.
103. Dockhorn RJ, Baumgartner RA, Leff JA et al. Comparison of the effects of intravenous and oral montelukast on airway function: a double blind, placebo controlled, three period, crossover study in asthmatic patients. *Thorax* 2000;55:260-65.
104. Loh LE, Chan YH, Chan I. Noninvasive ventilation in children: a review. *J Pediatr* 2007;83 (2 Suppl):S91-99.
105. Dohna-Schwake C, Stehling F, Tschiedel E et al. Non-invasive ventilation on pediatric intensive care unit: Feasibility, efficacy, and predictors of success. *Pediatr Pulmonol* 2011;46:1114-20.
106. Lum LCS, Abdel-Latif ME, Bruyne JA et al. Noninvasive ventilation in a tertiary pediatric intensive care unit in a middle-incoming country. *Pediatr Crit Care Med* 2011;12(1):e7-13.
107. Bernet V. Predictive factors for the success of noninvasive mask ventilation in infants and children with acute respiratory failure. *Pediatr Crit Care Med* 2005;6:660-64.

108. Piastra M, De Luca D, Marzano L et al. The number of failing organs predicts non-invasive ventilation failure in children with ALI/ARDS. *Intensive Care Med* 2011;37:1510-16.
109. Malmstrom K, Kaila M, Korhonen K et al. Mechanical ventilation in children with severe asthma. *Pediatr Pulmonol* 2001;31:405-11.
110. Briassoulis GC, Venkataraman ST, Vasilopoulos AG et al. Air-leaks from the respiratory tract in mechanically ventilated children with severe respiratory disease. *Pediatr Pulmonol* 2000;29:127-34.
111. Piva J, Garcia PC, Amantea S. Ventilação mecânica em pediatria. In: Piva J, Garcia PC. *Medicina intensiva em pediatria*. Rio de Janeiro: Revinter, 2005. p. 509-30.
112. Sreekar Maruvada S, Rotta A. Mechanical ventilation strategies in children. *Pediatric Health* 2008;2(3):301-14.
113. Rotta A. Asthma. In: Fuhrman B, Zimmerman J. (Eds.). *Pediatric critical care*. 3rd ed. Philadelphia: Mosby Elsevier, 2006. p. 588-606.
114. Ferrer M, Benadich O, Nava S et al. Noninvasive ventilation after intubation and mechanical ventilation. *Eur Respir J* 2002;19:959-65.
115. Mayordomo-Colunga J, Medina A, Rey C et al. Non invasive ventilation after extubation in paediatric patients: a preliminary study. *BMC Pediatr* 2010;10:29-36.

# 26 Síndrome do Desconforto Respiratório Agudo (SDRA)

*Jefferson Pedro Piva* ♦ *Cinara Andreolio*
*Francisco Bruno* ♦ *Pedro Celiny Ramos Garcia*

A síndrome do desconforto respiratório agudo é a manifestação mais grave de lesão do parênquima pulmonar após um insulto desencadeante.

A primeira definição de síndrome do desconforto respiratório agudo foi em 1967, quando Ashbaugh *et al.* descreveram um grupo de pacientes adultos com diferentes doenças que tinham em comum a evolução para a insuficiência respiratória por hipoxemia refratária associada à infiltração difusa na radiografia de tórax, diminuição da complacência e da capacidade residual funcional.[1] Atribuíram esta evolução a um comprometimento pulmonar secundário ao estresse, com comprometimento no metabolismo do surfactante e formação de membranas hialinas no interior dos alvéolos. Por esta razão foi, inicialmente, denominada de síndrome do desconforto respiratório do tipo adulto, em razão da similitude fisiopatológica com a síndrome do desconforto respiratório do recém-nascido (membrana hialina). Esses pacientes tinham hipoxemia grave que era refratária à suplementação de oxigênio, mas em alguns casos era responsiva à aplicação de pressão expiratória final positiva (PEEP).[1] Deve-se ressaltar que esse artigo foi rejeitado em outro periódico, pois o revisor não conseguia diferenciar esses achados de lesão induzida pela ventilação mecânica (VM).

Passaram-se 25 anos até que uma definição para SDRA fosse utilizada e aceita mundialmente. Uma conferência de consenso Europeu-Americano em 1994 publicou a definição de SDRA que vinha sendo adotada por vários centros até recentemente. Este consenso definia SDRA como: hipoxemia de início agudo ($PaO_2/FiO_2 \leq 200$ mmHg) com infiltrado bilateral à radiografia de tórax na ausência de hipertensão atrial esquerda e lesão pulmonar aguda (ALI) usando as mesmas variáveis, mas com $PaO_2/FiO_2 \leq 300$ mmHg.[2,3] A grande crítica a essa definição é que na avaliação da $PaO_2/FiO_2$ não era considerado valor da pressão inspiratória positiva (PIP) e tampouco da pressão expiratória final positiva (PEEP).

Em 2012 (Berlim) uma força-tarefa entre a *European Society of Intensive Care Medicine* (ESICM), *Society Critical Care Medicine* e *American Thoracic Society* desenvolveu os novos critérios para SDRA. A definição de Berlim especificou o tempo para desenvolvimento da SDRA, melhor definiu a natureza dos infiltrados na radiografia de tórax, incorporou a PEEP na definição de gravidade da hipoxemia, minimizou a necessidade de medidas de artéria pulmonar invasiva na presença de fatores de risco cardíacos e integrou a lesão pulmonar aguda (ALI) como um subgrupo de SDRA leve.[4,5]

Atualmente esta situação, que compromete tanto adultos quanto crianças, é definida como a síndrome do desconforto respiratório agudo (SDRA), que, em nosso meio, por razões mnemônicas, acabou por consagrar a denominação de SARA (síndrome da "angústia" respiratória aguda); termo que adotaremos no decorrer deste capítulo como sinônimo de SDRA.[2,6]

A SARA é o final comum para diversas agressões que podem lesar o pulmão, tendo como causa uma agressão local (pulmonar) ou sistêmica (extrapulmonar), causando lesão alveolocapilar terminal, resultando em grave hipoxemia e infiltrado pulmonar difuso ou edema pulmonar não cardiogênico.[2,6]

## EPIDEMIOLOGIA E ETIOLOGIA

A prevalência de SARA em crianças nos EUA, Europa e Austrália é de 2-12,8 para 100.000 pessoas/ano.[7] Em um estudo multicêntrico envolvendo crianças internadas em UTI pediátricas na América do Norte, observou-se que 1 a 4% das crianças submetidas à ventilação mecânica tinham SARA como etiologia determinante.[8] Em outras séries esta incidência situou-se ao redor de 7%.[9]

Pode afetar todas as faixas etárias, incluindo recém-nascidos a termo e não apresenta diferença significativa entre os sexos, mas sua prevalência aumenta com o avanço da idade.[7,10-12]

Qualquer evento que apresente déficit de perfusão relativo ou absoluto pode causar SARA. Esse evento pode ser consequente a uma lesão pulmonar direta ou sistêmica, sendo que, neste caso, a sepse, pneumonia e o choque são as causas mais frequentes, seguidas pelo afogamento, aspiração e trauma (Quadro 26-1).[5]

Imunodeficiência é uma condição preexistente comum tanto em pacientes adultos como pediátricos em que a SARA se desenvolve.[7]

**QUADRO 26-1** Fatores de risco associados à síndrome do desconforto respiratório agudo

- Pneumonia
- Sepse não pulmonar
- Aspiração de conteúdo gástrico
- Trauma maior
- Contusão pulmonar
- Pancreatite
- Lesão por inalação
- Queimaduras graves
- Choque não cardiogênico
- *Overdose* por drogas
- Transfusões múltiplas ou lesão pulmonar aguda associada à transfusão (TRALI)
- Vasculite pulmonar
- Afogamento

## DEFINIÇÃO

A SARA é um tipo de lesão pulmonar inflamatória difusa aguda associada a um fator de risco predisponente, levando a um aumento da permeabilidade da vasculatura pulmonar, aumento do peso pulmonar e perda de tecido pulmonar aerado.

As marcas da síndrome clínica são hipoxemia e opacidades radiográficas bilaterais (na radiografia de tórax ou TC de tórax) associadas a danos fisiológicos graves, incluindo: aumento da mistura venosa pulmonar, aumento do espaço morto fisiológico e diminuição da complacência do sistema respiratório.

As marcas morfológicas da fase aguda são: edema pulmonar, inflamação, membranas hialinas e hemorragia alveolar (dano difuso alveolar).[1-3,5,7]

Com relação à nova definição de SARA todas as modificações de Berlim (Quadro 26-2) foram fundamentadas no princípio de que definições de síndrome devem preencher três critérios: praticabilidade, confiabilidade e validade.[4,5]

O termo lesão pulmonar aguda (ALI) foi suprimido e substituído pela criação da categoria SARA leve ($PaO_2/FiO_2$ 201-300 com PEEP $\geq$ 5 $cmH_2O$). Essa modificação apenas formalizou o que era previamente percebido, como sendo pacientes com uma forma menos grave da síndrome. Entretanto, ao incluí-los na definição de SARA é ressaltada a sua relevância, risco de morte (~ 22%) e reposta à ventilação pulmonar protetora.[5]

A PEEP pode marcadamente afetar a relação $PaO_2/FiO_2$, sendo então incluído no critério um nível mínimo de 5 $cmH_2O$, o qual pode ser usado na SARA leve de forma não invasiva (CPAP e VNI).

| QUADRO 26-2 | Definição de Berlim para a síndrome do desconforto respiratório agudo | | |
|---|---|---|---|
| **Critério** | **Observação** | | |
| Intervalo de tempo | Dentro de 1 semana entre o insulto e piora respiratória | | |
| Imagens radiológicas | Opacidades bilaterais não explicadas completamente por colapso pulmonar, nódulos, ou exsudação | | |
| Origem do edema | Falência respiratória não explicada completamente por excesso de volume ou insuficiência cardíaca | | |
| | É necessário avaliação objetiva (ecocardiografia) para excluir outras causas de edema como causadoras do quadro | | |
| **Oxigenação** | **Leve** | **Moderada** | **Grave** |
| $PaO_2/FiO_2$ | 300-201 com | 200-101 com | < 100 com |
| PEEP $\geq$ 5 $cmH_2O$ | PEEP/CPAP/VNI | PEEP | PEEP |
| Mortalidade estimada | ~ 25% | ~ 35% | ~ 45% |

Modificado de Fergunson et al.[4] e Force et al.[5]
PEEP = Pressão positiva expiratória final; CPAP = pressão positiva contínua em vias aéreas; VNI = ventilação não invasiva.

## ■ Medidas fisiológicas adicionais

A pressão platô medida após uma pausa expiratória final reflete os efeitos combinados do volume corrente, da PEEP e da complacência do sistema respiratório e está associada à mortalidade. Entretanto, a pressão de platô pode estar elevada em função da baixa complacência torácica e não significar, necessariamente, um fator prognóstico da doença. Além disso, a medida da pressão de platô não é rotina em muitos centros, e o uso de certos modos ventilatórios torna a medida impraticável.

A complacência estática do sistema respiratório (volume corrente dividido pela pressão de platô menos PEEP) reflete o grau de perda do volume pulmonar. Esse critério foi incluído na definição de SARA grave (complacência < 40 mL/cmH$_2$O).

Medidas, como espaço morto e volume expiratório corrigido/minuto, são importantes variáveis a serem consideradas para o manejo do paciente com SARA, mas não foram incluídas na definição pela sua complexidade sem melhora na validade preditiva. Outras medidas adicionais, como TC de tórax e marcadores genéticos, foram excluídas pela baixa especificidade e sensibilidade.

## PATOGÊNESE

Independente da causa precipitante para SARA, o dano nas unidades alveolocapilares pulmonares é muito semelhante. A aparência macroscópica é de pulmões pesados, com regiões hipoaeradas e de coloração vermelho-escura. O aspecto microscópico pode ser distinguido em três fases:

A) Fase exsudativa com degeneração das células epiteliais alveolares (particularmente os pneumócitos tipo I), e leve em células endoteliais. A degeneração endotelial está associada à obliteração dos capilares pulmonares. No lúmen destes capilares observamos tampões *(plugs)* de leucócitos, fibrina e microtrombos.

   Com a ruptura da membrana alveolocapilar desenvolve-se edema pulmonar permeável. Inicialmente hemácias, leucócitos e fibrina atingem o interstício pulmonar, posteriormente estendendo-se para a parede alveolar e espaço alveolar, interferindo nas trocas gasosas. Formam-se membranas hialinas eosinofílicas, revestindo a parede dos alvéolos, compostas por fibrina e restos celulares, o que é característico desta fase.

B) Fase subaguda ou proliferativa (1 a 3 semanas) os pneumócitos tipo II proliferam, mas contendo corpos lamelares pouco desenvolvidos (deficiente produção de surfactante). Subsequentemente eles transformam-se em pneumócitos tipo I, permitindo o reparo do epitélio alveolar. Aumenta o exsudato inflamatório intersticial e alveolar, inicia a proliferação de fibroblastos.

C) Fase fibrótica ou crônica (mais de 3 semanas). Caso a doença evolua para este estágio o edema rico em proteínas organiza-se em lâminas fibróticas dentro dos alvéolos. A proliferação dos pneumócitos, fibroblastos, leucócitos e líquido de edema promove aumento do volume intersticial e alargamento do septo alveolar, destruindo a arquitetura acinar; evoluindo para fibrose intersticial e alveolar com redução na superfície de troca gasosa.

A SARA é conceituada atualmente como um dos componentes da síndrome da disfunção de múltiplos órgãos (SDMO) resultante da síndrome da resposta inflamatória sistêmica

(SRIS).[2,6,13] São inúmeros os mediadores envolvidos na sua gênese, entretanto é difícil determinar quais agentes iniciam a lesão e quais são produzidos em resposta à lesão tecidual. Estes mediadores incluem células inflamatórias (neutrófilos, macrófagos, eosinófilos e linfócitos), complemento, endotoxinas, fator de necrose tumoral, citocinas, plaquetas, produtos da coagulação intravascular disseminada, produtos do metabolismo do ácido aracdônico (prostaglandinas, leucotrienos) entre outros. Aumento dos níveis de fator de transformação de crescimento β (TGF-β) tem sido associado à piora da fibrose e mortalidade em pacientes adultos com SARA.[7]

## FISIOPATOLOGIA

A quebra da barreira endotelial e epitelial alveolar é a marca patológica da SARA e leva ao acúmulo de líquido alveolar rico em proteína. As lesões diretas do epitélio alveolar e das células endoteliais pulmonares podem ser causadas pelas toxinas, enzimas proteolíticas, pela ventilação mecânica, cascatas inflamatórias e infecções virais e bacterianas. A lesão do epitélio alveolar pode romper a produção de surfactante, diminuir o *clearance* do líquido alveolar e expor a membrana basal alveolar. As lesões das células endoteliais pulmonares podem ativar a cascata inflamatória e da coagulação, promover perda vascular, romper a regulação do balanço oxidante e da resistência vascular pulmonar e iniciar uma resposta inflamatória sistêmica que contribui para a disfunção de órgãos.[7]

O comprometimento pulmonar na SARA não se dá de forma homogênea. Existem, portanto, áreas mais comprometidas misturadas com outras íntegras ou com mínimo comprometimento. Primeiramente ocorre aumento da permeabilidade da membrana alveolocapilar que promove edema dos espaços intersticial e alveolar, resultando em colapso do espaço aéreo terminal (hipoventilação alveolar) e, consequentemente, hipoxemia progressiva.

Através de estudos tomográficos foi possível demonstrar que o acúmulo de líquido tende a ter uma distribuição gravitacional, acumulando-se predominantemente nas porções posteriores dos pulmões (denominadas de zonas dependentes) (Fig. 26-1).[14] Dessa forma, as áreas dependentes (mais comprometidas com atelectasias e exsudatos) têm pouca aeração e funcionam como *shunts* intrapulmonares, causadores de hipoxemias progressiva e refratária. Por outro lado, as áreas não dependentes apresentam complacência próxima do normal, com ventilação mantida.

Outra consequência do acúmulo de líquido no interstício pulmonar é a redução da elasticidade pulmonar com tendência à retração e hipoaereação (microatelectasias). Esta baixa complacência traz como consequência a necessidade de que sejam geradas pressões cada vez maiores para prover um adequado volume corrente nestas áreas, quando em ventilação mecânica (Fig. 26-1B). Como o comprometimento não é homogêneo existirão, portanto, áreas mais e outras menos complacentes, causando uma má distribuição do fluxo gasoso intrapulmonar. As áreas não dependentes (porções anteriores na Figura 26-1A) apresentam uma complacência próxima do normal e podem ser ventiladas com baixas pressões inspiratórias, enquanto que as regiões dependentes (porções posteriores na Figura 26-1A) apresentam baixa complacência, necessitando de altos picos pressóricos para vencer o ponto de inflexão da curva e gerar volumes correntes adequados.

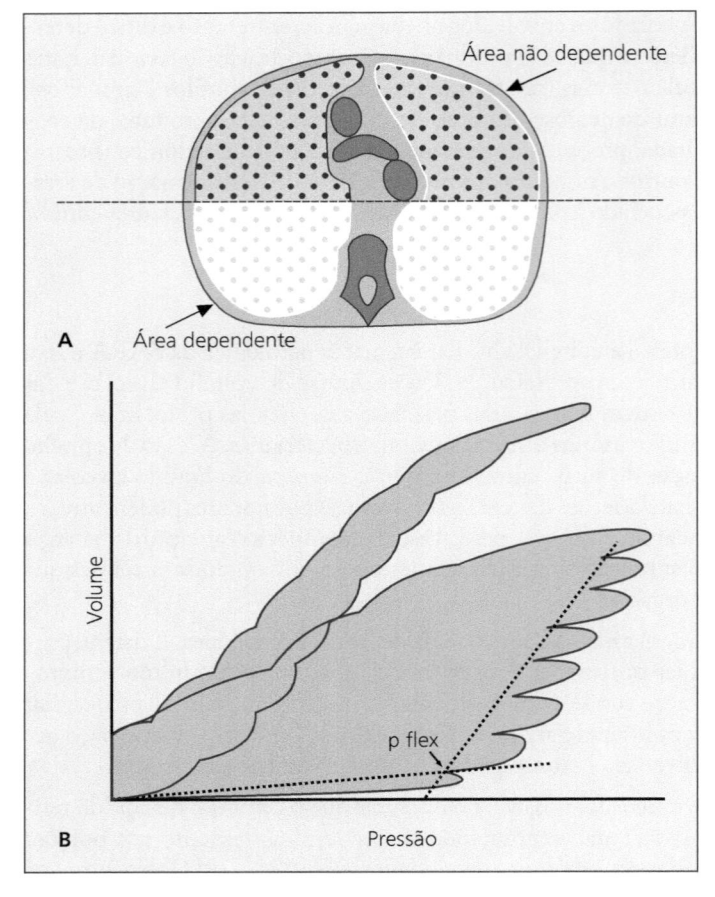

**Fig. 26-1**
Representação gráfica da distribuição gravitacional do edema na SARA (**A**) e da curva pressão-volume (**B**) onde observa-se em "A" uma complacência normal onde pequenas mudanças na pressão geram grandes mudanças de volume (volume corrente); enquanto em "B" existe a necessidade de gerar grandes pressões para obter pequenas variações de volume (volume corrente). P flex = Ponto de inflexão.

Exatamente neste ponto é que ocorreram os maiores avanços no entendimento da fisiopatologia da SARA nas últimas décadas. Descobriu-se com o passar do tempo que grande parte das lesões pulmonares, apresentadas por pacientes como SARA, tinha um componente iatrogênico. Estas alterações foram denominadas de lesões pulmonares induzidas pela ventilação mecânica, que incluem:[15]

1. **Toxicidade pulmonar induzida pelo oxigênio:** há muito tempo é conhecido que a ventilação mecânica com altas concentrações de oxigênio ($FiO_2$) favorece a liberação de radicais livres que têm um grande potencial lesivo ao tecido pulmonar, podendo causar: edema pulmonar (alteração da permeabilidade capilar pulmonar) e formação de membranas hialinas (exsudato proteico-alveolar), com posterior fibrose e desarquiteturização tecidual pulmonar. Por isso, tem-se objetivado ventilar estes pacientes utilizando uma $FiO_2$ inferior a 0,6; mesmo que para isso se tolerem saturações de hemoglobina entre 80 e 88%.

## 26 ◆ Síndrome do Desconforto Respiratório Agudo (SDRA)

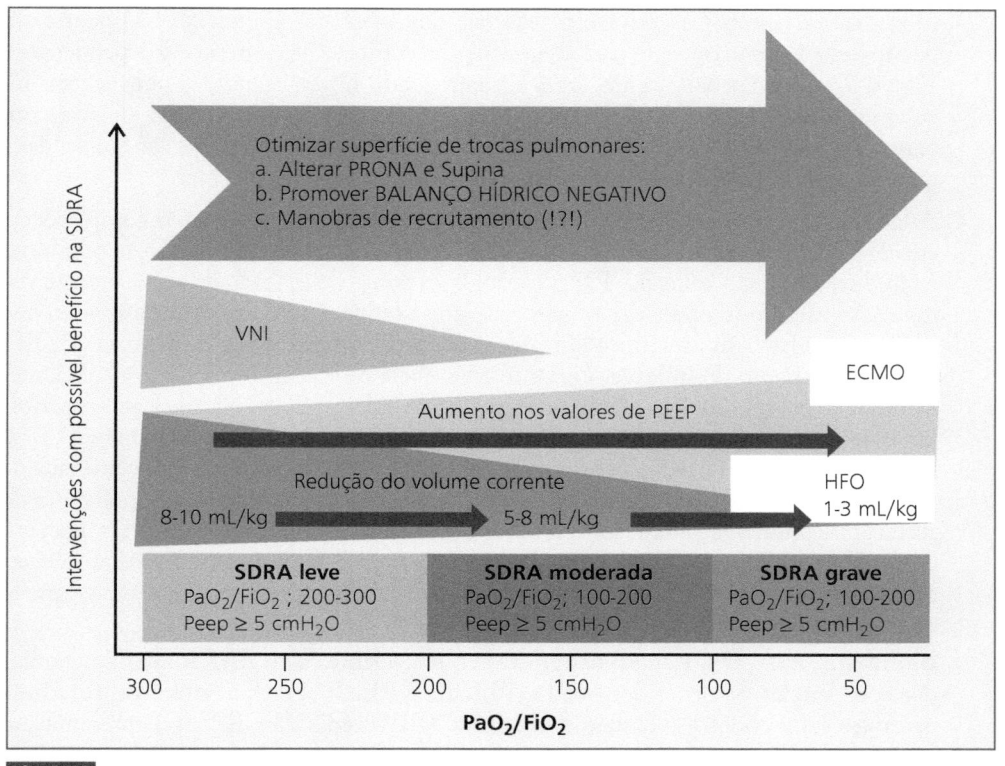

**Fig. 26-2**

Opções terapêuticas na SARA de acordo com a gravidade [Modificado de Fergunson et al.[4] e Force et al.[5])
HFO = *High Frequency Oscillation*; ECMO = *Extra Corporeal Membrane Oxygenation*;
SDRA (ou SARA) = Síndrome do Desconforto (Angústia) Respiratório Agudo.

Conteúdo da figura:
- Intervenções com possível benefício na SDRA
- Otimizar superfície de trocas pulmonares:
  a. Alterar PRONA e Supina
  b. Promover BALANÇO HÍDRICO NEGATIVO
  c. Manobras de recrutamento (!?!)
- VNI
- Aumento nos valores de PEEP
- ECMO
- Redução do volume corrente: 8-10 mL/kg → 5-8 mL/kg
- HFO 1-3 mL/kg
- SDRA leve: $PaO_2/FiO_2$; 200-300; Peep ≥ 5 $cmH_2O$
- SDRA moderada: $PaO_2/FiO_2$; 100-200; Peep ≥ 5 $cmH_2O$
- SDRA grave: $PaO_2/FiO_2$; 100-200; Peep ≥ 5 $cmH_2O$
- Eixo $PaO_2/FiO_2$: 300, 250, 200, 150, 100, 50

2. **Barotrauma:** na prática clínica diária este termo tem sido identificado como sinônimo de *air leaks* (pneumotórax, pneumomediastino, enfisema subcutâneo). Entretanto, o potencial iatrogênico da pressão inspiratória positiva (PIP) é muito mais amplo que estes achados. Ventilando animais de laboratórios (pulmões sem lesão prévia ou induzida) com PIP que variavam de 15 a 45 $cmH_2O$ observou-se que apenas alguns minutos submetidos à PIP acima de 30 $cmH_2O$ eram suficientes para desencadear edemas alveolar e intersticial.[15] Estas alterações ocorrem com velocidade e intensidade muito maior se associadas a altas $FiO_2$ e empregadas em pulmões previamente lesados (p. ex., no caso da SARA).
3. **Volutrauma:** no final dos anos 1980, Dreyfuss *et al.* demonstraram de forma inquestionável que a hiperdistensão alveolar, mesmo quando não associada a PIP elevadas (p. ex., utilizando respiradores com pressão negativa), provoca intensos edemas intersticial e alveolar.[16] Isto tem importância quando estimamos um volume corrente (p. ex., 8-10 mL/kg) para ser distribuído a toda a superfície alveolar pulmonar. Entretanto, como

existem áreas com baixa complacência (zonas dependentes – Figura 26-1A), ocorre um desvio deste volume corrente para as áreas de alta complacência (áreas não dependentes – Figura 26-1A). Portanto, estas áreas acabam sendo hiperdistendidas por receber um volume corrente exagerado (volutrauma) que leva aos edemas intersticial e alveolar, com base nos pressupostos que vários pesquisadores obtiveram decréscimo da mortalidade quando utilizaram técnicas ventilatórias com baixos volumes correntes.[17,18]

4. **Atelectrauma:** uma das principais alterações da SARA é a diminuição da complacência em algumas áreas pulmonares (Fig. 26-1B). Ou seja, nestas áreas a insuflação pulmonar é obtida quando são aplicadas PIP superiores ao ponto de inflexão da curva pressão volume. Ao mesmo tempo, sabe-se que estas áreas tendem ao colapso alveolar, caso não sejam mantidas com uma pressão residual positiva durante a fase expiratória (PEEP) acima deste ponto de inflexão. Portanto a ausência de PEEP (ou PEEP insuficiente) favorece ao colapso alveolar. Assim, durante a fase inspiratória se obteria a abertura destas áreas (recrutamento), e na fase expiratória ocorreria o colapso (desrecrutamento). Essa sucessão de abertura e fechamento (recrutamento e desrecrutamento) é denominada de atelectrauma.[15,17-19] Uma das maiores consequências do atelectrauma é a inativação do surfactante pulmonar, assim como promover "biotrauma" (ver adiante).[19] Por isso, um dos maiores objetivos na ventilação de pacientes com SARA é ventilar estes pacientes acima deste ponto de inflexão, visando a recrutar e manter estáveis estas áreas, através da utilização mais liberal e precoce de PEEP.[17,18,20]

5. **Biotrauma:** em 1999, Ranieri demonstrou que pacientes com SARA quando ventilados com amplas variações de pressão (PIP alta e PEEP baixa), quando comparados a controles submetidos à "ventilação protetora" (PIP média e PEEP alta) apresentavam aumento das citocinas locais e sistêmicas.[21] Além disso, demonstrou que estes pacientes ventilados de forma agressiva tinham maior incidência de disfunção de múltiplos órgãos. Ou seja, a ventilação inadequada na SARA não apenas promove deterioração pulmonar como expõe estes pacientes a graves alterações sistêmicas. Portanto, todos os fatores descritos anteriormente contribuem na gênese do biotrauma.

6. **Outros fatores:** prolongamento do tempo inspiratório, excessivo uso de agentes curarizantes, hipersedação, hipotensão, balanço hídrico cumulativo positivo (> 15% do peso no 3º dia) e outras medidas terapêuticas têm sido associadas à piora na evolução da SARA. Demonstrou-se também que a hipocapnia local (alcalose ventilatória) em pulmões previamente lesionados tem um potencial iatrogênico maior que a hipercapnia (hipoventilação).[22] Portanto, a hipoventilação além de causar menos trauma durante a VM teria, por acúmulo de $CO_2$ local, uma ação protetora alveolar.

Talvez poucas pessoas saibam que o relato inicial da Ashbaugh havia sido recusado por outra revista médica, porque um dos revisores referiu "que não havia como assegurar que tais achados pertenciam a uma nova síndrome ou seriam apenas expressão de lesões pulmonares associadas à ventilação mecânica".[1] Passados 30 anos do relato original não há dúvidas de que a SARA é realmente uma síndrome, mas aquele revisor também tinha uma grande parcela de razão, pois comprovamos também que a ventilação mecânica tem um potencial iatrogênico enorme. Tanto é verdade que nestes últimos 45 anos, apesar de não haver sido descoberta nenhuma droga específica, obteve-se um decréscimo na mortalidade que caiu dos 70% para os atuais 30-35%, apenas modificando-se os padrões ventilatórios oferecidos.[1,2,17-20]

## EVOLUÇÃO CLÍNICA

Uma vez ocorrida a **lesão aguda** existe um **período latente** em que o paciente apresenta uma aparente estabilidade. Pode haver apenas discreto esforço respiratório manifestado por taquipneia, com normoxemia ou leve hipoxemia e hipocarbia. A ausculta pulmonar mostra-se normal, e o paciente encontra-se rosado e tranquilo.

Nas próximas horas ou dias evolui para **estágio de insuficiência respiratória aguda**. O paciente apresenta disfunção respiratória progressiva, cianose e/ou palidez, diminuição da entrada de ar, crepitantes, agitação e taquicardia. A hipoxemia é evidente, com hipocarbia e pH normal ou elevado. A hipoxemia persiste apesar de aumentos na $FiO_2$ e, com frequência, os pacientes evoluem para hipoxemia grave e necessidade de assistência ventilatória. Em algumas vezes, após a intubação apresentam volumosa secreção rósea, aerada, que preenche o tubo, podendo ser confundida com edema cardiogênico ou hemorragia pulmonar.[6]

Nos casos mais sérios, os pacientes evoluem para o **estágio de anormalidades fisiológicas graves**, onde apresentarão, além da hipoxemia, hipercarbia e tendência à acidose as quais podem não responder ao tratamento, tornando-se evidente a disfunção de múltiplos órgãos, com irreversibilidade do quadro.

As alterações radiológicas poderiam ser classificadas (apenas para fins didáticos), em quatro fases, que guardam relação direta com os achados clínicos.

A) Na **fase I** a radiografia de tórax é normal ou apresentam infiltrados pulmonares difusos e inespecíficos.

B) Na **fase II** surgem sinais de comprometimento intersticial, através do espessamento dos septos interlobulares e infiltrado difuso de menor ou maior monta.

C) Na **fase III** ocorre nítida redução da expansão pulmonar, com aumento do comprometimento intersticial e alveolar e broncograma aéreo.

D) Na **fase IV** há acentuada redução na transparência pulmonar. O volume cardíaco mantém-se dentro da normalidade até esta fase, quando pode apresentar-se aumentado de volume.

A evolução radiológica pode estar completa em 24 a 72 horas; entretanto, não necessita obrigatoriamente obedecer a um padrão sequencial ou igual comprometimento em ambos os campos pulmonares. Com a evolução da doença podem-se evidenciar alterações compatíveis com toxicidade do oxigênio, infecção pulmonar ou barotrauma. Alguns pacientes com grave comprometimento pulmonar, submetidos à ventilação mecânica prolongada, podem apresentar, na fase de recuperação, imagens radiológicas compatíveis com sequelas pulmonares, como bronquiolectasias, áreas de enfisema pulmonar e espessamento brônquico em tudo superponíveis às imagens de displasia broncopulmonar.[6]

## TRATAMENTO

O principal objetivo no manejo da SARA é o tratamento da causa subjacente, proporcionando adequada oxigenação tecidual e de órgãos e evitando complicações pulmonares e extrapulmonares.[6,23-25]

O tratamento da SARA é basicamente de *suporte*, visando a minimizar o dano pulmonar secundário até que o processo natural de cura ocorra.

Por definição a SARA é uma doença hipoxêmica ($PaO_2/FiO_2$ < 300 mmHg) e com uma dependência crescente de oxigênio. Entretanto, a administração de oxigênio isoladamente não altera o curso da doença, pois há *shunt* intrapulmonar, onde zonas não ventiladas em decorrência de edema, atelectasia ou consolidação continuam a ser perfundidas, apesar de serem incapazes de participar na oxigenação. Por outro lado, quando administrado em concentrações superiores a 60% torna-se tóxico ao parênquima pulmonar. Sabe-se que o aumento na oxigenação não se correlaciona com melhora na evolução.[24,25]

A instituição do suporte ventilatório não deve ser retardada, uma vez que a intubação e a iniciação da ventilação mecânica na SARA devem ser estabelecidas de forma eletiva, antes de o paciente apresentar franca falência respiratória. Parece haver consenso que naqueles pacientes que mantenham uma $PaO_2$ inferior a 60 mmHg (saturação de oxigênio inferior a 90%) com $FiO_2$ > 0,5-0,6 e/ou elevação da $pCO_2$ (maior que 50-55 mmHg), ou ainda deterioração clínica, obnubilação ou hipotonia, estaria indicado o apoio ventilatório.

Segundo a definição de Berlim, o comitê considerou que os novos níveis de $PaO_2/FiO_2$ escolhidos para os diferentes níveis de gravidade de SARA podem ser úteis para categorizar os pacientes para as diferentes modalidades terapêuticas (Fig. 26-2).[4,5,25]

- **Ventilação não invasiva (VNI)**

A ventilação não invasiva seria uma opção terapêutica nos pacientes com SARA leve, mas que ainda requer confirmação em estudos prospectivos.[4,24]

Sem dúvida uma das maiores mudanças na efetividade da VNI em lactentes e crianças pequenas foi a melhora das interfaces disponíveis e atualmente utilizadas, que antigamente eram um dos fatores de insucesso.

Alguns estudos não randomizados sugerem que a VNI pode diminuir sintomas, melhorar a troca gasosa, reduzir a necessidade de intubação sem significativos efeitos adversos em pacientes com insuficiência respiratória aguda. Mas um aumento na necessidade de $O_2$ ou um aumento na $PaCO_2$ durante a VNI parecem ser os melhores preditores de falha nesta modalidade.

Em pediatria, os pacientes que mais se beneficiam com VNI seriam pacientes com exacerbação de asma aguda, comprometimento do sistema imune, síndrome pulmonar aguda, insuficiência respiratória pós-operatória e alguns pacientes em pós-operatório de transplante hepático, diminuindo a necessidade de reintubação.[24] Considera-se que há falha com o uso de VNI na SARA quando necessita-se de pressões inspiratórias superiores a 15 $cmH_2O$, e/ou pressão expiratória superior a 10 $cmH_2O$ aliadas a uma $FiO_2$ superior a 0,6 para manter saturação ao redor de 90% e com elevada frequência respiratória ou outros sinais de dispneia. (Maiores detalhes – Capítulo 32).

## Ventilação mecânica

À medida que aprendemos que há uma relevante contribuição iatrogênica da ventilação mecânica na gênese e progressão da SARA, foram sendo adotados padrões ventilatórios cada vez mais "gentis", hoje denominados de "protetores". Observamos neste aprendizado que estas medidas menos agressivas diminuíram decisivamente a mortalidade.[4,5,17,18,20,25] Portanto, a partir daí, o suporte ventilatório na SARA é fundamentado nos seguintes pressupostos:

A) O comprometimento pulmonar mesmo sendo difuso, não é homogêneo. Desse modo, tentamos de todas as formas evitar as lesões induzidas pela VM, especialmente naquelas áreas não comprometidas.
B) À medida que transcorre o tempo, as porções pulmonares posteriores (áreas dependentes – Fig. 26-1A) tendem a aumentar e se agravar. Devem ser desenvolvidas estratégias de "resgate" ou "recrutamento" de tais áreas.
C) Durante a ventilação mecânica devem ser aceitos valores subfisiológicos (subnormais), como, por exemplo: saturação de hemoglobina entre 80-88% e/ou $pCO_2$ de até 70-80 mmHg em paciente adequadamente sedado e recebendo PIP e PEEP elevadas.
D) O grande objetivo é ventilar os pulmões dentro da zona de segurança, mantendo-os "recrutados" (acima do ponto de inflexão inferior da curva pressão × volume) e evitar a hiperdistensão de áreas não comprometidas previamente (mantendo a ventilação abaixo do ponto de inflexão superior da curva pressão × volume) (Fig. 26-3).

### Escolha dos parâmetros do ventilador: ventilação "protetora"

Este padrão ventilatório foi consagrado por Amato *et al*.[17] Apesar de haver poucos estudos em pediatria, estes conceitos foram comprovados de forma inquestionável em grandes estudos colaborativos, envolvendo pacientes adultos, e baseia-se no que segue:[18,20]

### Manutenção do recrutamento alveolar durante a VM

A hipoxemia refratária observada na SARA (relação $paO_2/FiO_2 < 300$) tem uma relação direta com a fração de *shunt* e, consequentemente, com a perda de área de troca nos pulmões. Assim, em pacientes com SARA necessitando de altas $FiO_2$, deve-se pressupor que tenham um aumento nas áreas colapsadas (desrecrutadas – Fig. 26-1A). Existem manobras específicas para tentar "recrutar" tais áreas que discutiremos mais adiante. Entretanto, durante a VM, a melhor medida neste sentido é evitar o colapso pulmonar progressivo, através da aplicação da pressão expiratória final (PEEP) acima do ponto de inflexão inferior da curva P×V (Fig. 26-3). Obviamente, este é o conceito teórico, pois cada unidade tem a sua relação específica.

Vários estudos têm demonstrado que a aplicação de PEEP em pulmões nestas situações teria as seguintes vantagens: a) reduziria o consumo de surfactante endógeno; b) recrutaria alvéolos colapsados, aumentando as áreas de troca; c) diminuiria o bio e atelectrauma; d) reduziria a mortalidade.[13,15-20,25-27] Em contrapartida, a PEEP teria como desvantagens: a) reduzir o retorno venoso, por promover colapso capilar pulmonar e, por consequência, afetar o débito cardíaco; b) aumentar o espaço morto; c) formação de edema pulmonar. Portanto, há que contrabalançar os efeitos benéficos e desvantagens.[26]

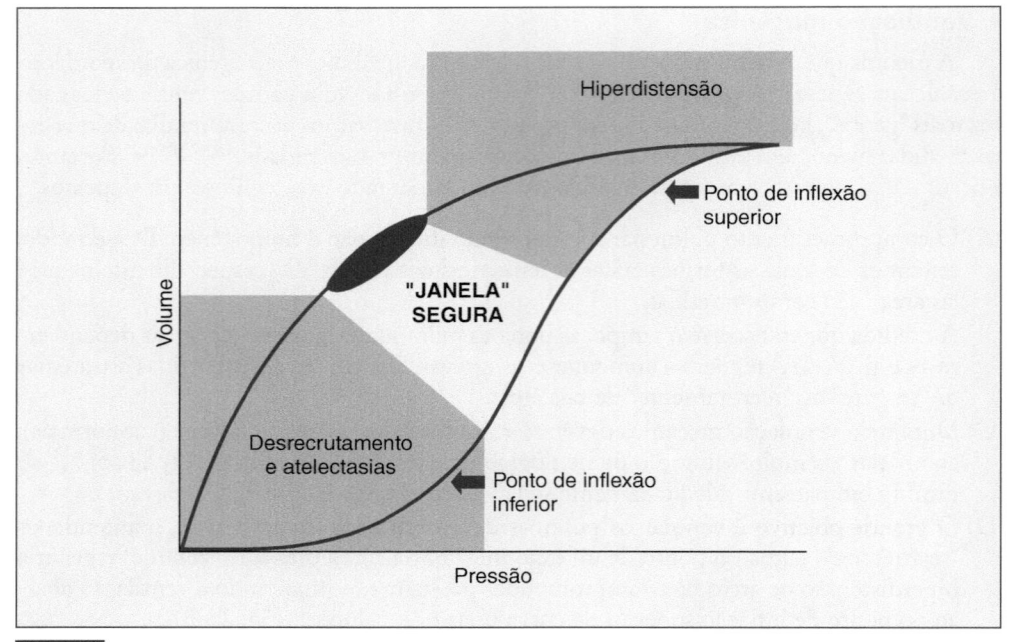

**Fig. 26-3**

Curva da pressão × volume durante a ventilação mecânica. Os objetivos são: a) manter os pulmões "recrutados" (utilizando pressões transpulmonares que se mantenham acima do ponto de inflexão inferior da alça ascendente da curva); b) evitar a hiperdistensão de áreas não comprometidas ou normocomplacentes (utilizando pressões transpulmonares que se mantenham abaixo do ponto de inflexão superior da curva). Estes limites encontram-se dentro da área denominada de "janela segura".

Como enfatizado anteriormente, o conceito teórico é evitar o colapso pulmonar progressivo, através da aplicação da pressão expiratória final (PEEP) acima do ponto de inflexão inferior da curva P × V (Fig. 26-3). Entretanto, do ponto de vista prático como estimar o valor da PEEP nestas situações? Existem inúmeras fórmulas e sugestões para ajustar a PEEP em função da $FiO_2$ e da $PaO_2$ ou saturação arterial de oxigênio. A que nos parece mais apropriada é a utilizada pelo *ARDS Trial Network*.[18,20,26] Além de validar o ajuste da PEEP-$FiO_2$, estes pesquisadores compararam em estudo específico, o valor da PEEP alta *versus* PEEP baixo associado a baixos volumes correntes no tratamento da SARA.[20] Neste estudo que envolveu 550 pacientes adultos, foi demonstrado que a PEEP "baixa" era tão efetiva quanto a PEEP alta no tratamento da SARA. Este esquema de progressão da "PEEP baixa" validada e aprovada nestes estudos é muito semelhante ao que temos adotado em nossos serviços, conforme discriminamos no Quadro 26-3.[18,20,26]

Obviamente, a sequência apresentada no Quadro 26-3 serve como guia, devendo ser considerada cada situação particular (idade do paciente, causa da SARA, condições hemodinâmicas etc.), e a partir daí realizar os pequenos ajustes. Mas, o que se quer chamar a atenção é que deve haver uma coerência entre a $FiO_2$ empregada e a PEEP oferecida. Dentro do

| QUADRO 26-3 | Seleção da PEEP e $FiO_2$ na SARA de acordo com a saturação arterial de oxigênio | | | | | | | |
|---|---|---|---|---|---|---|---|---|
| Objetivo: saturação de hemoglobina entre 85-92% | | | | | | | | |
| $FiO_2$ | 0,3 | 0,4 | 0,5 | 0,6 | 0,7 | 0,8 | 0,9 | 1 |
| PEEP | 5 | 5-8 | 8-10 | 10 | 10-14 | 14 | 14-18 | 18-22 |

conhecimento atual, não é coerente um paciente com SARA em VM estar recebendo, por exemplo, uma $FiO_2$ de 0,8 com uma PEEP de 6 $cmH_2O$; pois a melhor forma de aumentar a saturação neste caso será através do aumento da superfície alveolar de troca (recrutamento) ou ainda evitar ao máximo a perda progressiva destes alvéolos (desrecrutamento alveolar), prevenido com a aplicação de PEEP. Assim, estas tabelas têm a pretensão de orientar o intensivista neste momento, cabendo a ele a decisão final.

Lembrar que excessiva PEEP com aumento da pressão média da via aérea pode adversamente afetar o débito cardíaco pela diminuição do retorno venoso sistêmico e aumento da pressão intratorácica e afetar a troca gasosa por hiperdistensão das unidades alveolares saudáveis.[24]

### Para pulmões pequenos: baixos volumes correntes

Antigamente acreditava-se que os pulmões de pacientes com SARA fossem "duros" ou pouco complacentes. Para ventilar nestas situações assumíamos que deveríamos oferecer volumes correntes próximos do normal (~ 12 mL/kg); mesmo que para isso fossem geradas grandes PIP. Hoje, aprendemos que na SARA os pulmões estão reduzidos de volume (são pequenos) e atelectásicos. Assim, ao usar grandes volumes correntes (10-12 mL/kg) estaremos desviando volume para áreas mais complacentes, provocando hiperdistensão alveolar e, consequentemente, lesão alveolar.[15-18,24,25]

Alguns pesquisadores acreditam que os respiradores ciclados a tempo e limitados à pressão ofereceriam um tipo de onda e fluxo que seria superior ao oferecido pelos respiradores ciclados a volume. Entretanto, nas diversas séries clínicas, não se observou diferença significativa nos resultados, quando se utilizam ventiladores ciclados a volume ou por tempo e pressão.

Quando utilizados respiradores volumétricos, observou-se que o uso de volume corrente ao redor de 6 mL/kg tem uma mortalidade significativamente menor comparada com o uso de volumes correntes de 10 a 12 mL/kg.[17,18,20,25,26] Mesmo com poucos estudos em pediatria, parece haver um consenso para adotar estes valores (~ 6 mL/kg) também na faixa etária pediátrica para pulmões lesados. Quanto a limitar a pressão platô entre 30 e 32 $cmH_2O$, pode-se ser um pouco mais tolerante. Nesse aspecto, deve-se ressaltar que a pressão de platô tem uma relação direta com a complacência torácica. Por exemplo, pacientes com edema de parede torácica (baixa complacência torácica) podem exigir altas PIPs e, consequentemente, elevadas pressões de platô que, necessariamente, não se revertem em aumento do volume corrente.[25]

Portanto, mesmo utilizando respiradores no modo controlado por tempo e limitado por pressão, o importante é identificar (medir) o volume corrente oferecido. Cabe lembrar, neste caso, que o volume corrente tem relação direta com a diferença entre a pressão inspiratória positiva e a pressão expiratória positiva final (Volume Corrente = PIP-PEEP).[6,23,28] Via de regra, pacientes com pulmões normais (tamanho e complacência normal) podem ser ventilados com um gradiente de pressão (PIP-PEEP) entre 15 e 20 cmH$_2$O; o que corresponde a um volume corrente ao redor de 6 a 8 mL/kg. Na SARA, onde há uma redução considerável no volume pulmonar e na complacência, não deveríamos, portanto, utilizar gradientes pressóricos (pressões inspiratórias acima da PEEP) que ultrapassassem os 20 cmH$_2$O. Por exemplo, no caso de estarmos empregando uma PEEP de 15 cmH$_2$O, a PIP neste paciente deveria situar-se (no máximo) ao redor de 35 cmH$_2$O. Pois, a medida que aumenta esta diferença (PIP-PEEP) aumentará, proporcionalmente, o volume corrente, aumentando, também, o risco de baro e volutrauma.

### Definição dos demais parâmetros utilizados na ventilação protetora

Por definição, a constante de tempo é baixa na SARA, não havendo necessidade de utilizar longos tempos inspiratórios ou expiratórios.[6] Optamos por tempos inspiratórios próximos do normal para cada faixa etária (0,5 a 0,9 s). Da mesma forma, a frequência respiratória pode, então, ser ajustada de acordo com a idade do paciente e a gravidade do quadro clínico, oscilando entre 15 e 30 mpm. Entretanto, deve-se recordar que estamos ventilando um paciente com um sério comprometimento pulmonar e, caracteristicamente, suas lesões se agravam quando expostas a PIP elevadas. Visando a uma menor exposição a estas PIPs altas, optamos também pela menor frequência respiratória possível.

Hipercapnia permissiva: Obviamente, que ao utilizar uma ventilação com baixos volumes correntes (quer seja por ventilação controlada a volume ou por pressão e tempo) com frequências respiratórias menores, há o risco de que ocorra hipercapnia (hipoventilação).[6,23-26] Entretanto, esta não tem sido uma grande preocupação no manejo destes pacientes, quando temos tolerado valores de pCO$_2$ de 70 a 90 mmHg sem que se adotem medidas específicas neste sentido.[6,23,26] Além disso deve-se ressaltar que a hipercapnia alveolar tem sido associada a um menor dano alveolar em pulmões com lesão prévia.[22] A maioria dos efeitos adversos associados à acidose respiratória é menor e reversível, quando o pH é mantido ≥ 7.[24]

Não recomenda-se hipercapnia permissiva em hipertensão intracraniana, onde o aumento do fluxo sanguíneo cerebral relacionado com hipercapnia pode ser prejudicial, ou hipertensão pulmonar significativa em que um aumento do nível de CO$_2$ pode aumentar mais a resistência vascular pulmonar.[24]

Hipoxemia Permissiva: Por definição, a hipoxemia na SARA é muito pouco responsiva ao incremento na FiO$_2$. Assim, o pequeno benefício imediato que se obtém com a utilização de FiO$_2$ elevadas é sobreposto pelos irreversíveis prejuízos impostos ao parênquima pulmonar. Ou seja, hipoxemia permissiva aceitando uma SatO$_2$ mais baixa, evitando o efeito do suporte ventilatório indesejado.[24] Um dos maiores objetivos é ventilar os pacientes com SARA com FiO$_2$ inferiores a 0,6. Com esta finalidade, propomos que:

- Sejam toleradas baixas taxas de saturação da hemoglobina (entre 80 a 88% de saturação). Para compensar esta baixa taxa de oxigenação, tentamos manter a taxa de hemoglobina ao redor de 10 g% e um bom desempenho cardiocirculatório com o uso precoce de inotrópicos.

- Seja diminuído o consumo de oxigênio, através da adequada sedação (com ou sem curarização associada), controle da hiperpirexia, controle da infecção, entre outras medidas.
- Controle hídrico rigoroso, evitando o balanço hídrico cumulativo positivo. Um balanço positivo cumulativo, superior a 15%, tem sido associado à maior mortalidade e maior tempo de VM. Para tal fim, objetivamos uma diurese entre 3 e 5 mL/kg/h, que pode ser otimizada com uma boa pressão de perfusão renal (uso inclusive de vasopressores-noradrenalina), uso associado de diuréticos (furosemida 0,2-0,5 mg/kg a cada 6 ou 8 horas).

O nível de saturação aceitável ainda não é consenso na literatura, mas varia de acordo com a faixa etária (neonatos e adolescentes são mais vulneráveis à hipóxia) devendo-se avaliar de acordo com cada paciente.[24]

Muitos serviços optam por manter estes pacientes em ventilação totalmente controlada. Na maioria das situações, optamos por permitir que os pacientes mantenham ventilação espontânea, ventilando entre os ciclos do respirador através de: pressão de suporte de 5 a 7 $cmH_2O$ acima da PEEP (*trigger* de fluxo ou de pressão), ou ainda em VMIS ou VMI.

## Redução dos parâmetros – desmame

O decréscimo nos parâmetros deve ser lento em razão da baixa reversibilidade das alterações pulmonares. Em uma primeira etapa aguardamos a estabilização e melhora clínica (necessidade de menores $FiO_2$, sinais de melhora na complacência, entre outros).

Inicialmente reduzimos progressivamente a $FiO_2$ a níveis não tóxicos (inferior a 0,6). A seguir, decrescemos a PIP até níveis mais fisiológicas (em torno de 30 $cmH_2O$) e a PEEP ao redor de 10 $cmH_2O$. Tão logo o paciente esteja ventilando com PIP inferior a 30 $cmH_2O$, com $FiO_2$ igual ou menor que 0,6; e PEEP em torno 10 $cmH_2O$, promovemos, então, um decréscimo muito lento na frequência respiratória (diminuição de 2 a 4 mpm/dia). Este decréscimo é facilitado quando empregamos o sistema de pressão de suporte associado. Finalmente, quando atingimos uma frequência respiratória em torno de 10 mpm, a PEEP é reduzida lentamente, no máximo 2 $cmH_2O$ cada vez, tentando-se evitar queda súbita na capacidade residual funcional e complacência pulmonar. Nesta redução da PEEP, utilizamos a mesma sequência apresentada no Quadro 26-3, agora no sentido inverso.

A extubação somente deve ser realizada quando o paciente na fase de recuperação da SARA tiver condições de manter-se ventilando com $FiO_2$ igual ou inferior a 0,4; PEEP fisiológica (3-5 $cmH_2O$); frequência respiratória igual ou inferior a 8 mpm, com PIP inferior a 25 $cmH_2O$. É importante ressaltar que nesta fase ainda podemos encontrar graves alterações radiológicas, porém o padrão gasométrico deve ser próximo dos parâmetros da normalidade (baixo gradiente alvéolo-arterial de oxigênio, ou $PaO_2/FiO_2$ for superior a 300, ou *shunt* pulmonar menor que 15%). Alguns pacientes têm como dificuldade adicional para ser extubados: a) presença da síndrome de abstinência, pelo uso prolongado de sedativos; b) atrofia muscular por desnutrição aguda, catabolismo e "desuso" da musculatura respiratória durante a ventilação assistida; c) neuromiopatia induzida pelo uso de drogas (corticoides, curare etc.); d) sequelas da doença inicial (p. ex., hipoperfusão cerebral).

## ■ Medidas que visam a aumentar áreas de trocas pulmonares

### Posição prona

A posição prona tem sido usada há muitos anos para melhorar a oxigenação em pacientes que necessitam de ventilação mecânica para manejo da SARA.

Está suficientemente documentado que na SARA, durante a ventilação supina, ocorre um desequilíbrio na distribuição da ventilação (que é preferentemente desviado para as porções anteriores), enquanto que a perfusão pulmonar é desviada para as regiões posteriores pulmonares (Fig. 26-4). Com o passar do tempo, a tendência é agravar-se este desequilíbrio.[14]

O painel que participou na elaboração da definição de Berlin, considera que no subgrupo com relações mais baixas ($PaO_2/FiO_2 \leq 150$) deveriam ser consideradas terapias alternativas na SARA grave como a posição prona.[4]

A simples mudança de decúbito, da posição supina para prona, mostrou ser efetiva na melhora das trocas gasosas, principalmente na oxigenação.[29,30] Este efeito é observado em 2 horas e tende a melhorar nas próximas horas.[30] Como regra geral, em nosso serviço temos utilizado manter estes pacientes por 12 horas em posição prona e 12 horas em supina. Mesmo em presença de drenos torácicos esta medida pode (e deve) ser adotada (Fig. 26-5).

Em adultos com SARA grave pelos critérios antigos ($PaO_2/FiO_2 < 150$ mmHg) com a utilização de posição prona precoce (primeiras 48 horas) em sessões de 16 horas foi evidenciada uma diminuição de mortalidade após 28 e 90 dias de evolução.[31]

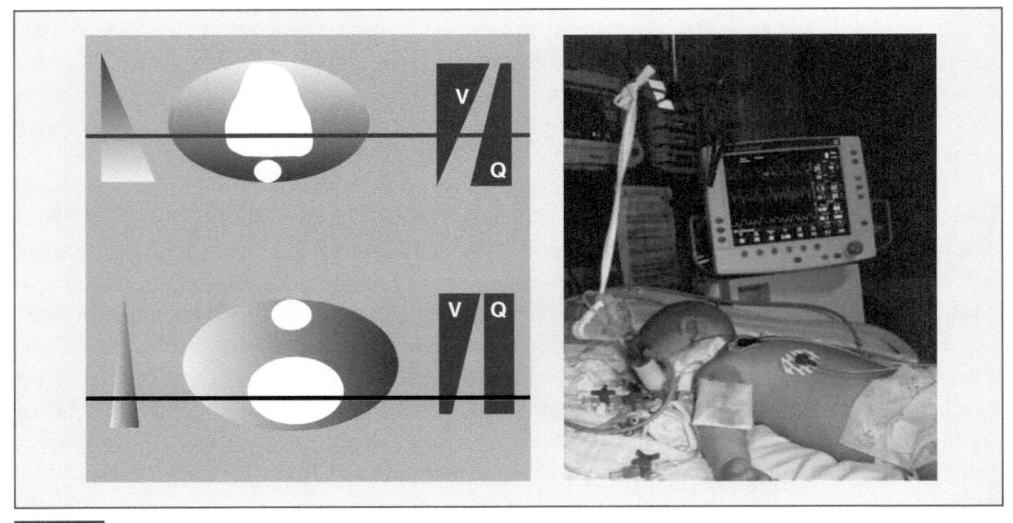

**Fig. 26-4**

Posição prona durante a ventilação. Na porção superior do esquema observa-se que na posição supina há um evidente desequilíbrio entre a ventilação (V) e a perfusão pulmonar (Q), que corrigida quando o paciente é colocado em posição prona (porção inferior do esquema).

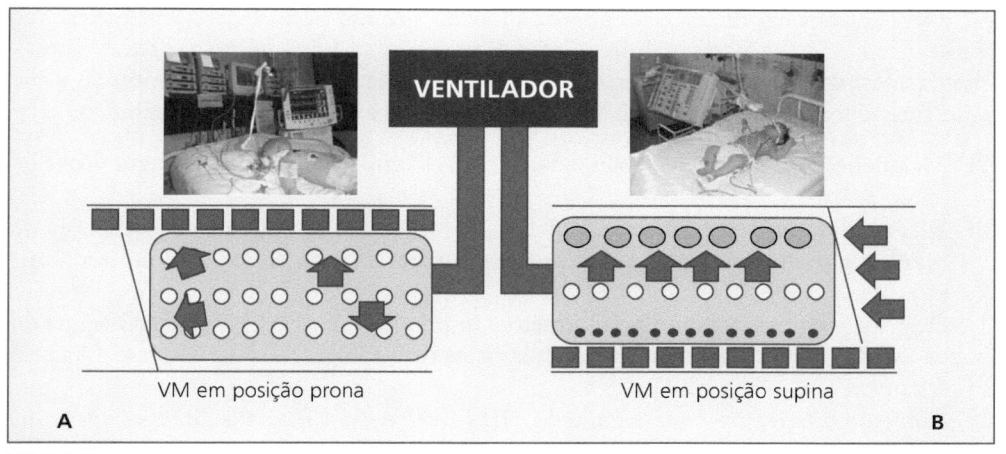

**Fig. 26-5**

Comparação da distribuição de pressão e volumes pulmonares durante a VM nas posições prona (**A**) e supina (**B**). Na posição supina há um predomínio do fluxo aéreo nas zonas anteriores do pulmão, enquanto na poição prona, o fluxo aéreo é distribuído de forma mais homogênea, inclusive com a abertura (recrutamento) de zonas posteriores pulmonares.

Em resumo, a posição prona é associada à redução da mortalidade em pacientes adultos com hipoxemia grave $PaO_2/FiO_2 < 100$ mmHg e deve ser considerada como terapia de resgate para pacientes com SARA e hipoxemia com risco de vida.[4,32]

Os melhores efeitos da posição prona têm sido descritos em pacientes com pulmões mais pesados (maior proporção de líquido no parênquima pulmonar). O acúmulo de líquidos em crianças e adolescentes submetidos à VM ocorre com mais frequência e intensidade a partir do 3º dia de VM. Razão pela qual, em nossas unidades, utilizamos rotineiramente a posição prona em pacientes submetidos à VM por mais de 3 dias.

É interessante observar que a VM na posição supina promove um fluxo preferencial para as regiões anteriores (não dependentes) e com maior complacência, ocasionando hiperdistensão de alguns alvéolos (Fig. 26-5B). Nessa posição o aumento da PIP, via de regra, aumenta a ventilação nas áreas anteriores do pulmão com pouco impacto nas regiões posteriores (regiões dependentes). Por outro lado na posição prona, a pressão é distribuída de forma mais uniforme em todas as regiões do pulmão, e o aumento da PIP promove "abertura" (inclusão) das zonas posteriores pulmonares (áreas dependentes) (Fig. 26-5A).

### Manobras de recrutamento alveolar

Como já referido, existem diferentes graus de comprometimento nas diversas unidades alveolares. Portanto, alguns alvéolos mais comprometidos podem perder sua estabilidade (desrecrutamento e atelectasias) mesmo na presença de PEEP.[25,33] Este fenômeno pode ser maior ainda em zonas dependentes (Fig. 26-1A) e/ou em presença de baixos volumes correntes.

Deve-se suspeitar de desrecrutamento à medida que um paciente, previamente estável, apresente episódios cada vez mais frequentes de dessaturação (diminuição na área de trocas). Neste caso, nosso objetivo é recuperar (recrutar) aquelas áreas anteriormente ventiladas e que agora (pressupomos) estejam atelectásicas. Foram descritas várias manobras na literatura:[33-37]

A) Manutenção de insuflação sustentada com 35-40 cmH$_2$O por 30 a 40 segundos (Fig. 26-6A).
B) Suspiros intermitentes (alternando 1 hora de ventilação protetora com outra hora de ventilação protetora associada a 3 suspiros consecutivos de 45 cmH$_2$O em cada minuto).
C) Suspiros progressivos: ventilação protetora (6 mL/kg) com PEEP 2 cmH$_2$O acima do de inflexão inferior. A cada 3 horas, três ciclos com PIP de 40, 50 e 60 cmH$_2$O, por 3 segundos.
D) Aumento progressivo e escalonado da PEEP (2-5 cmH$_2$O) a cada 30 segundos mantendo a pressão de distensão, retornando depois a valores próximos aos iniciais (Fig. 26-6B).

Em nosso serviço utilizamos como manobra de recrutamento o aumento progressivo da PEEP (2-5 cmH$_2$O a cada 30 segundos), mantendo a pressão de distensão (sobrePEEP) constante, atingindo uma PEEP de até 20 cmH$_2$O com uma sobrePEEP de 20 a 25 (PIP ~ 40-45 cmH$_2$O) (Fig. 26-6B). A seguir, decrescemos progressivamente a PEEP (2-5 cmH$_2$O de cada vez), até atingir os valores próximos aos anteriores, mantendo uma PEEP 3 a 5 cmH$_2$O acima do valor anterior e a mesma pressão de distensão (sobrePEEP). À medida que o quadro fique estável, reduzimos lentamente a PEEP para os valores anteriores. Repetimos esta manobra, toda vez que haja queda sustentada da saturação, ou após sucção do tubo traqueal ou por qualquer desconexão acidental.

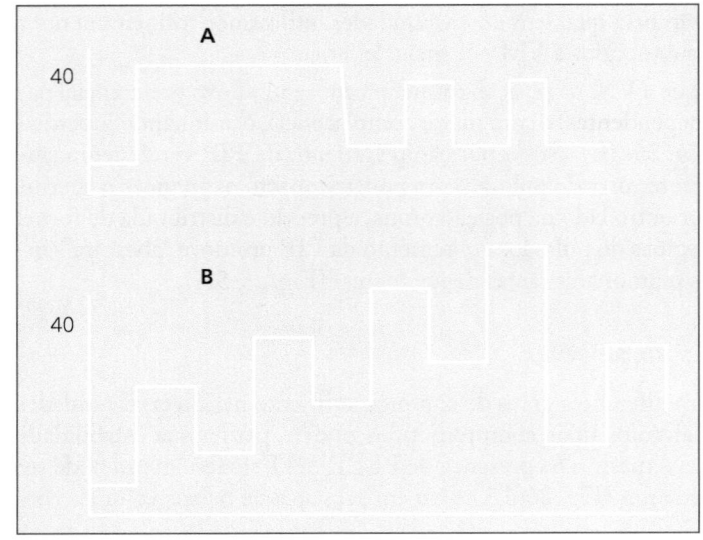

**Fig. 26-6**
Dois esquemas de recrutamento alveolar:
(**A**) Manutenção de uma inspiração positiva sustentada (com CPAP ou prolongamento do TI) por 30 a 40 segundos, com PIP ~40 cmH$_2$O.
(**B**) Aumento progressivo do PEEP (2-5 cmH$_2$O) a cada 30 segundos, mantendo a pressão de distensão (sobre PEEP) constante.

Nos pacientes que mantêm uma frequência respiratória própria (ventilação assistocontrolada), não temos optado por administrar sedação extra antes de executar a manobra de recrutamento. A boa resistência torácica é um fator protetor para evitar a hiperdistensão alveolar. Ao desconectar o paciente do respirador deve-se ter o cuidado de clampear o tubo para evitar a perda de pressão e volume residual (desrecrutamento).

### Aspiração da cânula traqueal

Na SARA, como regra, existe pouca secreção pulmonar. Por essa razão a aspiração do tubo traqueal pode ser realizada a intervalos maiores, para evitar o desrecrutamento e a hipoxemia, por manobras muito prolongadas. Uma alternativa é o uso do *trake-care*.

## ■ Cuidados especiais no paciente com SARA

### *Sedação*

Pretende-se diminuir a agitação e o desconforto, oferecer uma melhor sincronia com o respirador e, consequentemente, diminuir o consumo de oxigênio (depressão do metabolismo). Por outro lado, tem sido demonstrado que o excesso de sedação aumenta o tempo de VM, a mortalidade e a ocorrência de delírio e abstinência. Portanto, deve haver um equilíbrio entre o excesso de sedação e a sedação insuficiente ou inadequada, por isso recomenda-se o uso de escalas de sedação, quando definimos o grau de sedação pretendido para cada paciente e a cada momento da doença.

Frequentemente utilizam-se associações de sedativos como: hidrato de cloral a 20% (30 a 50 mg/kg a cada 4 ou 6 horas), diazepínicos (diazepam: 0,5 mg/kg a cada 4 ou 6 horas; midazolam 0,2 a 0,5 mg/kg/h), opioides (morfina: 0,01 a 0,06 mg/kg/h; fentanyl 1-5 µg/kg/h).

Temos evitado o uso liberal de agentes curarizantes, pois promovem relaxamento da musculatura diafragmática que favorece a compressão e menor expansão das bases pulmonares posteriores (agravamento do desrecrutamento). Entretanto, deve-se reconhecer que em algumas situações e em pacientes com SARA moderada à grave, não há como evitar seu emprego (dificuldade de sincronizar o paciente, hipoexpansão etc.), quando então optamos por pancurônio: 0,05 a 0,1 mg/kg a cada 1 a 3 horas.

Com o uso de agentes sedativos é importante monitorizar a função cardiocirculatória, pois podem causar depressão da função miocárdica, vasodilatação (edema periférico e de dorso) e hipotensão, assim como apresentar tolerância e síndrome de abstinência.[38] Frequentemente devem-se compensar estes efeitos deletérios cardiocirculatórios com o uso de vasopressores (preferentemente noradrenalina).[39]

### *Fluidoterapia e suporte hemodinâmico*

Os pacientes com SARA têm sido associados à síndrome da resposta inflamatória sistêmica, que, entre outros achados, apresenta: a) aumento de mediadores inflamatórios; b) aumento de hormônios contrarreguladores; c) alteração da permeabilidade capilar; d) tendência à vasoplegia; e) esgotamento do tônus simpático endógeno *(simpatico recetores down regulation)*. Estas alterações induzem a retenção hídrica, perda de líquido ao interstício (sistêmico e pulmonar), oligoanúria, hipotensão e baixo débito. O comprometimento cardiocirculatório fica mais comprometido ainda em função da PEEP elevada (colapso capilar pulmonar) e das altas pressões intratorácicas que reduzem cada vez mais o retorno venoso. Aliado a isto, a vasodilatação ocasionada pelo excesso de sedativos agrava ainda mais a tendência à hipotensão e má perfusão tecidual.[39]

Em nosso serviço temos optado por investir cada vez mais na oferta precoce de suporte farmacológico cardiocirculatório (preferentemente noradrenalina em doses baixas em pacientes com vasoplegia pela sedação). A intenção é manter um estado hiperdinâmico, com bom débito cardíaco, uma pressão de perfusão alta e, com isto, obter uma melhor perfusão tecidual (renal).

Após uma fase inicial de ressuscitação volumétrica em pacientes criticamente doentes, o volume infundido deve ser revisto, pois sabe-se que o balanço hídrico positivo durante os primeiros dias após o desenvolvimento da SARA é fator independente associado a maior risco de morte.[40,41]

Um estudo realizado em crianças com lesão pulmonar aguda (critérios antigos – SARA atual) demonstrou que um aumento de 10 mL/kg/dia no balanço hídrico era associado a aumento na mortalidade e menos dias livres da ventilação mecânica.[42] Em outro estudo em pacientes pediátricos que necessitavam de ventilação mecânica por mais de 24 horas a sobrecarga hídrica acima de 15% foi associada a piora da oxigenação, maior tempo de ventilação, maior tempo de internação na UTI e internação hospitalar.[43]

O uso excessivo de diuréticos pode provocar alterações eletrolíticas e hipovolemia que é uma complicação temida nesta eventualidade. A monitorização rigorosa nos permitirá o manejo correto, oferecendo aporte hídrico para manter perfusão tecidual adequada, evitando piora do edema pulmonar. Procuramos manter o balanço hídrico levemente negativo, evitando-se tanto a hipervolemia como a desidratação. Somente empregamos furosemida quando a tensão arterial e a frequência cardíaca estiverem nos padrões (ou acima dos) aceitos para a idade. Caso contrário, ampliamos o suporte hemodinâmico.[39] Quando atingimos um estado cardiocirculatório estável (e hiperdinâmico: pulsos cheios, pressões nos limites superiores, boa perfusão), então, associamos furosemida na dose de 0,2 a 0,3 mg/kg/dose, objetivando uma diurese em torno de 3 mL/kg/h. Este efeito pode ser ampliado com a associação de espironolactona (1-2 mg/kg/dia). Em casos de edema aparente e balanço hídrico muito positivo também podemos utilizar furosemida infusão contínua na dose de 0,1-0,3 mg/kg/h. A furosemida parece melhorar também a complacência pulmonar.

Procuramos manter uma taxa de hemoglobina ao redor de 10 g%, para incrementar o conteúdo arterial de oxigênio. Utilizamos, quando necessário, expansões com cristaloides, deixando o uso de albumina para situações mais restritas (queimados, desnutrição grave associada, hipoproteinemia, ascite, entre outras).

### *Nutrição*

Suporte nutricional adequado é de vital importância na SARA, pois os fatores desencadeantes mais frequentes são altamente catabólicos, e a desnutrição está associada ao reparo pobre tecidual, fraqueza muscular, disfunção de múltiplos órgãos e imunodeficiência. Damos preferência para a nutrição enteral precoce por promover o trofismo da mucosa intestinal, diminuindo a penetração de bactérias e suas toxinas, dificultando a translocação bacteriana. Caso esta for proibitiva, opta-se pela nutrição parenteral total, evitando-se duas circunstâncias potencialmente deletérias:

A) Administração excessiva de **carboidratos**, que aumenta a produção de $CO_2$, e os pacientes com SARA podem não ter reserva para eliminá-lo, causando hipercapnia progressiva ou dificuldade no desmame.
B) Sobrecarga de **lipídeos** que aumenta o *shunt* e agrava a hipoxemia, devendo os triglicerídeos séricos ser mantidos em nível inferior a 150 mg/dL.

As necessidades calóricas iniciais são de aproximadamente 50 a 60 Kcal/kg/dia para lactentes e 35 a 40 Kcal/kg/d para crianças maiores, a relação caloria-nitrogênio ideal é de aproximadamente 150:1 a 200:1.

### Monitorização

Requer rotina meticulosa de cuidados básicos e essenciais, avaliando sinais vitais, sensório, perfusão, balanço hídrico e peso. Registro de eletrocardiograma contínuo, oximetria de pulso, capnografia, cateter de pressão venosa central (PVC) e cateter arterial que permite retirada de sangue para dosagens laboratoriais e mede continuamente a pressão arterial média (PAM), facilitando ajustes na terapia com PEEP e agentes inotrópicos ou avaliação da doença de base.

Atualmente, com os novos respiradores, as curvas e gráficos para análise da fisiopatologia respiratória e parâmetros ventilatórios são de grande utilidade e essenciais para avaliação da sincronia do paciente com o respirador. Podem-se avaliar o fluxo inspiratório, volume corrente, volume-minuto, pressões da via aérea, complacência e resistência, relação volume-pressão e volume-fluxo, além das curvas pressão, fluxo e volume × tempo.[24]

### Modalidades terapêuticas excepcionais

Com o entendimento de que SARA é uma doença sistêmica e que pesquisas direcionadas somente ao tratamento do pulmão não reduziram a mortalidade, múltiplos estudos têm tentado enfocar o distúrbio fisiopatológico básico da SARA, surgindo novas formas de tratamento.

### Corticosteroides

Têm sido usados na SARA nos últimos 20 anos, entretanto seus benefícios ainda são discutíveis. Na SARA, principalmente na denominada SARA não resolvida (acima de 7 dias de evolução) sabe-se que ocorre uma resistência ou insensibilidade dos receptores de glicocorticoides induzindo uma inflamação sistêmica que seria resolvida pelo uso suplementar prolongado de glicocorticoides.

Um estudo colaborativo, envolvendo adultos com SARA e há mais de 7 dias em VM (sem melhora), demonstrou melhora na mortalidade e nos escores de gravidade naqueles que receberam metilprednisolona (2 mg/kg/dia) por 30 dias.[44]

Um estudo mais atual em adultos com SARA, utilizando metilprednisolona precoce (entre 72 horas do diagnóstico) na dose de 1 mg/kg ataque seguida de 1 mg/kg/dia, nos dias

1-14 (sendo diminuída gradativamente), demonstrou melhora na disfunção de órgãos pulmonar e extrapulmonar, redução na duração da ventilação mecânica e dias de UTI, sem diferença na mortalidade.[45]

Em outro estudo em adultos com SARA, o uso de metilprednisolona foi associado à maior mortalidade nos dias 60-180, apesar de um aumento nos dias livres de ventilação e choque durante os primeiros 28 dias. Também não aumentou a incidência de complicações infecciosas, mas aumentou a taxa de fraqueza neuromuscular.[46]

Neste momento, o uso de corticoides na SARA deve ser considerado uma excepcionalidade, não havendo estudos que suportem seu uso rotineiro, lembrando inclusive da morbidade relacionada com o seu uso.

## Surfactante

Na SARA, o comprometimento no consumo e metabolismo do surfactante é secundário e não a causa primária. A melhor forma de preservar o surfactante endógeno é evitar a sua degradação e o seu consumo excessivo observado com o atelectrauma e biotrauma.[13,15,16] Ou seja, devem-se evitar a hiperdistensão alveolar (PIP excessivo), o colapso alveolar (desrecrutamento por PEEP insuficiente, imobilização em posição supina ou uso exagerado de sedativos/músculos relaxantes) e a sequência de abertura-colapso (ventilação sem PEEP e com altos volumes correntes).

Em modelos animais de SARA, quando submetidos à ventilação com PEEP alta e baixos volumes correntes, demonstrou-se que estes tinham melhor evolução que aqueles que recebiam surfactante e eram ventilados da forma convencional.[47]

Em um estudo multicêntrico realizado em crianças com SARA grave, surfactante bovino na dose de 100 mg/kg foi administrado pelo tubo endotraqueal e observou-se que havia um aumento na oxigenação imediatamente após a administração. No entanto esse aumento foi sustentado somente no subgrupo de pacientes sem pneumonia como doença de base e com uma $PaO_2/FiO_2$ inicial maior que 65 mmHg.[48]

Em outro estudo realizado em crianças menores de 2 anos com quadro de insuficiência respiratória aguda hipoxêmica, utilizando surfactante sintético intratraqueal, houve melhora na oxigenação em 48 horas com uma menor necessidade de nova dose, sugerindo uma melhora na lesão pulmonar, atenuando a progressão da insuficiência respiratória aguda hipoxêmica.[49]

No consenso de Berlim o surfactante não é considerado como opção terapêutica, necessitando de maiores evidências para sua indicação em pacientes pediátricos com SARA, mas podendo ser considerado terapia de resgate em pacientes sem resposta às medidas anteriores.

## *Modos alternativos de ventilação*

### PRVC (pressão regulada volume controlado)

O aparelho libera um Volume corrente predefinido com a menor PIP possível, sendo ajustada a cada respiração. Esse modo tem como vantagem garantir sempre o mesmo volume corrente, ajustando a PIP e a forma de liberação de fluxo para atingir esse volume. Alguns pacientes melhoram a sua sincronia com o respirador quando mantidos em PRVC.

Na fase aguda da doença, manter o volume corrente pode ser uma vantagem, mas na fase de desmame, alterações na profundidade da inspiração (p. ex., suspiros) promovem recrutamento alveolar e inclusão de novas áreas pulmonares nas trocas gasosas.

## NAVA (assistência ventilatória ajustada neuralmente)

Parece ser uma alternativa promissora. Ela é fundamentada na utilização de um sinal obtido da ativação elétrica do diafragma (Aedi) para o controle da ventilação. Representa diretamente o impulso ventilatório central e reflete a duração e a intensidade com que o paciente deseja ventilar. O sinal Aedi é medido por um cateter introduzido oral ou nasal, composto de 10 eletrodos colocados no esôfago para fazer a medição do movimento do diafragma. Os seguintes parâmetros são ajustados: nível NAVA, PEEP, $FiO_2$, *trigger* Aedi, *trigger* fluxo ou pressão, pressão de suporte e ventilação de reserva. A partir disso o paciente é ventilado com uma maior sincronia, e a monitorização do sinal Aedi fornece informações importantes principalmente para o desmame do paciente.

Apesar dos poucos estudos esse modo ventilatório parece ser benéfico para os pacientes pediátricos com maior assincronia com respirador, especialmente na fase de desmame.[50]

## VAFO (ventilação de alta frequência por oscilação)

Pode-se considerar essa modalidade de ventilação como o protótipo ideal para a ventilação protetora. Trata-se de um ventilador que promove inspirações e expirações de forma ativa, através de um pistão, movimentando um diminuto volume de ar corrente (1-3 mL/kg) em uma frequência que oscila entre 300 mpm (5 Hz) a 900 mpm (15 Hz), com uma pressão média de vias aéreas constante (tanto na inspiração quanto na expiração). Para seu correto funcionamento deve-se recrutar previamente o pulmão. Apesar de evidente melhora na oxigenação, os diversos estudos não conseguiram identificar diminuição da mortalidade com a sua instituição precoce ou tardia na SARA (ver Capítulo 30).

A vantagem da VAFO é ventilar os pacientes com SARA em uma zona de segurança que evita tanto a hiperinsuflação alveolar na inspiração, quanto o fechamento e reabertura cíclica de alvéolos na expiração.[51]

Tem indicação na SARA refratária a ventilação convencional, com hipoxemia importante e refratária e particularmente no barotrauma grave, talvez seja importante na prevenção de lesão pulmonar iatrogênica e na promoção de cicatrização pulmonar.

A VAFO seria ideal em situações em que o paciente com SDRA tem piora da complacência pulmonar com hipoxemia, resultando em necessidade de diminuição do VC na ventilação convencional para evitar pico de pressão inspiratória elevado e resultando em acidose respiratória importante.

Em um estudo multicêntrico realizado em adultos com SARA moderada à grave (segundo critérios atuais) no Reino Unido não foi demonstrado redução na mortalidade dos pacientes em 30 dias, sugerindo que a VAFO não seja indicada de rotina nesses pacientes.[52]

Outro estudo multicêntrico, randomizado, em 39 UTIs em 5 países, com adultos que apresentavam SARA moderada à grave, a aplicação precoce de VAFO, quando comparada a estratégias de ventilação com baixo volume corrente e alta PEEP, não reduziu a mortalidade. Poderia inclusive aumentar a mortalidade pelo uso de uma MAP mais alta que reduziria o retorno venoso ou diretamente afetando a função ventricular direita, e também pelo uso maior de sedativos vasodilatadores.[53]

Não existem indicações precisas para VAFO em Pediatria, entretanto, em nosso serviço propomos que ela deve ser considerada em substituição à ventilação convencional em todo paciente com SARA sem resposta às medidas de ventilação protetora, posição prona e manobras de recrutamento que utilize $FiO_2 > 0,7$ para manter oxigenação >90%, a despeito do uso de PEEP > 12-14 e PIP > 30.

Benzodiazepínicos e opioides devem ser usados, sem necessidade de supressão do *drive* respiratório do paciente. Não há necessidade de curarizar, exceto se houver queda na MAP ou travamento do aparelho.

### Oxigenação por membrana extracorpórea

Pode ser usada em pacientes que não responderam à ventilação convencional, melhorando a troca gasosa. A indicação de OMEC na SDRA se restringe a pacientes com o grau mais grave de falência pulmonar aguda e função cardíaca preservada que é potencialmente reversível, mas que não é não responsivo a todos os métodos de tratamento convencionais e não convencionais menos invasivos. A premissa básica para indicação da OMEC é que a morte do paciente é presumivelmente iminente sem o uso desta tecnologia, entretanto os custos proibitivos não permitem que seja utilizada em larga escala em países com recursos limitados, como o nosso.

### Óxido nítrico (NO)

O óxido nítrico é um potente vasodilatador que pode ser administrado por via inalatória causando um efeito de relaxamento vascular pulmonar. O óxido nítrico administrado por via inalatória chega até o alvéolo onde entra em contato direto com a vasculatura pulmonar. Durante sua migração através da parede do vaso sanguíneo o óxido nítrico causa um relaxamento direto da camada muscular, antes de alcançar o lúmen vascular. O óxido nítrico é então rapidamente desativado por ligação à hemoglobina, resultando na formação de metemoglobina e impedindo o indesejável efeito de vasodilatação sistêmica. O efeito vasodilatador pulmonar do óxido nítrico associado ao fato de que a vasculatura-alvo é aquela adjacente a áreas ventiladas do pulmão faz com que o efeito resultante seja não apenas o de uma redução da resistência vascular pulmonar, mas também uma diminuição do desequilíbrio entre ventilação e perfusão e uma melhora da oxigenação. O seu uso em pacientes com SDRA tem sido desapontador. Apesar de proporcionar uma melhora transitória de oxigenação, este benefício tem curta duração e não se traduz em ganho objetivo. O uso do óxido nítrico na SDRA não reduz a mortalidade ou a duração da ventilação mecânica e, portanto, não pode ser recomendado rotineiramente na prática clínica.[54] O óxido nítrico pode ser usado como terapia de exceção no resgate temporário de pacientes com hipoxemia refratária a intervenções mais convencionais.[23]

### Ventilação líquida parcial

A ventilação líquida baseia-se na instilação intrapulmonar do perfluorcarbono associada à ventilação mecânica. O perfluorcarbono é um líquido atóxico, com grande capacidade de distribuição na via aérea, baixa absorção e propriedades físico-químicas que permitem uma alta difusão do oxigênio e $CO_2$. Dessa forma, todo o espaço alveolar e das pequenas vias aéreas será preenchido por esta substância, que facilitará a difusão dos gases (oxigênio e gás carbônico) através do gradiente de concentração. Após o preenchimento do espaço alveolar com perfluorocarbono, os pacientes serão mantidos com uma ventilação parcial (com um volume corrente menor).

A vantagem potencial da ventilação líquida parcial na SARA vem do fato de que quando o pulmão é ocupado por líquido ele passa a ter uma tensão superficial uniforme, ao contrário da tensão superficial heterogênea característica da SDRA. Isto ocorre porque o perfluorocarbono forma uma interface líquido-líquido na superfície alveolar, em contraste com a interface gas-líquido encontrada na ventilação convencional. Um perfluorocarbono de grau de pureza médica, chamado perflubron (C8-F17-Br1), tem sido testado com sucesso no tratamento da lesão pulmonar aguda em laboratório. Hoje sabemos que o perflubron, assim como outros perfluorocarbonos que eram considerados biologicamente inertes, tem efeitos biológicos anti-inflamatórios e protege componentes celulares contra dano oxidativo.[55,56] Entretanto, o entusiasmo pela VLP em laboratório não tem correspondido na arena clínica. Estudos controlados em crianças e adultos com SDRA e lesão pulmonar aguda não demonstraram superioridade da VLP em comparação à ventilação protetora convencional.[23] Novos estudos ainda são necessários para testar o impacto desta modalidade em situações clínicas específicas, como recrutamento pulmonar progressivo (PEEP líquido) e administração intrapulmonar de drogas ou vetores virais para terapia genética. No presente momento, esta modalidade não é disponível para uso fora do ambiente experimental e não pode ser recomendada no tratamento da SARA.

## PROGNÓSTICO E SEQUELAS

Com a adoção de métodos ventilatórios menos agressivos, melhores cuidados de suporte (drogas vasoativas, controle de infecção, nutrição, sedação etc.) e uma melhor monitorização, obteve-se uma fantástica redução na mortalidade da SARA que se reduziu de 90% para os atuais 30%.

Com a nova definição de SARA de Berlim foi demonstrado que há um aumento da mortalidade relacionada diretamente com os estágios da SARA de leve (27%), moderada (32%) a grave (45%), dias livres de ventilação diminuem conforme o estágio, e há um aumento da duração em dias da ventilação mecânica em sobreviventes com estágios de SARA de leve à grave.[4-5]

Pela definição de Berlim 29% dos pacientes com SARA leve progridem para SARA moderada, e 4% progridem para grave em 7 dias. Treze por cento dos pacientes com SARA moderada progridem para grave em 7 dias.[5]

Muitos estudos sugerem que a mortalidade atribuída à SARA em crianças é mais baixa que em adultos (18-27%), entretanto dados australianos sugerem que a mortalidade da SARA em crianças pode ser similar aos adultos em torno de 35%.[57]

Alguns dados sugerem que a mortalidade da SARA aumenta com o avanço da idade.

A causa do óbito nos primeiros 3 dias está principalmente relacionada com a patologia de base. Apenas uma pequena parcela dos pacientes com SARA vai ao óbito em razão da falência respiratória.

Para os sobreviventes de SARA o prognóstico parece ser bom, muitos pacientes são assintomáticos, sendo incomuns as sequelas pulmonares incapacitantes e a necessidade de oxigenoterapia por tempo prolongado. Anormalidades ao exame radiológico de tórax, como pneumatocele, infiltrado intersticial, atelectasia e redução do volume pulmonar, podem ser observadas, sendo que esta tende a melhorar ou torna-se normal após 6 a 12 meses.[6] A recuperação da função pulmonar se dá nos primeiros três meses após a extubação, com pequena melhora adicional até os 6 meses, os pacientes com SARA mais grave têm testes de função pulmonar mais baixos.[58]

A frequência de fibrose pulmonar em crianças que sobrevivem a SARA não é conhecida, assim como a função pulmonar dessas crianças.[7]

Estudos futuros devem envolver a qualidade do cuidado dos pacientes com SARA, assim como seus mecanismos fisiopatológicos, respostas inflamatórias à ventilação mecânica e evolução a longo prazo de crianças e adultos com SARA com o objetivo de desenvolver terapias individualizadas que promovam melhor evolução e diminuição da morbimortalidade.

## REFERÊNCIAS BIBLIOGRÁFICAS

1. Ashbaugh DG, Bigelow DB, Petty TL et al. Acute respiratory distress in adults. *Lancet* 1967;2:319.
2. Bernard GR, Artigas A, Brigham KL et al. The American-European Consensus Conference on ARDS. Definitions, mechanisms, relevant outcomes, and clinical trial coordination. *Am J Respir Crit Care Med* 1994;149:818-24.
3. Artigas ABG, Carlet J, Dreyfuss D, Gattinoni L et al. The American-European Consensus Conference on ARDS, part 2:ventilatory, pharmacology, supportive therapy, study design strategies, and issues related to recovery and remodeling. Acute respiratory distress syndrome. *Am J Respir Crit Care Med* 1998;157:1332-47.
4. Ferguson ND, Fan E, Camporota L et al. The Berlin definition of ARDS: an expanded rationale, justification, and supplementary material. *Intensive Care Medicine* 2012 Oct.;38(10):1573-82.
5. Force ADT, Ranieri VM, Rubenfeld GD et al. Acute respiratory distress syndrome: the Berlin Definition. *JAMA* 2012 June 20;307(23):2526-33.
6. Piva J, Garcia PC, Carvalho PR et al. Síndrome do desconforto (angústia) respiratório agudo (SDRS/SARA). In: Piva JP, Carvalho P, Garcia PC. (Eds.). *Terapia intensiva em pediatria*. 4. ed. Rio de Janeiro: Medsi, 1997. p. 176-96.
7. Smith LS, Zimmerman JJ et al. Mechanisms of acute respiratory distress syndrome in children and adults: a review and suggestions for future research. *Pediatr Crit Care Med* 2013;14:631-43.
8. Farias JA, Frutos F, Esteban A et al. What is the daily practice of mechanical ventilation in pediatric intensive care units: A multicenter study. *Intensive Care Med* 2004;30:919-25.
9. Fowler AA, Hamman RF, Good JT. Adult respiratory distress syndrome: risk with common predispositions. *Ann Intern Med* 1983;98:593.
10. Faix RG, Viscardi RM, Di Pietro MA et al. Adult respiratory distress syndrome in full-term newborns. *Pediatrics* 1989;83:971.
11. Lyrene RK, Truog WE. Adult respiratory distress syndrome in a pediatric intensive care unit: Predisposing conditions, clinical course, and outcome. *Pediatrics* 1981;67:790.
12. Pfenninger J, Gerber A, Tschaeppeler H et al. Adult respiratory distress syndrome in children. *J Pediatr* 1982;101:352.

13. Ranieri VM, Giunta F, Suter PM *et al.* Mechanical ventilation as a mediator of multisystem organ failure in acute respiratory distress syndrome. *JAMA* 2000;284:43-44.
14. Gattinoni L, Presenti A, Torresin A *et al.* Adult respiratory distress syndrome profiles by computed tomography. *J Thorac Imaging* 1986;1:25-30.
15. Dreyfuss D, Saumon G. Ventilator-induced lung injury. *Am J Respir Crit Care Med* 1998;157:294-323.
16. Dreyfuss D, Soler P, Basset G *et al.* High inflation pressure pulmonary edema: respective effects of high airway pressure, high tidal volume and positive end-expiratory pressure. *Am Rev Respire Dis* 1988;137:1159-64.
17. Amato M, Barbas C, Medeiros D *et al.* Effect of protective ventilation strategy on mortality in the acute respiratory dystress syndrome. *N Engl J Med* 1998;338:347-54.
18. Acute Respiratory Distress Syndrome Network. Ventilation with lower tidal volume as compared with traditional tidal volumes for acute lung injury and the acute respiratory distress syndrome. *N Engl J Med* 2000;342:1301-8.
19. Verbrugge S, Gommers D, Lachmann B. Conventional mechanical ventilation modes with small pressure amplitude and high PEEP optimize surfactant therapy. *CCM* 1999;27:2724-28.
20. ARDS trial network. Higher versus lower positive end-expiratory pressures in patients with the acute respiratory distress syndrome. *N Engl J Med* 2004;351:327-36.
21. Ranieri V, Suter P, Tortorella C *et al.* Effect of mechanical vetilation on inflammatory mediators in patients with acute respiratory distress syndrome: a randomized controlled trial. *JAMA* 1999;282:54-61.
22. Laffey J, Engelberts D, Kavanagh B. Injurious effects of hypocapnic alkalosis in the isolated lung. *Am J Resp Crit Care Med* 2000;162:399-405.
23. Rotta A, Kunrath C, Wiryawan B. O manejo da síndrome do desconforto respiratório agudo. *J Pediatr (Rio J)* 2003;79(Supl 2):s149-60.
24. Cheifetz IM. Advances in monitoring and management of pediatric acute lung injury. *Pediatr Clin N Am* 2013;60(3):621-39.
25. Slutsky AS, Ranieri M. Ventilator-induced lung injury. *N Engl J Med* 2013;369(22):2126-36.
26. Lu Q, Malbouisson L, Mourgeon E *et al.* Assessment of PEEP-induced reopening of collapsed lung region in acute lung injury: are or three CT sections representative of the entire lung? *Intens Care Med* 2001;27:1504-10.
27. Barbas C, Medeiros C, Amato M. High Peep levels improved survival in ARDS patients. *Am J Respir Crit Care Med* 2002;162:1256-63.
28. Carrillo A, López-Herce C. Programacion de la ventilacion mecanica. *Ann Pediatr (Barc)* 2003;59:59-81.
29. Gattinoni L, Tognoni G, Peseti A *et al.* Effect of prone positioning on the survival of patients with acute respiratory failure. *New Engl J Med* 2001;345:568-73.
30. Bruno F, Piva J, Garcia PC *et al.* Efeito a curto prazo da posição prona na oxigenação de crianças em ventilação mecânica. *J Pediatr (Rio J)* 2001;77:361-66.
31. Guerin C, Reignier J, Richard JC *et al.* Prone positioning in severe acute respiratory distress syndrome. *N Engl J Med* 2013 June 6;368(23):2159-68.
32. Dickinson S, Park PK, Napolitano LM. Prone-positioning therapy in ARDS. *Crit Care Clin* 2011 July;27(3):511-23.
33. Rimensberger P, Cox P, Frndova H *et al.* The open lung during small tidal volume ventilation: concepts of recruitment and "optima"positive end-expiratory pressure. *Crit Care Med* 1999;27:1946-52.
34. The ARDS Clinical Trial Network. Effects of maneuvers in patients with acute lung injury and ARDS ventilated with high positive end-expiratory pressure. *Crit Care Med* 2003;31:11-16.
35. Kurnst P, De Anda G, Böhm S *et al.* Monitoring of recruitment and derecruitment by electrical impedance tomography in a model of acute lung injury. *Crit Care Med* 2000;28:3891-95.

36. Medoff B, Scott H, kesselman H et al. Use of recruitment maneuvers and high PEEP in a patient with ARDS. *Crit Care Med* 2000;28:1210-16.
37. Barbas C, Medeiros C, Amato M. Recruitment maneuvers. *Crit Care Med* 2003;31:S265-71.
38. Sfoggia A, Fontela P, Moraes A et al. A sedação e analgesia de crianças submetidas à ventilação mecânica estariam sendo superestimadas? *J Pediatr (Rio J)* 2003;79:343-48.
39. Albenese J, Leone M, Garnier F et al. Renal effects of nerepinephrine in septic and non septic patients. *Chest* 2004;126:534-39.
40. Sakr Y, Vincent JL, Reinhart K et al. High tidal volume and positive fluid balance are associated with worse outcome in acute lung injury. *Chest* 2005;128:3098-108.
41. Murphy CV, Schramm GE, Dohertyetal JA. The importance of fluid management in acute lung injury secondary to septic shock. *Chest* 2009;136:102-9.
42. Flori HR, Church G et al. Positive fluid balance is associated with higher mortality and prolonged mechanical ventilation in pediatric patients with acute lung injury. *Crit Care Res and Pract* 2011;2011:854142.
43. Arikan AA, Zappitelli M et al. Fluid overload is associated with impaired oxygenation and morbidity in critically ill children. *Pediatr Crit Care Med* 2012;13:253-58.
44. Meduri G, Headley A, Golden E et al. Effect of prolonged methylprednisolone therapy in unresolving acute respiratory distress syndrome. *JAMA* 1998;280:159-65.
45. Meduri G, Golden M et al. Methyilprednisolone Infusion in Early Severe ARDS*. *Chest* 2007;131:954-63.
46. The National Heart, Lung, and Blood Institute Acute Respiratory Distress Syndrome (ARDS) Clinical Trials Network. Efficacy and Safety of Corticosteroids for Persistent Acute Respiratory Distress Syndrome. *N Engl J Med* 2006;354:1671-84.
47. Piva J, Chatrkaw P, Choong K et al. Ventilação de alta frequência comparada a ventilação mecânica convencional associada a reposição de surfactante em coelhos. *J Pediatr (Rio J)* 2000;76:349-56.
48. Möller JC, Schaible T, Roll C et al. Treatment with bovine surfactantin severe acute respiratory distress syndrome in children: a randomized multicenter study. *Intensive Care Med* 2003;29:437-46.
49. Thomas NJ, Guardia CG, Moya FR et al. A pilot, randomized, controlled clinical trial of lucinactant, a peptide-containing synthetic surfactant, in infants with acute hypoxemic respiratory failure. *Pediatr Crit Care Med* 2012;13:1-8.
50. Verbrugghe W, Jorens PG. Neurally adjusted ventilatory assist: a ventilation tool or a ventilation toy? *Respir Care* 2011;56(3):327-35.
51. Martinón-Torres F, Rosa I et al. Ventilatión de alta frecuencia. *Ann Pediatr (Barc)* 2003;59(2):155-80.
52. Duncan Y, Lamb SE, Shah S et al. High-frequency oscillation for acute respiratory distress syndrome. *N Engl J Med* 2013;368:806-13.
53. Ferguson ND, Cook DJ, Guyatt GH et al. High-frequency oscillation in early acute respiratory distress syndrome. *N Engl J Med* 2013;368:795-805.
54. Dellinger RP, Zimmerman JL, Taylor RW et al. Effects of inhaled nitric oxide in patients with acute respiratory distress syndrome: results of a randomized phase II trial. Inhaled Nitric Oxide in ARDS Study Group. *Crit Care Med* 1998;26:15-23.
55. Rotta AT, Gunnarsson B, Hernan LJ et al. Partial liquid ventilation with perflubron attenuates in vivo oxidative damage to proteins and lipids. *Crit Care Med* 2000;28:202-8.
56. Rotta AT, Gunnarsson B, Hernan LJ et al. Partial liquid ventilation influences pulmonary histopathology in an animal model of acute lung injury. *J Crit Care* 1999;14:84-92.
57. Zimmerman JJ, Akhtar SR, Caldwell E et al. Prevalence and outcomes of pediatric acute lung injury. *Pediatrics* 2009;124:87-95.
58. McHugh LG, Milberg JA, Whitcomb ME et al. Recovery of function in survivors of acute respiratory distress syndrome. *Am J Respir Crit Care Med* 1994;150:90.

# 27 Distúrbios Respiratórios do Recém-Nascido

*Renato S. Procianoy* ◆ *Rita de Cássia Silveira*

## INTRODUÇÃO

As doenças que se caracterizam pela presença de dificuldade respiratória no recém-nascido são as principais causas de internação em Unidades Neonatais.

As causas podem ser: pulmonares, problemas anatômicos comprometendo o sistema respiratório, cardiocirculatórias, sistêmicas ou neuromusculares (Quadro 27-1).

| QUADRO 27-1 | Etiologia dos distúrbios respiratórios no recém-nascido |
|---|---|
| **Doenças pulmonares** | |
| ▪ Doença de membrana hialina (DMH) | |
| ▪ Taquipneia transitória | |
| ▪ Síndrome de aspiração de mecônio | |
| ▪ Pneumonias | |
| ▪ Síndromes com escape de ar (pneumotórax, pneumomediastino, pneumopericárdio, enfisema intersticial) | |
| ▪ Doença pulmonar crônica | |
| ▪ Hipoplasia pulmonar | |
| **Problemas anatômicos que comprometem o sistema respiratório** | |
| ▪ Obstrução da via aérea alta | |
| ▪ Malformações da via aérea | |
| ▪ Lesões ocupando espaço | |
| ▪ Anomalias de arcos costais | |
| ▪ Lesão do nervo frênico | |
| **Doenças cardiocirculatórias** | |
| ▪ Hipertensão pulmonar persistente | |
| ▪ Cardiopatias congênitas | |
| **Doenças sistêmicas** | |
| ▪ Hipotermia | |
| ▪ Acidose metabólica | |
| ▪ Hipoglicemia | |
| ▪ Anemia ou policitemia | |
| **Doenças neuromusculares** | |

Todos os distúrbios respiratórios apresentam manifestações clínicas semelhantes que refletem o trabalho respiratório do recém-nascido, são de intensidade variável e diferem quanto ao momento de seu aparecimento. No quadro clínico observam-se:

1. **Taquipneia:** o aumento da frequência respiratória (FR > 60 mpm) ocorre na tentativa de reduzir o trabalho respiratório no que se refere à complacência e resistência pulmonar. Também como compensação da diminuição do volume corrente, há um aumento da frequência respiratória para manter o mesmo volume-minuto.
2. **Retrações:** a parede torácica do recém-nascido é muito complacente, por isso retrações subesternais, subcostais e intercostais são observadas logo que ocorre uma alteração na mecânica pulmonar. Essas retrações ocorrem devido ao aumento da pressão negativa intrapleural gerada pela interação entre a contratilidade do diafragma e outros músculos respiratórios e as propriedades mecânicas do pulmão e da parede torácica.
3. **Batimento de asa do nariz:** a respiração do recém-nascido é preferencialmente nasal, então, a resistência nasal contribui para a resistência pulmonar total, e o batimento de asa nasal reduzindo a resistência nasal promove redução do trabalho respiratório. A abertura das asas do nariz no momento da inspiração causando uma diminuição da resistência das vias aéreas.
4. **Gemência:** é produzida pelo fechamento parcial das cordas vocais na fase final da expiração. Mantém a capacidade residual funcional e uma $PaO_2$ equivalente ao que se obtém com o uso de pressão positiva contínua de 3 $cmH_2O$. A finalidade do fechamento parcial da glote no momento da expiração é aumentar a oxigenação do recém-nascido. A gemência pode ser intermitente ou contínua, dependendo da gravidade da patologia pulmonar.
5. **Cianose:** a cianose central (mucosa oral e língua) é um importante sinal de disfunção respiratória. O aparecimento clínico de cianose ocorre em decorrência da quantidade absoluta de hemoglobina dessaturada. Ao considerar a curva de saturação da hemoglobina pelo oxigênio constatar-se-á que a quantidade absoluta de hemoglobina dessaturada depende da quantidade total de hemoglobina. Recém-nascidos com anemia podem apresentar $PaO_2$ baixa sem cianose perceptível clinicamente, e aqueles com policitemia podem ser cianóticos com $PaO_2$ normal. A cianose periférica pode ser normal em recém-nascidos como decorrência de uma vasoconstrição periférica em resposta a um estímulo térmico ou ocorrer em situações com redução de débito cardíaco.

Os recém-nascidos com distúrbio respiratório apresentam clinicamente taquipneia, retrações torácicas, batimento de asas de nariz, gemência e cianose. O exame laboratorial mais utilizado para avaliar clinicamente a insuficiência respiratória é a gasometria arterial.

A seguir vamos abordar algumas das doenças mais importantes que causam distúrbios respiratórios no período neonatal.

## DOENÇA DE MEMBRANA HIALINA

O desconforto respiratório do recém-nascido prematuro, com maior incidência entre aqueles prematuros de muito baixo peso e idade gestacional inferior a 32 semanas de gestação, deve-se à deficiência de surfactante pulmonar (especialmente a fração fosfolipídica), uma substância produzida nos espaços alveolares pelos pneumócitos tipo II e que tem a capacidade de reduzir a tensão superficial, impedindo o colabamento dos alvéolos durante a expiração.

### ■ Etiologia

As células tipo II têm sido identificadas no feto humano a partir de 22 semanas de gestação, mas atingem número adequado com 34 a 36 semanas de gestação. Estas células são altamente metabólicas e contêm os corpos lamelares citoplasmáticos que são o local de origem do surfactante pulmonar. A síntese do surfactante é complexa, requer substratos, como glicose, ácidos graxos e colina, e enzimas-chave reguladas por hormônios, como os corticosteroides. O surfactante é composto principalmente por fosfatidilcolina e proteínas, como os tipos B (SP-B) e C (SP-C).[1] A SP-B é crítica para reduzir a tensão superficial, e sua ausência resulta na expressão clínica de um tipo especial de Doença de Membrana Hialina letal em recém-nascidos de termo.[2] Antes deste estudo de Klein *et al.* acreditava-se que a prematuridade fosse essencial para a etiopatogenia, contudo permanece como fator predisponente principal. Outros fatores predisponentes são diabetes materno, a insulina inibe a maturação pulmonar, e o recém-nascido de mãe diabética vive em uma condição de hiperinsulinismo, e asfixia perinatal, a isquemia que ocorre no pulmão reduz seu metabolismo, e a própria acidose inibe a produção de surfactante pulmonar. Por outro lado, condições maternas, como pré-eclâmpsia, bolsa rota superior a 18 horas e tabagismo e o fato de ser recém-nascido pequeno para idade gestacional, são fatores protetores, pois estimulam a maturidade pulmonar.

### ■ Achados fisiológicos

A complacência pulmonar é reduzida em 1/5 a 1/10 do normal; observam-se grandes áreas de pulmão não ventiladas (*shunt* direita-esquerda intrapulmonar) e também áreas de pulmão não perfundidas; redução da ventilação alveolar, maior trabalho respiratório e volume pulmonar reduzido. Todos esses achados causam hipoxemia, retenção de $CO_2$ (menos comum) e acidose metabólica nos casos em que a hipoxemia seja importante.

### ■ Achados patológicos

O pulmão é colapsado, duro, semelhante ao fígado. Na microscopia há microatelectasias disseminadas, ductos alveolares dilatados, destruição de células alveolares (especialmente as células tipo II), paredes arteriolares espessadas, redução do lúmen dos vasos, distensão de linfáticos.

### ■ Diagnóstico clínico

Os achados clínicos são os comumente observados nos distúrbios respiratórios do recém-nascido. Taquipneia, gemido expiratório, batimentos de asas do nariz, tiragem, principalmente, esternal e cianose. Nos casos mais graves pode haver redução importante na frequência respiratória e edema de extremidades em razão da alteração da permeabilidade vascular. O quadro clínico piora no decorrer das primeiras 48 horas de vida. Este curso evolutivo, nos últimos anos, tem sido modificado pela administração de surfactante exógeno. No recém-nascido com peso inferior a 1.000 g que recebe surfactante profilático, na sala de parto, o curso clínico característico muitas vezes não é observado.

- **Diagnóstico laboratorial**

O exame do líquido amniótico para determinação da relação lecitina/esfingomielina (L/E), realizado no pré-natal, é diagnóstico da maturidade pulmonar. Quando a relação L/E é maior que 2, há maturidade pulmonar; quando a relação L/E está entre 1,5 e 2 é duvidosa e a relação L/E menor que 1,5 atesta imaturidade pulmonar. A relação maior que 2 não é confiável em predizer maturidade pulmonar em recém-nascidos de mãe diabética, sendo necessário realizar a dosagem de fosfatidilglicerol no líquido amniótico.

O exame radiológico já foi patognomônico de Doença de Membrana Hialina na era pré-surfactante. O exame radiológico de tórax típico apresenta micronodulações (padrão de vidro moído) disseminadas pelos pulmões e broncograma aéreo. Atualmente, o achado mais observado é um pulmão com volume aéreo inferior ao normal e opacidades difusas.

- **Prevenção**

A adequada documentação da maturidade pulmonar com punção do líquido amniótico antes de realizar parto cesáreo é de fundamental importância na prevenção. A sedação do trabalho de parto prematuro com repouso no leito ou uso de drogas auxiliam na redução da incidência de Doença de Membrana Hialina. O uso de esteroides pré-natal aumenta a produção de surfactante e melhora a função pulmonar através de mecanismos não relacionados com o surfactante.[3] Hormônios da tireoide promovem produção de surfactante. No entanto, a administração materna de TRH combinado com esteroides pré-natal não ofereceu vantagem sobre a administração de esteroides isoladamente.[4]

- **Tratamento**

As medidas gerais seguem os princípios básicos do tratamento de qualquer recém-nascido criticamente doente, todo o manejo é dirigido para a sobrevida do recém-nascido, com o menor risco possível de morbidade crônica. Internação em UTI, incubadora, controle térmico, acesso venoso, cateterismo arterial conforme a gravidade, monitorização eletrônica completa são medidas indispensáveis no tratamento da DMH.

1. Manter o ambiente térmico neutro para menor consumo de oxigênio.
2. Restrição hídrica, ofertando, inicialmente, 60 a 70 mL/kg/dia de solução glicosada a 10%. Controla-se a ração hídrica, monitorizando a diurese, densidade urinária, sódio sérico e o peso do paciente. É importante considerar-se que na doença de membrana hialina o recém-nascido apresenta volume urinário diminuído nas primeiras horas de vida, aumentando seu débito urinário após 24 a 48 horas de vida, concomitante com a melhora do quadro respiratório, o que sugere reabsorção e eliminação do edema pulmonar.

3. A manutenção do equilíbrio metabólico é fundamental. Na fase aguda, deve-se monitorizar o pH, $PaCO_2$, $PaO_2$, $HCO_3$, glicemia, calcemia, natremia e potassemia. A acidose respiratória nunca deve ser corrigida com administração de solução alcalina, porque o $NAHCO_3$ é convertido em $CO_2$, e este depende do pulmão para ser removido, aumentando ainda mais a retenção de $CO_2$. Toda acidose respiratória deve ser corrigida com ventilação mecânica assistida ou controlada.

4. Suporte respiratório: as necessidades terapêuticas variam com a gravidade da doença. É raro o caso de doença de membrana hialina que melhora somente com oxigenoterapia em campânula. Muitos recém-nascidos com doença de membrana hialina requerem suporte respiratório com CPAP *(continuous positive airway pressure)* precocemente. Inicia-se com uma pressão de 5 $cmH_2O$, mantendo-se a pressão constante e aumentando-se a concentração de oxigênio conforme a necessidade, de acordo com a gasometria arterial e o saturômetro. Se houver necessidade de frações inspiradas de oxigênio ($FiO_2$) superiores a 50% está indicada a intubação endotraqueal e ventilação mecânica. Também é indicação de ventilação assistida a acidose respiratória com pH inferior a 7,20 e apneias como complicação do curso da DMH. Uma vez em ventilação mecânica, a monitorização gasométrica é no mínimo uma vez ao dia. Na ventilação mecânica, monitoriza-se a necessidade de pressão inspiratória (PIP) de acordo com a expansão torácica, em geral é necessário PIP de 20-25 $cmH_2O$, frequência em torno de 40 rpm, pressão expiratória final de 5-6 $cmH_2O$ e tempo inspiratório que varia de 0,3 a 0,6 segundo.

5. Terapêutica de reposição de surfactante exógeno: os surfactantes exógenos utilizados em nosso meio são extraídos de macerado pulmonar bovino ou suíno e contêm na sua composição fosfolipídeos e proteínas SP-B e SP-C. A dose utilizada é 100 mg/kg de surfactante. Há três formas de administrar o surfactante exógeno: 1) instilar diretamente no tubo traqueal com o paciente em ventilação mecânica; 2) instilar surfactante por intubação traqueal em paciente em CPAP nasal com retirada do tubo endotraqueal logo após a instilação do surfactante e reinstalação do CPAP nasal (técnica INSURE); 3) colocar um cateter na laringe logo abaixo das cordas vocais sem descontinuar o CPAP nasal e instilar surfactante pelo cateter intratraqueal (técnica minimamente invasiva). Há evidências atuais que o uso da técnica minimamente invasiva é mais eficaz que a técnica INSURE em diminuir a necessidade de ventilação mecânica e de prevenir a displasia broncopulmonar.[5] O surfactante deve ser usado o mais precoce possível, podendo ser repetida a aplicação de acordo com a necessidade. Esta terapêutica de resgate deve ser iniciada nas primeiras horas de vida. O surfactante profilático deverá ser administrado em todo recém-nascido com peso inferior a 1.000 g, ainda na sala de parto ou dentro dos primeiros 30 minutos de vida.[6] Quando há boa resposta ao surfactante é importante reduzir logo a $FiO_2$, a fim de evitar excessiva oferta de oxigênio ao recém-nascido. No Quadro 27-2 apresentamos a rotina do nosso Serviço com relação ao uso de surfactante exógeno em recém-nascidos. Recomendamos também a consulta às diretrizes europeias do manejo da dificuldade respiratória dos recém-nascidos pré- termos.[7]

| QUADRO 27-2 | Indicações do uso de surfactante exógeno |
|---|---|

1. Prematuro com disfunção respiratória
   - Em RNs prematuros com radiografia de tórax compatível com doença da membrana hialina e necessitando de $FiO_2 \geq 0,3$ para manter $PaO_2 \geq 50$ torr
   - Repetir uma segunda dose no caso de $FiO_2$ voltar a subir acima de 0,4 para manter $PaO_2 \geq 50$ torr
2. Síndrome de aspiração de mecônio
   - No paciente em ventilação mecânica fazer 3 doses de surfactante (100 mg/kg/dose) a cada 6 horas

## TAQUIPNEIA TRANSITÓRIA DO RECÉM-NASCIDO

A taquipneia transitória do recém-nascido (TTRN) é uma doença benigna e autolimitada que tem por característica o surgimento de taquipneia logo após o nascimento, podendo ter frequência respiratória tão alta quanto 100 movimentos respiratórios por minuto, e persiste até 2 a 5 dias. Ocorre em 11 recém-nascidos de cada 1.000 nascidos vivos.

### ■ Etiologia

A taquipneia transitória ocorre em função da deficiente reabsorção do líquido intersticial pulmonar e pode estar associada também a alterações no transporte de íons no epitélio pulmonar, com edema intersticial pulmonar. A presença do líquido pulmonar não reabsorvido produz redução da complacência pulmonar, e o recém-nascido aumenta sua frequência respiratória na tentativa de minimizar o trabalho respiratório. Os principais fatores de risco para TTRN são: prematuridade ou próximo de termo, parto cesáreo, administração excessiva de líquidos à mãe, sedação materna, exposição a agentes betamiméticos e asfixia perinatal. No parto cesáreo sem antecedente de trabalho de parto, há redução nos níveis de catecolaminas, aumentando as chances para o desenvolvimento de TTRN.[8]

### ■ Diagnóstico clínico

O principal achado é a taquipneia logo após o nascimento e que persiste por 2 a 5 dias. A cianose pode estar presente, mas é pouco significativa, a necessidade de oxigênio é de 35 a 40% de $O_2$ em campânula. Retração intercostal, batimento de asas nasais e gemência expiratória não são tão proeminentes quanto na DMH.

### ■ Diagnóstico laboratorial

Achados gasométricos são dentro do limite da normalidade. Radiologicamente, há presença de líquido intersticial pulmonar mais evidente na região peri-hilar, podendo aparecer líquido nas cissuras pleurais e derrame pleural. Cardiomegalia é frequente, e observam-se congestão vascular pulmonar, aumento da aeração pulmonar com hiperinsuflação pulmonar.

### ■ Tratamento

Não existe terapêutica específica, são cuidados gerais e medidas gerais de suporte respiratório, como monitorização e oxigenoterapia por campânula na concentração necessária para manter saturação de $O_2$ em torno de 94%. O uso de diuréticos não tem sido efetivo em reduzir os sintomas ou duração da doença.[9] Antibióticos não estão indicados.

## SÍNDROME DE ASPIRAÇÃO DE MECÔNIO

A síndrome de aspiração de mecônio (SAM) é uma doença predominante em recém-nascidos pós-termo ou pequenos para idade gestacional, decorrente da aspiração do mecônio eliminado intraútero, para dentro do trato respiratório. SAM é rara antes de 34 semanas de gestação. O mecônio está presente no líquido amniótico em 10% de todos os nascimentos que podem sugerir episódio de asfixia intraútero. Esse diagnóstico pode ser confirmado pela presença de acidose. A hipoxemia intraútero provoca aumento do peristaltismo intestinal e relaxamento do esfíncter anal, facilitando a eliminação do mecônio. No entanto, quando ocorre a compressão abdominal, pode haver a eliminação do mecônio sem significado clínico de hipóxia ou asfixia intraútero. São necessários movimentos respiratórios amplos, tipo *gasping*, para o mecônio entrar nas vias aéreas fetais, e esse processo só ocorre se o feto sofrer um insulto asfíxico. Portanto, a SAM é doença de recém-nascido asfixiado, fator de risco mais importante e de elevada morbimortalidade.

### ■ Fisiopatologia

O mecônio ao ser aspirado promove obstrução mecânica pela presença de grumos de mecônio na luz das vias aéreas e com isso há aprisionamento de ar dentro dos espaços aéreos, ou seja, na inspiração aumenta o diâmetro das vias aéreas com entrada de ar e na expiração ocorre diminuição das vias aéreas, dificultando a eliminação do ar inspirado. Como resultado, observa-se hiperinsuflação pulmonar. Aproximadamente, 24 horas após este processo inicial, ocorre uma reação inflamatória decorrente da irritação química, caracterizada como pneumonite química que se associa ao processo obstrutivo e também à inativação do surfactante pulmonar provocada pela presença do mecônio dentro do alvéolo. O conjunto desse processo promove atelectasias com áreas alveolares perfundidas e não ventiladas (*shunt* direita-esquerda intrapulmonar) e evolução para hipóxia persistente. A própria hiperinsuflação pulmonar causa hipoxemia e acidose, com elevado risco para a ocorrência de uma resposta vascular pulmonar intensa característica da síndrome da hipertensão pulmonar persistente.

### ■ Diagnóstico clínico

História de líquido amniótico meconial na sala de parto, com taquipneia e gemência nas primeiras horas após o nascimento, que tende a piorar nas próximas 24 horas de vida. O paciente tende a melhorar com 48 horas de vida na SAM não complicada com hipertensão pulmonar persistente. Frequentemente o recém-nascido é asfixiado, podendo apresentar reflexos neurológicos alterados ou crises convulsivas. Cianose central costuma ser observada, muitas vezes com necessidade de suporte ventilatório. No exame físico do recém-nascido há sinais de presença de mecônio no coto umbilical, pele, escalpo. Geralmente, a pele encontra-se enrugada e descamada, com sinais de pós-datismo.

### ■ Diagnóstico laboratorial

É realizado pelo exame radiológico de tórax, onde se constatam hiperinsuflação pulmonar, consolidações grosseiras e difusamente distribuídas em ambos os pulmões, retificação da cúpula diafragmática e, em algumas situações, pode ser observado pequeno derrame pleural. Pneumomediastino e pneumotórax são complicações frequentes.

A gasometria arterial não tem valor diagnóstico, mas é importante no prognóstico do recém-nascido, pois hipoxemia e acidose graves indicam hipertensão pulmonar, uma complicação da SAM com elevada taxa de mortalidade.

## TRATAMENTO

1. As medidas gerais consistem em: manutenção de ambiente térmico neutro; cuidados com a pressão arterial sistêmica, pois pode ser necessário suporte de drogas inotrópicas positivas; controle dos distúrbios metabólicos, como hipoglicemia, hipocalcemia e hiponatremia que são comuns na asfixia; adequada hidratação.
2. Ração hídrica diária em torno de 50 a 60 mL/kg/dia de solução glicosada a 10%, aumentando-se conforme a diurese e densidade urinária. Em geral, há asfixia associada a risco de oligúria secundária à lesão renal e secreção inapropriada do hormônio antidiurético.
3. Fenobarbital, dose de ataque de 20 mg/kg EV e dose de manutenção de 4 mg/kg/dia 12/12 horas EV, pode ser necessário para tratamento das crises convulsivas que podem ocorrer nos casos de Encefalopatia hipóxico-isquêmica associada.
4. A fisioterapia respiratória acelera a retirada do mecônio das vias aéreas e, se o paciente tiver condições clínicas, deve ser iniciada o mais precoce possível.
5. Antibioticoterapia endovenosa está justificada para tratamento de provável contaminação da pneumonite química por algum germe existente no líquido amniótico, especialmente quando há história de bolsa rota. Em geral, a opção inicial é gentamicina e ampicilina, ou está associada à amicacina.
6. Surfactante exógeno: estudos têm demonstrado que a terapia de reposição do surfactante pulmonar melhora a oxigenação, diminui a ocorrência de pneumotórax, melhora o quadro de hipertensão pulmonar persistente, reduzindo a necessidade de ECMO e também é importante na redução da morbidade da SAM.[10,11] A dose empregada é de 100 a 150 mg/kg/dose, podendo-se administrar 3 vezes com intervalos de 6 horas (Quadro 27-2).
7. Suporte respiratório: utiliza-se oxigênio por campânula, aumentado-se a concentração de $O_2$ conforme a necessidade, até 100% de oxigênio. Deve-se evitar, ao máximo, o emprego de CPAP e da ventilação mecânica em função de maior risco para pneumotórax. Contudo $PaO_2$ inferior a 60 mmHg em 100% de $O_2$ e $PaCO_2$ superior a 65 mmHg indicam ventilação mecânica. Nesses casos, em que a resistência pulmonar está muito aumentada, é complicado manter adequada ventilação com o mínimo de pressão possível. A ventilação de alta frequência tem sido uma alternativa que diminui o risco de pneumotórax.
8. Óxido nítrico é usado nos casos de hipoxemia grave com diagnóstico de hipertensão pulmonar (ver tratamento de hipertensão pulmonar persistente do recém-nascido).

## ■ Prevenção

Deve ser realizada na sala de parto. O neonatologista deve aspirar a traqueia logo após o nascimento nas crianças que nascem deprimidas e que necessitam procedimento de reanimação na sala de parto.

## PNEUMONIAS

É uma síndrome infecciosa pulmonar, que no recém-nascido está muito relacionada com a resposta inflamatória aguda que ocorre na sepse neonatal. Basicamente, apresenta três origens distintas:

1. Pneumonia congênita pode ser adquirida via transplacentária ou intrauterinamente pela aspiração de líquido amniótico infectado. A pneumonia é um dos componentes da doença multissistêmica, característica das doenças do grupo STORCH; sífilis, toxoplasmose, rubéola, citomegalovirose, herpes, AIDS. Os enterovírus, micoplasmas genital, *Listeria monocytogenes*, *Clamydia trachomatis* e *Mycobacterium tuberculosis* são também responsáveis por pneumonia intrauterina. Esse quadro infeccioso está associado à asfixia intrauterina, podendo ser causa de natimortalidade ou elevada mortalidade nos primeiros dias de vida.
2. Pneumonia perinatal, adquirida durante o nascimento, via canal do parto, onde o germe responsável é o do trato genital materno, como *Listeria monocytogenes*, *Streptococcus* do grupo B, *Ureaplasma urealyticum*, *Eschericcia coli*. Nestes casos, é comum a história de bolsa rota, coriamnionite, febre materna ou infecção urinária na mãe. O quadro clínico é de sepse neonatal precoce e o desconforto respiratório, especialmente no prematuro, é muito semelhante ao da Doença de Membrana Hialina. A doença estreptocócica é a causa mais frequente nos Estados Unidos, e sua incidência tem aumentado no nosso meio. *Ureaplasma urealyticum* foi isolado na autópsia pulmonar de prematuros e pode contribuir para pneumonia grave e evolução para Displasia broncopulmonar.
3. Pneumonia adquirida pós-natal, no 1º mês de vida. Pode ser hospitalar ou domiciliar. A pneumonia adquirida na comunidade inclui adenovírus, vírus sincicial respiratório, estafilococo *(S. aureus)*, bactérias Gram-negativas entéricas, *Clamydia trachomatis*. No paciente HIV positivo, pode ocorrer infecção oportunista, como pneumonia por *Pneumocystis carinii*, porém Pneumocistose é rara mo período neonatal. A pneumonia hospitalar está diretamente relacionada com agentes envolvidos na infecção nosocomial. Germes provenientes de equipamentos úmidos, como *Pseudomonas* sp., *Flavobacterium*, ou ainda do contato com a equipe médica e da enfermagem, como diversas espécies de estafilococos coagulase negativa, principalmente o *Staphylococcus epidermidis*. Estudos epidemiológicos demonstraram que espécies de *Staphylococcus aureus* podem tornar-se endêmicas em unidades neonatais. As pneumonias nosocomiais são frequentes no prematuro, principalmente aqueles de muito baixo peso (peso inferior a 1.500 gramas), em ventilação mecânica com tubo endotraqueal, monitorização com eletrodos cardíacos, cateter umbilical e acesso venoso central. Pode ter sinais de comprometimento sistêmico, como letargia, anorexia, febre, e muitas vezes os sinais de desconforto respiratório aparecem mais tarde.

### ■ Pneumonia pelo *Streptococcus* Grupo B (*Streptococcus agalactiae*)

Ocorre em 35 a 55% dos casos de doença estreptocócica. A quimioprofilaxia na mãe tem reduzido a incidência nos últimos anos para 0,5 a 1 a cada 1.000 nascimentos vivos nos Estados Unidos. A taxa de mortalidade permanece em 10 a 15% e está associada a prematuridade, escore de Apgar < 7 no 5º minuto, apneia, choque séptico com níveis mais elevados de citocinas inflamatórias, derrame pleural, neutropenia e leucograma com predomínio de formas jovens, e retardo no início do tratamento.

### Diagnóstico clínico

A clínica é típica de sepse neonatal precoce, manifestando-se nos primeiros 6 dias de vida, início súbito, fulminante, comprometimento multissistêmico, o recém-nascido pode apresentar apneia, déficit de perfusão, distensão abdominal, intolerância alimentar. Os sintomas respiratórios mais observados são: gemência, taquipneia ou respiração lenta e irregular nos casos mais graves, tiragem esternal ou intercostal e cianose de graus variados conforme a gravidade da doença. Há relatos de ocorrência da doença estreptocócica após o primeiro mês de vida, com início insidioso e meningite associada em 40% dos casos, estes pacientes apresentaram um curso clínico leve no período neonatal. Na história de antecedentes infecciosos perinatal predominam três fatores: febre materna (temperatura axilar > 37,5°C), tempo de bolsa rota maior que 18 horas, e idade gestacional inferior a 37 semanas. Mais recentemente, a doença estreptocócica tem sido associada a mães adolescentes (independente da maior incidência de prematuridade) e raça preta (independente dos cuidados de pré-natal).

### Diagnóstico laboratorial

A radiografia de tórax pode ser indistinguível dos achados encontrados na doença de membrana hialina, com presença de micronodulações padrão de vidro moído, disseminadas pelos pulmões e broncograma aéreo. Em alguns casos, há um infiltrado intersticial difusamente distribuído e acompanhado de derrame pleural unilateral ou bilateral.

### Prevenção

A administração de antibioticoterapia periparto nas mães de risco reduz significativamente a transmissão neonatal. É necessário, pelo menos duas doses de ampicilina e mais de 4 horas de tratamento antes do parto.[12]

### Tratamento

O tratamento específico consiste no uso de antibioticoterapia e ampicilina 300 mg/kg/dia e gentamicina 2,5 mg/kg/dose é o tratamento inicial de escolha. Deve-se tentar punção lombar antes do início do tratamento. O tempo de tratamento é 10 dias na ausência de meningite e 14 dias se houver suspeita de meningite ou impossibilidade de obter resultado do liquor.

## DISPLASIA BRONCOPULMONAR (DBP)

É decorrente da maior sobrevida dos recém-nascidos prematuros de muito baixo peso nos últimos anos. Northway *et al.* foram os primeiros que descreveram DBP como uma síndrome clínica associada ao uso de ventilação assistida e concentrações elevadas de oxigênio. O critério diagnóstico da DBP foi definido em uma revisão sobre DBP publicada pelo *National Institute of Child Health and Human Development* (NIH) e que é apresentado no Quadro 27-3.[13]

| QUADRO 27-3 | Critérios diagnósticos de displasia broncopulmonar | |
|---|---|---|
| **Idade gestacional** | **32 semanas** | **≥ 32 semanas** |
| Momento da avaliação | 36 sem idade pós-concepcional ou alta, o que for primeiro | > 28 dias e < 56 dias idade pós-natal ou alta, o que for primeiro |
| | **Tratamento com $O_2$ >21% pelo menos por mais de 28 dias** | |
| DBP leve | Em ar ambiente | Em ar ambiente |
| DBP moderada | Necessidade < 30% $O_2$ | Necessidade < 30% $O_2$ |
| DBP grave | Necessidade ≥ 30% $O_2$ e/ou ventilação positiva e/ou CPAP | Necessidade ≥ 30% $O_2$ e/ou ventilação positiva e/ou CPAP |

- **Etiopatogenia**

A DBP é doença multifatorial, sendo a prematuridade um dos fatores mais importante, quanto mais imaturo o pulmão, maiores serão as chances de desenvolver DBP. O volutrauma resultante da ventilação mecânica prolongada causa aumento da resistência das vias aéreas em um pulmão já com complacência reduzida, com isso há formação de áreas de fibrose, superdistensão pulmonar e atelectasias. O enfisema intersticial é observado na fase inicial da lesão pulmonar crônica. São ainda fatores envolvidos na patogênese: Oxigênio e antioxidantes; altas concentrações de oxigênio inspirado, produção de radicais livres e peroxidação de lipídeos são capazes de causar lesão pulmonar. Neste caso, a deficiência de enzimas antioxidantes como a superóxido desmutase é observada em prematuros e predispõe à DBP. Deficiências nutricionais; baixa ingesta calórica interfere com o desenvolvimento alveolar e com o processo de reparo tecidual. Deficiência de vitamina A pode estar associada à DBP. Inflamação; estudos recentes encontraram níveis elevados de alguns mediadores de resposta inflamatória (citocinas) no aspirado traqueal de recém-nascidos com DBP. A liberação dessas interleucinas, especialmente a interleucina-2, pode agravar a broncoconstrição e vasoconstrição pulmonar já existente. Infecção; há associação de DBP com presença de Ureaplasma *urealyticum* em aspirado traqueal. Fatores genéticos; a história familiar de asma e atopia aumentam as chances de DBP no recém-nascido prematuro. Condições que envolvem edema pulmonar, como hiper-hidratação e persistência do canal arterial, correlacionam-se diretamente com a ocorrência de displasia broncopulmonar.[14]

- **Diagnóstico clínico**

A história clínica característica consiste em recém-nascido prematuro, geralmente de muito baixo peso, que na sua internação na UTI Neonatal necessitou em algum momento de ventilação mecânica com pressão intermitente e oxigenoterapia suplementar. Frequentemente encontra-se história de persistência do canal arterial e *sepse* neonatal associados. Há dependência da ventilação mecânica ou do oxigênio suplementar até 36 semanas de idade pós-concepcional.

## Diagnóstico radiológico

A descrição inicial de Northway *et al.* classificavam os achados radiológicos da displasia broncopulmonar em quatro fases. Atualmente, a sequência dos achados de Northway não é mais comumente encontrada. O uso de surfactante exógeno precoce, a restrição hídrica e o uso de indometacina para tratamento do PCA inibem o aparecimento dos achados radiológicos iniciais, e frequentemente recém-nascido desenvolve um exame radiológico que se caracteriza por áreas de hiperinsuflação disseminadas.

## Tratamento

Os objetivos do tratamento são minimizar as exposições tóxicas, maximizar a nutrição e diminuir o consumo de oxigênio através da redução dos gastos calóricos, permitindo direcionar esta energia para o crescimento e o reparo tecidual.[15]

### Oxigenoterapia e ventilação mecânica

Minimizar as pressões, mantendo $PaO_2$ acima de 55 torr ou saturação de hemoglobina acima de 90% e $PaCO_2$ abaixo de 65 torr.

### Restrição hídrica

Evitar ingesta hídrica diária acima de 150 mL/kg/dia.

### Fisioterapia respiratória

Auxilia na eliminação das secreções.

### Nutrição

Manter uma ingesta calórica entre 120 e 140 calorias/kg/dia. Se necessário aumentar a quota calórica do leite, acrescentando triglicerídeos de cadeia média ou carboidratos.

### Drogas

Diuréticos

- Furosemida aumenta a complacência pulmonar. Tem efeito sobre o líquido intersticial pulmonar, melhorando a ventilação. A dose é 0,5 a 1 mg/kg/dose 1 a 2 ×/dia. O seu uso é questionável.
- Clorotiazida ou hidroclorotiazida associada à espironolactona também tem um efeito de melhorar a função pulmonar. É mais adequado que a furosemida para tratamento a longo prazo. Tem menores efeitos colaterais que a furosemida. Dose de clorotiazida: 20-40 mg/kg/dia de 12/12 horas. Dose da hidroclorotiazida: 1 a 2 mg/kg/dose de 12/12 horas. Dose da espironolactona: 1 a 3 mg/kg/dia uma vez ao dia. O uso desta associação também é questionável.

## Broncodilatadores

As substâncias β-adrenérgicas têm efeito de broncodilatação, melhorando a função pulmonar. Devem ser usados sob forma de nebulização. A dose de salbutamol é 0,02 a 0,04 mL/kg/dose a cada 6 horas em 2 mL de solução fisiológica.

## Teofilina

Diminui a resistência pulmonar e estimula a contratilidade do diafragma, combatendo a fadiga diafragmática. A dose usada é de 5 mg/kg/dose de ataque e dose de manutenção de 1 mg/kg/dose de 8/8 horas.

## Corticosteroides

Facilita a retirada do respirador e diminui a necessidade de oxigênio suplementar. O uso de corticosteroides, entretanto, no tratamento da doença pulmonar crônica do prematuro é muito questionado. Existem trabalhos mostrando um comprometimento do desenvolvimento neuropsicomotor e do crescimento do Sistema Nervoso Central em recém-nascidos que fizeram o uso de esteroides para terapêutica de doença pulmonar crônica. Em situações muito graves em que haja um sério risco de vida e que há a necessidade de melhorar a função pulmonar de forma aguda, usa-se dexametasona sistêmica na dose de 0,3 mg/kg/dia de 12/12 horas por 3, reduzindo rapidamente a dose e obter a retirada da terapêutica esteroide o mais rápido possível.[16]

## ■ Complicações

As complicações mais frequentes em pacientes com DBP são: obstrução das vias aéreas por acúmulo de secreções, pneumonias, *cor pulmonale* que ocorre por hipóxia crônica com vasoconstrição pulmonar, distúrbios metabólicos consequentes do uso de diuréticos, crescimento insuficiente por inadequada ingesta calórica, nefrocalcinose por ingesta exagerada de furosemida.

## HIPERTENSÃO PULMONAR PERSISTENTE DO RECÉM-NASCIDO (HPPN)

A hipertensão pulmonar persistente do recém-nascido é uma situação extremamente grave, decorrente de um distúrbio circulatório que afeta a perfusão pulmonar, promovendo desequilíbrio da relação ventilação/perfusão e hipoxemia grave. A incidência da HPPN está estimada em cerca de 1,9 por 1.000 nascidos vivos.

## ■ Fisiopatologia

A pressão na circulação pulmonar *in utero* é superior à pressão na circulação sistêmica. Logo após o nascimento, ocorrendo a distensão do pulmão do recém-nascido, acontece uma queda na pressão da artéria pulmonar e ela se torna mais baixa que a pressão na artéria aorta. Quando não há a queda da pressão na artéria pulmonar logo após o nascimento e ela se mantém igual ou superior à pressão no circuito sistêmico estabelecem-se *shunt*s entre o circuito pulmonar e o sistêmico através do canal arterial e do forame oval. A essa condição patológica denomina-se hipertensão pulmonar persistente do recém-nascido.

## ■ Etiologia

A hipertensão pulmonar pode ser primária (idiopática) ou secundária a alguma doença.

Na maioria dos casos não há etiologia evidente. Nos casos idiopáticos, ocorre uma liberação da endotelina ET-1 pelo endotélio vascular, causando uma vasoconstrição pulmonar e consequente hipertensão pulmonar. A ET-1 é uma citocina de origem endotelial com importante ação vasoconstritora e participa ainda da remodelação vascular em função de seu potencial mitogênico. Os níveis plasmáticos de ET-1 costumam ser elevados em pacientes com Hipertensão Pulmonar, e estão correlacionados com a gravidade da HPPN.

A hipertensão pulmonar persistente pode ser secundária a diversas doenças com envolvimento dos sistemas cardiorrespiratórios: síndrome de aspiração de mecônio, pneumonia, *sepse*, pneumotórax, hérnia diafragmática, hipoplasia pulmonar e outros. Quando há uma diminuição do leito vascular pulmonar, há aumento da resistência vascular pulmonar com consequente aumento da pressão na artéria pulmonar. Portanto, as doenças com diminuição do leito vascular pulmonar, como hipoplasia pulmonar e hérnia diafragmática, causam hipertensão pulmonar persistente. Na hérnia diafragmática congênita, podem ocorrer hiper-reatividade vascular e alteração da estrutura vascular em função da compressão do parênquima pulmonar.[17]

## ■ Clínica

O recém-nascido com hipertensão pulmonar persistente apresenta dificuldade respiratória acentuada com cianose quando em ar ambiente. É sinal clínico característico crise de cianose ao manuseio do recém-nascido. Nos pacientes com hipertensão pulmonar associada a outra doença, há sinais clínicos da doença associada.

O diagnóstico é firmado por gasometria arterial ou por ecocardiografia. Quando há *shunt* direito-esquerdo pelo canal arterial, existe uma diferença de $PaO_2$ maior que 20 torr na gasometria arterial colhida simultaneamente de cateter de aorta abdominal e da artéria radial direita ou uma diferença maior que 5% na saturação obtida no membro superior direito com relação aos membros inferiores. Quando o *shunt* direito-esquerdo for pelo forame oval e não houver *shunt* pelo canal arterial, não há gradiente de $PaO_2$ entre as duas gasometrias, e a única forma de se fazer o diagnóstico é por ecocardiografia.

## ■ Tratamento

A maioria dos casos de hipertensão pulmonar são transitórios, o espasmo das artérias pulmonares persiste em média sete dias. Portanto, se esses recém-nascidos forem adequadamente tratados na fase aguda, sem sequelas graves pulmonares, as chances de sobrevida serão muito maiores. A instituição de cuidados gerais imediatos previne o agravamento da Hipertensão pulmonar e é tão importante quanto o tratamento específico com vasodilatação pulmonar.

### *Assistência respiratória*

O recém-nascido com hipertensão pulmonar persistente deve inicialmente ser tratado com altas concentrações de oxigênio inalado. Nos pacientes em que o aumento da $FiO_2$ não seja suficiente para tratar a hipertensão pulmonar persistente, há a necessidade do uso da ventilação mecânica.

Ao se ventilar um recém-nascido com hipertensão pulmonar deve-se tentar manter os parâmetros gasométricos dentro das seguintes faixas: $PaO_2$ entre 60 e 80 torr, $PaCO_2$ entre

35 e 45 torr e pH entre 7,45 e 7,50. O recomendado é que se ventile de uma forma mais convencional.

No processo de ventilação mecânica, havendo necessidade de sedação, indica-se o uso de fentanil endovenoso contínuo na dose de 1 a 5 µg/kg/h. O uso de morfina é contraindicado por aumentar a resistência vascular pulmonar.

### Uso de medicação vasopressora

É importante manter a perfusão sanguínea e a pressão arterial, utilizando-se drogas vasopressoras, quando a reposição de volume é insuficiente para corrigir a hipotensão arterial sistêmica.

O recém-nascido com hipertensão pulmonar em geral necessita tratamento medicamentoso associado à ventilação mecânica.

A dopamina em dose inicial de 5 a 10 µg/kg/min endovenoso contínuo tem sido usado com o objetivo de melhorar a contratilidade cardíaca. A dose de dopamina pode ser aumentada até um máximo de 20 µg/kg/min. A dobutamina está indicada somente quando há insuficiência cardíaca associada.

### Uso de vasodilatador pulmonar

Usa-se o óxido nítrico administrado por via inalatória. O óxido nítrico é uma substância que age direto no endotélio, determinando um relaxamento vascular com consequente vasodilatação pulmonar. O óxido nítrico não é absorvido, sendo inativado logo que cai na circulação. Pode causar o aparecimento de metaemoglobinemia, sendo, portanto, fundamental que a concentração de metaemoglobina seja monitorizada durante o período de tratamento com óxido nítrico. Metaemoglobinemia significativa (> 5%) foi observada somente com doses de NO superiores a 80 ppm, e resolveu rapidamente após interrupção do uso do óxido nítrico. A dose usada de óxido nítrico é inicialmente de 20 ppm e, nos casos de hipertensão pulmonar persistente quando há a resposta, em geral, ela é imediata. A porcentagem de resposta ao uso de óxido nítrico tem variado de 20 a 50%. Dependendo da doença básica a resposta ao uso de óxido nítrico é diferente. Existem situações em que a resposta ao óxido nítrico é deficiente, principalmente, quando há colabamento alveolar, e, portanto, o óxido nítrico não alcança os alvéolos em concentração adequada. Nos pacientes em que há comprometimento alveolar associado à hipertensão pulmonar persistente com diminuição da ventilação existe a indicação do uso de surfactante exógeno. A utilização de ventilação de alta frequência também tem sido preconizada associada à terapêutica com óxido nítrico nos pacientes em que há a necessidade de recrutamento alveolar. Melhorando a ventilação, aumentando a chegada de óxido nítrico aos alvéolos, há a possibilidade de um melhor efeito terapêutico na hipertensão pulmonar persistente.[18,19]

## APNEIA DA PREMATURIDADE

A respiração do recém-nascido prematuro é caracterizada por aumento gradativo da frequência respiratória até atingir um pico a partir do qual começa a diminuir até ocorrer uma pausa respiratória que dura, no máximo, 5 segundos. Após essa pausa, a frequência recomeça a aumentar, e o ciclo se repete. Esse tipo de respiração é conhecido por respiração periódica e é normal no recém-nascido prematuro. É importante, portanto, salientar que essa parada respiratória não caracteriza apneia do recém-nascido prematuro.

Define-se apneia do recém-nascido a presença de uma pausa respiratória que dure mais de 20 segundos ou que dure menos de 20 segundos, mas que seja acompanhada de bradicardia e/ou cianose.

- **Incidência**

Quanto mais prematuro for o recém-nascido, maior é o risco de apresentar apneias. Recém-nascido com peso de nascimento inferior a 1.000 g tem 80% de chance de apresentar apneia e entre recém-nascidos com peso de nascimento entre 1.000 e 1.500 g, a probabilidade é de 50%. Dessa forma recomenda-se que todo recém-nascido de baixo peso seja monitorizado com monitor de frequência cardíaca e respiratória para detectar a presença de apneia.

- **Etiologia**

As apneias do recém-nascido podem ser secundárias a diversas condições mórbidas:

1. Hipoxemia de qualquer natureza, por exemplo: doenças pulmonares que levem à hipoxemia.
2. Persistência do canal arterial que acarreta uma má perfusão do sistema nervoso central na diástole.
3. Distúrbios metabólicos, como hipoglicemia e hiponatremia.
4. Anemia que ocasiona uma má perfusão do sistema nervoso central com consequente hipoxemia.
5. Septicemia por má perfusão tecidual e também do sistema nervoso central.
6. Doenças do sistema nervoso central, como: meningite, meningoencefalite, encefalopatia hipóxico-isquêmica, malformações de sistema nervoso central, hemorragia intracraniana.
7. Drogas que possam deprimir o sistema nervoso central.
8. Instabilidade térmica.

Atualmente é questionável se o refluxo gastroesofágico é uma causa importante de apneia em recém-nascidos prematuros.[20]

Quando o recém-nascido é prematuro, e a causa de apneia não é diagnosticada, faz-se o diagnóstico de apneia da prematuridade.

- **Classificação**

As apneias do recém-nascido prematuro são classificadas em obstrutivas, centrais e mistas. Em 12 a 20% dos casos as apneias são obstrutivas, em 10 a 25% dos casos são centrais e em 53 a 71% são mistas.

Nas apneias obstrutivas há movimento respiratório, mas sem entrada de ar nas vias aéreas por presença de obstrução, em geral, ao nível da hipofaringe, nas apneias centrais há uma ausência de movimentos respiratórios por falta de estímulo central, e nas apneias mistas ocorre uma apneia central seguida de uma apneia obstrutiva ou um episódio de apneia obstrutiva seguida de apneia central.[21]

## Diagnóstico

O diagnóstico é feito pela observação do médico, da enfermeira ou pela observação de monitor de frequência cardíaca e respiratória, determinando uma cessação dos movimentos respiratórios que duram mais de 20 segundos ou que se acompanha de bradicardia e/ou cianose.

A apneia da prematuridade se manifesta nos primeiros dias de vida, e o seu diagnóstico é confirmado após a exclusão das causas mais frequentes de apneia no recém-nascido. São incluídos nos exames iniciais de avaliação do recém-nascido com apneia: hemograma, glicemia, hemocultura, liquor, gasometria arterial, eletrólitos, exame radiológico de tórax, ecografia cerebral e ecocardiografia.

O recém-nascido com apneia deve ser monitorizado constantemente. O monitor só de frequência respiratória não é adequado, pois não detecta as apneias obstrutivas, uma vez que o recém-nascido nesses casos continue apresentando movimentos respiratórios sem entrada de ar para as vias aéreas. Recomenda-se o uso de monitor de frequência respiratória associada ao de frequência cardíaca e/ou ao saturômetro.

## Tratamento

### Tratamento farmacológico

O tratamento farmacológico da apneia da prematuridade se faz pelo uso de estimulantes do centro respiratório. As drogas usualmente utilizadas são as xantinas.

A teofilina é usada na dose de ataque de 5 mg/kg endovenosa e uma dose de manutenção de 1 a 2 mg/kg/dose de 8/8 horas endovenosa. Quando o recém-nascido passa a receber a via oral, a mesma dose é administrada oralmente. Deve ser acompanhado o nível sérico da teofilina uma vez que o seu metabolismo seja errático. Parte da teofilina administrada ao recém-nascido prematuro transforma-se em cafeína. Habitualmente faz-se uma detecção semanal do nível sérico de teofilina. Julga-se como nível terapêutico adequado entre 7 e 13 μg/mL. A intoxicação por teofilina manifesta-se por taquicardia, vômitos e presença de resíduo gástrico. Conforme o nível sérico, a dose deve ser ajustada.

O citrato de cafeína é usado com alguma vantagem sobre a teofilina. O seu metabolismo é mais regular, e sua meia-vida mais longa, permitindo a administração de uma dose diária e sem a necessidade de detectar os níveis séricos. A dose de ataque de citrato de cafeína é de 20 mg/kg e a dose de manutenção é de 5 mg/kg/dia.[22]

### Tratamento ventilatório

Nos casos em que o tratamento farmacológico foi ineficaz, está indicado o uso, inicialmente, de CPAP nasal. Caso não haja uma resposta satisfatória ao uso de CPAP nasal, o recém-nascido deve ser intubado e ser submetido à ventilação mecânica.

## Particularidades da assistência respiratória no recém-nascido

### CPAP nasal

É utilizado com frequência, principalmente na apneia do prematuro e na DMH leve à moderada. Utiliza-se uma peça nasal *(prong)*, cuja numeração deve ser adequada ao tamanho do recém-nascido, acoplada ao circuito do respirador, mantendo-se uma pressão constante de vias aéreas. Inicialmente, utiliza-se CPAP nasal de 4 a 6 cmH$_2$O. CPAP muito alto pode causar superdistensão pulmonar com redução da complacência do pulmão ou ruptura gástrica pela transmissão da pressão elevada ao trato digestório. As principais vantagens do CPAP com relação à ventilação mecânica são: menor risco de infecção que ventilação mecânica, pode ser empregada por tempo prolongado, pois não interfere no processo de alimentação, podendo-se alimentar por sonda orogástrica sem risco de fechamento da glote e consequente aspiração, apresenta menos chance de atelectasia que é uma complicação da extubação quando o recém-nascido foi submetido à ventilação mecânica. Em função do pequeno tamanho de alguns recém-nascidos prematuros, as desvantagens observadas são a lesão da asa do nariz provocada pela peça nasal e o acúmulo de secreção no nariz, causando obstrução nasal. Então, mesmo sendo menos agressivo que a ventilação mecânica, não interferindo com os cuidados gerais do recém-nascido, o CPAP deve ser retirado logo que possível. No Quadro 27-4 mostramos a rotina de nosso serviço com relação ao uso de CPAP nasal.

| QUADRO 27-4 | Indicações de CPAP nasal |
|---|---|
| 1. Recém-nascido pré-termo<br>• Peso de nascimento < 2.000 g (exceto filho de mãe diabética) + dificuldade respiratória: CPAP precoce<br>• Sem dificuldade respiratória, mas com apneia sem resposta à terapêutica com xantina | |
| 2. Em qualquer recém-nascido após a extubação | |

## Ventilação mecânica

A ventilação mecânica convencional consiste em assistência ventilatória que confere uma pressão positiva maior na inspiração que na expiração, é necessário o gradiente pressórico para ocorrer o fluxo gasoso. Este gradiente deve superar as propriedades elásticas do parênquima pulmonar e da parede torácica (COMPLACÊNCIA) e também deve superar a RESISTÊNCIA ao fluxo aéreo.

### Indicações

A ventilação mecânica é indicada quando PaO$_2$ é inferior a 50 mmHg para uma oferta de oxigênio superior a 50%; PaCO$_2$ > 50 mmHg nas primeiras 72 horas de vida; na acidose respiratória persistente (pH < 7,2); piora clínica ou gasométrica apesar da utilização de CPAP nasal; apneias recorrentes ou situações de fadiga da musculatura respiratória. Quando o recém-nascido está internado há algum tempo e já foi submetido a suporte respiratório prévio, só é utilizado o nível de PCO$_2$ para indicar ventilação mecânica se este for superior a 55 mmHg, pois existe uma tendência à hipercapnia permissiva.[23]

## Intubação

A escolha do tamanho do tubo traqueal é importante a fim de prevenir lesões na traqueia e cordas vocais e é relacionado com o tamanho do recém-nascido e com a idade gestacional:

| Idade gestacional (semanas) | Tamanho do tubo (mm) |
|---|---|
| < 30 | 2,5 |
| 30-34 | 3 |
| 35-38 | 3,5 |
| > 38 | 3,5-4 |

Durante o procedimento, o recém-nascido deve ser ventilado com uma máscara e o máximo de concentração de $O_2$ possível, prefere-se em geral a lâmina reta acoplada ao laringoscópio. A intubação nasal deve ser preferida em procedimentos eletivos, e o tubo oral para as situações de emergência. A posição ideal da ponta do tubo é entre a carena e a glote. As seguintes medidas podem ser empregadas para calcular a posição do tubo traqueal:

| Peso do recém-nascido | Comprimento do tubo |
|---|---|
| 1.000 g | 7 cm |
| 2.000 g | 8 cm |
| 3.000 g | 9 cm |
| 4.000 g | 10 cm |

A posição do tubo deve ser checada, solicitando-se radiografia de tórax assim que possível.

## Técnica

Os respiradores utilizados no período neonatal são ciclados a tempo, limitados pela pressão. Há duas técnicas empregadas neste modo de ventilação mecânica: VMI, ventilação mandatória intermitente, o recém-nascido respira espontaneamente nos intervalos da PIP, e a pressão inspiratória é liberada para o paciente em intervalos regulares, de acordo com a frequência respiratória determinada no aparelho. Como não considera a frequência respiratória do recém-nascido, existe o risco de ele competir com o respirador. A VMIS é a ventilação mandatória intermitente sincronizada, os respiradores têm um sensor que determina o momento exato da pressão inspiratória, para que ela seja sincronizada com o movimento inspiratório do recém-nascido. A vantagem é o sincronismo entre o respirador e movimento respiratório espontâneo do recém-nascido, o que promove melhor oxigenação e reduz o risco de barotrauma.[24]

## Parâmetros

A escolha dos parâmetros iniciais durante a ventilação mecânica dependem da situação clínica e dos achados gasométricos. A PIP (pico de pressão inspiratória) ideal deve ser escolhida, observando-se as incursões torácicas e o murmúrio vesicular na ausculta pulmonar do recém-nascido. No pulmão normal, utilizam-se picos de pressão inspiratória em torno de 15 a 20 mmHg. Nas doenças pulmonares com redução da complacência como ocorre na doença de membrana hialina, ou aumento da resistência, como é observado na síndrome de aspiração de mecônio, é necessário PIP de 20 a 40 mmHg. Modificações na PIP afetam diretamente a oxigenação e melhoram a ventilação, com redução da $PaCO_2$. Portanto, empregando-se pressões baixas, há risco de hipoventilação e hipercapnia, e o uso de pressões excessivas relaciona-se a curto prazo com barotrauma (pneumotórax, enfisema intersticial) e a longo prazo, com displasia broncopulmonar. A PEEP (pressão expiratória final) adequada previne colapso alveolar, mantém o volume pulmonar no final da expiração e melhora a relação ventilação/perfusão. No recém-nascido com pulmão normal a PEEP deve ser de 3 a 4 mmHg. Na DMH pode ser necessário utilizar PEEP mais elevada, até 6 a 8 mmHg. Deve-se ter cuidado para não empregar PEEP excessiva, porque a redução do gradiente de pressão (PIP-PEEP) promove redução do volume corrente e consequente hipercapnia. Além disso, há risco de autoPEEP, ou seja, hiperinsuflação alveolar com compressão vascular, redução do retorno venoso, comprometendo o débito cardíaco e elevando a resistência vascular pulmonar. Ajustes nos tempos inspiratório/expiratório fornecem a relação I/E, que normalmente é 1/1,5 ou 1/1,2. A expiração mais prolongada permite o recolhimento elástico do pulmão do prematuro, sendo mais fisiológica. Os tempos inspiratório e expiratório devem ser ajustados de acordo com a constante de tempo. Constante de tempo é definida como o produto da complacência e da resistência pulmonar, ou seja, é o tempo necessário para o equilíbrio pressórico entre as vias aéreas proximais e distais, de forma que não ocorra fluxo, e o volume corrente não se altere. Com uma constante de tempo é mobilizado 63,2% do volume corrente, para que praticamente todo o volume corrente seja mobilizado são necessárias 3 a 5 constantes de tempo. Se uma constante de tempo for de 0,12 segundo, são necessários 0,36 a 0,6 segundos para que se atinja o equilíbrio e ventilação alveolar adequados. Por isso, em geral, emprega-se tempo inspiratório de 0,6 segundo. Na DMH a complacência pulmonar é reduzida, e a constante de tempo menor, podendo empregar-se tempo inspiratório mais curto, em torno de 0,36 a 0,5 segundos. As modificações na frequência respiratória alteram diretamente a ventilação alveolar, reduzindo $PaCO_2$ e indiretamente melhoram a oxigenação. A tendência atual é a utilização de frequência respiratória próxima ao fisiológico (FR = 20 a 40 rpm), aceitando-se níveis de $PaCO_2$ mais elevados. Não é recomendado frequência respiratória acima de 60 rpm, porque há risco de utilizar tempo inspiratório muito curto, causando hipoventilação e hipercapnia. O tempo expiratório inadequadamente curto pode ser insuficiente para o esvaziamento pulmonar no final da expiração, causando autoPEEP. O fluxo do respirador para o recém-nascido deve ser de 6 a 8 litros/minuto. O ajuste de fluxo no respirador determina a forma de onda de pressão durante a ventilação mecânica convencional. Fluxos mais baixos fornecem um tipo de onda conhecida como sinusoidal, é mais fisiológica. Quando aumenta o fluxo, até 10 L/minuto o tipo de onda fornecida é a chamada onda quadrada, há um pico de pressão na inspiração por tempo mais prolongado, melhorando a oxigenação. A fisiologia da mecânica pulmonar e a fisiopatologia da doença pulmonar devem ser consideradas para o desenvolvimento de estratégias eficazes de ventilação mecânica, com o mínimo de complicações.

## Ventilação não invasiva

A ventilação não invasiva utiliza as peças nasais do CPAP e cicla o recém-nascido usando parâmetros da ventilação mecânica convencional. O ponto positivo da ventilação não invasiva é o fato de não utilizar tubo endotraqueal, sendo, portanto, menos agressiva.

A ventilação não invasiva pode ser utilizada primariamente para o tratamento da dificuldade respiratória do recém-nascido ou após a extubação. Em ambas as situações ela substitui o uso do CPAP nasal. Em recém-nascidos pré-termos de muito baixo peso (abaixo de 33 semanas de idade gestacional e abaixo de 1.500 g de peso de nascimento) a ventilação não invasiva apresenta vantagens sobre o CPAP nasal. Nos casos de uso primário, diminui a necessidade de intubação e ventilação mecânica.[25] Nos casos de pós-extubação, diminui a incidência de falhas de extubação.[26] Até o momento, o uso de ventilação não invasiva não mostra vantagem sobre o uso de CPAP nasal no tratamento da apneia da prematuridade.

Os parâmetros usualmente utilizados para ventilação não invasiva são: pressão inspiratória de 16 a 18 $cmH_2O$, pressão expiratória de 5 $cmH_2O$, frequência respiratória de 16 a 20 mrm.

## REFERÊNCIAS BIBLIOGRÁFICAS

1. Kattwinkel J. Surfactant. Evolving issues. *Clin Perinatol* 1998;25:17-32.
2. Klein JM, Thompson MW, Snyder J et al. Transient surfactant protein B deficiency in a term infant with severe respiratory failure. *J Pediatr* 1998;132:244-48.
3. NIH Consensus Statement. Effect of corticosteroids for fetal maturation on perinatal outcomes. *Am J Obstet Gynecol* 1995;173:246-52.
4. Ballard RA, Ballard PL, Cnaan A et al. The North American trial of antenatal thyrotropin-releasing hormone (TRH) for the prevention of lung disease in the preterm infant. *N Engl J Med* 1998;338:493-498.
5. Kanmaz HG, Erdeve O, Canpolat FE et al. Surfactant administration via thin catheter during spontaneous breathing: randomized controlled trial. *Pediatrics* 2013;131:e502-9.
6. Morley CJ. Systematic review of prophylactic vs rescue surfactant. *Arch Dis Child* 1997;77:70-74.
7. Sweet DG, Carnielli V, Greisen G et al. European consensus guidelines on the management of neonatal respiratory distress syndrome in preterm infants – 2013 update. *Neonatology* 2013;103:353-68.
8. Greenough A, Lagercrantz H. Catecholamine abnormalities in transient tachypnea of the premature newborn. *J Perinatal Med* 1992;20:223-26.
9. Wiswell TE, Rawlings JS, Smith FR et al. Effect of furosemide on the clinical course of transient tachypnea of the newborn. *Pediatrics* 1985;75:908-10.
10. Findlay RD, Taeusch W, Walthrt FJ. Surfactant replacement therapy for meconium aspiration syndrome. *Pediatrics* 1996;97:48-52.
11. Lotze A, Mitchell BR, Bulas DI et al. Multicenter study of surfactant (beractant) use in the treatment of term infants with severe respiratory failure. *J Pediatr* 1998;132:40-47.
12. Committee on Infectious Diseases; Committee on Fetus and Newborn, Baker CJ, Byington CL, Polin RA. Policy statement–Recommendations for prevention of perinatal group B streptococcal (GBS) disease. *Pediatrics* 2011;128:611-16.
13. Jobe AH, Bancalari E. Bronchopulmonary dysplasia. *Am J Respir Crit Care Med* 2001;163:1723-29.
14. Barrington KJ, Finer NN. Treatment of brochopulmonary dysplasia. *Clin Perinatol* 1998;25:177-202.
15. Procianoy RS. Displasia broncopulmonar. *J Pediatr (Rio J.)* 1998;74(Supl I):S95-98.

16. American Academy of Pediatrics Committee on Fetus and Newborn. Canadian Paediatric Society. Fetus and Newborn Committee. Postnatal corticosteroids to treat or prevent chronic lung disease in preterm infants. *Pediatrics* 2002;109:330-40.
17. Suguihara C. Tratamento da hioertensão pulmonar persistente do recém-nascido. *J Pediatr* (Rio J.) 2001;77(Supl I):S17-24.
18. Kinsella JP, Abman SH. Clinical approach to inhaled nitric oxide therapy in the newborn with hypoxemia. *J Pediatr* 2000;136:717-26.
19. Cabral JE, Belik J. Persistent pulmonary hypertension of the newborn: recent advances in pathophysiology and treatment. *J Pediatr (Rio J)* 2013;89(3):226-42.
20. Barrington KJ, Tan K, Rich W. Apnea at discharge and gastro-esophageal reflux in the preterm infant. *J Perinatol* 2002;22:8-11.
21. Lopes JMA. Apnéia neonatal. *J Pediatr (Rio J)* 2001;77(Supl I):S97-103.
22. Buck ML. Caffeine citrate for the treatment of apnea of prematurity. Pediatric pharmacotherapy. a monthly newsletter for health care professionals from the University of Virginia Children's Hospital. Acesso em: 30 Jun 2013. Disponível em: <http://www.medicine.virginia.edu/clinical/departments/pediatrics/education/pharm-news/2006-2010/200806.pdf>
23. Mariani G, Cifuentes J, Carlo WA. Randomized trial of permissive hypercapnia in preterm infants. *Pediatrics* 1999;104:1082-88.
24. Bernstein G, Mannino FL, Heldt GP *et al.* Randomized multicenter trial comparing synchronized and conventional intermittent mandatory ventilation in neonates. *J Pediatr* 1996;128:453-63.
25. Meneses J, Bhandari V, Alves JG. Nasal intermittent positive-pressure ventilation vs nasal continuous positive airway pressure for preterm infants with respiratory distress syndrome: a systematic review and meta-analysis. *Arch Pediatr Adolesc Med* 2012;166:372-76.
26. Bhandari V. Noninvasive respiratory support in the preterm infant. *Clin Perinatol* 2012;39:497-511.

# 28 Princípios de Ventilação Mecânica em Pediatria

*Jefferson Pedro Piva* ♦ *Pedro Celiny Ramos Garcia*
*Cinara Andreolio* ♦ *Francisco Bruno*

## INTRODUÇÃO

A grande popularidade e aplicabilidade da ventilação mecânica (VM) em pediatria ocorreu a partir das décadas de 1970 e 1980 em consequência de: a) desenvolvimento de aparelhos específicos para uso em pediatria e neonatologia; b) melhor entendimento das interações da fisiopatologia da doença com as alternativas (parâmetros) disponíveis nesses equipamentos; c) desenvolvimento de protocolos de atendimento visando à nutrição, controle de infecção e sedação para crianças submetidas à VM; d) melhoria nos cuidados de enfermagem, nutrição e fisioterapia; e) proliferação e qualificação das unidades de terapias intensivas pediátrica e neonatal.

Nos últimos 40 anos a VM em pediatria apresentou um enorme desenvolvimento, quando: a) ampliaram-se as indicações e aplicações (pós-operatórios de grandes cirurgias, intoxicações, traumas etc.); b) reduziu-se significativamente a mortalidade associada à VM no atendimento das diversas doenças (membrana hialina, broquiolite, afogamento etc.); c) adequaram-se as estratégias ventilatórias às necessidades de cada doença e as limitações impostas por elas (p. ex., ventilação protetora na síndrome do desconforto respiratório agudo- SARA); d) associaram-se medidas que potencializaram os seus benefícios (ventilação em posição prona, uso do óxido nítrico, administração de surfactante exógeno etc.).[1-4]

Embora os avanços ocorridos, sabe-se que nem mesmo os mais sofisticados ventiladores têm a capacidade de ajustar o fluxo, a pressão e a distribuição dos gases inspirados com a mesma eficácia que o funcionamento normal dos pulmões e do diafragma durante a respiração espontânea.[5] Portanto, não existe nenhum tipo de ventilador mecânico que seja aplicável para todas as situações e, especialmente, que dispense um bom operador (no caso, o intensivista pediátrico).

## INDICAÇÕES DE VENTILAÇÃO MECÂNICA

Estima-se que ao redor de 40 a 70% dos pacientes admitidos em UTI pediátrica necessitem de suporte ventilatório.[1,3,4,6-8] Dependendo das características de cada unidade predominarão algumas indicações, mas de uma maneira geral, estas poderiam ser agrupadas em um dos seguintes grupos:

1. **Hipoventilação e apneia:** intoxicações, imaturidade, anóxia, convulsões etc.
2. **Insuficiência respiratória causada por hipoxemia e doença pulmonar intrínseca:** asma aguda refratária, bronquiolite grave, SARA etc.

3. **Ressuscitação de falência circulatória:** choque séptico, choque hipovolêmico por hemorragia aguda etc.
4. **Promover trocas gasosas supranormais:** neste caso os pulmões podem ser normais, mas a hiperventilação (alcalose respiratória) é o objetivo desejado em selecionados casos de hipertensão pulmonar persistente (recém-nascidos ou pós-operatório cardíaco) ou como parte do tratamento da hipertensão intracraniana.
5. **Perda da integridade mecânica do aparelho respiratório:** fraqueza muscular em paciente com desnutrição e doença respiratória viral, ou em presença de paralisias (p. ex., síndrome de Guillain-Barré) etc.
6. **Indicações profiláticas:** pós-operatório de cirurgia de grande porte ou que necessite de analgesia intensa (cirurgia de coluna) e/ou imobilização (cirurgia da via aérea).

Em função da amplitude de indicações é fácil perceber que a estratégia utilizada em determinadas situações pode ser prejudicial em outras. Embora existam normas para o início e a retirada do suporte ventilatório, aspectos específicos do manejo devem ser individualizados, considerando a doença de base, mecanismos fisiopatológicos e os objetivos terapêuticos. Desse modo, o planejamento terapêutico é muito mais importante do que a máquina, independente da sua sofisticação.[5,9-11]

## INTER-RELAÇÃO ENTRE AS VARIÁVEIS DO RESPIRADOR E AS BASES FISIOLÓGICAS

Para instituir a VM é necessário ter conhecimento do funcionamento dos aparelhos, das limitações, e os efeitos das várias modalidades de suporte ventilatório (p. ex., CPAP, VMI, Pressão de suporte etc.) devem ser claramente compreendidos. Com uma melhor compreensão da fisiologia respiratória, da fisiopatologia das doenças pulmonares e os atuais ventiladores mecânicos, é possível desenvolver estratégias de ventilação que, além de reduzir a mortalidade, diminuem também a frequência e gravidade do dano pulmonar ventilador induzido.[5,9,10,12,13]

Tanto na ventilação espontânea com na VM por pressão positiva, o volume corrente depende de um gradiente de pressão existente entre o alvéolo e o meio externo. Na ventilação espontânea, a pressão pleural e a via aérea se mantêm negativas durante a inspiração promovendo a "aspiração de ar" para o interior dos pulmões (Fig. 28-1A). Contrariamente, na VM por pressão positiva, o aparelho gera uma pressão positiva que promove o deslocamento de fluxo aéreo em direção aos alvéolos, gerando pressão positiva em toda inspiração, inclusive, transmitindo-se ao espaço pleural (Fig. 28-1B).

A pressão intratorácica negativa gerada durante a ventilação espontânea favorece a entrada de ar (ventilação alveolar) e, também, promove aumento do retorno venoso (perfusão), gerando uma ótima relação ventilação/perfusão (relação V/Q). Por outro lado, durante a VM por pressão positiva a maioria das medidas adotadas para melhorar a ventilação pode redundar em redução do retorno e não reverter em melhora significativa das trocas gasosas e oxigenação tecidual.[5,9,10,14]

Os componentes da respiração podem ser divididos em ventilação e oxigenação. A **ventilação** relaciona-se com a mecânica pulmonar e com o movimento dos gases (volume cor-

**Fig. 28-1**

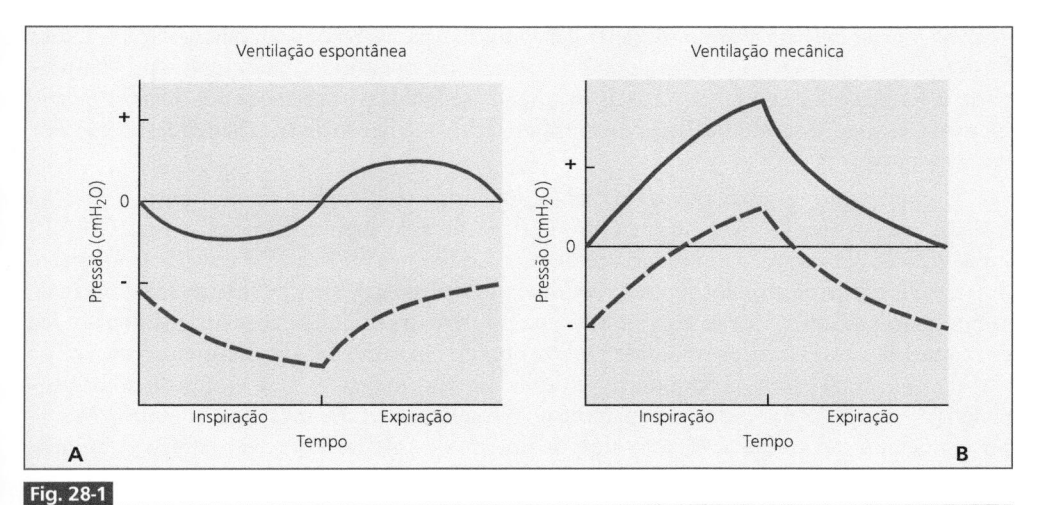

Comportamento das pressões de via aérea (linhas sólidas) e da pressão pleural (linhas tracejadas) durante a ventilação espontânea (**A**) e a ventilação com pressão positiva (**B**). Modificada de Kreit et al.[14]

rente ins e expiratório). O comprometimento na ventilação alveolar (volume corrente e volume-minuto) reflete-se em alterações na $pCO_2$ e $pO_2$. A **oxigenação** relaciona-se primariamente com as trocas gasosas alveolares e na relação entre a ventilação e perfusão alveolar (relação V/Q).[5,9,10,14] O respirador pode ser utilizado como uma medida de suporte para qualquer um destes componentes, mas é mais frequentemente empregado nos distúrbios da ventilação.

A ventilação com pressão positiva pode manter a ventilação fisiológica, quando os músculos respiratórios são incapazes. É, também, capaz de melhorar a distribuição da ventilação por alterações da pressão inspiratória na via aérea e nos padrões de fluxo, além de melhorar as trocas gasosas por modificações no padrão ventilatório.[5]

Como já ressaltado, nem todos os princípios fisiológicos da ventilação *normal* podem ser aplicados quando estamos diante de um paciente submetido à ventilação mecânica. Assim, vários estudos têm documentado a relação entre as variáveis do respirador e suas repercussões na oxigenação e/ou ventilação. Um dos principais objetivos atuais nas manipulações destas variáveis é evitar a lesão pulmonar induzida pela ventilação mecânica, assim como ajustar os parâmetros do respirador às reais necessidades de cada doença específica.[9,12,13,15]

■ **Pressão inspiratória positiva (PIP)**

Independente do método de ciclagem do respirador, do padrão da respiração, da frequência e do volume corrente, todos os métodos de ventilação (exceto, a ventilação com alta frequência) necessitam do estabelecimento de um gradiente de pressão entre o alvéolo e o ambiente atmosférico ou de uma pressão na via aérea resultante da acomodação do fluxo aéreo.[5,9,10,14] Enquanto houver diferença de pressão entre os alvéolos e o respirador, haverá deslocamento de ar. Obviamente, o sentido deste deslocamento de ar se dará do local de maior pressão (do respirador durante a inspiração ou dos alvéolos durante a expiração) para o local de menor pressão (para alvéolos durante a inspiração e para o respirador na expiração). Dessa forma pode-se afirmar que quanto maior for o gradiente pressórico, maior será o deslocamento de ar (volume corrente). Por outro lado, quando se igualam as pressões nos dois compartimentos (respirador e pulmões), não ocorrerá mais deslocamento de ar, independente no valor destas pressões.[2,4,5,9,10]

É importante ressaltar que o gradiente pressórico se dá pela diferença entre a pressão inspiratória positiva gerada pelo aparelho (PIP) e a pressão expiratória positiva final (PEEP) intra-alveolar. Portanto, o volume corrente será a diferença entre a PIP (gerada pelo aparelho) e a PEEP intra-alveolar (pressão residual intra-alveolar).[2,4,5,9,10,12] Os alvéolos normalmente mantêm um pequeno volume residual positivo, fruto do fechamento fisiológico dos bronquíolos. Entretanto, este volume pode ser maior em razão de: a) fechamento precoce da via aérea terminal (p. ex., bronquiolite); b) aplicação de uma resistência à saída do ar intratorácico (p. ex., PEEP aplicada pelo aparelho com finalidade terapêutica – ver adiante); c) tempo insuficiente para a exalação, com alçaponamento de ar (PEEP inadvertente). Assim nestas situações, onde aumenta a PEEP, o gradiente pressórico tende a diminuir e, consequentemente, o volume corrente diminui na mesma proporção.

Outro conceito importante, com relação à ventilação por pressão positiva, refere-se às diferenças encontradas nas pressões das vias aérea e alveolar. Na Figura 28-2 é apresentado de forma esquemática que o fluxo é liberado de forma constante pelo aparelho, gerando um aumento da PIP em forma de "pico" nas vias aéreas pulmonares (Fig. 28-2: etapa "1" da linha sólida). Entretanto, neste mesmo período a PIP intra-alveolar (linha escura no desenho) aumenta de forma menos acentuada.[4,5,9,10,12] Logo após atingir o pico máximo da PIP nas vias aéreas, ocorre uma pequena queda desta PIP nas vias aéreas com estabilização e tendência a se igualarem as pressões das vias aéreas e alveolares (Fig. 28-2: etapa "2" – pressão de

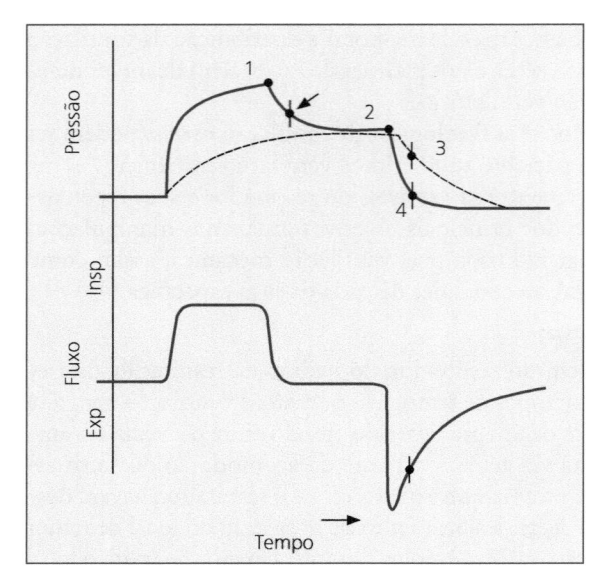

**Fig. 28-2**

Relação entre o fluxo (curva inferior), a pressão nas vias aéreas (linha sólida) e intra-alveolar (linha tracejada). Onde estão representados em: (1) o pico de pressão; (2) pressão de platô (Pplat); (3) pressão expiratória positiva (PEEP) intra-alveolar; (4) pressão expiratória positiva (PEEP) nas vias aéreas; seta: cessação do fluxo inspiratório.

platô). Ao final da etapa "2" (Platô da inspiração), cessa o fluxo, iniciando-se, então, a expiração. Se não houver nenhuma obstrução ao fluxo, haverá uma queda de pressão muito semelhante na pressão intra-alveolar e nas vias aéreas. Entretanto, se ocorrer obstrução ao fluxo aéreo (p. ex., asma) ou tempo insuficiente de esvaziamento alveolar (p. ex., taquipneia), os alvéolos não se esvaziarão adequadamente, mantendo uma pressão positiva final (PEEP) de forma indesejada (PEEP intrínseca ou inadvertente), representado pelas etapas "3" e "4" da Figura 28-2. Nestes casos, a pressão intra-alveolar se manterá maior que a pressão nas vias aéreas (PEEP inadvertente). Por outro lado, se aplicada uma obstrução proposital à saída do fluxo aéreo por parte do respirador (PEEP extrínseca), as PEEP alveolares e das vias aéreas serão muito próximas.

Dependendo das condições pulmonares, uma mesma PIP poderá gerar diferentes volumes correntes. Por isso a PIP não é preestabelecida em função da idade ou peso do paciente e sim em razão da doença pulmonar.[4,5,10] Na curva de "histerese pulmonar" (curva pressão × volume), observa-se que existe um ponto a partir do qual há uma pressão que é capaz de abrir as vias aéreas colapsadas (Fig. 28-3B), denominadas de ponto de inflexão inferior. Qualquer método que não permita que estas pressões críticas sejam atingidas levará a atelectasias e hipoxemia.[2,5,9-13,16,17] Por outro lado, ao ventilar acima do ponto de inflexão superior da curva ("C" da Figura 28-3), promove exagerado aumento da pressão intrapulmonar sem grandes mudanças de volumes.

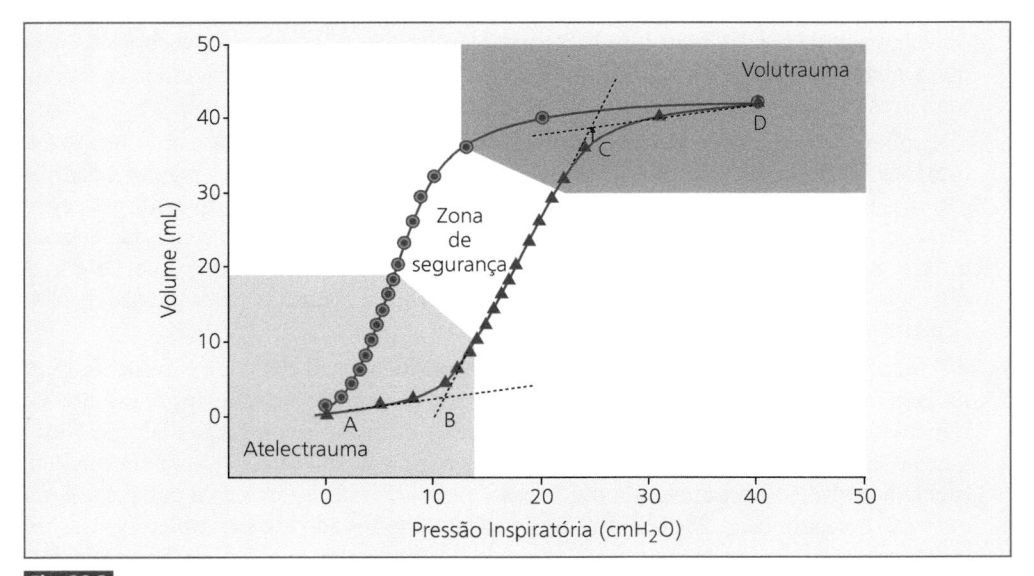

**Fig. 28-3**

Curva de pressão x volume. Entre A e B ocorre hipoventilação, pois a PIP é inferior à pressão de abertura das vias aérea e alveolar. Entre B e C, observa-se a melhor relação entre o aumento da PIP e o Volume corrente. Entre C e D, grandes variações na PIP geram discretos aumentos no volume corrente com maior risco de volutrauma e barotrauma.

O gradiente pressórico (PIP-PEEP) para distender pulmões normais situa-se ao redor dos 15 cmH$_2$O (entre 12 a 20 cmH$_2$O). Esta diferença aumenta, à medida que aumenta a resistência das vias aéreas ou diminui a complacência (elasticidade) pulmonar. Por esta razão que, tanto clínica como experimentalmente, as técnicas de VM por pressão positiva (com exceção da oscilação de alta frequência) que geram um pico de pressão na via aérea inferior a 20 cmH$_2$O ou um gradiente (PIP-PEEP) inferior a 15 cmH$_2$O em crianças com doença pulmonar aguda apresentam um risco maior para a ocorrência de atelectasias e hipoxemia.[5,9,10,13,18,19]

Nestes últimos anos, vários estudos demonstraram uma íntima associação entre a PIP e a lesões pulmonares induzida pela ventilação mecânica, dentre os quase destacam-se:

- *Barotrauma:* esta situação engloba pneumotórax, pneumomediastino, enfisema subcutâneo e o edema pulmonar relacionado com o aumento da pressão inspiratória positiva. Sabe-se que animais de laboratório submetidos a apenas alguns minutos a PIP acima de 30 cmH$_2$O desenvolvem edema alveolar e intersticial.[9,17,20] Estas alterações ocorrem com velocidade e intensidade muito maior se associadas a altas FiO$_2$ e empregadas em pulmões previamente lesados (p. ex., SARA).
- *Volutrauma:* no final dos anos 1980 foi demonstrado que a hiperdistensão alveolar, mesmo quando não associada a PIP elevadas (p. ex., utilizando respiradores com pressão negativa) provoca intenso edemas intersticial e alveolar.[9,10,17,20] Em pacientes doentes submetidos à VM com altas PIP, ocorre maior gradiente pressórico nas áreas com maior complacência do que nas áreas menos complacentes ou com maior resistência. Assim, ocorre um desvio do volume corrente das áreas com baixa complacência para as áreas de alta complacência, que acabam sendo hiperdistendidas por receber um volume corrente exagerado (volutrauma), ocasionando edemas intersticial e alveolar.[9,10,17,20]

Embora o pico de pressão inspiratória (PIP) seja largamente citado como um determinante primário de dano pulmonar ou a pressão possa ser usada para regular a ventilação mecânica a fim de evitar o dano, sua relação com o volume alveolar pode ser pobre. Dessa forma é importante monitorizar tanto a PIP como o volume corrente que deve ser inferior a 10 mL/kg (normalmente de 5 a 8 mL/kg).[5,9,10,12,13] A pressão alveolar é mais fidedigna do que a PIP para estimar o volume alveolar, e é mensurada pela pressão de platô (Pplat).

Um ponto fundamental a ser considerado na influência da PIP e da Pressão de Platô na gênese do volutrauma e barotrauma refere-se à complacência do tórax e à pressão transpleural. Na ventilação espontânea (e pulmões normais) a contração diafragmática e a expansão torácica geram uma pressão negativa intrapleural que se transmite integralmente aos alvéolos, promovendo o gradiente pressórico necessário para gerar o volume corrente desejado (Fig. 28-4A). Em um paciente anestesiado (alta complacência e com pulmões normais), a pressão positiva do respirador transmite-se quase que integralmente aos alvéolos e, em função da boa complascência torácica, a pressão intrapleural aumenta muito pouco (Fig. 28-4B). Por outro lado, se esse mesmo paciente tiver uma baixa complacência torácica (p. ex., edema de parede), grande parte da pressão positiva é transmitida ao espaço pleural, diminuindo o gradiente transpleural e gerando baixos volumes cor-

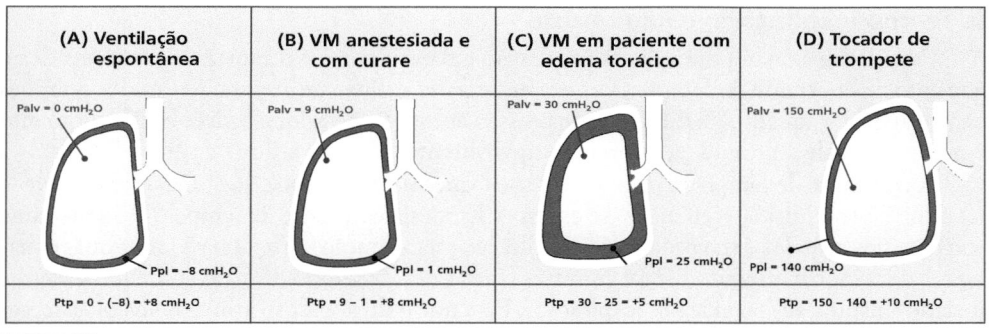

28 ◘ Princípios de Ventilação Mecânica em Pediatria | 625

| (A) Ventilação espontânea | (B) VM anestesiada e com curare | (C) VM em paciente com edema torácico | (D) Tocador de trompete |
|---|---|---|---|
| Palv = 0 cmH$_2$O<br>Ppl = –8 cmH$_2$O | Palv = 9 cmH$_2$O<br>Ppl = 1 cmH$_2$O | Palv = 30 cmH$_2$O<br>Ppl = 25 cmH$_2$O | Palv = 150 cmH$_2$O<br>Ppl = 140 cmH$_2$O |
| Ptp = 0 – (–8) = +8 cmH$_2$O | Ptp = 9 – 1 = +8 cmH$_2$O | Ptp = 30 – 25 = +5 cmH$_2$O | Ptp = 150 – 140 = +10 cmH$_2$O |

**Fig. 28-4**

(A-D) Demonstração esquemática das relações da pressão alveolar com a pressão pleural e com a pressão transpleural. Modificada de Slutzky.[9]

rentes, mesmo que a PIP seja mais elevada que na situação anterior (Fig. 28-4C). Em uma situação extrema, estão os tocadores de trompete (Fig. 28-4D) que geram elevadíssimas pressões na via aérea (~150 cmH$_2$O), mas graças à capacidade desenvolvida de restrição torácica (que reduz sua complacência), ocorre aumento da pressão intrapleural, reduzindo o gradiente transpleural que seria responsável pelos danos alveolares (hiperdistensão, volutrauma e barotrauma). Dessa forma, entende-se porque em algumas situações PIP elevadas são necessárias e não promovem, necessariamente, volu ou barotrauma.[4,9,10,16,21,22]

- *Atelectrauma:* ao manter-se a VM ao redor do ponto de inflexão inferior da curva pressão x volume (Fig. 28-3 – Entre A e B), haverá um ciclo alternado de abertura e colapso da via aérea (recrutamento e desrecrutamento). Este ciclo de abertura e fechamento tem sido responsável pelo atelectrauma, que tem como uma de suas maiores consequências a inativação do surfactante pulmonar.[4,9-11,16,21,22]

Portanto, um dos maiores objetivos da ventilação mecânica é ventilar estes pacientes acima deste ponto de inflexão, visando a recrutar e manter estáveis estas áreas, através da utilização mais liberal e precoce de PEEP.[4,9,10,16,21,22]

- *Biotrauma:* em 1999, Ranieri demonstrou que pacientes com SARA ventilados com grandes gradientes pressóricos (PIP alta e PEEP baixa), quando comparados a controles submetidos à "ventilação protetora" (PIP "médias" e PEEP alta) apresentavam aumento das citocinas locais e sistêmicas.[23] Além disso, demonstrou que estes pacientes ventilados de forma agressiva tinham maior incidência de disfunção de múltiplos órgãos. Ou seja, a ventilação inadequada na SARA não apenas promove deterioração pulmonar como expõe estes pacientes a graves alterações sistêmicas. Portanto, todos os fatores descritos anteriormente contribuem na gênese do biotrauma.

Com base nestes pressupostos que vários pesquisadores obtiveram decréscimo da mortalidade quando utilizaram técnicas ventilatórias com baixos volumes correntes.[4,9,10,13,22]

## ■ Tempo inspiratório e expiratório

Para dimensionar a duração da inspiração e da expiração é importante compreender o conceito de constante de tempo. Como já enfatizado, o fluxo de ar para dentro dos pulmões ocorre apenas enquanto há diferença de pressão entre o respirador e o alvéolo. No momento em que se iguale a pressão em ambos compartimentos, cessará o fluxo de ar.[5,10,16,24,25]

A constante de tempo é uma medida que expressa a velocidade que uma unidade alveolar atinge o equilíbrio (se enche ou se esvazia). Em uma constante de tempo 63% do volume corrente dos alvéolos é movimentado (inspiração ou expiração) (Fig. 28-5). Com duas constantes de tempo é atingido 87% e com três constantes de tempo 95% do conteúdo gasoso é inalado (inspiração) ou exalado (expiração). Para que o fluxo gasoso atinja os alvéolos, forças pulmonares de complacência e resistência necessitam ser superadas. Dessa forma a constante de tempo é o produto entre a resistência e a complacência pulmonar. Em pulmões normais, as constantes de tempo inspiratória e expiratória apresentam valores muito próximos. Mas, mesmo em indivíduos normais a constante de tempo expiratória é um pouco mais longa em razão da redução do calibre das vias aéreas durante a expiração, aumentando a resistência. Estas diferenças podem acentuar-se muito em várias doenças. Por outro lado, diferentes segmentos pulmonares podem ter diferentes constantes de tempo. Então, para que seja liberado um volume adequado para o pulmão, 3-5 constantes de tempo devem ser permitidas durante a inspiração (normalmente 0,3 a 1,2 segundo, dependendo da idade da criança e do processo mórbido envolvido).[5,10,16,24,25]

Analisando este conceito, é fácil entender que ao optar por tempos inspiratórios demasiadamente curtos, obteremos volumes correntes insuficientes (hipoventilação). Por outro lado se empregarmos tempos inspiratórios muito longos, o equilíbrio pressórico entre o respirador e os alvéolos ocorrerá muito antes do fim da inspiração, e todo o tempo inspiratório a partir deste ponto não ocorrerá troca gasosa, apenas mantêm os alvéolos e as vias aéreas distendidos e sujeitos a uma pressão elevada sem benefício nas trocas gasosas. No caso de se utilizarem tempos expiratórios inferiores a 3-5 constantes de tempo ocorrerá alçaponamento de ar resultando em autoPEEP ou pressão expiratória final positiva intrínseca (PEEPi).[5,9,10]

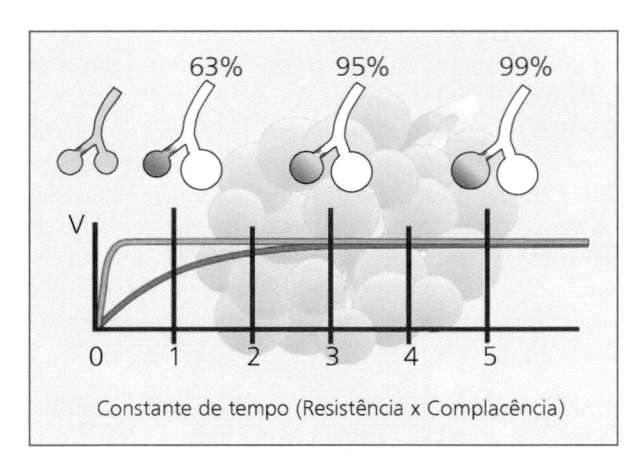

**Fig. 28-5**

Constante de tempo e sua relação com o enchimento e esvaziamento alveolar. Observe que são necessárias cinco constantes de tempo para que haja completo enchimento alveolar. Este tempo varia em função da complacência e da resistência. No esquema observa-se que: linha azul representa alvéolos normais; linha vermelha: representa vias aéreas com aumento da resistência (p. ex., asma), onde tardiamente é atingido o equilíbrio por aumento da constante de tempo. (Ver *Pranchas* em *Cores*.)

Em outras palavras, embora a pressão diferencial entre as vias aéreas e os alvéolos venha a determinar o volume a ser trocado, há um período absoluto de tempo, durante o qual esta pressão diferencial deve ser aplicada. Qualquer tempo menor do que isto levará a um incompleto enchimento ou esvaziamento da unidade alveolar.[5,8,10,19,24,25]

- **Frequência respiratória**

O produto do volume corrente (VC) pela frequência respiratória (FR) irá determinar o volume-minuto. Volumes-minutos insuficientes manifestam-se por hipoventilação (retenção de $CO_2$), enquanto que altos volumes-minutos induzem a hiperventilação. O volume corrente pode ser determinado diretamente nos respiradores ciclados a volume (normal: 6 a 10 mL/kg) ou indiretamente através do gradiente pressórico (PIP-PEEP) nos respiradores ciclados a tempo e limitados à pressão. Com base no conceito de constante de tempo, observa-se que, em determinadas situações, a definição da frequência respiratória dependerá dos tempos ins e expiratórios escolhidos. Tomemos como exemplo um paciente com broncospasmo grave que necessite de VM. Este paciente tem com característica uma elevada resistência de vias aéreas inferiores, o que eleva a constante de tempo ins e expiratória. Poderíamos então arbitrar o TI em 1,2 segundo e o TE em 1,8 segundo, o que resultaria em um ciclo respiratório de 3 segundos, determinando então uma FR de 20 mpm. No caso de necessitar aumentar o volume-minuto deste paciente, optar-se-ia por aumentar o volume corrente (↑ PIP) em vez de aumentar a FR, porque esta poderia resultar em tempo expiratório insuficiente (alçaponamento de ar por esvaziamento alveolar incompleto) ou tempo inspiratório muito exíguo (insuficiente para uma adequada distribuição de mistura gasosa nas diversas áreas, levando à hipoventilação).

Considerando alguns benefícios promovidos com a constante de tempo inspiratória, várias técnicas ventilatórias, como a ventilação com relação inversa (VRI) e a ventilação com liberação de pressão na via aérea (APRV), foram propostas. Estas modalidades têm sido genericamente referidas como técnicas de ventilação com tempo inspiratório prolongado, mas têm aplicação limitada na prática clínica diária.[5,10]

- **Pressão expiratória positiva final (PEEP)**

Normalmente, o fechamento dos bronquíolos e da glote ao final da expiração mantém a PEEP dentro de valores fisiológicos (3 a 5 $cmH_2O$).[4,5,14,16] No início dos anos 1970, George Gregory, um anestesista pediátrico, demonstrou que a aplicação de uma pressão positiva ao final da expiração em pacientes com membrana hialina submetidos à ventilação mecânica reduzia a atelectasia progressiva, melhorava a $pO_2$ e, provavelmente, preservaria surfactante endógeno.

Posteriormente, estes conceitos foram ampliados e atualmente a utilização de PEEP em pacientes submetidos à VM teria as seguintes vantagens:[4,5,13,14,16,20,22]

A) Evitar o colapso pulmonar progressivo, em pulmões com diminuição de complacência. Neste caso, a PEEP deveria ter um valor superior ao ponto de inflexão inferior da curva P × V (Fig. 28-3).

B) Reduzir o consumo de surfactante endógeno.

C) Recrutaria alvéolos colapsados, aumentando as áreas de troca.

D) Diminuir o bio e atelectrauma.
E) Melhora na p$O_2$ e redução na mortalidade na SARA.
F) Facilita a ventilação assistida em pacientes com PEEP inadvertente (p. ex., asma).

Em contrapartida, a PEEP teria como desvantagens: a) reduzir o retorno venoso, por promover hiperdistensão alveolar e colapso capilar pulmonar, afetando, por consequência, o débito cardíaco; b) aumentar o espaço morto; c) aumento da pressão intracraniana por redução do retorno venoso. Seria de pouca valia em pacientes com doença obstrutiva (ver adiante) e contraindicado em pacientes com PEEP inadvertente.[4,5,13,14,16,18,20-22] Assim, dependendo da situação há que contrabalançar os efeitos benéficos e suas desvantagens.

Existem inúmeras fórmulas e sugestões para ajustar a PEEP em função da Fi$O_2$ e da pa$O_2$ ou saturação arterial de oxigênio. Temos utilizado no atendimento de pacientes com SARA (ver Capítulo 26) a proposta testada pelo *ARDS Trial Network* e utilizada nos consensos atuais (Quadro 28-1).[18,22,26]

Obviamente, a sequência apresentada no Quadro 28-1 é apenas uma referência teórica que serve como guia, devendo ser considerada cada situação particular (idade do paciente, causa da Doença, condições hemodinâmicas etc.) e, a partir daí, realizar os pequenos ajustes, mas, o que se quer chamar a atenção é que deve haver uma coerência entre a Fi$O_2$ empregada e a PEEP oferecida.

## ■ Ventiladores mecânicos e os modos ventilatórios ofertados

A ventilação pode ser classificada de várias maneiras, considerando os limites de fluxo gasoso e os parâmetros terminais no ciclo inspiratório. Acreditamos que a melhor para o manejo clínico seja definida pelo mecanismo de ciclagem do respirador, isto é, parâmetro em que a fase inspiratória termina e permite iniciar a expiração. Entretanto, muitos dos ventiladores de nova geração, portadores de microprocessadores, podem estabelecer o ciclo por pressão, por tempo, fluxo ou volume. Portanto, é mais apropriado e conveniente discutir como (mecanismo) o ventilador está sendo ciclado.[4,5,16] Assim, temos:

1. Modo ciclado por pressão.
2. Modo ciclado por volume (ciclado a tempo-volume limitado).
3. Modo ciclados a tempo e limitado por pressão.

Os principais componentes da fase inspiratória que podem ser manipulados, direta ou indiretamente, são o pico de pressão inspiratória (PIP), o volume corrente (VC) e o tempo inspiratório (Ti). Geralmente, dois destes parâmetros são estabelecidos, e o terceiro resulta destes dois, sendo determinado também pela resistência e complacência pulmonar do paciente.

| QUADRO 28-1 | Seleção da PEEP e Fi$O_2$ na SARA de acordo com a saturação arterial de oxigênio | | | | | | | | |
|---|---|---|---|---|---|---|---|---|---|
| Objetivo: saturação de hemoglobina entre 85-92% | | | | | | | | | |
| Fi$O_2$ | 0,3 | 0,4 | 0,5 | 0,6 | 0,7 | 0,8 | 0,9 | 1 |
| PEEP | 5 | 5-8 | 8-10 | 10 | 10-14 | 14 | 14-18 | 18-22 |

## Modo ciclado à pressão

No modo ciclado à pressão os respiradores terminam a fase inspiratória quando uma pressão final preestabelecida é atingida (isto não é sinônimo de pressão limitante, o qual será discutido mais tarde). As principais vantagens desta modalidade de ventilação são a simplicidade, confiabilidade, facilidade de utilização e custo. Suas desvantagens são uma diminuição do volume corrente liberado quando a doença pulmonar piora, alterações nos tempos inspiratórios, além de não fornecer nenhuma indicação de modificação na resistência ou complacência (também uma limitação da ventilação limitada à pressão). Atualmente, estas máquinas estão em desuso e têm um pequeno papel na ventilação de pacientes pediátricos com doença pulmonar intrínseca.

## Modo ciclado a volume

A máquina libera um volume corrente preestabelecido, por isso utiliza baixos fluxos para seu trabalho, mas capazes de gerar altas pressões.[5,16]

O volume corrente normal estimado para crianças varia de 5 a 7 mL/kg. Em algumas situações o volume corrente pode chegar entre 12 e 15 mL/kg. Estes altos volumes correntes, são referidos como volume de suspiro ou *sigh volumes* (até 2 vezes o volume corrente normal).[5,10,27]

Nos respiradores ciclados a volume, de uma maneira geral, deve-se preestabelecer: o volume corrente (VC); a taxa de fluxo que deve ser superior ao volume-minuto; o Tempo inspiratório (Ti) que pode ser definido diretamente ou ser a resultante da taxa de fluxo e da PIP; a $FiO_2$, a PEEP; os alarmes de limite de pressão; de queda de volume-corrente; limites do volume-minuto; etc. Quando utilizamos a ventilação limitada a volume, o VC e o Ti serão estabelecidos, e a PIP resultará dos parâmetros determinados e da mecânica pulmonar do paciente (resistência e complacência).

Além da limitação óbvia que o volume liberado possa ser muito grande para os pacientes pediátricos pequenos, respiradores ciclados a volume que são empregados em adultos podem ter outras limitações quando utilizados na população pediátrica. A mais significativa é o volume de condensação, que é o volume perdido nos circuitos (mangueiras) do respirador e resulta de uma combinação entre a elasticidade dos tubos e condensação dos gases.[5,16]

O gás pode ser condensado em duas áreas do respirador. A primeira (menos importante com máquinas mais modernas) é o volume interno do respirador (fole ou pistão, e o umidificador). Geralmente o gás condensado no compartimento interno não circula através da válvula exalatória, portanto, não é mensurado. O segundo, e mais importante compartimento para o gás condensar, são os circuitos externos (tubulações). Este volume **perdido** (compressível) é determinado pela complacência relativa do circuito e o paciente. Este gás condensado pode ser mensurado em alguns respiradores mais modernos e compensado no volume corrente que é ofertado ao paciente.

Em circuitos de adultos, o fator de complacência (condensação) é aproximadamente 4 $mL/cmH_2O$. A maioria dos respiradores pediátricos têm tubos de pequeno calibre, não complacentes, que minimizam o volume de condensação a um fator de complacência inferior a 1 $mL/H_2O$.[5,16]

Muitos clínicos acreditam que os respiradores ciclados a volume são capazes de manter a ventilação mais constante sob várias circunstâncias quando comparados aos ciclados à pressão ou com a ventilação ciclada a tempo e limitada por pressão. Quando a complacência ou resistência pioram, a "cabeça de pressão" necessária para liberar o volume aumenta automaticamente. Então, respiradores ciclados a volume têm uma capacidade de compensar automaticamente (parcialmente) uma deterioração na doença pulmonar, onde respiradores ciclados à pressão ou nos métodos de ventilação pressão limitados não. Além disso, quando a resistência ou a complacência pioram, o pico de pressão inspiratória (PIP) aumentará, alertando o médico, enfermeiro ou terapeuta respiratório que as condições do paciente pioraram.

De fato, com estes sistemas de monitorização dos respiradores, alterações nas suas pressões de insuflação, e modificações na mecânica pulmonar dos pacientes (complacência ou resistência) frequentemente podem ser observadas antes que efeitos adversos nas trocas gasosas ocorram. Esta capacidade de "monitorização" (também encontrada na ventilação ciclada a tempo) é perdida nos respiradores ciclados à pressão ou em respiradores ciclados a volume ou tempo, utilizando o modo limitado à pressão. Alguns respiradores mais novos têm superado este problema com uma mensuração mais acurada do volume corrente exalado, o qual diminui quando a resistência ou a complacência pioram.

A grande vantagem dos ventiladores ciclados a volume observa-se quando os pulmões deterioram, pois, o volume corrente liberado é relativamente constante e modificações de pressão na via aérea podem indicar variações na mecânica pulmonar do paciente. Sua principal desvantagem é a geração de altas pressões de insuflação e o risco aumentado de barotrauma, portanto, alarmes de pressão excessiva devem ser cuidadosamente estabelecidos.

Como regra geral, se a ventilação a volume é iniciada, frequentemente acionamos o controle para ventilação por pressão-limitada, se a PIP na ventilação a volume exceder 35-40 cmH$_2$O (ver Seção de Estratégias de Ventilação). Especialmente, quando grandes pressões na via aérea são utilizadas, a ventilação ciclada a volume oferece poucas vantagens sobre a ventilação pressão-limitada, mas a última coloca uma maior responsabilidade no médico, já que os mecanismos de compensação e monitorização das modificações na mecânica pulmonar do paciente estão perdidos.

### Modo ciclado a tempo e limitado à pressão

Nos respiradores ciclados a tempo, estabelecemos o tempo inspiratório (Ti); a PIP; a FR; a PEEP; a FiO$_2$; e os alarmes. O fluxo inspiratório (Vi) deve ser calculado, levando-se em consideração que estes respiradores têm uma grande perda de volume. Dessa forma recomenda-se que se utilizem fluxos elevados no sentido de obter-se uma PIP adequada e satisfatória. No caso de empregarem-se baixos fluxos (inferiores a 3× o volume-minuto) poderemos ser incapazes de gerar a PIP desejada e se desenvolverá uma PIP do tipo ascendente lenta e não oferecendo platô. O produto da PIP, do TI e do fluxo determina o volume corrente (VC). Então, VC = Ti × Vi × PIP. Se o tempo inspiratório estiver clinicamente adequado, então um aumento ou diminuição do volume corrente é feito por modificações no fluxo inspiratório (o qual é geralmente iniciado com 2-3 vezes a ventilação-minuto) ou na PIP. Entretanto, em razão das baixas taxas de fluxo inspiratório geradas (sendo necessário acima de 30 LPM para alguns), muitas destas máquinas não fornecerão fluxos adequados para pacientes pesando acima de 15 kg.[5]

Os respiradores podem ter circuitos de fluxo intermitente ou contínuo (Fig. 28-6). Nos circuitos de fluxo intermitente não há fluxo entre os ciclos do respirador. Assim, o paciente para desencadear uma ventilação espontânea entre os ciclos do respirador gera uma queda na pressão ou no fluxo no circuito do ventilador que é responsável pela abertura da válvula de demanda do respirador *(pressure ou flow-triggered)*, permitindo, assim, a liberação de fluxo de gás. A sensibilidade da válvula de demanda pode ser ajustada em escalas que variam de mínimo esforço até requerer maiores gradientes para desencadear uma respiração assistida. Tecnologias mais recentes, como o NAVA (Assistência Ventilatória Ajustada Neuralmente – ver Capítulo 26), utilizam uma sonda esofágica que identifica o potencial de ação gerado no diafragma para desencadear o início de uma ventilação assistida, poupando o esforço aos pacientes.

### *Forma mista de ventilação – pressão regulada volume controlado (PRVC)*

Nessa modalidade mista, o aparelho é ciclado inicialmente pelo modo volumétrico (Fig. 28-7 – 1ª curva). O aparelho identifica a pressão de platô necessária para aquele volume corrente e a partir daí o aparelho assume que deve liberar esse volume corrente predefinido com a menor PIP possível, sendo ajustada a PIP a cada respiração. Se o volume corrente aumentar ou diminuir o respirador ajusta em escalas de 3 $cmH_2O$ a PIP para manter constante o volume corrente, sendo o máximo de variabilidade de 5 $cmH_2O$.

Esse modo tem como vantagem garantir um volume corrente constante ajustando a PIP e a forma de liberação de fluxo para atingir esse volume. Alguns pacientes melhoram sua sincronia com o respirador quando mantidos em PRVC.

Na fase aguda da doença, manter o volume corrente pode ser uma vantagem, mas na fase de desmame, alterações na profundidade da inspiração (p. ex., suspiros) promovem recrutamento alveolar e inclusão de novas áreas pulmonares nas trocas gasosas. Por isso nessa etapa, pode ser interessante associar a Pressão de suporte (ver adiante).

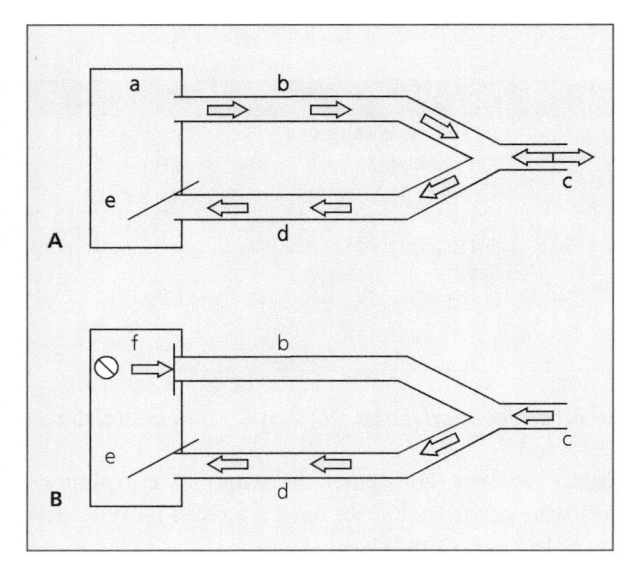

**Fig. 28-6**
Respiradores ciclados a tempo com fluxo contínuo (**A**) ou intermitente (**B**).

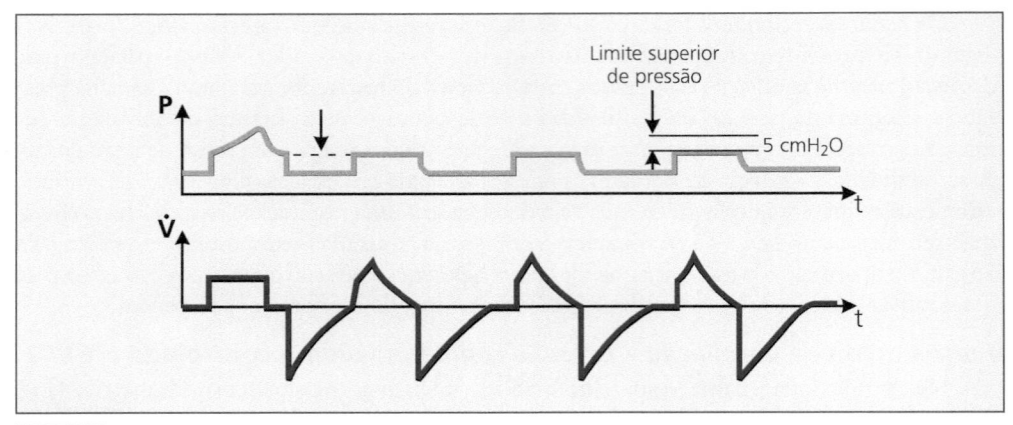

**Fig. 28-7**

Pressão regulada volume controlado (PRVC) é uma forma mista de ventilação, onde o primeiro volume corrente é administrado no modo volumétrico e, posteriormente, com base na Pressão de platô o aparelho define as PIP necessárias para manter esse volume corrente.

- **Parâmetros iniciais na ventilação convencional em situações clínicas comuns**

A) *Pacientes sem doença pulmonar* (p. ex., pós-operatório de grande cirurgia, S. Guillain Barré, TCE etc.)
 - *Característica:* baixa resistência com complacência pulmonar normal ou até elevada (no caso de pacientes em coma), mantendo uma boa relação ventilação-perfusão. Apresentam problemas na ventilação, com mínimo comprometimento na oxigenação.
 - *Objetivo:* manter uma ventilação adequada às necessidades do paciente.

| Ventilador ciclado a tempo e pressão | Ventilador ciclado a volume |
|---|---|
| A) **PIP**: o pico de PIP deve ser baixa (próxima a 25 cmH$_2$O), com uma pressão de Pplat ao inferior ou menor de 20 cmH$_2$O | A) **Volume corrente** (VC): 5 a 8 mL/kg |
| B) **TI**: de acordo com a idade (0,6 a 1 s) | B) **Volume-minuto**: VC × freq. respiratória |
| C) **TE**: prolongado e de acordo com a pCO$_2$ e FR desejada | C) **Limite de TI**: de acordo com a idade (0,6 a 1 s) ou conforme o VC e o fluxo corrente |
| D) **FR**: próxima do normal para a idade (12 a 20 mpm) | D) **FR**: próxima do normal para a idade (12 a 20 mpm) |
| E) **PEEP**: 3 a 5 cmH$_2$O | E) **PEEP**: 3 a 5 cmH$_2$O |
| F) **FiO$_2$**: próxima a 25% | F) **FiO$_2$**: próxima a 25% |

B) *Pacientes com doença obstrutiva de vias aéreas inferiores* (p. ex., asma, bronquiolite, mucoviscidose, displasia broncopulmonar etc.)
 - *Característica:* elevada resistência pulmonar (constantes de tempo ins e expiratória alta), alterações na relação ventilação-perfusão, hipoxemia e alteração na ventilação (aumento da pCO$_2$, por hipoventilação obstrutiva).

- **Objetivo:** distribuir a ventilação às áreas não obstruídas (menor resistência) e também àquelas obstruídas e mal ventiladas (com maior resistência e maior constante de tempo). Reverter a hipoxemia; tolerar $pCO_2$ elevada.

| Ventilador ciclado a tempo e pressão | Ventilador ciclado a volume |
|---|---|
| A) **PIP**: o pico de PIP deve ser alta para vencer a resistência pulmonar (30 a 40 $cmH_2O$) e uma Pplat ao redor de 25 a 30 $cmH_2O$ | A) **Volume corrente** (VC): 7 a 10 mL/kg, o qual gerará altas PIP, em razão do quadro obstrutivo |
| B) **TI**: longo em razão da CT alta ($\cong$ 1 s). Se for curta ocasionará um volume corrente insuficiente (hipoventilação) | B) **Volume-minuto**: em torno de 75% do VM habitual, (VC × freq. respiratória $\downarrow$) |
| C) **TE**: prolongado em razão da obstrução de vias aéreas inferiores, constante de tempo longa ($\cong$ 2 segundos). Mesmo que $pCO_2$ alto | C) **TI**: longo ($\cong$ 1 s) e conforme o VC e o Fluxo corrente |
| D) **FR**: baixa (12 a 20 mpm) em razão dos longos Ti e Te | D) **FR**: diminuída, em razão dos longos Ti e Te (12 a 20 mpm) |
| E) **PEEP**: 3 a 5 $cmH_2O$ (já existe PEEP intra-alveolar ocasionando aumento da capacidade residual funcional) | E) **PEEP**: 3 a 5 $cmH_2O$ (já existe PEEP intra-alveolar ocasionando aumento da capacidade residual funcional) |
| F) **FiO$_2$**: em torno de 35 a 50%* | F) **FiO$_2$**: em torno de 35 a 50% |

*Altas $FiO_2$ indicam perda de áreas de trocas (atelectasias, desrecrutamento ou pneumotórax).

C) *Pacientes com doenças pulmonares que diminuem a complacência* (p. ex., SARA, pneumonia intersticial, edema pulmonar etc.)
- *Característica:* baixa complacência (baixas constantes de tempo ins e expiratórios), e comprometimento grave na relação ventilação-perfusão (hipoxemia grave).
- *Objetivo:* necessitará de elevadas PIP em razão da baixa complacência (elasticidade), porém regimes muito agressivos podem levar a barotrauma e volutrauma. Aceitar hipercapnia e hipoxemia moderada (saturação de 80-85%), evitando elevar a $FiO_2$ e PIP.

| Ventilador ciclado a tempo e pressão | Ventilador ciclado a volume |
|---|---|
| A) **PEEP**: 5 a 20 $cmH_2O$. Manter o recrutamento alveolar e uma proporcionalidade entre a $FiO_2$ e a PEEP (Quadro 28-1) | A) **PEEP**: 5 a 20 $cmH_2O$. Manter o recrutamento alveolar e uma proporcionalidade entre a $FiO_2$ e a PEEP (Quadro 28-1) |
| B) **PIP**: evitar altas PIP. Acrescentar ~ 20 $cmH_2O$ acima da PEEP (PIP total de 30 a 40 $cmH_2O$) | B) **Volume corrente** (VC): ~ 6 mL/kg, o qual poderá requerer altas PIP, em razão da baixa complacência (limitar a PPlatô em 35 $cmH_2O$). |
| C) **TI**: curto em razão da CT curta ($\cong$ 0,5-0,8 s). Se for muito curto ocasionará um volume corrente baixo (hipoventilação) | C) **Volume-minuto**: normal ou reduzido até 75% do VM habitual, ($\downarrow$ VC × FR normal) |
| D) **TE**: conforme a necessidade, pois apresenta constante de tempo baixa. Tem-se tolerado $pCO_2$ alta, evitando-se maior dano pulmonar | D) **TI** curto ($\cong$ 0,5-0,8 s) e conforme o VC e o Fluxo corrente |
| E) **FR**: normal. Em casos mais graves pode-se diminuir a FR no sentido de evitar maior dano pulmonar (hipoventilação permissiva) | E) **FR**: normal. Em casos mais graves pode-se diminuir a FR no sentido de evitar maior dano pulmonar (hipoventilação permissiva) |
| F) **FiO$_2$**: não ultrapassar 60-70%. Tolerar saturação de 80 a 85% | F) **FiO$_2$**: não ultrapassar 60-70%. Tolerar saturação de 80 a 85% |

## Manipulação do respirador para melhorar a oxigenação e a ventilação

A ventilação alveolar é a expressão do volume-minuto que é o produto do volume corrente pela frequência respiratória. Assim, pode-se hiperventilar um paciente, aumentando-se a frequência respiratória ou o volume corrente. Por exemplo, em paciente com traumatismo de crânio no qual se pretende diminuir a $pCO_2$, optamos preferencialmente por aumentar o volume corrente, pois o retorno venoso do sangue cerebral ao tórax, durante a ventilação mecânica, ocorre na fase expiratória e de forma passiva. Assim, seria interessante, nesta situação, manter o volume-minuto à custa de um alto volume corrente e uma frequência respiratória menor, permitindo longos tempos expiratórios que favoreçem a drenagem venosa cerebral ao tórax.[5]

Uma forma efetiva de aumentar o volume corrente é aumentando a PIP. Em pacientes com longas constantes de tempo (doenças obstrutivas) pode-se aumentar o volume corrente, aumentando-se o TI.

Para melhorar a oxigenação pode-se aumentar a PEEP, o Ti no caso de doenças obstrutivas, ou a PIP nas suspeitas de hipoventilação associada (baixa complacência ou elevada resistência). Estes componentes determinam a Pressão Média na Via Aérea (MAP) e, pelo menos, em neonatos com Doença da Membrana Hialina, a PEEP é mais eficiente do que o PIP ou Ti em causar melhora na $PaO_2$ para um dado aumento na MAP. Também PIP e Ti podem resultar em mais barotrauma do que a PEEP para um mesmo nível de MAP. Entretanto, se o paciente estiver também hipercápnico (hipoventilado), aumentos do VC, Ti ou PIP são mais efetivos do que aumentos da PEEP.

## Ventilação assistocontrolada

Ventilação assistocontrolada é usada como modo inicial de ventilação em muitas instituições, especialmente em pacientes com comprometimento neuromuscular.

A maioria dos respiradores modernos propicia um fluxo contínuo nos circuitos, de modo a permitir que o paciente respire espontaneamente entre os intervalos dos ciclos do respirador. Esse fluxo contínuo associado aos ciclos do respirador denomina-se de VMI (ventilação mandatória intermitente). As vantagens de permitir o paciente manter-se ventilando espontaneamente são: evitar atrofia muscular, melhorar o retorno venoso por gerar pressão negativa (melhora na relação V/Q), diminuir a sedação excessiva, facilitar o desmame, entre outras.[5,10,16]

### Ventilação mandatória intermitente (VMI) e ventilação mandatória intermitente sincronizada (VMIS)

Ventilação mandatória intermitente (VMI) é uma forma de ventilação assistocontrolada em que o respirador libera uma respiração com uma pressão positiva e um volume corrente (ou tempo) predeterminado em uma determinada frequência por minuto (ventilação mandatória). Nos intervalos destes ciclos é permitido que o paciente ventile espontaneamente através da inalação de um volume corrente com uma pressão constante (CPAP).[5,14,16,24,25]

A VMI foi aprimorada para VMIS, que é a ventilação mandatória intermitente sincronizada, onde através de um sistema pré-configurado do aparelho evita-se que coincida uma ventilação espontânea do paciente com um ciclo do respirador dentro de um período muito curto de tempo (Fig. 28-8). Então, se o paciente realizar uma ventilação espontânea imediatamente antes da ciclagem do aparelho ("janela"), este retarda o seu ciclo por um período de tempo, dando tempo ao paciente para exalar o ar antes de liberar o volume corrente ou a PIP do aparelho.[5,14,16,24,25]

## Pressão de suporte

Pertence a uma categoria de modalidade parcial de suporte ventilatório, em que parte do padrão respiratório é controlada pelo paciente. É um modo limitado à pressão, acionado pelo paciente, que determina o início e o fim da inspiração em razão do fluxo aéreo. A pressão de suporte permite que o paciente ao desencadear um esforço respiratório (ao gerar uma pressão negativa no sistema) ocorra a liberação de um fluxo por parte do respirador para atingir uma pressão inspiratória predefinida (Fig. 28-9). Este platô de pressão é mantido até que se observe que o fluxo inspiratório diminua de forma importante (p. ex., em torno de 25% do fluxo inicial), determinando então que cesse a inspiração, e inicie a expiração (Fig. 28-9). Ou seja, o tempo inspiratório será determinado pelo período que se mantiver o gradiente pressórico. À medida que for sendo atingido o equilíbrio pressórico (entre o respirador e os alvéolos), have-

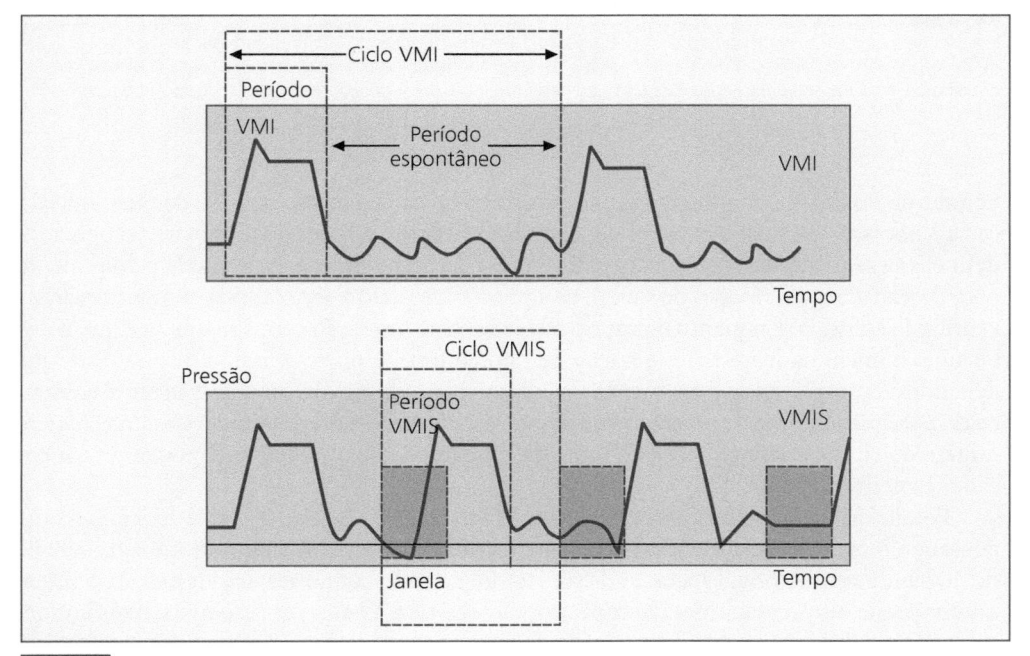

### Fig. 28-8

Ilustração esquemática da ventilação mandatória intermitente. A VMI (no alto) com intervalos fixos dos ciclos do respirador e da ventilação mandatória intermitente sincronizada – VMIS, quando em razão da existência de uma janela ou gatilho, é possível antecipar ou retardar o ciclo do respirador, de acordo com os esforços inspiratórios apresentados pelo paciente.

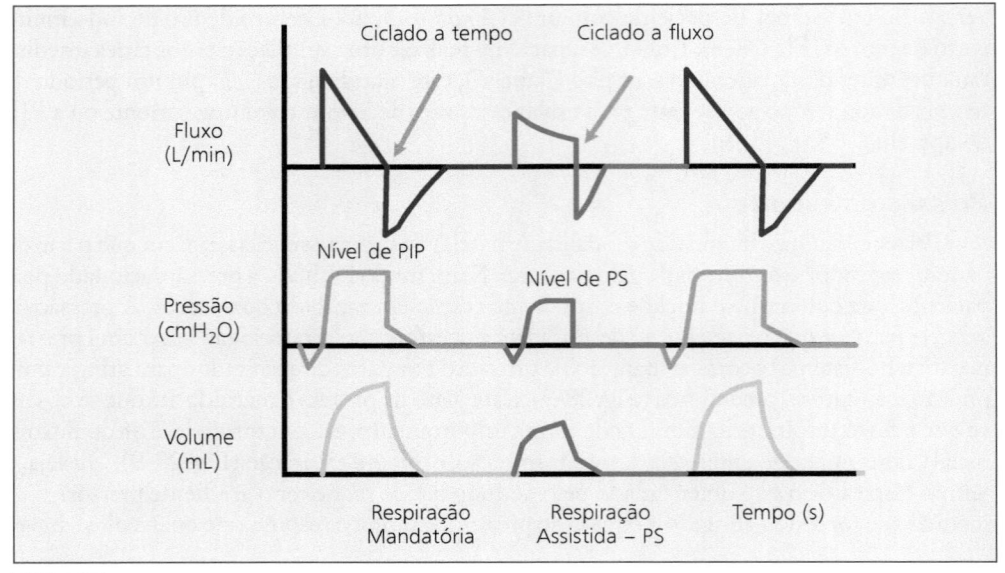

**Fig. 28-9**

Pressão de suporte. Observe que após um esforço inspiratório por parte do paciente (pressão), há uma liberação de fluxo por parte do aparelho para atingir uma pressão predeterminada. À medida que a pressão se mantém equilibrada, ocorre uma diminuição no fluxo, que, ao atingir um valor crítico, o respirador interrompe a sua liberação.

rá redução do fluxo e, ao atingir um valor mínimo (p. ex., em torno de 25% do fluxo inicial), cessa a liberação de fluxo por parte do aparelho. Portanto, na pressão de suporte, o operador define: a) a sensibilidade (pressão negativa ou oscilação no fluxo a ser atingida pelo paciente para desencadear a liberação de fluxo); b) a pressão de platô a ser mantida com este ciclo de ventilação assistida. Enquanto o próprio paciente e sua interação com a máquina é quem determina o início da inspiração (geração de esforço inspiratório), o tempo inspiratório (que depende da complacência e da resistência pulmonar a cada ciclo). A internação entre o esforço do paciente, o limite de pressão estabelecido e a impedância do sistema respiratório determinam o volume corrente.[5,8,19,24,25] Tanto o Ti quanto o Volume corrente podem variar em cada respiração (Fig. 28-9).

Potenciais efeitos benéficos têm sido relatados na PS. Acredita-se que funcione compensando o trabalho respiratório decorrente da presença do tubo endotraqueal e da válvula de demanda ventilatória. O ajuste sincrônico do paciente com o respirador explica por que muitos pacientes permanecem tão confortáveis com a PS. O aspecto fisiológico mais importante deste método pode ser a capacidade de melhor atingir a demanda de fluxo inspiratório do paciente, minimizando, assim, o esforço da musculatura respiratória quando comparado a outras formas de ventilação mecânica. A PS pode permitir que pacientes com comprometimento mecânico da ventilação atinjam maiores volumes correntes inspiratórios com o mesmo nível de esforço ou o mesmo nível de volume corrente com um nível mais baixo de trabalho inspiratório.[5,8,19,24,25] Ela tem demonstrado aumentar efetivamente a respiração espontânea e reduzir o trabalho respiratório nas crianças.

Outros benefícios incluem uma redução na atividade da musculatura inspiratória durante a respiração espontânea. Níveis de PS de 20 cmH$_2$O parecem suprimir o padrão de atividade eletromiográfica indicativo de fadiga muscular. Ela pode diminuir o consumo de oxigênio pelos músculos respiratórios

As vantagens da PS como método de retirada da ventilação mecânica baseiam-se na capacidade de superar a resistência do tubo endotraqueal, de contrabalançar o escape do fluxo liberado associado a sistemas VMIS/CPAP acionados por pressão, e o controle do paciente sobre o fluxo inspiratório e tempo inspiratório.

A pressão de suporte pode ser ofertada isoladamente ou associada à ventilação mandatória (com uma frequência respiratória mínima predeterminada). A combinação de VMIS associada à pressão de suporte das respirações espontâneas tem-se tornado um método muito popular.[3,5,8] Deve-se ressaltar que no caso de optar por VMIS com altas frequências associado pressão de suporte, a maioria das necessidades ventilatórias do paciente será fornecida pelo ventilador, não havendo, então, ventilação espontânea.

Apesar das vantagens teóricas, os estudos controlados não conseguiram demonstrar vantagens de um dos modos de ventilação sobre os demais.[8] Portanto, a escolha do modo de ventilar (assistida/controlada, VMI, VMIS, Pressão de Suporte etc.), depende grandemente da experiência e preferência do médico e do tipo de respirador disponível.

## OBJETIVOS E ESTRATÉGIAS DE VENTILAÇÃO

Os atuais objetivos da ventilação são:

A) Evitar a lesão pulmonar induzida pela ventilação mecânica, adotando alguns cuidados, como: FiO$_2$ inferiores a 60%; Pressões de platô menor que 35 cmH$_2$O; Frequência respiratória baixa; PEEP adequada para evitar o "desrecrutamento" e colapso pulmonar; sedação mínima (ver adiante), entre outras.
B) Aceitar valores subnormais para oxigenação (Sat de hemoglobina entre 80 e 88%), desde que se diminua a demanda metabólica; assim como tolerar níveis mais elevados de pCO$_2$ (60 a 80 mmHg).
C) Propiciar que o paciente mantenha ventilação espontânea. Evitando a sedação excessiva e, principalmente, a curarização.
D) Recrutar áreas hipoventiladas (ver Capítulo 26).
E) Manter um balanço hídrico cumulativo negativo ou neutro. Edema tem sido associado a maior risco de morte em pacientes submetidos à VM.

## MANUTENÇÃO DE PACIENTES EM VENTILAÇÃO MECÂNICA

Além dos ajustes dos parâmetros do respirador, visando a escolher o melhor modo de ventilar, é fundamental que se observem alguns cuidados com os pacientes em ventilação. A omissão ou a negligência com estes cuidados poderá ser decisiva na definição do caminho que conduz ao sucesso ou ao fracasso.

## Sedação

É evidente que a colocação de um tubo oro ou nasotraqueal, a instituição de uma terapia antifisiológica que interfere com outras funções vitais, aliado à necessidade de manutenção do paciente restrito ao leito são motivos suficientes para a instituição de uma adequada sedação, associada ou não à analgesia.

Na escolha do melhor esquema de sedação para um determinado paciente devemos levar em conta alguns fatores, como:[28-31]

### O tempo previsto de ventilação mecânica

Para períodos curtos dá-se preferência para drogas com rápida metabolização e de infusão contínua (p. ex., diazepínicos e opioides).

### Existe algum efeito associado ao uso de sedativos, analgésicos ou curare que impeçam a sua utilização?

Morfina e meperidina que liberam histamina causam hipotensão e broncospasmo; cetamina produz broncodilatação, hipertensão arterial e alucinações; fentanil pode ocasionar rigidez torácica; o pancurônio está associado à taquicardia; os diazepínicos ligam-se à albumina, aumentando o nível de bilirrubina lívre; o hidrato de cloral é hepatotóxico e aumenta a incidência de gastrite; tionembutal causa hipotensão grave por vasodilatação importante; e, assim por diante. Como toda medicação os sedativos e analgésicos têm efeitos adversos que devem ser conhecidos a fundo pelo intensivista e, no caso da imperiosa necessidade de utilizar-se uma droga com evidentes efeitos colaterais, devemos nos antecipar e antagonizar tais efeitos precocemente (p. ex., uso de vasopressores e expansão volumétrica quando usamos agentes que causem hipotensão).

Lembrar ainda que determinados fármacos exibem tolerância com o passar do tempo (para obter o mesmo efeito deve-se aumentar progressivamente a dose). Neste grupo destacam-se os derivados da morfina, que precocemente apresentam este efeito.

### Existe a necessidade de empregar analgésicos?

Pacientes em pós-operatório, em uso de drenos torácicos, que necessitam manter-se com mínima mobilidade (TCE) entre outros, podem necessitar preferentemente uma adequada analgesia a qual poderá ser suficiente para promover a sedação.

### Qual a grau de sedação que desejamos para este paciente?

Na absoluta maioria das vezes não há necessidade de induzir ao coma ou à sedação profunda. Mas deve-se ter o cuidado de evitar que estes pacientes tornem-se extremamente agitados e "briguem" com o respirador. Nosso objetivo é mantê-los com o mínimo desconforto aceitável (acordados, portanto), de forma a manter ventilação espontânea, permitir uma adequada manipulação sem sentir desconforto ou dor e que tenham possibilidade de manter atividade muscular (movimentação espontânea de membros superiores e inferiores). Naqueles momentos de muito desconforto ou manipulação, doses extras podem ser adicionadas.

Uma boa estratégia tem sido adotar escalas de sedação (p. ex., Ramsay, Confort B etc.) onde é definido o alvo para aquele dia para aquele determinado paciente.

Cabe lembrar que a agitação súbita em um paciente em ventilação mecânica pode, entre outras coisas, ser sinal de hipoventilação e hipóxia, tendo como causas: extubação acidental, queda do volume corrente por abertura do sistema ou obstrução do tubo, queda na PIP etc..

### Há necessidade de associar agentes curarizantes?

Hoje em dia é excepcional a indicação de curare para pacientes em ventilação mecânica. O uso destes agentes abole o tônus muscular, permite que a pressão abdominal desloque o diafragma em direção ao tórax, diminuindo assim a possibilidade de expansão pulmonar (há uma melhora apenas na porção anterior pulmonar por melhora na complacência torácica). Aliado a este fato, não há consenso com relação aos benefícios ventilatórios.

Podemos ter o mesmo efeito com drogas que apresentem menor custo? Há vantagens em utilizar associações de fármacos ou preferimos neste caso utilizar dose máxima de apenas uma droga? Possuímos um adequado sistema de monitorização e antagonismo para este medicamento que estamos usando? Os fármacos por nós escolhidos induzem a abstinência/delírio quando de sua retirada? Estamos preparados para tratar ou evitar seu aparecimento?... Etc.

Entre os agentes sedativos e analgésicos por nós utilizados, poderíamos citar os relacionados no Quadro 28-2.

## ▪ Nutrição

A instituição de ventilação mecânica não representa um obstáculo absoluto à administração de alimentos por via enteral. Excepcionalmente, em algumas situações clínicas a nutrição estará prejudicada nos primeiros dias de ventilação mecânica como no caso de hipóxia grave (SARA, choque séptico etc.), patologias cirúrgicas abdominais e/ou distúrbios metabólicos graves. Na maioria dos casos optamos por iniciar alimentação gástrica, aumentando-se progressivamente o volume. Como muitos destes pacientes deglutem ar, têm diminuição de peristaltismo (sedação e pouca motilidade no leito) e algum grau de hipoxemia, eles acabam tolerando mal a administração de grandes bolos de alimentos. Assim, preferimos administrar a nutrição gástrica através de sonda por infusão contínua em 2 horas com uma hora de repouso. Algumas vezes, em que há retardo do esvaziamento gástrico pode-se associar procinético para auxiliar a digestão. Sempre que optar por alimentação transpilórica, deve-se ter o cuidado de evitar soluções hiperosmolares por induzirem a diarreia. Nos tempos atuais o uso de nutrição parenteral é restrito a uma minoria de pacientes. É importante lembrar que mesmo a passagem de pequenas quantidades de alimentos pode facilitar a colonização intestinal com germes que irão inibir ou antagonizar a desenvolvimento de uma flora agressiva e oportunista.

## ▪ Manutenção hidroeletrolítica

Devem-se evitar a todo custo a hiper-hidratação e o balanço hídrico cumulativo positivo, especialmente nos primeiros dias. Um balanço hídrico cumulativo positivo de 10 a 15% do peso corpóreo aumenta o risco de morte, o tempo de VM e a necessidade de oxigênio.[32-36]

| QUADRO 28-2 | Agentes sedativos e analgésicos utilizados nos pacientes em VM | |
|---|---|---|
| **Droga** | **Dose** | **Observações** |
| Morfina | 0,01 a 0,04 mg/kg/h (EV contínuo) | Hipotensão, vasodilatação, broncospasmo, apneias em RN (reverte com nalorfina), induz a rápida tolerância, induz a abstinência |
| Fentanil | Ataque 1-10 µg/kg, seguido de infusão de 1-10 µg/kg/h (EV contínuo) | Pode apresentar rigidez torácica, hipertensão arterial, rápida tolerância, induz a abstinência, preço elevado |
| Diazepam | 0,3-0,5 mg/kg EV, a cada 4-6 horas | Liga-se à bilirrubina, impregna no tecido gorduroso, podendo acumular-se, pode ser antagonizado com flumazenil |
| Midazolam | 0,2 a 0,5 mg/kg/h EV em infusão contínua | Alto custo e induz a tolerância |
| Cetamina | Ataque 1-2 mg/kg EV, seguido de 5 a 30 µg/kg/min | Alucinações (3-7%), broncodilatação e hipertensão arterial |
| Dexmedetomidine | 0,3-1 µg/kg/h (EV contínuo) | Pode reduzir a TA e causar bradicardia. Pouca depressão respiratória. Útil na fase de desmame |
| Tionembutal | Ataque 2-5 mg/kg EV, seguido de 1 a 3 mg/kg/h em infusão contínua | Hiptensão grave, impregna no tecido gorduroso, hipotermia, arritmias e coma |
| Hidrato de Cloral | 20 a 60 mg/kg a cada 4 ou 6 horas por sonda gástrica (diluído em xarope de framboesa a 10 ou 20%) | Gastrite, hepatotoxicidade, impregna o tecido gorduroso causando intoxicação (ajustar a dose conforme a resposta) |

Deve-se considerar que as medicações (p. ex., antibióticos) são diluídas em volumes variáveis que normalmente não são considerados na estimativa de oferta hídrica. Outro cuidado é evitar a administração de soluções diluídas, aumentando a água livre corpórea.

A imobilização no leito que favorece ao extravasamento de líquidos para o interstício (edema) e, no caso de permanecer em decúbito dorsal por longos períodos, ocorre um acúmulo de líquido preferencialmente nas porções posteriores dos pulmões.

A intoxicação hídrica pode manifestar-se com um quadro completo (edema, hiponatremia, hipopotassemia e hipoalbuminemia) ou parcialmente.

Como medidas preventivas, sugerem-se: a) restringir o volume ofertado para 60-70 da ração hídrica, sendo computados todos os líquidos administrados (inclusive a diluição dos medicamentos); b) utilizar soluções isosmolares (Na 140 mEq/L) com acréscimo de potássio e glicose (5%); c) otimizar a perfusão renal (manter uma MAP no limite superior para a idade) com uso de vasopressores; d) promover a diurese (3-5 mL/kg/h) com uso de doses pequenas (0,2-0,3 mg/kg) de furosemida; e) mudança de decúbito frequente e colocação em prona por 8 a 12 horas por dia; f) considerar diálise precoce em casos não responsivos.

## ■ Cuidados gerais

Adequada fixação do tubo, aspiração de secreções conforme a necessidade, evitando obstrução ou formação de tampão. Prevenir, identificar e diagnosticar os primeiros sinais de infecção, associado à ventilação mecânica (radiografia e cultura de secreção traqueal) (ver Capítulos 33 e 57). Evitar o uso excessivo de antibióticos. Mobilização ativa e passiva no leito. Rotinas de cuidados de pacientes críticos.

### Aspiração da cânula traqueal

Na SARA, como regra, existe pouca secreção pulmonar. Por essa razão a aspiração do tubo traqueal pode ser realizada a intervalos maiores, para evitar o desrecrutamento e a hipoxemia, por manobras muito prolongadas. Uma alternativa que evita a abertura do sistema e queda da pressão média de vias aéreas seria o uso do *trake-care*.

## ■ Medidas que visam a aumentar áreas de trocas pulmonares na SARA

### Posição prona

Está suficientemente documentado que durante a ventilação supina, ocorre um desequilíbrio na distribuição da ventilação (que é preferentemente desviado para as porções anteriores), enquanto que a perfusão pulmonar é desviada para as regiões posteriores pulmonares (ver Capítulo 26). Com o passar do tempo, a tendência é agravar-se este desequilíbrio.[37,38]

A simples mudança de decúbito, da posição supina para prona, mostrou ser efetiva na melhora das trocas gasosas, principalmente na oxigenação. Este efeito é observado em 2 horas e tende a melhorar nas próximas horas. Estudos demonstram que a posição prona reduz a mortalidade e diminui o tempo de VM.[39-42] Como regra geral, temos utilizado manter estes pacientes por 8 horas em posição prona e 16 horas em supina. Mesmo em presença de drenos torácicos esta medida pode (e deve) ser adotada.

### Manobras de recrutamento alveolar

Existem diferentes graus de comprometimento nas diversas unidades alveolares. Portanto, alguns alvéolos mais comprometidos podem perder sua estabilidade (desrecrutamento e atelectasias) mesmo na presença de PEEP.[5,9,13,21] Este fenômeno pode ser maior ainda em zonas dependentes (posteriores) e/ou na presença de baixos volumes correntes. Deve-se suspeitar de desrecrutamento à medida que um paciente previamente estável apresente episódios cada vez mais frequentes de dessaturação (diminuição na área de trocas). Neste caso, o objetivo é recrutar aquelas áreas anteriormente ventiladas e que agora (pressupomos) estejam atelectásicas. Foram descritas várias manobras na literatura:[43-46]

A) Manutenção de insuflação sustentada com 35-40 $cmH_2O$ por 30 a 40 segundos (Fig. 28-10A).

B) Suspiros intermitentes (alternando 1 hora de ventilação protetora com outra hora de ventilação protetora associada a três suspiros consecutivos de 45 $cmH_2O$ em cada minuto).

C) Suspiros progressivos: ventilação protetora (6 mL/kg) com PEEP 2 cmH$_2$O acima da Pinflexão inferior. A cada 3 horas, três ciclos com PIP de 40, 50 e 60 cmH$_2$O, por 3 segundos.
D) Aumentos progressivo e escalonado da PEEP (2-5 cmH$_2$O) a cada 30 segundos) mantendo a pressão de distensão, retornando depois a valores próximos aos iniciais (Fig. 28-10B).

Em nosso serviço utilizamos como manobra de recrutamento o aumento progressivo da PEEP (2-5 cmH$_2$O a cada 30 segundos), mantendo a pressão de distensão (sobrePEEP) constante, atingindo uma PEEP de até 20 cmH$_2$O com uma sobrePEEP de 20 a 25 (PIP ~ 40-45 cmH$_2$O) (Fig. 28-10B). A seguir, decrescemos progressivamente a PEEP (2-5 cmH$_2$O de cada vez), até atingir os valores próximos aos anteriores, mantendo uma PEEP 3 a 5 cmH$_2$O acima do valor anterior e a mesma pressão de distensão (sobrePEEP). À medida que o quadro fique estável, reduzimos lentamente a PEEP para os valores anteriores. Repetimos esta manobra toda vez que haja queda sustentada da saturação, ou após sucção do tubo traqueal, ou por qualquer desconexão acidental.

Nos pacientes que mantêm uma frequência respiratória própria (ventilação assistocontrolada), não temos optado por administrar sedação extra antes de executar a manobra de recrutamento. A boa resistência torácica é um fator protetor para evitar a hiperdistensão alveolar. Ao desconectar o paciente do respirador deve-se ter o cuidado de clampear o tubo para evitar a perda de pressão e volume residual (desrecrutamento).

## ■ Desmame e extubação

A velocidade de desmame da ventilação mecânica está diretamente relacionada com a reversibilidade do processo básico. Os primeiros parâmetros a serem reduzidos são os mais agressivos: PIP acima de 30 cmH$_2$O; TI longos (acima de 1 segundo); FiO$_2$ acima de 0,6;

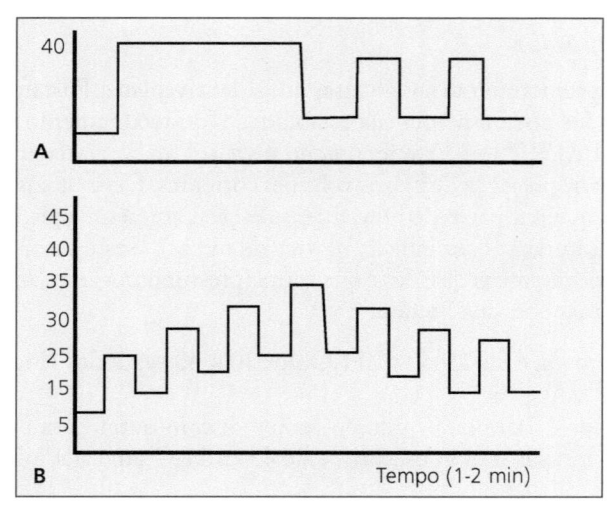

**Fig. 28-10**

Dois esquemas de recrutamento alveolar: (**A**) Manutenção de uma inspiração positiva sustentada (com CPAP ou prolongamento do TI) por 30 a 40 segundos, com PIP ~ 40 cmH$_2$O; (**B**) aumento progressivo da PEEP (2-5 cmH$_2$O) a cada 30 segundos, mantendo a pressão de distensão (sobrePEEP) constante.

PEEP maiores que 10 cmH$_2$O; etc. Deve-se diminuir lentamente cada parâmetro, dando tempo a o paciente adaptar-se a esta nova etapa. Evite manobras intempestivas ou abruptas, as quais podem induzir a piora súbita, levando à hipóxia e retardando o desmame.[3-6,8,10]

Para realizar o desmame é imperioso que a sedação seja adequada (nem muito e tampouco escasssa), permitindo a ventilação espontânea, porém sem causar desconforto ou agitação no paciente. Além disso, a situação clínica deve estar estável e, preferentemente, em remissão. Sem apresentar alterações eletrolíticas, radiografia em fase de resolução, capacidade de manter ventilação espontânea, entre outras.[3-6,8,10]

Tão logo o paciente apresente melhora clínica progressiva, uma frequência respiratória baixa (ao redor de 10 mpm); com uma FiO$_2$ inferior a 0,5; e PIP menor que 30 cmH$_2$O; este paciente poderá ser extubado. O momento exato dependerá das condições clínicas do paciente, da patologia básica e do comprometimento neurológico.

Os cuidados pré-extubação incluem: NPO prévio de 4 a 6 horas, suspensão da sedação, aspiração do tubo, hiperventilar antes de retirar o tubo traqueal e manter todo o material de extubação organizado e junto do leito do paciente. Após a extubação temos nebulizado com adrenalina (1 a 3 mL, completando o volume até 3 mL com soro fisiológico) a cada 1 ou 2 horas, conforme o desconforto respiratório e mantemos uma oferta de oxigênio no sentido de manter a SaO$_2$ entre 90 e 95%. Preconiza-se uma radiografia de tórax em cerca de 6 horas. Só administramos corticoides no caso de obstrução respiratória alta grave e que não melhore com nebulização com vasoconstritor (adrenalina 1:1.000 na dose de 0,25 a 0,5 mL/kg até o máximo de 5 mL) a cada hora. Neste caso utilizamos dexametasona (0,5-1 mg/kg/dia em dose única ou dividida em 4 ou 6 doses). Em pacientes com alto risco para desenvolver obstrução respiratória alta pos-extubação (malformação de via aérea, múltiplas intubações, ausência de folga ao redor do tubo traqueal, paciente com quadro de asfixia ou choque grave, entre outras), temos administrado dexametasona (0,6-1 mg/kg) profilaticamente 2 a 3 horas antes da extubação.

Uma boa estratégia em pacientes com maior risco de apresentar falha de extubação (p. ex., fraqueza muscular, longo tempo de VM) é instituir ventilação não invasiva no período pós-extubação. Pode-se realizar a VNI de forma continuada ou em períodos de 2 a 3 horas com intervalos de 6 horas recebendo oxigênio por máscara ou cateter (para maiores detalhes ver Capítulo 32).

## REFERÊNCIAS BIBLIOGRÁFICAS

1. Lopez-Fernandez Y, Azagra AM, Oliva P et al. Pediatric Acute Lung Injury Epidemiology and Natural History Study: Incidence and outcome of the acute respiratory distress syndrome in children. *Crit Care Med* 2012;40:3238-45.
2. Smith LS, Zimmerman JJ, Martin TR. Mechanisms of acute respiratory distress syndrome in children and adults: a review and suggestions for future research. *Pediatr Crit Care Med* 2013;14:631-43.
3. Farias JA, Frutos F, Esteban A et al. What is the daily practice of mechanical ventilation in pediatric intensive care units: a multicenter study. *Intensive Care Med* 2004;30:919-25.
4. Mehta NM, Arnold JH. Mechanical ventilation in children with acute respiratory failure. *Curr Opin Crit Care* 2004;10:7-12.
5. Fields A, Piva J, Garcia PC et al. Ventilação mecânica. In: Piva JP, Carvalho P, Garcia PC. (Eds.). *Terapia intensiva em pediatria*. 4. ed. Rio de Janeiro: Medsi, 1997. p. 197-230.

6. Fontela P, Piva J, Garcia PC *et al.* Risk factors for extubation failure in mechanically ventilated pediatric patients. *PCCM* 2005;6:166-70.
7. Bonow F, Piva J, Garcia PC *et al.* Avaliação do procedimento de intubação traqueal em unidades de referência de terapia intensiva pediátricas e neonatais. *J Pediatr (Rio J)* 2004;80:256-64.
8. Randolph A, Wypij D, Venkataraman S *et al.* Effect of mechanical ventilator weaning protocols on respiratory outcomes in infants and children. *JAMA* 2002;288:2561-68.
9. Slutsky A, Ranieri M. Ventilator-induced lung injury. *NEJM* 2013;369(22):2126-36.
10. Maruvada S, Rotta AT. Mechanical ventilation strategies in children. *Pediatr Health* 2008;2:301-14.
11. Haas CF. Mechanical ventilation with lung protective strategies: what works? *Crit Care Clin* 2011;27:469-86.
12. Randolph A. Management of acute lung injury and acute respiratory distress syndrome in children. *Crit Care Med* 2009;37:2448-54.
13. Neto AS, Cardoso SO, Manetta JA *et al.* Association between use of lung-protective ventilation with lower tidal volumes and clinical outcomes among patients without acute respiratory distress syndrome: A Meta-analysis. *JAMA* 2012;308(16):1651-59.
14. Kreit J, Eschenbacher W. The physiology of spontaneous and mechanical ventilation. *Clin Chest Med* 1988;9:11-18.
15. Santschi M, Jouvet P, Leclerc F *et al.* Acute lung injury in children: Therapeutic practice and feasibility of international clinical trials. *Pediatr Crit Care Med* 2010;11:681-89.
16. Perel A, Stock M. *Handbook of Mechanical ventilatory support.* Baltimore: Williams& Wilkinson, 1991. 308p.
17. Dreyfuss D, Saumon G. Ventilator-induced lung injury. *Am J Respir Crit Care Med* 1998;157:294-323.
18. Acute Respiratory Distress Syndrome Network. Ventilation with lower tidal volume as compared with traditional tidal volumes for acute lung injury and the acute respiratory distress syndrome. *N Engl J Med* 2000;342:1301-8
19. Piva J, Proença JO, Freire Mdf *et al.* Métodos de ventilação mecânica ce pediatria. II Consenso Brasileiro de Ventilação Mecânica. *CBMI* 2000;8:321-30
20. Dreyfuss D, Soler P, Basset G *et al.* High inflation pressure pulmonary edema: respective effects of high airway pressure, high tidal volume and positive end-expiratory pressure. *Am Rev Respire Dis* 1988;137:1159-64.
21. Marini J. Unproven clinical evidence in mechanical ventilation. *Curr Opin Crit Care* 2012;18:1-7.
22. Ferguson ND, Fan E, Camporota L *et al.* The Berlin definition of ARDS: an expanded rationale, justification, and supplementary material. *Intensive Care Med* 2013;39:2213-16.
23. Ranieri VM, Giunta F, Suter PM *et al.* Mechanical ventilation as a mediator of multisystem organ failure in acute respiratory distress syndrome. *JAMA* 2000;284:43-44.
24. Bonet JIM. Conceptos de ventilacion mecánica. *An Pediatr (Barc)* 2003;59:59-66.
25. Alvarez AC, Cid JLH. Programacion de la ventilacion mecánica. *An Pediatr (Barc)* 2003;59:67-73.
26. Girard TD, Bernard GR. Mechanical ventilation in ARDS: a State-of-the-Art review. *Chest* 2007;131:921-29.
27. Bueno FU, Piva J, Garcia PC *et al.* Outcome and characteristics of infants with acute viral bronchiolitis submitted to mechanical ventilation in a Brazilian pediatric intensive care. *Rev Bras Ter Intensiva* 2009;21:174-82.
28. Hughes CG, Girard TD, Pandharipande PP. Daily sedation interruption versus targeted light sedation strategies in ICU patients. *Crit Care Med* 2013;41:S39-S45.
29. Vet NJ, Ista W, Wildt SN *et al.* Optimal sedation in pediatric intensive care patients: a systematic review. *Intensive Care Med* 2013;39:1524-34.

30. Sfoggia A, Fontela P, Moraes A *et al.* A sedação e analgesia de crianças submetidas à ventilação mecânica estariam sendo superestimadas? *J Pediatr (Rio J)* 2003;79:343-48.
31. Lago P, Piva J, Garcia PC *et al.* Analgesia e sedação em situações de emergências e unidades de tratametno intensivo. *J Pediatr (Rio J)* 2003;79(Supl):s223-29.
32. Roch A, Hraiech S, Dizier S *et al.*Pharmacological interventions in acute respiratory distress syndrome. *Ann Intensive Care* 2013;3:20-29.
33. Neamu RF, Martin GS. Fluid management in acute respiratory distress syndrome. *Curr Opin Crit Care* 2013;19:24-30.
34. Raghunathan K, Shaw AD, Bagshaw SM. Fluids are drugs: type, dose and toxicity. *Curr Opin Crit Care* 2013;19:290-98.
35. Willson DF, Thomas NJ, Tamburro R *et al.* The relationship of fluid administration to outcome in the pediatric calfactant in acute respiratory distress syndrome trial. *Pediatr Crit Care Med* 2013;14:666-72.
36. Hazle MA, Gajarski RJ, Yu S *et al.* Fluid Overload in Infants Following Congenital Heart Surgery. *Pediatr Crit Care Med* 2013;14:44-49.
37. Gattinoni L, Presenti A, Torresin A *et al.* Adult respiratory distress syndrome profiles by computed tomography. *J Thorac Imaging* 1986;1:25-30.
38. Bruno F, Piva J, Garcia PC *et al.* Efeito a curto prazo da posição prona na oxigenação de crianças em ventilação mecânica. *J Pediatr (Rio J)* 2001;77:361-66.
39. Gattinoni L, Pesenti A, Carlesso A. Body position changes redistribute lung computed-tomographic density in patients with acute respiratory failure: impact and clinical fallout through the following 20 years. *Intensive Care Med* 2013;39:1909-15.
40. Guérin C, Reignier J, Richard JC *et al.* Prone positioning in severe acute respiratory distress syndrome. *NEJM* 2013;368(23):2159-68.
41. Wolf GK, Gómez-Laberge C, Kheir JN *et al.* Reversal of dependent lung collapse predicts response to lung recruitment in children with early acute lung injury. *Pediatr Crit Care Med* 2012;13:509-15.
42. Dickinson S, Park PK, Napolitano LM. Prone-positioning therapy in ARDS. *Crit Care Clin* 2011;27:511-23.
43. The ARDS Clinical Trial Network. Effects of maneuvers in patients with acute lung injury and ARDS ventilated with high positive end-expiratory pressure. *Crit Care Med* 2003;31:11-16.
44. Kurnst P, De Anda G, Böhm S *et al.* Monitoring of recruitment and derecruitment by electrical impedance tomography in a model of acute lung injury. *Crit Care Med* 2000;28:3891-95.
45. Medoff B, Scott H, kesselman H *et al.* Use of recruitment maneuvers and high PEEP in a patient with ARDS. *Crit Care Med* 2000;28:1210-16.
46. Barbas C, Medeiros C, Amato M. Recruitment maneuvers. *Crit Care Med* 2003;31:S265-71.

# 29 Ventilação Mecânica Não Convencional e Medidas Alternativas de Suporte Respiratório

*Richard H. Speicher* ◆ *David G. Speicher* ◆ *Firas Rabi*
*Alexandre T. Rotta*

### INTRODUÇÃO

Apesar dos grandes avanços relativos ao manejo da síndrome da angústia respiratória aguda (SARA) observados nas últimas décadas, a ventilação mecânica convencional continua sendo a modalidade primária de tratamento para esta grave patologia. Hoje sabemos que a ventilação mecânica não pode mais ser encarada como uma simples ferramenta de suporte, mas sim como uma terapia capaz de significativamente influenciar o curso da patologia pulmonar do paciente com SARA.[1] O uso adequado de PEEP para prevenir atelectrauma, em conjunto com a oferta de volumes correntes reduzidos para evitar o volutrauma (estratégia de ventilação protetora) estão associados a uma significativa redução da morbimortalidade na SARA.[2,3] Entretanto, apesar dos avanços no nosso entendimento da fisiopatologia, refinamentos na ventilação mecânica convencional e disponibilidade de outras terapias de suporte, a SARA continua sendo uma condição altamente letal, com taxas de mortalidade de aproximadamente 30% e sem perspectivas de terapêutica curativa.[2-4] Assim sendo, o desenvolvimento de novas estratégias e tecnologia para o manejo de pacientes com insuficiência respiratória continua sendo de alta prioridade em laboratórios e centros médicos acadêmicos no mundo todo.

Neste capítulo, discutiremos dispositivos e modalidades terapêuticas disponíveis para o manejo da insuficiência respiratória aguda, como ventilação de alta frequência; drogas e gases que podem servir como auxiliares à ventilação mecânica, como o óxido nítrico e o heliox; técnicas ventilatórias não usuais, como a ventilação por liberação de pressão de vias aéreas (APRV), ventilação líquida e a insuflação de gás traqueal; e terapias que proporcionam completo suporte cardiorrespiratório temporário, como a oxigenação por membrana extracorpórea (ECMO). O objetivo deste texto é introduzir ao leitor alguns conceitos básicos relativos a estes métodos e tecnologias, e não fornecer um guia exaustivo para a aplicação dessas modalidades terapêuticas complexas.

## VENTILAÇÃO DE ALTA FREQUÊNCIA

A ventilação de alta frequência é um termo amplo atribuído a diferentes técnicas ventilatórias que empregam baixos volumes correntes associados a frequências respiratórias suprafisiológicas, usualmente, entre 150 a 900 respirações por minuto. Apesar de terem sido descritas várias modalidades de ventilação de alta frequência, as únicas que tiveram algum impacto clínico foram a ventilação de alta frequência a jato (HFJV) e a ventilação oscilatória de alta frequência (ventilação de alta frequência por oscilação – VAFO).

### ■ Ventilação de alta frequência a jato

#### Princípios gerais

A ventilação de alta frequência a jato (HFJV) proporciona ventilação e oxigenação por meio de um dispositivo através do qual jatos de gás em alta velocidade são injetados na via aérea com pressão de 35 a 50 psi e frequências que variam entre 100 a 660 jatos por minuto. O sistema baseia-se em: a) uma válvula com resposta ultrarrápida que interrompe, em intervalos curtos, a liberação do jato de gás com alta pressão na extremidade proximal do tubo traqueal; b) um circuito secundário que oferece um fluxo contínuo de gás aquecido e umidificado *(bias flow)*; c) uma válvula que regula a saída de gás na porção expiratória do sistema e mantém uma pressão expiratória predeterminada (válvula de PEEP) (Fig. 29-1). Quando utiliza-se o ven-

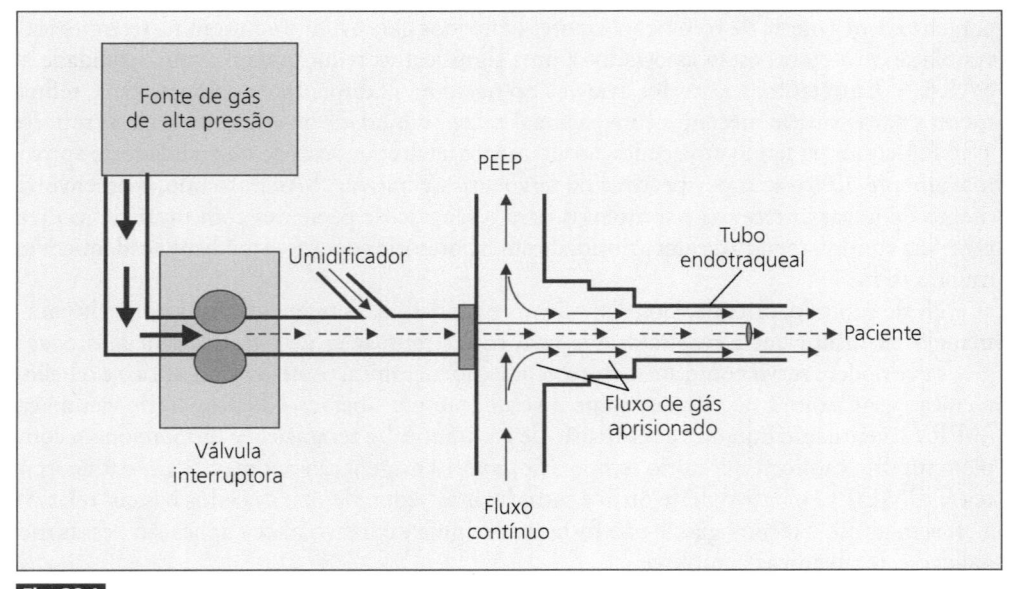

**Fig. 29-1**
Diagrama esquemático de um respirador de alta frequência com ventilação a jato. O gás vindo de uma via de uma fonte de alta pressão é modificado por uma válvula interruptora, criando um fluxo pulsátil (seta tracejada). Uma segunda fonte de gás, geralmente um respirador de fluxo contínuo, gera a PEEP e fornece o fluxo acessório *(bias flow*, seta sólida). Parte deste fluxo acessório é agregada ao jato pulsátil, resultando no pulso de gás corrente que é eventualmente ofertado ao paciente.

tilador a jato mais comum em prática clínica *(Bunnell Life Pulse)*, o fluxo contínuo de gás neste sistema pode ser ofertado, acoplando-se um respirador convencional *(Sechrist, Infant Star)* que permite, também, manter uma PEEP e respirações periódicas (suspiros).

Caracteristicamente, o fluxo a jato gera diminutos volumes correntes (2-3 mL/kg), mas que em razão de sua alta velocidade promove um efeito de alçaponamento no fluxo contínuo secundário (efeito Venturi), incorporando parte deste gás que incrementa o volume corrente final ao redor de 3 a 4 mL/kg. O volume corrente final é uma função da velocidade do jato, da resistência e da complacência do sistema respiratório. Na HFJV o volume corrente final está também diretamente relacionado com o tempo inspiratório e com a pressão inspiratória, e inversamente relacionado com a resistência do circuito. A exalação é passiva e depende da capacidade de recolhimento do sistema respiratório (pulmão e caixa torácica).

### *Características operacionais*

Os ajustes da HJFV para obtenção da ventilação e oxigenação ideais dependem, em particular, do ventilador utilizado, do diâmetro do injetor, do tamanho do tubo endotraqueal e das características do paciente, como a complacência pulmonar e o desenvolvimento de auto-PEEP. Em geral, a oxigenação durante a HFJV pode ser aumentada pela elevação da $FiO_2$ ou pela otimização do volume pulmonar através de ajustes na PEEP, pressão média de via aérea *(Paw)*, pressão de direcionamento, tempo inspiratório ou frequência do jato. A regulação da $PaCO_2$ depende do volume corrente e frequência, com um maior efeito observado para as mudanças no volume corrente, que é determinado principalmente pela pressão de direcionamento e tempo inspiratório.

### *Aspectos clínicos*

A eficácia da HFJV no tratamento de pacientes com SARA tem sido relativamente frustrante.[5] Estudos em animais demonstraram que a HFJV não proporciona melhor oxigenação ou ventilação que as técnicas convencionais, quando propriamente empregadas. Além disso, HFJV não demonstrou melhora na sobrevida de pacientes pediátricos com insuficiência respiratória aguda. Apesar de o uso da HFJV ter sido quase eliminado em unidades de terapia intensiva pediátricas, ela ainda é usada em unidades neonatais e, ocasionalmente, em ambientes cirúrgicos. HFJV tem sido usada durante cirurgia de cabeça e pescoço e em procedimentos cirúrgicos de via aérea superior, onde o paciente é ventilado por um pequeno tubo endotraqueal ou via um cateter através de um ramo do broncoscópio. Além disso, a HFJV transtraqueal percutânea pode ser usada em situações de emergência empregando um cateter colocado pela membrana cricotireóidea em pacientes que não podem ser intubados ou ventilados por máscara. Outra potencial indicação da HFJV relaciona-se com sua pouca influência no débito cardíaco. HFJV demonstrou ter um efeito benéfico em alguns pacientes com função cardíaca limítrofe. Especula-se que ação inotrópica positiva seria o resultado de uma ação sincronizada entre o jato e a frequência cardíaca.[6] HFJV pode ainda ser utilizada em determinados pacientes com fistula broncopleural, pois, comparada à ventilação convencional, promoveria uma melhor ventilação alveolar, com menores picos de pressão e menor desvio do fluxo gasoso para a fístula. Entretanto, estes benefícios não são exclusivos da HFJV e podem ser obtidos pelo uso da VAFO.

## Complicações

HFJV não é livre de complicações. Uma preocupação comum é o possível aumento súbito da pressão expiratória final secundária pelo alto fluxo de gás e pressão de direcionamento, caso haja obstrução na fase expiratória, resultando em barotrauma e comprometimento cardiovascular. Dessa forma, a HFJV é relativamente contraindicada em pacientes com obstrução de via aérea e/ou com aumento da resistência da via aérea em função do potencial para alçaponamento de ar. Outra complicação conhecida da HFJV é a traqueobronquite necrosante em razão da lesão da mucosa secundária a jatos de alta velocidade na via aérea proximal bem como uma inadequada umidificação do gás inspirado.

## Sumário

Na nossa prática clínica, a HFJV foi basicamente abandonada em favor da VAFO. Seu uso é relegado ocasionalmente a pacientes com necessidades ventilatórias especiais que são submetidos à broncoscopia rígida complexa e em pacientes ventilados temporariamente através de uma cricotireoidotomia de emergência.

## ■ Ventilação oscilatória de alta frequência

### Princípios gerais

A VAFO é uma modalidade ventilatória que emprega frequências respiratórias suprafisiológicas entre 3 e 15 Hz (180 a 900 respirações por minuto) para promover a troca gasosa (mais detalhes também no Capítulo 30).[7] Na VAFO tanto a inspiração como a expiração são ativas, ou seja, ativamente impulsionadas e extraídas da via aérea pelo tubo endotraqueal. Isto é feito por um sistema de pistão ou diafragma que oscila quando submetido a forças eletromagnéticas, tal qual um alto-falante (Fig. 29-2). Neste tipo de aparelho, um regulador de fluxo serve como fonte de gás fresco ao circuito, enquanto uma válvula de pressão controla a saída de gás, regulando assim a pressão média no circuito. Um diafragma que se movimenta de forma rápida empurra e puxa a mistura de gás através do tubo endotraqueal. O aparelho mais comumente utilizado neste tipo de ventilação em pediatria é o SensorMedics 3100A. O modelo 3100B é utilizado em crianças maiores e adultos, e ambos são aparelhos com base em um diafragma movimentado por força eletromagnética alternante.

Durante a VAFO, os minúsculos volumes correntes impulsionados e extraídos a cada ciclo respiratório são, frequentemente, menores que o espaço morto da via aérea. Considerando que o volume-minuto é o produto do volume corrente menos o espaço morto multiplicado pela frequência respiratória, seria de esperar-se que o volume-minuto (e a ventilação) durante a VAFO fosse muito baixo. Entretanto, apesar de volumes correntes muitas vezes menores que o espaço morto, a ventilação não só é possível durante a VAFO, como muitas vezes é superior àquela resultante da ventilação convencional, em certas condições clínicas. Vários princípios físicos podem ser usados para explicar as trocas gasosas durante a VAFO, incluindo: 1) mistura gasosa inter-regional *(pendelluft);* 2) perfil de velocidade assimétrico da coluna gasosa; 3) dispersão aumentada de Taylor; 4) mistura cardiogênica; 5) difusão molecular; e 6) movimentação de gás em bloco.[8]

29 ♦ Ventilação Mecânica Não Convencional e Medidas Alternativas... | **651**

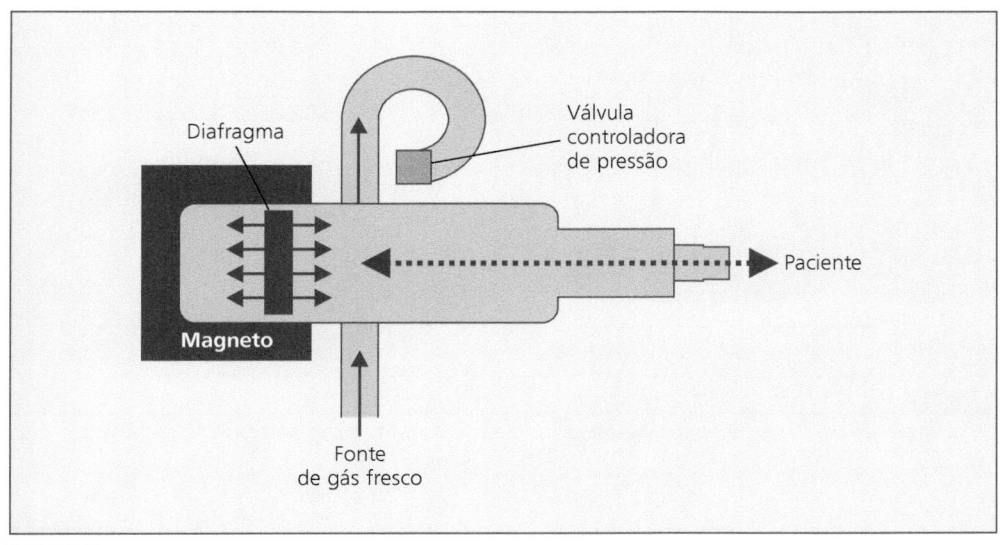

**Fig. 29-2**

Diagrama esquemático de um respirador de alta frequência por oscilação VAFO. Uma fonte introduz gás fresco *(bias flow)* no circuito. Uma válvula de pressão controlável mantém a pressão desejada no circuito (pressão média de via aérea) e permite o vazamento do excesso de gás no circuito. O deslocamento anterior e posterior do diafragma promove inspirações e expirações ativas de minúsculos volumes correntes.

As características operacionais específicas, indicações e estratégias da VAFO na falência respiratória aguda são discutidas em detalhe no Capítulo 30.

## VENTILAÇÃO POR LIBERAÇÃO DE PRESSÃO DE VIAS AÉREAS (APRV)

### ■ Princípios gerais

A ventilação por liberação de pressão de vias aéreas (APRV) consiste na aplicação de pressão positiva de forma continuada, interrompida periodicamente por breves liberações de pressão cicladas por tempo (Fig. 29-3). A elevada pressão positiva continuada, em conjunto com um "tempo inspiratório" prolongado resulta em uma elevada pressão de via aérea média e, consequentemente, uma melhor oxigenação. A ventilação é facilitada tanto pelas respirações espontâneas do paciente, como pelos ciclos de liberação sincronizados que essencialmente geram um volume corrente adicional e aumentam a eliminação de dióxido de carbono.

APRV tem indicação em pacientes com SARA quando se busca alcançar uma estratégia de pulmão aberto com base em baixos volumes correntes que diminuem a chance de lesão pulmonar associada à ventilação, enquanto proporciona uma pressão expiratória positiva alta o suficiente para manter as unidades alveolares recrutadas. Ao contrário da ventilação mecânica convencional, na APRV a maior parte do ciclo respiratório é gasta em pressões

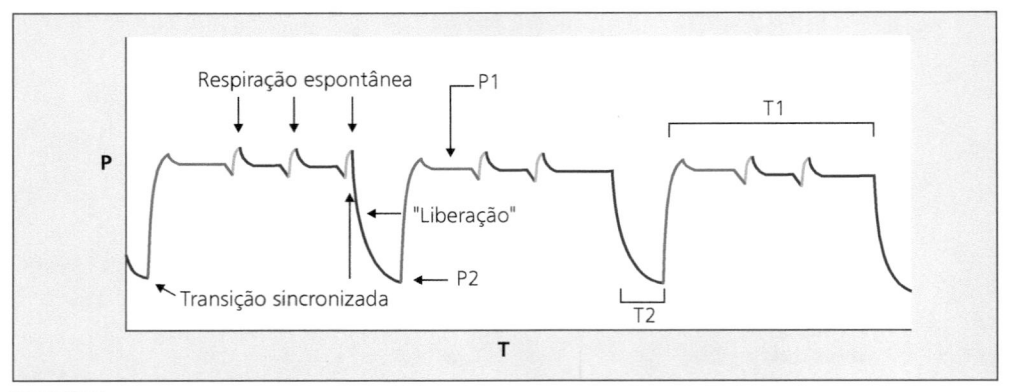

**Fig. 29-3**
Curva de pressão em função de tempo durante ventilação por liberação de pressão de vias aéreas (APRV).

bem acima do ponto de inflexão inferior da curva de volume-pressão (Fig. 29-4). Em virtude do fato de que a maior parte do ciclo respiratório envolve pressões de vias aéreas mais elevadas, recrutamento pulmonar é optimizado e mantido, reduzindo o risco de atelectrauma. A

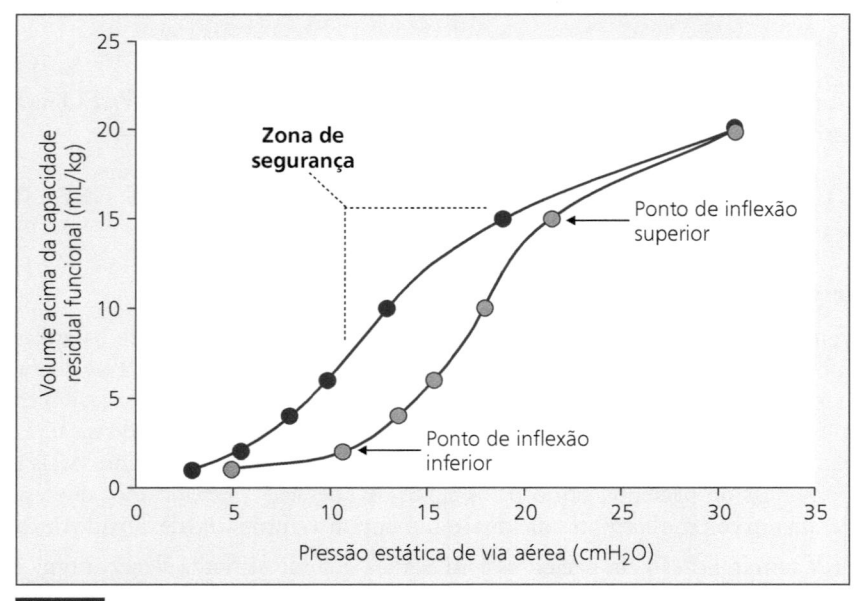

**Fig. 29-4**
Curva estática de pressão-volume em coelho com deficiência de surfactante, onde se assinalam os pontos de inflexão inferior e superior. São ainda definidas as áreas perigosas de hiperdistensão alveolar (volutrauma) e atelectrauma.

relativa longa porção do ciclo respiratório durante a qual se utilizam pressões de via aérea elevadas resulta em uma pressão média de via aérea mais alta sem que se empreguem picos de pressão potencialmente perigosos, resultando em uma melhora da oxigenação sem a utilização de parâmetros ventilatórios nocivos.

A APRV baseia-se na capacidade inerente de recolhimento elástico dos pulmões para amplificar a ventilação durante os breves intervalos de liberação de pressão ciclados a tempo. Enquanto esses intervalos de liberação assistem à eliminação de dióxido de carbono, a característica principal da APRV é que este modo permite que o paciente respire espontaneamente e, de forma sincronizada, durante todo o ciclo respiratório do aparelho. Além de contribuir significativamente com a ventilação, a respiração espontânea também parece ajudar na redistribuição da aeração de áreas mais dependentes (parte dorsal no paciente supino) do pulmão, resultando em melhor relação entre ventilação e perfusão e melhor oxigenação.[9] Isto também ajuda a prevenir o colapso alveolar repetitivo nas áreas dependentes do pulmão que são as mais afetadas nos quadros de SARA.

## ■ Características operacionais

APRV é controlada pela manipulação de cinco parâmetros: pressão alta, pressão baixa (também conhecidos como P1 e P2, respectivamente), tempo alto e tempo baixo (T1 e T2), e a fração inspirada de oxigênio ($FiO_2$). P1 é ajustada de forma a resultar em uma elevada pressão de via aérea média e otimizar o recrutamento, melhorando assim a relação entre ventilação e perfusão e a oxigenação. Para a transição da ventilação convencional para APRV, a P1 é geralmente iniciada no mesmo valor da pressão de platô usada na convencional, sempre prestando atenção para evitar a distensão pulmonar exagerada ou impacto negativo no débito cardíaco. Ao aumentar-se a P1, resulta uma elevação da pressão média de via aérea e uma melhora da oxigenação, como também uma potencial melhora da ventilação em decorrência do recrutamento de unidades alveolares. Em virtude do curto tempo dedicado à expiração (liberação) que depende do recolhimento natural do sistema respiratório para gerar volume corrente nesta fase do ciclo respiratório, a P2 deve ser inicialmente ajustada a 0 $cmH_2O$ de forma a maximizar o fluxo expiratório. Apesar de que, teoricamente, esta pressão baixa (P2) poderia resultar em um aumento de atelectasias, na prática isto não acontece em razão do bastante curto intervalo de tempo expiratório.

Tempo Alto (T1) é o intervalo de tempo durante o qual P1 é mantida. É muito importante que o T1 seja longo o suficiente para otimizar o recrutamento e manter uma pressão média de via aérea elevada. O ajuste inicial da T1 não deve ser inferior a 4 segundos. O tempo baixo (T2) deve ser inicialmente ajustado entre 0,2 e 0,8 segundos. Deve-se notar que, apesar de P2 e T2 serem ajustados para promover a ventilação, o prolongamento exagerado de T2 pode afetar a ventilação de maneira adversa por permitir o desrecrutamento alveolar.

Os parâmetros ventilatórios podem ser ajustados para atingir objetivos variados: um aumento de P1 e T1 tende a melhorar a oxigenação, enquanto os ajustes de T2 influenciam a ventilação. Geralmente, o T2 é ajustado para que a expiração termine uma vez que alcançado cerca de 25 a 50% do pico de fluxo expiratório. É importante salientar que a respiração espontânea do paciente é fundamental ao sucesso da APRV.

O desmame da APVR consiste basicamente em converter o paciente a um modo de ventilação espontânea com pressão positiva contínua (CPAP), com subsequente extubação. À medida que a função pulmonar melhora, P1 deve ser gradualmente diminuída para reduzir a pressão média de via aérea, ao mesmo tempo em que T1 é prolongado de forma a fazer com que a ventilação espontânea seja o principal mecanismo de eliminação de dióxido de carbono. Estes pacientes podem ser extubados diretamente do CPAP sem que haja necessidade de converter APRV para ventilação convencional.

## ▪ Prática clínica

Em nossa prática clínica, APRV é usada como uma modalidade alternativa no manejo de pacientes com SARA, especialmente aqueles com complacência pulmonar bastante comprometida. Em teoria, a APRV é consistente com uma estratégia de proteção pulmonar durante a qual se evita a exposição a altas pressões (ou volumes), com otimização do recrutamento. Assim como o que acontece na VAFO, a APRV conceptualmente permite que se ventile o paciente na zona entre o ponto de inflexão superior e inferior (zona de segurança) da curva de volume-pressão (Fig. 29-4). Um limitado número de ensaios clínicos pediátricos demonstrou que a APRV promove oxigenação e ventilação comparáveis à ventilação convencional, mas com pressões de pico inspiratório significativamente mais baixas em pacientes com doença pulmonar leve à moderada.[10,11] Apesar da inexistência de ensaios clínicos comparativos entre APRV e outras modalidades protetoras, a APRV é uma alternativa viável e aceita no manejo de pacientes com SARA. Entretanto, o uso de APRV em pacientes com doenças de resistência pulmonar elevada (como estado de mal asmático) deve ser empregado com grande cautela em função da possibilidade de aumento do alçaponamento de ar em função do curto tempo de liberação expiratório.

A APRV pode oferecer algumas vantagens com relação a outras modalidades tipicamente empregadas no tratamento de pacientes com doença pulmonar grave. Na prática, a pressão de via aérea média resultante da APRV é bem tolerada do ponto de vista hemodinâmico com mínimo efeito negativo no débito cardíaco.[12] Em certas condições clínicas, APRV tem sido associada inclusive a uma melhora do débito cardíaco e uma menor necessidade de suporte farmacológico inotrópico e vasopressor.[13] Talvez a maior vantagem potencial da APRV com relação a outras modalidades no manejo da SARA moderada ou grave é o fato de que o paciente pode manter respirações espontâneas durante todo o ciclo respiratório mecânico. Agentes bloqueadores neuromusculares não devem ser usados durante APRV uma vez que eliminariam as respirações espontâneas que são fundamentais ao sucesso desta modalidade. O não uso de bloqueadores neuromusculares e o maior conforto do paciente respirando espontaneamente durante APRV muitas vezes permite também uma redução do uso de sedativos nestes pacientes.[14]

## ▪ Complicações

A maior preocupação com relação ao uso da APRV é a possibilidade de que o curto tempo "expiratório" (T2) resulte em alçaponamento de ar e hiperinsuflação pulmonar. Por isto, em geral, APRV deve ser evitada em pacientes com resistência elevada de vias aérea ou doença pulmonar associada a bolhas ou enfisema. Assim como em outros modos de ventilação controlados à pressão, o volume-minuto é variável durante a APRV e flutua, dependendo de mudanças de complacência, resistência e esforço espontâneo do paciente. Assim sendo, o clínico deve monitorar ativamente o paciente com relação a mudanças na dinâmica pulmonar e esforço respiratório que podem afetar o volume-minuto de forma significativa.

## ■ Sumário

APRV é um modo alternativo de promover ventilação mecânica protetora por meio da administração de pressão positiva contínua, alternada com breves liberações expiratórias intermitentes. APRV propicia uma pressão média de via aérea elevada e melhora da oxigenação sem a necessidade da administrações de pressões de pico potencialmente nocivas, além de permitir respirações espontâneas durante todo o ciclo respiratório e não necessitar de bloqueio neuromuscular.

## ÓXIDO NÍTRICO

## ■ Princípios gerais

O óxido nítrico (NO), que não deve ser confundido com o agente anestésico inalado óxido nitroso ($N_2O$), é um importante modulador do relaxamento da musculatura lisa vascular. O NO é formado na célula endotelial pela conversão cálcio-dependente da L-arginina à L-citrulina pela NO sintetase. Este NO derivado do endotélio penetra na musculatura lisa vascular adjacente onde aumenta a atividade da guanilato ciclase, levando à formação de GMP cíclico (cGMP). O cGMP, então, produz um potente relaxamento da musculatura lisa vascular.

O NO exógeno pode ser administrado por máscara facial ou, mais comumente, através de uma mistura com os gases inspirados na ventilação mecânica. O fato de que o NO inalado é capaz de produzir vasodilatação pulmonar tem grande repercussão clínica, particularmente no tratamento de neonatos com hipertensão pulmonar persistente. Quando administrado por via inalatória, o NO é absorvido através da superfície do alvéolo e atravessa o interstício até alcançar a camada de musculatura lisa da parede de um vaso pulmonar, onde causa vasodilatação que resulta em um aumento do fluxo sanguíneo local e melhora na relação ventilação-perfusão. Posteriormente, o NO atinge o lúmen vascular onde liga-se à hemoglobina e é inativado. Devido a esta inativação pela hemoglobina, o efeito vasodilatador do NO exógeno é restrito à vasculatura pulmonar local, sem efeito vasodilatador na circulação sistêmica. Esta é uma grande vantagem do NO em comparação a vasodilatadores sistêmicos (intravenosos) que, além da vasodilatação pulmonar, causam também uma redução indesejável da resistência vascular sistêmica. Desde que o NO é liberado com gases inspirados, seu efeito vasodilatador é restrito somente às áreas que são adequadamente ventiladas, resultando em um aumento na ventilação-perfusão. O NO inalado é, então, visto como um vasodilatador pulmonar "seletivo", em contraste com vasodilatadores intravenosos, como a prostaciclina ou o nitroprussiato de sódio, que causam tanto vasodilatação pulmonar, quanto sistêmica.[15]

## ■ Características operacionais

Para a administração segura do NO, deve-se ter o equipamento correto, incluindo a mistura de NO com grau de pureza hospitalar, circuito apropriado, analisadores de concentração de NO e um sistema de antipoluição (Fig. 29-5). Apesar de o NO poder ser adquirido de vários fornecedores industriais é importante que aquele utilizado em pacientes seja especificamente para uso médico devido às elevadas concentrações de dióxido de nitrogênio ($NO_2$) existentes nas misturas para uso industrial. O cilindro de NO para uso médico geralmente contém de 400 a 1.000 partes por milhão (ppm) de NO em uma mistura com nitrogênio. Durante a última década, a administração de NO na América do Norte somente podia ser feita por meio de um equipamento produzido pela companhia que distribui NO e detém os direitos legais de comercialização desta droga. Com o vencimento das patentes que protegem o uso exclusivo do NO até o final de 2013, a expectativa é que várias outras companhias introduzam no mercado equipamentos alternativos dedicados à administração do NO, reduzindo, então, o custo do tratamento que hoje ainda é bastante caro.

O circuito do ventilador preparado para a administração de NO tem algumas peculiaridades. O circuito deve ter uma porta para coleta de amostras em linha que leva o $O_2$ e o NO até o analisador de concentração. A mistura de NO e $O_2$ deve ser fornecida no ramo inspiratório do circuito em sua porção proximal. O sensor do analisador de NO deve ser colocado próximo ao conector do tubo endotraqueal para permitir uma boa mistura de NO com outros gases inspirados do circuito e para acuradamente refletir a concentração de NO inalada. A administração de NO não pode ser realizada sem um monitor de resposta rápida, calibrado e capaz de detectar tanto o NO como o $NO_2$ tóxico. Analisadores eletroquímicos e de quimioluminescência compactos são disponíveis para uso clínico e são empregados para regular a concentração de NO administrada a cada paciente. Em razão da potencial toxicidade do NO e dos efeitos tóxicos do $NO_2$, os gases expiratórios não devem ser liberados no

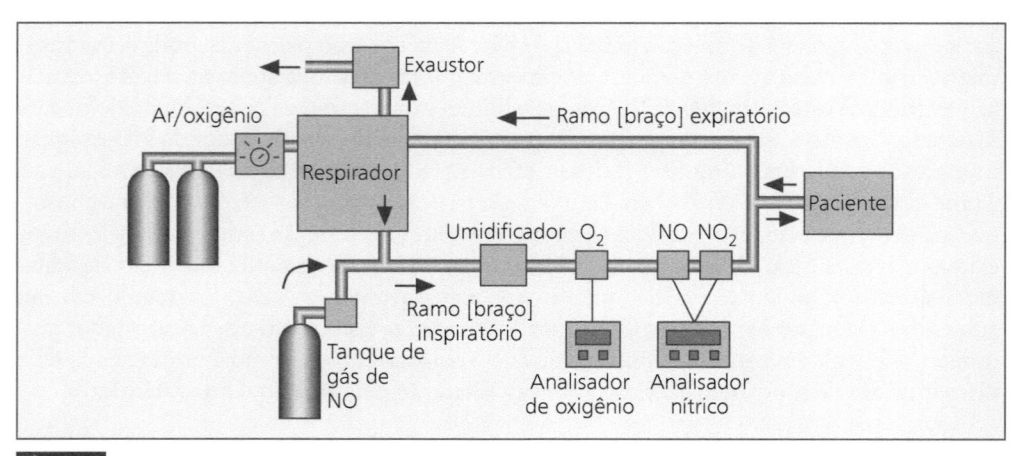

**Fig. 29-5**
Diagrama para a administração de óxido nítrico durante a ventilação mecânica.

ar ambiente em recintos fechados. Um sistema exaustor deve ser acoplado à saída de gases expirados do ventilador para evitar o acúmulo de NO no ar ambiente.

Nós geralmente iniciamos a terapia com NO com a dose de 20 ppm e seguimos a resposta clínica pelas mudanças nas pressões da artéria pulmonar (em pacientes com cateter arterial pulmonar) e pelas mudanças na oxigenação por meio da oximetria de pulso e $PaO_2$ dos gases sanguíneos arteriais. As doses de NO podem ser rapidamente aumentadas para 40 ppm na busca de uma resposta clínica favorável. Pacientes que não respondem a estas altas doses iniciais são frequentemente não responsivos, e a terapia com NO deve ser interrompida. Para os pacientes que respondem ao tratamento, após um período de estabilização inicial de 4 horas, o NO é reduzido a concentrações mais baixas que proporcionam oxigenação adequada com uma $FiO_2$ não tóxica. Após a resolução da hipertensão pulmonar, o NO é lentamente reduzido, com especial atenção para a ocorrência de hipertensão pulmonar rebote logo após a descontinuação de baixas doses (1 ppm) em pacientes tratados por períodos prolongados. Para estes pacientes que desenvolvem hipertensão pulmonar de rebote, a administração de sildenafil por via enteral tende a facilitar a interrupção programada do NO.[16]

### ■ Prática clínica

A indicação formal para o uso de NO inalado é no tratamento da hipertensão pulmonar persistente em recém-nascidos. Neste seleto grupo, o uso do NO é associado a uma redução da morbidade e da necessidade de oxigenação por membrana extracorpórea (ECMO).[17] O NO também tem sido usado com sucesso em recém-nascidos e pacientes mais velhos que desenvolvem hipertensão pulmonar após reparo cirúrgico de defeitos cardíacos congênitos, como defeitos ventrículo-septais de alto fluxo, defeitos do canal atrioventricular e *truncus arterioso*.[18] A experiência do uso de NO em pacientes com hérnia diafragmática congênita que desenvolvem hipertensão pulmonar transitória também tem-se mostrado promissora.[19] Em razão da característica de promover vasodilatação local que resulta em aumento do fluxo sanguíneo pulmonar em áreas ventiladas e aumento da relação ventilação-perfusão, o uso do NO tem sido aventado em pacientes com SARA e hipoxemia grave. Entretanto, estudos clínicos tanto em adultos como em crianças têm mostrado que, apesar de um aumento transitório na oxigenação no grupo tratado com NO, este agente não está associado a um aumento da oxigenação a longo prazo, redução da morbimortalidade ou diminuição do tempo de ventilação mecânica.[20]

### ■ Complicações

O uso de NO na prática clínica não é livre de efeitos adversos. Não são todos os pacientes com hipertensão pulmonar que respondem à terapia com NO, e a terapia deve ser prontamente descontinuada nestes pacientes. O NO é uma substância relativamente instável e pode ser convertida em $NO_2$ tóxico na presença de altas concentrações de $O_2$, como frequentemente é o caso na prática clínica. Além disso, a captação do NO que entra na circulação pela hemoglobina gera metaemoglobina. Por isso, os níveis de metaemoglobina devem ser monitorizados periodicamente, em particular quando o NO é administrado em doses altas. Níveis de metaemoglobina maiores que 5% indicam redução ou suspensão da terapia, se clinicamente possível. O NO também tem um potencial para causar aumento do tempo de sangramento graças à inibição da agregação plaquetária. Este efeito adverso, entretanto, é mais uma preocupação teórica do que prática e raramente tem importância clínica significativa.

## ■ Sumário

O NO é um adjunto clínico disponível no tratamento de recém-nascidos com hipertensão pulmonar persistente. Esta propriedade vasodilatadora pulmonar "seletiva" tem sido usada com sucesso no manejo de pacientes com hipertensão pulmonar secundária à hérnia diafragmática e pós-reparo de defeitos cardíacos congênitos. O uso de NO na SARA está associado a uma melhora transitória na oxigenação, e qualquer vantagem a longo prazo nesta patologia é puramente especulativa neste ponto.

## MISTURA HÉLIO-OXIGÊNIO (HELIOX)

### ■ Princípios gerais

O hélio é um gás inodoro, incolor e biologicamente inerte. O hélio foi descoberto por Ramsey, em 1895, e primeiramente usado para tratar obstrução da via aérea extratorácica por Barach, em 1934.[21] As propriedades terapêuticas do hélio residem no fato de que ele tem uma muito baixa densidade. O hélio é 7,2 vezes menos denso que o ar (0,179 g/cm$^3$ *versus* 1,293 g/cm$^3$ respectivamente) e sete vezes menos denso que o nitrogênio (1.2506 g/cm$^3$). Por ter uma densidade muito mais baixa que o nitrogênio, a mistura hélio-oxigênio resulta em um fluxo maior na via aérea para um mesmo gradiente de pressórico (menor resistência ao fluxo) em comparação à mistura nitrogênio-oxigênio. Este fenômeno é explicado pelo número de Reynolds (Re), que é matematicamente expresso como: Re = $\rho Vd/\mu$, onde $\rho$ é a densidade gasosa, V é a média da velocidade gasosa, d é o diâmetro da área seccional e $\mu$ é a viscosidade gasosa. Um número de Reynolds abaixo de 2.000 prediz um fluxo de gás laminar, enquanto que um número de Reynolds acima de 3.000 prediz um fluxo de gás turbulento. Dessa maneira, uma baixa densidade de mistura de gás irá resultar em um baixo número de Reynolds e uma maior chance de fluxo laminar. O fluxo nas vias aéreas centrais é turbulento em razão de sua alta velocidade através de uma área seccional relativamente estreita (portanto elevado número de Reynolds). Por outro lado, nas vias áreas periféricas o fluxo gasoso desloca-se de forma mais lenta e através de uma grande área de seccional (resultante do somatório do diâmetro de todas as vias aéreas), apresentando, portanto, um baixo número de Reynolds (fluxo laminar).

Na prática clínica, o hélio é usado em misturas de gás com oxigênio (heliox). O heliox pode ser usado para reduzir a resistência ao fluxo de gás através das vias aéreas por transformar o fluxo de turbulento em fluxo laminar. Esta modificação resulta em maior fluxo de gás nas vias aéreas com um esforço respiratório proporcionalmente menor.

### ■ Características operacionais

O heliox deve ser administrado por máscara facial muito bem ajustada (para evitar diluição da mistura com ar ambiente) ou por campânulas (menos efetiva por permitir uma grande perda de heliox ao ambiente). Em prática, devemos sempre utilizar cilindros de heliox com uma mistura contendo não menos do que 20% de oxigênio e 80% de hélio. Para pacientes que necessitam de uma maior oferta de oxigênio no gás inspirado, outro cilindro contendo 100% de oxigênio pode ser acoplado em paralelo sendo que um misturador e regulador de fluxo determina a concentração final, seja ela 70% hélio/30% oxigênio ou 60% hélio/40% oxigênio (Fig. 29-6). Misturas contendo menos de 60% de hélio não são clinicamente úteis, pois a densidade da mistura de gás resultante não é baixa o suficiente para promover um efeito terapêutico significativo. Dessa forma, a terapia com heliox não é uma alternativa adequada para pacientes que requerem $FiO_2$ mais altas (acima de 0,4) para manter uma adequada oxigenação.

- **Prática clínica**

A indicação formal para o uso do heliox é em pacientes com obstrução de via aérea extratorácica, como aqueles com estenose laríngea, laringite viral ou edema pós-extubação. Alguns poucos estudos têm sugerido que o uso do heliox pode ter algum benefício no tratamento de pacientes em ventilação mecânica com obstrução da via aérea inferiores como na asma grave ou bronquiolite grave.[22] As evidências favoráveis ao uso do heliox nestas condições são controversas, e o seu uso nesta situação aguarda maior comprovação clínica. O heliox tem sido usado como um veículo de broncodilatadores para nebulização.[23] Em pacientes com grave obstrução da via aérea intratorácica, o heliox aumenta a deposição distal de partículas nebulizadas e pode ter benefício em situações clínicas seletas.[23]

- **Complicações**

Como o hélio é insolúvel no tecido em 1 atm e é biologicamente inerte, as misturas de heliox são livres de efeitos adversos biológicos, sendo que todo o hélio que entrar no organismo durante a inspiração irá deixá-lo durante a exalação sem sofrer biotransformação. Teoricamente, o heliox seria contraindicado naquelas situações de extravasamento de ar (pneumo-

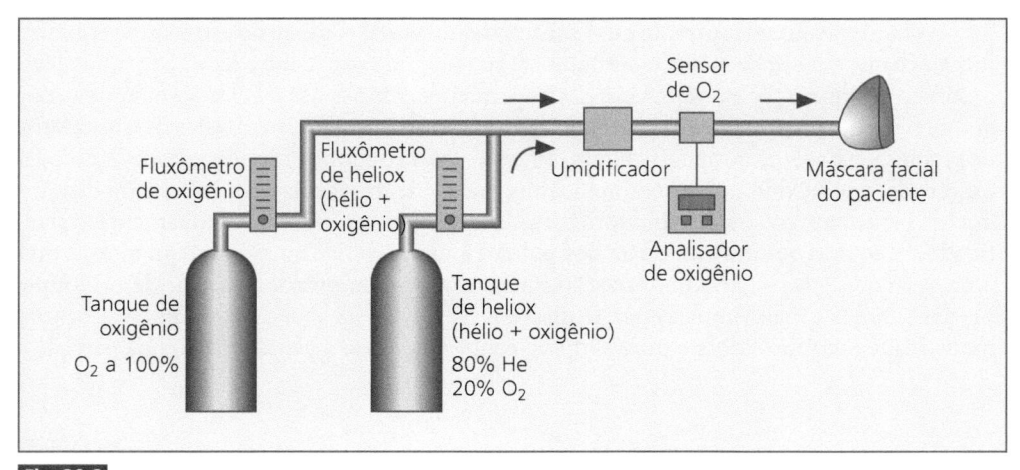

**Fig. 29-6**
Diagrama básico para administração de heliox por máscara de inalação.

tórax, pneumomediastino e pneumopericárdio), pois, à medida que o hélio entrar no espaço pleural, ele não será reabsorvido como o oxigênio, necessitando da colocação de dreno para sua evacuação. Entretanto, dados experimentais indicam que, em determinadas situações, respirar heliox pode estar associado a uma diminuição do volume de pneumotórax.[24]

### ■ Sumário

O heliox pode ser usado como um adjunto no tratamento de pacientes com obstrução de via aérea extratorácica. Sua baixa densidade traz benefícios na promoção de um fluxo laminar e, consequentemente, diminui a resistência ao fluxo de gás através da obstrução. O uso do heliox em pacientes ventilados com doença obstrutiva da via aérea inferior (asma e bronquiolite) necessita de estudos clínicos adicionais.

## VENTILAÇÃO LÍQUIDA

O interesse na respiração líquida reside no fato que, durante a SARA e na deficiência de surfactante, a complacência pulmonar é muito heterogênea: áreas não dependentes (ventral no paciente supino) têm complacência praticamente normal, enquanto áreas dependentes (dorsal no paciente supino) têm complacência muito diminuída. Esta heterogeneidade é decorrente principalmente de anormalidades na tensão superficial alveolar resultante de forças da interface ar-líquido (surfactante). A introdução de um líquido, como certos perfluorocarbonos com alta solubilidade para o oxigênio e baixa tensão superficial, dentro dos espaços aéreos cria uma *interface* líquido-líquido com uma tensão superficial homogênea por todo o pulmão. A coluna hidrostática de líquido irá também exercer uma maior força de distensão em áreas dependentes e atelectásicas (principalmente nas regiões pulmonares dorsais), deixando estes alvéolos abertos durante todo o ciclo respiratório, atuando como um reservatório de oxigênio, mesmo durante a expiração.

### ■ Ventilação líquida corrente (TLV)

A ventilação líquida corrente ou ventilação líquida total consiste no uso de um ventilador mecânico que é capaz de mover o perfluorocarbono líquido para dentro da via aérea, auxiliando, assim, a oxigenação e a ventilação. Estes primeiros protótipos de ventilação líquida eram grandes e propensos a falhas, permitindo apenas ventilar pequenos animais em laboratórios de pesquisa.[25] Estes protótipos incluíam um reservatório onde o perfluorocarbono líquido era oxigenado, e o dióxido de carbono removido, uma série de válvulas e bombas para dirigir o líquido para dentro do trato respiratório, uma balança para monitorar continuamente a quantidade de líquido que entrava e saía dos pulmões, um reservatório para o líquido exalado e uma série de sensores de monitorização integrados via computador. Apesar de protótipos mais modernos e mais simples estarem disponíveis, a TLV foi abandonada em favor de uma modalidade mais inovadora e mais simples, conhecida como a ventilação líquida parcial.

## Ventilação líquida parcial (PLV)

### Princípios gerais

PLV, também conhecida como troca gasosa associada ao perfluorocarbono (PAGE), é uma maneira simples e eficiente de usar o perfluorocarbono nos pulmões.[26] Durante a PLV, a troca de gás ocorre dentro do líquido no interior dos pulmões e das vias aéreas, movimentando-se oxigênio e $CO_2$ por gradiente de concentração. Durante a PLV, o perfluorocarbono é introduzido no trato respiratório por um tubo endotraqueal com um volume próximo à capacidade residual funcional (p. ex., 18 mL/kg para um coelho ou 30 mL/kg para o ser humano), o que faz que ambos pulmões e vias aéreas sejam inundados com perfluorcarbono até o nível da traqueia. O respirador convencional movimenta, então, a mistura de gás para dentro da traqueia durante a inspiração, transferindo nas vias aéreas centrais o oxigênio para o interior do perfluorocarbono líquido. Durante a inspiração, pequenas bolhas de gás formam-se nos alvéolos já tomados pelo perfluorocarbono líquido. Durante a expiração, o gás movimenta-se na direção oposta (para o interior do respirador), enquanto o perfluorocarbono, por ser mais pesado, permanece na via aérea, prevenindo o desrecrutamento pulmonar, servindo como um reservatório de oxigênio e equalizando a tensão superficial por todo o pulmão. O perfluorcarbono puro para uso medicinal (experimental) é o perfluorooctil bromida ou perflubron, um perfluorocarbono de cadeia linear com oito carbonos fluorinados e um átomo de bromina. O perflubron é radiopaco, apresentando uma densidade de 1,9 g/cm$^3$, uma baixa pressão de vapor (10,5 torr), uma baixa tensão superficial (18 dynes/cm) e alta solubilidade ao oxigênio (50 vol%).

### Efeitos biológicos

Inicialmente pensou-se que o perfluorcarbono fosse biologicamente inerte, mas já foram comprovados inúmeros efeitos, sendo, portanto, regulamentado como um fármaco e não como um protótipo, o que aumenta as complicações para o processo aprovação deste agente nos Estados Unidos (as drogas sofrem processos mais rigorosos que as substâncias inertes ou equipamentos). O perflubron possui propriedades anti-inflamatórias que podem ser vantajosas na SARA. Os macrófagos expostos ao perflubron são menos capazes de gerar peróxido de hidrogênio, óxido nítrico e radicais livres em resposta a estímulos nocivos.[27] O perflubron também atenua a infiltração e a ativação neutrofílica nos pulmões durante a lesão pulmonar aguda, reduz a fagocitose pelos macrófagos alveolares e atenua a produção de citocinas *in vivo* e *in vitro*.[28,29] Independente dos seus efeitos anti-inflamatórios, o perflubron também protege os sistemas biológicos e não biológicos das lesões por radicais livres e aumenta a produção de surfactante.[30,31]

### Prática clínica

Apesar do impressionante sucesso dos estudos em animais de laboratório, os estudos com PLV na área clínica tiveram resultados menos favoráveis. Estudos não controlados de fases I e II mostraram que o uso do perflubron era seguro e sugeriam eficácia quando comparado aos controles históricos.[32] O estudo multicêntrico pediátricos da PLV na SARA foi interrompido em razão de uma inesperada baixa mortalidade ocorrida tanto nos grupos-controle e com no PLV (dados não publicados) em função da inclusão inadvertida de um grande número de casos de SARA limítrofe durante o período endêmico de vírus sincicial respiratório. Um outro grande estudo multicêntrico em adultos com SARA mostrou que PLV não resultou em um desfecho mais favorável do que a ventilação convencional e esteve associada a uma maior incidência de complicações.[33]

### Futuras perspectivas

A aplicação potencial da PLV foca-se atualmente na sua capacidade do líquido de aumentar o recrutamento pulmonar (PEEP líquido proporcional), onde permite-se aplicar maior pressão de distensão nas áreas dependentes do pulmão e menor pressão de distensão nas áreas não dependentes. Permanece ativo o interesse no perfluorocarbono líquido como uma estratégia de recrutamento pulmonar em associação a outras estratégias protetoras pulmonares, como a VAFO. Outras aplicações interessantes da respiração com perflubron incluem liberação de drogas diretamente no pulmão (antibióticos de ação local dissolvidos neste líquido) ou seu uso como adjunto da terapia gênica (agiria como veículo para aumentar a transferência dentro do epitélio da via aérea). É importante enfatizar que a ventilação líquida neste momento tem caráter estritamente experimental.

## INSUFLAÇÃO DE GÁS TRAQUEAL

### ■ Princípios gerais

Já no ano de 1667, Robert Hooke demonstrou que cães poderiam manter-se vivos por um período de tempo através da aplicação de um fluxo de gás constante via um cateter traqueal, na ausência de movimentos da parede torácica. Subsequentemente, outros estudos demonstraram que animais em apneia eram capazes de manter uma oxigenação adequada por um período prolongado quando submetidos à insuflação traqueal de um fluxo contínuo de oxigênio através antes de evoluírem para acidose respiratória grave. Na prática clínica, a insuflação de gás traqueal (TGI) foi inicialmente aplicada em 1946 em pacientes comatosos, resultando na manutenção de oxigenação adequada por mais de 3 horas. Apesar de, originalmente, acreditar-se que a TGI melhorava apenas a oxigenação, estudos subsequentes demonstraram que esta técnica tem bom potencial de melhorar a ventilação alveolar. TGI é usada como um adjunto à ventilação mecânica convencional para facilitar a oxigenação, ventilação e reduzir as necessidades de pressóricas em pacientes com insuficiência respiratória.[34]

### ■ Características operacionais

Na TGI, um cateter reto ou um com pontas invertidas é posicionado logo acima da carina, usualmente através de uma via acessória adaptada ao tubo traqueal. A posição do cateter é confirmada radiologicamente. Este cateter pode liberar um fluxo de gás continuamente ou apenas durante uma fase específica ou ciclo respiratório (p. ex., durante a inspiração ou expiração). Diferentes posições do cateter têm sido preconizadas com o intuito de melhorar oxigenação e/ou ventilação. Estudos têm mostrado que a remoção de $CO_2$ se mantém relativamente constante com variações na posição do cateter dentro de alguns centímetros proximal ou distal da carina.[35] Entretanto, o posicionamento do cateter na região mais proximal da traqueia afeta negativamente a remoção de $CO_2$. As taxas de fluxo de gás usadas durante a TGI (0,1 a 0,8 L/kg/min) são mais baixas que aquelas usadas na ventilação de fluxo constante. A remoção de $CO_2$ pode ser otimizada por aumentos nos fluxos da TGI, mas isto irá eventualmente chegar a um platô uma vez atingido o fluxo suficiente de gás capaz de retirar completamente o $CO_2$ do espaço morto.

O principal efeito clínico da TGI é "lavar" o espaço morto proximal à ponta do cateter (entre a ponta e o circuito do respirador). Com altas taxas de fluxo na TGI observa-se também um efeito distal que contribui para a remoção do $CO_2$ em razão da turbulência gerada na ponta do cateter. A TGI pode ser usada como um adjunto da estratégia de ventilação pulmonar protetora com o emprego de baixos volumes e/ou baixas pressões com o intuito de obter um destes dois objetivos. Ela pode ser usada para redução da hipercapnia e/ou para controlar o aumento da $PaCO_2$ durante o emprego de baixos volumes correntes. Alternativamente, ela pode ser usada para limitar as forças de distensão ventilatórias (isto é, permitindo uma redução no volume corrente) enquanto a manutenção da $PaCO_2$ permanece dentro de um limite aceitável.[36,37] A eficácia da TGI pode ser monitorizada pela capnografia. Os capnogramas de gás exalado fornecem uma indicação do efeito da TGI sobre a concentração de $CO_2$ que permanece no espaço morto anatômico proximal no início da inspiração. Apesar de que as medidas de $CO_2$ expirado em pacientes com insuficiência respiratória grave muitas vezes têm baixa precisão em estimar a $PaCO_2$, as mudanças induzidas pela TGI no $ETCO_2$ têm uma boa correlação com as mudanças na $PaCO_2$, justificando a medição de rotina do $ETCO_2$ durante a TGI como um marcador da sua efetividade.

## ■ Complicações

O aumento inadvertido da pressão expiratória final (auto-PEEP) pode ser uma complicação potencial da TGI.[38] Mecanismos postulados para isto incluem uma pressão retrógrada secundária ao fluxo do cateter através do tubo endotraqueal e um aumento na resistência expiratória induzida pelo próprio cateter. Esta forma de auto-PEEP pode causar hiperinsuflação pulmonar com um maior risco para pneumotórax ou comprometimento hemodinâmico. Sua monitorização pode ser difícil de mensurar, uma vez que o método tradicional de oclusão traqueal no final da expiração não possa ser usado para acessar a auto-PEEP durante a TGI, visto que o gás permanece continuamente sendo liberado pelo cateter. O desenvolvimento da auto-PEEP pode ser controlado pela diminuição da PEEP externa aplicada pelo respirador.

Um ponto importante é que a $FiO_2$ final durante a TGI difere daquela ofertada pelo respirador: a $FiO_2$ final liberada ao paciente depende tanto dos valores da $FiO_2$ do respirador, da $FiO_2$ ofertada via TGI e sua respectiva contribuição ao volume corrente inspirado. Além disso, o volume corrente efetivo no modo volume controlado será um somatório entre o volume corrente administrado pelo ventilador durante a inspiração e o volume gerado pelo fluxo de gás da TGI, se aplicada durante esta fase do ciclo. Uma estimativa do volume corrente consequente à TGI pode ser feita tanto com base na duração da inspiração e do fluxo de gás liberado, leitura do volume corrente expirado por meio do respirador, ou pelo uso de pletismografia indutiva.

Outra possível complicação da TGI inclui a lesão da mucosa brônquica pelo fluxo de gás, a qual pode ser exacerbada pela inadequada umidificação do gás liberado pela TGI.[38] A oclusão parcial do tubo endotraqueal pelo cateter da TGI pode também interferir com a aspiração e retirada de secreções.

## ▪ Sumário

A TGI é um tratamento complementar da ventilação mecânica, particularmente em pacientes com SARA ventilados com hipercapnia permissiva e aqueles com aumento do espaço morto fisiológico, com potencial de atenuar as complicações associadas à ventilação mecânica e à acidose respiratória. Entretanto, o uso rotineiro da TGI em terapia intensiva requer mais estudos para aperfeiçoar a técnica e confirmar os efeitos benéficos esperados com dados objetivos.

## OXIGENAÇÃO POR MEMBRANA EXTRACORPÓREA (ECMO)

## ▪ Princípios gerais

A oxigenação por membrana extracorpórea (ECMO) é o termo usado para descrever a tecnologia de circulação extracorpórea cardiopulmonar prolongada fora do ambiente cirúrgico cardíaco. Ela é uma modalidade terapêutica complexa, dispendiosa, com variações sutis e importantes, como a ECMO transtorácica, ECMO com cânula atrial esquerda, ECMO prolongada enquanto aguarda-se o transplante, ECMO para suporte miocárdico etc. Consequentemente, o objetivo deste texto não é abordar detalhadamente as nuances de como instituir e manter ECMO para um determinado paciente, mas sim oferecer uma introdução e abordagem geral desta fascinante modalidade terapêutica.

O circuito de ECMO consiste em uma modificação de um aparelho de circulação extracorpórea (CEC) tradicional que pode ter um número variado de configurações, dependendo da necessidade clínica. Em geral, o aparato da ECMO é constituído de uma cânula de drenagem, um circuito fechado (sem reservatório, ao contrário da CEC), uma bexiga formada por material complacente, uma bomba (de rolagem, cônica ou centrífuga), um oxigenador, um aquecedor, um captador de bolhas e uma cânula de infusão. Esta é, obviamente, uma simplificação exagerada de um sistema bastante complexo. O circuito de ECMO inclui também várias portas de entrada para infusão de medicação, coleta de amostras sanguíneas e monitorização de pressão (Fig. 29-7). O sistema também envolve transdutores de alta sensibilidade e rápida resposta, capazes de interromper o fluxo da bomba no caso de pressão negativa se estabeleça no circuito. Um cartucho para hemofiltração ou diálise é frequentemente colocado em paralelo com o circuito, pois muitos pacientes em ECMO apresentam ou desenvolvem sobrecarga hídrica e/ou insuficiência renal.

## ▪ Características operacionais

Existem essencialmente duas modalidades principais de ECMO: ECMO venoarterial (VA) e ECMO venovenosa (VV). Durante a ECMO VA, uma cânula venosa de grande calibre com múltiplos orifícios é posicionada no átrio direito, geralmente, pela veia jugular interna direita. O sangue é passivamente drenado para dentro do circuito, passa através da bexiga e

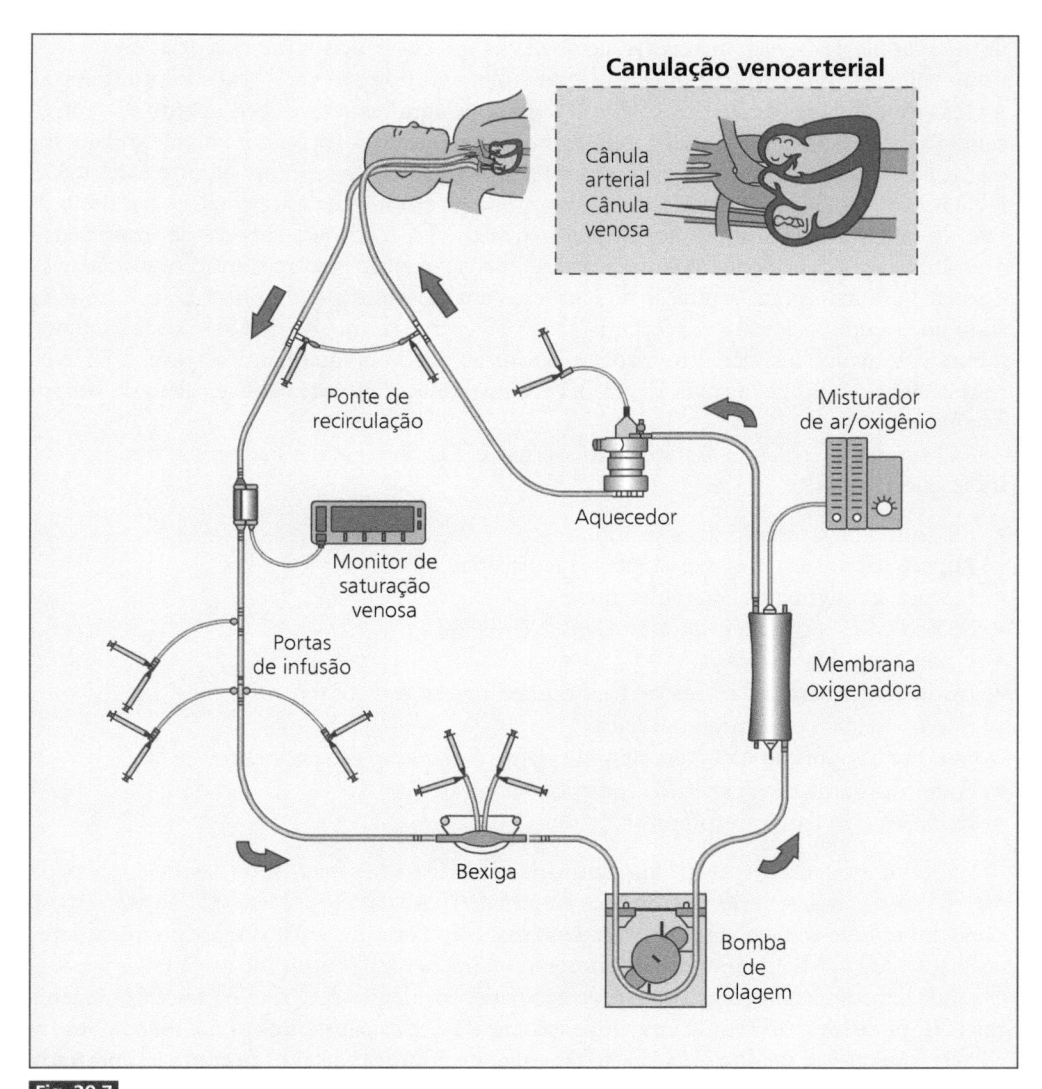

**Fig. 29-7**
Diagrama básico de um circuito neonatal de ECMO venoarterial.

sistemas de monitorização, para ser então impulsionado pela bomba através do oxigenador, sendo ainda reaquecido antes da reinfusão por meio de uma cânula colocada na artéria carótida direita, cuja ponta é posicionada logo acima da bifurcação aórtica-carotídea. Durante a ECMO VV, a maioria dos centros atualmente utiliza uma cânula de duplo lúmen de grande calibre que realiza simultaneamente a drenagem e a infusão. Outra possibilidade é a utilização de uma cânula de drenagem longa posicionada na veia cava inferior inserida pela veia femoral e uma cânula de infusão posicionada no átrio direito inserida pela veia jugular interna direita.

As modalidades de ECMO VA e VV diferem significativamente do ponto de vista fisiológico. A ECMO VA é usada para fornecer suporte para coração e pulmões, enquanto que a ECMO VV fornece apenas suporte respiratório sem nenhum suporte cardíaco. A ECMO VA ainda é a modalidade mais comumente empregada em pediatria, em razão do fato de que muitos pacientes atualmente requerem ECMO para suporte de insuficiência miocárdica (p. ex., pacientes com miocardite) ou com função cardíaca limítrofe secundária à doença pulmonar (p. ex., aspiração de mecônio com hipertensão pulmonar). Deve ser enfatizado que se um paciente que recebe ECMO VV para tratamento de SARA subsequentemente desenvolve insuficiência cardíaca ou instabilidade hemodinâmica grave, a ECMO necessitará ser modificada para ECMO VA para fornecer suporte cardíaco além do suporte respiratório.

O uso da ECMO na prática de modernas UTIs (Neonatal e Pediátrica) tem variadas indicações, como:

- Síndrome da aspiração de mecônio.
- Hipertensão pulmonar persistente do recém-nascido.
- Hérnia diafragmática congênita grave.
- Síndrome da angústia respiratória aguda (SARA).
- Choque séptico refratário.
- Insuficiência cardíaca reversível (miocardite, ingestões tóxicas).
- Pós-operatório de cirurgia cardíaca.
- Suporte temporário na espera de transplante de coração e/ou pulmão.
- Arritmias cardíacas graves não controláveis.
- Ressuscitação cardiorrespiratória.

O fator mais importante na instituição da ECMO é a persistência de insuficiência cardiorrespiratória em um paciente com uma doença presumivelmente reversível que não responde ao tratamento convencional. Apesar disso soar como uma indicação vaga, a premissa para a utilização da ECMO é presunção de morte iminente se não for utilizado este tipo de suporte. Quando a insuficiência respiratória é a razão para considerar a ECMO, o índice de oxigenação (OI) pode ser usado como uma indicação para a canulação, pois os pacientes com insuficiência respiratória aguda e um OI > 40 têm mais de 90% de mortalidade com a terapia tradicional.[39]

### ▪ Prática clínica

Até 2013, mais de 45.000 pacientes neonatais e pediátricos foram tratados com várias formas de ECMO, com sobrevivência cumulativa de 63%.[40] A taxa de sobrevivência atribuível à ECMO é, em grande parte, dependente do diagnóstico inicial. Pacientes recém-nascidos que receberam ECMO para aspiração de mecônio tiveram uma sobrevivência de 94%, enquanto crianças mais velhas com SARA tiveram uma sobrevivência de 52%.[40] ECMO após cirurgia cardíaca e como medida de salvamento durante PCR apresentam alta mortalidade (sobrevivência de 40 e 39%, respectivamente).[40] A ECMO é uma técnica altamente complexa e cara, que deve ser realizada somente em centros de referência selecionados. Isto é em decorrência do fato que centros com um alto volume de ECMO tendem a ter melhores resultados em comparação a centros que realizam um pequeno número de casos de ECMO por ano. Em 2013, existem 200 centros de ECMO em todo o mundo.[40] O número de casos de ECMO neonatal para tratamento de insuficiência respiratória vem caindo nas últimas duas décadas, presumivelmente em decorrência do impacto de terapias específicas, como o surfactante, óxido nítrico e VAFO (Fig. 29-8). Em contraste, o número de casos de ECMO pediátrica tem aumentado gradualmente, tanto para suporte respiratório como cardiovascular.

Do ponto de vista prático, a utilização da ECMO envolve uma equipe multidisciplinar. Uma vez que a ECMO seja indicada e a família entenda os riscos e os benefícios desta terapia, o circuito da ECMO é montado sob condições estéreis. Em geral, a equipe da UTI fornece a anestesia e os cuidados intensivos durante o procedimento de canulação, que ocorre à beira do leito. Cirurgiões pediátricos realizam a dissecção para o isolamento dos vasos de

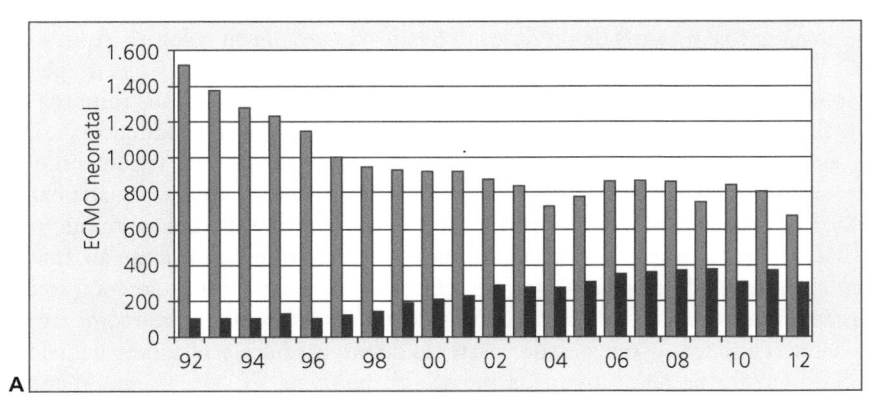

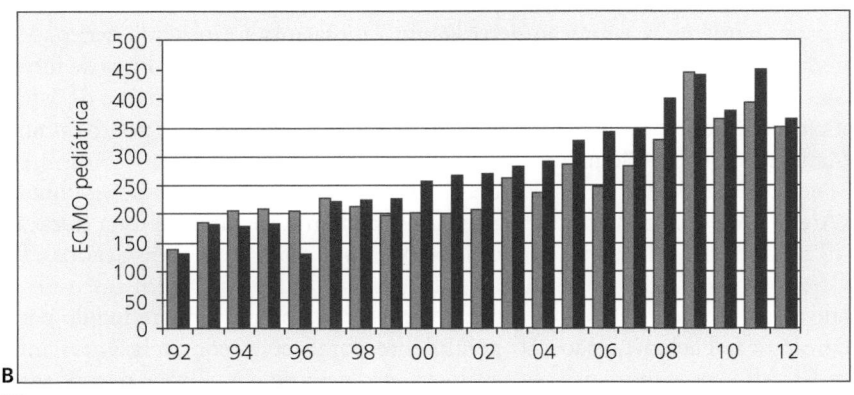

**Fig. 29-8**
Número anual de casos de ECMO mundiais para tratamento de insuficiência respiratória em neonatos (**A**) e em pacientes pediátricos (**B**). Note o declínio gradual do número de casos de ECMO respiratória em neonatos. Barras claras = ECMO para suporte respiratório; barras escuras = ECMO para suporte cardíaco.

interesse (p. ex., a veia jugular interna direita e a artéria carótida direita). Apesar de alguns centros utilizarem a canulação por técnica percutânea, a grande maioria das canulações para ECMO é feita por incisão e visualização direta de forma a permitir a utilização de cânulas com maior diâmetro possível, visando a otimizar o retorno venoso ao circuito e facilitar a reinfusão de sangue oxigenado. Imediatamente antes da canulação, uma dose de heparina (100 U/kg EV) é administrada para prevenir trombose. A heparinização deve ser cuidadosamente controlada pela medida do tempo de coagulação ativado (TCA) a cada hora. Após a dose inicial de heparina, o TCA deve ser maior que 300 segundos. Quando o TCA cai abaixo de 300 segundos, a infusão de heparina contínua é iniciada (dose de 25 U/kg/h). A infusão de heparina é ajustada visando a um nível de TCA entre 180 e 220 segundos. Imediatamente após a canulação vascular, as cânulas são conectadas ao circuito da ECMO, e o fluxo é iniciado com aumento lento e gradual da velocidade da bomba. Este processo, que pode levar alguns minutos, é controlado pela equipe da UTI, sendo muito delicado e envolvente, pois devem-se ajustar diferentes "volumes sanguíneos circulantes" a diferentes situações clínicas e respostas individualizadas, requerendo mudanças no suporte inotrópico ou adição de volume ao circuito em forma de produtos derivados do sangue ou coloides. Após o início da ECMO VA deve-se rapidamente notar um aumento na saturação de oxigênio pela oximetria de pulso. O fluxo da bomba é lentamente aumentado nos próximos minutos até atingir-se o fluxo-alvo da ECMO para um determinado paciente. Dependendo da indicação clínica, este fluxo-alvo geralmente varia entre 80 a 120 mL/kg/min, tendo como objetivo fornecer uma boa parte do débito cardíaco enquanto promove uma adequada oxigenação, remoção de $CO_2$ e perfusão miocárdica. Nem todo o débito cardíaco é capturado pelo fluxo da ECMO. Alguma fração do débito cardíaco retorna espontaneamente ao átrio direito, ventrículo direito onde é ejetado para a circulação pulmonar e chega ao coração esquerdo onde irá ser ejetado pela válvula aórtica. Considerando que isto representa somente uma fração do débito cardíaco (já que a maior parte do débito cardíaco será fornecida pelo circuito da ECMO em forma não pulsátil), a pressão de pulso na ECMO é, geralmente, pouco ampla. Durante a ECMO, um sensor posicionado no circuito conectado à cânula venosa analisa continuamente a saturação de oxigênio venosa mista e o hematócrito. Monitores mais modernos são capazes ainda de aferir a gasometria arterial e eletrólitos de forma contínua. Estes parâmetros, associados a medidas de gases sanguíneos arteriais e de ácido láctico ajudam na decisão sobre a suficiência do fluxo da ECMO em qualquer ponto durante o curso do tratamento. A duração média de ECMO neonatal é de 203 horas (8,5 dias), enquanto a média pediátrica é de 226 horas (9,4 dias).[40] Entretanto, algumas condições clínicas, como a SARA em pacientes pediátricos mais velhos, podem necessitar de uma duração muito maior (3 a 4 semanas não é uma prática incomum nos casos mais complicados). Pacientes em ECMO são mantidos sob sedação habitual da UTI para minimizar o desconforto associado a esta técnica. O nível de sedação deve ser periodicamente reduzido para avaliação neurológica. Pacientes não são geralmente paralisados com relaxantes musculares durante ECMO, pois mudanças no exame neurológico e convulsões devem ser prontamente reconhecidas.

Durante a ECMO a ventilação mecânica é usada para fornecer recrutamento pulmonar de forma não nociva e respirações ocasionais (suspiros). O propósito do respirador não é fornecer oxigenação ou troca gasosa, mas manter gentilmente a expansão pulmonar. Parâmetros usuais para um neonato em ECMO incluem PEEP de 6 a 8 cmH$_2$O, uma PIP de 20 cmH$_2$O, frequência de 10 mpm e tempo inspiratório de 2 segundos. Parâmetros usuais para uma criança maior em ECMO incluem PEEP de 8 a 10 cmH$_2$O, uma PIP de 25 a 10 cmH$_2$O, frequência de 10 mpm e tempo inspiratório de 2 segundos. Quando o processo pulmonar inicia a sua resolução e prévio à decanulação da ECMO, utilizam-se manobras de recrutamento pulmonar com ventilação convencional ou VAFO. Pacientes devem permanecer em ECMO somente o tempo necessário para a resolução do seu problema inicial. Os pacientes devem ser retornados à circulação espontânea tão logo seja seguramente possível. Após a resolução ou melhora significativa do problema original, os pacientes são submetidos a um processo de desmame que envolve uma redução gradual de fluxo da ECMO. Um teste de desmame envolve a redução gradual do fluxo da bomba a aproximadamente 10 a 20 mL/kg/min por vários minutos. Uma tentativa de fluxo baixo com sucesso leva à tentativa de clampeamento, onde as cânulas são clampeadas, enquanto o sangue circula pelo circuito através de uma ponte entre a conexão venosa e arterial para evitar a formação de trombos. Durante uma tentativa de clampeamento, muita atenção é dada ao suporte hemodinâmico e otimização do suporte ventilatório. Medidas frequentes de gases sanguíneos são realizadas para confirmar a estabilidade. Um paciente que tolera a manobra de clampeamento, mas necessita de altas pressões de pico e FiO$_2$ levada não está pronto para a decanulação. Após uma ou duas tentativas de clampeamento em dias consecutivos o paciente está geralmente pronto para a decanulação. Insuficiência após a decanulação que requer reinstalação da ECMO de suporte é rara e apresenta um problema cirúrgico significativo, uma vez os vasos contralaterais não podem ser usados para a canulação.

## Complicações

O processo de ECMO tem um número relativamente alto de potenciais efeitos adversos. Uma vez que heparinização sistêmica contínua seja usada durante todo o curso da ECMO para prevenir trombose, a maior complicação potencial é o sangramento. Mesmo com todo o cuidado e anticoagulação precisa, sangramento clinicamente importante ocorre em cerca de 20% dos pacientes, sendo que sangramento intracraniano ocorrendo em 6 a 17% dos neonatos e lactentes.[41] Esta alta incidência de hemorragia intracraniana justifica o acompanhamento diário com ecografia cerebral nos primeiros 5 dias de ECMO neonatal (a maioria dos sangramentos ocorrem nos primeiros 5 dias) e quando clinicamente indicado (por exemplo: instabilidade súbita, mudança no estado neurológico e início de convulsões). O aparecimento de um novo sangramento intracraniano deve indicar prontamente a interrupção da ECMO.

Durante a ECMO procedimentos invasivos, mesmo que mínimos, devem ser evitados por causa do risco de sangramento. Por isso, toda a instrumentação necessária, como colocação de cateteres venosos e arteriais, cateter de Foley, sonda nasogástrica e drenos torácicos (se indicados), deve ocorrer antes do início da ECMO. Mesmo procedimentos simples, como a colocação de uma sonda de Foley, podem ter consequências hemorrágicas graves em um paciente anticoagulado em ECMO.

Todos os pacientes sobreviventes da ECMO devem ter uma tomografia computadorizada ou ressonância magnética cerebral antes da alta hospitalar. Estes pacientes necessitam também de avaliação e seguimento neuropsicomotor, pois a ligação da artéria carótida e da veia jugular pode estar associada a uma maior chance de lesão cerebral isquêmica e sequelas a longo prazo.

Pacientes que são submetidos à ECMO têm elevado risco para infecção nosocomial, sendo que cerca de 18% destes desenvolvem uma infecção clinicamente significativa durante o tratamento com ECMO.[40] Consequentemente, culturas (sangue, urina e traqueia) devem ser enviadas sempre que clinicamente indicado. Pacientes em ECMO têm sua temperatura controlada pelo circuito, e, portanto, a febre não é um bom indicador de infecção. Antibióticos profiláticos não são usados.

Talvez a complicação potencial mais grave da ECMO seja a falha mecânica do equipamento. Quebra da integridade do circuito, perda de energia, má posição da cânula ou seu deslocamento representam problemas sérios e devem ser revertidos imediatamente. O circuito deve ser verificado diversas vezes durante o dia com o intuito de identificar precocemente a formação de coágulos ou trombos. Coágulos pedunculados ou de tamanho grande indicam a necessidade de troca do circuito. A perda de eficiência do oxigenador, aferida pela análise de $PaO_2$ pré e pós-oxigenador, é um problema comum que é resolvido com a troca deste componente isolado, sem necessitar da troca do circuito por inteiro.

## ■ Sumário

Apesar de ser uma terapia complexa e de alto custo, a eficácia da ECMO nunca foi estudada em um ensaio clínico controlado na América do Norte. Isto, porque centros que realizam a ECMO encaram como eticamente incorreto recusar uma terapia que muda a mortalidade de 90% para menos de 10% como no caso de grave aspiração de mecônio. Um estudo multicêntrico controlado randomizado na Grã-Bretanha mostrou que a ECMO reduz significativamente a mortalidade em neonatos de alto risco com insuficiência respiratória e hipertensão pulmonar. A ECMO continua sendo a terapia que deve ser usada somente por pessoas experientes, sob circunstâncias muito precisas quando um problema potencialmente reversível não é responsivo às modalidades terapêuticas máximas. Esta técnica está associada a riscos significativos e que não podem ser desprezados.

## REFERÊNCIAS BIBLIOGRÁFICAS

1. Matthay MA, Ware LB, Zimmerman GA. The acute respiratory distress syndrome. *J Clin Invest* 2012;122:2731-40.
2. The Acute Respiratory Distress Syndrome Network. Ventilation with lower tidal volumes as compared with traditional tidal volumes for acute lung injury and the acute respiratory distress syndrome. *N Engl J Med* 2000;342:1301-8.
3. Amato MB, Barbas CS, Medeiros DM et al. Effect of a protective-ventilation strategy on mortality in the acute respiratory distress syndrome. *N Engl J Med* 1998;338:347-54.
4. Ranieri VM, Rubenfeld GD, Thompson BT et al. Acute respiratory distress syndrome: the Berlin Definition. *JAMA* 2012;307:2526-33.
5. Wiswell TE, Graziani LJ, Kornhauser MS et al. High-frequency jet ventilation in the early management of respiratory distress syndrome is associated with a greater risk for adverse outcomes. *Pediatrics* 1996;98:1035-43.
6. Meliones JN, Bove EL, Dekeon MK et al. High-frequency jet ventilation improves cardiac function after the Fontan procedure. *Circulation* 1991;84:III364-68.

7. Arnold JH. High-frequency ventilation in the pediatric intensive care unit. *Pediatr Crit Care Med* 2000;1:93-99.
8. Slutsky AS, Drazen JM. Ventilation with small tidal volumes. *N Engl J Med* 2002;347:630-31.
9. Putensen C, Mutz NJ, Putensen-Himmer G et al. Spontaneous breathing during ventilatory support improves ventilation-perfusion distributions in patients with acute respiratory distress syndrome. *Am J Respir Crit Care Med* 1999;159:1241-48.
10. Schultz TR, Costarino AJA, Durning SM et al. Airway pressure release ventilation in pediatrics. *Pediatr Crit Care Med* 2001;2:243-46.
11. Krishnan J, Morrison W. Airway pressure release ventilation: a pediatric case series. *Pediatr Pulmonol* 2007;42:83-88.
12. Kamath SS, Super DM, Mhanna MJ. Effects of airway pressure release ventilation on blood pressure and urine output in children. *Pediatr Pulmonol* 2010;45:48-54.
13. Kaplan LJ, Bailey H, Formosa V. Airway pressure release ventilation increases cardiac performance in patients with acute lung injury/adult respiratory distress syndrome. *Crit Care* 2001;5:221-26.
14. Putensen C, Zech S, Wrigge H et al. Long-term effects of spontaneous breathing during ventilatory support in patients with acute lung injury. *Am J Respir Crit Care Med* 2001;164:43-49.
15. Rossaint R, Falke KJ, Lopez F et al. Inhaled nitric oxide for the adult respiratory distress syndrome. *N Engl J Med* 1993;328:399-405.
16. Namachivayam P, Theilen U, Butt WW et al. Sildenafil prevents rebound pulmonary hypertension after withdrawal of nitric oxide in children. *Am J Respir Crit Care Med* 2006;174:1042-47.
17. Clark RH, Kueser TJ, Walker MW et al. Low-dose nitric oxide therapy for persistent pulmonary hypertension of the newborn. Clinical Inhaled Nitric Oxide Research Group. *N Engl J Med* 2000;342:469-74.
18. Zobel G, Gamillscheg A, Schwinger W et al. Inhaled nitric oxide in infants and children after open heart surgery. *J Cardiovasc Surg (Torino)* 1998;39:79-86.
19. Inhaled nitric oxide and hypoxic respiratory failure in infants with congenital diaphragmatic hernia. The Neonatal Inhaled Nitric Oxide Study Group (NINOS). *Pediatrics* 1997;99:838-45.
20. Dellinger RP, Zimmerman JL, Taylor RW et al. Effects of inhaled nitric oxide in patients with acute respiratory distress syndrome: results of a randomized phase II trial. Inhaled Nitric Oxide in ARDS Study Group. *Crit Care Med* 1998;26:15-23.
21. Barach AL. Use of helium as a new therapeutic gas. *Proc Soc Exper Biol and Med* 1934;32:462.
22. Gluck EH, Onorato DJ, Castriotta R. Helium-oxygen mixtures in intubated patients with status asthmaticus and respiratory acidosis. *Chest* 1990;98:693-98.
23. Piva JP, Menna Barreto SS, Zelmanovitz F et al. Heliox versus oxygen for nebulized aerosol therapy in children with lower airway obstruction. *Pediatr Crit Care Med* 2002;3:6-10.
24. Barr J, Lushkov G, Starinsky R et al. Heliox therapy for pneumothorax: new indication for an old remedy. *Ann Emerg Med* 1997;30:159-62.
25. Hirschl RB, Grover B, McCracken M et al. Oxygen consumption and carbon dioxide production during liquid ventilation. *J Pediatr Surg* 1993;28:513-18; discussion 8-9.
26. Fuhrman BP, Paczan PR, DeFrancisis M. Perfluorocarbon-associated gas exchange. *Crit Care Med* 1991;19:712-22.
27. Smith TM, Steinhorn DM, Thusu K et al. A liquid perfluorochemical decreases the in vitro production of reactive oxygen species by alveolar macrophages. *Crit Care Med* 1995;23:1533-39.
28. Rotta AT, Steinhorn DM. Partial liquid ventilation reduces pulmonary neutrophil accumulation in an experimental model of systemic endotoxemia and acute lung injury. *Crit Care Med* 1998;26:1707-15.
29. Thomassen MJ, Buhrow LT, Wiedemann HP. Perflubron decreases inflammatory cytokine production by human alveolar macrophages. *Crit Care Med* 1997;25:2045-47.

30. Rotta AT, Gunnarsson B, Hernan LJ et al. Partial liquid ventilation with perflubron attenuates in vivo oxidative damage to proteins and lipids. *Crit Care Med* 2000;28:202-8.
31. Steinhorn DM, Leach CL, Fuhrman BP et al. Partial liquid ventilation enhances surfactant phospholipid production. *Crit Care Med* 1996;24:1252-56.
32. Leach CL, Greenspan JS, Rubenstein SD et al. Partial liquid ventilation with perflubron in premature infants with severe respiratory distress syndrome. The LiquiVent Study Group. *N Engl J Med* 1996;335:761-67.
33. Kacmarek RM, Wiedemann HP, Lavin PT et al. Partial liquid ventilation in adult patients with acute respiratory distress syndrome. *Am J Respir Crit Care Med* 2006;173:882-89.
34. Nahum A. Tracheal gas insufflation as an adjunct to mechanical ventilation. *Respir Care Clin N Am* 2002;8:171-85, v-vi.
35. Nahum A, Ravenscraft SA, Nakos G et al. Tracheal gas insufflation during pressure-control ventilation. Effect of catheter position, diameter, and flow rate. *Am Rev Respir Dis* 1992;146:1411-18.
36. Nakos G, Zakinthinos S, Kotanidou A et al. Tracheal gas insufflation reduces the tidal volume while PaCO2 is maintained constant. *Intensive Care Med* 1994;20:407-13.
37. Bernath MA, Henning R. Tracheal gas insufflation reduces requirements for mechanical ventilation in a rabbit model of respiratory distress syndrome. *Anaesth Intensive Care* 1997;25:15-22.
38. Kacmarek RM. Complications of tracheal gas insufflation. *Respir Care* 2001;46:167-76.
39. Timmons OD, Dean JM, Vernon DD. Mortality rates and prognostic variables in children with adult respiratory distress syndrome. *J Pediatr* 1991;119:896-99.
40. ECMO Registry of the Extracorporeal Life Support Organization (ELSO), Ann Arbor, Michigan, February 2013.
41. Khan AM, Shabarek FM, Zwischenberger JB et al. Utility of daily head ultrasonography for infants on extracorporeal membrane oxygenation. *J Pediatr Surg* 1998;33:1229-32.

# 30 Ventilação de Alta Frequência por Oscilação em Pediatria e Neonatologia

*Marcus Angelus Jannuzzi de Oliveira* ♦ *Jose Sabino de Oliveira*
*Thiago Silveira Jannuzzi de Oliveira* ♦ *Cinara Andreolio*
*Adriani Maioli Rorato* ♦ *Jefferson Pedro Piva*

## INTRODUÇÃO

A ventilação pulmonar mecânica tem sido fator relevante na diminuição da morbidade e mortalidade neonatal e pediátrica em unidades de terapia intensiva. As modalidades de ventilação mecânica disponíveis melhoram significativamente a oxigenação e a ventilação pulmonar, mas em algumas situações, podem ter efeito deletério sobre o pulmão, piorando ou causando danos ao tecido pulmonar em decorrência da variação de pressão e volume nas unidades alveolares.[1]

O desenvolvimento de novas modalidades ventilatórias e/ou estratégias ventilatórias que não submetam o tecido pulmonar a grandes variações de pressão (barotrauma) e de volume (volutrauma) torna-se necessário para diminuir a morbidade dos pacientes submetidos à ventilação pulmonar mecânica.[2]

A ventilação de alta frequência (VAF) é um modo ventilatório que se baseia na aplicação de volumes correntes subfisiológicos, usando frequências acima de 60 mrpm. São considerados ventiladores de alta frequência todos os aparelhos que fornecem frequências ventilatórias maiores que 150 por minuto (> 2,5 Hertz).[3-5]

A ventilação de alta frequência oscilatória (VAFO) é uma das ferramentas de VAF que tem teoricamente a capacidade de reduzir as lesões pulmonares induzidas pela ventilação mecânica (LPIVM) e fornecer oxigenação e ventilação adequadas utilizando volumes correntes menores que o espaço morto, e com mecanismo de exalação ativa, que favorece a remoção de $CO_2$.

Estudos clínicos em recém-nascidos, pacientes pediátricos e pacientes adultos têm mostrado a eficácia da ventilação e oxigenação, com distribuição de pressão nas unidades alveolares mais adequadas, permitindo uso de frações de oxigênio inspirado mais baixas, e reduzindo a liberação de mediadores inflamatórios ao nível pulmonar. Estes fatores podem contribuir para a redução e a gravidade da lesão pulmonar induzida pela ventilação mecânica (LPIVM) e da toxicidade ao oxigênio.[6-11]

Recém-nascidos prematuros tratados com ventilação oscilatória de alta frequência foram extubados mais precocemente que o grupo em Ventilação mandatória intermitente e tiveram menor dependência de oxigênio com 36 semanas de idade gestacional corrigida.[1] No

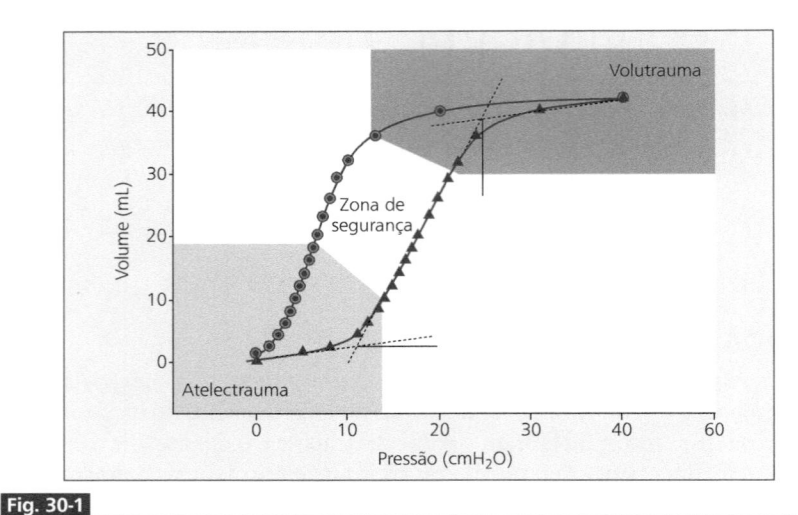

**Fig. 30-1**
Curva de histerese pulmonar: zonas de segurança, hipodistensão e hiperdistensão.

entanto, outros estudos em recém-nascidos prematuros não conseguiram demonstrar diminuição da displasia broncopulmonar, quando comparado a estratégias de ventilação mecânica protetora convencional, associado ao uso do surfactante.[12-14]

O estudo OSCAR, envolvendo pacientes adultos com síndrome de desconforto respiratório agudo (SDRA) (publicado em 2013), não demonstrou grandes benefícios da instituição precoce de VAFO quando comparado à ventilação mecânica convencional (VMC), podendo, inclusive, aumentar a mortalidade.[15] Esse estudo, a nosso ver, apenas confirma que a VAFO, apesar de muito útil no tratamento da SDRA, é uma terapia de resgate, devendo ser utilizada como "resgate" em um grupo de pacientes que não respondem ao tratamento com ventilação mecânica convencional.

No manejo de pacientes com SDRA, inicialmente preconizamos a instituição da ventilação protetora em que utilizamos: – volumes correntes baixos entre 5-8 mL/kg com objetivo de evitar o volutrauma. Evitamos, também, utilizar Pressões de Platô superiores a 35 $cmH_2O$, especialmente quando se associa ao aumento do volume corrente (~ 6 mL/kg). Em paciente com baixos níveis de sedação (menor complacência torácica e, portanto, menor gradiente de pressão transpleural) os níveis de pressão inspiratória podem ser tolerados em níveis mais elevados, desde que não se revertam em aumento do volume corrente. Selecionamos uma PEEP capaz de manter o volume pulmonar adequado no final da expiração, prevenindo o atelectrauma. Geralmente ajustamos a PEEP de acordo com a $FiO_2$ (fração inspirada de oxigênio) para obter uma saturação ente 88 e 90% (Quadro 30-1).

## QUADRO 30-1 Seleção da PEEP e FiO₂ na SARA de acordo com a saturação arterial de oxigênio

Objetivo: saturação de hemoglobina entre 85-92%

| $FiO_2$ | 0,3 | 0,4 | 0,5 | 0,6 | 0,7 | 0,8 | 0,9 | 1 |
|---|---|---|---|---|---|---|---|---|
| PEEP | 5 | 5-8 | 8-10 | 10 | 10-14 | 14 | 14-18 | 18-22 |

Essa estratégia pode resultar em um volume-minuto baixo com hipercapnia. Na presença de hipoxemia refratária com ou sem hipercapnia significativa pode-se indicar outro modo de ventilação, como a VAFO.

A vantagem da VAFO é ventilar os pacientes com SARA em uma "zona de segurança" que evita tanto a hiperinsuflação alveolar na inspiração quanto o fechamento e reabertura cíclica de alvéolos na expiração.

## CARACTERÍSTICAS E MECANISMOS DE TROCA GASOSA NA VAFO

A VAFO apresenta características que a distinguem de outros modos de ventilação:

1. A frequência oscilatória que pode variar de 3 a 50 Hz por minuto (180 a 3.000 movimentos por minuto).
2. Inspiração e expiração ativas.
3. Volume corrente baixo, geralmente menor que o espaço morto (1-3 mL/kg).
4. Intervir no volume corrente sem intervir na MAP (pressão média de vias aéreas).

A eficácia da VAFO é primariamente causada pela melhora na troca gasosa pulmonar, quando temos a aplicação de pequenos volumes correntes, menores que o espaço morto. Além disso, pode ter influência favorável sobre a mecânica respiratória e a hemodinâmica.

Durante a ventilação mecânica convencional, a troca gasosa ocorre quando uma quantidade de gás alcança diretamente os alvéolos (volume corrente menos volume do espaço morto). Este modelo de ventilação não consegue explicar as trocas gasosas nos casos de volumes correntes abaixo do volume do espaço morto anatômico. Portanto, a mistura do gás fresco inspiratório com o gás exalado, ao nível das vias aéreas e alvéolos, parece ser o principal mecanismo para o sucesso da VAFO em pulmões ventilados com volumes correntes tão baixos.

Na ventilação mecânica convencional, a ventilação alveolar (Va) é igual ao volume corrente (Vc) menos o volume do espaço morto (Vem) multiplicado pela frequência respiratória (Fr): **Va = (Vc-Vem) \*F**.

Na ventilação de alta frequência, o Vc depende da frequência respiratória e impedância do sistema respiratório. Entende-se como impedância do sistema respiratório a pressão necessária para obter o fluxo gasoso, tendo como componentes a complacência, inércia e resistência, sendo afetado pela frequência respiratória e complacência pulmonar (doença pulmonar). A ventilação alveolar (Va) durante a VAFO é função da frequência oscilatória e do volume corrente ao quadrado: **Va = F\*Vc²**.

Os mecanismos propostos para a ventilação e oxigenação durante VAFO e que, muito provavelmente, interagem para a otimização das trocas gasosas são (Fig. 30-2):[16]

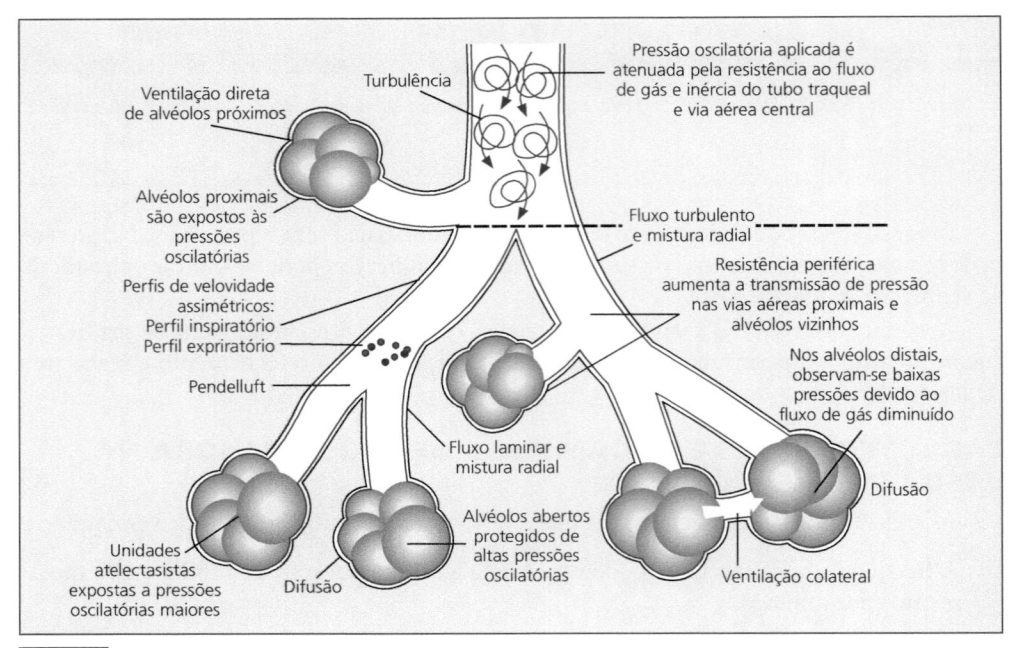

**Fig. 30-2**

Mecanismos de transporte de gás e de atenuação de pressão durante VAFO. Os principais mecanismos de transporte de gás que atuam durante a VAFO nas zonas de convecção, convecção-difusão e difusão são: turbulência, ventilação direta de alvéolos proximais, perfis de velocidade inspiratória e expiratória assimétricas, *pendelluft*, mistura cardiogênica, fluxo laminar com dispersão de Taylor, ventilação colateral entre alvéolos vizinhos e difusão molecular. A magnitude de atenuação da pressão oscilatória depende das características mecânicas do sistema respiratório. Alvéolos atelectasiados experimentam pressões oscilatórias mais altas do que alvéolos normalmente aerados, ao passo que a resistência periférica elevada aumenta as pressões oscilatórias transmitidas às vias aéreas proximais e unidades alveolares adjacentes.

1. Ventilação alveolar direta: semelhante à ventilação convencional.
2. Perfis de velocidade do fluxo de gás inspiratório e expiratório assimétricos.
3. Fluxo laminar com dispersão de *Taylor*: com aumento da difusão radial.
4. Efeito *pendelluft*: equilíbrio gasoso entre alvéolos com diferentes constantes de tempo.
5. Difusão molecular: troca ao nível da membrana alveolocapilar.
6. Mistura cardiogênica: especulada por alguns autores que sugerem que a movimentação cardíaca melhoraria a homogeneização gasosa intrapulmonar.

A ventilação alveolar direta baseia-se na existência de um processo de convecção semelhante ao que ocorre na ventilação convencional, mas tem um papel relativamente menor no transporte de gás durante a VAFO, embora provavelmente contribua significativamente na ventilação de unidades alveolares proximais.

Os perfis de velocidade do fluxo de gás inspiratório e expiratório assimétricos fazem com que as partículas centrais sejam impulsionadas para o interior das vias aéreas, as partículas periféricas se difundam radialmente, promovendo a troca gasosa axial com o gás alveolar expirado. Este fenômeno é particularmente evidente nas bifurcações das vias aéreas onde a corrente de gás fresco se dirige em direção ao alvéolo no fluxo laminar central nas vias aéreas, enquanto o gás alveolar expirado corre junto ao fluxo turbilhonado superficial, potencializando a difusão molecular e, por esta razão, tem um papel importante no mecanismo de transporte por convecção longitudinal durante a VAFO.

Taylor propôs que a dispersão longitudinal de moléculas em um processo de difusão é incrementada por mecanismos de transporte radial quando fluxo laminar é aplicado na ausência ou presença de turbulência.[17] Fredberg, subsequentemente, propôs que a combinação da dispersão de Taylor e a difusão molecular sejam responsáveis por quase todo o transporte de gás durante a VAFO.[18]

Como nem todas as regiões pulmonares têm a mesma complacência e resistência, as unidades vizinhas com constantes de tempo diferentes são ventiladas fora de fase, sendo preenchidas e esvaziadas em velocidades e volumes diferentes. Em razão dessa assincronia, estas unidades podem ter troca de gases entre si e, consequentemente, mesmo com pequenas quantidades de gás fresco pode haver ventilação de um grande número de alvéolos. Esse efeito é conhecido como *Pendelluft*.

A propriedade de difusão do gás ocorre exclusivamente nas vias aéreas terminais, onde a curva de fluxo é nula, por causa da tendência natural para equilíbrio das suas pressões parciais. As moléculas de $O_2$ e $CO_2$ migram na tentativa de equilibrar as suas respectivas pressões parciais e, em consequência, facilitam as trocas gasosas.

As fortes contrações cardíacas rítmicas podem promover mistura de gás pela geração de fluxo no interior de regiões parenquimatosas vizinhas mais do que na abertura de vias aéreas. A contribuição da oscilação cardiogênica durante a VAFO não tem sido quantificada, embora tenha sido sugerido que a mistura cardiogênica pode ser responsável por metade da captação de oxigênio na presença de apneia. A ventilação colateral através de canais entre alvéolos vizinhos também tem sido proposta como um mecanismo adicional de transporte de gás durante a VAFO.

Estudos tanto em modelos teóricos como em animais e humanos demonstraram que, durante a VAFO, o Vc tem efeito maior na troca gasosa do que a frequência (f). Portanto, a eficiência da ventilação durante a VAFO (Q) pode ser expressa como: $\mathbf{Q = f \times Vc^2}$.

Finalmente, podem ser citados os efeitos diretos na mecânica respiratória: a presença de pressão média elevada nas vias aéreas determina amplo recrutamento alveolar, com melhora da complacência e da relação ventilação-perfusão.

## EVIDÊNCIAS PARA O USO DA VAFO EM NEONATOLOGIA E PEDIATRIA

Estudos realizados em animais evidenciaram algumas vantagens da utilização VAFO, como, por exemplo:[7]

1. Melhora da relação ventilação/perfusão.
2. Redução do espaço morto.

3. Manutenção da troca gasosa com baixa variação de pressão e volume alveolar em cada ciclo respiratório.
4. Padrão de ventilação mais uniforme devido à melhora da mecânica pulmonar.
5. Redução da lesão pulmonar induzida pela ventilação mecânica.
6. Redução da liberação de mediadores inflamatórios.
7. Melhora da distribuição do surfactante exógeno administrado e menor depressão na produção do surfactante endógeno.

Apesar da riqueza de informações sobre as vantagens da VAFO em modelos animais, ainda existe muita controvérsia sobre seus benefícios, quando comparada à ventilação convencional, tanto em neonatologia como em pediatria. Dois grandes estudos multicêntricos foram publicados para tornar mais claro o papel da VAFO no tratamento da síndrome do desconforto respiratório em recém-nascidos pré-termos.[19,20] Ao contrário do estudo HIFI e estudos subsequentes que produziram resultados conflitantes, estes estudos foram produzidos por centros com grande experiência no uso de VAFO em neonatos e todos enfatizando o recrutamento alveolar como parte da estratégia da ventilação de alta frequência.[21] Courtney et al. mostraram que os recém-nascidos randomizados para receber VAFO foram extubados com sucesso mais precocemente do que aqueles que foram submetidos à ventilação convencional protetora (volume corrente de 5 a 6 mL/kg).[19] Nenhum dos dois estudos foi capaz de duplicar os achados do grupo HIFI com respeito aos graves efeitos adversos potencialmente atribuíveis à VAFO.

A maioria das informações sobre a aplicação de VAFO fora do período neonatal vem de séries de casos, em que esta terapia foi aplicada em crianças com insuficiência respiratória grave causada por doença alveolar difusa e/ou síndromes de escape de ar. No início dos anos 1990 alguns centros concluíram que a VAFO poderia ser seguramente aplicada com terapia de resgate em pacientes com lesão pulmonar hipóxica grave e que seu uso está associado à melhora na $PACO_2$ e no índice de oxigenação [$IO = (MAP \times FiO_2/PAO_2) \times 100$]. Além disso, não houve aumento de casos de barotrauma. O primeiro e o maior estudo multicêntrico randomizado avaliando o efeito da VAFO sobre o prognóstico em pacientes pediátricos foi realizado em 70 crianças com doença alveolar difusa e/ou escape de ar.[22] Neste estudo os pacientes foram randomizados para receber ventilação convencional, usando a estratégia para limitar o pico de pressão inspiratória, ou VAFO em uma frequência de 5 a 10 Hz. Foi utilizada estratégia de recrutamento pulmonar. O estudo não encontrou diferença na mortalidade ou na duração do suporte ventilatório entre os dois grupos, mas significativamente menos pacientes randomizados para receber VAFO permaneceram dependentes de oxigênio suplementar em 30 dias quando comparados àqueles randomizados para receberem ventilação convencional. Portanto, os estudos disponíveis até a presente data em pacientes pediátricos com doença alveolar difusa e SDRA têm demonstrado a segurança da VAFO, bem como melhora rápida das variáveis fisiológicas, mas seu uso ainda não tem sido associado a significativa melhora prognóstica.

## ESTRATÉGIAS DE VENTILAÇÃO E INDICAÇÕES CLÍNICAS PARA VAFO EM NEONATOLOGIA

Existem dois grupos de pacientes que preenchem os critérios para indicação de VAFO em neonatologia. Aqueles que apresentam doença pulmonar com tendência à atelectasia e que não respondem à ventilação convencional ou que estejam respondendo parcialmente, à custa de pressão inspiratória muito elevada, o que determina risco maior de barotrauma, e aqueles pacientes que já apresentam lesões de escape de ar definidas (enfisema intersticial pulmonar, fístula broncopleural, pneumomediastino e pneumotórax).[1,7]

Gaylord *et al.*, em 1985, estabeleceram, por meio de análise da multivariada em um grupo de recém-nascidos prematuros abaixo de 1.500 g, submetidos à ventilação mecânica convencional, os fatores de risco mais significativos para o desenvolvimento de enfisema intersticial pulmonar grave.[23] Os autores definiram que a relação entre o peso de nascimento e a maior pressão inspiratória no primeiro dia de ventilação era o dado mais importante para a previsão do desenvolvimento da lesão pulmonar. Cerca de 81% das crianças que desenvolveram enfisema intersticial pulmonar apresentavam um escore ≤ 393; calculado pela fórmula = Peso − (27 × Pressão inspiratória máxima).

A avaliação, pelo emprego dessa fórmula, utilizando o escore limite de 393, é útil para definir a indicação mais precoce da VAFO em prematuros submetidos à ventilação mecânica antes do aparecimento de escape de ar. Em uma análise retrospectiva de nossa casuística, constatamos que 7 entre 8 crianças, com peso de nascimento abaixo de 1.550 g e que foram submetidas à VAFO em razão de enfisema intersticial pulmonar, apresentavam, no primeiro dia de ventilação, o escore abaixo de 393.

Na presença de doença alveolar difusa, a prioridade é estabelecer maior recrutamento de alvéolos por meio de elevação da MAP (pressão média de vias aéreas), com o cuidado de não causar insuflação pulmonar excessiva. A hiperinsuflação pode ser definida pela presença de retificação das cúpulas diafragmáticas e de expansão pulmonar além do nono arco costal posterior na radiografia de tórax.[24] Por outro lado, diante de situações de barotrauma, a prioridade é permitir a resolução da lesão tecidual por meio da menor pressão média de vias aéreas (MAP) mesmo que se utilizem, por um período limitado, maiores concentrações de oxigênio. Nesses casos, é aceitável a manutenção de um índice de saturação arterial de oxigênio entre 85 e 90% e uma $PACO_2$ mais elevada (até 55 mmHg), desde que o pH se mantenha acima de 7,25.[7,24] As lesões de escape de ar são consideradas mais graves quando aparecem nas primeiras 24 horas de vida em recém-nascidos que estavam sendo ventilados com uma MAP superior a 12 $cmH_2O$.[22]

Temos utilizado em nossos pacientes o ventilador de alta frequência por oscilação modelo 3100A (*Sensor Medics Co. Anaheim*, CA, EUA) e *Babylog* 8000.[25] O paciente a ser transferido para a VAFO deve estar devidamente monitorizado no que se refere à oximetria de pulso, relação $PAO_2/FiO_2$ e capnografia. Do ponto de vista cardiovascular, é preciso garantir adequado volume intravascular com base na perfusão periférica, enchimento capilar, pressão arterial e frequência cardíaca. O tubo endotraqueal deve estar corretamente posicionado e, de preferência, deve haver sistema fechado de sucção do tubo traqueal. A sedação deve ser maximizada, e, em alguns casos, a curarização será necessária.[26]

Como parâmetros iniciais, temos utilizado os seguintes valores:

- $FiO_2$ suficiente para manter a $SAO_2 \geq 90\%$ (100% no momento da transição da VMC para a VAFO).
- Frequência = recém-nascido de termo = 12 ou 15 Hz e para recém-nascido prematuro/muito baixo peso = 15 Hz; com tempo inspiratório de 33% (relação I:E = 1:2).
- MAP de 2 a 4 $cmH_2O$ acima da empregada na VMC. A MAP pode posteriormente ser aumentada para obter $SAO_2 \geq 90\%$ com $FiO_2 \leq 0,6$. Para recém-nascido com doença alveolar difusa ou síndrome de escape de ar, utilizar MAP 3-5 $cmH_2O$ acima da VMC. Pode-se realizar intervenção precoce de resgate em recém-nascidos, empregando-se MAP de 10-14 $cmH_2O$. Tanto em recém-nascidos como em crianças maiores, se a $SAO_2$ cair rapidamente abaixo de 90%, recrutar com ventilação manual e aumentar MAP gradativamente.
- Amplitude de pressão ($\Delta P$) será aquela suficiente para atingir movimentação da parede torácica perceptível (movimentação da raiz da coxa, a qual é mais facilmente visualizada), podendo ser modificada para ajustar os níveis de ventilação desejados pela avaliação da $PACO_2$. Mudanças na frequência também determinam alterações na $PACO_2$ e, contrariamente ao que ocorre na VMC, na VAFO há queda da $PACO_2$ quando a FR é diminuída. Em recém-nascidos termos a $\Delta P$ pode ser $\geq 25$ $cmH_2O$ e nos prematuros/muito baixo peso pode ser $\geq 16$ $cmH_2O$.

A hipoxemia persistente é corrigida com elevações graduais de 1 $cmH_2O$ na MAP, a não ser que exista hiperinsuflação pulmonar ou enfisema intersticial, quando tendemos a priorizar a elevação na $FiO_2$.

A hiperventilação com queda exagerada na $PACO_2$ é tratada com a diminuição da $\Delta P$ e a retenção de $CO_2$ com elevação na $\Delta P$. Quando os movimentos oscilatórios são satisfatórios e a hipercapnia é mantida, iniciamos a redução da frequência no intuito de aumentar o volume corrente.

Nas situações em que os pulmões estão bem insuflados e mesmo assim não ocorre uma oxigenação adequada, deve-se avaliar a possibilidade de estar ocorrendo hipotensão e diminuição da pré-carga em virtude da compressão vascular pulmonar, sendo necessária a expansão do volume intravascular, uso de aminas inotrópicas e algumas vezes até mesmo a diminuição na MAP.[4,7]

Os parâmetros variam de acordo com a doença pulmonar. As crianças com processos patológicos que determinam redução acentuada do volume de ar residual, geralmente, necessitam de uma MAP muito acima da previamente estabelecida durante a ventilação convencional para obter uma melhora significativa na $D(A-a)O_2$.[4]

A retirada da VAFO é iniciada após a resolução da lesão pulmonar, com a saturação de pulso de oxigênio acima de 90% em $FiO_2$ menor que 0,6.

Durante a VAFO existe uma limitação para a avaliação clínica contínua. Face à interferência da vibração, a ausculta respiratória e cardíaca somente poderá ser realizada no momento da aspiração das vias aéreas. É difícil também a avaliação motora fina e não é possível a utilização de EEG. Portanto, deve-se suspeitar de convulsões na presença de elevação súbita da pressão arterial, da frequência cardíaca e no aparecimento de midríase. Queda inexplicável da saturação de oxigênio associada à elevação imediata da frequência cardíaca e/ou queda da pressão arterial pode significar a presença de pneumotórax.[4]

A VAFO é uma boa opção para ventilação de pacientes com lesões pulmonares adquiridas por síndrome de escape aéreo, mesmo aquelas compressivas, como o enfisema lobar, e tem sido utilizada também em casos de hipertensão pulmonar persistente que estejam necessitando de maior recrutamento alveolar.[27]

É imprevisível o resultado imediato nos pacientes com aspiração de mecônio. Alguns desses pacientes ficam mais instáveis nesse tipo de ventilação. Geralmente os pacientes com doença pulmonar de distribuição não uniforme tendem a uma pior resposta com o uso da VAFO. No entanto, os pacientes com aspiração de mecônio, em uma fase mais tardia, quando já se instalou o quadro de doença inflamatória difusa aguda (SDRA), tendem a apresentar uma boa resposta.[28] De maneira geral, os pacientes que se beneficiam com a ventilação de alta frequência já mostram sinais de melhora significativa dentro de 6 horas de tratamento. Essa avaliação pode ser feita pela melhora no índice de oxigenação e elevação na relação $PAO_2/FiO_2$.

## INDICAÇÕES DE VAFO EM PEDIATRIA

Não existem indicações precisas para VAFO em Pediatria, entretanto, deve ser considerada em substituição à ventilação convencional nas seguintes situações:

- Síndrome de escape de ar com enfisema intersticial, pneumotórax e fístula broncopleural.
- Hipoxemia refratária não responsiva à ventilação protetora especialmente em pacientes com SDRA moderada a grave ($PaO_2/FiO_2 \leq 100$ com PEEP acima de 5 $cmH_2O$; segunda a definição de Berlim (Fig. 30-3).

Temos utilizado a VAFO em todo o paciente com SDRA sem resposta às medidas de ventilação protetora, posição prona e manobras de recrutamento que utilize $FiO_2 \geq 0,7$ para manter oxigenação a ~ 90%, a despeito do uso de PEEP > 12-14 e PIP > 30.

## CRITÉRIOS DE EXCLUSÃO

- Pacientes com prognóstico reservado.
- Com indicação de limitação do suporte de vida.
- Hemorragia intracraniana.
- Doenças obstrutivas (asma e bronquiolite que não preencham critério de SDRA).

## AJUSTES NA VAFO

Os parâmetros que devem ser ajustados durante a **VAFO** são (Fig. 30-4):

1. **Pressão aérea média (MAP)** ao redor da qual ocorrem oscilações de pressão.
2. **Volume oscilatório**, o qual resulta das oscilações de pressão (**amplitude**) e essencialmente determina a efetividade deste tipo de ventilação mecânica.
3. **Frequência oscilatória** que é o número de ciclos por unidade de tempo.
4. **Porcentual do tempo inspiratório** que é responsável pela equalização da MAP. Quanto menor a porcentagem, maior a diferença entre a pressão proximal no tubo traqueal e a pressão distal nos alvéolos.

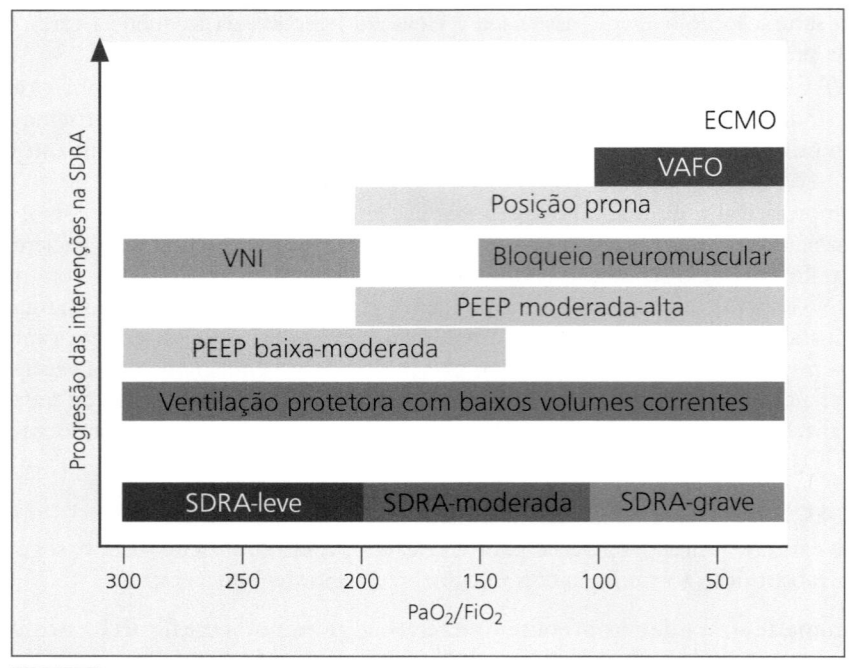

**Fig. 30-3**
Opções terapêuticas na SDRA de acordo com a gravidade. Modificada de Ferguson.[30]

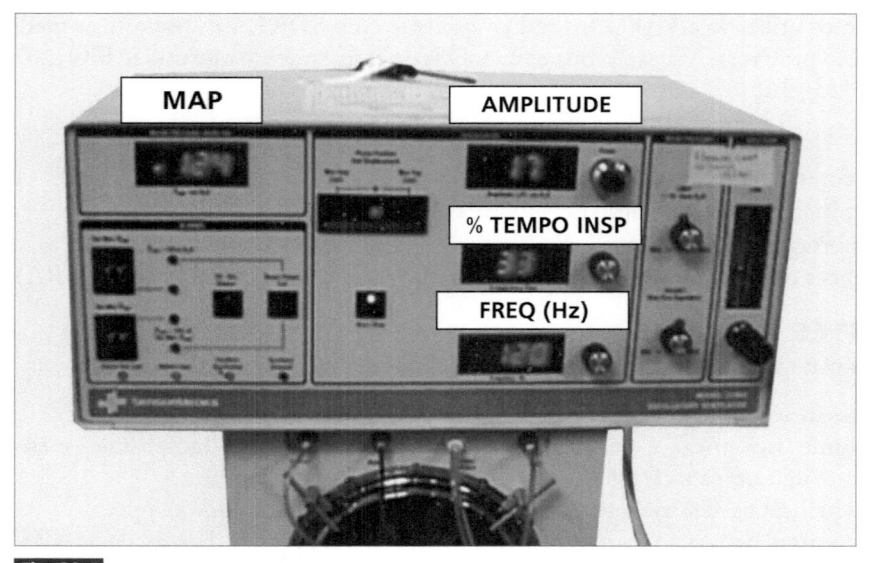

**Fig. 30-4**
Principais controles no aparelho de VAFO.

## Pressão aérea média (MAP)

O efeito fisiológico crucial da aplicação da **MAP** durante a **VAFO** é a abertura de áreas pulmonares atelectasiadas, resultando recrutamento do volume pulmonar. Além disso, a abertura de áreas atelectasiadas melhora a relação ventilação-perfusão e reduz o *shunt* intrapulmonar. Portanto, a **MAP** é o parâmetro mais importante para controlar a oxigenação durante a **VAFO** (Fig. 30-5).

Devemos lembrar que a Pressão Média se mantém constante durante todo o ciclo respiratório com maior impacto sobre o retorno venoso. O valor inicial da **MAP** deve ser aproximadamente de 2 a 5 cmH$_2$O maior do que o da ventilação convencional precedente, mas irá depender da doença de base e deve ser mais alto do que a pressão de abertura pulmonar. A MAP na ventilação convencional pode ser calculada de acordo com a seguinte fórmula:

$$\text{MAP} = \text{PIP} \times (t_{\text{inspiratório}}/t_{\text{ciclo total}}) + \text{PEEP}\,(t_{\text{expiratório}}/t_{\text{ciclo total}})$$

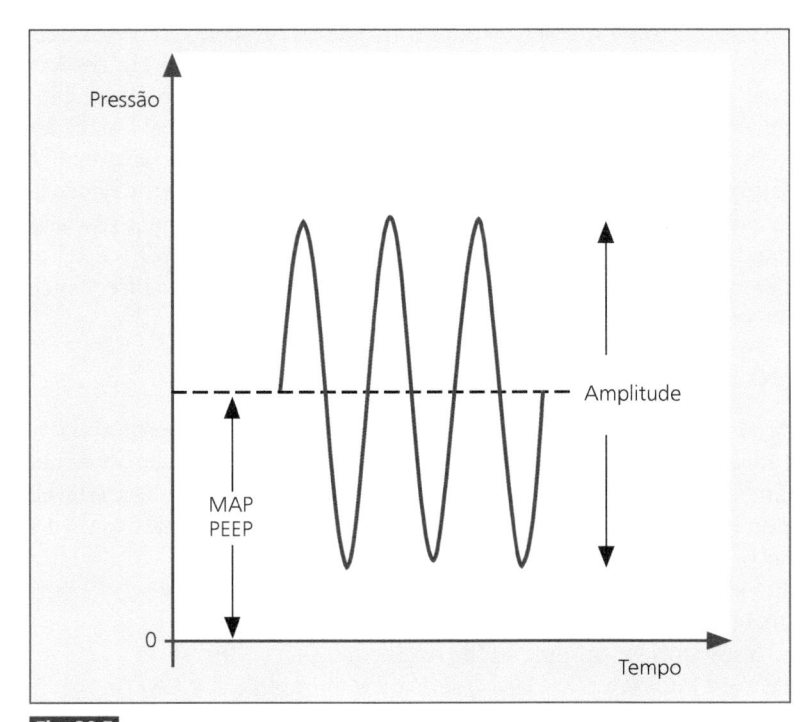

**Fig. 30-5**

Características da pressão aérea média, amplitude e frequência na forma de onda de pressão durante a VAFO.

### ■ Amplitude – volume oscilatório

A amplitude de pressão é um dos determinantes do volume oscilatório. O volume oscilatório exponencialmente influencia a eliminação de $CO_2$. Durante a **VAFO**, a meta é atingir volumes próximos ao do espaço morto.

O volume oscilatório depende também da frequência oscilatória. Na VAFO frequências respiratórias mais baixas estão associadas a volumes correntes mais altos. Além disso, mesmo pequenas alterações na resistência e/ou complacência do sistema respiratório, por exemplo, por secreções nas vias aéreas ou através do uso de um circuito respiratório diferente, podem alterar o volume oscilatório e, então, a efetividade da **VAFO**. A presença de secreção em via aérea alta ou tubo traqueal é um fator que impacta mais na VAFO quando comparada à ventilação mecânica convencional. É muitas vezes de difícil avaliação clínica pelo baixo volume corrente pulmonar e pode ser detectada pela visualização de uma menor vibração de caixa torácica.

### ■ Frequência oscilatória

A frequência oscilatória, medida em unidades de Hertz (Hz = ciclos/segundo), influencia o volume oscilatório e a amplitude dependendo do tipo de ventilador usado. Atualmente, ainda não temos o valor da frequência oscilatória ideal. Geralmente, a frequência inicial usada varia entre 3 a 15 Hz (ou, 180 a 900 mrpm). Em crianças submetidas à VAFO, em que foram medidos os volumes liberados em frequências que variavam de 10 a 15 Hz, constatou-se que o volume de gás liberado era, em geral, significativamente maior com o uso da frequência mais baixa. Entretanto, havia a dependência da avaliação da frequência ideal para cada caso, determinando o melhor desempenho do equipamento com relação ao paciente.[3,29] Ou seja, os parâmetros de ventilação deverão ser individualizados para cada paciente e doença pulmonar.

Com a redução da frequência respiratória na VAFO, há um aumento do volume corrente, aumentando assim a ventilação alveolar de forma exponencial ($Q = f \times Vc^2$), assim na VAFO, diferente da ventilação mecânica convencional, a redução da frequência produzirá consequente redução da $PCO_2$.

## CUIDADOS INICIAIS NA INSTALAÇÃO DE VAFO

1. Aspirar as vias aéreas e o TET do paciente, verificando a sua permeabilidade.
2. Sedar adequadamente o paciente e, se necessário, curarizar (excepcionalmente).
3. Inicialmente ventilar o paciente em posição supina. Quando mais estável, deverá ser ventilado também em posição prona, especialmente, em pacientes com edema.
4. Atentar para que as traqueias do circuito estejam retificadas.
5. Escolher uma MAP 5 $cmH_2O$ acima da MAP que estava recebendo na ventilação convencional (ver recrutamento).
6. Tempo inspiratório é definido via de regra em 33%.
7. Ventilar com $FiO_2$ em 60% para observar a resposta inicial à VAFO.
8. Iniciar com a amplitude de 5 (botão *power* ao lado do visor) e ajustar de acordo com a vibração da parede toracoabdominal do paciente (vibração deve ser visível ao nível da virilha ou raiz das coxas).

9. Frequência respiratória, de acordo com a faixa etária (evitar usar abaixo de 8 Hz):
   - *Lactentes até 2 anos:* 12-15 Hz.
   - *Crianças entre 2-10 anos:* 8-12 Hz.
   - *Acima de 10 anos e adolescentes:* 5-8 Hz.
10. Ajustar o fluxo em 30-40 LPM – pode ser necessário aumentar em caso de MAPs elevadas.
11. Coletar gasometria arterial 30 minutos após instalação e estabilização na VAFO.
12. Radiografia de tórax em 30-60 minutos. com intuito de observar expansão torácica adequada que deve estar entre a $9^a$ e $10^a$ costelas.

## AJUSTES PARA MELHORAR A OXIGENAÇÃO

1. Certificar se o TET está pérvio. Um pequeno "escape" é aceitável!
2. Verificar se o paciente está adequadamente sedado.
3. Otimizar a MAP do paciente, através de manobra de RECRUTAMENTO:
   - Preferentemente utilizar a manobra de escalonamento da MAP, aumentando 2-3 $cmH_2O$ a cada minuto (por 4 a 6 minutos), até adequada oxigenação (Fig. 30-6).
   - A partir daí, reduzir 1-2 $cmH_2O$ a cada minuto para estabilizar em 1 a 2 $cmH_2O$ acima do nível anterior.
   - Pode haver discreto impacto na condição hemodinâmica, com aumento da FC, queda de TA, entre outras. Se manifestação intensa, abortar o procedimento.
4. Aumentar a $FiO_2$.

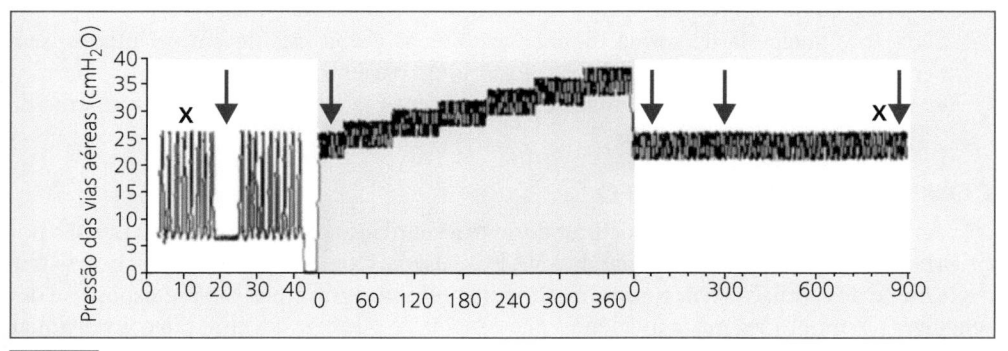

**Fig. 30-6**

Manobra de recrutamento na VAFO: observar o escalonamento de aumentos na parte central da figura, que demora até 6 minutos. No caso, o decréscimo foi abrupto, o que não é recomendado.

## AJUSTES PARA MELHORAR A VENTILAÇÃO

1. Certificar-se que o TET está pérvio. Um escape discreto é aceitável.
2. Aumentar a amplitude de 3 em 3 $cmH_2O$ até observar vibração toracoabdominal até a raiz das coxas.
3. Na presença de hipercapnia, tentar sempre melhorar a ventilação (amplitude) antes de alterar a frequência!
   - Quando a amplitude estiver maximizada, diminuir a FR gradativamente de 0,5-1 Hz.
4. Radiografia de tórax:
   - Descartar pneumotórax.
   - Se hiperinsuflado, pensar em alçaponamento de ar. Diminuir a MAP de 2 em 2 $cmH_2O$.
5. Se não houver melhora, reconsiderar doença obstrutiva associada e retorno para ventilação convencional.
6. Utilizar manobra de recrutamento sempre que o paciente for aspirado!!
7. Desinflar balonete.

## DESMAME DA VAFO

1. Oxigenação: diminuir gradativamente a $FiO_2$ até 0,4%.
2. Diminuir a MAP em 1 a 2 $cmH_2O$ por vez, de acordo com a reversibilidade da doença (intervalos de 1h até 18-20 horas).
3. Ventilação: diminuir gradativamente a amplitude em 3 a 5 pontos de cada vez até 30.
4. Pacientes com MAP ≤ 20 $cmH_2O$.
5. Pacientes com $FiO2$ ≤ 40%.
6. Pacientes tolerando aspiração do TET sem dessaturação.
7. Efetuar ajustes (diminuições), se paciente estável a cada 2 horas.

## MONITORIZAÇÃO E SEDAÇÃO

1. Radiografia de tórax diária.
2. Gasometria arterial diária e a cada 4 horas, se alterações importantes.
3. Algum grau de hipercapnia $CO_2$ (50-70 mmHg) é aceitável e tolerável.
4. Sedação e analgesia de rotina. Benzodiazepínicos e opioides devem ser usados, sem necessidade de supressão do *drive* respiratório do paciente.
   - Não há necessidade de curarizar, exceto se houver queda na MAP ou travamento do aparelho.

## COMPLICAÇÕES DA VAFO

As complicações que podem ocorrer durante a ventilação convencional com pressão positiva também podem acontecer quando a VAFO é usada. Como os pacientes que necessitam deste modo de ventilação têm comprometimento pulmonar grave, eles são predispostos a desenvolver pneumotórax, mas a incidência não é maior do que com a ventilação convencional. Deve-se ter alto índice de suspeita de pneumotórax quando ocorre deterioração clínica abrupta. A hipotensão e a hipoxemia podem ser os primeiros sinais de um pneumotórax hipertensivo. O nível de ruído elevado durante VAFO pode impedir a identificação de altera-

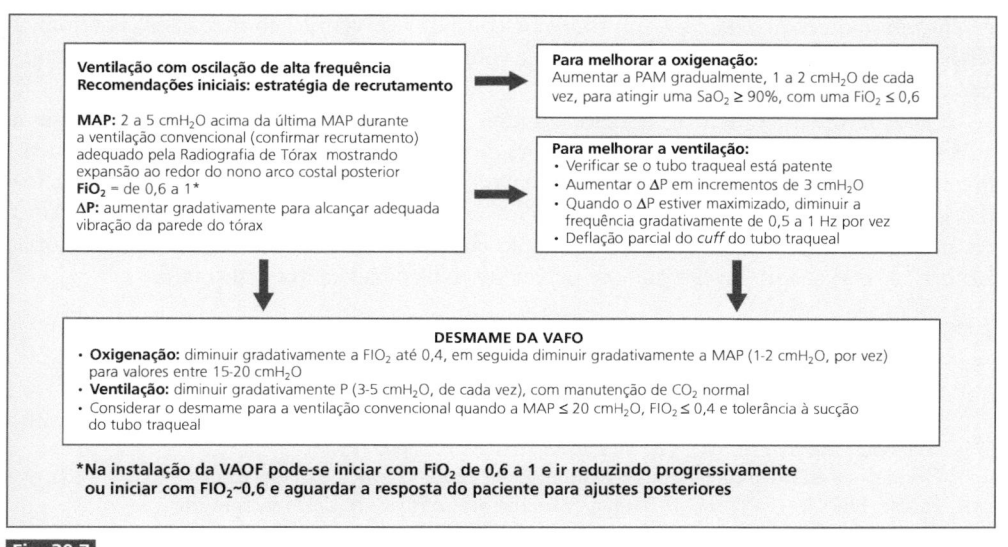

| **Ventilação com oscilação de alta frequência**<br>**Recomendações iniciais: estratégia de recrutamento**<br><br>**MAP:** 2 a 5 cmH$_2$O acima da última MAP durante a ventilação convencional (confirmar recrutamento) adequado pela Radiografia de Tórax mostrando expansão ao redor do nono arco costal posterior<br>**FiO$_2$** = de 0,6 a 1*<br>**ΔP:** aumentar gradativamente para alcançar adequada vibração da parede do tórax | → | **Para melhorar a oxigenação:**<br>Aumentar a PAM gradualmente, 1 a 2 cmH$_2$O de cada vez, para atingir uma SaO$_2$ ≥ 90%, com uma FiO$_2$ ≤ 0,6<br><br>**Para melhorar a ventilação:**<br>• Verificar se o tubo traqueal está patente<br>• Aumentar o ΔP em incrementos de 3 cmH$_2$O<br>• Quando o ΔP estiver maximizado, diminuir a frequência gradativamente de 0,5 a 1 Hz por vez<br>• Deflação parcial do *cuff* do tubo traqueal |

**DESMAME DA VAFO**
- **Oxigenação:** diminuir gradativamente a FIO$_2$ até 0,4, em seguida diminuir gradativamente a MAP (1-2 cmH$_2$O, por vez) para valores entre 15-20 cmH$_2$O
- **Ventilação:** diminuir gradativamente P (3-5 cmH$_2$O, de cada vez), com manutenção de CO$_2$ normal
- Considerar o desmame para a ventilação convencional quando a MAP ≤ 20 cmH$_2$O, FIO$_2$ ≤ 0,4 e tolerância à sucção do tubo traqueal

*Na instalação da VAOF pode-se iniciar com FiO$_2$ de 0,6 a 1 e ir reduzindo progressivamente ou iniciar com FIO$_2$~0,6 e aguardar a resposta do paciente para ajustes posteriores

**Fig. 30-7**
Recomendações para a instituição e desmame da VAFO.

ções na ausculta do tórax. Se hipoxemia e/ou hipotensão ocorrerem, uma radiografia de tórax deve ser obtida imediatamente.

A obstrução da cânula traqueal pode também ocorrer por secreção excessiva. A oclusão total da cânula raramente ocorre, mas deve ser suspeitada se a PACO$_2$ aumentar apesar de alteração na ΔP, se houver redução na frequência respiratória ou aumento do escape através de cânulas com *cuff*.

Hipercapnia refratária ocorre ocasionalmente em alguns pacientes. A eliminação de CO$_2$ pode melhorar, em pacientes intubados com cânula com *cuff*, diminuindo a insuflação do balonete e permitindo o escape de CO$_2$ ao redor da cânula. Outras ações podem ser implementadas e incluem a redução gradativa da frequência respiratória, 0,5 Hz por vez, até o mínimo de 3 Hz e/ou o aumento da amplitude de oscilação de pressão (ΔP) até o máximo.

Por fim, é sugerido, após estudos realizados em animais, que a VAFO pode produzir efeitos hemodinâmicos indesejáveis, como, por exemplo, diminuição no débito cardíaco. Entretanto, em todos estes estudos, a MAP foi progressivamente aumentada sem relação com a complacência pulmonar. Quando pressão aérea média é ajustada para otimizar o volume pulmonar usando as recomendações semelhantes às descritas anteriormente, não parece haver efeitos adversos sobre a hemodinâmica (fluxo sanguíneo ou débito ventricular esquerdo).

## CONCLUSÃO

A ventilação com oscilação de alta frequência é uma opção segura para a ventilação de crianças em insuficiência respiratória aguda não responsiva à ventilação mecânica convencional. Tem-se mostrado útil nos casos que necessitam de recrutamento alveolar, como também na síndrome de escape aéreo. Com base nos conceitos de ventilação mecânica protetora, a VAFO gera uma menor variação pressórica e volumétrica e mantém o recrutamento pulmonar, diminuindo a LPIVM.

Considerações teóricas e modelos animais de lesão pulmonar aguda sugerem que a VAFO pode ser excelente estratégia protetora de ventilação pulmonar mecânica. Atualmente tem sido indicada como terapia de resgate para os casos refratários à ventilação convencional, em pacientes pediátricos e neonatais. Novos estudos são necessários antes de a VAFO ser indicada como modo inicial de ventilação em pacientes com insuficiência respiratória, lembrando que sua utilização precoce parece ser mais benéfica que o uso tardio.

## REFERÊNCIAS BIBLIOGRÁFICAS

1. Macintyre NR. High frequency ventilation. In: Tobin MJ. *Principles and practice of mechanical ventilation*. New York: McGraw Hill, 1994. p. 455-60.
2. HIFO Study Group. Randomized study of high-frequency oscillatory ventilation in infants with severe respiratory distress syndrome. *J Pediatr* 1993;122:609-19.
3. Greenough A. High frequency oscillation. *Eur J Pediatr* 1994;153(Suppl):2-6.
4. Froese AB, Kinsella JP. High-frequency oscillatory ventilation: Lessons from the neonatal/pediatric experience. *Crit Care Med* 2005;33(Suppl):S115-21.
5. Kinsella JP *et al*. High-frequency oscillatory ventilation versus intermitent mandatory ventilation: early hemodynamic effects in premature baboon with hyaline membrane disease. *Pediatr Res* 1991;29:160-66.
6. Ventre KM, Arnold JH. High frequency oscillatory ventilation in acute respiratory failure. *Pediatr Respir Rev* 2004;5:323-32.
7. Keszler M, Durand DJ. Neonatal high-frequency ventilation – Past, Present and Future. *Clin Perinatol* 2001;28:579-607.
8. Imai Y, Slutsky AS. High-frequency ventilation and ventilator-induced lung injury. *Crit Care Med* 2005;33(Suppl):S129-34.
9. Bartz RR. What is the role of high-frequency ventilation in adult respiratory distress syndrome? *Respir Care Clin* 2004;10:329-39.
10. Ferguson ND, Stewart TE. New therapies form adults with acute lung injury. High Frequency oscillatory ventilation. *Crit Care Clin* 2002;18(1):91-106.
11. Ferguson ND, Slutsky AS. Point: high frequency ventilation is the optima physiological approach to ventilate ARDS patients. *J APPl Physiol* 2008;104(4):1230-31
12. Ogawa Y, Miyasaka K, Kawano T *et al*. A multicenter randomized trial of high frequency oscillatory ventilation as compared with conventional mechanical ventilation in preterm infants with respiratory failure. *Early Hum Dev* 1993;32:1-10.
13. Rettwitz-Volk W, Veldman A, Roth B *et al*. A prospective, randomized, multicenter trial of high-frequency oscillatory ventilation compared with conventional ventilation in preterm infants with respiratory distress syndrome receiving surfactant. *J Pediatr* 1998;132:249-54.
14. Moriette G, Paris-Llado J, Walti H *et al*. Prospective randomized multicenter compararison of high-frequency oscillatory ventilation and conventional ventilation in preterm infants os less than 30 weeks with respiratory distress syndrome. *Pediatrics* 2001;107:363-72.
15. Duncan Young DM. High-Frequency oscillation fo acute distress syndrome, for the OSCAR study group. *N Engl J Med* 2013 Feb. 28;368:9.
16. Pillow JJ. High-frequency oscillatory ventilation: Mechanisms of gas exchange and lung mechanics. *Crit Care Med* 2005;3(Suppl):S135-41.
17. Taylor GI. The dispersion of matter in turbulent flow through a pipe. *Proc Roy Soc A* 1954;223:446-48.

18. Fredberg JJ. Augmented diffusion in the airways can support pulmonary gas exchange. *J Appl Physiol* 1980;49:232-38.
19. Courtney SE, Durand DJ, Asselin JM et al. High-frequency oscillatory ventilation versus conventional mechanical ventilation for very-low-birth-weight infants. *N Engl Med* 2002;347:643-52.
20. Johnson AH, Peacock JL, Greenough A et al. High-frequency oscillatory ventilation for the prevention of chronic lung disease of prematurity. *N Engl Med* 2002;347:633-42.
21. HIFI Study Group. High-frequency oscillatory ventilation compared with conventional mechanical ventilation in the treatment of respiratory failure in preterm infants. *New Eng J Med* 1989;320:88-93.
22. Arnold JH et al. Prospective, randomized comparison of high-frequency oscillatory ventilation and conventional mechanical ventilation in pediatric respiratory failure. *Crit Care Med* 1994;22:1530-39.
23. Gaylord MS, Thieme RE, Woodall DL et al. Predicting mortality in low-birth-weigth infants with pulmonary intersticial emphysema. *Pediatrics* 1985;76:219-24.
24. Arnold JH. High-frequency ventilation in the pediatric intensive care unit. *Pediatr Crit Care Med* 2000;1:93-99.
25. Hatcher D et al. Mechanical performance of clinically available high-frequency oscillatory ventilators. *Crit Care Med* 1996;24(Suppl):146.
26. Fioretto JR, Rebello CM. Ventilação oscilatória de alta frequência em pediatria e neonatologia. *RBTI* 2009;21:96-103.
27. Kohlhauser C et al. Successful treatment of severe neonatal lobar emphysema by high-frequency oscillatory ventilation. *Pediatr Pulmonol* 1995;19:52-55.
28. Paranka MMS, Clark RH, Yoder BA et al. Predictors of failure of high-frequency oscillatory ventilation in term infants with severe respiratory failure. *Pediatrics* 1995;95:400-4.
29. Chan V, Greenough A, Milner AD. The effect of frequency and mean airway pressure on volume delivery during high frequency oscillation. *Pediatr Pulmonol* 1993;15:183-86.
30. Ferguson ND, Fan E, Camporota L et al. The Berlin definition of ARDS: an expanded rationale, justification, and supplementary material. *Intensive care medicine* 2012;38(10):1573-82.

# 31 Métodos Gráficos de Monitorização da Ventilação Mecânica

*Sérgio Diniz Guerra* ◆ *Cláudio Luis Lemos de Morais*

## INTRODUÇÃO

Durante muitos anos, a ventilação mecânica pediátrica baseou-se exclusivamente em uso de fluxo contínuo, pressão limitada e ciclagem a tempo, sem qualquer sincronismo entre o paciente e máquina. A avaliação da adequação desses parâmetros era feita subjetivamente pela cor do paciente, expansibilidade torácica e, objetivamente, pela análise intermitente de gases arteriais e radiografia de tórax.[1]

O advento da monitorização transcutânea de $PaO_2$ e $PaCO_2$, mas principalmente da oximetria de pulso, forneceu evidência de que a insuficiência respiratória pediátrica é um processo dinâmico que requer vigilância constante em lugar de avaliações intermitentes.

No final dos anos de 1980, a tecnologia para avaliação da mecânica pulmonar tornou-se disponível nas unidades de terapia intensiva pediátricas de países desenvolvidos. O equipamento usado era um grande e pesado pneumotacógrafo. Levado à beira do leito, ele precisava ser desmontado, limpo e remontado entre um paciente e outro. Processo longo e entediante que, se não realizado adequadamente, afetava a acurácia das medidas. Requeria, ainda, desconexão dos pacientes, o que os perturbava e trazia consequências ventilatórias (perda da PEEP, aumento do espaço morto e risco de extubação).[1] No Brasil, era usado para pesquisa em alguns centros.

O aparelho obtinha dados básicos: volume corrente, complacência e resistência e, embora confiáveis, representavam uma "fotografia instantânea" da condição do paciente e de sua interação com o ventilador. As informações não permitiam analisar eventos ocorridos antes ou após as medidas.

Hoje, os gráficos de avaliação em tempo real da mecânica pulmonar estão disponíveis em grande parte das unidades. Os sensores – sejam aqueles colocados entre a cânula endotraqueal e o circuito ou junto à válvula de exalação – são leves e adicionam mínimo espaço morto ao circuito.

As tecnologias mais comumente usadas nos sensores são a térmica e por diferença de pressão. Eles detectam fluxo ou pressão e convertem em um valor de utilidade clínica. Por exemplo, o sinal de fluxo, quando analisado em razão do tempo, permite medida de volume. O sensor também é utilizado para detectar esforço do paciente e disparar um ciclo da máquina ou facilitar o sincronismo entre uma ventilação espontânea e outra fornecida pelo ventilador.[1]

A informação é apresentada em tempo real, em uma tela com traçado contínuo; não mais como uma foto "Polaroide", mas como um "desenho animado".

A monitorização gráfica permite ao médico realizar ajustes finos nos parâmetros ventilatórios, avaliar a resposta a medicações, como broncodilatadores, surfactantes ou diuréticos, e a tendência de eventos ocorridos durante prolongado período.

A compreensão da monitorização gráfica é considerada muitas vezes difícil. Uma das causas dessa dificuldade pode estar na educação básica dos adultos de hoje, que não foram habituados a interpretar gráficos. Por sorte (competência), isso vem sendo corrigido. Atualmente, é comum ver crianças da educação infantil brincando com gráficos (e livrando-se para sempre da birra que temos desse tipo de representação).

Há muitas situações clínicas que podem ser identificadas com o recurso, e o profissional deve aprender com cada paciente a reconhecê-las. Inicialmente as mais comuns, e, à medida que se torna mais seguro, as mais complexas. Lembrando-se de que os indivíduos têm peculiaridades, podendo apresentar representações diferentes (únicas) para eventos aparentemente semelhantes.

As alterações da mecânica respiratória, sejam súbitas ou ao longo do tempo, devem ser interpretadas em conjunto com as demais informações disponíveis.[2] Isso inclui exame físico cuidadoso, história da doença, exames laboratoriais e de imagem disponíveis. Nem sempre é possível aguardar pelos dois últimos para tomada de decisão, mas a avaliação clínica é essencial.

A representação gráfica de qualquer informação visa à interpretação rápida de dados – intuitivamente. Monitorização é termo derivado do latim *monere*, que significa "avisar, advertir, acautelar...".[3] Assim, o objetivo dos aparelhos é avisar de forma facilmente compreensível. Se isso é bom ou ruim para o paciente, depende de quem recebe o "aviso". Para atingir seus objetivos, o monitor ideal deve ter:[4]

- Alta acurácia – definida como "a proximidade entre o valor obtido experimentalmente e o valor verdadeiro na medição de uma grandeza física".[3]
- Praticidade e fácil manejo.
- Baixo custo.
- Fácil manutenção e reposição de peças.

O monitor ideal não deve:

- Interferir nos cuidados.
- Representar riscos adicionais para o paciente.

## MONITORIZAÇÃO GRÁFICA DA FUNÇÃO RESPIRATÓRIA

A monitorização é a representação gráfica de alterações de pressão, volume e fluxo durante o ciclo respiratório. Elas podem mostrar alterações com relação ao tempo: tempo-volume, tempo-pressão e tempo-fluxo (gráficos de escala); ou alterações em uma variável com relação a outra: fluxo-volume, pressão-volume (gráficos de curvas).[4,5]

Os gráficos permitem:[5]

- Análise da fisiopatologia do paciente.
- Detecção de mudanças clínicas.
- Direcionamento da estratégia ventilatória.

- Avaliação da resposta ao tratamento.
- Facilitar a adaptação do paciente à VM (tornando-a confortável).
- Prevenir complicações.
- Avaliar a progressão do desmame.
- Auxiliar na determinação prognóstica.

## GRÁFICOS DE ESCALA
### Tempo-fluxo

O gráfico tempo-fluxo representa as alterações que se produzem no fluxo da via aérea (medido no circuito do respirador) durante o ciclo respiratório. O fluxo é representado no eixo das ordenadas, e o tempo, no das abscissas.

O fluxo da ventilação ciclada a volume está representado na Figura 31-1. A inspiração inicia-se com fluxo inspiratório máximo, e este é mantido durante toda a fase (fluxo constante ou "onda quadrada"). Em outras palavras, o fluxo atinge o pico imediatamente e é mantido desta maneira até o fim da inspiração. Nesse momento, cai a zero e inicia-se o fluxo expiratório – negativo e passivo. O fluxo expiratório termina na linha de base, zero, indicando que a exalação foi completa.

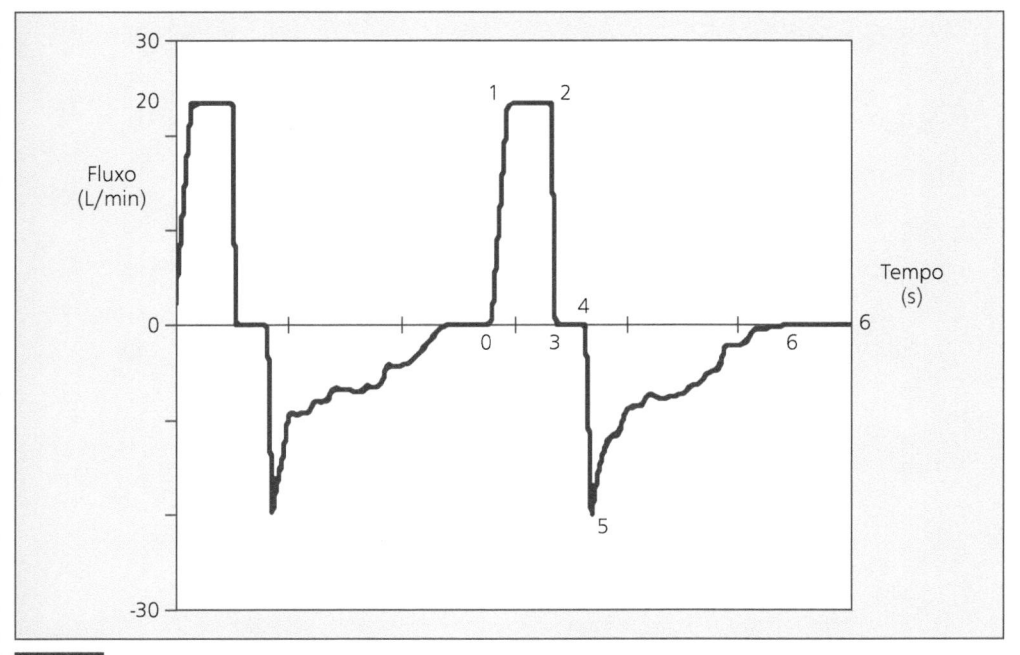

**Fig. 31-1**

Gráfico tempo-fluxo na ventilação ciclada a volume – fluxo constante ou "onda quadrada". (0) Início da inspiração e do fluxo inspiratório, (1) fluxo inspiratório máximo, (2) fim do fluxo inspiratório, (3) início da pausa inspiratória, (4) fim da pausa e da inspiração, (5) início do fluxo expiratório, (6) fim do fluxo expiratório.

O fluxo da ventilação pressão-controlada, ciclada a tempo, está representado na Figura 31-2. Ele inicia com valor máximo e decresce progressivamente até o final da inspiração.

## ▪ Tempo-pressão

O gráfico tempo-pressão representa as alterações que acontecem na pressão da via aérea (medida no circuito do respirador) durante o ciclo respiratório. A pressão é representada no eixo de ordenadas (vertical) e o tempo no de abscissas (horizontal).

Esse gráfico indica elementos resistivos e elásticos, determinantes da complacência e da resistência. O que faz com que, na ventilação ciclada a volume com fluxo constante, ele indique uma pressão de pico inspiratório (PPI, pressão de vias aéreas) e em seguida, uma pressão de pausa ou pressão de platô (pressão intra-alveolar). A primeira é indicativa da resistência das vias aéreas, e a segunda, da complacência pulmonar (Fig. 31-3).[5]

Na ventilação pressão-controlada, por princípio, o ventilador mantém a pressão inspiratória máxima durante toda a inspiração. Ou seja, a pressão de pico é igual à pressão de platô. Isso inclui os modos de pressão de suporte (Fig. 31-4).[5]

Nas Figuras 31-3 e 31-4, a linha de base está acima do valor zero com relação à pressão. Ou seja, há pressão expiratória positiva final (PEEP), em torno de 6 cmH$_2$O.

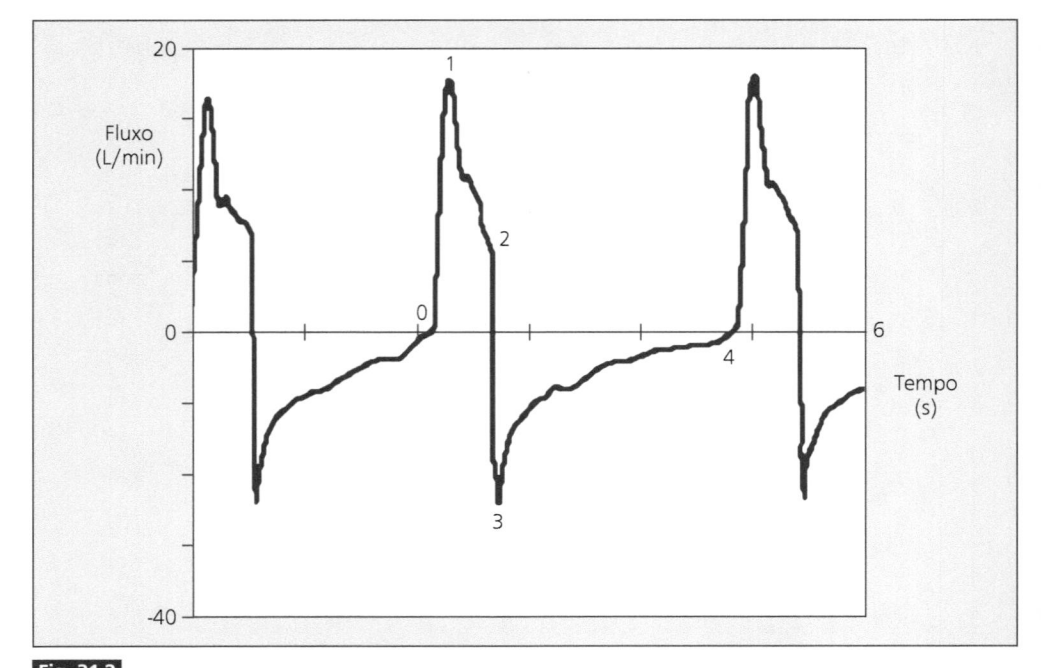

**Fig. 31-2**

Gráfico tempo-fluxo na ventilação pressão-controlada, ciclada a tempo–fluxo decrescente. (0) Início da inspiração e do fluxo inspiratório, (1) fluxo inspiratório máximo, (2) interrupção do fluxo inspiratório em seu valor mínimo, (3) início do fluxo expiratório, (4) fim do fluxo expiratório e início de nova inspiração.

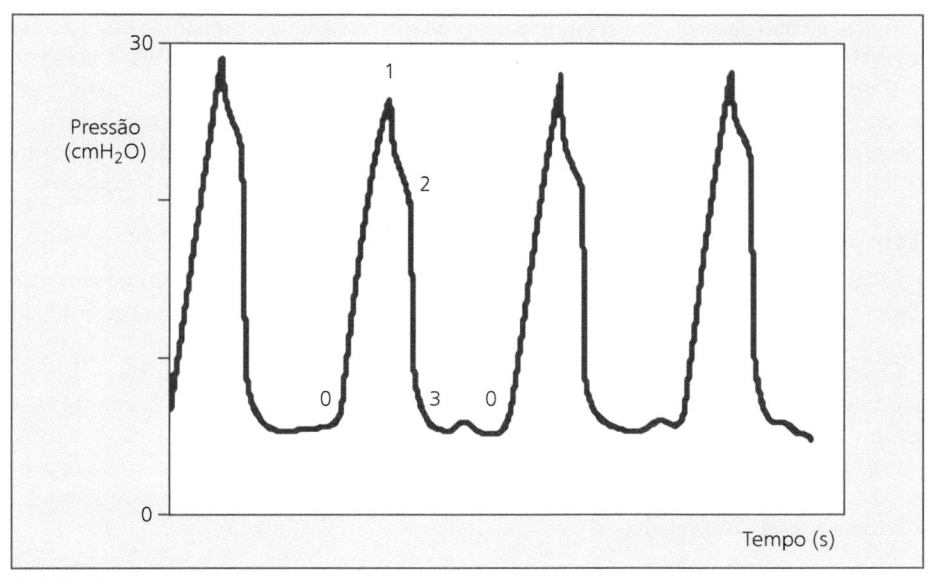

**Fig. 31-3**
Gráfico tempo-pressão na ventilação ciclada a volume. (0) Início da inspiração, (1) pressão de pico inspiratório, (2) pressão de platô e início da expiração, (3) fim da expiração.

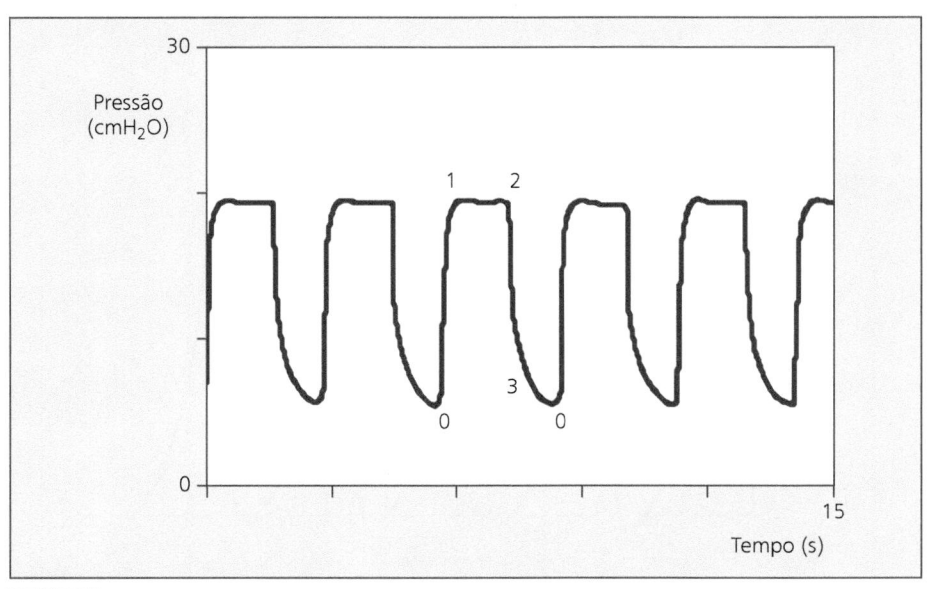

**Fig. 31-4**
Gráfico tempo-pressão na ventilação pressão-controlada, ciclada a tempo. (0) Início da inspiração, (1) pressão de pico inspiratório, (2) pressão de platô (= PPI) e início da expiração, (3) fim da expiração.

A área abaixo da curva em cada ciclo respiratório representa a pressão média das vias aéreas (PMVA). Como a oxigenação depende, dentre outras coisas, da PMVA, o aumento da área abaixo da curva favorece a oxigenação. Isso pode ser feito pelo aumento da pressão de pico, da PEEP, do tempo inspiratório e, com menor efeito, da frequência respiratória.[1] Vale lembrar que o aumento excessivo da pressão de pico aumenta a mortalidade por barotrauma, e da PEEP piora as trocas gasosas por hiperdistensão alveolar e colapso de capilares.

## ■ Tempo-volume

O gráfico tempo-volume representa as alterações que ocorrem no volume corrente (ou volume "tidal") durante o ciclo respiratório. O volume é representado no eixo das ordenadas, e o tempo, no das abscissas.

O ramo ascendente da curva corresponde ao volume inspirado, o traço horizontal (quando presente) corresponde à pausa inspiratória durante a qual não há entrada ou saída de ar dos pulmões, e a alça descendente, ao volume expirado.

Na Figura 31-5, observa-se aumento progressivo do volume pulmonar até atingir o pico ao final da inspiração. Ele decresce, então, até o zero durante a expiração, indicando que todo o volume corrente foi exalado.

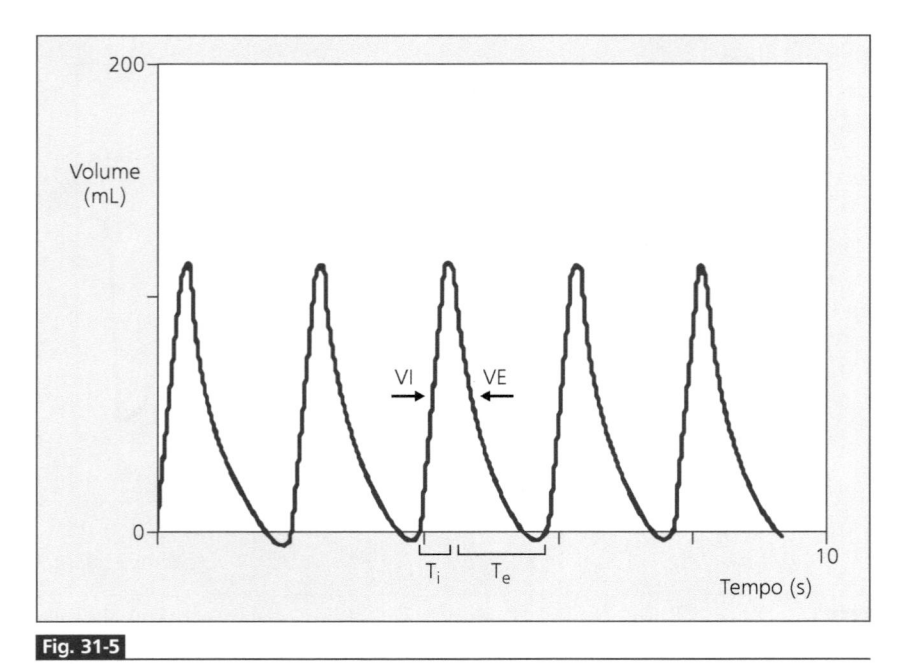

**Fig. 31-5**

Gráfico tempo-volume na ventilação pressão controlada. VI = Volume corrente inspirado; VE = volume corrente expirado; $T_i$ = tempo inspiratório; $T_e$ = tempo expiratório.

A Figura 31-6 mostra o gráfico tempo-volume na ventilação ciclada a volume com pausa inspiratória. Note que, durante algum tempo, o volume permanece constante em seu valor máximo, período em que o sistema é mantido fechado.[4]

## GRÁFICOS DE CURVAS

Os gráficos de curvas (volume-fluxo e pressão-volume) fornecem rapidamente informações sobre alterações de funções pulmonares, como complacência e resistência.[6]

### ■ Complacência

A complacência é uma medida da elasticidade do sistema respiratório. Ela correlaciona o volume corrente com a pressão necessária para introduzir esse volume nos pulmões.

$$\text{Complacência (mL/cmH}_2\text{O)} = \Delta \text{ volume (mL)}/\Delta \text{ pressão (cmH}_2\text{O)}$$

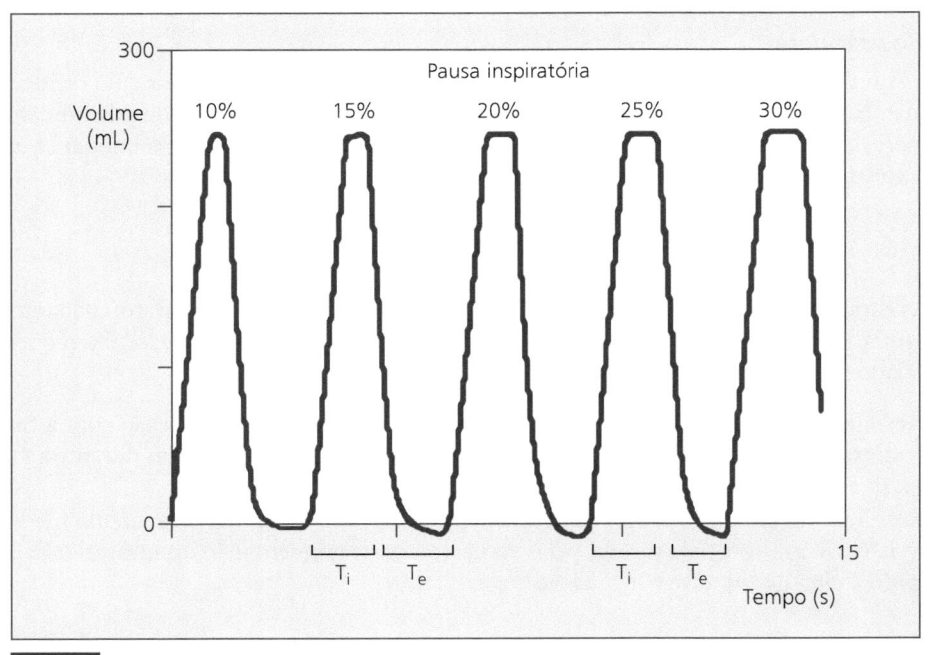

**Fig. 31-6**

Gráfico tempo-volume na ventilação ciclada a volume com pausa inspiratória progressivamente aumentada. $T_i$ = Tempo inspiratório; $T_e$ = tempo expiratório.

São considerados dois tipos de complacência na ventilação mecânica:

1. **Complacência estática:** mede a elasticidade dos pulmões e da caixa torácica em repouso. Ou seja, quando o fluxo é zero. Só pode ser medida com aplicação de pausa inspiratória na modalidade ciclada a volume. Alguns ventiladores a medem automaticamente.[6]

$$\text{Complacência estática} = \text{volume corrente/pressão de platô} - \text{PEEP}$$

2. **Complacência dinâmica:** considera, além da complacência dos pulmões e da caixa torácica, a resistência das vias aéreas. Pode ser medida tanto nas modalidades de volume, quanto de pressão.[6]

$$\text{Complacência dinâmica} = \text{volume corrente/pressão de pico} - \text{PEEP}$$

Como a pressão de pico é, normalmente, 10% a 20% maior do que a pressão de platô, a complacência dinâmica é 10% a 20% menor do que a estática. Os valores normais de complacência estão no Quadro 31-1.[6]

## ■ Resistência

A resistência respiratória é igual à soma das resistências das vias aéreas e do tecido pulmonar. Na prática, considera-se somente a resistência das vias aéreas, produzida fundamentalmente pelos brônquios de médio calibre, já que a resistência do tecido pulmonar se mantém constante e contribui relativamente pouco para a resistência total.[6]

$$\text{Resistência}_{va}\,(cmH_2O/L/s) = \Delta P/\text{Fluxo}$$

Durante a ventilação mecânica, pode-se medir tanto resistência inspiratória quanto expiratória. Os valores variam de um respirador para outro, dependendo do local em que está instalado o sensor de medida de fluxo e de variação de pressão. Assim:[6]

- Respiradores em que o sensor de fluxo está localizado próximo à conexão com a cânula endotraqueal medem a resistência imposta pela cânula e pelas vias aéreas durante a inspiração e a expiração.
- Respiradores em que o sensor está localizado na entrada e na saída do aparelho medem a resistência imposta pela cânula, pelas vias aéreas, mas também pelo umidificador, capnógrafo e circuito durante e inspiração e a expiração.

| QUADRO 31-1 | Valores normais de funções respiratórias por idade[6] | | | | |
|---|---|---|---|---|---|
| | Pré-termo | RN | 1 ano | 7 anos | Adulto |
| Complacência (mL/cmH$_2$O) | 1,5 | 5 | 15 | 50 | 60 a 100 |
| Resistência$_{va}$ (cmH$_2$O/L/s) | 80 | 40 | 15 | 4 | 2 |

A medida da resistência também pode ser influenciada pelas respirações espontâneas do paciente.

Os valores normais de resistência por idade estão estimadas para cada idade estão discriminados no Quadro 31-1.

## ▪ Curva volume-fluxo

O gráfico ou curva volume-fluxo representa as alterações que ocorrem no fluxo da via aérea (medido no circuito do respirador) com relação às alterações no volume pulmonar durante o ciclo respiratório. O fluxo está representado no eixo das ordenadas, e o volume, no das abscissas. A curva resultante é um alça que se abre no início da inspiração e se fecha no final da expiração. Assim, a curva mostra somente o ciclo respiratório em curso. Alguns ventiladores armazenam os traçados anteriores, o que é útil para avaliação da evolução ou da resposta à terapêutica.

A Figura 31-7 mostra uma curva volume-fluxo na ventilação ciclada a volume. A inspiração inicia-se com aumento imediato de fluxo, que se mantém constante durante a inspiração e cai a zero ao seu final. O volume aumenta progressivamente durante a inspiração, atingindo o máximo ao seu final. Segue-se a expiração, com fluxo negativo, maior ao início e progressivamente menor até o final. O volume corrente também cai até o zero, indicando que exalação foi completa. Não há correlação com tempo.

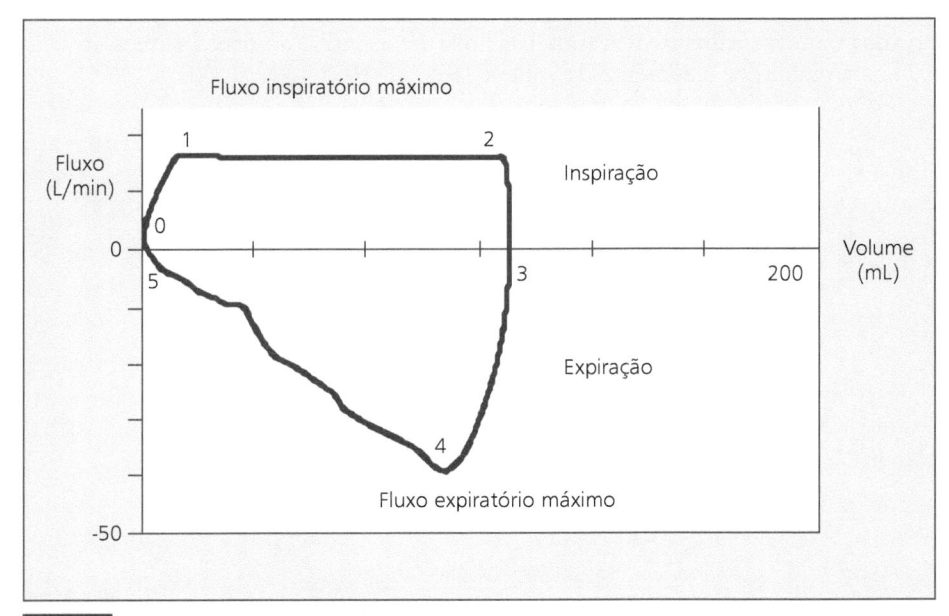

**Fig. 31-7**

Curva volume-fluxo em ventilação ciclada a volume. (0) Início da inspiração, (1) fluxo inspiratório máximo, (2) interrupção do fluxo e fim da inspiração, (3) início da expiração, (4) fluxo expiratório máximo, (5) fim da expiração.

A Figura 31-8 mostra a mesma curva na ventilação com pressão controlada, ciclada a tempo. O aumento do fluxo inspiratório não é tão abrupto quanto no gráfico anterior e, o principal, ele é decrescente até ser interrompido ao final da fase. O desenho do fluxo expiratório é semelhante, pois depende das condições do paciente e não da máquina.

## ▪ Curva pressão-volume

O gráfico ou curva pressão-volume representa alterações que ocorrem no volume pulmonar com relação a alterações pressóricas no ciclo respiratório. O volume é representado no eixo das ordenadas, e a pressão, no das abscissas. A curva resultante é uma alça que se abre com o início da inspiração e se fecha ao final da expiração (Fig. 31-9). Não há a variável tempo. Assim, a curva demonstrada representa exclusivamente o ciclo respiratório em curso. Alguns respiradores armazenam curvas para análise da evolução da doença ou da resposta a condutas.

Observe a Figura 31-9, a linha à direita é ascendente e representa aumento progressivo de pressão na inspiração em um pulmão com complacência normal. No início, quando há necessidade de vencer a tensão superficial dos alvéolos e o colabamento das vias aéreas distais, há necessidade de maior pressão para gerar pequenos volumes (fase de menor complacência). Em seguida, observa-se um ponto de inflexão na curva (ponto de inflexão inferior) que indica aumento do recrutamento alveolar e melhora da complacência. Nesta fase, há grande aumento do volume pulmonar sem grande aumento de pressão. A inspiração é, então, concluída e inicia-se a linha expiratória (descendente). Caso a inspiração não seja interrompida nesse ponto, o pulmão torna-se hiperdistendido, com piora da complacência. Isto é observado por nova inclinação horizontal da linha, o que indica aumento de pressão proporcionalmente maior que o aumento de volume (Fig. 31-10).[6]

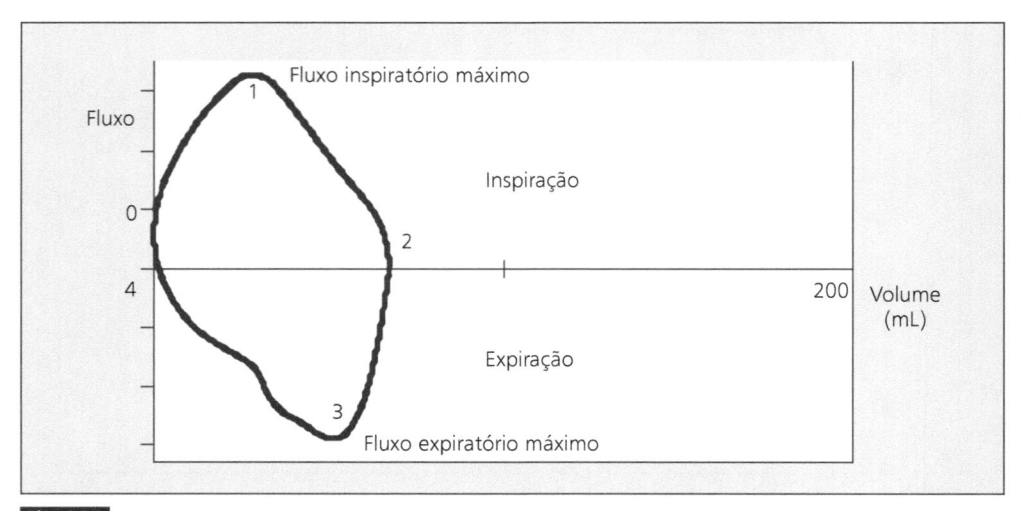

**Fig. 31-8**

Curva volume-fluxo em pressão-controlada, ciclada a tempo. (0) Início da inspiração, (1) fluxo inspiratório máximo, (2) interrupção do fluxo e fim da inspiração, (3) fluxo expiratório máximo, (4) fim da expiração.

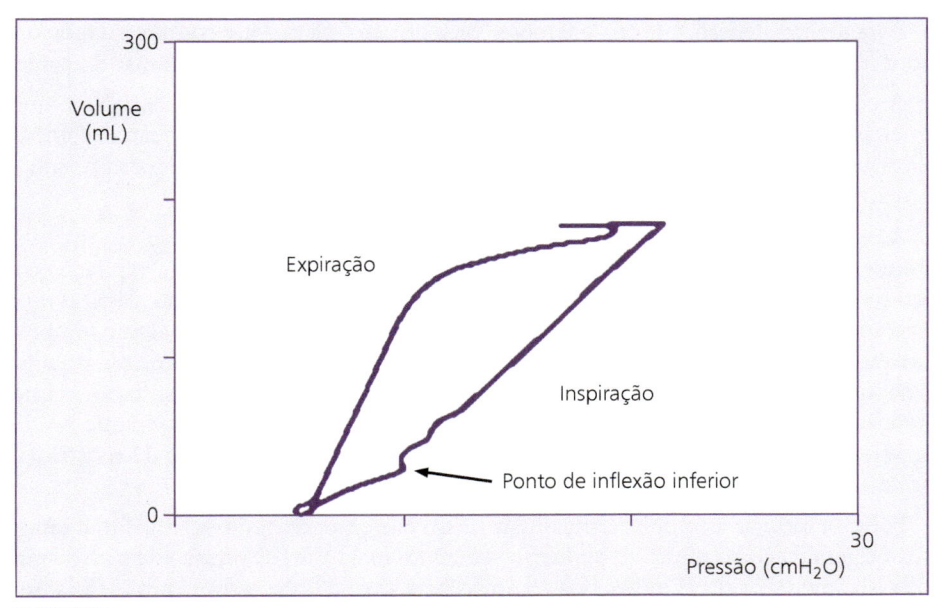

31 ◆ Métodos Gráficos de Monitorização da Ventilação Mecânica | **701**

**Fig. 31-9**
Curva pressão-volume.

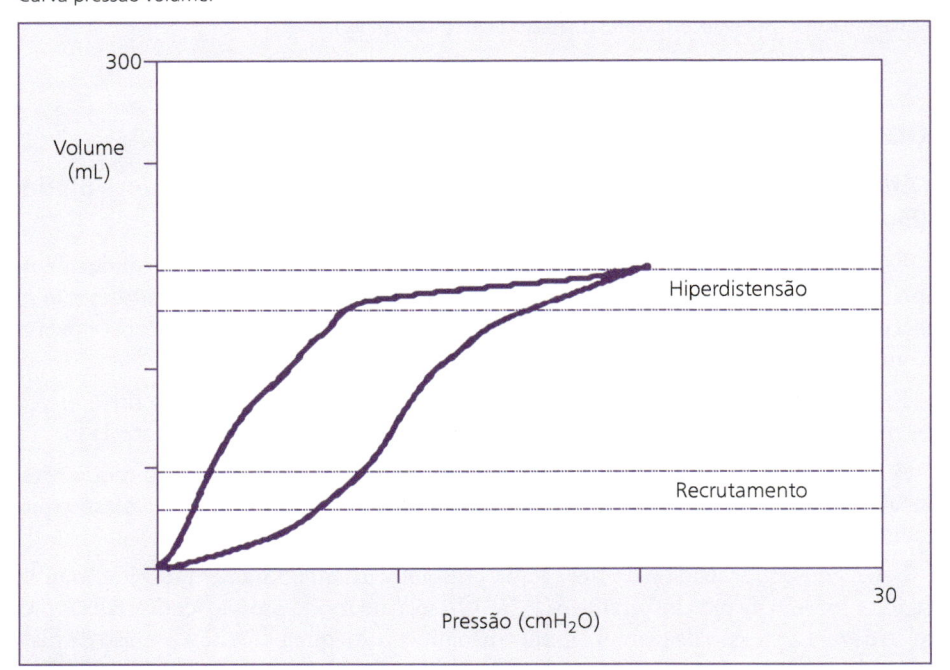

**Fig. 31-10**
Curva pressão-volume mostrando área de hiperdistensão.

Essa hiperdistensão, que cria o famoso "bico de pato" na curva, é comum quando o ventilador fornece volume corrente excessivo com relação à capacidade pulmonar do paciente.

A complacência pulmonar é melhor na expiração do que na inspiração. Note que, na primeira, o pulmão acomoda igual volume pulmonar com menor pressão quando comparada à última. Daí o princípio de que "é preciso maior pressão para abrir do que para impedir o fechamento dos alvéolos."

A distância entre a linha inspiratória e a expiratória na curva pressão-volume é chamada histerese. Ela reflete a diferença entre a pressão gerada na inspiração e na expiração com o mesmo volume pulmonar. É um fenômeno que se desenvolve em estruturas elásticas quando alteração de volume resultante da aplicação de uma força é sustentada por algum tempo após a força ser removida. Histerese resulta do colapso de pequenas vias aéreas a da tensão superficial na interface gás-líquido dos alvéolos que têm de ser superadas para insuflação pulmonar. O grau de histerese é maior quando a respiração é iniciada próximo ao volume residual e menor quando é iniciada em volumes pulmonares mais altos. A Figura 31-11 mostra a diferença de histerese em pulmões com diferentes complacências.[2]

Pode-se estimar a complacência dinâmica do paciente traçando-se uma linha imaginária da origem da curva pressão-volume ao seu ponto mais alto (de pressão de pico inspiratório). Visualmente, a curva indica boa complacência se essa linha estiver com inclinação acima de 45° e complacência ruim, se abaixo desse valor. Quanto mais horizontalizada, pior a complacência. (O valor exato de complacência é calculado dividindo-se a variação de volume pela variação de pressão em determinado ponto da curva).

## MODOS DE VENTILAÇÃO E GRÁFICOS

- **Diferenças entre ventilação pressão-controlada e volume-controlado (Fig. 31-12)**

    Em geral, o fluxo inspiratório no modo volume-controlado é constante (onda quadrada) enquanto no modo pressão-controlada, o fluxo é decrescente. O fluxo expiratório não muda com a modalidade ventilatória; visto que é passivo e determinado pela resistência e pela complacência do paciente.

    Em alguns ventiladores, o operador pode determinar o tipo de onda de fluxo inspiratório – quadrada, crescente, sinusoidal ou decrescente – no modo volume controlado.

    A curva de volume tem pequena variação entre os dois, exceto que, no modo pressão-controlada, o paciente acomoda um volume corrente um pouco maior com o mesmo pico de pressão que no volume-controlado.

    Isso é consequência da manutenção da pressão constante durante a inspiração uma vez atingida a pressão de pico inspiratório (PPI). Ou seja, no modo pressão-controlada, a pressão de pico é igual à pressão de platô. O gráfico não mostra adequadamente a pressão de platô no modo volume-controlado, pois não foi estabelecida pausa inspiratória, que é necessária para sua mensuração.

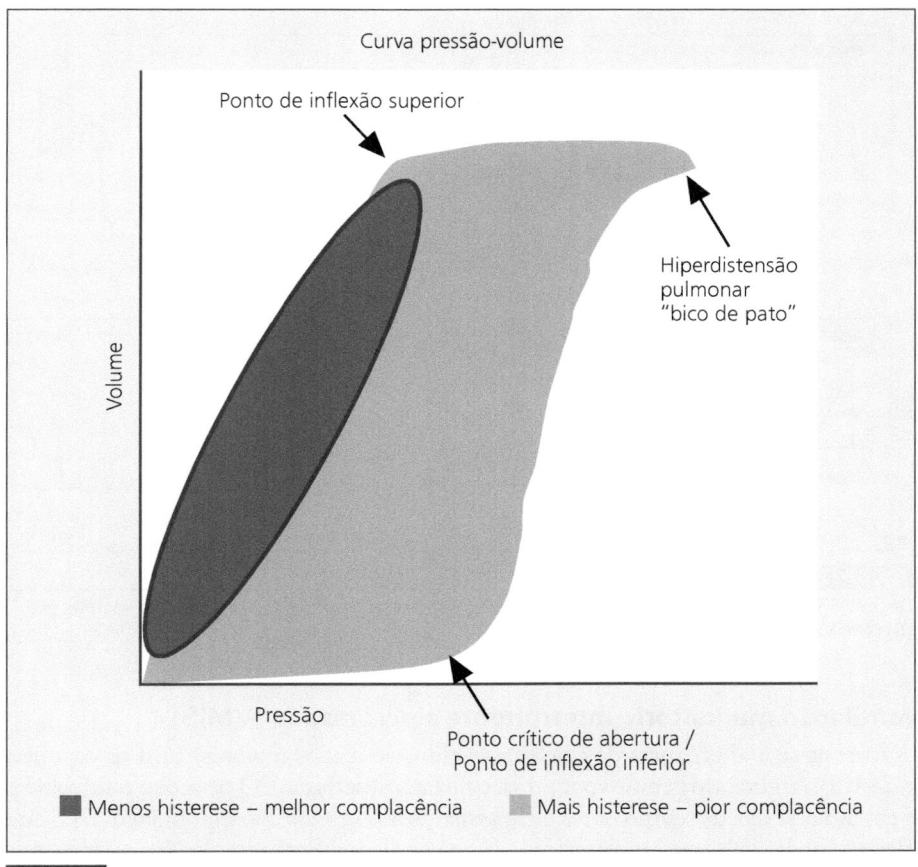

31 ♦ Métodos Gráficos de Monitorização da Ventilação Mecânica | **703**

**Curva pressão-volume**

- Ponto de inflexão superior
- Hiperdistensão pulmonar "bico de pato"
- Ponto crítico de abertura / Ponto de inflexão inferior
- ■ Menos histerese – melhor complacência
- ■ Mais histerese – pior complacência

**Fig. 31-11**
Curva pressão-volume, diferentes complacências e diferentes graus de histerese. Presença do traçado de "bico de pato" típico da hiperdistensão.

### ■ Ventilação assistida

Nos gráficos de escala verifica-se variação na frequência respiratória quando ocorrem os ciclos assistidos. Além disso, observa-se pequena deflexão abaixo da linha de base no traçado tempo-pressão (Fig. 31-13). Esta "negativação" da pressão basal ou expiratória equivale ao esforço realizado pelo paciente e que dispara o ciclo assistido *(trigger)*. Ele deve vencer a sensibilidade determinada pelo operador (em geral, quando por pressão, entre 1 e 2 cmH$_2$O).

A Figura 31-14 mostra diferença também na curva pressão-volume entre ciclo controlado e assistido. Note a pequena alça inferior no modo assistido que ultrapassa o ponto zero (esforço do paciente para dar início ao ciclo assistido).[3]

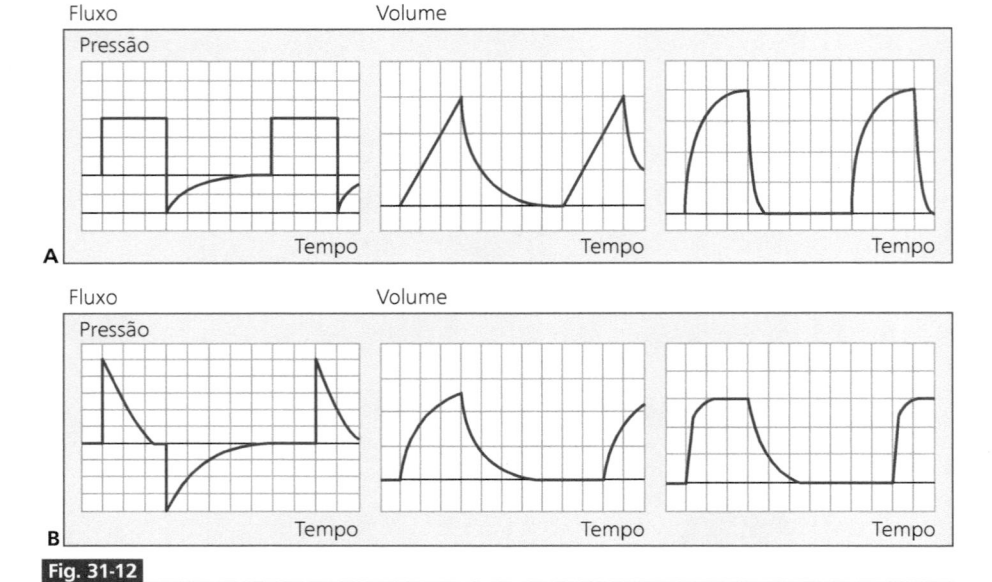

**Fig. 31-12**
Demonstração gráfica observada durante a ventilação mecânica controlada: (**A**) ciclada a volume, (**B**) pressão-controlada, ciclada a tempo.

## ■ Ventilação mandatória intermitente sincronizada (VMIS)

Observa-se a alternância dos ciclos assistidos (traçados maiores) com os espontâneos (Fig. 31-15). Ambos são gerados por pressão negativa (deflexão). O primeiro esforço do paciente em uma "janela de tempo" ativa ciclo assistido. Os demais são espontâneos. As "janelas" são determinadas pela frequência estipulada no ventilador. Por exemplo: se o operador determina VMIS com frequência respiratória de 10 ipm, cada janela terá duração de 6 segundos.

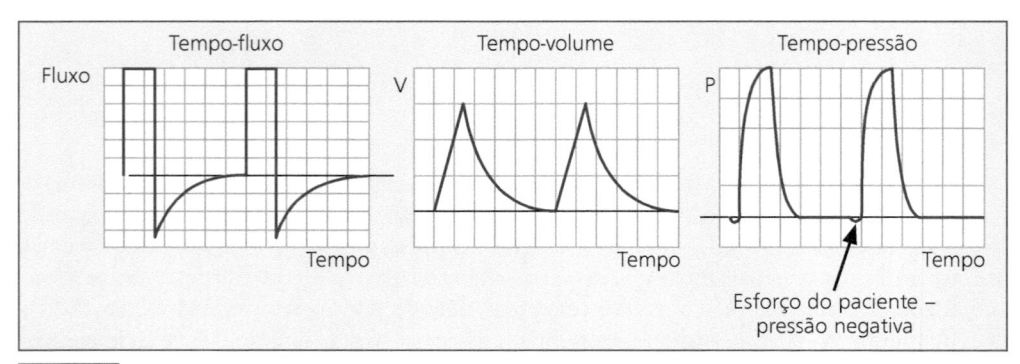

**Fig. 31-13**
Demonstração gráfica observada durante a ventilação mecânica no modo assistido e ciclada a volume.

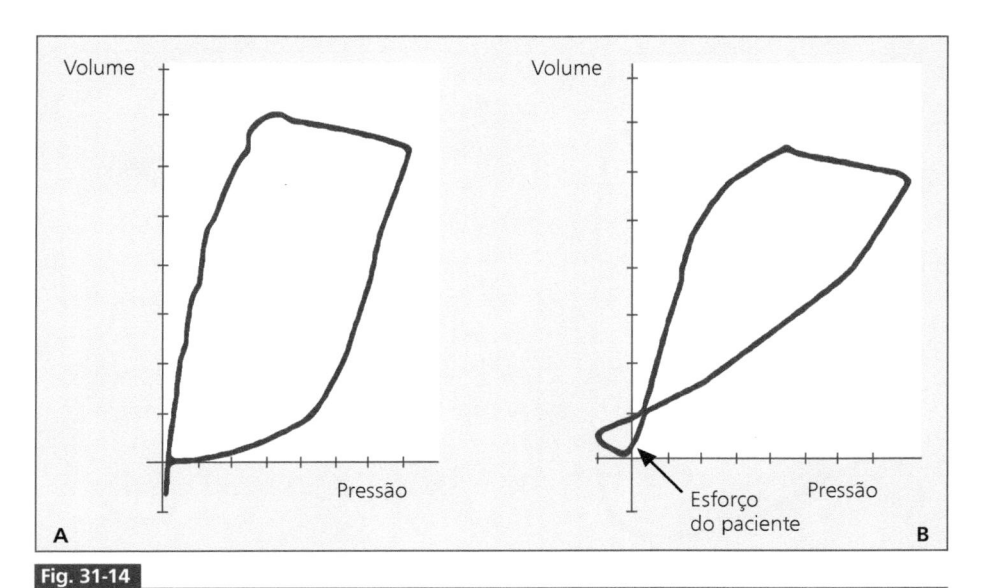

31 ♦ Métodos Gráficos de Monitorização da Ventilação Mecânica | **705**

**Fig. 31-14**
Curva pressão-volume observada nos modos de: (**A**) ventilação controlada, (**B**) ventilação assistida.

As curvas volume-fluxo e pressão-volume com traçados armazenados mostram a diferença entre os ciclos assistidos e espontâneos (Fig. 31-16). Note que, em ambos, há pressão negativa para iniciar a inspiração, correspondente ao esforço do paciente e que volume corrente e fluxo gerados pela máquina são maiores do que os espontâneos. Também fica claro que a complacência do sistema no ciclo espontâneo é melhor do que no assistido.

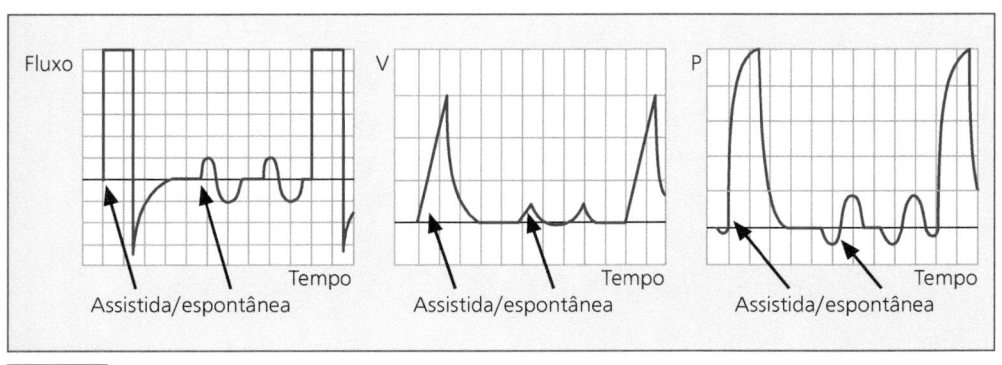

**Fig. 31-15**
Comportamento das diversas curvas durante a ventilação mandatória intermitente sincronizada (VMIS).
V = Volume; P = pressão.

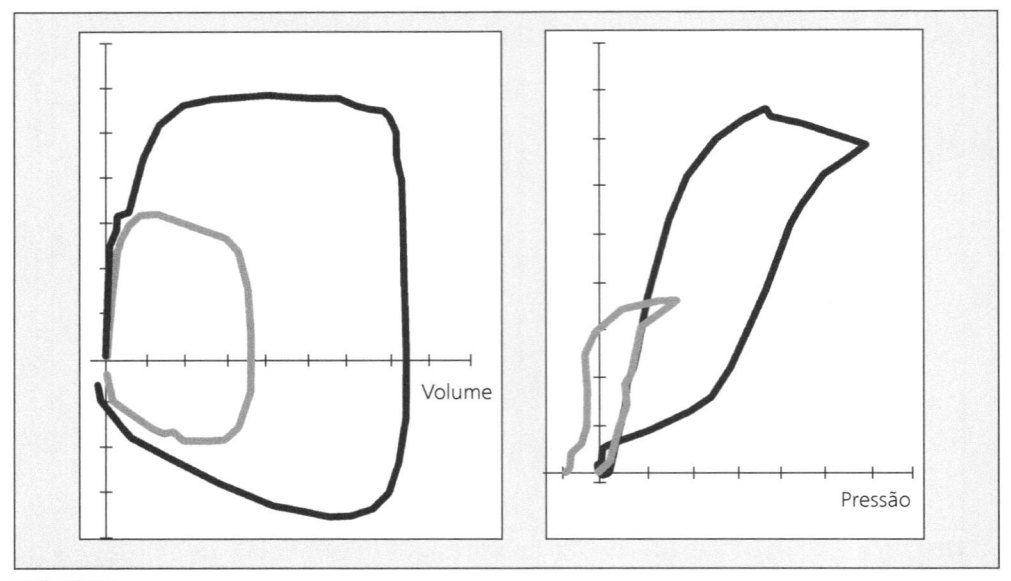

**Fig. 31-16**

Gráficos volume-fluxo e pressão-volume de SIMV. Em roxo, ventilação assistida, e, em lilás, ventilação espontânea.

- **VMIS mais pressão de suporte (VMIS + PS)**

A pressão de suporte (PS) é um modo de ventilação espontânea que conta com alto fluxo da máquina e manutenção da pressão em nível predeterminado acima da PEEP. O fluxo da máquina é decrescente e interrompido, em geral, quando chega a 25% do valor máximo estabelecido no início da inspiração (Fig. 31-17). O paciente é quem determina o tempo inspira-

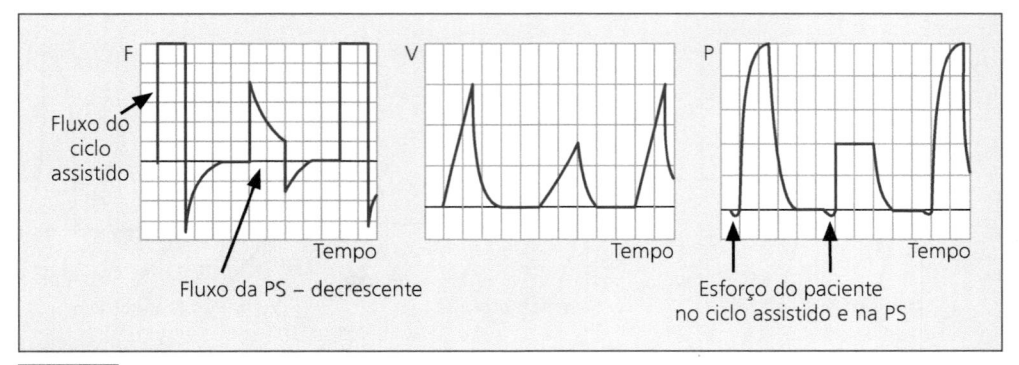

**Fig. 31-17**

Demonstração gráfica da ventilação mecânica no modo VMIS ciclada a volume associada à pressão de suporte (PS). F = Fluxo; T = tempo; V = volume; P = pressão.

tório (que pode ser variável). O volume corrente depende da PS preestabelecida e das condições do paciente, podendo também variar de um ciclo para outro.[7]

Em algumas máquinas, o porcentual de redução do fluxo inspiratório que determina o fim da inspiração e início da exalação pode ser determinado pelo operador.

A Figura 31-18 demonstra o efeito da adição de PEEP ao modo descrito. Observe a linha de base elevada.[7]

■ **Pressão positiva contínua nas vias aéreas (CPAP)**

O CPAP não é considerado "modo de ventilação", mas uma forma de suporte respiratório que fornece pressão positiva aplicada durante todo o ciclo respiratório (contínua). Isso facilita a manutenção de alvéolos abertos. Sua representação gráfica tempo-pressão é a de respiração espontânea, só que acima da linha de base. Fluxo, volume corrente, tempo inspiratório e pressão de pico podem variar de um ciclo para outro (Fig. 31-19).

■ **Ventilação com liberação de pressão das vias aéreas (ARPV)**

A ARPV é um modo ventilatório mais recente proposto por alguns. Em termos práticos, funciona como respiração espontânea em dois níveis de CPAP.[8] A Figura 31-20A mostra o gráfico de tempo-pressão em ARPV com valores de 25 cmH$_2$O e de 4 cmH$_2$O de CPAP. A Figura 31-20B mostra o gráfico tempo-fluxo em ARPV. Note que no gráfico de pressão há pequenas variações de pressão durante cada período de CPAP, próprias da ventilação espontânea. No gráfico de fluxo, há traçados positivo e negativo durante os períodos de CPAP, indicando inspiração e expiração. Há ainda um fluxo negativo de maior intensidade no momento da liberação de pressão para estabelecimento do "CPAP inferior".

A Figura 31-20C mostra que as variações de volume em ambos os períodos de CPAP são semelhantes (e não há valores negativos, como no de pressão).[8]

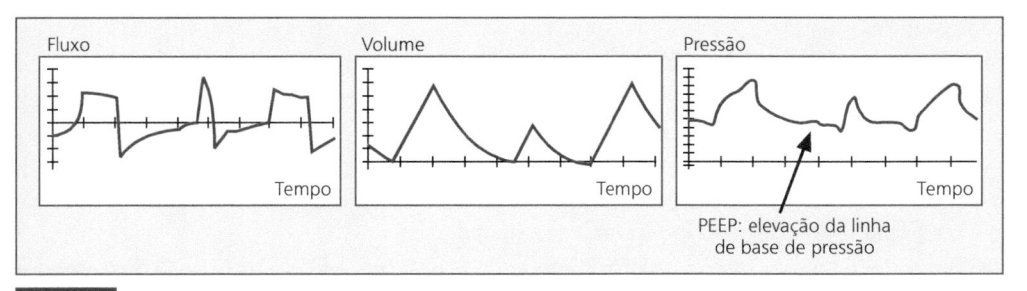

### Fig. 31-18

Demonstração gráfica da ventilação mecânica no modo VMIS ciclada a volume associada a pressão de suporte (PS) e pressão expiratória positiva final (PEEP). F = Fluxo; T = tempo; V = volume; P = pressão.

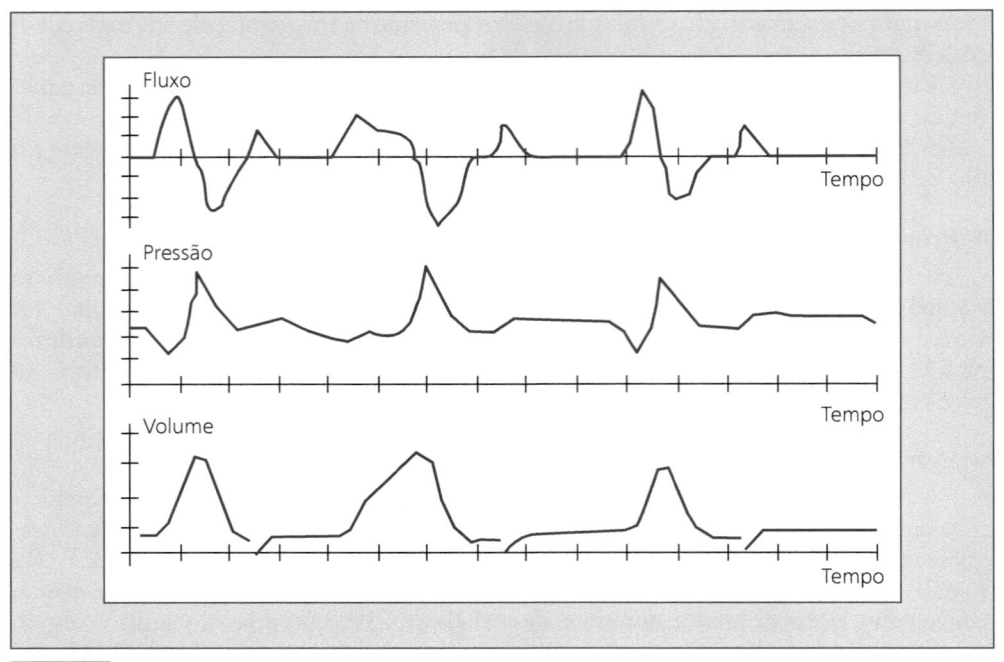

**Fig. 31-19**
Curvas e gráficos observados durante a instituição de pressão positiva contínua nas vias aéreas – CPAP.

## APLICAÇÃO CLÍNICA DA MONITORIZAÇÃO

O gráfico tempo-pressão permite:

- Distinguir rapidamente a modalidade ventilatória ou o tipo de respiração.
- Suspeitar, no modo volume-controlado, de aumento da resistência das vias aéreas – pela diferença entre as pressões de pico e de platô.
- Suspeitar da presença de escapes no sistema – pela impossibilidade de alcançar pressão de pico, de manter pressão de platô estável durante pausa inspiratória prolongada ou de manter PEEP durante pausa expiratória prolongada.
- Suspeitar da presença de autoPEEP – quando se observa elevação da pressão durante pausa expiratória (Fig. 31-21).

**Fig. 31-20**
Ventilação com liberação de pressão das vias aéreas (ARPV); (**A**) gráfico tempo-pressão; (**B**) tempo-fluxo; (**C**) tempo-volume e tempo-pressão.

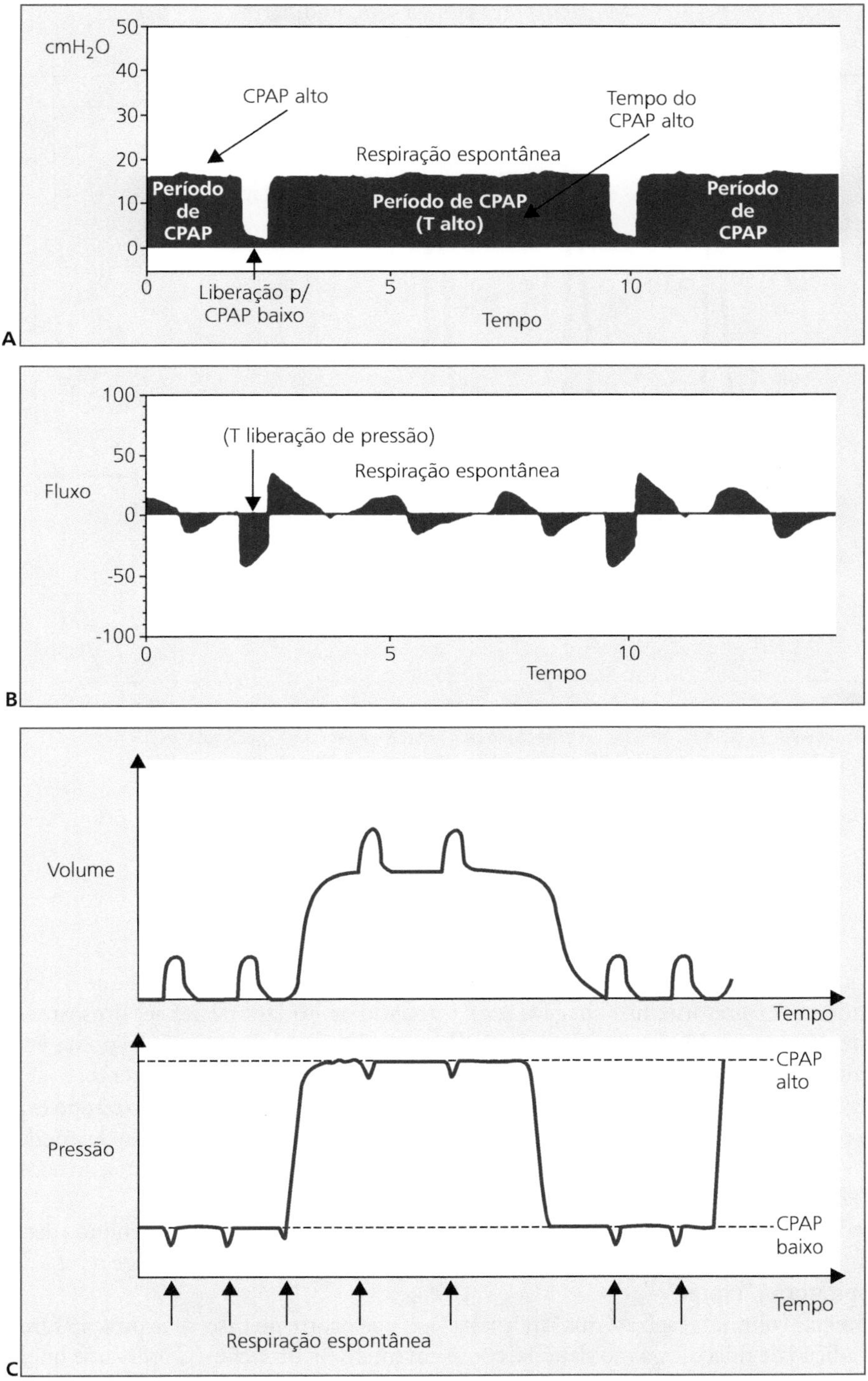

50
cmH₂O
40
30
20
10
0
CPAP alto
Tempo do CPAP alto
Respiração espontânea
Período de CPAP
Período de CPAP (T alto)
Período de CPAP
0
5
10
Liberação p/ CPAP baixo
Tempo
A
100
50
0
-50
-100
(T liberação de pressão)
Respiração espontânea
Fluxo
0
5
10
Tempo
B
Volume
Tempo
Pressão
CPAP alto
CPAP baixo
Tempo
Respiração espontânea
C

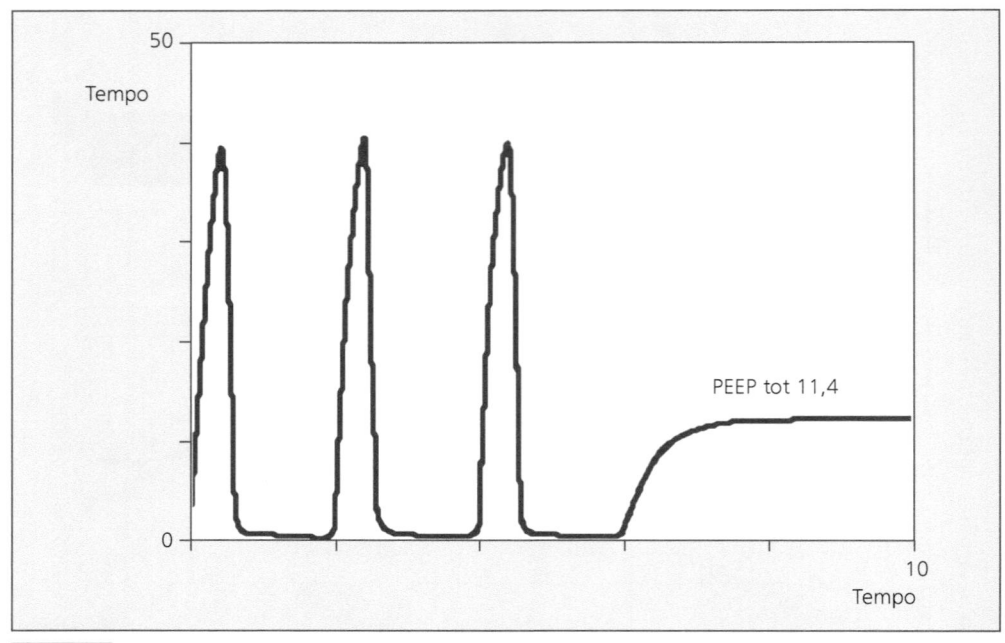

**Fig. 31-21**

Elevação da linha de base durante pausa expiratória prolongada evidenciando PEEP total de 11,4 cmH$_2$O.
A auto-PEEP é a diferença entre a PEEP total e a PEEP estabelecida pelo operador.

O gráfico volume-tempo permite:

- Evidenciar a presença de escapes de gás no sistema – pela observação de que o ramo descendente, expiratório, não chega a zero, tornando-se horizontal até ser bruscamente interrompido ao início de nova inspiração (Fig. 31-22). Quanto mais alto o ponto em que o ramo se torna horizontal, maior o porcentual de escape do volume corrente.
- Sugerir a possibilidade de "aprisionamento" de gases – nos casos em que o tempo expiratório é insuficiente, e não permite exalação completa, observa-se que o ramo descendente da curva não chega ao zero, mas sem produzir a linha horizontal descrita anteriormente (Fig. 31-23).
- Avaliar a repercussão de alterações dos parâmetros ventilatórios sobre o volume corrente – como alterações na pressão de suporte ou na velocidade com que se atinge o pico de fluxo inspiratório, "rampa".
- Detectar volumes respiratórios "anômalos" – o que ocorre no caso de expiração forçada ou de adição de fluxo de gás ao sistema, como em microonebulizações. Observa-se que, na Figura 31-24, o ramo descendente da curva torna-se negativo.

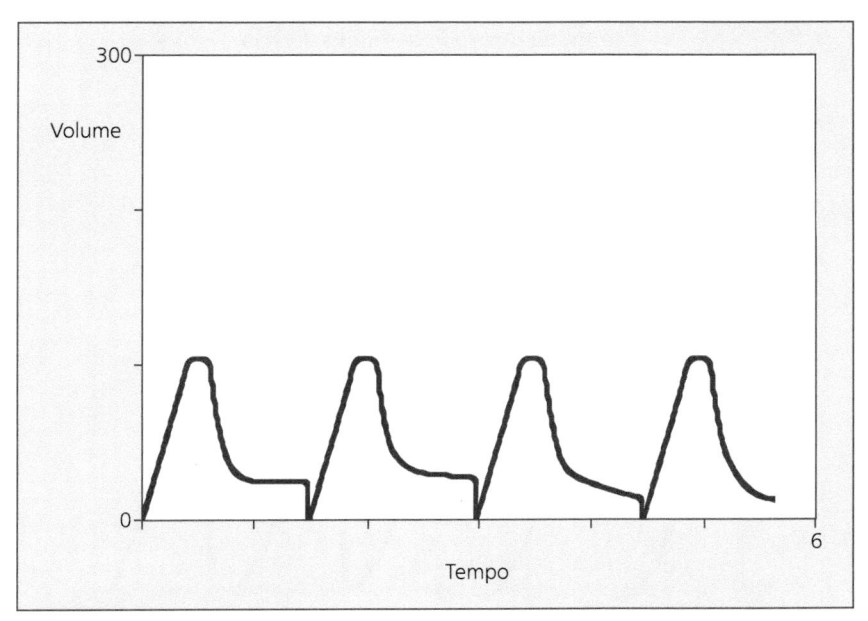

**Fig. 31-22**

Escape de gás no sistema. O ramo expiratório não chega ao zero do volume e gera linha horizontal.

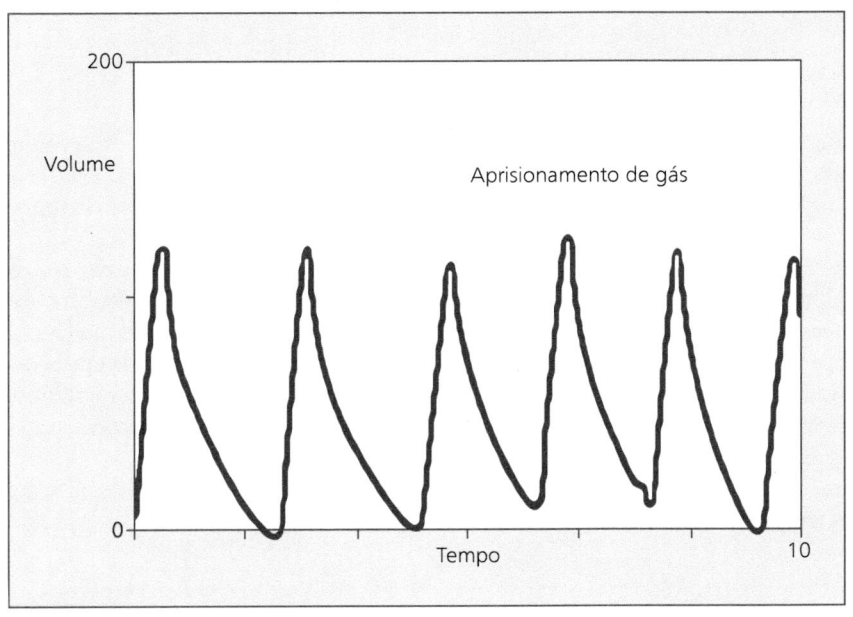

**Fig. 31-23**

Aprisionamento de gás na expiração. O ramo expiratório não chega ao zero do volume, mas inicia nova inspiração sem gerar linha horizontal.

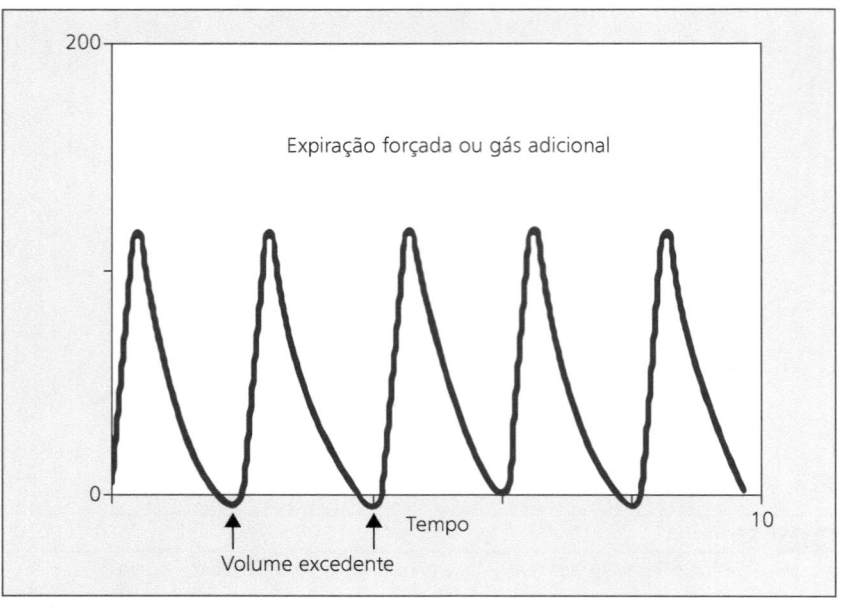

**Fig. 31-24**
Gráfico tempo-volume com volume respiratório "anômalo" – maior do que o determinado pelo operador.

O gráfico tempo-fluxo permite:
- Distinguir modalidades ventilatórias com padrões de fluxo diferentes – como volume controlado ou pressão controlada.
- Distinguir os ciclos do respirador dos ciclos do paciente nas modalidades de suporte parcial.
- Detectar aprisionamento aéreo (o ar inspirado não é completamente exalado). Esta é a principal utilidade da curva tempo-fluxo e é detectada pela observação do ramo expiratório, quando este não chega à linha de base antes do início de nova inspiração (Fig. 31-25). Pode ser decorrente de doenças obstrutivas, como asma, ou do inadequado ajuste do tempo expiratório. Em geral, a solução é a redução da frequência respiratória, aumentando o tempo disponível para exalação. A redução do tempo inspiratório pode ser associada ao mesmo objetivo.
- Avaliar a reposta ao tratamento – como após o uso de broncodilatadores, ajuste da PEEP ou da frequência respiratória.

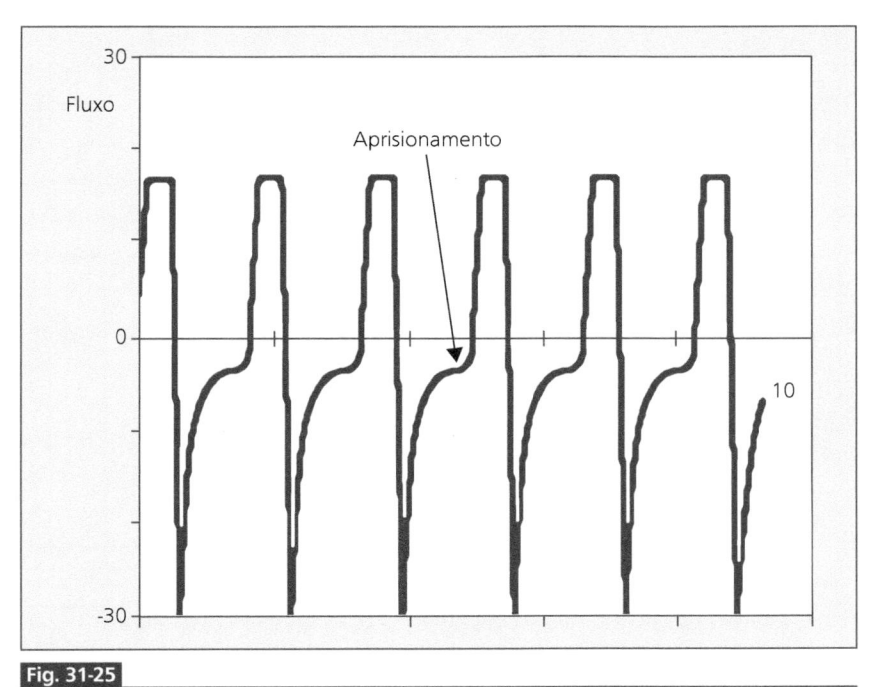

31 ◆ Métodos Gráficos de Monitorização da Ventilação Mecânica | **713**

**Fig. 31-25**
Gráfico tempo-fluxo com exalação incompleta (aprisionamento de gás).

A curva volume-fluxo permite:
- Detectar a presença de fluxo expiratório restritivo (Fig. 31-26). Note que o fluxo subitamente cai de valor na expiração.
- Detectar aprisionamento de ar. Observe que na Figura 31-27 o fluxo expiratório não chega a zero antes que se inicie nova inspiração.
- Detectar a presença de escapes de gás na via aérea ou no circuito. Observe que, na Figura 31-28, o fluxo cessa, chega a zero, sem que o volume corrente chegue ao zero de seu eixo. Ou seja, sem que o volume corrente exalado seja igual ao inalado.
- Detectar expiração forçada ou fluxo adicional. Note que, na Figura 31-29, o fluxo expiratório é mantido mesmo após todo o volume ser exalado (valor do volume chega ao zero). Sugere expiração forçada ou aporte suplementar de gás ao circuito, como por nebulização.
- Detectar a presença de secreção nas vias aéreas ou de água no circuito por meio do surgimento de irregularidades nos ramos inspiratório e expiratório.
- Ajustar a ventilação mecânica. Por exemplo, o surgimento de chanfradura no ramo inspiratório pode ser decorrente de fluxo muito alto (Fig. 31-30). A redução do pico de fluxo pode corrigir esta alteração e tornar a ventilação mais confortável.
- Avaliar a resposta ao tratamento. Por exemplo, no caso de broncospasmo e na administração de broncodilatadores ou de redução da PEEP.

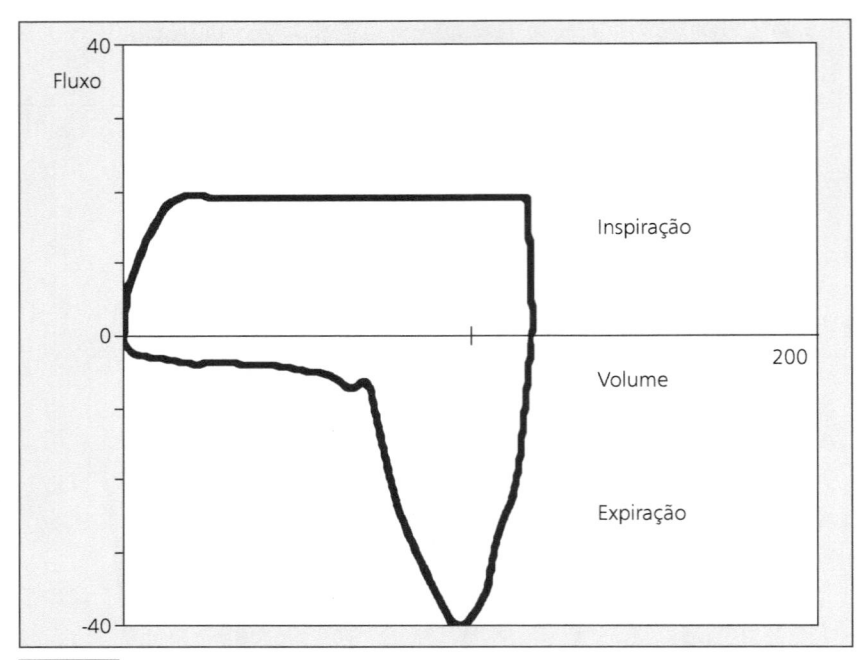

**Fig. 31-26**
Curva volume-tempo evidenciando redução brusca do fluxo expiratório, provavelmente secundária a processo obstrutivo.

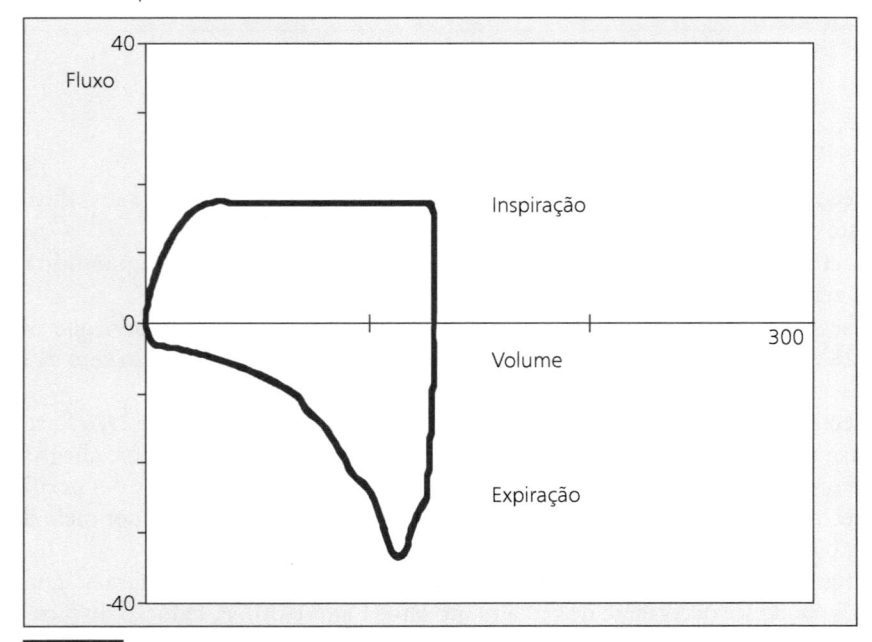

**Fig. 31-27**
Curva volume-tempo com aprisionamento de ar (o fluxo expiratório não chega ao zero antes de nova inspiração).

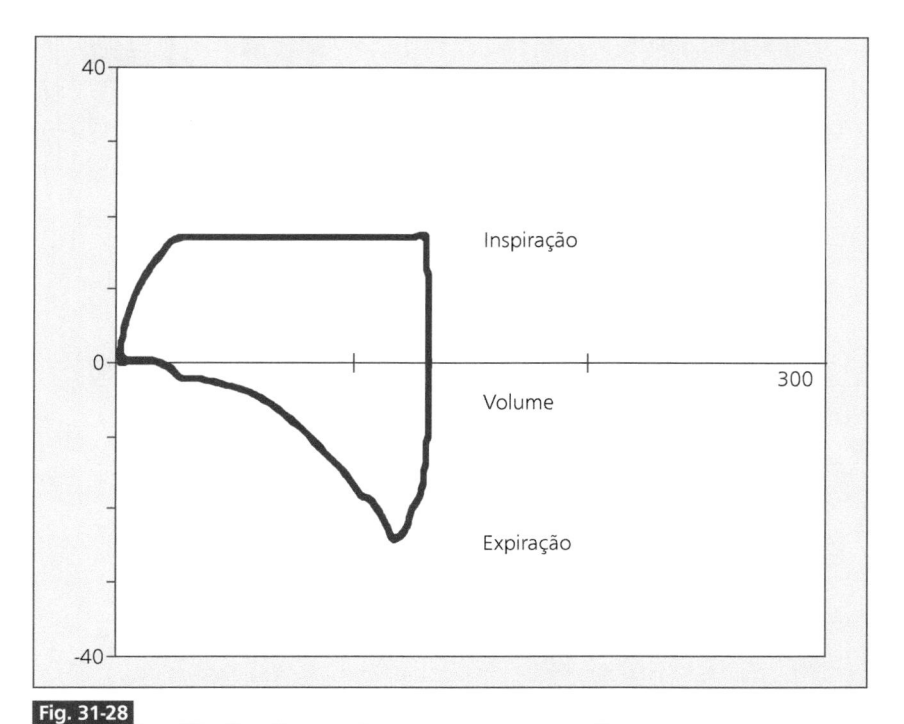

**Fig. 31-28**
Curva volume-tempo mostrando escape de gás no sistema. O volume corrente não chega ao zero.

A curva pressão-volume permite:
- Identificar hiperdistensão alveolar pelo surgimento de ponto de inflexão superior no ramo inspiratório. A partir desse ponto, observa-se que há necessidade de grandes aumentos de pressão para gerar pequenos aumentos de volume (baixa complacência). Este fenômeno é observado nos modos ciclados a volume, em que o ventilador fornece o volume programado sem se importar com a pressão gerada. Nas modalidades pressão-controlada, a pressão gerada com a expansão pulmonar limita o volume final, o que faz com que, em geral, a insuflação seja interrompida antes da hiperdistensão.
- Indicar a PEEP ideal. Para alguns, dois centímetros de água acima do ponto de inflexão inferior do ramo inspiratório. Para outros, do ramo expiratório, ponto, a partir do qual, ocorreria colabamento maciço de alvéolos (perda do recrutamento). Nem sempre o ponto de inflexão é observado na prática clínica, o que torna difícil sua aplicação no dia a dia.
- Detectar alterações na complacência e na resistência.
- Detectar baixo fluxo inspiratório no circuito. Observa-se distância reduzida entre os ramos inspiratório e expiratório, e as linhas chegam a cruzar-se, fazendo um desenho de "oito" secundário a esforço adicional do paciente ao final da inspiração. Ele tem "fome de ar".
- Detectar secreção nas vias aéreas ou água no circuito do ventilador. Nesses casos, observam-se irregularidades nos ramos ins e expiratório da curva P × V. A Figura 31-31 mostra curva P × V e V × F de paciente com irregularidades secundárias à secreção ou água.

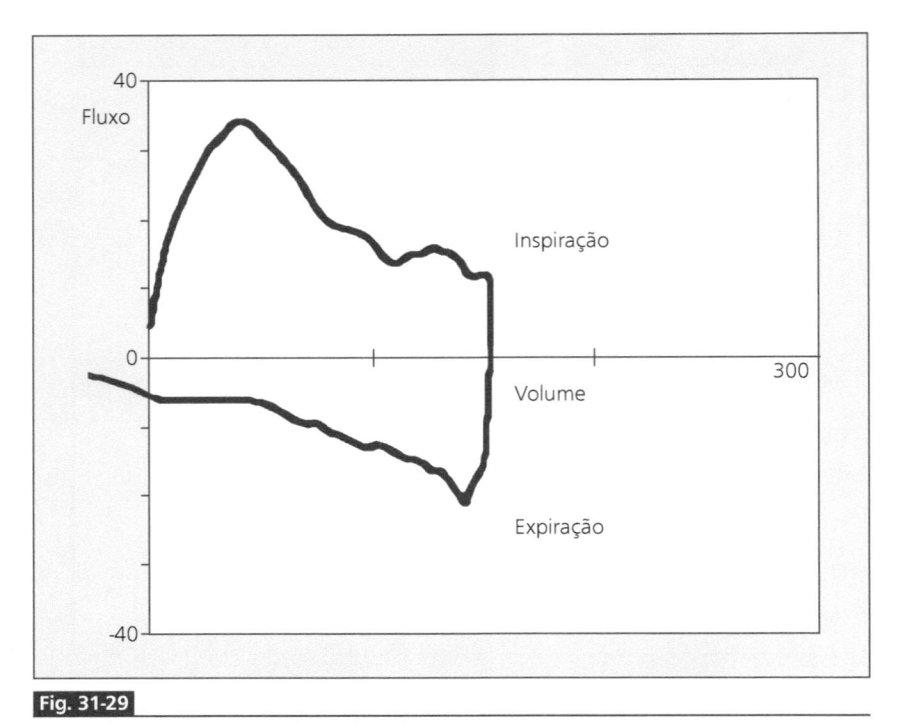

**Fig. 31-29**
Curva volume-tempo com expiração forçada.

## CENÁRIOS CLÍNICOS

- **Cenário 1**

A Figura 31-32 representa traçados armazenados de garota de 10 anos vítima de colisão automobilística e contusão pulmonar. O traçado lilás representa suas curvas volume-tempo e pressão-volume no momento da internação. O traçado roxo mostra as mesmas curvas 48 horas depois. O que houve?

A paciente, provavelmente, evoluiu com síndrome do desconforto respiratório agudo e teve redução da complacência pulmonar. Note que, na curva V × F, o volume corrente torna-se menor, e o fluxo expiratório, maior (próprio de pulmão "duro", com elasticidade reduzida e tendência à retração). A curva P × V tornou-se mais horizontalizada, indicando maior pressão para menor volume acomodado.

- **Cenário 2**

Garoto de 2 anos está em ventilação mecânica com quadro de pneumonia. Você é chamado à beira do leito por que ele apresenta desconforto respiratório e queda de saturação de oxigênio. A ausculta mostra entrada de ar reduzida globalmente. As curvas volume-fluxo e pressão-volume armazenadas mostram os traçados da Figura 31-33. Em lilás, o traçado de 2 horas atrás e em roxo, o atual. O que houve?

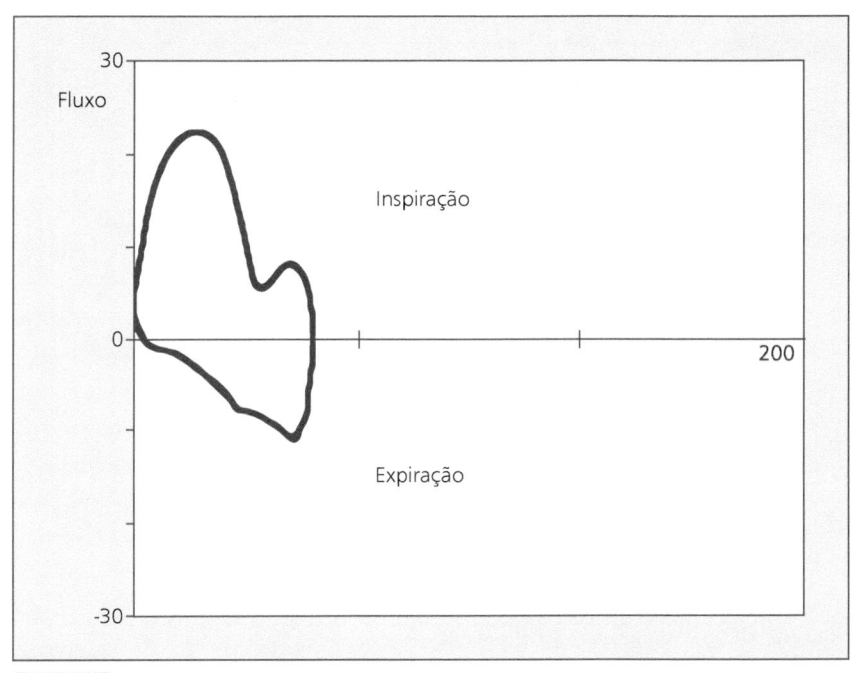

**Fig. 31-30**
Curva volume-tempo com chanfradura no fluxo inspiratório.

Os gráficos mostram significativo aumento de resistência. Como se instalou subitamente pode ser broncospasmo ou obstrução da cânula endotraqueal.

No broncospasmo, a resistência expiratória é maior do que a inspiratória, porque, na inspiração, há tração das vias aéreas colabadas, o que facilita o fluxo de ar. Na expiração, a capacidade retrátil dos pulmões leva a novo colabamento e a aumento da resistência.

A Figura 31-34 mostra o efeito do broncodilatador.

## ■ Cenário 3

O paciente anterior apresentou $PaCO_2$ de 60 mmHg com pH: 7,15, e o colega aumentou sua frequência respiratória para melhorar a ventilação. Observe na Figura 31-35 a consequência dessa manobra. O que houve? Qual a solução?

O fluxo expiratório não chega ao zero em ambos os traçados (linha de base), indicando que a exalação não foi concluída antes do início de nova inspiração. A solução é reduzir a frequência respiratória, aumentando assim o tempo de exalação e tolerar retenção de dióxido de carbono, desde que o pH mantenha-se próximo do valor descrito. Caso a acidemia se agrave, a $PaCO_2$ deve ser parcialmente corrigida com aumento do volume corrente (respeitando-se os valores de segurança de pressão de pico e de platô).

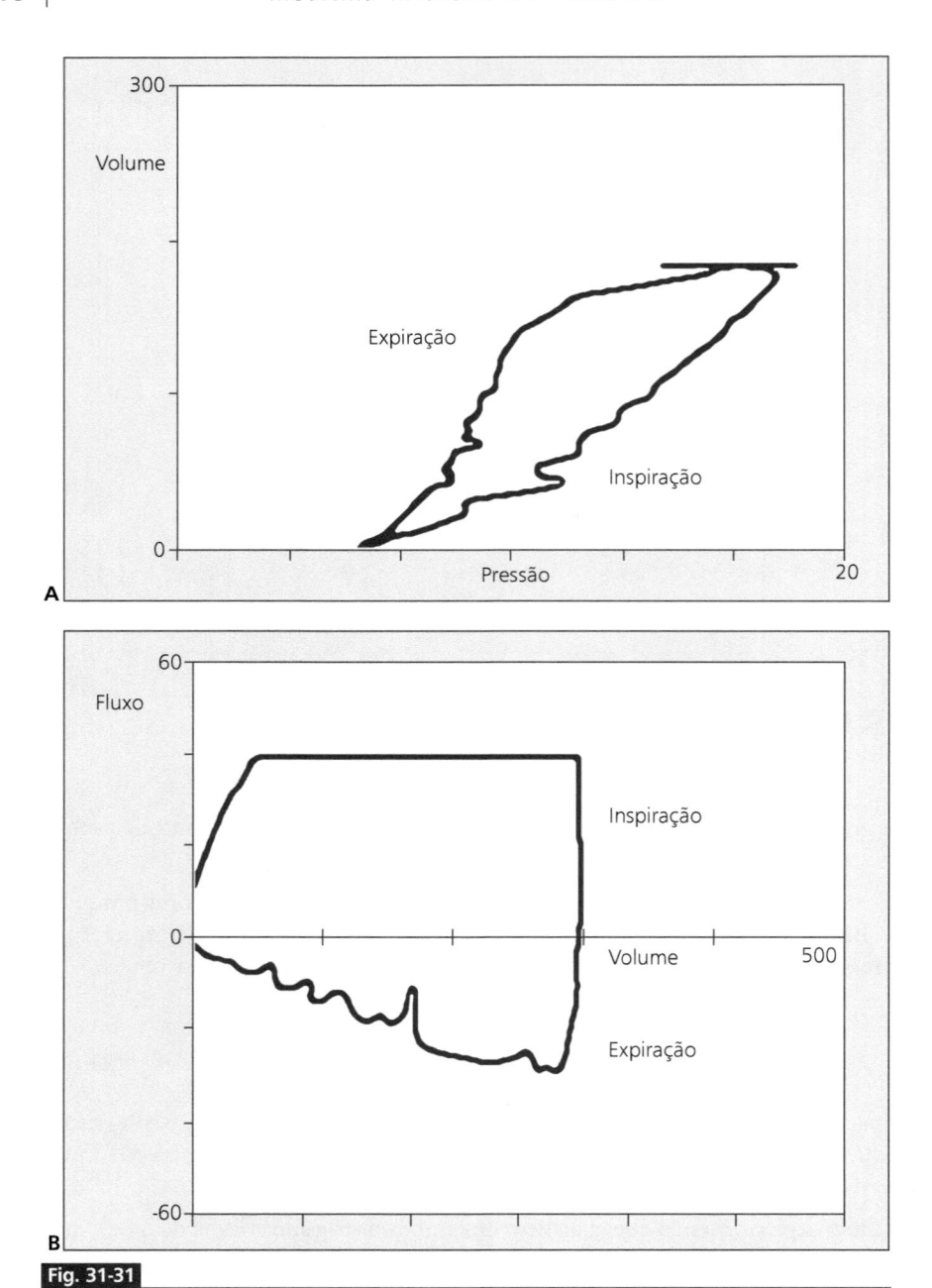

**Fig. 31-31**
(**A** e **B**) Curva pressão-volume e volume-fluxo com irregularidades secundárias à secreção nas vias aéreas ou água no circuito do ventilador.

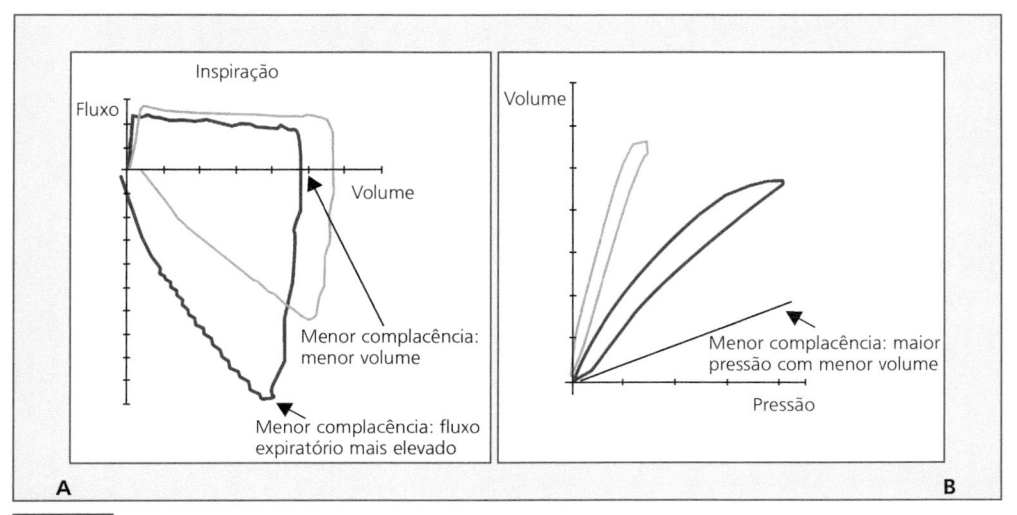

31 ◆ Métodos Gráficos de Monitorização da Ventilação Mecânica | **719**

**Fig. 31-32**
Alterações de complacência nas curvas: (**A**) volume-fluxo e (**B**) pressão-volume.

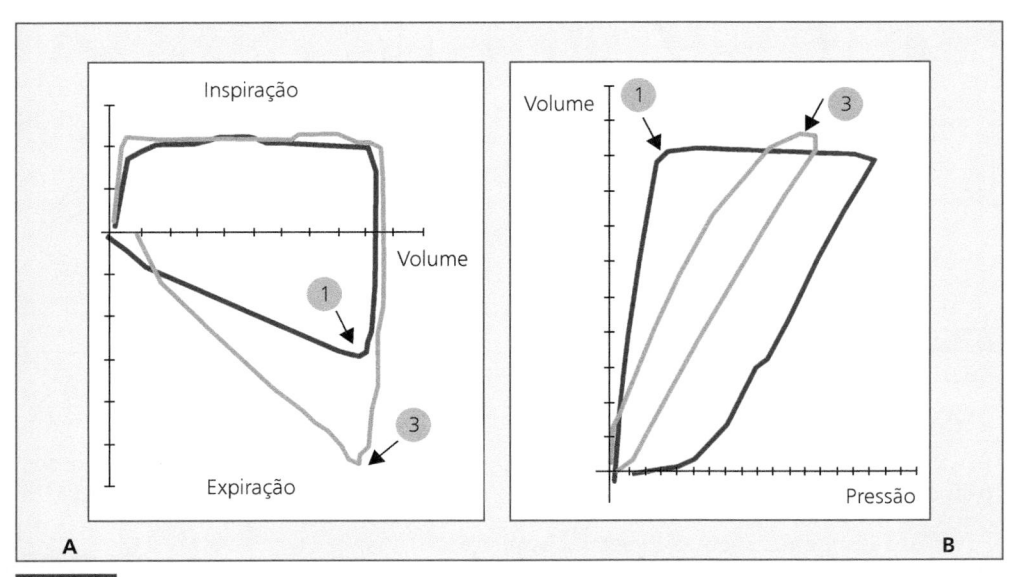

**Fig. 31-33**
Curvas volume-fluxo (**A**) e pressão-volume (**B**) com alterações de resistência e complacência normal.
① Maior resistência e ③ menor resistência.

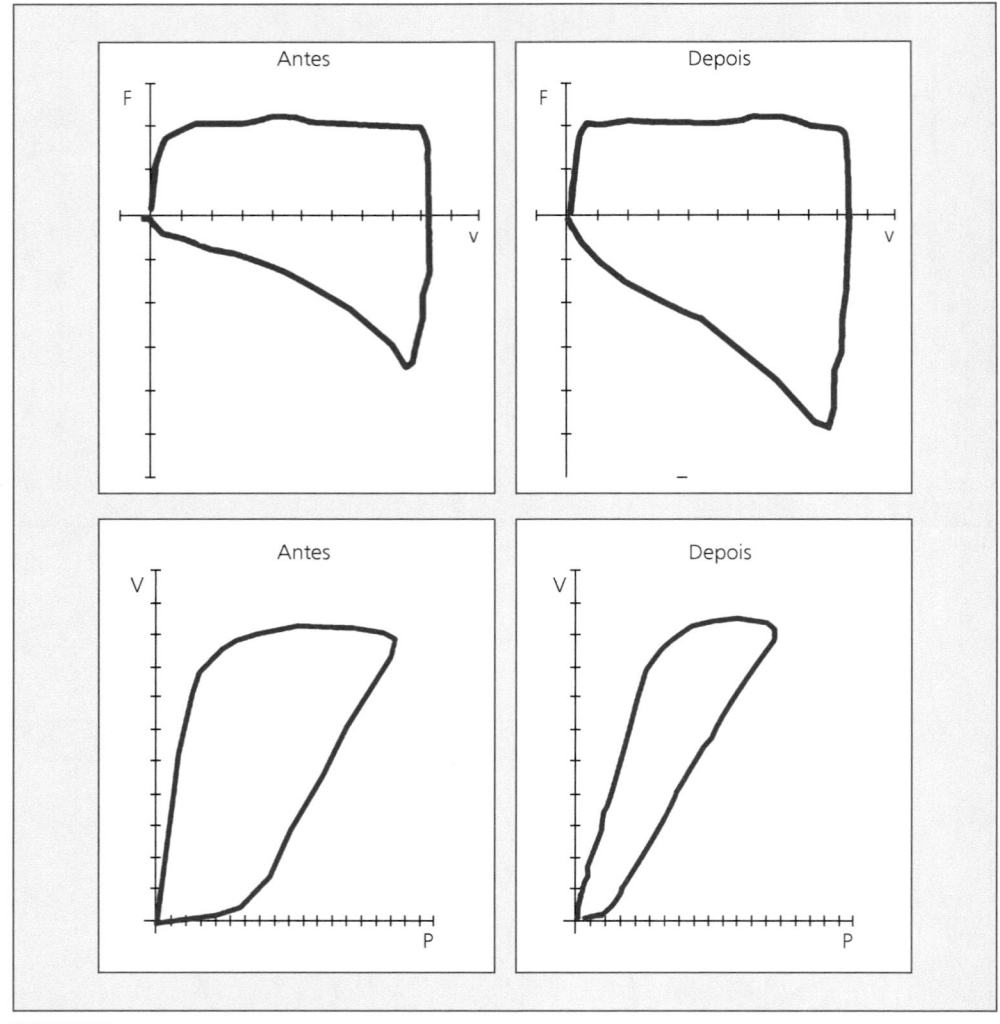

**Fig. 31-34**
Curvas volume-fluxo e pressão-volume: paciente com broncospasmo antes e depois do uso de broncodilatador.

- ### Cenário 4

Garota de 10 anos vítima de intoxicação por barbitúricos, em VM, modo assistido-controlado. Você observa nos gráficos de escala (Fig. 31-36, traçados à esquerda) que ela gera:

1. Fluxo inspiratório, sem completar a inspiração.
2. Pequeno volume corrente e volta à linha de base.
3. Pressão negativa seguida de pequena pressão positiva, própria da respiração espontânea, mas sem disparar o ciclo assistido.

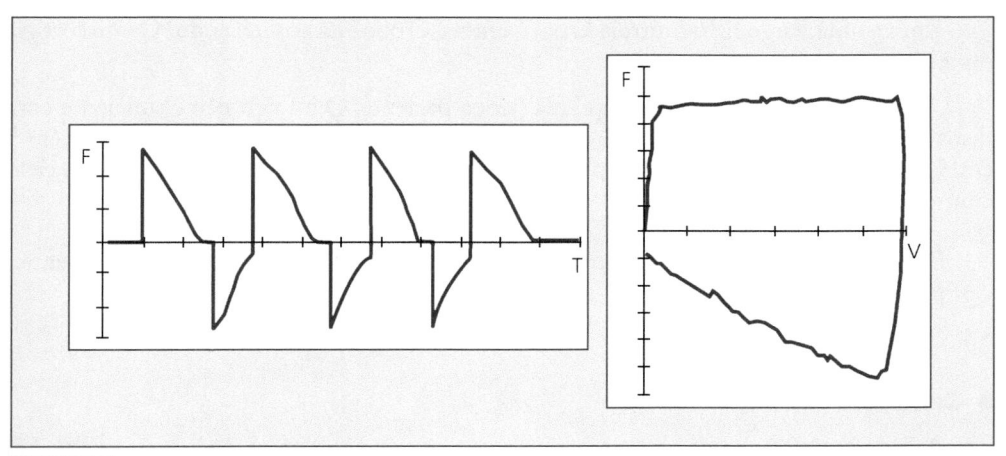

**Fig. 31-35**
Gráficos volume-fluxo e pressão-volume demonstrando hiperinsuflação dinâmica.

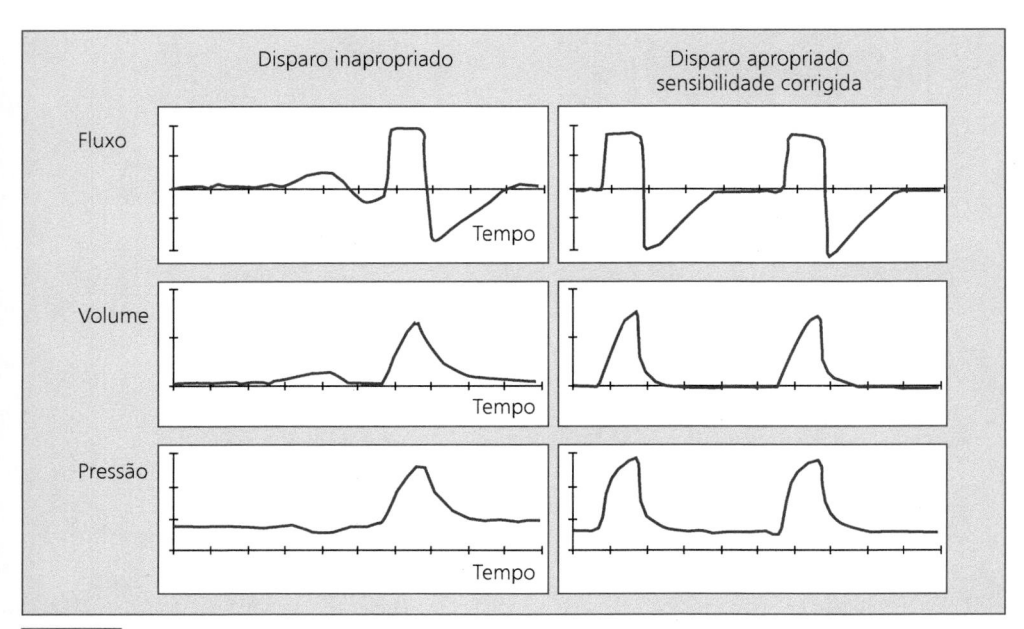

**Fig. 31-36**
Modo de disparo inapropriado seguido de correção da sensibilidade com disparo apropriado.

Em seguida, surge ciclo controlado da máquina. O que está acontecendo? Como corrigir o problema?

A forma de disparo está inapropriada para a paciente. O esforço não é suficiente para disparar o ciclo assistido. Você nota, então, que a sensibilidade está inadvertidamente em 5 cmH$_2$O. Após a correção para 2 cmH$_2$O, observe, nos traçados à direita, que ocorre um ciclo controlado e, em seguida:

1. Fluxo inspiratório é disparado em conjunto com pressão negativa gerada pelo paciente.
2. É gerado volume corrente adequado e igual ao do ciclo controlado.
3. Ocorre uma ventilação assistida.

### ■ Cenário 5

A Figura 31-37 mostra paciente de catorze anos em coma secundário a encefalite. Há esforço do paciente em todas as fases do ciclo respiratório. O que isso representa? Como corrigir?

O traçado de deflexões em todo o ciclo indica assincronismo entre o paciente e o ventilador. O padrão pode ser corrigido com aumento do volume corrente, da frequência respiratória e, eventualmente, sedação.[9]

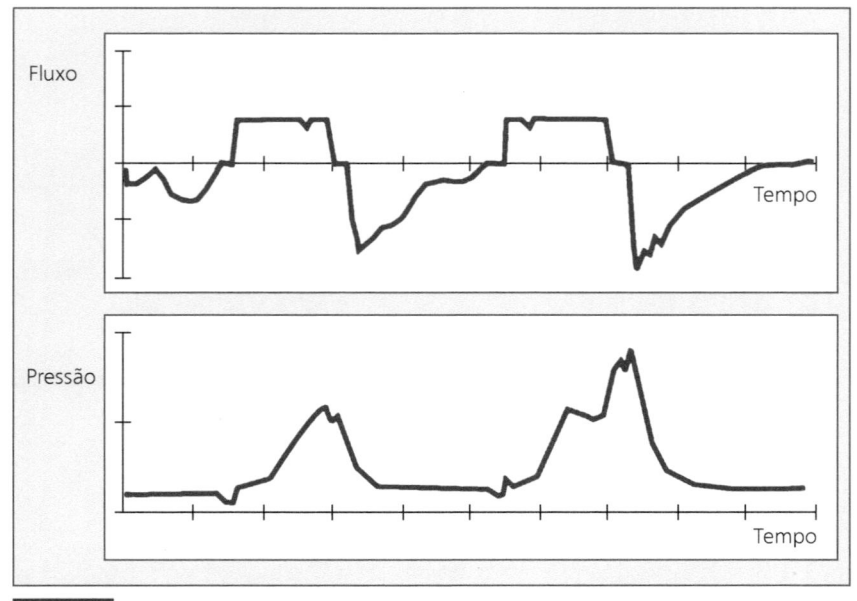

**Fig. 31-37**

Assincronismo. Esforço do paciente presente em todo o ciclo respiratório e sem gerar ventilação assistida. Gráficos tempo-fluxo e tempo-pressão.

## Cenário 6

Você está de plantão na UTI e um de seus pacientes é um garoto de 7 anos internado por estado de mal epiléptico. O quadro está agora controlado e ele encontra-se em ventilação mecânica com parâmetros baixos. De repente, o alarme de pressão máxima dispara e você observa aumento na pressão de pico inspiratório (PPI) de 15 cmH$_2$O para 25 cmH$_2$O. Ao verificar a monitorização, você nota que a diferença entre a PPI e a pressão de platô, que era de 5 cmH$_2$O, agora é de 10 cmH$_2$O (Fig. 31-38). O que houve? Quais as causas mais prováveis? O que fazer?

O aumento da PPI sem aumento correspondente na pressão de platô indica alteração súbita na resistência das vias aéreas: secreção, obstrução parcial do tubo e broncospasmo são causas que devem ser pesquisadas.

Outro fator que altera a resistência das vias aéreas é o fluxo inspiratório. O seu aumento o torna mais turbulento, elevando a pressão de pico. Você descobre, então, que "alguém" aumentou o pico de fluxo inspiratório de 18 L/min para 30 L/min, por que acha "este garoto deve ser ventilado como um adulto". O pico de fluxo é corrigido, e a PPI volta ao valor anterior.

No final do plantão, após mudança de decúbito, o alarme de pressão dispara novamente. No entanto, dessa vez há aumento súbito na PPI acompanhado de aumento correspondente na pressão de platô. A diferença entre as duas foi mantida, o que indica que há problema de

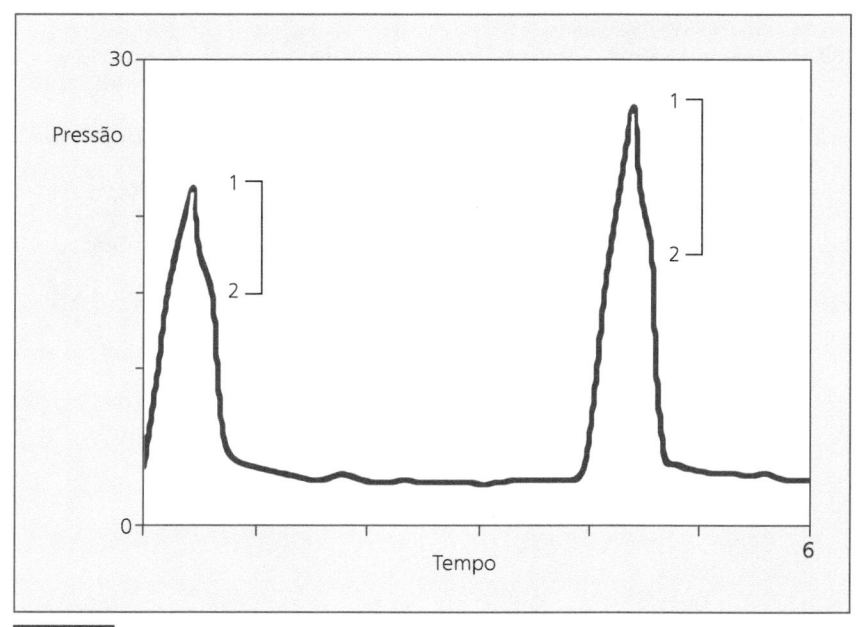

**Fig. 31-38**

Aumento da pressão de pico inspiratório, sem aumento correspondente da pressão de platô; (1) pressão de pico, (2) pressão de platô.

complacência pulmonar. Como se instalou abruptamente, o intensivista deve pesquisar intubação seletiva, atelectasia maciça ou pneumotórax.

Em geral, a diferença entre a pressão de pico e a de platô aceitável é de 10 a 20% ou de até 6 $cmH_2O$.

## CONCLUSÃO

A monitorização respiratória é de grande utilidade na assistência a crianças em ventilação mecânica. Para que o médico possa aproveitar ao máximo as informações, ele deve:

1. Conhecer bem os traçados normais e seu significado.
2. Saber reconhecer os padrões anormais mais frequentes.
3. Deixar o maior número de gráficos e curvas continuamente visível na tela do aparelho.
4. Dedicar tempo à observação das curvas em conjunto com o comportamento clínico do paciente, procurando associação e coerência entre ambos.

## REFERÊNCIAS BIBLIOGRÁFICAS

1. Becker MA, Donn SM. Real-time pulmonary graphics monitoring. *Clin Perinatol* 2007;34:1-17.
2. Grinnan DC, Truwit JD. Clinical review: respiratory mechanics in spontaneous and assisted ventilation. *Crit Care* 2005;9:472-84.
3. Houaiis A, Villar MS. *Dicionário houaiss da língua portuguesa*. Rio de Janeiro: Objetiva, 2001.
4. Morais CLL. Monitorização gráfica da ventilação mecânica. In: Couto RC. *Ratton: emergências médicas e terapia intensiva*. Rio de Janeiro: Guanabara Koogan, 2005.
5. Ramirez JB. Monitorización de la función respiratória: curvas de presión, volumen y flujo. *An Pediatr (Barc)* 2003;59(3):264-77.
6. Cid JLH. Monitorización de la función respiratoria em el niño con ventilación mecânica (ii): complianza, resistência, hiperinsuflación dinâmica, espacio muerto y trabajo respiratorio. *An Pediatr (Barc)* 2003;59(3):278-85.
7. Hess DR. Ventilator waveforms and the physiology of pressure support ventilation. *Respiratory Care* 2005;50(2):166-83.
8. Heulitt MJ, Wolf GK, Arnold JH. Mechanical ventilation. in: Nichols DG. *Rogers' textbook of pediatric intensive care*. 4th ed. Filadélfia: Lippincott Willian & Wilkins, 2008.
9. Nilsestuen JO, Hargett KD. Using ventilator graphics to identify patient-ventilator asynchrony. *Respiratory Care* 2005;50(2):202-32.

# 32 Ventilação Mecânica Não Invasiva em Pediatria

*Bettina von Dessauer* ◆ *Cristián Carvajal*
*Hernán Norambuena Klgo* ◆ *João Ronaldo Krauzer*

## INTRODUÇÃO

A ventilação mecânica não invasiva (VMNI) é um procedimento desenvolvido para dar suporte ventilatório a pacientes com insuficiência respiratória aguda, crônica ou crônica agudizada, evitando estabelecer uma via aérea artificial. O objetivo primário é manter a barreira fisiológica da glote e reduzir os riscos inerentes à ventilação mecânica invasiva (VMI).[1]

A insuficiência respiratória aguda (IRA) é a causa mais frequente de internação em UTIP (Unidade de Tratamento Intensivo Pediátrico). A detecção precoce do paciente pediátrico com risco de IRA tem permitido modificar estratégias de atuação. O apoio com a monitorização e assistência precoce estão destinados a deter o desencadeamento de fatores fisiopatológicos que se agregam a causa primária da IRA, agravando-a. Inclui evitar o desenvolvimento da cascata inflamatória secundária à hipoxemia, hipóxia, hiper ou hipocapnia, fadiga muscular respiratória e atelectasias, entre outras complicações. A meta não é somente uma melhor oxigenação, mas sim uma ventilação alveolar eficiente com controle do espaço morto fisiológico.[2]

A VMNI é parte de uma proposta técnica com o objetivo de controlar oportunamente estes pacientes e evitar a evolução para intubação endotraqueal e VMI. Surgiu como assistência ventilatória há 2 décadas e com o desenvolvimento progressivo da tecnologia apropriada para crianças, com base mais em experiências do que em trabalhos científicos, tem diminuído progressivamente a resistência ao seu uso.[3]

As indicações estão ampliando à medida que há maior experiência sem seu uso. Hoje a ênfase está não somente em apoio à IRA prevenindo VMI, mas sim como coadjuvante no desmame precoce pós-VMI. Nas diversas situações os protocolos não têm demonstrado maior eficácia do que a experiência clínica.[4] As indicações de VMNI poderiam ser agrupadas em:

1. No processo de desmame da VM.
2. Profilática (p. ex., em pós-operatório de grande cirurgia).
2. Em cuidados paliativos (p. ex., suporte ventilatório de pacientes terminais).
4. No tratamento da hipoventilação:
   - Periférica (p. ex., neuromiopatias).
   - Central (p. ex., sequela de anóxia cerebral, intoxicações).

5. Na doença pulmonar crônica:
   - Suporte em paciente cronicamente dependente de ventilação.
   - Intercorrência aguda (p. ex., pneumonia em fibrose cística).
6. Doença pulmonar aguda:
   - Crise aguda de asma.
   - Pneumonia (p. ex., pneumonia viral, SDRA [síndrome do desconforto respiratório agudo]).
7. Disfunção miocárdica e edema pulmonar.
8. Miscelânea (p. ex., choque).

A implementação da VMNI requer flexibilidade da equipe da UTI para ajustar o método e as necessidades que mudam rapidamente em cada paciente. A progressão para VMI deve sempre estar entre as possibilidades a ser considerada, dado o limite e classificação da VMNI.

## VANTAGENS DA VMNI

Pode-se identificar uma série de vantagens com o uso da VMNI, como:

1. **Para o paciente:**
   - Evitar a intubação traqueal.
   - Requer menos sedoanalgesia.
   - Encurtamento na permanência em UTI.
   - Permite antecipar o desmame dos pacientes em VMI.
   - Menor risco de Infecções nosocomiais associadas à VMI.
   - Permite ganhar tempo na tomada de decisões bioéticas em pacientes com necessidade eventual de limitação de esforço terapêutico.
2. **Para a organização:**
   - Equipamento de menor custo com relação aos microprocessadores invasivos.
   - Menor custo de utilização.
   - Menor tempo de utilização da UTI por facilitar o desmame.
   - Permite a alta da instituição com apoio ventilatório domiciliar.

## FISIOLOGIA DA VMNI

A VMNI é uma técnica que, por meio de um gerador de fluxo que provê pressão positiva, fornece um volume corrente aos pacientes, sem a necessidade de intubação traqueal. Através de diversos tipos de interfaces geram um aumento na pressão transpulmonar que finalmente proporciona fluxo de ar aos pulmões. No passado também utilizava-se uma pressão negativa externa ao redor da caixa torácica.

A fisiologia da VMNI compartilha com os mesmos princípios que justificam a VMI, com a vantagem da entrega de pressão positiva sem o inconveniente do processo de abordagem artificial da via aérea com um corpo estranho, estas incluem lesão mecânica, infecção, inflamação e edema da via aérea alta, estenose subglótica, morbimortalidade associada ao procedimento de intubação traqueal, uso de sedoanalgesia e complicações relacionadas com pneumonia associada à ventilação mecânica (PAVM), entre outras. Possibilita manter a resposta fisiológica com relação à tosse, clareamento das secreções e da deglutição.[5]

Entre os fundamentos fisiológicos que avaliam o uso de VMNI incluem-se:

A) Diminuição do trabalho respiratório: por diminuir a carga de trabalho da musculatura respiratória e a diminuição da pressão transdiafragmática, isto se reflete na melhoria das variáveis fisiológicas respiratórias e previne ou diminui a fadiga muscular, produção de ácido láctico e acidose respiratória.[6,7] Nesse aspecto, deve-se ressaltar que o primeiro parâmetro indicativo da boa resposta à VNI é a diminuição da frequência respiratória.
B) Aumento da capacidade residual funcional: por melhora sustentada da distensibilidade alveolar e distribuição aérea pulmonar. Portanto, em pacientes com patologia respiratória restritiva com edema pulmonar, pneumonia ou mesmo com hipoventilação (central ou periférica) a instituição de VNI acaba recrutando áreas hipoventiladas ou hipodistendidas, aumentando o volume corrente, melhorando as trocas, culminando com diminuição do trabalho respiratório.
C) Diminuição da carga respiratória necessária para vencer o ponto de fechamento das vias aéreas de pequeno calibre. Pacientes com patologia respiratória obstrutiva (p. ex., asma, bronquiolite viral aguda) têm fechamento precoce das vias aéreas de pequeno calibre, ocasionando um esvaziamento insuficiente dos alvéolos (geração de PEEP intrínseca e alçaponamento aéreo) que se traduz por hiperinsuflação pulmonar, taquipneia e reduzido volume corrente. A utilização de pressão positiva constante evitaria o fechamento das vias aéreas, permitindo esvaziamento alveolar, assim como diminui o trabalho respiratório a cada inspiração. Outro mecanismo de ação da VNI em doenças obstrutivas é o fato de manter uma pressão positiva na fase expiratória (EPAP) facilita o "gatilho" para disparar os ciclos assistidos.
D) Abertura de unidades alveolares colapsadas e hipoventiladas: previne e trata atelectasias, diminuindo o *shunt* intrapulmonar e melhora a oxigenação.
E) Diminuição das necessidades de oxigênio: ao recrutar ou incluir mais áreas pulmonares na ventilação, acaba otimizando a relação ventilação/perfusão, resultando em menores demandas de oxigênio.
F) Efeito hemodinâmico favorável por diminuir a pressão transmural do ventrículo esquerdo, a pós-carga e melhorar o débito cardíaco.
G) Evita e previne a reprogramação de centro respiratório ao manter a $PCO_2$ mais fisiológicas, o que permite melhorar a resposta respiratória à hipercarbia. Particularmente importante aos pacientes portadores de insuficiência respiratória crônica.

## EVIDÊNCIA DO USO DE VMNI

A evidência do uso da VMNI está sustentada basicamente na literatura proveniente dos adultos, existindo já alguma evidência na faixa etária pediátrica, com alguns ensaios clínicos randomizados (ECR) e estudos observacionais.

Podem ser sistematizadas as seguintes aplicações:

## ■ VMNI em insuficiência respiratória hipoxêmica

Desde a década de 1990 há publicações que mostram a oportunidade de utilizar a VMNI em pacientes com falha respiratória hipoxêmica, tanto adultos, como pediátricos, principalmente com relatos de pequenas séries observacionais e experimentais não cegas.[8,9] Mostram melhora nas variáveis fisiológicas, como também na diminuição das taxas de intubação.[9-13]

Yáñes, em 2008, em estudo controlado e randomizado, envolvendo 50 pacientes pediátricos com falência ventilatória hipoxêmica moderada (sem critério de intubação imediata), demonstra melhora significativa das variáveis fisiológicas respiratórias e uma redução na taxa de intubação no grupo com VMNI com relação ao grupo-controle (28 vs. 60%, p = 0,045).[6] Em outro estudo retrospectivo Ganu observa uma diminuição significativa na taxa de intubação em pacientes com bronquiolite grave associada ao uso progressivo de VMNI.[14]

Pacientes com SDRA, utilizando a nova classificação de Berlim, definidos como SDRA leve ($PAO_2/FiO_2$ entre 200-300), seriam candidatos a utilizar VMNI.

Vários estudos têm demonstrado redução de 20 a 40% na necessidade de VMI para pacientes pediátricos com insuficiência respiratória aguda hipoxêmica, quando tratados previamente com VMNI. Entretanto, tem sido apontado como sinal de falha a VMNI, quando para manter adequada oxigenação, necessita de altas pressões (inspiratórias > 15 a 17 $cmH_2O$ ou expiratórias > 10-12 $cmH_2O$) ou $FiO_2$ superior a 60%. Nesse caso, a persistência com a VMNI estaria retardando a VMI e aumentando os riscos desse grupo de pacientes.

## ■ VMNI em insuficiência respiratória hipercárbica

Em 2004, Thill realiza um estudo experimental *cross over* em pacientes pediátricos com patologia obstrutiva de diversas etiologias, que demonstram melhora global na função respiratória.[15] Em 2008, Essauri realiza um estudo experimental em que analisa a evolução das variáveis fisiológicas em 12 pacientes pediátricos com insuficiência respiratória hipercárbica moderada de diversas etiologias, demonstrando melhora no padrão ventilatório, trocas gasosas e trabalho da musculatura respiratória.[7]

## ■ VMNI em insuficiência cardíaca

O papel da VMNI, particularmente do CPAP nos pacientes com falência cardíaca aguda, está sendo revisado ao longo da última década com resultados contraditórios. Porém em uma recente metanálise, Weng mostra uma diminuição da mortalidade e necessidade de intubação traqueal neste grupo de pacientes.[16]

A utilidade da VMNI nos pacientes pediátricos com cardiopatia apresenta algumas controvérsias: a) de um lado com a utilização de pressão positiva constante (ins e expiratória) poderia aumentar o trabalho cardíaco, especialmente, ventrículo direito; b) por outro lado, ao promover uma adequada expansão pulmonar, diminui a resistência vascular pulmonar, otimiza a relação ventilação/perfusão, assim como é um fator protetor (tratamento) para o edema alveolar. Nesse aspecto, existem experiências favoráveis, especialmente no âmbito dos cuidados pós-cardiocirúrgicos.[17,18]

## VMNI em asma brônquica

Em 2006 Carrol, em um pequeno grupo de pacientes, nota uma melhora no trabalho respiratório e a adequada aceitação da técnica.[19] Posteriormente, Beers ao realizar um estudo experimental não cego em 83 pacientes pediátricos em estado asmático refratários ao manejo convencional, conseguiu demonstrar uma melhora significativa nos parâmetros fisiológicos ventilatórios e uma diminuição de internações em UTI.[20] Em 2008, soma em pacientes adultos com crise de Asma Brônquica moderada admitidos em serviços de urgência, demonstra uma melhoria significativa no VEF1, no grupo de pacientes tratados com VMNI, bem como nos parâmetros fisiológicos respiratórios e nos sinais clínicos de obstrução brônquica.[21] Resultados semelhantes obteve Gupta em pacientes de UCI.[22] Recentemente no ano de 2012, Basnet reporta uma melhora na frequência respiratória em pacientes asmáticos pediátricos em VMNI v/s convencional e uma adequada aceitação da técnica.[23] Resultados similares obteve Mayordomo-Colunga em um estudo observacional de 122 pacientes pediátricos.[24]

Não existem estudos específicos que tenham conseguido demonstrar uma diminuição da taxa de intubação em pacientes pediátricos com asma grave, principalmente por baixa taxa de complicação dos pacientes pediátricos asmáticos. Entretanto, pode-se considerar como sinal de resposta positiva a VMNI, a redução da frequência respiratória e decréscimo na necessidade de oxigênio suplementar, que é geralmente observada em 30 a 40 minutos após a instituição de VMNI.

## VMNI no desmame do ventilador

Provavelmente o uso de VMNI para desmame de VMI é a que conta com maior número de estudos e ensaios clínicos que avaliam seu uso. Inclusive o apoio profilático em pacientes que utilizaram VMI para acelerar a extubação, assim como apoio aos pacientes extubados com risco de reintubação.

Desde o ano de 1992, em que Udwadia reportou o uso de VMNI como estratégia frente ao desmame em pacientes com insuficiência respiratória crônica, têm-se relatado vários estudos com resultados diversos.[25] No ano de 2005 Nava demonstrou a efetividade da aplicação da VMNI como estratégia de desmame em 97 pacientes com alto risco de reintubação.[26] No ano seguinte Ferrer, em um ECR, demonstra uma diminuição na taxa de intubação em pacientes que eletivamente são extubados, utilizando a VMNI em seguida do fracasso de um teste de ventilação espontânea.[27]

Em pacientes pediátricos também existe evidência de seu uso. Em 2002, Rodriguez demonstra a utilidade de VMNI em pacientes que apresentam laringite pós-extubação.[28] No ano de 2010, Mayordomo – Colunga, em uma série de 238 pacientes pediátricos, utiliza a VMNI como terapia de eleição no processo de desmame, bem como terapia de resgate diante do fracasso da extubação, demonstrando finalmente que a incorporação da VMNI no processo de desmame evita a reintubação.[29]

A evidência sustenta-se também em várias metanálises realizadas nos últimos anos. No ano de 2009, Burns realiza uma metanálise de 12 ECRs realizada em adultos (530 pacientes), conseguindo demonstrar que a VMNI reduz a mortalidade, a PAVM e diminui o tempo de VMI, assim como a estada na UTI e hospitalização total. Nesta análise, não se consegue demonstrar um benefício significativo na taxa de reintubação.[30,31]

Em 2012, Glossop estende os benefícios da VMNI nos pós-operatórios em termos do risco de reintubação, taxa de pneumonia e a sobrevida deste grupo de pacientes.[32] Também existe uma experiência em que o benefício da VMNI aumenta, quando existem protocolos na administração desta técnica, tanto em adultos como em pacientes pediátricos.[33,34]

## CARACTERÍSTICAS ESPECÍFICAS DA VMNI EM PEDIATRIA

- **Formas de ventilação não invasiva**

A) *Ventilação por pressão negativa:* aplicação de forças de sucção no tórax e abdome do paciente gerando um gradiente de pressão que permite a entrada de ar atmosférico no pulmão. Ao cessar a pressão de sucção produz-se uma expiração passiva. Popularizou-se em 1930 durante a epidemia de poliomielite, os chamados pulmões de aço: introduzia-se o paciente deitado, deixando somente a cabeça para fora, os funcionamentos elétrico e manual.

B) *Ventilação por pressão positiva:* o ar entra nos pulmões através de túbulos e interfaces por pressão de um volume dentro do ventilador, através de uma turbina. Aumenta a pressão na via aérea do paciente. A expiração produz-se de maneira passiva.

- **Tipos de respiradores para VMNI**

A) *Tanques e coletes:* utilizados para aplicar VMNI à pressão negativa extratorácica. De aplicação difícil, há experiência em pacientes adultos e crianças maiores.

B) *Geradores de fluxo:* são os ventiladores desenhados para VMNI propriamente dito. Geram fluxos variáveis para manter as pressões dentro dos limites definidos por um circuito de entrega de fluxo de ar com monitorização limitada, mas crescente. Podem ser ciclados a volume ou pressão.

C) *Ventiladores convencionais:* microprocessadores foram desenhados para ventilar pacientes em VMI. Na realidade estes ventiladores incorporam modos ventilatórios não invasivos muito completos. Têm algumas vantagens comparadas à aplicação de VMNI frente aos geradores de fluxo.

- ***Interfaces* para VMNI**

As *interfaces* de uso na VMNI são diversas:[35]

A) *Prongas nasais:* aplicado nas fossas nasais, útil para modos ventilatórios de menor exigência, como o CPAP.

B) *Máscaras nasais:* cobre somente o nariz para a entrega do fluxo de ar ao paciente. Tem como vantagem a possibilidade de comunicação verbal, de receber alimentos e expectorar. Pode ser causa de fugas através da boca do paciente, visto como desvantagem.[36,37] Utiliza-se em fases menos críticas no apoio ventilatório não invasivo, preferencialmente em pacientes adultos e crianças maiores crônicos ou na etapa de desmame ventilatório, mas seu uso em crianças menores que necessitam uso prolongado de VMNI está preconizado, pois oferece maior conforto. Usadas tanto para modos ventilatórios que incluem um ou dois níveis de pressão.

C) *Máscaras oronasais:* a máscara cobre o nariz e a boca. Usadas com modos ventilatórios que incluem um ou dois níveis de pressão, é para pacientes que requerem um apoio contínuo das pressões ventilatórias.
D) *Máscaras faciais:* incluem-se na máscara o nariz, boca e olhos. Usadas para os modos ventilatórios que incluem um ou dois níveis de pressão e para pacientes que necessitam de um apoio contínuo das pressões ventilatórias, mais utilizadas em crianças maiores.
E) *Capacetes (Helmet):* incluem toda a cabeça do paciente. Requer fase de adaptação. Útil quando há afecções da pele ou trauma facial que impedem adaptação habitual com cintos. Usada tanto para modos ventilatórios que incluem um ou dois níveis de pressão, para pacientes que necessitam de apoio contínuo das pressões ventilatórias.

## ■ Circuitos

As tubulações universais, que conduzem ao paciente, têm três tamanhos:

- *Neonatal:* diâmetro de 11 mm.
- *Pediátrico:* diâmetro de 15 mm.
- *Adulto:* diâmetro de 22 mm.

Incluem um separador de água em seu trajeto, para acumular a condensação associada à presença do sistema de umidificação.

## ■ Sistemas expiratórios incorporados

Incluídos no nível do circuito e das interfaces.

A) *Orifício expiratório:* orifício localizado na extremidade distal, é a extremidade relacionada com o paciente e a *interface* ao nível do nariz. São ruidosos, mas eficientes. A reinalação é mínima.
B) *Sistema expiratório de anel ou arco:* incorporado ao circuito em sua extremidade distal, no extremo relacionado com o paciente por peças duplas montadas. Eliminam o ar expirado quase em sua totalidade, com o ar eliminado em forma de ventilador, menos ruidoso e menos pontual. A reinalação é quase nula.
C) *Sistema expiratório de membrana:* localizado no extremo relacionado com o paciente, obtém a eliminação completa da expiração e não é ruidoso. Este tipo de sistema de expiração está principalmente nos ventiladores convencionais microprocessadores.

## ■ Fatores que incidem no risco de reinalação

Existem alguns fatores facilitadores de reinalação durante a aplicação da VMNI:

1. Espaço morto das interfaces.
2. Tempo inspiratório.
3. Frequência respiratória.
4. Diferença entre a pressão expiratória (EPAP) e a pressão inspiratória (IPAP).
5. Distância entre o sistema expiratório e a face do paciente.
6. Tipo de sistema expiratório incorporado.
7. Diâmetro do orifício incorporado.

## Fixadores

Os sistemas de fixação são os seguintes:

- *Anéis de fixação:* têm anéis e bandas no gorro. Ambos fixam a interface na face do paciente, utilizando bandas de tração. Necessita revisar o estado da pele periodicamente, graças à força gerada sobre a face, podem diminuir a perfusão local. Recomenda-se o uso de dermoprotetores, que minimizam os danos.
- *Cintas aderentes:* estas cintas adesivas são utilizadas para fixar principalmente as cânulas nasais. Recomenda-se também o uso de dermoprotetores.
- *Cintas elásticas:* utilizadas principalmente para fixar as cânulas nasais.

## Modos ventilatórios clássicos

- *CPAP (pressão positiva contínua nas via aéreas):* a pressão entregue pelo ventilador se mantém relativamente estável durante a inspiração e durante a expiração em um nível determinado. Entrega um nível de pressão denominado EPAP.
- *BIPAP (pressão positiva bifásica nas vias aéreas):* o paciente recebe dois níveis de pressão, um inspiratório (IPAP) e outro expiratório (EPAP). A diferença entre a EPAP e IPAP é denominado pressão de suporte (PS). A IPAP produz um aumento no volume corrente. Seu ajuste tem influência sobre a ventilação ($PaCO_2$). A EPAP mantém a via aérea aberta, melhorando a entrada de ar nos pulmões, seu ajuste tem influência sobre a oxigenação.

## Outros modos ventilatórios

- *VMIS:* modo ventilatório incluindo os ventiladores convencionais e alguns geradores de fluxo. Pode estar controlado por pressão ou volume.
- *BIPAP com volume assegurado:* ajusta-se automaticamente à pressão de suporte, segue as necessidades do paciente, para assegurar o volume corrente médio.

## Transporte do paciente e bateria de reserva para o ventilador

Na verdade o transporte de paciente de uma unidade a outra, procedimentos ou exames de imagem, idealmente deveria ser realizado mantendo a ventilação mecânica necessária para o paciente. Devem-se procurar os ventiladores que tenham autonomia de funcionamento através de baterias. Ventiladores de transporte (Newport: HT70), geradores de fluxo (Phillips: Trilogy), ventiladores convencionais invasivos (Dräger: Evita, XL; Maquet: Servo i), entre outros, incorporam baterias de resgate.

## Parâmetros de uso da VMNI

- *IPAP (Inspiratory Positive Airway Pressure):* pressão inspiratória positiva máxima na via aérea no final da inspiração.
- *EPAP (Expiratory Positive Airway Pressure):* pressão expiratória positiva medida na via aérea no final da expiração.
- *Vt (Tidal Volume – volume corrente [VC]):* é o volume entregue em cada respiração.
- *Rise time (tempo de subida):* é o tempo do ciclo entre EPAP e IPAP.
- *Rampa:* tempo para habituar-se às pressões utilizadas.

- *FiO₂:* fração inspirada de oxigênio.
- *Frequência de resgate:* frequência mandatória programada no ventilador que se ativa no caso de o paciente reduzir as respirações espontâneas.
- *Tempo inspiratório:* tempo programado para alcançar a IPAP.
- *Alarmes:* alarmes sonoros e luminosos. Programáveis de acordo com as necessidades de cada paciente.

### Monitorização nos ventiladores
- *Quantitativa:* refere os dados numéricos entregues pelo ventilador. Dependendo da tecnologia disponível pode incluir dados dos parâmetros ventilatórios programados, dados volumétricos, de fluxo, resistências, distensibilidade, capnografia, frequência respiratória total, entre outros.
- *Qualitativa:* refere às curvas ventilatórias de pressão/tempo; fluxo/tempo; volume/tempo e ETCo/tempo. Também os laços que são a mistura de duas variáveis, relacionando pressão fluxo e volume.

### Critérios de instalação da VMNI
A) Paciente que não responde ao tratamento habitual de IRA moderada, independente de sua causa primária, que incluem o manejo da enfermagem, fisioterapia respiratória integral, oxigenoterapia, nebulizações, corticoides e outras terapias de acordo com a doença de base.
B) Em pacientes com IRA aguda progressiva ou crônica reagudizada por avaliação clínica ou com necessidade de $FiO_2 > 0,5$, $SatO_2 < 90$, $PaO_2 < 80$ mmHg, $PaCO_2 > 50$ mmHg.
C) Desmame ventilatório: na extubação utilizado para evitar desrecrutamento pulmonar, proporciona maior conforto ventilatório ao paciente.

### Modo ventilatório a eleger
A) *CPAP:* em pacientes com IRA moderada por alteração da via aérea alta (faringo-laringo-traqueomalacias), pacientes crônicos agudizados com esforço respiratório próprio assegurado. Também em paciente já estabilizado e em desmame tardio para assegurar e manter a via aérea e pulmões, enquanto recupera a funcionalidade cardiorrespiratória e muscular.
B) *BIPAP:* em pacientes em IRA moderada, para assistir e diminuir o trabalho respiratório, assegurando frequência respiratória com assistência em dois níveis, pressão positiva contínua na inspiração e expiração.

### Parâmetros
- *EPAP:* aumento progressivo segundo tolerância do paciente de 6 a 12 mmHg.
- *IPAP:* aumento progressivo segundo tolerância e necessidade do paciente de 8 a 15 mmHg. Pode-se partir de parâmetros elevados e ajustar de acordo com a patologia.
- *Frequência de resgate:* de acordo com a patologia e esforço do paciente.
- *Pressão de suporte:* segundo a patologia, esforço próprio e frequência programada.

## ASPECTOS PRÁTICOS DA INSTALAÇÃO DA VMNI EM PEDIATRIA

A) Colocação e fixação da máscara devem ser realizadas de forma gentil, evitando desconforto e sensação de asfixia. Em nossos serviços, explicamos detalhadamente o procedimento para os pais e criança. A seguir colocamos a máscara (nasal/oral) na face sem estar conectado ao respirador, visando a familiarizar o paciente com a interface. Vamos ajustando progressivamente a pressão dos fixadores da máscara facial.

B) Pressões: a partir da fixação da interface, conectamos o respirador de VMNI com mínimas pressões ins e expiratórias (p. ex., IPAP = 4 e EPAP = 2 $cmH_2O$). À medida que o paciente se adapta a essas pressões, vamos aumentando progressivamente os níveis pressóricos para atingir os níveis considerados ideais para aquela doença e criança.

C) A $FiO_2$ é dependente da doença básica. Geralmente iniciamos a VMNI com $FiO_2$ entre 0,3 e 0,5. Vários estudos têm demonstrado que a necessidade de $FiO_2$ superiores a 0,6 em VMNI está associada a maior risco de falha.

D) Sedação: em pacientes muito agitados ou ansiosos, temos utilizado na instalação da interface uma dose de cetamina (1-2 mg/kg) ou infusão com dexmedetomidina (0,3-0,6 µg/kg/h), em função de sua maior janela de segurança (menor depressão respiratória).

E) Sucesso e falha da VMNI: considera-se como boa resposta à VNI a diminuição do esforço respiratório e, especialmente, a diminuição na frequência respiratória. Por outro lado, estão associadas a falha na VMNI: 1) uso de $FiO_2$ superiores a 0,6; 2) necessidade de pressões inspiratórias superiores a 15-17 $cmH_2O$ e/ou pressões expiratórias superiores a 10 $cmH_2O$.

F) Tempo: em algumas situações podemos ofertar VMNI de forma intermitente (p. ex., pacientes com risco de edema pulmonar retirados da VM invasiva), enquanto em outras ocasiões a forma contínua é a mais indicada (p. ex., paciente admitido com asma aguda grave, utilizando broncodilatadores endovenosos). A estratégia vai depender da doença de base, da fase da doença, da cooperação da criança e da reversibilidade do processo.

### ■ Nutrição

Alimentação por SNG ou SNE, para evitar deteriorização nutricional. Início precoce, logo que a condição do paciente permita. A escolha da fórmula nutricional deverá ser adequada à idade e condições clínicas de cada paciente, ponderar funcionamento do trato gastrointestinal, função hepática, presença ou não de alergias, principalmente associada à proteína do leite de vaca, mais comumente encontrada. A necessidade calórica deverá ficar adequada segundo a OMS (Organização Mundial da Saúde), variando entre 50 kcal/kg/dia nos adolescentes até 110 kcal/kg/dia nos prematuros.

Para evitar hiperdistensão gástrica, administramos um volume de dieta correspondente a 50% da capacidade gástrica (25 a 30 mL/kg em lactentes) em gotejo contínuo em 3 horas. Pode ser verificado o resíduo antes de administrar a próxima dieta. A utilização de pró-cinéticos e/ou a via transpilórica para alimentação pode ser necessária para aumentar a segurança durante a alimentação.

## Medicações

Relacionadas com a patologia de base e segundo necessidade.

Sedação e analgesia: deve assegurar a manutenção da respiração espontânea. As mais utilizadas são:

- Hidrato de cloral 15 a 30 mg/kg/dose a cada 4 a 6 horas.
- Benzodiazepínicos: Midazolam 0,05 a 0,1 mg/kg/h inicialmente podendo ser aumentado até estabilização, considerar o risco de apneia.
- Cetamina: 1 a 2 mg/kg ou infusão contínua com dose progressiva a partir de 5 μcg/kg/min.

## Apoio de fisioterapia respiratória

O apoio do fisioterapeuta no manejo da VMNI é de extrema importância, atribuição da função será de acordo com a as normas de cada instituição. Pode estar encarregado de montar o ventilador, iniciar a ventilação e seu controle periódico. Os parâmetros serão indicados pelo médico assistente, de acordo com a fisiopatologia e resultados esperados. Incluem-se no controle periódico do paciente o seu conforto no ventilador, sessões de assistência respiratória integral e do funcionamento adequado do equipamento. Além dos cuidados específicos da VMNI, auxiliar na prevenção e reconhecimento de possíveis complicações, como as atelectasias ou barotraumas.

## Apoio permanente da enfermagem

As atribuições serão de acordo com as normas de cada instituição. Checar a monitorização e prevenção de complicações, manter um acesso venoso permeável, enquanto o paciente estiver em processo de observação e estabilização. Os cuidados são semelhantes aos destinados aos pacientes que estão em VMI, manter via aérea permeável, com aspiração das secreções, checar a montagem e conexões do ventilador, observar possíveis fugas que ocorrem neste modo ventilatório e garantir o conforto durante o período de VMNI.

## PROTOCOLO BÁSICO DE INSTALAÇÃO DA VMNI

- Boa história clínica, exame físico, revisão de antecedentes e exames.
- Paciente tranquilo, decúbito elevado e pescoço estendido.
- Revisão da cavidade oral.
- Equipe de saúde disponível.
- Pais presentes.
- Monitorização adequada.
- Escolha de equipamento e interface adequados.
- Sedação segundo protocolo.
- Proteção dérmica e fixação da interface.
- SNG ou SNE fixadas.
- EPAP – IPAP progressivas.
- Estabilização: decisão de parâmetros iniciais, tolerância e resultados (observar a colaboração do paciente).

## Conexão do paciente na VMNI

No início a conexão do paciente pediátrico pode apresentar dificuldades de tolerância. O ambiente, companhia, compreensão do processo pelos familiares e adequada seleção de equipamento, modo ventilatório e parâmetros corretos são fundamentais. Ajustes são necessários frequentemente. A semiologia respiratória habitual, como ausculta do tórax, é fundamental. Observar a unidade paciente-ventilador, sincronia, expansão torácica, coloração da pele, ritmo respiratório, entre outras.

## Oxigênio e terapia com aerossóis

Podem ser utilizados nos pontos indicados do circuito ou nas interfaces o oxigênio adicional, caso o respirador não inclua.

A terapia com aerossóis pode ser realizada por espaçadores, inaladores de dose medida ou nebulizadores localizados no extremo distal da tubulação. A discussão do uso de inaladores dose medida *versus* nebulizações está centrada em sua efetividade, e a primeira parece ter melhor efetividade, pela facilidade de seu uso.

## Otimizando a VMNI

É preciso considerar alguns pontos que otimizam o processo de VMNI:

- Reavaliação constante e experiência.
- Revisar filtros e fugas: as fugas importantes geram assincronia respiratória entre o ventilador e o paciente e podem alterar a entrega do volume e pressão desejadas, a dose de aerossol, a correta umidificação e temperatura do fluxo.[35] Fugas junto aos olhos são provocadoras de irritação ocular, e aquelas dirigidas ao corpo geram sensação de desconforto relatado pelos pacientes. O ruído gerado pelas fugas também altera o descanso apropriado.
- Uso de dermoprotetores para proteger a pele das lesões secundárias à pressão sustentada.
- Umidificação, aquecimento e filtro do fluxo são exigidos a todo o período da ventilação.
- Escolha adequada do ventilador e acessórios.

## COMPLICAÇÕES

- Dermatite facial.
- Escaras faciais.
- Conjuntivite irritativa.
- Escape aéreo: pneumotórax, pneumomediastino e enfisema subcutâneo.
- Desconexão inadvertida.
- Falha do ventilador.

As complicações são infrequentes, quando a monitorização é adequada, e detectam-se oportunamente as causas.

## Motivos de fracasso da VMNI

- Falta de experiência e confiança da equipe de saúde.
- Erro na escolha do equipamento e modo ventilatório.
  - Sensibilidade *(trigger)* inadequada para o paciente.
  - Eleição de CPAP *vs.* BIPAP.

- Modo espontâneo *vs.* ciclado.
- PEEP baixa gerando insuficiente manutenção da capacidade residual funcional, aumento do trabalho respiratório e progressão da IRA.
- Intolerância do paciente: manejo inadequado.
- Indicação tardia.

## CONCLUSÃO

A VMNI é uma alternativa de menor complexidade tecnológica, menos invasiva e de menor custo com relação à VMI, que cumpre um papel importante na IRA moderada, sempre que sua indicação seja oportuna e equipamentos adequados, mas não substitui a intubação endotraqueal nos pacientes críticos com risco de vida por insuficiência cardiorrespiratória global.

Como toda a técnica em UTI, requer experiência da equipe de saúde e recursos tecnológicos adequados. O nível de complexidade dos pacientes a ser atendido com êxito com esta técnica dependerá da experiência local documentada por resultados.

## REFERÊNCIAS BIBLIOGRÁFICAS

1. Muñoz-Bonet JI, Flor-Macián EM, Brines J *et al.* Predictive factors for the outcome of noninvasive ventilation in pediatric acute respiratory failure. *Pediatr Crit Care Med* 2010;11(6):675-80.
2. Sinha P, Flower O, Soni N. Deadspace ventilation: a waste of breath! *Intensive Care Med* 2011;37(5):735-46.
3. Nava S, Navalesi P, Conti G. Time of non-invasive ventilation. *Intensive Care Med* 2006;32(3):361-70.
4. von Dessauer B, Landeros J. Destete de la ventilación mecánica. In: Casado Flores J, Martínez de Azagra Garde A, Serrano González A. (Eds.). *Ventilación mecánica en recién nacidos, lactantes y niños*. Madrid: Ergon, 2011. p. 251-54.
5. Nourdine KCP, Carton MJ, Beuret P *et al.* Does noninvasive ventilation reduce the ICU nosocomial infection risk? A prospective clinical survey. *Intensive Care Med* 1999;25(6):567-73.
6. Yañez LJ, Yunge M, Emilfork M *et al.* A prospective, randomized, controlled trial of noninvasive ventilation in pediatric acute respiratory failure. *Pediatr Crit Care Med* 2008;9(5):484-89.
7. Essouri S, Durand P, Chevret L *et al.* Physiological effects of noninvasive positive ventilation during acute moderate hypercapnic respiratory insufficiency in children. *Intensive Care Med* 2008;34(12):2248-55.
8. Akingbola O, Palmisano J, Servant G *et al.* Bi-Pap(R) mask ventilation in pediatric patients with acute respiratory failure. *Crit Care Med* 1994;22(1):A144.
9. Padman R, Lawless ST, Kettrick RG. Noninvasive ventilation via bilevel positive airway pressure support in pediatric practice. *Crit Care Med* 1998;26(1):169-73.
10. Essouri S, Chevret L, Durand P *et al.* Noninvasive positive pressure ventilation: Five years of experience in a pediatric intensive care unit. *Pediatr Crit Care Med* 2006;7(4):329-34.
11. Ferrer M, Esquinas A, Leon M *et al.* Noninvasive ventilation in severe hypoxemic respiratory failure. *Am J Resp Crit Care Med* 2003;168(12):1438-44.
12. L'Her E, Deye N, Lellouche F *et al.* Physiologic effects of noninvasive ventilation during acute lung injury. *Am J Resp Crit Care Med* 2005;172(9):1112-18.
13. Fortenberry JD, Del Toro J, Jefferson LS *et al.* Management of pediatric acute hypoxemic respiratory insufficiency with bilevel positive pressure (bipap) nasal mask ventilation. *Chest* 1995;108(4):1059-64.
14. Ganu S, Gautam A, Wilkins B *et al.* Increase in use of non-invasive ventilation for infants with severe bronchiolitis is associated with decline in intubation rates over a decade. *Intensive Care Med* 2012;38(7):1177-83.

15. Thill PJ, McGuire JK, Baden HP et al. Noninvasive positive-pressure ventilation in children with lower airway obstruction. *Pediatr Crit Care Med* 2004;5(4):337-42.
16. Weng CL, Zhao YT, Liu QH et al. Meta-analysis: noninvasive ventilation in acute cardiogenic pulmonary edema. *Ann Intern Med* 2010;152(9):590-600.
17. Chin K, Takahashi KI, Ohmori K et al. Noninvasive ventilation for pediatric patients under 1 year of age after cardiac surgery. *J Thorac Cardiovasc Surg* 2007;134(1):260-61.
18. Pons Odena M, Piqueras Marimbaldo I, Segura Matute S et al. Non-invasive ventilation after cardiac surgery. A prospective study. *An Pediatr (Barc)* 2009;71(1):13-19.
19. Carroll CL, Schramm CM. Noninvasive positive pressure ventilation for the treatment of status asthmaticus in children. *Ann Allergy Asthma Immunol* 2006;96(3):454-59.
20. Beers SL, Abramo TJ, Bracken A et al. Bilevel positive airway pressure in the treatment of status asthmaticus in pediatrics. *Am J Emerg Med* 2007;25(1):6-9.
21. Soma THM, Kida K, Kudoh S. A prospective and randomized study for improvement of acute asthma by non-invasive positive pressure ventilation (NPPV). *Intern Med* 2008;47(6):493-501.
22. Gupta D, Nath A, Agarwal R et al. A prospective randomized controlled trial on the efficacy of noninvasive ventilation in severe acute asthma. *Respir Care* 2010;55(5):536-43.
23. Basnet S, Mander G, Andoh J et al. Safety, efficacy, and tolerability of early initiation of noninvasive positive pressure ventilation in pediatric patients admitted with status asthmaticus: A pilot study. *Pediatr Crit Care Med* 2012;13(4):393-98.
24. Mayordomo-Colunga J, Medina A, Rey C et al. Non-invasive ventilation in pediatric status asthmaticus: A prospective observational study. *Pediatr Pulmonol* 2011;46(10):949-55.
25. Udwadia ZF, Santis GK, Steven MH et al. Nasal ventilation to facilitate weaning in patients with chronic respiratory insufficiency. *Thorax* 1992 Sept. 1;47(9):715-18.
26. Nava S, Gregoretti C, Fanfulla F et al. Noninvasive ventilation to prevent respiratory failure after extubation in high-risk patients. *Crit Care Med* 2005;33(11):2465-70.
27. Ferrer M, Valencia M, Nicolas JM et al. Early Noninvasive ventilation averts extubation failure in patients at risk. *Am J Resp Crit Care Med* 2006;173(2):164-70.
28. Rodríguez JA, Von Dessauer B, Duffau G. Utilización de la CPAP de forma no invasiva en la laringitis postextubación del paciente pediátrico. Estudio controlado y aleatorizado. *Arch Bronconeumol* 2002;38(10):463-67.
29. Mayordomo-Colunga J, Medina A, Rey C et al. Non invasive ventilation after extubation in paediatric patients: a preliminary study. *BMC Pediatr* 2010;10(1):29.
30. Burns KE, Adhikari NK, Keenan SP et al. Use of non-invasive ventilation to wean critically ill adults off invasive ventilation: meta-analysis and systematic review. *BMJ* 2009;338:b1574.
31. Burns K, Adhikari N, Keenan S et al. Noninvasive positive pressure ventilation as a weaning strategy for intubated adults with respiratory failure. *Cochrane Database Syst Rev* 2010;4(8):CD004127.
32. Glossop AJ, Shepherd N, Bryden DC et al. Non-invasive ventilation for weaning, avoiding reintubation after extubation and in the postoperative period: a meta-analysis. *Br J Anaesth* 2012;109(3):305-14.
33. Blackwood B, Alderdice F, Burns KE et al. Protocolized versus non-protocolized weaning for reducing the duration of mechanical ventilation in critically ill adult patients. *Cochrane Database Syst Rev* 2010;12(5):CD006904.
34. Schultz T, Lin R, Watzman H et al. Weaning children from mechanical ventilation: a prospective randomized trial of protocol-directed versus physician-directed weaning. *Respir Care* 2001;46(8):772-82.
35. Hess DR. Noninvasive ventilation for acute respiratory failure. *Respir Care* 2013;58(6):950-72.
36. Meyer T, Pressman M, Benditt J et al. Air leaking through the mouth during nocturnal nasal ventilation: effect on sleep quality. *Sleep* 1997;20(7):561-69.
37. Schettino G, Tucci M, Sousa R et al. Mask mechanics and leak dynamics during noninvasive pressure support ventilation: a bench study. *Intensive Care Med* 2001;27(12):1887-91.

# 33 Lesões e Complicações Pulmonares Associadas à Ventilação Mecânica

*Cecília Korb* ♦ *Rita Terres Camargo* ♦ *Guilherme Unchalo Eckert*
*Jefferson Pedro Piva* ♦ *Pedro Celiny Ramos Garcia*

## INTRODUÇÃO

A ventilação mecânica (VM) representa um dos maiores avanços da medicina intensiva no último século, com enorme disseminação de seu uso a partir dos anos 1950 frente aos resultados obtidos por ocasião da epidemia de poliomielite. Desde então, a sua utilização nas unidades de terapia intensiva alterou a história natural de diversas doenças, sejam pulmonares ou sistêmicas, reduzindo significativamente a morbimortalidade.

O aprimoramento dos equipamentos de VM, o melhor entendimento da dinâmica ventilatória e a experiência adquirida com a prática clínica diária fizeram da VM uma medida terapêutica altamente eficaz. Porém, é conhecido que a VM não é isenta de riscos, estando relacionada com a complicações ao nível das vias aéreas e dos pulmões, decorrente do aumento da pressão intratorácica e do trauma mecânico da estrutura pulmonar. Além disso, a VM provoca uma série de efeitos em outros órgãos e sistemas, como alterações hemodinâmicas, renais e neuroendócrinas. Neste capítulo serão abordadas as lesões pulmonares induzidas pela VM e a pneumonia associada à VM.

## LESÕES PULMONARES INDUZIDAS PELA VM

A VM promove suporte à função ventilatória, substituindo plenamente a ventilação espontânea, como nos casos de trauma raquimedular ou distrofias musculares. A ventilação espontânea ocorre através da pressão intratorácica negativa gerada pelos músculos da caixa torácica durante a inspiração. Por outro lado, a inspiração durante a VM se dá por meio de pressão positiva gerada pelo aparelho. O efeito final é semelhante, mas acarreta em alterações fisiológicas importantes do sistema respiratório com o desenvolvimento de *lesões pulmonares induzidas pela VM*. Tais lesões podem ser classificadas em: barotrauma, volutrauma, atelectrauma e biotrauma.

### ■ Barotrauma

O barotrauma é definido como a presença de ar extra-alveolar decorrente da ruptura dos alvéolos secundariamente ao aumento da pressão transalveolar. Conforme o local para onde ocorre o extravasamento de ar, pode levar à formação de pneumotórax, pneumomediastino, pneumoperitônio e enfisema subcutâneo, isoladamente ou em associação.

A fisiopatologia do barotrauma está diretamente relacionada com a mecânica da ventilação. Quando se utiliza ventilação com pressão positiva, a pressão de pico é registrada durante o tempo inspiratório e influenciada pela resistência da via aérea. A pressão de platô em geral não é representada na curva de pressão × tempo, podendo ser determinada aplicando-se um tempo inspiratório prolongado e observando a queda da pressão registrada. A pressão de platô é a que melhor representa a pressão transalveolar, isto é, a pressão nas vias aéreas distais e alvéolos, e que determina a ruptura alveolar quando elevada (Fig. 33-1). O uso de pressões de pico > 40 cmH$_2$O e pressão de platô > 35 cmH$_2$O na VM está associados ao aumento da incidência de barotrauma.[1-3] Atualmente sabe-se também que o uso de altos volumes correntes é o maior responsável pela ruptura alveolar e extravasamento de ar (de alvéolos e pequenas vias aéreas), tendo uma relação diretamente proporcional à pressão transalveolar.[4]

Nas doenças pulmonares obstrutivas, como a asma, a bronquiolite e a doença pulmonar obstrutiva crônica, existe aumento da resistência das vias aéreas secundário à redução de calibre dos brônquios terminais e bronquíolos, seja por edema ou broncospasmo. Nestas situações são necessárias pressões elevadas na VM e, com isto, pode haver uma maior predisposição ao barotrauma. A síndrome da angústia respiratória aguda (SARA), em que ocorre colapso dos alvéolos pela exsudação pulmonar, também necessitam do uso de altas pressões para abertura dos alvéolos atelectásicos. O comprometimento pulmonar nestas patologias se dá de maneira heterogênea, o que favorece lesão pulmonar não apenas pelo uso de pressões

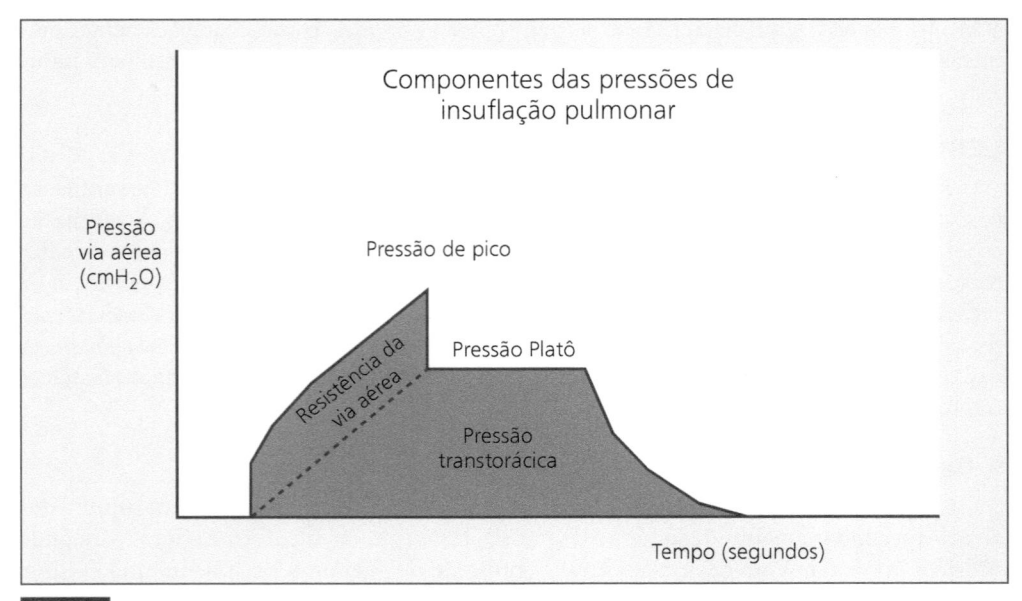

**Fig. 33-1**
Curva pressão × tempo demonstrando os componentes das pressões de insuflação pulmonar na ventilação mecânica.

elevadas, mas também pela redistribuição do fluxo de ar gerado pelo ventilador. As vias aéreas menos obstruídas na asma ou bronquiolite e os alvéolos mais complacentes na SARA recebem maiores volumes correntes que aqueles mais obstruídos ou menos complacentes, ocorrendo ruptura alveolar justamente nas estruturas menos comprometidas (Fig. 33-2). Estas doenças são consideradas fatores de risco independentes para a ocorrência de barotrauma.[1,4,5]

A hiperdistensão dos alvéolos secundária a elevadas pressões e altos volumes correntes gera um gradiente pressórico entre os alvéolos e a bainha perivascular, que resulta no extravasamento de ar para este local e progressão para o mediastino. Como a tendência do ar é deslocar-se das áreas de maior para as de menor pressão, ocorre dissecção pelo ar extravasado ao longo das linhas de menor resistência, como o subcutâneo e os planos entre os tecidos. Conforme o caminho percorrido, teremos a formação de enfisema subcutâneo, pneumomediastino, pneumopericárdio, pneumoperitônio, pneumotórax.

O enfisema subcutâneo é uma condição indolor decorrente do acúmulo de ar no tecido celular subcutâneo. Geralmente acomete a parede torácica e a região supraclavicular, podendo progredir para o pescoço e face, bem como o abdome. O diagnóstico é clínico, havendo aumento de volume nos locais acometidos e crepitação à palpação dos tecidos moles. Na radiografia de tórax observa-se imagem radiolucente no subcutâneo. Não é necessário tratamento específico, apenas medidas de suporte e observação rigorosa quanto ao surgimento de outros tipos de barotrauma associados.

O pneumomediastino pode determinar dor torácica ou no pescoço, raramente ocorrendo pneumomediastino hipertensivo com sinais de comprometimento hemodinâmico. Pode

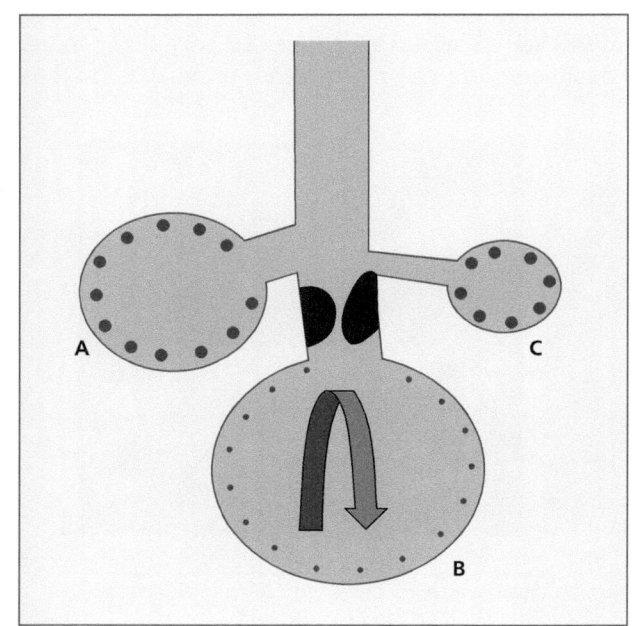

**Fig. 33-2**
Comprometimento heterogêneo dos alvéolos nas doenças pulmonares. (**A**) Alvéolo com complacência e resistência normais. (**B**) Alvéolo com complacência normal e resistência aumentada. (**C**) Alvéolo com resistência normal e complacência reduzida.

haver crepitação na ausculta do mediastino, mas o diagnóstico é primariamente radiológico, observando-se lâmina de ar delineando as estruturas do mediastino, como o coração e a traqueia e, em crianças menores, o timo. A conduta frente ao pneumomediastino é conservadora, não havendo a necessidade de drenagem mediastinal, exceto se determinar sinais de choque.

O pneumotórax, extravasamento de ar para o espaço pleural, pode cursar com dispneia e disfunção respiratória com uso de musculatura acessória, incoordenação/dessincronia da ventilação do paciente com o ventilador, taquicardia, sudorese, dessaturação. A ausculta pulmonar revela redução ou mesmo abolição dos sons respiratórios no hemitórax ipsolateral ao pneumotórax e, à inspeção, pode haver expansão torácica assimétrica, diminuída também no hemitórax ipsolateral. Quando o extravasamento de ar para o espaço pleural torna-se persistente, pode levar à formação de pneumotórax hipertensivo, condição que determina comprometimento hemodinâmico importante e choque se não tratado. Na radiografia de tórax observa-se ar na cavidade pleural, entre a parede torácica e o pulmão. O tratamento proposto para o pneumotórax é a drenagem pleural em selo d'água (Fig. 33-3). No caso de pneumotórax hipertensivo, considerado uma emergência médica, é necessário realizar toracotomia descompressiva com agulha de grosso calibre no segundo espaço intercostal na linha hemiclavicular, puncionando-se acima da borda superior do terceiro arco costal. Posteriormente, é feita a drenagem pleural em selo d'água.

O pneumoperitônio é uma complicação rara e deve ser suspeitado quando ocorrer dor e distensão abdominal, timpanismo e perda da macicez hepática à percussão do abdome. A radiografia evidencia ar na cavidade peritoneal, muitas vezes observado somente em incidências com raios horizontais, já que o paciente geralmente se encontra na posição supina, havendo acúmulo de ar na região anterior do abdome. Por ser uma complicação rara da VM, deve ser diagnóstico de exclusão após a investigação de causas abdominais de pneumoperitônio, como perfuração gastrointestinal. O tratamento é de suporte, não sendo recomendada a dre-

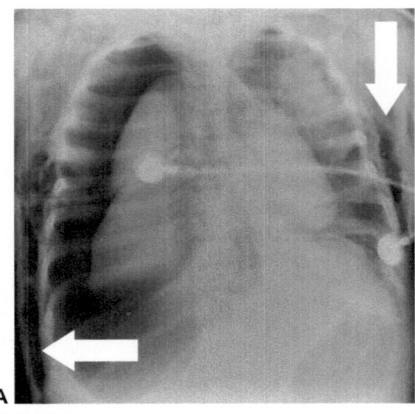

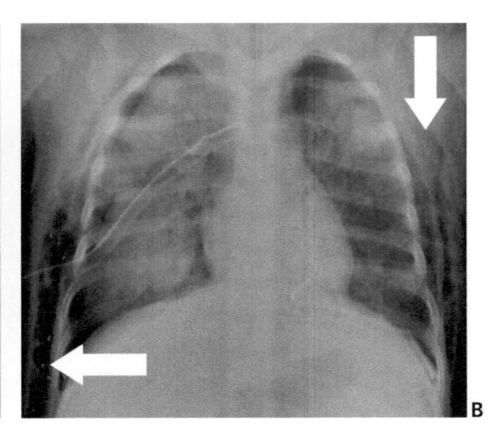

**Fig. 33-3**
Pneumotórax bilateral extenso e enfisema subcutâneo (seta) em paciente com SARA, antes (**A**) e após (**B**) a drenagem de tórax. Fonte: arquivos UTI Pediátrica Hospital São Lucas da PUCRS.

nagem peritoneal, exceto se houver pneumoperitônio hipertensivo, determinando síndrome compartimental, uma condição muito rara.

A prevenção e o manejo do barotrauma dão-se por estratégias ventilatórias que evitem ou reduzam a hiperdistensão alveolar. Manter uma pressão de platô abaixo de 35 cmH$_2$O associa-se à menor incidência de pneumotórax.[4] Isto pode ser atingido pela redução do volume corrente e da pressão expiratória final positiva (PEEP), bem como evitar o excesso de sedação ou uso liberal de bloqueadores neuromusculares, que aumentam a complacência torácica, favorecendo a hiperdistensão alveolar. Outra preocupação deve ser evitar a autoPEEP ou PEEP inadvertida, na qual ocorre acúmulo de ar intra-alveolar com aumento da pressão transalveolar, e que também está associada à ocorrência de baratrauma.[6,7] A autoPEEP está relacionada com as doenças pulmonares obstrutivas e pode ser medida induzindo-se uma expiração prolongada no ventilador, observando-se no gráfico pressão/tempo a elevação da PEEP. Para evitar a autoPEEP, manter uma frequência respiratória baixa, em torno de 12 a 14 respirações por minuto, permitindo, assim, um tempo expiratório mais adequado. Outras estratégias de ventilação devem ser utilizadas frente à SARA, como o recrutamento alveolar.[6] Os dados disponíveis quanto ao papel da pressão de pico na prevenção e manejo do barotrauma são conflitantes, alguns estudos demonstram que a pressão de pico não apresentou correlação com barotrauma e outros associaram pressão de pico elevada ao barotrauma.[8-10]

## ■ Volutrauma

O volutrauma ocorre secundariamente à hiperdistensão alveolar gerada durante a VM. Durante décadas ventilamos pacientes, principalmente com SARA, com volume corrente exagerado, no intuito de manter uma saturação de oxigênio otimizada, e com isto destruindo a parcela pulmonar sadia. Não há problema em distender um alvéolo doente, mas sim um alvéolo sadio. O estiramento alveolar excessivo durante a inspiração leva à formação de edema e dano alveolar difuso, com aumento da permeabilidade do epitélio alveolar e da microcirculação pulmonar, bem como hemorragia alveolar e perda de surfactante com colapso alveolar.[11-13] Inicialmente acreditava-se que tanto a pressão de pico quanto o volume corrente elevados eram os responsáveis pela hiperdistensão alveolar, mas diversos estudos demonstraram que o fator determinante é o uso de volume corrente excessivo, mais do que a pressão de pico em si.[14,15] Estudos experimentais comparando ventilação à alta pressão e alto volume corrente, alta pressão e baixo volume corrente e baixa pressão e alto volume corrente, mostraram que somente o segundo grupo não teve associação à lesão pulmonar microvascular.[16] O volume corrente excessivo é um fator de risco independente para lesão pulmonar induzida por VM, não havendo associação ao uso de altas pressões.[15] Portanto, é imprescindível manter um volume corrente entre 6-10 mL/kg conforme a situação clínica para evitar volutrauma e suas consequências. Alguns autores, inclusive, recomendam um volume corrente máximo de 8 mL/kg em condições que não SARA, mas são necessários maiores estudos para se adotar esta prática.

Alguns fatores de risco são descritos no volutrauma além do volume corrente elevado (> 6 mL/kg), como SARA, transfusões de hemoderivados, doença pulmonar restritiva e acidemia.[15] O uso excessivo de sedativos e de bloqueadores neuromusculares também determina maior risco de volutrauma por aumentar a pressão transpulmonar e o volume corrente secundariamente ao aumento da complacência da caixa torácica. Na SARA, o volutrauma pode ocorrer mesmo com volumes correntes dentro do aceitável, uma vez que o acometimento pulmonar nesta situação ocorra de maneira heterogênea, havendo hiperdistensão dos alvéolos menos comprometidos, pois o fluxo de ar é desviado daqueles alvéolos mais comprometidos e atelectásicos.

Os pacientes que desenvolvem volutrauma cursam com hipoxemia e necessidade progressivamente maior da fração de oxigênio inspirado ($FiO_2$). Exames de imagem evidenciam o aparecimento de infiltrado intersticial bilateral de variada intensidade ou a piora dos casos prévios e comprometimento heterogêneo com consolidações e atelectasias. Nos casos de SARA, o diagnóstico de volutrauma fica comprometido pela dificuldade em se diferenciar esta complicação da progressão da própria doença. De qualquer forma, o manejo é semelhante, devendo-se manter baixo volume corrente e baixa pressão de platô.

O volutrauma pode ser prevenido adotando-se medidas que evitam a hiperdistensão alveolar, como o uso de volumes correntes < 6 mL/kg nos casos de SARA e < 10 mL/ kg nos demais pacientes e ventilação no modo de pressão controlada com pressão de platô < 30 $cmH_2O$.[17,18] A prevenção de atelectasias com o uso de PEEP também evita o volutrauma, pois não haverá hiperdistensão dos alvéolos não comprometidos mesmo com o uso de adequado volume corrente, como citado anteriormente.[19]

## ■ Biotrauma

O biotrauma é uma reação local secundária à agressão pulmonar determinada pela VM em que ocorre liberação de mediadores inflamatórios, resultando em respostas inflamatórias pulmonar e sistêmica. Estudos em animais e humanos demonstram o papel das citocinas inflamatórias liberadas durante a ventilação com pressão positiva nas lesões induzidas pela VM.[20,21] Sabe-se que a hiperdistensão das células pulmonares e que o movimento de recrutamento/desrecrutamento que ocorre durante a VM promovem a liberação de neutrófilos e citocinas pró-inflamatórias, como o fator de necrose tumoral alfa e as interleucinas 6 e 8.[20,22] O aumento da permeabilidade alveolocapilar induzido pela VM, descrito no volutrauma, faz com que estas citocinas atinjam a circulação sistêmica, gerando ou piorando a síndrome da resposta inflamatória destes pacientes. Tal situação pode levar ao desenvolvimento da síndrome da disfunção de múltiplos órgãos frequentemente observada em pacientes com SARA, sendo a principal causa de óbito nestes casos.

Alguns estudos mostram outras consequências relacionadas com o biotrauma, como a indução de coagulopatia pulmonar, através da ativação da cascata da coagulação por citocinas e supressão do sistema fibrinolítico, por liberação de inibidores do ativador do plasminogênio.[23,24] Também existem evidências de redução do nível de proteína C e elevação de inibidores do ativador do plasminogênio tipo 1 na circulação sistêmica, apontados como fatores de risco independentes para mortalidade.[25] Bacteremia é outra complicação sistêmica, relacionada com a VM e, ocorre através da disseminação de bactérias e endotoxinas da árvore respiratória através da membrana alveolocapilar, lesada pela VM.[26,27]

O uso de ventilação com alto volume corrente e baixa PEEP são os principais responsáveis pelo desenvolvimento do biotrauma, que acontece mesmo em pacientes com pulmões saudáveis submetidos à VM por outras indicações clínicas. Portanto, o biotrauma somente pode ser minimizado adotando-se estratégias de ventilação protetora, com baixo volume corrente e o uso de PEEP adequada.

## ▪ Atelectrauma

A ventilação com pressões insuficientes, isto é, próximo ao ponto de inflexão inferior da curva pressão × volume, leva à abertura e fechamento das unidades alveolares, com recrutamento e desrecrutamento das mesmas. Este ciclo é responsável pelo atelectrauma, que vem sendo proposto como indutor de lesão microvascular e de inativação do surfactante.[11] O atelectrauma também parece ter maior associação à liberação de citocinas inflamatórias.[7] Além disso, a presença de atelectasias caracteriza um parênquima pulmonar heterogêneo, levando à distribuição também heterogênea de gases liberados pelo respirador, com hiperdistensão das unidades alveolares não atelectásicas e todas as suas consequências já descritas.

A seguir, estão representadas as lesões induzidas pela VM conforme a curva pressão/volume (Fig. 33-4). Na curva pressão/volume observa-se que, no início da curva, a variação de pressão determina mínima variação de volume. Após o ponto de inflexão inferior da curva, ocorre o momento em que cada aumento na variação de pressão determina uma variação de volume considerável. Portanto, deve-se deixar a PEEP acima do ponto de inflexão infe-

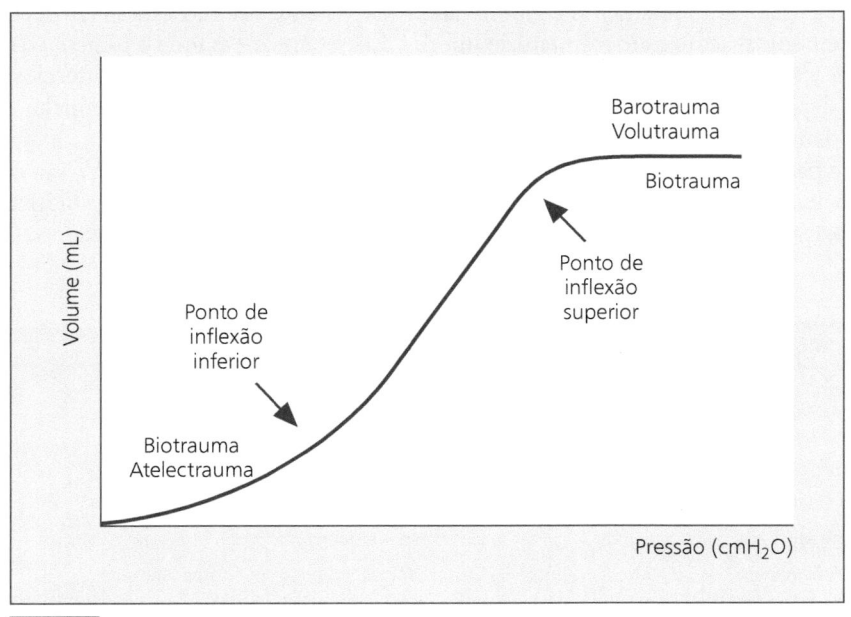

**Fig. 33-4**

Curva pressão/volume e as complicações esperadas conforme o ponto da curva em que se encontra a ventilação fornecida.

rior. Acima disso, nota-se outro ponto em que as variações de pressão determinam pouca variação de volume, sendo este o ponto de inflexão superior da curva, devendo-se deixar a pressão de pico abaixo deste. Ventilando acima do ponto de inflexão superior da curva, aumenta-se o risco de barotrauma e, principalmente, volutrauma, uma vez que os alvéolos se encontram hiperdistendidos. Ventilando abaixo do ponto de inflexão inferior expõe-se o pulmão a biotrauma e atelectrauma, com deficiência de surfactante associada e inflamação intersticial e alveolar. Diante disso, propõe-se o conceito de ventilação *open lung*, onde a estratégia ventilatória se baseia na combinação de baixo volume corrente para minimizar a hiperdistensão alveolar e uso de PEEP acima do ponto de inflexão inferior da curva pressão-volume para minimizar o ciclo de recrutamento/desrecrutamento.[28]

## PNEUMONIA ASSOCIADA À VENTILAÇÂO MECÂNICA

A pneumonia associada à ventilação mecânica (PAV) é definida como pneumonia que se desenvolve após o início da VM. É a segunda causa de infecção hospitalar em pediatria, atrás apenas das infecções sanguíneas relacionadas com cateter. A PAV tem uma incidência total de 3 a 10% dos pacientes em VM na UTI pediátrica e corresponde de 15 a 23% das infecções nosocomiais em pediatria.[29,30] A ocorrência de PAV é diretamente proporcional ao tempo que o paciente permanece em VM e está associada a um número maior de dias em VM, maior período de permanência na UTI e com aumento na morbimortalidade.[29-31]

A patogênese da VAP está relacionada com pelo menos três mecanismos de acesso de bactérias ao trato respiratório inferior – aspiração de secreções, colonização do trato aerodigestório e o uso de equipamento contaminado.[32] O paciente em VM está sujeito à colonização e contaminação do trato respiratório inferior. Entretanto, nem todo o paciente desenvolverá infecção, seja traqueobronquite ou PAV. O surgimento de um quadro infeccioso respiratório depende da interação entre o hospedeiro e o agente etiológico, o que inclui diversos fatores de risco descritos para PAV (Quadro 33-1).[30]

Em pacientes adultos criticamente enfermos, os fatores de risco para PAV são conhecidos e incluem o tempo de VM, gravidade da doença, idade, uso prévio de antibióticos, reintubação, transporte para fora da unidade de terapia intensiva e uso de bloqueadores H2.[33,36]

| QUADRO 33-1 | Fatores de risco para pneumonia associada à ventilação mecânica (PAV) |
|---|---|
| **Fatores de risco intrínsecos do paciente** | **Fatores de risco relacionados com o tratamento/cuidado** |
| Sexo feminino[33] | Transporte para fora da UTIP[34] |
| Síndromes genéticas[34] | Reintubação[34] |
| Doença pulmonar crônica[29] | Uso prévio de antibióticos[29] |
| Diagnóstico pós-cirúrgico[33] | Uso de sonda digestiva[29,33,35] |
| Imunodeficiências[29] | Drogas imunossupressoras e corticosteroides[29,30] |
| Bacteriemia com hemocultura positiva[34] | Sedativos e narcóticos[33,35] |
| Refluxo gastroesofágico[30] | Bloqueadores neuromusculares[29] |
| Trauma[30] | Uso de hemoderivados[33] |

Na última década, a epidemiologia e os fatores de risco para o desenvolvimento de PAV em paciente pediátricos foram mais bem estudados. Pesquisas recentes descreveram uma associação positiva entre fatores de risco relacionados com o paciente e o tratamento e cuidados aplicados na UTIP e o surgimento de PAV. Além do uso da ventilação mecânica, estes fatores estão descritos no Quadro 33-1.[29,30,33-35]

### ■ Diagnóstico

O diagnóstico da PAV permanece sendo objeto de discussão. Nenhum método isolado, como aspiração de secreção direta através do tubo endotraqueal, lavado broncoalveolar, critérios clínicos ou critérios radiológicos, tem mostrado adequada sensibilidade e especificidade comparadas ao exame anatomopatológico direto do tecido pulmonar. Portanto, é recomendado que o diagnóstico seja com base em sinais e sintomas clínicos, associado a dados radiológicos e laboratoriais. A VM por pelo menos 48 horas sempre foi considerada como critério diagnóstico, mas o último consenso de PAV do *Center of Disease Control and Prevention* (CDC) reitera que não há período mínimo de VM para que a pneumonia seja considerada associada à mesma.[37] Pode ser classificada como precoce, quando diagnosticada nos primeiros 4 dias de VM, e tardia, quando ocorre após esse período. O CDC utiliza os critérios descritos no Quadro 33-2 para o diagnóstico em pediatria.

A etiologia mais frequente de PAV em crianças é bacteriana. Em pacientes adultos, a microbiologia da PAV precoce e tardia é diferente. Já em crianças, os germes mais comumente causadores de PAV são o *Staphylococcus aureus* e a *Pseudomonas aeruginosa*, seguidos de outros bacilos Gram-negativos com *Klebsiella* sp. e *Enterobacter* sp.[29]

### ■ Tratamento e prevenção

A PAV é a indicação mais comum de antibioticoterapia empírica na UTIP. É fundamental o início precoce de antimicrobiano na suspeita de PAV no paciente pediátrico. Também é de suma importância conhecer os patógenos locais mais comuns, assim como o perfil de sensibilidade, os esquemas de antibióticos prévios utilizados pelo paciente, as doenças associadas a germes predisponentes e duração da hospitalização.[29,36] Não existe ainda uma recomendação formal para tratamento antibiótico empírico da PAV em crianças. O esquema inicial deve cobrir obrigatoriamente *S. aureus* e *P. aeruginosa*, os germes mais frequentemente associados a esta infecção nosocomial. Assim que houver identificação de alguma bactéria com seu perfil de sensibilidade, é recomendado o descalonamento do tratamento empírico inicial. A duração do tratamento também é controversa, mas em geral os antibióticos são usados por 10 a 14 dias.[29,36]

Diversas medidas são descritas como efetivas para a prevenção da PAV e estão listadas no Quadro 33-3.[29,30,36,38] Quando utilizadas de forma isolada, podem ter pouco impacto na redução da incidência de PAV. Entretanto, quando realizadas em conjunto – os chamados *bundles* de cuidado – estas medidas diminuem de forma efetiva o desenvolvimento de traqueobronquite e PAV, tanto em pacientes adultos como pediátricos.[38,39]

| QUADRO 33-2 | Critérios para PAV em pediatria segundo o *Center of disease control* (EUA) |
|---|---|

**1. Crianças menores de 1 ano**

**Radiografia de tórax:** dois ou mais exames seriados com *pelo menos um* dos seguintes achados: infiltrado novo OU persistente E progressivo, consolidação, cavitação, pneumatocele*

**Piora nas trocas gasosas:** queda na saturação de oxigênio < 94%, aumento da necessidade de oxigênio ou aumento nos parâmetros ventilatórios *associados a pelo menos três* dos seguintes achados:

- Instabilidade térmica sem outra causa atribuível
- Leucopenia (< 4.000) OU leucocitose (≥ 15.000) E desvio à esquerda (> 10% de formas jovens)
- Início de secreção traqueal purulenta, OU mudança no padrão da secreção traqueal, OU aumento das secreções respiratórias, OU aumento da necessidade de aspiração traqueal (**)
- Apneia, taquipneia (***), batimento de asa nasal com retração torácica
- Sibilos, crepitantes OU roncos na ausculta pulmonar
- Tosse
- Bradicardia < 100 bpm OU taquicardia > 170 bpm sem causa identificável

**2. Crianças de 1 até 12 anos**

**Radiografia de tórax:** dois ou mais exames seriados com *pelo menos um* dos seguintes achados: infiltrado novo OU persistente E progressivo, consolidação, cavitação*

*Pelo menos três* dos seguintes achados:

- Febre (> 38,4°C) OU hipotermia (< 36,5°C)
- Leucopenia (< 4.000) OU leucocitose (≥ 15.000)
- Início de secreção traqueal purulenta, OU mudança no padrão da secreção traqueal, OU aumento das secreções respiratórias, OU aumento da necessidade de aspiração traqueal**
- Início ou piora da tosse OU apneia, dispneia, taquipneia***
- Crepitantes ou roncos
- Piora nas trocas gasosas (queda na saturação de oxigênio < 94%, $PaO_2/FiO_2$ < 240), aumento da necessidade de oxigênio OU aumento nos parâmetros ventilatórios

**3. Crianças acima de 12 anos e adultos**

- Utilizam-se os mesmos critérios do grupo de 1 a 12 anos, mas entre os três achados clínico-laboratoriais deve haver, obrigatoriamente, febre E/OU leucocitose, OU leucopenia

*Nos pacientes SEM doença pulmonar ou cardíaca, apenas **uma radiografia de tórax** é aceitável.
**Secreção traqueal purulenta é definida como secreção proveniente dos pulmões, brônquios ou traqueia que contenha ≥ 25 neutrófilos e ≤ 10 células epiteliais por campo de pequeno aumento (×100). Alteração no padrão da secreção refere-se à coloração, consistência, odor e quantidade. As observações quanto ao aparecimento de secreção traqueal purulenta ou mudança no padrão da mesma devem ser realizadas idealmente por um período mínimo de 24 horas.
***Taquipneia é definida como frequência respiratória > 75 mrpm em prematuros até a idade corrigida de 40 semanas; > 60 mrpm em menores de 2 meses; > 50 mrpm entre 2 e 12 meses; > 30 mrpm em maiores de 1 ano; > 25 mrpm em adultos.[37]

## ■ Redução do tempo de intubação e ventilação mecânica

A ventilação mecânica é o principal fator de risco para PAV. A redução no tempo de VM tem influência positiva na redução da incidência de PAV. O uso de ventilação não invasiva, protocolos de desmame ventilatório e identificação precoce do paciente apto a ser extubado visam a diminuir o tempo de VM e a incidência de PAV. A avaliação diária de pacientes pediátricos em VM através de teste de prontidão para extubação reduziu de forma significativa o tempo de ventilação em crianças.[40]

33 ♦ Lesões e Complicações Pulmonares Associadas à Ventilação Mecânica | **749**

| QUADRO 33-3 | Medidas para redução da PAV | |
|---|---|---|
| **Estratégia ventilatória** | **Prevenção de aspiração** | **Prevenção de colonização** |
| Ventilação não invasiva | Elevação da cabeceira 30-45° | Higiene das mãos |
| Protocolos de desmame ventilatório | Aspiração subglótica | Higiene oral a cada 2-4 h |
| Teste de aptidão para extubação | Tubos traqueais com balonete | Troca do circuito do ventilador a cada 7 dias ou quando com resíduos |
| | | Drenagem da condensação do circuito 2-4 h |
| | Monitorizar resíduo gástrico | Uso de sistema de aspiração fechado |
| | | Evitar uso de solução salina nas aspirações |
| | | Intubação via orotraqueal em vez de nasotraqueal |

Um *bundle* de cuidados é um grupo de práticas clínicas com base em evidências bem estabelecidas que, quando implementadas em conjunto, alcançar melhores resultados para os pacientes do que quando implementada individualmente. Cada elemento deve ter suporte científico. Embora esse apoio seja escasso na literatura pediátrica, algumas pesquisas demonstraram com sucesso uma redução na incidência de PAV, especialmente com uma abordagem multidisciplinar coordenada.[38] Em 2009, Bigham *et al.* demonstraram uma redução na incidência de PAV em crianças após implementação de conjunto de medidas como higiene de mãos, elevação da cabeceira, higiene oral, troca de circuitos do respirador somente quando sujos e eliminação da condensação nos circuitos.[35] Recentemente, Muszynki *et al.* evidenciaram que após a adoção de intervenções como higiene de mãos, higiene oral com clorexidina a cada 4 horas, elevação da cabeceira a pelo menos 30°, sucção de secreções da cavidade oral antes da aspiração do tubo traqueal e extubação o mais precoce possível, houve redução na ocorrência de infecções respiratórias associadas ao cuidado – PAV e traqueobronquite.[41]

## CONSIDERAÇÕES FINAIS

O advento da VM na terapia intensiva pediátrica proporcionou a sobrevivência de muitos pacientes frente às mais variadas patologias, inclusive aquelas consideradas fatais em outros tempos. Entretanto, pode trazer efeitos adversos e complicações para o paciente e pode lesar adversamente pulmões previamente saudáveis, causando doença pulmonar semelhante à síndrome da angústia respiratória aguda e até comprometimento sistêmico (falência de múltiplos órgãos). Ainda há muito que se estudar sobre ventilação mecânica e novos modos ventilatórios, mas o conhecimento atual quanto às lesões pulmonares e complicações infecciosas induzidas pela ventilação mecânica permitem o uso criterioso, com uso de volume corrente baixo, PEEP ideal ou adequada, medidas de recrutamento, uso limitado de agentes paralisantes e tempo mínimo de VM. A utilização de medidas simples, tomadas em conjunto, pode diminuir a frequência de infecções respiratórias nosocomiais e melhorar a qualidade no atendimento do paciente pediátrico criticamente doente.

## REFERÊNCIAS BIBLIOGRÁFICAS

1. Anzueto A, Frutos-Vivar F, Esteban A et al. Incidence, risk factors and outcome of barotrauma in mechanically ventilated patients. *Intensive Care Med.* 2004;30:612-19.
2. Chao DC, Scheinhorn DJ. Barotrauma vs volutrauma. *Chest* 1996;109:1127-28.
3. Boussarsar M, Thierry G, Jaber S et al. Relationship between ventilatory settings and barotrauma in the acute respiratory distress syndrome. *Intensive Care Med* 2002;28:406-13.
4. Soo Hoo GW. Barotrauma and mechanical ventilation. eMedicine, 2011; abril. Acesso em: Jun. 2011. Disponível em: <http://emedicine.medscape.com/article/296625-overview>
5. Gammon RB, Shin MS, Groves RH et al. Clinical risk factors for pulmonary barotrauma: a multivariate analysis. *Am J Respir Crit Care Med* 1995;152:1235-40.
6. Mercat A, Richard JC, Vielle B et al. Positive end-expiratory pressure setting in adults with acute lung injury and acute respiratory distress syndrome: a randomized controlled trial. *JAMA* 2008;299:646-55
7. Piva JP, Garcia PC, Amantéa S. Ventilação mecânica em pediatria. In: Piva JP, Celiny PCR. *Medicina intensiva em pediatria.* Rio de Janeiro: Revinter, 2005;487-508.
8. Eisner MD, Thompson BT, Schoenfeld D et al. Airway pressures and early barotraumas in patients with acute lung injury and acute respiratory distress syndrome. *Am J Respir Crit Care Med* 2002;165:978-82.
9. Weg JG, Anzueto A, Balk RA et al. The relation of pneumothorax and other air leaks to mortality in the acute respiratory distress syndrome. *N Engl J Med* 1998;338:341-46.
10. Marini JJ, Ravenscraft SA. Mean airway pressure: physiologic determinants and clinical importance – Part 2: clinical implications. *Crit Care Med* 1992;20:1604-16.
11. Rouby JJ, Brochard L. Tidal recruitment and overinflation in acute respiratory distress syndrome: yin and yang. *Am J Respir Crit Care Med* 2007;175:104-6.
12. Parker JC, Hernandez LA, Peevy KJ. Mechanisms of ventilator-induced lung injury. *Crit Care Med* 1993;21:131-41.
13. International consensus conferences in intensive care medicine: ventilator-associated lung injury in ARDS. *Am J Respir Crit Care Med* 1999;160:2118-24.
14. Slutsky AS. Lung injury caused by mechanical ventilation. *Chest* 1999;116:S9-15.
15. Gajic O, Dara SI, Mendez JL et al. Ventilator-associated lung injury in patients without acute lung injury at the onset of mechanical ventilation. *Crit Care Med* 2004;32:1817-24.
16. Dreyfuss D, Soler P, Saumon G. Mechanical ventilation-induced pulmonary edema: interactions with previous lung alterations. *Am J Respir Crit Care Med* 1995;151:1568-75.
17. The Acute Respiratory Distress Syndrome Network. Ventilation with lower tidal volumes as compared with traditional tidal volumes for acute lung injury and the acute respiratory distress syndrome. *N Engl J Med* 2000;342:1301-8.
18. Terragni PP, Rosboch G, Tealdi A et al. Tidal hyperinflation during low tidal volume ventilation in acute respiratory distress syndrome. *Am J Respir Crit Care Med* 2007;175:160-66.
19. Meade MO, Cook DJ, Guyatt GH et al. Ventilation strategy using low tidal volumes, recruitment maneuvers, and high positive end-expiratory pressure for acute lung injury and acute respiratory distress syndrome: a randomized controlled trial. *JAMA* 2008;299:637-45.
20. Uhlig S et al. Biotrauma hypothesis of ventilator-induced lung injury. *Am J Respir Crit Care Med* 2004;169:314-15.
21. Gattinoni L, Protti A, Caironi P et al. Ventilator-induced lung injury: the anatomical and physiological framework. *Crit Care Med* 2010;38:S539-48.
22. Halbertsma FJ, Vaneker M, Scheffer GJ et al. Citokines and biotrauma in ventilator-induced lung injury: a critical review of literature. *Neth J Med* 2005;63:382-92.
23. Dahlem P, Bos AP, Haitsma JJ et al. Alveolar fibrinolytic capacity suppressed by injurious mechanical ventilation. *Intensive Care Med* 2005;31:724-32.

24. Choi G, Wolthuis EK, Bresser P et al. Mechanical ventilation with lower tidal volumes and positive end-expiratory pressure prevents alveolar coagulation in patients withour lung injury. *Anesthesiology* 2006;105:689-95.
25. Ware LB, Matthay MA, Parsons PE et al. Pathogenetic and prognostic significance of altered coagulation and fibrinolysis in acute lung injury/acute respiratory distress syndrome. *Crit Care Med* 2007;35:1821-28.
26. Nahum A, Hoyt J, Schmitz L et al. Effect of mechanical ventilation strategy on dissemination of intratracheally instilled Escherichia coli in dogs. *Crit Care Med* 1997;25:1733-43.
27. Murphy DB, Cregg N, Tremblay L et al. Adverse ventilator strategy causes pulmonary-to-systemic translocation of endotoxin. *Am J Respir Crit Care Med* 2000;162:27-33.
28. Papadakos PJ, Lachmann B. The open lung concept of mechanical ventilation: the role of recruitment and stabilization. *Crit Care Clin* 2007;23:241-50.
29. Foglia E, Meier MD, Elward A. Ventilator-associated pneumonia in neonatal and pediatric intensive care unit pacients. *Clin Microbiol Rev* 2007;20:409-25.
30. Venkatachalam V, Hendley JO, Willson DF. The diagnostic dilemma of ventilator-associated pneumonia in critically ill children. *Ped Crit Care Med* 2011;12:286-96.
31. Straumanis JP. Nosocomial infections in the pediatric intensive care unit – Nosocomial respiratory infections. In: *Rogers' Textbook of Pediatric Intensive Care*. Philadelphia: Lippincott Williams & Wilkins 2008. p. 1411-14.
32. Northway T, Langley JM, Skippen P. Health Care-Associated infection in the pediatric intensive care unit: epidemiology and control – Keeping patients safe. In: Fuhrman & Zimmerman – *Pediatric critical care*. 4. ed. Philadelphia: Elsevier Saunders, 2011. p. 1349-63.
33. Srinivasan R, Asselin J, Gildengorin G et al. A prospective study of ventilator-associated pneumonia in children. *Pediatrics* 2009 Apr.;123(4):1108-15.
34. Elward AM, Warren DK, Fraser VJ. Ventilator-associated pneumonia in pediatric intensive care unit patients: risk factors and outcomes. *Pediatrics* 2002;109:758-64.
35. Casado RJ, de Mello MJ, de Aragão RC et al. Incidence and risk factors for health care-associated pneumonia in a pediatric intensive care unit. *Crit Care Med* 2011 Aug.;39(8):1968-73.
36. Bigham MT, Amato R, Bondurrant P et al. Ventilator-associated pneumonia in the pediatric intensive care unit: characterizing the problem and implementing a sustainable solution. *J Pediatr* 2009;154:582-87.
37. Center for Disease Control and Prevention. Ventilator-associated pneumonia (VAP) events. Acesso em: Jun. 2013. Disponível em: <http://www.cdc.gov/nhsn/pdfs/pscmanual/6pscvapcurrent.pdf>
38. Cooper VB, Haut C. Preventing ventilator-associated pneumonia in children: an evidence-based protocol. *Crit Care Nurse* 2013 June;33(3):21-29.
39. Brilli RJ, Sparling KW, Lake MR et al. The business case for preventing ventilator-associated pneumonia in pediatric intensive care unit patients. *Jt Comm J Qual Patient Saf* 2008;34:629-38.
40. Foronda FK, Troster EJ, Farias JA et al. The impact of daily evaluation and spontaneous breathing test on the duration of pediatric mechanical ventilation: a randomized controlled trial. *Crit Care Med* 2011 Nov.;39(11):2526-33.
41. Muszynski JA, Sartori J, Steele L et al. multidisciplinary quality improvement initiative to reduce ventilator-associated tracheobronchitis in the PICU. *Pediatr Crit Care Med* 2013 June;14(5):533-38.

# 34 Estratégias para Alta Domiciliar para Pacientes Dependentes de VM

*Cristiane Rodrigues de Sousa* ♦ *Marta Maria Sampaio Serrano*

## INTRODUÇÃO

A incorporação crescente de tecnologias na assistência oferecida nas Unidades de Terapia Intensiva (UTI) vem contribuindo para modificar o prognóstico e contribuir para sobrevivência de pacientes que necessitam de uso continuado de tecnologia para manter suas vidas. Como resultado de ações preventivas e terapêuticas diversas, o perfil epidemiológico das doenças vem sofrendo modificações nas últimas décadas. Especialmente na pediatria, observa-se redução na incidência de doenças agudas graves e incremento na sobrevivência de crianças com doenças crônicas.[1] Muitas dessas crianças necessitam de cuidados contínuos complexos pela dependência prolongada a algum tipo de tecnologia médica.

Pacientes dependentes de tecnologia são aqueles que necessitam de tecnologia médica (incorporada em um dispositivo médico) para compensar a perda importante de uma função vital corporal, e que requerem cuidados contínuos para evitar a morte ou posterior deficiência. Como exemplos de tecnologia médica, podem ser mencionados o uso continuado de ventilação mecânica invasiva, ou de outro suporte ventilatório não invasivo; nutrição parenteral; diálise peritoneal ou hemodiálise e o uso endovenoso de medicamentos.[2]

Frequentemente é possível identificar crianças e adolescentes em UTI em ventilação mecânica prolongada, ou seja, há mais de 21 dias em suporte ventilatório mecânico.[3] São pacientes em que o desmame da ventilação mecânica não foi possível no período citado, apesar de terem sido adotadas condutas apropriadas. Os motivos das falhas do desmame vão desde comprometimento clínico relacionado com a doença de base até complicações pulmonares e neurológicas de quadros agudos graves. Crianças e adolescentes portadores de doenças neuromusculares ou vítimas de traumas raquimedulares, que apresentam fraqueza muscular importante, podem estar no grupo de pacientes que necessitam de suporte ventilatório mecânico para sobrevivência.

A dependência crônica de ventilação pulmonar mecânica caracteriza-se como um quadro onde, depois de alcançada estabilidade clínica, permanece a necessidade de suporte ventilatório artificial, intermitente ou no total das 24 horas do dia, por mais de 1 mês, se menores de 1 ano; ou mais de 3 meses, no caso de pacientes com mais de 1 ano, independente do local onde essa assistência seja oferecida.[1]

Por sua condição de dependentes de ventilação mecânica, os pacientes permanecem por longos períodos hospitalizados. A longa permanência influencia diretamente na ocupação de leitos de UTI e, consequentemente, na liberação de leitos para pacientes agudamente doentes. É importante também considerar o impacto negativo da hospitalização prolongada sobre o desenvolvimento cognitivo da criança, como também o risco de infecções hospitalares.[4]

## PLANEJAMENTO DA ALTA HOSPITALAR PARA DOMICÍLIO

Os avanços tecnológicos extrapolaram o ambiente hospitalar, e a ventilação mecânica em domicílio surgiu como uma alternativa real e efetiva no manejo dos pacientes dependentes de ventilação mecânica. Experiências exitosas mostram que a ventilação mecânica domiciliar apresenta poucas complicações, reduzida frequência de re-hospitalizações, permite reinserção da criança na família e na sociedade e contribui para redução importante dos custos do tratamento.[5,6]

O suporte ventilatório mecânico domiciliar pode ser iniciado em caráter de modo eletivo ou não.[7] Pacientes portadores de doenças progressivas, como as doenças neuromusculares, frequentemente evoluem em meses ou anos com comprometimento da função ventilatória. Na Distrofia Muscular de Duchenne, por exemplo, a falência ventilatória pode manifestar-se na adolescência, como consequência da fraqueza muscular progressiva, especialmente dos músculos envolvidos na respiração. Nestes casos, a ventilação mecânica não invasiva domiciliar pode ser iniciada de modo eletivo, antes que o paciente apresente insuficiência respiratória aguda, muitas vezes desencadeada por pneumonia, com objetivo de oferecer conforto e minimizar sofrimento.[8] Por outro lado, tem indicação não eletiva, para aqueles pacientes que ao apresentarem insuficiência respiratória aguda, são submetidos à ventilação mecânica invasiva ou não invasiva em UTI e não é possível suspender o suporte ventilatório mecânico. Nesta situação podemos encontrar os pacientes vítimas de trauma raquimedular e os portadores de atrofia muscular espinal Tipo I (AEP Tipo I). Especialmente nos lactentes com AEP Tipo I, também conhecida como Doença de Werdnig-Hoffman, é comum a hospitalização por pneumonia aspirativa decorrente de distúrbio da sucção e deglutição. Em virtude da insuficiência respiratória aguda, é necessário intubação orotraqueal e o suporte ventilatório mecânico é realizado em caráter de urgência, sem perspectiva de desmame devido à fraqueza muscular importante.

É necessário, no planejamento da assistência ventilatória domiciliar, que seja esclarecido e discutido com as famílias: como, por quem e em que tempo os cuidados serão realizados.[9] Definir os papéis de todos os atores envolvidos nos cuidados após a alta hospitalar é essencial para internação domiciliar com segurança.

A família e o paciente (quando possível pela idade e cognitivo) devem ser esclarecidos a respeito do plano de cuidados e participar da tomada de decisão a cerca do momento da transferência para o domicílio em suporte ventilatório mecânico. O envolvimento desde a internação hospitalar é importante na construção da capacidade da família para realizar os cuidados domiciliares. Fornecer informações honestas e compreensíveis aos pais e familiares sobre a real situação da criança é fundamental para que possam fazer as melhores escolhas sobre o cuidado de seu filho.

É essencial levar em consideração os aspectos culturais e as expectativas que influenciam a interpretação das famílias a respeito da situação que estão vivendo com a criança.

## PLANO DE CUIDADOS

Para garantir cuidado domiciliar eficaz é essencial que o plano de cuidados seja organizado, flexível e amplo o suficiente para suprir as necessidades individuais de cada paciente, com ênfase na comunicação entre a equipe multiprofissional e família/cuidadores. É ideal que os cuidados sejam oferecidos com a menor interferência na rotina diária da família.

Os pais e/ou cuidadores familiares precisam receber orientação e suporte em vários aspectos, desde manejo dos sintomas relacionados com possíveis complicações e cuidados de enfermagem até apoio psicossocial e espiritual, em diversos momentos e em diferentes intensidades, para que possam contribuir verdadeiramente para a qualidade de vida, principalmente por se tratarem de pacientes com doenças limitantes da vida e dependentes de tecnologia. O suporte psicológico deve ser dado também a outros familiares, principalmente aos irmãos, que frequentemente recebem menos atenção dos pais por maior dedicação destes ao filho doente.[10]

Na elaboração do plano de cuidados visando à assistência domiciliar eficiente e segura devem ser levadas em consideração condições relativas ao paciente, treinamento do cuidador e serviço de assistência domiciliar com pré-requisitos específicos para cada uma das partes envolvidas.[5]

## TRANSIÇÃO PARA O DOMICÍLIO

- **Condições do paciente**

A insuficiência respiratória crônica é a base para justificar a necessidade de ventilação mecânica domiciliar. Os parâmetros clínicos e laboratoriais normalmente utilizados são: hipercapnia com $PCO_2 > 45$ mmHg, hipoxemia com diminuição da $SO_2 < 88\%$ por mais de 5 minutos consecutivos e CV < 60% do predito. Estes critérios podem variar conforme a doença e o quadro clínico.[11]

Em pacientes crônicos, portadores de doenças neuromusculares, o suporte ventilatório é importante, pois a mortalidade é relacionada com a hipercapnia ($PCO_2 > 45$ mmHg) em pacientes não submetidos à ventilação mecânica.[12]

É necessário que o paciente apresente estabilidade clínica pelo período mínimo de 2 semanas para que seja iniciada a etapa de transição para o domicílio.[5]

A preparação para internação domiciliar pode ocorrer na UTI ou em Unidade Intermediária que permita longa permanência de pacientes dependentes de ventilação mecânica, em condições clínicas estáveis.[13] É preferível que seja realizada em Unidade Intermediária, pois neste tipo de Unidade o ambiente é menos estressante para o paciente e sua família que na UTI, contribuindo para facilitar a transição da internação hospitalar para internação domiciliar.[14] Nesta etapa do cuidado, a assistência tem por objetivo a adaptação do paciente ao ventilador mecânico portátil e a capacitação do cuidador familiar quanto aos cuidados domiciliares.

Existem diversos ventiladores mecânicos portáteis que podem ser utilizados por crianças, no domicílio, com segurança. Especialmente para crianças e adolescentes portadores de doenças neuromusculares, que pela característica principal da doença de base apresentam perda progressiva da força muscular, a ventilação mecânica domiciliar não invasiva pode ser aplicada e tem impacto positivo na qualidade de vida por contribuir para a redução das hospitalizações.[15]

Alguns pacientes com comprometimento clínico mais grave necessitam de suporte ventilatório mecânico invasivo. A decisão de submeter um paciente à traqueostomia é complexa e influenciada por diversos fatores. Em Consenso publicado, em 1989, a traqueostomia é recomendada para aqueles pacientes submetidos à ventilação mecânica invasiva por período maior ou igual a 21 dias.[13] Além disso, devem ser levados em consideração: idade, gravidade e progressão da doença; intensidade do comprometimento dos músculos respiratórios; comprometimento dos músculos bulbares envolvidos na sucção e deglutição; nível de consciência também deve ser considerado. Os aspectos econômicos e sociais influenciam na tomada de decisão ao realizar a traqueostomia que deve ser compartilhada respeitando a preferência do paciente/família.[13]

A seleção do modo ventilatório depende do quadro clínico principalmente com relação à progressão da doença. Em pacientes portadores de Distrofia Muscular de Duchenne e Atrofia Muscular Espinhal Tipo II, por exemplo, o suporte pressórico não invasivo durante a noite pode aumentar a sobrevida por melhorar a qualidade do sono, diminuir a sonolência diurna, normalizar os gases sanguíneos, diminuir a taxa de declínio da função pulmonar e melhorar o bem-estar.[16]

## ■ Unidade intermediária – transição para domicílio

O cuidador, na maioria das vezes, é a mãe. No entanto, podem existir situações em que é necessário definir outro cuidador familiar e treiná-lo como auxiliar ou cuidador substituto.

A equipe da Unidade Intermediária deve ser constituída de equipe multiprofissional formada por médico com familiaridade no manuseio de ventiladores mecânicos, fisioterapeutas, psicólogos, nutricionista, fonoaudiólogo, assistente social e serviço de enfermagem com habilidade em manusear pacientes em ventilação mecânica. O compromisso e dedicação dos profissionais são essenciais, pois os pacientes permanecem hospitalizados por longos períodos e dependentes de cuidados especiais. Alguns pacientes são negligenciados pela própria família em decorrência da cronicidade e pela falta da perspectiva de cura da doença de base. É fundamental a atuação da(o) assistente social para interceder junto às famílias no reforço do vínculo familiar. O envolvimento de representantes da sociedade civil, em organizações não governamentais, como associações e grupos de voluntários, pode ser útil no auxílio às famílias na etapa de transição e na internação domiciliar.

Na etapa de transição para o domicílio na Unidade Intermediária, são observados os seguintes pontos:

### *Suporte nutricional*

Na admissão na Unidade Intermediária a criança é submetida à avaliação nutricional. Os dados antropométricos são colocados no gráfico de peso/altura (P/A) para a idade, a fim de documentar a recuperação nutricional com a dieta administrada por gastrostomia. A partir daí o plano nutricional é instituído. Inicialmente, para acelerar o ganho de peso, utilizamos alimentos lácteos hipercalóricos, não necessitando assim dispor de grandes volumes para cobrir o suporte calórico necessário.

A dieta é administrada pela sonda de gastrostomia, em bomba de infusão em 2 horas, com intervalo de 3 horas, respeitando a capacidade gástrica. Em seguida é ofertada água, não somente para proceder à lavagem da sonda, mas para completar o aporte hídrico adequado. A administração lenta (em 2 horas) é necessária para minimizar distensão gástrica e vômitos.

Para facilitar esvaziamento gástrico e evitar vômitos, indica-se o uso de pró-cinéticos, como a domperidona, em uma dose de 0,25 mg/kg/dose 3 vezes ao dia.

É comum carência associada de várias vitaminas e sais minerais, determinando anemia ferropriva pela deficiência de ferro. Nas crianças menores de 2 anos, administra-se o sulfato ferroso pela sonda de gastrostomia, em doses terapêuticas de 4 mg/kg/d e vitamina D na dose de 400 UI/dia. Nas crianças maiores fazemos a reposição com polivitamínicos para a idade e ferro, na presença de anemia ferropriva.

As crianças são pesadas semanalmente, com o artifício de pesá-las com o cuidador e obter o peso indiretamente. O gráfico de P/A para a idade é atualizado mensalmente. A recuperação nutricional tem impacto positivo na condição de dependência de ventilação mecânica. Em pacientes portadores de Atrofia Espinal Tipo II pode-se evitar a traqueostomia com ventilação mecânica contínua e fornecer suporte ventilatório não invasivo intermitente somente durante o sono naqueles pacientes que melhoram o estado nutricional.

### *Normalização do calendário vacinal*

Após período de internamento em UTI, muitas vezes durante meses ou anos, ocorre o atraso do calendário vacinal como um todo, pois é considerado um cuidado secundário em detrimento de tantas outras prioridades na UTI.

Na intenção de fornecer cuidado amplo e contribuir para reduzir morbidade por agravos cabíveis de prevenção, é importante a aplicação de vacinas, cuidado essencial na atenção primária à saúde, também indicado dentro de uma unidade hospitalar.

O calendário vacinal obedecido é o do Programa Nacional de Imunizações (PNI), com ajustes específicos para crianças com doenças crônicas. As vacinas não contempladas pelo PNI podem ser administradas pelos CRIES (Centros Regionais de Imunobiológicos Especiais).

A atualização deve ser feita o mais rapidamente possível, principalmente com as vacinas pneumocócica 10 valente, influenza e tríplice bacteriana, pois os quadros respiratórios são os mais preponderantes nestas crianças, e esse suporte é de extrema importância na prevenção dos agravos respiratórios.

### *Prevenção e tratamento de infecções*

A Unidade Intermediária é unidade aberta; desta forma, o acesso à mesma é permitido a vários profissionais, familiares e amigos. É importante que sejam dadas orientações, com apoio da CCIH, para divulgar as orientações quanto à necessidade da lavagem das mãos, na prevenção de infecção cruzada.

Os pacientes dependentes de ventilação mecânica, pela hipomobilidade e pela hipersecretividade com estase de secreções pulmonares, necessitam de vigilância constante. Esta consiste em observar os períodos mais secretivos, através da percepção tátil, bem como auscultatória de roncos pulmonares mais constantes, piora do desconforto respiratório, alteração do humor com irritabilidade e/ou choro, necessidade de aspirações mais frequentes e, finalmente, quedas de saturação.

Deve-se observar a consistência das secreções, pois as mesmas, estando muito espessas, dificultam sua remoção, bem como favorecem maior colonização bacteriana. Nesses casos utilizamos mucolíticos, como a acetilcisteína pela gastrostomia, ou na forma de aerossol. Na presença de secreções amareladas, ou amarelo-esverdeadas, mesmo sem febre, deve-se instituir cobertura antibioticoterápica, inicialmente com antibióticos pela gastrostomia, como amoxicilina com clavulanato. Aerossol com broncodilatador e com corticoide inalatório nos períodos mais secretivos geralmente é utilizado, e muitas vezes o uso do corticoide oral se faz necessário por 5 a 7 dias, na dose de 1 a 2 mg/kg/d de prednisolona. A fisioterapia respiratória deve ser intensificada, e os sinais clínicos de piora, como quedas de saturação < 90%, febre, piora do desconforto respiratório, devem ser seguidos de exames complementares, como hemograma completo, PCR, gasometria e radiografia de tórax, para mudança de antibiótico, caso seja detectado pneumonia ou simplesmente piora clínico-laboratorial.

### *Treinamento do cuidador*

O treinamento do cuidador para alta domiciliar deve ser realizado na Unidade Intermediária preferencialmente pelo enfermeiro(a) do Serviço de Assistência Domiciliar e contar com auxílio dos demais profissionais da equipe multidisciplinar: médico, enfermeiro(a), fisioterapeuta e nutricionista.

Os assuntos a serem abordados são:

- *Conhecimento da doença:* quadro clínico atual, sinais clínicos de infecção, sinais de perigo iminente e progressão da doença.
- *Cuidados com o manuseio do paciente:* lavagem das mãos sempre antes e após manuseio do paciente, postura no leito, uso de artifícios, como coxins e talas ortopédicas.
- *Higiene:* banho e limpeza do quarto e demais dependências do domicílio.
- *Aspiração das vias aéreas e do traqueóstomo:* quando e como realizar (técnica de aspiração e material utilizado).
- *Cuidados com a traqueostomia:* limpeza do estoma, curativo no local, técnica para recolocação do traqueóstomo em caso de deslocamento acidental ou substituição por obstrução ou ruptura da cânula (utilizando cânula orotraqueal no estoma).
- *Cuidados com a máscara de ventilação não invasiva:* posicionamento correto na face, identificação de lesões de pele, limpeza da máscara.
- *Uso do balão autoinflável (AMBU®):* manuseio no auxílio à tosse e eliminação de secreções, utilização nas intercorrências (queda de saturação e defeito no ventilador mecânico).
- *Noções sobre o funcionamento do ventilador mecânico:* cuidados com circuito e filtros, compreensão da tela de configuração (parâmetros e alarmes), a utilização da bateria e como proceder nos casos em que o equipamento apresentar defeito.
- *Oxigênio:* necessidade de uso, cuidados com o cilindro e montagem do sistema para fornecimento do oxigênio.
- *Medicações:* indicações clínicas, posologia, preparação, administração por sonda de gastrostomia e reações adversas.
- *Alimentação:* preparação e administração da dieta artesanal ou industrializada; volume da dieta e número de refeições com respectivos intervalos.

- **Cuidados com a gastrostomia:** limpeza do estoma, curativo no local, procedimento na substituição da sonda em caráter de urgência (exteriorização acidental por rompimento do balão ou obstrução).
- **Material médico-hospitalar:** quantidade necessária semanal ou mensal, utilização correta e armazenamento.

## Serviço de assistência domiciliar

É apropriado que a equipe de assistência domiciliar seja composta minimamente por médico pediatra, enfermeiro(a), fisioterapeuta e assistente social para realização de visitas domiciliares regulares. O intervalo das visitas domiciliares deve permitir acompanhamento adequado do paciente, sendo prudente a realização de visita médica semanal ou quinzenal, enfermeiro(a) semanal, fisioterapeuta no mínimo 2 a 3 vezes por semana, e mensal por assistente social e nutricionista. Para pacientes gastrostomizados e traqueostomizados, as trocas programadas de sondas de gastrostomia e traqueóstomos ficam sob a responsabilidade de cirurgião pediátrico para substituição no domicílio ou em ambiente hospitalar.

A responsabilidade da disponibilização dos equipamentos e acessórios específicos deve ser definida durante a etapa de transição na Unidade Intermediária. São necessários: ventilador mecânico portátil com fonte alternativa de energia, circuitos e filtros; oxímetro de pulso com sensor compatível com faixa etária do paciente; cilindro de oxigênio ou concentrador de oxigênio (para uso em intercorrências); aspirador de secreções e nebulizador.

Independente do modo ventilatório, invasivo ou não invasivo, o ventilador mecânico portátil utilizado no domicílio deve:

- Permitir modos ventilatórios pressóricos e/ou volumétricos.
- Ser de fácil manuseio, com telas de configuração em idioma nacional.
- Ter peso que permita transporte manual.
- Possuir bateria interna ou caso não disponha de bateria interna, permitir fonte alternativa de energia ou bateria externa.
- Ter assistência técnica local ou nacional.

O ventilador mecânico portátil pode ser de propriedade do Serviço ou disponibilizado em regime de aluguel por empresa especializada, ambos os casos obedecendo a condição de substituição do equipamento em caso de defeito.

Os medicamentos e materiais médico-hospitalares estabelecidos na conduta médica e na sistematização de enfermagem devem obedecer prescrição individualizada e padronizada no Serviço. O fornecimento destes insumos nas visitas domiciliares do enfermeiro facilita a logística de distribuição e contribui para o acompanhamento do uso no domicílio. Nestes materiais estão incluídos traqueóstomos, máscaras de ventilação não invasiva, reanimador manual (AMBU®) e sondas de gastrostomia.

Pela condição de dependência de tecnologia os pacientes podem permanecer em internação domiciliar por muitos anos. Para avaliar a eficiência e a qualidade da assistência domiciliar a estes pacientes, pode ser feito acompanhamento dos resultados através de indicadores de infecção, hospitalização e óbito, que possibilitem identificar resultados na liberação de leitos de UTI e impacto na melhora da qualidade de vida dos pacientes.[17]

## REFERÊNCIAS BIBLIOGRÁFICAS

1. Costa MTF et al. Dependência crônica de ventilação pulmonar mecânica na assistência pediátrica: um debate necessário para o SUS. *Ciencia e Saúde Coletiva* 2011;16:4147-59.
2. Floriani CA. Cuidados paliativos no domicílio: desafios aos cuidados de crianças dependentes de tecnologia. *J Pediatr* 2010;86:15-20.
3. Traiber C, Piva JP, Fritsher CC et al. Profile and consequences of children requiring prolonged mechanical ventilation in three Brazilian pediatric intensive care units. *Pediatr Crit Care Med* 2009;10:375-80.
4. Bertrand P, Fehlmann E, Lizama M et al. Home ventilatory assistance in chilean children: 12 years' experience. *Arch Bronconeumol* 2006;42:165-70.
5. Sánchez I, Valenzuela A, Bertand P et al.Apoyo ventilatorio domiciliário em ninõs com insuficiência crônica.Experiencia clínica. *Rev Chil Pediatr* 2002;73:51-55.
6. Resener TD et alii. Assistência ventilatória domiciliar em crianças – descrição de um programa. *J Pediatr* 2001;77:84-88.
7. Sritippayawan S et al. The initiation of home mechanical ventilation in children with neuromuscular diseases. *J Pediatr* 2003;142:481-85.
8. Wollinsky KH et al. Long-term ventilation of patients with Duchenne muscular dystrophy: experiences at the Neuromuscular Centre Ulm. *Acta Myol* 2012;31:170-78.
9. Goldman A, Hain R, Liben S. *The child's journey: transition from health to ill-health.* Oxford textbook of palliative care for children. New York: Oxford, 2006. p. 4-27.
10. Goldman A, Hain R, Liben S. *Place of care.* Oxford textbook of palliative care for children. 2nd ed. New York: Oxford, 2012. p. 391-401.
11. Orlikowski D, Prigent H, Gonzalez J et al. Ventilation mecánique à domicile et au long cours des patients neuromusculaires (indiction,mise en place et surveillance). *Rev Mal Respir* 2005;22:1021-30.
12. Dhand R, Jonhson J. Care of chronic tracheostomy. *Respiratory Care* 2006;51:984-1004.
13. Hanashiro M et al. Ventilação mecânica crônica em pacientes pediátricos. *J Pediatr* 2011;87:145-49.
14. Briassoulis G, Filippou O, Natsi L et al. Acute and chronic paediatric intensive care patients: current trends and perspectives on resource utilization. *Q J Med* 2004;97;504-18.
15. Keilty K, Mitchell M, MacLusky I. Outcome of non-invasive positive pressure ventilation in paediatric neuromuscular disease. *Arch Dis Child* 2004;89:121-24.
16. Paschoal IA, Villalba WO, Pereira MC. Insuficiência respiratória crônica nas doenças neuromusculares: diagnóstico e tratamento. *J Bras Pneumol* 2007;33:81-92.
17. Brasil. Dispõe sobre o regulamento técnico de funcionamento de Serviços que prestam Atenção Domiciliar. RDC/ANVISA nº 11, de 2006.

# 35 Afogamento

*Luciano Vitola* ◆ *Edwin van der Voort*
*Pedro Celiny Ramos Garcia* ◆ *Jefferson Pedro Piva*

> Eu sei! Eu sei! Se sair daqui, o rio me engolirá...
> É o meu destino: hoje devo morrer!
> As balas, o que podem as balas fazer comigo se meu destino é morrer afogado?
> Morrer, sim, mas crivado de balas, destroçado pelas baionetas, se não, não.
> Afogado não... Uma recordação mais duradoura do que meu nome. É lutar, morrer lutando.
>
> (Ernesto Guevara – 17 de janeiro de 1947)

Os afogamentos ou acidentes por imersão têm um forte impacto na saúde pública em todo o mundo. São eventos extremamente traumáticos e que são apontados como a fronteira final na prevenção de acidentes. A incidência e a mortalidade de afogamento caíram significativamente nas últimas décadas. Infelizmente, os danos neurológicos causados pelo insulto hipóxico isquêmico permanecem preocupantes.

## DEFINIÇÕES

Afogamento é um evento que resulta em desconforto respiratório, provocado por submersão ou imersão em líquidos, com exceção de fluidos corporais. Não deve ser usado o termo quase afogamento. Esta definição de afogamento foi revisada pela OMS em 2002, e muitas das denominações anteriores acerca deste tema foram abandonadas para tornarem-se mais simplificadas.[1]

O termo afogamento secundário, que se referia ao aparecimento após 24 horas de complicações respiratórias com critérios para síndrome do desconforto respiratório do tipo adulto (SARA), também foi abandonado. Este foi redefinido simplesmente como SARA secundária a afogamento.

Os termos afogamento seco e afogamento úmido devem ser igualmente abandonados. Afogamento seco definia o afogamento sem aspiração de água. Havia sido descrito que 10-15% das vítimas de afogamento não aspirariam por um reflexo de laringospasmo, porém estes estudos foram realizados por laudos de autópsia. Estudos posteriores mostraram uma incidência de apenas 1% de vítimas de submersão que não aspiraram. Há evidências que os pacientes que sofreram afogamentos secos não estavam vivos quando de sua submersão.[2]

## EPIDEMIOLOGIA

De acordo com a Organização Mundial da Saúde (OMS), aproximadamente 500.000 pessoas morrem por afogamento no mundo por ano, e 1,3 milhão de pessoas sofre lesões secundárias a afogamento.[3]

Mais de 90% dos afogamentos aconteceram em países subdesenvolvidos ou em desenvolvimento. Os homens foram mais afetados com 67% dos casos apresentando uma distribuição etária bimodal, com um pico na idade dos 2-5 anos e outro entre 15-19 anos.[4]

A mortalidade por afogamento vem declinando no Brasil nos últimos 29 anos (1979-2007). Houve uma redução no número de óbitos relativos de 1979 a 2007 da ordem de 33%, porém na análise feita entre 1999 e 2010 não houve uma redução estatisticamente significativa. Alguns estados obtiveram destaque na redução da mortalidade, entre eles o RS, com redução de 22% comparando o período de 1999-2000 e 2005-2010.

Entre as causas gerais de óbito em 2010, o afogamento foi a 3ª causa nas faixas de 1 a 19 anos, tendo ficado em segundo entre os 5 e 9 anos.[5]

Lactentes usualmente afogam-se no domicílio em banheiras ou baldes, crianças até os 5 anos afogam-se principalmente em águas próximas à residência, como piscinas, açudes e cisternas, e em pré-escolares os incidentes acontecem em águas naturais (rios e lagos). Os afogamentos em adolescentes estão muito associados ao consumo de álcool e drogas.

O risco relativo de afogamento em crianças com epilepsia é de 96 (IC 33-275) em banheiras, e 23,4 (IC 7,1-77,1) em piscinas com relação a crianças sem epilepsia.[6] Recentemente a síndrome do QT longo também foi identificada como um dos fatores de risco para afogamento na população pediátrica.[7] Crianças com história de acidentes por imersão em banheiras devem ser investigadas para abuso infantil e/ou negligência, pois estes podem estar associados em 26 a 67% dos casos.[8,9]

Em 1997, Pless referiu-se à prevenção de afogamentos, como "a fronteira final em prevenção de acidentes".[10] É neste campo que em muitos países são obtidos resultados positivos com programas educacionais de prevenção e legislações mais rigorosas.

## FISIOPATOLOGIA

### ■ Episódio de submersão

Quando a vítima submerge, ocorre um período inicial de apneia. Pode haver luta, no entanto, a vítima pediátrica pode somente afundar sem nenhum movimento. A apneia voluntária continua até que se atinja um limite. O limite é determinado pelos quimiorreceptores centrais e periféricos que detectam os níveis de $O_2$ e $CO_2$. Em voluntários sadios o limite se estabelece em 87 segundos com uma $PACO_2$ de 51 mmHg e $PO_2$ de 73 mmHg. Também em voluntários o limite pode ser prolongado para 140 segundos em repouso e 85 segundos em exercício após período de hiperventilação.[11] Uma vez que o limite seja atingido, a vítima inicia a ventilação, levando à aspiração ou entra em apneia secundária. Neste último caso não ocorre o laringospasmo como se pensava anteriormente (afogamento seco), e a apneia secundária é seguida de movimentos de *gasping*, levando à aspiração seguida de parada respiratória.[12] A parada respiratória leva à hipoxemia que, se não revertida, provoca a parada cardíaca e morte encefálica.

## ■ Reflexo de mergulho

O reflexo de mergulho foi proposto como uma forma de proteção contra a hipoxemia causada pela submersão. Focas e outros mamíferos aquáticos, com potencial para permanecer até 20 minutos submersos, foram descritos como tendo um reflexo de redistribuição de fluxo sanguíneo que ocorre após o mergulho. Coração, cérebro e pulmões permanecem com circulação inalterada, enquanto a circulação mesentérica, da musculatura e da pele é reduzida. Bradicardia também ocorre com redução do débito cardíaco. Porém, a pressão sanguínea eleva-se em razão da redistribuição de fluxo à circulação central. Como consequência à redistribuição de fluxo há uma queda do consumo periférico de oxigênio e na taxa metabólica, preservando a circulação cerebral e a oferta de oxigênio aos órgãos nobres. A existência do reflexo de mergulho em crianças pequenas pode ser simulada, estimulando a face da criança com água gelada.[13]

## ■ Aspiração e distúrbio hidroeletrolítico

A consequência clínica da aspiração em água doce ou água salgada tem sido discutida há muito tempo. Após inalação experimental de água salgada (Na Cl 3,5% aproximadamente) o fluido hipertônico puxa líquido do intravascular para o pulmão, resultando em edema pulmonar e inativação de surfactante. O resultado da perda do intravascular leva à hipovolemia, hipernatremia e hemoconcentração. No entanto estas alterações somente se verificam com aspirações maciças de mais de 11 mL/kg de água salgada e, na maioria dos casos de afogamento, a vítima aspira menos de 3-4 mL/kg de água.

A água doce que é hipotônica pode, ao ser absorvida pela microcirculação pulmonar, provocar hipervolemia, hiponatremia e hemólise. A água doce também possui o efeito de inativação de surfactante, levando ao *shunt* intrapulmonar que resulta em hipoxemia, vasoconstricção pulmonar, depressão miocárdica e aumento da permeabilidade capilar pulmonar. Este conjunto de alterações resulta em um quadro clínico de edema pulmonar indistinguível do edema causado pela aspiração de água salgada. Apesar das diferenças fisiopatogênicas encontradas de acordo com a tonicidade do líquido aspirado pelas vítimas de afogamento, poucas diferenças clínicas foram observadas durante o acompanhamento destes pacientes tanto do ponto de vista pulmonar, quanto de distúrbios hidroeletrolíticos.

Contrário à teoria da hipercalemia as vítimas de afogamento em água doce apresentam hipocalemia resultado de perda urinária de potássio, parte da resposta humana ao estresse e desvio do potássio do intravascular para o intracelular em casos de hipotermia.

O metabolismo da glicose é alterado em virtude do aumento de catecolaminas endógenas em resposta ao *stress*. A hiperglicemia resultante pode ser exacerbada por diminuição da utilização periférica de glicose e pela diminuição na produção de insulina causada pela hipotermia. Existe uma correlação importante entre hiperglicemia e desfecho.[14]

## ■ Efeitos pulmonares

A capacidade residual funcional é a única fonte de trocas gasosas para os capilares pulmonares durante a pausa respiratória, primeiro período da submersão. Hipóxia e hipercapnia desenvolvem-se rapidamente, levando à combinação de acidoses metabólica e respiratória.

Pacientes sem aspiração significativa recuperar-se-ão rapidamente destas alterações. A aspiração líquida, entretanto, resultará em persistência das alterações de trocas gasosas, podendo estas ser bastante significativas em aspirações tão pequenas quanto 1 a 3 mL/kg de peso.

O surfactante é inativado tanto pela água doce, quanto pela água salgada, mas por mecanismos diferentes. Água doce inativa o surfactante no alvéolo. A água salgada dilui o surfactante e desloca-o para fora dos alvéolos. A alteração do sistema surfactante reduz a tensão superficial dos alvéolos, resultando em colapso alveolar, atelectasias, diminuição da complacência pulmonar e aumento do *shunt* intrapulmonar. O resultado final destas alterações é a hipóxia.

A síndrome da angústia respiratória do tipo adulto (SARA) pode desenvolver-se nas primeiras 24 horas após o afogamento. Uma intensa reação inflamatória pulmonar desenvolve-se em consequência do evento de submersão, resultando em destruição dos pneumócitos alveolares com extravasamento de exsudato proteico nos alvéolos. Pequenas quantidades de água podem, ainda, provocar vasoconstricção pulmonar e constrição das vias aéreas distais, mediadas por mecanismos vagais. Todas as alterações fisiológicas descritas anteriormente combinadas em graus diferentes têm como resultado final a hipóxia, hipercarbia e acidose mista.

### ■ Efeitos cardiovasculares

O sistema cardiovascular é bastante estável durante a infância, porém, nos pacientes vítimas de afogamento, arritmias graves e choque cardiogênico não são incomuns. A fibrilação ventricular é comum principalmente quando há a combinação de hipóxia e hipotermia (temperatura corporal central em torno de 30°C).

A oferta de oxigênio tecidual encontra-se diminuída tanto pela redução do conteúdo arterial de $O_2$, quanto pela diminuição do débito cardíaco. O choque cardiogênico resulta da lesão hipóxica miocárdica e da redução da *performance* miocárdica secundária à acidose. Outros fatores, como o aumento do cálcio citosólico e dos radicais livres de oxigênio, podem agravar a lesão miocárdica.

As alterações pulmonares, como a SARA, podem secundariamente afetar a homeostase cardiocirculatória. As alterações cardiovasculares têm importância secundária nas unidades pediátricas.

### ■ Efeitos neurológicos

A submersão leva a uma combinação variável de hipoxemia e isquemia de todos os órgãos. O cérebro é um órgão nobre que tem baixa capacidade de metabolismo anaeróbico o que o faz muito vulnerável à interrupção da oferta do oxigênio. A magnitude e o tempo de hipóxia irão determinar o grau de lesão cerebral. Fatores, como acidose e hipercarbia, contribuem para o desenvolvimento de lesão cerebral. Os neurônios não são uniformemente vulneráveis ao insulto hipóxico. Dentre os mais sensíveis ao insulto hipóxico estão os neurônios que participam da coordenação visuomotora e as células piramidais do hipocampo e do neocórtex.

A lesão cerebral pode ser dividida em primária e secundária. Lesão primaria é aquela que ocorre durante a submersão resultante da hipóxia e isquemia. A bomba de sódio/potássio presente nas membranas celulares é altamente dependente da produção de trifosfato de adenosina (ATP), e esta está diminuída em consequência do insulto hipóxico-isquêmico. Há elevação do sódio intracelular com aumento da entrada de cloro e água no meio intracelular, causando edema citotóxico.

Além disso a redução do ATP leva a um aumento do cálcio intracelular que depende de uma ATPase cálcio ativada para ser recolocada no meio extracelular. O cálcio ativa enzimas proteolíticas e de degradação de fosfolipídeos que leva à produção excessiva de ácido araquidônico entre outros ácidos graxos. O metabolismo destes produtos resulta em produção de radicais livres que, durante a fase de reperfusão, causam desintegração de membranas celulares e morte celular. Alguns mediadores inflamatórios são produzidos nesta cadeia, como as prostaglandinas, que, entre outros efeitos deletérios, diminuem a reatividade vascular cerebral que é protetora aos insultos isquêmicos.

A lesão secundária resulta de fatores, como hipotensão, hipóxia, hipertermia, hipercarbia e crises convulsivas. Evitar estas complicações é o objetivo principal durante o atendimento na sala de emergência ou na Unidade de Terapia Intensiva. Com o resultado da lesão primária e algumas vezes da lesão secundária, o edema cerebral desenvolve-se entre 24 e 72 horas após o afogamento.

O crânio é uma estrutura fechada e de volume fixo, e o aumento de volume das estruturas intracranianas resultará em aumento de pressão intracraniana. O aumento de pressão intracraniana isoladamente não causará dano neuronal, porém quando causa diminuição de perfusão cerebral deteriora o quadro neurológico.

A pressão de perfusão cerebral é a diferença entre a pressão arterial média (MAP) e a pressão intracraniana (PIC). Elevações da PIC ou reduções da MAP causam diminuição da pressão de perfusão cerebral, portanto, os objetivos terapêuticos em pacientes após o evento de afogamento são manter a pressão sanguínea e, se possível, diminuir a lesão secundária para reduzir o edema cerebral.

## ■ Hipotermia

Na literatura casos impressionantes foram publicados sobre crianças com tempos longos de submersão em água gelada. A proteção cerebral secundária à diminuição de metabolismo cerebral é a explicação mais frequentemente utilizada, entretanto, estudos de grupos finlandeses com vítimas de afogamento não puderam mostrar a relação entre a temperatura da água em que ocorreu a submersão, ou seja, o grau de hipotermia, com desfecho.[15,16]

A perda de calor ocorre pela pele, pela ingestão de água gelada e sua aspiração. Crianças têm uma superfície de área corporal relativamente maior e menos gordura subcutânea do que adultos, portanto a perda de calor será mais rápida e intensa.

O sistema cardiovascular é afetado com redução progressiva da frequência cardíaca que termina em assistolia a 21°C. A fibrilação ventricular também é observada como um ritmo frequente em pacientes com temperaturas abaixo de 30°C. O sistema respiratório responde inicialmente à hipotermia com taquipneia, e esta é seguida progressivamente de bradipneia, culminando em apneia na temperatura de 21°C. Se a temperatura cair abaixo de 32°C, há perda de consciência. O estado de coma progressivo e as pupilas tornam-se dilatadas e fixas a 21°C, com o paciente clinicamente mostrando sinais de morte encefálica. O consumo de oxigênio cerebral torna-se 50% do normal na temperatura de 28°C, e 25% do normal a 20°C.

Há redução de aproximadamente 6 a 7% no metabolismo cerebral a cada 1°C de queda de temperatura corporal. Estes fatores podem explicar a relação ainda não bem documentada entre hipotermia e evoluções favoráveis (Quadro 35-1).

## Falência de outros órgãos

A função renal pode estar diminuída, a lesão anóxica é uma das etiologias de necrose tubular aguda. Rabdomiólise está descrita em alguns casos de afogamento, e esta resultará em redução de função renal.[17] Também o fígado é susceptível à lesão anóxica, a disfunção hepática pode ser responsável por coagulação intravascular disseminada (CIVD), observada após episódios de afogamento.

## TRATAMENTO

## Suporte básico de vida

Hipoxemia, a mais nefasta consequência da submersão, resulta em diminuição de oxigênio ofertado aos órgãos-alvo, especialmente ao cérebro, e esta pode ser irreversível. O tratamento deve ser focado em restaurar a oxigenação sanguínea e a oferta desta aos tecidos, tão cedo quanto o possível.

Na cena do afogamento, isto quer dizer, dentro d'água, respiração boca a boca deve ser iniciada. Szpilman investigou ressuscitação ainda dentro d'água e concluiu que esta ressuscitação provida a vítimas pode aumentar em 4,4 vezes a chance de sobrevivência sem sequelas.[18] As compressões torácicas não devem ser tentadas na água, pois são pouco efetivas e resultam em perda de tempo e aumento de risco à equipe de resgate.

As manobras básicas completas de ressuscitação cardiopulmonar, incluindo então compressões torácicas no paciente sem pulso, devem ser iniciadas tão logo a vítima seja retirada da água.

| QUADRO 35-1 | Sinais clínicos de hipotermia | | | |
|---|---|---|---|---|
| **Temperatura central** | **35-32°C** | **32-26°C** | **26-21°C** | **21°C** |
| Cardiovascular | Bradicardia | Bradicardia | Hipotensão | Assistolia |
| | Fibrilação atrial | Arritmias ventriculares | Fibrilação ventricular | |
| Respiratório | Taquipneia | Bradipneia | Bradipneia | Apneia |
| Neurológico | Perda de consciência | Perda de consciência | Perda de consciência | Clínica de morte encefálica |
| | | | Pupilas fixas/ dilatadas | EEG isoelétrico |
| Metabólico | Metabolismo ↑ Consumo-$O_2$ ↑ | Metabolismo ↓ Consumo-$O_2$ ↓ | | |

A ressuscitação cardiopulmonar do paciente afogado deve seguir a sequência do A-B-C *(Airways-Breathing-Circulation)* e não do C-A-B com a circulação em primeiro lugar e menos ainda compressões torácicas sem ventilação.

Um estudo caso-controle com 166 crianças concluiu que as manobras de ressuscitação antes da chegada dos paramédicos estão significativamente associadas ao desfecho.[19] A manobra de Hemlich durante a ressuscitação básica de vítimas de afogamento não deve ser utilizada, pois aumenta o risco de aspiração de conteúdo gástrico. Inicialmente acreditava-se que o fluido obstruía as vias aéreas e poderia dificultar a adequada ventilação. Entretanto as quantidades de água aspirada são na maioria das vezes pequenas e rapidamente absorvidas.

## ■ Suporte avançado de vida

Após a chegada de pessoal habilitado e equipamento padrão para o suporte avançado de vida, este deve ser provido imediatamente, incluindo intubação endotraqueal e/ou oxigenoterapia, desfibrilação, acesso vascular (intraósseo se o periférico não for obtido), fluidos e drogas. A monitorização não invasiva da oxigenação e ventilação, com oximetria de pulso e capnometria, pode prover dados importantes durante o transporte destes pacientes.

Como em outras lesões acidentais, as vítimas de afogamento devem sempre ser investigadas para outros tipos de trauma associados, como torácico, abdominal e, principalmente, de sistema nervoso central (cranioencefálico e raquimedular). Vítimas de submersão têm sido consideradas de alto risco para lesão de coluna cervical, entretanto em uma coorte de 2.244 vítimas de afogamento, Watson *et al.* encontraram apenas 11 (0,5%) com lesão de pescoço, e todos estes apresentavam outros sinais sérios de trauma associado.[20] Na opinião dos autores, imobilização e diagnóstico da lesão de coluna cervical devem ser considerados apenas em pacientes com sinais de outros tipos de trauma associados ou em vítimas de afogamento após mergulho em água rasa.

A submersão em banheiras sempre deve levar o investigador a considerar a possibilidade de abuso infantil, e a investigação de outros traumas associados pode ser de grande valia nestes casos. Em adolescentes, especialmente se eles estiverem comatosos, testes toxicológicos para drogas ilícitas e lícitas, principalmente o álcool, devem ser realizados.

O paciente que chega à sala de emergência acordado e sem aparente lesão deve ser monitorizado, e se oximetria de pulso abaixo de 94%, deve ser iniciada a oxigenoterapia. A observação clínica por 24 horas é indicada, pois podemos ter surgimento de sofrimento respiratório neste período. Em pacientes que chegam à sala de emergência com alteração do estado de consciência, bradipneia e hipoxemia sem resposta à oxigenoterapia, deve ser instituído o protocolo de sequência rápida de intubação para redução do risco de aspiração entre outras complicações.

No afogamento, o *shunt* intrapulmonar com alterações na relação ventilação-perfusão e a diminuição da capacidade residual funcional coexistem. Isto significa que a ventilação utilizando a pressão positiva no final da expiração é indicada e pode ser iniciada na sala de emergência. Diuréticos não são utilizados no tratamento de edema pulmonar secundário ao afogamento.

O objetivo da estabilização cardiovascular é restaurar a perfusão dos órgãos, em particular o cérebro. Um acesso vascular adequado, e este inclui muitas vezes um acesso intraósseo, pode ser salvador de vidas. A expansão volumétrica (20 mL/kg de cristaloide) pode ser realizada com base nos parâmetros clínicos hemodinâmicos. A pressão venosa central pode ser de grande valia em alguns casos, onde há instabilidade hemodinâmica após a reposição inicial. Se a perfusão periférica persistir diminuída após o reestabelecimento do volume intravascular, opta-se pelo uso de agentes inotrópicos para melhorar a contratilidade cardíaca e, consequentemente, restaurar a perfusão periférica.

As arritmias podem ocorrer especialmente quando há hipotermia e devem ser manejadas conforme Capítulo 18.

## ■ Suporte neurológico

Para prevenir a lesão secundária cerebral é necessário restauração da oxigenação aos órgãos-alvo. Isto significa vias aéreas pérvias, leve hiperventilação para atingir uma $PO_2$ em torno de 100 mmHg e uma $PCO_2$ entre 30 e 35 mmHg.

A pressão de perfusão cerebral deve ser mantida pela monitorização da pressão arterial média e a prevenção dos aumentos de pressão intracraniana pela hiperventilação leve, elevação de cabeceira a 30° e sedação adequada. O nível de consciência deve ser acessado pela escala de coma de Glasgow adaptada para idade do paciente. A resposta pupilar à luz deve ser avaliada regularmente. A dilatação pupilar unilateral sem resposta à luz indica aumento de pressão intracraniana com herniação transtentorial. Pupilas dilatadas e sem resposta à luz bilateralmente são sinais de disfunção cerebral grave e/ou herniação transtentorial bilateral. A monitorização invasiva da pressão intracraniana não é mais indicada, pois o edema cerebral e os aumentos de pressão intracraniana originam-se basicamente da lesão por hipóxia primária durante o episódio de submersão. Os cuidados intensivos neurológicos utilizados têm sido conservadores e são focados na redução da lesão cerebral secundária.

## ■ Hipotermia

O reconhecimento da hipotermia é essencial, e esta deve ser prevenida, e o tratamento, iniciado no atendimento pré-hospitalar. A retirada das vestes molhadas e o uso de cobertura apropriada do paciente são essenciais.

A hipotermia por si só pode causar falência múltipla de órgãos. A temperatura corporal central deve ser medida no esôfago ou na bexiga, e alternativamente, utiliza-se a temperatura timpânica. As vestimentas molhadas devem ser removidas para prevenir a perda contínua de calor. Se a temperatura corporal for maior que 30°C, pode-se utilizar reaquecimento externo ativo (focos de luz ou berço aquecido) combinado com reaquecimento passivo. Em pacientes com temperatura corporal central abaixo de 30°C, aquecimento ativo interno é necessário.

A terapia da ressuscitação de hipotermia profunda (abaixo de 30°C) permanece controversa. O reaquecimento através de circulação extracorpórea em adultos hipotérmicos vítimas de afogamento tem sido descrito, e este promove reaquecimento efetivo e suporte circulatório adicional. Na literatura há apenas 12 casos pediátricos desta terapia descritos.[21] Indicação tem sido hipotermia grave abaixo de 28°C combinada com PCR (assistolia ou fibrilação ventricular). Nesta coorte de 12 pacientes com idade de 2 a 12 anos houve uma tendência a melhores desfechos em pacientes com temperaturas corporais mais baixas, que foram reaquecidas inicialmente com circulação extracorpórea. A temperatura corporal mais baixa nesta coorte foi de 16°C. A canulação vascular, usando a externotomia mediana emergencial, foi advogada. O sucesso desta terapia depende de questões logísticas, como disponibilidade de pessoal habilitado, aparelhagem para pronto início da mesma e capacitação técnica de lidar com suas complicações (Quadro 35-2).

Os autores usam o reaquecimento com fluidos intravenosos aquecidos e oxigênio umidificado e aquecido como primeira escolha para a hipotermia profunda (abaixo de 30°C). Durante o reaquecimento com ambos os métodos, existe um potencial risco de hipovolemia e até mesmo choque. Este fato ocorre pela vasodilatação periférica que o reaquecimento causa, a hipotensão pode levar a um efeito chamado *After drop* ou queda secundária, que consiste em uma queda da temperatura após o reaquecimento inicial.

O coração hipotérmico é extremamente irritável e sujeito à fibrilação ventricular mesmo durante o reaquecimento, quando a temperatura corporal está abaixo de 30°C. A desfibrilação elétrica e as medicações devem estar disponíveis durante o processo de reaquecimento. Os pacientes não devem ser declarados legalmente mortos até que a temperatura corporal seja restaurada a 32°C ou maior. O único critério para morte por parada cardíaca em pacientes hipotérmicos é a falha de resposta à ressuscitação e reaquecimento, e esta pode ser uma decisão difícil.

O aquecimento em pacientes vítimas de PCR e comatosos entre 32 e 34 graus Celsius não deve ser realizado a uma velocidade maior de 0,5 grau por cada 2 horas a não ser que haja necessidade por achados clínicos, como arritmias.[22]

## MONITORIZAÇÃO

Todos os pacientes admitidos em UTI após submersão devem ser monitorizados rigorosamente, sinais vitais, frequência cardíaca, frequência respiratória, pressão arterial, temperatura, traçados eletrocardiográficos, saturação de oxigênio e estado de consciência são acessados.

Os pacientes mais gravemente afetados necessitam monitorização com pressão arterial invasiva, pressão venosa central, sondagem gástrica e cateterização urinária. Os cateteres de artéria pulmonar são raramente utilizados. A monitorização de pressão intracraniana invasiva não foi provada efetiva em vítimas de afogamento.

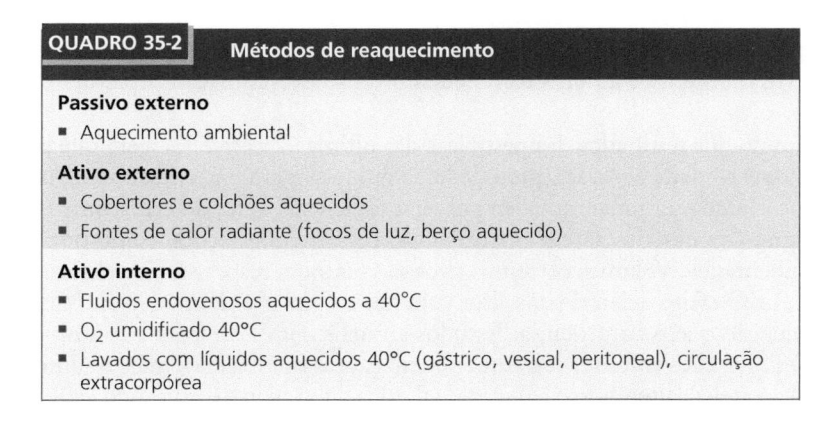

### QUADRO 35-2 Métodos de reaquecimento

**Passivo externo**
- Aquecimento ambiental

**Ativo externo**
- Cobertores e colchões aquecidos
- Fontes de calor radiante (focos de luz, berço aquecido)

**Ativo interno**
- Fluidos endovenosos aquecidos a 40°C
- $O_2$ umidificado 40°C
- Lavados com líquidos aquecidos 40°C (gástrico, vesical, peritoneal), circulação extracorpórea

Os testes laboratoriais devem incluir gases arteriais, para avaliar o grau de acidose, de hipoxemia e acessar os parâmetros ventilatórios, a dosagem de eletrólitos iniciais é importante, alterações, como hipocalemia, são observadas. A Glicemia deve ser monitorizada, pois esta tem um valor preditivo nestes pacientes. Outros testes incluem provas de função renal, enzimas hepáticas, lactato, hemograma e coagulograma e testes toxicológicos.

Finalmente uma radiografia de tórax é necessária para avaliar o grau de edema pulmonar e a posição do tubo endotraqueal.

## MANEJO EM UNIDADE DE TERAPIA INTENSIVA

A atenção contínua tanto à oxigenação e ventilação quanto ao estado hemodinâmico é essencial para a prevenção da lesão secundária. Enquanto todos os órgãos e sistemas devem ser enfatizados, a terapia moderna é direcionada à ressuscitação cerebral e sua proteção. Para isto devemos focalizar o tratamento em evitar complicações, como hipóxia, hipotensão, hipercarbia, acidose, convulsões, distúrbios hidroeletrolíticos e hipertermia entre outros.

### ■ Pulmonar

Desenvolvimento de taquipneia e retrações, diminuição do murmúrio pulmonar, entre outros sinais de disfunção respiratória, em um paciente não intubado, nos indica a necessidade de suporte ventilatório. A intubação endotraqueal e os diferentes suportes ventilatórios invasivos e não invasivos devem ser determinados individualmente de acordo com o paciente e o julgamento clínico. Pacientes com acidose respiratória, $PAO_2$ abaixo de 60 mmHg, com uma $FiO_2$ acima de 0,6, sinais clínicos de fadiga muscular ou níveis diminuídos de consciência também necessitam de intubação e ventilação. A observação rigorosa dos pacientes intubados e ventilados é importante, pois estes podem desenvolver quadro de SARA nas primeiras 48 horas.

O uso precoce da ventilação com pressão positiva ao final da expiração (PEEP) e suplemento de oxigênio são extremamente efetivos na reversão da hipoxemia. Os benefícios da PEEP incluem aumento da capacidade residual funcional, diminuição do *shunt* intrapulmonar, resolução do edema pulmonar e melhora da complacência pulmonar.[23] Em geral os pacientes toleram bem as pressões positivas ao final da expiração, porém devemos estar atentos para o efeito desta sobre débito cardíaco, especialmente em pacientes hipovolêmicos.

Várias estratégias ventilatórias podem ser utilizadas em pacientes que desenvolvem quadros de SARA, porém os autores recomendam o uso de ventilação protetora e explicarão suas razões.

O acúmulo dos resultados das pesquisas das últimas 2 décadas sugere que a ventilação mecânica por si só pode agravar o grau de lesão pulmonar em pacientes com SARA. Tradicionalmente a lesão pulmonar induzida por ventilação (VILI) foi descrita como resultado de excessivas pressões nas vias aéreas (barotrauma) com manifestações, como pneumotórax e enfisema subcutâneo. Volumes correntes altos são também responsáveis pela lesão induzida por ventilação. O efeito deletério dos altos volumes correntes é chamado volutrauma e é ainda mais deletério que o barotrauma. Estudos animais demonstraram que a hiperdistensão dos pulmões com altos volumes correntes podem causar trauma endotelial e aumentar a permeabilidade epitelial, alterando o balanço de fluidos pulmonares e causando lesão tecidual.[23]

A lesão pulmonar pode também ocorrer em volumes pulmonares baixos e é atribuída a ciclos de colapso e reabertura das vias aéreas terminais durante a ventilação mecânica (atelectrauma). Este dano pode ser prevenido, utilizando-se a PEEP, que mantém as vias aéreas distendidas e mantém os alvéolos estáveis ao final de expiração.[22]

Recentemente, o termo biotrauma foi introduzido, e este reflete a grande preocupação dos pesquisadores em determinar o efeito dos traumas descritos anteriormente (volutrauma, barotrauma e atelectrauma) aos níveis celular e molecular e a relação destes com o desenvolvimento da lesão pulmonar induzida por ventilação (VILI). Estudos tanto em animais quanto em humanos demonstraram que diferentes estratégias ventilatórias podem influenciar os níveis pulmonares e sistêmicos de mediadores inflamatórios, e esses se relacionam com prognóstico dos quadros de SARA.[24]

O paciente afogado tem uma importante redução do sistema surfactante, semelhante ao paciente com SARA. O sistema surfactante é importante na manutenção da estabilidade das vias aéreas terminais e dos alvéolos, portanto estes pacientes têm redução da complacência pulmonar e do volume residual, e este fator pode contribuir para o desenvolvimento da VILI/SARA.

Detalhes sobre o manejo da SARA serão tratados no Capítulo 26 com mais profundidade, porém uma particularidade nestes pacientes é que não devemos tolerar elevações de $PCO_2$, diferente de pacientes com outras causas de SARA, pois estas levarão a aumento de pressão intracraniana por vasodilatação cerebral (Quadro 35-3).

## ■ Infecções pulmonares

O uso profilático de antibiótico não é recomendado. Este não mostra melhora da evolução destes pacientes que induzem resistência aos antibióticos. A monitorização constante de sinais clínicos de infecção é apropriada, e o pronto tratamento destas pode melhorar o prognóstico. Entretanto uso de antibioticoterapia precoce tem sido empiricamente recomendado em pacientes que aspiraram grande quantidade de água potencialmente contaminada (p. ex., água parada, próximo a lixo, água de vaso sanitário ou latrina) que são prováveis reservatórios de *Pseudomonas* e germes anaeróbios. Nestes casos instituímos terapia com β-lactâmico associado a inibidor de β-lactamase durante 10 a 14 dias. Vítimas de afogamento em piscina têm baixo potencial de desenvolver pneumonia precoce.[25-27]

| QUADRO 35-3 | Parâmetros sugeridos na SARA de vítimas de afogamento |
|---|---|
| **Ventilatórios** | |
| Limite de pressão inspiratória | 30-35 $cmH_2O$ |
| Pressão média de vias aéreas | 20-30 $cmH_2O$ |
| PEEP | 10-20 $cmH_2O$ |
| $FiO_2$ | Ideal < 0,6, aceitável 0,7-0,8 |
| **Fisiológicos** | |
| Saturação de $O_2$ | Ideal > 94%, aceitável > 88% |
| $PCO_2$ | Ideal 30-35 mmHg |
| PH | > 7,35 |

## ■ Cardiovascular

O objetivo do manejo cardiovascular inclui a manutenção do débito cardíaco e da perfusão tecidual. As alterações do ritmo cardíaco devem ser monitorizadas e tratadas como descrito anteriormente. A hipotensão deve ser tratada agressivamente, pois desta depende a pressão de perfusão cerebral. Alterações de função ventricular podem ser tratadas com milrinona atentando para manter a manutenção da MAP.

## ■ Neurológico

No final dos anos 1970 Conn *et al.* reportaram uma significativa melhora nos desfechos neurológicos com o uso agressivo das técnicas de preservação cerebral, como o coma barbitúrico e a hipotermia profunda controlada. A monitorização da pressão intracraniana invasiva era indicada para monitorizar a terapia.[28] Infelizmente estudos posteriores não confirmaram estes resultados.[29]

Tem-se tornado claro que o edema cerebral e a pressão intracraniana aumentada devem ser considerados como resultados diretos da lesão cerebral por hipóxia (lesão primária). O tratamento neurológico na UTI deve estar voltado para prevenir a lesão secundária. A manutenção da oferta de oxigênio periférica aos órgãos e tecidos deve ser o objetivo principal do tratamento, para isto devemos lembrar que a oferta de oxigênio periférico é dependente tanto do conteúdo arterial de oxigênio, quanto do débito cardíaco. As correções dos distúrbios acidobásicos e eletrolíticos também são importantes. A hiper ou hipoglicemia deve ser corrigida. Convulsões são tratadas agressivamente, pois estas aumentam o consumo de oxigênio cerebral e o fluxo cerebral de sangue. A hipertemia também deve ser evitada, pois esta aumenta a taxa metabólica cerebral e diminui o limiar convulsivo.

## ■ Hipotermia

Autores, como Szpilman, falam em o "paradoxo da hipotermia", pois ela é extremamente deletéria quando não controlada, porém pode ser útil quando controlada e acima de 32°C de temperatura central. Nesta parte do capítulo trataremos da hipotermia como intercorrência frequente e grave do afogamento e não da hipotermia controlada e terapêutica, motivo de muito estudo em adultos e debate nos últimos anos.

A influência da hipotermia controlada nos desfechos neurológicos ainda está sob discussão. Recentemente dois estudos publicados advogaram o tratamento com hipotermia leve em pacientes adultos após parada cardíaca. Um grupo de estudo reportou 273 pacientes após parada cardíaca secundária à fibrilação ventricular. Os pacientes foram randomizados a receber hipotermia leve de 32°C a 34°C ou normotermia, como parte do tratamento. No grupo que recebeu hipotermia, 55% tiveram um desfecho neurológico favorável comparado a 39% no grupo de normotermia. A mortalidade em 6 meses foi de 41% no grupo de hipotermia *vs.* 55% no grupo de normotermia. Bernad *et al.* estudaram 77 pacientes pós-PCR fora de ambiente hospitalar e compararam tratamento com hipotermia leve (33°C) comparado à normotermia. Sobrevida e bons desfechos neurológicos foram observados em 49% no grupo de hipotermia, e 26% no grupo de normotermia.[30] Os resultados promissores com a hipotermia leve estão sendo investigados em crianças vítimas de afogamento.

A recomendação da *American Heart Association* é de manter por 24 horas a hipotermia entre 32 e 34 graus Celsius em pacientes vítimas de PCR que persistirem comatosos após ressuscitação, mas com clara referência de que com base em estudos em adultos ou em casos isolados, ou seja, com nível baixo de evidência.[31]

## PROGNÓSTICO

Prognosticar os desfechos em vítimas de afogamento é importante para orientar a conduta terapêutica, o aconselhamento familiar e reduzir intervenções desnecessárias, guiando a retirada de suportes fúteis. Sistemas de escore e classificação, assim como fatores prognósticos individuais, têm sido usados para prognosticar vítimas de acidentes de submersão (Quadro 35-4).

Historicamente a primeira tentativa de classificar afogamento aparece nos estudos clássicos de afogamento molhado ou afogamento seco. Um pouco mais tarde os incidentes de afogamento foram classificados de acordo com o tipo de água onde a submersão ocorreu. A partir do que sabemos atualmente, podemos concluir que as diferenças em água salgada e água doce são apenas teóricas. Durante os anos 1980 mais ênfase foi colocada na classificação dos afogamentos, levando em consideração o grau de déficit neurológico na admissão do paciente ao centro de referência terciária. Mais tarde foram investigadas as análises de variáveis combinadas para predizer desfecho mais apuradamente. Com olhar crítico sobre estes modelos, aprendemos que variáveis, como a temperatura da água, PH e glicose séricos, na admissão são bem definidas, entretanto os desfechos são definidos em intacto, vegetativo ou morte; ou até em bons e maus. Definições e métodos mais precisos de avaliar desfecho ainda não são encontrados na literatura pediátrica de afogamento.

Pesquisas estão sendo desenvolvidas no sentido de melhorar o acompanhamento a longo prazo destes pacientes e avaliá-los com desfecho cognitivo, de neurodesenvolvimento e triagem neuropsicológica. Como exemplo Hughes reportou um relato de caso de uma criança que sofreu submersão de 66 minutos de duração e foi inicialmente descrito como tendo recuperação completa do quadro clínico, com a ressonância magnética normal e no acompanhamento longitudinal mostrou dificuldades cognitivas graves particularmente na área de memória.[32] Cristenssem *et al.* descreveram um grupo de 274 vítimas de afogamento, variando em idade de 6 meses a 15 anos. Nesse estudo 39 variáveis foram analisadas como dados de história, exame físico, variáveis de tratamento e variáveis laboratoriais. A análise discriminativa foi usada para identificar combinações de variáveis que poderiam predizer desfechos.

| QUADRO 35-4 | Fatores associados ao prognóstico em acidentes por submersão |
|---|---|
| **Variáveis históricas**<br>• Tempo de submersão<br>• Temperatura da água e da vítima<br>• Intervenção no local<br>**Variáveis de laboratório**<br>• Ph sérico<br>• Glicemia na admissão | **Variáveis de tratamento**<br>• Necessidade de manobras de ressuscitação na emergência<br>• Apneia e ausência de pulsos centrais<br>• Coma profundo<br>• Resposta neurológica ao tratamento |

Nenhuma combinação de variáveis pode acuradamente separar sobreviventes intactos de pacientes em estados vegetativos e óbitos. Dos pacientes preditos para desfecho negativo 5 (6,3%) sobreviveram intactos.[33]

A maneira de prognosticar neurologicamente estes pacientes segue sendo o exame neurológico seriado. A tomografia computadorizada (TC) de crânio normal nas primeiras 36 horas é de pouca utilidade prognóstica. Porém TC de crânio anormal nas primeiras 72 horas mostra boa correlação com desfechos desfavoráveis. Ross *et al.*, em uma série de casos, mostram boa correlação entre ressonância magnética e desfecho neurológico.[34] O potencial evocado auditivo mostrou discriminar os pacientes que evoluíram sem danos neurológicos daqueles com sequelas e dos pacientes com morte encefálica.[35] O eletroencefalograma não tem bom poder prognóstico, porém não dispomos de estudos recentes avaliando este método.

A conclusão dos estudos prognósticos é de que dados individuais não podem ser acuradamente utilizados na sala de emergência. Todas as vítimas de afogamento devem ser agressivamente tratadas por, pelo menos, 48 horas.

## PREVENÇÃO

A mortalidade por afogamento tem declinado em todo o mundo nos últimos 20 anos, também as admissões hospitalares por submersão reduziram significativamente. Esta redução foi observada em todos os tipos de afogamento (banheiras, piscinas, rios, canais, lagos e mar). Um número importante de mensagens preventivas tem sido enfatizado: a constante supervisão de crianças por adultos em banheiras e locais próximos a outras fontes de água coletada e a construção de cercas em volta dos últimos.

Um foco da prevenção de sequelas neurológicas é a educação com ênfase nos programas de treinamento de suporte básico de vida para a população em geral e principalmente para proprietários de piscinas e trabalhadores relacionados com esportes e recreação aquáticas. Tendo em vista os estudos que mostraram que a ressuscitação pelas pessoas circundantes, antes da chegada dos paramédicos, em uma cena de afogamento melhora o desfecho.

A indústria tem lançado nos últimos anos muitos dispositivos de segurança, como coberturas de piscinas hermeticamente fechadas e vácuos de ralos com válvulas limitantes de pressão negativa para redução de riscos de aprisionamento por sucção de cabelos e outras partes do corpo, com bons resultados (AAP).

Finalmente, uma polêmica antiga relacionada com as lições de natação vem sendo colocada na mídia por conta de vídeos de Internet com programas de aprendizado de sobrevivência para bebês em piscinas. Estas são questões ainda não testadas cientificamente, porém recente publicação da *The American Academy of Pediatrics* (AAP) alterou a recomendação anterior de lição de natação somente acima dos 4 anos para lições de natação em idades entre 1 e 4 anos com recomendação de treinamento para os pais e cuidadores de que estas não substituem a supervisão direta por adultos.[36]

## REFERÊNCIAS BIBLIOGRÁFICAS

1. Van Beeck EF, Branche CM, Szpilman D *et al.* A new definition of drowning: towards documentation and prevention of a global public health problem. *Bull World Health Organ* 2005;83:853-56.
2. Modell JH, Bellefleur M, Davis J. Drowning without aspiration: is this an appropriate diagnosis? *J Forensic Sci* 1999;44:1119-23.
3. Peden M, McGee K, Sharma K. *The injury chart book: a graphical overview of the global burden of injuries.* Geneva: World Health Organization, 2002.
4. Peden MM. *The epidemiology of drowning worldwide.* Abstract book World Congress of Drowning, Amsterdam, 2002. p. 15.
5. Acesso em: Julho de 2012. Disponível em: <http://www2.datasus.gov.br/DATASUS/index.php>
6. Diekema DS, Quan L, Holt VL. Epilepsy as a risk factor for submersion injury in children. *Pediatrics* 1993;91(3):612-16.
7. Ackerman MJ, Porter CJ. Experience and reason: identification of a family with inherited long QT syndrome after a pediatric near-drowning. *Pediatrics* 1998;101:306-8.
8. Lavelle JM, Shaw KN, Seidl T *et al.* Ten-year review of pediatric bathtub near-drownings: evaluation for child abuse and neglect. *Ann Emerg Med* 1995;25(3):344-48.
9. Gillenwater JM, Quan L, Feldman KW. Inflicted submersion in childhood. *Arch Pediatr Adolesc Med* 1996;150(3):298-303.
10. Dandavino M, Barss P. *Hospitalization for near drowning and other injuries among infants and toddlers in Canada, 1994-1998: incidence, risk factors and in-hospital mortality.* Abstract book World Congress of Drowning, Amsterdam, June 2002. p. 95.
11. Szpilman D, Elmann J, Cruz Filho FES. *Dry-drowning – Fact or myth?* Abstract book World Congress of Drowning, Amsterdam, June 2002. p. 176.
12. Craig A. causes of loss of consciousness during underwater swimming. *J Appl Physiol* 1961;16:583-86.
13. Goksor E, Rosengren L, Wennergren G. Bradycardic response during submersion in infant swimming. *Acta Paediatr* 2002;91:307-12.
14. Graf WD, Cummings P, Quan L *et al.* Predicting outcome in pediatric submersion victims. *Ann Emerg Med* 1995;26:312-19.
15. Suominen PK, Vähätalo R. Neurologic long term outcome after drowning in children. *Scand J Trauma Resusc Emerg Med* 2012;20:55.
16. Suominen P, Baillie C, Korpela R *et al.* Impact of age, submersion time and water temperature on outcome in near-drowning. *Resuscitation* 2002;52:247-54.
17. Suominen PK, Korpela RE, Silfrvast TG *et al.* Does water tempeature affect outcome of nearly drowned children. *Resuscitation* 1997;35:111-15.
18. Bonnor R, Siddiqui M, Ahuja TS. Rhabdomyolysis associated with near-drowning. *Am J Med Sci* 1999;318:201-2.
19. Szpilman D, Orlowski J, Brewster C *et al. Is in-water resuscitation worthwhile?* Abstract book World Congress of Drowning, Amsterdam, June 2002. p. 60.
20. Kyriacou DN, Arcinue EL, Peek C *et al.* Effect of immediate resuscitation on children with submersion injury. *Pediatric* 1994;94:137-42.
21. Watson RS, Cummings P, Quan L *et al.* Cervical spine injuries among submersion victims. *J Trauma* 2001;51:658-62.
22. Wollenek G, Honarwar N, Golej J *et al.* Cold water submersion and cardiac arrest in treatment of severe hypothermia with cardiopulmonary bypass. *Resuscitation* 2002;52:255-63.
23. Kleinman ME, Chameides L, Schexnayder SM *et al.* Part 14: pediatric advanced life support: 2010 American Heart Association Guidelines for Cardiopulmonary Resuscitation and Emergency Cardiovascular Care. *Circulation* 2010;122(Suppl 3):S876-908.

24. Dreyfuss D, Saumon G. Ventilator-induced injury – Lessons from experimental studies. *Am J Respir Crit Care Med* 1998;157:294-323.
25. Meduri GU, Headley S, Johler G et al. Persistent elevation of inflammatory cytokines predicts a poor outcome in ARDS – plasma IL-1ß and IL-6 levels are consistent and efficient predictors of outcome over time. *Chest* 1995;107:1062-73.
26. van Berkel M, Bierens JJ, Lie RL et al. Pulmonary oedema, pneumonia and mortality in submersions victims: a retrospective study in 125 patients. *Intensive Care Med* 1996;22:101-7.
27. Curley MA, Thompson JE, Arnold JH. The effects of early and repeated prone positioning in pediatric patients with acute lung injury. *Chest* 2000;188:156-63.
28. Kornecki A, Frndova H, Coated AL et al. 4A randomized trial of prolonged prone positioning in children with acute respiratory failure. *Chest* 2001;119:211-18.
29. Bohm SH, Vazquez de Anda GF, Lachman B. The open lung concept. In: Vincent JL. *Yearbook of intensive care and emergency medicine*. Berlin: Springer, 1998. p. 430-40.
30. Conn AW, Edmonds JF, Barker GA. Cerebral resuscitation in near-drowning. *Pediatr Clin North Am* 1979;26(3):691-701.
31. Bohn DJ, Biggar WD, Smith CR et al. Influence of hypothermia, barbiturate therapy, and intracranial pressure monitoring on morbidity and mortality after near-drowning. *Crit Care Med* 1986 June;14(6):529-34.
32. The Hypothermia after Cardiac Arrest Study Group. Mild therapeutic hypothermia to improve the neurologic outcome after cardiac arrest. *N Engl J Med* 2002;356:549-56.
33. Fink EL, Clark RS, Kochanek PM et al. A tertiary care center's experience with therapeutic hypothermia after pediatric cardiac arrest. *Pediatr Crit Care Med* 2010;11:66-74.
34. Hughes SK, Nilsson DE, Boyer RS et al. Neurodevelopmental outcome for extended cold water drowning: a longitudinal case study. *J Int Neuropsychol Soc* 2002;8:588-95.
35. Christensen DW, Jansen P, Perkin RM. Outcome and acute care hospital costs after warm water near drowning in childrn. *Pediatrics* 1997;99:715-21.
36. Ross B, Kreis R, Ernst T. Clinical tools for the 90's: magnetic resonance spectroscopy and metabolite imaging. *Eur J Radiol* 1992;14:128-40.
37. Fisher B, Peterson B, Hicks G. Use of brainstem auditory-evoked response testing to assess neurologic outcome following near drowning in children. *Crit Care Med* 1992;20:578-85.
38. Weiss J. American Academy of Pediatrics Committee on Injury. Violence, and poison prevention. Prevention of drowning. *Pediatrics* 2010 July;126(1):e253-62.

# 36 Estado de Mal Epiléptico

*Magda Lahorgue Nunes* ♦ *Jaderson Costa da Costa*

## INTRODUÇÃO

A maioria das crises convulsivas ocorre de forma autolimitada e cede espontaneamente. Quando ocorre falha nos mecanismos que interrompem a convulsão e esta torna-se prolongada e refratária é denominada estado de mal epiléptico (EME). Esta é uma emergência médica caracterizada por uma crise epiléptica que persiste ou se repete com intervalos suficientemente curtos sem que haja recuperação da consciência.[1,2]

Por definição crises convulsivas tônico-clônicas generalizadas que durem 30 ou mais minutos ou que recorram em período superior a 30 minutos sem retorno da consciência caracterizam EME, entretanto, existem tentativas na literatura para reduzir este tempo para duração a partir de 5 minutos; a duração de 30 minutos considerada na definição do estado de mal epiléptico é fundamentada em trabalhos experimentais que demonstram que de 0-30 minutos ainda há preservação da autorregulação do fluxo sanguíneo cerebral e da homeostase.[3-5]

A fim de tentar esclarecer a relação entre a duração da crise convulsiva e a possibilidade de resolução espontânea, um estudo com monitorização contínua de EEG revelou que crises convulsivas que cedem espontaneamente geralmente o fazem em um intervalo de 2 minutos.[6] Deve-se ter em mente que quanto mais duradoura a crise convulsiva, mais difícil será o seu manejo e, portanto, maior será a morbimortalidade. O estado de EME refratário é definido como a persistência do EME apesar da administração adequada de pelo menos dois fármacos antiepilépticos (um benzodiazepínico e fenitoína ou fenobarbital).[7,8]

## INCIDÊNCIA

O EME é a Emergência Médica mais comum da infância, com incidência de 10-27 por 100.000 crianças com idade entre 1 mês e 15 anos/ano, sendo que a faixa etária mais atingida é a inferior a 4 anos.[2] Em aproximadamente 50% dos casos o EME é a primeira manifestação convulsiva do indivíduo.[9,10]

## FISIOPATOLOGIA

Estudos em modelo animal ajudaram a elucidar as alterações neurofisiológicas que ocorrem durante a progressão do EME. Um importante componente na fisiopatologia é a progressiva redução na inibição mediada por GABA, e isto explica porque medicamentos usados na fase inicial, como os benzoadiazepínicos, perdem sua eficácia com a progressão do quadro. Estudos recentes têm demonstrado que uma subunidade – δ contendo receptores GABA A insensíveis a benzodiazepínicos apresenta boa sensibilidade a agentes anestésicos, como propofol e pentobarbital, modificando os protocolos de tratamento para indução mais precoce de anestésicos. Outro aspecto revelado por estudos em modelo animal é a questão dos mecanismos idade-dependente que influenciam na propagação do EME e sua relação com regiões anatômicas e funcionais.[2]

Historicamente dividem-se as alterações ocorridas durante o EME em duas fases, na primeira ocorre aumento na demanda metabólica cerebral, secundário à exagerada descarga neuronal, que é compensado por um aumento no fluxo sanguíneo cerebral e por um aumento na atividade autonômica. Neste momento, teremos um aumento na pressão arterial e nos níveis glicêmicos, sudorese, hiperpirexia e salivação. Após aproximadamente 30 minutos de atividade convulsiva teremos a fase 2, que se caracteriza por falha na autorregulação cerebral, com diminuição no fluxo sanguíneo cerebral, aumento na pressão intracraniana e hipotensão arterial. Como consequência, teremos uma diminuição na pressão de perfusão cerebral. Neste estágio existe uma desproporção entre o consumo e a oferta de oxigênio ao nível neuronal, ocasionando uma situação de hipóxia/anóxia cerebral.[11]

Alterações sistêmicas diversas podem ocorrer em associação ao EME. Do ponto de vista respiratório, teremos um aumento na ventilação minuto na fase 1, o que dá lugar a uma situação de hipopneia/apneia na fase 2.[12] A resistência vascular pulmonar está persistentemente elevada, e o desenvolvimento de edema pulmonar está bem documentado.[13-15] Ocorre também uma diminuição nos reflexos laríngeos, o que pode resultar na aspiração de conteúdo gástrico. Estes fatores contribuem para o desenvolvimento de hipoxemia, o que reduz ainda mais a oferta de oxigênio ao nível cerebral. Com relação às alterações cardiovasculares, observa-se um aumento no débito cardíaco na fase 1; entretanto, na fase 2, tem-se hipotensão arterial.[16] Distúrbios metabólicos podem também contribuir para o dano neuronal. Um aumento na temperatura corpórea ocorre em cerca de 80% dos casos, secundário à excessiva atividade muscular e à liberação maciça de catecolaminas.[9] Pesquisas em animais demonstraram que a hipertermia tem um importante papel no dano neuronal, mais especificamente ao nível cerebelar.[17] A exacerbação do metabolismo anaeróbico muscular resulta em uma acidose láctica grave.

## ETIOLOGIA

A etiologia do EME é bastante variada, e sua determinação ajuda na estratificação do risco e na definição do prognóstico. Quanto menor a idade, mais chances de termos uma causa sintomática aguda, o que indica a necessidade de uma investigação mais completa no sentido de identificar uma patologia de base passível de tratamento.[18]

A classificação etiológica das convulsões pode ser definida em seis grupos distintos que podem ser adaptados à nova proposta de classificação da *International League against Epilepsy*:[18,19]

1. **Aguda sintomática:** aquelas que ocorrem em associação temporal (< 7 dias) com evento agudo sistêmico metabólico, tóxico com insulto agudo ao sistema nervoso central (SNC).
2. **Remota sintomática:** relacionadas com insulto remoto ao SNC (> 1 semana) como trauma, infecção, acidente cerebrovascular ou disgenesia cortical, presumivelmente resultante de lesão estática.
3. **Progressiva:** relacionada com distúrbio progressivo do SNC como processos tumorais, doenças degenerativas ou doenças autoimunes.

4. **Genética:** relacionada com síndromes epilépticas com presumida etiologia genética e características clínicas e eletroencefalográficas idade-dependentes. O conceito de epilepsia genética é que a epilepsia é como o resultado direto de um defeito genético conhecido ou presumido em que as crises são o principal sintoma da doença.
5. **Febril:** convulsão associada a quadro febril cuja natureza não está relacionada com a infecção ou insulto agudo ao SNC, sem historia previa de convulsões não provocadas e que não fecham critério para convulsões sintomáticas.
6. **Causa desconhecida:** é uma forma neutra para designar que a natureza da causa subjacente é ainda desconhecida; pode haver um defeito genético fundamental, ou pode ser a consequência de um distúrbio ainda não reconhecido.[19]

Os três primeiros grupos correspondem na nova classificação a crises com etiologia estrutural ou metabólica.[19] Em diversas séries publicadas na literatura a etiologia febril é mais prevalente (32%), seguida de remota sintomática (18%) e aguda sintomática (17%).[18]

A literatura evidencia que em aproximadamente 60% dos casos dos pacientes portadores de epilepsia que entraram em EME a etiologia mais provável foi o uso irregular de fármaco antiepiléptico, ou a etiologia não pode ser determinada.[20] Na casuística do HSL – PUCRS, em crianças previamente epilépticas a causa mais provável de EME foi a refratariedade ao tratamento com fármaco antiepiléptico; nas crianças não epilépticas a etiologia mais provável foram os distúrbios metabólicos, infecção do SNC, ou não pode ser determinada.[21]

## CLASSIFICAÇÃO

Existem diversas tentativas de classificar o estado de mal epiléptico, e a mais aceita propõe uma relação entre faixa etária, fisiopatologia das síndromes epilépticas, tipo de manifestação clínica e alteração eletroencefalográfica. Sendo assim temos: estado de mal epiléptico ocorrido no período neonatal, estado de mal epiléptico ocorrido em lactentes e crianças, estado de mal epiléptico ocorrido em crianças maiores ou adultos, estado de mal epiléptico da idade adulta. Cada subgrupo está relacionado com as síndromes epilépticas que reconhecidamente ocorrem nestas respectivas faixas etárias. Outras classificações são fundamentadas em aspectos clínicos ou eletroencefalográficos e até mesmo no tempo de evolução das crises.[9]

O reconhecimento das variadas formas de EME é de fundamental importância no manejo do paciente. A forma mais frequente e de fácil reconhecimento é o EME convulsivo, onde existe uma combinação de crises tônicas (hipertonia, rigidez) e clônicas (abalos rítmicos) ou tônico-clônicas com alteração do nível de consciência. A epilepsia parcial continua é outra forma de EME, onde as crises ocorrem de forma prolongada com localização focal e preservação da consciência. O EME apresentado com crises mioclônicas ou ausência atípica também pode ocorrer, em ambos os casos, com alteração do nível de consciência. De mais difícil reconhecimento é o chamado estado de mal não convulsivo, onde o eletroencefalograma identifica descargas epilépticas contínuas que não correspondem a crises clínicas.[18]

A classificação clínica é importante para o estabelecimento da conduta terapêutica bem como orientar na investigação etiológica. O estado de mal epiléptico pode ser classificado em: a) generalizado; b) focal; c) unilateral. O estado de mal epiléptico é considerado convulsivo quando existem manifestações motoras, ou não convulsivo quando a manifestação predominante é a alteração do nível de consciência ou de aspectos qualitativos da consciência.

No estado de mal epiléptico generalizado há alteração da consciência e no focal ocorrem manifestações motoras, sensitivas, sensoriais ou autonômicas que ficam limitadas a uma parte do corpo (estado de mal epiléptico focal parcial simples) ou há alteração qualitativa da consciência decorrente de atividade epiléptica focal em geral temporolímbica. O estado de mal epiléptico unilateral é aquele onde as crises ocorrem exclusivamente em um hemicorpo (Quadro 36-1).

O EEG é particularmente importante nos estados de mal epiléptico não convulsivos que podem mimetizar quadros de intoxicação exógena, coma, estados psiquiátricos etc. Na classificação eletroencefalográfica o estado de mal epiléptico pode ser classificado em:

- Crises eletrográficas repetitivas.
- Padrão contínuo, mas com interposição de novos padrões ictais.
- Padrão contínuo.
- Padrão contínuo com períodos de atenuação.
- Descargas epilépticas periódicas difusas (PEDs) ou lateralizadas (PLEDs).

A classificação evolutiva do estado de mal epiléptico leva em consideração a duração do estado de mal epiléptico, sendo muito útil para o estabelecimento da estratégia de tratamento. Assim, são reconhecidos quatro estágios.[9]

1. **Estágio premonitório:** aumento da frequência das crises sem caracterizar estado de mal epiléptico.
2. **Estágio precoce:** 0-30 min.
3. **Estágio estabelecido:** 30-60/90 min.
4. **Estágio refratário:** igual ou superior a 60/90 min.

**QUADRO 36-1 — Classificação clínica do estado de mal epiléptico**

**Estado de mal epiléptico generalizado**
- Convulsivo
  - Tônico-clônico
  - Mioclônico
  - Tônico
  - Clônico
- Não convulsivo

**Estado de mal epiléptico focal**
- Parcial simples
  - Motor
  - Somatossensitivo
  - Sintomas visuais
  - Autonômico
- Parcial complexo ou não convulsivo focal

**Estado de mal epiléptico unilateral**

## ABORDAGEM DIAGNÓSTICA

O diagnóstico deve ser direcionado aos possíveis fatores etiológicos e para tal deve ser com base na história clínica, informada pelo acompanhante, e achados de exames clínico geral e neurológico (Quadro 36-2). A investigação diagnóstica inicial deve ocorrer paralelamente à abordagem terapêutica. Posteriormente uma investigação mais detalhada da possível etiologia deve ser realizada. Nestes casos devemos dividir os pacientes em dois grandes grupos: aqueles com história prévia de epilepsia, e os com o primeiro episódio de crise convulsiva. Os pacientes com história prévia de epilepsia, geralmente já possuem investigação diagnóstica, incluindo exames de neuroimagem. Nos pacientes sem história prévia de convulsões ou doença neurológica crônica, deve-se fazer uma investigação mais completa, incluindo obrigatoriamente triagem bioquímica, hematológica, toxicológica e para infecção (culturais diversos, incluindo liquor), eletroencefalograma, exame de neuroimagem (inicialmente tomografia computadorizada). Dependendo do caso pode ser necessária a realização de ressonância magnética ou angiografia cerebral.[18]

Assim sendo, deve-se individualizar a investigação de acordo com o cenário clínico. A causa mais comum de EME é uma crise convulsiva febril prolongada; e estas crianças geralmente não necessitam de uma investigação extensa. Da mesma forma, crianças sabidamente epilépticas, já em tratamento com anticonvulsivantes, normalmente não necessitam uma investigação mais aprofundada. Nos demais casos, quando a etiologia da convulsão não for clara, deve-se aprofundar a investigação, como foi discutido anteriormente. Com relação à punção lombar, somente deve ser realizada após cessar a convulsão e com os sinais vitais estáveis. Se houver sinais clínicos sugestivos de hipertensão intracraniana ou herniação, deve-se tratá-la antes de prosseguir a investigação. Uma tomografia computadorizada de crânio normal não descarta uma situação de hipertensão intracraniana; a punção lombar está contraindicada diante de uma suspeita clínica ou radiológica de pressão intracraniana aumentada. No que diz respeito à tomografia de crânio, suas indicações são uma história de trauma, evidência de hipertensão intracraniana, presença de sinais neurológicos focais, perda inexplicada da consciência ou suspeita de herniação cerebral; somente deve ser realizada após o controle da atividade convulsiva e com a criança estabilizada do ponto de vista ventilatório e hemodinâmico.

---

**QUADRO 36-2** | **Estado de mal epiléptico: exames laboratoriais**

**Investigação inicial**
- Glicose, eletrólitos, gasometria, creatinina, nível sérico de fármaco antiepiléptico, punção lombar com exame de liquor, hemograma, plaquetas, exame qualitativo de urina

**Após estabilização**
- Provas hepáticas
- Triagem toxicológica
- EEG
- Tomografia computadorizada e/ou exame de ressonância magnética do cérebro

## CONDUTA TERAPÊUTICA

Como se trata de uma urgência a conduta terapêutica deve ser instalada de forma rápida e ordenada. Entretanto, a revisão da literatura demonstra bastante discordância entre protocolos para tratamento de EME em crianças.[22]

Um recente consenso sugere o tratamento do EME dividido em três situações: o quadro inicial que pode ser premonitório ou já estabelecido, o quadro refratário e o maligno.[23]

O controle do EME, excluídas alterações metabólicas e controle da hipertermia no caso de convulsões febris, é fundamentado em manejo farmacológico com o objetivo de corrigir a homeostasia. Garantir as vias aéreas permeáveis; evitar bradicardia e hiper-hipotensão e manter temperatura corporal normal, combatendo hipertermia. Além disso, devemos tratar o mais rapidamente possível as crises convulsivas prolongadas, evitando uma piora progressiva com falência multissistêmica e dano neurológico irreversível em razão da anóxia, alteração da pressão arterial, acidose metabólica, hipoglicemia, hipercalcemia e rabdomiólise.

Com base na classificação evolutiva do EME, sugerimos a utilização dos seguintes fármacos:

1. **Estágio premonitório:** benzodiazepínicos. Caso o paciente ainda não tenha chegado ao setor de emergência ou não tenha acesso venoso, considerar o uso de midazolam bucal (0,2 mg/kg), intranasal (0,2 mg/kg) ou diazepam via retal (0,3 mg/kg).[23]
2. **Estágio estabelecido precoce:** benzodiazepínicos, fenitoína.
3. **Estágio estabelecido:** fenitoína ou fenobarbital, midazolam EV contínuo.
4. **Estágio refratário:** thiopental, midazolam contínuo ou propofol.

### ■ Manejo do estado epiléptico

O EME constitui uma emergência médica que requer tratamentos rápido e vigoroso, a fim de prevenir dano neuronal e complicações sistêmicas. A descompensação metabólica cerebral, com perda da autorregulação do fluxo sanguíneo, se dá após aproximadamente 30 minutos de atividade convulsiva não controlada. Além disso, existem evidências de que quanto maior a duração da crise convulsiva, mais refratária ela se torna ao tratamento (Quadro 36-3).[24]

A seguir, apresentaremos uma sequência de medidas terapêuticas necessárias para o manejo ideal do EME. Em primeiro lugar, discutiremos a fase de estabilização do paciente (manejo da via aérea e estabilização hemodinâmica) e, em seguida, trataremos do manejo farmacológico propriamente dito.

#### *1ª Etapa: estabilização*

Em uma fase inicial, a prioridade é o controle da via aérea e a prevenção da hipóxia. Iniciamos pelo posicionamento adequado da cabeça e pescoço *(sniff position)* a fim de manter a via aérea alinhada; se necessário, deve-se partir para aspiração da via aérea. No mesmo momento, devemos iniciar oxigênio (através de cateter nasal ou máscara) e monitorizar nosso paciente (monitor cardíaco e saturômetro), além de partirmos para a obtenção de acesso venoso. Caso não se observe uma expansibilidade torácica adequada, confirmada por uma baixa saturação, devemos partir para ventilação com bolsa e, caso ineficaz, intubação traqueal. Uma dificulda-

| QUADRO 36-3 | Sequência de medidas a serem tomadas no manejo do estado de mal epiléptico |
|---|---|
| Tempo (min) | Ação |
| 0-5 | Diagnóstico pela observação clínica da progressão das crises convulsivas. Iniciar oxigenoterapia por cateter nasal ou máscara. Posicionar cabeça para permeabilidade de vias aéreas superiores, aspirar vias aéreas; considerar a necessidade de intubação
Controle dos sinais vitais e instalação de monitor cardíaco
Hemoglicoteste: instalar acesso venoso, colher sangue para bioquímica, hematologia, provas toxicológicas, nível sérico de anticonvulsivantes e gasometria. Caso haja disponível no serviço monitorizar a saturação de oxigênio. Se for constatada hipoglicemia, administrar 2-4 mL SG 10% |
| 6-15 | Diazepam 0,5 mg/kg EV lento; pode-se repetir até doses com intervalo de 5 minutos
Alternativas: lorazepam 0,1 mg/kg (pode-se repetir em 5-10 min) midazolam 0,2-0,5 mg/kg EV; (na impossibilidade de EV, IM, intranasal ou intrabucal) |
| 16-40 | Fenitoína 20 mg/kg EV (máx 1 mg/kg/min ou 50 mg/min)
Opção: fosfenitoína 20 mg/kg de equivalentes-fenitoína
Neonatal: fenobarbital 20 mg/kg EV |
| 41-60 | Doses extras fenitoína (ou fenobarbital no RN) de 10 mg/kg EV, lento |
| > 60 | Fenobarbital 20 mg/kg EV lento (até 30 mg/kg); se não ceder, bolo 10 mg/kg até supressão
Opções: midazolam 0,2-0,3 mg/kg EV; após 0,06-1,4 mg/kg/h
Pentobarbital 5-10 mg/kg EV em1 hora; após, bolo 1-5 mg/kg até supressão
Após, 1-3 mg/kg/h
Tiopental 1-3 mg/kg EV; Após 3-5 mg/kg/h
Propofol 1 mg/kg EV em 5 min (pode repetir 1x); após, 2-10 mg/kg/h
Lidocaína 2-3 mg/kg EV; após 4-10 mg/kg/h
**Obs.:** neste momento, o paciente deve estar intubado, em ventilação artificial, internado em UTIP |

de que frequentemente nos deparamos na intubação da criança em crise convulsiva é a dificuldade na abertura da boca; nesta situação, devemos lançar mão de um paralisante muscular de curta ação (succinilcolina, 1-2 mg/kg). Não devemos ser complacentes com uma situação de dessaturação; a hipoxemia leva a uma hipóxia cerebral, justamente em um momento em que existe um marcado aumento metabólico em nível do SNC. Devemos sempre ter em mente a possibilidade de aspiração de conteúdo gástrico no momento da intubação; pode-se prevenir tal situação através da manobra de Sellick (compressão da cartilagem cricóidea no momento da intubação). Com relação à obtenção de acesso venoso, devemos tolerar um intervalo de tempo de cerca de 5 minutos; caso impossível, devemos partir para administração de drogas por vias alternativas (retal, intramuscular, intranasal e, caso ineficazes, para a punção intraóssea). Outro aspecto fundamental é a medida da glicemia, através de um dispositivo do tipo Hemoglicotest; a hipoglicemia deve ser prontamente tratada com 2-4 mL/kg de SG 10%. É importante ressaltar que nos primeiros 5 minutos devemos ter nosso paciente oxigenando bem, com glicemia adequada e, preferencialmente, com pelo menos um bom acesso venoso.

## 2ª Etapa: tratamento farmacológico

Nosso objetivo é controlar a atividade convulsiva no menor período possível, através de uma administração sequencial de drogas. Deve-se ter em mente que a maioria das crises convulsivas cede nos primeiros 5 minutos, aproximadamente o período compreendido na remoção do paciente ao serviço de emergência. Assim, embora a definição tradicional de EME se refira a um período mínimo de 30 minutos, na prática iniciamos o tratamento farmacológico tão logo obtemos um acesso venoso (Quadro 36-4).

Os benzodiazepínicos (diazepam, lorazepam, midazolam) são drogas potentes e com rápido início rápido de ação (2-3 minutos); entretanto, tem potencial para depressão respiratória. Tratam-se das drogas preferidas no manejo inicial, sendo efetivas em cerca de 80% dos casos.[25]

Em nosso meio, costuma-se iniciar com diazepam, na dose de 0,5 mg/kg (até um máximo de 10 mg), infundida lentamente; o tempo médio para controlar a convulsão é cerca de 2 minutos.[26] O problema do diazepam é sua vida média curta e, portanto, curta duração de ação (entre 5-15 minutos). Assim sendo, mesmo se obtivermos controle da crise convulsiva

**QUADRO 36-4** — Drogas utilizadas no manejo do estado epiléptico

**Diazepam**
Dose: 0,2-0,5 mg/kg EV em 2 min. Repetir em 5 min, até 3×. Ação: 1-3 min. Duração do efeito: 5-15 min

**Lorazepam**
Dose: 0,1 mg/kg, EV em 2 min. Repetir em 10 min, 1×. Ação: 2-3 min. Duração do efeito: 12-24 h

**Midazolam**
Dose: 0,2-0,5 mg/kg EV, IM, intranasal ou bucal. Ação: EV 1-5 min. Duração: 20-30 min. Ação por via IM: 5 min. Duração: 2 horas em média (até 6 h). Ação por via nasal: 5 min. Duração: 30-60 min. Se infusão contínua: 0,06-1,4 mg/kg/h (*status* refratário); aumenta-se 0,06-0,12 mg/kg a cada 15 min até supressão. Droga mais utilizada atualmente no estado epiléptico refratário

**Fenitoína**
Dose: 20 (até 30) mg/kg EV lento (máx. 1 mg/kg/min ou 50 mg/min). Ação: 10-25 min. Duração: 12-24 h. Diluir exclusivamente em SF

**Fosfenitoína**
Dose: 20 (até 30) mg equivalentes-fenitoína/kg, EV ou IM (até 3 mg/kg/min ou 150 mg/min)

**Fenobarbital**
Dose: 20 mg/kg EV (até 30 mg/kg); no *status* refratário, bolo 10 mg/kg até supressão. Ação: 10-20 min. Duração: 1-3 dias

**Pentobarbital**
Dose: 5-10 mg/kg EV (bolo extras 1-5 mg/kg até supressão). Inf. contínua: 1-3 mg/kg/h

**Tiopental**
Dose: 1-3 mg/kg EV. Inf. contínua: 3-5 mg/kg/h

**Propofol**
Dose: 1 mg/kg EV em 5 min (pode repetir 1×). Inf. contínua: 2-10 mg/kg/h

**Lidocaína**
Dose: 2-3 mg/kg EV. Inf. contínua: 4-10 mg/kg/h

com diazepam, deve-se administrar, em, no máximo, 20 minutos, um anticonvulsivante de mais longa duração, como a fenitoína. Costuma-se repetir até 3 doses com intervalo de cerca de 5-10 minutos. Entretanto, não se deve retardar a administração de drogas de 2ª linha (fenitoína, fenobarbital), que devem ser administradas após cerca de 10 minutos de atividade convulsiva. Poucos estudos em criança têm pesquisado a efetividade de doses extras de diazepam; em um estudo prospectivo realizado por Appleton et al., de 53 crianças em estado convulsivo que receberam uma primeira dose de diazepam VR ou EV, 25 não obtiveram sucesso, e apenas oito destas responderam a uma dose subsequente.[26]

O lorazepam é uma droga com maior meia-vida (tempo de efeito de, no mínimo, 12 horas), rápido início de ação (2-3 minutos) e menor potencial para depressão respiratória (3% *versus* 15% nos tratados com diazepam; trata-se da droga ideal no manejo inicial do EME.[26] Entretanto, não se encontra disponível para uso endovenoso em nosso meio. Utiliza-se na dose 0,05-0,1 mg/kg, até um máximo de 4 mg, podendo ser repetida em cerca de 10 minutos. Uma grande vantagem é a de que, depois de cessada a crise convulsiva, não é necessária administração imediata de anticonvulsivante de segunda linha. Tanto o diazepam (0,5 mg/kg) quanto o lorazepam (0,1 mg/kg) podem ser administrados por via retal na impossibilidade de obter-se acesso venoso imediato; ambos não devem ser administrados por via IM, por apresentarem absorção errática.

Um terceiro benzodiazepínico utilizado no manejo do estado epiléptico é o midazolam, que também apresenta um rápido início de ação (cerca de 5 minutos), duração de efeito de 30 minutos – 6 horas e baixo potencial para depressão respiratória. Utiliza-se na dose de 0,2-0,5 mg/kg, EV lento. Apresenta como nítida vantagem a possibilidade de ser administrado por rotas alternativas, indisponíveis no caso do diazepam e do lorazepam. Apresenta excelente absorção quando administrado por via intramuscular, na dose de 0,2-0,5 mg/kg, sendo bastante efetivo quando administrado por esta via.[27] Pode também ser administrado por via intranasal e intrabucal, na dose de 0,5 mg/kg, apresentando também bons resultados.[28-31] Com relação à administração de midazolam intranasal, Lahat et al. compararam a eficácia desta forma de administração com diazepam intravenoso, em crianças com atividade convulsiva com pelo menos 10 minutos de duração.[30] Os pacientes foram randomizados para receber diazepam 0,3 mg/kg EV ou midazolam 0,2 mg/kg intranasal e obtiveram controle das convulsões em 88% do grupo do midazolam e em 92% dos tratados com diazepam; o tempo médio para o controle das convulsões foi de 6,1 minutos (midazolam) e de 8 minutos (diazepam). Piva et al. (dados ainda não publicados, Dissertação de Mestrado de Janete Portela, 2011), compararam midazolan IM (0,5 mg) *vs.* diazepam EV (0,5 mg/kg) em uma população pediátrica que era admitida em uma emergência em crise convulsiva e observaram que o tempo para ceder a crise foi significativamente menor com o midazolan IM (7,3 × 10,6 min; p < 0,01). Essa diferença emfavor do midazolan IM deveu-se à dificuldade para obter o acesso venoso no grupo diazepam.

Caso não obtenhamos resposta com a utilização de benzodiazepínicos em cerca de 10 minutos, partiremos para a administração de drogas de segunda linha (fenitoína, fosfenitoína ou fenobarbital). A fenitoína mantém-se a droga de escolha para o tratamento do EME que não responde ao diazepam, exceto no período neonatal, quando a droga de escolha é o fenobarbital. Apresenta como vantagem uma menor incidência de depressão do sensório/respiratório com relação ao fenobarbital. Utiliza-se na dose de 20 mg/kg, diluída exclusivamente em solução fisiológica, infundida por uma veia de grosso calibre ou por via intraóssea (sérias reações podem ocorrer diante de extravasamento), em uma velocidade de infusão não superior a 1 mg/kg/min (ou 50 mg/min); não deve ser administrada por via intramuscular. Apresenta início de ação entre 10-25 minutos após o início da infusão; caso não apresente efetividade nesse intervalo, pode-se administrar uma dose extra de 10 mg/kg. Sua duração de efeito situa-se entre 12-24 horas. Entre os efeitos adversos citam-se a hipotensão e arritmias cardíacas, particularmente o prolongamento do intervalo QT, o que torna mandatória a monitorização cardíaca durante seu uso. Além disso, está descrita a síndrome da luva púrpura, que ocorre em 5,9% dos casos em que se infunde a fenitoína distalmente à fossa antecubital.[32] Como vimos, o uso da fenitoína está associado a diversos colaterais potencialmente graves; a recente introdução da fosfenitoína (uma pró-droga da fenitoína), mais segura, passível de administração intramuscular e possível de administrar por via endovenosa 3 vezes mais rápido, tende a alterar a prática clínica significativamente.[23,33] A fosfenitoína é convertida em fenitoína por fosfatases séricas; 75 mg de fosfenitoína resultam em 50 mg de fenitoína (75 mg de fosfenitoína é, portanto, descrito como 50 mg equivalentes de fenitoína). Utiliza-se na dose de 20 mg/kg de equivalentes de fenitoína, em uma velocidade de infusão de 150 mg/min; entretanto, ainda não se demonstrou se esta infusão mais rápida se reflete em um controle mais rápido do estado convulsivo. A grande desvantagem da fosfenitoína é o preço; citam-se como vantagens a menor incidência de hipotensão e arritmias cardíacas, a ausência de reações de extravasamento e a não ocorrência da síndrome da luva púrpura.[33]

Outra opção, em segunda linha, para o tratamento do EME é o fenobarbital, utilizado na dose de 20 mg/kg, em uma velocidade de infusão de, no máximo, 50-75 mg/min. Apresenta início de ação em 10-20 minutos; se após este período não se obtiver sucesso, podem-se administrar doses extras de 5 mg/kg até um máximo de 30 mg/kg. Utiliza-se preferencialmente com relação à fenitoína no período neonatal. Em um pequeno estudo randomizado, o fenobarbital foi tão efetivo quanto a combinação de diazepam com fenitoína no tratamento do estado epiléptico.[34] Entretanto, seus efeitos depressores sobre o centro respiratório, nível de consciência e pressão arterial, especialmente quando administrado após benzodiazepínicos, complicam o seu uso. Além disso, sua meia-vida de > 48 horas dificulta a avaliação neurológica posterior. Na prática, reserva-se o uso do fenobarbital para o manejo do estado epiléptico refratário, que é efetivo ou para o período neonatal. Suportes respiratório e hemodinâmico devem estar prontamente disponíveis quando do uso do fenobarbital. Outra possibilidade é administrar-se o fenobarbital na sequência da fenitoína.

Se as convulsões persistirem após 10 minutos da infusão de fenitoína/fosfofenitoína considera-se que o paciente está evoluindo para quadro de EME refratário, pode-se administrar uma terceira opção de droga antiepiléptica. O Levitiracetan pode ser utilizado na dosagem de 40 mg/kg EV não excedendo 5 mg/kg/min (em pacientes com instabilidade hemodinâmica ou doença hepática/metabólica) ou o Valproato de sódio 40 mg/kg na dose de 5 mg/kg/min (contraindicado se doença hepática, trombocitopenia ou suspeita de doença metabólica).[23,35,36]

## 3ª Etapa: tratamento do estado de mal epiléptico refratário

Define-se EME refratário quando as crises convulsivas não cedem após a administração de um benzodiazepínico, seguido de fenitoína e/ou fenobarbital; ou a persistência de crise convulsiva por 60-90 minutos após o início do tratamento.[37-42] Nestes casos, opta-se por indução de anestesia geral com anestésicos endovenosos administrados de forma contínua (midazolam, tiopental ou propofol); ou ainda, através da utilização de anestésicos inalatórios (isofluorano, halotano). Neste momento, se ainda em ventilação espontânea, devemos partir para intubação traqueal de nosso paciente.[37]

Até o momento, não dispomos de estudos randomizados comparando a eficácia destes tratamentos. Em nosso meio, optamos pela administração de midazolam. Administramos uma dose inicial em bolo, 0,15-0,3 mg/kg EV, seguida de uma infusão contínua de 0,06-1,4 mg/kg/h (iniciamos com 0,06 mg/kg/h e, posteriormente, efetuamos acréscimos de 0,06 mg/kg a cada 15 minutos); após o controle da convulsão, mantemos a mesma infusão por pelo menos 12 horas e após efetuamos decréscimos de 0,06 mg/kg a cada 15 minutos até a suspensão da droga. Riviera *et al.* descrevem o uso de midazolam nestes moldes em 24 crianças (2 meses a 2 anos) com crises convulsivas resistentes a 3 doses de benzodiazepínicos, 20 mg/kg de fenobarbital e 20 mg/kg de fenitoína; obtiveram sucesso em 100% dos casos, com um tempo médio para controle das convulsões de 47 minutos (15 minutos-4,5 horas) e uma dose de infusão média de 0,14 mg/kg/h (0,06-1 mg/kg/h).[40] Após o controle das convulsões, foi mantida a infusão efetiva por 48 horas e estabelecidos decréscimos de 0,06-0,12 mg/kg a cada 15 minutos. Terminada a infusão, o tempo médio para retorno do nível de consciência foi de 4 horas (2-8,5 h). Outros estudos confirmaram resultados similares.[41,42] As vantagens sobre os barbitúricos são a sua rápida eliminação e uma incidência muito menor de hipotensão arterial.[43] Holmes *et al.* comparam o uso de pentobarbital e midazolam no manejo do estado epiléptico refratário e concluem que, apesar de ambos serem efetivos no controle das convulsões, o uso de pentobarbital associou-se à hipotensão, recuperação lenta, pneumonia e outros efeitos adversos.[44]

Outra droga indicada no EME refratário é o pentobarbital, um hipnótico utilizado na indução anestésica. Recomenda-se dose inicial de 5-10 mg/kg, administrado lentamente em 1 hora, seguido de bolos de 1-5 mg/kg até a supressão das crises; após, inicia-se uma infusão contínua de 1-3 mg/kg/h.[45] Manter a infusão por um período de 24 horas após cessarem as crises, e retirar gradualmente em 48 horas. Além de determinar uma importante depressão respiratória e de apresentar uma eliminação muito lenta, apresenta um efeito inotrópico negativo e induz a uma diminuição da resistência vascular periférica, com consequente diminuição do débito cardíaco e hipotensão arterial. Por estas razões, é necessário sempre a intubação traqueal e frequentemente o uso de drogas inotrópicas. Além disso, como todos o barbitúricos, trata-se de um potente imunossupressor, tendo seu uso prolongado sido associado ao desenvolvimento de infecções nosocomiais.[46]

O tiopental sódico (Tionembutal) é um barbitúrico de rápida ação, atingindo níveis de pico cerebral em cerca de 30 segundos; o pentobarbital é um de seus principais metabólitos. Administra-se na dose de 1-3 mg/kg, EV, em bolo, seguido de uma infusão contínua de 3-5 mg/kg/h. Compartilha os efeitos colaterais com o pentobarbital.

O propofol, composto fenólico não relacionado com outros tipos de anticonvulsivantes, tem propriedades de anestésico geral quando administrado por via endovenosa, apresentando potente atividade anticonvulsiva quando administrado em doses clínicas. O papel do propofol no estado epiléptico refratário foi revisado recentemente. Um bolo inicial de 1 mg/kg é administrado em 5 minutos, que deve ser repetido se não houver controle da atividade convulsiva; após, inicia-se uma infusão contínua de 2-10 mg/kg/h. Deve-se evitar a diminuição rápida da infusão, pelo risco de retornarem as convulsões. Entre os efeitos colaterais cita-se a hipotensão arterial (que tende a ser leve), depressão respiratória e desenvolvimento de acidose metabólica e lipidemia.[47-49]

A lidocaína, um antiarrítmico e anestésico local, tem sido utilizado em convulsões refratárias; entretanto, como seu uso está associado ao desencadeamento de arritmias cardíacas e pela possibilidade de desencadear crises convulsivas, tem seu uso restrito. Pode controlar as convulsões em 20-30 segundos, mas tem efeito fugaz. Utiliza-se na dose de 2-3 mg/kg, EV, seguido de uma infusão contínua de 4-10 mg/kg/h.[50]

O halotano e o isofluorano (1-4%) são anestésicos gerais inalatórios também utilizados para tratar o estado epiléptico refratário não responsivo às medidas anteriores.

### 4ª Etapa: outras opções terapêuticas

Quando as crises convulsivas persistem após as três etapas terapêuticas descritas anteriormente outras opções terapêuticas podem ser levadas em consideração como o uso de outras medicações, tratamento cirúrgico, dieta cetogênica, hipotermia, uso de agentes anestésicos inalatórios ou terapia imunomodulada.

- *Dieta cetogênica:* esta é uma dieta efetiva em pacientes com diferentes tipos de encefalopatia epiléptica, entretanto, a experiência com seu uso em estado de mal refratário é bastante restrita.[51,52] O modelo recomendado é a dieta de Atkins via sonda gástrica ou por nutrição parenteral. Relatos de casos demonstram controle de crises 1-2 dias após atingir estado de cetose.
- *Terapia imunomoduladora:* a terapia imunomoduladora consiste no uso de corticosteroides, hormônio adrenocorticotrófico – ACTH, imunoglobulina endovenosa ou plasmaférese. Seu mecanismo de ação no controle do EME não é totalmente conhecido, e a experiência também é limitada. EME relacionado com as encefalites de Rasmussen, do receptor AntiN- methyl-D-aspartato – associada e de Hoshimoto são as situações com potencial indicação desta terapêutica.[51]
- *Hipotermia:* estudos utilizando modelo animal sugerem que a hipotermia é efetiva no controle de crises convulsivas e no dano cerebral decorrente das mesmas. Adicionalmente é sabido que se deve controlar/evitar hipertermia durante EME. A hipotermia (temperatura corporal entre 25-31°C) associada a agentes anestésicos é uma medida adicional a casos refratários. Entretanto, por um possível efeito na enzima citocromo P-450 ou por redução do débito cardíaco e filtração glomerular, ao utilizar esta técnica deve-se cuidar o nível sérico das outras drogas associadas.[51]
- *Anestésicos por via inalatória:* o uso de anestésicos inalatórios em unidade de terapia intensiva é complexo, e existem poucos estudos da aplicação deste método em crianças, quando indicados os mais utilizados são o desfluorano e isofluorano, em função de seu perfil de

maior segurança para administração a longo prazo e sua eficácia na supressão das crises. Os principais efeitos colaterais são a hipotensão e a recorrência de crises, quando suprimido.[51]

- *Lacosamida:* droga recentemente aprovada pela FDA como adjuntiva no tratamento de crises parciais, tem efeito modulador na voltagem de canais de sódio aumentando a sua lenta inativação. Seu uso no estado de mal convulsivo é limitado a estudos de pequenas séries de casos, em pacientes adultos, na dosagem de ataque de 200 mg (média 200-400 mg), infusão máxima de 60 mg/minuto. Aparentemente é eficaz no controle das crises (em torno de 80%) com efeitos colaterais mínimos, como prurido e *rash* cutâneo.[53,54]

## 5ª Etapa: tratamento cirúrgico

A cirurgia da epilepsia é uma opção terapêutica nos casos de epilepsias refratárias e também auxilia a prevenir a ocorrência de múltiplos episódios de estado de mal convulsivo.[55]

A epilepsia refratária ao tratamento clínico ou farmacorresistente é definida como "controle inadequado das crises apesar de terapêutica medicamentosa apropriada com fármacos antiepilépticos ou adequado controle das crises epilépticas, mas com efeitos colaterais inaceitáveis", 20-30% dos pacientes pediátricos com epilepsia enquadram-se nesta classificação, e nestes casos deve ser considerada a opção cirúrgica. Estes pacientes, com frequência, apresentam inúmeros episódios de EME com risco de morte e importante impacto na qualidade de vida e estabilidade emocional familiar. Estes casos são dramáticos, e a nossa mobilização deve ser extrema para obter: 1) o controle das crises epilépticas com mínima ou nenhuma repercussão funcional (sequela neurológica); 2) a interrupção do curso catastrófico destas epilepsias; 3) a retomada ou manutenção do desenvolvimento neuropsicomotor e se possível a reintegração social; 4) a melhora comportamental e cognitiva com desempenho escolar adequado.[56,57]

A abordagem cirúrgica como terapêutica para o EME inclui ressecção cortical focal, hemiesferectomia, transecção subpial múltipla e menos frequentemente calosotomia ou implantação de estimulador de nervo vagal. Quando é possível a localização exata do foco epileptogênico a cirurgia ressectiva é a que apresenta mais rapidamente benefícios imediatos e a longo prazo.[57]

A cirurgia está contraindicada em quadros de psicose crônica; na iminência de um déficit neurológico permanente em decorrência de uma ressecção de áreas eloquentes (entretanto, quando esta condição já existe, este critério perde sua validade); em pacientes com doença progressiva do sistema nervoso central (p. ex., encefalopatias metabólicas, doenças desmielinizantes etc.) desde que não sejam potencialmente controladas pelo tratamento cirúrgico como é o caso dos tumores cerebrais.[56]

Algumas síndromes epilépticas podem evoluir catastroficamente não só pela refratariedade das crises, mas também pelo importante impacto no desenvolvimento cognitivo e neuromotor dos pacientes e a ocorrência de múltiplos EME colocando em risco a vida do paciente e aumentando a possibilidade de lesão neurológica irreversível.[57] Nesta categoria incluem-se:

- *Síndrome de West:* referimo-nos aos espasmos infantis, resistentes à terapêutica habitual (ACTH, prednisona, piridoxina) e associados a processo lesional, como papiloma de plexo coroide, astrocitoma temporal e cistos porencefálicos ou à área focal de displasia cortical por vezes só diagnosticadas pelo PET.[58]

- *Síndrome de Sturge-Weber (SSW):* a SSW é classificada como uma doença neurocutânea, caracterizada por hemangioma capilar facial com distribuição em uma ou mais divisões do nervo trigêmeo e angiomatose leptomeníngea ipsolateral. Estes pacientes desenvolvem epilepsia, calcificações cerebrais e hemiparesia contralateral. Estima-se que 40% destes pacientes são candidatos à cirurgia da epilepsia.[59]
- *Síndrome de Rasmussen:* trata-se de doença neurológica progressiva caracterizada por crises parciais com ou sem generalização secundária e hemiparesia. Suspeitou-se de uma etiologia viral, e mais recentemente anticorpos antiglutamato (AntiGluR3) foram implicados na etiologia desta síndrome, sugerindo um processo autoimune. O tratamento medicamentoso é raramente suficiente e com frequência associa-se a um quadro de epilepsia *partialis* contínua que deve ser considerada como um estado de mal epiléptico parcial.[60]
- *Esclerose tuberosa:* o complexo esclerose tuberosa é um distúrbio da diferenciação, proliferação e migração celular que pode ser adquirido hereditariamente como herança autossômica dominante ou resultado de mutação. Apesar de as lesões serem em geral múltiplas é possível, por vezes, determinar-se qual delas é a epileptogênica. Estes pacientes evoluem em geral para epilepsia refratária e é frequente a ocorrência de episódios de estado de mal epiléptico. Nestes casos está indicada a ressecção do hamartoma ou túber.[61] O objetivo da cirurgia da epilepsia é a ressecção da área responsável pela origem das crises epilépticas ou eventualmente tentar bloquear a propagação das crises epilépticas.[62,63]

## SITUAÇÕES ESPECIAIS
### Estado de mal epiléptico no período neonatal

As crises convulsivas situam-se entre as patologias neurológicas mais frequentes do período neonatal. Sua incidência varia entre 1,8-5/1.000 nascidos vivos.[64-66] Em nossa experiência, aproximadamente 14% dos RNs atendidos na UTI Neonatal do Hospital São Lucas da PUCRS apresentaram pelo menos um episódio clínico compatível com crise convulsiva.[64,65] As convulsões neonatais podem estar relacionadas com diversos fatores etiológicos, que causam lesão permanente ou transitória do sistema nervoso central (SNC). Estes insultos podem ocorrer intraútero, ao nascimento ou no período pós-natal imediato. O prognóstico dos RNs com crises convulsivas é muito variável. Em geral, 50% dos casos evoluem para óbito ou sequelas graves, e a outra metade tem evolução favorável (sequelas mínimas ou normais). Esta dicotomia no prognóstico traz implicações diretas no manejo das crises neonatais, que difere totalmente das outras faixas etárias.[67]

O RN é mais susceptível ao desenvolvimento de crises convulsivas do que as crianças maiores e adultos. Esta predisposição pode ser explicada por diversos fatores que são característicos do período neonatal: a) o processo ontogenético de transformação de SNC imaturo em maduro talvez torne esta estrutura mais vulnerável a insultos exógenos; b) predomínio dos sistemas excitatórios com relação aos inibitórios, o que facilita a ocorrência da manifestação convulsiva e também acúmulo de potássio extracelular, resultando em hiperexcitabilidade; c) neurotransmissores com atividade inibitória no SNC maduro têm atividade excitatória no SNC imaturo; d) a propagação da atividade epileptogênica ocorre mais facilmente no cérebro imaturo por ausência de fatores inibitórios restringentes; e) estruturas subcorticais, como a substância negra, passa a funcionar como amplificadores da atividade epileptogênica no SNC imaturo.[68,69]

A maioria das crises convulsivas neonatais ou são epifenômenos de insultos ocorridos ao SNC no período perinatal ou refletem distúrbios transitórios, como, por exemplo, as alterações metabólicas. Do ponto de vista clínico, é fundamental o reconhecimento das crises de natureza epiléptica (Quadro 36-5). Na análise videoeletroencefalográfica podemos observar, como anteriormente mencionado, a presença de crises eletrográficas sem manifestação clínica.[67]

O EME neonatal é uma situação de extrema gravidade e alta morbimortalidade. A definição clássica de estado de mal epiléptico é pouco utilizada no período neonatal. Na prática considera-se estado de mal epiléptico no RN com crises persistentes ou recorrentes (clínicas ou eletrográficas) por período superior a 10-15 minutos.[69] Em nossa casuística observamos

**QUADRO 36-5** | Classificação clínica de crises convulsivas neonatais

| Classificação | Características | Fisiopatologia |
| --- | --- | --- |
| Clônica focal | Contrações rítmicas e repetitivas de grupos musculares, uni ou multifocais | Epiléptica |
| Tônica focal | Postura sustentada de membro, tronco ou desvio ocular | Epiléptica |
| Tônica generalizada | Postura sustentada e simétrica de membros e tronco (lembra postura de descerebração). Pode ser provocada ou intensificada por estimulação | Fenômeno de liberação de tronco, possivelmente não epiléptico |
| Mioclônica | Contrações musculares breves, erráticas em face, tronco ou membros. Podem ser provocadas ou intensificadas por estimulação | Em algumas situações é epiléptica em outras não epiléptica |
| Espasmos | Flexor, extensor ou misto, ocorre em salvas | Epilépticos |
| Automatismo ocular | Movimentos circulares ou tipo nistagmo Podem ser provocados ou intensificados por estimulação | Possivelmente não epiléptico |
| Automatismo orobucolingual | Sucção, mastigação, protrusão lingual. Podem ser provocados ou intensificados por estimulação | Possivelmente não epiléptico |
| Automatismo com progressão de movimentos | Movimentos do tipo pedalar, remar, nadar. Podem ser provocados ou intensificados por estimulação | Possivelmente não epilépticos |
| Automatismos complexos | Despertar súbito associado a movimentos de membros. Pode ser provocado ou intensificado por estimulação | Possivelmente não epilépticos |
| Apneia ictal | Apneia prolongada (1-2 min) geralmente Não associada à bradicardia, piora com o uso de teofilina. EEG ictal concomitante | Epiléptica |

estado de mal epiléptico em 5% dos RNs com crises convulsivas e em 0,2% da população em geral de alto risco da UTINEO do HSL – PUCRS. Dos 18 RNs com seguimento, acompanhados neste grupo, oito evoluíram para óbito no período neonatal, um apresentou sequelas neurológicas leves e nove sequelas graves.[70]

Nesta faixa etária são reconhecidas três síndromes epilépticas, que podem estar associadas à refratariedade ao tratamento medicamentoso, mesmo que em uma delas o prognóstico neurológico seja favorável.

### Encefalopatia mioclônica precoce ou encefalopatia mioclônica neonatal (EMP)

Esta síndrome é caracterizada pelo predomínio de "abalos mioclônicos" (mioclonias erráticas parciais ou fragmentárias) e ao eletroencefalograma (EEG) registra-se o padrão surto-supressão que consiste em surtos de descargas epilépticas seguido de importante atenuação ou supressão do traçado de base. Quanto à etiologia da encefalopatia mioclônica precoce incluem-se os erros inatos do metabolismo comprovados ou suspeitos havendo grande semelhança entre esta síndrome e a encefalopatia que acompanha a hiperglicinemia não cetótica. Na realidade a encefalopatia mioclônica precoce parece designar uma síndrome com diversas etiologias.[67,71]

### Encefalopatia epiléptica infantil precoce (EEIP) ou síndrome de Ohtahara

A encefalopatia epiléptica infantil precoce inclui espasmos tônicos (flexor ou extensor, uni ou bilateral) de difícil controle medicamentoso, associado ao padrão eletroencefalográfico de surto-supressão e marcado retardo do desenvolvimento neuropsicomotor, podendo evoluir para a síndrome de West (espasmos infantis) e posteriormente para a síndrome de Lennox-Gastaut.[67,72]

### Convulsões familiares benignas neonatais

As crises convulsivas familiares benignas do neonato constituem uma síndrome de bom prognóstico, associada a mutações nos canais de potássio (canalopatia). Mesmo com bom prognóstico eventualmente as crises podem ser de difícil controle e caracterizar estado de mal convulsivo.[67,73,74]

### Tratamento das crises neonatais

O tratamento das crises neonatais pode ser dividido em três etapas que consistem em medidas iniciais de suporte, tratamento específico das crises metabólicas e tratamento com fármaco antiepiléptico.

#### Medidas iniciais

Verificar a necessidade de aspiração das vias aéreas, oxigenação ou ventilação. Simultaneamente, um acesso venoso deve ser obtido, se ainda não disponível, sendo instalada uma solução de glicose a 10%, e um teste rápido para verificação da glicemia deve ser realizado imediatamente (hemoglicoteste, dextrostix etc.). A coleta de sangue para exames laboratoriais deve incluir inicialmente eletrólitos, glicemia e hemograma. Se estes testes não esclarecerem a causa da crise convulsiva, exames complementares adicionais devem ser realizados: dosagem de creatinina, de amônia, hemocultura, triagem para erros inatos do metabolismo, punção lombar com coleta de liquor, ecografia cerebral e EEG, de acordo com o quadro clínico do paciente. Nos centros em que houver disponibilidade, deve-se tentar obter o EEG antes de iniciar o tratamento com fármaco antiepiléptico.[66]

### Tratamento específico das convulsões de origem metabólica

- *Hipoglicemia:* administrar 2 mL/kg de glicose a 10% (200 mg/kg) em infusão rápida (*mini-push* em um minuto), seguida de uma infusão lenta de glicose a 10% na velocidade de 5 microgotas/kg/minuto (8 mg/kg/min). Recém-nascidos com hipoglicemia persistente podem requerer taxas de infusão de glicose mais elevadas e, eventualmente, corticosteroides (hidrocortisona – 2,5 mg/kg, a cada 12 horas).
- *Hipocalcemia:* gluconato de cálcio a 5% EV na dose de 4 mL/kg (200 mg/kg), administrado lentamente (em mais de 10 minutos), com monitorização constante da frequência cardíaca. Desaceleração gradual ou abrupta da frequência cardíaca durante a infusão é uma indicação para sua suspensão ou diminuição da velocidade da infusão. Cessadas as convulsões, a administração de cálcio deve continuar em uma dose de 75 mg/kg/dia até normalização persistente dos seus níveis séricos.
- *Hipomagnesemia:* sulfato de magnésio a 50% intramuscular (0,2 mL/kg) ou sulfato de magnésio a 3%, 2 mL/kg, administrado EV lentamente (em 15 a 20 minutos). A administração intravenosa rápida pode produzir hipotensão e bloqueio de condução sinoauricular ou atrioventricular.
- *Hiponatremia:* usualmente tratada com soluções concentradas de sódio (3%). Restrição de líquidos pode ser necessária para correção de hiponatremia dilucional.
- *Vitamina B6:* em recém-nascidos que persistam com crises convulsivas sem um diagnóstico definido, é recomendado teste terapêutico com piridoxina que deve ser administrada EV na dose de 50 a 100 mg, se possível com monitorização simultânea do EEG. Se as crises forem decorrentes de dependência de piridoxina, deverão cessar em poucos minutos após a infusão, e o EEG deverá normalizar em minutos ou horas. Se os resultados forem duvidosos após a primeira dose, o teste deverá ser repetido. Recém-nascidos com dependência de piridoxina podem apresentar apneias e hipotonia após a infusão da medicação.[75]

### Fármacos antiepilépticos

Está indicado iniciar o uso de fármaco antiepiléptico quando as crises persistem mesmo após a correção de distúrbios metabólicos ou quando o perfil etiológico sugere que as crises vão persistir (p. ex., na presença de infecções, infarto, displasias ou outras malformações do SNC). Por outro lado deve-se evitar o início de fármaco antiepiléptico antes de uma melhor definição do perfil diagnóstico e da fisiopatologia das crises.[67]

Na síndrome de abstinência relacionada com o uso materno de drogas, indicam-se clorpromazina (3 mg/kg/dia) e fenobarbital (5 mg/kg/dia).[67]

Se as convulsões persistirem mais de 24 horas ou se o perfil diagnóstico sugerir refratariedade, iniciar com fármaco antiepiléptico de ação prolongada. A droga de escolha continua sendo o fenobarbital. Fenobarbital: dose de ataque EV de 15-20 mg/kg, seguido de manutenção de 3,5-4,5 mg/kg/dia via oral (VO). Na indisponibilidade da forma EV é possível utilizar a dose de ataque VO, deve-se evitar a forma intramuscular pela sua absorção errática. O nível plasmático mínimo deve ser mantido em 20 µg/mL. Fenitoína: associada, caso não seja obtido o controle das crises. EV na dose de ataque de 15-25 mg/kg, seguida de manutenção de 4-8 mg/kg/dia dividida em duas tomadas. O nível plasmático deve ser mantido entre 10-20 µg/mL. A fenitoína não deve ser utilizada VO na primeira semana de vida por problema de absorção gastrointestinal.[67]

Outros fármacos antiepilépticos que também podem ser utilizados EV são: clonazepam, midazolam, lidocaína e tiopental (Quadro 36-6).[66] O valproato de sódio pode ser utilizado em crises mioclônicas persistentes na dose de 25-30 mg/kg/dia com monitorização de provas de função hepática e dosagem de amônia. Outras drogas amplamente utilizadas em adultos, como a carbamazepina e a primidona, e novas drogas, como vigabatrina, lamotrigina e topiramato, são utilizadas de forma não sistemática e esporadicamente no período neonatal. Entretanto, sua segurança e farmacocinética são pouco conhecidas nesta população.[66,67]

Apesar de não haver consenso na literatura, tem sido sugerido, nos casos em que o perfil etiológico sugere crises transitórias (relacionadas com síndrome de abstinência, sepse, hemorragia intraventricular graus I e II, hipóxia sem evidência de leucomalácia), o uso de fármaco antiepiléptico de ação curta, como o diazepam ou o lorazepam (apresentação endovenosa não disponível no Brasil). O diazepam pode se utilizado EV em dose de 0,25 a 0,5 mg/kg ou retal (VR) na dose de 0,5 mg/kg, podendo ser repetido a cada 4-6 horas. Caso seja disponível, o lorazepam pode ser utilizado na dose de 0,05-0,10 mg/kg/dose EV, em infusão de 2 a 5 minutos.[67]

A suspensão das drogas antiepilépticas deve ocorrer o mais precocemente possível. A decisão de retirada deve ser individualizada. Deve-se levar em consideração a etiologia das crises, a ausência de crises clínicas ou eletroencefalográficas, o exame neurológico interictal e os achados de neuroimagem.[66,67]

## ■ Estado de mal epiléptico febril

O estado de mal epiléptico febril é definido por uma crise febril que se prolonga por mais de 30 minutos, é considerado um subtipo das crises febris complexas e geralmente apresenta-se com convulsões focais, paralisia de Todd pós-ictal ou história prévia de algum agravo neurológico. O estado de mal febril é uma situação neurológica que requer atenção não so-

| QUADRO 36-6 | Outros fármacos antiepilépticos para uso EV no período neonatal | |
|---|---|---|
| Fármaco antiepiléptico | Dose | Nível plasmático |
| Clonazepam | 0,1-0,2 mg/kg em infusão | 28-117 mg/mL |
| Midazolam | Ataque de 0,02-0,1 mg/kg (seguido de 0,06-0,4 mg/kg/h) | 2,8-10,5 mg/L |
| Lidocaína | 4-6 mg/kg/h em infusão | |

mente pela sua alta incidência, mas pela sua potencial relação com o desenvolvimento de outros tipos de epilepsia posteriormente. Pode ocorrer em até 5% dos episódios de crises febris.[76]

A associação entre estado de mal febril e o desenvolvimento de epilepsias focais é ainda controversa. O estudo multicêntrico FEBSTAT, que está sendo desenvolvido nos Estados Unidos e acompanhando prospectivamente crianças com crises febris de duração superior a 30 minutos, demonstrou em seus primeiros resultados que estas crianças apresentam alterações agudas no hipocampo demonstrado por exames de ressonância.[77] Até o presente momento pode-se afirmar que existe uma associação entre estado de mal febril e esclerose mesial temporal e epilepsia de lobo temporal, entretanto, faltam ainda evidências que comprovem relação causa-efeito. É possível que existam outros fatores nesta complexa relação, como insultos traumáticos, predisposição genética e processos virais imunomediados, entre outros.[76]

O tratamento preconizado é semelhante ao do EME, e o uso de diazepam por via retal é recomendado em pacientes antes da chegada ao hospital, benzodiazepínicos por via endovenosa são a primeira opção na chegada à emergência.[76]

## ■ Estado de mal não convulsivo

O estado de mal não convulsivo (EMNC) é uma situação especial que pode ocorrer tanto em adultos como em crianças com prevalência estimada em torno de 15-40% após estado de mal convulsivo e 8-10% em pacientes comatosos. A definição deste estado é controversa, e o diagnóstico depende da disponibilidade de registro eletroencefalográfico e de um alto grau de suspeita. A forma de apresentação clínica é variável, passando de déficit cognitivo a estado confusional até o coma. A etiologia é variável, podendo estar associada a diversas morbidades neurológicas, como hipoxemia, acidente vascular encefálico isquêmico ou hemorrágico, encefalite ou trauma. O EMNC também pode ocorrer relacionado com síndromes epilépticas definidas como epilepsia do tipo ausência infantil, síndrome de Panayiotopoulos, Lennox-Gastaut, Dravet entre outras e é o marcador da epilepsia com pontas de ondas contínuas durante o sono.[78,79]

O tratamento do EMNC depende da etiologia do quadro. De forma geral usam-se benzodiazepínicos por via oral (clonazepam) como primeira linha e ácido valproico como segunda opção, caso não responda à primeira opção. Deve-se evitar o uso de drogas antiepilépticas que podem exacerbar crises/descargas, como carbamazepina, vigabatrina, fenitoína e gabapentina.[78] Mais recentemente outras opções terapêuticas têm sido citadas com coadjuvantes do tratamento do estado de mal eletroencefalográfico durante o sono (ESES), como sulthiame na dosagem de 5 a 30 mg/kg/dia ou levetiracetan.[80,81]

## PROGNÓSTICO

O estado de mal epiléptico é uma emergência médica com iminente risco de morte. Estudos clínicos evidenciam os benefícios de início precoce e agressivo de tratamento com benzodiazepínicos até mesmo antes de o paciente chegar ao hospital. Novas descobertas sobre o mecanismo neurobiológico poderão ser traduzidas para a prática clínica influenciando no protocolo de tratamento.[82] Grande atenção tem sido dada ao tratamento prévio a chegada à emergência. A rápida administração de benzodiazepínicos por via intramuscular no atendimento prévio a chegada ao hospital parece ser igualmente eficaz ao endovenoso.[83]

O objetivo principal do controle do estado de mal epiléptico reside na melhoria do prognóstico neurológico. O prognóstico, por sua vez, parece estar relacionado com a etiologia das crises, idade do paciente e duração do estado epiléptico.[84]

Em estudo realizado em pacientes internados em UTI pediátrica foram observadas mortalidade de 9,3% e recorrência de 21%. A etiologia e a presença de anormalidades neurológicas previamente detectadas foram fatores de risco para mortalidade e a idade (mais jovens), etiologia e duração foram preditores de morbidade.[85]

Estudo recente relatou que a presença de um único episódio de estado de mal convulsivo interferiu no desenvolvimento motor e cognitivo de crianças previamente normais, sendo observada interferência nas funções em desenvolvimento no momento do episódio.[86] Por outro lado, um estudo de base populacional, desenvolvido no Canadá, com longo seguimento demonstrou não ter ocorrido influência de episódio de EME no desempenho cognitivo de crianças com inteligência normal que tinham epilepsia parcial.[87]

Concluindo, pode-se dizer que a mortalidade pós-EME em crianças varia entre 3-5% (estudos de base populacional), sendo que em casos de estado de mal febril ou não provocado é ainda menor (0,2%), entretanto, a mortalidade é mais elevada no EME relacionado com causas agudas sintomáticas (12,5-16%). O prognóstico depende da etiologia, da idade (pior nos mais jovens e período neonatal) e da duração do EME.[84]

## REFERÊNCIAS BIBLIOGRÁFICAS

1. Gastaut H. *Dictionary of epilepsy*. Genebra: World Health Organization, 1973.
2. Rajasekaran K, Zanelli SA, Goodkin HP, Lessons From the Laboratory. The pathophysiology, and consequences of status epilepticus. *Semin Pediatr Neurol* 2010;17:136-43.
3. Commission on Epidemiology and Prognosis, International League Against Epilepsy: Guidelines for epidemiologic studies on epilepsy. *Epilepsia* 1993;34:592-96.
4. Lowenstein DH, Bleck T, Macdonald RL. It's time to revise the definition of status epilepticus. *Epilepsia* 1999;40:120-22.
5. Shinnar S. Who is at risk for prolonged seizures? *J Child Neurol* 2007;22:14S-20S.
6. Theodore WH, Porte RJ, Albert P *et al*. The secondarily generalized tonic-clonic seizure: a videotape analysis. *Neurology* 1994;44:1403-7.
7. Hussain N, Appleton R, Thorburn K. Aetiology, course, and outcome of children admitted to paediatric intensive care with convulsive status epilepticus: a retrospective 5-year review. *Seizure* 2007;16:305-12.
8. Prasad A, Worrall BB, Bertram EH *et al*. Propofol and midazolam in the treatment of refractory Status epilepticus. *Epilepsia* 2001;42:380-86.
9. Shorvon S. *Status epilepticus. Its clinical features and treatment in children and adults*. Cambridge: Cambridge University, 1994. p. 58-59.
10. Selbst SM. Office management of status epilepticus. *Pediatric Emergency Care* 1991;7:106-9.
11. Lothman E. The biochemical basis and pathophysiology of status epilepticus. *Neurology* 1990;40(Suppl 1):13-23.
12. Aminoff MJ, Simon RP. Status epilepticus: causes, clinical features and consequences in 98 patients. *Am J Med* 1980;69:657-66.
13. Bayne LL, Simon RP. Systemic and pulmonary vascular pressures during generalized seizures in sheep. *Ann Neurol* 1981;10:566-69.
14. Terrence CF, Rao GR, Pepper JA. Neurogenic pulmonary edema in unexpected death of epileptic patients. *Ann Neurol* 1981;9:458-64.
15. Simon RP. Physiologic consequences of status epilepticus. *Epilepsia* 1985;26(Suppl 1):S58-66.

16. Benowitz NL, Simon RP, Copeland JR. Status epilepticus: divergence of sympathetic activity and cardiovascular response. *Ann Neurol* 1986;19:197-99.
17. Meldrum BS, Brierley JB. Prolonged epileptic seizures in primates: ischaemic cell changes and its relation to ictal physiologic events. *Arch Neurol* 1973;28:10-17.
18. Freilich ER, Zelleke T, Gaillard WD. Identification and evaluation of the child in status epilepticus. *Semin Pediatr Neurol* 2010;17:144-49.
19. Berg AT, Berkovic SF, Brodie MJ et al. Revised terminology and concepts for organization of seizures and epilepsies: report of the ILAE Commission on Classification and Terminology, 2005–2009. *Epilepsia* 2010;51:676-85.
20. Garzon E, Sakamoto AC, Fernades RMF et al. Estado de mal epiléptico. In: da Costa JC, Palmini A, Yacubian EMT et al. (Eds.). *Fundamentos neurobiológicos das epilepsias*. São Paulo: Lemos, 1998. p. 417-43.
21. da Costa JC, Gutierrez LV. Crises convulsivas e estado de mal convulsivo. In: Fiori RM, Pitrez JLB, Galvão NM. *Prática pediátrica de urgência*. São Paulo: Medsi, 1991. p. 61-67.
22. The Status Epilepticus Working Party. The treatment of convulsive status epilepticus in Children. *Arch Dis Child* 2000;83:415-19.
23. Abend NS, Gutierrez-Colina AM, Dlugos DJ. Medical treatment of pediatric status epilepticus. *Semin Pediatr Neurol* 2010;17:169-75.
24. Schmidt D. Benzodiazepines-na update. In: Pedley TA, Meldrum BS. (Eds.). *Recent advances in epilepsy*. Edinburgh: Churchill Livingstone, 1985. p. 125-35, vol 2.
25. Leppik IE, Derivan AT, Homan RW et al. Double-blind study of lorazepam and diazepam in status epilepticus. *JAMA* 1983;249:1452-54.
26. Appleton R, Sweeney A, Choonara I et al. Lorazepam versus diazepam in the treatment of epilepticus seizures and status epilepticus. *Dev Med Child Neurol* 1995;37:682-88.
27. Kutlu NO, Yakinci C, Dogrul M et al. Intranasal midazolam for prolonged convulsive seizures. *Brain Dev* 2000;22:359-61.
28. Fiaygin T, Senbil N, Zorlu P, Okuyaz C. Nasal midazolam effects on childhood acute seizures. *J Child Neurol* 2000;15:833-35.
29. Fiaygin T, Senbil N, Zorlu P et al. Effects of intranasal midazolam and rectal diazepam on acute convulsions in children: prospective randomized study. *J Child Neurol* 2002;17:123-26.
30. Lahat E, Goldman M, Barr J et al. Comparision of intranasal midazolam with intravenous diazepam for treating febrile seizures in children: prospective randomized study. *BMJ* 2000;321:83-86.
31. O'Brien TJ, Cascino GD, So EL et al. Incidence and clinical consequences of the purple glove syndrome in patients receiving intravenous phenytoin. *Neurology* 1998;51:1034-39.
32. Heathfield MT. Managing status epilepticus. New drug offers real advantages. *BMJ* 2000;320:953-54.
33. Shaner DM, McCurdy SA, Herring MO et al. Treatment of status epilepticus: a prospective comparision of diazepam and phenytoin versus phenobarbital and optional phenytoin. *Neurology* 1988;38:202-7.
34. Goldberg MA, McIntyre HB. Barbiturates in the treatment of status epilepticus. In: Delgado-Escueta AV, Wasterlain CG, Treiman DM et al. (Eds.). Advances in neurology. *Status epilepticus: mechanism of brain damage and treatment*. New York: Raven, 1983. p. 499-503, vol 34.
35. Misra UK, Kalita J, Maurya PK. Levetiracetam versus lorazepam in status epilepticus: a randomized, open labeled pilot study. *J Neurol* 2012;259:645-48.
36. McTague A, Kneen R, Kumar R et al. Intravenous levetiracetam in acute repetitive seizures and status epilepticus in children: experience from a children's hospital. *Seizure* 2012;21:529-34.
37. 11. Owens J. Medical management of refractory status epilepticus. *Semin Pediatr Neurol* 2010;17:176-81.

38. Crawford TO, Mitchell WG, Fishman LS *et al*. Very-high-dose Phenobarbital for refractory status epilepticus in children. *Neurology* 1988;38:1035-40.
39. Tasker RC, Boyd SJ, Harden A *et al*. EEG monitoring of prolonged thiopentone administration for intractable seizures and status epilepticus in infants and young children. *Neuropediatrics* 1989;20:147-53.
40. Rivera R, Segnini M, Baltodano A, Perz V. Midazolam in the treatment of status epilepticus in children. *Crit Care Med* 1993;21:991-94.
41. Lal Koul R, Ray Aithala G, Chacko A *et al*. Continuous midazolam infusion as treatment of status epilepticus. *Arch Dis Child* 1997;76:445-48.
42. Igartua J, Silver P, Maytal J *et al*. Midazolam coma for refractory status epilepticus in children. *Crit Care Med* 1999;27:1982-85.
43. Parent JM, Lowenstein DH. Treatment of refractory generalized status epilepticus with continuous infusion of midazolam. *Neurology* 1994;44:1837-40.
44. Holmes GL, Riviello Jr JJ. Midazolam and pentobarbital for refractory status epilepticus. *Pediatr Neurol* 1999;20:259-64.
45. Osório J, Reed RC. Treatment of refractory generalized tonic-clonic status epilepticus with pentobarbital anesthesia after high dose phenytoin. *Epilepsia* 1989;30:464-71.
46. Devlin EG, Clarke RS, Mirakhur RK *et al*. Effect of four i.v. induction agents on T-lymphocyte proliferation to OHA in vitro. *Br J Anesth* 1994;73:315-17.
47. Brown LA, Levin GM. Role of propofol in refractory status epilepticus. *Ann Pharmacother* 1998;32:1053-59.
48. Finley GA, MacManus B, Sampson SE *et al*. Delayed seizures follwing sedation with propofol. *Canadian J Anaesth* 1993;40:863-65.
49. Stecker MM, Kramer TH, Raps EC *et al*. Treatment of refractory status epilepticus with propofol: clinical and pharmacokinetic findings. *Epilepsia* 1998;39:18-26.
50. Browne TR. Paraldehyde, chlormethiozale and lidocaine for treatment of status epilepticus. *Adv Neurol* 1983;34:509.
51. Wheless JW. Treatment of refractory convulsive status epilepticus in children: other therapies. *Semin Pediatr Neurol* 2010;17:190-94.
52. Nam SH, Lee BL, Lee CG *et al*. The role of ketogenic diet in the treatment of refractory status epilepticus. *Epilepsia* 2011;52:e181-84.
53. Mnatsakanyan L, Chung JM, Tsimerinov EI *et al*. Intravenous Lacosamide in refractory nonconvulsive status epilepticus. *Seizure* 2012;21:198-201.
54. Höfler J, Unterberger I, Dobesberger J *et al*. Intravenous lacosamide in status epilepticus and seizure clusters. *Epilepsia* 2011;52:e148-52.
55. Vendrame M, Loddenkemper T. Surgical treatment of refractory status epilepticus in children: candidate selection and outcome. *Semin Pediatr Neurol* 2010;17:182-89.
56. Peacock WJ, Comair Y, Hoffman HJ *et al*. Special Considerations for Epilepsy surgery in childhood. In: Engel Jr J. (Ed.). *Surgical treatment of the epilepsies*. New York: Raven, 1993. p. 541-47.
57. da Costa JC. Epilepsias refratárias da infância – Indicação cirúrgica. In: Fonseca LF, Pianetti G, Castro Xavier C. (Eds.). *Compêndio de neurologia infantil*. Rio de Janeiro: Medsi, 2002. p. 359-71, cap. 24.
58. Chugani, HT., Shields, WD., Shewmon, DA.,Olson, DM., Phelps, ME., Peacock, WJ. Infantile Spasms: I. PET identifies focal cortical dysgenesis in cryptogenic cases for surgical treatment. *Ann Neurol* 1990;27:406-13.
59. Erba G, Cavazzuti V. Sturge-Weber syndrome: natural history and indications for surgery. *J Epilepsy* 1990;3(Suppl 1):287-91.
60. Oguni H, Andermann F, Rasmussen TB. The Natural history of the syndrome of chronic encephalitis and Epilepsy: A study of the MNI series of forty-eight cases. In: Andermann F.

(Ed.). *Chronic encephalitis and epilepsy. Rasmussen's syndrome.* Boston: Butterworth-Heinemann, 1991. p. 7-35.
61. da Costa JC, Palmini A, Calcagnotto ME *et al.* Multiple Subpial Transections for Medically Refractory Multifocal Epilepsy. *Epilepsia* 1999;40(Suppl 2):64-65.
62. da Costa JC. Global outcome of the surgical treatment of the epilepsies in children: cognition, behavior and seizure control. *Epilepsia* 2001;42(Suppl 2):114-15.
63. Ferraro TN, Golden GT, Smith GG *et al.* Differential susceptibility to seizures induced by systemic kainic acid treatment in mature DBA/2J and C57BL/J6 mice. *Epilepsia* 1995;36:301-7.
64. Lombroso CT, Nunes ML, da Costa JC. Crises convulsivas no recém-nascido. In: Da Costa JC, Palmini A, Yacubian EMT, Cavalheiro EA. (Eds.). *Fundamentos neurobiológicos das epilepsias.* São Paulo: Lemos, 1998. p. 173-201.
65. Mizrahi EM, Kellaway P. *Diagnosis and management of neonatal seizures.* New York: Lipincott-Raven, 1998.
66. da Costa JC, Nunes ML, Fiori RM. Convulsões no período neonatal. *J Pediatr (Rio J)* 2001;77(Supl 1):S115-22.
67. Lombroso CT. Neonatal seizures: a clinician overview. *Brain Dev* 1996;18:1-28.
68. Moshé SL. Seizures in the developing brain. *Neurology* 1993;43(Suppl 5):S3-7.
69. Lawrence R, Inder T. Neonatal status epilepticus. *Semin Pediatr Neurol* 2010;17:163-68.
70. Nunes ML, Borba Jr AM, Sfoggia A *et al.* Estado de mal convulsivo no período neonatal, aspectos clínicos e prognóstico. *BJECN* 1998;4:137-40.
71. Aicardi J, Goutiéres F. Encépalopathie myoclonique néonatal. *Rev EEG Neurophysiol* 1978;8:99-101.
72. Ohtahara S, Ohtsuka AY, Yamatogi Y *et al.* On the specific age-dependent epileptic syndromes: the early infantile epileptic encephalopathy with suppression – burst. *No to Hattatsu* 1976;8:270-80.
73. Leppert M, Anderson VE, Quattlebaum T *et al.* Benign familiar neonatal convulsions linked to genetic markers on chromosome 20. *Nature* 1989;337:647-48.
74. Bievert C, Steinlein OK. Structural and mutational analysis of KCNQ2, the major gene locus for benign familial neonatal convulsions. *Human Genet* 1999. p. 234-40.
75. Nunes ML, Mugnol F, Bica I *et al.* Pyridoxine – dependent seizures associated to hypophosphatasia in a newborn. *J Child Neurol* 2002;17:222-24.
76. Ahmad S, Marsh ED. Febrile status epilepticus: current state of clinical and basic research. *Semin Pediatr Neurol* 2010;17:150-54.
77. Shinnar S, Bello JA, Chan S *et al.* FEBSTAT Study Team. MRI abnormalities following febrile status epilepticus in children: the FEBSTAT study. *Neurology* 2012;79:871-77.
78. Akman CI. Nonconvulsive status epilepticus and continuous spike and slow wave of sleep in children. *Semin Pediatr Neurol* 2010;17:155-62.
79. Sutter R, Kaplan PW. Electroencephalographic criteria for nonconvulsive status epilepticus: synopsis and comprehensive survey. *Epilepsia* 2012;53(Suppl 3):1-51.
80. Fejerman N, Caraballo R, Cersósimo R *et al.* Sulthiame add-on therapy in children with focal epilepsies associated with encephalopathy related to electrical status epilepticus during slow sleep (ESES). *Epilepsia* 2012;53(7):1156-61.
81. .Larsson PG, Bakke KA, Bjørnæs H *et al.* The effect of levetiracetam on focal nocturnal epileptiform activity during sleep—a placebo-controlled double-blind cross-over study. *Epilepsy Behav* 2012;24(1):44-48.
82. Zawadzki L, Stafstrom CE. Status epilepticus treatment and outcome in children: what might the future hold? *Semin Pediatr Neurol* 2010;17:201-5.
83. Silbergleit R, Durkalski V, Lowenstein D *et al.* NETT Investigators. Intramuscular versus intravenous therapy for prehospital status epilepticus. *N Engl J Med* 2012;366:591-600.

84. Ostrowsky K, Arzimanoglou A. Outcome and prognosis of status epilepticus in children. *Semin Pediatr Neurol* 2010;17:195-200.
85. .Kravljanac R, Jovic N, Djuric M *et al.* Outcome of status epilepticus in children treated in the intensive care unit: a study of 302 cases. *Epilepsia* 2011;52:358-63.
86. Roy H, Lippé S, Lussier F *et al.* Developmental outcome after a single episode of status epilepticus. *Epilepsy Behav* 2011;21:430-36.
87. Camfield P, Camfield C. Unprovoked status epilepticus: the prognosis for otherwise normal children with focal epilepsy. *Pediatrics* 2012 Sept.;130(3):e501-6.

# 37 Trauma

*Ana Paula Pereira* ♦ *Tais Rocha*

## INTRODUÇÃO

O trauma constitui-se na principal causa de morte em crianças com mais de um ano de idade em todo o mundo e na segunda principal causa de hospitalização nos indivíduos com menos de 15 anos de idade. Nos Estados Unidos, mais de 12.000 crianças e adolescentes morrem anualmente de lesões intencionais e não intencionais.[1] No Brasil, as causas externas foram responsáveis por 12,5% das mortes no ano de 2009, sendo a terceira causa entre as crianças de 0 a 9 anos e ocupando a primeira posição dos 10 aos 39 anos.[2]

A abordagem sistematizada no manejo inicial do paciente pediátrico vítima de trauma segue os mesmos preceitos aplicados à população adulta, seguindo os princípios do programa de reanimação consagrado, o *Advanced Trauma Life Support* (ATLS).[3] Os protocolos do ATLS são fundamentados no conceito de que a evolução fatal ocorre em três fases: o primeiro pico de morte ocorre em segundos a minutos imediatamente após a lesão, decorrente de dano em sistema nervoso central e de lesões vasculares. Somente a prevenção pode ter impacto nesta mortalidade. O segundo pico ocorre em minutos a horas após a lesão e é causado por lesões com efeito de massa em sistema nervoso central (hematomas subdurais e epidurais), lesão de órgãos sólidos, ou coleção de líquido nos espaços pleural e pericárdico. Este tempo é denominado de *golden hour*, e o manejo imediato diminui a mortalidade e melhora o prognóstico, sendo o foco principal dos protocolos do ATLS. O terceiro pico ocorre dias a semanas após a lesão inicial decorrente da infecção e falência de múltiplos órgãos. O cuidado definitivo em centros pediátricos de referência pode diminuir a mortalidade.[4]

As prioridades e os protocolos do ATLS direcionados para adultos são os mesmos aplicados para as crianças. Entretanto, existem diferenças anatômicas, fisiológicas e psicológicas entre crianças e adultos que têm implicações no manejo inicial.[4] Por exemplo:

- O tamanho menor do corpo da criança permite que a energia de um impacto resulte na aplicação de uma força maior por unidade de superfície corpórea, resultando na frequência elevada de lesões em múltiplos órgãos.
- A cabeça é proporcionalmente maior em crianças menores, o que resulta em uma frequência mais elevada de lesões cerebrais contusas e de coluna.
- A criança possui uma maior perda de calor, podendo a hipotermia instalar-se rapidamente.
- Os órgãos internos são mais susceptíveis a lesões por serem mais próximos entre si e terem menos massa muscular e tecido subcutâneo protegendo-os.
- Na via aérea superior, a cavidade oral é menor, e a língua é proporcionalmente maior, predispondo à obstrução mecânica, e dificultando a intubação.
- O tórax é mais elástico, oferecendo pouca proteção aos órgãos internos, motivo pelo qual as fraturas de costelas são menos frequentes.

- A resposta fisiológica a um trauma maior é diferente do adulto, pois a criança consegue manter uma pressão arterial normal mesmo com perdas de 25 a 30% de volume sanguíneo.
- A criança pode ser pouco colaborativa ao exame, dificultando a avaliação.

É fundamental que a equipe que fornece o primeiro atendimento tenha todos os equipamentos necessários em tamanho e especificações adequadas às diversas faixas etárias (Quadro 37-1).

| QUADRO 37-1 | Equipamentos pediátricos no atendimento do trauma | | | | | | | | |
|---|---|---|---|---|---|---|---|---|---|
| Idade peso (kg) | Bolsa de ventilação | Máscara de oxigênio | Lâmina laringoscópica (tamanho) | Tubo ET (mm) | Cateter de aspiração (F) | Cateter EV | Sonda NG (F) | Cateter urinário (F) | Tubo torácico (F) |
| 0-6 meses 3-5 kg | 500 mL | Neonatal | 0 ou 1 reta | 3-3,5 | 8 | 22 | 6-8 | 5-8 | 10-12 |
| 6-12 meses 5-10 kg | 500 mL | Neonatal | 1 reta | 3,5-4 | 8 | 22 | 8-10 | 8 | 10-12 |
| 1-3 anos 10-14 kg | 500 mL | Pediátrica | 1 ou 2 reta | 4-5 | 10 | 20-22 | 10 | 10 | 16-20 |
| 4-7 anos 15-18 kg | 500 mL | Pediátrica | 2 reta | 5-5,5 | 10 | 20 | 10 | 10-12 | 20-24 |
| 8-10 anos 19-30 kg | 500 mL | Pediátrica | 2 reta ou curva | 5,5-6 | 10 | 18-20 | 12-14 | 12 | 24-32 |
| Adolescente > 30 kg | 1.000 mL | Pediátrica/ adulta | 3 reta ou curva | 6,5-7 | 12 | 16-18 | 14-18 | 12 | 32-38 |

## ATENDIMENTO PRIMÁRIO

O atendimento primário consiste no tratamento imediato de uma criança vítima de trauma por uma equipe organizada e treinada seguindo o ATLS. O objetivo deste manejo inicial é diagnosticar e tratar condições que tragam risco de vida para o paciente, oferecendo oxigenação e ventilação adequadas, ressuscitação hídrica e prevenindo lesão secundária em órgãos-alvo. A seguir, discutiremos o atendimento primário ocorrendo em sequência, mas, em centros pediátricos especializados, estes passos podem ocorrer simultaneamente comandados pelo líder da equipe.

A ordem de prioridade inclui:

A *(airway)* – Vias aéreas com proteção da coluna cervical.
B *(breathing)* – Respiração e ventilação.
C *(circulation)* – Circulação e controle de hemorragia.
D *(disability)* – Incapacidade, estado neurológico.
E *(exposure)* – Exposição, controle do ambiente.

Na chegada do paciente, devemos instalar monitores, obter sinais vitais (pulso, respiração, saturação de oxigênio, pressão arterial e temperatura) e providenciar oxigênio suplementar. Estes sinais vitais devem ser reavaliados a cada 5 minutos durante todo o atendimento.

## ■ Via aérea e proteção cervical

A via aérea deve ser avaliada para assegurar a sua permeabilidade, a fim de oferecer oxigenação tecidual adequada. A obstrução da via aérea com hipóxia e ventilação inadequada é a principal causa de parada cardiopulmonar após o trauma.[4] O examinador deve rapidamente determinar a permeabilidade da via aérea, a presença de corpo estranho, a evidência de trauma facial/mandibular ou fratura traqueal/laríngea com potencial para uma via aérea instável. O paciente que é capaz de chorar e falar normalmente não apresenta obstrução de via aérea, mas deve ser reavaliado frequentemente.

Deve-se suspeitar de lesão de coluna cervical em toda criança politraumatizada, especialmente no trauma de cabeça/pescoço ou em um paciente com alteração do nível de consciência.

Durante as manobras de desobstrução da via aérea, um segundo socorrista deve manter fixa a região do pescoço, evitando sua rotação ou flexão durante a manobra de elevação da mandíbula ("posição de cheirar") (Fig. 37-1). Em razão do grande occipício nos primeiros anos de vida, pode ser necessário colocar um acolchoamento sob o tronco da criança para preservar o alinhamento neutro da coluna.[5]

A imobilização da região cervical é feita com colares cervicais semirrígidos disponíveis em vários tamanhos. São indicações para imobilização cervical:[3,6]

- Mecanismo da lesão com potencial para lesão de coluna cervical, como atropelamento veículo-pedestre, atropelamento veículo-bicicleta, queda de uma altura considerável.
- Predisposição anatômica para lesão cervical (como, por exemplo, na Síndrome de Down), lesão prévia em pescoço, ou história de cirurgia em coluna cervical.
- Alteração de estado mental ou intoxicação.
- Dor no pescoço.
- Déficit neurológico.

Quando o paciente consegue ventilar espontaneamente com as manobras de desobstrução da via aérea, um suplemento de oxigênio através de máscara deve ser instalado. Se houver desconforto respiratório ou possível insuficiência respiratória, use um dispositivo de adminis-

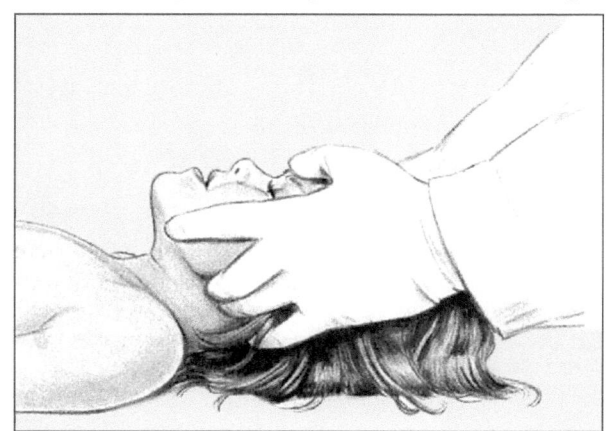

**Fig. 37-1**

Imobilização da região cervical com abertura da via aérea na criança com trauma potencial da cabeça e pescoço. (Modificada de *Pediatric Basic Life Support*. [Guidelines 2000 for Cardiopulmonary Resuscitation and Emergency Cardiovascular Care: International Consensus on Science] *Circulation* 2000;102:I-253-90.)

tração de alta concentração de oxigênio, como uma máscara com reservatório do tipo não reinalante.

A cânula orofaríngea (Guedel) pode ser utilizada somente quando a criança estiver inconsciente.

Nos pacientes com esforço respiratório inadequado, com permeabilidade da via aérea comprometida ou em coma (escala de Glasgow ≤ 8), está indicada a intubação endotraqueal, mantendo imobilizada e protegendo a coluna cervical com o auxílio de um segundo socorrista. A intubação nasotraqueal está contraindicada, especialmente se houver trauma de face ou suspeita de trauma de base de crânio, pela possibilidade do estabelecimento de um falso trajeto do tubo traqueal.

## ■ Respiração e ventilação

A avaliação da respiração começa com a inspeção do pescoço e do tórax. Deve-se observar se há desvio de traqueia, movimento anormal da parede torácica, uso de musculatura acessória e contusão ou laceração do tórax ou do pescoço. Além disso, devem-se medir a frequência respiratória e fazer ausculta pulmonar na região axilar. A monitorização com oximetria de pulso também é importante na avaliação inicial.

As lesões com risco de vida devem ser tratadas na avaliação primária. Geralmente são associadas a achados específicos no exame físico (Quadro 37-2).

**QUADRO 37-2** Lesões com risco de vida no trauma torácico

| Lesão | Sintomas/diagnóstico | Tratamento |
|---|---|---|
| Pneumotórax hipertensivo | Dispneia, taquicardia, hipotensão, desvio de traqueia, distensão venosa cervical, ausência de murmúrio vesicular unilateral, timpanismo à percussão do tórax envolvido | Descompressão imediata com agulha em segundo espaço intercostal na linha hemiclavicular do lado afetado, seguido de drenagem definitiva |
| Pneumotórax aberto | Conforme o tamanho da ferida, o quadro clínico é o mesmo do pneumotórax hipertensivo | Fechamento imediato com curativo oclusivo quadrangular estéril, do tamanho suficiente para cobrir a ferida e fixado com fita adesiva em três lados, seguido de drenagem definitiva |
| Tórax instável | Dispneia, movimento torácico descoordenado. Radiografia com fratura de múltiplas costelas | Analgesia. Ventilação mecânica se insuficiência respiratória |
| Hemotórax | Choque se acúmulo grande de sangue. Ausência do murmúrio vesicular com macicez à percussão de um dos tórax. Radiografia de tórax com derrame pleural | Reposição hídrica e drenagem torácica |
| Tamponamento cardíaco | Tríade de Beck: distensão venosa cervical, diminuição da pressão arterial e abafamento de bulhas cardíacas. Pulso paradoxal. Ultrassonografia e/ou pericardiocentese | Pericardiocentese. Reposição hídrica. Cirurgia para inspeção e tratamento |

O manejo da ventilação deve melhorar os sinais vitais através da administração de oxigênio em altas concentrações; ou ventilação com bolsa-máscara-válvula nos casos de esforço respiratório inadequado, seguido de intubação endotraqueal com proteção contínua da coluna cervical.

## ▪ Circulação

Nesta etapa, os objetivos são avaliar o estado hemodinâmico, controlar hemorragias e estabelecer acesso vascular seguro para o paciente.

A hipovolemia é a principal causa de choque no paciente pediátrico vítima de trauma, e o seu reconhecimento e o tratamento precoce são muito importantes durante a ressuscitação.

O choque compensado ocorre quando há perda significativa de sangue, mas a pressão arterial é mantida por taquicardia e vasoconstrição. O choque descompensado manifesta-se com hipotensão.

Os sinais clínicos precoces de choque no paciente politraumatizado são a taquicardia e a redução do enchimento capilar (superior a 2 segundos). A hipotensão é um sinal tardio, que só é detectado após uma perda superior a 25% do volume circulante. A letargia ou coma, o desaparecimento de pulsos periféricos e a oligúria são outros sinais tardios de choque. Perdas superiores a 50% do volume sanguíneo causam hipotensão grave, que, se prolongada, pode ser irreversível.

O objetivo da avaliação da circulação é determinar locais de sangramento e outras causas de comprometimento hemodinâmico:

- Sangramento externo: lesão de grandes vasos, amputação de membros, lacerações extensas em escalpo.
- Trauma de tórax significativo com possível pneumotórax hipertensivo, hemotórax ou tamponamento cardíaco.
- Abdome tenso, sugerindo hemorragia interna.
- Dor e/ou instabilidade pélvica, indicando fratura.
- Fraturas abertas.
- Lesão de medula espinal com choque.

### Controle da hemorragia

As hemorragias externas devem ser controladas de forma a evitar a perda continuada de volume circulante. Deve ser realizada pressão manual direta sobre os ferimentos sangrantes identificados. Pinças hemostáticas não devem ser utilizadas pelo risco de danificar as estruturas adjacentes. Os membros afetados devem ser elevados.

### Acesso vascular

O acesso vascular em veias de grosso calibre de extremidades não lesadas, como a veia anticubital, é geralmente a maneira mais rápida de se obter via venosa para a ressuscitação volumétrica. O objetivo principal é a obtenção de dois acessos vasculares calibrosos em até 60 a 90 segundos após a chegada.[3] A velocidade máxima de fluidos administrados é determinada pelo diâmetro interno do cateter e inversamente proporcional ao seu comprimento, portanto é preferível o uso de cateteres calibrosos e curtos.

Se o acesso venoso periférico for difícil, deve-se realizar uma punção intraóssea. Os locais mais utilizados para a punção são a tíbia proximal, a tíbia distal, o úmero proximal e o fêmur distal. Deve-se tomar o cuidado para não realizar punção intraóssea distalmente a membro fraturado. Todas as medicações podem ser administradas por esta via.

Alternativas incluem o acesso venoso central. Como a ênfase é no acesso venoso rápido, os métodos antigos de dissecção têm sido trocados pelo acesso venoso central percutâneo, muitas vezes auxiliado pelo ultrassom.[7]

Na ressuscitação do trauma pediátrico, o acesso venoso central que pode ser instalado mais facilmente e com a menor taxa de complicação grave imediata é a veia femoral. O acesso femoral pode ser guiado pelo ultrassom, mas também pode ser guiado pelas referências anatômicas, sendo a veia medial com relação à artéria que usualmente é detectada pelo pulso. A suspeita de trauma abdominal ou pélvico importante é contraindicação para o acesso femoral, devendo-se considerar, nestes casos, o acesso subclávio ou jugular interna. Nessas situações a complicação mais comum é o pneumotórax. A presença de pneumotórax unilateral drenado deve direcionar a punção para o mesmo lado já drenado.[7]

### Reposição hídrica

O objetivo da ressuscitação hídrica é oferecer uma oxigenação adequada para órgãos vitais e prevenir o choque. Estabelecido o acesso venoso, devemos iniciar imediatamente a reposição de volume. Na reanimação inicial, são utilizadas soluções cristaloides isotônicas aquecidas, como o ringer lactato e a solução salina fisiológica. O volume hídrico inicial é administrado tão rapidamente quanto possível, infundindo-se 20 mL/kg. Pode-se repetir mais 2 vezes essa etapa rápida, mas, ao iniciar a terceira infusão de 20 mL/kg ou se as condições da criança piorarem, deve-se considerar administração de sangue total de 20 mL/kg ou concentrado de hemácia de 10 mL/kg.[3] Quando o choque persiste apesar dessas medidas, está indicada a intervenção cirúrgica para interromper hemorragia interna.

A glicose não deve fazer parte de ressuscitação hídrica para evitar hiperglicemia, mas deve ser monitorizada no paciente pediátrico, especialmente abaixo dos 6 meses de vida, para prevenir hipoglicemia.

### Transfusão de hemoderivados

Quando não há melhora com a infusão inicial de solução cristaloide, deve-se considerar a transfusão sanguínea. A infusão de sangue total do tipo O negativo tem sido reservada para casos extremos de pacientes com choque descompensado. No paciente com choque compensado pode-se realizar transfusão de componentes sanguíneos compatíveis, através da tipagem sanguínea e provas cruzadas.

O papel dos diversos produtos sanguíneos, como plasma fresco, plaquetas, fator VII ativado recombinante para o tratamento de paciente gravemente traumatizado que requer transfusão maciça, tem sido estudado. A transfusão maciça pode ser definida como um dos seguintes critérios: perda de uma ou mais volemia em 24 horas, perda de 50% da volemia em 3 horas, ou perda continuada de 150 mL/h. Nos pacientes pediátricos este cálculo é estimado pelo peso (Quadro 37-3).[8-10]

| QUADRO 37-3 | Estimativa da volemia (mL/kg) |
|---|---|
| Prematuro | 90 |
| Recém-nascido a termo | 80 |
| < 3 meses | 80 |
| > 3 meses | 70 |

A coagulopatia relacionada com o trauma é um estado de hipocoagulabilidade que ocorre mais frequentemente nos pacientes graves. Existem vários fatores que podem contribuir para esta coagulopatia. A hipoperfusão, hipotermia, hipocalcemia e acidose podem levar à ativação de proteína C ativada e outros fatores de coagulação, levando a um estado de coagulopatia inicial. Como a mortalidade por hemorragia ocorre rapidamente, geralmente nas primeiras 6 horas, a identificação imediata e o tratamento usando protocolos de transfusão podem melhorar a sobrevida destes pacientes.[11,12]

Os resultados de estudos observacionais em adultos sugerem uma melhora na sobrevida com a transfusão de plasma, plaquetas e concentrado de hemácias em uma proporção de 1:1:1.[13] Esta abordagem visa a minimizar uma coagulopatia dilucional através da reposição de sangue com plasma e plaquetas, em vez de uso de grandes volumes de solução cristaloide e hemácias.

Em crianças, os protocolos de transfusão maciça têm sido utilizados em pacientes mais graves com hemorragia importante. O uso desses protocolos parece estar relacionado com um melhor prognóstico, apesar de as evidências ainda serem limitadas.[14] Em um estudo observacional, 22 crianças com hemorragia significativa, com expectativa de receber transfusão de pelo menos 40 mL/kg em 12 h ou 80 mL/kg em 24 horas, foram transfundidas por um protocolo na razão de 1:1:1 de concentrado de hemácias, plasma fresco e plaquetas, e tiveram uma mortalidade semelhante aos 33 pacientes que receberam sangue a critério da equipe assistente. Entretanto, as crianças que fizeram parte do protocolo tiveram menos complicações tromboembólicas.[15]

Em nosso serviço seguimos um protocolo de transfusão considerando (Fig. 37-2):

1. Iniciar um protocolo de transfusão maciça no choque hemorrágico com instabilidade hemodinâmica ou sangramento persistente após infusão de 40 a 60 mL/kg de solução cristaloide.
2. Pacientes maiores de 30 kg utilizam os protocolos de adulto, com uma transfusão na proporção de 1:1:1 de concentrado de hemácia: plasma fresco: plaquetas, com transfusão de crioprecipitado se fibrinogênio < 1-1,5 g/L ou sangramento persistente após administração inicial dos três componentes sanguíneos. Para o paciente pediátrico menor que 30 kg, utiliza-se um protocolo com base no peso e em uma razão de 1:1:1 de concentrado de hemácias (10 a 20 mL/kg), plasma fresco (10 a 20 mL/kg) e plaquetas 1 unidade a cada 10 kg.
3. Manter uma temperatura corporal adequada, controlar o cálcio sérico e o pH sanguíneo.

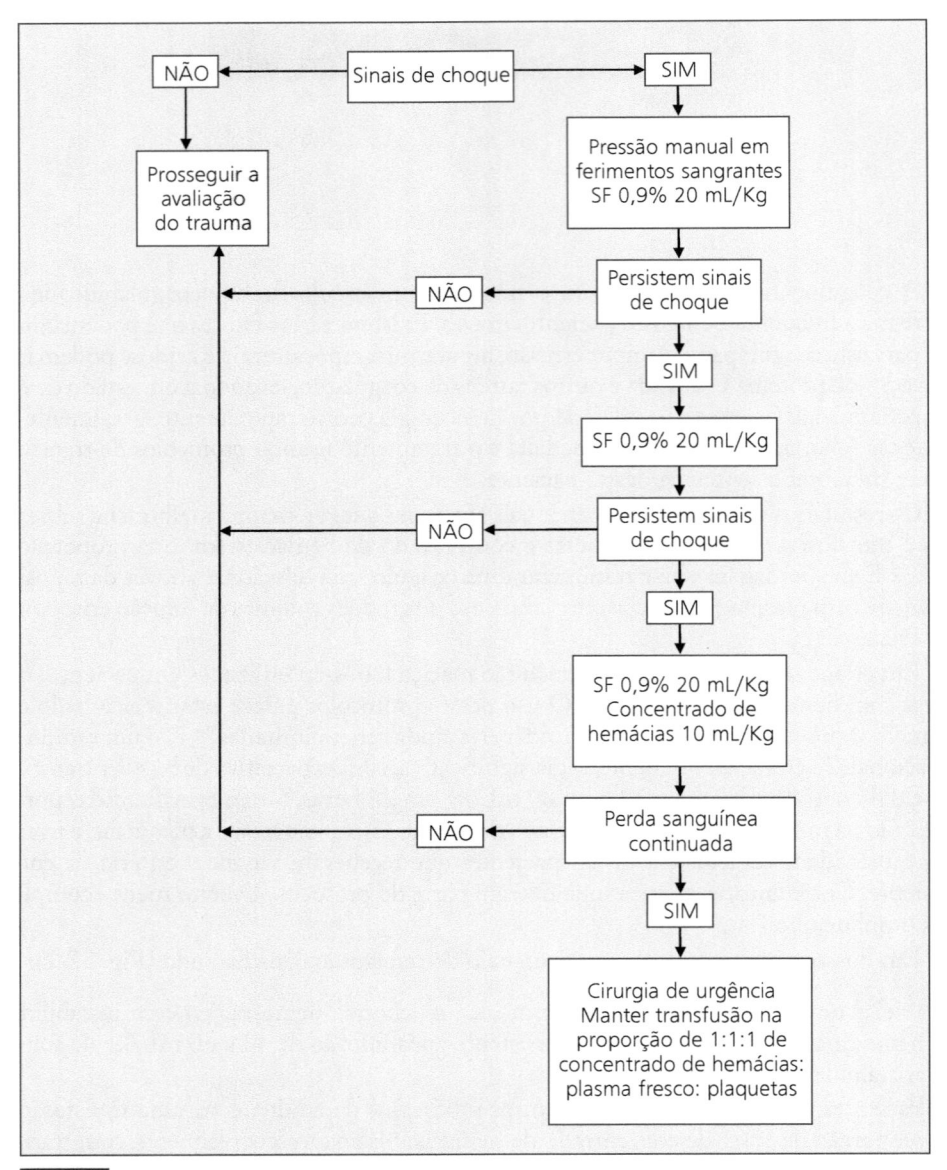

```
┌─────┐     ┌───────────────┐     ┌─────┐
│ NÃO │◄────│Sinais de choque│────►│ SIM │
└──┬──┘     └───────────────┘     └──┬──┘
   │                                  ▼
   │                         ┌──────────────────┐
┌──────────────┐             │ Pressão manual em│
│ Prosseguir a │             │ferimentos sangrantes│
│  avaliação   │             │  SF 0,9% 20 mL/Kg│
│  do trauma   │             └────────┬─────────┘
└──────────────┘                      ▼
         ▲           ┌─────┐  ┌──────────────┐
         │◄──────────│ NÃO │◄─│Persistem sinais│
         │           └─────┘  │  de choque   │
         │                    └──────┬───────┘
         │                           ▼
         │                        ┌─────┐
         │                        │ SIM │
         │                        └──┬──┘
         │                           ▼
         │                  ┌──────────────────┐
         │                  │ SF 0,9% 20 mL/Kg │
         │                  └────────┬─────────┘
         │                           ▼
         │           ┌─────┐  ┌──────────────┐
         │◄──────────│ NÃO │◄─│Persistem sinais│
         │           └─────┘  │  de choque   │
         │                    └──────┬───────┘
         │                           ▼
         │                        ┌─────┐
         │                        │ SIM │
         │                        └──┬──┘
         │                           ▼
         │                  ┌──────────────────┐
         │                  │ SF 0,9% 20 mL/Kg │
         │                  │  Concentrado de  │
         │                  │ hemácias 10 mL/Kg│
         │                  └────────┬─────────┘
         │                           ▼
         │           ┌─────┐  ┌──────────────┐
         └───────────│ NÃO │◄─│Perda sanguínea│
                     └─────┘  │  continuada  │
                              └──────┬───────┘
                                     ▼
                                  ┌─────┐
                                  │ SIM │
                                  └──┬──┘
                                     ▼
                           ┌──────────────────────┐
                           │ Cirurgia de urgência │
                           │ Manter transfusão na │
                           │ proporção de 1:1:1 de│
                           │ concentrado de hemácias:│
                           │ plasma fresco: plaquetas│
                           └──────────────────────┘
```

**Fig. 37-2**
Algoritmo no manejo do choque no paciente traumatizado.

## Hipotensão controlada

A hipotensão controlada é o tratamento que tem como objetivo a limitação da reposição volumétrica com o objetivo de provocar um vasospasmo no vaso lacerado, formando um trombo e preservando o volume sanguíneo até a exploração cirúrgica e controle da hemorragia. Por outro lado, a reposição hídrica agressiva nos pacientes com trauma penetrante poderia aumentar a pressão sanguínea, levar à diluição de fatores de coagulação, provocar hipotermia e romper trombos em formação, piorando o sangramento.

Existem poucos dados sobre esta abordagem em criança, e o valor de pressão arterial sistólica ideal é desconhecido nesta população. Além disso, a hipotensão controlada pode reduzir a pressão de perfusão cerebral e aumentar a mortalidade, especialmente nos casos de traumatismo cranioencefálico.

## Tamponamento cardíaco

Pode manifestar-se com a tríade de Beck: aumento de pressão venosa (distensão de veias do pescoço), sons cardíacos abafados e hipotensão. A pericardiocentese pode rapidamente restaurar a circulação, mas geralmente é necessário toracotomia para controlar a fonte do sangramento.

- ## Incapacidade (avaliação neurológica)

Na avaliação inicial realiza-se uma avaliação neurológica rápida. Neste exame sumário, é dada atenção especial ao exame das pupilas (tamanho, simetria, resposta à luz), o estado de consciência utilizando a escala de coma de Glasgow e os sinais de aumento da pressão intracraniana (hipoventilação, bradicardia, hipertensão arterial) (Quadro 37-4).

Pacientes com trauma de crânio com respiração inadequada ou escala de Glasgow ≤ 8 necessitam de intubação endotraqueal e ventilação controlada.

**QUADRO 37-4** Escala de coma de Glasgow/Glasgow modificado para crianças

| Melhor resposta motora (M) | | Resposta verbal (V) | | Abertura ocular (O) | |
|---|---|---|---|---|---|
| Resposta | Escore | Resposta | Escore | Resposta | Escore |
| Obedece a comandos | 6 | Orientado/sorri, acompanha | 5 | Espontânea | 4 |
| Localiza dor | 5 | Confusos/chora, mas é consolável | 4 | A estímulo verbal | 3 |
| Flexão normal (retirada) | 4 | Palavras inapropriadas/choro incessante | 3 | A estímulo doloroso | 2 |
| Flexão anormal (decorticação) | 3 | Sons incompreensíveis/geme | 2 | Sem resposta | 1 |
| Extensão (descerebração) | 2 | Sem resposta | 1 | | |
| Sem resposta | 1 | | | | |

Glasgow = M + V + O; melhor escore possível = 15; pior escore possível = 3.

Os pacientes com evidência de herniação cerebral iminente devem receber períodos curtos de hiperventilação como medida temporária. Deve-se considerar o uso de Manitol endovenoso 0,5 a 1 g/kg ou solução salina hipertônica 2 a 6 mL/kg de NaCl 3% para promover uma diurese osmótica, diminuindo a pressão intracraniana (ver Capítulo 38).

## Exposição e controle do ambiente

Esta etapa se refere à exposição completa do paciente para definir todos possíveis traumas. Devem-se retirar as roupas do paciente, procurando tomar cuidado com a hipotermia. A perda de calor da criança, principalmente do lactente, por sua maior área corpórea, é crítica e merece atenção especial. Deve-se aumentar a temperatura da sala, aquecer fluidos e sangue administrado e umidificar oxigênio, cobrindo o paciente após realização do exame completo.[16]

Neste momento o paciente deve ser mobilizado em bloco para o exame do dorso e realização do toque retal para ver o tônus do esfíncter anal e a presença de sangue no reto.

### Medidas adicionais na avaliação primária

#### Estudos laboratoriais

São exames adjuntos na avaliação inicial, mas não devem substituir o exame clínico completo. Entre os estudos laboratoriais obtidos na primeira avaliação os seguintes exames apresentam maior impacto no manejo do paciente:[17,18]

- Tipagem sanguínea e provas cruzadas.
- Hematócrito < 30% identifica uma baixa capacidade na oferta de oxigênio e pode sugerir um trauma contuso abdominal. Também pode ser útil como medida inicial para acompanhar a evolução do paciente e progressão da hemorragia.
- Hemoglicoteste nos pacientes com estado mental alterado.
- Aumento de transaminases (TGO > 200 U/L ou TGP > 125 U/L) está associado a trauma contuso abdominal.
- Hematúria é altamente sugestivo de lesão renal ou de trato urinário.
- Amilase para avaliar dano pancreático.

#### Rastreamento radiográfico

Deve ser realizado de maneira racional e de modo a não retardar a reanimação do paciente. Podem ser solicitadas as radiografias anteroposterior de tórax e pelve e lateral de coluna cervical, mas podem ser postergadas para a avaliação secundária.[3]

Uma radiografia de coluna cervical lateral identifica 80% das fraturas, deslocamentos e subluxações. Entretanto, um exame normal não exclui a possibilidade de lesão medular.

A radiografia de tórax pode identificar pneumotórax, hemotórax, dissecção aórtica, contusão pulmonar, pneumomediastino, fratura de costelas e/ou hemopericárdio. Além disso, pode ser útil para visualizar o tubo endotraqueal e a posição da sonda gástrica.

A radiografia de pelve é útil quando há um trauma contuso de alta energia, com instabilidade hemodinâmica, ou pelve instável no exame físico.

## FAST (Focused Assessment with Sonography for Trauma)

É um exame ultrassonográfico rápido de quatro quadrantes abdominais: quadrante superior direito, quadrante superior esquerdo, região subxifoide e pelve. A principal utilidade é na detecção de hemopericárdio e/ou líquido intraperitoneal secundário a trauma abdominal. Apesar de ser muito usado em pacientes adultos, o papel do FAST na pediatria ainda não está definido.

Ela é uma ferramenta de rastreamento que, associada à alteração de enzimas hepáticas (TGO ou TGP > 100 IU/L), tem sensibilidade de 88% e valor preditivo negativo de 96% para líquido livre intraperitoneal ou lesão intrabdominal.[19] Não detecta lesão óssea, de vísceras oca e pancreática, deste modo um exame normal não exclui trauma abdominal.

O ultrassom possui a vantagem de ser portátil, rápido, não invasivo, podendo ser repetido sem os riscos da irradiação. A maior resistência para o seu uso em pediatria é que 40% dos traumas abdominais em criança não estão associados à presença de líquido livre na cavidade abdominal, ou está associado a um volume pequeno, não detectado na ecografia. Como o manejo conservador das lesões de órgão sólido abdominais tem sido cada vez mais difundido, estas lesões não detectadas pela ecografia poderiam ser manejadas por um período de observação.[20]

Em nosso serviço todos os pacientes politraumatizados realizam FAST na avaliação inicial. O seu papel é importante principalmente nos pacientes instáveis, que necessitam laparotomia. Nos pacientes hemodinamicamente estáveis, está indicada a realização de tomografia abdominal com contraste, quando o FAST for positivo. Nos pacientes com FAST negativo hemodinamicamente estáveis e com clínica suspeita de trauma abdominal realizamos rigorosa avaliação clínica seriada e indicação de tomografia, quando necessário.

## Sondagem vesical

É importante para controle do débito urinário que deve ser mantido entre 1 a 2 mL/kg/h em bebês e crianças e > 30 mL/h em adolescentes. Pacientes com suspeita de lesão uretral (sangue no meato uretral, equimose em períneo, sangramento em escroto, fratura pélvica) não devem ser sondados até completa avaliação da integridade uretral.

## Sondagem gástrica

Nos pacientes politraumatizados, deve-se realizar sondagem orogástrica para promover descompressão gástrica e diminuir o risco de aspiração. As crianças politraumatizadas muitas vezes fazem distensão gástrica aguda, tanto pela deglutição de ar provocada pelo estresse, como pela ventilação com máscara. Isso pode precipitar vômitos e consequente aspiração. A sonda nasogástrica é contraindicada nos traumas de face e na suspeita da fratura de base de crânio, sendo indicada a sondagem por via oral.

## ATENDIMENTO SECUNDÁRIO

Todos os componentes do atendimento primário e em fase de ressuscitação continuam durante o atendimento secundário, porém acrescidos de um exame completo e sistemático. Como as principais lesões com risco de vida já foram identificadas e tratadas na fase inicial, cabe neste momento um exame físico, incluindo um exame neurológico minucioso e ortopédico seguido de estabilização de fraturas. Na avaliação primária, a prioridade de atendimento das possíveis lesões segue a ordem decrescente de urgência, enquanto na secundária o sentido é craniocaudal.

Quando o exame é interrompido em virtude das condições do paciente e necessidade de intervenções terapêuticas ou diagnósticas, a equipe deve assegurar-se que o exame será completado, assim que possível.

A utilização do código "AMPLA" é uma fórmula mnemônica útil para lembrar itens importantes a serem detalhados na história:

- A – Alergia.
- M – Medicações.
- P – Passado médico/gravidez.
- L – Líquido e alimento ingerido recentemente.
- A – Ambiente e eventos relacionados com o trauma.

Apresentaremos, a seguir, considerações sobre a conduta em diferentes aspectos do paciente politraumatizado, seguindo a ordem craniocaudal. Alguns temas serão discutidos com maior profundidade em outros capítulos deste livro.

### ■ Traumatismo cranioencefálico

O manejo do traumatismo craniano grave será descrito no Capítulo 38. A base do tratamento é direcionada em manter-se o paciente hemodinamicamente estável com boa oxigenação e ventilação. Evitar quaisquer situações em que possa ocorrer aumento da necessidade de oxigênio tecidual, como febre, convulsões e agitação psicomotora.[21]

A pressão intracraniana deve ser aferida em todos os pacientes com Glasgow menor do que 8 e alteração tomográfica. Existem várias estratégias para tratamento da hipertensão intracraniana, como sedação, solução hipertônica de sódio, barbitúricos e craniectomia descompressiva. Em nosso serviço temos tido bons resultados com o uso de solução hipertônica de sódio tanto em bolo, como contínua, pois age tanto na diminuição da pressão intracraniana, como na manutenção da pressão de perfusão cerebral.[21]

Devem-se também evitar a hiperventilação, a anemia e a hiperglicemia. Além disso, recomenda-se a monitorização multimodal com pressão intracraniana, fluxo cerebral e extração de oxigênio.[21] Em nosso serviço temos larga experiência com o uso de monitor de pressão intracraniana intraparenquimatosa e menor experiência com uso de saturação de bulbo jugular.

A tomografia auxilia na exclusão de causas cirúrgicas de hipertensão intracraniana refratária, nos pacientes que têm mudança do estado neurológico, situações em que se deve realizar seriadamente.[21]

### ■ Traumatismo raquimedular

O padrão de lesão cervical varia de acordo com a idade do paciente. Já foi relatado que 1-10% das lesões cervicais acontecem na faixa etária pediátrica, e que 60-80% das lesões raquimedulares deste grupo ocorrem na região cervical. Fraturas abaixo do nível de C3 são apenas 30% das lesões espinhais nas crianças menores do que 8 anos, do mesmo modo que *spinal cord injury without radiographic abnormality* (chamada SCIWORA) é mais comum do que em adultos, sendo 30-40% das lesões neste grupo.[22,23]

Os critérios para realização de exame de imagem com 100% de sensibilidade e 100% de valor preditivo negativo são dor à palpação da região cervical medial, alteração do estado de consciência, evidência de intoxicação, alteração no exame neurológico, presença de lesão dolorosa em outro sítio que possa distrair a avaliação cervical *(distracting injury)*. Estes critérios são válidos para maiores de 2 anos.[24] Quando indicada a avaliação radiológica consiste em Raios X com as incidências lateral, anteroposterior e boca aberta para ver o processo odontoide. É importante ressaltar que é comum a existência até a adolescência pseudossubluxação de C2 sob C3.

A imobilização e a proteção cervical devem ser mantidas durante toda avaliação secundária, estabilização e exclusão de lesão medular seja clínica ou radiologicamente. Deve-se proceder a busca por contusões, hematomas, lesões penetrantes, dor à palpação (no paciente lúcido e cooperativo com abaulamentos em toda extensão da coluna da região cervical até o cóccix) que sugiram fraturas e/ou deslocamentos das vértebras. Nos pacientes acordados e colaborativos, com baixo risco de lesão cervical e sem *distracting injuries*, pode-se liberar o colar cervical, se não existe sinal focal, dor à palpação ou à mobilização cervical.[25] Nos pacientes com déficits focais sensoriais ou motores e/ou com diminuição do nível de consciência, o colar cervical deve ser mantido mesmo que a investigação inicial seja normal graças à possibilidade de SCIWORA *(Spinal Cord Injury Without Radiologic Abnormality)*.[26]

Em um estudo multicêntrico oito fatores estão associados a trauma raquimedular cervical e são altamente preditivos: alteração do estado mental, déficit neurológico focal, dor cervical, torcicolo, lesão toracoabdominal grave, condição predisponente (Síndrome de Down), colisão de veículo.[27]

Apesar de a TC cervical sagital e coronal com reconstrução 3D ser altamente sensível e específica para fraturas da coluna, o risco de radiação não justifica o uso rotineiro. O rastreamento com raios X identifica as lesões mais graves e permanece como primeiro exame. Uma TC cervical focada no nível cervical pode ser obtida, se raios X inconclusivos, suspeitos, achado de fratura e/ou deslocamento de vértebra nos raios X, alta suspeição clínica apesar dos raios X normais.

Não há evidência para o uso de metilprednilosona em crianças com suspeita de lesão medular. Quando existe lesão, as crianças têm melhor recuperação neurológica do que os adultos.[28]

O tratamento cirúrgico baseia-se na estabilização de emergência das lesões ósseas instáveis e descompressão das estruturas nervosas.

## ■ Trauma torácico

Apesar de a prevalência do trauma torácico pediátrico corresponder a apenas 5 a 12% das admissões em centros de trauma, está associado a uma mortalidade alta. O trauma de tórax isolado tem uma mortalidade de 5%. Entretanto, este número sobe para 25% quando também há trauma de crânio ou abdominal.[29]

Em virtude das diferenças anatômicas e fisiológicas da criança, o trauma torácico apresenta-se de forma distinta do adulto. A grande flexibilidade da caixa torácica nas crianças menores permite uma maior transferência de energia para estruturas intratorácicas. Assim, mesmo sem lesão aparente ou fratura de costelas, deve-se suspeitar de contusão pulmonar ou hemorragia. As fraturas de costela resultam de uma força externa significativa, ocorrendo em pacientes com lesões mais graves e associadas a uma mortalidade maior. O tórax instável, causado por fraturas múltiplas de costelas, é raro em crianças.

Os órgãos intratorácicos na criança apresentam características diferentes do adulto. A criança possui uma capacidade residual funcional menor e um maior consumo de oxigênio por unidade de massa corporal. Sendo assim, crianças menores evoluem mais rapidamente para hipoxemia.

### Fratura de costelas

As fraturas das primeiras costelas estão associadas a um maior risco de lesão vascular do tórax superior e a abuso infantil. As fraturas de costelas inferiores podem estar associadas à lesão de órgãos intra-abdominais, como fígado, baço e rins.[30]

O tórax instável ocorre quando há fratura de pelo menos três costelas consecutivas. É raro em criança, ocorrendo em menos de 1% das crianças com trauma de tórax.[31] O diagnóstico clínico é feito pelo movimento paradoxal do tórax afetado durante a respiração, podendo levar à disfunção respiratória importante. O manejo é similar ao da fratura simples, mas pacientes clinicamente instáveis poderão necessitar de suporte ventilatório e tratamento cirúrgico. Pode ser temporariamente estabilizado, colocando-se o paciente em decúbito lateral para o lado afetado.

O tratamento das fraturas de costelas é de suporte. O objetivo principal é a prevenção de atelectasias e pneumonia, através de uma analgesia adequada e fisioterapia respiratória.[29] Utilizamos analgésicos comuns (dipirona e/ou paracetamol) associados a opioides (codeína ou morfina em infusão contínua) e realizamos analgesia em bolo com morfina ou cetamina durante a fisioterapia.

### Contusão pulmonar

É a lesão mais comum no trauma torácico pediátrico. A contusão pode ocorrer diretamente no local do impacto ou no hemitórax contralateral por movimento de contragolpe. Após um período inicial de 4 a 6 horas a radiografia de tórax está alterada em 67 a 97% dos casos, apresentando melhora em 2 a 7 dias, dependendo da extensão da lesão. Resulta de hemorragia parenquimatosa focal, edema e/ou colapso alveolar que se manifestam na radiografia desde imagens mal definidas focais até infiltrado difuso ou opacidades consolidativas, mais frequentes na periferia do pulmão.[29-32]

A tomografia de tórax demonstrou ser mais sensível para detecção de contusões pulmonares. Apesar disso, as lesões detectadas na tomografia e não identificadas na radiografia geralmente não necessitam de tratamento adicional, além daquele direcionado pela clínica do paciente. Em um estudo retrospectivo de 333 crianças que realizaram tomografia de tórax após um trauma contuso e atendidas em um centro de trauma, apenas 5% dos pacientes com imagens radiológicas consideradas normais e alteradas na tomografia necessitaram de intervenção terapêutica adicional.[33] O grau das alterações detectadas na radiografia possui um valor mais preditivo para evolução clínica da criança.[30,33]

O tratamento clínico inclui cuidado com sobrecarga hídrica, procurando manter um balanço hídrico em torno de zero, uso de oxigênio suplementar, controle da dor, fisioterapia respiratória precoce e evitar imobilização prolongada para prevenir atelectasias.[29]

Em aproximadamente 20% dos pacientes a contusão evolui para pneumonia, o que pode progredir para insuficiência respiratória. Às vezes é difícil distinguir uma pneumonia aspirativa de uma contusão pulmonar. A aspiração pode ocorrer no momento da lesão, durante a intubação ou após vômitos durante o atendimento inicial. Geralmente a aspiração está relacionada com o acometimento de lobo inferior direito. O uso de antibioticoterapia profilática não é recomendado.[29] Procuramos acompanhar a evolução do paciente e iniciamos antibiótico somente quando há sinais clínicos e laboratoriais de infecção, como febre persistente, hemograma com leucocitose e secreção traqueal ou escarro purulento, sem evolução de melhora radiológica ou cultura positiva.

### *Pneumotórax*

É o acúmulo de ar no espaço pleural, ocorrendo em 33% das crianças com trauma de tórax. Pode ocorrer em razão do aumento da pressão intratorácica e ruptura alveolar, laceração pleural graças à fratura de costela adjacente ou ruptura brônquica.[30]

O pneumotórax não complicado ou simples é geralmente assintomático, podendo não ser detectado na radiografia de tórax da avaliação inicial e aparecer nas imagens baixas de tórax durante uma tomografia abdominal. Quando há necessidade de iniciar ventilação com pressão positiva por qualquer motivo, este pneumotórax pode aumentar, levando a comprometimento cardiovascular. Apesar de alguns autores preconizarem a drenagem imediata de todo pneumotórax pós-trauma, parece que, em criança na ausência de necessidade de ventilação positiva, a toracotomia com drenagem pode não ser necessária.[30,32,34]

O pneumotórax hipertensivo é 3 vezes mais frequente na criança do que no adulto. Caracteriza-se por um pneumotórax com efeito de massa no mediastino adjacente e hemidiafragma ipsolateral. O diagnóstico é mais clínico do que radiológico, sendo uma emergência que requer descompressão imediata para prevenir o colapso cardiovascular. A descompressão pode ser feita pela inserção de uma agulha no segundo espaço intercostal, na linha hemiclavicular do hemitórax afetado. A facilidade de aspiração confirma o diagnóstico. O tratamento definitivo requer a inserção de um dreno de tórax.[29,35]

### *Hemotórax*

Ocorre em 13% dos pacientes pediátricos com trauma de tórax, estando associado a uma alta mortalidade. Pode resultar de lesão do parênquima pulmonar ou de qualquer vaso sanguíneo intratorácico. A fratura de costelas pode lacerar veias ou artérias intercostais, sendo a fonte do sangramento.[30,31] Pode ser clinicamente assintomático até que um volume grande de sangue acumule no espaço pleural, que tem um potencial de armazenar 40% da volemia da criança. Na radiografia de tórax apresenta-se como um derrame pleural. A presença de fratura de costelas do mesmo lado deve reforçar a suspeita diagnóstica. A ecografia é mais sensível e mais específica do que a radiografia para o diagnóstico.[30,32]

O tratamento consiste na drenagem para evitar a evolução para empiema e encarceramento pulmonar. Além disso, é importante para estimar o volume de sangue perdido. A toracotomia ou toracoscopia por vídeo deve ser considerada nos pacientes com perda inicial de 15 mL/kg de sangue ou perda continuada de 3 a 4 mL/kg/h.[29,35]

Devemos estar atentos, ainda, para ruptura diafragmática, lacerações ou ruptura iminente de grandes vasos e asfixia traumática, pois requerem em geral tratamento cirúrgico em centros especializados.

A avaliação radiológica inicial é feita no atendimento primário com a radiografia de tórax. O uso rotineiro da tomografia de tórax não altera o manejo dos pacientes em 59% dos casos, apesar de detectar mais lesões. Um estudo em adultos demonstrou que a tomografia de rotina proporcionou um aumento de 43% no diagnóstico de lesões, mas alterou o manejo em apenas 7% dos casos.[36] Em estudos pediátricos, os achados da tomografia de tórax acrescentaram pouco àqueles da radiografia no manejo dos pacientes.[33,36] Sendo assim, devemos utilizar uma indicação mais criteriosa para realização de tomografia, de acordo com a natureza e gravidade do trauma, parâmetro clínico e achado radiológico. No paciente pediátrico com trauma e consciente, sem disfunção respiratória, sem instabilidade hemodinâmica e com radiografia inicial sem alteração mediastinal, a tomografia não precisa ser realizada inicialmente. A tomografia é particularmente importante na criança com instabilidade hemodinâmica ou dificuldade respiratória necessitando de intubação, quando há drenagem persistente de sangue ou pneumomediastino progressivo. No paciente politraumatizado inconsciente, deve-se considerar a tomografia de tórax.[32]

O tratamento deve ser continuado, e o paciente, monitorizado após estabilização, já que alguns tipos de lesões (contusão miocárdica) só apresentam manifestações clínicas após 48 horas do ocorrido e do aparecimento de Síndrome da Angústia Respiratória Aguda (SARA) associada ao trauma.

## ■ Trauma abdominal

O trauma abdominal fechado (TAF) pode ocorrer isoladamente ou como parte de um trauma multissistêmico ou politrauma. As maiores causas de trauma grave e morte resultam dos atropelamentos, colisão de veículos. A tendência atual do manejo é a preservação do órgão no caso da víscera maciça e sempre que possível sem necessidade de laparotomia. O exame físico, a ultrassonografia abdominal focada para o trauma (FAST) e a tomografia têm auxiliado neste sentido.[37]

Lesão abdominal grave é a terceira causa de morte por trauma depois dos traumas craniano e torácico e é a causa mais frequente de lesão fatal não identificada.[38]

Sinais e sintomas de lesão abdominal em crianças incluem taquipneia decorrente da movimentação diafragmática prejudicada, dor à palpação, equimose e sinais de choque. Distensão abdominal é um sinal não específico comum e tardio frequentemente resulta de deglutição de ar secundário à dor.[39] Crianças com traumas esplênico e hepático podem ter sinais de localização, desse modo a dor à palpação localizada deve levar à investigação adicional. Vômitos geralmente são um sinal tardio e podem estar associados a hematoma de duodeno e trauma pancreático. Lesão intestinal pode ser tardia e somente notada com avaliação clínica e laboratorial seriada. As crianças distendem o estômago facilmente, e sua descompressão deve ser considerada para ajudar na avaliação.

A presença do sinal do cinto, equimose e abrasão na região infraumbilical, associada à dor abdominal, aumenta a chance de lesão em 13 vezes.[40] Em pacientes comatosos e intubados, onde o exame físico é mais limitado, os exames laboratoriais e de imagem podem melhorar a procura por lesões abdominais.

A TC de abdome tornou-se o exame padrão para avaliação do paciente com TAF estável hemodinamicamente. Indicações de realização deste exame são evidência externa de TBF (abrasões, equimoses, dor à palpação), exame de rastreamento positivo (ecografia com líquido livre), impossibilidade de exame do abdome confiável (presença de TCE grave, déficit focal, *distracting injury*). É particularmente útil na avaliação de trauma em órgãos sólidos, como fígado, baço e rim. Permite a graduação da lesão, o que pode ajudar no tratamento não cirúrgico das lesões. É menos confiável para diagnóstico de lesões intestinais e pancreáticas.[41] A injeção de contraste endovenoso é essencial para o diagnóstico das lesões de órgãos sólidos.

A TC é sensível e específica no diagnóstico das lesões de vísceras maciças que são geralmente tratadas conservadoramente, como fígado, baço, rim e retroperitônio. Devemos realizar TC de abdome em pacientes com dor à palpação, sinal do cinto, paciente com história de trauma abdominal e com *distracting injuries*, TGO > 200 IU/L ou TGP > 125 IU/L, hematúria macroscópica ou EQU com > 50 hemácias/campo, diminuição no hematócrito < 30%, crianças menores de 3 anos, onde o exame físico seriado não é tão confiável, como também nos usuários de drogas, com alteração do sensório, em pós-anestésico.[42] Não se tem recomendado o uso de contraste oral em crianças.

É importante lembrar que o risco de radiação nas crianças é maior, em crianças menores de 1 ano o risco de malignidade letal é aproximadamente 1 em 500 após uma tomografia abdominal.[43]

Lesão intestinal é menos comum do que de órgão sólido, ocorrendo em menos de 10% dos traumas abdominais fechados, e seu diagnóstico clínico e radiológico é desafiador.[41] Os achados na tomografia sugestivos de lesão intestinal incluem líquido peritoneal na ausência de lesão de víscera maciça, aumento/ou espessamento da parede intestinal, gás fora da alça, descontinuidade da parede abdominal.[41,44,45]

Duas outras modalidades diagnósticas para TAF merecem menção: o lavado peritoneal diagnóstico (DPL) e a laparoscopia diagnóstica (DL). O DPL tem-se mostrado sensível na população pediátrica, entretanto o teste positivo tem sido associado a uma taxa de laparotomia branca em até 85% das crianças.[46] A utilização da DL ainda deve ser mais bem estudada na população pediátrica.

Apesar de a avaliação radiológica poder oferecer importantes informações diagnósticas sobre a possibilidade de trauma abdominal, qualquer paciente com instabilidade dos sinais vitais, o tratamento cirúrgico não deve ser protelado. Crianças com hipotensão recorrente ou persistente e que continuam com dor abdominal ou distensão devem ser avaliadas por um cirurgião.

O trauma esplênico é o mais comum após TAF em crianças e deve ser suspeitado em todo paciente que se apresente com contusões no tórax inferior esquerdo ou quadrante superior esquerdo do abdome, com fraturas de costelas esquerdas, dor à palpação do abdome esquerdo. Uma pequena proporção de pacientes com trauma esplênico irá apresentar instabilidade hemodinâmica irresponsiva à ressuscitação volumétrica com diagnóstico realizado durante a laparotomia exploradora. A preservação do órgão é a conduta padrão, quando possível. Esta conduta diminui a chance de complicações frequentes, como infecção e morte. Estudos pediátricos mostram que a preservação do órgão, tanto por esplectomia parcial, como por esplenorrafia, tem sido eficaz em mais de 90% dos casos.[47]

Trauma hepático é o segundo TAF mais comum, deve ser suspeitado se ocorrerem fratura das costelas direitas, dor abdominal no quadrante superior direito do abdome, trauma torácico. A maioria pode ser manejada de forma conservadora, apesar de que mais crianças com trauma hepático irão necessitar transfusões ou cirurgia, o sucesso do tratamento conservador varia de 85-90%.[48]

As lesões de víscera oca são menos frequentes nas vítimas de TAF e mais difíceis de detectar. Devem ser consideradas nas crianças com o "sinal do cinto de segurança", as que se apresentam com dor abdominal, dor à palpação, instabilidade hemodinâmica sem sinais de sangramento ativo. Na maioria os sinais são sutis, já que eles costumam evoluir com o tempo. Os principais exames dão resultados não confiáveis. A TC revela sinais indiretos, como líquido livre sem lesão de víscera maciça e espessamento da parede intestinal. Assim qualquer criança com sinais iniciais ou evolutivos de peritonite ou evidência radiológica de envolvimento intestinal deve ser submetida à laparotomia exploradora.[46]

Apesar de as crianças serem predispostas a trauma renal, ele geralmente não é necessário cirurgia.[49]

Os pacientes com hérnia diafragmática traumática podem apresentar-se inicialmente estáveis com disfunção respiratória proporcional à quantidade de conteúdos abdominais que protruem no espaço pulmonar. A presença de equimose nos flancos, secundária à presença de cinto de segurança, pode alertar sobre a possibilidade de lesão diafragmática, ou outras estruturas (intestino delgado), ou fraturas de coluna torácica. Infelizmente, é uma das lesões mais comumente não diagnósticas inicialmente. O diagnóstico é geralmente difícil. Em casos de disfunção respiratória grave, intubação traqueal pode ser necessária. Cirurgia geralmente é necessária para reparo do defeito.[50]

A lesão pancreática é relativamente rara, ocorrendo em 3 a 12% dos pacientes com trauma abdominal, geralmente é resultado de uma força que pressiona o abdome superior contra a coluna vertebral lombar. As crianças estão mais predispostas a terem trauma pancreático isolado. O diagnóstico também é desafiador. Uma alta suspeição clínica com relação ao mecanismo de trauma é essencial para não haver atraso. Geralmente o manejo é conservador, quando não há ruptura do ducto. O prognóstico é bom. Quando a transecção do pâncreas é suspeitada, uma pancreatoduodenografia retrógrada endoscópica é necessária.[51]

Manejo conservador do TAF em pacientes hemodinamicamente estáveis vem sendo cada vez mais aceito pelos cirurgiões. Um grande estudo demonstrou 5% de falha neste manejo.[52] A falha geralmente ocorre nas primeiras horas de admissão hospitalar, especialmente por trauma grave ou lesões múltiplas.[53]

São indicações cirúrgicas: instabilidade hemodinâmica apesar de ressuscitação volêmica adequada; necessidade de transfusão > 50% da volemia; evidência radiológica de pneumoperitônio; ruptura intraperitoneal da bexiga; lesão renovascular grau V; evisceração de conteúdos intraperitoneal e do estômago; sinais de peritonite; contaminação fecal ou intestinal do lavado peritoneal diagnóstico.

- **Trauma geniturinário**

Raro em crianças. Sua literatura é esparsa.

O trauma ureteral é raro em razão de sua proteção pelos ossos da pelve, músculo psoas e as vértebras. Geralmente ocorre quando há trauma grave das estruturas adjacentes e traumas múltiplos. Seu reconhecimento é difícil graças à gravidade das outras lesões, alto grau de suspeição é necessário. O diagnóstico é realizado com extravasamento de contraste na tomografia com urografia.[54]

A ruptura da porção intraperitoneal da bexiga é a mais comum em crianças. Os sintomas podem ser inespecíficos. Os sintomas clássicos são hematúria maciça, dor suprapúbica ou à palpação, dificuldade ou impossibilidade de urinar. Geralmente estão associadas a fraturas de pelve (fratura em livro aberto). Se existir sangue na uretra, uma lesão deve ser suspeitada. Deve-se proceder a uma urografia retrógrada. O exame de TC com cistografia geralmente é indicado na suspeita de lesão de bexiga.[54]

- **Trauma de extremidades**

O exame detalhado das extremidades é essencial, já que as fraturas de extremidades são as lesões mais frequentemente não diagnosticadas na criança com trauma múltiplo. Todos os membros devem ser inspecionados para detectar deformidades, edema, equimoses, contusões, hematomas; palpados para verificar a presença de dor e avaliados os movimentos ativos e passivos, a função sensorial e a perfusão. Os exames radiológicos devem ser direcionados de acordo com o exame clínico.

Quando indicada, a fixação cirúrgica das fraturas realizada nas primeiras 72 horas após a internação hospitalar diminui o tempo de permanência no hospital, as complicações relacionadas com a imobilização prolongada e a internação na unidade de terapia intensiva.[55] Para os pacientes com instabilidade hemodinâmica, tem-se adotado um manejo ortopédico conservador inicial. Na avaliação inicial controlam-se hemorragias, e estabilizam-se as fraturas, para posteriormente à ressuscitação, programar a fixação cirúrgica definitiva.[55,56]

As fraturas abertas ocorrem em 2% das fraturas pediátricas. O uso precoce de antibiótico profilático parece diminuir a incidência de infecção. O antibiótico utilizado é a cefalosporina (Cefazolina 100 mg/kg/dia), podendo-se utilizar Clindamicina (40 mg/kg/dia) quando houver alergia a cefalosporinas e penicilinas. Nos pacientes com fraturas mais extensas e contaminadas pode-se ampliar a cobertura para germe Gram-negativo, associando gentamicina (5 a 7,5 mg/kg/dia). O tempo recomendado de profilaxia é de 2 a 5 dias. Assim que o paciente tiver condições clínicas, deve ser levado ao bloco cirúrgico para debridamento, irrigação da lesão e estabilização da fratura para proteção do tecido muscular, diminuição da dor e melhora na reabilitação.[57] Analgesia adequada e profilaxia para tétano nos pacientes com história vacinal desconhecida, ou que não receberam vacina antitetânica nos últimos 5 anos, fazem parte do manejo.

As lesões vasculares associadas à fratura são raras em crianças, geralmente secundárias à fratura supracondiliana distal do úmero, fratura distal do fêmur, deslocamentos de joelho, fratura proximal da tíbia e deslocamentos de fratura pélvica. A pressão arterial no Doppler deve ser comparada à extremidade contralateral. Se houver suspeita de lesão arterial, deve-se realizar uma angiografia. O cirurgião vascular deve avaliar a necessidade de revascularização.[58]

## SUPORTE NUTRICIONAL

Em nosso serviço utilizamos a dieta enteral contínua precoce, após estabilização hemodinâmica e ventilatória, geralmente nas primeiras 48 horas de internação. A dieta é normoproteica e com aporte calórico de 1 cal/mL de solução no volume inicial entre 10-20 mL/h e aumentos de 20 mL/h a cada 24 horas, objetivando um aporte calórico de 1.800 cal/m$^2$/dia nos primeiros 5 dias de internação. Caso já seja previsto que isso não possa ocorrer, como, por exemplo, nas ressecções e anastomoses intestinais, inicia-se NPT precoce com relação nitrogenada no mínimo de 1 gN/100 cal não proteica com TIG inicial de 4 mg/kg/min, aminoácidos 1 g/kg, lipídeos 1 g/kg com incrementos a cada 24 horas até chegar-se a 3 g/kg de ambos os períodos em que já se tem alguma possibilidade de via enteral mínima. Realizamos exames de controle de NPT antes de seu início e a cada 7 dias (eletrólitos, albumina, função renal, função hepática, triglicerídeos) e controle de hemoglicoteste 1 vez ao dia e eletrólitos diários até estabilização. As mudanças no suporte nutricional são discutidas diariamente com equipe da nutrição e semanalmente em *round* multidisciplinar.

## DOR E ANSIEDADE

O controle da dor no paciente politraumatizado é fator importante no controle metabólico, hemodinâmico e inflamatório destes pacientes. Em nosso serviço utilizamos como droga de escolha a morfina contínua na dose inicial de 0,01 mg/kg/h associada à codeína 0,5-1 mg/kg a cada 4 a 6 horas, quando o paciente tem a via oral estabelecida. Naqueles pacientes vítimas de TCE grave, com instabilidade hemodinâmica utilizamos fentanil na dose inicial de 1 µg/kg/h. Ainda devemos salientar que a presença dos familiares/cuidadores é incentivada em nossa unidade para alívio da dor e ansiedade.

As crianças e suas famílias são atendidas todos dias por equipe multidisciplinar composta por enfermagem, psicologia e fisioterapia especializadas no atendimento dessas situações que geralmente invadem de surpresa a vida dessas pessoas. Observa-se que muitos desenvolvem reação aguda ao estresse que geralmente são responsivos a manejo psicoterápico durante a internação. Alguns necessitam indutores de sono e/ou ansiolíticos. Os pacientes mais desafiadores ainda são os com recuperação pós-TCE que desenvolvem ansiedade, grupo onde temos usado carbamazepina/e ou ácido valproico para controle de agitação psicomotora.

## CUIDADOS DEFINITIVOS – TRANSFERÊNCIA PARA CENTRO DE TRAUMA PEDIÁTRICO

Os escores de triagem para trauma são usados no atendimento pré-hospitalar para determinar qual paciente se beneficiará com o atendimento em centro especializado em trauma. Um dos escores mais conhecidos em pediatria é o Escore de Trauma Pediátrico que avalia o peso, a via aérea, a pressão arterial sistólica, o nível de consciência e a presença de ferimentos ou fraturas (Quadro 37-5). O escore máximo tem 12 pontos e corresponde a trauma mínimo, e um escore menor do que 8 tem uma correlação boa com o risco de lesão grave e mortalidade, indicando a transferência para centro especializado. Apesar do uso específico para pediatria, estudos comparando o escore de trauma pediátrico com o escore de trauma revisado, utilizado em adultos, não demonstraram vantagem na decisão clínica.[59,60]

**QUADRO 37-5** | Escore de trauma pediátrico

|  | +2 | +1 | -1 |
|---|---|---|---|
| Peso | > 20 kg | 10-20 kg | < 10 kg |
| Via aérea | Normal | Mantida/$O_2$ | Insustentada/intubada |
| Pressão sistólica* | > 90 mmHg | 50-90 mmHg | < 50 mmHg |
| Nível de consciência | Acordado | Confuso | Coma |
| Ferimento | Ausente | Mínimo | Grave/penetrante |
| Fratura | Normal | Fechada | Exposta ou múltipla |

*Se pressão arterial não for medida, utilizar: +2 = pulsos palpáveis; +1 = pulso femoral palpável; -1 = pulsos impalpáveis. Adaptado de Tepas et al. (1987).

A decisão sobre a transferência para centro de trauma especializado ou para o centro mais próximo disponível depende da localização geográfica e da política local. Estudos demonstraram uma menor mortalidade entre as crianças admitidas em centro de trauma pediátrico ou centro de trauma de adulto com qualificação no atendimento pediátrico quando comparado a centros de trauma de adultos.[61] A nossa Unidade de Terapia Intensiva é a única específica para o atendimento de trauma pediátrico no Rio Grande do Sul, sendo referência para todo o estado. Os pacientes inicialmente instáveis, atendidos em centros mais distantes, geralmente são estabilizados e transferidos, assim que possível. Como medida de gravidade dos pacientes que se internam, utilizamos o Escore de Trauma Pediátrico, Escala de Glasgow no atendimento inicial e na chegada ao hospital e o PIM 2 *(Pediatric Index of Mortality)*.

## REFERÊNCIAS BIBLIOGRÁFICAS

1. Disponível em: <http://www.cdc.gov/nipc/wisqars> (dados de 2010). Acesso em: 4 Maio 2013.
2. Disponível em: <http://www.Datasus.Gov.Br> (dados de 2009). Acesso em: 4 Maio 2013.
3. Comitê de trauma. Suporte avançado de vida para médicos – atls. Chicago, 2008.
4. Stafford PW, Blinman TA, Nance ML. Practical points in evaluation and resuscitation of the injured child. *Surg Clin North Am* 2002;82:273-301.
5. Rozzelle CJ, Aarabi B, Dhall SS *et al*. Management of pediatric cervical spine and spinal cord injuries. *Neurosurgery* 2013;72(Suppl 2):205-26.
6. Tilt L, Babineau J, Fenster D *et al*. Blunt cervical spine injury in children. *Curr Opin Pediatr* 2012;24:301-6.
7. Greene N, Bhananker S, Ramaiah R. Vascular access, fluid resuscitation, and blood transfusion in pediatric trauma. *Int J Crit Illn Inj Sci* 2012;2:135-42.
8. Dehmer JJ, Adamson WT. Massive transfusion and blood product use in the pediatric trauma patient. *Semin Pediatr Surg* 2010;19:286-91.

9. Paterson NA. Validation of a theoretically derived model for the management of massive blood loss in pediatric patients - a case report. *Paediatr Anaesth* 2009;19:535-40.
10. Rossaint R, Bouillon B, Cerny V et al. Management of bleeding following major trauma: an updated european guideline. *Crit Care* 2013;14:R52.
11. Patregnani JT, Borgman MA, Maegele M et al. Coagulopathy and shock on admission is associated with mortality for children with traumatic injuries at combat support hospitals. *Pediatr Crit Care Med* 2012;13:273-77.
12. Hendrickson JE, Shaz BH, Pereira G et al. Coagulopathy is prevalent and associated with adverse outcomes in transfused pediatric trauma patients. *J Pediatr* 2012;160:204-209e3.
13. Spinella PC, Holcomb JB. Resuscitation and transfusion principles for traumatic hemorrhagic shock. *Blood Rev* 2009;23:231-40.
14. Hendrickson JE, Shaz BH, Pereira G et al. Implementation of a pediatric trauma massive transfusion protocol: One institution's experience. *Transfusion* 2012;52:1228-36.
15. Chidester SJ, Williams N, Wang W et al. A pediatric massive transfusion protocol. *J Trauma Acute Care Surg* 2012;73:1273-77.
16. Kelleher DC, Waterhouse LJ, Parsons SE et al. Factors associated with patient exposure and environmental control during pediatric trauma resuscitation. *J Trauma Acute Care Surg* 2013;74:622-27.
17. Holmes JF, Sokolove PE, Brant WE et al. Identification of children with intra-abdominal injuries after blunt trauma. *Ann Emerg Med* 2002;39:500-9.
18. Capraro AJ, Mooney D, Waltzman ML. The use of routine laboratory studies as screening tools in pediatric abdominal trauma. *Pediatr Emerg Care* 2006;22:480-84.
19. Sola JE, Cheung MC, Yang R et al. Pediatric fast and elevated liver transaminases: An effective screening tool in blunt abdominal trauma. *J Surg Res* 2009;157:103-7.
20. Cardamore R, Nemeth J, Meyers C. Bedside emergency department ultrasonography availability and use for blunt abdominal trauma in canadian pediatric centres. *CJEM* 2012;14:14-19.
21. Kochanek PM, Carney N, Adelson PD et al. Guidelines for the acute medical management of severe traumatic brain injury in infants, children, and adolescents—second edition. *Pediatr Crit Care Med* 2012;13(Suppl 1):S1-82.
22. Parent S, Dimar J, Dekutoski M et al. Unique features of pediatric spinal cord injury. *Spine (Phila Pa 1976)* 2010;35:S202-8.
23. Parent S, Mac-Thiong JM, Roy-Beaudry M et al. Spinal cord injury in the pediatric population: A systematic review of the literature. *J Neurotrauma* 2011;28:1515-24.
24. Hoffman JR, Mower WR, Wolfson AB et al. Validity of a set of clinical criteria to rule out injury to the cervical spine in patients with blunt trauma. National emergency x-radiography utilization study group. *N Engl J Med* 2000;343:94-99.
25. Anderson RC, Kan P, Vanaman M et al. Utility of a cervical spine clearance protocol after trauma in children between 0 and 3 years of age. *J Neurosurg Pediatr* 2010;5:292-96.
26. de Amoreira Gepp R, Nadal LG. Spinal cord trauma in children under 10 years of age: Clinical characteristics and prevention. *Childs Nerv Syst* 2012;28:1919-24.
27. Leonard JC, Kuppermann N, Olsen C et al. Factors associated with cervical spine injury in children after blunt trauma. *Ann Emerg Med* 2011;58:145-55.
28. Pettiford JN, Bikhchandani J, Ostlie DJ et al. A review: the role of high dose methylprednisolone in spinal cord trauma in children. *Pediatr Surg Int* 2012;28:287-94.
29. Bliss D, Silen M. Pediatric thoracic trauma. *Crit Care Med* 2002;30:S409-15.
30. Hammer MR, Dillman JR, Chong ST et al. Imaging of pediatric thoracic trauma. *Semin Roentgenol* 2012;47:135-46.
31. Moore MA, Wallace EC, Westra SJ. The imaging of paediatric thoracic trauma. *Pediatr Radiol* 2009;39:485-96.

32. Moore MA, Wallace EC, Westra SJ. Chest trauma in children: current imaging guidelines and techniques. *Radiol Clin North Am* 2011;49:949-68.
33. Markel TA, Kumar R, Koontz NA et al. The utility of computed tomography as a screening tool for the evaluation of pediatric blunt chest trauma. *J Trauma* 2009;67:23-28.
34. Yadav K, Jalili M, Zehtabchi S. Management of traumatic occult pneumothorax. *Resuscitation* 2010;81:1063-68.
35. Cabral AS, Bruno F et al. Trauma. In: Piva JP, Garcia PCR. *Medicina intensiva em pediatria.* Rio de Janeiro: Revinter, 2005. p. 563-79.
36. Patel RP, Hernanz-Schulman M, Hilmes MA et al. Pediatric chest ct after trauma: impact on surgical and clinical management. *Pediatr Radiol* 2010;40:1246-53.
37. Schonfeld D, Lee LK. Blunt abdominal trauma in children. *Curr Opin Pediatr* 2012;24:314-18.
38. Avarello JT, Cantor RM. Pediatric major trauma: an approach to evaluation and management. *Emerg Med Clin North Am* 2007;25:803-36, x.
39. Pariset JM, Feldman KW, Paris C. The pace of signs and symptoms of blunt abdominal trauma to children. *Clin Pediatr (Phila)* 2010;49:24-28.
40. Paris C, Brindamour M, Ouimet A et al. Predictive indicators for bowel injury in pediatric patients who present with a positive seat belt sign after motor vehicle collision. *J Pediatr Surg* 2010;45:921-24.
41. Bixby SD, Callahan MJ, Taylor GA. Imaging in pediatric blunt abdominal trauma. *Semin Roentgenol* 2008;43:72-82.
42. Streck Jr CJ, Jewett BM, Wahlquist AH et al. Evaluation for intra-abdominal injury in children after blunt torso trauma: Can we reduce unnecessary abdominal computed tomography by utilizing a clinical prediction model? *J Trauma Acute Care Surg* 2012;73:371-76; discussion 376.
43. Brenner D, Elliston C, Hall E et al. Estimated risks of radiation-induced fatal cancer from pediatric ct. *AJR Am J Roentgenol* 2001;176:289-96.
44. Sivit CJ. Imaging children with abdominal trauma. *AJR Am J Roentgenol* 2009;192:1179-89.
45. Christiano JG, Tummers M, Kennedy A. Clinical significance of isolated intraperitoneal fluid on computed tomography in pediatric blunt abdominal trauma. *J Pediatr Surg* 2009;44:1242-48.
46. Wang YC, Hsieh CH, Fu CY et al. Hollow organ perforation in blunt abdominal trauma: The role of diagnostic peritoneal lavage. *Am J Emerg Med* 2012;30:570-73.
47. Fick AE, Raychaudhuri P, Bear J et al. Factors predicting the need for splenectomy in children with blunt splenic trauma. *ANZ J Surg* 2011;81:717-19.
48. Leppaniemi AK, Mentula PJ, Streng MH et al. Severe hepatic trauma: Nonoperative management, definitive repair, or damage control surgery? *World J Surg* 2011;35:2643-49.
49. Nerli RB, Metgud T, Patil S et al. Severe renal injuries in children following blunt abdominal trauma: Selective management and outcome. *Pediatr Surg Int* 2011;27:1213-16.
50. Al-Salem AH. Traumatic diaphragmatic hernia in children. *Pediatr Surg Int* 2012;28:687-91.
51. Yamana I, Kawamoto S, Kamitani T et al. Pancreatic injury in children: Review of 7 cases and the pertinent literature. *Hepatogastroenterology* 2012;59:574-77.
52. Stylianos S. Outcomes from pediatric solid organ injury: role of standardized care guidelines. *Curr Opin Pediatr* 2005;17:402-6.
53. Holmes JHT, Wiebe DJ, Tataria M et al. The failure of nonoperative management in pediatric solid organ injury: A multi-institutional experience. *J Trauma* 2005;59:1309-13.
54. Srinivasa RN, Akbar SA, Jafri SZ et al. Genitourinary trauma: a pictorial essay. *Emerg Radiol* 2009;16:21-33.
55. Pandya NK, Upasani VV, Kulkarni VA. The pediatric polytrauma patient: current concepts. *J Am Acad Orthop Surg* 2013;21:170-79.
56. Halvorson JJ, Pilson HT, Carroll EA et al. Orthopaedic management in the polytrauma patient. *Front Med* 2012;6:234-42.

57. Pace JL, Kocher MS, Skaggs DL. Evidence-based review: Management of open pediatric fractures. *J Pediatr Orthop* 2012;32(Suppl 2):S123-27.
58. Musgrave DS, Mendelson SA. Pediatric orthopedic trauma: principles in management. *Crit Care Med* 2002;30:S431-43.
59. Ott R, Kramer R, Martus P *et al*. Prognostic value of trauma scores in pediatric patients with multiple injuries. *J Trauma* 2000;49:729-36.
60. Marcin JP, Pollack MM. Triage scoring systems, severity of illness measures, and mortality prediction models in pediatric trauma. *Crit Care Med* 2002;30:S457-67.
61. McFadyen JG, Ramaiah R, Bhananker SM. Initial assessment and management of pediatric trauma patients. *Int J Crit Illn Inj Sci* 2012;2:121-27.

# 38 Trauma de Crânio

*Arnaldo Prata Barbosa* ♦ *Luciana Gil Barcellos*

## INTRODUÇÃO

O traumatismo do crânio (TCE) encontra-se entre as principais causas de morbimortalidade em emergência e tratamento intensivo e está envolvido na maior parte dos casos de trauma em crianças.[1,2] Estudos nos EUA e na Europa estimam que sua incidência anual em menores de 17 anos fique entre 70 a 300 casos por 100.000 pessoa.[3,4] Os mecanismos determinantes variam com a faixa etária, as quedas e os maus-tratos ocorrem em todas as idades, e os acidentes automobilísticos (envolvendo tanto pedestres como ocupantes do veículo) ocorrem principalmente entre escolares e adolescentes.[3,5] Felizmente, a maioria dos casos corresponde a traumatismos leves (cerca de 85 a 90%), que costumam ser atendidos e resolvidos nos setores de emergência hospitalar.[4] No entanto, os casos moderados e graves requerem um esforço de assistência que envolve desde cuidados pré-hospitalares, passando pelo setor de emergência, imagem e, muitas vezes, centro cirúrgico, até o atendimento na unidade de tratamento intensivo. A qualidade com que este atendimento é prestado em todas essas fases tem grande importância na prevenção de lesões secundárias que, em última análise, influenciarão sobremaneira o prognóstico. O perfeito conhecimento da patogenia e da fisiopatologia do trauma de crânio na criança é a base necessária para que este atendimento de qualidade possa ser oferecido. Entretanto, apesar de toda a qualidade assistencial e dos esforços envolvidos, no Brasil cerca de 3 a 5% das vítimas morrem no próprio local do acidente, e 2% morrem durante a internação hospitalar.[6,7]

## PATOGENIA E FISIOPATOLOGIA

### ■ Fatores anatômicos

Comparativamente aos adultos, diferenças anatômicas tornam a faixa etária pediátrica particularmente susceptível ao trauma de crânio e a certos tipos de lesões a ele associadas. A cabeça é proporcionalmente maior em relação ao corpo, e o maior conteúdo de água do encéfalo associado ao processo de mielinização incompleto favorecem as lesões por mecanismo de aceleração-desaceleração, com consequente cisalhamento (deslocamento de um plano sobre o outro) de vasos e neurônios, resultando comumente em hemorragias e lesão axonal difusa.[8] A calota craniana mais complacente nos lactentes é mais susceptível a deformidades e fraturas, mesmo nos traumatismos leves, sendo comuns lesões intracranianas assintomáticas ou ocultas, assim como lesões diretas do encéfalo causadas no momento do impacto (lesões por golpe), enquanto que em crianças maiores e adultos se observam principalmente lesões determinadas pela projeção do encéfalo contra as protuberâncias ósseas do lado oposto ao impacto (lesões por contragolpe).[9,10] Além disso, os sangramentos do couro cabeludo e subgaleais nesta faixa etária podem ser tão intensos a ponto de levar ao choque hemorrágico. Por outro lado, a presença de fontanelas e suturas cranianas ainda abertas permite aos lactentes maior tolerância aos aumentos da pressão intracraniana (PIC).[11,12]

## ■ Lesões primárias

Estas lesões resultam da ação direta da força mecânica do trauma.[13] São geralmente consideradas lesões mecânicas irreversíveis, que podem determinar alterações anatômicas e funcionais ao nível celular. Basicamente dois mecanismos estão envolvidos: 1) traumatismo direto, pelo choque do encéfalo com as protuberâncias ósseas da caixa craniana ou pela ação penetrante de um fragmento ósseo ou corpo estranho. As lesões diretas (resultantes do impacto contra uma superfície) mais comuns incluem sangramentos do couro cabeludo, hematoma subgaleal, fraturas cranianas fechadas, abertas ou afundamentos cranianos, hematoma epidural (extradural) e contusões e lacerações cerebrais; 2) ação de forças inerciais (aceleração-desaceleração), que determinam o cisalhamento de estruturas vasculares e neuronais. As lesões por mecanismo inercial (movimentação violenta dentro do crânio) incluem o hematoma subdural, a hemorragia subaracnoide, a concussão e a lesão axonal difusa. Esta última pode estar presente em cerca de 75% dos traumatismos moderados a graves.[14]

## ■ Lesões secundárias

São as lesões que ocorrem em consequência da evolução do insulto primário, sendo determinadas por eventos intracranianos, fatores bioquímicos ou inflamatórios no local da lesão que contribuem para o agravamento do dano primário e, consequentemente, do prognóstico.[13] Os principais efeitos sistêmicos relacionados com a lesão secundária são hipotensão, hipóxia, hipercapnia, hipocapnia, anemia, febre, hipoglicemia ou hiperglicemia, distúrbios eletrolíticos, distúrbios acidobásicos, sepse ou pneumonia e coagulopatia. A resposta inflamatório secundária ao traumatismo craniano causa a liberação de citocinas, agentes oxidantes (radicais livres do oxigênio) e neurotransmissores excitatórios (glutamato, aspartato). As perturbações fisiopatológicas, como edema cerebral, hipertensão intracraniana (necrose tecidual, herniações) ou alterações perfusionais (hiperemia, isquemia), também podem estar presentes, assim como outros eventos, como hemorragias tardias, hidrocefalia, infecções, convulsões. O controle e a prevenção destas lesões devem constituir-se nos principais objetivos do tratamento imediato.

Dentre os principais eventos sistêmicos determinantes de lesões secundárias destacam-se a hipotensão (pressão arterial sistólica abaixo do percentil 5° para a idade) e a hipóxia (apneia/cianose ou $SpO_2$ < 90%), decorrentes diretamente do traumatismo craniano associados a procedimentos terapêuticos ou a outras lesões em pacientes vítimas de politraumatismo. Como serão detalhados mais adiante, estes eventos determinam importantes alterações no fluxo sanguíneo cerebral e idealmente devem ser mantidos sob controle. Ambos, quando ocorrem nas fases iniciais do atendimento, estão implicados como preditores independentes de pior prognóstico (sequelas graves e morte), com estudos demonstrando que a hipotensão parece ter maior influência que a hipóxia, dobrando a mortalidade e aumentando acentuadamente a morbidade.[15]

Entre os principais eventos intracranianos determinantes de lesões secundárias destacam-se as alterações inflamatórias e as perturbações fisiopatológicas que evoluem após o insulto primário. As alterações inflamatórias, reguladas pelo sistema imune por meio de uma série de proteínas (como a inflamassoma e pentraxina 3), resultam na liberação de citocinas (principalmente IL-1-β, IL-6, IL-8, FNT-α), e adesão de neutrófilos ao endotélio vascular cerebral, ativação de cascatas biomoleculares e acúmulo de substâncias, como as caspases, os radicais livres do oxigênio e os aminoácidos excitatórios (glutamato, aspartato), que contribuem para o dano e a morte neuronal.[16-18]

Por outro lado, as perturbações fisiopatológicas mais importantes compreendem o edema cerebral, a hipertensão intracraniana e as alterações perfusionais (isquemia e hiperemia), que também determinam alterações significativas no fluxo sanguíneo cerebral.

## ■ Fluxo sanguíneo cerebral (FSC)

O cérebro tem pouca capacidade de armazenar energia e apresenta um metabolismo aeróbico extremamente dependente da manutenção de um fluxo sanguíneo cerebral contínuo e adequado. Em adultos, o FSC é mantido normalmente na faixa de 50 mL/100 g de tecido/min, em crianças saudáveis este fluxo é maior em torno de 100 mL/100 g de tecido/min. Este diminui com a idade igualando-se ao fluxo adulto por volta dos 10 anos de idade.[19] Em crianças com TCE grave um FSC de 25 mL/100 g de tecido/min está relacionado com a hipoperfusão, isquemia e piora do prognóstico. O FSC é influenciado por diversos fatores, interdependentes, como demanda metabólica cerebral, viscosidade sanguínea, resistência vascular cerebral, pH, níveis de $PO_2$ e $PCO_2$ e pela manutenção de uma pressão de perfusão cerebral adequada (PPC).[20,21] O acoplamento do fluxo-metabolismo cerebral é o mecanismo regulador mais significativo da circulação cerebral. A PPC é uma diferencial entre a pressão arterial média (MAP) e a pressão intracraniana (PIC), podendo ser expressa pela equação: PPC = MAP – PIC. Níveis minimamente aceitáveis devem ser mantidos, sob pena de não se atender às demandas metabólicas cerebrais. Em situações normais a PPC é autorregulada pelo FSC e acoplada à taxa metabólica cerebral. A PPC mínima aceitável em crianças varia entre 40-50 mmHg. Existem diferenças na MAP e FSC relacionadas com a idade, o que sugere que a PPC também pode variar com faixa etária (RN-40 mmHg, lactentes -50 mmHg, crianças 50-60-mmHg e adolescentes e adultos 60-70 mmHg). A PPC menor que 40 mmHg está relacionada com pior prognóstico. Mas, não existem estudos que comprovem que PPC supranormal reduza a morbimortalidade.[22-26]

Normalmente o cérebro é capaz de manter um fluxo sanguíneo cerebral constante através de um mecanismo conhecido como autorregulação. Dessa forma, por exemplo, é capaz de suportar variações da pressão arterial média na faixa de 50 a 150 mmHg, através de variações na resistência vascular cerebral, com vasodilatação máxima a 50 mmHg e vasoconstrição máxima a 150 mmHg. Flutuações além desses níveis irão afetar a constância do FSC, determinando isquemia (em caso de hipotensão) ou rompimento da barreira hematoencefálica (na vigência de hipertensão). A perda deste mecanismo adaptativo, comum no trauma de crânio grave, irá deixar o FSC muito dependente das variações da pressão arterial sistêmica.[27,28] Do mesmo modo, através de mecanismos ainda não totalmente esclarecidos, que envolvem a reação à concentração de determinados produtos metabólicos, a autorregulação permite um acoplamento entre a demanda e a oferta metabólica, ajustando o FSC de modo a atender as necessidades do metabolismo cerebral. A perda deste acoplamento, também observada nas lesões graves decorrentes do trauma, irá possibilitar desde alterações isquêmicas, até estados de fluxo excessivo em relação à demanda (hiperemia ou hiperperfusão), ambas deletérias para o paciente. Contribui também para a autorregulação a capacidade de responder às variações da $PO_2$, pH e $PCO_2$. A hipóxia, determinando uma reação de vasodilatação e aumento do FSC, e a hiperoxia, ao contrário, vasoconstrição e redução do fluxo. Por outro lado, a hipercapnia, provavelmente através de alterações no pH tecidual, é capaz de aumentar o FSC, enquanto a redução nos níveis da $PCO_2$ reduz significativamente o FSC, efeito este preservado mesmo quando a autorregulação é perdida e que, como será visto mais adiante, será de grande valia no controle da hipertensão intracraniana aguda. A circulação cerebral é extremamente sensível a mudanças da $PCO_2$. Mudanças no FSC ocorrem segundos após aumentos ou diminuições na $PCO_2$ com completo equilíbrio em 2 minutos. Pode-se considerar que para cada variação de 1 mmHg na $PCO_2$, haverá uma variação de 1-3% no FSC no mesmo sentido.[13,29]

Estudos têm demonstrado que nas primeiras 6 horas após o trauma observa-se uma redução do FSC. Nesta fase, duas situações podem estar ocorrendo: 1) diminuição do FSC em resposta à redução do consumo cerebral de oxigênio (acoplamento entre consumo e FSC), observando-se redução do FSC e também da extração cerebral de oxigênio, resultando em adequação metabólica; 2) diminuição do FSC com extração celular de oxigênio normal ou aumentada (desacoplamento), neste caso indicando isquemia. Em qualquer uma das situações, a utilização de hipocapnia empírica, nesta fase, certamente resultará em isquemia ou em seu agravamento, de modo que atualmente não se justifica o emprego de hipocapnia sem a adequada monitorização da hemodinâmica e do metabolismo cerebral. Após este período (D1 pós-lesão), no entanto, alguns pacientes evoluem com aumento do FSC (hiperemia difusa, inchaço ou *swelling*), o que pode contribuir para o aumento da pressão intracraniana, face ao aumento de volume do compartimento sanguíneo (hiperperfusão cerebral relativa), com consequente diminuição da extração cerebral de oxigênio ($ECerO_2$), o que tem sido associado a pior prognóstico. Portanto, a forma como o cérebro mantém a autorregulação do fluxo sanguíneo cerebral envolve uma série de mecanismos e mediadores, que podem ser alterados ou perdidos diante de um traumatismo grave do crânio. A compreensão destas alterações fisiopatológicas constitui a base sobre a qual se assenta o tratamento destes quadros.

## ■ Pressão intracraniana (PIC)

A pressão intracraniana varia de modo exponencial em função do volume do conteúdo do crânio, que é composto por um somatório dos volumes dos compartimentos do encéfalo (80%), sangue (10%), liquor (10%) e eventualmente de outros constituintes com efeito de massa. O volume do encéfalo aumenta com o edema: a) vasogênico (comum ao redor de tumores, incomum no trauma); b) citotóxico (comum no trauma, secundário à lesão celular) e c) intersticial (em razão do aumento da pressão hidrostática liquórica). O volume de sangue é mantido relativamente constante pela autorregulação. Esta constância do FSC depende da pressão de perfusão cerebral, da demanda metabólica cerebral, da $PCO_2$ (pH) e da $PO_2$. O volume do liquor também pode aumentar, pois pode ter sua reabsorção bloqueada por inflamação, edema ou efeito de massa. Volume de outros constituintes são geralmente hematomas e tumores.

Desse modo, em crianças com as fontanelas já fechadas, sem capacidade de expansão da caixa craniana, pequenas variações no volume de um compartimento devem ser balanceadas por acomodações no volume dos outros setores. No entanto, grandes variações não podem ser compensadas e resultarão certamente em aumento da pressão intracraniana (Fig. 38-1). Por sua vez, o aumento da PIC constitui-se em um limitante importante à pressão de perfusão cerebral (PPC = MAP-PIC) e poderá resultar em redução significativa do fluxo sanguíneo cerebral. Diversas medidas terapêuticas estão apoiadas na compreensão destes efeitos, visando ao controle da pressão intracraniana. Considera-se que o valor normal da pressão intracraniana (PIC), de acordo com a faixa etária, é de até 5 mmHg para recém-nascidos e lactentes, 6-15 mmHg para crianças e < 15 mmHg para adolescentes e adultos. Elevações da PIC breves com retorno à pressão normal em menos de 5 minutos são insignificantes. Elevações sustentadas > 20 mmHg por mais de 5 minutos são indicativas de tratamento, e estão relacionadas com o pior prognóstico.[30,31] Com base no fato de que valores normais de MAP e PIC são relacionados com a idade do paciente, talvez valor da PIC indicativo de tratamento também o seja. Embora os dados sejam limitados pode-se considerar o tratamento: 0-24 meses PIC > 15 mmHg; 25-96 meses > 18 mmHg e maiores de 97 meses > 20 mmHg.[24,32]

## APRESENTAÇÃO CLÍNICA

De um modo geral, os pacientes apresentam-se em três situações clínicas bastante distintas: 1) traumatismo moderado a grave, facilmente reconhecido, com história, sintomatologia e exame físico evidentes, correspondendo a cerca de 10% dos casos; 2) traumatismo leve a moderado, menos óbvio do ponto de vista clínico, correspondendo a 85% dos casos. Neste

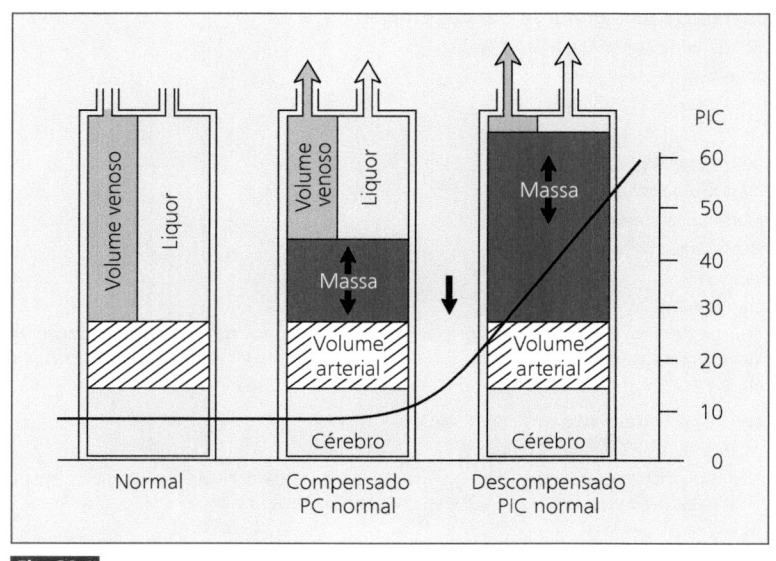

**Fig. 38-1**

Efeito do aumento de volume em um dos compartimentos (efeito de massa) e variação da pressão intracraniana.

grupo, muitos apresentam lesões intracranianas ocultas, principalmente lactentes, em que se deve suspeitar inclusive de maus-tratos, cuja prevalência nos EUA e Europa na década de 1990 era de 50% de todos os casos em menores de 2 anos de idade, contribuindo para cerca de 25% da mortalidade geral por trauma de crânio; 3) casos fatais, em que o óbito se dá no local do acidente, respondendo por cerca de 5% dos casos.[33] No Quadro 38-1 é apresentada uma classificação da gravidade do trauma de crânio de acordo com os achados de anamnese e exame físico.

**QUADRO 38-1 — Gravidade do trauma de crânio medida pela anamnese e exame físico**

**Trauma leve (Exame físico normal, sem sinais neurológicos focais, Glasgow 15)**
Grupo 1 (podem ser liberados com instruções, não sendo necessários exames)
- Casos assintomáticos
- Alterações apenas superficiais (lacerações e/ou hematomas de couro cabeludo, hematoma subgaleal)
- Idade maior que 2 anos

Grupo 2 (está indicada a tomografia de crânio. Se impossível, observação clínica por 24-72 horas)
- Perda breve da consciência (< 1 minuto)
- Convulsão logo após o trauma (única)
- Amnésia
- Letargia progressiva
- Cefaleia
- Vômitos (até três episódios)
- Idade menor que 2 anos
- Trauma não testemunhado

**Trauma moderado (a tomografia de crânio é obrigatória)**
- Perda prolongada da consciência (> 1 minuto)
- Mais de um episódio convulsivo
- Mais de três episódios de vômitos
- Politrauma
- Suspeita de maus-tratos
- Suspeita de lesão da coluna cervical
- Doença neurológica prévia
- Doença hemorrágica prévia
- Lesão facial grave
- Hemorragia retiniana
- Sinais de fratura de base de crânio (hemotímpano, otorreia ou rinorreia liquórica, equimose retroauricular sinal de Battle, equimose periorbitária)
- Glasgow de 9-12

**Trauma grave (TC e tratamento intensivo são obrigatórios)**
- Sinais neurológicos focais
- Fraturas com afundamento craniano (desvio da tábua óssea interna mais do que a sua espessura. Um terço é simples (1/3 com laceração dural e 1/4 com laceração cortical)
- Fraturas abertas (compostas)
- Lesões penetrantes
- Glasgow menor ou igual a 10 ou redução de dois pontos ou mais não claramente causada por convulsões, uso de drogas, alterações da perfusão cerebral ou fatores metabólicos

A gravidade do trauma de crânio também pode ser definida conforme escala de Glasgow inicial, que pode ser usada a modificada para crianças menores de 5 anos.

Gravidade conforme escala de Glasgow (Quadro 38-2):

- *Trauma de crânio LEVE:* Glasgow entre 13-15.
- *Trauma de crânio MODERADO:* Glasgow entre 9-12.
- *Trauma de crânio GRAVE:* Glasgow ≤ 8.

Para a condução bem-sucedida dos casos moderados a graves, uma avaliação apropriada das lesões primárias e do seu potencial de complicações deve ser realizada. Tal avaliação consiste no reconhecimento de detalhes sugestivos da anamnese e exame físico e no estabelecimento de prioridades para a abordagem inicial.

**QUADRO 38-2** Escala de coma de Glasgow tradicional e modificada para uso pediátrico

| Escala de coma de Glasgow | | ECG Modificado para crianças | |
| --- | --- | --- | --- |
| **Atividade/Melhor Resposta** | **Pontos** | **Atividade/Melhor Resposta** | **Pontos** |
| **Abertura ocular** | | **Abertura ocular** | |
| Espontânea | 4 | Espontânea | 4 |
| A comandos verbais | 3 | À voz | 3 |
| À dor | 2 | À dor | 2 |
| Ausente | 1 | Ausente | 1 |
| **Resposta verbal** | | **Resposta verbal** | |
| Orientado | 5 | Sorri, acompanha | 5 |
| Desorientado | 4 | Chora, mas é consolável | 4 |
| Palavras desconexas | 3 | Choro incessante | 3 |
| Sons não compreensíveis | 2 | Sons não compreensíveis ou agitação | 2 |
| Sem resposta | 1 | Sem resposta | 1 |
| **Resposta motora** | | **Resposta motora** | |
| Obedece a comandos | 6 | Espontânea | 6 |
| Localiza dor | 5 | Localiza dor | 5 |
| Retirada à dor | 4 | Retirada à dor | 4 |
| Flexão hipertônica à dor (decorticação) | 3 | Flexão hipertônica à dor (decorticação) | 3 |
| Extensão hipertônica à dor (decerebração) | 2 | Extensão hipertônica à dor (decerebração) | 2 |
| Sem resposta | 1 | Sem resposta | 1 |

## ABORDAGEM INICIAL NO TRAUMATISMO MODERADO A GRAVE

Os pacientes vítimas de trauma de crânio moderado a grave frequentemente apresentam também lesões em outros órgãos. Nestas situações, a prioridade máxima deve ser sempre a identificação e correção de condições ameaçadoras à vida, antes de se prosseguir com o restante da investigação neurológica, desse modo prevenindo-se também lesões cerebrais secundárias. A esta avaliação inicial dá-se o nome de **Primeira avaliação**. A seguir, com o paciente já estabilizado, pode-se passar à **Segunda avaliação**, que tem por finalidade uma investigação completa com o objetivo de identificar todas as lesões traumáticas e direcionar o tratamento.

## ▪ Primeira avaliação

A primeira avaliação e os esforços de ressuscitação iniciais devem ocorrer simultaneamente, em geral, nos primeiros 5 a 10 minutos. Os sinais vitais devem ser continuamente reavaliados a cada 5 minutos durante a primeira avaliação e de 15/15 minutos a seguir, até a completa estabilização do quadro, tendo-se sempre em mente, desde o início, a importância de evitarem-se manobras que possam aumentar a pressão intracraniana. Esta primeira fase pode ser resumida pelas iniciais ABCDE (ou CABDE, caso o paciente encontre-se em parada cardíaca, de acordo com as mais recentes recomendações do Suporte Básico de Vida em Pediatria):[34]

A) ***Via aérea com controle da coluna cervical:*** deve-se garantir a permeabilidade da via aérea, investigando-se possível obstrução por sangue, vômito, corpos estranhos, dentes deslocados ou lesões faciais. A indicação clássica de intubação no trauma de crânio é presença de Glasgow ≤ 8 pela dificuldade de proteção da via aérea, face à ineficácia nesta situação dos reflexos da tosse e do engasgo, hipóxia e hipoventilação.[24] No entanto, a utilização de um determinado valor da escala de Glasgow não pode ser entendida como uma indicação absoluta de intubação, pois a experiência demonstra que há pacientes com Glasgow ≤ 8 que respiram espontaneamente e tossem de modo apropriado na presença de estimulação ou obstrução da faringe, laringe ou traqueia e, por outro lado, há pacientes com Glasgow ≥ 9 que vomitam e broncoaspiram. Portanto, além da escala de Glasgow, outros sinais clínicos sugestivos de incapacidade de proteção da via aérea devem ser valorizados, como respiração ruidosa, respiração com protrusão das bochechas na expiração, acúmulo de secreções na orofaringe e lentidão nas respostas motora, verbal ou ocular à estimulação nóxica. A intubação também pode ser necessária se houver necessidade de sedação para procedimentos diagnósticos, face à maior susceptibilidade para a depressão respiratória nestas situações.

Durante o procedimento de intubação a cabeça deve ser situada em posição neutra, com proteção da coluna cervical. A via preferencial é orotraqueal, pois a utilização da via nasotraqueal pode causar ou agravar sangramentos na retrofaringe e levar a aumentos da pressão intracraniana durante a tentativa de inserção nasal do tubo. Outra contraindicação à intubação nasotraqueal é a suspeita de fratura de base de crânio. A intubação em um paciente com traumatismo craniano deve levar em conta dois aspectos absolutamente fundamentais: 1) a necessidade de proteção da coluna cervical, face ao risco de o paciente apresentar traumatismo raquimedular associado; 2) a necessidade de pré-medicação adequada para evitar-se um pico de pressão intracraniana, com risco de lesões secundárias. Sedação, bloqueio neuromuscular e uso de lidocaína (1-2 mg/kg, 30 segundos antes da intubação) para suprimir reflexos de tosse.

Protocolo para intubação utilizado nestas situações: a) avaliação da via aérea, b) pré-oxigenação com oxigênio a 100% por 4 a 5 minutos, c) posicionamento adequado, manutenção do eixo central, d) remoção da porção anterior do colar cervical, e) manobra de pressão sobre a cartilagem cricoide, f) sedação e bloqueio neuromuscular (midazolam ou tiopental + rocurônio ou vecurônio), g) ventilação por máscara, com oxigênio a 100%, por 1 minuto (manter pressão na cricoide), h) lidocaína (1-2 mg/kg, 30 segundos antes da intubação), i) laringoscopia e intubação e j) após confirmação da posição do tubo (clinicamente e por capnometria), k) remontar colar cervical e liberar contenção do eixo central.

B) *Respiração:* avaliar a frequência respiratória, a expansibilidade torácica e o murmúrio vesicular, pois é comum a insuficiência respiratória secundária a causas neurológicas ou pulmonares. Apneia e hipoventilação, por exemplo, são achados frequentes no trauma de crânio grave. Nestes casos, inicia-se de imediato a ventilação com bolsa, máscara e oxigênio a 100% e, a seguir, procede-se à intubação traqueal e ventilação mecânica. Apesar de revisões sistemáticas não conseguirem evidenciar vantagens na intubação pré-hospitalar de pacientes vítimas de trauma de crânio, um estudo recente, randomizado e controlado, realizado em adultos conclui que pacientes que são intubados durante o atendimento pré-hospitalar têm melhor prognóstico.[35,36] Após a intubação deve-se tomar cuidado para não hiperventilar o paciente de maneira empírica, pois como já comentado anteriormente, é comum a diminuição do FSC nas primeiras 6 horas pós-trauma, e níveis muito baixos de $PaCO_2$ agravam a isquemia cerebral e podem comprometer ainda mais o prognóstico. Esta manobra deve ser reservada para situações clínicas sugestivas de herniação até que se possa ter melhor avaliação da PIC e da gasometria.

C) *Circulação (controle da hemorragia):* avaliar a frequência cardíaca, perfusão periférica e pressão arterial, lembrando-se que a PA pode estar normal, e o paciente encontrar-se em choque compensado. Deve-se, portanto, valorizar a presença de taquicardia, pulsos de pequena amplitude, enchimento capilar lentificado (> 2 s) e extremidades frias, pálidas ou cianosadas, como sugestiva de perda volêmica e choque. Não está claro ainda o nível de PA mínimo a ser mantido na fase inicial de atendimento a estes pacientes, mas pode-se seguir a orientação básica dos cursos de Suporte Avançado de Vida em Pediatria, que preconizam manter a PA sistólica > 60 mmHg em recém-nascidos a termo, > 70 mmHg em lactentes, > 70 + (idade × 2) mmHg em crianças entre 1 a 10 anos e > 90 mmHg acima de 10 anos de idade.[37] A hipotensão, quando presente, não deve ser atribuída somente à hemorragia intracraniana, pois diversas outras causas podem ocasioná-la, como hemorragias internas, traumatismo raquimedular, contusão cardíaca e arritmias. Hipotensão associada à bradicardia é altamente sugestiva de lesão medular. A correção inicial da volemia deve ser feita com soro fisiológico (etapas sucessivas de 20 mL/kg). Após 40 mL/kg, deve-se considerar a administração de concentrado de hemácias (10 mL/kg). Diversos estudos têm demonstrado que a correção da hipotensão durante os esforços de ressuscitação melhora significativamente o prognóstico.[15] Por outro lado, a presença de hipertensão arterial sugere aumento da pressão intracraniana e pode representar um mecanismo compensatório em resposta ao aumento da PIC, não devendo ser corrigida de modo intempestivo, sob pena de se comprometer a perfusão cerebral. A clássica tríade de Cushing (hipertensão, bradicardia e bradipneia), indicativa de herniação, costuma ser manifestação mais tardia.

D) *Definição da condição neurológica e avaliação* (**Disability**): para avaliação da responsividade pode ser utilizada uma escala rápida, do tipo AVDN (A – *alerta*; V – responsivo a comandos verbais; D – responsivo à dor; N – não responsivo) e a escala de coma de Glasgow (EG tradicional e adaptada para crianças com menos de 5 anos), complementando-se com o exame das pupilas, a observação de posturas anormais e déficits motores e a avaliação dos reflexos de tronco cerebral (Quadro 38-2).

Em relação à escala de Glasgow, deve-se ressaltar que ela foi descrita e validada para avaliação de pacientes vítimas de traumatismo craniano após 6 horas do trauma e com o paciente estabilizado e adequadamente oxigenado.[38] A utilização disseminada desta escala em qualquer fase evolutiva tem limitações e pode induzir a erros de interpretação, pois é notório que pacientes intubados não têm como apresentar resposta verbal, pacientes com traumatismo de face podem ter a avaliação da abertura ocular prejudicada, trauma de membros pode prejudicar a avaliação motora, além do que hipóxia, hipotensão e eventualmente intoxicações exógenas podem também interferir na avaliação.[39]

Quanto ao exame pupilar, anisocoria com dilatação ipsolateral ao trauma, não reagente à estimulação luminosa direta ou consensual, sugere herniação transtentorial e compressão de fibras parassimpáticas do terceiro nervo craniano. Pupilas midriáticas bilateralmente, não reagentes à luz, indicam compressão bilateral do terceiro par ou hipóxia-isquemia global do encéfalo.

Pesquisam-se também posturas anormais (decorticação e descerebração) e déficits motores focais e hipertonias. Os reflexos de tronco cerebral compreendem o reflexo fotomotor, direto e consensual (II e III nervos cranianos), o reflexo corneopalpebral (V e VII nervos cranianos), o reflexo oculovestibular (VI e VIII nervos cranianos) e o reflexo faríngeo e da tosse (IX e X nervos cranianos).

E) *Exame físico sumário e exposição da vítima.*

## ■ Segunda avaliação

Nesta fase, já com o paciente com as funções vitais estabilizadas, deve-se realizar um exame físico minucioso, colher uma história o mais completa possível, colher os exames laboratoriais iniciais e encaminhar o paciente ao setor de imagem para a realização de tomografia computadorizada do crânio, coluna cervical e outras incidências necessárias, de modo a avaliar-se a abrangência das lesões, decidindo-se, a seguir, a necessidade de correções cirúrgicas imediatas ou o a continuidade do tratamento na UTI. Alguns pontos importantes desta fase de avaliação merecem destaque:

### Exame da cabeça

A) Deformidades cervicais, edema e dor à palpação sugerem lesão da coluna cervical, devendo-se manter o paciente com imobilização cervical até melhor esclarecimento diagnóstico.
B) Lacerações e depressões do couro cabeludo exigem investigação de lesões penetrantes, corpo estranho, afundamento craniano e lesões durais.
C) Equimose retroauricular (sinal de Battle) e periorbitária, bem como rinorreia e otorreia liquóricas são indicativas de fratura de base de crânio.

D) Hemotímpano é indicativo de fratura de temporal e pode estar associado à lesão do VII e VIII nervos cranianos.
E) Fontanela abaulada indica aumento da pressão intracraniana.

### Padrão respiratório
A) Apneia secundária à paralisia do diafragma sugere lesão medular alta.
B) Respiração de Cheyne-Stokes sugere lesão dos hemisférios cerebrais ou diencefálica.
C) Respiração apnêusica (pausas expiratórias prolongadas) sugere lesão pontina.

### Exame neurológico
A) A presença de anisocoria é decorrente da compressão do III nervo craniano e geralmente sugere herniação uncal ipsolateral à lesão. Inicialmente, ainda há reação à luz, mas a medida que a herniação progride e o nervo vai sendo comprimido pelo lobo temporal, a pupila torna-se paralítica.
B) Pupilas isocóricas e puntiformes sugerem lesão pontina; pupilas midriáticas e não reagentes à luz sugerem lesão mesencefálica.
C) Síndrome de Horner (miose, ptose e anidrose unilaterais) sugere lesão hipotalâmica ou herniação transtentorial.
D) Nistagmo sugere lesão cerebelar ou vestibular.
E) Desvio conjugado do olhar sugere lesão cortical, disfunção de nervos oculomotores ou atividade convulsiva.
F) Hemorragias retinianas sugerem trauma não acidental (maus-tratos) ou hipertensão intracraniana grave, quando se pode observar também papiledema e perda do pulso venoso.
G) Reflexos corneopalpebral, cilioespinhal e oculovestibular ausentes sugerem lesão de tronco cerebral.
H) Reflexos tendinosos profundos simétricos e hiper-reativos sugerem lesão medular; reflexos assimétricos sugerem lesão unilateral.
I) Sinal de Babinski (flexão do primeiro pododáctilo à estimulação plantar) positivo sugere comprometimento do trato piramidal.

## TRATAMENTO CIRÚRGICO

Tratamento cirúrgico de urgência após TCE grave é fundamentado no estado neurológico do paciente e nos achados tomográficos. Está indicado tratamento cirúrgico de urgência nos hematomas epidurais ou subdurais com Glasgow ≤ 8 ou que pioraram dois pontos na escala após admissão hospitalar, com alteração pupilar (anisocoria, pupilas fixas dilatadas), ou com desvio de linha média na TC de crânio > 5 mm. Fraturas com afundamento craniano cujo desvio é maior que a espessura da calota também têm indicação cirúrgica.

## EXAMES COMPLEMENTARES

### ■ Laboratório
A) Hemograma completo, para avaliação inicial do hematócrito, que deverá ser acompanhado.
B) Classificação sanguínea e prova cruzada, antecipando-se à necessidade de transfusão.

C) TAP, PTT e fibrinogênio, para avaliação de coagulopatias prévias ou decorrentes do trauma.
D) Bioquímica e gasometria.
E) Rastreamento toxicológico, especialmente em adolescentes com história pouco precisa.

## ▪ Tomografia computadorizada (TC)

É o exame de imagem de maior utilidade na fase aguda, pela rapidez da realização e pelas informações que é capaz de fornecer. Pode ser feita inicialmente sem contraste, no pós-trauma imediato, para amparar decisões cirúrgicas de urgência, mas logo que possível, com o paciente já estabilizado e sem contraindicações ao seu uso, deve ser feita uma TC com contraste. De um modo geral é capaz de: 1) avaliar a integridade da estrutura óssea, partes moles e presença de corpos estranhos; 2) detectar a presença de hemorragias e sinais de edema, infarto ou contusão; 3) revelar desvios da linha média, característicos de efeito de massa; 4) mostrar a aparência dos ventrículos e das cisternas, possibilitando constatar o seu desaparecimento (edema), compressões (efeito de massa) ou hidrocefalia (obstruções por hemorragia ou efeito de massa) (Quadro 38-3).

Embora a TC de crânio imediata ao trauma de crânio sempre deva ser feita, estudos mostram que, na ausência de deterioração neurológica ou aumento da PIC, a TC controle com 24 horas de admissão obtida de rotina geralmente não indica intervenções cirúrgicas ou mudanças de conduta.[19,24,40] A repetição de TC de crânio no TCE grave deve ser considerada quando:

1) Não há evidência de melhora neurológica esperada.
2) Aumento ou persistência de PIC elevada.
3) Incapacidade de avaliação neurológica por sedação ou uso de curare.[41]

**QUADRO 38-3** — Alterações tomográficas observáveis no traumatismo de crânio

**Lesão difusa tipo I**
- Ausência de patologia intracraniana detectável na TC

**Lesão difusa tipo II**
- Cisternas visíveis, com desvio da linha médica de 0 a 5 mm e/ou lesão de alta/média densidade < 25 mL

**Lesão difusa tipo III** *(brain swelling)*
- Cisternas comprimidas ou ausentes, com desvio da linha médica de 0 a 5 mm e/ou lesão de alta/média densidade < 25 mL

**Lesão difusa tipo IV** *(shift)*
- Desvio da linha média maior que 5 mm e lesão de alta/média densidade < 25 mL

**Lesão expansiva a ser evacuada**
- Qualquer lesão que requeira tratamento cirúrgico (geralmente hematomas). Especificar se epidural, subdural ou intraparenquimatoso

**Lesão expansiva não evacuada**
- Lesão de alta/média densidade > 25 mL, não drenada cirurgicamente

**Hemorragia subaracnoide**
- Presente ou ausente

Nos casos de hematomas extradurais e subdurais que podem necessitar de intervenção cirúrgica em horas ou dias estes mesmos estudos sugerem uma TC controle de rotina em 1 a 3 dias pós-lesão mesmo sem evidência de piora clínica.[24]

Crianças vítimas de TCE são clinicamente instáveis, e o transporte para TC pode desencadear deterioração clínica (instabilidade hemodinâmica, aumento da PIC, dessaturações), por essa razão a repetição da TC deve ser considerada somente quando este exame for importante para mudanças de conduta.[42]

### ■ Ressonância magnética (RM)

A RM é um exame de sensibilidade superior à TC de crânio para detecção e avaliação de lesões intracranianas. No entanto, é um exame demorado, que frequentemente requer sedação e nem está sempre disponível agudamente após a lesão. Não existem estudos que validem a sua influência sobre a tomada de decisões no tratamento.[24] Por outro lado, quando puder ser realizada, permitirá uma avaliação mais detalhada, permitindo maior conhecimento das lesões e melhor avaliação prognóstica.

Novas técnicas não convencionais de RM funcional, como a imagem ponderada por difusão (DWI), e a decorrente obtenção de mapas do coeficiente aparente de difusão (ADC) podem diferenciar edema vasogênico de citotóxico, caracterizar mais precisamente a lesão axonal difusa e diagnosticar mais precocemente eventos isquêmicos em crianças, comparativamente ao exame convencional e, em especial, ajudar no diagnóstico do trauma de crânio não acidental.[43-45] Outro tipo de ponderação em RM, que explora a diferença de susceptibilidade paramagnética entre diversas substâncias, em especial hemoglobina extravascular, metaemoglobina e hemossiderina, a *Susceptibillity-Weighted Imaging* (SWI), permite diagnosticar com precisão áreas onde ocorreram eventos micro-hemorrágicos não detectáveis pelo exame convencional.[46,47] Outras técnicas, como a Imagem por Tensor de Difusão (ITD), que permite estudar mais detalhadamente microlesões na substância branca, e a RM por espectroscopia, que permite medir de modo não invasivo neuromarcadores, como o N-acetilaspartato, creatinina, colina, glutamato, entre outros, vêm sendo estudadas como adjuvantes na abordagem do TCE em pediatria, pela maior sensibilidade na identificação das lesões e correlação com o prognóstico neurológico.[48-53]

### ■ Radiografia de crânio

Normalmente não está indicado, exceto nas seguintes situações: 1) suspeita de ferimento penetrante do encéfalo; 2) suspeita de afundamento craniano; 3) craniotomia prévia com *shunt* ventricular instalado; 4) menores de 2 anos com hematoma subcutâneo volumoso; 5) suspeita de maus-tratos.

### ■ Doppler transcraniano

É um exame que pode ser realizado à beira do leito para medir a velocidade do FSC tipicamente da artéria cerebral média, embora possa avaliar as maiores artérias intracerebrais por meio de "janelas acústicas". Pela janela transtemporal avaliam-se as artérias cerebrais médias anterior e posterior; pela transorbital, o sifão carotídeo e a artéria oftálmica; pelo transforaminal (forame magno), as artérias vertebrais e basilar; pela submandibular, a porção extracraniana da carótida interna. Tem sido utilizado como método não invasivo para se estimar a PPC e a PIC. A medida do índice pulsátil (IP) em condições de estabilidade da $PaCO_2$ e da pressão arterial tem demonstrado boa correlação com elevações da PIC nos estudos em adultos, embora estes resultados não tenham sido confirmados nos estudos pediátricos.[54] Também é utilizado para a detecção e acompanhamento do vasospasmo e confirmação de morte encefálica.

Mais recentemente, tem sido utilizado para se avaliar a presença ou ausência de autorregulação cerebral. O índice de autorregulação (IAR) é expresso do seguinte modo: IAR = %ΔeRVC/%ΔMAP, onde a resistência vascular cerebral estimada (RVCe) é calculada pela razão entre a MAP e a velocidade do FSC medido pelo Doppler transcraniano. Um IAR ≥ 0,4 significa que a autorregulação está preservada.[55]

## MONITORIZAÇÃO

Identificadas as *lesões primárias*, um dos objetivos principais deverá ser a prevenção de **lesões secundárias**, através da contínua avaliação e manutenção dos sinais vitais, com particular atenção ao desenvolvimento de hipotensão, hipóxia, edema cerebral, novas hemorragias, aumento da pressão intracraniana, alterações da hemodinâmica e do hemometabolismo cerebrais e herniações. Para isso o paciente deve ser adequadamente monitorizado, através de: 1) monitorização sistêmica: no mínimo ECG, oximetria de pulso, pressão arterial não invasiva, pressão venosa central (PVC), temperatura e débito urinário e, idealmente, pressão arterial invasiva, capnografia e pressão capilar pulmonar; 2) monitorização metabólica: gasometria e eletrólitos séricos, glicemia, osmolaridade sérica e densidade urinária; 3) monitorização cerebral: pressão intracraniana, pressão de perfusão cerebral, oximetria de bulbo da jugular ($SvjO_2$), extração cerebral de oxigênio ($ECO_2$) e, muitas vezes, EEG contínuo.

### ■ Monitorização da pressão intracraniana

O uso da monitorização de pressão intracraniana é considerado muito importante no tratamento do TCE grave em crianças. Vários estudos demonstram associação entre hipertensão intracraniana, hipotensão, pior prognóstico e morte no TCE. A hipertensão intracraniana, associada à diminuição da PCC, é um dos mecanismos principais da lesão secundária.[13,24]

Pacientes com TCE grave têm risco aumentado para desenvolver HIC. Estudos indicam que não existem marcadores específicos para determinar presença ou ausência de HIC nesta população sem monitorização de PIC. A monitorização da PIC é capaz de: 1) ajudar na detecção precoce de efeitos de massa, 2) orientar o uso de terapias de controle da PIC, 3) reduzir rapidamente a PIC através de drenagem liquórica, possibilitando melhora imediata da perfusão cerebral (quando estiver sendo monitorizada por um cateter intraventricular), 4) ajudar na determinação do prognóstico e 5) possivelmente influir na recuperação do paciente. Por estes motivos, a maioria dos serviços indica a monitorização da PIC em todos os casos de TCE grave, Glasgow ≤ 8.[24,56] Pacientes comatosos (Glasgow ≤ 8) com TC normal têm menor incidência de hipertensão intracraniana (13%), a menos que apresentem hipotensão, posturas em decorticação ou descerebração ou ainda exame neurológico que se deteriora rapidamente. Geralmente estes casos representam pacientes com lesão axonal difusa, com ou sem contusão do tronco cerebral, alterações microscópicas que podem estar associadas a aumento da PIC e potencial redução da PPC, devendo também ser monitorizados. Por outro lado, a monitorização de pacientes vítimas de trauma de crânio moderado (Glasgow 9-12) não é indicada de rotina.[24] Somente em algumas circunstâncias, como na presença de lesões traumáticas com efeito de massa ou com dificuldade de exame neurológico seriado por sedação ou bloqueio muscular, pode-se considerar a monitorização da PIC.[57]

Três tipos de monitores podem ser instalados: 1) cateter intraventricular, tradicionalmente colocado no ventrículo lateral direito, é hoje considerado o padrão para monitorização intracraniana, pois, além da medida contínua da PIC, serve como elemento terapêutico para controle dos picos de pressão intracraniana, pois permite a drenagem liquórica; 2) transdutor de fibra óptica intraparenquimatoso, particularmente indicado quando o grau de edema cerebral ou a presença de herniações tornam difícil a cateterização ventricular, apresenta menor risco de infecção, mas tem como desvantagens a impossibilidade de drenagem liquórica e de recalibração; 3) transdutores subaracnóideos, subdural ou epidural, são de fácil inserção, baixo risco de complicações infecciosas, mas são menos fidedignos, não podem ser recalibrados e também não permitem drenagem de liquor (Figs. 38-2 a 38-4).[58]

Para a correta medida e interpretação dos valores da PIC, recomendam-se os seguintes cuidados: a) os transdutores de pressão, tanto da PIC quanto da MAP, devem ser calibrados (zerados) à altura do meato acústico externo, de forma que a PPC possa ser derivada a partir da mesma linha de base. Nos transdutores intraparenquimatosos este ajuste não é possível, a calibragem é feita em relação à pressão atmosférica; b) no caso de cateteres intraventriculares a drenagem de liquor é regulada pela altura da bureta, com o topo da mesma (ponto de dre-

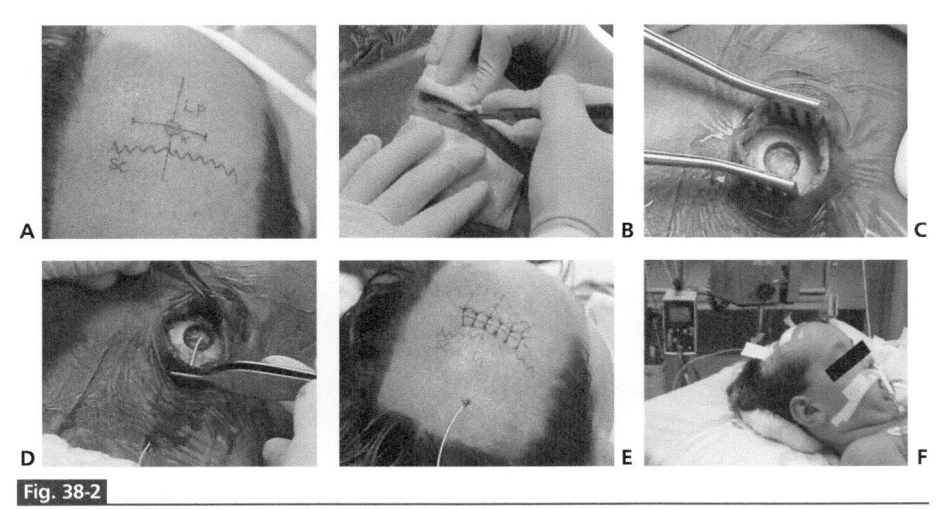

**Fig. 38-2**

Inserção de cateter de monitorização da pressão intracraniana: (**A** e **B**) incisão na linha pupilar a 1 cm da sutura coronal (ponto de Koscher); (**C** e **D**) inserção do cateter após craniotomia; (**E** e **F**) fixação e monitorização contínua da PIC. Fonte: Hospital Copa D'Or, Rio de Janeiro, RJ. (Ver *Pranchas* em *Cores*.)

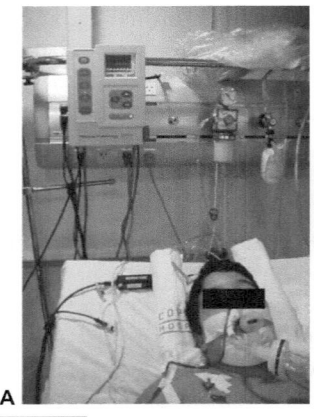

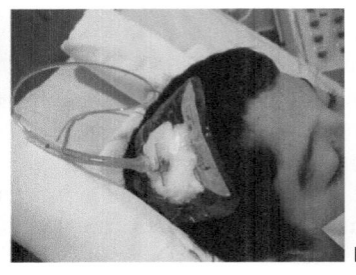

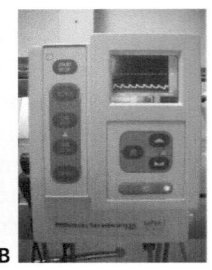

**Fig. 38-3**

(**A**) Monitorização da PIC. (**B**) Cateter de fibra óptica. (**C**) Visualização da onda de pressão intracraniana.
Fonte: Hospital Copa D'Or, Rio de Janeiro, RJ.

nagem) se referindo à linha de base ao nível do meato acústico externo.[24] Assim, deseja-se que haja drenagem a partir de uma PIC de 20 mmHg, a extremidade superior da bureta (ponto de drenagem) deve estar 26,4 cm acima da linha que passa pelo meato acústico externo (20 mmHg = 20 × 1,32 cm = 26,4 cm); c) quando houver drenagem contínua, a PIC somente deve ser medida após fechar-se a torneira de saída do liquor por 20 segundos.

Alguns serviços usam duas formas de monitorização com um monitor com derivação ventricular externa que permite drenagem liquórica, mas tem que ser fechado para monitori-

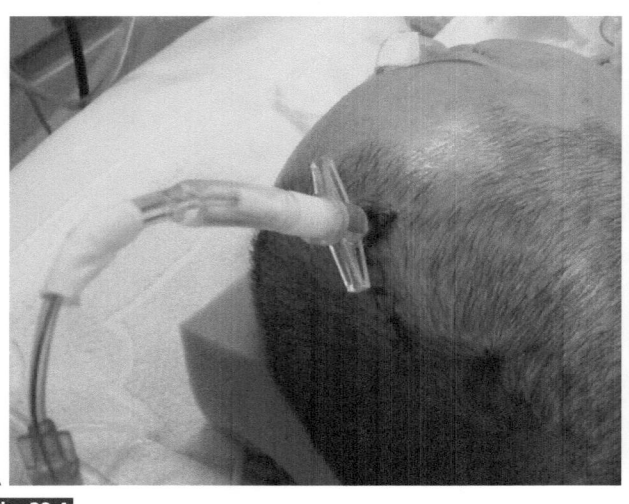

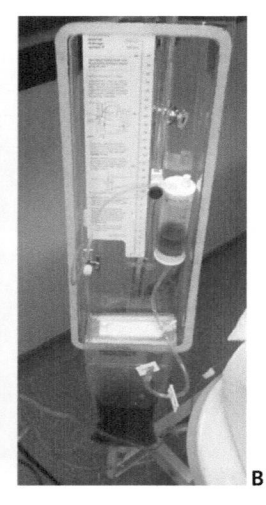

**Fig. 38-4**

Monitorização da PIC. (**A** e **B**) Cateter intraventricular com drenagem externa. Fonte: Hospital Copa D'Or, Rio de Janeiro, RJ.

zação da PIC e um monitor intraparenquimatoso, que permite detecção de picos e pressão intracraniana, mesmo quando a DVE permanece aberta com drenagem contínua. Observa-se nesta situação que as pressões se correlacionam bem.[59]

### ■ Monitorização do metabolismo cerebral

Os sistemas de monitorização avançada do metabolismo cerebral disponibilizam informações sobre metabolismo e fluxo sanguíneo cerebral. O uso destes sistemas junto com a monitorização de PIC pode ser um marco importante no tratamento do trauma de crânio grave.

A neuromonitorização avançada está indicada em pacientes que não têm contraindicações à sua colocação, como coagulopatia, e pacientes sem diagnóstico de ME.[24]

#### *Saturação venosa jugular de oxigênio (SvjO$_2$)*

Para esta monitorização é necessária a instalação de um cateter, cuja extremidade esteja posicionada na região do bulbo da veia jugular. Através deste cateter, pode-se realizar de forma contínua ou intermitente a medida da saturação de oxigênio no bulbo da jugular (saturação venosa jugular de oxigênio ou SvjO$_2$), muito útil para a avaliação de parâmetros hemodinâmicos cerebrais e para a inferência da extração cerebral de oxigênio (ECerO$_2$), permitindo uma melhor caracterização do estado de acoplamento do FSC ao consumo cerebral de oxigênio (isquemia ou hiperfluxo) e, a partir destes dados, possibilitar uma melhor orientação terapêutica.

A técnica de cateterização do bulbo da veia jugular requer os seguintes passos:

A) Inicialmente deve-se procurar identificar a veia jugular predominante na drenagem venosa cerebral do seguinte modo: comprime-se a veia por 20 segundos e observa-se o efeito sobre a PIC. O maior aumento da PIC corresponde a veia dominante. Se não houver diferença entre as duas jugulares, deve-se utilizar a veia ipsolateral à lesão cerebral mais importante ou em caso de lesão difusa, a veia jugular direita.

B) Com o paciente com a cabeceira elevada, punciona-se a veia jugular interna ao nível da cartilagem cricoide, em ângulo de 30 graus em relação à superfície cutânea, introduzindo-se o cateter até encontrar-se leve resistência. O sistema deve ser mantido com infusão contínua de soro fisiológico heparinizado (1 UI por mL).

C) Solicita-se uma radiografia lateral da coluna cervical ou base do crânio, devendo a ponta do cateter estar posicionada acima da primeira vértebra cervical (C1), de modo a evitar-se a contaminação com sangue de veias extracerebrais (Fig. 38-5).

D) Pode-se utilizar um cateter comum e proceder a coleta de sangue a intervalos regulares ou de acordo com a necessidade ou ainda instalar-se um cateter de fibra óptica que permite a leitura contínua da SvjO$_2$.

A interpretação dos resultados é feita do seguinte modo: SvjO$_2$ normal = 55 a 75%; ECerO$_2$ (SaO$_2$ – SvjO$_2$) normal = 24 a 42%. Deve-se se certificar de que o conteúdo arterial de oxigênio está normal (SaO$_2$ > 90% e Hb > 10 g/dL). SvjO$_2$ < 55% ou ECerO$_2$ > 42% significam oferta inadequada de oxigênio, causada pelo aumento do metabolismo cerebral (isquemia relativa) ou por diminuição do FSC (isquemia absoluta). SvjO$_2$ > 75% ou ECerO$_2$ < 24%

**Fig. 38-5**

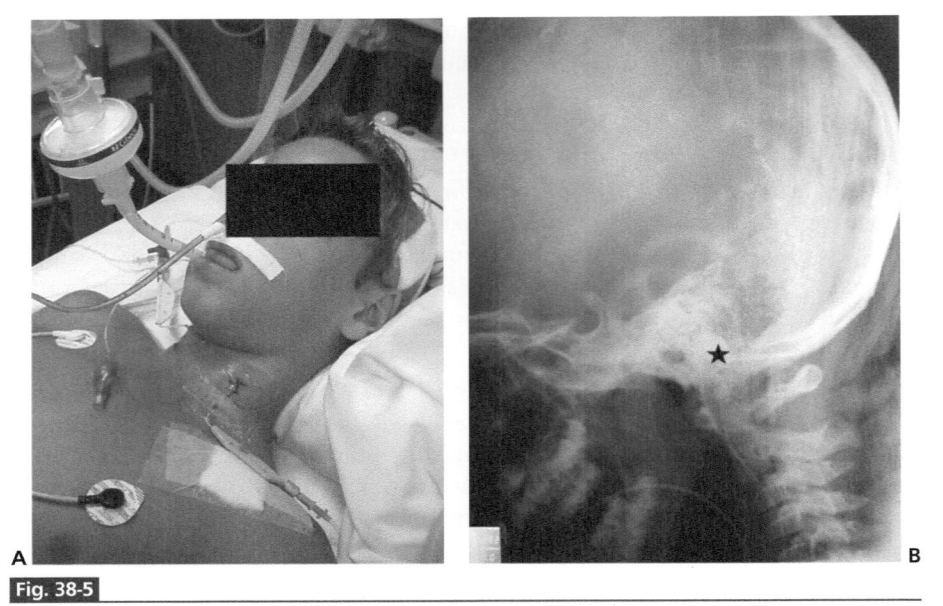

(**A**) Cateter em bulbo da jugular. (**B**) Posicionamento acima da primeira vértebra cervical (C1).
Fonte: Hospital Copa D'Or, Rio de Janeiro, RJ.

associadas à hipertensão intracraniana significam estado de hiperfluxo (hiperemia) cerebral em desacoplamento com o consumo cerebral de oxigênio.[60]

A monitorização da $SvjO_2$ deve ser iniciada o mais precocemente possível, pois o maior risco de queda ocorre nas primeiras 24 a 48 horas pós-trauma. Após 72 horas, a tendência é a $SvjO_2$ manter-se constantemente elevada. As complicações associadas ao procedimento compreendem eventos mecânicos, decorrentes da inserção do cateter e eventos relacionados com a permanência (infecção e trombose). As principais limitações deste método consistem na constatação de que a $SvjO_2$ monitoriza oxigenação cerebral global, podendo deixar passar eventos isquêmicos regionais, assim como a isquemia pode ocorrer em área cerebral drenada para a jugular oposta. Por outro lado, se o FSC diminui, é maior a contaminação com sangue extracerebral, o que eleva artificialmente a $SvjO_2$.[61]

### Pressão parcial de oxigênio tecidual cerebral (PbtO₂)

A partir do final da década de 1990 tornou-se possível a monitorização direta da pressão parcial de oxigênio cerebral, medida por uma sonda *(probe)* com um eletrodo polarográfico inserido em posição intraparenquimatosa na região lesionada (Fig. 38-6). O oxigênio difunde-se pela membrana da sonda e gera uma voltagem que é proporcional à quantidade de oxigênio no sítio do eletrodo. A relação oxigênio-voltagem é influenciada pela temperatura do parênquima cerebral, que deve ser continuamente monitorizada no sítio do eletrodo para se garantir uma medida precisa. O equipamento disponível no mercado atualmente possui dois *probes*, um para a medida da tensão de oxigênio, e outro para a medida da temperatura, além

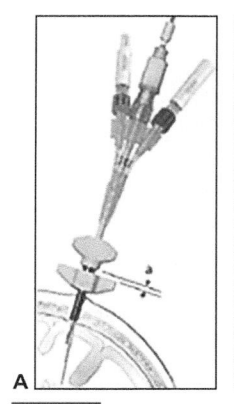

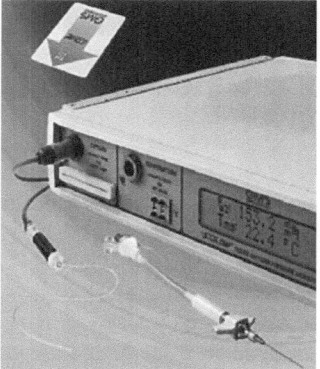

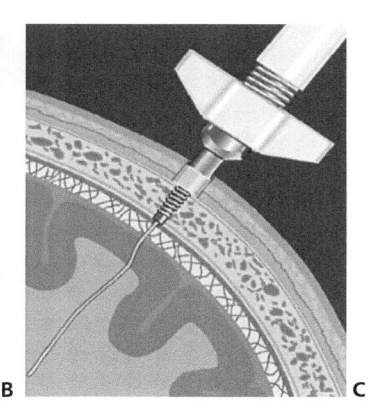

**Fig. 38-6**

Monitor de pressão de oxigênio tecidual cerebral (PbtO$_2$). (**A-C**) O monitor trabalha com duas sondas, uma mede a tensão do oxigênio, e a outra, a temperatura da região cerebral onde estão inseridas. Uma terceira via, um cateter, pode ser conectada a um monitor de pressão intracraniana. (Ver *Pranchas em Cores*.)

de um cateter que também pode ser utilizado para medida da pressão intracraniana. Os *probes* têm tamanho muito pequeno (1-15 mm$^2$), de modo que a informação obtida representa somente uma pequena região do parênquima cerebral, o que enfatiza a necessidade de se garantir uma boa localização para o dispositivo. Não se tem ainda uma compreensão muito clara do papel do PbtO$_2$, sabendo-se que reflete o acúmulo de oxigênio no parênquima cerebral, que é influenciado diretamente por três fatores: oferta de oxigênio, difusão do oxigênio na região acometida pelo trauma e utilização tecidual do oxigênio. Estima-se, a partir de estudos em animais, que valores de PbtO$_2$ na faixa de 20-30 mmHg correspondam a áreas normais do cérebro. Por outro lado, estudos em humanos têm relatado que valores < 10 mmHg se associam a níveis isquêmicos de FSC, disfunção mitocondrial e alterações no metabolismo cerebral, estando associados a pior prognóstico neurológico.[62]

Os primeiros estudos pediátricos datam do final da década de 2000 e apontam para risco significativo de desfecho desfavorável em caso de PbtO$_2$ < 5 mmHg por > 1 hora ou < 10 mmHg por > 2 horas.[63,64] A partir destas evidências, a maioria dos estudos e protocolos considera que se deve procurar manter a PbtO$_2$ idealmente > 20 mmHg e pelo menos > 10 mmHg.

Evidências nível III para adultos recomendam o uso de monitorização de saturação venosa jugular e da pressão parcial de oxigênio no tecido cerebral conjuntamente com monitorização de PIC. Evidências sugerem que episódios de SvJO$_2$ < 50% estão relacionados com pior prognóstico, assim como valores PbtO$_2$ < 15 mmHg com duração maior que 30 minutos estão associados à maior mortalidade. Em crianças não existem estudos que suportem seu uso ou não.[60,65]

## Saturação de oxigênio cerebral (rSO₂)

Pode ser avaliada por um oxímetro que, operando com tecnologia de espectroscopia, emite um feixe de luz na faixa próxima do infravermelho *(Near Infrared Spectoscopy)*, que atravessa o tecido cerebral e, a partir de diferenças cromáticas entre a Hb e a $HbO_2$, determina a saturação de oxigênio naquela região. Difere da oximetria de pulso, porque não requer uma onde de pulso. Valores normais para a $rSO_2$ cerebral têm sido descritos como 68% ± 10%. Seu papel na monitorização de crianças com TCE ainda não está definido (Fig. 38-7).

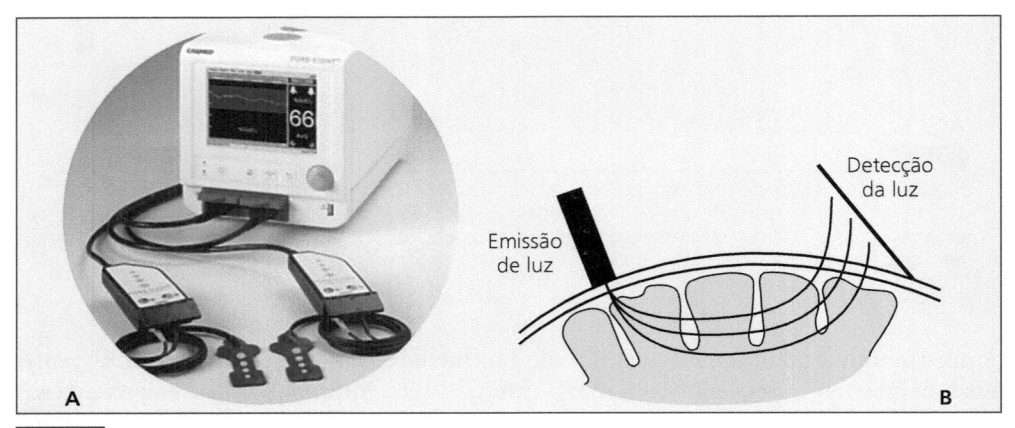

**Fig. 38-7**

(**A**) Espectroscopia quase infravermelha. (**B**) Uma fonte emissora emite luz nas faixas de 700 nm e 1.000 nm, de modo similar a outras oximetrias, que é captada no *probe* receptor. As diferenças cromatográficas da Hb e $HbO_2$ permitem o cálculo da saturação de oxigênio cerebral ($rSO_2$) a uma profundidade tecidual de 2-3 cm.

### ■ Eletroencefalografia contínua

Tem sido utilizada para o diagnóstico e acompanhamento da isquemia, como guia no ajuste de doses em caso da utilização de barbitúricos em infusão venosa contínua, e também para a detecção de atividade convulsiva, evento catastrófico nesses pacientes, ainda mais sabendo-se que, no trauma de crânio, 20-35% dos pacientes podem apresentar convulsões sem manifestações motoras e, neste grupo, cerca de 75% podem encontrar-se em estado de mal não convulsivo (Quadro 38-4).[66,67]

### ■ Análise biespectral

A introdução na UTI de técnicas de análise biespectral do EEG, inicialmente utilizadas no controle da anestesia, permitiu a monitorização do nível de consciência através da análise do índice biespectral (BIS), bem como o melhor acompanhamento dos efeitos do coma barbitúrico induzido (Fig. 38-8 e Quadro 38-5). Alguns estudos sugerem que valores de BIS < 6 indicariam redução da dose do barbitúrico e valores > 15 seu aumento.[68]

| QUADRO 38-4 | Alterações eletroencefalográficas (EEG) de acordo com a variação do fluxo sanguíneo cerebral (FSC) | |
|---|---|---|
| FSC (mL/100 g/min) | Alterações do EEG | Frequência (Hz) |
| 25-35 | I. Perda das frequências beta rápidas | < 13 |
| 18-25 | II. Lentificação | 5-7 |
| 12-18 | III. Lentificação na faixa delta | 1-4 |
| < 8-10 | IV. Achatamento do EEG<br>• Supressão de surtos<br>• Supressão contínua | < 1 |

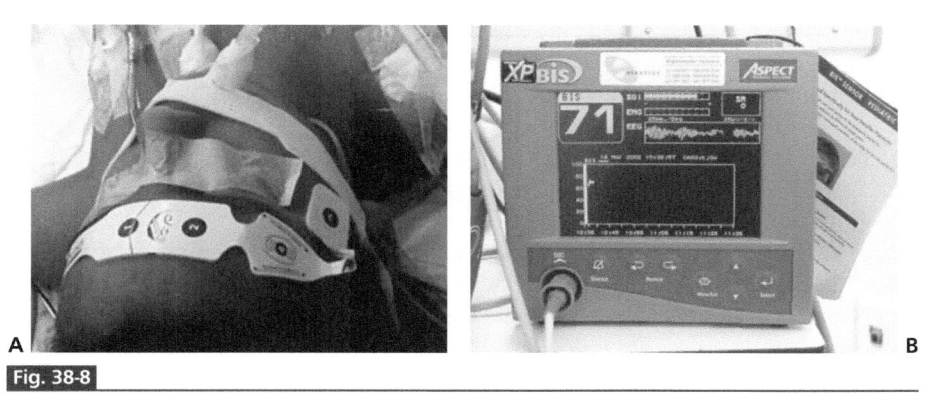

**Fig. 38-8**
(**A** e **B**) Análise biespectral do EEG para a monitorização do nível de consciência. Fonte: Hospital Copa D'Or, Rio de Janeiro, RJ.

| QUADRO 38-5 | Níveis de sedação pelo índice biespectral (BIS) |
|---|---|
| Estado hipnótico | BIS |
| **Acordado**<br>Sedação leve à moderada | 100 |
| **Estado hipnótico superficial**<br>< 70 = baixa probabilidade de lembrança | 100 a 70 |
| **Estado hipnótico moderado**<br>< 60 = baixa probabilidade de consciência | 70 a 60 |
| **Estado hipnótico profundo** | 60 a 40 |
| **20-30 = surto-supressão** | 40 a 0 |

## TRATAMENTO

### ▪ Medidas gerais

A abordagem inicial e as medidas de suporte avançado de vida realizam-se simultaneamente à primeira avaliação clínica do paciente, como já descrito anteriormente neste capítulo, e devem ter sempre prioridade. A seguir, os objetivos gerais do tratamento devem ser a identificação e correção imediata de situações ameaçadoras à vida e a prevenção de lesões secundárias. É sabido que os pacientes vítimas de TCE grave apresentam elevado risco de desenvolver herniações consequentes ao aumento da pressão intracraniana. Estas síndromes herniativas, potencialmente fatais, precisam ser reconhecidas rapidamente e necessitam de esforços imediatos para reduzir os níveis de pressão intracraniana em qualquer momento durante o tratamento. Por este motivo, estes pacientes precisam de avaliações frequentes do quadro neurológico, além da monitorização dos sinais vitais, sempre em ambiente de UTI. Naturalmente, o controle da PIC e a sua manutenção em níveis aceitáveis visam a impedir o desenvolvimento destes quadros agudos, bem como contribuir para a redução das lesões secundárias às alterações do fluxo sanguíneo cerebral. As recomendações encontradas na literatura consideraram nível de tratamento de PIC > 20 mmHg, embora existam estudos que sugerem que a PIC assim como a pressão arterial sejam dependentes da idade, já discutido anteriormente neste capítulo. O mínimo aceitável de PPC em uma criança com trauma de crânio deve ser 40-50 mmHg, podendo ser menor em crianças e maior em adolescentes como discutido anteriormente.[24-26]

Entretanto, diante de sinais clínicos de síndrome de herniação cerebral (anisocoria ou midríase súbitas), medidas imediatas de redução rápida da PIC devem ser tomadas, destacando-se entre estas a abertura da válvula de drenagem de um cateter intraventricular quando disponível (permitindo a drenagem de líquor), a hiperventilação com bolsa de ventilação (que provoca hipocapnia aguda e redução do FSC) e a infusão endovenosa rápida de manitol, todas efetivas em reduzir a PIC de maneira rápida o suficiente para conter uma herniação.

### *Postura no leito*

Deve-se manter a cabeça do paciente em posição neutra (sem lateralizações), com a cabeceira do leito elevada a 30 graus. O efeito da elevação da cabeceira na PIC é atribuído à ação da gravidade no volume sanguíneo cerebral e no LCR através da maximização do retorno venoso.[69] Existem poucos estudos em crianças sobre elevação ideal da cabeceira e seu impacto sobre PPC.[56,70,71]

### *Ventilação mecânica*

Deve-se procurar manter uma oxigenação adequada ($SaO_2$ > 95%), podendo-se utilizar pressão positiva no final da expiração (PEEP) de 5 $cmH_2O$, sem que isso contribua para aumento significativo da PIC. Se o paciente desenvolver concomitantemente doença pulmonar com redução da complacência, como ocorre na síndrome do desconforto respiratório agudo (SDRA), estudos têm demonstrado que elevações da PEEP até 10 ou 15 $cmH_2O$ não causam aumento significativo da PIC e, ao contrário, melhoram a oxigenação cerebral.[72,73]

Os estados anêmicos devem ser corrigidos pela transfusão de concentrado de hemácias, mantendo-se a hemoglobina em torno de 10 g/dL, pois níveis mais elevados aumentam exponencialmente a viscosidade sanguínea e diminuem o FSC. A $PaCO_2$ deve ser mantida entre 35 e 40 mmHg, sendo de grande utilidade o uso da capnografia para melhor controle dos níveis da $PCO_2$.

A hiperventilação empírica que leve a níveis de $PaCO_2$ < 30 mmHg deve ser evitada, principalmente nas primeiras 48 horas após o trauma. Esta é uma recomendação de nível III das diretrizes atuais.[24] Os estudos de FSC e de metabolismo cerebral em pacientes vítimas de TCE grave têm demonstrado uma redução significativa do fluxo logo nas primeiras horas após o trauma, com valores aproximando-se dos associados à isquemia. O uso de hiperventilação neste cenário só iria agravar ainda mais as lesões isquêmicas e, caso venha a ser utilizada, recomenda-se acompanhar a $SvjO_2$ ou a $PbtO_2$ para se monitorizar a oferta de oxigênio.[74,75] A hiperventilação empírica só tem lugar diante de sinais clínicos de herniação cerebral, quando realizada manualmente através do uso de uma bolsa de ventilação pode reduzir rapidamente a PIC e impedir uma herniação. Por outro lado, a hiperventilação otimizada pode ser utilizada quando se observa um desacoplamento entre a oferta e o consumo cerebral de oxigênio, caracterizando os estados de hiperemia ou "perfusão de luxo", onde o FSC encontra-se anormalmente elevado em relação à demanda metabólica cerebral. Estes estados podem ser detectados pela medida da saturação de oxigênio no sangue do bulbo da jugular ($SvjO_2$ > 75%) e pelo cálculo da extração cerebral de oxigênio ($ECO_2$ < 24%).

Enquanto houver sinais ou risco de hipertensão intracraniana, as aspirações do tubo traqueal devem ser precedidas (30 segundos antes) da administração endovenosa de lidocaína a 1% (1 mg/kg), de modo a suprimir-se o reflexo da tosse, que pode causar aumento significativo da PIC, podendo-se utilizar também sedação suplementar com um barbitúrico de ação curta, como o tiopental (3-5 mg/kg/dose) ou um bloqueador neuromuscular não despolarizante (vecurônio ou rocurônio), desde que o paciente esteja adequadamente sedado e sob analgesia.[76,77]

### Equilíbrio hemodinâmico, hidroeletrolítico e metabólico

Já foi devidamente ressaltada a importância de se instituirem a ressuscitação volumétrica e o combate ao choque desde as fases iniciais. A monitorização da PVC nestes pacientes permite a detecção precoce de estados de hipovolemia antes mesmo de alterações na MAP, possibilitando correção e controle adequados, enquanto a monitorização invasiva da MAP permite identificar de imediato episódios hipotensivos. Embora a hipotensão e o choque hipovolêmico não sejam comuns em casos de TCE isolado, a hipotensão, em qualquer fase do tratamento, tem sido considerada como um dos principais fatores que efetivamente influenciam no prognóstico. Durante a fase de manutenção, portanto, deve-se estar igualmente atento a qualquer sinal de instabilidade hemodinâmica, particularmente episódios de hipotensão, que devem ser prontamente corrigidos com expansão volumétrica e, se não houver resposta à expansão de volume, está indicado o uso de vasopressores, devendo-se monitorizar a MAP e a PIC, de modo a manter a PPC dentro dos níveis minimamente aceitáveis.[78] Estudos mostram que a manutenção de uma pressão de perfusão acima do limite superior desejado não reduz a morbimortalidade.[24]

A hipertensão, por outro lado, normalmente é considerada uma resposta ao aumento da pressão intracraniana e, portanto, essencial à manutenção da PPC. Não deve ser corrigida, enquanto o paciente não estiver com monitor de pressão intracraniana e a causa da hipertensão arterial não estiver completamente esclarecida, mas se for decidido pela sua correção devem-se utilizar β-bloqueadores, em vez de vasodilatadores, como o nitroprussiato de sódio ou bloqueadores de canais de cálcio, de modo a evitar-se hipotensão arterial súbita e vasodilatação cerebral (aumento da PIC), o que acarretaria uma redução drástica da PPC.[24]

A hidratação de manutenção deve buscar a euvolemia, procurando-se manter um débito urinário > 1 mL/kg/h. A manutenção destes pacientes deve ser feita com fluidos isotônicos. O sódio sérico deve ser mantido entre 145 e 150 mEq/L.[32,56]

A hiponatremia no TCE pode ser resultado da Síndrome Perdedora de Sal (SPS), Síndrome da secreção inapropriada de hormônio antidiurético (SIADH), perda de sódio (drenagem do LCR) ou iatrogênica. A sua presença pode resultar no agravamento do edema cerebral, crises convulsivas e, consequentemente, piora do prognóstico da lesão cerebral. O diagnóstico é essencial, pois o manejo da SPS e da SIADH e outras causas podem diferir. O diagnóstico de SPS pode ser feito demonstrando a hiponatremia, aumento do sódio urinário com poliúria e hipovolemia. Para correção da hiponatremia na SPS recomenda-se o uso de solução salina hipertônica a 3% 0,1-1 mL/kg/h, com reposição volêmica.[24,79] Na síndrome de secreção inapropriada de hormônio antidiurético, restrição do aporte hídrico está indicada (SIHAD).

A mielinólise pontina é uma doença desmielinizante da ponte que ocorre associada a mudanças rápidas no sódio sérico. Por esta razão alguns estudos sugerem uma taxa de correção menor que 12 mmol/L/d. Existem estudos que não mostram evidência de desmielinização, mas a taxa ideal de correção em pediatria não está bem estabelecida.[13]

Devem-se monitorizar a glicemia, os eletrólitos e a osmolaridade sérica pelo menos de 6/6 horas, procurando-se manter níveis normais de glicose (80-120 mg/dL), se necessário através da infusão paralela de solução de glicose a 50%, iniciando-se com 0,5 mL/kg/h (TIG de 4 mg/kg/min). A glicose é um substrato essencial ao metabolismo cerebral, devendo-se evitar a hipoglicemia, entretanto, o seu excesso em condições de anaerobiose, como pode ocorrer em certas áreas encefálicas mal perfundidas no TCE grave, pode originar níveis elevados de lactato, contribuindo para o agravamento da lesão neuronal. Não existem evidências suficientes que indiquem o controle glicêmico no paciente com TCE grave. No entanto, estudos têm correlacionado a hiperglicemia, principalmente após 48 horas de trauma, com pior prognóstico.[24,80]

### Sedação, analgesia e bloqueio neuromuscular

Uso de sedativos e analgésicos é importante para o controle de um número importante de mecanismos fisiopatológicos no trauma grave de crânio. A manutenção do paciente devidamente sedado e sob analgesia efetiva diminui a dor, estímulos nocivos e estresse que aumentam marcadamente as demandas metabólicas cerebrais e podem aumentar o fluxo sanguíneo cerebral, permitem maior tolerância aos procedimentos de enfermagem, diminuem a agitação psicomotora, que podem, em última análise, contribuir para o aumento da PIC.

O sedativo ideal para paciente com TCE deve ter início e término de ação rápida, metabolismo bem definido, sem metabólitos acumulativos, com efeito anticonvulsivante e com mínimo comprometimento cardiovascular. O Etomidato pode ser considerado uma escolha para estes pacientes no controle da HIC, mas pode causar supressão suprarrenal. Sedativos e analgésicos de uso comum podem ser usados no manejo do TCE, mas não existem estudos com estas drogas focados em pacientes com TCE grave.[22] Normalmente, utiliza-se uma infusão contínua de um benzodiazepínico (midazolam 0,05-0,3 mg/kg/h) associada a um analgésico efetivo (fentanil 0,5-2 µg/kg/h). A preocupação com o mascaramento do quadro neurológico não justifica deixar-se o paciente sem sedação e analgesia adequadas, principalmente se podemos efetuar a avaliação neurológica através de outros parâmetros, como a monitorização da PIC, PPC, $SvjO_2$, $PbtO_2$.

Uma alternativa para a sedação que poderia facilitar a avaliação neurológica clínica seria a utilização de agentes de meia-vida ultracurta, como o propofol, que tem sido utilizado em terapia intensiva de adultos, mas cuja indicação como agente para sedação contínua em pediatria não é recomendada.[24]

Nos casos que cursam com hipertensão intracraniana grave, pode-se decidir ainda pela utilização de bloqueadores neuromusculares, que reduzem através de vários mecanismos a PIC, como a redução da pressão nas vias aéreas e intratorácicas, facilitando o retorno venoso. Estes agentes reduzem a demanda metabólica por eliminar a contração muscular, o que parece ser benéfico, mas incorrem em outros riscos, como efeito devastador da hipoxemia relacionada com extubação acidental, aumento da incidência de pneumonia nosocomial (adultos), efeitos cardiovasculares, estresse relacionado com a imobilização sem sedação adequada, miopatia, aumento do tempo de permanência em UTI e mascaramento de crises convulsivas.[24] Quando utilizados, estão indicados os não despolarizantes, de preferência os com menor ação hemodinâmica, como o vecurônio (ataque 0,06 a 0,08 mg/kg, manutenção 0,02 a 0,03 mg/kg/h) ou atracúrio (ataque 0,3 a 0,5 mg/kg, manutenção 0,2 a 1 mg/kg/h), embora outros agentes possam ser utilizados, como o pancurônio (ataque 0,06 a 0,08 mg/kg, manutenção 0,02 a 0,03 mg/kg/h). Quando da utilização de bloqueadores neuromusculares deve-se monitorizar o EEG (convencional contínuo ou BIS), para se afastarem estados convulsivos que passariam despercebidos, assim como sempre que possível deve-se monitorizar o seu uso através de um estimulador de nervos periféricos.

### *Temperatura*

A hipertermia (temperatura > 38,0-38,5°C) está associada ao aumento da resposta fisiopatológica ao trauma, aumento do consumo de oxigênio cerebral e pior prognóstico, devendo ser combatida.[81] Por outro lado, a hipotermia moderada (32-33°C) tem sido estudada pela possível associação a efeitos benéficos decorrentes da redução da demanda metabólica cerebral, do processo inflamatório, dos níveis de aminoácidos excitatórios, do consumo de agentes antioxidantes endógenos e da peroxidação lipídica, além de um efeito redutor na PIC.

As mais recentes diretrizes para o tratamento do TCE em pediatria (2012) estabeleceram uma recomendação de Nível II no sentido de se evitar o uso precoce da hipotermia moderada (nas primeiras 8 horas após o trauma), realizada de modo profilático, por um período inferior às 24 horas, com reaquecimento em velocidade superior a 0,5°C/h.[24] Isto porque um estudo controlado e randomizado não encontrou diferenças no desfecho neurológico entre os grupos 6 meses após o trauma, além de ter constatado maior prevalência de hipotensão e necessidade de tratamento vasopressor, bem como tendência à maior morbimortalidade no grupo da hipotermia.[82]

Por outro lado, estas mesmas diretrizes também estabeleceram uma recomendação de nível II para o uso da hipotermia moderada (32-33°C), quando iniciada nas primeiras 8 horas pós-trauma, quando empregada para o tratamento da hipertensão intracraniana refratária. Nesta indicação, a recomendação é de uso por 48 horas, com lento processo de reaquecimento, a velocidade de 0,5-1,0°C por cada 12-24 horas.[24] Os dois estudos considerados demonstraram redução significativa da PIC no grupo da hipotermia nas primeiras 24 horas, mas o que prosseguiu com o estudo até o quinto dia de evolução não encontrou diferenças entre os grupos neste marco de tempo, nem nos desfechos de morbimortalidade e prognóstico durante a internação na UTI e aos 3 meses de seguimento.[20,82]

Tendo como base outras evidências de menor impacto, essas diretrizes terminam por estabelecer uma recomendação de nível III para o uso da hipotermia moderada no TCE grave, desde que iniciada precocemente, mantida por 48 horas e com reaquecimento realizado de maneira gradual, nunca a um ritmo > 0,5°C/h.[24] Por outro lado, o estudo *Cool Kids*, ainda não publicado, que avaliava a hipotermia em crianças com TCE, foi interrompido por futilidade.

### Controle e prevenção de episódios convulsivos

Convulsões podem acontecer em cerca de 10% das crianças vítimas de TCE grave. Fatores de risco relacionados com o aumento da incidência de crises convulsivas precoces (ocorrem nos primeiros 7 dias após o trauma) são afundamento de crânio, hematoma intraparenquimatoso, TCE grave e menor idade. Sua ocorrência pode influenciar negativamente o prognóstico, face à hipóxia e hipoventilação associadas, aumento do fluxo sanguíneo cerebral e, consequentemente, a pressão intracraniana e, da demanda metabólica cerebral levando a agravamento da lesão secundária e piora do prognóstico.[83]

Por este motivo, recomenda-se o uso profilático de difenil-hidantoína (dose de ataque 15-20 mg/kg; manutenção 5-7 mg/kg/dia dividido em 2 a 3 doses), iniciada nas primeiras 24 horas pós-trauma e mantida na primeira semana de tratamento (recomendação de nível III pelas últimas diretrizes), não havendo evidências disponíveis na literatura que suportem a sua utilização profilática após a primeira semana do trauma.[24] Na vigência de um episódio convulsivo, deve-se proceder de maneira usual, através do uso de um benzodiazepínico de ação rápida, como o diazepam (0,1-0,3 mg/kg/dose e a cada 3-5 min, dose máxima de 2 mg), seguido de terapêutica de manutenção, pelo menos inicialmente com difenil-hidantoína. Nunca é demais ressaltar a necessidade de se instalar um EEG contínuo em todos os pacientes com TCE em uso de bloqueadores neuromusculares.

### ■ Tratamento específico da hipertensão intracraniana

As recomendações na literatura indicam considerar nível de tratamento da PIC > 20 mmHg. O manejo do TCE grave em unidades de tratamento intensivo pediátrico é focado na manutenção da PIC e na preservação da PPC. Aumentos na PIC que retornam a níveis normais em menos de 5 minutos devem ser ignorados, mas aumentos sustentados de PIC > 20 mmHg por mais de 5 minutos devem ser prontamente tratados.[24] A hipertensão intracraniana pode ser abordada por diversas medidas, sumarizadas a seguir.

## Drenagem liquórica

Se o paciente estiver usando um cateter ventricular para monitorização da PIC, este pode ser usado para a drenagem de liquor, devendo-se abrir o sistema por 1 minuto. Drenagem contínua pode ser realizada após avaliação do neurocirurgião (recomendação de nível III pelas diretrizes atuais).[24]

Em casos refratários de hipertensão intracraniana, além do cateter de drenagem ventricular externa, estudos em pediatria sugerem o uso de drenagem liquórica contínua através de um cateter colocado na região lombar, desde que o exame tomográfico revele cisternas basais visíveis e ausências de lesões de massa ou desvios da linha médica, de modo a minimizar o risco de herniação transtentorial ou tonsilar, também uma recomendação de nível III pelas diretrizes atuais.[84-86]

## Hiperventilação

A Hiperventilação empírica com $PaCO_2$ < 30 mmHg deve ser evitada, principalmente nas primeiras 48 horas após o trauma. Maior parte dos estudos pediátricos tem mostrado que a hiperemia é incomum, o que aumenta a preocupação quanto ao uso da hiperventilação profilática. Conforme já mencionado, a hiperventilação poderá ser utilizada para redução rápida da pressão intracraniana, se houver sinais clínicos de herniação ou PIC > 40 mmHg, uma vez que os vasos encefálicos respondam rapidamente com vasoconstrição à hipocapnia, determinando uma redução imediata do volume de sangue cerebral e, portanto da PIC. O procedimento deve ser realizado por ventilação manual com bolsa, por não mais do que 2 minutos. A hiperventilação pode ser utilizada na hipertensão intracraniana refratária, mas associada à neuromonitorização avançada para avaliação de isquemia cerebral.[24]

## Manitol

Apesar de sempre ter sido uma droga muito utilizada para redução da hipertensão intracraniana nas unidades pediátricas, não há estudos que suportem a sua recomendação nas diretrizes atuais. Estudos em adultos classificam o uso do manitol como uma recomendação de nível II. O manitol diminui a PIC através da redução da viscosidade sanguínea que resulta em vasoconstrição reflexa (necessita do mecanismo de autorregulação intacto), diminuição consequente do fluxo sanguíneo cerebral e volume cerebral. Este efeito é rápido, porém transitório. Outro mecanismo de ação manitol é redução da PIC pelo efeito osmótico, que resulta na saída de água do parênquima cerebral para circulação sistêmica. Este efeito é mais lento e pode persistir por até 6 horas (necessita barreira hematoencefálica intacta).[13,24,57]

Quando empregado, a dose deve ser de 0,25-0,5 g/kg (1,25-2,5 mL/kg da solução a 20%), devendo ser administrado não de modo continuado, mas somente episodicamente na presença de hipertensão intracraniana. O manitol pode acumular-se no tecido cerebral. Esta propriedade sugere que o manitol não deva ser usado por períodos maiores de 48-60 horas. Outras precauções importantes devem ser evitar-se a hipovolemia e a osmolaridade sérica > 320 mOsm/L, lembrando-se ainda que a sua excreção urinária interfere com a avaliação da densidade urinária. Seu uso em pacientes sem monitorização da PIC só deve ser feito na presença de sinais clínicos de herniação cerebral.[87]

## Soluções salinas hipertônicas

O uso de soluções salinas hipertônicas no tratamento da hipertensão endocraniana baseia-se na hipótese de que a carga osmolar tecidual pode ser mais importante do que o aumento do volume sanguíneo cerebral a da permeabilidade da barreira hematoencefálica no desenvolvimento do edema cerebral. Além de suas propriedades osmóticas, as soluções hipertônicas possuem efeitos hemodinâmicos, vasorreguladores, restauradores do volume celular e do potencial de membrana, promovem a liberação arterial do peptídeo natriurético e inibição da inflamação. Os efeitos hemodinâmicos correm por conta da expansão do volume intravascular, do aumento e manutenção da pressão arterial média e potencialização do débito cardíaco; enquanto os efeitos vasorreguladores decorrem do aumento do diâmetro vascular pela expansão plasmática, diminuição do edema das células endoteliais e redução da resistência vascular secundária à liberação de óxido nítrico. No entanto, o mais provável é que a ação benéfica das soluções salinas hipertônicas decorra principalmente de seu efeito osmótico sobre o tecido cerebral, contribuindo para a redução do edema e do conteúdo cerebral de água.[24]

As diretrizes atuais estabeleceram uma recomendação de nível II para o uso de soluções salinas hipertônicas a 3% (513 mEq/L) para a tentativa de redução aguda da hipertensão intracraniana, na dose de 6,5-10 mL/kg peso em infusão de 2 horas, baseando-se em um estudo duplo-cego em crianças que demonstrou redução significativa da PIC comparativamente ao grupo-controle (soro fisiológico) e um aumento de 7 mEq/L nos níveis de sódio no grupo tratado com salina hipertônica.[88]

Estas diretrizes estabeleceram ainda uma recomendação de nível III para a utilização de salina hipertônica a 3% para o tratamento da hipertensão intracraniana, administrada em infusão contínua na dose de 0,1-1,0 mL/kg/h, titulada para manter a PIC < 20 mmHg e a osmolaridade sérica < 360 mOsm/L, baseando-se em dois estudos pediátricos que demonstraram melhor evolução e prognóstico no grupo tratado com salina hipertônica.[32,89] Algumas séries não controladas demonstraram que pacientes pediátricos com edema cerebral e hipertensão intracraniana foram mantidos com sódio sérico elevado (entre160 e 170 mEq/L), com boa evolução e sem efeitos colaterais significativos relacionados com a hipernatremia.[32] Em um de nossos serviços temos optado por manter um sódio sérico entre 150 e 160 mEq/L.

Apesar de estudos em adultos também incluírem a utilização bem-sucedida de soluções de pequeno volume (2 mL/kg) de salina a 23,4% na abordagem da hipertensão intracraniana refratária, tal recomendação não pode ser estendida a crianças por enquanto.[90]

Os principais temores na utilização das soluções salinas hipertônicas ficam por conta do maior risco de hemorragia subaracnóidea, lesões renais, mielinólise pontina (pelo aumento súbito nos níveis de sódio, à semelhança do que ocorre na correção da hiponatremia) e efeito rebote, uma vez interrompida a infusão.

## Descartar lesões de massa

Se não houver controle da PIC, assim que possível o paciente deve ser submetido a uma TC controle para descartarem-se lesões com efeitos de massa, pois podem ocorrer efusões e novas hemorragias no decorrer da evolução do caso.

## Barbitúricos

O uso de barbitúricos em altas doses é eficaz na redução da PIC, tendo recebido uma recomendação de Nível III nas diretrizes pediátricas atuais, baseando-se em dois estudos pediátricos, embora recente metanálise da Cochrane, em 2012, não tenha encontrado diferenças de mortalidade ou de prognóstico a longo prazo, quando comparado a outras abordagens (convencional sem barbitúricos, manitol, tiopental, etomidato), concluindo ainda que 25% dos pacientes tratados desenvolvem hipotensão (este porcentual em estudos pediátricos é bem maior, chegando a mais de 80%), o que pode contrabalançar negativamente o efeito redutor da PIC, por redução da PPC, caso medidas de manutenção da pressão arterial não sejam concomitantemente adotadas.[24] Entretanto, esta metanálise incluiu apenas sete estudos (6 das décadas de 1980-1990, apenas um de 2008 e apenas um estudo envolvendo crianças). O seu uso profilático não está indicado.

Acredita-se que os efeitos benéficos dos barbitúricos possam decorrer da redução ou supressão do metabolismo cerebral, reduzindo assim a demanda metabólica e o fluxo sanguíneo cerebral, com consequente redução da PIC. O objetivo do tratamento com barbitúricos em altas doses é atingir-se um estágio eletroencefalográfico conhecido como "supressão de surtos" *(burst suppression)*, o que demanda a utilização de EEG contínuo para controle. Os principais efeitos colaterais são a hipotensão e a toxicidade cardiovascular. Trata-se, portanto, de terapêutica que requer máximos cuidados de monitorização, face aos riscos de instabilidade hemodinâmica e hipóxia cerebral oligêmica ($SvjO_2$ < 55%, $ECO_2$ > 42%). Na literatura, o barbitúrico mais estudado é o pentobarbital (não disponível no Brasil), recomendado na dose de ataque de 5-10 mg/kg em 1-2 horas, seguindo-se dose de manutenção de 1 mg/kg/h, que pode ser aumentada para 2 a 3 mg/kg/h, até se obter o padrão de supressão de surtos no EEG. Uma alternativa em nosso meio seria a utilização do tiopental, na dose de ataque de 4-6 mg/kg, com manutenção de 1-5 mg/kg/h.

## Craniotomia descompressiva

Usada historicamente como último recurso no controle da hipertensão intracraniana refratária, estudos em pediatria têm demonstrado que a craniotomia descompressiva é eficaz em reduzir a PIC, embora haja relatos de hemorragias e exacerbação do edema cerebral após sua utilização. Normalmente é usada na fase inicial, simultaneamente ao esvaziamento de uma lesão de massa (hemorragia), ou eletivamente como estratégia terapêutica em casos com grande edema cerebral e potencial de herniação. Pode consistir em procedimentos uni ou bilaterais (descompressões subtemporais), de variados tamanhos. Oito estudos em pacientes pediátricos resultaram numa recomendação de Nível III nas diretrizes atuais.[24] O único estudo prospectivo, randomizado, comparando a craniotomia descompressiva precoce com o tratamento tradicional adotou o procedimento como medida precoce de controle da PIC nas primeiras 12 horas pós-trauma em um grupo de crianças, obtendo como resultado não só uma redução da PIC muito próxima da significância estatística (P = 0,057) nas primeiras 48 horas pós-craniotomia, como um melhor prognóstico aos 6 meses de evolução (P = 0,046) em relação ao grupo-controle. O estudo envolveu um grupo pequeno de pacientes (13 casos e 14 controles), e a análise do prognóstico foi feita por entrevista telefônica, mas de um modo geral, os resultados são promissores.[91]

## Corticoides

Inúmeras evidências indicam que os corticoides não diminuem a PIC, nem melhoram o prognóstico em pacientes com TCE grave, portanto o seu uso não está indicado com esses propósitos, não recebendo qualquer recomendação nas diretrizes atuais (Fig. 38-9).[24]

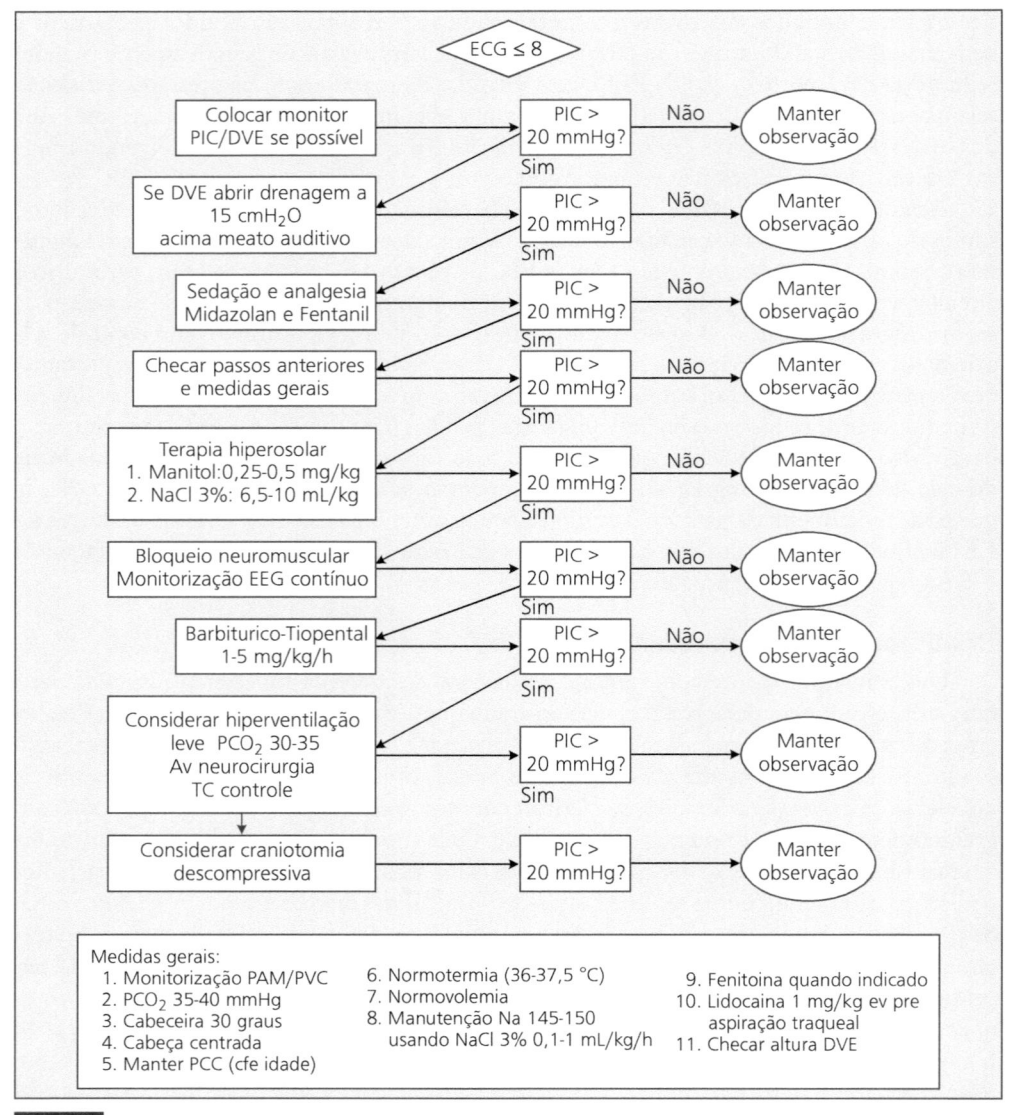

```
                                    ECG ≤ 8

        Colocar monitor           PIC >         Não      Manter
       PIC/DVE se possível    →  20 mmHg?      →       observação
                                   Sim
                                    ↓
     Se DVE abrir drenagem a       PIC >         Não      Manter
          15 cmH₂O            →  20 mmHg?      →       observação
       acima meato auditivo        Sim
                                    ↓
       Sedação e analgesia         PIC >         Não      Manter
       Midazolan e Fentanil   →  20 mmHg?      →       observação
                                   Sim
                                    ↓
       Checar passos anteriores    PIC >         Não      Manter
          e medidas gerais    →  20 mmHg?      →       observação
                                   Sim
                                    ↓
         Terapia hiperosolar       PIC >         Não      Manter
     1. Manitol:0,25-0,5 mg/kg →  20 mmHg?      →       observação
     2. NaCl 3%: 6,5-10 mL/kg      Sim
                                    ↓
        Bloqueio neuromuscular     PIC >         Não      Manter
      Monitorização EEG contínuo → 20 mmHg?     →       observação
                                   Sim
                                    ↓
        Barbiturico-Tiopental      PIC >         Não      Manter
            1-5 mg/kg/h       →  20 mmHg?      →       observação
                                   Sim
                                    ↓
      Considerar hiperventilação   PIC >         Não      Manter
         leve PCO₂ 30-35      →  20 mmHg?      →       observação
         Av neurocirurgia          Sim
           TC controle
                                    ↓
        Considerar craniotomia     PIC >                  Manter
          descompressiva      →  20 mmHg?      →       observação
```

Medidas gerais:
1. Monitorização PAM/PVC
2. $PCO_2$ 35-40 mmHg
3. Cabeceira 30 graus
4. Cabeça centrada
5. Manter PCC (cfe idade)
6. Normotermia (36-37,5 °C)
7. Normovolemia
8. Manutenção Na 145-150 usando NaCl 3% 0,1-1 mL/kg/h
9. Fenitoina quando indicado
10. Lidocaina 1 mg/kg ev pre aspiração traqueal
11. Checar altura DVE

**Fig. 38-9**
Fluxograma de tratamento, hipertensão intracraniana.

## ■ Outras medidas de apoio

### Controle da coagulação

A coagulopatia é uma complicação potencial no trauma de crânio, sendo fator de risco importante correlacionado com o prognóstico. Os distúrbios da coagulação estão presentes em 40-80% das crianças com TCE grave, necessitando tratamento agressivo com transfusões de plasma, plaquetas (se abaixo de 50.000/mm$^3$) e fatores de coagulação, de modo a reduzirem-se os riscos de novos sangramentos intracranianos e permitirem-se intervenções cirúrgicas seguras quando necessárias.[92,93]

Estudo retrospectivo com 200 crianças com TCE grave relacionou escala de Glasgow < 8 com risco aumentado para coagulopatia (44% desenvolveram coagulopatia) e pior prognóstico. Este resultado pode guiar uso de exames laboratoriais precoces no TCE grave para tratamento imediato com hemocomponentes.[94]

### Suporte nutricional

Dados da literatura de adultos indicam que pacientes vítimas de TCE grave apresentam balanço nitrogenado negativo e perda ponderal de 15% por semana, estimando-se que seja necessário oferecer de 100 a 140% do gasto energético de repouso calculado para estes pacientes, sendo 15-20% na forma de aporte proteico. As diretrizes de adultos recomendam com um nível II de evidências que o objetivo calórico pleno seja alcançado até o final da primeira semana, de modo que para que este objetivo seja alcançado, o suporte nutricional deve ser iniciado nas primeiras 72 horas.[95] Em pediatria, as diretrizes atuais apenas enfatizam com uma recomendação de nível II que o uso de dietas imunomoduladoras não têm suporte científico estabelecido até o momento, mas outros estudos em unidades pediátricas propõem diretrizes semelhantes às de adulto.[24,31]

Caso se utilize a via enteral pós-pilórica (aparentemente mais segura, face ao menor risco de refluxo e broncoaspiração), através da passagem de uma sonda nasojejunal, devem-se empregar inicialmente uma dieta elementar e, após comprovação da tolerância, uma dieta polimérica iso-osmolar. Na impossibilidade de passagem de uma sonda enteral, pode-se utilizar a via gástrica, iniciando-se com uma dieta polimérica iso-osmolar e, a seguir, de preferência uma dieta hipercalórica (1,5 kcal/mL). A nutrição enteral deve ser preferencial a não ser em pacientes que apresentem contraindicações, pois esta tem efeito trófico sobre intestino, baixo custo, menor risco de infecção e menor risco de hiperglicemia. No caso de contraindicações ao uso de nutrição enteral, a nutrição parenteral deve ser instituída.[24,31]

### Antibioticoterapia profilática e profilaxia antitetânica

O uso de antibioticoterapia profilática somente se justifica em casos de fraturas de crânio com soluções de continuidade (abertas ou compostas), normalmente consideradas feridas contaminadas ou sujas, muito embora muitos autores considerem que nestes casos não se trata de profilaxia, mas sim de tratamento. O estado vacinal deve ser verificado, e reforços de vacinação antitetânica, administrados quando tradicionalmente indicados, particularmente na presença de lacerações e feridas contaminadas. A presença de monitorização invasiva, por si só, não deve se constituir em indicação para antibioticoterapia profilática, a menos que as condições de inserção não tenham sido ideais, com possível contaminação. Nos casos de monitorização da PIC através de cateter intraventricular, amostras do liquor podem com facilidade ser enviadas para cultura periodicamente como método de rastreio.

## ▪ Novas perspectivas em monitorização e tratamento

### Microdiálise cerebral

É realizada pela inserção no parênquima cerebral, em área pericontusional, de um cateter contendo em sua extremidade uma membrana semipermeável (20 a 100 kDa). Infunde-se, por este cateter, um líquido de diálise a uma velocidade constante (tipicamente 1 mL/ min). Ocorre, então, uma difusão de moléculas do líquido intersticial cerebral através da membrana. Coletam-se amostras a intervalos programados para determinação de marcadores do metabolismo celular (lactato, piruvato, glicose), neurotransmissores (glutamato), biomarcadores (citocinas e marcadores de dano tecidual, como o glicerol). Um consenso sobre a utilização de microdiálise em adultos recomendou a utilização dos seguintes marcadores: relação lactato/piruvato, glicose, glicerol e glutamato.[96] O papel da microdiálise em pediatria ainda não está definido, pois, além de faltarem evidências de sua utilização em crianças com TCE, desconhece-se se características do cérebro em desenvolvimento (p. ex., como o processo de mielinização) podem resultar em variações da faixa de normalidade. Um relato de uma série pequena de casos pediátricos reportou diferenças nos níveis de neurotransmissores excitatórios em comparação ao relatado em estudos de adultos.[97] Em vista destes achados, por enquanto a microdiálise não pode ser indicada como um método rotineiro na estratégia terapêutica do TCE em crianças, ficando ainda como uma medida promissora que aguarda novas evidências científicas para sua efetiva utilização.

### Biomarcadores

Em pediatria o sangue é a principal fonte para pesquisa de biomarcadores relacionados com o TCE, embora estes possam também ser coletados no liquor, microdialisado e urina. O mais estudado em crianças é a "Proteína B Ligada ao Cálcio (S100B)", acreditando-se que seja liberado pelas células gliais (astrócitos) de áreas lesionadas. Seus níveis variam de acordo com gênero e idade e estão associados ao prognóstico neurológico, mas como pode ser liberado também em outros órgãos, sua força como marcador isolado diminui, podendo, entretanto, ter seu valor se associado a outros biomarcadores e à neuroimagem.[98,99] Outros biomarcadores são a "enolase neurônio-específica" (NSE), que acessa morte neuronal, a "proteína básica da mielina" (MBP), marcador de lesão axonal e a "Proteína Glial Fibrilar Ácida" (GAFP), também relacionada com lesão neuronal. Após o trauma, geralmente o nível destes biomarcadores se eleva substancialmente nas primeiras 12 horas pós-TCE, observando-se retardo nesta elevação em casos de trauma induzido e encefalopatia hipóxica isquêmica, quando os níveis se elevam mais tardiamente, em alguns casos após 3-5 dias, podendo constituir-se num bom marcador para o diagnóstico de lesões suspeitas de maus-tratos.[99] Recentemente, propôs-se a utilização de testes multiplex, que realizam a determinação do nível de 21 biomarcadores em uma única amostra liquórica, de modo que se possa ter um painel mais diagnóstico e prognóstico mais precoce e preciso.[100] Infelizmente estes biomarcadores ainda não têm papel na prática clínica, estando por enquanto reservados aos laboratórios de pesquisa.

Outras tentativas de redução da hipertensão intracraniana refratária têm sido descritas na literatura, mas ou ainda estão em fase de pesquisa ou ficaram restritas à experiência de alguns centros, sem ampla utilização.

### Redução da pressão na microvasculatura cerebral (terapia de Lund)

Outra abordagem também proposta na literatura tem sido o protocolo ou terapia de Lund, desenvolvida na Universidade de Lund, Suécia, que enfatiza a importância da redução das pressões na microvasculatura cerebral, visando a minimizar a formação de edema. Os principais objetivos desta abordagem são: 1) manter normal a pressão coloidosmótica, através da infusão de albumina e concentrado de hemácias; 2) reduzir a pressão capilar hidrostática pela redução da pressão arterial sistêmica, através do uso de metoprolol e clonidina; 3) reduzir o volume sanguíneo cerebral através da vasoconstrição dos vasos de resistência pré-capilar, conseguida pelo uso de baixas doses de tiopental e di-hidroergotamina. Terapêuticas que favoreçam o aumento da filtração transcapilar devem ser evitadas, como a drenagem liquórica, barbitúricos em altas doses, diuréticos osmóticos e otimização da PPC. A craniotomia descompressiva, que também pode aumentar a formação de edema, é reservada como última instância. Este protocolo, muito diferente da abordagem tradicional empregada na maioria dos centros, tem sido utilizado há vários anos naquela universidade, com alguns resultados promissores já publicados, inclusive em pediatria.[101,102] Apesar de um estudo recente em adultos, utilizando uma abordagem modificada da Terapia de Lund, onde foi acrescido um controle do metabolismo cerebral por microdiálise ao protocolo original, ter demonstrado mortalidade significativamente menor em relação à abordagem tradicional de controle da PPC, esta prática ainda necessita de mais estudos controlados e randomizados para que possa ter maior aceitação.[103,104]

## COMPLICAÇÕES

Diversas complicações podem acometer os pacientes vítimas de traumatismo craniano grave. As mais frequentes são listadas a seguir:

1. Diabetes *insipidus*: a incidência em adultos chega a 26%, em crianças estudos apontam uma incidência de 18%. Está relacionada com a gravidade do TCE, com uma mortalidade 100% entre os pacientes que desenvolvem DI nas primeiras 24 horas pós-trauma. Critérios diagnósticos: poliúria > 5 mL/kg/h ou 300 mL/h em > 70 kg por pelo menos 2 horas consecutivas, hipernatremia (Na > 145), osmolaridade sérica elevada (> 300 mmOsm), osmolaridade urinária baixa (< 300 mmOsm ou DU < 1005).[105]
2. Meningite, secundária a fraturas de base de crânio ou procedimentos de monitorização intracraniana.
3. Infecções pulmonares.
4. Edema pulmonar neurogênico, provavelmente decorrente da isquemia medular, levando a aumento do tônus simpático e subsequente redistribuição de sangue do leito sistêmico para o pulmonar.

5. Cistos leptomeníngeos: representam a extrusão de leptomeninge e tecido cerebral através de lesões da dura-máter.
6. Lesão de nervos cranianos: particularmente após fraturas da base do crânio. Paralisia da musculatura oculomotora ocorre nas lesões dos nervos VI, III ou IV. Paralisia facial ocorre pela lesão do VII nervo e perdas auditivas ocorrem nas lesões do VIII nervo craniano.
7. Cegueira cortical: descrita como uma perda aguda da visão após o trauma de crânio, geralmente reverte em 24 horas, provavelmente causada pelo edema cerebral ou um vasospasmo transitório.
8. Síndrome pós-traumática: pode desenvolver-se após o trauma de crânio e consiste em irritabilidade, incapacidade de concentração, nervosismo e, ocasionalmente, distúrbio comportamental ou cognitivo.
9. Cefaleia: complicação frequente pós-TCE grave e moderado, sendo mais frequente em adolescentes, sexo feminino e relacionada com a gravidade do trauma.[106]
10. Hidrocefalia: resultante de uma hemorragia intraventricular ou da obstrução dos vilos aracnóideos responsáveis pela reabsorção liquórica.
11. Convulsões: vistas mais comumente nas contusões (hematoma subdural mais que epidural), afundamento craniano e TCE grave (Glasgow 3 a 5).

## PROGNÓSTICO

A mortalidade no TCE grave é de 6-35% nos pacientes com Glasgow entre 3 e 5, passando para 50-60% nos casos com Glasgow igual a 3. Estes, quando sobrevivem, têm prognóstico neurológico reservado. Daqueles com Glasgow entre 3 e 5, 90% necessitarão de reabilitação após a alta. Nos pacientes com Glasgow entre 6 e 8, a maioria recupera a consciência no período de 3 semanas, mas um terço permanece com déficits neurológicos focais e dificuldades de aprendizado, especialmente quando o coma durou mais que 3 semanas.[104,107,108]

Um estudo recente propôs uma escala prognóstica específica para uso em pediatria, a escala Necker de lesão cerebral, considerando como preditores independentes de mortalidade os seguintes fatores: a) idade < 2 anos; b) Glasgow ≤ 5; c) hipotermia acidental; d) hiperglicemia; e) distúrbios da coagulação. A escala vai de 0 a 6, com 1% de chance de morte com escore de 6 e 100% com escore igual a 0 (Quadro 38-6).[109]

As principais sequelas observadas são: 1) déficits motores: espasticidade, incoordenação, ataxia, dificuldades de deglutição, refluxo gastroesofágico e disfagia; 2) déficits sensitivos: qualquer nervo craniano pode ser afetado, devendo-se rastrear formalmente a acuidade visual e auditiva, déficits de comunicação (fala e linguagem) são comuns; 3) déficits cognitivos; 4) alterações comportamentais. Cerca de 2-10% dos pacientes apresentarão episódios convulsivos, 95% nos primeiros 3 anos pós-trauma, sendo os fatores de risco principais a presença de contusões cerebrais, hematoma (particularmente subdural), edema cerebral difuso e Glasgow < 12.

| QUADRO 38-6 | Escala Necker de lesão cerebral* |
|---|---|
| **Fatores considerados** | **Pontuação** |
| **Idade** | |
| ≤ 2 | 0 |
| > 2 | 1 |
| **Escala de coma de Glasgow** | |
| ≤ 5 | 0 |
| > 5 | 2 |
| **Temperatura, °C** | |
| < 35 | 0 |
| ≥ 35 | 1 |
| **Glicemia, mmoL/L** | |
| ≥ 11,1 | 0 |
| < 11,1 | 1 |
| **Tempo de protrombina (2 vezes > controle)** | |
| Sim | 0 |
| Não | 1 |

*A ser aplicada nas primeiras horas pós-trauma de crânio para avaliação do risco de morte.
Escore = 0 (100%);
Escore = 1 (90-95%);
Escore = 2 (75-80%);
Escore = 3 (40-45%);
Escore = 4 (10%);
Escore = 5 (5%);
Escore = 6 (1%)

## REFERÊNCIAS BIBLIOGRÁFICAS

1. Schneier AJ et al. Incidence of pediatric traumatic brain injury and associated hospital resource utilization in the United States. *Pediatrics* 2006;18(2):483-92.
2. Faul M, Xu L, Wald MM et al. Traumatic brain injury in United States: emergency department visits, hospitalizations and deaths. Atlaata (GA): Center for Disease Control and Prevention, National Center for Injury Prevention and Control, 2010.
3. Haider AH et al. Mechanism of injury predicts case fatality and functional outcomes in pediatric trauma patients: the case for its use in trauma outcomes studies. *J Pediatr Surg* 2011;46(8):1557-63.
4. Vos PE et al. Mild traumatic brain injury. *Eur J Neurol* 2012;19(2):191-98.
5. Herbert HK et al. Patterns of pediatric injury in South Africa: an analysis of hospital data between 1997 and 2006. *J Trauma Acute Care Surg* 2012;73(1):168-74.
6. U.O. *Atendimento extra-hospitalar de crianças traumatizadas de zero a 15 anos.* Tese Universidade Fluminense, 1991.
7. KMJMNLWC. *Crianças internadas por traumatismo crânio-encefálico, no Brasil, 1998: causas e prevenção.* Inf. Epidemiol. Sus v.10 n.2 Brasília jun. 2001. Disponível em: http://dx.doi.org/10.5123/S0104-16732001000200004.
8. Povlishock JT, Christman CW. The pathobiology of traumatically induced axonal injury in animals and humans: a review of current thoughts. *J Neurotrauma* 1995;12(4):555-64.

9. Murgio A et al. International study of emergency department care for pediatric traumatic brain injury and the role of CT scanning. *Childs Nerv Syst* 2001;17(4-5):257-62.
10. Rivara F et al. Poor prediction of positive computed tomographic scans by clinical criteria in symptomatic pediatric head trauma. *Pediatrics* 1987;80(4):579-84.
11. Allen EM, Boyer R, Cherny WB. Head and spinal cord injury. In: Rogers MC, Nichols DG. (Eds.). *Textbook of pediatric intensive care*. Baltimore: Williams & Wilkins, 1996. p. 809-57.
12. Biros MH, Heegaard WG. System injuries: Head. In: Marx JA. (Ed.). *Rosen's Emergency medicine: concepts and clinical practice*. St Louis: Mosby, 2001. p. 287-312.
13. Walker PA et al. Modern approaches to pediatric brain injury therapy. *J Trauma* 2009;67(2 Suppl): S120-27.
14. Skandsen T et al. Prevalence and impact of diffuse axonal injury in patients with moderate and severe head injury: a cohort study of early magnetic resonance imaging findings and 1-year outcome. *J Neurosurg* 2010;113(3):556-63.
15. Brain Trauma F et al. Guidelines for the management of severe traumatic brain injury. I. Blood pressure and oxygenation. *J Neurotrauma* 2007;24(Suppl 1):S7-13.
16. Adamczak S et al. Inflammasome proteins in cerebrospinal fluid of brain-injured patients as biomarkers of functional outcome: clinical article. *J Neurosurg* 2012;117(6):1119-25.
17. Gullo Jda S et al. Hospital mortality of patients with severe traumatic brain injury is associated with serum PTX3 levels. *Neurocrit Care* 2011;14(2):194-99.
18. Stein DM et al. Relationship of serum and cerebrospinal fluid biomarkers with intracranial hypertension and cerebral hypoperfusion after severe traumatic brain injury. *J Trauma* 2011;70(5):1096-103.
19. Figg RE et al. Clinical efficacy of serial computed tomographic scanning in pediatric severe traumatic brain injury. *Pediatr Surg Int* 2006;22(3):215-18.
20. Adelson PD et al. Phase II clinical trial of moderate hypothermia after severe traumatic brain injury in children. *Neurosurgery* 2005;56(4):740-54; discussion 740-54.
21. Ito H, Kanno I, Fukuda H. Human cerebral circulation: positron emission tomography studies. *Ann Nucl Med* 2005;19(2):65-74.
22. Bramwell KJ et al. The effect of etomidate on intracranial pressure and systemic blood pressure in pediatric patients with severe traumatic brain injury. *Pediatr Emerg Care* 2006;22(2):90-93.
23. Bar-Joseph G et al. Effectiveness of ketamine in decreasing intracranial pressure in children with intracranial hypertension. *J Neurosurg Pediatr* 2009;4(1):40-46.
24. Kochanek PM et al. Guidelines for the acute medical management of severe traumatic brain injury in infants, children, and adolescents—second edition. *Pediatr Crit Care Med* 2012;13(Suppl 1):S1-82.
25. Downard C et al. Relationship of cerebral perfusion pressure and survival in pediatric brain-injured patients. *J Trauma* 2000;49(4):654-58; discussion 658-59.
26. Chambers IR, Treadwell L, Mendelow AD. Determination of threshold levels of cerebral perfusion pressure and intracranial pressure in severe head injury by using receiver-operating characteristic curves: an observational study in 291 patients. *J Neurosurg* 2001;94(3):412-16.
27. Muizelaar JP et al. Cerebral blood flow and metabolism in severely head-injured children. Part 1: Relationship with GCS score, outcome, ICP, and PVI. *J Neurosurg* 1989;71(1):63-71.
28. Muizelaar JP et al. Cerebral blood flow and metabolism in severely head-injured children. Part 2: Autoregulation. *J Neurosurg* 1989;71(1):72-76.
29. Philip S et al. Cerebrovascular pathophysiology in pediatric traumatic brain injury. *J Trauma* 2009;67(2 Suppl):S128-34.
30. Thampatty BP et al. Hypothermia decreases cerebrospinal fluid asymmetric dimethylarginine levels in children with traumatic brain injury. *Pediatr Crit Care Med* 2013;14(4):403-12.
31. Malakouti, A., et al., Nutrition support and deficiencies in children with severe traumatic brain injury. *Pediatr Crit Care Med* 2012;13(1):e18-24.

32. Simma B et al. A prospective, randomized, and controlled study of fluid management in children with severe head injury: lactated Ringer's solution versus hypertonic saline. *Crit Care Med* 1998;26(7):1265-70.
33. Jayawant S et al. Subdural haemorrhages in infants: population based study. *BMJ* 1998;317(7172):1558-61.
34. Berg MD et al. Part 13: pediatric basic life support: 2010 American Heart Association Guidelines for Cardiopulmonary Resuscitation and Emergency Cardiovascular Care. *Circulation* 2010;122(18 Suppl 3):S862-75.
35. von Elm E et al. Pre-hospital tracheal intubation in patients with traumatic brain injury: systematic review of current evidence. *Br J Anaesth* 2009;103(3):371-86.
36. Bernard SA et al. Prehospital rapid sequence intubation improves functional outcome for patients with severe traumatic brain injury: a randomized controlled trial. *Ann Surg* 2010;252(6):959-65.
37. Kleinman ME et al. Part 10: pediatric basic and advanced life support: 2010 international consensus on cardiopulmonary resuscitation and emergency cardiovascular care science with treatment recommendations. *Circulation* 2010;122(16 Suppl 2):S466-515.
38. Teasdale G, Jennett B. Assessment of coma and impaired consciousness. A practical scale. *Lancet* 1974;2(7872):81-84.
39. Marion DW, Carlier PM. Problems with initial Glasgow Coma Scale assessment caused by prehospital treatment of patients with head injuries: results of a national survey. *J Trauma* 1994;36(1):89-95.
40. Hollingworth W et al. The use of repeated head computed tomography in pediatric blunt head trauma: factors predicting new and worsening brain injury. *Pediatr Crit Care Med* 2007;8(4):348-56; CEU quiz 357.
41. da Silva PS, Reis ME, Aguiar VE. Value of repeat cranial computed tomography in pediatric patients sustaining moderate to severe traumatic brain injury. *J Trauma* 2008;65(6):1293-97.
42. Nigrovic LE et al. The effect of observation on cranial computed tomography utilization for children after blunt head trauma. *Pediatrics* 2011;127(6):1067-73.
43. Galloway NR et al. Diffusion-weighted imaging improves outcome prediction in pediatric traumatic brain injury. *J Neurotrauma* 2008;25(10):1153-62.
44. Babikian T et al. Diffusion-weighted imaging predicts cognition in pediatric brain injury. *Pediatr Neurol* 2009;41(6):406-12.
45. Kemp AM et al. What neuroimaging should be performed in children in whom inflicted brain injury (iBI) is suspected? A systematic review. *Clin Radiol* 2009;64(5):473-83.
46. Beauchamp MH et al. Detecting traumatic brain lesions in children: CT versus MRI versus susceptibility weighted imaging (SWI). *J Neurotrauma* 2011;28(6):915-27.
47. Colbert CA et al. Value of cerebral microhemorrhages detected with susceptibility-weighted MR Imaging for prediction of long-term outcome in children with nonaccidental trauma. *Radiology* 2010;256(3):898-905.
48. Akpinar E, Koroglu M, Ptak T. Diffusion tensor MR imaging in pediatric head trauma. *J Comput Assist Tomogr* 2007;31(5):657-61.
49. Wilde EA et al. Diffusion tensor imaging in the corpus callosum in children after moderate to severe traumatic brain injury. *J Neurotrauma* 2006;23(10):1412-26.
50. Yeo RA et al. Magnetic resonance spectroscopy detects brain injury and predicts cognitive functioning in children with brain injuries. *J Neurotrauma* 2006;23(10):1427-35.
51. Holshouser BA, Tong KA, Ashwal S. Proton MR spectroscopic imaging depicts diffuse axonal injury in children with traumatic brain injury. *AJNR Am J Neuroradiol* 2005;26(5):1276-85.
52. Ashwal S et al. Proton MR spectroscopy detected glutamate/glutamine is increased in children with traumatic brain injury. *J Neurotrauma* 2004;21(11):1539-52.
53. Babikian T et al. MR spectroscopy: predicting long-term neuropsychological outcome following pediatric TBI. *J Magn Reson Imaging* 2006;24(4):801-11.

54. Figaji AA et al. Transcranial Doppler pulsatility index is not a reliable indicator of intracranial pressure in children with severe traumatic brain injury. *Surg Neurol* 2009;72(4):389-94.
55. Udomphorn Y, Armstead WM, Vavilala MS. Cerebral blood flow and autoregulation after pediatric traumatic brain injury. *Pediatr Neurol* 2008;38(4):225-34.
56. Mellion SA et al. High-dose barbiturates for refractory intracranial hypertension in children with severe traumatic brain injury. *Pediatr Crit Care Med* 2013;14(3):239-47.
57. Keenan HT, Nocera M, Bratton SL. Frequency of intracranial pressure monitoring in infants and young toddlers with traumatic brain injury. *Pediatr Crit Care Med* 2005;6(5):537-41.
58. Brain Trauma F et al. Guidelines for the management of severe traumatic brain injury. VII. Intracranial pressure monitoring technology. *J Neurotrauma* 2007;24(Suppl 1):S45-54.
59. Exo J et al. Intracranial pressure-monitoring systems in children with traumatic brain injury: combining therapeutic and diagnostic tools. *Pediatr Crit Care Med* 2011;12(5):560-65.
60. Perez A et al. Jugular venous oxygen saturation or arteriovenous difference of lactate content and outcome in children with severe traumatic brain injury. *Pediatr Crit Care Med* 2003;4(1):33-38.
61. Gayle MO et al. Jugular venous bulb catheterization in infants and children. *Crit Care Med* 1989;17(5):385-88.
62. Friess SH, Kilbaugh TJ, Huh JW. Advanced neuromonitoring and imaging in pediatric traumatic brain injury. *Crit Care Res Pract* 2012;2012:361310.
63. Narotam PK et al. Cerebral oxygenation in major pediatric trauma: its relevance to trauma severity and outcome. *J Pediatr Surg* 2006;41(3):505-13.
64. Figaji AA et al. Brain tissue oxygen tension monitoring in pediatric severe traumatic brain injury. Part 1: Relationship with outcome. *Childs Nerv Syst* 2009;25(10):1325-33.
65. Brady KM et al. Continuous monitoring of cerebrovascular pressure reactivity after traumatic brain injury in children. *Pediatrics* 2009;124(6):e1205-12.
66. Gallentine WB. Utility of continuous EEG in children with acute traumatic brain injury. *J Clin Neurophysiol* 2013;30(2):126-33.
67. Towne AR et al. Prevalence of nonconvulsive status epilepticus in comatose patients. *Neurology* 2000;54(2):340-45.
68. Cottenceau V et al. The use of bispectral index to monitor barbiturate coma in severely brain-injured patients with refractory intracranial hypertension. *Anesth Analg* 2008;107(5):1676-82.
69. Ng I, Lim J, Wong HB. Effects of head posture on cerebral hemodynamics: its influences on intracranial pressure, cerebral perfusion pressure, and cerebral oxygenation. *Neurosurgery* 2004;54(3):593-97; discussion 598.
70. Mean ICP, ICP amplitude, mean AP and mean CPP dynamic in changing the position of the head of the bed in patients with severe TBI. *Anesteziol Reanimatol* 2012(4):68-72.
71. Agbeko RS et al. Intracranial pressure and cerebral perfusion pressure responses to head elevation changes in pediatric traumatic brain injury. *Pediatr Crit Care Med* 2012;13(1):e39-47.
72. Huynh T et al. Positive end-expiratory pressure alters intracranial and cerebral perfusion pressure in severe traumatic brain injury. *J Trauma* 2002;53(3):488-92; discussion 492-93.
73. Caricato A et al. Effects of PEEP on the intracranial system of patients with head injury and subarachnoid hemorrhage: the role of respiratory system compliance. *J Trauma* 2005;58(3):571-76.
74. Brain Trauma F et al. Guidelines for the management of severe traumatic brain injury. XIV. Hyperventilation. *J Neurotrauma* 2007;24(Suppl 1):S87-90.
75. Skippen P et al. Effect of hyperventilation on regional cerebral blood flow in head-injured children. *Crit Care Med* 1997;25(8):1402-9.
76. Gemma, M., et al., Intracranial effects of endotracheal suctioning in the acute phase of head injury. *J Neurosurg Anesthesiol* 2002;14(1): 50-54.

77. Bilotta F et al. Endotracheal lidocaine in preventing endotracheal suctioning-induced changes in cerebral hemodynamics in patients with severe head trauma. *Neurocrit Care* 2008;8(2):241-46.
78. Di Gennaro JL et al. Use and effect of vasopressors after pediatric traumatic brain injury. *Dev Neurosci* 2010;32(5-6):420-30.
79. Rivkees SA. Differentiating appropriate antidiuretic hormone secretion, inappropriate antidiuretic hormone secretion and cerebral salt wasting: the common, uncommon, and misnamed. *Curr Opin Pediatr* 2008;20(4):448-52.
80. Smith RL et al. Relationship between hyperglycemia and outcome in children with severe traumatic brain injury. *Pediatr Crit Care Med* 2012;13(1):85-91.
81. Badjatia N. Hyperthermia and fever control in brain injury. *Crit Care Med* 2009;37(7 Suppl): S250-57.
82. Hutchison JS et al. Hypothermia therapy after traumatic brain injury in children. *N Engl J Med* 2008;358(23):2447-56.
83. Temkin NR. Risk factors for posttraumatic seizures in adults. *Epilepsia* 2003;44(Suppl 10):18-20.
84. Baldwin HZ, Rekate HL. Preliminary experience with controlled external lumbar drainage in diffuse pediatric head injury. *Pediatr Neurosurg* 1991;17(3):115-20.
85. Levy DI et al. Controlled lumbar drainage in pediatric head injury. *J Neurosurg* 1995;83(3):453-60.
86. Shore PM et al. Continuous versus intermittent cerebrospinal fluid drainage after severe traumatic brain injury in children: effect on biochemical markers. *J Neurotrauma* 2004;21(9):1113-22.
87. Brain Trauma F et al. Guidelines for the management of severe traumatic brain injury. II. Hyperosmolar therapy. *J Neurotrauma* 2007;24(Suppl 1):S14-20.
88. Fisher B, Thomas D, Peterson B. Hypertonic saline lowers raised intracranial pressure in children after head trauma. *J Neurosurg Anesthesiol* 1992;4(1):4-10.
89. Peterson B et al. Prolonged hypernatremia controls elevated intracranial pressure in head-injured pediatric patients. *Crit Care Med* 2000;28(4):1136-43.
90. Lazaridis C et al. High-osmolarity saline in neurocritical care: systematic review and meta-analysis. *Crit Care Med* 2013;41(5):1353-60.
91. Taylor A et al. A randomized trial of very early decompressive craniectomy in children with traumatic brain injury and sustained intracranial hypertension. *Childs Nerv Syst* 2001;17(3):154-62.
92. Affonseca CA et al. Coagulation disorder in children and adolescents with moderate to severe traumatic brain injury. *J Pediatr (Rio J)* 2007;83(3):274-82.
93. Talving P et al. Coagulopathy after isolated severe traumatic brain injury in children. *J Trauma* 2011;71(5):1205-10.
94. Peiniger S et al. Glasgow Coma Scale as a predictor for hemocoagulative disorders after blunt pediatric traumatic brain injury. *Pediatr Crit Care Med* 2012;13(4):455-60.
95. Brain Trauma F et al. Guidelines for the management of severe traumatic brain injury. XII. Nutrition. *J Neurotrauma* 2007;24(Suppl 1):S77-82.
96. Bellander BM et al. Consensus meeting on microdialysis in neurointensive care. *Intensive Care Med* 2004;30(12):2166-69.
97. Tolias CM et al. Extracellular glutamate in the brains of children with severe head injuries: a pilot microdialysis study. *Childs Nerv Syst* 2002;18(8):368-74.
98. Gazzolo D et al. Pediatric concentrations of S100B protein in blood: age- and sex-related changes. *Clin Chem* 2003;49(6 Pt 1):967-70.
99. Berger RP et al. Serum biomarker concentrations and outcome after pediatric traumatic brain injury. *J Neurotrauma* 2007;24(12):1793-801.
100. Buttram SD et al. Multiplex assessment of cytokine and chemokine levels in cerebrospinal fluid following severe pediatric traumatic brain injury: effects of moderate hypothermia. *J Neurotrauma* 2007;24(11):1707-17.
101. Eker C et al. Improved outcome after severe head injury with a new therapy based on principles for brain volume regulation and preserved microcirculation. *Crit Care Med* 1998;26(11):1881-86.

102. Wahlstrom MR *et al.* Severe traumatic brain injury in pediatric patients: treatment and outcome using an intracranial pressure targeted therapy–the Lund concept. *Intensive Care Med* 2005;31(6):832-39.
103. Dizdarevic K *et al.* Modified Lund concept versus cerebral perfusion pressure-targeted therapy: a randomised controlled study in patients with secondary brain ischaemia. *Clin Neurol Neurosurg* 2012;114(2):142-48.
104. Sharma D, Vavilala MS. Lund concept for the management of traumatic brain injury: a physiological principle awaiting stronger evidence. *J Neurosurg Anesthesiol* 2011;23(4):363-67.
105. Alharfi IM *et al.* Central diabetes insipidus in pediatric severe traumatic brain injury. *Pediatr Crit Care Med* 2013;14(2):203-9.
106. Blume HK *et al.* Headache after pediatric traumatic brain injury: a cohort study. *Pediatrics* 2012;129(1):e31-39.
107. Sigurta A *et al.* Intensive care for pediatric traumatic brain injury. *Intensive Care Med* 2013;39(1):129-36.
108. Alberico AM *et al.* Outcome after severe head injury. Relationship to mass lesions, diffuse injury, and ICP course in pediatric and adult patients. *J Neurosurg* 1987;67(5):648-56.
109. Tude Melo JR *et al.* Mortality in children with severe head trauma: predictive factors and proposal for a new predictive scale. *Neurosurgery* 2010;67(6):1542-47.

# 39 Grande Queimado

*Roberto Sapolnik* ◆ *Ângela Rodrigues* ◆ *Francisco Tavares*

## INTRODUÇÃO

Os acidentes por queimadura são um problema de saúde pública mundial. As lesões teciduais produzidas por temperaturas muito altas ou muito baixas podem causar um efeito devastador sobre o indivíduo acometido, sendo a quarta causa mais comum de morte por lesão de origem externa ao redor do globo. Milhares de pessoas são atendidas anualmente em unidades de emergência e terapia intensiva com queimaduras de intensidade variável. Nos EUA, 2 milhões de pessoas por ano são vítimas de queimaduras, sendo o grupo pediátrico responsável por 10% deste total (200.000 crianças/ano).[1] Considerando uma mortalidade média entre 5-10%, conclui-se que ocorrem até 20.000 óbitos anuais em crianças vítimas de queimaduras nos EUA. Nos países em desenvolvimento, como o Brasil, os dados são menos precisos, mas a maioria dos registros demonstra que as queimaduras são a terceira maior causa de acidentes, superadas apenas pelos acidentes automobilísticos e os traumatismos cranianos decorrentes das quedas de grandes alturas.[2] Entre os tipos de queimaduras na infância, as mais frequentes são as causadas por líquidos escaldantes e materiais inflamáveis (fogo). Os agentes químicos, as queimaduras elétricas e por radiação são bem menos comuns. Vários fatores de risco têm sido descritos na população pediátrica, sendo os mais importantes: idade inferior a 5 anos, sexo masculino, baixos níveis socioeconômico e cultural da família, o uso de fogão à lenha, idade materna inferior a 20 anos, falta de supervisão de adultos e aglomeração domiciliar.[2] Não podem ser desconsideradas como causa de queimadura em crianças aquelas causadas por um adulto de forma intencional como meio de agressão (síndrome de maus-tratos). Nos adolescentes as queimaduras podem também ser secundárias às tentativas de suicídio.[3]

Além da perda de um enorme número de vidas em idades precoces, as sequelas orgânicas e os custos emocional e psicológico dos pacientes queimados são enormes. As estratégias de prevenção direcionadas aos fatores de risco, associadas à ressuscitação hemodinâmica precoce e efetiva desde o local do acidente, os cuidados iniciais de enxertia da pele afetada, os tratamentos hormonal e nutricional do hipercatabolismo, o controle efetivo de infecção e o suporte ventilatório na lesão por inalação têm diminuído a mortalidade das crianças queimadas nos últimos 30 anos.[4] Além disso, diversos estudos têm demonstrado que o atendimento integrado e multidisciplinar (pediatra, intensivista pediátrico, cirurgião, fisioterapeuta, nutricionista e psicólogos) são fundamentais para a recuperação. Os tópicos abordados a seguir envolvem o conhecimento das etapas do tratamento, com base no conhecimento da fisiopatologia da lesão tecidual causada pela energia térmica, desde a prevenção até os cuidados de reabilitação e reintegração da criança à sua família e à sociedade.

## FISIOPATOLOGIA

As queimaduras desencadeiam uma série de alterações no organismo, com manifestações decorrentes da lesão na pele e das respostas dos sistemas afetados, principalmente os sistemas hemodinâmico, respiratório e metabólico. A resposta inflamatória no paciente com mais de 10 a 20% de superfície queimada é intensa. Citocinas (interleucinas, prostaglandinas, tromboxanos, endotelinas) são liberadas pelo tecido queimado e pelo sistema imunológico. Substâncias vasoativas (óxido nítrico, bradicinina), assim como imunomoduladoras (complemento) e inibidores da oxigenação celular (caspases, radicais superóxidos), desencadeiam forte desequilíbrio da homeostase orgânica. Se a ressuscitação volumétrica do choque não restabelecer rapidamente o fluxo sanguíneo, a isquemia e disfunção orgânica (renal, respiratória, cardíaca), associada à deficiência imunológica (sepse) podem levar a criança queimada ao óbito em poucas horas.

### ■ Pele

A lesão térmica na pele causa necrose de coagulação, edema local e generalizado, disfunção e morte celular. O edema decorre da lesão endotelial e da diminuição da pressão oncótica. Nas áreas adjacentes às regiões queimadas forma-se uma "zona de estase" com lentificação do fluxo sanguíneo. O uso da tecnologia *laser*, associada à microscopia eletrônica (Doppler *Scanner* Confocal), permitiu a visualização em tempo real do edema capilar e aglomeração celular, tendo sido utilizado à beira do leito para "otimizar" a terapêutica de reperfusão da microcirculação.[5] A reposição volumétrica inicial inadequada, assim como as infecções, pode comprometer a vitalidade celular desta região. O edema forma-se também em regiões distantes da área queimada e atinge o pico entre 24-48 horas após o acidente, diminuindo em 3 a 5 dias. A perda de líquido vascular deve-se inicialmente à lesão direta das altas temperaturas sobre tecidos e vasos, mas o edema tardio é decorrente da ação de interleucinas (IL-2,4, 6, 8), fator de necrose tumoral (FNT) e diversas substâncias agressoras à parede do endotélio (fator ativador de plaquetas, radicais superóxidos). O acúmulo de líquido no espaço extracelular está associado à alta comorbidade, como ascite e síndrome compartimental abdominal, assim como insuficiência respiratória aguda (SARA), necessitando muitas vezes de fasciotomias descompressivas para assegurar a perfusão de membros e extremidades.

### ■ Sistema cardiovascular

Inicialmente ocorre diminuição do débito cardíaco em razão da hipovolemia e vasoconstrição periférica. Os sinais clássicos de choque tronam-se evidentes, como taquicardia, palidez, depressão do nível de consciência, dificuldade de palpação de pulsos e hipotermia. O redirecionamento de fluxo sanguíneo para órgãos nobres (cérebro, coração e coronárias, e suprarrenal) leva à isquemia mesentérica (estômago, baço e fígado) e oligoanúria. Após a restauração da volemia pode ocorrer hipertensão arterial intensa, levando, inclusive, à encefalopatia hipertensiva e convulsões. A causa da hipertensão parece estar relacionada com a descarga adrenérgica, já que os níveis de renina e angiotensina também se encontram elevados nos pacientes normotensos.[6] A diminuição da função cardíaca parece estar relacionada também com a circulação sanguínea de fatores depressores do miocárdio, como a interleucina -6 e

FNT-α. Substâncias e hormônios vasoativas, principalmente as catecolaminas simpatomiméticas (dopamina, adrenalina e noradrenalina milrinona, vasopressina, levosimedan), são comumente empregados para manter a perfusão tecidual.

## ▪ Sistema respiratório

Vários mecanismos são responsáveis pela insuficiência respiratória, como a lesão por inalação de fumaça, broncoaspiração e "inflamação pulmonar" (síndrome de insuficiência respiratória aguda-SARA).[7] No entanto, o mecanismo inicial de hipóxia é obstrutivo alto, em razão da dificuldade inspiratória pelo edema de vias aéreas nas queimaduras por inalação. Coma e perda da consciência podem ocorrer devido à intoxicação por substâncias inaladas (monóxido de carbono). Portanto, mesmo com necessidade de grandes reposições volêmicas, os princípios do "ABC" devem ser mantidos, com posicionamento adequado do pescoço e proteção da coluna cervical, aspiração de secreções e oferta de oxigênio a 100%.

## ▪ Sistema renal

A lesão renal após as queimaduras é multifatorial, mas resulta principalmente da hipoperfusão e mioglobinúria secundária à hemólise, e constitui-se em um dos principais fatores relacionados com o prognóstico.[8] Outros fatores, como o aumento da pressão intra-abdominal com compressão de veias e artérias renais, também contribuem para a diminuição de filtração glomerular. Inicialmente ocorre diminuição do fluxo sanguíneo renal, seguido de aumento da taxa de filtração glomerular durante a fase hiperdinâmica, após a recuperação da volemia. O fluxo intrarrenal é redirecionado para a zona medular com menor excreção de sódio e cloro. A secreção inapropriada de hormônio antidiurético pode contribuir ainda mais na formação de edema e diminuição da filtração glomerular.

Nas últimas 2 décadas, graças ao início precoce da ressuscitação volumétrica, os casos de insuficiência renal com necessidade dialítica diminuíram bastante. Por outro lado, diversos estudos têm demonstrando que a reposição volêmica excessiva e o acúmulo de líquido no organismo contribuem para a disfunção de órgãos e sistemas, tendo inclusive relação direta com as taxas de mortalidade do paciente queimado.[8]

## ▪ Sistema hematológico

A anemia é um achado frequente nas crianças queimadas, tanto graças à menor sobrevida das hemácias e hemólise causadas pelas altas temperaturas, como secundária às perdas decorrentes das feridas cirúrgicas, sangramentos (digestivo, locais de punção) e coletas seriadas de exames laboratorias.[6] Nas primeiras 12 a 24 horas a hemoglobina pode até estar normal, ou mesmo elevada, em virtude da hipovolemia e hemoconcentração, mas a queda de hemoglobina rapidamente se estabelece, chegando a valores críticos de transporte de oxigênio tecidual (menor que 7,0 grdL).

O sequestro de plaquetas na região queimada leva à trombocitopenia durante os primeiros dias, seguida de trombocitose relacionada com a resposta medular, às vezes atingindo 2 vezes o valor normal de plaquetas. A manutenção da plaquetopenia deve levantar a suspeita de complicação infecciosa e está relacionada com maior mortalidade.

O tempo de protrombina (TP) e o de tromboplastina parcial ativada (TTPA) inicialmente podem ser pouco alterados, inclusive com elevação do fibrinogênio e do fator V e VIII, mas são rapidamente consumidos para conter os sangramentos. As complicações hemorrágicas e trombóticas estão mais relacionadas com a lesão cutânea local e não com uma coagulopatia sistêmica.

Coagulação intravascular disseminada pode ocorrer e está associada à sepse, choque e hipóxia. A lesão endotelial, associada à presença de cateteres intravasculares e à imobilidade prolongada ao leito predispõem a fenômenos tromboembólicos, tanto arteriais como venosos, podendo comprometer ainda mais tecidos com vitalidade limítrofe ("zona de estase").

### ■ Sistema nervoso central

A lesão do sistema nervoso central está relacionada com a hipóxia e com o choque, e é mais complicada se ocorrer intoxicação por monóxido de carbono ou outros agentes tóxicos. No decorrer da evolução clínica a hipóxia pode agravar-se em consequência ao edema pulmonar, SARA e pneumonias. Distúrbios eletrolíticos, principalmente hiponatremia, assim como descompensação hemodinâmica com choque, podem levar ao comprometimento ainda maior do tecido cerebral. Um fator neurotóxico específico também parece ser responsável pela lesão neuronal no paciente queimado.[6]

### ■ Sistema gastrointestinal

Queimaduras extensas causam destruição da mucosa intestinal e aumento da permeabilidade às bactérias, facilitando o fenômeno da translocação bacteriana e sepse, podendo inclusive ocasionar grandes sangramentos e perfurações intestinais.[9] Nas primeiras 24-48 horas, normalmente ocorrem gastroperesia e íleo paralítico, intensificados pelo uso de opioides para analgesia, que dificultam a progressão da alimentação enteral. As ulcerações de estômago e duodeno (úlceras de Curling) podem colocar em risco a vida do paciente pela perda sanguínea, sendo rotina a utilização de protetores de mucosa na fase crítica do tratamento da criança queimada, principalmente os inibidores de bomba de prótons. Alterações hepáticas são comuns após as grandes queimaduras, decorrentes principalmente da modificação do potencial transmembrana dos hepatócitos. Os achados histopatológicos revelam vacuolização citoplasmática, congestão de sinusoides e colestase canalicular. A insuficiência hepática está associada à maior mortalidade, e a presença de icterícia constitui-se importante fator prognóstico.

### ■ Sistema metabólico

O consumo metabólico nas grandes queimaduras pode levar o paciente à desnutrição no decorrer de poucos dias, mesmo quando comparado a outras situações de estresse, como politraumatismo ou grandes cirurgias.[10] Este tem sido o foco de inúmeras pesquisas e intervenções clínicas na última década na tentativa de diminuir as respostas adrenérgica e humoral de hipercatabolismo características do grande queimado. Na fase inicial do estresse, conhecida como *fase ebb* (primeiras 12-24 horas), ocorre diminuição da taxa metabólica. É seguida pela *fase flow*, quando a liberação de hormônios, como o glucagon, catecolaminas e glicocorticoides, assim como as citocinas (interleucina-1, fator de necrose tumoral, interleucina-6, tromboxano e fator ativador de plaquetas) levam a um estado de hipercatabolismo intenso, com quebra das proteínas musculares (alanina), aumento do consumo de oxigênio, lipólise e gliconeogênese hepática. As proteínas musculares são quebradas em aminoácidos, direcionadas ao fígado para a produção de glicose e de proteínas de fase aguda (C-reativa, fibrinogênio, haptoglobulina), com diminuição das proteínas de transporte (albumina e retinol). Com relação aos adultos, as crianças têm menores reservas proteicas e de gorduras, podendo desnutrir rapidamente, levando à insuficiência respiratória, disfunção cardíaca e maior susceptibilidade à infecção, com clara correlação com mortalidade.[9] A elevação do glucagon associada à resistência periférica à insulina pode ocasionar hiperglicemia intensa, às vezes necessitando a administração de insulina. Além disso, a perda da proteção cutânea aumenta a evaporação através da pele, com necessidade de maior produção de energia para manutenção da temperatura corporal. Diversos estudos têm demonstrado que a introdução da dieta enteral precoce pode atenuar a resposta hipercatabólica, inclusive com diminuição da translocação bacteriana.[11] Por ouro lado, o excesso de nutrientes pode levar à hiperglicemia, colestase hepática e esteatose, além de produção aumentada de gás carbônico, sobrecarregando ainda mais o sistema respiratório.

## ■ Sistema imunológico

Além da perda da barreira mecânica representada pela pele íntegra, o grande queimado é altamente susceptível à infecção devido a diversos fatores de imunossupressão. Os níveis de imunoglobulina encontram-se diminuídos, assim como do complemento e fibronectina circulante. Ocorre disfunção de macrófagos, linfócitos e neutrófilos, levando à atividade reduzida do sistema reticuloendotelial.[6] Apesar da profilaxia com sulfadiazina de prata e debridamento precoce das feridas, as complicações sépticas ainda são a principal causa de mortalidade no grande queimado.[12] Muitas vezes o foco infeccioso não é identificado, e o trato gastrointestinal pode representar importante "reservatório" de bactérias, reforçando a importância da manutenção da integridade da mucosa e da introdução precoce da alimentação enteral. Os dispositivos invasivos utilizados para administração de medicações, nutrição parenteral, monitorização hemodinâmica invasiva, intubação traqueal, sondas cateteres e drenos devem ser reavaliados diariamente sobre a necessidade de sua manutenção, pois são as principais "portas de entrada" para aquisição de infecção.

## CLASSIFICAÇÃO

As queimaduras são classificadas de acordo com a porcentagem de superfície corpórea queimada (SCQ) e segundo a profundidade da lesão. O cálculo da superfície corpórea queimada é fundamental para a programação das necessidades hídricas iniciais, além de guardar relação direta com a mortalidade. Além disso, a avaliação da profundidade das lesões direciona o tratamento cirúrgico.[13] A pele divide-se em camadas, como mostra a Figura 39-1, e cada grau de profundidade corresponde a uma camada atingida.

As queimaduras de 1º grau apresentam-se com eritema doloroso, com destruição parcial da epiderme, mas a membrana basal permanece intacta. As mais comuns são as relacionadas com a exposição solar, são dolorosas, e a cicatrização ocorre no decorrer de dias, sem sequelas. As de 2º grau dividem-se em superficiais e profundas. As superficiais mostram-se

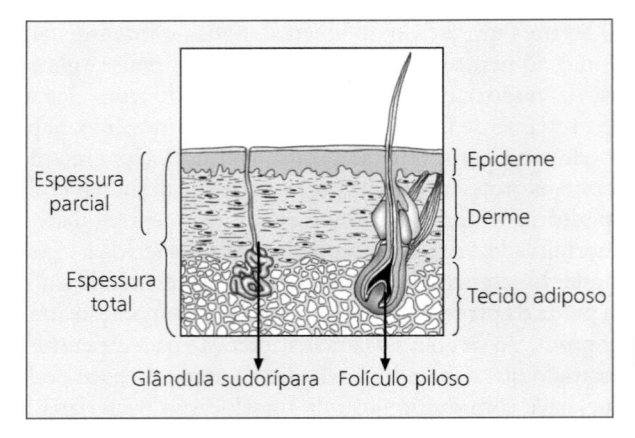

**Fig. 39-1**
A pele e suas camadas: epiderme, derme e tecido adiposo.

com eritema, bolhas, e o tecido subjacente empalidece à digitopressão, e são muito dolorosas. Ocorre destruição parcial da membrana basal. Cicatrizam em 10 a 15 dias e podem até não deixar cicatrizes importantes, se não houver complicações. As de 2° grau profundo são eritematosas, com bolhas, mas o tecido subjacente não empalidece a digitopressão. Ocorre destruição completa da membrana basal, parcial da derme, mas as células epidérmicas e os folículos cutâneos são preservados. Cicatrizam em 3 a 4 semanas, ou até podem necessitar de enxerto e deixar cicatrizes importantes. As de 3° grau são marrons, escurecidas ou até esbranquiçadas, não existem bolhas e são insensíveis à dor. Ocorre destruição completa da derme e epiderme, e o tecido celular subcutâneo pode estar comprometido. Não cicatriza espontaneamente e requer enxertos cutâneos. Nas queimaduras de 4° grau estruturas profundas, como músculo, nervos e mesmo cartilagens e ossos, podem ser atingidas. Felizmente são pouco frequentes, e normalmente são desencadeadas por corrente elétrica.

A avaliação do grau da queimadura tem valor prognóstico, além de orientar o cirurgião quanto à extensão do debridamento e necessidade de enxerto cutâneo. Algumas lesões podem evoluir em profundidade em razão das complicações, principalmente hipoperfusão e infecção. Técnicas sofisticadas, como o emprego da tecnologia associada da microscopia e Doppler *Scanner* Confocal, têm sido estudadas para avaliar o grau de profundidade da queimadura no momento da apresentação inicial, direcionando o tratamento cirúrgico.[5]

### ■ Cálculo de superfície corpórea queimada

Quanto maior a superfície corpórea queimada (SCQ), mais grave é a queimadura. O prognóstico, tanto com relação à mortalidade, como as sequelas dependem da área total comprometida. Além disso, os cálculos da reposição volumétrica inicial utilizam fórmulas com base na porcentagem de SCQ. Diversas fórmulas têm sido propostas para adultos e crianças, mas muitas vezes a avaliação matemática pode subestimar ou hiperestimar a extensão da queimadura. Quanto menor a idade, maior a desproporção da cabeça com relação ao corpo e maior a relação superfície corpórea/peso.

Uma das fórmulas mais utilizada é a de Lund-Browder, com representação esquemática (Fig. 39-2).[13]

Para crianças maiores de 15 anos utiliza-se a "regra dos nove", também empregada em adultos (Fig. 39-3).[6]

Um método prático consiste em avaliar a extensão da superfície queimada com base na área da palma da mão do paciente. Aproximadamente, a palma da criança corresponde a 1% de sua superfície corpórea.

### ■ Classificação e triagem

São classificadas como queimaduras graves ou muito graves (grande queimado), com necessidade de tratamento em unidade de terapia intensiva, se qualquer um dos seguintes critérios estiver presente:[13]

- SCQ > 10-20% de espessura parcial (2º grau superficial).
- SCQ apresentando 10% ou mais de espessura total (2º grau profundo).
- Presença de queimadura elétrica.
- Associação a trauma significativo.
- Lesão por inalação (edema de face).

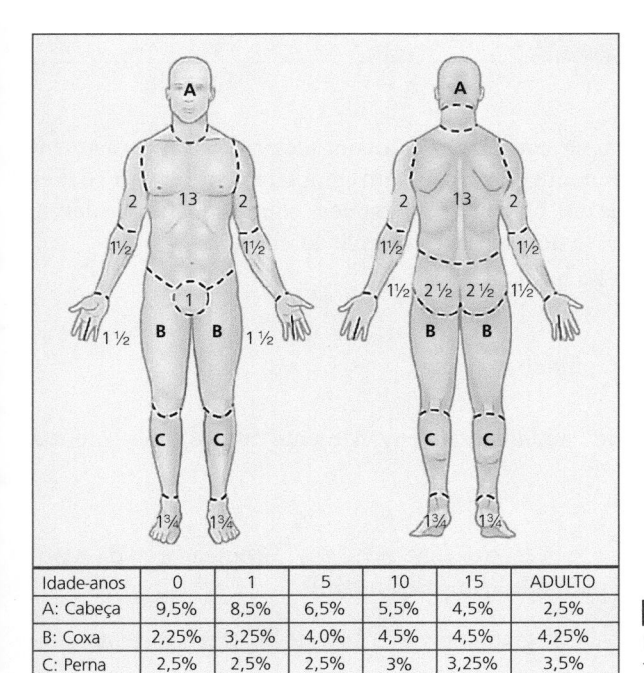

| Idade-anos | 0 | 1 | 5 | 10 | 15 | ADULTO |
|---|---|---|---|---|---|---|
| A: Cabeça | 9,5% | 8,5% | 6,5% | 5,5% | 4,5% | 2,5% |
| B: Coxa | 2,25% | 3,25% | 4,0% | 4,5% | 4,5% | 4,25% |
| C: Perna | 2,5% | 2,5% | 2,5% | 3% | 3,25% | 3,5% |

**Fig. 39-2**
Representação esquemática da SC pela fórmula de Lund-Browder.

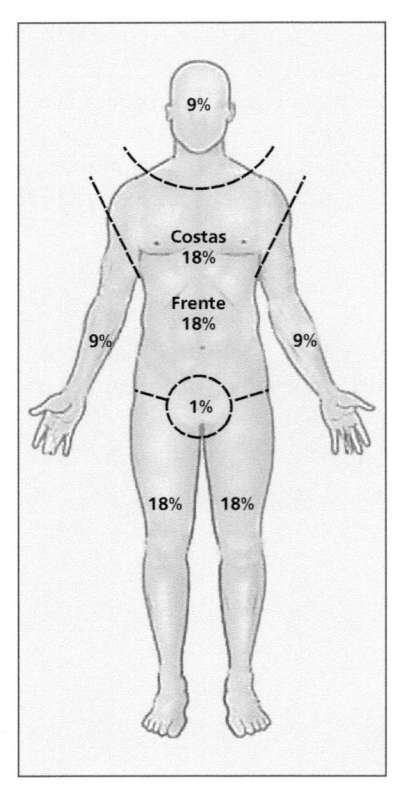

**Fig. 39-3**
"Regra dos nove" para o cálculo de SCQ (> 15 anos).

Muitas crianças queimadas podem ser tratadas em casa, com adequado acompanhamento ambulatorial. As queimaduras de primeiro grau cicatrizam completamente em 5 a 10 dias, e usualmente só necessitam de alívio da dor. Os cuidados nas queimaduras superficiais devem ser limitados à limpeza local, curativo, se necessário, e controle de infecção.

Entretanto, devem ser admitidas ao hospital se:

- SCQ superior a 10% (2° grau).
- Queimaduras profundas: 2° grau profundo e 3° grau.
- Aplicação dificultada de curativos.
- Impossibilidade de acompanhamento ambulatorial (envolvimento de face, olhos, orelhas, mãos, pés ou períneo).
- Queimadura por inalação.

Por outro lado, devem ser referidos para centros especializados (recomendação da Associação Americana de Queimados) os pacientes que apresentem:[13]

1. Queimaduras com espessura parcial e 3° grau, superior a 10% de SCQ em pacientes menores de 2 anos.

2. Queimaduras com espessura parcial e 3º grau, excedendo 20% da SCQ em qualquer idade.
3. Queimaduras com espessura parcial e 3º grau, envolvendo face, olhos, mãos, pés, genitália, períneo e grandes articulações.
4. Queimaduras de 3º grau, envolvendo mais de 5% da SCQ em qualquer idade.
5. Queimaduras elétricas.
6. Queimaduras associadas a fraturas ou outras lesões maiores em que a queimadura possa aumentar o risco de morbidade e mortalidade.
7. Queimadura química.
8. Queimadura com lesão por inalação.
9. Queimaduras menores em pacientes com doença preexistente.

## TRATAMENTO

### Abordagem inicial

O tratamento do paciente queimado inicia-se no local do acidente, primeiramente controlando a fonte de calor (extinção de incêndio, retirada da roupa queimada, resfriamento com água fria). Removem-se as roupas, e recomenda-se lavar a queimadura com água corrente fria (ideal 15°C) por 20 minutos para aliviar a dor e interromper a lesão tecidual, manobras que podem preservar tecidos parcialmente lesados.[14] O resfriamento com água fria até 30 minutos após a queimadura reduz a perda cutânea e pode diminuir o líquido do edema dos primeiros dias. Por outro lado não se observam benefícios se aplicado após 1 hora de queimadura. A água deve ser limpa, mas não necessariamente estéril. Água fria não deve ser utilizada por mais de 5 minutos em pacientes com queimaduras extensas em virtude do risco de hipotermia, principalmente em lactentes. Gelo e água muito gelada devem ser evitados. Não se utilizam soluções antissépticas alcoólicas.[15] Se o hospital for próximo, simplesmente cobre-se a queimadura com uma toalha limpa. Na emergência as bolhas devem ser deixadas intactas. Posteriormente, podem ser rompidas durante o debridamento das feridas pelo risco ou mesmo presenças de infecção no líquido acumulado. As roupas são retiradas, mas o paciente deve ser aquecido. Para prevenção de aderência às queimaduras, as gases são impregnadas com vaselina e cobertas com faixas absorventes. Os dedos de mãos e pés também são separados por gases. A face usualmente é mantida exposta ao ar ambiente.

A reanimação cardiorrespiratória-cerebral segue os princípios do ABC de outras situações de emergência em pediatria, e o suporte avançado de vida é realizado em unidades de emergência, centros cirúrgicos e UTIs pediátricas. A atenção para o alívio efetivo da dor, reposição volêmica segundo a superfície corpórea queimada (SCQ), suportes respiratório e nutricional, controle de infecção e debridamento com enxertia cutânea precoce são peculiaridades do tratamento inicial da criança queimada. A reposição volêmica adequada e precoce diminui o risco de choque e insuficiência renal.[16] O debridamento da área queimada e os cuidados com a recuperação e cicatrização dos tecidos queimados são essenciais para a diminuição da mortalidade. O tratamento é longo, durando até 5 ou 10 anos em alguns casos, mas os avanços terapêuticos alcançados nas últimas décadas têm diminuído a mortalidade e as sequelas decorrentes de queimaduras extensas.

No atendimento inicial em pacientes com suspeita de inalação de fumaça, na presença de desconforto respiratório importante ou instabilidade hemodinâmica grave (choque) deve-se administrar oxigênio a 100%. Quando a história e o exame físico forem sugestivos de lesão na via aérea (acidente em local fechado, queimadura de face, aspecto carbonáceo em narinas e secreções, estridor), pode ser indicada a intubação precoce (profilática).[13]

Colhe-se amostra de sangue para hemograma completo, classificação sanguínea e prova cruzada, coagulograma, carboxiemoglobina (se indicado), gasometria, ureia, creatinina, proteínas totais e frações, eletrólitos e glicemia. Exame de sedimento urinário e radiologia de tórax também são indicados. Culturas de superfície podem ajudar na introdução de antibioticoterapia, se houver infecção. Realiza-se eletrocardiograma, principalmente nas queimaduras elétricas, quando se avaliam, também, os marcadores de lesões miocárdica (CK-MB; troponina) e hepática (TGO, TGP, lipase).

Pacientes com queimaduras de 2° grau requerem analgésicos potentes (opioides) para o controle da dor. A ansiedade causada por queimaduras extensas frequentemente justifica a associação de doses baixas de benzodiazepínicos.[15] Estes só devem ser utilizados após certificar-se que a ansiedade é causada pela dor e não por hipóxia ou choque hipovolêmico.

Na avaliação da história clínica deve-se investigar como e quando ocorreu a queimadura, preferencialmente com a hora exata do acidente. Explosões projetam a vítima a distância, às vezes resultando em politrauma.[17] Suspeita-se de maus-tratos se a história for inconsistente ou houver sinais de padrão não usual da queimadura ("em luva", arredondadas, com contorno de objetos). Devem-se obter, junto aos familiares, dados referentes à estatura, peso habitual, imunizações (especialmente, tétano, varicela e hepatite B), alergias, doenças prévias e horário da última refeição.

### Reposição volumétrica

Além do papel vital na restauração da perfusão orgânica que se encontra gravemente comprometida, a restauração do volume intravascular com soluções salinas no tratamento da criança queimada tem papel crucial na prevenção de complicações (choque, SARA, insuficiência renal). Quanto mais precoce for iniciada a reposição volumétrica, preferencialmente até no local do acidente, maior a chance de recuperação da criança. É preferível que seja assegurada reposição fluídica antes da transferência do paciente para unidades especializadas, mesmo que isso envolva algum atraso. Não se deve retardar o início da infusão intravenosa, mesmo que o tempo de transporte seja inferior a 1 hora. Com suporte apropriado na unidade de atendimento inicial, a transferência para um centro especializado pode ser postergada por até 24-48 horas com menor risco de choque hipovolêmico.

Crianças com queimaduras excedendo 10 a 20% de SCQ necessitarão de ressuscitação fluídica. Ressuscitação oral pode ser tentada em crianças com SCQ queimada inferior a 20%, com monitorização rigorosa, porque as náuseas e vômitos podem dificultar a reposição adequada de fluidos. Se a extensão da queimadura exceder 30 a 40%, recomenda-se colocação de um cateter venoso central. Até dois cateteres venosos centrais podem ser necessários, se a SCQ for superior a 50%. Utiliza-se um ou dois cateteres de grosso calibre (cateter sobre agulha – "Gelco") em veias periféricas, inclusive na área queimada, se for necessário. Punção em veias femoral e intraóssea, jugular externa e interna, veia subclávia e até dissecção venosa são opções na impossibilidade do acesso periférico. Medicações intramusculares ou subcutâneas não devem ser feitas até a completa estabilização cardiovascular.

Várias fórmulas são disponíveis para estimar a reposição fluídica e têm como objetivo repor as perdas e manter o volume intravascular para propiciar adequada perfusão tecidual. Apesar das divergências entre autores sobre os benefícios de soluções isotônicas *versus* hipertônicas, ou cristaloides com ou sem coloides nas primeiras 24 horas, a maioria concorda que o ajuste da terapia para alcançar objetivos específicos é melhor que aderência a qualquer fórmula.[14]

Grandes volumes de reposição são habitualmente utilizados, porém a correção exagerada de líquido resulta em edema generalizado, podendo levar ao aumento da pressão tecidual e diminuição da tensão de oxigênio com isquemia em células parcialmente danificadas. Fatores que podem estar associados a aumento da necessidade de volume incluem atraso na ressuscitação, queimadura por escaldamento, lesão inalatória, lesão elétrica de alta voltagem, hiperglicemia e intoxicação por álcool. O edema máximo ocorre 12 a 24 horas após a queimadura e pode durar 48-72 horas até que a integridade vascular comece a ser restabelecida. A ressuscitação com cristaloides oferece sódio e água, principais elementos para restauração do volume plasmático circulante. Infusão de coloide não aumenta o débito cardíaco nas primeiras 12 horas após a queimadura. Por causa da marcada hipoproteinemia que acontece em decorrência do extravasamento para o interstício, continuam a existir controvérsias com relação à adição de coloide para a ressuscitação fluídica nas primeiras 24 horas.[4] De acordo com estudos em animais o processo de perda proteica ocorre nas primeiras 6 a 8 horas após as queimaduras, recomendando-se, assim, a adição de coloide precocemente. O acréscimo de 12,5 g de albumina humana para cada litro de *Ringer* Lactato manteria o nível de albumina sérica normal. Por outro lado, a integridade capilar inicia sua restauração apenas após 24 a 48 horas, e a albumina pode acumular no interstício, piorando o edema.

As fórmulas mais comumente utilizadas para estimar a necessidade de fluidos são a de Parkland que utiliza apenas cristaloides e a de Evans que adiciona plasma como fonte de coloide nas primeiras 24 horas.[14]

### Fórmula de Parkland

- *Primeiras 24 horas:* solução de *ringer* lactato: 4 mL/kg/% SCQ adicionada a volume de manutenção de 1.500 mL/m²/dia de solução de ringer lactato. Metade deste volume é dada nas primeiras 8 horas pós-queimadura, e a outra metade nas próximas 16 horas. Coloide pode ser usado para aumentar o débito urinário e tratar hipoalbuminemia.
- *Próximas 24 horas:* fluido de manutenção de 1.500 mL/m²/dia com solução hipotônica contendo glicose e sódio na proporção de 1:4.

### Fórmula de Evans

Primeiras 24 horas:

- *Ringer* lactato: 1 mL/kg/%SCQ.
- Plasma: 1 mL/kg/%SCQ.
- 5% dextrose: 2.000 mL/m² de superfície corpórea.
- Se a porcentagem de SCQ for > 50%, utilizam-se, no máximo, 50%.

### Fórmula de Brooke modificada para crianças (Pruitt 1978)

- *Primeiras 24 horas:* 3 mL de *Ringer* lactato/kg/%SCQ + 1.500 mL/m²/dia de glicose 5% de solução de manutenção. Metade do volume total calculado deve ser administrado nas primeiras 8 horas após a lesão. Os 50% restantes do volume calculado devem ser administrados nas 16 horas seguintes. O volume deve ser ajustado de acordo com a resposta do paciente.
- *Após 24 horas:* reduzir o volume para 25 a 50% do volume administrado. Usar coloide (albumina humana 5% ou plasma fresco) para repor os déficits de proteína plasmática. Administrar 0,3 mL/kg/% área queimada para pacientes com 30 a 50% de SCQ e 0,5 mL/kg/% área queimada para os que apresentarem 70% ou mais de SCQ.

### Fórmula de Carvajal

Idealizada para o tratamento de crianças queimadas especialmente nos extremos de idade, peso e extensão de área queimada.

- *Primeiras 24 horas:* 50 mL para cada m² de SCQ + 2.000 mL/m² de superfície corporal (SC) total. Metade deste volume é dada nas primeiras 8 horas e a outra metade nas 16 horas seguintes. Composição da solução: *Ringer* lactato + glicose 5% + albumina (1,25 g%).
- *Após 24 horas:* 3.750 mL/m² de superfície corpórea queimada + 1.500 mL/m² de superfície corpórea.

### Fórmula hipertônica modificada

Usada em alguns centros de queimados, em pacientes que apresentam área queimada superior a 40%.

- *Primeiras 24 horas:* solução contendo 50 mEq de bicarbonato de sódio para cada litro de solução de *Ringer* lactato resultando em uma solução contendo 180 mEq de sódio. Esta solução minimiza a hipernatremia e perda de fluido intracelular e ajuda na correção do déficit de base visto em grandes queimaduras.

### Fórmula da *International Society for Burn Injuries*

- *Primeiras 24 horas:* 4 mL/kg/% SCQ queimada + fluido de manutenção (*Ringer* lactato): 100 mL/kg para os primeiros 10 kg de peso corpóreo, 50 mL/kg para os segundos 10 kg, e 20 mL/kg para cada kg acima de 20 kg.
- *Nas segundas 24 horas:* metade do volume de reposição inicial.
- *A partir do terceiro dia:* mesmo com volume de dieta pleno, se fluidos intravenosos ainda forem necessários, eles devem ser escolhidos para manter sódio, fosfato, cálcio, magnésio e potássio normais. Por causa da intensa resposta suprarrenal ao estresse da queimadura, a perda urinária de potássio pode alcançar 200 mEq/L. A hipoglicemia pode acompanhar a ressuscitação volumétrica em crianças queimadas secundária aos estoques limitados de glicogênio. Glicemia capilar deve ser verificada cada 4 a 6 horas e fluido de manutenção com glicose a 5 ou 10% devem ser oferecidos se valores baixos forem observados. Deve-se ficar atento também às perdas por evaporação de água: (25 mL/%SCQ) × SC em m²/hora, e às perdas de albumina pelas feridas.

## Monitorização da reposição volumétrica

As fórmulas de ressuscitação usadas estimam a necessidade aproximada de fluidos nas primeiras 48 horas, porém necessitam de reavaliações e ajustes. Estas fórmulas não levam em consideração as perdas relacionadas com queimaduras profundas. Elas tendem a subestimar a reposição em crianças com queimaduras profundas e superestimar a necessidade de fluidos em crianças com queimaduras extensas superficiais. A hiperidratação aumenta o risco de hipoproteinemia e edema pulmonar, predispondo à insuficiência respiratória na primeira semana pós-queimadura.

Índices fisiológicos, como débito urinário, pressão sanguínea, pulso e estado de consciência, são bons indicadores de perfusão tecidual. A taquicardia é um achado comum mesmo com reposição fluídica adequada. O parâmetro mais sensível para avaliar a reposição intravascular adequada é o débito urinário.[8] A diurese esperada é de 0,5 a 1,0 mL/kg/h para adultos; 1 a 1,5 mL/kg/h para crianças maiores de 2 anos e 1,5 mL/kg/h para lactentes. Com raras exceções, diurese menor que 0,5 mL/kg/h é forte indicativo de hipovolemia ou insuficiência renal. Diuréticos são raramente indicados em pacientes queimados; diurese induzida obscurece o melhor parâmetro de controle de volume intravascular. Diuréticos podem ser necessários em alguns pacientes (queimadura de músculo, tecido mole ou elétrica) com pigmentúria que não clareia a urina com hidratação vigorosa. Geralmente a concentração de sódio na urina varia entre 30 e 100 mEq/L no período imediato pós-queimadura; quantidades de sódio na urina inferiores a 20 mEq/L geralmente refletem uma reposição fluídica inadequada. Diurese osmótica causada por glicosúria falseia o parâmetro clínico da medida do débito urinário. Hematócritos de 50 a 70% são esperados em queimaduras acima de 40% de SCQ. Hematócrito que continua aumentando durante a reposição fluídica pode refletir reposição inadequada. Outros índices normalmente úteis na avaliação da volemia têm limitações no paciente queimado. A liberação de catecolaminas após lesão térmica mantém a pressão arterial sistêmica mesmo com hipovolemia importante. Medidas da pressão venosa central e pressão capilar pulmonar devem ser interpretadas com cautela no paciente queimado, porque o débito cardíaco é restaurado antes dos volumes plasmático e sanguíneo. Empenho para elevar a pressão de enchimento capilar pulmonar pode resultar na administração excessiva de fluido, levando ao aumento da morbidade pela formação de edema. O débito cardíaco está geralmente adequado com baixa pressão de enchimento. Medidas diretas do débito e índice cardíaco pela termodiluição com cateter de Swan-Ganz raramente são utilizadas em paciente pediátrico. Eventualmente o "Picco" ou outro dispositivo de medida indireta de débito (ecocardiograma) pode ser utilizado.

## ■ Cuidado com as vias aéreas

Queimaduras na face, lábios, faringe e hipofaringe podem levar a edema maciço, tornando a visualização da laringe extremamente difícil ou mesmo impossível. Portanto, crianças com lesão térmica da via aérea devem ser submetidas à intubação traqueal precoce, antes que o edema progressivo cause obstrução completa. A intubação traqueal pode também ser indicada por disfunção do sistema nervoso central, lesão térmica (pouco comum) ou inflamatória do pulmão (SARA), pneumonia, sepse ou procedimento cirúrgico com anestesia geral. Intubação traqueal antes do início do edema segue a abordagem padrão para sequência de rápida intubação com uso de anestésico e bloqueador neuromuscular. Um método alternativo de intubação traqueal em situações de dificuldade de visualização da glote é a guiada por fibra óptica. Depois de instalado o edema a estratégia para assegurar a via aérea é similar à epiglotite: a criança deve ser transportada para o centro cirúrgico acompanhada pelo anestesista e cirurgião para realizar intubação traqueal. Nessa situação, intubação com broncoscópio de fibra óptica flexível como um guia para a traqueia pode ser útil. Embora a traqueostomia deva ser evitada principalmente sobre a área queimada, ela pode ser necessária para manter a via aérea em caso de insucesso de intubação traqueal.[18] Pacientes com SCQ maior que 20-30% podem apresentar resistência aos relaxantes musculares não despolarizantes após a primeira semana da lesão, exceto com o mivacurium (este é hidrolisado pela colinesterase plasmática que se encontra diminuída em pacientes queimados), pois apresenta tempo de ação e efeito relaxante similar ao de pacientes sem queimaduras.[19] Succinilcolina é contraindicada em pacientes queimados nas primeiras 48 horas pós-queimadura em razão do risco de liberação de potássio, podendo levar à parada cardíaca. O período de risco de hipercalemia induzida por succinilcolina no paciente pós-queimadura pode estender-se por meses. Pacientes queimados, assim como pacientes com doenças neuromusculares, apresentam resposta semelhante: resistência a agentes não despolarizantes e hipercalemia com uso de succinilcolina.

Em crianças com queimadura que necessitam de procedimentos cirúrgicos sucessivos ou que sofreram lesão inalatória ou foram extubadas recentemente, o manejo da via aérea no intraoperatório com máscara laríngea, além de seguro e eficaz, evita lesões induzidas por nova intubação traqueal.[20]

### Lesão por inalação de fumaça

A lesão pulmonar por inalação de fumaça é uma das principais causas de morbidade e mortalidade no paciente com queimadura.[7] Estímulos dos mediadores inflamatórios são os responsáveis iniciais pelo dano pulmonar. Pacientes com lesão inalatória podem desenvolver pneumonia e pneumotórax, levando à síndrome do desconforto respiratório agudo (SARA), sendo esta a principal causa de morte em crianças com lesão inalatória e queimadura; a combinação de lesão inalatória e pneumonia aumenta a mortalidade para 60%.[21]

O contato direto dos gases quentes com o endotélio do trato respiratório e a inalação dos produtos da combustão: monóxido de carbono (CO) e ácido cianídrico são os agentes causadores da lesão no sistema respiratório. Irritantes das mucosas podem causar broncospasmo e hipersecreção brônquica. Tóxicos presentes na fumaça podem lesar diretamente o epitélio respiratório, prejudicando a produção de surfactante pelos pneumócitos, resultando em atelectasia progressiva e edema pulmonar. A lesão térmica por inalação geralmente limita-se à via aérea supraglótica. Significativa lesão térmica dos pulmões ocorre, porque o vapor inalado tem capacidade de carrear calor 4.000 vezes mais que o ar seco.

Incêndios domésticos são as maiores causas de intoxicação por monóxido de carbono. O oxímetro de pulso não distingue oxiemoglobina de carboxi-hemoglobina (CO-Hgb), portanto, a avaliação da saturação de oxigênio deve ser feita por gasometria arterial. A meia-vida da CO-Hgb é reduzida de 240 minutos para 30 a 40 minutos quando em frações inspiradas de oxigênio de 100%, devendo ser administrado a todo paciente com queimadura por inalação. A asfixia ocorre quando o fogo consome grande parte do oxigênio disponível em um espaço fechado. A hipóxia tecidual é complicada, quando a toxicidade do monóxido de carbono e ácido cianídrico diminui a capacidade de carrear e utilizar oxigênio, diminuindo a liberação de oxigênio para o cérebro e órgãos vitais, reduzindo a habilidade da vítima para sair do local do incêndio.

Lesão térmica por inalação de fumaça pode causar rápido edema da via aérea com risco iminente de vida. História de fogo em espaço fechado, desconforto respiratório, queimadura em lábios ou nariz, estridor, rouquidão e fuligem na boca ou nariz são indícios de significativa lesão térmica inalatória.[13]

Cintilografia pulmonar com xenônio inalado e broncoscopia com fibra óptica das vias aéreas podem ajudar no diagnóstico inicial de lesão inalatória. Alguns serviços indicam broncoscopia diagnóstica no momento da anestesia para debridamento das feridas. Broncoscopia seriada propicia uma avaliação evolutiva da lesão.

O tratamento da lesão inalatória inclui: assegurar permeabilidade da via aérea (na evidência de obstrução realizar intubação traqueal imediata); limpeza vigorosa, prevenção e tratamento agressivo de pneumonia e suporte ventilatório quando indicado. O suporte ventilatório para pacientes com lesão inalatória deve propiciar oxigenação e ventilação adequadas sem exacerbar a lesão pulmonar, evitando-se a utilização de altas pressões de insuflação ou elevadas concentrações de oxigênio. Neste contexto incluem-se: ventilação limitada à pressão, ventilação mandatória intermitente sincronizada com ou sem pressão de suporte e ventilação com pressão regulada-volume controlado (PRVC), como também a hipercapnia permissiva. Para pacientes que não respondem a estas técnicas ventilatórias protetoras, em hospitais pediátricos terciários e quaternários, podem ser utilizadas a ventilação de alta frequência, a oxigenação de membrana extracorpórea (ECMO) ou o óxido nítrico (com objetivo de reduzir o *shunt* e hipertensão pulmonar).[22,23]

## ■ Controle da dor

As queimaduras estão entre uma das formas mais dolorosas de lesão tecidual. Além disso, a dor pode ser exacerbada pelo próprio tratamento, como curativos diários, fisioterapia, debridamentos e outros procedimentos terapêuticos.[24] Dor não tratada pode afetar o padrão respiratório e o sistema cardiovascular, deprime o sistema imunológico, aumenta a demanda metabólica, dificultando a cura do ferimento, leva à privação do sono e pode causar distúrbios de estresse pós-traumático. Os opioides são as medicações mais comumente utilizadas, porém a dose é extremamente variável em função da farmacocinética e farmacodinâmica alteradas da criança queimada.[15] No paciente em ventilação pulmonar mecânica o problema é menos complicado, pois habitualmente utilizam-se sedação e analgesia sob infusão contínua (p. ex., diazepínico associado a um opioide). As dúvidas aparecem no paciente consciente em ventilação espontânea. Dentre os fatores associados ao uso de medicação insuficiente destacam-se: medo de induzir depressão respiratória com associação de drogas, falta de conhecimento da farmacologia dos analgésicos e o desenvolvimento de tolerância.[25]

A avaliação da dor pode ser dificultada tanto pela idade da criança como pelas restrições causadas pelos ferimentos. A eficiência dos medicamentos que causam amnésia pode ser feita pelo interrogatório direto sobre procedimentos executados (curativos, drenagens). Usualmente os instrumentos utilizados para avaliação da dor baseiam-se no relato pessoal com escalas de graduação (0 a 10), parâmetros comportamentais (fáscies, postura), medida de índices fisiológicos (frequência cardíaca, pressão arterial, sudorese) e avaliação do estresse emocional.[15] Independente do tipo de recurso ou escala utilizada, a informação mais qualificada relativa à analgesia será fornecida pela própria criança ou pelos seus familiares.

A dor tende a diminuir à medida que os ferimentos cicatrizam, porém durante os curativos pode permanecer por muito tempo. O uso de analgesia medicamentosa é a base terapêutica, mas outros recursos para controlar a dor podem ser utilizados. Massagens, gelo, música, técnicas respiratórias e de relaxamento devem ser empregados, inclusive pelos próprios familiares.

O medicamento mais utilizado nas queimaduras é a morfina e os seus derivados.[15] Causa analgesia e sedação. A liberação de histamina pode desencadear exantema e prurido. Porém os principais efeitos colaterais estão relacionados com a depressão cardiorrespiratória, gastroparesia, íleo paralítico e obstipação intestinal. Morfina intravenosa na dose inicial de 0,1 a 0,2 mg/kg, seguido de uma infusão entre 20 e 40 µg/kg/h, geralmente é eficaz no controle da dor e não causa depressão respiratória. Deve-se ressaltar que a dose e efeito podem variar entre pacientes, assim como o desenvolvimento de tolerância e dependência, que usualmente começa a ocorrer após o sétimo dia de uso da droga. Pequenas doses de 0,02 a 0,04 mg/kg podem ser administradas cada 5 a 10 minutos até encontrar analgesia adequada sem rígida aderência às dosagens-padrão. Derivados mais potentes, como o fentanil, sulfentanil ou remifentanil (infusão contínua) ou de absorção enteral (codeína), podem ser também utilizados. A clonidina e a dexmedetomidina podem ser associadas aos opioides, e a metadona é geralmente utilizada para o "desmame".

Além do efeito analgésico a morfina tem importância na prevenção de traumas psicológicos. Opioides inibem o sistema noradrenérgico em áreas do cérebro supostamente responsáveis pela consolidação da memória traumática.[26] A modalidade mais eficiente de administração parece ser a utilização de bombas de infusão controladas pelo próprio paciente, pois possibilita o controle da dor com base na autonomia da criança de avaliação da intensidade do estímulo e necessidade de alívio medicamentoso.

Os analgésicos não opioides, como dipirona e acetaminofen, podem ser úteis para suprimir dor de leve intensidade. A associação de acetaminofen aumenta a eficiência dos opioides, e apesar dos cuidados com relação à hepatotoxicidade, doses de até 90 mg/kg têm sido utilizadas sem relatos de efeitos colaterais em crianças. O cetorolaco também é bastante utilizado. É um anti-inflamatório não esteroide (inibidor da Cox-2) de administração venosa, e em doses adequadas (0,5 mg/kg cada 6 horas), pode ter efeito analgésico semelhante à morfina. Pode inibir o fator III plaquetário e causar coagulopatia quando utilizado por mais de 3 a 5 dias. A combinação de medicamentos com mecanismos de ação diferentes (p. ex., codeína + paracetamol ou dipirona + morfina) possibilita obtenção de efeito analgésico semelhante com doses menores de opioides e consequentemente menos efeitos colaterais.

A cetamina, o propofol, o midazolam são alternativas sedativas ou analgésicas que podem também ser utilizadas. Quadros de desorientação e agitação psicomotora podem ser tratados com haloperidol (0,05-0,15 mg/kg/dia). A difenidramina (anti-histamínico) é uma opção para o tratamento do prurido, na dose de 1,5 mg/kg.

## ■ Suporte nutricional

As necessidades nutricionais da criança queimada são enormes, e toda criança com queimadura em mais de 10-20% de SQC deve receber atenção especial com relação à condição nutricional. O grande queimado experimenta uma das mais intensas situações clínicas de hipertacabolismo da medicina. A gliconeogênese é a via metabólica principal para a produção das proteínas de fase aguda, citocinas e diferentes linhagens celulares (granulócitos, macrófagos, linfócitos). A perda da camada protetora térmica da pele ocasiona grande produção de energia para a manutenção da normotermia. Febre, taquipneia, taquicardia e, principalmente, a recuperação de tecidos lesados acrescentam mais consumo metabólico ao organismo.[10]

A gastroparesia e o íleo paralítico, sangramento digestivo, assim como o desequilíbrio eletrolítico podem comprometer a ingesta calórica da criança, e muitas vezes a quantidade administrada fica muito além da necessidade real da criança. A dieta deve ser instituída precocemente, após a estabilização das primeiras 12 a 24 horas. A via preferencial é a enteral (oral ou por sonda gástrica e duodenal), pois, mesmo quantidades pequenas de alimento são importantes para manutenção do trofismo intestinal. A nutrição parenteral só deve ser utilizada quando houver impossibilidade de utilizar a via digestiva plena (íleo paralítico, perfuração intestinal, hemorragia digestiva). Para estimar as necessidades calóricas diversas fórmulas têm sido utilizadas, considerando principalmente a porcentagem de superfície corpórea queimada. A mais antiga é a equação de Harris-Benedict, modificada para crianças, multiplicada pelo fator de estresse (1,5-2 no caso das grandes queimaduras), mas os estudos com calorimetria indireta demonstraram que a oferta calculada fica muito acima do consumo metabólico da criança, predispondo à "síndrome de hiperalimentação".[10,27] As crianças necessitam dos nutrientes necessários à cicatrização das feridas, assim como para manutenção do crescimento e desenvolvimento. A técnica mais apropriada para adequação das necessidades calóricas é, portanto, a calorimetria indireta, mas poucos serviços dispõem do equipamento necessário em razão do alto custo.

As fórmulas mais utilizadas são:

### Galveston

| Idade | Kcal | Proteína (g/kg/dia) |
|---|---|---|
| 0-12 | 1.800 kcal/m² SC/24 horas + 2.000 kcal/m² SC queimada/24 horas | 1-2 |
| 12-18 | 1.500 kcal/m² SC/24 horas + 1.500 kcal/m² SC queimada/24 horas | 1-2 |

### *Harris-Benedict (maiores de 12 anos)**

- Homens: 66, 5 + 13,8 × peso (kg) ou 5,0 × altura (cm) – 6,8 × idade (anos).
- Mulheres: 65,1 + 9,5 × peso (kg) ou 1,8 × altura (cm) – 4,7 × idade (anos).

*Multiplica-se pelo fator de estresse relacionado com a superfície corpórea queimada (SCQ):

| SCQ | Fator de estresse |
|---|---|
| 30-50% | 1,6 |
| 50-70% | 1,8 |
| 70-90% | 2,0 |

Curreri Junior

| Idade | Calorias |
|---|---|
| 0-1 ano | Basal* + 15 kcal por%SCQ** |
| 1-3 anos | Basal* + 25 kcal por%SCQ** |
| 3-15 anos | Basal* + 40 kcal por%SCQ** |

*Basal: Harris-Benedict (normal em > 12 anos, "modificada" em < 12 anos) ou 0-1 ano: 90-120 cal/dia; 1-3 anos: 75-90 cal/dia; 3-15 anos: 30-75 cal/dia.
**SCQ = Superfície corpórea queimada.

Carvajal

$$1.800 \text{ kcal/m}^2 + 2.000 \text{ kcal/m}^2 \text{ (todas as idades)}$$

Diversos esforços têm sido utilizados para diminuir o consumo metabólico. A reposição com hormônios anabolizantes (hormônio do crescimento-GH, testosterona e oxandrolana) parece diminuir as necessidades nutricionais, mas estudos controlados ainda são necessários para confirmar sua eficácia clínica.[28] O uso de enxerto de pele precoce também pode reduzir a necessidade calórica e tem sido empregado em diversos centros de tratamento para queimados.[29]

### Nutrientes específicos

Proteínas

As proteínas são os nutrientes mais importantes para recuperação das queimaduras. Fornece os aminoácidos necessários à cicatrização das feridas e o nitrogênio para o crescimento normal da criança. Na fase aguda ocorre hipoalbuminemia graças à gliconeogênese e exsudação proteica pelas feridas. Aminoácidos comuns podem tornar-se essenciais, como a arginina. As necessidades proteicas usualmente dobram na criança grande queimada situando-se entre 2,5 a 4 g/kg/dia, com uma relação caloria-nitrogênio de 120-150/L. O nível sérico de albumina deve ser mantido acima de 2 mg/dL, usualmente através de reposição exógena. O uso excessivo de proteínas pode contribuir para deterioração das funções renal e hepática, e em casos de uremia a oferta deve ser reavaliada com cautela. Não existe consenso quanto à suplementação com proteínas "imunomoduladoras", como a glutamina ou a arginina, mas alguns estudos demonstram diminuição das complicações infecciosas pela importância destes aminoácidos na recuperação da integridade do enterócito e diminuição da translocação bacteriana.

## Carboidratos

A lesão térmica acarreta profundas alterações na homeostase dos carboidratos. Catecolaminas, glucagon e cortisol estimulam a neoglicogênese, com resistência periférica à ação da insulina. A hiperglicemia pode levar à glicosúria importante e diurese osmótica, complicando a reposição volumétrica. Além disso, a suplementação exógena de carboidrato não diminui a gliconeogênese, porém a combinação do suplemento de proteínas e carboidrato estimula a síntese proteica. As dietas podem conter até 11 g/kg/dia para estimulação da insulina e melhor utilização de proteínas. A administração excessiva de carboidrato pode levar à esteatose hepática e produção excessiva de gás carbônico, pois a glicose tem elevado quociente respiratório, principalmente quando comparada aos lipídeos. A glicemia deve ser mantida abaixo de 150-180 mg/dL, às vezes, através da infusão de insulina, mas todos os cuidados devem ser tomados para evitar hipoglicemia.[10]

## Gorduras

Na fase aguda da lesão térmica ocorre diminuição da lipólise com oxidação de proteínas como combustível inicial. Porém gradualmente ocorre elevação de ácidos graxos e glicerol, pela mobilização dos depósitos de gordura causada pela ação das catecolaminas e glucagon. A oferta de gordura deve ser de 3-4 g/kg/dia, constituindo 30-40% das calorias não proteicas. As gorduras são uma fonte concentrada de calorias, fornecendo 9 a 11 kcal por grama, diminuem o catabolismo proteico, e são importantes carregadores de vitaminas e constituintes da parede celular, porém a administração excessiva de gorduras pode levar à esteatose hepática, distúrbio de coagulação e diminuição da capacidade fagocitária, devendo-se manter os níveis de triglicerídeos séricos abaixo de 250 mg/dL. O uso de gorduras especiais ricas em ácidos-graxos insaturados, ômega-3 e ácido linoleico parecem estar relacionados com a diminuição da cascata inflamatória e melhora do sistema imunológico.

## Micronutrientes

Os micronutrientes são representados pelas vitaminas e oligoelementos. São necessários em mínimas quantidades no organismo (miligramas, microgramas ou nanogramas), mas sua carência pode levar a complicações importantes.[10] Em estados hipercatabólicos, como no grande queimado, as necessidades podem ser muito superiores às recomendações diárias usuais, especialmente de determinados elementos, como zinco (cicatrização e imunidade) e ferro (produção de hemácias). Além disso, doses suplementares de determinadas substâncias, como vitamina E, parecem estar relacionadas à diminuição da inflamação sistêmica e diminuição do consumo metabólico.

As vitaminas são importantes para a manutenção da integridade dos epitélios, estimulam a regeneração dos tecidos e são necessárias aos sistemas imunes específicos (imunidade celular), não específicos (p. ex., produção de muco) e ao sistema de coagulação sanguínea (vitamina K). Idealmente as concentrações séricas deveriam ser monitorizadas, com individualização da terapêutica. Não só a carência, mas também a sobrecarga vitamínica podem causar complicações. O excesso de retinol (vitamina A) é tóxico, causando cefaleia e vômitos, e até hipertensão intracraniana. Mesmo após a fase aguda, determinados compostos, como vitamina D, devem ser suplementados para a criança queimada. Diversos produtos estão disponíveis no mercado para administração enteral, parenteral, intramuscular e endovenosos. Os compostos podem ser utilizados, mas as quantidades devem ser ajustadas segundo as necessidades da criança (Quadro 39-1).

## ■ Suporte sistêmico[30]

### Sistema respiratório

A monitorização respiratória deve ser contínua. Sinais de aumento do trabalho respiratório ou de piora da oxigenação devem ser prontamente revertidos, seja com aumento das frações inspiradas de oxigênio, ou com suporte de pressão. Se não houver queimaduras importantes na face, ventilação não invasiva pode ser utilizada. A imobilidade no leito, assim como as queimaduras circulares do tórax, e o aumento das secreções predispõem à formação de atelectasias. Escarotomia torácica, às vezes, é realizada para melhorar a expansibilidade. A associação a lesão traumática pode causar pneumotórax e contusão pulmonar. A fisioterapia deve ser instituída precocemente. Ventilação mecânica pode ser necessária no caso de broncopneumonias extensas e SARA.

**QUADRO 39-1** Necessidades de vitaminas e minerais

| Micronutriente-vitaminas/minerais | Necessidade no grande queimado |
|---|---|
| Vitamina A | 10.000 UI/100 kcal |
| Vitamina E | Crianças: 7 UI/dia, adultos: 10 UI/dia |
| Vitamina K | Crianças: 5 mg/dia, adultos: 10 mg/dia. Coagulação: TP > 70% |
| Vitamina D | 200-400 UI/dia |
| Vitamina C | 10-30 mg/kg/dia |
| Vitamina B12 | Crianças: 2 mg/dia, adultos: 10 mg/dia |
| Folato | Crianças: 2,5 mg/dia, adultos: 5 mg/dia |
| Vitamina B1 (tiamina) | Crianças: 3 mg/dia, adultos: 8 mg/dia |
| Vitamina B2 (riboflavina) | Crianças: 5 mg/dia, adultos: 10 mg/dia |
| Vitamina B6 | Crianças: 3 mg/dia, adultos: 12 mg/dia |
| Biotina | Crianças: 40 mg/dia, adultos: 120 mg/dia |
| Vitamina B3 (nicotinamida) | Crianças: 4,5 mg/kg, adultos: 120 mg/dia |
| Ácido pantotênico (coenzima A) | Crianças: 15 mg/dia, adultos: 40 mg/dia |
| Cobre | Necessidade:? |
| Ferro | |
| Manganês | Necessidade:? |
| Zinco | 220 mg/dia |
| Iodo, selênio, molibdênio, cromo | Necessidade:? |

## Sistema cardiovascular

Inicialmente o débito cardíaco está diminuído em razão da diminuição do volume sanguíneo circulante e aumento da resistência vascular. O tratamento consiste na administração vigorosa de líquidos segundo as fórmulas de reposição. Após a correção volêmica pode surgir hipertensão causada por intensa vasoconstrição periférica. Entre o 2º e 5º dias após queimadura, desenvolve-se resposta cardiovascular hiperdinâmica com um aumento do débito cardíaco e significativa diminuição da resistência vascular sistêmica. O uso de suporte cardiotônico com dobutamina ou vasopressores, como dopamina (dose alfa), adrenalina e noradrenalina, pode ser necessário.

## Sistema renal

A insuficiência renal aguda (IRA) ocorre em 0,5 a 30% dos pacientes com queimadura. Pacientes com queimadura complicada com IRA apresentam mortalidade em torno de 80%, a maioria dos óbitos ocorrendo em razão da disfunção de múltiplos órgãos. Alguns estudos descrevem incidência aumentada de hipotensão durante a fase de ressuscitação e mioglobinúria nos pacientes que desenvolveram IRA nos primeiros 5 dias após queimadura; enquanto que pacientes com IRA ocorrendo depois do 5º dia apresentavam sepse e uso de antibiótico nefrotóxico mais frequentemente associados à lesão renal. Existe correlação entre desenvolvimento de IRA e presença de lesão inalatória e SCQ em torno de 50%. Raramente, a hemoglobina liberada resultante da hemólise induzida pelo calor pode causar IRA. Drogas nefrotóxicas devem ser evitadas. A diurese deve ser mantida acima de 2 mL/kg/h se houver mioglobinúria através de adequada reposição volêmica e uso de diuréticos de alça (furosemida e manitol). O uso de terapias de substituição renal, principalmente diálise peritoneal, deve ser instituído conforme indicações habituais.

## Gastrointestinal

Profilaxia para hemorragia digestiva com antiácidos, antagonistas H2 (ranitidina), omeprazol e sucralfato deve ser utilizada. A terapia combinada é usada quando o sangramento ocorre com terapia com um único agente. A etiologia da disfunção hepática permanece especulativa, embora alterações hemodinâmicas precoces, hipóxia e sepse podem estar relacionadas. Pacientes com lesão hepática têm grande extensão de área queimada e maior mortalidade. Icterícia clínica está associada a até 90% de mortalidade. Evidências clínicas e laboratoriais de disfunção hepática podem estar presentes na primeira semana de queimadura. Drogas hepatotóxicas devem ser evitadas. Início tardio de hiperbilirrubinemia conjugada é geralmente indicativo de sepse.

## Hematológico

Moderada trombocitopenia ocorre durante os primeiros dias após queimadura e é seguida por trombocitose (2 a 4 vezes o normal) no final da primeira semana. Trombocitopenia pode persistir no paciente séptico. A agregação plaquetária pode estar diminuída ou aumentada após queimadura. Pacientes com plaquetopenia inferior a 20.000 ou 50.000 com sinais de sangramento ativo devem receber reposição.

O tempo de protrombina (TP) e tromboplastina parcial ativada (TTPA) e o tempo de trombina apresentam poucas mudanças após queimaduras. Existe, entretanto, aumento no fibrinogênio e fatores V e VIII. Produtos de degradação da fibrina-fibrinogênio estão usualmente aumentados. As alterações devem ser tratadas com reposição de plasma, crioprecipitado e vitamina K.

Complicações trombóticas e hemorrágicas após lesão térmica são usualmente relacionadas com a doença local (p. ex., úlcera de estresse, gástrica ou duodenal, tromboflebites de cateteres venosos).O sangramento generalizado está associado à coagulação intravascular disseminada (CID).

Após queimadura, existe um aumento na massa de células vermelhas associada a hemácias fragmentadas. Pigmentos de células vermelhas podem aparecer no plasma e urina. A diminuição da hemoglobina está mascarada nas fases iniciais pela hemoconcentração devido à perda de fluido do compartimento intravascular. A deformabilidade das hemácias está diminuída após queimadura, persistindo por quase 1 mês. Anemia refratária está comumente presente em grandes queimados, persistindo até o completo fechamento da ferida. Diminuição da eritropoetina urinária tem sido demonstrada em grandes queimados e em pacientes queimados complicados com sepse. Perda sanguínea durante cirurgias e debridamentos, flebotomias, úlceras gástricas contribuem para significativa perda sanguínea, persistindo por semanas após a queimadura.[31] Os pacientes usualmente necessitam transfusões sanguíneas e reposição de ferro.[32] Nas últimas 2 décadas os protocolos "restritivos" com relação às transfusões sanguíneas e uso de hemoderivados têm demonstrado que a criança tolera níveis de hemoglobina até 7 g/L, desde que sejam monitorizados os parâmetros de oxigenação tecidual (lactato, saturação venosa mista de oxigênio).

### Sistema nervoso central

Hipóxia é a causa mais comum de encefalopatia e está relacionada com a inalação de fumaça e monóxido de carbono. Hipóxia tardia ocorre em razão de pneumonias e edema pulmonar. Hipovolemia, hiponatremia, sepse, trombose de veia cortical são outras entidades que produziram encefalopatia. As manifestações neurológicas podem apresentar-se como convulsões, obnubilação, coma e alucinações.

## ■ Infecções

As infecções são a principal causa de morbidade e mortalidade em pacientes queimados.[33] A ferida queimada é uma importante porta de entrada para bactérias e fungos. A susceptibilidade para infecções resulta da combinação de escara avascularizada e presença de proteínas coaguladas, que constituem um meio favorável para o crescimento microbiano. Além disso, a diminuição das imunidades celular e humoral predispõem à sepse pós-queimadura.

O diagnóstico de infecção em pacientes queimados apresenta uma série de dificuldades. Febre isolada não pode ser usada como um indicador de infecção.[34] Febre elevada (até 40°C) é encontrada em pacientes queimados devido à resposta inflamatória sistêmica, e nenhuma característica específica da febre prediz que uma complicação infecciosa é a responsável pela mesma. São indicativos de infecção da queimadura: cultura quantitativa de pele com mais de

100.000 unidades formadoras de colônias/cm² ou cultura quantitativa de biópsia de tecido com mais de 100.000 unidades formadoras de colônias/g de tecido.[12]

O padrão ouro para o diagnóstico de infecção invasiva é o exame histopatológico de biópsia da ferida queimada. A colonização da ferida pode ser: superficial, penetrante (profundidade variável na escara) e proliferante (proliferação no espaço subescara). A invasão da ferida por micróbios é estagiada em: microinvasão (no tecido viável imediatamente subjacente ao espaço subescara); invasão profunda (com variável profundidade e expansão dentro do tecido subcutâneo viável) e invasão microvascular (dentro de pequenos vasos e linfáticos). Devem-se colher culturas de outros sítios, como traqueia, sangue e urina, quando indicados clinicamente. Lavado broncoalveolar e escovação brônquica protegida têm baixa sensitividade e especificidade e não podem ser utilizados isoladamente para o diagnóstico de pneumonia em pacientes queimados graves.[35] Os resultados destes exames devem ser analisados no contexto clínico de cada paciente individualmente. Dosagem de marcadores inflamatórios, como procalcitonina e proteína C-reativa, tem-se mostrado promissora no diagnóstico inicial de infecção invasiva e sepse em queimados.

### *Microbiologia*[36]

Microrganismos Gram-positivos predominam na ferida queimada imediatamente após a lesão, principalmente o *Staphylococcus aureus*. Bactérias Gram-negativas colonizam a escara, tornando-se predominantes ao final da primeira semana. *Pseudomonas aeruginosa* é o mais frequente Gram-negativo causador de infecções invasivas em pacientes queimados. Infecções anaeróbicas (destacando-se o *Bacteroides species*) e viroses do grupo herpes (herpes *simplex* vírus, citomegalovírus e varicela) também têm sido implicadas na infecção da queimadura.[37]

São sinais de infecção na lesão da queimadura ou enxerto: drenagem de secreção purulenta; coloração (focal, multifocal ou generalizada) acinzentada, esverdeada, marrom escuro, preta ou violácea; hemorragia em tecido sem queimadura, descoloração hemorrágica e trombose vascular de tecido adiposo subcutâneo; eritema ou edema de tecido íntegro na margem da ferida; separação rápida e inexplicada da escara; evolução de lesão de espessura parcial para necrose de espessura completa e lesões vesiculares sobre queimaduras cicatrizadas ou não aderência do enxerto. Celulite progressiva sugere infecção por *Streptococus* β-hemolítico do Grupo A ou *S. aureus*. A presença de pigmentação esverdeada ou a presença de eritema gangrenoso em áreas de pele não queimadas sugere infecção por *Pseudomonas*. Saponificação hemorrágica do tecido adiposo subcutâneo e avanço centrífugo do edema subcutâneo com necrose isquêmica central sugerem infecção fúngica. Impetigo está mais comumente associado à infecção por *S. aureus*. Casos de septicemia em queimados por *S. aureus* meticilino-resistente que mantêm cultura positiva após 5-6 dias em uso de vancomicina, a associação à rifampicina melhora a resposta clínica e sobrevivência dos enxertos.[38]

O uso de antibiótico profilático é controverso. Alguns serviços utilizam profilaticamente penicilina cristalina por 3 dias, oxacilina por 5 dias ou cefalosporinas de primeira geração. Descontaminação seletiva do trato digestório com Polimixina E, tobramicina e anfotericina B não se têm mostrado efetivos para diminuir colonização bacteriana e episódios de infecção em grandes queimados e podem selecionar a flora.[39] A antibioticoterapia deve ser com base nos resultados das culturas de superfície e líquidos orgânicos, no sítio de infecção e na sensibilidade e resistência dos germes na unidade de tratamento. Geralmente utilizam-se drogas antiestafilocócicas, Gram-negativos (inclusive cobertura para *Pseudomonas*) e antifúngicos.

Antibimicrobianos tópicos: curativos com sulfadiazina de prata a 1%, acetato de mafenide 0,3% ou nitrato de prata 0,5% são usados sobre a ferida queimada após debridamento inicial e trocados em intervalos de 12 a 24 horas, dependendo da inspeção. Na ausência de infecção intervenções posteriores incluem cobertura da ferida com curativos biológicos ou enxerto de pele. Agentes antifúngicos tópicos, como o clotrimazole, têm sido usados para infecção fúngica localizada; qualquer indício de infecção fúngica disseminada deve ser tratado com anfotericina B associada ou não a 5-flucytosine. Acyclovir tópico (5%) tem sido usado em infecções por herpes *simplex* (HSV) localizadas; qualquer suspeita de infecção por HSV disseminada deve ser tratada com acyclovir venoso por 7-10 dias.

O controle de infecção é feito pela prevenção da contaminação da ferida queimada com a prática rigorosa de controle de assepsia e pela otimização da terapia antimicrobiana com base em resultados de culturas e diferenciação histológica entre colonização e infecção.

## ■ Queimadura por lesão elétrica

Aproximadamente 3% das admissões nos centros de queimados são por queimadura elétrica. A lesão elétrica inclui lesão de tecidos superficiais e profundos, além das mudanças fisiopatológicas decorrentes do fluxo de corrente elétrica de baixa voltagem através de estruturas vitais, como coração e sistema nervoso central.

A ressuscitação cardiopulmonar precoce resulta em prognóstico favorável em pacientes com parada cardíaca secundária à lesão elétrica. Vigorosa e prolongada ressuscitação são indicadas.

A reposição volumétrica é iniciada, usando fórmulas de ressuscitação pediátrica para queimaduras, embora o requerimento de fluidos deva ser titulado para obter débito urinário de 2 mL/kg/h até que ocorra redução da mioglobinúria.

A depuração de mioglobina e hemoglobina aumenta com a alcalinização da urina e pela utilização de diurético osmótico e é preconizada por alguns autores para prevenir necrose tubular aguda secundária à precipitação de pigmentos nos túbulos renais. O tratamento de mioglobinúria requer imediato e adequado debridamento dos músculos necróticos.[6]

## ■ Tratamento cirúrgico das áreas de queimadura

Os pacientes queimados foram tratados de maneira conservadora por muitos anos. Este tratamento convencional consiste na limpeza diária das feridas com lavagem da área e debridamento dos tecidos desvitalizados. Com este tratamento as queimaduras térmicas superficiais (2º grau superficial) cicatrizam em cerca de 2 semanas e as térmicas profundas (2º grau profundo) no decorrer de muitas semanas, caso não haja infecção e aprofundamento da queimadura. Com este tratamento conservador as queimaduras de espessura total (3º grau) perdem a escara no decorrer de 2 a 4 semanas pelo efeito das colagenases produzidas pelo organismo e bactérias, e debridamentos sucessivos. Finalmente então o tecido de granulação aparece no leito da ferida, e esta área pode ser enxertada.

Acontece que a lesão térmica resulta em necrose por coagulação da epiderme e derme e resulta na formação da escara que é constituída por proteína desnaturada e detritos celulares, e proporciona substrato para a proliferação de bactérias. Em torno da escara ocorre trombose confluente dos vasos, afetando arteríolas, vênulas e capilar. Conclui-se que a chegada de antibióticos sistêmicos não é confiável, daí a necessidade do uso de antimicrobianos tópicos.

A pele normal tem flora constituída por *Staphilococcus epidermidis, difterioides* e outros pouco virulentos. Em feridas extensas e profundas sem tratamento a colonização por cocos Gram (+) ocorre em ± 24 horas, em 3-7 dias ocorre proliferação de bactérias aeróbicas Gram (-), se não tratada esta colonização superficial irá propagar-se e invadir o tecido superficial não queimado.

A incidência da mortalidade por infecção invasiva da queimadura foi reduzida em cerca de 50% com o desenvolvimento de agentes antimicrobianos tópicos.

### *Tratamento cirúrgico inicial*
### Debridamento cirúrgico

Realizado em todos os casos de queimaduras em grandes queimados em centro cirúrgico e sob anestesia consiste na retirada de todo o tecido desvitalizado, limpeza da ferida com retirada de tecido desvitalizado e limpeza da ferida com retirada inicial de corpos estranhos, fragmentos de roupas, terra, pomadas e medicamentos porventura colocados. Deve ser meticuloso e repetido a cada 24-36 horas, dependendo da extensão, gravidade da lesão e agente tópico utilizado.

O debridamento cirúrgico tem importância para diminuir a quantidade de tecido desvitalizado na ferida e consequente proliferação de germes no local. Após o debridamento a ferida é lavada com solução degermante de clorexidina ou PVPI, e estes são retirados com solução fisiológica, e aplicado o curativo.

- **Curativos**

Realizado com a finalidade de aplicar agentes tópicos e proteger ferida podem ser:

- *Aberto:* neste o agente tópico é aplicado diretamente sobre a lesão e tem como vantagem permitir fácil visualização da área atingida, baixo custo, simplicidade da aplicação, melhor mobilização das articulações. Apresenta como desvantagem a dificuldade na manipulação no leito, reposição do medicamento tópico várias vezes ao dia e principalmente o aumento das perdas por evaporação e o risco de hipotermia, maior nos grandes queimados. Tem particular indicação em áreas da face, pescoço e orelhas.
- *Fechado ou oclusivo:* neste tipo de curativo além do agente tópico existe a sobreposição de uma camada de gaze antiaderente ou *rayon* e sobre esta gaze algodoada e finalmente atadura de crepom. Este tipo de curativo tem como maior vantagem a diminuição das perdas por evaporação e calor através da superfície queimada e a facilidade de manipulação do paciente no leito. Como desvantagens uma menor mobilização articular, visualização restrita ao horário da troca do curativo.

### Agentes tópicos utilizados nos curativos

Agentes antimicrobianos

Não existe ainda um agente antimicrobiano ideal que tenha um amplo espectro, eficácia *in vivo* com boa penetração na escara e baixa toxicidade e não selecione organismos "invasores" e que tenham baixo custo.

Os agentes tópicos mais usados atualmente são:

- *Nitrato de prata 0,5%:* tem caído em desuso em razão do fato que necessita de curativos volumosos e que têm que ser mantidos úmidos a cada 2 horas além de manchar a pele e roupas de marrom ou preto. Tem boa eficácia antimicrobiana e não induz resistência bacteriana, pode levar a metaemoglobinemia necessitando uso de azul de metileno ou ácido ascórbico.
- *Acetato de mafenide 0,3%:* é eficaz contra Gram (-), Gram (+) e clostrídios e, também, *P. aeruginosa*. Tem excelente penetração na escara, porém seu uso em grande queimado é limitado graças a seu poder de inibir a anidrase carbônica, levando à acidose metabólica como também em 50% dos casos hipersensibilidade cutânea.
- *Gluconato de Clorhexidina:* é agente de amplo espectro, a eficácia, porém, é inferior a Sulfadiazina de prata 1% e quando usado, associado a nitrato de prata, melhora bastante a eficácia.
- *Povidine:* agente de amplo espectro e ação contra Gram (-), Gram (+), fungos e protozoários, porém a aplicação contínua pode levar à acidose, distúrbios da tireoide e diminuição da imunidade. Tem uso restrito pela FDA a um período máximo de 7 dias.
- *Sulfadiazina de prata 1%:* agente tópico mais utilizado no mundo é ativo contra uma ampla gama de patógenos, incluindo *S. aureus*, *E.coli*, *Proteus* sp., *Enterobacter* e *Candida*. Foi introduzida nos anos 1970 e age sobre a parede celular bacteriana, induzindo alterações estruturais e impedindo a replicação do DNA. É indolor à aplicação e tem penetração na escara intermediária entre o mafenide e o nitrato de prata. Apresenta cerca de 5% de reação de hipersensibilidade cutânea e pode levar à leucopenia. Deve ser aplicada diariamente ou preferencialmente de 12/12 horas. Deve ser evitada em gestantes e recém-nascidos, pois pode causar kernicterus.
- *Curativos impregnados com prata:* o mais utilizado em nosso meio é o ACTICOAT (marca registrada) curativo com barreira e prata nanocristalizada de liberação lenta, apresenta como vantagens a facilidade do uso pelo cirurgião e o prazo de troca a cada 3,5 ou 7 dias, diminuindo o número de curativos e anestesias. Possui, ainda, uma versão FLEX, mais maleável para uso em face, pescoço e orelha, como desvantagem tem um custo bastante elevado e em estudos não demonstrou atividade antimicrobiana superior ao creme de sulfadiazina, porém necessita de trocas diárias.
- *Outros agentes:* nitrofurazona caiu em desuso em razão de seu espectro limitado; neomicina, polimixina B, bacitracina e gentamicina podem levar à nefro e ototoxicidade e devem ser evitados mesmo em queimaduras médias; sulfadiazina de prata com nitrato de cério em alguns estudos mostram uma eficácia maior que a sulfadiazina de prata a 1% e têm particular indicação em queimaduras acima de 50%.

Agente sem efeito antibacteriano

Hidrocoloides, alginato de cálcio (cobertura derivada de algas marinhas) e hidrogeis (compostos de polivinilpirrolidona) têm sido usados em queimaduras e têm particular indicação em queimaduras superficiais e sem indícios de infecção, pois proporcionam um menor tempo de cicatrização em estudos comparativos à sulfadiazina de prata 1%.

## ▪ Monitorização das feridas

Deve ser feita preferencialmente por biópsia dos tecidos e densidades superiores a 105 ufc por grama de tecido predispõe à invasão de tecidos íntegros. Nos grandes queimados dever ser realizada uma vez por semana.

## ▪ Escarotomias e fasciotomias

A escarotomia pode ser um procedimento realizado na emergência pelo próprio pediatra ou pelo cirurgião assistente, consiste na incisão de áreas queimadas inelásticas até o subcutâneo a fim de melhorar o fluxo sanguíneo periférico. As queimaduras circulares envolvendo membros e dedos, tórax e abdome devem ser monitorizadas quanto à perfusão tecidual. Diminuição ou ausência de pulsos alertam quanto à perfusão de dedos e membros (braços e pernas). Mesmo com pulsos presentes pode estar indicada escarotomia de alívio. A avaliação com dúplex scan é utilizada para determinar fluxo arterial. Hipoxemia e hipercarbia devem alertar quanto à restrição de expansibilidade torácica decorrente de queimaduras extensas. As próprias ataduras dos curativos podem impedir a ventilação efetiva. Grandes elevações da pressão abdominal comprometem o fluxo sanguíneo renal. A presença de intensa distensão abdominal pode necessitar de laparotomia e colocação de tela abdominal temporariamente para aliviar a pressão.

As fasciotomias estão indicadas quando se suspeita de síndrome compartimental em antebraço, braço e perna e que levam à interrupção do retorno venoso e posterior interrupção do fluxo arterial, geralmente decorrentes de queimaduras elétricas de alta voltagem.

### *Opções de tratamento cirúrgico após o atendimento inicial*

### Conservador

Pode-se optar por um tratamento mais conservador, acompanhando a evolução da ferida, com debridamentos sucessivos até a cicatrização das lesões mais superficiais e granulação das áreas mais profundas, quando, então, se realiza a enxertia. Trata-se de um processo lento, mesmo em queimados menores.

### Precoce e agressivo (excisão precoce e enxertia)

Consiste na retirada da área queimada mais profunda e enxertia, geralmente realizada em etapas de 10-15% de superfície corpórea. Apesar de ser considerado procedimento relativamente novo, a excisão precoce foi descrita por Lustgorem, em 1891, e foi esquecido em razão do avanço dos antimicrobianos tópicos. Fouboce popularizou nos anos 1980 quando a escara era excisada nas primeiras 2 semanas após a queimadura.[33] O tempo exato para excisão é muito controverso, e em alguns serviços deve ser realizada após as primeiras 48-72 horas e completada toda excisão em até 10 dias. As queimaduras de espessura total devem ser realizadas primeiro, e as de profundidade intermediária mais tarde, evitando excisão de tecido parcialmente viável. Áreas da face também devem ser excisadas mais tardiamente. Estas áreas excisadas devem ser cobertas com enxerto autógeno quando possível ou com substitutos de pele quando esta área excede o tamanho da área doadora. A excisão precoce tem aumentado a sobrevida dos grandes queimados, pois torna fácil o controle da infecção. Em contrapartida pode levar à translocação bacteriana, bacteremia e instabilidade cardiovascular com perdas exageradas de sangue e prolongação da resposta hipermetabólica, além de infecção e sepse por proliferação bacteriana nas escaras remanescentes.

### Restauração cutânea

#### Enxertos

A cobertura da superfície cutânea perdida e o objetivo final do tratamento e isso pode ser feito por enxertos que podem ser:

- *Autólogos:* retirados do próprio paciente, porém torna-se difícil ter cobertura suficiente em pacientes acima de 30% de superfície queimada.
- *Homólogos:* retirados de doador cadáver, não se integra como o enxerto autólogo e funciona como cobertura temporária. É o melhor substituto temporário da pele, mas dificuldade de obtenção, alto custo e possibilidade de transmissão de doenças dificultam seu uso corrente.
- *Heterólogos:* são enxertos provenientes de outras espécies, em nosso meio a pele de porco liofilizada (produzido em outros países) e de rã (existe produção nacional) são mais utilizadas, funcionam como cobertura temporária até a autoenxertia, possuem custo elevado.
- *Cultura de ceratinócitos:* evoluiu e tornou-se realidade a partir da década de 1980, graças às pesquisas do Dr. Howard Green em Havard. O fragmento de pele é retirado nos primeiros dias de queimadura e cultivados em solução com soro bovino, insulina, toxina colérica, fator de crescimento endotelial (EGF), penicilina e estreptomicina em atmosfera de $CO_2$ e tornam-se disponíveis para uso após 28-30 dias. O enxerto tem pega de cerca de 75% em paciente com até 50% de superfície queimada, esta pega vai diminuindo com o aumento da superfície queimada. O custo ainda é bastante elevado, e os resultados bastante promissores.

### Substitutos cutâneos sintéticos

- *Integra, Pelnac, MatriDerm:* tratam-se de produtos que possuem uma matriz dérmica que permitem o crescimento de uma "neoderme" que se forma a partir de células do hospedeiro que invadem esta matriz dérmica, posteriormente é colocado um enxerto de pele extremamente fino. Ótimo material e com resultados promissores na sobrevida de queimados acima de 70%. Seu custo extremamente elevado torna o seu uso ainda difícil em nosso meio. A cicatriz formada é maleável.

### ■ Profilaxia para tétano

Crianças com mais de 7 anos de idade que tenham completado sua imunização (3 ou mais doses) devem receber DT se houver mais de 5 anos da aplicação da última dose. Crianças menores que não receberam as 3 doses devem receber DT ou DPT se apropriado. Pacientes de qualquer idade em que a imunização é incerta ou inferior a 3 doses devem receber toxoide apropriado para e idade e imunoglobulina antitetânica (250 a 500 U) intramuscular.

## ▪ Suporte emocional e psicológico

O cuidado da criança queimada requer atenção especial aos aspectos emocionais. A queimadura leva a uma série de reações na criança, como medo, culpa, ansiedade, revolta, depressão e perda de autoestima. Também para a equipe profissional os cuidados à criança queimada podem ser estressantes e por vezes cansativos. Os familiares necessitam também de suporte emocional e devem ser encorajados a participar dos cuidados e recuperação da criança. O tratamento efetivo da dor da fase aguda previne o desenvolvimento de traumas futuros.[40] Além disso, a criança pode sentir dores por longo período graças às retrações das cicatrizes. A formação de uma equipe multidisciplinar com psicólogos, fisioterapeutas e terapeuta ocupacional no acompanhamento a curto e longo prazos é fundamental para a recuperação da criança queimada.

## EVOLUÇÃO E PROGNÓSTCO

O prognóstico da criança grande queimada mudou substancialmente nas últimas 2 décadas.[41] Lesões com mais de 40% de SCQ até a década de 1970 eram consideradas quase que uniformemente fatais. Hoje, em centros especializados para tratamento de queimados, a mortalidade situa-se na faixa de 5 a 10%, e mesmo crianças com 80 a 90% de SCQ conseguem sobreviver. Além disso, a qualidade de vida do sobrevivente tem sido avaliada por diversos estudos a longo prazo. Apesar das restrições de atividades físicas, as crianças queimadas conseguem reintegrar-se às atividades escolares e à vida social e familiar, com alto grau de satisfação pessoal.[42] Portanto, parece não se justificar o argumento de que pacientes com queimaduras muito extensas poderiam "morrer com dignidade", e todos os esforços devem ser oferecidos para o tratamento e recuperação da criança queimada.

## REFERÊNCIAS BIBLIOGRÁFICAS

1. Meyer A.A. Death and Disability from Injury: A Global Challenge. *J Trauma* 1998;44(1):1-12.
2. Blank D. Prevenção e controle de injúrias físicas; saímos ou não do século 20? *J Pediatria* 2002;78(20):84-86.
3. Abeyasundara SL. The changing pattern of pediatric burns. *J Burn Care Res* 2011;32(2):178-84.
4. Gueugniaud YP, Carsin H, Maghit BM *et al*. Current advances in the inicial management of major thermal burns. *Intensive Care Med* 2000;26:848-56.
5. Guggenheim M *et al*. Insight in microcirculation and histomorphology during burn shock treatment using in vivo confocal-laser-scanning microscopy. *J Crit Care* 2010;25(1):96-103.
6. Spurrier AE, Spear MR, Munster MA. Cap. 44: Burns, Inhalation, and eletrical injury. In: Rogers CM. *Textbook of pediatrc intensive care*. 2nd ed. Baltimore: Williams & Wilkins, 1992.
7. Zak LA, Harrington TD, Barillo JD *et al*. Acute respiratory failure that complicates the resuscitation of pediatric patients with scald injuries. *J Burn Care Rehabil* 1999;20(8):391-99.
8. Cocca SG, Baulling P, Scifftner T *et al*. Contribution of acute kidney injury toward morbidity and mortality in burns: contemporary analysis. *Am J Kidney Dis* 2007;49(4):145-51.
9. Lorente AJ, Ezpelete A, Esteben A *et al*. Systemic hemodynamics, gastric intramucosal $PCO_2$ changes, and outcome in critically ill burn patients. *Crit Care Med* 2000;28(6):1728-34.
10. Peng X. A new concept of nutrition in treatment of burn injury: from nutrition support to nutrition therapy. *Zhonghua Shao Shang Za Zhi* 2011;27(5):329-31.
11. Marik PE, Zaloga GP. Early enteral nutrition in acutely ill patients: a systematic review. *Crit Care Med* 2001;29(12):1-13.

12. Rodgers LG, Mortensen J, Fisher CM et al. Predictors of infectious complications after burn injuries in children. *Pediatr Infect Dis J* 2000;19:990-95.
13. Latarjet J. A simple guide to burn treatment. *Burns* 1995;21(3):221-25.
14. Belba MK, Elisana YP. Comparison of hypertonic vs isotonic fluids during resuscitation of severely burned patients. *Am J Emerg Med* 2009;27(9):135-41.
15. Henry BD, Foster LR. Burn pain management in children. *Ped Clin North Am* 2000;47(3):681-97.
16. Sheridan LR, Schnitzer JJ. Management of the high-risk pediatric burn patient. *J Pediatr Surg* 2001;36(8):1308-12.
17. Sheridan LR, Uberi E, Frank TK et al. Solid organ procurement from burned children. *J Trauma* 1999;47(6):1060-62.
18. Barret PJ, Desai HM, Herndon ND. Effects of tracheostomies on infection and airway complications in the pediatric burn patients. *Burns* 2000;26:190-93.
19. Martyn JAJ, Goudsouzian GN, Chang Y et al. Neuromuscular effects of mivacurium in 2- to 12-year-old children with burn injury. *Anesthesiology* 2000;92:31-37.
20. McCall EJ, Fischer GC, Schomaker E et al. Laryngeal mask airway in children with acute birns: intraoperative airway manegement. *Paediatr Anesthesia* 1999;9:515-20.
21. Okabayashi K, Ohtani M, Yamanoue T. The volume limit in fluid resuscitation to prevent respiratory failure in massively burned children without inhalation injury. *Hiroshima J Med Sci* 2001;50(2):41-45.
22. Sheridan LR, Zapol MW, Ritz HR et al. Low-dose inhaled nitric oxide in acutely burned children with profound respiratory failure. *Surgery* 1999;126(5):856-62.
23. Cortiella J, Mlcak R, Herndon D. High frequency precussive ventilation in pediatric patients with inhalation injury. *J Burn Care Rehabil* 1999;20:232-35.
24. Köhler H, Schultz ST, Wieblack A. Pain management in children: assessment end documentation in burn units. *Eur J pediatr Surg* 2001;11:40-43.
25. Meyer JW, Robert R, Murphy L et al. Evaluating the psychosocial adtustment of 2- and 3 year old pediatric burn survivors. *J Burn Care Rehabil* 2000;21:179-84.
26. Saxe G, Stoddard F, Courtney D et al. Relationship between acute morphine and the course of pós traumatic stress disorder in children with burns. *J Am Acad Child Adolesc Psychiatry* 2001;40(8):915-21.
27. White SM, Shepherd WR, McEniery AJ. Energy expenditure in 100 ventilated, critical ill children: Improving the acuracy of preditive equations. *Crit Care Med* 2000;28(7):2307-12.
28. Porro JL, Williams F. Five-year outcomes after oxandrolone administration in severely burned children: a randomized clinical trial of safety and efficacy. *J Am Coll Surg* 2012;214(4):123-27.
29. King P. Artificial skin reduces nutritional requirements in severy burned child. *Burns* 2000;26:501-3.
30. Hansbrough FJ, Hansbrough W. Pediatrics burns. *Pediatr Rev* 1999;20(4):117-24.
31. Wahl W, Hemmila M et al. Restrictive red blood cell transfusion: not just for the stable intensive care unit patient. *Am J Surg* 2008;195(6):234-39.
32. Belmonte JA, Ibáñez L, Aulesa C et al. Iron metabolism in burned children. *Eur J Pediatr* 1999;158:556-59.
33. Wolf ES, Rose KJ, Desai HM et al. Mortality determinants in massive pediatric burns-an analysis of 103 children with > 80% TBSA Burns. *Ann Surg* 1997;225(5):554-69.
34. Rodgers GL, Kim J, Long SS. Fever in burned children and its association with infectious complications. *Clin Pediatr* 2000 Sept.:553-56.
35. Barrret PR, Ramzy IP, Wolf EF et al. Sensitivity and especificity of brochoalveolar lavage and protected bronchial brush in the diagnosis of pneumonia in pediatric burns patients. *Arch Surg* 199;134:1243-47.

36. Das A, Kim KS. Infection in burn injury. Concise reviews in pediatric infectious diseases. *Ped Infec Dis J* 2000 Aug.;19(8):737-38.
37. McGill NS, Cartotto CR. Herpes Simplex virus infection in a paediatric burn patient: case report and review. *Burns* 2000;26:194-99.
38. Gang RK, Sanyal SC, Mokaddas E. Rifampicin as an adjunct to vancomycin Therapy in MRSA septicaemia in burns. *Burns* 1999;25:640-44.
39. Barret PJ, Jeschke GM, Herndon ND. Selective descontamination of the digestive tract in severely burned pediatric patients. *Burns* 2001;27:439-45.
40. Londolt AM, Grubenmann S, Meuli M. Psychologigal long-term adjustment of children with head burns. *J Trauma* 200;49(6):1040-44.
41. Sheridan LR, Hinson IM, Liag hM *et al.* Long-term outcome of children surviving massive burns. *JAMA* 2000;283(1);69-73.
42. Tyack FJ, Ziviani J, Pegg S *et al.* The functional outcome of children after a burn injury; a pilot study. *J Burn Care Rehabil* 1999;20(5);367-73

# 40 Insuficiência Hepática Aguda

*Cristina Targa Ferreira* ♦ *Helena Müller* ♦ *Carlos Oscar Kieling*
*Antônio Carlos Oppermann Thomé* ♦ *Ruy Pezzi de Alencastro*

## INTRODUÇÃO

A insuficiência hepática aguda (IHA) é a expressão sindrômica da perda da função hepática que resulta de lesão ou necrose súbita de grande proporção de hepatócitos em uma pessoa sem doença hepática preexistente.[1,2] Também pode ser denominada de insuficiência ou falência hepática fulminante, de hepatite fulminante ou de necrose hepática aguda. Contudo, o emprego do termo insuficiência hepática aguda *(acute liver failure)* é preferencial por designar de forma mais adequada a síndrome e por abranger as demais nomenclaturas.[1,3]

O processo patogênico da IHA provavelmente está relacionado com a reação do organismo do paciente geneticamente susceptível a um estímulo potencialmente hepatotóxico. Independente da causa original da lesão, os mecanismos de morte celular são semelhantes, ocorrendo por necrose ou apoptose.[2,4,5] Como resultado os pacientes tendem a desenvolver icterícia, coagulopatia e hemorragia gastrointestinal, hipoglicemia e acidose, encefalopatia e edema cerebral, infecções bacteriana e fúngica, síndrome da resposta inflamatória sistêmica e falência de múltiplos órgãos, evoluindo frequentemente para a morte.

É uma condição clínica rara, de evolução imprevisível, mas potencial e frequentemente fatal. O aprimoramento da assistência intensiva nos últimos anos e o desenvolvimento do transplante de fígado possibilitaram a modificação da história natural e o aumento da sobrevida. A identificação da causa da IHA é importante, pois possibilita a instituição de tratamento específico e o estabelecimento de prognóstico em alguns casos. Na lesão hepática autolimitada, como a causada pela intoxicação pelo paracetamol e pela hepatite viral A, a IHA é potencialmente reversível, e pode não ser necessário o transplante de fígado. Nas doenças metabólicas, em que o fígado é constantemente exposto ao efeito tóxico dos metabólitos, o transplante geralmente é opção terapêutica salvadora. Por outro lado, em doenças que comprometem outros órgãos além do fígado, o transplante pode não modificar o curso da doença e ser contraindicado.

O pronto reconhecimento da IHA e o encaminhamento precoce ao centro com experiência no tratamento de IHA são essenciais para o diagnóstico e o tratamento da criança em falência hepática.

A definição clássica da IHA em adultos inclui o desenvolvimento de alteração da coagulação e de algum grau de alteração mental (encefalopatia) nas primeiras 8 semanas do início dos sintomas da disfunção hepática, em um indivíduo previamente hígido, sem história de doença hepática, e com duração menor do que 26 semanas. Contudo, algumas características próprias das crianças, particularmente dos recém-nascidos, dificultam a utilização dessa definição.

Recentemente foram acordados critérios específicos para a definição da IHA em crianças.[6] Em virtude da dificuldade de reconhecimento da encefalopatia na criança, a presença de coagulopatia, avaliada pelo tempo de protrombina, INR *(international normalized ratio)*, ou nível de fator V ou VII, na ausência de sepse ou coagulação intravascular disseminada (CIVD) e não corrigível em até 8 horas pela administração de vitamina K, é o critério central para o diagnóstico da IHA.[6]

O *Pediatric Acute Liver Failure Study Group (*PALFSG) dos Estados Unidos e do Canadá utiliza os seguintes critérios na definição de IHA em crianças:

A) Evidência bioquímica de lesão hepática.
B) Ausência de doença hepática crônica conhecida.
C) Coagulopatia, não corrigível, pela administração de vitamina K.
D) INR > 1,5 na presença de qualquer grau de encefalopatia clínica, ou INR > 2,0 na ausência de encefalopatia clínica.[2,6,7]

## CLASSIFICAÇÃO

A IHA pode ser classificada de acordo com o período de tempo entre o aparecimento da icterícia e o desenvolvimento da encefalopatia. O termo insuficiência ou falência hepática fulminante deve ser empregado aos casos de evolução de até 2 semanas, e o termo subfulminante utilizado quando esse intervalo for superior a 2 semanas e inferior a 3 meses. Quando a insuficiência hepática ocorre entre 8 e 24 semanas, pode ser considerada de início tardio. Essa classificação tem implicações prognósticas, pois pacientes com um início mais tardio da encefalopatia apresentam uma menor chance de recuperação espontânea.[1] Crianças em IHA podem ser também classificadas de outra forma:

A) *Hiperaguda:* até 10 dias de duração.
B) *Aguda:* duração superior a 10 e inferior a 30 dias.
C) *Subaguda:* duração maior que 30 dias e menor que 6 meses.[6,8-10]

## ETIOLOGIA

A frequência das causas específicas de IHA em crianças é diferente daquelas descritas em adultos, em que a intoxicação por paracetamol e as hepatites virais são os principais motivos. De uma forma esquemática as causas de IHA em crianças e adolescentes podem ser agrupadas em infecciosas, metabólicas, infiltrativas, drogas e toxinas, autoimune e cardiovascular (Quadro 40-1).

A etiologia viral ou presumidamente viral é a causa mais comum de IHA em crianças de todas as faixas etárias, mas, em um grande número de casos, não se estabelece um diagnóstico específico.

Como nos adultos, as causas de IHA em pediatria também diferem entre os países ao redor do mundo.[11,12] Há fatores geográficos e populacionais relacionados com a prevalência das doenças, dos erros inatos do metabolismo e da disponibilidade local de diagnóstico e de tratamento dos pacientes. Nos países onde as hepatites virais (A, B e E) são endêmicas, essas infecções são as principais causas de IHA entre as crianças.[12] O número de casos sem diagnóstico etiológico é elevado na maioria dos países.[7,13,14]

| QUADRO 40-1 Causas de insuficiência hepática aguda |
|---|
| **Infecciosa** |
| - Viral |
| - Hepatite viral (A, B, B + D e E) |
| - Herpes-vírus simples 1 e 2 (HSV) |
| - Herpes-vírus humano 6 (HHV) |
| - Citomegalovírus, Enterovírus, Adenovírus, Echovírus, Epstein-Barr |
| - Bacteriana |
| - Salmonelose, tuberculose, leptospirose |
| - Septicemia |
| - Outros agentes |
| - Malária |
| **Doenças metabólicas** |
| - Tirosinemia tipo 1 |
| - Distúrbios da cadeia respiratória mitocondrial |
| - Defeitos do ciclo da ureia |
| - Galactosemia |
| - Defeito da oxidação dos ácidos graxos |
| - Intolerância hereditária à frutose |
| - Erros inatos da síntese dos ácidos biliares |
| - Distúrbio congênito da glicosilação (CDG) |
| - Doença de Niemann-Pick tipo C |
| - Hipocortisolismo |
| - Doença de Wilson |
| - Hemocromatose neonatal |
| **Doenças infiltrativas** |
| - Linfo-histiocitose hemofagocítica |
| - Leucemia |
| - Tumores |
| **Drogas** |
| - Acetaminofen |
| - Halotano |
| - Isoniazida-rifampicina |
| - AINE |
| - Fenitoína |
| - Valproato de sódio |
| - Carbamazepina |

*(Continua)*

| QUADRO 40-1 | Causas de insuficiência hepática aguda *(Cont.)* |
|---|---|
| **Drogas** | |
| | ▪ Antibióticos: penicilina, eritromicina, tetraciclina, sulfonamida, quinolonas, amoxicilina+ácido clavulânico |
| | ▪ Sulfametoxasol + Trimetoprima |
| | ▪ Cetoconazole |
| | ▪ Antirretrovirais |
| | ▪ Alopurinol |
| | ▪ Propiltiouracil |
| | ▪ Amiodarona |
| **Toxinas** | |
| | ▪ Envenenamento por cogumelo *Amanita phalloides* |
| | ▪ Fitoterápicos |
| | ▪ Tetracloreto de carbono |
| | ▪ Solventes |
| | ▪ Fósforo amarelo |
| | ▪ Clorobenzeno |
| **Autoimune** | |
| | ▪ Hepatite autoimune tipos 1 e 2 |
| | ▪ Hepatite de células gigantes com anemia hemolítica Coombs positiva |
| **Cardiovascular/Isquêmica** | |
| | ▪ Síndrome de Budd-Chiari |
| | ▪ Insuficiência circulatória aguda |
| | ▪ Insuficiência cardíaca aguda |
| | ▪ Hipoxemia/isquemia |
| | ▪ Hipertemia |
| | ▪ Cardiomiopatias |

Na população pediátrica, além da variação geográfica, as causas de IHA são diferentes conforme a idade do paciente. Em recém-nascidos, as doenças metabólicas e as infecções são as causas mais comuns, enquanto que as hepatites virais, a hepatite autoimune e a IHA induzida por drogas são mais frequentes nas crianças maiores e adolescentes.

## PATOGÊNESE

Não se conhece o mecanismo fisiopatogênico que determina a disfunção hepática e suas consequências, mas sabe-se que a falência hepática é multifatorial e envolve diferentes componentes que variam de acordo com a causa. Os fatores principais envolvidos são a susceptibilidade do hospedeiro, a gravidade e a natureza da lesão hepática, a habilidade do fígado de regenerar e a magnitude da resposta inflamatória sistêmica.

A susceptibilidade de um determinado indivíduo à lesão hepática é determinada por uma variedade de fatores. Há determinantes relacionados com a idade, pois os recém-nascidos são mais suscetíveis a certos vírus (herpes, por exemplo). A imunidade individual é outro fator importante. Os neonatos apresentam imaturidade do seu sistema imune, que pode ser a causa da maior predisposição a algumas lesões. O vigor da resposta imune também parece estar envolvido, como aparece nos diferentes tipos de evolução da infecção pelo vírus B. O polimorfismo bioquímico individual está envolvido nas diferentes respostas às drogas e toxinas. A interação entre o agente e o hospedeiro aparentemente determina a ocorrência da IHA, principalmente no que se refere a infecções virais. Se isso é relacionado com a biologia do agente agressor ou com a susceptibilidade da população ainda não está esclarecido. O passo seguinte é a lesão no fígado, provocada pelo agente causador da insuficiência hepática. A necrose hepatocelular é característica da IHA, causada por infecções virais, drogas, isquemia e algumas doenças metabólicas. O grau de necrose é variável de indivíduo para indivíduo e não se correlaciona com o desenvolvimento ou com a gravidade da encefalopatia e do edema cerebral.

O papel crucial da disfunção imunológica na evolução do paciente em insuficiência hepática aguda, expressa pela síndrome da resposta inflamatória sistêmica (SIRS – *Systemic Inflammatory Response Syndrome*), desencadeada pela lesão hepática extensa, tem sido recentemente reconhecido. Em resposta à lesão hepatocelular de qualquer origem, uma reação inflamatória é desencadeada com ativação simultânea de mediadores pró e anti-inflamatórios que atuarão na sinalização da regeneração hepática.[15] Os mecanismos iniciais da regeneração hepática envolvem ativação de células de Kupffer e a sua liberação de citocinas pró-inflamatórias, como FNT-α e IL-6.[16]

Em seres humanos, os níveis de citocinas pró-inflamatórias, como a IL-6 e o FNT-α, estão relacionados com a extensão da lesão hepática e o desenvolvimento de resposta inflamatória sistêmica, choque circulatório, necessidade de medicação vasopressora, edema cerebral e morte.[17,18] Pacientes com insuficiência hepática aguda apresentam concentrações maiores dessas citocinas que aqueles com hepatite aguda ou voluntários sadios. A magnitude do aumento das citocinas pró-inflamatórias (IL-6, FNT-α, IL-1, e IL-8) está relacionada com o desenvolvimento de resposta inflamatória sistêmica, choque circulatório, necessidade de medicação vasopressora, edema cerebral e morte sem distinção da causa da insuficiência hepática aguda.[17,18] A IL-6 é uma citocina pleomórfica secretada pelos macrófagos residentes no tecido hepático, denominados de células de Kupffer. É uma citocina efetora-chave em vários processos relacionados com a fisiologia hepática, que incluem resposta de fase aguda, hepatoproteção e mitogênese. A liberação de IL-6 constitui um passo crucial na regeneração hepática.[19]

A resposta anti-inflamatória inicial à lesão hepática envolve a liberação de IL-10 pelas células de Kupffer com inibição da síntese de citocinas pró-inflamatórias (FNT-α, IL-6, IL-1 e IL-18), controlando a intensidade da cascata inflamatória.[20] Estudos sugerem que a resposta anti-inflamatória caracterizada pela produção de IL-10, inicialmente melhora a lesão hepática aguda.[15] Por outro lado, outros estudos têm demonstrado a associação de níveis elevados de IL-10 com pior desfecho, óbito ou transplante, em pacientes com insuficiência hepática aguda.[17]

Possivelmente, na evolução do paciente em insuficiência hepática aguda, o desenvolvimento de SIRS é contrabalanceado por uma forte e persistente resposta anti-inflamatória compensatória (CARS – *Compensatory Anti-inflammatory Response Syndrome*), representada pela elevação da IL-10, caracterizando uma desregulação do sistema imune.[15] Essa dissonância imunológica, com a perda do equilíbrio entre as atividades pró e anti-inflamatória, determinaria a predisposição para sepse, falência de múltiplos órgãos, edema cerebral, hipertensão intracraniana e morte, características do estado terminal do paciente em insuficiência hepática aguda.[15,17]

## QUADRO CLÍNICO E LABORATORIAL

A apresentação clínica pode ser variável, e é determinada principalmente pela causa original, pela duração da doença e pela idade do paciente. Classicamente, a síndrome se inicia com o surgimento da icterícia em um paciente sem doença hepática preexistente. Contudo, a icterícia pode não estar presente em todos os casos. A IHA secundária à infecção pelo herpes-vírus, por exemplo, apresenta-se de forma anictérica em até 90% dos casos. Outros sintomas inespecíficos, como fadiga, mal-estar, anorexia, náusea, dor abdominal, mialgia, artralgia e febre, estão frequentemente presentes.[1,2,21]

A história mais comum é a de uma criança previamente hígida, que apresenta um quadro de hepatite viral aguda. O paciente começa a apresentar piora, e a família pode notar alterações neurológicas, como sonolência ou agitação. Um sinal de alerta é a presença de equimoses ou sangramentos em razão da alteração na coagulação. Quando o paciente chega ao hospital, muitas vezes já está gravemente comprometido. O quadro mais típico é de disfunção hepática com coagulopatia, encefalopatia e hipoglicemia.[2,21]

Ao exame físico, além da icterícia e de sinais de encefalopatia, os pacientes podem apresentar equimoses, petéquias, exantema, esplenomegalia, ascite e edema. O fígado pode estar de tamanho normal, aumentado ou reduzido. Sinais de doença hepática crônica podem estar presentes. Um sinal de gravidade da IHA é quando o fígado, aumentado no início do quadro, diminui gradativamente ou subitamente durante a evolução da doença.

O reconhecimento da IHA normalmente ocorre com o desenvolvimento da coagulopatia e/ou da encefalopatia, esta muitas vezes tardia. Todo paciente com evidência clínica ou laboratorial de hepatite aguda grave deve ter mensurado imediatamente o tempo de protrombina, e seu estado mental deve ser cuidadosamente avaliado. Na presença de coagulopatia e/ou de encefalopatia, é imprescindível a internação hospitalar, em unidade de terapia intensiva, preferencialmente em centro que realiza transplante de fígado.

Ao contrário do que ocorre com o paciente portador de hepatopatia crônica, em que a encefalopatia apresenta início insidioso, de natureza recidivante, a criança com IHA pode progredir de alterações mentais leves para o estágio de coma profundo em poucos dias ou mesmo poucas horas.

Nas crianças, particularmente nos recém-nascidos, tanto a icterícia como a encefalopatia podem estar ausentes nos estágios iniciais da doença. Contudo, a alteração na coagulação sanguínea está sempre presente. Em neonatos pode não ocorrer icterícia, principalmente na IHA causada por doenças metabólicas ou infecciosas. Além disso, a encefalopatia pode ser difícil de detectar em lactentes e crianças pequenas e pode ser menos grave do que a coagulopatia. A possibilidade diagnóstica de insuficiência hepática deve ser considerada para qualquer recém-nascido que apresente coagulopatia, mesmo que não apresente outras manifestações de disfunção hepática.[3]

O comprometimento neurológico em um paciente com suspeita de insuficiência hepática aguda é uma indicação de internação em UTI e contato imediato com equipe que realiza transplante hepático. O momento ideal de transferir um paciente para um centro transplantador pode ser muito breve e, por isso, deve ser aproveitado tão logo se suspeite do diagnóstico. A identificação precoce da IHA é difícil, o que frequentemente leva ao atraso no início do tratamento.

Os exames laboratoriais possibilitam a avaliação da gravidade da lesão hepática e do desenvolvimento de complicações, o estabelecimento do diagnóstico etiológico e do prognóstico do paciente em IHA. Pode haver elevação marcada das transaminases: em geral acima de 10 vezes o valor normal. Os picos costumam ser mais altos naqueles que evoluem pior, mas os valores das aminotransferases não são preditivos da evolução. A queda rápida dessas enzimas, acompanhada pelo aumento das bilirrubinas, significa exaustão da massa de hepatócitos e geralmente é um sinal de mau prognóstico. Queda das aminotransferases acompanhada de melhora da coagulação ou da função sintética hepática é indicativo de regeneração do fígado. As bilirrubinas, em geral, estão bem elevadas. A produção aumentada também resulta do catabolismo do heme das proteínas hepáticas e de hemólise. Em uma fase inicial, a maior parte da bilirrubina total sérica é conjugada, indicando disfunção excretória. Mais tardiamente, a maior parte pode ser bilirrubina indireta, demonstrando perda de função dos hepatócitos que realizam a conjugação. No Quadro 40-2 estão listados alguns fatores de alerta para doenças grave e progressiva que devem ser monitorizados com frequência.[21]

Outro exame laboratorial de auxílio diagnóstico é amônia plasmática, usualmente elevada 2 a 8 vezes o valor normal (acima de 100 UI/mL), que pode ser indicativo de doença metabólica. Hipoglicemia pode estar presente e, em geral, é difícil de corrigir. A creatinina eleva-se eventualmente, quando há complicações renais. Os gases sanguíneos arteriais mostram várias alterações, desde alcalose respiratória a acidose mista, geralmente em associação a hipoxemia. As alterações eletrolíticas estão associadas a vômitos e desidratação. O perfil da coagulação demonstra deficiência dos fatores sintetizados no fígado, e pode estar presente coagulopatia de consumo. As plaquetas estão geralmente baixas por consumo ou por diminuição da produção. Os leucócitos variam de aumentados, por infecção bacteriana secundária ou por estresse, até bem diminuídos, quando há aplasia de medula.[2,21]

Avaliação histológica do fígado geralmente não é realizada por ser de pouca utilidade para o diagnóstico, e a presença de coagulopatia muitas vezes contraindica a biópsia. Os achados

---

**QUADRO 40-2  Sinais de alerta para doença progressiva**

- Elevação importante das aminotransferases
- Prolongamento do tempo de protrombina (INR) – sem resposta à vitamina K
- Icterícia persistente com aumento rápido da bilirrubina
- Diminuição do tamanho do fígado
- Letargia ou alucinações

histológicos podem ser de difícil interpretação, pois a amostra obtida pode não ser representativa e apresentar erro amostral considerável. Em certas condições, como hepatite autoimune, metástases hepáticas, linfoma, hepatite por herpes simples ou doença de Wilson, a biópsia de fígado pode ser a única forma de estabelecer o diagnóstico. A histologia também pode ser útil para descartar uma doença crônica terminal ou na definição de situações que contraindiquem o transplante de fígado. Nesses casos, a via ideal para a realização da biópsia é a transjugular.[1,2,7,8,18]

O tratamento deve ser dirigido para todos esses achados clínicos e para evitar as complicações, já que são elas que levam o paciente à morte.

## ■ Coagulopatia

A alteração da coagulação sanguínea é o componente essencial na definição da IHA e reflete o papel central do fígado na manutenção da homeostasia. A elevação do INR acima de 1,5 é necessária para o diagnóstico da IHA.[2,6,7] Os mecanismos da coagulopatia são multifatoriais e incluem a redução da síntese de fatores pró-coagulantes (fatores II, V, VII, X e fibrinogênio), proteínas anticoagulantes (antitrombina, proteínas C e S) e alterações plaquetárias. A redução, tanto de fatores pró como dos anticoagulantes, pode explicar a relativa baixa frequência de sangramento espontâneo clinicamente importante em pacientes com IHA. O tempo de protrombina prolongado ou o INR aumentado na IHA são a expressão da perda da função sintética do fígado. A maioria dos fatores de coagulação é sintetizada pelos hepatócitos, e a lesão aguda hepática pode determinar redução precoce na sua atividade sanguínea, particularmente dos fatores VII e V que possuem uma meia-vida biológica curta. Tanto o número como a função das plaquetas estão alterados na IHA. A trombocitopenia é resultante da produção diminuída, da destruição aumentada e/ou do sequestro das plaquetas. A gravidade da coagulopatia pode não ser proporcional a outras manifestações da IHA. Pacientes com marcada alteração na coagulação podem não apresentar alteração neurológica ou podem ter apenas uma leve encefalopatia. De outra forma, encefalopatia grave pode cursar com coagulopatia leve.[2,6,7,11]

## ■ Encefalopatia

A encefalopatia hepática é uma síndrome neuropsiquiátrica, associada à disfunção do fígado. As alterações variam desde confusão leve e desorientação até coma, edema cerebral e hipertensão intracraniana. A patogênese da encefalopatia aguda ainda é pouco compreendida. Evidências clínicas e laboratoriais sugerem um importante papel da elevação de neurotoxinas circulantes, especialmente da amônia.[22,23] Também tem sido estudado o papel da perda da autorregulação do fluxo sanguíneo cerebral, o que leva a alterações na perfusão e hipóxia durante períodos de aumento e diminuição da pressão arterial.[23] Outros fatores como mediadores inflamatórios e infecção também têm sido relacionados com a patogênese da encefalopatia, possivelmente pelo efeito sobre a permeabilidade endotelial e a alteração no fluxo cerebral.[16,17,22,23]

A gravidade da encefalopatia pode ser verificada por parâmetros clínicos e eletroencefalográficos e está relacionada com a evolução da doença e o prognóstico. A classificação clínica da encefalopatia hepática, originalmente desenvolvida para a avaliação de paciente com cirrose, é graduada em cinco estágios, variando de mínima ou nenhuma evidência de alteração neurológica (grau 0), até coma (grau 4). A monitorização clínica do estado mental deve ser realizada diversas vezes ao dia (Quadro 40-3).[8,11]

Os sinais de encefalopatia podem estar ausentes ou ser de aparecimento tardio nas crianças em IHA. Nas crianças pequenas as manifestações são mais sutis e de difícil identificação. Em lactentes, vômitos e dificuldade de alimentação podem ser sinais precoces, enquanto que irritação e inversão do padrão de sono indicariam maior grau de encefalopatia. Em crianças maiores a encefalopatia pode expressar-se por agressividade, alteração comportamental e convulsões. Os critérios de graduação da encefalopatia para adultos podem ser utilizados nas crianças maiores e nos adolescentes, mas precisam ser adaptados para os menores de 4 anos.[8,21]

| QUADRO 40-3 | Estágios de encefalopatia hepática | | | |
|---|---|---|---|---|
| Grau | Sinais clínicos Lactentes e crianças pequenas | Sinais clínicos Crianças maiores | Sinais neurológicos | EEG |
| 0 | Nenhum | Nenhum | Nenhum | Normal |
| 1 | Choro inconsolável Inversão do sono Alteração do comportamento | Confusão Inversão do sono Alteração de humor Esquecimento | Dificuldade de realizar testes Tremor, apraxia Reflexos normais ou aumentados Alteração na caligrafia | Normal ou ondas lentas Ritmo teta Ondas trifásicas |
| 2 | Choro inconsolável Inversão do sono Alteração do comportamento | Letargia Comportamento inadequado | Dificuldade de realizar testes Reflexos normais ou aumentados Disartria, Ataxia | Lento generalizado Ondas trifásicas |
| 3 | Sonolência Estupor Agressividade | Estupor Resposta a comando simples | Dificuldade de realizar testes Babinski presente Rigidez | Lento generalizado Ondas trifásicas |
| 4 | Coma Resposta a estímulos dolorosos: Sim: 4a Não: 4b | Coma Resposta a estímulos dolorosos: Sim: 4a Não: 4b | Descerebração ou decorticação Reflexos ausentes | Ondas delta |

EEG = Eletroencefalograma. Fonte: Kieling CO, 2012.[21]

## TRATAMENTO

Os pacientes em IHA devem ser tratados em centros especializados e que realizem ou que tenham acesso imediato ao transplante de fígado.[5,21] Melhores resultados e maior sobrevida têm sido alcançados em hospitais com maior experiência. O encaminhamento deve ser precoce e com o paciente estável, pois a deterioração clínica pode ser muito rápida, e o transporte do paciente em estado grave pode piorá-lo e precipitar o óbito. Todo paciente com doença hepática aguda e alteração na coagulação (INR > 1,5) deve ser hospitalizado para monitorização, mesmo na ausência de sinais de encefalopatia.[5,21,23,24]

Não há tratamento específico para IHA, a não ser transplante de fígado. O tratamento consiste em suporte, prevenção e manejo das manifestações e complicações, enquanto se aguarda a recuperação do fígado ou um transplante.

A importância dos cuidados intensivos consiste em monitorizar e controlar os fatores agravantes e as complicações, mantendo a estabilidade do paciente, enquanto se aguarda a regeneração hepática ou o transplante de fígado. Uma colaboração estreita entre as diversas especialidades médicas, incluindo intensivistas, gastroenterologistas, hepatologistas, neurologista, neurocirurgião, nefrologistas, hematologistas, cirurgiões de transplante e geneticistas, pode propiciar à criança uma maior chance de sobrevivência.[11,21]

## ■ Monitorização e medidas gerais

Todo paciente com IHA deve ser admitido em Unidade de Terapia Intensiva (UTI), para monitorização e tratamento, preferencialmente em um hospital que realize transplante hepático.[5,21,23,24]

A monitorização básica deve incluir controle dos sinais vitais e da pressão arterial de 1/1 hora, monitorização cardíaca e saturação da hemoglobina contínua e balanço hídrico. Nos pacientes com encefalopatia graus III e IV, recomenda-se a colocação de um cateter em veia central, para controle de pressão venosa central (PVC), e de um cateter intra-arterial, para monitorização de pressão arterial média invasiva (MAP) e coletas de sangue.

A monitorização laboratorial da gasometria, dos eletrólitos, da função renal, da função hepática, das bilirrubinas e do tempo de protrombina (TP) e do INR *(international normalized prothrombin ratio)* deve ser diária. Controle de hemoglicoteste deve ser realizado de 4/4 horas.[24]

Os pacientes devem ser mantidos em ambiente silencioso, com poucos estímulos. Uso de sedativos, principalmente benzodiazepínicos, deve ser evitado para não confundir a avaliação neurológica e a monitorização da evolução da encefalopatia.[25]

Avaliação neurológica frequente, cada 6 ou 12 horas, é importante para acompanhar a evolução da encefalopatia. As crianças, em estágios iniciais de encefalopatia, podem ser solicitadas a realizar desenhos como maneira de testar sua coordenação, já que os sintomas podem ser muito sutis. A avaliação em lactentes é mais difícil, sendo importante o relato dos pais sobre mudanças no comportamento, como aumento da irritabilidade e/ou sonolência. A realização de eletroencefalograma diário também pode auxiliar na determinação do grau de encefalopatia.

Inicialmente os pacientes são mantidos em NPO, com hidratação parenteral. O volume a ser administrado corresponde à manutenção normal para idade, procurando manter o balanço hídrico neutro. Recomenda-se o uso de solução isotônica, e os eletrólitos são ajustados conforme os níveis séricos. Hipoglicemia é frequente, ocorre em cerca de 40% dos casos e é resultante da perda dos depósitos de glicogênio, da redução da gliconeogênese e do hiperinsulinismo. Pode ser necessário utilizar taxa de infusão de glicose de até 10 a 15 mg/kg/minuto para manter a normoglicemia, requerendo o uso de cateteres de acesso venoso central. Todos os pacientes devem receber um bloqueador da secreção ácida, preferencialmente inibidores de bomba de prótons, para prevenção de sangramento digestivo. Recomendamos o uso de omeprazol na dose de 1-3 mg/kg/dia.[23,24]

### ■ Tratamento de causas específicas

A identificação de uma causa etiológica da IHA passível de tratamento possibilita a instituição de terapia específica, o que pode reduzir a gravidade da lesão, prevenir a progressão e, eventualmente, reverter a falência hepática, particularmente se for iniciada precocemente, evitando o transplante de fígado e o óbito (Quadro 40-4). Em virtude de sua raridade, há poucos ensaios clínicos randomizados e estudos que possam fornecer evidências para embasar as condutas. Dada à gravidade da condição dos pacientes, alguns tratamentos empregados são com base em relatos anedóticos e não possuem estudos comprobatórios de seus benefícios. Para muitas das causas o único tratamento efetivo é o transplante de fígado.[5,11,24]

**QUADRO 40-4** Causas de insuficiência hepática aguda que podem responder a tratamento específico[5,11,24]

| Doença | Tratamento |
| --- | --- |
| Medicamentos | Remoção do agente |
| Intoxicação por paracetamol | N-acetilcisteína |
| IHA associada à gravidez | Interrupção da gestação |
| Galactosemia | Dieta sem galactose |
| Tirosinemia tipo 1 | NTBC, dieta sem tirosina |
| Intolerância hereditária à frutose | Dieta sem frutose |
| Defeito da oxidação dos ácidos graxos | Infusão endovenosa de glicose; evitar jejum |
| Envenenamento por cogumelo | Penicilina, silibin |
| Hepatite autoimune | Corticosteroides |
| Hepatite B | Lamivudina |
| Vírus do herpes simples | Aciclovir |
| Choque e lesões isquêmicas | Suporte hemodinâmico |
| Síndrome de Budd-Chiari | TIPS |
| Enterovírus | Pleconaril |
| Parvovírus | Imunoglobulina |
| Síndrome hemofagocítica | Corticosteroides |
| Hemocromatose neonatal | Terapia antioxidante |

IHA = Insuficiência hepática aguda; NTBC = 2-(2 nitro-4-trifluorometilbenzoil)-1,3 ciclohexanediona inibidor da 4-hidroxi-fenil-piruvatodioxigenase; TIPS = *shunts* portossistêmicos transjugulares intra-hepáticos.

## MEDIDAS ESPECÍFICAS

Conforme já comentado, não há tratamento medicamentoso disponível que diminua a lesão do fígado e promova a sua recuperação. O tratamento consiste em suporte, prevenção e tratamento das complicações, enquanto se aguarda a recuperação do fígado ou o transplante.

O tratamento da encefalopatia é direcionado para diminuir a produção de amônia no intestino e evitar fatores precipitantes desse evento. Alguns serviços recomendam o uso de lactulose, na dose necessária para produzir três a quatro evacuações diárias, apesar de não haver estudos controlados que comprovem seu benefício.[24,25] Enemas também podem ser utilizados com esse objetivo. A fim de evitar fatores precipitantes de encefalopatia, ressalta-se novamente a recomendação de evitar o uso de sedativos. Nos casos de agitação intensa, sedação cuidadosa pode ser utilizada. Não há consenso sobre qual o agente sedativo mais adequado, mas alguns autores recomendam o uso de propofol, graças à sua meia-vida mais curta. Recomenda-se intubação eletiva dos pacientes com encefalopatia graus III-IV.[24,25]

Não está recomendada como rotina a correção dos distúrbios de coagulação, pois a avaliação laboratorial do TP e do INR é importante como indicador prognóstico, principalmente para seleção de pacientes para transplante. Recomenda-se administrar plasma fresco ou fator VII recombinante para os pacientes com sangramento ativo e para realização de procedimentos cirúrgicos, como colocação de cateteres venosos e de monitorização de PIC, com o objetivo de alcançar INR < 2. Uso de crioprecipitado é recomendado antes de procedimentos nos casos com valores de fibrinogênio inferior a 100.[23-25]

### Plasmaférese

O uso de plasmaférese tem sido empregado no manejo da IHA, particularmente nos casos relacionados com a intoxicação por drogas. Foi obtida melhora da encefalopatia, da coagulopatia e redução dos níveis séricos das enzimas hepáticas, porém não houve aumento na sobrevida e na capacidade de regeneração hepática.[23,26]

A plasmaférese pode ser utilizada na manutenção do paciente em IHA, enquanto ele aguarda o transplante de fígado, particularmente para a correção da coagulopatia nos casos que apresentem hemorragia grave.[23,26]

### Corticosteroide

Estudos recentes demonstraram que insuficiência suprarrenal pode estar presente em pacientes com hepatopatia crônica grave descompensada, o que foi descrito como síndrome hepatossuprarrenal.[27] Nestes casos, o uso de corticoide pode ser benéfico. Nos casos de IHA não foi demonstrado benefícios com uso de corticoide.[28] Em pacientes com IHA causada por hepatite autoimune o uso de corticoides pode ser efetivo na supressão da atividade inflamatória. O atraso no início do tratamento nesses casos pode ter impacto negativo na sobrevida.[11]

### N-Acetilcisteína

O uso de N-Acetilcisteína (NAC) está bem estabelecido nos casos de intoxicação por paracetamol, resultando em prevenção ou em redução do dano hepático.[5] Nos últimos anos seu uso foi estendido para o tratamento de IHA de outras causas, por causa do seu efeito de vasodilatação com aumento na oferta de oxigênio.[24,25] Estudos em adultos demonstraram que a NAC pode aumentar a sobrevida sem transplante de fígado, principalmente nos pacientes em estágio inicial de encefalopatia (graus I e II).[29,30] Em crianças há poucos estudos com uso de NAC em IHA.[31,32] Um ensaio clínico recente controlado por placebo em crianças com IHA não demonstrou benefício com a administração de NAC.[32] Estudos adicionais são necessários para estabelecer a sua real indicação em crianças com IHA.

No nosso serviço estamos utilizando NAC por via intravenosa em infusão contínua na dose de 100 mg/kg/dia até normalização da INR, óbito ou transplante.[31] Poucos efeitos colaterais têm sido descritos, geralmente náuseas e vômitos, e raramente urticária e broncospasmo.[24,25,30,31]

### Sistemas de suporte hepático

Diversos sistemas de suporte hepático, comumente chamados de "fígado artificial", têm sido utilizados na tentativa de substituição temporária de algumas funções do fígado insuficiente, servindo de "ponte" até a regeneração hepática ou até o transplante do fígado.[5,33,34] Esses sistemas podem ser classificados em duas categorias: um sistema bioartificial, com base na ação de células, como hepatócitos humanos imortalizados ou de origem animal, e outro artificial. Os sistemas bioartificiais existentes ainda são experimentais, e questões de segurança imunológica e oncológica precisam ser respondidas antes de seu emprego na prática clínica.

Os sistemas artificiais já estão disponíveis, e vários estudos demonstraram sua capacidade de remover toxinas solúveis em água e ligadas à proteína, bem como a segurança do procedimento. A maioria dos estudos inclui pacientes com doença hepática crônica agudizada e poucos pacientes com IHA. Um sistema simples disponível é a hemodiafiltração com albumina que não requer aparelho específico, pode ser realizada com uma máquina de hemofiltração contínua e uma solução contendo albumina.[35,36] Sistemas mais complexos com uso de aparelhos específicos estão disponíveis comercialmente (MARS e PROMETEUS) e têm sido utilizados em pacientes em IHA e em situações agudas de perda de enxerto após o transplante, na maioria das vezes como uma "ponte" até a realização do transplante. Os autores relatam que no momento do transplante os pacientes tratados com algum tipo de suporte hepático estão em melhores condições hemodinâmicas e neurológicas, melhorando seu prognóstico.[36,37] Não há estudos randomizados com impacto na mortalidade, e o seu papel no tratamento da IHA em crianças ainda não está determinado.

## COMPLICAÇÕES

As complicações decorrentes da insuficiência hepática são as responsáveis pelas altas taxas de morbidade e mortalidade dos pacientes. O intensivista deve estar atento para a prevenção e tratamento das principais complicações que serão descritas a seguir.

### ■ Edema cerebral e hipertensão intracraniana (HIC)

Morte encefálica associada a edema cerebral é a causa mais frequente de óbito nos pacientes com IHA e também contribui para a sobrevida reduzida após transplante hepático. HIC ocorre em cerca de 80% dos pacientes com encefalopatia grau IV. O prognóstico dos pacientes que desenvolvem edema cerebral é bastante desfavorável, portanto, a identificação e o tratamento imediato dessa complicação devem ser prioridades.[23,24,38]

O edema cerebral desenvolve-se entre os estágios III e IV da encefalopatia hepática. É manifestado por alterações no exame neurológico como anisocoria ou pupilas não fotorreagentes, hipertonia e rigidez de descerebração, clônus ou convulsões focais. Podem ocorrer alterações no padrão respiratório, bradicardia e hipertensão arterial, em virtude do aumento na pressão intracraniana, que atinge valores superiores a 30 mmHg.

A fisiopatologia do edema cerebral não está esclarecida. A amônia parece desempenhar papel importante no aumento da pressão intracraniana (PIC). O mecanismo parece ser através do acúmulo de glutamina no SNC, o que levaria a edema celular.[23] Fatores locais no SNC também contribuem para o aumento da PIC, como a perda da autorregulação do fluxo sanguíneo cerebral e a hiperemia.[23] Pode haver também a contribuição de fatores iatrogênicos, como sobrecarga hídrica e hipotensão, que pode levar à isquemia cerebral e edema secundário.[21,25]

A monitorização da pressão intracraniana (PIC) é uma ferramenta importante, principalmente nos pacientes candidatos a transplante, pois a manutenção de hipertensão intracraniana persistente sem resposta às medidas terapêuticas deve ser considerada uma possível contraindicação à realização do transplante. A medida direta da pressão intracraniana é mais sensível e mais específica quando comparada a procedimentos neurorradiológicos menos invasivos e fornece informações precisas e contínuas para guiar a estratégia do tratamento.[23,24,39] Tomografia de crânio não está indicada para diagnóstico de hipertensão intracraniana, mas deve ser realizada se houver suspeita de outras complicações, principalmente sangramento.[23,24] A monitorização direta da PIC permanece como uma questão controversa por causa das complicações do procedimento e da falta de evidências do impacto sobre a sobrevida do paciente em IHA.[11,37,39] O Grupo de Estudos de IHA americano não estabelece um consenso sobre as indicações de monitorização da PIC, mas afirma que a maioria dos seus membros acredita no benefício no manejo dos pacientes com encefalopatia graus III e IV. Esta é a tendência atual entre a maioria dos autores. A conclusão é que a monitorização da PIC deve ser considerada em todos os pacientes listados para transplante com encefalopatia graus III e IV.[24,39] Recomenda-se correção da coagulopatia antes do procedimento com transfusão de plasma fresco e/ou Fator VII recombinante, buscando obter INR < 2, e crioprecipitado, se fibrinogênio < 100.[23,24,39]

O tratamento dos pacientes com edema cerebral e HIC deve ter como objetivo a manutenção da pressão de perfusão cerebral (PPC) acima de 50 mmHg e da PIC abaixo de 25 mmHg. Há relatos de que PIC acima de 40 refratária ao tratamento e PPC menor que 40 mmHg por mais de 2 horas estão associadas a dano cerebral irreversível. Entretanto, alguns relatos têm sugerido que esses pontos de corte não são absolutos e que pode haver recuperação neurológica completa mesmo após a ocorrência de níveis de pressão intracraniana mais elevados. Portanto, não há consenso sobre valores de PIC e PPC que contraindiquem o transplante hepático, cada caso deve ser avaliado individualmente.[24,39]

O tratamento da HIC não difere das outras situações de aumento da PIC e é discutido em capítulo específico. Sedação contínua com midazolam e opioide deve ser instituída, sendo o tiopental indicado para os casos mais graves de HIC. Com relação à administração de agentes osmóticos, a preferência atual é pelo uso de solução salina hipertônica em vez de manitol, e é também a conduta no nosso serviço.[39,40,41] Recomendamos infusão contínua de solução hipertônica na dose inicial de 0,5 mL/kg/h com objetivo de atingir sódio sérico 145-155 mEq/L. Indução de hipotermia moderada (32-33°C) tem sido utilizada em casos de HIC refratária à terapia osmótica. Alguns autores recomendam seu uso nos casos graves e refratários antes do transplante, mas estudos adicionais são necessários para documentar a eficácia e a segurança deste tratamento.[23] Hipotermia leve espontânea como a que ocorre durante terapia contínua de substituição renal não deve ser tratada. Hipotensão arterial deve ser tratada agressivamente com uso de expansões volumétricas e vasopressores sempre com objetivo de manter a PPC > 50 mmHg. O vasopressor de escolha é a noradrenalina, já que a característica do comprometimento hemodinâmico destes pacientes é diminuição da resistência vascular sistêmica e aumento do débito cardíaco.[23-25]

## ■ Distúrbios eletrolíticos e acidobásicos

Distúrbios do sódio são encontrados com muita frequência nos pacientes com insuficiência hepática. Hiponatremia é comum e é decorrente da diminuição da excreção de água, aumento do hormônio antidiurético, ou excesso de administração de soluções hipotônicas. Deve ser evitada e tratada agressivamente, pois pode exacerbar o edema cerebral. Recomenda-se o uso de soluções isotônicas para hidratação de todo paciente em IHA e deve ser considerado uso de solução hipertônica nos casos de encefalopatia graus III e IV. Hipernatremia é menos comum e está relacionada com o uso de soluções ricas em sódio e com o uso de lactulose e manitol.[23,24]

O nível sérico de fósforo deve ser monitorizado frequentemente, pois a manutenção da fosfatemia é um fator de melhor prognóstico. A hipofosfatemia pode estar associada à insuficiência renal ou à regeneração hepática. A elevação dos níveis séricos de fosfato pode refletir a falência no processo regenerativo e está associada a prognóstico ruim na IHA por intoxicação por paracetamol.[11,21]

Distúrbios acidobásicos são comuns e podem ser secundários à insuficiência hepática ou à sepse, outra complicação bastante frequente. Alcalose respiratória pode acontecer nos estágios iniciais da encefalopatia em decorrência da hiperventilação central. Alcalose metabólica pode ser observada nos pacientes com hipocalemia e naqueles que receberam diuréticos. Acidose metabólica é frequente, muitas vezes grave e é de origem multifatorial. O principal mecanismo da acidose é o acúmulo de ácidos inorgânicos, especialmente lactato, graças à disfunção hepática e também à hipóxia tecidual e metabolismo anaeróbio, produzindo acidose láctica. Insuficiência renal também pode contribuir para acidose metabólica. Acidose respiratória ocorre por depressão respiratória nos casos de coma avançado ou decorrente de outras complicações pulmonares.[21]

## ■ Insuficiência renal

Nos adultos a disfunção renal é uma complicação comum da IHA e está associada a pior prognóstico.[3] Na população pediátrica a incidência de insuficiência renal é menor, entre 10 a 15% dos casos, mas a elevação da creatinina nas crianças com IHA está associada à maior mortalidade após o transplante de fígado.[13,42]

A patogênese da disfunção renal é multifatorial e pode resultar de hipotensão, nefrotoxicidade, necrose tubular aguda ou síndrome hepatorrenal. A função renal do paciente em IHA deve ser avaliada já na admissão e rigorosamente monitorizada diariamente. É muito importante atentar para aspectos que possam prevenir a disfunção renal, como evitar o uso de drogas nefrotóxicas e evitar hipotensão.[3,11]

O tratamento segue os princípios do manejo de insuficiência renal de qualquer etiologia. É frequente a necessidade de diálise nestes pacientes, e recomenda-se o uso de soluções contendo bicarbonato e não lactato, em razão da acidose láctica e da incapacidade do fígado de metabolizar o lactato. A maioria dos autores recomenda o uso de terapia de substituição renal contínua como método de escolha nos pacientes com IHA, em virtude do menor risco de instabilidade hemodinâmica. Há uma tendência de instituir hemodiálise ou hemofiltração precocemente nestes pacientes, para evitar sobrecarga hídrica e acidose metabólica importante. A maioria dos pacientes que se recuperam da IHA, espontaneamente ou pelo transplante, apresenta normalização da função renal.[24,25,42]

- **Complicações cardiovasculares e respiratórias**

As alterações hemodinâmicas dos pacientes com IHA caracterizam-se por aumento no débito cardíaco e diminuição da resistência vascular sistêmica, semelhante ao que ocorre no choque séptico "quente". Endotoxinas e substâncias liberadas pelo fígado necrótico são as prováveis responsáveis, pois foi observado que a remoção do fígado de alguns pacientes restaurou o equilíbrio hemodinâmico. Hipotensão é a principal característica e deve ser tratada agressivamente com expansão de volume e vasopressores, sendo a noradrenalina a droga de escolha. A hipotensão torna-se muitas vezes refratária, sendo uma causa frequente de óbito nesses pacientes, geralmente associada à falência de múltiplos órgãos.[24]

Pacientes com encefalopatia graus III e IV devem ser intubados e colocados em ventilação mecânica. Complicações pulmonares são frequentes no decorrer da doença, como pneumonias, atelectasias, derrame pleural e redução de complacência graças ao aumento da pressão intra-abdominal. Alguns pacientes podem desenvolver hipóxia decorrente de *shunt* intrapulmonar causado por dilatação da microvasculatura pulmonar, alterações que são reversíveis com a resolução da insuficiência hepática.[21]

- **Infecções**

Infecção é uma causa importante de morbidade e de mortalidade em pacientes com IHA.[38] Pacientes em IHA são particularmente susceptíveis a infecções bacterianas e fúngicas causadas pela disfunção do sistema imunológico.[38] Os níveis e a função dos complementos estão reduzidos, bem como a aderência dos neutrófilos. As evidências de infecção podem ser sutis, com sinais como taquicardia, hemorragia digestiva, diminuição da diurese, ou alteração do estado mental. Febre e leucocitose podem não estar presentes. Na suspeita de infecção devem ser iniciados antibióticos, pois a presença de sepse de origem extra-hepática pode ser uma contraindicação ao transplante. Após a coleta de hemocultura, a administração empírica de cefuroxime deve ser considerada no manejo inicial de crianças em IHA, pois a profilaxia com antimicrobianos pode reduzir a frequência de infecções bacterianas e aumentar a chance de realização do transplante de fígado.[11,38]

## TRANSPLANTE DE FÍGADO

O transplante de fígado de urgência é o único tratamento definitivo para a maioria dos pacientes em IHA e sua introdução como opção terapêutica modificou a sobrevida desses pacientes. A IHA é responsável por 10-12% das causas de transplante em pacientes pediátricos nos Estados Unidos e também no nosso meio.[43,44]

Os resultados após o transplante hepático ainda são inferiores aos daqueles realizados em pacientes crônicos, com alta mortalidade operatória imediata, relacionada principalmente com a falência de múltiplos órgãos, sepse e utilização de enxertos não muito bons. A sobrevida em 1 ano descrita na maioria das séries é de cerca de 75%.[43-45] Para obter uma melhor sobrevida dos pacientes em IHA, o momento do transplante é um fator crítico. Cerca de 15% das crianças em IHA morrem em lista de espera por um transplante nos EUA e na Europa.

Redução da mortalidade em lista tem sido alcançada com a realização precoce do transplante e com a utilização de enxerto partido *(split liver)* e de doador vivo. A indicação precoce do transplante aumenta a probabilidade de sucesso. Contudo, a sua realização muito cedo encerra a possibilidade de recuperação pela regeneração hepatocitária. Isso faz com que o momento da indicação seja muito difícil.[21]

Diferentes critérios têm sido utilizados para a indicação do transplante e incluem fatores prognósticos identificados na análise da sobrevida sem transplante, como o grau de encefalopatia, a idade, o grau de disfunção hepática (coagulopatia e icterícia). Os critérios mais utilizados, do *King's College* e de Clichy estão demonstrados no Quadro 40-5.[46,47] A acurácia desses critérios quando utilizados em crianças tem sido questionada e tem levado ao desenvolvimento de outros critérios, como a utilização dos escores MELD e PELD ou de escores específicos para crianças em IHA com base em critérios fisiológicos, como o PRISM *(Pediatric Risk of Mortality)*, ou critérios laboratoriais.[23,48] No Brasil, o artigo 90 da portaria 2.600 de 21 de outubro de 2009 do Gabinete do Ministro da Saúde define como critérios de urgência para priorização de potenciais doadores para a insuficiência hepática aguda grave os critérios do *King's College ou Clichy* (Brasil, 2009).[49]

**QUADRO 40-5** | Critérios para indicação de transplante hepático de urgência na insuficiência hepática aguda

**Critérios do King's College Hospital**
1. Indivíduos que ingeriram paracetamol:
    A) pH do sangue arterial < 7,3 (independente do grau de encefalopatia)
    B) Tempo de protrombina > 100 s ou INR > 6,5 e concentração de creatinina sérica > 3,4 mg/dL em pacientes com encefalopatia 3 ou 4
2. Indivíduos que não ingeriram paracetamol:
    A) Tempo de protrombina > 100 segundos ou INR > 6,5 (independente do grau de encefalopatia) ou
    B) Três das seguintes variáveis:
        I. Idade menor que 10 ou maior que 40 anos
        II. Causas: halotano, hepatite de outra etiologia que os vírus A ou B, reações farmacológicas idiossincrásicas
        III. Duração da icterícia maior que 7 dias antes do início da encefalopatia
        IV. Tempo de protrombina > 50 segundos, INR > 3,5
        V. Concentração sérica de bilirrubina > 17,5 mg/dL

**Critérios de Clichy**
Pacientes com encefalopatia graus 3 ou 4 e uma das condições abaixo:
A) Fator V < 30% em > 30 anos
B) Fator V < 20% em < 30 anos

## Transplante de fígado auxiliar

A possibilidade da regeneração hepática com a recuperação da função do fígado nativo, verificada em pacientes em IHA, torna a utilização de um enxerto auxiliar uma opção terapêutica atrativa. Essa modalidade técnica oferece a vantagem sobre o transplante ortotópico padrão de que, após a resolução do insulto causador da IHA, a manutenção do fígado nativo regenerado possibilitaria a retirada do enxerto auxiliar e das medicações imunossupressoras, evitando os efeitos colaterais do uso prolongado. No transplante auxiliar, um enxerto parcial é implantado heterotopicamente ou ortotopicamente, e todo ou parte do fígado nativo é preservado em seu lugar. O processo de regeneração do fígado é dependente da existência de um número suficiente de hepatócitos nativos, o qual ocorre mais comumente em pacientes jovens e que tenham uma apresentação de IHA hiperaguda de origem viral ou relacionada com o paracetamol. O primeiro transplante auxiliar para o tratamento de IHA foi relatado por Gubernatis et al., da Alemanha, em 1991.[50] Os resultados iniciais mostravam grande número de complicações e necessidade de retransplante e menor sobrevida que o transplante ortotópico padrão. Com o aprimoramento das técnicas cirúrgicas e dos critérios de seleção dos candidatos, houve uma melhora substancial nos resultados e sobrevida semelhante ou superior ao transplante padrão que tem sido relatada. Sobrevida de até 85% em 1 ano tem sido alcançada.[5] Atualmente, a maioria dos centros que realizam o transplante auxiliar restringe o seu uso aos pacientes jovens em IHA de causa específica e sem disfunção de outros órgãos.[5,23]

## Transplante com doador vivo

A realização de transplante de fígado de doador vivo (TFDV) na IHA tem sido sugerida como alternativa à falta de enxertos de doadores falecidos. Em crianças com doença hepática crônica e em IHA, o TFDV tem possibilitado a redução da mortalidade em lista com adequada segurança aos doadores e boa sobrevida dos receptores. A experiência com TFDV para o tratamento da IHA ainda é limitada em países ocidentais. A maioria das informações disponíveis foi originada dos países orientais, onde crenças religiosas dificultam a utilização de enxertos de doadores falecidos.[51] No Japão, a grande maioria dos transplantes tem sido realizada com doador vivo, e os resultados descritos têm sido positivos, tanto para o doador como para o receptor, seja ele adulto ou criança.[51]

## Contraindicações ao transplante de fígado

A definição do diagnóstico etiológico da IHA é importante para o estabelecimento do prognóstico e do tratamento. Algumas doenças com envolvimento de múltiplos órgãos não são tratáveis com o transplante de fígado, pois este não modifica a evolução, particularmente relacionada com os aspectos neurológicos. São contraindicações ao transplante as doenças mitocondriais, as síndromes hemofagocíticas, doença de Niemann–Pick tipo C e neoplasias.[21]

As condições clínicas de uma criança em IHA são muito variáveis e dinâmicas, e tanto a indicação como a contraindicação do transplante devem ser continuamente reavaliadas. Com a evolução da IHA o transplante pode ser contraindicado nos pacientes com complicações avançadas da IHA. As contraindicações clínicas, relativas e absolutas ao transplante hepático por IHA são diferentes entre os centros transplantadores, mas geralmente incluem as disfunções cardíaca e pulmonar graves, falência de múltiplos órgãos, infecções bacterianas e fúngicas ativas, choque séptico não controlado, hemorragia intracraniana e morte cerebral. Os pacientes com pupilas dilatadas fixas, elevação sustentada de pressão intracraniana ou convulsões são de alto risco para complicações neurológicas ou morte cerebral após o transplante e, em princípio, não devem ser considerados candidatos ao transplante. O nível da pressão intracraniana ou da pressão de perfusão cerebral associado a dano cerebral irreversível não está bem estabelecido, principalmente quando os pacientes são mais jovens e podem apresentar maior possibilidade de reversão das complicações neurológicas.[21,39]

## ▪ Transplante de hepatócitos

O transplante de hepatócitos isolados tem sido proposto como opção terapêutica para doenças hepáticas crônicas, metabólicas e na IHA, podendo servir como uma forma de suporte à função hepática e "ponte" até o transplante de fígado. Nesta técnica, hepatócitos humanos infundidos pela veia porta, veia cólica média, no baço ou no peritônio executariam função hepática adjuvante ao fígado em falência. O isolamento e a criopreservação de hepatócitos devem ser anteriores à ocorrência da IHA, e lobos não utilizados no transplante com fígados reduzidos ou partidos podem ser a fonte de hepatócitos.[52]

Apesar de já haver relatos de sucesso do transplante de hepatócitos no tratamento de doenças metabólicas, ainda se trata de opção terapêutica de caráter experimental.[52]

## CONSIDERAÇÕES FINAIS

A IHA na criança é uma situação patológica pouco frequente, de extrema gravidade, e que nem sempre é reconhecida precocemente. As principais manifestações são a coagulopatia não responsiva ao uso de vitamina K, a encefalopatia e a icterícia. Na faixa etária pediátrica, a coagulopatia pode ser o único critério diagnóstico presente. Os fatores etiológicos na criança são múltiplos e muitas vezes não podem ser identificados. A mortalidade é elevada e pode ser atribuída à falência de múltiplos órgãos, infecção, hemorragias e edema cerebral. Algumas doenças podem responder ao tratamento medicamentoso e outras à modificação da dieta, mas em muitos casos o único tratamento efetivo é o transplante hepático. O reconhecimento e o encaminhamento ao centro especializado da criança em IHA devem ser o mais precoce possível. O manejo intensivo e multidisciplinar, com avaliação laboratorial periódica e clínica continuada, é essencial para a sobrevida do paciente. A necessidade de transplante de fígado deve ser avaliada periodicamente desde a admissão hospitalar, sempre com a participação da equipe transplantadora. Os avanços nas técnicas do transplante de fígado e no tratamento intensivo destes pacientes possibilitam a sobrevivência com uma boa qualidade de vida. O aprofundamento do conhecimento dos processos fisiopatológicos, o desenvolvimento de terapias de suporte mais efetivas e o aprimoramento dos modelos prognósticos poderão otimizar ainda mais os resultados do transplante como recurso terapêutico.

## REFERÊNCIAS BIBLIOGRÁFICAS

1. Lee WM, Squires Jr RH, Nyberg SL et al. Acute liver failure: summary of a workshop. *Hepatology* 2008;47(4):1401-15.
2. Bucuvalas J, Yazigi N, Squires Jr RH. Acute liver failure in children. *Clin Liver Dis* 2006;10(1):149-68.
3. Polson J, Lee WM. AASLD position paper: the management of acute liver failure. *Hepatology* 2005;41(5):1179-97.
4. Rutherford A, Chung RT. Acute liver failure: mechanisms of hepatocyte injury and regeneration. *Semin Liver Dis* 2008;28(2):167-74.
5. Bernal W, Auzinger G, Dhawan A et al. Acute liver failure. *Lancet* 2010;376(9736):190-201.
6. Baker A, Alonso ME, Aw MM et al. Hepatic failure and liver transplant: Working Group report of the second World Congress of Pediatric Gastroenterology, Hepatology, and Nutrition. *J Pediatr Gastroenterol Nutr* 2004;39(Suppl 2):S632-39.
7. Squires Jr RH, Shneider BL, Bucuvalas J et al. Acute liver failure in children: the first 348 patients in the pediatric acute liver failure study group. *J Pediatr* 2006;148(5):652-58.
8. O'Grady JG, Schalm SW, Williams R. Acute liver failure: redefining the syndromes. *Lancet* 1993;342(8866):273-75.
9. Ostapowicz G, Fontana RJ, Schiodt FV et al. Results of a prospective study of acute liver failure at 17 tertiary care centers in the United States. *Ann Intern Med* 2002;137(12):947-54.
10. Poddar U, Thapa BR, Prasad A et al. Natural history and risk factors in fulminant hepatic failure. *Arch Dis Child* 2002;87(1):54-56.
11. Squires Jr RH. Acute liver failure in children. *Semin Liver Dis* 2008;28(2):153-66.
12. Ferreira CT, Vieira SM, Kieling CO et al. Hepatitis A acute liver failure: follow-up of paediatric patients in southern Brazil. *J Viral Hepat* 2008;15(Suppl 2):66-68.
13. Lee WS, McKiernan P, Kelly DA. Etiology, outcome and prognostic indicators of childhood fulminant hepatic failure in the United kingdom. *J Pediatr Gastroenterol Nutr* 2005;40(5):575-81.
14. Dhawan A. Etiology and prognosis of acute liver failure in children. *Liver Transpl* 2008;14(Suppl 2):S80-84.
15. Antoniades CG, Berry PA, Wendon JA et al. The importance of immune dysfunction in determining outcome in acute liver failure. *J Hepatol* 2008;49(5):845-61.
16. Karp SJ. Clinical implications of advances in the basic science of liver repair and regeneration. *Am J Transplant* 2009;9(9):1973-80.
17. Berry PA, Antoniades CG, Hussain MJ et al. Admission levels and early changes in serum interleukin-10 are predictive of poor outcome in acute liver failure and decompensated cirrhosis. *Liver Int* 2010;30(5):733-40.
18. Chastre A, Jiang W, Desjardins P et al. Ammonia and proinflammatory cytokines modify expression of genes coding for astrocytic proteins implicated in brain edema in acute liver failure. *Metab Brain Dis* 2010;25(1):17-21.
19. Taub R. Liver regeneration: from myth to mechanism. *Nat Rev Mol Cell Biol* 2004;5(10):836-47.
20. Tilg H, Kaser A, Moschen AR. How to modulate inflammatory cytokines in liver diseases. *Liver Int* 2006;26(9):1029-39.
21. Kieling CO. Insuficiência hepática aguda. In: Silva LR, Ferreira CT, Carvalho E. *Hepatologia em pediatria.* Barueri: Manole, 2012. p. 479-508.
22. Bjerring PN, Eefsen M, Hansen BA et al. The brain in acute liver failure. A tortuous path from hyperammonemia to cerebral edema. *Metab Brain Dis* 2009;24(1):5-14.
23. D'Agostino D, Dias S, Sanchez MC et al. Management and Prognosis of Acute Liver Failure in Children. *Curr Gastroenterol Rep* 2012;14:262-69.
24. Stravitz RT, Kramer AH, Davern T et al. Intensive care of patients with acute liver failure: recommendations of the U.S. Acute Liver Failure Study Group. *Crit Care Med* 2007;35(11):2498-508.

25. Trotter JF. Practical management of acute liver failure in the Intensive Care Unit. *Curr Opin Crit Care* 2009 Apr.;15(2):163-67.
26. Bektas M, Idilman R, Soykan I *et al.* Adjuvant therapeutic plasma exchange in liver failure: assessments of clinical and laboratory parameters. *J Clin Gastroenterol* 2008;42(5):517-21.
27. Hauser GJ, Brotzman HM, Kaufman SS. Hepatoadrenal syndrome in pediatric patients with end-stage liver disease. *Pediatr Crit Care Med* 2012;13(3):145-49.
28. Karkhanis J, Verna EC, Chang MS *et al.* The Acute Liver Failure Study Group. *Hepatology* 2013. (Epub ahead of print).
29. Harrison PM, Wendon JA, Gimson AE *et al.* Improvement by acetylcisteine of hemodynamics and oxygen transport in fulminant hepatic failure. *N Engl J Med* 1991;324:1852-57.
30. Lee WM, Hynan LS, Rossaro L *et al.* Intravenous N-acetylcysteine improves transplant-free survival in early stage non-acetaminophen acute liver failure. *Gastroenterology* 2009;137(3):856-64, 864 e1.
31. Kortsalioudaki C, Taylor RM, Cheeseman P, Bansal S, Mieli-Vergani G, Dhawan A. Safety and efficacy of N-acetylcysteine in children with non-acetaminophen-induced acute liver failure. *Liver Transpl* 2008;14(1):25-30.
32. Squires RH, Dhawan A, Alonso E *et al.* Intravenous N-acetylcysteine in pediatric patients with nonacetaminophen acute liver failure. A placebo-controlled clinical trial. *Hepatology* 2013;57(4):1542-49.
33. Kantola T, Ilmakunnas M, Koivusalo AM *et al.* Bridging therapies and liver transplantation in acute liver failure. *Scand J Surg* 2011;100:8-13.
34. Rademacher S, Oppert M, Jörres A. Artificial extracorporeal liver support therapy in patients with severe liver failure. *Expert Rev Gastroenterol Hepatol* 2011;5(5):591-99.
35. Ringe H, Varnholt V, Zimmering M *et al.* Continuous veno-venous single-pass albumin hemofiltration in children with acute liver failure. *Pediatr Crit Care Med* 2011;12(3):257-64.
36. Kortgen A, Rauchfuss F, Götz M *et al.* Albumin dialysis in liver failure: comparison of molecular adsorbent recirculating system and single pass albumin dialysis – A retrospective analysis. *Ther Apher Dial* 2009;13(5):419-25.
37. Novelli G, Rossi M, Morabito V *et al.* Pediatric acute liver failure with molecular adsorbent recirculating system treatment. *Transplant Proc* 2008;40(6):1921-24.
38. Cochran JB, Losek JD. Acute liver failure in children. *Pediatr Emerg Care* 2007;23(2):129-35.
39. Kamat P, Kunde S, Vos M *et al.* Invasive intracranial pressure monitoring is a useful adjunct in the management of severe hepatic encephalopathy associated with pediatric acute liver failure. *Pediatr Crit Care Med* 2012;13(1):e33-e38.
40. Mortazavi MM, Romeo AK, Deep A *et al.* Hypertonic saline for treating raised intracranial pressure: literature review with meta-analysis. *J Neurosurg* 2012;116:210-21.
41. Marko FN. Hypertonic saline, not mannitol, should be considered gold-standard medical therapy for intracranial hypertension. *Critical Care* 2012;16:113.
42. Miloh T, Kerkar N, Parkar S *et al.* Improved outcomes in pediatric liver transplantation for acute liver failure. *Pediatr Transplant* 2010;14(7):863-69.
43. Rhee C, Narsinh K, Venick RS *et al.* Predictors of clinical outcome in children undergoing orthotopic liver transplantation for acute and chronic liver disease. *Liver Transpl* 2006;12(9):1347-56.
44. Oliveira JG, Moraes LR, Gonçalves LG *et al.* Centésimo transplante hepático pediátrico no HCPA. *Revista HCPA* 2006;26(Supl 1):162-63.
45. Farmer DG, Venick RS, McDiarmid SV *et al.* Fulminant hepatic failure in children: superior and durable outcomes with liver transplantation over 25 years at a single center. *Ann Surg* 2009;250(3):484-93.
46. O'Grady JG, Alexander GJ, Hayllar KM *et al.* Early indicators of prognosis in fulminant hepatic failure. *Gastroenterology* 1989;97(2):439-45.

47. Bernuau J, Goudeau A, Poynard T et al. Multivariate analysis of prognostic factors in fulminant hepatitis B. *Hepatology* 1986;6(4):648-51.
48. Rajanayagam J, Coman D, Cartwright D et al. Pediatric acute liver failure: etiology, outcomes, and the role of serial pediatric end-stage liver disease socres. *Pediatr Transplantation* 2013;17:362-68.
49. Brasil. Portaria nº 2600, de 21 de outubro de 2009. Aprova o Regulamento Técnico do Sistema Nacional de Transplantes. Diário Oficial da República Federativa do Brasil, Brasília, 2009 Out. 30;(208):77, seção 1.
50. Gubernatis G, Pichlmayr R, Kemnitz J et al. Auxiliary partial orthotopic liver transplantation (APOLT) for fulminant hepatic failure: first successful case report. *World J Surg* 1991;15(5):660-65; discussion 665-66.
51. Ikegami T, Taketomi A, Soejima Y et al. Living donor liver transplantation for acute liver failure: a 10-year experience in a single center. *J Am Coll Surg* 2008;206(3):412-18.
52. Strom SC, Fisher RA, Thompson MT et al. Hepatocyte transplantation as a bridge to orthotopic liver transplantation in terminal liver failure. *Transplantation* 1997;63(4):559-69.

## SITES SUGERIDOS

Fiocruz – Fundação Oswaldo Cruz – Ministério da Saúde. Sistema Nacional de Informações Toxico Farmacológicas. Disponível em: <http://www.fiocruz.br/sinitox_novo/cgi/cgilua.exe/sys/start.htm?tpl=home>

CIT – Centro de Informação Toxicológica do Rio Grande do Sul – Secretaria de Estado da Saúde do Rio Grande do Sul. Disponível em <http://www.cit.rs.gov.br/>

# 41 Transplante Hepático Ortotópico Infantil

*Antônio Carlos Oppermann Thomé* ◆ *Carlos Oscar Kieling*
*Helena Müller* ◆ *Maria Lúcia Zanotelli* ◆ *Ruy Pezzi de Alencastro*
*Sandra Maria Gonçalves Vieira*

> "One of the lessons derived from my adolescent interest in sports was the value of learning to play on a team that has great diversity in background, knowledge, and specific skills."
>
> William Balistreri,
> referindo-se à formação de uma equipe de
> transplante hepático infantil.

## INTRODUÇÃO

A despeito do indiscutível crescimento da hepatologia pediátrica, muitas crianças evoluem para doença hepática crônica ou desenvolvem insuficiência hepática aguda, tornando muito difícil ou mesmo impossível a vida com o fígado nativo.[1,2] O grupo pediátrico padece das mesmas consequências nefastas da doença hepática crônica descompensada como acontece nos adultos cirróticos. Em estudo do nosso grupo, a perda do fígado nativo (morte do paciente ou realização de transplante) ocorreu em 91% dos pacientes que apresentaram episódio de peritonite bacteriana espontânea, no período de apenas 12 meses após infecção, havendo significativa diferença quando comparados a adultos com doença de gravidade semelhante. Para estes pacientes e para aqueles com hepatite fulminante, o transplante hepático (TxH) tem sido o tratamento definitivo.

Chancelado pelo Instituto Nacional de Saúde dos Estados Unidos, na década de 1980, como um método terapêutico com larga aplicação, o TxH em crianças atinge atualmente cifras de sobrevida superiores a 90 e 70% em 1 e 20 anos, respectivamente.[2,3] Este sucesso foi alcançado graças aos avanços na técnica cirúrgica, na imunossupressão e nos cuidados pré e pós-operatórios.

Este Capítulo tem o objetivo de revisar de maneira concisa alguns princípios básicos que norteiam o TxH pediátrico, enfatizando o manejo intensivo.

## INDICAÇÕES DE TRANSPLANTE HEPÁTICO PEDIÁTRICO

O fígado, a maior glândula do corpo humano, tem funções específicas agrupadas em quatro principais categorias: síntese proteica (incluindo fatores de coagulação), formação e excreção de bile, metabolismo (homeostase da glicose, lipoproteínas, metabolismo de drogas, hormônios) e hemodinâmica (manejo do fluxo portal). Considerando as características descritas anteriormente admite-se que há diferenças na indicação de transplante quando estamos frente a um paciente com perda progressiva da função hepática – o crônico descompensado, daquele com insuficiência hepática aguda (aqui utilizada como sinônimo de hepatite fulminante). No primeiro, a perda de no mínimo duas das funções descritas está associada ao benefício do procedimento, enquanto pacientes com disfunção de apenas uma dessas características habitualmente respondem ao tratamento clínico.[4] A atresia biliar é, em todas as séries, a principal indicação de TxH pediátrico por hepatopatia crônica descompensada (Quadro 41-1).[2,4,5]

A insuficiência hepática aguda é definida como uma síndrome clínica associada à lesão hepática grave, de causa variada, em um paciente sem doença hepática prévia. A indicação de transplante habitualmente envolve a aplicação de escores clínico-laboratoriais os quais, no grupo de pacientes pediátricos, estimam melhor a sobrevida sem transplante do que o risco de morte do paciente.[6]

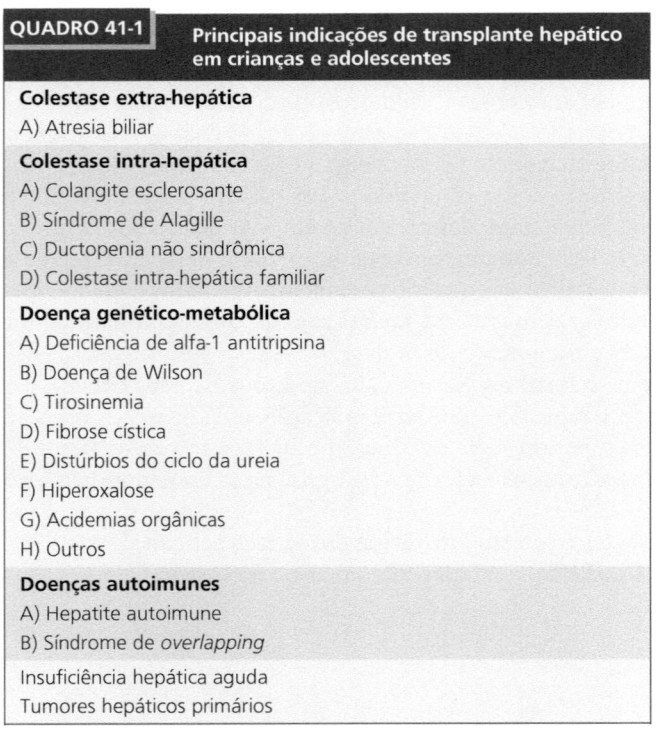

**QUADRO 41-1** Principais indicações de transplante hepático em crianças e adolescentes

**Colestase extra-hepática**
A) Atresia biliar

**Colestase intra-hepática**
A) Colangite esclerosante
B) Síndrome de Alagille
C) Ductopenia não sindrômica
D) Colestase intra-hepática familiar

**Doença genético-metabólica**
A) Deficiência de alfa-1 antitripsina
B) Doença de Wilson
C) Tirosinemia
D) Fibrose cística
E) Distúrbios do ciclo da ureia
F) Hiperoxalose
G) Acidemias orgânicas
H) Outros

**Doenças autoimunes**
A) Hepatite autoimune
B) Síndrome de *overlapping*

Insuficiência hepática aguda
Tumores hepáticos primários

Fonte: Adaptado de Spada *et al.*[5]

As doenças metabólicas são a segunda maior indicação de TxH pediátrico.[7] A substituição do fígado nesses distúrbios tem como objetivos: a correção do defeito metabólico hereditário e/ou a restauração da função hepática. Para este grupo de doenças, não há uma uniformidade nas indicações do procedimento, que decorrerão do defeito subjacente e do grau de comprometimento de cada órgão ou tecido afetado.

Os tumores hepáticos constituem 1-4% dos tumores sólidos em crianças, sendo o hepatoblastoma, o mais frequente destes.[8] As indicações de TxH nesse grupo de pacientes estão relacionadas com a irressecabilidade do tumor e com a não resposta ao tratamento conservador.[9] A sobrevida em 5 anos encontra-se em torno de 80%.[9]

No Quadro 41-2, estão as principais indicações de TxH pediátrico em pacientes do Programa de Transplante Hepático Infantil do HCPA.

| QUADRO 41-2 | Indicações de transplante hepático pediátrico no Hospital de Clínicas de Porto Alegre (1995-2013): 153 transplantes em 144 pacientes | |
|---|---|---|
| **Diagnóstico final** | **Número de pacientes** | **Frequência (%)** |
| **Doença colestática** | Total – 80 | 52,3% |
| A) Atresia biliar | A) 69 | A) 45,1% |
| B) Colangite esclerosante | B) 7 | B) 4,5% |
| C) Cisto de colédoco | C) 1 | C) 0,6% |
| D) Medicamentosa | D) 1 | D) 0,6% |
| E) Cirrose biliar idiopática | E) 1 | E) 0,6% |
| **Doença genético-metabólica** | Total – 19 | 12,4% |
| A) Deficiência de $\alpha_1$-antitripsina | A) 5 | A) 3,2% |
| B) Fibrose cística | B) 5 | B) 3,2% |
| C) Tirosinemia | C) 3 | C) 1,9% |
| D) Fibrose hepática congênita | D) 3 | D) 1,9% |
| E) Doença de Wilson | E) 1 | E) 0,6% |
| F) Hiperoxalose | F) 1 | F) 0,6% |
| G) Mitocondriopatia | G) 1 | G) 0,6% |
| **Cirrose criptogênica** | 18 | 11,7% |
| **Hepatite fulminante** | Total – 15 | 9,8% |
| A) HVA | A) 7 | A) 4,5% |
| B) HVB | B) 1 | B) 0,6% |
| C) Idiopática | C) 7 | C) 4,5 |
| **Hepatite autoimune** | 8 | 5,2% |
| **Hepatite crônica viral** | Total – 3 | 1,9% |
| A) VHB – 2 | | A) 1,3% |
| B) VHC – 1 | | B) 0,6% |
| **Síndrome de Budd-Chiari** | 2 | 1,4% |

## CONTRAINDICAÇÕES

As contraindicações ao TxH em crianças e adolescentes são raras e estão classificadas em absolutas e relativas (Quadro 41-3). Idealmente, deverão ser identificadas no início do processo de avaliação.

## AVALIAÇÃO DO RECEPTOR

Os objetivos principais da avaliação do receptor são assegurar que o transplante seja a melhor opção terapêutica e identificar possíveis contraindicações. Tem como base quatro pilares: nutrição, otimização clínica, suporte e educação tanto do paciente quanto da rede de apoio familiar e a identificação do momento ideal para inclusão do paciente em lista.[4]

- **Avaliação nutricional**

Dados brasileiros demonstram que a prevalência de desnutrição no paciente pediátrico criticamente doente varia de 38-53%, independente da causa que o levou à unidade de tratamento intensivo.[10] Na criança com doença hepática crônica, o estado nutricional é considerado um dos mais importantes fatores relacionados com o aparecimento de comorbidades e com as sobrevidas pré e pós-transplante.[11] Os principais fatores relacionados com o risco nutricional e com a desnutrição nos pacientes cirróticos são semelhantes aqueles observados nos demais pacientes em tratamento intensivo: diminuição da ingesta, prejuízo na absorção de nutrientes, aumento do gasto energético e instabilidade metabólica (baixos estoques de glicogênio, resistência à insulina, balanço nitrogenado negativo).[10,12] As peculiaridades referem-se a duas características: 1) os pacientes colestáticos têm risco exacerbado de desnutrição em razão do prejuízo na circulação de ácidos biliares, e 2) medidas antropométricas habituais, como

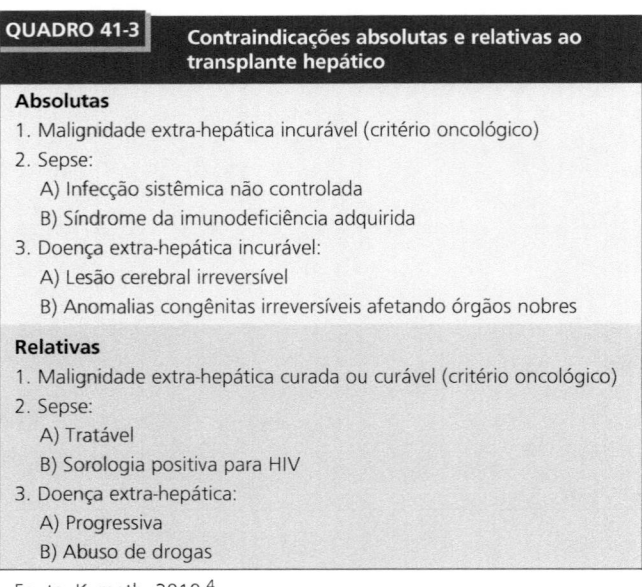

| QUADRO 41-3 | Contraindicações absolutas e relativas ao transplante hepático |
|---|---|
| **Absolutas** | |
| 1. Malignidade extra-hepática incurável (critério oncológico) | |
| 2. Sepse: | |
| A) Infecção sistêmica não controlada | |
| B) Síndrome da imunodeficiência adquirida | |
| 3. Doença extra-hepática incurável: | |
| A) Lesão cerebral irreversível | |
| B) Anomalias congênitas irreversíveis afetando órgãos nobres | |
| **Relativas** | |
| 1. Malignidade extra-hepática curada ou curável (critério oncológico) | |
| 2. Sepse: | |
| A) Tratável | |
| B) Sorologia positiva para HIV | |
| 3. Doença extra-hepática: | |
| A) Progressiva | |
| B) Abuso de drogas | |

Fonte: Kamath, 2010.[4]

peso/idade e índice de massa corporal, tendem a submestimar a prevalência de desnutrição em decorrência da presença eventual de edema, ascite e quase invariavelmente de hepatoesplenomegalia.[12,13]

No Quadro 41-4, está apresentada uma sugestão de avaliação nutricional pré-TxH infantil no paciente internado em UTI, considerando-se que:

A) As medidas antropométricas estão sujeitas à influência da administração de fluidos de ressuscitação, sobrecarga de volume, anasarca, ou instabilidade na manutenção da diurese habitual.
B) Durante a fase aguda de resposta ao estresse, ocorrem um aumento da síntese hepática e da concentração sérica de proteínas inflamatórias (proteína C-reactiva, transferrina, ferritina) e uma redução na síntese de proteínas de transporte (albumina, pré-albumina).[10]

### ■ Otimização clínica

Esta visa à confirmação do diagnóstico da causa da cirrose (se necessário), à identificação de comorbidades e potenciais contraindicações (Quadros 41-3 e 41-5).

### ■ Suporte e educação de pacientes e familiares

O suporte e a educação de pacientes a serem avaliados para transplante e dos seus familiares se dão fora das unidades intensivas, antes mesmo das avaliações precedentes.

Há, entretanto, situações em que a indicação do procedimento se faz quando da admissão do paciente em UTI. Isto é mais comum nos pacientes com insuficiência hepática aguda, mas também poderá ocorrer naqueles em agudização da sua doença crônica.

A Academia Americana de Pediatria e o Colégio Americano de Terapia Intensiva desenvolveram diretrizes que enfatizam os benefícios do compartilhamento das tomadas de decisão entre médicos intensivistas e familiares.[14] Sugere-se que os pais/cuidadores sejam informados sobre o estado atual do paciente, o prognóstico e todas as opções de tratamento, no período de 24 a 48 horas de internação. Nos pacientes agudos esta postura deverá ser assegurada pelo intensivista, e naqueles com exacerbação grave de doença crônica, pelo médico assistente.[14]

## ALOCAÇÃO DE ÓRGÃOS E CRITÉRIOS DE DOAÇÃO

O sistema de alocação de fígados mudou muito desde a década de 1980.[15] A partir de 2002, a alocação de fígados é prioritariamente dirigida aos pacientes mais graves, identificados a partir de dois sistemas de escore que contemplam variáveis clínicas e laboratoriais: PELD *(Pediatric End Stage Liver Disease)* para crianças e adolescentes menores de 12 anos e MELD *(Model for End Stage Liver Disease)* para os demais.[16,17]

No ano de 2006, o Brasil passou a adotar um sistema de alocação pediátrico modificado, multiplicando-se o valor original do PELD por 3, permitindo que as crianças pudessem competir com maior igualdade na oferta de fígados.[18] Os escores PELD e MELD estão representados no Quadro 41-6.

Ressaltamos que o grupo pediátrico possui ainda a prerrogativa de ser o preferencial receptor de doadores menores de 18 anos. Condições em que o fígado é alocado independen-

## QUADRO 41-4 — Avaliação nutricional pré-transplante hepático infantil no paciente internado em UTI

| Medidas antropométricas | Índices antropométricos (escore z) |
|---|---|
| I. Comprimento/estatura para idade<br>II. Peso para idade<br>III. Peso para comprimento/estatura<br>IV. Índice de massa corporal para idade<br>V. Perímetro craniano para idade<br>VI. Perímetro da porção média do braço para idade<br>VII. Prega subcutânea subescapular para idade<br>VIII. Prega subcutânea tricipital para idade | I. Idade: 0-4 anos, 11 meses<br>  A) Peso para idade<br>  B) Peso para estatura<br>  C) IMC para idade<br>  D) Estatura para idade<br>II. Idade: 5-9 anos e 11 meses<br>  A) Peso para idade<br>  B) IMC para idade<br>  C) Estatura para idade<br>III. Idade: 10-19 anos<br>  A) IMC para idade<br>  B) Estatura para idade |
| **Avaliação bioquímica**<br>I. Proteína C-reativa<br>II. Alfa-antitripsina<br>III. Complemento C3<br>IV. Ferritina transferrina<br>V. Fibrinogênio<br>VI. Albumina, pré-albumina<br>VII. Proteína transportadora do retinol<br>VIII. Globulina ligada à tiroxina<br>IX. Vitaminas A, D, E e K<br>X. Zinco<br>XI. Cálcio, fósforo, magnésio<br>XII. Ferro, capacidade ferropéxica | **Considerações**<br>I-V: Aumentam nas fases agudas da inflamação<br>VI-VIII: Diminuem nas fases agudas da inflamação |
| **Avaliação da composição corporal**<br>I. Circunferência abdominal<br>II. Circunferência do braço<br>III. Circunferência muscular do braço<br>IV. Dobras cutâneas (tricipital e subescapular)<br>V. Impedância bioelétrica<br>VI. Absortimetria por dupla emissão de RX | **Considerações**<br>I. Pouco utilizada em crianças. Representa a soma das áreas constituídas pelos tecidos ósseo, muscular e gorduroso dessa parte do corpo. Valor limitado em situações de edema<br>II e III. Bom indicador da reserva do tecido muscular, sem corrigir a área óssea<br>IV. A soma dos valores das dobras cutâneas tricipital reflete a porcentagem de gordura corporal. Há variabilidade entre observadores. Valor limitado em situações de edema<br>V. Determinação da massa livre de gordura e da quantidade de água corporal total. Método limitado em indivíduos com distúrbios de fluidos e eletrólitos<br>VI. Padrão ouro de avaliação dos compartimentos corporais (medida direta da massa muscular, do tecido adiposo e da densidade óssea com precisão e acurácia) |

| QUADRO 41-5 | Principais morbidades relacionadas e/ou associadas à cirrose que deverão ser avaliadas em candidatos ao transplante hepático pediátrico |
|---|---|

**Exposição a vírus**
- Citomegalovírus
- Epstein-Barr
- Hepatite A
- Hepatite B
- Hepatite C

**Desnutrição**

**Infecções**
- Peritonite bacteriana espontânea
- Sepse
- Infecção urinária
- Cárie dental

**Malformações**
- Agenesia/hipoplasia de veia porta
- Anomalias de rotação: *situs inversus*
- Anomalias biliares
- Malformações em órgãos extra-hepáticos

**Manifestações extra-hepáticas**
- Doença cardíaca
- Doença pulmonar
- Doença renal
- Doença neurológica
- Distúrbios psiquiátricos

**Malignidade**
- Hepatocarcinoma

**Fatores sociais e psicológicos**
- Grau de compreensão do processo do transplante
- Suporte familiar
- Escolaridade parental
- Saneamento básico
- Renda familiar

temente do PELD são a hepatite fulminante e a existência de comorbidades extra-hepáticas que ameaçam a vida como a síndrome hepatopulmonar.[4]

Inegavelmente, a utilização de enxertos hepáticos de doadores adultos tem possibilitado o transplante pediátrico. Entretanto, a incompatibilidade de tamanho doador-receptor (inadequação volume do enxerto hepático/tamanho do receptor) muitas vezes se constitui em um grande desafio cirúrgico. A proporção volume do enxerto/peso do receptor (GRWR: *graft to recipiente/weight ratio*) ideal situa-se entre 1 e 4%.[19] Enxertos cuja GRWR é superior a 3-4% possuem risco aumentado de obstrução do fluxo vascular e de síndrome comparti-

| QUADRO 41-6 | Critérios de alocação de órgãos com base em escores de gravidade: *Pediatric End Stage Liver Disease* (PELD) e *Model End Stage Liver Disease* (MELD) |
|---|---|
| **PELD** | **MELD** |
| Para pacientes com idade < 12 anos<br>Critérios avaliados:<br>• Bilirrubina sérica total (mg/dL)<br>• INR<br>• Albumina (g/dL)<br>• Idade < 1 ano<br>• Desnutrição (< −2DP) | Para pacientes com idade ≥ 12 anos<br>Critérios avaliados:<br>• Bilirrubina sérica total (mg/dL)<br>• INR<br>• Creatinina sérica (mg/dL)<br>• Causa da cirrose: álcool: 0; colestático: 1; outras: 1 |
| Fórmula:<br>0,436 Idade − 0,687 × log albumina + 0,480 × log bilirrubina total + 1,857 log INR + 0,667 desnutrição | Fórmula:<br>10 × [0,957 × log (creatinina mg/dL)] + 0,378 × log (bilirrubina mg/dL) + 1,120 × log (INR) + 0,643 × causa da cirrose |

Fonte: McDiarmid, 2004;[16] Kamath P, 2007.[17]

mental. Para situações em que a relação GRW encontra-se entre 0,8-1%, os riscos estão relacionados com o desenvolvimento de hipofluxo na artéria hepática, ascite e disfunção do enxerto: *small for size syndrome*.[19]

O índice de massa corporal (IMC) também é um dos critérios avaliados quando da oferta de um enxerto hepático, especialmente quando este é proveniente de um doador adulto. Enxertos de doadores com IMC > 35 têm mais frequentemente esteatose, um preditor de não funcionamento, mesmo em receptores pediátricos.[20]

A hipernatremia dos doadores (sódio sérico > 150 mEq/L) esteve fortemente associada ao edema celular e à exacerbação da lesão de reperfusão do enxerto, limitando tanto a oferta quanto a utilização desses fígados. Com a diminuição da oferta de órgãos e a necessidade de utilização de doadores com critérios estendidos, tornou-se evidente que a hipernatremia do doador não é um fator isoladamente relacionado com um pior prognóstico do enxerto.[21] No Quadro 41-7, estão listados os fatores de risco dos doadores que poderão limitar a utilização de enxertos.[22]

## PERÍODO PRÉ-OPERATÓRIO

### ■ Avaliação laboratorial

A avaliação clínica do candidato ao transplante pode ser muito complexa, especialmente no período pré-operatório imediato, abrangendo o *status* bioquímico (perfil hepático, função renal, eletrólitos), hematológico (hemograma, coagulação) e infeccioso do paciente.

A coleta de culturas (sangue, urina, ascite, fezes, *swabs* de secreções) e métodos como a atividade da Proteína C-Reativa podem ajudar a identificar infecções antes de suas manifestações clínicas, levando à utilização de antimicrobianos mais precocemente, crucial no manejo das infecções pós-transplante.[4,23] Sorologias para os vírus Herpes, Citomegalovírus e Epstein-Barr são repetidas naqueles pacientes previamente negativos. As solicitações de radiografia de tórax e de ecografia abdominal com Doppler ficam a critério clínico.

| QUADRO 41-7 | Fatores de risco dos doadores falecidos que poderão influenciar a evolução do enxerto |
|---|---|
| **Características do doador** | **Características do enxerto** |
| Idade > 70 anos | Regeneração hepatocitária mais lenta |
| Sexo feminino | Menor volume do enxerto |
| Obesidade | Disfunção do enxerto |
| Esteato-hepatite | Disfunção do enxerto |
| Hipotensão | Retardo no funcionamento do enxerto |
| Anti-HB$_c$ total positivo | Risco de desenvolvimento de Hepatite B |
| Anti-HCV positivo | Risco de desenvolvimento de Hepatite C |
| Epstein-Barr, CMV | Risco de desenvolvimento de doença linfoproliferativa |

Fonte: Freeman, RB, 2013.[22]

## ■ Profilaxia antibiótica

A complexidade da cirurgia de transplante hepático, envolvendo áreas de potencial exposição a patógenos, uso de cateteres invasivos, hospitalização prolongada e ocasionais necessidades de ventilação mecânica prolongada, predispõe o paciente transplantado a infecções nosocomiais.[4,23] O risco de infecções no período pós-transplante hepático pode ser reduzido pelo uso de antibióticos profiláticos no período perioperatório.

A profilaxia antibacteriana perioperatória deve ser iniciada na sala de cirurgia e continuada por período de 24-72 horas após o transplante. A escolha do antibiótico deve ser guiada pela flora habitual da instituição em que o procedimento será realizado e suas susceptibilidades antimicrobianas, e pelo *status* imunológico do paciente. As cefalosporinas de amplo espectro são preferencialmente prescritas aos receptores de fígado associadas às drogas que fornecem cobertura para Gram-positivos. O objetivo é prevenir infecções com bacilos Gram-negativos, enterococos e *Staphylococcus*. Atualmente, em nosso serviço, utilizamos Vancomicina associada ao Cefepime. Após discussão com as equipes médicas envolvidas (cirurgião do transplante, hepatologista, intensivista e infectologista), esse esquema inicial poderá ser individualizado, dependendo da flora bacteriana hospitalar prevalente no momento do transplante e de características clínicas específicas de cada paciente (na presença de perfuração intestinal e fístula biliar, considerar a cobertura para anaeróbios; no transplante por insuficiência hepática aguda ou retransplante considerar a cobertura antifúngica; no uso prévio recente de Cefepime e/ou antimicrobiano com espectro semelhante ao Cefepime, considerar a troca de Cefepime por Meropenem).

A administração de antibióticos não absorvíveis com mínima atividade anaeróbica visando à descontaminação intestinal seletiva foi uma medida bastante utilizada no manejo pré- TxH, especialmente na década de 1990-2000. Atualmente não há evidências que apoiem ou incentivem esta prática.[24,25]

## PERÍODO TRANSOPERATÓRIO

### Cirurgia do transplante

A escassez de órgãos pediátricos e o crescente número de crianças encaminhadas para TxH com menos de 2 anos de idade determinaram o desenvolvimento de alternativas cirúrgicas que permitissem a disponibilização de enxertos de doadores falecidos adultos. A principal preocupação no TxH pediátrico está relacionada com a implantação de um enxerto grande demais (> 4% do peso corporal estimado do receptor), com risco de disfunção ou não funcionamento primário, decorrentes de hipoperfusão por pouco volume de aporte sanguíneo ou por compressão, como já mencionado. Se a esta variável acrescenta-se a presença de anomalias vasculares (no doador ou no receptor) ou biliares, os riscos de complicações aumentam. A principal alternativa refere-se à utilização de fígados reduzidos possibilitada pelas técnicas de redução do enxerto ou da bipartição hepática, ambas consideradas variantes técnicas seguras e efetivas, adequando o tamanho do fígado do doador para um receptor pediátrico.[26]

O TxH com fígado reduzido foi amplamente empregado na década de 1990, porém atualmente é considerado uma técnica de exceção, desde que não permite o aproveitamento da parte restante do enxerto hepático. A evolução dessa modalidade técnica trouxe a bipartição hepática, cujo objetivo é produzir dois enxertos viáveis tanto do ponto de vista funcional, quanto anatômico, com suprimento vascular preservado (veia porta e artéria hepática), drenagem venosa e ducto biliar.[27] A divisão do fígado pode ser realizada *in situ* (cavidade abdominal do doador, antes da perfusão fria) ou *ex situ* (cirurgia de bancada, após a perfusão fria). É necessário certificar-se de que os enxertos direito e esquerdo possuam um conjunto completo de vasos e drenagem biliar, devendo-se levar em conta a qualidade do órgão a ser bipartido.[27] Variações anatômicas (artérias substitutas, anomalias biliares) podem ser consideradas uma contraindicação à divisão do fígado.[27]

O TxH com doador vivo é considerado na atualidade a principal estratégia para expandir a disponibilidade de órgãos, especialmente em países com baixos índices de doação, além de ter a vantagem indiscutível de permitir que seja selecionado o momento ideal do transplante, considerando a condição clínica do receptor e o estudo detalhado da anatomia hepática do doador.[28,29]

### *Cirurgia do receptor*

#### Hepatectomia

O TxH ortotópico classicamente inclui a remoção de um segmento da veia cava inferior, no entanto, atualmente, a maioria dos centros transplantadores preserva toda a extensão desta veia durante a hepatectomia (técnica de *piggyback*), sendo esta a única técnica possível quando se usa enxerto parcial.[30] A incisão utilizada é a subcostal bilateral com extensão mediana. Em geral a criança portadora de atresia biliar tem procedimento cirúrgico prévio (portoenterostomia), e a presença de aderências nas vísceras intra-abdominais, no diafragma e no hilo hepático é a regra. Os ligamentos redondo e falciforme são seccionados e suturados. Um afastador mecânico retrátil é utilizado para prender os bordos costais. Os ligamentos triangular e coronário esquerdos são incisados após hemostasia. O segmento lateral esquerdo do fígado liberado é posicionado para a direita de tal forma que permita a visualização do ligamento hepatogástrico, o qual é dividido entre ligaduras. A margem anteroinferior do fígado é tracionada para permitir a visualização do pedículo hepático. A dissecção prossegue com a liberação da alça de jejuno ou da via biliar, quando presente. Em seguida a artéria hepática própria é isolada e preferencialmente seccionada acima da sua bifurcação. A dissecção da veia porta é feita, liberando-a completamente. Um clampe vascular é colocado na veia porta do receptor, e a mesma é seccionada. O fígado é dissecado da face anterior da veia cava retro-hepática expondo as veias hepáticas direita, média e esquerda, sendo colocado um vascular para secção das mesmas e a remoção do fígado.[30]

## Implante

O enxerto hepático total ou parcial (segmento lateral esquerdo, na maioria das vezes) já preparado é trazido para o campo cirúrgico, sendo colocado na fossa hepática, tempo em que se encerra a isquemia fria e inicia-se a quente. As anastomoses são realizadas em geral na seguinte ordem: VCI, veia porta, artéria hepática e via biliar. Uma sutura com polydioxanone (PDS) 5-0 ou polipropileno 4-0, contínua, é realizada na veia cava supra-hepática, atentando-se para uma perfeita adaptação da íntima. Na sequência, inicia-se a anastomose da veia porta terminoterminal com PDS 6-0 ou 7-0, procedendo-se à sutura contínua ou interrompida. Completadas as anastomoses venosas e realizada a reperfusão portal, são iniciadas as reconstruções arterial e biliar. O tipo de reconstrução arterial depende da anatomia do doador e de receptor. De um modo geral, quando se trata de um enxerto de doador falecido, o tronco celíaco é anastomosado terminoterminalmente com a artéria hepática comum do receptor ou com a artéria hepática própria na sua bifurcação, ou próximo à origem da artéria gastroduodenal. A sutura em geral é feita com fio absorvível do tipo PDS 7-0, sutura interrompida. Na insuficiência de fluxo da artéria hepática, a anastomose pode ser feita diretamente na aorta supra- celíaca ou infrarrenal. Em tais situações pode ser necessário utilizar enxertos vasculares, em geral um conduto de artéria ilíaca. No caso de doador vivo ou na bipartição hepática, a artéria hepática utilizada vai depender do segmento de fígado ressecado, porém, em geral, trata-se de um vaso de menor diâmetro e comprimento. A anastomose biliar é a etapa final do procedimento. A reconstrução biliar é feita com fio de PDS 7-0, pontos separados, com ou sem drenagem interna. Na atresia biliar ou havendo discrepância de tamanho entre a via biliar do doador e do receptor, indica-se uma anastomose biliodigestiva do tipo colédoco ou hepato-jejunostomia terminolateral em y-de-Roux. A drenagem abdominal é opcional, dependendo da coagulação do paciente no final do procedimento.[30]

### *Cuidados intensivos*

Os cuidados transoperatórios começam antes da chegada do paciente ao bloco cirúrgico. Deve-se atentar que o paciente cirrótico descompensado, portanto, portador de hipertensão porta, é um indivíduo com circulação hiperdinâmica e volume arterial efetivo diminuído. O primeiro cuidado está relacionado com o aperfeiçoamento da técnica cirúrgica, a concepção de um sistema de *bypass* venovenoso ativo sem anticoagulação sistêmica, a aplicação de uma metodologia inovadora no controle intraoperatório da coagulação, com o controle do metabolismo do cálcio, a medição contínua das variáveis hemodinâmicas e com o desenvolvimento de dispositivos mecânicos de transfusão para grandes volumes, associados ao aparecimento de novos meios de preservação.[5,23] As alterações sistêmicas observadas em pacientes com cirrose são decorrentes da ativação do sistema renina – angiotensina – aldosterona, do sistema nervoso simpático e da hipersecreção não osmótica do hormônio antidiurético. A estimulação destes sistemas resulta em vasoconstrição da artéria renal, retenção de sódio e expansão de volume, com consequente acometimento de órgãos nobres, como os rins, os pulmões, o coração e o desenvolvimento de ascite (Fig. 41-1).[31,32]

A maioria dos pacientes cirróticos, candidatos ao TxH, apresenta-se com algum grau de hipoxemia, insuficiência renal ou labilidade da função renal e/ou com distúrbios eletrolíticos, sendo a hiponatremia por diluição, o mais comum.[32] Há também alterações do estado acidobásico, hipoglicemia, encefalopatia e transtornos da coagulação que poderão predispor o paciente à hemorragia.

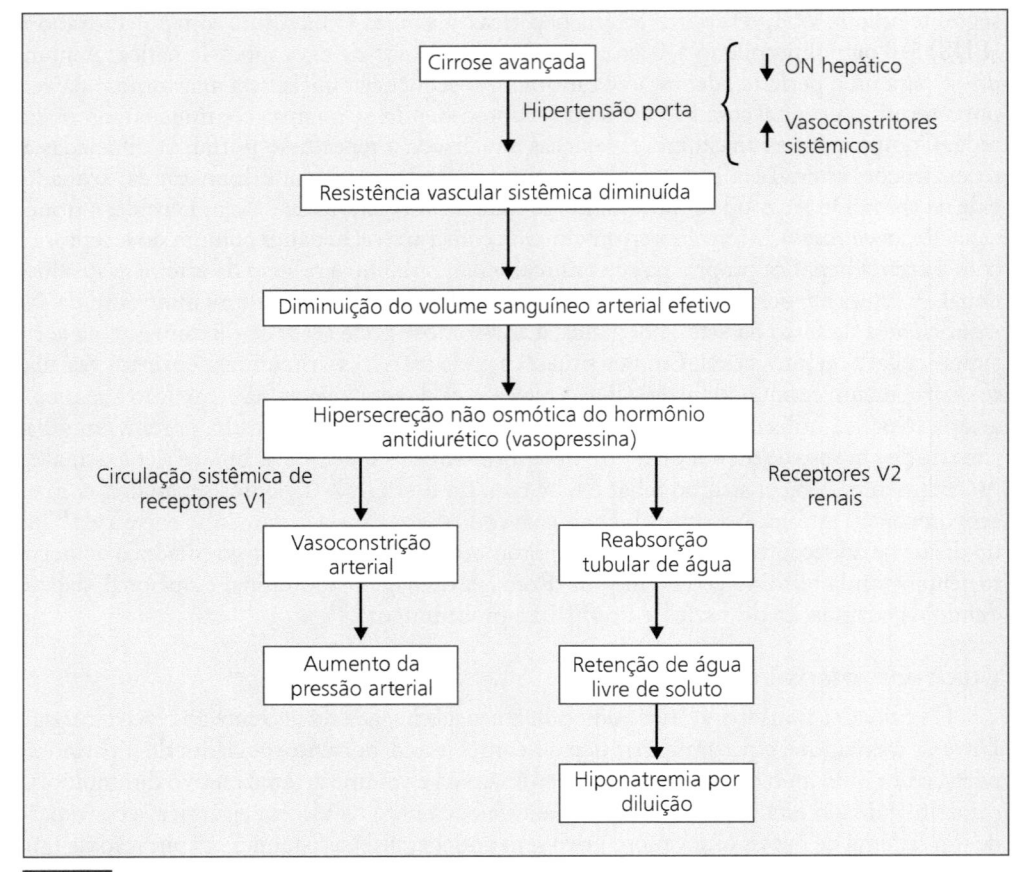

**Fig. 41-1**

Mecanismos relacionados com o desenvolvimento de hiponatremia por diluição na cirrose descompensada.
Fonte: Di Giorgio et al., 2012.[32]

O preparo imediato do paciente para o transplante começa com a suspensão da via oral, iniciada no momento que surge um doador, ao que se segue a hospitalização e a realização de exames laboratoriais. Estes últimos têm o objetivo de triar infecções, anemia, distúrbios de coagulação e eletrolíticos, além de demonstrar a bioquímica hepática e renal basais do paciente. Naqueles pacientes com sorologias negativas para vírus do grupo STORCH (sífilis, toxoplasmose, rubéola, citomegalovírus e herpes) e Epstein-Barr, as mesmas são repetidas, visando a identificar a viragem sorológica.

Os cuidados transoperatórios propriamente ditos estão detalhados a seguir e sumarizados no Quadro 41-8. Abrangem as seguintes situações: preparo do paciente na sala cirúrgica, reposição volumétrica e controle laboratorial.

Os medicamentos utilizados com sucesso na fase de indução anestésica são: o propofol (2-3 mg/kg), o tiopental (3-6 mg/kg) ou alternativamente, a cetamina (1-2 mg/kg), a atropina, o fentanil (1-3 µg/kg) e um relaxante muscular.[5,33]

Com o objetivo de controle hemodinâmico acurado, duas artérias são cateterizadas, o que também possibilita a obtenção de coletas frequentes de amostras de sangue. A obtenção de acesso venoso central visa tanto à reposição de grandes volumes, quanto à adequada monitorização hemodinâmica. Hemoderivados são reservados para o transoperatório.[4,5] A redução da necessidade de anestésicos no caso de coma hepático torna aconselhável a monitorização da pressão de perfusão cerebral.[5]

### QUADRO 41-8 — Cuidados clínicos transoperatórios durante o transplante hepático pediátrico

| Preparo do paciente | Reposição volumétrica | Avaliação laboratorial |
| --- | --- | --- |
| Inserção de eletrodos para monitorização do eletrocardiograma | Plasma | Hematócrito, hemoglobina |
| Monitorização não invasiva da pressão arterial | Concentrado de hemácias | Plaquetas, tempo de protrombina, tempo de tromboplastina parcial ativado, fibrinogênio |
| Oximetria | Plaquetas | |
| Obtenção de acesso venoso periférico, calibroso | Albumina humana | Glicemia |
| Indução anestésica rápida | | Eletrólitos |
| Intubação cuidadosa | | Gasometria |
| Inserção de sondas (gástrica e uretral) | | Lactato |
| Cateterização de duas artérias | | |
| Obtenção de acesso venoso central | | Tromboelastograma |
| Monitorização da pressão intracraniana (opcional) | | |
| Colchão térmico | | |
| Aquecimento de fluidos | | |

A administração de volume e a sua reposição rápida são guiadas pelo perfil hemodinâmico do paciente. Devem ser valorizadas as pressões venosa central e a de oclusão da artéria pulmonar, quando disponível. A possibilidade de hipocalcemia durante a infusão rápida de grande quantidade de sangue citratado não deve ser desconsiderada.[5,33]

A monitorização laboratorial é habitualmente realizada a cada hora ou mediante indicação clínica. Rotineiramente são avaliados os gases sanguíneos, a medida do pH, o déficit de base, a concentração de bicarbonato e lactato, a saturação de oxigênio, a concentração de hemoglobina e o hematócrito correspondente, os valores de cálcio ionizado, potássio, sódio, glicose, a contagem de plaquetas, o tempo de protrombina estimado pelo INR, o tempo de tromboplastina parcial ativado, o fibrinogênio e, idealmente, o tromboelastograma.[4,5] Este teste de coagulação é mais completo e acurado do que os testes clássicos de avaliação da coagulação, permitindo uma demonstração rápida e atual da formação do coágulo em todas as suas etapas.[34,35] A imagem do coágulo obtida tem excelente correlação com a coagulabilidade do paciente, evitando a transfusão desnecessária de hemoderivados.[34] Na Figura 41-2, está demonstrado o traçado do tromboelastograma com as respectivas interpretações diagnósticas. Este é um controle extremamente importante pois, durante o procedimento, pode ocorrer graus variados de fibrinólise primária, principalmente em pacientes com *shunt* portossistêmico importante. Para estes, a administração venosa de ácido épsilon-aminocaproico está indicada.[5]

O transplante é classicamente dividido em três fases distintas: dissecção, fase anepática e fase pós-anepática. A fase de dissecção compreende a remoção do fígado doente, enquanto a fase anepática começa quando é estabelecido o *bypass* venovenoso entre a circulação infradiafragmática e o coração direito, imediatamente antes da remoção do fígado. A fase pós-ane-

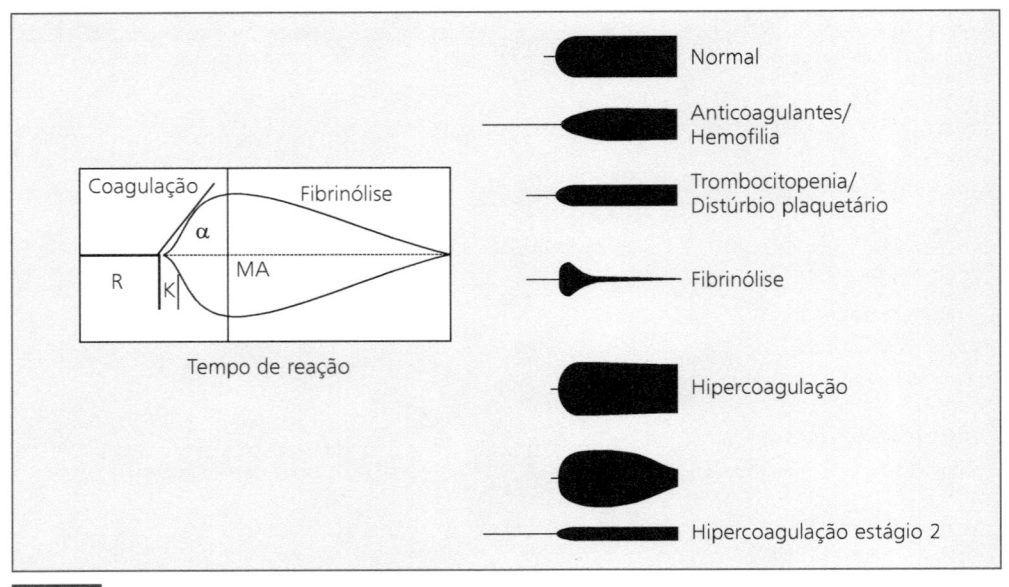

**Fig. 41-2**

Representação esquemática do traçado do tromboelastograma.

pática inicia-se no momento em que o enxerto é revascularizado (reperfundido). Após esta última, seguem-se os seguintes procedimentos: realização da anastomose biliar, revisão e lavagem da cavidade (soro aquecido), revisão da hemostasia, drenagem e fechamento da cavidade abdominal (se enxerto com qualidade satisfatória para reassumir as suas funções). O aparecimento de coagulopatia e de distúrbios metabólicos podem ser os primeiros sinais da necessidade de substituição precoce do enxerto.[5] As complicações e as sugestões da cada fase estão apresentadas no Quadro 41-9.

| QUADRO 41-9 | Fases clássicas do transplante hepático, complicações esperadas e sugestões de manejo terapêutico | |
|---|---|---|
| Fases | Complicações | Manejo terapêutico |
| Dissecção | A) Sangramento<br>B) Distúrbios hemodinâmicos<br>C) Distúrbios metabólicos | A) Reposição<br>B) Reposição volumétrica, infusão de vasopressores<br>C) Correção rápida e eficiente |
| Fase anepática | A) Instabilidade hemodinâmica pós-clampeamento vascular<br>B) Hipotermia<br>C) Hiperglicemia | A) Reposição volumétrica, vasopressores<br>B) Aquecimento<br>C) Revisão das soluções infundidas, insulina se necessário |
| Fase pós-anepática | A) Bradicardia<br>B) Hipotensão<br>C) Hipercalemia<br>D) Aumento das pressões de enchimento das câmaras cardíacas, queda do débito cardíaco com sinais de insuficiência cardíaca aguda<br>E) Diminuição da resistência vascular periférica | A) Cloreto de cálcio (10 mg/kg) Bicarbonato de sódio (1 mEq/kg)<br>B) Otimização de drogas vasoativas<br>C) Se potássio > 7 mEq/L: considerar administração de glicose com insulina ou insulina isoladamente<br>D) Medidas habituais<br>E) Considerar administração de epinefrina |

## PERÍODO PÓS-OPERATÓRIO PRECOCE

O período pós-operatório inicial envolve a identificação e o manejo de diversos problemas que ainda podem estar relacionados não somente com o estado geral do paciente, mas também com os reflexos de intercorrências transoperatórias ou com as possíveis complicações técnicas do procedimento cirúrgico propriamente dito. Também é essencial uma postura clínica que busque a prevenção, o diagnóstico e o tratamento precoces dos episódios de rejeição aguda e de infecção.[5]

O paciente pediátrico em pós-operatório de TxH apresenta uma situação basal de extrema vulnerabilidade e encontra-se exposto a um desequilíbrio multissistêmico que afeta a manutenção do desempenho de órgãos vitais, o que também pode interferir na recuperação funcional do fígado transplantado.

Por outro lado, o enxerto – mesmo respeitando-se os critérios de excelência na seleção do doador, na captação, na preservação, no transporte e na implantação – frequentemente apresenta certo grau de disfunção inicial, seja em razão das condições relacionadas ao estado clínico do doador ou da lesão de preservação ou dos graus variados de hipoxemia e hipoperfusão a que eventualmente ficou exposto durante o procedimento cirúrgico. Se esse grau de disfunção do enxerto for suficientemente importante, torna-se ele próprio um elemento desestabilizador do equilíbrio das funções vitais, estabelecendo-se um círculo vicioso que ameaça a recuperação funcional do enxerto e até mesmo a sobrevida do paciente.

As complicações pós-operatórias usualmente se apresentam com uma combinação de colestase, aumento de enzimas hepáticas, febre, letargia e anorexia. Esse complexo de sintomas e sinais não é específico e requer o diagnóstico diferencial para estabelecer-se o tratamento correto.[5]

## ■ Cuidados de terapia intensiva

### Avaliação geral

No momento do recebimento do paciente na UTI pediátrica, como em qualquer paciente grave, deve-se estabelecer uma abordagem sistemática que possibilite a estabilização clínica no menor tempo possível. A elaboração de um protocolo de atuação é essencial no manejo intensivo desses pacientes.

Os aspectos cirúrgicos e anestésicos já foram abordados com mais detalhes em seções anteriores. As principais intercorrências clínicas, as alterações metabólicas e as intervenções realizadas, o comportamento hemodinâmico e o uso de drogas vasoativas, o débito urinário, os parâmetros ventilatórios e gasométricos, o perfil de coagulação e do tromboelastograma, a ocorrência de hemorragias e a necessidade de transfusão de hemocomponentes, hemoderivados e antifibrinolíticos, durante o período transoperatório, irão nortear as condutas iniciais na admissão do paciente à unidade de terapia intensiva.

Aspectos pré-operatórios (síndromes hepatopulmonar e hepatorrenal, por exemplo) e cirúrgicos específicos, como o diâmetro muito fino da artéria hepática, o uso de enxerto para reconstrução vascular, o aspecto do fígado após a reperfusão, os tempos de isquemias quente e fria, o transplante com fígado reduzido, entre outros, agregam riscos e cuidados especiais.[32,36]

Geralmente o paciente chega à UTI pediátrica comatoso, com pupilas mióticas, com tubo orotraqueal, sem ventilação espontânea, em uso de droga vasoativa (geralmente noradrenalina, em razão do estado hiperdinâmico com vasodilatação periférica e hipotensão predominantemente diastólica que caracteriza os cirróticos); com monitorização cardíaca, cateter central de duplo lúmen, dois cateteres de MAP em radiais, um ou dois *abocaths* em membros superiores, dreno de *J-blake* abdominal (muitas vezes com drenagem sanguinolenta), sonda vesical de demora e sonda nasogástrica (SNG) aberta em frasco.

Em um primeiro momento, devemos avaliar o equilíbrio hemodinâmico através da palpação de pulsos centrais e periféricos, pressão arterial invasiva, pressão venosa central, pressão intra-abdominal (vesical), tempo de enchimento capilar, temperatura, frequência e ritmo cardíacos, buscando a manutenção de valores normais para a faixa etária do paciente. Se houver necessidade de infusão de volume em bolo, a preferência é para a infusão de albumina 20%, que pode ser diluída com solução fisiológica (SF), com concentração final de 5 a 10%.

Devem-se verificar a posição e a fixação do tubo traqueal, a permeabilidade da via aérea, a simetria da ausculta e da expansão dos campos pulmonares, o volume de ar corrente, a saturação arterial de $O_2$ e o $EtCO_2$. São mantidos os parâmetros da ventilação mecânica utilizados no final do período transoperatório, fazendo-se os ajustes necessários.

Realiza-se hemoglicoteste (HGT), a cada hora, até a estabilização, verificam-se os sinais vitais e a pressão venosa central (PVC) também a cada hora. Mede-se a circunferência abdominal, ao menos uma vez/turno, checam-se as posições de drenos e de cateteres, o aspecto e o volume da drenagem e a ocorrência de sangramento ativo (SNG, dreno de *J-blake*, sonda vesical, cateteres, ferida operatória, tubo traqueal). São ainda avaliados a diurese, a densidade urinária, a glicosúria. Os seguintes parâmetros são medidos continuamente: MAP, $SaO_2$ e o $ETCO_2$. Verificar a adequação da perfusão distal aos cateteres arteriais.

Uma vez obtida a estabilização inicial, solicitam-se exames laboratoriais (hemograma, plaquetas, TP, TTPA, fibrinogênio, Fator V, gasometria arterial, lactato, AST, ALT, GGT, fosfatase alcalina, bilirrubinas, ureia, creatinina, sódio, potássio, cálcio, cálcio iônico, magnésio, glicose, albumina, radiografia de tórax), os quais são repetidos a cada 12 horas nos primeiros 2 dias e, após, 1 vez ao dia. Recomenda-se ecografia abdominal com Doppler 1×/dia (na 1ª semana) e sempre que os dados laboratoriais e/ou clínicos indicarem a possibilidade de ocorrência de complicações vasculares. Na vigência de sangramento ativo, acrescentar o tromboelastograma/ROTEM, se disponíveis. Na presença de febre e/ou suspeita de processo infeccioso, solicitar também proteína C-reativa, hemoculturas arterial e venosa, urocultura, bacterioscópico e bacteriológico de secreção traqueal e do líquido de drenagem do *J-blake* abdominal.

Confirmar a administração de antibioticoterapia profilática no transoperatório e do bolo de metilprednisolona na reperfusão, assim como de eventual utilização de terapia de indução de imunossupressão (basiliximab, antitimoglobulina).[37]

Em todo paciente recém-transplantado, a capacidade de depuração de drogas guardará relação com a qualidade do órgão transplantado, com o tempo de preservação, com o período de isquemia, com a estabilidade hemodinâmica e com o surgimento ou não de rejeição. Portanto, mesmo que o transplante melhore a função hepática no pós-operatório imediato, deveremos estar atentos a esses fatores quando da escolha de drogas sedativas e analgésicas.[38] Neste sentido, empregam-se fármacos de metabolismo preferentemente extra-hepático e com meia-vida plasmática curta. Os opioides e, em especial o Fentanil (1 a 4 µg/kg/h), proporcionam um excelente nível de sedação e analgesia, podendo ser associados a um benzodiazepínico, preferencialmente Midazolam (0,1 a 0,3 mg/kg/h). As meias-vidas de ambos podem alcançar o dobro do prazo estimado.[39] Havendo agitação não responsiva às medidas habituais, pode-se lançar mão do uso de neurolépticos, sendo o haloperidol (0,01 a 0,015 mg/kg, IV) a droga de escolha. A dose inicial poderá ser duplicada a cada 30 minutos até que se atinja a sedação desejada do paciente.[38,39] No Quadro 41-10, há um modelo de prescrição para o paciente pediátrico em pós-operatório de TxH.

Nos primeiros minutos e horas após a chegada do paciente na UTI Pediátrica, os principais parâmetros que indicam um bom funcionamento do enxerto hepático são a estabilidade hemodinâmica, a ausência de sangramento ativo ou a diminuição do sangramento existente, a manutenção do débito urinário e a superficialização do nível de consciência do paciente, indicando uma metabolização ativa dos agentes anestésicos. Nesse momento, inicia-se a infusão contínua de fentanie (1 µg/kg/h).

Os primeiros exames, geralmente, mostram graus variados de anemia, leucocitose ou leucopenia, plaquetopenia, acidose metabólica (por vezes com lactato um pouco elevado),

| QUADRO 41-10 | Prescrição padrão para o pós-operatório de transplante hepático em crianças | |
|---|---|---|
| Cuidados/medicamentos | Dose | Intervalo recomendado |
| 1. Suspensão da via oral + SNG aberta em frasco + controle de resíduo gástrico | – | Contínuo |
| 2. Monitorização de MAP, $SaO_2$ $EtCO_2$, temperatura | – | Contínuo |
| 3. Sinais vitais, PVC, drenagem abdominal | – | 1 hora |
| 4. SF 3 a 5 mL/h | | Manutenção de MAPs invasivas |
| 5. Diurese, densidade urinária e glicosúria | – | 1 hora |
| 6. Avaliação da dor e do nível de consciência | – | 1 hora |
| 7. Circunferência abdominal, pressão intra-abdominal/vesical | – | Cada turno |
| 8. Vigiar sangramento e comunicar equipe médica | – | Contínuo |
| 9. Perfil de variação normal dos parâmetros de monitorização, ajustada para a faixa etária | – | Contínuo |
| 10. Dipirona | | Se houver dor ou febre (6 h) |
| 11. Omeprazol | 0,3-4 mg/kg/dia | 12-24 h |
| 12. Nistatina solução oral – cavidade oral (bilateral) | 2- 4 mL | 6 horas |
| 13. Metilprednisolona | 2 mg/kg (1ª semana) 1,5 mg/kg (2ª semana) 1 mg/kg (3ª semana) 0,5 mg/kg (≥ 4ª semana) | 24 horas (iniciar na manhã seguinte ao transplante) |
| 14. Tacrolimus (FK) | | Iniciar se boa diurese, nas primeiras 12-24 horas de TxH, conforme protocolo da equipe |
| 15. Vancomicina | | Antibioticoterapia profilática |
| 16. Cefepime | | Antibioticoterapia profilática |
| 17. Noradrenalina em infusão contínua | | Indicação do intensivista |
| 18. Albumina humana 5 a 20% (bolo) | | Indicação do intensivista |
| 19. Fentanie (infusão contínua) | | Indicação do intensivista |
| 20. Fentanie (bolo) | | Indicação do intensivista |

| QUADRO 41-10 | Prescrição padrão para o pós-operatório de transplante hepático em crianças *(Cont.)* | |
|---|---|---|
| Cuidados/medicamentos | Dose | Intervalo recomendado |
| 21. Midazolam (bolo e/ou infusão contínua) | | Indicação do intensivista |
| 22. Fisioterapia respiratória | | Equipe TxH + Fisioterapeuta |
| 23. Solução de manutenção | RHT*: 70% da manutenção**; TIG*** conforme hemoglicoteste Na: 135-145 mEq/L; K**** conforme diurese; Mg****; Cálcio (bolo)**** | |

*RHT = Ração hídrica total.
**Incluir no cálculo os volumes das diluições das medicações intermitentes, das infusões contínuas e dos soros para manter os acessos venosos e arteriais.
*** TIG = taxa de infusão de glicose.
****Conforme nível sérico.

hipoalbuminemia, provas de coagulação alteradas (prolongamento do TP e do TTPA, diminuição do fibrinogênio e do fator V), alterações de enzimas hepáticas (aumentos de AST, ALT, GGT), os quais apenas refletem as consequências laboratoriais esperadas após um procedimento anestésico e cirúrgico de grande porte em um paciente com comprometimento basal multissistêmico, os efeitos do hiperesplenismo, além da presença de graus variados de lesão de preservação do enxerto. Esses exames poderão ser repetidos em intervalos de 4 a 12 horas, dependendo das alterações encontradas e da evolução clínica do paciente.

Por vezes, mesmo com uma evolução clínica favorável, ocorre um aumento progressivo das transaminases nas primeiras 24 horas, com normalização progressiva nos próximos dias. Se o paciente estiver hemodinamicamente estável, sem drogas vasoativas ou tolerando bem a sua diminuição progressiva, apresentar bom débito urinário, com superficialização do nível de consciência, sem apresentar hipoglicemia, com lactato normal ou em diminuição, sem sangramento ativo ou com sangramento mínimo e sem repercussão clínica, com estabilização ou melhora discreta e progressiva das provas de coagulação (INR) e do fator V e com ecografia abdominal com Doppler mostrando bons fluxos arteriais e venosos e homogeneidade do parênquima hepático, o mais provável é que se trate de lesão de preservação e/ou um grau muito leve de rejeição aguda. Por outro lado, havendo instabilidade do paciente e alterações laboratoriais importantes e progressivas, o diagnóstico diferencial passará a contemplar complicações importantes, como disfunção primária do enxerto, trombose de artéria hepática, trombose de veia porta ou rejeição hiperaguda (rara), quadros potencialmente fatais que demandam medidas terapêuticas emergenciais na tentativa de salvar o paciente e o enxerto, como, por exemplo, o retransplante hepático de urgência. O óbito não é raro nestas situações. Na vigência de níveis altos de imunossupressão, a possibilidade de infecção deve sempre ser considerada, especialmente se acompanhada de febre, a qual nem sempre está presente. No Quadro 41-11 está apresentado o diagnóstico diferencial referente à elevação das transaminases no pós-operatório imediato de um TxH pediátrico.

| QUADRO 41-11 | Diagnóstico diferencial da elevação de transaminases no período pré-operatório imediato (< 7 dias) |
|---|---|
| **Paciente estável*** | **Paciente instável** |
| Ecografia abdominal com Doppler normal** | Ecografia abdominal com Doppler alterada |
| Lesão de preservação | Disfunção primária do enxerto |
| Rejeição celular aguda | Trombose da artéria hepática |
| Infecção | Trombose da veia porta |
|  | Rejeição celular hiperaguda |
|  | Infecção |

*Hemodinamicamente estável, sem drogas vasoativas ou tolerando bem a sua diminuição progressiva, bom débito urinário, superficialização do nível de consciência, sem hipoglicemia, com lactato normal ou em diminuição, sem sangramento ativo ou com sangramento mínimo sem repercussão clínica, com estabilização ou melhora discreta e progressiva das provas de coagulação (INR e fator V).
**Bons fluxos arteriais e venosos e homogeneidade do parênquima hepático.

## Acompanhamento intensivo pós-operatório classificado por sistemas

### Renal

Os pacientes cirróticos apresentam graus variados de disfunção renal, que podem estar relacionados com os potenciais efeitos da hipovolemia induzida pelo uso excessivo de diuréticos ou da hipovolemia relativa (secundária à vasodilatação esplâncnica e sistêmica), ao desenvolvimento da síndrome hepatorrenal, à hipotensão sistêmica causada por quadros infecciosos, à ocorrência de síndrome compartimental abdominal (com hipoperfusão renal decorrente do aumento da pressão intra-abdominal em situações de ascite volumosa) e ao efeito colateral de medicamentos nefrotóxicos.

Nesses pacientes, o nível de creatinina pode não refletir acuradamente a função renal (em razão da massa muscular reduzida e da baixa síntese proteica). O uso de fórmulas para determinar a provável taxa de filtração glomerular, apesar de superestimar a função dos pacientes mais graves (com TFG < 40 mL/min) e de subestimar a dos pacientes menos graves (com TFG > 40 mL/min), mesmo assim permite uma avaliação um pouco mais acurada do que a obtida com o uso da creatinina isoladamente.[32]

A presença de alteração funcional renal previamente ao transplante hepático, independente do diagnóstico de síndrome hepatorrenal, é um fator de risco significativo para a ocorrência de disfunção renal no pós-operatório.[40] Na experiência publicada por Nair et al., até mesmo a disfunção renal leve (TFG de 40 a 70 mL/min) esteve associada ao aumento da mortalidade aos 30 dias e aos 2 anos após o transplante hepático.[41]

Nos pacientes em estágio terminal da doença hepática e com concomitante falência renal, é importante distinguir os pacientes que apresentam falência renal funcional (síndrome hepatorrenal) daqueles que apresentam doença renal avançada e irreversível.[42] É essencial a consultoria pré-operatória com um nefrologista pediátrico para estabelecer-se o grau de comprometimento basal da função renal, com vistas a determinar a necessidade de transplante combinado hepático e renal e/ou a indicação precoce de terapia de reposição renal (no trans e/ou no pós-operatório imediato).

No transoperatório, o sangramento, a instabilidade hemodinâmica e o uso de antibióticos potencialmente nefrotóxicos agregam morbidade renal crescente.

No pós-operatório, a associação de terapia imunossupressora (uso de inibidor da calcineurina – tacrolimus) pode ocasionar a diminuição da filtração glomerular e a tubulopatia, com fibrose do interstício e perda de glomérulos.[43] Neste contexto, o tacrolimus tem menor possibilidade de causar nefrotoxicidade do que a ciclosporina.[42]

Através do reconhecimento precoce da nefropatia em pacientes de risco, e após discussão com a equipe do transplante hepático e com o nefrologista pediátrico, podem-se adotar estratégias de imunossupressão menos nefrotóxicas, como a associação de micofenolato mofetil ao esquema imunossupressor ou, alternativamente, anticorpos monoclonais na fase de indução (Basiliximab: uma dose no transoperatório e outra no 4º dia pós-transplante). Ambas alternativas permitem a utilização de doses menores de tacrolimus, tolerando-se níveis séricos mais baixos, especialmente nos primeiros dias de pós-operatório, que são os mais críticos.[43]

Devem-se evitar a hipovolemia (com a infusão de bolo de albumina humana a 20%, que pode ou não ser diluída com soro fisiológico para uma concentração final de 5 a 10%) e a hipotensão (após correção volumétrica, pode-se associar droga vasoativa, geralmente a noradrenalina, graças ao estado hiperdinâmico com hipotensão diastólica que caracteriza esses pacientes), detectar precocemente a ocorrência de síndrome compartimental abdominal (pressões intravesicais superiores a 12 mmHg) e instituir as medidas terapêuticas pertinentes (descompressão intestinal, estímulo à evacuação; adequação da analgesia/sedação, evitando o uso excessivo de opioides e outros medicamentos que diminuam a motilidade intestinal, desobstrução de dreno abdominal, paracentese diagnóstica e de alívio e/ou uso de diuréticos, quando indicados), diagnosticar e tratar adequadamente a hipertensão (comum no pós-operatório e de causas multifatoriais: corticoide, tacrolimus, aumento da pressão intracraniana, hipervolemia, dor, estresse, doença renal, drogas vasoativas). É essencial a monitorização dos níveis séricos de tacrolimus, da vancomicina e de outros medicamentos potencialmente nefrotóxicos, assim como o ajuste das doses dos medicamentos (pelo nível sérico ou pela taxa de filtração glomerular estimada). Deve-se evitar o uso de outras drogas nefrotóxicas (anti-inflamatórios não esteroides, contrastes endovenosos, aminoglicosídios), e de substâncias que elevem o nível sérico de tacrolimus, como a claritromicina, a eritromicina, a ranitidina, a nifedipina e o verapamil.[44]

O acompanhamento do nefrologista pediátrico pode auxiliar no manejo intensivo desses pacientes e, quando for o caso, na indicação mais precoce da terapia de reposição renal.

Com a recuperação da função hepática, a manutenção da estabilidade hemodinâmica e as medidas clínicas de proteção da função renal descritas anteriormente, a tendência é que ocorra uma melhora progressiva da diurese, da creatinina e da taxa de filtração glomerular nos primeiros dias de pós-operatório. Apesar disso, a incidência cumulativa de doença renal em estágio terminal, requerendo alguma forma de terapia de reposição renal no pacientes submetidos a transplante hepático, varia de 3 a 10%. Em estudo de Harambatj *et al.*, com 60 crianças, a incidência de insuficiência renal cumulativa (TFG < 60 mL/min) foi de 8,7%, 15% e 25,4% aos 3 anos, 5 anos e 10 anos após o Tx hepático.[45]

## Metabólico

No pós-operatório deve-se buscar um equilíbrio hídrico, eletrolítico e acidobásico. Durante a intervenção cirúrgica é necessária a infusão de grandes quantidades de líquidos intravenosos, levando a um aumento da água corporal total do paciente (o balanço hídrico total do período transoperatório geralmente é muito positivo, porém, há uma perda insensível considerável que não pode ser aferida de modo confiável).

De qualquer modo, é recomendável que os balanços iniciais no pós-operatório sejam mantidos zerados ou negativos, mas tendo o cuidado de evitar desidratação, hipovolemia e hemoconcentração, em razão do risco aumentado de tromboses vasculares no enxerto.[46]

Para diminuir esses riscos, é vital avaliar a estabilidade hemodinâmica (medidas de PVC, MAP, frequência cardíaca e perfusão), a densidade e o débito urinários a cada hora, os resultados de exames seriados (hematócrito, hemoglobina, gasometria, lactato, sódio), os sinais de desidratação e/ou a presença de edema.

Recomenda-se a infusão de líquidos de acordo com as necessidades basais (nesse cálculo, devem ser contabilizados todos os soros, as diluições dos medicamentos e os medicamentos em infusão contínua); dar preferência a concentrações fisiológicas de sódio; o aporte de potássio deve ser iniciado após dosagem sérica e após estabelecimento do débito urinário.

Frequentemente o paciente já apresentava ascite no período pré-operatório, a qual é totalmente removida durante a cirurgia, levando a potenciais desequilíbrios metabólicos e hemodinâmicos, com a necessidade de reposição de volume (preferencialmente albumina: 8 g/L de ascite removida).

Muitos pacientes, como consequência da enfermidade hepática e da desnutrição prévias ao Tx hepático, já apresentavam transtornos metabólicos no período pré-operatório (hipoglicemia, hiponatremia, hipocalcemia, hipofostatemia, hipocalemia, alcalose metabólica hipoclorêmica/hipocalêmica). Durante o transoperatório, diversos fatores (transfusões maciças de hemoderivados, infusão elevada de soros, reperfusão do enxerto, uso de corticoide, entre outros), podem aumentar a chance de ocorrerem desequilíbrios eletrolíticos e acidobásicos (hiperglicemia, acidose metabólica, hipercalemia, entre outros).

Se o paciente já apresentava uma hiponatremia no pré-operatório, associada ou não a edema periférico ou ascite, a tendência é a normalização gradual da natremia com o restabelecimento progressivo da função hepática e o controle do balanço hídrico.

A hiperglicemia é muito comum, de causa multifatorial (estresse, altas doses de corticoide, uso de tacrolimus, infusão de TIGs elevados, diluição de medicamentos com SG 5%) e geralmente contornável apenas com a diminuição da oferta de glicose endovenosa. Se persistir o problema, pode ser necessária a infusão contínua de insulina em doses baixas (0,02 a 0,05 UI/kg/h), com controle horário de HGT. A hipoglicemia é frequente nos casos de disfunção grave do enxerto.

A hipercalemia pode ser exacerbada pela acidose metabólica (que é comum no período inicial de PO) e pode indicar um mau funcionamento do enxerto ou algum grau de dano renal. Já a hipocalemia pode ocorrer pelo uso excessivo de diuréticos, pelo uso de anfotericina B, pela diurese osmótica secundária à glicosúria, pela terapia insulínica ou pelo aporte inadequado de potássio. Também pode indicar um bom funcionamento do enxerto (ocorre entrada do potássio dentro dos hepatócitos), nas primeiras horas após o transplante hepático.[47]

A hipomagnesemia é bastante frequente e pode potencializar a neurotoxicidade do tacrolimus, diminuindo o limiar convulsivo. O uso de anfotericina B e do próprio tacrolimus pode levar à hipomagnesemia pelo aumento da excreção renal de magnésio.

A hipocalcemia é relativamente frequente, mas, antes de instituir medidas terapêuticas, deve-se fazer a correção dos valores do cálcio total, pois a hipocalcemia é um achado quase universal nesses pacientes) ou, alternativamente, dosar o cálcio ionizado. No tratamento da hipocalcemia, se a função do enxerto estiver alterada, deve-se utilizar cloreto de cálcio em lugar do gluconato de cálcio (pois o gluconato depende da metabolização hepática).

A hipofosfatemia é comum (pacientes desnutridos no pré-operatório; déficit de vitamina D3; excreção renal aumentada em razão do uso de corticoide; entrada do fósforo nos hepatócitos, indicando boa função do enxerto).

A alcalose respiratória pode ser decorrente da hiperventilação central nas fases iniciais de encefalopatia hepática, ou então iatrogênica; a alcalose metabólica pode ser consequência do uso de diuréticos ou do uso excessivo de citrato em transfusões maciças (raras atualmente; nesses casos indica uma boa função do enxerto, confirmando a metabolização hepática do excesso de citrato em bicarbonato); acidose metabólica (devido à hiperlactatemia secundária à má perfusão periférica, sepse, disfunção do enxerto ou à acidose secundária à insuficiência renal) e acidose respiratória (relacionada com a depressão respiratória secundária ao coma com as complicações pulmonares: atelectasia, pneumonia, pneumotórax hipertensivo, edema, derrame pleural ou com a restrição da expansão por ascite volumosa).

## Hematológico

O paciente hepatopata crônico apresenta uma série de anormalidades hematológicas oriundas do comprometimento da absorção de nutrientes e vitaminas, da redução da síntese proteica hepática, da diminuição da degradação hepática de diversos fatores envolvidos na hemostase, da destruição aumentada de componentes sanguíneos relacionada com o hiperesplenismo, entre outros. Dessa maneira, são pacientes que, quando em pós-operatório de TxH, têm incidência elevada de infecção e estão em risco de desenvolvimento de CIVD, sangramento, trombose, insuficiência renal e falência de múltiplos órgãos. O equilíbrio hemostático é complexo, individual, de difícil mensuração, pouco previsível e em constante mutação.[48,49]

Para tornar ainda mais complexo o dilema clínico, muitos fatores que podem provocar sangramento, também podem levar a um aumento do risco de trombose. Nos Quadros 41-12 e 41-13, descrevemos os principais fatores associados ao risco de sangramento e de trombose nos pacientes cirróticos nos períodos pré e pós-TxH. As alterações plaquetárias são comuns a ambos os períodos e podem ser classificadas como:[50]

A) Quantitativas/trombocitopenia (sequestro esplênico/hiperesplenismo; destruição mediada por anticorpos, diminuição da síntese hepática da trombopoetina).

B) Funcionais (adesão, agregação, secreção, atividade pró-coagulante, que leva ao aumento da geração da trombina; inibição plaquetária pelo óxido nítrico, hipotermia, acidose, hipocalcemia, hipocalemia ou uremia).

O paciente em pós-operatório de TxH pode apresentar três das cinco principais causas de CIVD (septicemia, trauma ou cirurgia extensa, doença hepática), que está relacionada

| QUADRO 41-12 | Fatores relacionados com o aumento do risco de sangramento nos períodos pré e pós-transplante hepático |
|---|---|
| **Período pré-transplante** | **Período pós-transplante** |
| Baixa reserva de fatores pró-coagulantes | Trauma cirúrgico, áreas cruentas |
| Diminuição da síntese de fatores pró-coagulantes (fatores II, V, VII, IX, X, XI, XII, XIII, fibrinogênio, pré-calicreína e quininogênio) | Anastomoses vasculares |
| Hipertensão porta | Inserção de drenos, sondas e cateteres |
| | Estresse |
| | Uso de corticosteroides |
| | Infecção |
| | Hiperfibrinólise |

com eventos graves, como a ocorrência de falência de múltiplos órgãos, o aumento do risco de sangramento (forma aguda), o aumento do risco de trombose (forma crônica) e finalmente a menor sobrevida do paciente.[51,52]

A fibrinólise é detectada em 30-46% dos hepatopatas, mas é clinicamente significativa em 5 a 10% dos casos. É relativamente comum na fase anepática do TxH (diminuição da concentração do inibidor do ativador do plasminogênio tecidual e aumento do ativador do plasminogênio tecidual), e o diagnóstico pode ser feito pelo tromboelastograma, quando na vigência de sangramento ativo difuso.[48]

Cada vez mais, enfatiza-se a existência de um estado de hipercoagulabilidade no cirrótico, o qual é contrabalançado pela diminuição dos fatores anticoagulantes em nível igual ou superior.[48] Os variados graus de ruptura dessas rotas opostas promovem atividades hemostáticas diferentes que não são adequadamente aferidas por testes convencionais, como o TP (INR) e o TTPA. O conhecimento destes novos conceitos pode explicar a baixa frequência de sangramento espontâneo, clinicamente significativo, encontrada nesses pacientes.[49]

| QUADRO 41-13 | Fatores relacionados com o aumento do risco de trombose nos períodos pré e pós-transplante hepático |
|---|---|
| **Período pré-transplante** | **Período pós-transplante** |
| Diminuição da degradação hepática de fatores de coagulação ativados | Trauma cirúrgico, áreas cruentas |
| Aumento do fator de Von Willebrand e de fator VIII derivado do endotélio | Anastomoses vasculares |
| Diminuição de fatores anticoagulantes (antitrombina derivada do fígado, proteínas C e S; fator inibidor tecidual, plasminogênio) | Inserção de cateteres |
| | Rejeição celular |
| | Uso de corticosteroides |
| | Infecção |
| | Estase sanguínea (imobilidade, sedação, hipotensão, choque, sepse, CIVD) |

Todo esse equilíbrio hemostático extremamente instável torna-se ainda mais imprevisível e mais rapidamente cambiante no pós-operatório do TxH, quando a velocidade de recuperação funcional do fígado fica na dependência de fatores relacionados com a qualidade do enxerto, com as anastomoses vasculares, com o equilíbrio clínico, hemodinâmico, infeccioso e imunológico do paciente e com a disparidade entre o ritmo de melhora dos fatores hepáticos pró-coagulantes e dos fatores hepáticos anticoagulantes.[49]

A transfusão de hemoderivados tem sido criteriosa no TxH. Atualmente, relata-se que em até 79% dos TxH não se observa a necessidade de transfusão de hemocomponentes ou hemoderivados.[53] Existem evidências de que a transfusão de hemoderivados aumenta o risco de eventos tromboembólicos (entre eles a trombose de artéria hepática e, em menor grau, a trombose de veia porta), aumenta a incidência de lesão pulmonar aguda relacionada com a transfusão e de SARA, aumenta a incidência de infecção e de anemia hemolítica, além de dificultar a obtenção de doadores compatíveis. O risco de comprometimento pulmonar parece ser significativamente maior quando da transfusão de plasma e de plaquetas.[53]

Existem várias condutas que podem diminuir o risco de sangramento e/ou diminuir a necessidade de transfusão de hemocomponentes ou de hemoderivados nos períodos pré, trans e pós-operatórios relacionados com o TxH (Quadro 41-14). No que se refere à utilização de terapia de suporte renal, gostaríamos de enfatizar que esta tem uma relação complexa com as rotas hemostáticas no paciente cirrótico. Há poucas dúvidas de que a diálise efetiva possa potencializar a função plaquetária e melhorar o *status* volumétrico na falência renal grave que complica a cirrose descompensada, embora dados definitivos, como a realização de tromboelastograma pré e pós-diálise, não estejam disponíveis. De um modo geral, nenhuma medida transfusional é necessária para os valores de referência apresentados no Quadro 41-15, especialmente na vigência de sangramento ativo pequeno, em paciente com estabilidades clínica e hemodinâmica e tendência à normalização do perfil de coagulação.

Na vigência de sangramento ativo e clinicamente significativo, considerar as medidas terapêuticas ilustradas no Quadro 41-16, destacando-se:

A) O doador recebe 400 unidades/kg de heparina, antes da retirada dos órgãos, e o receptor poderá sofrer o efeito da heparina residual ou de substâncias heparinoides no enxerto. Havendo um teste de coagulação ativado superior a 120 segundos, utilizar 1 unidade de protamina para cada unidade de heparina a ser antagonizada.

B) A plasmaférese, na insuficiência hepática aguda, diminui o grau de encefalopatia hepática, melhora a coagulação, diminui os níveis de transaminases, mas não aumenta a sobrevida, nem a capacidade de regeneração hepática. Existem poucas evidências da utilidade em crianças. A plasmaférese pode ser utilizada na manutenção do paciente com insuficiência hepática aguda (ou disfunção primária do enxerto ou trombose precoce da artéria hepática) enquanto aguarda o transplante de fígado, particularmente quando se torna necessária a correção da coagulopatia na vigência de hemorragia grave (a transfusão de hemoderivados e fatores de coagulação pode expor o paciente à hipervolemia).

C) As possíveis vantagens dos hemoderivados (complexo protrombínico, o fator VII recombinante e o fibrinogênio humano) são o menor risco biológico e o menor volume;

| QUADRO 41-14 | Medidas a serem tomadas para prevenção de transfusão de sangue e hemoderivados no pós-operatório de transplante hepático |
|---|---|
| **Período pré-transplante** | |
| **Medida** | **Racional** |
| Profilaxia e tratamento do sangramento por ruptura de varizes gastroesofágicas | Alta incidência de ressangramento |
| Terapia de suporte renal | Efeito hemostático (a uremia e a acidose afetam a função plaquetária) |
| | Diminui os riscos da hipervolemia |
| | Diminui substâncias pró-inflamatórias e endotoxinas associadas á sepse, SIRS, CIVD |
| | Favorece a estabilidade hemodinâmica |
| Realização de endoscopia digestiva, rinofaringoscopia, laringoscopia, fibrobroncoscopia, em sangramentos localizados | Diagnóstico precoce de sangramentos localizados e passíveis de intervenção direta |
| Tamponamento anterior e/ou posterior em sangramento nasal; curativos compressivos em cateteres e em locais de punção | Intervenção local em sangramentos localizados |
| Discussão multidisciplinar | Diminui a ocorrência de transfusões potencialmente evitáveis |
| **Período transoperatório** | |
| **Medida** | **Racional** |
| *Expertise* da equipe cirúrgica | Diminuição do tempo de isquemia |
| Técnica de *Piggi-back* | Diminuição do tempo de isquemia e da instabilidade hemodinâmica |
| Punções vasculares guiadas por ecografia | Diminuição do risco de punção arterial e hematoma local |
| Uso de PEEP baixa e VAC baixo | Aumenta o retorno venoso e diminui a congestão sistêmica |
| Evitar PVCs elevadas | Diminui a congestão venosa e a pressão em regiões de anastomoses vasculares e melhora a função do enxerto |
| Uso do tromboelastograma/ROTEM | Avaliação rápida ao perfil da coagulação:<br>• Componentes celulares (plaquetas)<br>• Componentes humorais (formação do coágulo e término da coagulação)<br>• Fibrinólise (lise do coágulo)<br>• Detecção da presença de substâncias heparinoides<br>• Detecção da atividade residual da heparina e sua resposta à protamina<br>• Detecção de risco de eventos tromboembólicos |
| Evitar hipotermia, acidose, hipocalcemia, hipocalemia | Evitar fatores que deprimam a função plaquetária |

| QUADRO 41-14 | Medidas a serem tomadas para prevenção de transfusão de sangue e hemoderivados no pós-operatório de transplante hepático *(Cont.)* |
|---|---|
| Terapia de suporte renal | Efeito hemostático (a uremia e a acidose afetam a função plaquetária)<br>Diminui os riscos da hipervolemia<br>Diminui substâncias pró-inflamatórias e endotoxinas associadas á sepse, SIRS, CIVD<br>Favorece a estabilidade hemodinâmica |
| Revisão cirúrgica (sangramentos abdominais persistentes e clinicamente significativos, após terapia transfusional, quando indicada) | Diagnóstico de sangramentos localizados e passíveis de intervenção direta |
| Discussão multidisciplinar | Diminui a ocorrência de transfusões potencialmente evitáveis |
| **Período pós-operatório** | |
| Uso de bloqueador da secreção ácida: inibidores da bomba de prótons (omeprazol 1 a 3 mg/kg/dia) | Prevenção do sangramento digestivo alto (ausência de via oral, estresse, alteração de coagulação, uso de corticoide, alterações vasculares prévias, presença de sonda) |
| Uso de PEEP baixa e VAC baixo | Aumenta o retorno venoso e diminui a congestão sistêmica |
| Evitar PVCs elevadas | Diminui a congestão venosa e a pressão e regiões de anastomoses vasculares e melhora a função do enxerto |
| Tolerância de anemia moderada (Hb ≥ 7 g/dL); para Hb < 7 g/dL, considerar valores anteriores) | Avaliar a tendência à estabilidade e a ocorrência de hemodiluição, antes de decidir pela necessidade de transfusão |
| Terapia de suporte renal | Efeito hemostático (a uremia e a acidose afetam a função plaquetária)<br>Diminui os riscos da hipervolemia<br>Diminui substâncias pró-inflamatórias e endotoxinas associadas á sepse, SIRS, CIVD<br>Favorece a estabilidade hemodinâmica |
| Uso da desmopressina (DDAVP) | Tem sido demonstrada uma diminuição efetiva no tempo de sangramento nos pacientes cirróticos |
| Realização de endoscopia digestiva, rinofaringoscopia, laringoscopia, fibrobroncoscopia, em sangramentos localizados | Diagnóstico precoce de sangramentos localizados e passíveis de intervenção direta |
| Tamponamento anterior e/ou posterior em sangramento nasal; curativos compressivos em cateteres e em locais de punção | Intervenção local em sangramentos localizados |
| Revisão cirúrgica (sangramentos abdominais persistentes e clinicamente significativos, após terapia transfusional, quando indicada). | Diagnóstico de sangramentos localizados e passíveis de intervenção direta |
| Discussão multidisciplinar | Diminui a ocorrência de transfusões potencialmente evitáveis |

| QUADRO 41-15 | Valores laboratoriais não indicativos da necessidade de transfusão de hemocomponentes e hemoderivados no paciente em pós-operatório de transplante hepático* |
|---|---|
| **Parâmetros laboratoriais** | **Valores toleráveis** |
| Hemoglobina | > 7 g/dL e < 10 g/dL |
| Contagem de plaquetas | > 20.000 |
| Atividade do tempo de protrombina | > 50% |
| Tempo de tromboplastina parcial ativado | ≤ 50 segundos |
| Fibrinogênio | > 100-120 mg/dL |

*Avaliar sempre o caso individual, com discussão multidisciplinar.

suas desvantagens são o custo elevado, o aumento do risco de eventos tromboembólicos e a menor disponibilidade, por serem medicamentos não padronizados.

As medidas farmacológicas de prevenção de trombose estão indicadas em situações específicas, como diâmetro da artéria hepática do doador inferior a 0,3 cm e/ou presença de reconstrução vascular com interposição de enxerto. Habitualmente, utiliza-se heparina intravenosa em infusão contínua (na dose de 10 unidades/kg/h, enquanto o paciente permanecer sem via oral), ou com ácido acetilsalicílico – AAS – (na dose de 5 mg/kg/dia, até o máximo de 100 mg/dia). Ambos são iniciados somente quando a atividade do TP estiver acima de 50%, e a contagem de plaquetas for superior a 50.000, sempre na dependência da avaliação da equipe multidisciplinar (intensivista pediátrico, hepatologista e cirurgião de transplante).

Na grande maioria dos pós-operatórios de TxH, o que se observa é uma melhora gradual das provas de coagulação e uma diminuição progressiva do sangramento ativo, quando presente.

Não há diretrizes universalmente aceitas referentes à indicação, à dose e ao momento de administração de hemocomponentes e de hemoderivados. Além disso, a adequação do esquema de transfusão dos diferentes componentes sanguíneos não foi avaliada em estudos randomizados. Considera-se ser razoável uma conduta direcionada para as necessidades específicas do paciente individual, juntamente com medidas cirúrgicas e anestésicas para diminuir o risco de sangramento intraoperatório.

Para concluir, nada substitui o julgamento clínico experiente com base na avaliação individual do paciente, considerando aspectos cirúrgicos, o risco de trombose, a presença de sangramento ativo, a estabilidade clínica e o perfil do coagulograma anterior e atual.

## Pulmonar

As complicações pulmonares configuram-se em importantes causas de morbidade, mortalidade e prolongamento de hospitalização em receptores de fígado adultos e pediátricos.[54] Fatores de risco identificados são: idade do paciente, gravidade da disfunção hepática, transfusão perioperatória, excesso de infusão de líquidos, duração da ventilação mecânica e episódios de rejeição.[54] Agudamente, o desenvolvimento de pneumonia é a complicação pulmonar

**QUADRO 41-16** Medidas terapêuticas preconizadas quando da presença de sangramento ativo e clinicamente significativo no paciente em pós-operatório de transplante hepático

| Parâmetros laboratoriais | Medidas terapêuticas | Comentários |
|---|---|---|
| TP ou TTPA prolongados | Plasma fresco congelado (10 a 20 mL/kg) | Para pacientes que não tolerem rápidas infusões de volume, considerar o uso de complexo protrombínico e/ou de fator VII recombinante |
| Fibrinogênio < 100-120 mg/dL | Crioprecipitado (1 U/10 kg) ou fibrinogênio humano (15 a 20 mg/kg; dose de adulto: 1 a 2 g) | 1 U crioprecipitado/10 kg aumenta em 100 mg o nível sérico do fibrinogênio |
| Plaquetas < 20.000 | Concentrado de plaquetas (1 U/5 kg) | A geração de trombina é diretamente afetada pela contagem de plaquetas em cirróticos, de modo que:<br>▪ Plaquetas entre 50.000 e 60.000: adequada produção de trombina<br>▪ Plaquetas > 100.000: ótima produção de trombina<br>A transfusão de plaquetas pode aumentar a geração de trombina nos cirróticos com trombocitopenia significativa e sangramento ativo<br>A adição de fator VII ativado recombinante, *in vitro*, pode melhorar a disfunção plaquetária (mas também aumenta o risco de trombose) |
| Hb < 7 mg/dL | Concentrado de hemácias irradiados e desleucotizados: 5 a 10 mL/kg | ▪ Antes de transfundir, avaliar a possibilidade de hemodiluição, os valores prévios, a estabilidade clínica e o diâmetro da artéria hepática<br>▪ Procurar não elevar a Hb acima de 10 mg/dL |
| Fibrinólise | Ácido tranexâmico: bolo de 10 a 20 mg/kg e infusão contínua de 1 mg/kg/h | ▪ Para sangramento incontrolável, associado a dados do tromboelastograma<br>▪ Se indicada, manter durante todo o TxH<br>▪ Promove consideráveis reduções nas perdas sanguíneas e na necessidade de transfusão de concentrado de hemácias<br>▪ Os possíveis efeitos tromboembólicos e o impacto na mortalidade permanecem controversos |
| CIVD | Tratamento da doença de base; transfusão de plaquetas e fatores de coagulação; uso de heparina em algumas situações específicas | O tratamento é de suporte |

mais prevalente no contexto do TxH. Os bacilos Gram-negativos e os cocos Gram-positivos são germes prevalentes no pós-operatório precoce, enquanto as enterobactérias e o citomegalovírus figuram entre os organismos mais comumente encontrados nos casos de pneumonia tardia (> 15 dias).

Outras complicações relatadas na literatura são: tromboembolismo pulmonar, atelectasias, efusão pleural e pneumotórax.[54]

Vale ressaltar que o paciente cirrótico está sujeito ao desenvolvimento de duas síndromes clínicas pulmonares que podem complicar o pós-operatório imediato do TxH: a síndrome hepatopulmonar (SHP) e a hipertensão portopulmonar (HPP). A primeira é mais frequente e caracteriza-se, do ponto de vista fisiopatológico, pela presença de vasodilatação e angiogênese no leito vascular pulmonar, o que resulta em um distúrbio da relação ventilação-perfusão, limitada difusão de oxigênio e formação de *shunts* arteriovenosos.[55] É clinicamente definida como uma tríade, onde ocorre hipoxemia arterial, vasodilatação intrapulmonar e doença hepática.[55] A HPP é muito mais rara e caracteriza-se pela presença de vasoconstrição circulatória pulmonar. Ambas situações estão relacionadas com a hipoxemia, com potencial de reversibilidade pós-TxH. No Quadro 41-17, estão apresentadas as principais situações que predispõem o paciente pediátrico cirrótico, portador de SHP, à hipoxemia, nos casos de hipertensão pulmonar.[56]

A gravidade da SHP é definida pelo grau de hipoxemia, de modo que SHP leve é aquela onde a pressão parcial de oxigênio, em ar ambiente, está entre 60 e 80 mmHg; moderada, entre 50 e 60 mmHg, e grave se menor que 50 mmHg.[5] Embora o TxH ofereça bons resultados, com restabelecimento da pressão parcial de oxigênio, a presença de hipoxemia no período pós-operatório imediato poderá ser um evento ameaçador.[55,57] Nestas situações a adição de óxido nítrico (25 ppm para pacientes pediátricos) à ventilação mecânica poderá reverter a hipoxemia.[57]

| QUADRO 41-17 | Prováveis mecanismos pulmonares e hepáticos relacionados com o aparecimento da hipoxemia em hepatopatas portadores de síndrome hepatopulmonar |
|---|---|
| **Alterações pulmonares** | **Prováveis mecanismos** |
| Alteração da relação ventilação-perfusão | Circulação hiperdinâmica decorrente da hipertensão porta determinando fluxo sanguíneo aumentado em áreas de ventilação diminuída |
| Alteração da relação difusão-ventilação | Formação de dilatações vasculares sistêmicas, promovendo alteração da difusão das moléculas de $O_2$ do alvéolo para o centro do capilar pulmonar |
| Alterações na afinidade da oxiemoglobina | Desequilíbrio acidobásico |
| Formação de *shunt* intrapulmonar | Estímulo à angiogênese e formação de comunicações arteriovenosas pulmonares verdadeiras que permitem que o sangue desoxigenado das artérias chegue às veias pulmonares sem sofrerem oxigenação |
| Fatores mecânicos | Desenvolvimento de ascite |

Fonte: Adaptado de Zhang Z-J & Yang C-Q, 2010.[56]

## Cardiovascular

Há uma relação de interdependência entre as funções do coração e do fígado. A insuficiência cardíaca pode desencadear congestão hepática e até mesmo cirrose, do mesmo modo que os indivíduos cirróticos podem apresentar alterações cardíacas secundárias às doenças sistêmicas que envolvem ambos os órgãos (glicogenose tipo III, hemocromatose), alterações cardíacas específicas da cirrose e manifestações cardiovasculares comuns que podem afetar a evolução pós-TxH.[5,58]

O procedimento do TxH *per se* resulta em importantes alterações na pré-carga e na pós-carga em razão principalmente da súbita liberação de citocinas e mediadores vasoativos lançados na circulação sistêmica, especialmente na fase de reperfusão.[58,59] Alguns pacientes neste período desenvolvem queda na PVC e hiponatremia. Estes são os mais propensos a desenvolverem, no pós-transplante, níveis baixos de MAP e maior dificuldade de extubação.[58] Outros eventos cardiovasculares capazes de comprometer a evolução dos receptores de TxH são: arritmias, isquemia transitória, choque cardiogênico e edema agudo de pulmão.[58]

Em crianças, eventos pré-TxH, como a presença de malformações congênitas sem repercussões sistêmicas ou algumas cardiopatias complexas, não parecem estar associados à maior morbidade pós-operatória.[60,61]

Ressalta-se, também, o risco de alterações cardiovasculares secundárias ao uso de imunossupressores inibidores da calcineurina.[62] É muito frequente a ocorrência de hipertensão arterial (HAS) após o Tx hepático, sendo importante a monitorização clínica. Primeiramente deve-se excluir a presença de hipertensão intracraniana como causa da hipertensão arterial (secundária a edema e/ou hemorragia do sistema nervoso central). A causa da hipertensão é multifatorial (hipervolemia, dor, ansiedade, estresse, obesidade), mas é principalmente relacionada com o uso de inibidores da calcineurina (ciclosporina e tacrolimus) e com os glicocorticoides.

Os inibidores da calcineurina aumentam as resistências vasculares sistêmica e renal (arteríola aferente). Os glicocorticoides são mais associados à HAS nos primeiros dias a semanas após o Tx hepático (doses mais altas). Em virtude de sua redução gradual, não são usualmente fator de risco maior para HAS crônica nesses pacientes.

Uma vez detectada a HAS, acessar níveis séricos de tracrolimus ou de ciclosporina e fazer os ajustes necessários, se os níveis forem elevados.

É importante considerar que, a restrição de sal pode comprometer a ingestão proteicocalórica dos pacientes hepatopatas pediátricos, os quais estão em plena fase de crescimento e apresentam graus variados de comprometimento nutricional prévio.

Se forem necessárias medicações anti-hipertensivas, a primeira escolha é um bloqueador do canal de cálcio, uma vez que o mecanismo mais provável seja a vasoconstrição arteriolar renal. A amlodipina pode ser a primeira escolha (meia-vida longa, mínima interação com os inibidores da calcineurina e poucos efeitos colaterais). A nifedipina e o verapamil devem ser evitados, pois inibem o citocromo P450, aumentando o nível sérico dos inibidores da calcineurina.

Até 30% dos pacientes vão necessitar de mais de um agente anti-hipertensivo.

Deve-se evitar o uso de inibidores da enzima conversora de angiotensina (inibidores da ECA) nos primeiros dias após o Tx hepático, graças à concomitância de outros fatores nefrotóxicos (uso de vancomicina, tacrolimus, PO de grande cirurgia, insultos isquêmicos, graus variados de alteração da função renal secundários à hepatopatia crônica prévia ao Tx). Após a estabilização do paciente, os inibidores da ECA (enalapril, por exemplo) e os bloqueadores do receptor da angiotensina (Losartan, por exemplo) são excelentes alternativas, mas deve-se ter o cuidado de monitorizar a função renal e o nível sérico de potássio, pois esses medicamentos podem piorar a função renal e causar hipercalemia.

A hidroclortiazida em dose baixa (0,1 a 1 mg/kg/dia) também pode ser associada. Nos casos refratários, pode-se acrescentar um β-bloqueador cardiosseletivo (metoprolol ou atenolol) ao esquema terapêutico.

### Neurológico

A incidência de complicações neurológicas seguindo a realização do TxH situa-se em torno de 30% e habitualmente tem ocorrência precoce.[63] Entre os principais eventos destacam-se: a encefalopatia, as convulsões e as complicações relacionadas com o uso dos imunossupressores (tremores, cefaleia, distúrbios do comportamento, mielinose pontina, hemorragia cerebral). As causas de encefalopatia são múltiplas: anoxia, disfunção primária do enxerto, sepse, rejeição, medicamentos. Estas podem atuar isoladamente ou em conjunto.[64] As convulsões são frequentemente atribuídas aos efeitos dos imunossupressores inibidores da calcineurina, às lesões estruturais, aos distúrbios eletrolíticos ou à existência de morbidades prévias, como a epilepsia.[63,64] Apresentam-se, em sua maioria sob a forma tônico-clônica e são habitualmente autolimitadas.[65]

O tratamento é o mesmo de crises convulsivas de outras etiologias. A difenil-hidantoína e o fenobarbital diminuem os níveis de tacrolimus e de ciclosporina ao estimular o citocromo P450, devendo-se monitorizar cuidadosamente os níveis séricos destes últimos quando o tratamento com anticonvulsivantes se fizer necessário.[65]

## ■ Complicações

O enxerto hepático está sujeito a uma série de lesões determinadas em maior ou menor grau pelo desajuste nos fenômenos de isquemia e reperfusão. A patogênese é multifatorial e inclui a presença de alterações celulares específicas.[66,67] Na forma leve, a lesão de isquemia-reperfusão é rapidamente reversível, não necessita de tratamento específico e manifesta-se por um aumento moderado de aminotransferase. É compreendida como um retardo de funcionamento do enxerto.[66] As formas associadas a maiores repercussões clínicas são descritas a seguir.

### Disfunção primária do enxerto (DPE)

Esta é a forma mais grave de lesão de isquemia-reperfusão com potencial de ameaçar a sobrevida do enxerto e do paciente.[66-68] A incidência é extremamente variável (2-18%), e a etiologia, desconhecida.[67] Alguns fatores de risco associados ao não funcionamento primário do enxerto incluem: tempo de isquemia prolongado, doador do sexo feminino, idade avançada do doador, presença de macroesteatose no enxerto implantado, receptor em insuficiência renal, dentre outros.[67]

Suspeita-se de DPE na vigência de súbita e precoce (< 10 dias) elevação das enzimas hepáticas (AST > 5.000 UI), associada à acidemia láctica (pH, 7,3 e/ou lactato > 2 vezes a referência), alteração da coagulação (INR > 3) e instabilidade hemodinâmica.[67] O diagnóstico requer a exclusão de comprometimento da macrovascularização hepática.[67,68] Enquanto, o uso de antioxidantes não está estabelecido, o único tratamento é o retransplante.[66-69]

## Complicações vasculares

### Artéria hepática

As tromboses ou estenoses arteriais são mais comuns nas crianças (15 a 20%) do que nos adultos (5 a 10%). O uso de enxertos vasculares na aorta pode aumentar ainda mais esta incidência. Embora a trombose da artéria hepática (TAH) geralmente seja secundária a um problema de técnica cirúrgica, há outras causas, como estados clínicos de hipercoagulabilidade pós-TxH, hemoconcentração e rejeição grave com edema do enxerto, resultando na diminuição do fluxo e estase arterial.[70-73] A TAH nos primeiros dias pós-TxH determina, na maioria das vezes, um quadro clínico de insuficiência hepática grave com necessidade de retransplante de urgência.[70] Quando o diagnóstico é feito precocemente, e para isso é fundamental a realização seriada da ecografia com Doppler (logo após o transplante e diariamente durante a primeira semana de pós-operatório), a tentativa de reconstrução cirúrgica com abordagem local (embolectomia e reanastomose arterial) ou a utilização de trombolíticos tópicos através de abordagem percutânea por radiologia intervencionista podem reverter o quadro. As estenoses são frequentemente resolvidas com angioplastia percutânea.[74] Alguns casos exigem tratamento cirúrgico com ressecção da área de estenose ou interposição de enxertos. As tromboses tardias e as estenoses graves, em geral, são diagnosticadas graças a alterações isquêmicas da via biliar manifestadas clinicamente de forma colestática, como fístula ou obstrução biliar, com quadro que se assemelha à colangite esclerosante ou sepse.[75] Quando a colangiopatia isquêmica está estabelecida, a única opção é o retransplante.[75]

Fatores que podem estar relacionados com a redução na incidência de trombose precoce de artéria hepática incluem o uso de técnica cirúrgica microvascular (pouca ou nenhuma evidência), a manutenção de hematócritos baixos (7 a 9) e o uso de profilaxia com heparina/ aspirina.

Em nosso serviço, no período de pós-operatório, quando o TP for maior do que 50%, e a contagem de plaquetas for maior do que 50.000, na ausência de sangramento ativo e após avaliação da equipe cirúrgica, iniciamos com o uso de heparina profilática endovenosa (10 unidades/kg/h), se o paciente ainda estiver com suspensão da via oral, ou com o uso de ácido acetilsalicílico (AAS, na dose de 5 mg/kg/dose, 1×/dia, até o máximo de 100 mg/dia), quando liberada a ingestão por via oral. O uso do AAS é mantido pelo período de 90 dias. Nos pacientes com diâmetro da artéria hepática menor do que 0,3 cm, em algumas situações, iniciamos a profilaxia mais precocemente, a critério da equipe cirúrgica.

### Veia porta

As tromboses e estenoses da veia porta são mais frequentes nas crianças do que nos adultos, podendo ocorrer em até 10 a 15% dos casos, dependendo da presença de anomalias venosas, como hipoplasia da veia porta, anastomoses espontâneas retroperitoneais, determinando fluxo hepatofugal.[76,77] A profilaxia da trombose é indicada nestes casos (uso de heparina intravenosa nos primeiros dias de pós-operatório seguido do uso de antiadesivo plaquetário via oral durante 90 dias). A maioria das tromboses é precoce, podendo ser tratada com trombectomia cirúrgica e reanastomose venosa no momento do diagnóstico. Quando a trombose aparece tardiamente, manifestando-se com hipertensão porta grave refratária ao tratamento farmacológico ou endoscópico, pode ser necessária a realização de uma derivação portossistêmica cirúrgica.[76] Porém, procedimentos realizados por radiologia intervencionista, como fragmentação percutânea do trombo, dilatação com balão da veia porta e colocação de *stent* intraluminal, têm tido resultados cada vez mais satisfatórios.[78] Na presença de estenose com repercussão clínica determinando ascite volumosa ou hemorragia digestiva, indica-se primariamente angioplastia percutânea com dilatação trans-hepática da veia porta. A correção cirúrgica raramente é necessária.

### Veia cava inferior (VCI)

As tromboses e estenoses da VCI pós-transplante são incomuns, aparecendo em 1 a 2% dos pacientes e geralmente no nível da anastomose.[79,80] A apresentação clínica assemelha-se a um quadro do tipo Budd-Chiari agudo, com acúmulo intra-abdominal de fluidos determinando ascite volumosa, podendo ser refratária ao tratamento clínico, exigindo paracenteses frequentes e ocasionando importante morbidade.[80] No período pós-operatório precoce, a correção cirúrgica é a de escolha com abordagem direta da anastomose ou realização de uma derivação cavoatrial.[81-83] Tardiamente, o melhor tratamento é a angioplastia percutânea. Excepcionalmente, o retransplante pode ser necessário.

## *Complicações biliares*

As complicações biliares são as mais frequentes, podendo ocorrer em até 30% dos casos.[84] Entre outros fatores, depende do tipo de enxerto utilizado: total, reduzido, bipartido ou doador vivo, assim como do tempo de isquemia fria (> 12 horas) e o tipo de reconstrução biliar.[84] Nas crianças, em geral, é feito anastomose biliodigestiva, pois a indicação mais frequente de TxH é a AVB.[5] No período pós-operatório precoce são mais comuns as fístulas tanto ao nível da anastomose biliar como da superfície cruenta no caso do enxerto parcial. As estenoses em geral são mais tardias, aparecendo principalmente nas anastomoses colédoco-coledocianas término-terminais.[84,85]

A maioria dos casos de estenose biliar pode ser resolvida com dilatação percutânea ou endoscópica. Na falha dessas propedêuticas, é indicado o tratamento cirúrgico. As fístulas, dependendo da sua localização e do tamanho do pertuito, também podem ser tratadas por via percutânea ou endoscópica, mas, em geral, necessitam abordagem cirúrgica.[85,86] Também podem manifestar-se como colangiopatia isquêmica, não relacionada com a anastomose biliar e sim decorrente de agressões multifatoriais do enxerto hepático, como TAH, tipo de solução de preservação utilizada, isquemia quente (doador em parada cardíaca), tempo de isquemia fria prolongado e aspectos imunológicos (rejeição celular e/ou transplante contra barreira).[87] Como referido previamente, nesses casos o tratamento indicado é o retransplante.

## Rejeição celular aguda (RCA)

O transplante de órgãos entre indivíduos geneticamente diferentes promove uma resposta imunológica mediada por células T, que, se não controlada, resulta em rejeição celular, com eventual perda do enxerto. A magnitude desta resposta é determinada pelas diferenças antigênicas entre receptor e doador e, no enxerto, pela expressão de citocinas pró-inflamatórias desencadeadas tão cedo quanto no período inicial após o transplante.[88] O fígado, pela constante exposição aos produtos alimentares e bacterianos, é um órgão dotado de um microambiente, em que a tolerância é maior que a imunidade, mas a despeito disso, a maioria dos pacientes que recebem órgãos transplantados, incluindo os receptores de fígado, necessita de imunossupressão específica por longos períodos.[88,89]

Do ponto de vista fisiopatológico, entende-se a RCA como uma cascata de eventos que culmina na expansão clonal de células efetoras e de anticorpos que podem causar a destruição do enxerto se não controlada.[90] O processo completo promove a ativação dos linfócitos T, o que requer sinais externos em receptores localizados na membrana das células (Fig. 41-3).

A RCA pode ocorrer precocemente após o transplante, sendo mais comum nos primeiros meses após o procedimento, podendo ainda ser um evento observado tardiamente (meses ou anos após o TxH) em razão das mudanças na imunossupressão, o que inclui não adesão do paciente. Acredita-se que aproximadamente 60% das crianças transplantadas de fígado apresentem pelo menos um episódio de RCA.[4]

Clinicamente os sinais e sintomas de RCA são inespecíficos (icterícia, febre e mal-estar) e um número não desprezível de pacientes é assintomático.[4,5] Laboratorialmente pode-se observar elevação de gamaglutil transferase (GGT), fosfatase alcalina (FA), aminotransferases (ALT/TGP e AST/TGO) e bilirrubinas, associada aos baixos níveis de imunossupressão.[91] Em alguns casos há leucocitose e eosinofilia. Essas alterações não são patognomônicas e devem ser interpretadas em um contexto que inclui diferentes fatores (idade do receptor, condições do doador, causa da hepatopatia que motivou o transplante, tempo decorrido do procedimento, exclusão de alterações vasculares e biliares, entre outros). A confirmação diagnóstica se faz por estudo anatomopatológico, quando se demonstrará infiltração portal (celularidade mista), ductulite e endotelite.[92]

A maioria das crianças responde a bolo de esteroides e ajuste da imunossupressão.[91] No Quadro 41-18, estão sugeridos os níveis desejados de imunossupressão de acordo com o tempo de transplante.[91,93]

## Infecções

Infecção é uma das principais causas de morbidade e mortalidade em receptores de órgãos sólidos.[94] Após o Tx de fígado a maioria dos óbitos está relacionada com infecções bacterianas, fúngicas ou virais.[94,95] Isoladamente, infecção é a mais importante causa de óbito em crianças e adolescentes transplantados de fígado.[96,97] A maioria das infecções graves ocorre nos primeiros meses de pós-operatório.[94] A prevenção e o tratamento de infecções são aspectos importantes no cuidado pós-transplante, e o aprimoramento no seu manejo está associado à redução da mortalidade.[98]

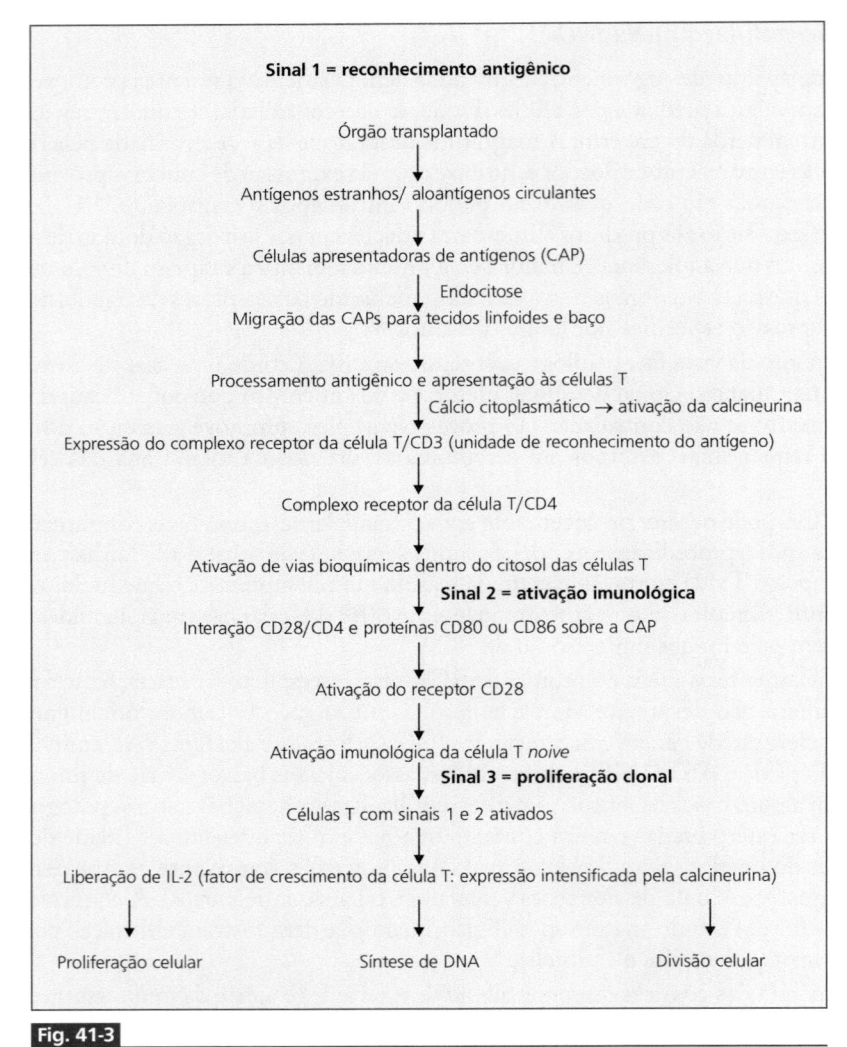

```
Sinal 1 = reconhecimento antigênico

Órgão transplantado
↓
Antígenos estranhos/ aloantígenos circulantes
↓
Células apresentadoras de antígenos (CAP)
↓ Endocitose
Migração das CAPs para tecidos linfoides e baço
↓
Processamento antigênico e apresentação às células T
↓ Cálcio citoplasmático → ativação da calcineurina
Expressão do complexo receptor da célula T/CD3 (unidade de reconhecimento do antígeno)
↓
Complexo receptor da célula T/CD4
↓
Ativação de vias bioquímicas dentro do citosol das células T
↓ Sinal 2 = ativação imunológica
Interação CD28/CD4 e proteínas CD80 ou CD86 sobre a CAP
↓
Ativação do receptor CD28
↓
Ativação imunológica da célula T noive
↓ Sinal 3 = proliferação clonal
Células T com sinais 1 e 2 ativados
↓
Liberação de IL-2 (fator de crescimento da célula T: expressão intensificada pela calcineurina)
↓                    ↓                    ↓
Proliferação celular   Síntese de DNA      Divisão celular
```

**Fig. 41-3**

Mecanismo de resposta imunológica ao transplante de órgãos. Fonte: Coelho et al., 2012.[90]

As infecções pós-transplante de órgãos sólidos geralmente apresentam um padrão previsível de ocorrência e podem ser agrupadas em três principais períodos: pós-transplante precoce (< 1 mês); intermediário (1 a 6 meses) e tardio (> 6 meses).[94] No final, abordaremos, de maneira sumária, as recorrências das infecções pelos vírus B e C no período pós-transplante.

| QUADRO 41-18 | Nível sérico desejado dos inibidores da calcineurina nos diferentes períodos pós-transplante hepático pediátrico | |
|---|---|---|
| Imunossupressor/tempo pós-transplante | Tacrolimus (ng/dL)* | Ciclosporina (ng/mL)** |
| 0-2 semanas | 10-15 | 800-1.200 |
| 2-4 semanas | 8-10 | 800-1.200 |
| 6-12 meses | 5-10 | 600-800 |
| 13-24 meses | 3-8 | 400-600 |
| 25-60 meses | 2-4 | 400-600 |

*Nível medido no vale (15 minutos antes da próxima tomada).
**Nível medido no pico (2 horas após tomada).
Adaptado de Kelly D et al., 2013[91] e de Magalhães Jr HV, Ministério da Saúde, 2011.[93]

## Infecções no pós-transplante precoce (< 1 mês)

As infecções que ocorrem imediatamente após o transplante são similares às que acontecem no pós-operatório de pacientes imunocompetentes.[94,99] Estão relacionadas com as condições preexistentes do receptor, a manipulação cirúrgica, a presença de acessos venosos, sondas e ventilação mecânica.[99] A presença de colangite ou peritonite bacteriana espontânea, próxima ou no momento do transplante, pode determinar infecção da cavidade abdominal. Complicações da técnica cirúrgica, como trombose venosa e arterial e estenoses e fístulas biliares, predispõem a ocorrência de infecções precoces. A realização de reintervenção cirúrgica da cavidade abdominal está associada à maior ocorrência de infecções fúngicas.[99]

A maioria das infecções após o transplante ocorre no período inicial e são predominantemente causadas por bactérias e fungos.[94,99] As infecções bacterianas são as mais frequentes, ocorrendo principalmente no primeiro mês pós-Tx.[96] A incidência de infecção bacteriana após o transplante de fígado é variável, sendo relatados valores entre 14 e 71%.[95,99] As mais comuns são infecções nosocomiais, como as infecções da ferida operatória e da cavidade abdominal, a sepse relacionada com cateter venoso e drenos, a pneumonia, a infecção urinária e a colite por *Clostridium difficile*.[95,96] Bacteremia geralmente ocorre em associação a infecções intra-abdominais ou ao uso de cateter venoso central. Os microrganismos entéricos Gram-negativos são responsáveis pela metade do número de episódios.[99]

Cerca de 40% das crianças podem desenvolver infecções fúngicas no primeiro ano após o TxH, sendo a *Candida* sp., o patógeno mais comum. As infecções por *Candida* estão associadas à presença de foco intra-abdominal (lago biliar ou perfuração intestinal) ou de sondagem vesical de demora e ocorrem mais comumente no primeiro mês após o transplante. A transfusão de grande volume de sangue, o prolongado período de intubação traqueal, a reintervenção cirúrgica abdominal, a ocorrência de trombose da artéria hepática, o uso de NPT, o uso de esteroides e de antibióticos são fatores de risco adicionais para infecções por *Candida*. Em decorrência da elevada mortalidade (até 33%), a instituição precoce de tratamento de infecções por *Candida* em pacientes pediátricos transplantados de fígado é particularmente importante. A ocorrência de aspergilose invasiva é rara, mas pode ser fatal. Os pacientes transplantados de fígado por fibrose cística apresentam risco aumentado de desenvolver infecção por aspergilos.[99]

Apesar da falta de estudos controlados e randomizados, a utilização de profilaxia antibacteriana perioperatória (24 a 48 horas) com objetivo de minimizar os riscos de infecção dos sítios cirúrgicos é rotina na maioria dos centros transplantadores. Os regimes antibióticos visam a cobrir bactérias da flora intestinal e *Staphylococcus aureus*, podendo ser modificados se o paciente for recentemente infectado ou colonizado por patógenos resistentes.[96,100] A administração de nistatina oral é recomendada para todo paciente transplantado pediátrico como estratégia de prevenção de candidíase orofaríngea.[99]

### Infecções no pós-transplante intermediário (1 a 6 meses)

As infecções relacionadas com o doador, com a reativação viral e as infecções oportunistas ocorrem tipicamente após o período do pós-transplante precoce. No período intermediário ocorre o pico de incidência de infecção por CMV, bem como começam a ocorrer a doença linfoproliferativa associada ao EBV e a pneumonia por *Pneumocistis*.[99]

Vírus são agentes patogênicos extremamente importantes no pós-operatório de transplante. A doença pode ocorrer como resultado de reativação de infecção latente tanto do doador como do receptor.[96] O modo de apresentação e a gravidade das infecções por herpes-vírus podem variar conforme o estado sorológico do receptor e a intensidade da imunossupressão. Dos herpes-vírus, o citomegalovírus (CMV) é um dos mais comuns e importantes patógenos que afetam crianças submetidas ao transplante hepático.[96,99] O CMV pode determinar infecção assintomática ou o desenvolvimento de febre, de alterações hematológicas e de manifestações de invasão de órgãos (fígado, pulmão e trato gastrointestinal). O emprego de profilaxia para CMV com ganciclovir resultou em diminuição da incidência e da gravidade da doença.[99] Os receptores soronegativos para CMV que receberam órgão de doador soropositivo têm alto risco de desenvolverem infecção primária e doença pelo CMV, de maior morbidade e mortalidade. A reativação viral ou a superinfecção tende a resultar em doença mais leve. A doença pelo CMV apresenta-se tipicamente entre o primeiro e o terceiro mês após o transplante. As estratégias de prevenção da doença pelo CMV durante o período de maior imunossupressão após o transplante, portanto de maior risco de desenvolvimento da doença (90 a 100 dias), incluem a utilização de ganciclovir ou valganciclovir em regime profilático ou de terapia preemptiva. Ambas as estratégias são efetivas na redução da incidência da doença pelo CMV.[96,99,101,102]

A infecção pelo vírus Epstein-Barr (EBV) é uma importante causa de morbidade e mortalidade após o transplante hepático pediátrico. A doença sintomática ocorre mais comumente em indivíduos que desenvolvem infecção primária pelo EBV. A maioria das crianças é soronegativa para EBV no momento do transplante de fígado e pode adquirir a infecção. Contudo, menos de 1/3 dessas crianças irão apresentar doença clínica. O espectro da infecção e da doença pelo EBV inclui desde soroconversão assintomática, sintomas virais inespecíficos, mononucleose, doença linfoproliferativa até linfoma.[99] A gravidade das manifestações clínicas está relacionada com o grau de imunossupressão e a capacidade de resposta imunológica apropriada do hospedeiro. A infecção e seus sintomas, incluindo a mononucleose e doença linfoproliferativa, ocorrem principalmente no primeiro ano após o transplante, enquanto que linfoma tende a se apresentar mais tardiamente. A doença proliferativa pode acometer diferentes locais, mas há uma tendência de envolvimento do órgão transplantado.[99]

*Pneumocystis jirovecii* é causa bem conhecida de pneumonia em pacientes imunocomprometidos, incluindo receptores de transplante de fígado. O uso de profilaxia antimicrobiana com associação de sulfametoxazol e trimetoprima durante o primeiro ano de Tx reduz a ocorrência da doença.[94,99]

### Infecções no pós-transplante tardio (> 6 meses)

Durante o período tardio do pós-operatório, as crianças transplantadas apresentam infecções na mesma frequência que as demais crianças não imunossuprimidas. A origem dessas infecções geralmente é a comunidade.[94,99] Contudo, alterações anatômicas da árvore biliar e no fluxo da bile podem determinar episódios recorrentes de colangite bacteriana no pós-operatório de transplante de fígado. O emprego de profilaxia durante os primeiros meses pode retardar a ocorrência de infecção pelo CMV para o período mais tardio.[99]

Nesse período os pacientes transplantados podem ser mais susceptíveis a certos patógenos bacterianos, como *Nocardia* sp., *Legionella* sp., *Listeria monocytogenes*, *Mycoplasma* sp., *Salmonella* sp. ou *Bartonella* sp. O reconhecimento dessas infecções pode ser muito difícil nesses pacientes. Infecções respiratórias por patógenos encapsulados, como *Streptococcus - pneumoniae* e *Haemophilus influenza*, podem ser fatais se não reconhecidas precocemente. Há pouca informação disponível na literatura médica sobre as infecções tardias em receptores de transplante de fígado.[94]

Embora a tuberculose seja descrita como rara em crianças transplantadas de fígado, a sua ocorrência deve ser motivo de atenção em áreas consideradas endêmicas. O reconhecimento precoce da tuberculose em receptores de órgãos é fundamental, pois as taxas de mortalidade são elevadas, variando de 25 a 40% nessa população.[99]

*Clostridium difficile* é uma importante infecção após o transplante de fígado. O seu diagnóstico pode ser mais difícil, e sua evolução pode ser mais complicada daquela que ocorre em pacientes imunocompetentes. Embora a ocorrência de diarreia por *Clostridium difficile* seja mais comum no período precoce, infecções tardias têm sido descritas. Com o diagnóstico e tratamento oportunos, o prognóstico é favorável na maioria dos casos.[94]

O reconhecimento da presença de infecção em transplantados pode ser um desafio em razão da atenuação das manifestações clínicas e da resposta inflamatória secundária ao efeito da terapia imunossupressora. Pode não ocorrer febre ou alteração do hemograma. Os sinais físicos da infecção podem estar modificados pelas alterações anatômicas secundárias à cirurgia do transplante. Por outro lado, febre pode ocorrer em consequência de rejeição ao órgão transplantado.[94]

### Hepatites crônicas B e C

Enquanto as hepatites crônicas B e C são importantes indicações de transplante hepático em adultos, no grupo pediátrico elas são relativamente raras, corroborando a máxima de que as crianças não são adultos pequenos.

No que se refere à hepatite B (HVB), aproximadamente 90% das crianças infectadas quando lactentes e 25-50% daquelas infectadas antes dos 5 anos de idade irão desenvolver infecção crônica. A despeito disso, a infecção é frequentemente assintomática e doença hepática grave durante a infância é rara. As complicações, incluindo a cirrose e o carcinoma hepatocelular (HCC), costumam aparecer somente na adolescência ou na vida adulta. Na casuística do HCPA, somente um paciente foi transplantado por HVB crônica.

Nos pacientes infectados pelo HBV submetidos ao TxH e que não fazem profilaxia adequada, observa-se recorrência da infecção no enxerto em aproximadamente 90% dos casos, o que poderá determinar a sua perda. Ainda, a sobrevida depois do TxH no grupo de pacientes HBsAg positivos é significativamente menor quando comparados aqueles HBsAg negativos, dependendo, entre outras variáveis, do *status* sorológico e virológico antes do transplante.

A profilaxia da recorrência da HVB, é o uso de imunoglobulina específica e análogos do nucleosídeo (lamivudina).

O Ministério da Saúde no Brasil recomenda para adultos e adolescentes em replicação viral (HBeAg + e/ou HBV-DNA +) iniciar tratamento com lamivudina, quando houver previsão de transplante para os próximos 3 meses, repetir a quantificação do HBV-DNA a cada 3 meses ou quando estiverem na iminência do transplante. Só deverão estar ativos na lista quando tiverem uma quantificação do HBV-DNA inferior a 100.000 cópias/mL nos últimos 4 meses. Os pacientes devem estar afastados temporariamente por falta de condições clínicas da lista, se a quantificação do HBV-DNA mais recente for superior a 100.000 cópias/mL.

Habitualmente as crianças com hepatite crônica pelo vírus C (HVC) têm um curso benigno durante a infância, estando a maioria assintomática e com lenta progressão da doença hepática até a vida adulta. No entanto, uma vez que essa idade seja atingida, a progressão de fibrose é mais comum, podendo ocorrer em poucos anos, com uma pequena porcentagem demonstrando progressão para fibrose grave. Dessa forma, a realização do TxH por HVC, em pediatria, é rara. Nos pacientes submetidos ao transplante, as taxas de recorrência do vírus são altas no período pós-operatório. Há várias estratégias de tratamento propostas, algumas contemplando o tratamento precoce (antes do desenvolvimento da doença hepática) e outras somente após o estabelecimento da doença crônica.

## IMUNOSSUPRESSÃO

A imunossupressão, no contexto dos transplantes de órgãos, pode ser classificada em três fases principais: indução, manutenção e tratamento da rejeição aguda.[103] A imunossupressão de indução é aquela administrada nos primeiros 30 dias pós-transplante, onde ocorre o pico de alorreatividade. Os regimes de manutenção iniciam-se após os 30 dias e são mantidos indefinidamente, na maioria das situações. A terapia imunossupressora para o tratamento da rejeição aguda refere-se àquela utilizada quando do diagnóstico histológico desta condição.[103]

As drogas habitualmente utilizadas têm reduzido a taxa de rejeição aguda, mas com taxas não desprezíveis de toxicidade.[104] Assim, o cenário atual compreende um grande arsenal de drogas imunossupressoras, com atuação coadjuvante, possibilitando o uso combinado sem a sobreposição de toxicidade.[103,104] Podem ser agrupadas em duas principais categorias: drogas farmacológicas (ou de moléculas pequenas) e agentes biológicos. As primeiras são derivadas a partir de produtos microbianos ou proteínas-alvo de reações aloimunes, como são os corticosteroides, os inibidores da calcineurina (tacrolimus e ciclosporina), os inibidores mTOR (rapamicina e everolimus), os inibidores da síntese de DNA (micofenolato, azatioprina). Os imunossupressores biológicos incluem agentes que destroem os linfócitos T, B ou ambos e anticorpos monoclonais ou proteínas de fusão, que reduzem a responsividade dos linfócitos sem destruí-los. Os alvos deste último grupo de imunossupressores são frequentemente os receptores de IL-2.[90,103] A destruição de linfócitos a despeito de muito efetiva para o tratamento da rejeição celular aguda está relacionada com intensa toxicidade sistêmica.[90] A lise dos linfócitos T promove mitogênese e liberação de numerosas citocinas e linfocinas na circulação sistêmica, resultando na "síndrome de liberação de citocinas". Os sintomas relacionados com esta síndrome incluem: febre, hipotensão, cefaleia (meningite asséptica), dispneia (edema pulmonar), náuseas, vômitos e diarreia.[90] Aparecem caracteristicamente na primeira hora de infusão, resolvem em período de 4-6 horas e podem ser prevenidos pelo uso de anti-histamínicos, paracetamol e corticosteroides pré-infusão.[90]

As principais drogas imunossupressoras, utilizadas no TxH pediátrico, seu mecanismo de ação, os aspectos gerais da farmacocinética e da farmacodinâmica, as doses e os eventos adversos estão apresentados nos Quadros 41-19 e 41-20.

O tempo, a dose e a seleção do imunossupressor difere largamente entre os centros. A maioria dos protocolos utiliza agentes múltiplos, dirigidos às várias etapas da cascata imunológica apresentada na Figura 41-3 e considera: a doença de base do receptor, os riscos individuais de infecção e toxicidade e a história prévia de sensibilização do receptor.[90] A utilização de indução com drogas biológicas é rara no TxH, de um modo geral.[105-107]

## PERÍODO PÓS-OPERATÓRIO TARDIO
### ■ Doença linfoproliferativa pós-transplante (PTLD)

A linfoproliferação seguindo o transplante de órgãos sólido é o resultado de uma proliferação anormal e desordenada de linfócitos, no contexto da imunossupressão, ocasionando um largo espectro de doenças que variam desde a hiperplasia linfoide benigna até o aparecimento de neoplasia, mais comumente os linfomas Burkit, Hodking e não Hodking.[108] A incidência de doença linfoproliferativa pós-TxH situa-se entre 5-15%, sendo mais comum na faixa etária pediátrica.[109]

São fatores de risco associados ao desenvolvimento de PTLD: sorologia negativa para Epstein-Barr (EBV) pré-transplante, faixa etária pediátrica, altas doses de imunossupressão e tipo de órgão transplantado.[110] A linfoproliferação é rara para o transplante de medula óssea e mais frequente nos transplantes de fígado e intestino.[110]

A infecção pelo EBV pode até ser assintomática mas frequentemente se manifesta com o quadro de síndrome mononucleose *like* ou com doença rapidamente progressiva.[109,110] As características histológicas também são variáveis, podendo-se observar desde proliferação policlonal até a expansão clonal monomórfica (Quadro 41-21).[110] As formas polimórficas e de início precoces (até o primeiro ano pós-transplante) são as mais frequentemente observadas e associadas à positividade do EBV, enquanto a forma monomórfica tem apresentação tardia, e o EBV é negativo em aproximadamente 70% dos casos.[111]

## QUADRO 41-19 — Imunossupressores farmacológicos utilizados no transplante hepático pediátrico – mecanismo de ação, farmacocinética e farmacodinâmica, doses, eventos adversos

| Fármaco | Mecanismo de ação | Farmacocinética e farmacodinâmica | Doses | Eventos adversos |
|---|---|---|---|---|
| Corticosteroide | Inibição da síntese de citocinas pelas células apresentadoras de antígenos (sinal 1) | Pico de ação: 31 min (venoso); 1-2 h (oral) Meia-vida: 3-3,5 h Metabolismo: fígado Excreção: urinária | Metilprednisolona: 10 mg/kg/dia Prednisona/prednisolona: 0,5-1 mg/kg/dia | Déficit de crescimento; obesidade; diabetes; hirsutismo; osteopenia; estrias cutâneas; hipertensão arterial; glaucoma |
| Ciclosporina | Inibição da calcineurina (sinal 2) | Pico de ação: 1,5-2 h Meia-vida: 8,4-27 h Metabolismo: fígado (Citocromo P450 3A) Excreção: bile e fezes | 10-15 mg/kg/dia | Insuficiência renal; hipertensão; diabetes; hiperplasia gengival; hirsutismo; linfoma |
| Tacrolimus | Inibição da calcineurina (sinal 2) | Pico de ação: 1-2 h Meia-vida: 8-12 h Metabolismo: fígado (Citocromo P450 3A) Excreção: fezes | 0,15-0,3 mg/kg/dia | Insuficiência renal; tremores, agitação, convulsões; cardiomiopatia; anemia; diarreia crônica; diabetes; alergia; linfoma |
| Rapamicina (sirolimus) | Inibição na proliferação das células T em resposta à IL-2 (inibidor mTOR- sinal 3) | Pico de ação: 1-2 h Meia-vida: 62 ± 16 h Metabolismo: fígado (Citocromo P450 3A) Excreção: fecal | 0,4-5,0 mg/kg/dia | Hiperlipidemia; pancitopenia; anafilaxia; reações de hipersensibilidade; linfoma; úlceras orais |
| Everolimus | Inibição na proliferação das células T em resposta à IL-2 (inibidor mTOR- sinal 3) | Pico de ação: 1-2 h Meia-vida: 30 h Metabolismo: fígado (citocromo P450 3A) Excreção: fecal | 0,4 mg/m$^2$/12 h | Dislipidemia potencializa nefrotoxicidade da ciclosporina |
| Micofenolato Mofetil | Supressão da síntese de purinas e de DNA (depleção de guanosina); prevenção da proliferação célula T | Pico de ação: 1-2 h Meia-vida: 17,9 h Metabolismo: fígado (UDP-Glicuroniltransferase) Excreção: urinária | 20-40 mg/kg/dia | Anorexia; dor abdominal, diarreia; pancreatite, neutropenia |

## QUADRO 41-20 — Imunossupressores biológicos utilizados no transplante hepático pediátrico – mecanismo de ação, farmacocinética e farmacodinâmica, doses, eventos adversos

| Fármaco | Mecanismo de ação | Farmacocinética e farmacodinâmica | Doses | Eventos adversos |
|---|---|---|---|---|
| Anticorpos receptores da IL-2 (Basilixmab) | Inibição da proliferação da célula T (sinal 3) | Pico de ação: 30 min<br>Meia-vida: 7,2 dias<br>Metabolismo: fígado (Citocromo P450 3A) | < 35 kg: 10 mg/ D0 e D4<br>> 35 kg: 20 mg/ D0 e D4 | Reações de hipersensibilidade |
| Antitimoglobulina | Depleção de células T, modulação de antígenos de superfície de linfócitos (sinais 1 e 3) | Meia-vida 1-3 dias | 1-1,5 mg/kg/dia por 2-9 dias (indução)<br>1-1,5 mg/kg/dia por 3-14 dias (tratamento da rejeição) | Síndrome da liberação de citocinas, mielossupressão, doença citomegálica |
| Anticorpo monoclonal antiCD3 (OKT3) | Depleção de células T funcionais; liga-se especificamente ao receptor CD3 do linfócito T (sinal 1) | Pico de ação: minutos<br>Meia-vida: 7 dias | < 30 kg: 2,5 mg por 10-14 dias<br>> 30 kg: 5,0 mg/dia, por 10-14 dias | Síndrome da liberação de citocinas, mielossupressão, doença citomegálica, infecção por herpes simples, doença linfoproliferativa, recorrência de hepatite C |
| Anticorpo monoclonal antiCD52 (Campath 1H: alemtuzumab) | Depleção de células T periféricas e células T linfonodais e em menor extensão células B, NK e monócitos; liga-se especificamente ao receptor CD52 do linfócito T (sinal 1) | Pico de ação: < 1 h linfócitos periféricos e 3-5 linfócitos linfonodais<br>Meia-vida: 12 dias | 0,3 mg/kg, dias 0,4 e 7 indução)<br>30 mg, IV, em doses escalonadas (atingir dose final em 3-7 dias): segurança e efetividade não comprovadas em pediatria (imunossupressão) | Reações de hipersensibilidade à infusão (febre, rash, hipotensão, taquicardia, dispneia), pancitopenia, infecção |

O diagnóstico precoce (conseguido só por um alto índice de suspeição) e o tratamento precoce são mandatórios para evitar a morbidade e a mortalidade desta grave complicação pós-transplante. A redução da imunossupressão é o primeiro passo a ser dado, suficiente em aproximadamente 75% dos casos.[111] Terapia celular parece fornecer resultados promissores.[111] Na Figura 41-4 é apresentado um algoritmo sugerindo medidas de prevenção e controle da PTLD.

| QUADRO 41-21 | Classificação da doença linfoproliferativa pós-transplante hepático (PTLD) |
|---|---|
| **Lesão inicial** <br> • Hiperplasia plasmocítica <br> • Síndrome mononucleose-*like* | |
| **PTLD polimórfica** | |
| **PTLD monomórfica** <br> • Neoplasia de célula B <br> • Linfoma difuso de célula B <br> • Linfoma de Burkitt <br> • Mieloma plasmocitário <br> • Lesão plasmocitoma-*like* <br> • Neoplasia de célula T <br> • Linfoma periférico de célula T <br> • Linfoma hepatoesplênico de célula T <br> • Outros | |
| **Linfoma de Hodking clássico- PTLD** *like* | |

Fonte: Lo RC et al., 2013.[110]

## ■ Disfunção tardia do enxerto

Disfunção tardia do enxerto refere-se a anormalidades histológicas observadas no enxerto em período superior a 12 meses do procedimento.[112] No grupo pediátrico, a disfunção tardia do enxerto não parece ser rara, estando associada à rejeição tardia (por não adesão) e às complicações biliares e vasculares.[113] A maioria dos pacientes são clinicamente assintomáticos e demonstram uma boa função do enxerto nos exames laboratoriais.[112,113]

São exemplos de disfunção tardia do enxerto: a rejeição tardia, a hepatite autoimune *de novo* e a hepatite pós-transplante idiopática, entidades atualmente compreendidas como pertencentes a um mesmo espectro de alterações imunomediadas no enxerto.[112]

A rejeição aguda tardia é definida como episódios de rejeição que ocorrem em período que varia entre 1 e 6 meses pós-TxH e cujo foco da inflamação não está restrito ao espaço porta, sendo mais proeminente na zona centrolobular e, frequentemente, necroinflamatória (perivenulite). Está associada à baixa adesão, e, quando refratária ao tratamento imunossupressor, pode evoluir para ductopenia e perda do enxerto.[114]

A hepatite autoimune *de novo* (nova, do latim) é uma doença rara que ocorre tardiamente após o TxH, com características histológicas e clínicas indistinguíveis daquelas observadas nos casos clássicos de hepatite autoimune (HAI) e afetando pacientes transplantados por outras causas que não HAI.[115] Caracteriza-se histologicamente por inflamação portal, linfoplasmocítica com hepatite interface, necrose em ponte e necrose perivenular, sem as características tipicamente observadas nos casos de rejeição aguda ou crônica.[116] Na série pediátrica publicada por Pongpaibul *et al.*, hepatite lobular não acompanhada de hepatite de interface foi o achado mais proeminente.[117]

```
┌─────────────────────────────────┬─────────────────────────────────┐
│   Prevenção da doença           │   Tratamento da doença          │
│   linfoproliferativa            │   linfoproliferativa            │
│   pós-transplante hepático      │   pós-transplante hepático      │
│             ↓                   │             ↓                   │
│   Monitorar EBV DNA             │   Biópsia, estadiamento         │
│   (quantitativo)                │   (classificação da OMS)        │
│             ↓                   │   Carga viral EBV               │
│                                 │   (quantitativa), marcação      │
│                                 │   para CD20                     │
│   Paciente em alto risco*       │             ↓                   │
│   Anticorpo anti CD20           │   Se possível, reduzir ou       │
│   (Rituximab)                   │   parar a imunossupressão       │
│   Considerar terapia celular    │             ↓                   │
│             ↓                   │   Se localizado, reduzir ou     │
│   Outros pacientes              │   suspender a imunossupressão   │
│   Monitorar EBV DNA             │             ↓                   │
│   (quantitativo)                │   Se estágio precoce,           │
│   Reduzir imunossupressão       │   monitorar EBV,                │
│                                 │   desenvolvimento de tumor,     │
│                                 │   imunossupressão               │
│                                 │   Se não houver resposta        │
│                                 │   considerar Rituximab,         │
│                                 │   quimioterapia, terapia celular│
│                                 │             ↓                   │
│                                 │   Alto grau: Rituximab          │
│                                 │   quimioterapia precoce         │
└─────────────────────────────────┴─────────────────────────────────┘
```

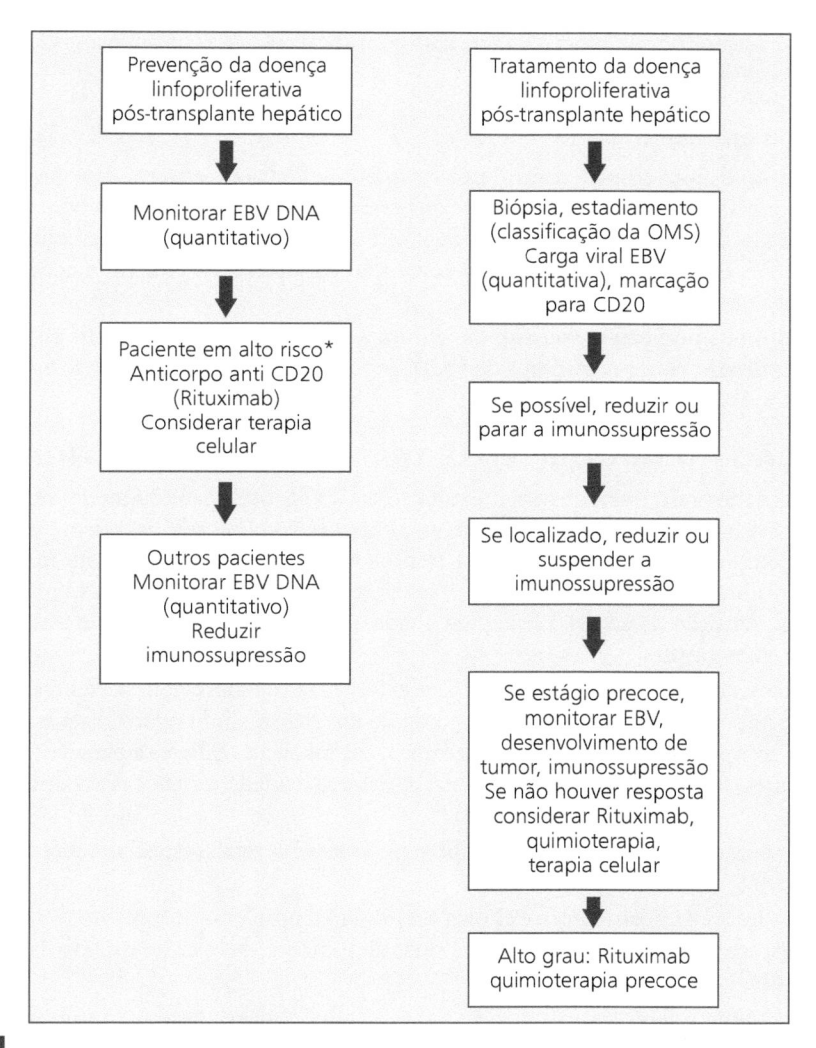

**Fig. 41-4**

Algoritmo para monitorização da infecção por Epstein-Barr, prevenção e tratamento da doença linfoproliferativa pós- transplante hepático e condições associadas. Fonte: Smets F, Sokal EM, 2014.[111]
*Receptor de tx hepático com sorologia negativa para EBV pré-transplante, faixa etária pediátrica, altas doses de imunossupressão e tipo de órgão transplantado e mais frequentemente nos transplantes de fígado e intestino).

As crianças afetadas frequentemente apresentam altos títulos séricos de autoanticorpos antinucleares (FAN), antimúsculo liso (AML), anticélula parietal e/ou microssomal antifígado-rim (LKM). Há elevação dos níveis séricos de imunoglobulina G.[115,117,118]

Sugere-se que HAI *de novo* seja tratada com corticosteroides e que seja otimizada a dose do inibidor de calcineurina para valores mais baixos. Havendo resposta incompleta, azatioprina ou micofenolato de mofetil deverão ser adicionados ao corticosteroide, e o tacrolimus deverá ser substituído por ciclosporina ou sirolimus. Se a resposta continua a ser incompleta, o retransplante deve ser considerado.[118]

- **Rejeição crônica (RC)**

Define-se rejeição crônica como "uma lesão imunológica do enxerto, que geralmente se segue aos episódios de rejeição aguda grave ou persistente, provocando danos potencialmente irreversíveis aos ductos biliares, artérias e veias".[119] Na população de pacientes adultos, a prevalência de RC é de cerca de 4%, havendo evolução para perda do enxerto e necessidade de retransplante em 1,7% dos casos.[120]

É mais uma condição desprovida de clínica exuberante, e o tratamento é semelhante àquele preconizado para os episódios de RCA, sendo a substituição do enxerto a opção para os não respondedores.[121,122]

## EVOLUÇÃO – O ADOLESCENTE TRANSPLANTADO DE FÍGADO

Os resultados relacionados com a evolução do TxH estão habitualmente relacionados com as sobrevidas do enxerto e do paciente, as complicações clínicas e cirúrgicas e à qualidade de vida. Quando se trata de adolescentes transplantados, tais parâmetros são incapazes de espelhar a realidade, especialmente no que se refere à qualidade de vida destes indivíduos, o que inclui a transição da adolescência para a vida adulta – momento em que eles são particularmente vulneráveis.

Os adolescentes com transplantes de fígado têm taxas de sobrevida excelentes, (acima de 80%, em período superior a 10 anos), e a perda do enxerto, quando ocorre, está muitas vezes associada a complicações, como: rejeição crônica, complicações biliares e paraefeitos de imunossupressores, incluindo hipertensão arterial, nefrotoxicidade e maior risco de malignidade.[123]

Menor taxa de crescimento liner também pode ser observada, especialmente no período pré-puberal.[124]

A não adesão medicamentosa e clínica é o principal problema enfrentado por esse grupo de pacientes, acarretando risco de aparecimento de tumores, de rejeição e de perda do enxerto com necessidade de retransplante.[125,126]

Recentemente, algumas estratégias foram estabelecidas visando à minimização dos principais problemas relacionados com o acompanhamento a longo prazo de pacientes adolescentes transplantados de fígado. Estas visam primordialmente à transição para uma equipe que trate pacientes adultos, o estímulo à autogestão e o fornecimento de orientações sobre fertilidade, contracepção, gestação segura; abuso de drogas, uso de álcool e promiscuidade sexual.[91]

## CONCLUSÃO

A despeito de ser uma terapia de exceção, o advento do transplante hepático mudou radicalmente o prognóstico para muitas crianças e adolescentes com doença hepática crônica terminal, insuficiência hepática aguda e doenças metabólicas. As taxas de sobrevida atuais são de 90 e 75% em 15 a 20 anos, respectivamente com boa qualidade de vida.

As principais causas de perda de enxerto na primeira semana incluem disfunção primária do enxerto, trombose da artéria hepática, trombose da veia porta e sepse. Outras complicações significativas são a rejeição celular aguda, a estenose biliar, as infecções virais (especialmente citomegalovírus e vírus Epstein-Barr) e os fenômenos mediados imunologicamente (rejeição tardia, hepatite autoimune *de novo*).

A melhora da sobrevida a longo prazo levou a um aumento do custo de manutenção desses pacientes, que excede o do próprio transplante e dos cuidados intensivos iniciais.

Os desafios a serem enfrentados no contexto do transplante de fígado em adolescentes dizem respeito à manutenção da boa função hepática a longo prazo, minimizando os riscos de desenvolvimento de complicações médicas e favorecendo o estabelecimento de uma vida o mais próxima possível dos seus pares.

## REFERÊNCIAS BIBLIOGRÁFICAS

1. Riley C, Poss WB, Wheeler SD. The evolving model of pediatric critical care delivery in North America. *Pediatr Clin N Am* 2013;60:545-62.
2. Balistreri WF. The growth and development of a new subspecialty: pediatric hepatology. *Hepatology* 2013;58(2):458-76.
3. National Institutes of Health Consensus Development Conference on Liver Transplantation. Sponsored by the National Institute of Arthritis, Diabetes, and Digestive and Kidney Diseases and the National Institutes of Health Office of Medical Applications of Research. *Hepatology* 1984;4(1 Suppl):1S-110S.
4. Kamath BM, Olthoff KM. Liver transplantation in children: an update. *Ped Clin N Am* 2010;57:401-14.
5. Spada M, Riva S *et al*. Pediatric liver transplantation. *World J Gastroenterol* 2009 Feb. 14;15(6):648-74.
6. Sundaram V, Shneider BL, Dawan A *et al*. King's College Hospital criteria for non-acetaminophen induced acuteliver failure in an international cohort of children. *J Pediatr* 2013;162:319-23.
7. Schilsky ML. Transplantation for inherited metabolic disorders of the liver. *Transplant Proc* 2013;45(2):455-62.
8. Honeyman JN, La Quaglia MP. Malignant liver tumors. *Semin Pediatr Surg* 2012;21:245-54.
9. Kim T, Kim DY, Kim KM *et al*. Pediatric liver transplantation for hepatoblastoma: a single center experience. *Transplant Proc* 2012 Mar.;44(2):523-25.
10. Zamberlan P, Delgado AF, Leone C *et al*. Nutrition therapy in a pediatric intensive care unit: indications, monitoring and complications. *J Parenter Enteral Nutr* 2011;35:523-29.
11. Nightingale S, Ng VL. Optimizing nutritional management in children with chronic liver disease. *Pediatr Clin North Am* 2009;56(5):1161-83.
12. Tsouka A, McLin VA. Complications of chronic liver disease. *Clin Res Hepatol Gastroenterol* 2012;36(3):262-67.
13. Schneider AC, Pinto RB, Silveira TR. Nutritional risk and malnutrition determination by anthropometry in cirrhotic children and adolescentes. *Arq Gastroenterol* 2007;44(4):345-49.
14. Walter JK, Benneyworth BD, Housey M *et al*. The factors associated with high-quality communication for critically ill children. *Pediatrics* 2013 Mar.;131(Suppl 1):S90-95.
15. Merion RM, Sharma P, Mathur AK *et al*. Evidence-based development of liver allocation: a review. *Transplant Int* 2011;24(10):965-72.
16. McDiarmid SV, Merion RM, Dykstra DM *et al*. Selection of pediatric candidates under the PELD system. *Liver Transplant* 2004;10(10 Suppl 2):S23-30.
17. Kamath PS, Kim WR. The Model for End-Stage Liver Disease (MELD). *Hepatology* 2007;45:797-805.

18. Neto JS, Carone E, Pugliese RP et al. Modified pediatric end-stage liver disease scoring system and pediatric liver transplantation in Brazil. *Liver Transplant* 2010;16(4):426-30.
19. Reding R, Dhawan A, Esquivel CO. Grafts too big or too small: business as usual in pediatric liver transplantation. *Pediatr Transplant* 2012 May;16(3):212-13.
20. Perito ER, Rhee S, Glidden D et al. Impact of the donor body mass index on the survival of pediatric liver transplant recipients and post-transplant obesity. *Liver Transplant* 2012;18(8):930-39.
21. Mangus RS, Fridell JA, Vianna RM et al. Severe hypernatremia in deceased liver donors does not impact early transplant outcome. *A J Transplant* 2010 Aug. 27;90(4):438-43.
22. Freeman RB. Deceased donor risk factors influencing liver transplant outcome. *Transplant Int* 2013 May;26(5):463-70.
23. Razonable RR, Findlay JY et al. Critical care issues in patients after liver transplantation. *Liver Transplant* 2011;17:511-27.
24. San-Juan R, Aguado JM, Lumbreras C et al. Selective intestinal decontamination with fluoroquinolones for the prevention of early bacterial infections after liver transplantation. *Liver Transplant* 2011 Aug.;17(8):896-904.
25. Gurusamy KS, Kumar Y, Davidson BR. Methods of preventing bacterial sepsis and wound complications for liver transplantation. *Cochrane Database Syst Rev* 2008;8(4):CD006660.
26. Englesbe MJ, Kelly B, Goss J et al. Reducing pediatric liver transplant complications: a potential roadmap for transplant quality improvement initiatives within North America. *Am J Transplant* 2012;12(9):2301-6.
27. Emre S, Umman V. Split liver transplantation: an overview. *Transplant Proc* 2011;43(3):884-87.
28. Moon DB, Lee SG, Hwang S et al. More than 300 consecutive living donor liver transplants a year at a single center. *Transplant Proc* 2013;45(5):1942-47.
29. Neto JS, Pugliese R, Fonseca EA et al. Four hundred thirty consecutive pediatric living donor liver transplants: variables associated with posttransplant patient and graft survival. *Liver Transplant* 2012;18(5):577-84.
30. Zanotelli ML, Leipnitz I, Feier FH. Transplante hepático pediátrico. In: Rohde L, Osvaldt AB. *Rotinas em cirurgia digestiva*. Porto Alegre: Artmed, 2011. p. 188-96.
31. Berzigotti A, Seijo S, Reverter E et al. Assessing portal hypertension in liver diseases. *Expert Rev Gastroenterol Hepatol* 2013;7(2):141-55.
32. Di Giorgio C, Kieling CO, Procianoy EFA et al. Complicações da hipertensão portal. In: Silva, LR; Ferreira CT; de Carvalho E. *Hepatologia em Pediatria*. São Paulo: Manole, 2012. p. 548-77.
33. Hall TH, Dhir A. Anesthesia for liver transplantation. *Semin Cardiothorac Vasc Anesth* 2013 Sept.;17(3):180-94.
34. Wang SC, Shieh JF, Chang KY et al. Thromboelastography-guided transfusion decreases intraoperative blood transfusion during orthotopic liver transplantation: randomized clinical trial. *Transplant Proc.* 2010 Sept.;42(7):2590-2593.
35. Agarwal A, Sharma N, Vij V. Point-of-care coagulation monitoring during liver transplantation. *Trends in Anaesthesia and Critical Care* 2013;3:42-48.
36. LaRosa C, Baluarte HJ, Meyers KE. Outcomes in pediatric solid-organ transplantation. *Pediatr Transplant* 2011;15(2):128-41.
37. Feng S. Long-term management of immunosuppression after pediatric liver transplantation: is minimization or withdrawal desirable or possible or both? *Curr Opin Organ Transplant* 2008;13(5):506-12.
38. Minardi C, Sahillioðlu E, Astuto M et al. Sedation and analgesia in pediatric intensive care. *Curr Drug Targets* 2012;13(7):936-43.
39. Fumagalli R, Ingelmo P, Sperti LR. Postoperative sedation and analgesia after pediatric liver transplantation. *Transplant Proc* 2006;38(3):841-43.

40. Süleymanlar I, Yýlmaz VT, Koçak H *et al.* The effect of kidney diseases on survival in liver transplant patients. *Int Urol Nephrol* 2011;43(3):827-33.
41. Nair S, Verma S, Thuluvath PJ. Pretransplant renal function predicts survival in patients undergoing orthotopic liver transplantation. *Hepatology* 2002;35:1179.
42. Matloff RG, Arnon R, Saland JM. The kidney in pediatric liver transplantation: an updated perspective. *Pediatr Transplant* 2012 Dec.;16(8):818-28.
43. Vega, PJ, Llanillo LH. Transplante hepático pediátrico. In: Silva LR, Ferreira CT, Carvalho E. *Hepatologia em pediatria*. São Paulo: Manole, 2012. p. 773-96.
44. Neto JS, Carone Filho E, Chapchap P. Transplante hepático pediátrico. In: Tomasio AMA, Porta G. *Manual de hepatologia clínica*. São Paulo: Atheneu, 2009. p. 265-75.
45. Harambat J, Ranchin B, Dubourg L *et al.* Renal Function in pediatric liver transplantation: a long term follow-up study. *Transplantation* 2008;86:1028-34.
46. Ruza FJ, Martinez PD, Fernandez N. In: Jara P. *Transplante Hepático en Niños*. Madrid: Ergon, 2006. p. 266-76.
47. Delgado MA, Ruza F, Alvarado F. In: Jara P. *Transplante Hepático en Niños*. Madrid: Ergon, 2006. p. 286-92.
48. Mannucci PM, Tripodi A. Liver disease, coagulopathies and transfusion therapy. *Blood Transfus* 2013;11(1):32-36.
49. Jairath V, Burroughs AK. Anticoagulation in patients with liver cirrhosis: complication or therapeutic opportunity? *Gut* 2013;62(4):479-82.
50. Violi F, Basili S, Raparelli V *et al.* Patients with liver cirrhosis suffer from primary haemostatic defects? Fact or fiction? *J Hepatol* 2011 Dec.;55(6):1415-27.
51. Soundar EP, Jariwala P, Nguyen TC *et al.* Evaluation of the International Society on Thrombosis and Haemostasis and institutional diagnostic criteria of disseminated intravascular coagulation in pediatric patients. *Am J Clin Pathol* 2013;139(6):812-16.
52. Esmat Gamil M, Pirenne J, Van Malenstein H *et al.* Risk factors for bleeding and clinical implications in patients undergoing liver transplantation. *Transplant Proc* 2012 Nov.;44(9):2857-60.
53. Feltracco P, Brezzi ML, Barbieri S *et al.* Blood loss, predictors of bleeding, transfusion practice and strategies of blood cell salvaging during liver transplantation. *World J Hepatol* 2013, January 27;5(1):1-15.
54. Levesque E, Hoti E, Azoulay D *et al.* Pulmonary complications after elective liver transplantation-incidence, risk factors, and outcome. *Transplantation* 2012;94(5):532-38.
55. Grace JA, Angus PW. Hepatopulmonary syndrome: update on recent advances in pathophysiology, investigation, and treatment. *J Gastroenterol Hepatol* 2013 Feb.;28(2):213-19.
56. Zhang ZJ, Yang CQ. Progress in investigating the pathogenesis of hepatopulmonary syndrome. *Hepatobiliary Pancreat Dis Int* 2010 Aug.;9(4):355-60.
57. Schiller O, Avitzur Y, Kadmon G *et al.* Nitric oxide for post-liver-transplantation hypoxemia in pediatric hepatopulmonary syndrome: case report and review. *Pediatr Transplant* 2011;15(7):E130-34.
58. Ripoll C, Yotti R, Bermejo J *et al.* The heart in liver transplantation. *J Hepatol* 2011;54(4):810-22.
59. Kimura T, Hasegawa T, Ihara Y *et al.* Successful living related liver transplantation in a case with biliary atresia associated with corrected transposition of the great arteries. *Pediatr Transplant* 2007;11(5):540-42.
60. Manzoni D, D'Ercole C, Spotti A *et al.* Congenital heart disease and pediatric liver transplantation: complications and outcome. *Pediatr Transplant* 2007;11(8):876-81.
61. Feier FH, Neto JS, Porta G *et al.* Liver transplantation after stage II palliation for hypoplastic left heart syndrome. *Liver Transpl* 2013;19(3):322-27.

62. Shalev A, Nir A, Granot E. Cardiac function in children post-orthotopic liver transplantation: echocardiographic parameters and biochemical markers of subclinical cardiovascular damage. *Pediatr Transplant* 2005;9(6):718-22.
63. Ghosh PS, Hupertz V, Ghosh D. Neurological complications following pediatric liver transplant. *J Pediatr Gastroenterol Nutr* 2012;54(4):540-46.
64. Bronster DJ, Emre S, Boccagni P et al. Central nervous system complications in liver transplant recipients—incidence, timing, and long-term follow-up. *Clin Transplant* 2000;14(1):1-7.
65. Shepard PW, St Louis EK. Seizure treatment in transplant patients. *Curr Treat Options Neurol* 2012;14(4):332-47.
66. Zhai Y, Petrowsky H, Hong JC et al. Ischaemia-reperfusion injury in liver transplantation–from bench to bedside. *Nat Rev Gastroenterol Hepatol* 2013;10(2):79-89.
67. Peralta C, Jiménez-Castro MB, Gracia-Sancho J. Hepatic ischemia and reperfusion injury: Effects on the liver sinusoidal milieu. *J Hepatol* 2013 Nov.;59(5):1094-106.
68. Briceño J, Ciria R. Early graft dysfunction after liver transplantation. *Transplant Proc* 2010;42(2):631-33.
69. Czubkowski P, Socha P, Pawlowska J. Current status of oxidative stress in pediatric liver transplantation. *J Pediatr Transplant* 2010;14(2):169-77.
70. Pareja E, Cortes M, Navarro R et al. Vascular complications after orthotopic liver transplantation: hepatic artery thrombosis. *Transplant Proc* 2010;42(8):2970-72.
71. Fan J, Nishida S, Selvaggi G et al. Factor v leiden mutation is a risk factor for hepatic artery thrombosis in liver transplantation. *Transplant Proc* 2013;45(5):1990-93.
72. Krzanicki D, Sugavanam A, Mallett S. Liver intraoperative hypercoagulability during liver transplantation as demonstrated by thromboelastography. *Transpl* 2013 Aug.;19(8):852-61.
73. Bekker J, Ploem S, de Jong KP. Early hepatic artery thrombosis after liver transplantation: a systematic review of the incidence, outcome and risk factors. *Am J Transplant* 2009 Apr.;9(4):746-57.
74. Hamby BA, Ramirez DE, Loss GE et al. Endovascular treatment of hepatic artery stenosis after liver transplantation. *J Vasc Surg* 2013 Apr.;57(4):1067-72.
75. Ackermann O, Branchereau S, Franchi-Abella S et al. The long-term outcome of hepatic artery thrombosis after liver transplantation in children: role of urgent revascularization. *Am J Transplant* 2012;12(6):1496-503.
76. Jensen MK, Campbell KM, Alonso MH et al. Management and long-term consequences of portal vein thrombosis after liver transplantation in children. *Liver Transpl* 2013;19(3):315-21.
77. Zanotelli ML, Vieira S, Alencastro R et al., Management of vascular complications after pediatric liver transplantation. *Transplant Proc* 2004;36(4):945-46.
78. Liu FY, Wang MQ, Duan F et al. nterventional therapy for symptomatic-benign portal vein occlusion. *Hepatogastroenterology* 2010;57(104):1367-74.
79. Duffy JP, Hong JC, Farmer DG et al. Vascular complications of orthotopic liver transplantation: experience in more than 4,200 patients. *J Am Coll Surg* 2009;208(5):896-903.
80. Darcy MD. Management of venous outflow complications after liver transplantation. *Tech Vasc Interv Radiol* 2007;10(3):240-45.
81. Wei BJ, Zhai RY, Wang JF et al. Percutaneous portal venoplasty and stenting for anastomotic stenosis after liver transplantation. *World J Gastroenterol* 2009 Apr. 21;15(15):1880-85.
82. Lee JM, Ko GY, Sung KB et al. Long-term efficacy of stent placement for treating inferior vena cava stenosis following liver transplantation. *Liver Transpl* 2010 Apr.;16(4):513-19.
83. Mancuso A, Martinelli L, De Carlis L et al. A caval homograft for Budd-Chiari syndrome due to inferior vena cava obstruction. *World J Hepatol* 2013;5(5):292-95.
84. Kochhar G, Parungao JM, Hanouneh IA et al. Biliary complications following liver transplantation. *World J Gastroenterol* 2013;19(19):2841-46.

85. Zimmerman MA, Baker T, Goodrich NP et al., Development, management, and resolution of biliary complications after living and deceased donor liver transplantation: a report from the adult-to-adult living donor liver transplantation cohort study consortium. *Liver Transpl* 2013 Mar.;19(3):259-67.
86. Arain MA, Attam R, Freeman ML. Advances in endoscopic management of biliary tract complications after liver transplantation. *Liver Transpl* 2013;19(5):482-98.
87. García-Gil FA, Serrano MT, Fuentes-Broto L et al. Celsior versus University of Wisconsin preserving solutions for liver transplantation: postreperfusion syndrome and outcome of a 5-year prospective randomized controlled study. *World J Surg* 2011;35(7):1598-607.
88. Sánchez-Fueyo A, Strom TB. Immunologic basis of graft rejection and tolerance following transplantation of liver or other solid organs. *Gastroenterology* 2011;140(1):51-64.
89. Ganbold A, Andersen S, Tay SS et al. Expression of common gamma chain signalling cytokines and their receptors distinguishes rejection from tolerance in a rat organ transplant model. *Transpl Immunol* 2012;27(2-3):89-94.
90. Coelho T, Tredger M, Dhawan A. Current status of immunosuppressive agents for solid organ transplantation in children. *Pediatr Transplant* 2012 Mar.;16(2):106-22.
91. Kelly DA, Bucuvalas JC, Alonso EM. Long-term medical management of the pediatric patient after liver transplantation: 2013 practice guideline by the American Association for the Study of Liver Diseases and the American Society of Transplantation. *Liver Transplantation* 2013;19(8):798-25.
92. Demetris JA et al. Banff schema for grading liver allograft rejection: an international consensus document. *Hepatology* 1997;25(3):658-63.
93. Magalhães Jr HV. *Protocolo clínico e diretrizes terapêuticas – Imunossupressão no transplante hepático em pediatria*. Portaria número 1(322); 25 de Novembro de 2013. Diário Oficial da União, Sessão 1, Número 230, 27 de Novembro de 2013.
94. del Pozo JL. Update and actual trends on bacterial infections following liver transplantation. *World J Gastroenterol* 2008 Aug. 28;14(32):4977-83.
95. Avkan-Oguz V, Ozkardesler S, Unek T et al. Risk factors for early bacterial infections in liver transplantation. *Transplant Proc* 2013;45(3):993-97.
96. Huprikar S. Update in infectious diseases in liver transplant recipients. *Clin Liver Dis* 2007;11(2):337-54.
97. Martin SR, Atkison P, Anand R et al. SPLIT Research Group. Studies of pediatric liver transplantation 2002: patient and graft survival and rejection in pediatric recipients of a first liver transplant in the United States and Canada. *Pediatr Transplant* 2004;8(3):273-83.
98. Shepherd RW, Turmelle Y, Nadler M et al. SPLIT Research Group. Risk factors for rejection and infection in pediatric liver transplantation. *Am J Transplant* 2008;8(2):396-403.
99. Halasa N, Green M. Immunizations and infectious diseases in pediatric liver transplantation. *Liver Transpl* 2008;14(10):1389-99.
100. Asensio A, Ramos A, Cuervas-Mons V et al. Red de estudio de la infección en el trasplante – grupo de estudio de la infección en el trasplante. Effect of antibiotic prophylaxis on the risk of surgical site infection in orthotopic liver transplant. *Liver Transpl* 2008;14(6):799-805.
101. Lautenschlager I. CMV infection, diagnosis and antiviral strategies after liver transplantation. *Transpl Int* 2009;22(11):1031-40.
102. Metselaar HJ, van Campenhout MJ, van der Eijk AA. The best way to prevent cytomegalovirus infection after liver transplantation: the debate goes on. *Transpl Int* 2013;26(6):590-91.
103. Wiesner RH, Fung JJ. Present state of immunosuppressive therapy in liver transplant recipients. *Liver Transpl* 2011;17(Suppl 3):S1-9.
104. Marks SD. New immunosuppressants in pediatric solid organ transplantation. *Curr Opin Organ Transplant* 2012 Oct.;17(5):503-8.

105. Rostaing L, Saliba F, Calmus Y *et al.* Review article: use of induction therapy in liver transplantation. *Transplant Rev* 2012t;26(4):246-60.
106. Cai J, Terasaki PI. Induction immunosuppression improves long-term graft and patient outcome in organ transplantation: an analysis of United Network for Organ Sharing registry data. *Transplantation* 2010;90(12):1511-15.
107. Turner AP, Knechtle SJ. Induction immunosuppression in liver transplantation: a review. *Transpl Int* 2013;26(7):673-83.
108. Sevmis S, Pehlivan S, Shabazov R *et al.* Posttransplant lymphoproliferative disease in pediatric liver transplant recipients. *Transplant Proc* 2009;41(7):2881-83.
109. Izadi M, Taheri S. Features, predictors and prognosis of lymphoproliferative disorders post-liver transplantation regarding disease presentation time: report from the PTLD. Int. survey. *Ann Transplant* 2011;16(1):39-47.
110. Lo RC, Chan SC, Chan KL *et al.* Post-transplant lymphoproliferative disorders in liver transplant recipients: a clinicopathological study. *J Clin Pathol* 2013 May;66(5):392-98.
111. Smets F, Sokal EM. Prevention and treatment for epstein-barr virus infection and related cancers. *Recent Results Cancer Res* 2014;193:173-90.
112. Hübscher SG. What is the long-term outcome of the liver allograft? *J Hepatol* 2011;55(3):702-17.
113. Hübscher S. What does the long-term liver allograft look like for the pediatric recipient? *Liver Transpl* 2009 Nov.;15(Suppl 2):S19-24.
114. Thurairajah PH, Carbone M, Bridgestock H *et al.* Late acute liver allograft rejection; a study of its natural history and graft survival in the current era. *Transplantation* 2013;95(7):955-59.
115. Kerkar N, Hadzic´ N, Davies ET *et al.* De-novo autoimmune.hepatitis after liver transplantation. *Lancet* 1998;351(9100):409-13.
116. Sebagh M, Castillo-Rama M, Azoulay D *et al.* Histologic findings predictive of a diagnosis of de novo autoimmune hepatitis after liver transplantation in adults. *Transplantation* 2013 Oct. 15;96(7):670-78.
117. Pongpaibul A, Venick RS, McDiarmid SV *et al.* Histopathology of de novo autoimmune hepatitis *Liver Transpl* 2012;18(7):811-18.
118. Guido M, Burra P. De novo autoimmune hepatitis after liver transplantation. *Semin Liver Dis* 2011;31(1):71-81.
119. Demetris AJ, Adams D, Bellamy C *et al.* Update of the international Banff schema for liver allograft rejection: working recommendations for the histopathologic staging and reporting of chronic rejection. *Hepatology* 2000;31(3):792-99.
120. Barbier L, Garcia S, Cros J *et al.* Assessment of chronic rejection in liver graft recipients receiving immunosuppression with low-dose calcineurin inhibitors. *J Hepatol* 2013 Dec.;59(6):1223-30.
121. Jara P, Hierro L Childhood liver transplantation. Long-term results. *Gastroenterol Hepatol* 2010;33(5):398-410.
122. Debray D, Fabre M, Habes D *et al.* Is there a need for long term protocol liver biopsias in pediatric liver. transplantation recipients? *Transplant Int* 2009;22:87.
123. Burra P. The adolescent and liver transplantation. *J Hepatol* 2012;56(3):714-22.
124. Mohammad S, Grimberg A, Rand E *et al.* Studies of Pediatric Liver Transplantation (SPLIT) Research Consortium. Long-term linear growth and puberty in pediatric liver transplant recipients. *J Pediatr* 2013 Nov.;163(5):1354-60.e1-7.
125. Burra P, Germani G, Gnoato F *et al.* Adherence in liver transplant recipients. *Liver Transpl* 2011;17(7):760-70.
126. Shellmer DA, Dabbs AD, Dew MA. Medical adherence in pediatric organ transplantation: what are the next steps? *Curr Opin Organ Transplant* 2011;16(5):509-14.

# 42 Lesão Renal Aguda

*Nilzete Liberato Bresolin*

## INTRODUÇÃO

Inicialmente deve-se esclarecer que lesão renal aguda (LRA) é a nova nomenclatura para a alteração conhecida como insuficiência renal aguda (IRA).[1] Objetiva-se com isto englobar um espectro maior de pacientes do que o grupo com IRA grave e que necessita de terapia de substituição renal (TSR). Pretende-se enfatizar que a LRA ocorre em um *continuum* e que o importante é reconhecer o declínio agudo da função renal que, tanto pode ser secundário a uma lesão que cause alterações estruturais, quanto a uma lesão que cause danos funcionais dos rins.[1,2] Independente da causa quanto mais grave for o evento, quanto mais demorado o diagnóstico e a instituição de medidas de prevenção e tratamento, mais grave será a lesão e, provavelmente, pior será o prognóstico do paciente.[1,2]

A LRA é um distúrbio complexo que pode ocorrer em diversas situações e se apresentar de modo bastante variável, isto é, desde quadros assintomáticos caracterizados por discreto aumento nos níveis de creatinina até quadros graves de LRA oligo/anúrica.[1,2] Além disso, diversos estudos demonstram que a LRA representa um problema clínico maior, com incidência crescente, principalmente em pacientes gravemente enfermos, e com influência significativa sobre a taxa de mortalidade.[1,3-5]

Os intensivistas e emergencistas têm papel fundamental no reconhecimento precoce e também na prevenção de lesões iatrogênicas, devendo evitar, sempre que possível, o uso de drogas nefrotóxicas e, nos casos em que as mesmas forem essenciais, ajustando-as de acordo com o *clearance* da creatinina e/ou com a TSR em uso.[5] É importante destacar também que dados de estudos recentes, de acompanhamento a longo prazo de pacientes que desenvolveram LRA, têm demonstrado que até 25% destes (mesmo os que recebem alta com níveis normais de creatinina) podem desenvolver, anos após, proteinúria, hipertensão e nefropatia. Assim, cabe, também, a estes mesmos profissionais a tarefa de orientar sobre a importância de acompanhamento e monitorização destes pacientes após a alta hospitalar.[6,7]

Em relação à taxa de mortalidade, apesar dos avanços em cuidados nefrológicos e intensivos, a mesma se mantém elevada variando entre 30 e 57% segundo dados de estudos recentemente publicados.[2-5] Isto está em desacordo com o que se observa em relação à taxa americana de mortalidade por sepse que apresenta uma redução de 28,8 para 17,9% quando se comparam dados de 1979 a 1984 em relação aos dados de 1995 a 2008; e também em relação à taxa de mortalidade da síndrome da angústia respiratória aguda (SARA) que apresenta redução de 50 para 30% quando se comparam dados da década de 1970 para a década de 1990 o que tem gerado diversos questionamentos.[8,9] Uma possível explicação para este fato estaria nas diferentes definições de LRA, entidade cujo diagnóstico tem por base o uso de marcadores convencionais da função renal, isto é, ureia e creatinina. Estes marcadores apresentam limitações e não refletem as alterações da taxa de filtração glomerular (TFG) em tempo real. Contribuem, portanto, para demora no diagnóstico e na instituição dos tratamentos de suporte e terapêutico. Estes marcadores aumentam por acúmulo, precisam de tempo para se acumular antes de se elevarem no sangue e só se alteram quando já houve lesão renal. Outro ponto é que 10 a 40% dos valores séricos de creatinina são depurados do sangue por secreção tubular, e esta secreção pode mascarar a redução inicial da TFG e, assim, contribuir para a demora no diagnóstico e início da terapia.[10] Dessa maneira, embora a creatinina seja o marcador mais utilizado para avaliação da função renal, não parece ser um marcador ideal em pacientes criticamente enfermos, uma vez que, embora as alterações na TFG produzam respostas previsíveis em seus valores, estas respostas são lentas.[11]

Primariamente, a geração da creatinina é determinada pela massa muscular (diariamente 1% a 2% da creatina muscular é convertida em creatinina) e, também, pela oferta diária de proteína da dieta. Estes fatores respondem, provavelmente, por variações séricas observadas entre diferentes faixas etárias, diferentes grupos étnicos, raciais e geográficos.[10] Stevens et al., em um estudo publicado em 2006, demonstraram que os valores de creatinina são maiores no sexo masculino; em pacientes que se alimentam com carne em relação aos vegetarianos; em negros em relação aos asiáticos e, em pacientes que fazem musculação em relação aos sedentários.[10] Por outro lado, demonstraram níveis séricos de creatinina reduzidos em desnutridos e em pacientes que sofreram qualquer tipo de amputação. Além disso, seus níveis séricos dependem do volume de distribuição, isto é, da água corpórea total, que pode estar dramaticamente aumentada após ressuscitação volêmica de pacientes críticos. Dependem também do comprometimento da função hepática (responsável por sua geração) que pode resultar em diminuição dos seus níveis. Além disso, condições, como trauma e febre, que podem resultar em elevação dos seus níveis.[12] Assim, deve-se estar atento para o fato de que, principalmente quando seu valor basal é baixo, um pequeno aumento de sua concentração, clinicamente inaparente (mesmo que dentro dos limites de normalidade), pode demonstrar perda significativa da função renal. Exemplificando, pacientes gravemente enfermos com doença hepática crônica podem ter valores normais de creatinina (diminuição da produção por diminuição da síntese hepática de creatina, aumento da secreção tubular de creatinina ou perda de massa muscular esquelética), apesar da redução grave da TFG, traduzindo comprometimento da função renal.[10,12]

Todas essas considerações estão de acordo com evidências recentes que demonstram que mesmo alterações mínimas nos níveis de creatinina podem associar-se a alta taxa de mortalidade.[13,14] Lassnigg et al., em um estudo prospectivo com 4.118 pacientes em pós-operatório (PO) de cirurgia cardíaca, avaliando a creatinina sérica em 48 horas de PO e a mortalidade em 30 dias (com correção para fatores demográficos), observaram mortalidade de 32% nos pacientes com aumento de creatinina sérica maior ou igual a 0,5 mg/dL e de 6% quando a creatinina se mantinha inalterada ou com aumentos inferiores a 0,5 mg/dL.[13] Deve-se observar, também, na análise do resultado da creatinina que algumas substâncias como cimetidina, trimetoprima e ácido acetilsalicílico, podem inibir sua secreção tubular e, assim, aumentar "falsamente" seus níveis séricos sem que tenha ocorrido mudança na TFG. Outros fármacos, por exemplo, as cefalosporinas podem alterar o resultado por interferir com método de Jaffé (utilizado em diversos laboratórios) e produzir elevação artificial de seus níveis.[15,16] Da mesma forma, aumentos nos níveis séricos de bilirrubinas também podem interferir com os resultados deste método e causar redução artificial nos seus valores.[15,16] Essa interferência pode ser minimizada por manobras de desproteinização ou de oxidação do soro antes da dosagem da creatinina através da reação de Jaffé.[17,18]

Todas as considerações expostas têm estimulado diversos autores na busca por novos biomarcadores (BM) que permitam o diagnóstico de LRA antes do aumento dos níveis séricos de creatinina.[11,16,19] Há diversos novos BM sob avaliação e dentre estes os mais promissores são a lipocalina gelatinase associada a neutrófilos (NGAL) sérica e urinária, interleucina 18 urinária (IL-18), a molécula de lesão renal 1 (KIM-1) e a cistatina C sérica.[16,19,20] Estes BMs podem elevar-se em diferentes fases da LRA e, por este motivo, provavelmente, permitirão diagnosticar o tempo de ocorrência e a duração da mesma.[19,20] Deve-se destacar, no entanto, que a experiência clínica com estes BMs é escassa e inclui a população pediátrica em geral (isto é, crianças maiores e neonatos), envolvendo, em especial, pacientes em PO de cirurgia cardíaca.[19,20] Esses BMs necessitam, portanto, mais estudos para serem validados na população pediátrica, não se encontram amplamente disponíveis e apresentam alto custo.

Dessa forma, até que estes obstáculos sejam vencidos, a realidade atual é de que há mais de 35 definições para LRA publicadas na literatura. A falta de uma definição-padrão que possa ser aplicada a diferentes populações impede a comparação racional de estudos que avaliam estratégias para prevenção e tratamento da IRA; limita a generalização de dados gerados em um único centro e dificulta a estratificação de pacientes com base na gravidade da doença. Neste contexto, merece destaque o trabalho do grupo de Iniciativa de Qualidade de Diálise Aguda (AQDI) criado no início dos anos 2000, e composto por nefrologistas e intensivistas, incluindo representação pediátrica (www.AQDI.net).[1] Estes estudiosos propuseram novos critérios para diagnóstico e classificação de LRA, os chamados critérios de RIFLE. A partir de mudanças nos valores da creatinina (ou na TFG) em relação aos seus níveis basais ou alteração do débito urinário (o pior dos dois critérios) são definidos três níveis crescentes de disfunção renal: risco, lesão, insuficiência além de dois níveis clínicos evolutivos: perda da função renal e fase final de doença renal, dependendo do tempo de TSR. Os detalhes desta classificação foram publicados em 2004 e atualmente estão sendo validados na literatura em diversos estudos (Quadro 42-1).[1,3,14,16,21,22] Estes critérios foram modificados para a população pediátrica (pRIFLE) e publicados por Akcan-Arikan et al., em 2007 (Quadro 42-2).[21]

Os critérios de pRIFLE baseiam-se na redução do *clearance* da creatinina estimado (eCCL) pela fórmula de Schwartz e/ou no débito urinário em relação ao peso corpóreo (o pior dos dois critérios).[21,23] Segundo a fórmula de Schwartz o *clearance* de creatinina é o resultado da multiplicação de uma constante K (que apresenta valores específicos para cada faixa etária, conforme descrito adiante) pela estatura do paciente em centímetros, com divisão deste resultado pela creatinina plasmática em mg/dL. Assim:[23]

*Clearance* da creatinina (mL/min) = [k × Altura (cm)]/creatinina sérica

**QUADRO 42-1** Critérios de RIFLE[1]

| | Critério TFG | Critério débito U |
|---|---|---|
| Risk (risco) | Cr sérica × 1,5<br>TFG < 25% | < 0,5 mL/kg/h × 6 h |
| Injury (lesão renal) | Cr sérica × 2,0<br>TFG < 50% | < 0,5 mL/kg/h × 12 h |
| Failure (insuficiência renal) | Cr sérica × 3,0<br>Cr ≥ 4 mg/dL ou<br>Aumento Cr > 0,5 mg/dL | < 0,3 mL/kg/h × 24 h<br>ou anúria × 12 h |
| Loss (perda função renal) | Falência > 4 semanas | |
| End (fase final de doença renal) | Falência > 3 meses | |

TFG = Taxa de filtração glomerular.

Onde:

- *Recém-nascido pré-termo:* K = 0,33.
- *Recém-nascido a termo e crianças < 2 anos:* K = 0,45.
- *Crianças > 2 anos e adolescentes femininos:* K = 0,55.
- *Adolescentes masculinos:* K = 0,70.

Em revisão da literatura observa-se que para validação dos critérios de RIFLE mais de 71.000 pacientes foram incluídos nos diversos estudos publicados.[24] Dentre os estudos que apresentam dados sobre mortalidade observam-se nos pacientes sem LRA taxa de mortalidade de 6,9% e naqueles com LRA taxa de 31,2%. A mortalidade de acordo com o critério de RIFLE foi de 18,9% para os pacientes com R, 36,1% para os pacientes com I e 46,5% para os pacientes com F. Observa-se, também, aumento gradual do RR de óbito no curso das três classes: R 2,4%; I 4,5% e F 6,15%.[24]

**QUADRO 42-2** Critérios modificados de RIFLE para pacientes pediátricos[21]

| | ClCr estimado* | Critério débito urinário |
|---|---|---|
| Risk (risco) | eClCr diminuído 25% | < 0,5 mL/kg/h × 8 h |
| Injury (lesão renal) | eClCr diminuído 50% | < 0,5 mL/kg/h × 16 h |
| Failure (insuficiência renal) | eClCr diminuído 75%<br>eClCr < 35 mL/min/1,73 m² | < 0,3 mL/kg/h × 24 h<br>Ou anúria × 12 h |
| Loss (perda função renal) | Falência > 4 semanas | |
| End (fase final de doença renal) | Falência > 3 meses | |

*eClCr = *Clearance* estimado de creatinina.
O eClCr de base foi calculado utilizando a equação de Schwartz a partir de uma creatinina medida até 3 meses antes da internação em UTI e, se esta não fosse disponível, considerava-se como eClCr de base o valor de 100 mL/min/1,73 m².[23]

Apesar de todos estes dados, no entanto, a aplicação dos critérios de RIFLE apresenta limitações e, por causa destas limitações, em 2005 o grupo *Acute Kidney Injury Network* (AKIN) propôs modificação dos critérios de RIFLE (Quadro 42-3).[25] De qualquer forma, uma análise cuidadosa permite observar que a classificação de AKIN é muito semelhante ao RIFLE com três níveis crescentes de disfunção renal. O ponto de destaque na classificação de AKIN reside no fato de que no AKIN 1, além de aumentos nos níveis de creatinina basal em 1,5 a 2 vezes, aumentos maiores ou iguais a 0,3 mg/dL já são parâmetro para diagnóstico da classe 1 de LRA. Os critérios de débito urinário foram os mesmos adotados no RIFLE nos três níveis crescentes de disfunção renal.[23] Visando à comparação dos dois critérios de classificação (RIFLE e AKIN), um estudo realizado em 57 UTIs ligadas à Sociedade de Cuidados Intensivos da Austrália e Nova Zelândia estudou 120.000 pacientes em 5 anos (dos quais 27,8% apresentavam sepse).[26] Foi observada pequena diferença no número de pacientes (< 1%) em relação ao grau de LRA pelo RIFLE e AKIN. O AKIN aumentou discretamente o número de pacientes classificados com AKIN 1 enquanto diminuiu discretamente o número dos classificados como AKIN 2 em relação ao RIFLE. A área sob a curva ROC para mortalidade hospitalar foi de 0,66 para RIFLE e 0,67 para AKIN.[24,26] Estes dados permitiram aos autores concluírem que os critérios AKIN (em relação ao RIFLE) não melhoraram sensibilidade e/ou capacidade preditiva de definição de LRA nas primeiras 24 horas após admissão na UTI.[26]

## AVALIAÇÃO CLÍNICO-FISIOPATOLÓGICA E LABORATORIAL DO PACIENTE COM LRA

Diversos são os mecanismos fisiopatológicos envolvidos no desenvolvimento da LRA em pacientes em UTI. Estes pacientes comumente apresentam situações de hipovolemia, hipoxemia e hipoperfusão que resultam em uma resposta orgânica fisiologicamente orquestrada, envolvendo mecanismos autorreguladores a partir de receptores de volume, liberação de fatores humorais (prostaglandinas, angiotensina II, endotelina, noradrenalina) e liberação de hormônio antidiurético que atuam, visando a manter TFG e que podem resultar em LRA pré-renal. Neste caso, quando a hemodinâmica renal não for reestabelecida por reposição volêmica, oxigenoterapia, administração de drogas vasoativas ou correção da doença de base, podem instalar-se necrose tubular aguda (NTA) ou apoptose e, nos casos de isquemia mais intensa, necrose cortical aguda.[5] No que se refere à NTA acredita-se que haja contribuição

| QUADRO 42-3 | Sistema AKIN de classificação/estadiamento para lesão renal aguda[25] | |
|---|---|---|
| | **TFG** | **Débito urinário** |
| AKIN 1 | Aumento Cr sérica 1,5-2 × Cr basal ou de 0,3 mg/dL | < 0,5 mL/kg/h × 6 h |
| AKIN 2 | Aumento Cr sérica 2-3 vezes do valor basal | < 0,5 mL/kg/h × 12 h |
| AKIN 3 | Aumento Cr sérica > 3 vezes do valor basal ou em ≥ 0,3 mg/dL em pacientes com Cr sérica > 4 mg/dL | < 0,3 mL/kg/h ou anúria por 12 h |

TFG = Taxa de filtração glomerular.

tanto de eventos hemodinâmicos, quanto de fatores não hemodinâmicos que incluem ação de lipolissacárides, a partir de processo inflamatório inespecífico, ativação da cascata inflamatória com participação de citocinas, ativação de polimorfos nucleares que geram radicais livres de $O_2$ e provocam a expressão de moléculas de adesão capazes de oxidar proteínas e membranas. Esta oxidação resulta em lesão celular, contribuindo para a síndrome de disfunção de múltiplos órgãos e sistemas (DMOS), e a LRA é, muitas vezes, um dos componentes desta síndrome.[11] Além disso, pesquisas recentes apontam para um novo conceito em relação à patogênese da lesão da célula tubular renal que é a apoptose celular. Este conceito parece estar de acordo com as poucas alterações histológicas comumente observadas na chamada NTA e, também, com evidências crescentes do papel da apoptose na lesão de órgãos durante sepse e inflamação em geral.[27] Apoptose pode ser definida como morte celular sem precipitar resposta inflamatória. Difere da NTA porque requer ativação de um programa geneticamente determinado o qual provoca fragmentação do DNA, condensação citoplasmática e formação de corpos apoptóticos. O processo é ativado em resposta a um estímulo (isquemia, hipóxia, lesão oxidante, hiperglicemia, ação de lipopolissacárides e citocinas) que funciona como um gatilho ativando o programa e enzimas intracelulares que levam à proteólise de múltiplos substratos intracelulares e, consequentemente, morte celular.[27]

Feitas estas considerações fisiopatológicas serão destacadas, a seguir, algumas situações clínicas comuns em UTI e que frequentemente cursam com LRA. O PO de cirurgia cardíaca merece destaque em razão da alta incidência de LRA associada ao *bypass* cardiopulmonar. Neste caso, embora a etiologia da LRA também seja multifatorial, o baixo débito e lesão isquêmica do rim por perfusão inadequada representam fatores etiológicos maiores.[28] Além do dano isquêmico direto, o *bypass* cardiopulmonar pode desencadear, também, dano inflamatório e comprometimento funcional dos rins e há ainda risco de que a circulação extracorpórea (CEC), prótese valvular ou reação transfusional possam desencadear hemoglobinúria com seus efeitos tóxicos sobre as células tubulares. A síndrome do baixo débito, que é uma disfunção transitória do ventrículo esquerdo, resulta da liberação de radicais livres de $O_2$ em resposta à indução do estado inflamatório após o *bypass*. Em relação à LRA induzida por hemoglobinúria, sugere-se considerar esta possibilidade quando a um evento hemolítico se seguir em minutos ou horas urina escura acompanhada, ou não, por redução no débito urinário ou na função renal. A fisiopatologia da LRA secundária à hemoglobinúria será abordada a seguir. Os quadros de LRA que ocorrem tardiamente, em relação ao pós-operatório de cirurgia cardíaca, podem estar associados à sepse, administração de nefrotoxinas, baixo débito cardíaco (por disfunção miocárdica ou defeito cardíaco residual) e/ou DMOS.[11] Além do PO de cirurgia cardíaca há a LRA induzida por toxinas endógenas.[29,30] Destacam-se neste grupo 3 situações clínicas que merecem atenção especial, porque o dano renal pode ser prevenido com tratamento específico e precoce. A hemoglobinúria, já citada como uma das causas de LRA em PO de cirurgia cardíaca, que também pode ocorrer secundariamente à hemólise, transfusão, acidentes por abelhas ou por aranha.[29] A mioglobinúria: secundária à rabdomiólise em síndrome do esmagamento, hipertermia maligna, acidente por picada de abelhas ou alterações metabólicas, como hiperosmolaridade, hipofosfatemia e hipocalemia.[29,30] A hiperuricosúria secundária à síndrome lise tumoral (SLT) após quimioterapia ou espontânea nas doenças linfoproliferativas.[30] Os mecanismos pelos quais hemoglobinúria, mioglobinúria e uricosúria podem causar lesão renal permanecem indefinidos. Nos casos de hemoglobinúria a LRA parece estar associada a alterações do pigmento heme quando em contato com a urina ácida. A hemoglobina dissocia-se e há evidências de que a hematina seja um pigmento tóxico que, especialmente, em situações de depleção de volume, pode predispor à LRA pigmento induzida.[11] Em relação à rabdomiólise há três mecanismos potenciais: vasoconstrição-hipoperfusão (induzida por perda de fluido para o terceiro espaço, ativação da cascata citocina-endotoxina, redução do óxido nítrico pela mioglobina), obstrução tubular secundária à formação de cilindros facilitada por pH urinário baixo, citotoxicidade tubular mediada por radicais livres e peroxidação lipídica (também agravada por baixo pH urinário).[29] Na SLT um mecanismo potencial de LRA é a cristalização do ácido úrico ou do fosfato de cálcio no túbulo renal ou nos microvasos renais. Nos túbulos pode resultar em obstrução ao fluxo urinário e, nos microvasos pode, eventualmente, diminuir o FSR.[30]

Quanto à LRA droga-induzida deve-se ressaltar que o rim está particularmente exposto à agressão tóxica por receber até 25% do volume do débito cardíaco e também porque numerosas substâncias são transportadas pelo epitélio tubular e se concentram no interstício renal. Os danos renais, neste caso, estabelecem-se por mecanismos diversos, especialmente por efeitos tóxicos diretos nos túbulos renais, induzindo dano celular, comprometimento da função lisossomal, apoptose via receptor de cálcio, NTA e nefrite intersticial aguda em razão da resposta inflamatória idiossincrásica à exposição às drogas.[11] Outras possibilidades de lesão tubular nefrotóxica incluem nefrose osmótica induzida por solução hipertônica e obstrução tubular por precipitação de drogas. Há, também, a possibilidade de que as drogas sejam indiretamente nefrotóxicas por modularem o FSR, e dessa forma aumentarem a vulnerabilidade renal à isquemia e lesão em situações de redução do FSR. Raramente, alguns agentes terapêuticos têm sido associados à doença glomerular ou vasculite.[11] Em virtude de todas estas possibilidades, é fundamental que o intensivista conheça os possíveis efeitos adversos das drogas antes de realizar a prescrição de pacientes gravemente enfermos. Obviamente, os agentes nefrotóxicos devem ser evitados e, nos casos em que o uso dos mesmos seja imprescindível, deve-se fazer a correção de suas doses de acordo com o *clearance* da creatinina ou de acordo com a possibilidade de dialisância para os pacientes em TSR.[11,15,22]

## ABORDAGEM TERAPÊUTICA

Embora seja difícil desenvolver parâmetros para manuseio da LRA devido à etiologia multifatorial e pobreza de dados de estudos prospectivos, sugere-se como base os seguintes pontos: prevenção a partir da identificação dos pacientes de risco e, sempre que possível, a eliminação de fatores predisponentes; diagnóstico e correção da doença de base; manutenção da homeostase até a recuperação da função renal e, evitar novos agravos renais.

Em relação à **prevenção**, a maioria dos pacientes gravemente enfermos é considerada como paciente de risco para LRA. Neste grupo incluem-se pacientes sépticos, chocados, em PO de cirurgias cardíaca e de grande cirurgia, politraumatizados, que estejam recebendo ou tenham recebido drogas nefrotóxicas, grandes queimados, submetidos a exames contrastados, intoxicados, vítimas de acidentes por animais peçonhentos etc.[13,28,29] Dentre os fatores predisponentes a serem eliminados destacam-se: depleção de volume, hipoxemia, hipotensão, hipoperfusão, doenças crônicas, administração de drogas nefrotóxicas e drogas que interfiram com elementos vasoconstritores e vasodilatadores intrarrenais.

Ainda em relação à prevenção, deve-se reestabelecer a hemodinâmica renal a partir da adequação da volemia, otimização da oxigenação, do débito cardíaco, da pressão arterial média, da pressão de perfusão renal e da saturação venosa de oxigênio.[5] Para se obterem estes alvos, dependendo da condição clínica do paciente, deve-se lançar mão de drogas inotrópicas, vasopressoras e vasodilatadoras e, concomitantemente, evitar ou eliminar agentes nefrotóxicos.[5,11,29] Neste contexto, conforme já exposto, deve-se estar atento, também, para LRA induzida por toxinas endógenas (hemoglobinúria, mioglobinúria e hiperuricosúria).[5,11,28,29] Essas condições são particularmente importantes porque o dano renal pode ser prevenido com tratamentos específico e precoce. No caso de mioglobinúria e de hemoglobinúria recomendam-se hidratação agressiva e furosemida para melhorar o fluxo tubular e prevenir obstrução, alcalinização urinária (pH urina > 7) a partir do uso de bicarbonato 20 a 30 mEq/L e TSR nos pacientes que não respondam às medidas conservadoras.[11] Especificamente em relação à hiperuricosúria além da hiperidratação e do uso de furosemida para melhorar o fluxo tubular e prevenir obstrução (naqueles pacientes que respondam com diurese), deve-se buscar a redução dos níveis séricos de ácido úrico utilizando inibidores da xantino-oxidase os quais inibem a sua produção (Alopurinol). Estes, no entanto, podem resultar em produção de xantina e hipoxantina que podem causar uropatia obstrutiva, e uma nova opção é a utilização da rasburicase que cataliza a oxidação enzimática do ácido úrico em alantoína, uma substância hidrossolúvel facilmente excretada pelo rim.[30] Importante, também, é destacar que em relação à alcalinização na Síndrome da Lise Tumoral (SLT), a Associação Americana de Oncologia em seu último *guideline,* publicado em 2008, destacou que, embora a alcalinização seja historicamente indicada nos pacientes com SLT, por facilitar a excreção urinária do ácido úrico, a mesma não deve mais ser utilizada rotineiramente, exceto nos casos de acidose metabólica. A razão para esta recomendação é de que a mesma pode levar à precipitação de fosfato de cálcio intratubular.[30]

Ainda no contexto prevenção, há os pacientes em PO de cirurgia cardíaca e, conforme demonstrado em diversos estudos, a LRA é reconhecida como um dos mais potentes fatores prognósticos para estes pacientes.[28,31] Isto se deve não apenas à retenção hídrica e aos distúrbios metabólicos (uremia, acidose, hipercalemia), mas também à circulação extracorpórea (CEC) e a reação inflamatória que resulta em aumento da permeabilidade capilar, edema tecidual generalizado e disfunção miocárdica, resultando em diminuição do débito urinário e aumento do tempo de ventilação mecânica. Com a maior duração da ventilação mecânica há maior risco de barotrauma, infecção, desenvolvimento de SARA, DMOS e aumento da taxa de mortalidade. Os diversos estudos sobre o tema formaram a base para a indicação profilática da TSR em PO de cirurgia cardíaca, objetivando prevenção de acúmulo de líquido e redução da mortalidade.[28,31,32] Os pacientes de alto risco já saem do centro cirúrgico com cateter de diálise peritoneal instalado.

Outro grupo de pacientes que podem se beneficiar da prevenção da LRA é o grupo dos neonatos com asfixia perinatal. Nestes pacientes, devido à asfixia perinatal, ocorre vasoconstrição renal secundária a metabólitos de adenosina que levam à diminuição da TFG e da fração de filtração. Este efeito pode ser inibido por antagonista inespecífico de receptores de adenosina, por exemplo, a teofilina.[33] Os diversos estudos sobre este tema são a base para que a Sociedade Internacional de Nefrologia, em sua última publicação em 2012, recomende dose única de teofilina de 5 mg/kg, 1 hora após o nascimento de neonatos com asfixia e que estejam em alto risco de LRA (classe 2B).[34]

Feitas as considerações sobre prevenção passaremos para a abordagem terapêutica propriamente dita. Esta deve incluir: diagnóstico e tratamento da doença base, manutenção da homeostase renal até a recuperação da função renal e evitar novos agravos.

A manutenção da homeostase inclui adequar a oferta de fluidos ao estado volêmico do paciente considerando as perdas insensíveis, as perdas anormais e a diurese das últimas 24 horas. Deve haver controle diário do peso e balanço hídrico a cada 4 ou 6 horas. Além disso, conforme já dito na prevenção, devem-se assegurar débito cardíaco e pressão arterial média adequada a partir do uso de inotrópicos, vasopressores e/ou vasodilatadores de acordo com a condição hemodinâmica do paciente. Os distúrbios hidroeletrolíticos e acidobásicos devem ser monitorizados e corrigidos. Deve-se lembrar de que a acidose metabólica é, praticamente, uma constante em LRA, e que os distúrbios de potássio podem resultar em colapso circulatório decorrente de arritmia.[5,11,16] Em relação à oferta hídrica, em pacientes gravemente enfermos, a terapia precoce direcionada a alvos tem sido a regra desde os estudos de River, em 2001.[35] Esta orientação foi reafirmada pela American Heart Association e pelas publicações de *Sepsis Surviving Campaign* havendo diversos estudos randomizados demonstrando melhor prognóstico para pacientes em choque que recebam precocemente fluido, antibiótico e oxigenoterapia direcionados a alvos.[36,37] Em pediatria o algoritmo do Carcillo continua sendo o mais utilizado em pacientes gravemente enfermos.[37] Apesar dos diversos estudos, no entanto, a dose de fluido a ser administrada durante a ressuscitação do paciente em choque séptico permanece altamente empírica. Pouco fluido pode resultar em hipoperfusão tecidual e piora da disfunção de órgãos e superprescrição de fluidos pode resultar em riscos de impacto negativo sobre a função de órgãos. O efeito negativo da sobrecarga hídrica em pacientes gravemente enfermos tornou-se aparente nos últimos anos. Um modo de acessar o estado de sobrecarga hídrica nestes pacientes é através do cálculo da diferença porcentual entre a quantidade de líquidos recebidos e eliminados desde a admissão na unidade de terapia intensiva (UTI) em relação ao peso seco do paciente. Assim:[38]

$$\text{Acúmulo hídrico\%} = (\text{ganhos} - \text{perdas})/\text{peso (kg)} \times 100\%$$

Diversos estudos têm demonstrado que sobrecargas hídricas superiores a valores entre 10 e 20% elevam o risco relativo de óbito em até 3 vezes. Além disso, aumentam também o tempo de ventilação mecânica e o tempo de internação hospitalar mesmo após as correções para fatores demográficos e para a gravidade da doença.[39,40] Em relação ao modo como a sobrecarga hídrica pode afetar a sobrevida dos pacientes, Schrier esclarece que em situação de sepse e endotoxemia, usualmente, ocorre vasodilatação sistêmica com aumento do espaço de distribuição da albumina e alteração das forças de Starling.[36] Isto favorece que o excesso de fluido administrado se acumule no espaço intersticial, resultando em edema pulmonar e hipóxia tecidual. Com isto o paciente necessitará de ventilação mecânica com os riscos inerentes de barotrauma, infecção e toxicidade do oxigênio. Podem, então, ocorrer alteração da complacência pulmonar, SARA e DMOS com alta taxa de mortalidade.[22,36]

Outro ponto muito importante no manuseio da LRA é o suporte nutricional. Ressalta-se que a restrição nutricional não se aplica ao paciente com LRA não somente devido ao risco de desnutrição e perda de massa corpórea, mas também ao risco de disfunção orgânica e déficit imunológico. Assim, sempre que houver dificuldade em adequar o suporte nutricional, em razão da dificuldade em manter balanço hídrico, deve-se indicar TSR. A via de administração deve ser a enteral, sempre que possível, e a oferta de aminoácidos deve estar de acordo com as necessidades do paciente, visando a compensar o catabolismo proteico que ocorre na LRA. O requerimento energético deve ser ofertado com a mistura de carboidratos e lípides, lembrando-se que a LRA pode cursar com hipertrigliceridemia secundária à diminuição da lipólise e do *clearance* lipídico em 50% dos seus valores normais.[11]

## FARMACOTERAPIA

Embora se saiba que o uso de **furosemida** não melhore o prognóstico da LRA já estabelecida e haja muitas controvérsias em relação ao seu uso, vários autores concordam que seu uso se justifica nos pacientes que respondem com diurese.[38,41] Dentre as possíveis vantagens do mesmo destacam-se: redução do consumo $O_2$ na medula renal externa em razão da inibição do mecanismo de contracorrente na alça ascendente de Henle; aumento do fluxo urinário tubular, minimizando o risco de obstrução por restos celulares, cristais e *debris*; auxílio no controle da hiperpotassemia e no manuseio hídrico dos pacientes que respondem à sua administração.[41] As principais desvantagens são ototoxicidade, nefrite intersticial, nefrocalcinose e depleção de volume. Hipovolemia pode agravar a LRA, principalmente, quando associada ao uso de nefrotoxinas, como os aminoglicosídeos e a vancomicina.[41] Quanto ao modo de administração, estudos têm demonstrado que a infusão em bolo apresenta maior estimulação neuroendócrina, vasoconstrição e ototoxicidade. Assim, a recomendação atual é de infusão contínua, objetivando manutenção da diurese com menores doses e menor ototoxicidade.[42] Dentre as contraindicações para o seu uso estão: pacientes hipovolêmicos, em coma hepático e que não respondam com diurese. Há, no entanto, muitas opiniões conflitantes em relação ao uso do mesmo e estas podem ser exemplificadas no estudo de Metha *et al.*, que analisaram 552 pacientes com IRA internados em UTI em quatro centros associados à Universidade da Califórnia.[43] O estudo concluiu que o uso de diuréticos estaria associado a aumento no risco de morte, além de não auxiliar na recuperação da função renal. No entanto, este estudo tem vários questionamentos em sua metodologia: a maioria dos pacientes já estava em uso de diurético quando ocorreu a avaliação inicial pelo nefrologista; os pacientes que evoluíram mal com o uso de diuréticos foram os que não responderam ao uso inicial do mesmo, e não houve diferença na taxa de mortalidade entre os que responderam inicialmente e os que receberam placebo. Assim, a diferença observada poderia estar relacionada com a maior gravidade da LRA e talvez também com a doença de base e, não com o uso de furosemida.[43]

Outro ponto a ser observado é que, mais recentemente, estudos têm demonstrado risco de desenvolvimento de resistência diurética por uso crônico de furosemida, p. ex., em pacientes cardiopatas.[42] Deve-se suspeitar da mesma quando ocorrer diminuição da resposta diurética, piora da função renal, comprometimento hemodinâmico ou redução da oferta de fluidos.[42] Esta condição parece estar associada à hipertrofia das células tubulares distais renais em razão do aumento da concentração distal tubular de sódio induzida pelo inibição do mecanismo de contracorrente na alça ascendente de Henle. A hipertrofia seria uma tentativa de compensar e aumentar a reabsorção de sódio neste local.[42] Esta complicação pode ser tratada por administração concomitante de baixas doses de um diurético com ação no túbulo distal (p. ex., hidroclorotiazida), droga esta que também está indicada para o tratamento e prevenção da nefrocalcinose, outra complicação induzida por uso de furosemida.[42]

Em relação à dopamina, em dose dopaminérgica, diversos estudos demonstraram que a mesma não previne LRA.[38] E, embora, ela efetivamente possa aumentar o fluxo sanguíneo renal e a natriurese, a mesma apresenta efeitos colaterais potenciais os quais incluem: risco de arritmia, de lesão isquêmica miocárdica por aumentar o consumo de oxigênio, aumento do *shunt* intrapulmonar, comprometimento da função dos linfócitos T. Além disso, a natriurese pode agravar situações de hipovolemia e seu uso (objetivando prevenir LRA) não se justifica com base nas evidências clínicas atuais.[11,44]

Quanto ao fenoldopam, agonista dopaminérgico seletivo, estudos em adultos demonstram aumento do fluxo sanguíneo renal, redução da taxa de mortalidade e da necessidade de TSR.[11,38] Os resultados em crianças são controversos e por não haver estudos prospectivos de coorte pediátrica os mesmos não podem ser recomendados para prevenção e tratamento da LRA.[38]

## ■ Ajuste de drogas

As doses das drogas utilizadas devem ser ajustadas de acordo com *clearance* da creatinina ou com "dialisância" nos pacientes em terapia dialítica. Os níveis séricos das drogas nefrotóxicas, especialmente vancomicina e aminoglicosídeos, que têm índice terapêutico estreito e grande variabilidade entre os pacientes, devem ser controlados e reajustados se necessário. Algumas drogas são removidas pela TSR e há necessidade de dose suplementar. A remoção pela diálise é influenciada pela ligação da droga com proteínas plasmáticas, peso, conformação molecular e a carga elétrica.[11,38]

## TERAPIA DE SUBSTITUIÇÃO RENAL (TSR)

Em relação à TSR existe um consenso de que a mesma deve ser iniciada ao primeiro sinal de necessidade. A escolha dentre os diferentes métodos (diálise peritoneal [DP], hemodiálise [HD] intermitente, e os métodos contínuos) deverá ser feita de acordo com o objetivo, a experiência do clínico e os recursos institucionais pesando-se as vantagens e desvantagens únicas de cada método.[45] As indicações de terapia dialítica não são absolutas e devem considerar uma série de fatores, incluindo apresentação clínica (rapidez de início e gravidade), dados bioquímicos, etiologia da LRA, idade da criança e ausência de resposta ao tratamento conservador.[11] Sobrecarga hídrica com risco potencial de insuficiência cardíaca congestiva, edema agudo de pulmão, hipertensão arterial refratária, distúrbio hidroeletrolítico grave (hipercalemia, hiponatremia, hipernatremia), acidose de difícil controle, principalmente se acompanhada de hipernatremia, necessidade de administração de fluidos para medicações, suportes hemodinâmico e nutricional, além de sintomas de intoxicação urêmica (encefalopatia, irritabilidade, náuseas, vômitos, sangramento, pericardite) são indicações de diálise.[28,31,32] Dentre estas indicações merece destaque, conforme já citado, acúmulo volêmico superior a 20% do peso inicial do paciente por estar independentemente associado à maior mortalidade.[38-40] Na síndrome hemolítico-urêmica a indicação precoce da diálise é fator prognóstico e deve ser considerada, embora nem todos os pacientes necessitem ser dialisados. Além disso, há os erros inatos do metabolismo que cursam com hiperamonemia e as intoxicações medicamentosas.[11,38]

## Métodos de terapia de substituição renal

### Diálise peritoneal (DP)

A DP continua sendo considerada uma modalidade efetiva para o manuseio de crianças com LRA em muitos centros. Apresenta eficácia na remoção de solutos por difusão (gradiente de concentração) e na retirada de fluidos por ultrafiltração (UF) (gradiente osmótico gerado pela glicose). O transporte de solutos por convecção é pequeno (passagem de solutos junto com a água gerada pela UF e determinada pelo gradiente osmótico). A relação superfície do peritônio/peso corpóreo é muito maior na criança em relação ao adulto, proporcionando, no mínimo, o dobro da eficiência dialítica nessa faixa etária. Na maioria dos serviços a DP pode ser realizada com facilidade e rapidez. O acesso à cavidade peritoneal através do cateter de Tenckhoff, de instalação cirúrgica, tem-se mostrado superior em relação aos cateteres rígidos.[45,46] A omentectomia parcial pode prevenir funcionamento inadequado do cateter secundário à obstrução da drenagem. Há cateteres de Tenckhoff disponíveis nos tamanhos neonatal, pediátrico e adulto. Entretanto, nos pacientes menos estáveis e com maior urgência em iniciar o procedimento dialítico, pode-se considerar a instalação de cateter rígido percutâneo à beira do leito.[45] As soluções de DP disponíveis no mercado apresentam concentrações de dextrose variáveis: 1,5%, 2,5% e 4,25%, associadas aos componentes eletrolíticos levemente hipertônicos em relação ao plasma, sem adição de potássio e com lactato como tampão. Porém, em situações de insuficiência hepática e instabilidade hemodinâmica com aumento de lactato, deve-se substituir o tampão lactato por bicarbonato, podendo resultar em correção mais rápida da acidose metabólica e melhora hemodinâmica.[47] Quando não há disponibilidade comercial de solução com bicarbonato, esta pode ser manipulada. A hipertonicidade eletrolítica (em relação ao plasma) determina gradiente de concentração de solutos que promove o transporte transperitoneal por difusão. A solução de DP a 1,5%, chamada isotônica, é hipertônica em relação ao plasma e promove gradiente osmótico para o processo de UF e convecção. Durante a realização de diálise peritoneal deve-se monitorizar a concentração sérica de potássio e, sempre que a mesma se encontrar abaixo de 3,5 mEq/L, adicionar potássio à solução na concentração de 4 mEq/L. A prescrição da DP pode ser iniciada com a infusão de volume de 10 mL/kg de solução de diálise a 1,5%, com tempo de permanência de 30 a 60 minutos, e de drenagem não excedendo 20 minutos. Recomenda-se aumento progressivo do volume até 30 a 50 mL/kg desde que não ocorra desconforto respiratório. Volumes inferiores a 25 mL/kg podem comprometer a UF.[45] A solução deve ser aquecida a 37°C para evitar hipotermia, vasoconstrição dos vasos peritoneais e desconforto durante a infusão da solução. Pode-se prevenir a formação de coágulos de fibrina, acrescentando heparina à solução de diálise na concentração de 500 UI/L.[47] O uso de sistemas fechados é fundamental para diminuir o risco de contaminação do sistema. Para otimizar a UF ao longo da terapia, pode-se diminuir o tempo de permanência, aumentar gradualmente a concentração de glicose ou aumentar gradualmente o volume de infusão até 800-1.200 mL/m². A absorção da glicose da solução de DP pode resultar em hiperglicemia, principalmente, na infusão com concentrações maiores de glicose, em pacientes recém-nascidos e pacientes em choque séptico. Neste caso, pode-se considerar a utilização de insulina nos banhos de diálise.[48] Se possível, a perda proteica que ocorre através da DP deve ser considerada e acrescida ao suporte nutricional. Um ponto importante a ser observado é que as vantagens da UF e do *clearance* lento de solutos, relatados anteriormente, podem funcionar como desvantagem nos pacientes com sobrecarga hídrica grave e hipercalemia que represente risco de vida. Neste caso a HD e/ou métodos contínuos seriam melhor opção.[45] As principais complicações relacionadas com DP estão associadas a extravasamento pericateter, deslocamento e bloqueio do cateter por omento ou fibrina e à peritonite que pode levar à ineficiência do método e maior perda de proteína.[45,47]

As contraindicações, em sua maioria, relativas incluem certas condições clínicas, como função pulmonar comprometida (não permitindo grandes volumes de dialisato no abdome), hérnia diafragmática, cirurgias intra-abdominais recentes ou sepse com foco intra-abdominal, grandes visceromegalias além de defeitos de parede abdominal, *shunt* ventrículo-peritoneal, diátese hemorrágica ou enterocolite necrosante.[45]

## TERAPIA EXTRACORPÓREA

As terapias extracorpóreas têm como princípio a difusão de partículas que ocorrem entre dois compartimentos separados por uma membrana semipermeável, da região mais concentrada para a de menor concentração. Quanto menor a molécula e maior o gradiente de concentração, maior a difusão, de maneira a favorecer o clareamento de moléculas pequenas.[49] O movimento de fluidos através de membrana com arraste de partículas chama-se convecção e é determinado pelo gradiente de pressão transmembrana (PTM), e limitado pelo tamanho do poro. A PTM é o resultado da pressão no compartimento do filtro contra a pressão no compartimento do dialisado e efluente, com interferência contrária da pressão oncótica do plasma. Partículas de todos os tamanhos, menores que o tamanho do poro, são "arrastadas" pela água, de maneira a favorecer o clareamento de moléculas maiores quando comparado ao clareamento difusivo.[49] A UF resulta da convecção, e o clareamento de substâncias é proporcional à quantidade de fluidos que atravessa a membrana. Para se atingir clareamento convectivo efetivo de solutos, é necessário uma grande taxa de UF, com necessidade de reposição.[47,49] Na HD, há predomínio do clareamento difusivo, ao passo que a hemofiltração (HF) é baseada na convecção, aqui também, com UF de grande quantidade de fluidos compensada com solução de reposição. A hemodiafiltração (HDF) é a soma dos dois processos.[49]

Os processos hemodialíticos podem ser contínuos ou intermitentes. Pacientes instáveis hemodinamicamente, aqueles com necessidade de grande quantidade de UF ou ainda aqueles com hipertensão intracraniana beneficiam-se de perdas e clareamentos de solutos menores e contínuos.[47] A HD intermitente é o método de maior eficiência para retirada de fluidos e de solutos e representa o método de escolha em situações que necessitam rápida retirada de solutos, como na SLT e na hiperamonemia.[45] É necessário equipamento específico para o procedimento, além de pré-tratamento da água que dará origem ao dialisado e acesso vascular que permita fluxo sanguíneo adequado para o tamanho do paciente, o que em muitos casos representa uma dificuldade. O acesso jugular interno direito é o preferido, enquanto o subclávio está associado a maior número de complicações, como trombose e estenose. O acesso femoral apresenta maior índice de recirculação e infecção. O volume de preenchimentos das linhas e capilares não deve ultrapassar 10% da volemia da criança que, de modo geral, pode ser calculada como 80 mL/kg. Nos casos em que ultrapassem este volume, há necessidade de *prime* do circuito com soro fisiológico ou sangue.[45,47] O fluxo sanguíneo inicial é de 8 a 10 mL/kg/minuto e o do dialisado de 500 mL/min. Pacientes com instabilidade hemodinâmica, entretanto, podem não tolerar retiradas rápidas de fluidos. Neste contexto, a TSR contínua tem a vantagem de permitir retirada lenta de fluidos e solutos, sendo bem tolerada pela maioria dos pacientes pediátricos com LRA e DMOS e, por isso, tem-se apresentado como método preferencial em algumas UTIs pediátricas terciárias.[45,47] No entanto, para realização de TRS contínua, é necessário equipe treinada e equipamentos específicos de alto custo em comparação com a DP e a HD. Equipamentos disponíveis atualmente permitem controle de UF, linhas e filtros com menor volume de preenchimento, além da possibilidade de escolha entre as terapias HD, HF e HDF.[45] Da mesma forma que para a DP, quando não há disponibilidade de soluções de bicarbonato específicas para o dialisado e reposição, estas podem ser manipuladas nas farmácias locais, com possibilidade de mudança de acordo com as necessidades eletrolíticas do paciente. Durante o preparo, atenção especial para minimizar erros é fundamental. A heparina e o citrato são as substâncias mais utilizadas para evitar coagulação do circuito extracorpóreo. Estudo do grupo multicêntrico norte-americano ppCRRT *(prospective pediatric continuous renal replacement therapy)* não demonstrou superioridade do citrato em relação à heparina em termos de durabilidade do circuito extracorpóreo. Entretanto, a utilização de heparina associou-se a risco de sangramentos, além de um caso de trombocitopenia induzida por heparina, enquanto que a anticoagulação com o citrato associou-se à alcalose metabólica e *lock* de citrato em pacientes com insuficiência hepática, situação em que a menor taxa de metabolização do citrato aumenta o cálcio total, porém diminui a sua fração ionizada, com suas consequências.[49,50] Em relação à dose de clareamento convectivo, na faixa etária pediátrica, tem-se utilizado doses de 2.000 a 3.000 mL/1,73 m²/h divididas entre reposição e dialisado, o que equivale a uma dose de clareamento convectivo de pelo menos 35 mL/kg/h.[49] Em relação ao **suporte nutricional**, durante a TSR contínua, recomenda-se reposição das perdas proteicas especialmente no contexto de sepse. A sugestão para faixa etária pediátrica é de 2,5 a 3 g/kg/dia de proteína, mantendo-se a ureia sérica menor que 60 mg/dL, e oferta calórica 20 a 30% acima do gasto energético em repouso, preferencialmente, via enteral.[49]

## EVOLUÇÃO E PROGNÓSTICO

Para finalizar, destaca-se que o prognóstico da LRA depende da causa da LRA, do tipo de alteração patológica (NTA, Necrose Cortical, apoptose) da extensão e gravidade do comprometimento de outros órgãos. A taxa de mortalidade, na fase aguda, conforme relatado em diversos estudos, permanece bastante elevada. E, além disso, diversos estudos recentemente publicados têm chamado a atenção para a necessidade de monitorização a longo prazo destes pacientes os quais podem evoluir, conforme demonstrado em estudos recentes, com proteinúria, hipertensão arterial e comprometimento progressivo da função renal mesmo quando os valores de creatinina no momento da alta hospitalar encontrem-se dentro de valores de normalidade.[6,7,15,16,51] Exemplificando, Abitbol *et al.* estudaram 20 recém-nascidos pré-termos por período de até 18 anos e constataram, em nove dos 20 pacientes, deterioração da função renal.[51] Os fatores de risco proeminentes para a progressão da lesão renal foram, ao redor de 1 ano de idade: índice de proteinúria/creatinúria superior a 0,6, creatinina sérica superior a 0,6 mg/dL e tendência à obesidade de alto índice de massa corpórea.

## CONCLUSÃO

A LRA é uma entidade complexa que ocorre em diversas situações clínicas em UTI. A padronização para diagnóstico e classificação garantirá melhora na capacidade de manuseio destes pacientes. Os novos critérios de diagnóstico/classificação de LRA (RIFLE, pRIFLE e AKIN), com base em variação dos níveis séricos de creatinina e do débito urinário, permitiram que estudos tanto em adultos quanto em populações pediátricas demonstrassem consistentemente que a LRA exerce impacto independente na sobrevida dos pacientes, mesmo após correção para comorbidades, complicações e gravidade da doença.[1,3,16,21,22,26] Espera-se, portanto, que os novos critérios diagnósticos e, em futuro próximo, os novos BMs garantam diagnóstico precoce, prevenção de lesões iatrogênicas, reconhecimento de situações de risco (p. ex., síndrome de lise tumoral, realização de exames contrastados) e assim auxiliem no prognóstico destes pacientes.

## REFERÊNCIAS BIBLIOGRÁFICAS

1. Bellomo R, Ronco C, Kellum JA *et al.* Acute renal failure – Definition, outcome measures, animal models, fluid therapy and information technology needs: the Second International Consensus Conference of the Acute Dialysis Quality Initiative (ADQI) Group. *Crit Care* 2004;8:R204-12.
2. Bailey D, Phan V, Litalien C *et al.* Risk factors of acute renal failure in critically ill children: A prospective descriptive epidemiological study. *Pediatr Crit Care Med* 2008;8:29-35.
3. Plötz FB, Bouma AB, van Wijk JAE *et al.* A pediatric acute kidney injury in the ICU: an independent evaluation of pRIFLE criteria. *Intensive Care Med* 2008;34:1713-17.
4. Fernandez C, Herce JL, Flores JC *et al.* Prognosis in critically ill children requiring continuous renal, replacement therapy. *Pediatr Nephrol* 2005;20:1473-77.
5. Bresolin NL, Silva C, Hallal A *et al.* Prognosis for children with acute kidney injury in the intensive care unit. *Pediatr Nephrol* 2009;24:537-44.
6. Sinha R, Nandi M, Tullus K *et al.* A ten-year follow-up of children after acute renal failure from a developing country. *Nephrol Dial Transplant* 2009;24:829-33.
7. Askenazi DJ, Feig DI, Graham NM *et al.* 3-5year longitudinal follow-up of pediatric patients after acute renal failure. *Kidney Int* 2006;69:184-90.
8. Martin GS, Mannino DM, Eaton S *et al.* The epidemiology of sepsis in the United States from 1979 through 2000. *N Engl J Med* 2003;348:1546-54.
9. Ware LB, Matthay MA. The acute respiratory distress syndrome. *N Engl J Med* 2000;342:1334-49.
10. Stevens LA, Coresh J, Greene T *et al.* Medical progress assessing kidney function – measured and estimated glomerular filtration rate. *N Engl J Med* 2006;354:2473-83.
11. Andreolli SP. Acute kidney injury in children. *Pediatr Nephrol* 2009;24:253-68.
12. Hoste EAJ, Damen J, Vanholder RC *et al.* Assessment of renal function in recently admitted critically ill patients with normal serum creatinine. *Nephron Dial Transplant* 2005;20:747-53.

13. Lassnigg A, Schmidlin D, Mouhieddine M et al. Minimal changes of serum creatinine predict prognosis in patients after cardiothoracic surgery: a prospective cohort study. *J Am Soc Nephrol* 2004;15:1597-605.
14. Hoste EAJ, Clermont G, Kersten A et al. RIFLE criteria for acute kidney injury are associated with hospital mortality in critically ill patients: a cohort analysis. *Crit Care* 2006;10:R73-82.
15. Bresolin NL. Prognóstico em longo prazo da criança com dano renal agudo. *Arch Latin Nefr Ped* 2010;10:12-15.
16. Askenazi DJ, Ambalavanan N, Goldstein SL. Acute kidney injury in critically ill newborn: What do we know? What do we need to learn? *Pediatr Nephrol* 2009;24:265-74.
17. Lolekha PH, Jaruthunyaluck S, Srisawasd P. Deproteinization of serum another best approach to eliminate all forms of bilirubin interference on serum creatinine by the kinetic Jaffe reaction. *J Clin Lab Anal* 2001;15:116-21.
18. Rajs G, Mayer M. Oxidation markedly reduces bilirubin interference in the Jaffe creatinine assay. *Clin Chem* 1992;38:2411-13.
19. Devarajan P. The future of pediatric acute kidney injury management – biomarkers. *Semin Nephrol* 2008;28:493-98.
20. Zappitelli M, Washburn KK, Arikan AA et al. Urine neutrophil gelatinase-associated lipocalin is an early marker of acute kidney injury in critically ill children: a prospective cohort study. *Crit Care* 2007;11:R84.
21. Akcan-Arikan A, Zappitelli M, Loftis LL et al. Modified RIFLE criteria in critically ill children with acute kidney injury. *Kidney Int* 2007;71:1028-35.
22. Bresolin N, Bianchini AP, Haas CA. Pediatric acute kidney injury assessed by pRIFLE as a prognostic factor in the intensive care unit. *Pediatr Nephrol* 2013;28:485-92.
23. Schwartz GJ, Brion LP, Spitzer A. The use of plasma creatinine concentration for estimating glomerular filtration rate in infants, children, and adolescents. *Pediatr Clin North Am* 1987;34:571-90.
24. Abreu KLS, Silva Jr GB, Daher EF. Novas classificações RIFLE e AKIN: fatores preditivos de gravidade da lesão renal aguda. In: Cruz J, Cruz HMM, Kirsztajn GM et al. (Eds.). *Atualidades em nefrologia pediátrica*. São Paulo: Sarvier, 2010. p. 110-18.
25. Metha RL, Kellum JA, Shah SV et al. Acute Kidney Injury Network (AKIN): report of an initiative to improve outcomes in acute kidney injury. *Crit Care* 2007;11:R31.
26. Bagashaw SM, George C, Bellomo R. For the ANZICS Database Management Committee. A comparison of the RIFLE and AKIN criteria for acute kidney injury in critically ill patients. *Nephrol Dial Transplant* 2008;23:1569-74.
27. Wan L, Bellomo R, Giantomasso DD et al. The pathogenesis of septic acute renal failure. *Curr Opin Care* 2003;9:496-502.
28. Bahar I, Akgul A, Ozatik MA et al. Acute renal failure following open heart surgery: risk factors and prognosis. *Perfusion* 2005;20:317-22.
29. Bresolin NL, Carvalho FLC, Góes JEC et al. Acute renal failure following massive attack by Africanized bee stings. *Pediatr Nephrol* 2002;17:625-27.
30. Coiffer B, Altman A, Pui CH et al. Guidelines for the management of pediatric and adult tumor lysis syndrome: an evidence-based review. *J Clin Oncol* 2008;26:2767-78.
31. Blinder JJ, Goldstein SL, Lee VV et al. Congenital heart surgery in infants: effects of acute kidney injury on outcomes. *Thorac Cardiovasc Surg* 2012;143:368-74.
32. Alkan T, Akçevin A, Türkoglu H et al. Postoperative prophylactic peritoneal dialisys in neonates and infants after complex congenital cardiac surgery. *ASAIO Journal* 2006;52:693-97.
33. Bakr AF. Prophylatic theophylline to prevent renal dysfunction in term neonates with perinatal asphyxia. *Pediatr Nephrol* 2005;20:1249-52.
34. KDIGO Clinical practice guideline for acute kidney injury. *Kidney Int* 2012 Mar. 1;(2 Suppl) Disponível em: <http://www.kidney-international.org>

35. Rivers E, Nguyen B, Havstd S *et al.* Early goal directed therapy collaborative group: Early goal directed therapy in the treatment of severe sepsis and septic shock. *N Engl J Med* 2001;345:1368-77.
36. Schrier RW. Fluid administration in critically ill patients with acute kidney injury. *Clin J Am Soc Nephrol* 2010;5:733-39.
37. Bierley J, Carcillo JA, Choong K *et al.* Clinical practice parameters for hemodynamic support of pediatric and neonatal septic shock: 2007 update from de American College of Critical Care Medicine (published corrections appears in Crit Care Med 2009;37(4):1536). *Crit Care Med* 2009;37:666-86.
38. Zappitelli M, Goldstein SL. Acute kidney injury: general aspects. In: Kiessling SG, Goebel J, Somers MJG. (Eds.). *Pediatric nephrology in ICU*. Berlin Heidelberg: Springer-Verlag, 2009. p. 85-97.
39. Gillespie RS, Siedel KI, Symons JM. Effect of fluid overload and dose of replacement fluid on survival in hemofiltration. *Pediatr Nephrol* 2004;19:1394-99.
40. Hayes LW, Oster RA, Tofil NM *et al.* Outcomes of critically ill children requiring continuous renal replacement therapy. *J Crit Care* 2009;24:394-400.
41. Bagashaw SM, Bellomo R, Kellum JA. Oliguria, volume overload, and loop diuretics. *Crit Care Med* 2008;36:S172-78.
42. Bestic M, Reed MD. Common diuretics used in the preterm and term infant. *Neo Reviews* 2005;6:e392-98.
43. Metha RL, Pascual MT, Soroko S. Diuretics, mortality, and nonrecovery of renal function in acute renal failure. *JAMA* 2002;288:2547-53.
44. Friedrich JO, Adhikari N, Herridge MS *et al.* Meta-analysis: low-dose dopamine incrises urine output but does not prevent renal dysfunction or death. *Ann Intern Med* 2005;142:510-24.
45. Walters S, Porter C, Brophy PD. Dialysis and pediatric acute kidney injury: choice of renal support modality. *Pediatr Nephrol* 2009;24:37-48.
46. Auron A, Warady BA, Simon S *et al.* Use of the multipurpose drainage catheter for the provision of acute peritoneal dialysis in infants and children. *Am J Kidney Dis* 2007;49:650-5.
47. Strazdins V, Watson AR, Harvey B. Renal replacement therapy for acute renal failure in children: European Guidelines. *Pediatr Nephrol* 2004;19:199-207.
48. Ansari N. Peritoneal dialysis in renal replacement therapy for patients with acute kidney injury. *Int J Nephrol* 2011;2011:739-94.
49. Cerda J, Ronco C. Modalities of continuous renal replacement therapy: technical and clinical considerations. *Semin Dial* 2009;22:114-22.
50. Brophy PD, Somers MJG, Baum MA *et al.* Multi-centre evaluation of anticoagulation in patients receiving continuous renal replacement therapy (CRRT). *Nephrol Dial Transplant* 2005;20:1416-21.
51. Abitbol C, Bauer CR, Montane B *et al.* Long-term follow-up of extremely low birth weight infants with neonatal renal failure. *Pediatr Nephrol* 2003;18:887-93.

# 43 Métodos Dialíticos em UTI Pediátrica

*Carla Di Giorgio* ◆ *Clotilde Druck Garcia*
*Renato George Eick* ◆ *Viviane Bitencourt*

## INTRODUÇÃO

As indicações para o uso de terapia aguda de substituição renal vêm-se ampliando nas últimas décadas. Além das indicações clássicas na insuficiência renal aguda (IRA), intoxicações e erros inatos do metabolismo (EIM), o uso da terapia como suporte renal em pacientes criticamente doentes no intuito de evitar a sobrecarga hídrica vem sendo sugerido por muitos autores. As terapias de purificação do sangue com adsorção de citocinas podem ter aplicação em pacientes com sepse, SARA e falência de múltiplos órgãos.

## INSUFICIÊNCIA RENAL AGUDA

O avanço no tratamento de recém-nascidos criticamente doentes, lactentes com doenças cardíacas congênitas e crianças pós-transplante de medula e órgãos sólidos alterou a epidemiologia da IRA em crianças. Dados de grandes centros caracterizam a IRA como uma comorbidade de outras doenças primárias ou condições sistêmicas.

Um estudo reportando dados de 226 crianças tratadas com terapia de substituição renal demonstrou doenças cardíacas congênitas, necrose tubular aguda e *sepses* como as causas mais comuns de IRA. Outro estudo de 254 crianças com IRA encontrou lesão isquêmica, pós-operatório de doenças cardíacas congênitas e uso de drogas nefrotóxicas como causas mais frequentes. Somente 7% das crianças tinham doença renal primária como causa da IRA.[1]

A IRA comprovadamente está associada a uma maior mortalidade em pacientes hospitalizados, tanto adultos quanto crianças. Mesmo um mínimo aumento da creatinina de 0,3 a 0,5 mg/dL pode aumentar o risco de mortalidade em até 80%.

Reconhecendo a importância da IRA nos pacientes criticamente doentes, um grupo de intensivistas e nefrologistas *(Acute Dialysis Quality Initiative Group)* estabeleceu um escore de diagnóstico e gravidade da IRA denominado RIFLE – *Risk of renal dysfunction, Injury to the kidney, Failure of kidney function, Loss of kidney function, and End-stage renal disease*. Adaptado para o uso em crianças em 2007 e validado em várias publicações o pRIFLE *(pediatric* RIFLE) é amplamente utilizado (Quadro 43-1).[2-4]

As indicações tradicionais de terapia de substituição renal em crianças com IRA são:

- Hipervolemia complicada por insuficiência cardíaca congestiva, edema pulmonar ou hipertensão refratária à restrição de fluidos e diuréticos.
- Hipercalemia refratária ao manejo medicamentoso ou associada a alterações no eletrocardiograma.

| QUADRO 43-1 | RIFLE pediátrico | |
|---|---|---|
| Categoria | ClCr estimado* | Débito urinário |
| Risk (R) | Reduzido em 25%<br>Creatinina 1,5 × a basal | < 0,5 mL/kg/h por 8 horas |
| Injury (I) | Reduzido em 50%<br>Creatinina 2 × a basal | < 0,5 mL/kg/h por 16 horas |
| Failure (F) | Reduzido em 75%<br>Creatinina 3 × a basal<br>ou < 35 mL/min/1,73 m² | < 0,3 mL/kg/h por 24 horas ou anúrico por 12 horas |
| Loss (L) | Perda de função renal por mais de 4 semanas | |
| End-stage (E) | *End-stage* renal disease | |

*ClCr estimado pela fórmula de Schwartz.

- Acidose metabólica refratária à administração de bicarbonato de sódio.
- Uremia sintomática com pericardite, neuropatia ou encefalopatia.
- Necessidade de remoção de fluidos ou ajuste de eletrólitos em pacientes oligúricos para melhor suporte medicamentoso e nutricional.

Embora a ressuscitação volumétrica seja essencial no tratamento da hipotensão e choque séptico, várias evidências demonstram que a sobrecarga hídrica contribui para uma maior mortalidade em pacientes criticamente doentes.

Dois estudos multicêntricos e vários outros estudos menores avaliaram sobrecarga hídrica e mortalidade em pacientes em terapia de substituição renal contínua. Em todos os estudos o grau de sobrecarga hídrica no início da terapia contínua está diretamente relacionado com a mortalidade, independentemente da gravidade do paciente. A análise dos diferentes porcentuais de sobrecarga hídrica sugere que a mortalidade aumenta de 40 para 60% em crianças com mais de 10-20% de acúmulo de líquido no início da terapia de substituição renal.[5-9]

Em crianças criticamente doentes a fórmula mais comumente utilizada para o cálculo da sobrecarga hídrica é:

$$\% \text{ de acúmulo de líquido} = \text{Líquido administrado (L)} - \text{líquido eliminado (L)} / \text{Peso admissão em kg} \times 100$$

Portanto a terapia de substituição renal deve ser considerada em pacientes com IRA, e mais de 10% de sobrecarga hídrica, quando não houver uma expectativa de rápida recuperação da função renal.

Uma intervenção precoce seja com manejo clínico cuidadoso ou instituição de terapia de substituição renal pode prevenir complicações associadas a distúrbios metabólicos graves e sobrecarga hídrica, permitindo adequados suportes nutricional e medicamentoso.

## MODALIDADES DE TERAPIA DE SUBSTITUIÇÃO RENAL

A terapia de substituição renal deve ser escolhida conforme a disponibilidade técnica e as características clínicas do paciente. Antes de 1980, a terapia de substituição renal era limitada a hemodiálise intermitente e diálise peritoneal. Até 1995 a diálise peritoneal era considerada o método de escolha para o tratamento de IRA em crianças, principalmente pelo baixo custo, necessidade mínima de equipamentos, fácil aplicabilidade e longa data de experiência clínica. Nos últimos anos a modalidade preferencial de terapia de substituição renal em crianças criticamente doentes está migrando da diálise peritoneal para terapia hemodialítica contínua.

A melhora na tecnologia dos equipamentos tornou a hemodiálise contínua mais disponível e segura em crianças.[10]

Em pacientes com IRA hemodinamicamente estáveis e com mais de 30 kg a hemodiálise intermitente também é uma boa alternativa de tratamento.

### ■ Terapia hemodialítica contínua (CRRT)

Com o surgimento de equipamentos de circuitos extracorpóreos com controles volumétricos precisos, a terapia hemodialítica contínua em crianças deixou de ser um tratamento adaptado dos adultos para tornar-se a modalidade mais frequentemente utilizada em pacientes pediátricos criticamente doentes. Em 1995, nos EUA, 45% dos centros pediátricos utilizavam a diálise peritoneal (DP), e 18%, a CRRT, como método preferencial de substituição renal no tratamento inicial da IRA em crianças. Em 1999, 31% dos centros utilizavam DP *versus* 36% CRRT como escolha inicial no tratamento da IRA em crianças. No Brasil, em vista da escassez destes equipamentos na maioria dos centros, ainda hoje o uso de CRRT é certamente menor que a DP.

Para o uso da CRRT em crianças é fundamental um controle preciso no volume do ultrafiltrado e do fluxo sanguíneo. O volume do circuito extracorpóreo pode ser de até 15% do volume de sangue total circulante em crianças pequenas, e mesmo uma pequena imprecisão no volume do ultrafiltrado pode representar uma grande porcentagem da água total corporal dos pequenos pacientes.

Ao contrário da hemodiálise intermitente, a remoção de solutos e as variações da composição do volume do extracelular ocorrem lenta e continuamente na CRRT proporcionando a pacientes instáveis hemodinamicamente uma terapia segura.

Embora a diálise peritoneal também seja capaz de prover uma depuração e uma ultrafiltração graduais, a CRRT tem a habilidade de ajustar independentemente a composição e o volume do fluido extracelular, e o volume de ultrafiltração pode ser ajustado, conforme necessário.

A terapia de substituição renal contínua engloba várias técnicas de substituição renal. A nomenclatura é fundamentada no tipo de acesso venoso utilizado e no principal método utilizado na remoção dos solutos.

1. **Hemodiálise contínua** (*Continuous venovenous hemodialysis* – **CVVHD**): na hemodiálise contínua o principal método de remoção de solutos é a difusão. As partículas dissolvidas passam através de uma membrana semipermeável de um compartimento com alta concentração de soluto para o outro com baixa concentração passivamente. A membra-

na é interposta entre o sangue e a solução de diálise, e o tamanho dos poros da membrana é o fator limitante da passagem de partículas maiores e pode variar conforme a composição da membrana.

2. **Hemofiltração contínua (*Continuous venovenous hemofiltration* – CVVH):** na hemofiltração o principal método de depuração é a convecção. Água e partículas dissolvidas no plasma são arrastadas por uma membrana semipermeável por um gradiente de pressão, resultando em um ultrafiltrado (UF). O volume do plasma é, então, reposto por uma solução equilibrada (solução de reposição) que pode ser infundida pré ou pós- filtro. A hemofiltração permite a retirada de moléculas de médio e grande pesos moleculares, dependendo da característica da membrana utilizada.
3. **Hemodiafiltração contínua (*continuous venovenous hemodiafiltration* – CVVHDF):** é a combinação das duas terapias (Fig. 43-1).[11]

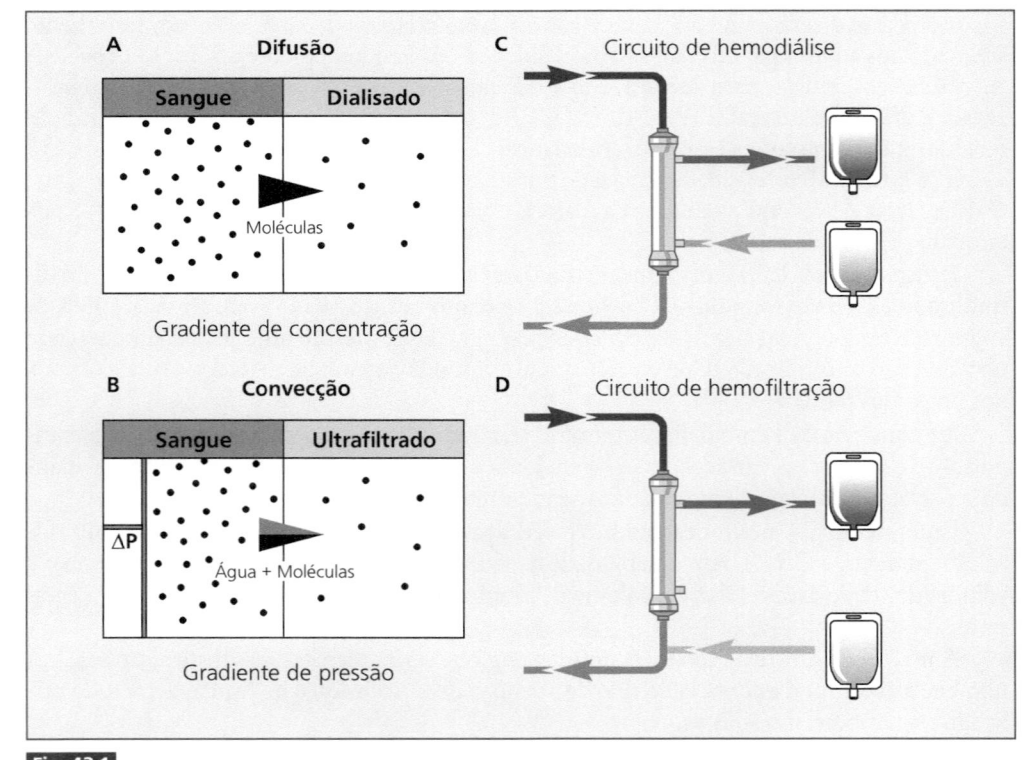

**Fig. 43-1**

Representação do transporte de solutos: (**A**) difusão, (**B**) convecção. Representação do circuito extracorpóreo: (**C**) hemodiálise em que a bolsa verde representa a solução de diálise, e a bolsa amarela o dialisado (solução de diálise pós-remoção dos solutos), (**D**) hemofiltração onde a bolsa roxa representa a solução de reposição pós-filtro, e a bolsa amarela o ultrafiltrado. (Fonte: Rimelle T *et al.* 2012.[11]) (Ver *Pranchas* em *Cores*.)

Tanto a convecção quanto a difusão podem ser utilizadas na remoção dos solutos durante a terapia contínua e são igualmente eficazes na retirada de moléculas de baixo peso molecular. A convecção permite a retirada de moléculas de médio e grande pesos moleculares. A prescrição da remoção de solutos é feita em mL/kg/h ou mL/1,73 m$^2$/h de solução de diálise (difusão) ou solução de reposição (convecção). A retirada de líquido é prescrita separadamente.

Comparando a uma sessão de 3 a 4 horas de hemodiálise intermitente, a CRRT durante 24 horas por dia pode atingir uma depuração maior com uma menor variação metabólica e menor risco de hipotensão. Além disso, permite uma administração mais liberal de fluidos necessários para aportes nutricional e medicamentoso mantendo um balanço estável, evitando a sobrecarga hídrica entre as sessões de hemodiálise intermitente.

Os equipamentos de nova geração permitem um fluxo sanguíneo equivalente ao utilizado na hemodiálise intermitente e altos fluxos de solução de reposição, permitindo uma remoção rápida de moléculas de médio peso molecular particularmente úteis nos pacientes com sepse, permitindo a remoção de mediadores inflamatórios. Essa dose alta de hemofiltração *(High Volume Hemofiltration-HVHF)* de 50 a 100 mL/kg pode ser prescrita continuamente ou em pulsos de 6 a 8 horas seguidos de uma dose *standard.*

Os dados mais consistentes sobre o uso da CRRT em crianças foram publicados pelo *Prospective Pediatric Continuous Renal Replacement Therapy Registry (ppCRRT).* Esse registro prospectivo contém dados de 344 crianças tratadas em 13 centros americanos coletados entre janeiro de 2001 e maio de 2005. Cada centro seguiu seus próprios critérios na indicação e prescrição da terapia. A idade dos pacientes variou de recém-nascidos até 25 anos e peso entre 1,3 kg a 160 kg.[12]

A análise do total de pacientes demonstrou uma sobrevida de 58%. As patologias associadas à menor sobrevida foram insuficiência e/ou transplante hepático, 31%; doenças pulmonares ou transplante pulmonar, 45%; transplante de medula óssea, 45%.

Cerca de 84 crianças (24%) pesavam 10 kg ou menos (peso de 1,3 a 10 kg) e tiveram uma sobrevida menor em relação às crianças maiores (43 *vs.* 64%).[13] Os pacientes que sobreviveram tinham escore PRISM 2 menor na admissão, menor tempo de UTI antes da instituição da CRRT, menor pressão média de vias aéreas, melhor débito urinário, menor porcentual de acúmulo de líquido no início da CRRT.

Os diagnósticos mais comumente encontrados neste grupo de 84 crianças foram sepse, 30%; doenças cardíacas, 19%; EIM, 15%, doenças hepáticas, pulmonares, oncológicas e renais. Pacientes com doença renal primária tiveram sobrevida de 80%.[13]

## Dose

O impacto da dose da terapia contínua no desfecho dos pacientes com insuficiência renal aguda tem sido amplamente debatido. Em estudo clássico Ronco *et al.* demonstraram maior sobrevida 15 dias após a suspensão da CRRT em dois grupos de pacientes criticamente doentes com insuficiência renal aguda que receberam CVVH na dose de 35 mL/kg/h e 45 mL/kg/h em relação ao grupo que recebeu 20 mL/kg/h.[14] Os benefícios de doses maiores de CRRT também foram demonstrados em outro estudo em 2006 com pacientes criticamente doentes com IRA. Foi comparado um grupo com CVVH na dose de 25 mL/kg/h a outro grupo com CVVHDF na dose média de 42 mL/kg/h, mostrando uma melhor sobrevida no grupo CVVHDF (59 *vs.* 34%).[15] Esses resultados contrastam com outros dois estudos prospectivos multicêntricos que não demonstraram benefício com doses maiores.

*The Acute Renal Failure Trial Network study* incluiu 1.124 pacientes com IRA de 27 centros terciários. Os pacientes foram randomizados em um grupo de tratamento intensivo que recebeu hemodiálise intermitente 6× por semana ou CVVHDF na dose de 35 mL/kg/h, dependendo do estado hemodinâmico, e outro grupo que recebeu hemodiálise intermitente 3× por semana ou CVVHDF 20 mL/kg/h. Não houve diferença entre os grupos na sobrevida ou necessidade de terapia de substituição renal em 60 dias.[16]

*The Renal Study* incluiu 1.500 pacientes com IRA em 30 unidades de terapia intensiva. Não demonstrou diferença na sobrevida em 90 dias entre pacientes que receberam CVVHDF na dose de 40 mL/kg/h ou 25 mL/kg/h.[17]

Vale lembrar que nem sempre a dose prescrita é realmente atingida durante todo o tempo de terapia (interrupções para a troca de filtro, necessidade de interrupção para exames), e que o uso da reposição pré-filtro pode reduzir a depuração em 15 a 35%. Portanto na prática para atingir uma dose de 20 a 25 mL/kg/h a prescrição deve ser mais alta. Em nosso serviço utilizamos a dose mínima de 35 mL/kg/h na insuficiência renal aguda e mínima de 50 mL/kg/h em pacientes sépticos.

### Acesso

Um cateter venoso de duplo lúmen adequado é fundamental para instituição da terapia.

De uma maneira geral cateteres maiores permitem um maior fluxo sanguíneo com melhor sobrevida do circuito. O tamanho do cateter deve ser baseado no peso do paciente conforme Quadro 43-2.[18]

Embora o uso de dois cateteres monolúmen 5F tenha sido relatado na literatura como uma alternativa para uso em recém-nascidos, um estudo publicado em 2007 demonstrou uma sobrevida curta do circuito (menos de 20 horas) não sendo, portanto, preconizado.[19]

A localização preferencial é na veia jugular interna. Estudos relatam melhor sobrevida do circuito, quando comparado à veia femoral ou subclávia. Cateteres inseridos na femoral, em geral, são muito sensíveis à movimentação do paciente, requerendo o uso de sedação constante. Cateteres em subclávia podem causar estenose do vaso, dificultando a colocação de acessos permanentes, caso o paciente não recupere função renal adequada.

| QUADRO 43-2 Sugestão de tamanho de cateteres temporários para CRRT ||
| --- | --- |
| Tamanho do paciente | Tamanho do cateter |
| Recém-nascidos | Duplo lúmen 7F |
| 3-6 kg | Duplo lúmen 7F |
| 6-15 kg | Duplo lúmen 8F |
| 15-30 kg | Duplo lúmen 9-10F |
| > 30 kg | Duplo lúmen 11,5 a 12,5F |

Fonte: Sutherland, SM Alexander, SR 2012.[19]

Cateteres umbilicais, cateteres centrais de inserção periférica (PICC) e cateteres de Broviac oferecem muita resistência ao fluxo sanguíneo e não devem ser usados para CRRT.[18]

### Filtros/membranas

A escolha do filtro adequado deve levar em conta o volume do *prime* necessário para preencher o circuito extracorpóreo *(set)* e a superfície da membrana. Quando o volume do *prime* for maior do que 10 a 15% do volume do sangue total do paciente, recomenda-se o *prime* com sangue e/ou albumina (Quadro 43-3).

Existem no mercado vários tipos de membrana com características de permeabilidade e adsorção diferentes. A escolha deve ser feita levando em conta a indicação da terapia extracorpórea. Vários estudos demonstraram que a membrana de poliacrilonitrila/AN-69 tem a capacidade de adsorver citocinas (interleucina 1 e fator de necrose tumoral), sendo indicada nos pacientes com sepse.[20,21] A membrana AN-69 quando exposta ao *prime* com sangue estocado pode causar a liberação de bradicinina, causando uma hipotensão grave 5 a 10 minutos após o início da terapia. Para evitar essa complicação o sangue pode ser infundido na linha de retorno, fazendo um *bypass* no filtro.

A membrana AN-69 ST (polietilenoimina – PEI) tem um polímero injetado na sua superfície, reduzindo a liberação de bradicinina.

A membrana de poliariletersulfona (PAES) não apresenta essa complicação e vem sendo utilizada como escolha em muitos centros.

### Fluxo sanguíneo

O fluxo sanguíneo é limitado pelo calibre do cateter e pelo tipo de máquina utilizada. Pode ser calculado em 4 a 10 mL/kg (Quadro 43-4). Iniciando com fluxo menor e atingindo o valor desejado em 20 a 30 minutos. Quanto maior o fluxo sanguíneo, menor a chance de formação de coágulos no filtro, aumentando a durabilidade do *set*.

### Soluções de diálise e reposição

Existem disponíveis no mercado várias soluções contendo concentrações variadas de eletrólitos e glicose. Utilizam lactato ou bicarbonato como tampão. As soluções contendo bicar-

| QUADRO 43-3 | Filtro/membrana disponíveis no mercado para a PRISMA FLEX | | |
|---|---|---|---|
| Membrana do filtro | Superfície | Volume do sangue no set | Peso do pct |
| HF 20 (PAES) | 0,2 m² | 60 mL | ≥ 8 kg |
| M60 (AN69) | 0,6 m² | 93 mL | ≥ 11 kg |
| M100 (AN69) | 0,9 m² | 152 mL | ≥ 30 kg |
| Set ST60 (AN69 ST) | 0,6 m² | 93 mL | ≥ 11 kg |
| Set ST100 (AN69ST) | 1 m² | 152 mL | ≥ 30 kg |
| HF 1000 (PAES) | 1,15 m² | 165 mL | ≥ 30 kg |

Fonte: Informações fornecidas pelo fabricante.

| QUADRO 43-4 | Fluxo de sangue sugerido conforme idade e peso |
|---|---|
| Idade | Fluxo sugerido |
| RN e lactentes pequenos | 30-80 mL/min |
| Crianças 10-20 kg | 50-100 mL/min |
| Crianças > 20kg | 100-150 mL/min |
| Adolescentes | 150-250 mL/min |

Fonte: Sutherland SM e Alexânder SR, 2012.[18]

bonato asseguram uma reversão mais rápida da acidose metabólica e menor incidência de hipotensão e disfunção miocárdica, quando comparada a soluções de lactato.[22] O lactato é metabolizado no fígado em bicarbonato, sendo contraindicado em pacientes com insuficiência hepática.

Pacientes em uso de citrato como anticoagulante devem utilizar soluções sem cálcio. É importante que seja feito controle laboratorial dos eletrólitos (K, Na, Ca, P e Mg) para ajustes na composição das soluções, lembrando que a hipofosfatemia é uma complicação frequente da terapia contínua, sendo necessário acrescentar fosfato de K na solução de reposição ou diálise após algumas horas de terapia.

Na hemofiltração e hemodiafiltração a solução de reposição pode ser infundida pré-filtro ou pós-filtro, dependendo do *set* escolhido. A infusão pré-filtro diminui a chance da formação de coágulos no filtro por diluir o sangue antes da depuração, mas, em contrapartida, reduz a taxa de depuração prescrita em até 30%. O aumento da dose de diálise prescrita pode compensar essa perda. Os novos equipamentos permitem que a infusão seja dividida em pré e pós-filtro.

### Anticoagulantes

Os anticoagulantes são comumente utilizados para evitar a formação de coágulos no filtro, aumentando a sobrevida do circuito extracorpóreo. Heparina e citrato de sódio são os mais frequentemente utilizados. Um estudo pediátrico demonstrou eficácia semelhante no tempo de duração do *set* com uso de heparina ou citrato, mas sugere um maior risco de sangramento com a heparina.[23]

O uso de heparina contínua promove uma anticoagulação sistêmica. Pode ser iniciada com bolo de 20-30 UI/kg (pode ser feito no *prime*) seguido de infusão contínua 5 a 15 UI/kg/h. Tolerar KTTP até 1,5× o normal.

O citrato de sódio produz uma anticoagulação regional do circuito extracorpóreo. Quando infundido pré-filtro, o citrato liga-se ao cálcio livre, inibindo a cascata da coagulação. A anticoagulação sistêmica é revertida pela infusão de cloreto ou gluconato de cálcio na linha de retorno. Ca iônico alvo do circuito 0,8-1,6 mg/dL. Ca iônico sistêmico deve ser mantido no valor normal (4,4-5,2 mg/dL). Existem vários protocolos de utilização de citrato, geralmente iniciando a infusão em mL/h na taxa de 1,5 a 2× o fluxo de sangue em mL/min. O citrato é metabolizado pelo fígado e músculo esquelético em bicarbonato em uma proporção de 3:1, portanto o paciente em uso de citrato pode desenvolver alcalose metabólica. Essa complicação pode ser evitada, aumentando a dose da diálise ou hemofiltração, já que o citrato é rapidamente retirado por difusão ou convecção ou pelo uso de soluções de diálise/reposição, contendo uma quantidade menor de bicarbonato. Recém-nascidos, lactentes pequenos e pacientes com insuficiência hepática devem receber infusão inicial reduzida, ajustada conforme controles. O acúmulo de citrato por metabolização inadequada pode levar a um aumento do cálcio total e redução do cálcio iônico *(citrate lock)* que deve ser revertido pela redução da infusão de citrato.

## ▪ Complicações da terapia hemodialítica contínua

A hipotermia é uma complicação frequente da terapia contínua, principalmente na hemofiltração em altas doses. O uso de aquecedores instalados na linha de retorno e a monitorização frequente da temperatura do paciente podem minimizar essa complicação.

Distúrbios hidroeletrolíticos, como hipocalemia, hipomagnesemia e hipofosfatemia, podem ocorrer pela baixa concentração desses eletrólitos nas soluções de reposição e diálise comercialmente disponíveis. Devem ser feitas dosagens laboratoriais frequentes principalmente no início da terapia e reposição destes eletrólitos nas bolsas de diálise conforme indicado.

O uso de anticoagulação sistêmica com heparina pode levar a complicações hemorrágicas e plaquetopenia induzida pela heparina. Um estudo prospectivo em crianças relatou sangramento significativo em 10% dos pacientes em CRRT com o uso de heparina contínua em uma dose máxima de 14 a 15 UI/kg/h.[24] Recomendamos ajuste da dose de heparina pelo KTTP.

As doses de antibióticos devem ser ajustadas para o uso de CRRT e monitorizadas, se possível, com nível sérico, levando em conta que muitas drogas têm seu nível sérico reduzido principalmente com a hemofiltração em altas doses.

## DIÁLISE PERITONEAL

Embora em grandes centros a terapia de substituição renal hemodialítica contínua seja considerada a primeira escolha em pacientes criticamente doentes, a diálise peritoneal é uma alternativa segura, de baixo custo e fácil aplicação.

A remoção de solutos é feita principalmente por difusão. O peritônio serve como membrana semipermeável, permitindo o equilíbrio entre a solução de diálise e o sangue nos capilares peritoneais. A ultrafiltração é atingida por ação de um agente osmótico, em geral a dextrose na concentração que varia de 1,5 a 4,25%, conforme a necessidade de retirada de líquido. Tanto a retirada de líquido quanto o equilíbrio de solutos são feitos de forma lenta e bem tolerada, mesmo em pacientes com instabilidade hemodinâmica. A diálise peritoneal não é considerada a primeira escolha nos pacientes com hipercalemia grave, sobrecarga hídrica grave ou intoxicações agudas pela depuração lenta e a impossibilidade de predeterminar a ultrafiltração e depuração de solutos.[25]

São consideradas contraindicações absolutas para diálise peritoneal: hérnia diafragmática, gastrosquise e onfalocele. A presença de derivação ventriculoperitoneal, cirurgia abdominal recente, ventilação de alta frequência e disfunção ventilatória grave são contraindicações relativas e devem ser avaliadas individualmente.

## ■ Acesso peritoneal

Em condições ideais, a colocação do cateter peritoneal deve ser feita em bloco cirúrgico com realização de omentectomia parcial. Quando a omentectomia é realizada, a incidência de obstrução do cateter é de 5% comparado a 10 a 22,7% quando não é retirado o epíploon. A colocação pode ser feita a céu aberto ou por laparoscopia. A incisão na técnica laparoscópica é menor, reduzindo a chance de vazamento do líquido de diálise no início da terapia.[26]

Vários trabalhos demonstraram redução do risco de peritonite com o uso de antibiótico profilático tanto em adultos quanto em crianças. A recomendação da *International Society for Peritoneal Dialysis (ISPD)* é a administração de antibiótico profilático 60 minutos antes do procedimento. Em geral recomenda-se o uso de cefalosporina de primeira ou segunda geração. A Vancomicina pode ser usada em pacientes colonizados com *Staphylococcus aureus* meticilina resistente.[27]

Mesmo na diálise aguda, o uso de cateter com túnel subcutâneo é preferível para evitar vazamentos e infecções. Os cateteres rígidos, inseridos por trocater, não são mais recomendados. Requerem reinserções frequentes, apresentam risco de perfuração intestinal, extravasamento e maior índice de infecção. Idealmente o cateter para diálise peritoneal aguda deve ser um cateter de Tenckhoff de *cuff* único, embora o cateter de 2 *cuff*s também possa ser utilizado.[28] Não havendo Tenckhoff disponível, também pode ser utilizado um dreno de tórax nº 8 ou 10. Deve ser feito túnel subcutâneo, mesmo que não haja *cuff* no cateter.[29]

## ■ Solução de diálise

As soluções comercialmente disponíveis utilizam lactato como tampão na concentração de 30 a 40 meq/L, dextrose na concentração de 1,5; 2,5 e 4,25% como agente osmótico e eletrólitos em concentração equilibrada. Não contém potássio, que deve ser acrescentado quando a diálise é administrada continuamente, conforme a necessidade (2 a 5 meq/L).

O lactato requer metabolismo hepático, em pacientes com insuficiência hepática ou com acidose láctica o uso de bicarbonato como agente alcalinizante é preferível. A solução pode ser manipulada de forma estéril no próprio hospital, conforme Quadro 43-5. Deve-se ressaltar que, em função de incompatibilidade com o bicarbonato, não há cálcio na solução, devendo-se monitorizar os níveis de cálcio sérico e repor quando necessário.

| QUADRO 43-5 | Solução de diálise peritoneal aguda com bicarbonato |
|---|---|
| Água destilada | 900 mL |
| NaCl a 20% | 28 mL |
| Bicarbonato de Na 8,4%* | 40 mL |
| Glicose a 50% | 30 mL |
| Sulfato de Mg 50% | 0,3 mL |
| KCL a 10% | 0-5 mEq/L |

*Esta solução contém 138 mEq/L de Na, 40 mEq/L de bicarbonato, glicose 1,5%.

A concentração de dextrose é escolhida de acordo com a necessidade de ultrafiltração. Em geral é iniciada com 1,5%, mas em situações em que é necessária uma retirada rápida de líquido, pode ser utilizada uma bolsa inicial com concentração maior de dextrose e retornar para 1,5% nos banhos subsequentes.[30]

A heparina na dose de 250 a 500 U por litro de solução de diálise é utilizada nos primeiros dias para prevenir a obstrução do cateter por coágulos ou filamentos de fibrina. Não é absorvida pelo peritônio, a menos que haja solução de continuidade da membrana, como no caso de cirurgias abdominais.

## ■ Banhos e permanência

O volume do banho inicial é de 15 a 20 mL/kg em crianças maiores, e 10 mL/kg em recém-nascidos e lactentes. Pode ser aumentado gradativamente até 50 mL/kg. Grandes volumes podem causar desconforto respiratório ou vazamento de líquido pela incisão cirúrgica, principalmente no início da terapia

O tempo de permanência varia de 15 a 30 minutos. O ciclo completo de 30 a 45 minutos, sendo 1 a 5 minutos para entrada e em torno de 10 minutos para a saída do líquido.

O uso da cicladora não é absolutamente necessário, mas reduz o risco de infecção e facilita a execução do procedimento. Cassetes de baixo volume permitem banhos de 60 a 1.000 mL. Se a cicladora automática não estiver disponível, os ciclos podem ser realizados manualmente por pesagem em balança eletrônica ou sistema de buretas, sendo este último mais adequado, quando os banhos são de pequeno volume. As bolsas devem ser aquecidas para diminuir o desconforto durante a infusão.

## ■ Complicações

Drenagem insuficiente pode ocorrer por posicionamento inadequado do cateter, dobras, obstrução por epíploon, fibrina e constipação. Uma radiografia de abdome deve ser realizada para verificar a posição do cateter. O uso de laxativos para estimular o peristaltismo pode melhor a drenagem. Administração de um *flush* de heparina ou agentes fibrinolíticos na suspeita de obstrução por fibrina deve ser considerada.

O uso de soluções com concentrações mais altas de dextrose pode levar à hiperglicemia. Nesses casos, o manitol é um agente osmótico alternativo.

A reposição de potássio, cálcio e sódio pode ser necessária principalmente na diálise contínua.

A peritonite ocorre em torno de 12% dos casos, ou até mais frequentemente, dependendo do cateter e sistema de diálise utilizado.[31,32] Deve ser sempre considerada na presença de febre, dor abdominal e saída de líquido de diálise turvo. A coleta do líquido para cultura e contagem de células com diferencial deve ser realizada após uma permanência mínima de 30 minutos na cavidade abdominal. O diagnóstico é feito com uma contagem de mais de 100 leucócitos com predomínio de neutrófilos. O risco de peritonite aumenta quando ocorre vazamento pela incisão cirúrgica ou com uso de cateteres sem *cuff*. Durante o uso de antibióticos sistêmicos recomendamos a profilaxia da peritonite fúngica com o uso de nistatina oral ou fluconazol.

## HEMODIÁLISE INTERMITENTE

O uso da hemodiálise intermitente já está bem estabelecido em crianças. A terapia é administrada com as máquinas convencionais de hemodiálise utilizadas em pacientes renais crônicos em sessões de 2 a 4 horas. Necessita saída de água e osmose reversa quando realizada na UTIP. Comparada às outras modalidades de terapia de substituição renal, é a mais eficaz na remoção de solutos. Em pacientes estáveis hemodinamicamente, oferece a vantagem de remoção rápida de solutos de baixo peso molecular com ou sem retirada de líquido. Pode ser considerada a primeira escolha em intoxicações agudas (ingestão lítio, aspirina), hipercalcemia crítica, lise tumoral e hiperamonemia.

O acesso vascular é muito importante para terapia adequada. A escolha do cateter é baseada no peso do paciente como a terapia contínua. (Quadro 43-2). A eficácia da hemodiálise depende de um fluxo alto de sangue.

A depuração de solutos é feita principalmente por difusão, enquanto a ultrafiltração é determinada pela pressão aplicada na membrana do filtro.

A solução de diálise é composta por uma solução ácida e outra básica, e os níveis de sódio, bicarbonato, potássio (0 a 2 meq/L) e cálcio podem ser ajustados conforme a necessidade.

O fluxo de sangue é de 5-8 mL/kg/min. Em crianças pequenas usualmente o fluxo fica entre 40-120 mL/min e em crianças maiores entre 150 e 300 mL/min. Cateteres muito pequenos suportam um fluxo máximo de 100 mL/min.

A escolha do filtro é fundamentada na superfície corporal do paciente. A superfície da membrana deve ser de 80 a, no máximo, 100% da superfície corporal da criança. Quando o volume do *prime* for maior do que 10% da volemia do paciente, o *prime* com sangue deve ser considerado.

A maioria dos pacientes oligoanúricos tratados com hemodiálise intermitente necessita de restrição hídrica para evitar a sobrecarga entre as sessões de hemodiálise. A retirada exagerada de fluidos em um período curto de tempo pode causar hipotensão principalmente em pacientes criticamente doentes.

A depuração rápida de solutos deve ser evitada em pacientes com hiperosmolaridade sérica (ureia maior que 200 mg/dL, hipernatremia ou hiperglicemia), reduzindo o fluxo de sangue e/ou o tempo de terapia. Uma correção rápida da hiperosmolaridade pode levar à síndrome do desequilíbrio causando edema cerebral, alteração no sensório e convulsões.

A heparina é usada como anticoagulante na maioria dos pacientes, embora a terapia possa ser realizada sem anticoagulantes em situações especiais.

## INDICAÇÕES NÃO RENAIS

As terapias hemodialíticas podem remover rapidamente toxina exógena em pacientes com *overdose* de drogas ou envenenamentos e toxinas endógenas em EIM ou síndrome de lise tumoral.

### ■ Intoxicações agudas

Para que seja indicada a remoção extracorpórea de uma substância tóxica, a taxa de depuração pelo método extracorpóreo deve ser significativamente maior do que a sua eliminação espontânea por excreção hepática ou renal. A eficácia da remoção depende ainda das características farmacocinéticas da droga.

Em um modelo ideal, a hemodiálise intermitente depura drogas de baixo peso molecular (< 500 Da – novos filtros podem depurar moléculas até 2.000 Da), com baixo volume de distribuição (< 1 L/kg), hidrossolúveis, com baixa afinidade a proteínas e rápido equilíbrio entre os compartimentos líquidos e o plasma. É efetiva na remoção do metanol, etilenoglicol e aspirina.

A terapia de substituição ou suporte renal contínua promove depuração tanto por difusão, como por convecção, propiciando a retirada de substâncias com maior peso molecular. Por ser administrada continuamente, pode ser útil na retirada de drogas com distribuição em múltiplos compartimentos e equilíbrio lento, evitando o rebote de redistribuição que pode ocorrer após a suspensão da hemodiálise intermitente. O lítio é uma droga com redistribuição lenta, podendo fazer rebote após a suspensão da HI. Alguns autores recomendam uma sessão estendida de HI ou a terapia contínua como preferencial no tratamento da intoxicação por essa droga.[33]

O fato de uma droga poder ser retirada por terapia extracorpórea não é indicação absoluta para o uso desta terapia (Quadro 43-6). Entre os critérios sugeridos na literatura destacamos:

- Concentração plasmática potencialmente letal de uma substância que sabidamente possa ser depurada por terapia extracorpórea.
- Intoxicação grave com alterações dos sinais vitais.
- Rota normal de excreção prejudicada por insuficiência renal ou hepática.

| QUADRO 43-6 | Substâncias que podem ser retiradas por terapias de substituição/suporte renal |
|---|---|
| Barbitúricos | |
| Etanol | |
| Isopropanol | |
| Acetona | |
| Metanol | |
| Etilenoglicol | |
| Lítio | |
| Procainamida | |
| Teofilina | |
| Salicilatos | |
| Metais pesados | |
| Hidrato de cloral | |
| Atenolol | |
| Sotalol | |

Fonte: Burns MJ, Schwartzstein RM, Velez LI. Enhanced elimination of poisons. In: Uptodate, EUA; 2013.

- Deterioração clínica apesar do tratamento de suporte.
- Ventilação mecânica prolongada.
- Hipotensão com necessidade de drogas vasoativas.
- Coma prolongado.

### Erro inato do metabolismo (EIM)

A remoção de toxinas endógenas por diálise peritoneal ou terapias hemodialíticas pode ser necessária em alguns EIM como nas acidemias orgânicas, defeitos do ciclo da ureia e doença da urina do xarope de bordo.[34] A crise metabólica pode ocorrer em qualquer idade desde a infância até a vida adulta. Os sintomas iniciais são inespecíficos, como vômitos, irritabilidade, pouca aceitação da dieta, sonolência e convulsões. Podem ser desencadeados por infecções, trauma, anestesia, jejum prolongado, ingestão de drogas ou dieta rica em proteínas. Dados que devem alertar para o diagnóstico de erro inato do metabolismo são: apresentação clínica aguda com envolvimento de múltiplos sistemas, história de coma recorrente, morte de recém-nascido sem causa conhecida na família. A eliminação rápida das toxinas endógenas é crucial para evitar o dano neuronal.

As acidemias orgânicas podem causar acidose metabólica com *anion gap* aumentado por acúmulo de ácidos orgânicos. Os defeitos primários do ciclo da ureia, os distúrbios da oxidação dos ácidos graxos e as acidemias orgânicas podem causar hiperamonemia neonatal. Pacientes com amônia plasmática > 150 μmol/L devem realizar investigação diagnóstica. O tratamento farmacológico e nutricional deve ser rapidamente instituído em paralelo à investigação diagnóstica para a prevenção da lesão cerebral independente da causa da hiperamonemia. A resposta adequada à terapia demonstra uma redução do nível plasmático em 2 a 4 horas. Os pacientes que não tiveram uma redução da amônia plasmática e persistiram com níveis entre 300-500 μmol/L em 4 horas devem iniciar uma terapia hemodialítica. A depuração mais eficaz é dada pela hemodiálise intermitente que pode reduzir em 75% a concentração plasmática da amônia em 3-4 horas. Entretanto uma segunda sessão de hemodiálise ou a troca para terapia contínua é usualmente necessária pelo rebote de redistribuição da amônia. A terapia hemodialítica contínua tipicamente reduz o nível de amônia plasmática em 50% nas primeiras 4-8 horas e em 90% dentro de 10 horas, podendo ser suspensa na maioria das vezes em 24 horas.[35] A diálise peritoneal só deve ser utilizada na impossibilidade da terapia hemodialítica. A depuração da amônia pela diálise peritoneal é lenta e pode levar vários dias.

Terapias de substituição renal também podem ser indicadas em pacientes com doença da urina do xarope de bordo com edema cerebral e níveis elevados de leucina (> 1.700 μmol/L).

### Sepse/SIRS

A hemofiltração na dose de 50 a 100 mL/kg (HVHF – *high volume hemofiltration*) vem sendo preconizada na remoção de moléculas pró-inflamatórias responsáveis pelo colapso hemodinâmico em pacientes com sepse com melhora da sobrevida e redução da necessidade de vasopressores. Vários estudos embora pequenos e sem grupo-controle demonstraram uma redução na mortalidade com uso de hemofiltração em altas doses, quando comparados à mortalidade prevista pelos escores de gravidade.

Um estudo em 2000 reportou uma redução de mortalidade de 79% esperada pelo APACHE II e SAPS II para observada de 55%.[36] Outro estudo obteve resultados semelhantes a uma mortalidade prevista em 28 dias de 70% e uma mortalidade observada de 46% em pacientes com choque séptico que receberam hemofiltração na dose de 40 a 60 mL/kg/h por 96 horas.[37] Um outro estudo reportou ainda uma redução da mortalidade em 28 dias de 70% prevista para 47% observada com uso de pulsos diários de hemofiltração em altas doses.[38]

Uma redução nas doses requeridas de drogas vasoativas foi demonstrada em estudo em 20 pacientes sépticos com IRA. Comparando dose de 65 mL/kg/h a 35 mL/kg/h os pacientes com dose maior de hemofiltração reduziram mais rapidamente a dose do vasopressor e tiveram uma tendência a uma melhor recuperação do débito urinário em um *follow-up* de 4 dias.[39]

*Guidelines da American College of Critical Care Medicine* em 2002 e 2007 para o suporte hemodinâmico em recém-nascidos e crianças com choque séptico sugerem considerar a terapia de reposição renal logo após a ressuscitação volumétrica em pacientes em risco de sobrecarga hídrica. Uma vez que a estabilidade hemodinâmica seja atingida, o paciente deve ser avaliado e determinado o porcentual de acúmulo de líquido.[40]

A retirada de substâncias pró-inflamatórias e a profilaxia da sobrecarga hídrica podem explicar também a redução de mortalidade na instituição precoce da CRRT em crianças com SARA e pós-transplante de medula óssea.

Em pacientes criticamente doentes com falência de múltiplos órgãos a instituição precoce de terapia de suporte renal com hemofiltração de alto volume potencialmente promove uma remoção de citocinas.

A HVHF é uma terapia atrativa no tratamento do paciente em choque séptico. A maioria dos mediadores inflamatórios são substâncias de médio peso molecular que podem ser retiradas pela depuração convectiva e por adsorção das partículas à superfície da membrana do hemofiltro (dependendo do tipo de membrana utilizada).

O uso de hemofiltração em doses convencionais com baixas doses de ultrafiltrado não tem demonstrado o mesmo benefício em pacientes sépticos.

## CONCLUSÃO

A IRA é muito prevalente em pacientes criticamente doentes. A incidência de IRA em crianças criticamente doentes pelo critério pRIFLE varia de 46 a 82%.[2-4]

Estudos em adultos relatam uma mortalidade de 50-80% em pacientes com IRA em CRRT. Os fatores associados a uma maior mortalidade são: uso de vasopressores, ventilação mecânica, sepse, gravidade da doença de base, falência de outros órgãos além do rim e sobrecarga hídrica. Em crianças o ppCRRT relatou uma sobrevida de 58%.

Um estudo de *follow-up* em pacientes pós-IRA demonstrou que mesmo após uma recuperação inicial muitos pacientes permaneceram com microalbuminúria, redução da filtração glomerular e hipertensão.[41,42]

A terapia hemodialítica contínua em crianças criticamente doentes é eficaz e segura no tratamento da IRA O diagnóstico precoce da IRA e sobrecarga hídrica com instituição precoce da terapia de substituição renal é essencial para prevenção de complicações metabólicas e hidroeletrolíticas graves.

## REFERÊNCIAS BIBLIOGRÁFICAS

1. Goldstein SL. Advances in pediatric renal replacement therapy for acute kidney injury. *Semin Dial* 2011 Mar.-Apr.;24(2):187-91.
2. Akcan-Arikan A, Zappitelli M, Loftis LL *et al.* Modified RIFLE criteria in critically ill children with acute kidney injury. *Kidney Int* 2007 May;71(10):1028-35..
3. Bresolin N, Bianchini AP, Haas CA. Pediatric acute kidney injury assessed by pRIFLE as a prognostic factor in the intensive care unit. *Pediatric nephrology* 2013 Mar.;28(3):485-92.
4. Soler YA, Nieves-Plaza M, Prieto M *et al.* Pediatric risk, injury, failure, loss, end-stage renal disease score identifies acute kidney injury and predicts mortality in critically ill children: a prospective study. *Pediatr Crit Care Med* 2013 May;14(4):e189-95.
5. Foland JA, Fortenberry JD, Warshaw BL *et al.* Fluid overload before continuous hemofiltration and survival in critically ill children: a retrospective analysis. *Crit Care Med* 2004 Aug.;32(8):1771-76.
6. Gillespie RS, Seidel K, Symons JM. Effect of fluid overload and dose of replacement fluid on survival in hemofiltration. *Pediatr Nephrol* 2004 Dec.;19(12):1394-99.
7. Sutherland SM, Zappitelli M, Alexander SR *et al.* Fluid overload and mortality in children receiving continuous renal replacement therapy: the prospective pediatric continuous renal replacement therapy registry. *Am J Kidney Dis* 2010 Feb.;55(2):316-25.
8. Goldstein SL, Currier H, Graf C *et al.* Outcome in children receiving continuous venovenous hemofiltration. *Pediatrics* 2001 June;107(6):1309-12.
9. Goldstein SL, Somers MJ, Baum MA *et al.* Pediatric patients with multi-organ dysfunction syndrome receiving continuous renal replacement therapy. *Kidney Int* 2005 Feb.;67(2):653-58.
10. Barletta GM, Bunchman TE. Acute renal failure in children and infants. *Curr Opin Crit Care* 2004 Dec.;10(6):499-504.
11. Rimmele T, Kellum JA. High-volume hemofiltration in the intensive care unit: a blood purification therapy. *Anesthesiology* 2012 June;116(6):1377-87.
12. Goldstein SL, Somers MJ, Brophy PD *et al.* The Prospective Pediatric Continuous Renal Replacement Therapy (ppCRRT) Registry: design, development and data assessed. *Int J Artif Organs* 2004 Jan.;27(1):9-14.
13. Askenazi DJ, Goldstein SL, Koralkar R *et al.* Continuous renal replacement therapy for children </=10 kg: a report from the prospective pediatric continuous renal replacement therapy registry. *J Pediatr* 2013 Mar.;162(3):587-92 e3.
14. Ronco C, Bellomo R, Homel P *et al.* Effects of different doses in continuous veno-venous haemofiltration on outcomes of acute renal failure: a prospective randomised trial. *Lancet* 2000 July 1;356(9223):26-30.
15. Saudan P, Niederberger M, De Seigneux S *et al.* Adding a dialysis dose to continuous hemofiltration increases survival in patients with acute renal failure. *Kidney Int* 2006 Oct.;70(7):1312-7.
16. Network VNARFT, Palevsky PM, Zhang JH *et al.* Intensity of renal support in critically ill patients with acute kidney injury. *N Engl J Med* 2008 July 3;359(1):7-20.
17. Investigators RRTS, Bellomo R, Cass A *et al.* Intensity of continuous renal-replacement therapy in critically ill patients. *N Engl J Med* 2009 Oct. 22;361(17):1627-38.
18. Sutherland SM, Alexander SR. Continuous renal replacement therapy in children. *Pediatr Nephrol* 2012 Nov.;27(11):2007-16.
19. Hackbarth R, Bunchman TE, Chua AN *et al.* The effect of vascular access location and size on circuit survival in pediatric continuous renal replacement therapy: a report from the PPCRRT registry. *Int J Artificial Organs* 2007 Dec.;30(12):1116-21.
20. Swinford RD, Baid S, Pascual M. Dialysis membrane adsorption during CRRT. *Am J Kidney Dis* 1997 Nov.;30(5 Suppl 4):S32-37.

21. Sieberth HG, Kierdorf HP. Is cytokine removal by continuous hemofiltration feasible? *Kidney Int Suppl* 1999 Nov.;72:S79-83.
22. Agarwal B, Kovari F, Saha R *et al*. Do bicarbonate-based solutions for continuous renal replacement therapy offer better control of metabolic acidosis than lactate-containing fluids? *Nephron Clin Pract* 2011;118(4):c392-8.
23. Brophy PD, Somers MJ, Baum MA *et al*. Multi-centre evaluation of anticoagulation in patients receiving continuous renal replacement therapy (CRRT). *Nephrol Dial Transplant* 2005 July;20(7):1416-21.
24. Santiago MJ, Urbano J, Solana MJ *et al*. Complications of continuous renal replacement therapy in critically ill children: a prospective observational evaluation study. *Crit Care* 2009.
25. Walters S, Porter C, Brophy PD. Dialysis and pediatric acute kidney injury: choice of renal support modality. *Pediatr Nephrol* 2009 Jan.;24(1):37-48.
26. Andrews BAWWS. Peritoneal acess in children receiving dialysis. 2nd ed. In: *Peritoneal Dialysis*. New York: 2012. p. 153-68.
27. Warady BA, Bakkaloglu S, Newland J *et al*. Consensus guidelines for the prevention and treatment of catheter-related infections and peritonitis in pediatric patients receiving peritoneal dialysis: 2012 update. *Perit Dial Int* 2012 June;32(Suppl 2):S32-86.
28. Strazdins V, Watson AR, Harvey B, European Pediatric Peritoneal Sialysis Working G. Renal replacement therapy for acute renal failure in children: European guidelines. *Pediatr Nephrol* 2004 Feb.;19(2):199-207.
29. Clotilde Druck Garcia VB, Luciane H Scheneider. Insuficiência Renal Aguda. Métodos Dialíticos. *Medicina Intensiva em Pediatria*. 2. ed. Rio de Janeiro: Revinter, 2005.
30. Bonilla-Felix M. Peritoneal dialysis in the pediatric intensive care unit setting: techniques, quantitations and outcomes. *Blood purification* 2013;35(1-3):77-80.
31. Ansari N. Peritoneal dialysis in renal replacement therapy for patients with acute kidney injury. *Int J Nephrol* 2011;2011:739-794.
32. Burdmann EA, Chakravarthi R. Peritoneal dialysis in acute kidney injury: lessons learned and applied. *Semin Dial* 2011 Mar.-Apr.;24(2):149-56.
33. Chadha V. Extracorporeal therapy for drug overdose and poisoning. In: Alexander BAWFSSR. (Ed.). *Pediatric dialysis*. 2nd ed. New York: Springer, 2012. p. 797-807.
34. Ogier de Baulny H. Management and emergency treatments of neonates with a suspicion of inborn errors of metabolism. *Semin Neonatol* 2002 Feb.;7(1):17-26.
35. Schaefer PJF. Dialytic therapy of inborn errors of metabolism. In: Alexander BAWFSSR. (Ed.). *Pediatric dialysis*. 2nd ed. New York: Springer, 2012. p. 765-74.
36. Honore PM, Jamez J, Wauthier M *et al*. Prospective evaluation of short-term, high-volume isovolemic hemofiltration on the hemodynamic course and outcome in patients with intractable circulatory failure resulting from septic shock. *Crit Care Med* 2000 Nov.;28(11):3581-87.
37. Joannes-Boyau O, Rapaport S, Bazin R *et al*. Impact of high volume hemofiltration on hemodynamic disturbance and outcome during septic shock. *ASAIO Journal* 2004 Jan.-Feb.;50(1):102-9.
38. Ratanarat R, Brendolan A, Piccinni P *et al*. Pulse high-volume haemofiltration for treatment of severe sepsis: effects on hemodynamics and survival. *Crit Care* 2005 Aug;9(4):R294-302.
39. Boussekey N, Chiche A, Faure K *et al*. A pilot randomized study comparing high and low volume hemofiltration on vasopressor use in septic shock. *Intens Care Med* 2008 Sept.;34(9):1646-53.
40. Brierley J, Carcillo JA, Choong K *et al*. Clinical practice parameters for hemodynamic support of pediatric and neonatal septic shock: 2007 update from the American College of Critical Care Medicine. *Crit Care Med* 2009 Feb.;37(2):666-88.
41. Askenazi DJ, Feig DI, Graham NM *et al*. 3-5 year longitudinal follow-up of pediatric patients after acute renal failure. *Kidney Int* 2006 Jan.;69(1):184-9.
42. Liano F, Felipe C, Tenorio MT *et al*. Long-term outcome of acute tubular necrosis: a contribution to its natural history. *Kidney Int* 2007 Apr.;71(7):679-86.

# 44 Transplante Renal Pediátrico

*Ana Maria Teixeira Verçoza* ♦ *Carlos Abaete de Los Santos*

## INTRODUÇÃO

O transplante é a modalidade mais efetiva de tratamento em crianças com insuficiência renal em fase terminal, permitindo a retomada do crescimento e a melhora da qualidade de vida. Atualmente, dispõe-se de um arsenal terapêutico amplo para induzir e manter a imunossupressão necessária aos transplantados. Tal imunossupressão, no entanto, implica em riscos à criança, resultando em maiores taxas de infecção, hipertensão e dislipidemia. Além disso, existem complicações potenciais do transplante renal divididas em clínicas (disfunção precoce do enxerto, necrose tubular aguda, rejeição celular aguda) e cirúrgicas (fístula urinária, obstrução urinária, trombose da artéria e veia renais, linfocele, hematoma perirrenal, entre outras).

Independente das melhorias na imunossupressão que reduziram significativamente a incidência de rejeição aguda, as taxas de perda crônica do enxerto têm permanecido inalteradas em transplantados renais pediátricos. Outro ponto importante é o retardo no crescimento linear que acompanha a criança transplantada. Apesar dos inúmeros avanços obtidos nas últimas décadas nessa área, ainda permanecem muitos aspectos indesejados. Objetiva-se que as crianças transplantadas tenham crescimento, desenvolvimento e ajuste psicossocial similar ao das crianças saudáveis.

## OBJETIVOS

Tendo em vista a complexidade do assunto abordado, este capítulo foi elaborado para permitir aos médicos e aos outros profissionais, envolvidos no processo de transplante renal pediátrico, uma visão geral do assunto, focando nos pontos mais importantes. Dentre estes, destacam-se os cuidados pré, intra e pós-operatórios e a terapia imunossupressora atual (com base nos últimos estudos publicados sobre o assunto) com os seus riscos, benefícios e complicações. Além disso, o leitor tem contato com a evolução do transplante a longo prazo e, através dos casos clínicos e das questões, poderá testar o seu entendimento sobre o assunto.

Objetiva-se, dessa forma, entendimento, revisão e atualização do assunto abordado, além de elaboração de perspectivas para o futuro.

## INSUFICIÊNCIA RENAL E TRANSPLANTE

Insuficiência renal crônica atualmente é definida como lesão renal com duração mínima de 3 meses com ou sem decréscimo na taxa de filtração glomerular (TFG) ou redução na TFG (inferior a 60 mL/min/1,73 m$^2$) com duração de pelo menos 3 meses com ou sem dano renal estabelecido.[1] Insuficiência renal crônica, em estágio terminal, na população pediátrica possui incidência de aproximadamente 15 novos casos por milhão de crianças.[2]

A terapia de substituição renal (diálise ou transplante renal) está indicada em crianças quando o paciente apresenta complicações decorrentes da retenção de escórias nitrogenadas que incluem: sintomas urêmicos, déficit estatural independente de um aporte calórico adequado, retardo no desenvolvimento psicomotor, alterações hidroeletrolíticas e osteodistrofia renal.[3]

Apesar dos avanços atuais na área de diálise extrarrenal, o transplante é a mais efetiva modalidade de tratamento em crianças com insuficiência renal em fase terminal. É o método que apresenta as maiores taxas de sobrevida em 5 anos. As taxas de mortalidade em diálise peritoneal e hemodiálise nessa faixa etária são 3 a 4 vezes maiores do que no transplante renal.[2]

As indicações mais comuns para transplante são uropatia obstrutiva (16%) e rins aplásicos, displásicos e/ou hipoplásicos (16%). Glomeruloesclerose segmentar e focal é a terceira causa mais comum de indicação para transplante (12%) e continua sendo a doença renal adquirida mais prevalente.[4]

O transplante renal permite a retomada do crescimento e a melhora da qualidade de vida, além de ter custo inferior à diálise crônica.[2] Evidências mostram que a qualidade de vida melhora com o transplante renal. Comparado a populações com outras doenças crônicas (outros grupos de transplantes, urolitíase etc.), os pacientes transplantados renais apresentam-se com qualidade de vida similar ou melhor.[5]

As vantagens do transplante renal incluem eliminação dos problemas de acesso dialítico, melhora da nutrição e liberação da ingesta hídrica. Além disso, minimizam a doença óssea e propiciam ajuste psicossocial do paciente. Do ponto de vista técnico, crianças pequenas apresentam múltiplos desafios. Na última década houve significativo aumento de sobrevida – do paciente e do transplante – em razão da melhora nos cuidados de seleção do paciente pediátrico e na terapia imunossupressiva, resultando em redução da frequência e gravidade da rejeição aguda.[6]

As contraindicações para transplante renal são poucas. Uma contraindicação relativa é a nefropatia pelo vírus da imunodeficiência adquirida (HIV). Nesse grupo de pacientes, já imunodeprimidos, há a necessidade de imunossupressão adicional. Outras contraindicações relativas são: malignidade preexistente, doença neurológica grave e doenças primárias com alto potencial de recorrência.[1]

Em torno de 48% dos transplantes o doador é cadavérico, em 42% o doador é um dos pais da criança, e os 10% remanescentes são provenientes de outros doadores vivos. A maior frequência de transplante pediátrico ocorre dos 13 aos 17 anos de idade, sucedido por crianças de 6 a 12 anos. Cinco por cento dos transplantes ocorre em crianças com menos de 1 ano de idade.[4]

Transplante renal em crianças sem diálise prévia (preemptivo) mostra resultados melhores quando comparado ao realizado após início de terapia dialítica.[3,7] Transplante preemptivo de doadores cadavéricos apresenta menor frequência de rejeição aguda comparado aos seguidos de diálise.[7] Na América do Norte 25% dos transplantes primários são preemptivos.[4]

## CUIDADOS PRÉ-TRANSPLANTE

Problemas nutricionais, de acesso vascular e de atraso no desenvolvimento direcionam o tratamento de crianças com insuficiência renal crônica terminal para o transplante renal. Avaliação do paciente, quando possível, deve ser feita antes que uremia significativa se desenvolva e seja necessário iniciar diálise. A avaliação precoce permite manejo específico de diversos problemas, como criação de acessos para diálise, correção de eventual obstrução do fluxo vesical, das deformidades ósseas e cáries dentárias. Orientação familiar quanto ao transplante renal, compreensão da psicodinâmica familiar e intervenção terapêutica, se necessário, deve ser efetuada. Imunização rotineira deve ser realizada.[6,8]

As crianças são submetidas à avaliação e acompanhamento multidisciplinar, com nefrologista pediátrico, pediatra, urologista pediátrico, psiquiatra infantil, enfermeira, nutricionista, neurologista e assistente social. Diversos aspectos dessas avaliações são de particular importância para a criança. A nutrição deve ser otimizada. A maioria dos familiares de crianças com insuficiência renal crônica necessita orientação dietética. Esquema nutricional individualizado propicia ingestas calórica e proteica adequadas para promover o crescimento. Ao mesmo tempo deve-se limitar a ingesta de sódio, fósforo e potássio. Nutrição adequada é fundamental em crianças para alcançar crescimento desejado e prepará-las para o estresse cirúrgico. Em lactentes, frequentemente é necessário prover alimentação por sonda nasoenteral ou por gastrostomia. A maioria das famílias não está preparada para o manejo das complicações a longo prazo da criança cronicamente doente, requerendo suportes social e psicológico.[9]

## TRANSPLANTE

Crianças hospitalizadas para transplante são avaliadas como as que serão submetidas a qualquer outro procedimento cirúrgico de grande porte. É fundamental revisar as condições hidroeletrolíticas do paciente. Diálise pré-operatória pode ser necessária para corrigir hiperpotassemia, hipocalcemia, acidose metabólica ou sobrecarga de volume. Para crianças em diálise peritoneal, o dialisado é enviado para exame citológico diferencial e cultural. Nessa ocasião, medicação imunossupressiva é iniciada, conforme protocolo utilizado.

Durante o procedimento cirúrgico os cuidados importantes incluem controlar a temperatura corporal e mantê-la em 37°C, monitorizar a pressão venosa central, a pressão arterial, a atividade cardíaca e a saturação de oxigênio. Exames laboratoriais, como gasometria arterial, eletrólitos e hemoglobina, são realizados quando o ato cirúrgico se torna prolongado ou se ocorre intercorrência. Na indução anestésica são administrados, intravenosamente (IV), um antibiótico de amplo espectro e metilprednisolona. A escolha do local onde o rim será implantado depende da compatibilidade de tamanho entre o órgão do doador e a loja do receptor: pode ser extra ou intraperitoneal. Em lactentes, geralmente, o enxerto é colocado na cavidade peritoneal.[10]

Quando os vasos do enxerto são liberados é importante manter pressão arterial e pressão venosa central adequada. Nos lactentes e crianças pequenas (com menos de 20 kg) o rim de doador adulto utiliza porção significativa da volemia e é fundamental repor volume. A pressão venosa central (PVC) deve ser mantida entre 12 e 16 cmH$_2$O, e a pressão arterial média (MAP) entre 60 e 80 mmHg, através da infusão de solução fisiológica e concentrado de hemácias. Furosemida IV é administrada lentamente logo que as anastomoses estejam finalizadas.

## CUIDADOS PÓS-TRANSPLANTE

Os pacientes transplantados são mantidos, no pós-operatório, em isolamento protetor para evitar infecções.

O cuidado pós-operatório de lactentes e crianças pequenas requer atenção meticulosa quanto à reposição de líquidos e eletrólitos. Soluções hidroeletrolíticas são administradas conforme a diurese horária. A composição das soluções é ajustada conforme os valores de eletrólitos no plasma e na urina (realizadas a cada 4-6 horas durante os dois primeiros dias no pós-cirúrgico). Soluções com eletrólitos são utilizadas para expandir o volume intravascular. O volume de reposição parenteral é avaliado pela monitorização da frequência cardíaca, pressão arterial, avaliação da perfusão periférica, pressão venosa central, gasometria arterial e, se necessário, da radiografia de coração e vasos centrais. Nenhum dos itens anteriores isoladamente é suficiente para avaliar o volume intravascular. Lactente transplantado com rim de adulto com função imediata pode necessitar maior volume de líquidos.[9,11,12] Perdas de cálcio, potássio e fósforo são frequentes, e seus níveis devem ser monitorizados para que sejam corrigidos, quando necessário. Após transplante intraperitoneal, é comum a ausência de ruídos intestinais por período mais prolongado (geralmente 48-72 horas). Lactentes com insuficiência renal crônica podem não ter aprendido a comer normalmente, por estarem em uso de alimentação por sonda nasoenteral ou gastrostomia, no pré-operatório. Estas crianças, no período pós-transplante, podem necessitar auxílio de fonoaudiólogo para desenvolver os mecanismos de deglutição.[13]

## IMUNOSSUPRESSÃO

Estudos clínicos prospectivos têm sido utilizados para identificar a eficácia farmacológica do tratamento imunossupressivo atual. Como a rejeição aguda é considerada importante fator preditivo para a nefropatia crônica do enxerto, pode-se antecipar que menor frequência de rejeição aguda significará menor incidência de perda tardia do enxerto.[14,15] O esquema imunossupressivo farmacológico é realizado por três grupos de medicamentos, além das drogas indutoras de imunossupressão. As doses dos imunossupressores encontram-se no Quadro 44-1.

### ■ Bloqueadores da calcineurina

Inibem a síntese de interleucina 2, bloqueando a calcineurina nos linfócitos T.

#### Ciclosporina

Polipeptídeo cíclico que contém 11 aminoácidos isolado do fungo *Tolypocladium inflatum*, habitante do solo. É um potente agente imunossupressor que prolonga a sobrevida de transplantes alógenos de pele, coração, rins, pâncreas, medula óssea, intestino delgado e pulmão em animais.

Em nível celular, inibe a produção e a liberação de linfocinas, inclusive a interleucina 2 (fator de crescimento de células T). Ao que parece, a ciclosporina bloqueia os linfócitos durante a fase G0 ou fase G1 do ciclo celular e inibe a liberação de linfocinas, desencadeada por antígenos, pelas células T ativadas.

| QUADRO 44-1 | Doses dos imunossupressores utilizados no transplante renal pediátrico |
|---|---|
| 1. Metilprednisolona (Solumedrol) | 600 mg/m² ou 10 mg/kg no transoperatório |
| Prednisona (manutenção) | 0,5 mg/kg/dia (mínimo de 20 mg) |
| 2. Azatioprina (Imuran) | 1,5 a 2,0 mg kg/d VO |
| Micofenolato Mofetil (Cellcept) ou Micofenolato sódico (Myfortic) | 600 mg/m² VO 12/12 horas<br>450 mg/m² 1 vez ao dia |
| Sirolimus (Rapamune) | Dose inicial: 3 mg/m²<br>Manutenção: 1 mg/m² |
| 3. Ciclosporina (Sandimunn) | 8 a 10 mg/kg de 8/8 horas quando a creatinina < 2 ou 8º PO |
| Tacrolimus (Prograf, FK 506) | 0,1 mg/kg/dose 12/12 horas VO |
| 4. Basiliximab (Simulect) | 10 mg IV em bolo primeira dose no transoperatório, 2ª dose no quarto PO |
| Daclizumab (Zenapax) | 1 mg/kg diluído em 50 mL de S.F. em 15 × no dia do transplante e 1 dose a cada 14 dias (total – 5 doses) |
| Globulina antitimocítica de coelho | Se Mérrieux: 2,5 mg/kg<br>Se Fresenius: 2,0 mg/kg<br>Diluir em 100 mL de SF – correr em 3 horas por 10 dias |

Todas as evidências sugerem que a ciclosporina atua especificamente e de maneira reversível nos linfócitos. Ao contrário dos agentes citostáticos, a ciclosporina não deprime à hematopoiese e não tem efeito algum sobre a função das células fagocitárias.

As principais reações adversas observadas com o uso de ciclosporina são: disfunção renal, tremor, hirsutismo, hipertensão e hiperplasia gengival. Trombose de capilares glomerulares pode ocorrer e progredir para perda do enxerto. Hipomagnesemia tem sido reportada em alguns pacientes que apresentam crises convulsivas na vigência de ciclosporina.[16]

## Tacrolimus

Macrolídeo com atividade imunossupressora, produzido pelo *Streptomyces tsukubaensis*. Indicado para imunossupressão primária em indivíduos receptores de transplantes alógenos de fígado e de rim.[16] A vantagem deste sobre a ciclosporina é que parece estar associada à menor incidência de hipertensão e de dislipidemia. Os pacientes em uso de tacrolimus apresentam menos rejeição aguda do que os usuários de ciclosporina (em torno de 37%). Função renal e sobrevida do enxerto também se mostram superiores ao tacrolimus.[17,18]

Em estudo comparativo entre as duas drogas, o tempo para a ocorrência do primeiro episódio de rejeição, o risco de rejeição, a sobrevida do enxerto e o risco de falha do enxerto não se mostraram diferentes entre os grupos no primeiro ano pós-transplante. No segundo ano pós-transplante, também não ocorreu diferença no risco de rejeição, na sobrevida do enxerto e no risco de falha do enxerto. Pacientes tratados com tacrolimus tiveram significativamente menor necessidade de uso de anti-hipertensivos e apresentaram uma média mais alta de TFG estimada pela fórmula de Schwartz.[19]

Os principais efeitos adversos associados ao uso de tacrolimus são: tremor, cefaleia, diarreia, hipertensão, náusea e função renal anormal. Hipercalemia e hipomagnesemia podem ocorrer. Hiperglicemia tem sido observada em muitos pacientes, sendo que alguns destes requerem insulina para controle glicêmico.[16]

- **Inibidores da proliferação dos linfócitos T e B**

*Azatioprina*

É um derivado imidazólico da 6-mercaptopurina e tem sido usada em transplantes há mais de 30 anos. Como análogo das purinas, é incorporada no DNA celular, onde inibe a síntese das mesmas e interfere com a síntese e o metabolismo do RNA. Age como potente inibidor da resposta imune primária e é válida na prevenção de episódios de rejeição aguda.

Os principais efeitos adversos da azatioprina são hematológicos e gastrointestinais. O risco de infecção secundária e neoplasia é também significativo. Leucopenia e trombocitopenia são dose-dependentes e podem ocorrer tardiamente no curso da terapia com azatioprina. A redução da dose ou a suspensão da droga pode resultar na reversão de seus efeitos tóxicos, e infecção pode ocorrer como manifestação secundária da supressão medular ou pela leucopenia. Anemia macrocítica e sangramento também são relatatados.[16]

*Micofenolato de mofetila (ou micofenolato sódico)*

O micofenolato de mofetila é o éster 2-morfolinoetil do ácido micofenólico (MPA). MPA é um inibidor potente, seletivo, não competitivo e reversível da inosina monofosfato desidrogenase. O MPA tem efeito citostático maior nos linfócitos do que em outras células.

Os principais eventos adversos relacionados com o uso do micofenolato de mofetila ou sódico incluem diarreia, leucopenia, sepse, vômitos e existe uma evidência de maior frequência de certos tipos de infecção, como, por exemplo, infecções oportunistas. Da mesma forma que os pacientes que recebem regimes imunossupressores com combinação de drogas, os pacientes que são tratados com micofenolato como parte de um regime imunossupressor têm risco aumentado de desenvolver linfomas e outras malignidades, particularmente de pele.

- **Bloqueadores da resposta dos linfócitos a interleucina 2**

*Sirolimus (Rapamicina)*

Inibe a interleucina 2 mediado pelo sinal de transdução, resultando no bloqueio da progressão do ciclo celular e da proliferação celular.[14,20]

Pacientes com piora da função do enxerto decorrente da nefrotoxicidade induzida por inibidores da calcineurina apresentam melhora da taxa de filtração glomerular após substituição dos inibidores da calcineurina por sirolimus. O principal efeito adverso dessa medicação é hiperlipidemia transitória (ocorreu em 70% dos pacientes como demonstrado em estudo).

A conversão de inibidor da calcineurina para sirolimus é efetiva para estabilizar a função renal do enxerto por pelo menos 1 ano na maioria das crianças com biópsia, mostrando nefropatia crônica do enxerto.[21]

Os efeitos adversos mais comuns (≥ 30%) observados com o uso de sirolimus em estudos clínicos são: edema periférico, hipertrigliceridemia, hipertensão, hipercolesterolemia, aumento da creatinina, constipação, dor abdominal, diarreia, cefaleia, febre, infecção do trato urinário, anemia, náuseas, artralgia, dor e trombocitopenia.[16]

- **Bloqueador da transcrição genética das citocinas**

Em vários tipos de células (linfócitos, macrófagos, e outros antígenos celulares como as células dendríticas). A eficácia deste medicamento baseia-se primariamente na sua capacidade de inibir a proliferação e a ativação das células T.

## Corticoide (Metilprednisolona, Prednisona)

Corticosteroides mantêm-se como droga fundamental no regime de imunossupressão em transplantes renais a despeito de seus numerosos efeitos adversos: morbidade cardiovascular aumentada em razão da hipertensão arterial sistêmica, hiperlipidemia e diabetes melito; catarata, glaucoma; osteoporose pós-transplante; síndrome de Cushing e alterações da forma corporal; incidência aumentada de infecção; supressão do crescimento longitudinal e diminuição na cicatrização de feridas. Esteroides é a maior causa de distúrbio de crescimento em pacientes transplantados pediátricos, em adição à função subótima do enxerto.[22]

São utilizados em várias doses nas crianças transplantadas renais. Doses relativamente baixas são administradas como um dos componentes do regime terapêutico imunossupressivo de manutenção, enquanto doses mais altas são usadas para terapia inicial no manejo de rejeição aguda.[23]

Os efeitos adversos cosméticos dos esteroides aumentam os índices de não aderência ao tratamento, principalmente durante os anos críticos da adolescência.

Em estudo realizado com crianças, a prednisona foi retirada aproximadamente 10 meses após o transplante. Foram observadas 100% de sobrevida dos enxertos e dos pacientes no acompanhamento. As creatininas séricas e as depurações de creatinina permaneceram estáveis ao longo do período de observação. Foram observadas melhoras no perfil lipídico, na pressão arterial e no índice de massa corporal. A maioria dos pacientes apresentou ganho estatural após a retirada da prednisona.[24] Outro estudo corrobora esses achados.[22]

A retirada de corticoide em transplantados renais permanece assunto controverso. Informações limitadas em crianças e adultos transplantados renais indicam que a introdução de micofenolato a uma terapia de manutenção com ciclosporina e a retirada de prednisona tardiamente (após 6 meses de transplante) aumenta significativamente a segurança dessa estratégia.[22]

- **Indutores da imunossupressão**

A terapia agressiva com indutores da imunossupressão oferece maior benefício aos pacientes considerados de alto risco para rejeição. Esse grupo inclui crianças, negros, receptores de rim com tempo de isquemia prolongada e os de alto risco imunológico, principalmente os indivíduos previamente sensibilizados. No transplante renal pediátrico é fundamental que se proporcione um rim com condições de desenvolver uma função mais próxima possível do normal para que se obtenham crescimento e desenvolvimento adequados para a idade. Os episódios de rejeição aguda devem ser evitados. A terapia imunossupressiva ideal para prevenir a rejeição permanece controversa. As estratégias utilizadas para indução geralmente são de dois tipos. A primeira utiliza imunossupressores convencionais em altas doses, enquanto a segunda administra anticorpos contra os antígenos dos linfócitos T em combinação com doses mais baixas de agentes convencionais.[6,11,12,25]

- **Anticorpos antirreceptor de interleucina 2**

São bloqueadores da cadeia alfa dos receptores da interleucina 2. Este receptor manifesta-se na ativação dos linfócitos T e é um caminho crítico para iniciar a rejeição celular, suprimindo, dessa forma, a atividade dos linfócitos T contra o enxerto.[26-28] Exemplos: daclizumab, basiliximab.

Adicionar basiliximab a regime terapêutico com tacrolimus para indução mostra-se seguro, porém não mostra melhora clínica significativa.[29]

Distúrbios gastrointestinais foram os efeitos adversos mais frequentes associados ao uso de basiliximab. A incidência de malignidades, doenças linfoproliferativas e infecção por citomegalovírus não se mostrou aumentada com uso de basiliximab (quando comparado a placebo).[16]

- **Anticorpos antilinfocíticos**

A ligação dos anticorpos antilinfocíticos às células T produz um bloqueio da função dos linfócitos e uma eliminação direta dos linfócitos ligados. Estes agentes são utilizados para reverter e prevenir episódios de rejeição aguda e podem ser policlonais ou monoclonais.[30]

### Anticorpos policlonais

As preparações policlonais consistem em soro retirado de animais (cavalo, coelho) imunizados com linfócitos humanos, timócitos ou linfoblastos. Eles contêm uma variedade de anticorpos contra muitos antígenos, incluindo CD2, CD3, CD4, CD8, CD18 e moléculas de HLA. O anticorpo mais utilizado é a **globulina antitimocítica** ou **ATG**.[31,32]

Os efeitos adversos observados com uso de ATG são: febre, calafrios, leucopenia, trombocitopenia, reações dermatológicas, artralgia, dor lombar ou torácica, trombose de fístula arteriovenosa, diarreia, dispneia, cefaleia, hipotensão, náuseas, vômitos, tromboflebite periférica e estomatite.[16]

## COMPLICAÇÕES PRECOCES DO TRANSPLANTE RENAL

São consideradas complicações precoces do transplante renal as que ocorrem entre o término do ato cirúrgico e a alta hospitalar. Podem ser divididas em clínicas (disfunção precoce do enxerto – necrose tubular aguda, rejeição celular aguda) e cirúrgicas (fístula urinária, obstrução urinária, trombose da artéria renal, trombose da veia renal, estenose da artéria renal, ruptura da anastomose arterial, linfocele, hematoma perirrenal e ruptura renal).[8,9,13,33]

## Disfunção precoce do enxerto

Insuficiência renal que persiste após o transplante é chamada de disfunção precoce do enxerto. A definição geralmente se refere à oligúria ou necessidade de diálise na primeira semana pós-transplante. A sobrevida do transplante é 15 a 25% mais baixa nestes pacientes.[8,13,34]

As principais causas de disfunção precoce do enxerto em crianças são: necrose tubular aguda (NTA), trombose ou fenômeno embólico de artéria ou veia renal, rejeição hiperaguda e obstrução do trato urinário.

## Necrose tubular aguda

Ocorre em 5,2% dos transplantes pediátricos com doador vivo e em 17% com doador cadavérico. Os fatores associados à NTA com doador vivo são: pacientes com mais de cinco transfusões sanguíneas prévias, transplante prévio, nefrectomia dos rins nativos e raça negra. Os mesmos fatores citados anteriormente estão associados à maior ocorrência de NTA, quando o doador é cadavérico. Tempo de isquemia fria maior do que 24 horas também se associa à NTA.[4]

Vários fatores são responsáveis pela necrose tubular aguda pós-isquêmica: as condições do doador, o procedimento específico de retirada do órgão, a qualidade da preservação do órgão, a reposição adequada de volume durante e após a cirurgia e os tempos de isquemia fria e quente.[9,13] O dano tubular pode ser agravado pelo uso concomitante de ciclosporina. Cintilografia renal com $^{99m}$Tc- MAG3 sugere o diagnóstico, e punção biópsia do enxerto é necessária para confirmar.[35] Rejeição aguda precoce pode ser confundida com necrose tubular aguda ou coexistir com ela.

### Trombose do rim transplantado

Trombose vascular da artéria ou veia do rim transplantado é a segunda causa de disfunção precoce do enxerto em crianças, apesar de poder ocorrer até cerca de 15 dias após o transplante. É responsável pela falência aguda em 11,6% dos transplantes.[4] Trombose do enxerto é uma complicação irreversível na grande maioria dos casos, sendo necessária a remoção do rim transplantado. O diagnóstico é suspeitado clinicamente pela ausência ou diminuição absoluta de diurese no pós-operatório, acompanhado de sinais de trombose na extremidade inferior homolateral.[12] O diagnóstico radiológico é estabelecido por cintilografia renal com ácido penta-acético dietilenetriamina (DTPA), arteriografia renal e, subsequentemente, confirmado pela exploração cirúrgica e exame histológico do enxerto.[13,33] Inúmeras causas têm sido relacionadas, especialmente a pouca idade do receptor e do doador, assim como o baixo peso do receptor. Em virtude do tamanho das estruturas, esta discrepância pode levar a dificuldades técnicas. Outros fatores de risco para trombose vascular incluem presença de múltiplas artérias, abordagem cirúrgica inadequada dos vasos do enxerto, malformação venosa do receptor, estada de hipercoagulabilidade do receptor e episódios hipotensivos durante ou após a cirurgia.[8,9,36] Crianças com fatores de risco para trombofilia foram identificados e tratados com regime intensivo de anticoagulação após transplante renal, não sendo encontrada associação entre hipercoagulabilidade e falência do enxerto, episódios de rejeição aguda ou piora da função renal.[37]

Monitorização hemodinâmica cuidadosa para manter adequada perfusão do enxerto através de medidas da pressão venosa central e/ou da artéria pulmonar pode prevenir trombose do rim transplantado.

### Rejeição hiperaguda

Praticamente inexistente nos dias atuais, a rejeição hiperaguda ocorre dentro dos primeiros minutos após a anastomose vascular do rim transplantado e é secundária a anticorpos anti-HLA pré-formados que se ligam às células endoteliais dos vasos e ativam a cascata de complemento. Isto causa danos endoteliais, atraindo neutrófilos, macrófagos e plaquetas. A agregação de plaquetas no endotélio lesado leva a um depósito de fibrina e trombose vascular.[13] Podem-se distinguir dois tipos: um imediato, que ocorre logo após o restabelecimento da circulação renal, e outro que ocorre depois de alguns dias de função renal normal. Neste último, as manifestações clínicas podem ser: perda súbita de função renal ou se estabelece após um ou dois episódios de rejeição aguda. Insuficiência renal, hipertermia e aumento de volume do rim são as manifestações clínicas mais significativas. Na rejeição imediata o aspecto do rim, após liberação das pinças vasculares, é rajado, escuro, sem sangramento ao corte e de consistência diminuída.[8]

### Complicações urológicas

A obstrução do fluxo urinário é causa comum e corrigível de disfunção precoce do enxerto e manifesta-se por diminuição do fluxo urinário com desenvolvimento de hidronefrose. A obstrução pode ser secundária à angulação do ureter, a edema ou bloqueio do local de implante do ureter, ou ao desenvolvimento de linfocele. A complicação urológica mais grave é o extravasamento de urina secundário à desintegração da anastomose ureterovesical ou ruptura da bexiga.[8,13] Este quadro é muito doloroso graças à presença de urina na cavidade pélvica ou peritoneal. As manifestações clínicas de obstrução do trato urinário variam com o local, com o grau e com a velocidade com que ocorreu a obstrução. A dor está frequentemente presente, em razão da distensão da bexiga, do sistema coletor ou da cápsula renal. O local da obstrução determina a área da dor. Lesão do ureter superior ou da pelve renal determina dor ou hipersensibilidade no flanco, enquanto que obstrução ureteral inferior causa dor que se irradia para o testículo ipsolateral ou para grandes lábios.[9,12] Ecografia abdominal e cintilografia renal com DTPA e furosemida permitem o diagnóstico.[38]

## ■ Rejeição aguda

A rejeição aguda é mais frequente em crianças do que em adultos. No final do primeiro ano pós-transplante, 45% dos transplantados com doadores vivos e 60% dos transplantados com doadores cadavéricos vão apresentar rejeição aguda. Em anos recentes, com a melhora da terapia imunossupressora, a incidência de rejeição aguda está decaindo a uma taxa de 8% ao ano. Entretanto, a perda do enxerto por rejeição crônica aumentou para 41%.[39]

Rejeição aguda é o maior fator de risco para o desenvolvimento de rejeição crônica, tanto em adultos como em crianças.[40]

Rejeição aguda do enxerto é a complicação mais frequente em receptor renal pediátrico e pode ocorrer em dias, semanas ou meses após o transplante.[41] Ela é definida como deterioração aguda da função renal e está associada a alterações patológicas específicas do órgão transplantado.[8] O diagnóstico está relacionado com aumento de creatinina sérica, que ocorre tardiamente no curso da rejeição, indicando presença de dano histopatológico significativo. Esta complicação é caracterizada por infiltrado celular do rim transplantado com linfócitos T, linfócitos *natural killer* (NK), monócitos e granulócitos. A rejeição aguda é mediada por receptores dos linfócitos T que são ativados por moléculas do HLA do doador. Esta ativação faz com que os linfócitos T proliferem e produzam linfocinas. Estas células ativam os linfócitos B, os linfócitos T citotóxicos e as células NK que podem destruir o rim transplantado. A linfocina gama-interferon, aumenta as moléculas classe II do HLA nas células endoteliais e tubulares.[42] Os sinais clássicos de rejeição aguda, como febre e aumento de sensibilidade do enxerto, são observados menos frequentemente com o uso de regime imunossupressivo atual. Com o novo esquema terapêutico, os episódios de rejeição aguda são detectados somente por aumento da concentração sérica de creatinina. A incidência da rejeição aguda e o momento em que ela ocorre variam com a terapia imunossupressora utilizada.[9] Os episódios de rejeição aguda precoce (ocorrem até 60 dias após o transplante) têm maior efeito na sobrevida do transplante, que diminui 1 ano em 17-18%, tanto nos receptores vivos como em cadavéricos. Alguns rins não recuperam função, e os que a readquirem têm uma diminuição em 10% na sobrevida em um ano quando comparados aos que não apresentaram rejeição. Rejeição aguda também tem influência negativa a longo prazo na sobrevida do rim transplantado, sendo importante fator prognóstico para ocorrência de rejeição crônica, responsável pela maioria das perdas de enxerto após 1 ano de cirurgia.[6,14,24]

Rejeição celular aguda é a mais frequente. Manifesta-se no primeiro mês pós-transplante, mas pode surgir mais tardiamente. O início é abrupto e pode estar associado à hipertermia, mal-estar, hipertensão arterial, oligúria, aumento da creatinina sérica e diminuição da filtração glomerular. O valor da creatinina sérica não é indicador sensível de rejeição em lactentes e crianças pequenas que recebem rim de adulto.[43] Utiliza-se como critério o aumento de 25% da creatinina acima dos níveis iniciais, febre sem outras causas e início ou piora da hipertensão arterial sistêmica. Dor abdominal pode ocorrer com sinais de irritação peritoneal e aumento de consistência do enxerto. Diminuição do débito urinário pode inicialmente não estar presente.[12] Receptores com estes achados clínicos e laboratoriais têm indicação de biópsia percutânea. Crianças com enxerto intraperitoneal necessitam de ultrassonografia para realizar o procedimento.[44] O diagnóstico diferencial inclui necrose tubular aguda, nefrotoxicidade por ciclosporina, obstrução do trato urinário, trombose de artéria ou veia renal e nefrite intersticial secundária a drogas ou à infecção. Obstrução do trato urinário pode ser diagnosticada por ultrassonografia, que deve ser realizada em todos os transplantados, no pós-operatório. Pacientes com rejeição aguda durante o período de hospitalização e que se submeteram a esquema imunossupressor com quatro drogas, geralmente, requerem mais potente terapia antirrejeição. Com o advento da terapia anticélula T, houve aumento significativo da sobrevida do enxerto. O anticorpo monoclonal OKT3 tem sido superior aos esteroides e possivelmente a globulina policlonal antilinfocítica no tratamento da rejeição, revertendo efetivamente cerca de 90% dos episódios. A administração pode estar associada à febre, tremores, náusea, vômitos, diarreia e edema pulmonar. Estes sintomas são particularmente graves durante ou após as primeiras cinco administrações.[45-48] Rejeição aguda é difícil de diagnosticar durante a terapia com anticorpos no período pós-operatório precoce, pois sintomas podem não existir.[29] Febre persistente sem outra causa que a justifique pode ser o único sinal. A avaliação consiste na realização de ecografia abdominal para afastar obstrução e de cintilografia renal com $^{99m}$Tc-MAG3 para avaliar fluxo sanguíneo renal. Se rejeição permanecer como possibilidade (mesmo sem alterar os valores da creatinina sérica), biópsia renal percutânea é realizada para diagnóstico definitivo.[49] Os pacientes que não receberam imunossupressão com quatro drogas são tratados inicialmente com pulsoterapia com 1 g de metilprednisolona intravenosamente, diluída em solução glicosada, 1 vez ao dia, durante 3 dias consecutivos. A resposta deve ser aparente de 48 a 96 horas.

### Rejeição aguda mediada por anticorpos

Há dois tipos de rejeição aguda mediada por anticorpos: tipo vascular clássico e um tipo mais comum que também é chamado C4d-positivo, mas sem envolvimento vascular. A forma vascular é um tipo incomum de rejeição e é caracterizada primariamente por arterite necrosante, com necrose fibrinoide mural e inflamação variável, incluindo proliferação de linfócitos, monócitos e neutrófilos. Células endoteliais estão gravemente danificadas ou ausentes, e trombose luminal é comum. Essa lesão tipicamente resulta em infarto cortical com hemorragia intersticial focal. Na rejeição mediada por anticorpos, imunofluorescência apresenta IgG (e algumas vezes IgM) acompanhado por C3 na parede das artérias. Nessas estruturas, fibrina pode ser intraluminal e intramural, e também pode apresentar-se no interstício, quando hemorragia está presente.

A forma mais frequente de rejeição aguda mediada por anticorpos é caracterizada por um componente do complemento – C4d nos capilares peritubulares. C4d foi pela primeira vez associado à rejeição crônica do enxerto no início dos anos 1990 e foi subsequentemente associado à presença de anticorpos antidoador e rejeição humoral. É um marcador da ativação do complemento associado à rejeição humoral.

O prognóstico e o tratamento para esse tipo de rejeição são diferentes do tratamento para rejeição celular e rejeição humoral vascular clássica. Dois protocolos de tratamento mostraram-se efetivos: imunoglobulina e plasmaférese (geralmente realizadas em dias alternados até que os níveis de anticorpos antidoador estejam controlados). Em casos graves, para pacientes com altos títulos de anticorpos antidoador, rituximab ou esplenectomia pode reduzir o nível de anticorpos e a lesão renal.[50,51]

## INFECÇÃO

Durante os primeiros 5 meses após o transplante, 47,6% dos receptores de doadores vivos foram hospitalizados comparados a 55,7% dos receptores de órgão de cadáveres. A causa mais comum de hospitalização foi tratamento para rejeição. Outras causas maiores de hospitalização foram: infecções virais, bacterianas e tratamento de hipertensão arterial sistêmica.

A maior causa de morte em pacientes transplantados pediátricos é infecção (responsável por 28,8% das mortes). Outras causas: câncer/malignidade (10,9%), doença cardiopulmonar (15,5%) e complicações relacionadas com a diálise (2,7%).[4]

Infecção é sempre um risco para quem recebe imunossupressores, mas são mais comuns logo após o transplante.[8] Crianças transplantadas apresentam maior número de infecções virais, enquanto transplantados com mais de 50 anos de idade apresentam maiores taxas de infecção bacteriana.[52] Infecção urinária por *Staphylococcus aureus* ou *Escherichia coli* e infecções pulmonares são frequentes no pós-operatório imediato. Infecção pulmonar pós-transplante é complicação potencialmente grave. O agente infeccioso pode ser bacteriano *(Legionella)*, viral (citomegalovírus), fúngico *(Nocardia, Candida, Aspergillus)* ou parasita *(Pneumocystis)*. O uso sistemático de profilaxia com sulfametoxazol-trimetropim diminuiu significativamente a ocorrência de infecção por *Pneumocystis* em pacientes imunossuprimidos.[13] Infecção urinária também pode ocorrer no pós-transplante em razão da manipulação cirúrgica do trato urinário e da necessidade de sonda vesical de demora. Infecção bacteriana é importante causa de mortalidade em crianças transplantadas.[8,9,53]

## ■ Viroses do grupo herpes

Citomegalovírus (CMV), herpes-vírus *hominis* e varicela-zóster: são os agentes que mais comumente afetam o receptor. Infecção por citomegalovirus pode ocorrer em pacientes soronegativos que recebem um enxerto de um doador soropositivo, ou em receptores soropositivos em que há um aumento da carga viral, por reativação da mesma cepa ou por reinfecção com cepa do doador. A infecção pode ser assintomática ou manifestar-se por febre, leucopenia, trombocitopenia, sintomas pulmonares (pneumonite), alterações hepáticas (hepatite) e disfunção do enxerto. O diagnóstico diferencial entre CMV e outras infecções, ou rejeição, durante o período pós-transplante recente pode ser difícil, pois o resultado das provas laboratoriais é demorado (dosagem de IgG e IgM e pesquisa de antigenemia). Nestes casos, diminuição da dose do corticosteroide e de outros imunossupressores é recomendada. Aumento na dose ou uso de outro tratamento antirrejeição pode resultar em disseminação viral e prolongar ou aumentar a gravidade da infecção clínica.[54]

A reatividade imunológica individual aumenta com a idade. Dessa forma, uma maior porcentagem de receptores pediátricos jovens não possui anticorpos anticitomegalovírus (CMV negativo) no momento do transplante. A incidência de pacientes com CMV positivo com menos de 5 anos de idade é de 29,4%, e de 59,3% no grupo entre 16 e 20 anos. Isto demonstra que o transplante renal de doador CMV positivo para receptor CMV negativo está associado à incidência significativa de infecção por CMV no pós-transplante, sendo indicado o uso de Ganciclovir IV durante 14 dias e após via oral (VO) por 6 meses.[55]

Infecção por varicela pode ser potencialmente grave se associada à encefalite, pneumonite e hepatite. Pode levar à morte. Criança transplantada exposta à varicela deve receber imunoglobulina para varicela-zóster nas 72 horas após o contato. Se os sintomas da doença manifestarem-se deve-se administrar aciclovir endovenoso, e a utilização de azatioprina ou micofenolato deve ser suspensa. A imunização com a vacina para varicela é recomendada para todas as crianças sem anticorpos para a doença antes do transplante.[56] Este procedimento reduz a incidência e auxilia na prevenção das manifestações mais graves da doença.

Infecção por varicela ocorreu em 26 de 212 pacientes (12%) que receberam vacina, e em 22 de 49 (45%) que não tinham história de varicela nem tinham sido vacinadas. Três óbitos ocorreram no grupo não vacinado e nenhum no imunizado.[53]

Infecção por Epstein-Barr é comum, sendo geralmente assintomática. Entretanto nos pacientes que recebem terapia imunossupressiva potente (como anticorpos antilinfocíticos) há um risco de desenvolver síndrome linfoproliferativa. Nos Estados Unidos, entre 1990 e 1999, a taxa de linfoma pós-transplante foi de 33/10.000 pessoas/ano em pacientes transplantados, com maior número de casos ocorrendo nos primeiros 12 meses após a cirurgia e com frequência aumentada em caucasianos.[57]

O vírus herpes simples frequentemente causa ulcerações labiais, e a terapia recomendada é aciclovir oral.[8,53]

## Poliomavírus

Poliomavírus, pertencente à família *Papovaviridae*, é um pequeno vírus DNA que infecta uma variedade de animais. Os dois clássicos poliomavírus humanos são os vírus BK e JC. Embora os poliomavírus humanos sejam altamente prevalentes em humanos (60 a 80% sorologicamente), parecem causar doença apenas em indivíduos imunocomprometidos. As principais doenças causadas pelo vírus BK são nefrite tubulointersticial e estenose ureteral em receptores renais e cistite hemorrágica em receptores de transplante de medula óssea. A principal doença causada pelo vírus JC é leucoencefalopatia multifocal progressiva apresentando-se tipicamente em pacientes HIV positivos.

A prevalência de nefrite induzida pelo vírus BK é estimada em 1 a 10%, com média de 5%. A doença ocorre em um período médio de 10 a 13 meses pós-transplante. A nefrite pelo BK apresenta-se com evidência de disfunção renal, resultando em aumento progressivo da creatinina, podendo ser acompanhado de febre. O exame qualitativo de urina é consistente com nefrite intersticial.

A citologia urinária pode ser útil para demonstrar o poliomavírus, sendo as anormalidades mais características células com núcleo aumentado e a presença de inclusão intranuclear basofílica única – as chamadas *decoy cells*. Os achados na citologia urinária são sugestivos, mas não definitivos, para nefrite intersticial induzida pelo BK.

Evidências sugerem que a nefrite intersticial associada ao poliomavírus pode ser diagnosticada pela detecção do DNA viral no plasma dos receptores renais (PCR). O diagnóstico definitivo requer biópsia do enxerto.

O tratamento consiste fundamentalmente em redução da imunossupressão.

O prognóstico dessa nefropatia é ruim, com a maioria dos casos evoluindo para perda do enxerto ou disfunção crônica do enxerto.[58]

## HIPERTENSÃO ARTERIAL SISTÊMICA

Hipertensão arterial sistêmica (HAS) é comum após transplante renal em crianças. Durante o primeiro mês após o transplante, ocorre em 80 e 60% dos receptores de rim de doadores cadavérico e vivo, respectivamente.[15,36] Mais de 60% dos transplantados renais usam medicação anti-hipertensiva após 4 anos de transplante. Em estudo, hipertensão durante o sono foi mais comum do que na vigília.[59] Hipertensão é significativa causa de morbidade, incluindo aumento no risco de rejeição crônica, encefalopatia e sequela neurológica além de diminuição da sobrevida do enxerto e do paciente. O uso de medicação anti-hipertensiva está associado a aumentado risco de falência do transplante.[15] Hipertensão arterial sistêmica ocorre sob várias circunstâncias após o transplante renal. Convém lembrar que a presença de dor pode levar ao falso diagnóstico de hipertensão, sendo necessária analgesia contínua. No período pós-transplante imediato, hipertensão é geralmente secundária à hipervolemia, especialmente em pacientes com necrose tubular aguda e débito urinário mínimo. Hipertensão arterial pode ser manifestação de rejeição.[60] Tratamento com anti-hipertensivo é necessário, e a falta de controle da pressão arterial pode estar relacionada com a rápida deterioração de função renal. Intoxicação por ciclosporina e/ou tacrolimus também pode induzir hipertensão, sendo diagnosticada pela obtenção de nível sérico acima dos valores recomendados. Hipertensão arterial também é achado frequente quando se aumenta a dose do corticosteroide para tratamento de rejeição. Os anti-hipertensivos mais utilizados são os bloqueadores do canal de cálcio e os β-bloqueadores cardiosseletivos. Os inibidores da enzima de conversão da angiotensina devem ser usados com cautela, principalmente nos pacientes com suspeita de estenose de artéria renal ou com anemia.[61]

## DISFUNÇÃO CRÔNICA DO ENXERTO

Desde 1984, 77% das perdas do enxerto do primeiro ao quinto ano após o transplante e 94% das perdas após o quinto ano ocorreram devido à rejeição crônica.[40] Disfunção crônica do enxerto é atualmente a primeira causa de perda do enxerto renal em pacientes pediátricos. Apesar dos avanços na imunossupressão, que reduziu significativamente a incidência de rejeição aguda, as taxas de perda crônica do enxerto têm permanecido inalteradas em transplantados renais pediátricos ao longo dos últimos 20 anos. Nefropatia crônica do enxerto é um diagnóstico patológico em que os achados fundamentais são atrofias tubulares e fibrose intersticial.

Acredita-se que o dano ocorrido no rim transplantado não se deva puramente a mecanismos imunológicos, mas a uma combinação de doença preexistente do doador e insultos subsequentes, levando à lesão cumulativa.

Atualmente, informações de grandes estudos prospectivos sugerem que a lesão imune intimal ocorre dentro dos 12 primeiros meses pós-transplante, usualmente apresentando-se como rejeição subclínica. O segundo nível de lesão ocorre após 12 meses e é associada à hialinose arteriolar, glomeruloesclerose isquêmica e fibrose secundária, que é predominantemente em razão da nefrotoxicidade induzida pelos inibidores da calcineurina.[62]

Os fatores de risco para rejeição crônica são: ausência de indução com anticorpos, ausência de inibidor da calcineurina na terapia de manutenção, ocorrência de rejeição aguda, o número de episódios de rejeição aguda (quanto maior o número de episódios, maior o risco de rejeição crônica) e a não aderência ao tratamento.[40]

Clinicamente, a disfunção crônica do enxerto manifesta-se: como um achado em pacientes submetidos à biópsia renal por causa do aumento agudo da creatinina e/ou proteinúria; como um achado em pacientes submetidos à biópsia por declínio gradual da função do enxerto ou proteinúria ou como achado ocasional obtido em biópsia realizada por protocolo em pacientes sem anormalidades clínica ou laboratorial.[63]

## DÉFICIT DE CRESCIMENTO

O retardo no crescimento frequentemente acompanha a doença renal crônica em crianças. Infelizmente, esse retardo persiste a despeito dos esforços terapêuticos, intervenção dialítica adequada e transplante renal. A idade em que o paciente transplanta, a função do enxerto e a dose de corticosteroide são os maiores fatores de risco para persistência do crescimento inadequado, seguindo o transplante renal.

A altura final subótima dos adultos que receberam enxertos renais durante a infância tem sido identificada como um importante fator que afeta adversamente a qualidade de vida dos pacientes. O "estirão de crescimento" raramente ocorre após o transplante, exceto nos transplantados mais jovens.

A deterioração lenta da função do enxerto que ocorre na nefropatia crônica afeta a velocidade do crescimento, similarmente à insuficiência renal crônica. A preservação da função do rim transplantado mais próxima do normal e a prevenção de nefropatia crônica do enxerto são imperativas para obtenção de altura final satisfatória. Limitar o uso de corticoides após o transplante seria ideal para evitar a supressão do crescimento associada a esses agentes. Ainda, como diálise é também associada à velocidade de crescimento linear inadequada, seria vantajoso limitar o tempo em diálise antes do transplante. Transplante preemptivo talvez otimize o potencial de atingir a altura normal.[64]

Receptores que iniciam tratamento com hormônio de crescimento recombinante humano (rhGH) com menos de 10 anos de idade apresentam maior resposta no crescimento vertical do que aqueles que iniciam tratamento em idade mais avançada.

O rhGH ainda não foi aprovado para essa indicação nos Estados Unidos e na Europa.[64]

Não houve aumento na incidência de rejeição no grupo tratado com rhGH comparado ao controle, e a taxa de perda do enxerto foi similar nos dois grupos durante o período de 5 anos de acompanhamento.

Alguns estudos relacionaram o uso de rhGH com disfunção do enxerto, episódios de rejeição e/ou declínio acelerado da função renal. No entanto, em estudo atual, os resultados da sua análise, juntamente com dados de quatro estudos controlados, negam o conceito de que tratamento com rhGH tem impacto adverso na função renal.[65]

## CONCLUSÕES

A sobrevida de transplantes renais em crianças tem melhorado significativamente nas últimas 2 décadas e, atualmente, é similar à de receptores adultos. Isto se deve a vários fatores, como melhora da técnica cirúrgica, melhor preparo pré-operatório e regime imunossupressivo mais eficaz. Transplante renal é o tratamento de escolha para crianças com insuficiência renal terminal, pois permite o desenvolvimento normal.

Entretanto, nem todas as crianças têm-se beneficiado. O número de transplantes em lactentes de pouca idade é inferior ao de crianças com mais de 4 anos. Antes de 1980, lactentes não eram considerados candidatos a transplante, e somente alguns eram admitidos para diálise. Durante o ano de 1980, um número cada vez maior de crianças jovens foi tratado com diálise extrarrenal com o objetivo de mantê-las em diálise até que alcançassem uma idade arbitrariamente determinada e somente a partir deste momento iriam a transplante.[10] No ano de 1990, após algumas publicações mostrando bons resultados de transplante renal em lactentes, um número crescente de centros iniciou o programa.[11]

## REFERÊNCIAS BIBLIOGRÁFICAS
1. Whyte DA, Fine RN. Chronic kidney disease in children. *Pediatr Rev* 2008;29:335-41.
2. Alam S, Sheldom C. Urological issues in pediatric renal transplantation. *Curr Opin Urol* 2008;18:413-18.
3. Medeiros-Domingo M, Romero-Navarro B, Valverde-Rosas S et al. Trasplante renal em pediatria. *Rev Invest Clín* 2005;57(2):230-36.
4. Talley L, Stablein DM et al. *North American Pediatric Renal Trials and Collaborative Studies. Renal transplantation, Dialysis and Chronic Renal Insufficiency.* 2006 Annual Report.
5. Dobbels F, Bleser LD, Geest SD et al. Quality of life after transplantation: The bright side of life? *Advances in Chronic Kidney Disease* 2007;14:370-78.
6. Berg UB. Long-term follow-up of renal function in recipients and donors following pediatric kidney transplantation. *Pediatr Nephrol* 2001;16:957-63.
7. Cransberg K, Smits JMA, Offner GN et al. Kidney transplantation without prior dialysis in children: The eurotransplant experience. *Am J Transplant* 2006;6:1858-64.
8. Fine R, Ettenger R. Renal transplantation in children. In: Morris PJ. *Kidney transplantation principles and practice.* 4th ed. London: Academic Press, 1994. p. 412-59.
9. Matas AJ, Chavers BM, Nevins SM et al. Recipient evaluation, preparation, and care in pediatric transplantation: the University of Minnesota protocols. *Kidney Int* 1996;49(Suppl 53):S99-102.
10. Humar A, Arrazola L, Mauer M et al. Kidney transplantation in young children: should there be a minimun age? *Pediatr Nephrol* 2001;16:941-45.
11. Neipp M, Offner G, Luck R et al. Kidney transplant in children weighing less then 15 kg: donor selection and technical considerations. *Transplantation* 2002;73:409-16.
12. Bresnahan BA, McBride MA, Cherikh WS et al. Risk factors for renal allograft survival from pediatric cadaver donors: an analysis of united network for organ sharing data. *Transplantation* 2001;72:256-61.
13. Tejani A, Harmon WE. Clinical transplantation. In: Barrat TM, Avner ED, Harmon WE. *Pediatric nephrology.* 4th ed Philadephia: Lippincott Willian & Wilkins, 1999. p. 1309-24.
14. Pascual M, Theruvath T, Kawai T et al. Strategies to improve long-term outcomes after renal transplantation. *N Engl J Med* 2002;346:580-88.
15. McEnery PT, Stablein DM, Arbus GS et al. Renal transplantation in children: a report of the North American Pediatric Renal Transplant Cooperative Study. *N Engl J Med* 1992;326:1727-32.
16. Danovitch GM. Immunosupressive medications and protocols for kidney transplantation. In: Danovitch GM. *Handbook of kidney transplantation.* 4th ed. Lippincott Williams & Wilkins, 2005. p. 72-134.
17. Filler G, Webb NJ, Milford DV et al. Four-year data after pediatric renal transplantation: a randomized trial of tacrolimus vs. cyclosporine microemulsion. *Transplantation* 2005;9:498-503.
18. Shapiro R, Ellis D, Tan HP et al. Antilymphoid antibody preconditioning and tacrolimus monotherapy for pediatric kidney transplantation. *J Pediatr* 2006;148:813-18.
19. Neu AM, Ho PL, Fine RN et al. Tacrolimus vs. cyclosporine A as primary immunosuppression in pediatric renal transplantation: a NAPRTCS study. *Pediatr Transplantation* 2003;7:217-22.
20. Humar A, Payne WD, Sutherland DE et al. Clinical determinants of multiple acute rejection episodes in kidney transplant recipients. *Transplantation* 2000;69:2357-60.
21. Falger JC, Mueller T, Arbeiter K et al. Conversion from calcineurin inhibitor to sirolimus in pediatric chronic allograft nephropathy. *Pediatr Transplantation* 2006;10:565-69.
22. Tönshoff B, Höcker B, Weber LT. Steroid Withdrawal in pediatric and adult renal transplant recipients. *Pediatr Nephrol* 2005;20:409-17.
23. Hricik DE, Almani WY, Strom TB. Trends in the use of glucocorticoids in renal transplantation. *Transplantation* 1994;57:979-89.

24. Hamiwka LA, Burns A, Bell L. Prednisone withdrawal in pediatric kidney transplant recipients on tacrolimus-based immunosupression: four-year data. *Pediatr Transplantation* 2006;10:337-44.
25. Johnson RWG, Webb NJA, Lewis MA *et al*. Outcome of pediatric cadaveric renal transplantation: a 10 year study. *Kidney Int* 1996;49(Suppl 53):S72-76.
26. Nashan B, Light S, Hardie IR *et al*. Reduction of acute allograft rejection by Daclizumab. *Transplantation* 1999;67:110-15.
27. Ponticelli C, Yussin A, Cambi V *et al*. A randomized, double-blind trial of basiliximab immunoprophilaxis plus triple therapy in kidney transplant recipients 1, 2. *Transplantation* 2001;72:1261-67.
28. Vincenti F, Kirkiman R, Light S *et al*. Interleukin-2 receptor blockade with Daclizumab to prevent acute rejection in renal transplantation. *N Engl J Med* 1998;338;161-65.
29. Grenda R, Watson A, Vondrak K *et al*. A prospective, randomized, multicenter trial of tacrolimus-based therapy with or without basiliximab in pediatric renal transplantation. *Am J Transplant* 2006;6(7):1666-72.
30. Kreis H. Antilinphocyte globulins in kidney transplantation. *Kidney Int Suppl* 1992;38:S188-92.
31. Bourdage JS, Hamilin DM. Comparative polyclonal antilynphocyte globulin and antilynphocyte/antilynphoblast globulin anti-CD antigen analysis by flow citometry. *Transplantation* 1995;59:1194-200.
32. Hastings CM, Wyatt RJ, Lau KK *et al*. Five years' experience with thymoglobulin induction in a pediatric renal transplant population. *Pediatr Transplantation* 2006;10:805-10.
33. Rosenthal JT, Ettenger RB, Ehrlich RM *et al*. Technical factors contributing to successful kidney transplantation in small children. *J Urol* 1990;144:116-19.
34. Ettenger RB, Rosenthal JT, Marick JL *et al*. Improved cadaveric renal transplant outcome in children. *Pediatr Nephrol* 1991;5:137-42.
35. Benfield MR, Herrin J, Feld L *et al*. Safty of kidney biopsy in pediatric transplantation. *Transplantation* 1999;67:544-47.
36. Van Lieburg AF, de Jong MCJW, Hoitsma AJ *et al*. Renal transplant thrombosis in children. *J Pediatric Surg* 1995;30:615-19.
37. Kranz B, Vester U, Nadalin S *et al*. Outcome after kidney transplantation in children with thrombotic risk factors. *Pediatr Transplantation* 2006;10:788-93.
38. Herz DB, McLorie GA, Hafez AT *et al*. High resolution ultrasound characterization of early allograft hemodynamics in pediatric living related renal transplantation. *J Urol* 2001;166:1853-58.
39. Tejani A, Emmett L. Acute and chronic rejection. *Semin Nephrol* 2001;21(5):498-507.
40. Matas AJ. Impact of acute rejection on development of chronic rejection in pediatric renal transplant recipients. *Peatr Transplantation* 2001;4:92-99.
41. Crespo M, Pascual M, Tolkoff-Rubin N *et al*. Acute humoral rejection in renal allograft recipients: I. Incidence, serology and clinical characteristics. *Transplantation* 2001;71:652-58.
42. Cecka JM, Cho YW, Teraski PI. Analysis of the UNOS scientific renal transplant registry at three years- early events affecting transplant success. *Transplantation* 1992;53:59-64.
43. Dall'Amico R, Ginevri F, Ghio L *et al*. Successful renal transplantation in children under 6 years of age. *Pediatr Nephrol* 2001;16:1-7.
44. Meyer M, Paushter D, Steinmuller DR. The use of duplex doppler to evaluate renal allograft dysfunction. *Transplantation* 1990;50:974-78.
45. Norman DJ, Leone MR. The role of OKT3 in clinical transplantation. *Pediatr Nephrol* 1991;5:130-36.
46. Niaudet P, Jean G, Broyer M *et al*. Anti- OKT3 response following prophylatic treatment in pediatric kidney transplant recipients. *Pediatr Nephrol* 1993;7:263-67.
47. Opelz G. Efficacy of rejection prophylaxis with OKT3 in renal transplant. *Transplantation* 1995;60:1220-24.

48. Benfield MR, Tejani A, Harmon WE et al. A randomized multicenter trial of OKT3 mAbs induction compared with intravenous cyclosporine in pediatric renal transplantation. *Pediatr Transplantation* 2005;9:282-92.
49. Solez K, Axelsen RA, Benediktsson H et al. International standartization of criteria for the histologic diagnosis of renal allograft rejection: the banff working classification on renal transplant pathology. *Kidney Inter* 1993;44:411-22.
50. Nast CC, Cohen AH. Pathology of kidney transplantation. In: Danovitch GM. *Handbook of Kidney Transplantation*. 4th ed. Philadelphia: Lippincott Williams & Wilkins, 2005. p. 369-89.
51. Herman J, Lerut E, Van DL et al. Capillary deposition of complement C4d and C3d in pediatric renal allograft biopsies. *Transplantation* 2005;79:1435-40.
52. Dharnidharka VR, Caillard S, Agodoa LY et al. Infection frequency and profile in different age groups of kidney transplant recipients. *Transplantation* 2006;81:1662-67.
53. Rubin RH. Infectious disease complications of renal transplantation. *Kidney Int* 1993;44:221-36.
54. Bailey TC, Powderly WG, Storch GA et al. Symptomatic cytomegalovirus infection in renal transplant recipients given either Minnesota antilymphoblast globulin (MALG) or OKT3 for rejection prophylaxis. *Am J Kidney Dis* 1993;21:196-201.
55. Broyer M, Tete MJ, Guest G et al. Varicella and Zoster after kidney transplantation: longterm results of vaccination. *Pediatrics* 1997;99:35-39.
56. Zamora I, Simon JM, Da Silva ME et al. Attenuated varicella virus vaccine in children with renal transplants. *Pediatr Nephrol* 1994;8:190-92.
57. Smith JM, Rudser K, Gillen D et al. Risk of lymphoma after renal transplantation varies with time: an analysis of the United States Renal Data System. *Transplantation* 2006;81:175-80.
58. Bohl D, Brennan D. BK virus-induced (polyomavirus-induced) nephropathy and renal transplantation. *Uptodate* 2008.
59. McGlothan KR, Wyatt RJ, Adult BH et al. Predominance of nocturnal hypertension in pediatric renal allograft recipients. *Pediatr Transplantation* 2006;10:558-64.
60. Ingelfinger JA, Brewer ED. Pediatric post-transplant hypertension: a review of standards of care. *Child Nephrol Urol* 1992;12:139-46.
61. Sorof JM, Sullivan EK, Tejani A et al. Antihypertensive medication and renal allograft failure: a North america pediatric renal transplant cooperative study report. *J Am Soc Nephrol* 1999;10:1324-30.
62. Alexander SI, Fletcher JT, Nankivell B. Chronic allograft nephropathy in paediatric renal transplantation. *Pediatr Nephrol* 2007;22:17-23.
63. Sahadevan M, Kasiske BL. Long-term posttransplant management and complications. In: Danovitch GM. *Handbook of kidney transplantation*. 4th ed. Lippincott Williams & Wilkins, 2005. p. 234-78.
64. Fine RN. Management of growth retardation in pediatric recipient of renal allografts. *Nature Clin Pract Nephrol* 2007;3(6):318-24.
65. Fine RN, Stablein D. Long-term use of recombinant human growth hormone in pediatric allograft recipients: a report of the NAPRTCS transplant registry. *Pediatr Nephrol* 2005;20:404-8.

# 45 Crise Hipertensiva na Criança

*Ana Maria Teixeira Verçoza* ♦ *Carlos Abaete de Los Santos*

## INTRODUÇÃO

A hipertensão arterial grave na criança é um problema clínico potencialmente fatal que acarreta sequelas graves quando não tratada de forma adequada. Muitos pacientes são portadores de nefropatia subjacente. O sucesso terapêutico é alcançado com a redução lenta e segura da pressão arterial sanguínea (PA) com o objetivo de evitar sequelas hipertensivas e preservar a função de órgãos-alvo. Anti-hipertensivos de curta duração parenteral são recomendados com monitorização da PA para prevenir complicações provenientes da perda do controle autorregulatório.

O artigo tem como objetivo, através de revisão sumária dos principais aspectos da fisiopatologia, apresentação clínica e diagnóstico diferencial, revisar o tratamento da crise hipertensiva em pediatria, possibilitando atuação precoce e ordenada, com melhora do prognóstico a curto e longo prazos.

Crise hipertensiva é um aumento súbito da pressão arterial, podendo ocorrer como primeira manifestação de uma doença desconhecida ou agravamento de uma condição preexistente. A hipertensão é grave e sustentada. É considerada hipertensão grave, quando a pressão arterial for maior que o nonagésimo nono percentil, ajustada para a idade e sexo do paciente. A medida da pressão arterial sistêmica é obrigatória em todas as crianças sintomáticas independente da faixa etária, segundo recomendação da Academia Americana de Pediatria e Organização Mundial da Saúde.[1-4]

## DESENVOLVIMENTO

A hipertensão arterial sistêmica é diagnosticada com base na comparação da pressão arterial do paciente com valores padronizados para idade e sexo.[5,6] Valores absolutos da pressão arterial sistêmica não podem ser utilizados como único determinante para definir se a criança está em uma crise hipertensiva. Existe uma ampla variabilidade com relação à tolerância para a pressão sanguínea elevada. Pacientes com hipertensão crônica podem experimentar pressão sanguínea muito elevada com pouco ou nenhum sintoma. Ao contrário, um aumento súbito da pressão arterial em uma criança previamente normotensa pode causar manifestações neurológicas, cardiovasculares e renais.[5,6] Portanto, a presença de sintomas define melhor a crise hipertensiva e não o valor absoluto da pressão arterial.[5-7] Estudos observacionais demonstram que a medida da PA de rotina em atendimento de emergência varia entre as instituições de 23 a 87%.[8,9] Deve fazer parte do exame físico de rotina pediátrico e é necessária para observar o progresso no desenvolvimento do indivíduo normal e detectar os eventuais desvios provocados por doenças. Apesar de procedimento simples, em crianças, pode ser laborioso e requerer treinamento especial dos técnicos que irão executá-lo. Os dados obtidos devem ser precisos e confiáveis, e a interpretação dos valores deve considerar todos os fatores que possam modificar ou falsear a leitura da pressão arterial.

## CLASSIFICAÇÃO

A crise hipertensiva é classificada em urgência ou emergência.

Na urgência, a elevação da pressão arterial não é acompanhada de manifestações de disfunção orgânica ou apresenta sintomatologia leve, como cefaleia, irritabilidade e dor abdominal. Na emergência há lesões em órgãos-alvo, como encefalopatia, insuficiência cardíaca, retinopatia ou disfunção renal.[10]

## MANIFESTAÇÕES CLÍNICAS E FISIOPATOLOGIA

As manifestações clínicas da crise hipertensiva variam consideravelmente. As maiores complicações envolvem o sistema nervoso central, olhos, coração e rins (Quadro 45-1).[11,12]

A encefalopatia hipertensiva é uma condição rara na criança e caracteriza-se por cefaleia, náuseas, vômitos, distúrbios visuais, déficit neurológico focal e convulsões.[5] Este quadro pode ser encontrado em pacientes com elevação aguda da pressão arterial.

Com a resolução do quadro hipertensivo há regressão do quadro clínico. Déficits permanentes são encontrados nos casos com infarto ou hemorragia.[13] A neuroimagem mostra edema na região occipital. Duas são as hipóteses que explicam o edema cerebral. Uma propõe que o infarto é causado por necrose fibrinoide e trombose das arteríolas resultado do edema citotóxico. A outra propõe que a hipertensão grave excede a autorregulação, resultando em uma vasodilatação segmentar, aumento da permeabilidade vascular, levando ao edema vasogênico.[14-17]

A alteração da pressão arterial, por vezes, ocorre secundariamente a uma doença neurológica, e a determinação do evento primário não é facilmente esclarecida.[18] Pacientes com hipertensão intracraniana elevada podem ter um aumento da pressão arterial sistêmica, porém este aumento é primariamente sistólico.[7]

| QUADRO 45-1 Sinais e sintomas de hipertensão grave em crianças[12] |
|---|
| ▪ Tonturas |
| ▪ Sintomas visuais |
| ▪ Retinopatia |
| ▪ Alteração do estado mental |
| ▪ Hemiplegia |
| ▪ Paralisia Facial |
| ▪ Cefaleia |
| ▪ Vômitos |
| ▪ Papiledema |
| ▪ Insuficiência cardíaca congestiva |

Os sintomas visuais podem ser causados por retinopatia, dano cortical, hemorragia vítrea ou neuropatia óptica isquêmica anterior que ocasiona infarto do nervo óptico, quando a pressão sanguínea arterial for reduzida muito rapidamente. Estes pacientes perdem o reflexo pupilar, permanecendo com resposta para acomodação.[19]

A insuficiência cardíaca ocorre na crise hipertensiva devido à vasoconstrição periférica – aumento da pós-carga, levando a um aumento no trabalho cardíaco e falência ventricular esquerda e direita. A criança apresenta-se taquicárdica, taquidispneica e com hepatomegalia. Os sintomas de congestão pulmonar podem também estar presentes (hipoxemia, sibilos e estertores pulmonares). Em pré-escolares há estase jugular.[18]

Em neonatos, as manifestações clínicas comuns da crise hipertensiva incluem taquipneia, insuficiência cardíaca congestiva, letargia, convulsões e retinopatia.[18]

## ETIOLOGIA

As causas mais frequentes são de origem renal ou cardíaca. Causas renais incluem glomerulonefrites, nefropatia obstrutiva e doença renovascular. Entre as causas cardíacas, a mais comum é a coarctação de aorta (Quadro 45-2).[5,12]

Outras etiologias incluem doença renal policística, insuficiência renal aguda ou crônica, síndrome hemolítico-urêmica, feocromocitoma, neuroblastoma, hiperaldosteronismo e hipertireoidismo. Medicações, como corticoides, simpatomiméticos, teofilina e uso de cocaína pela mãe, estão associadas à crise hipertensiva (Quadros 45-3 a 45-5).[12,19-22]

### ■ Doença parenquimatosa renal

Muitas crianças com hipertensão secundária (60 a 80%) têm doença parenquimatosa renal.[23,24] A hipertensão grave ocorre mais frequentemente em pacientes com glomerulonefrites, síndrome hemolítico-urêmica com lesão renal e doença policística renal autossômica

| QUADRO 45-2 | Etiologia da emergência hipertensiva em crianças[12] |
|---|---|
| Renal | ■ Doença renal hipoplásica ou displásica<br>■ Estenose de artéria renal<br>■ Glomerulonefrites<br>■ Doença renal policística<br>■ Síndrome hemolítico-urêmica<br>■ Rejeição a transplante renal<br>■ Nefropatia do refluxo<br>■ Tumor de Wilms |
| Extrarrenal | ■ Coarctação da aorta<br>■ Neuroblastoma<br>■ Feocromocitoma<br>■ Hipertensão intracraniana<br>■ Ingestão de drogas |

| QUADRO 45-3 | Anamnese do paciente[21] |
|---|---|
| **História familiar** | |
| Hipertensão essencial | Medicações e controle da dieta<br>Sensibilidade ao sal |
| Doença sistêmica | Endocrinológica<br>Hipertireoidismo, diabetes<br>Obesidade |
| Doença cardiovascular | IAM precoce, AVE<br>Hiperlipoproteína |
| Doença renal | Insuficiência renal, diálise ou transplante |
| **Medicações** | |
| Agentes anti-inflamatórios | Esteroide e não esteroide |
| Outros fármacos | Antimicrobianos |
| Antidepressivos | Tricíclicos |
| Mudança de peso | Ganho ou perda de peso |
| Tempo que constatou o início de mudança de peso | Perda de peso com feocromocitoma, ganho de peso com a exposição exógena de corticosteroide |
| **Cateterização da artéria umbilical** | |
| Doença sistêmica | Lúpus eritematoso sistêmico<br>Poliarterite<br>Neurofibromatose<br>Escleroderma |
| Abuso de substâncias | Anfetaminas<br>Cocaína<br>Outros |

dominante ou autossômica recessiva.[10] As formas de doença renal parenquimatosa podem causar ou agravar a intensidade da hipertensão preexistente e, por sua vez, a hipertensão pode contribuir para a progressão da doença renal.

Vários fatores contribuem para a patogênese da hipertensão em pacientes com doença renal parenquimatosa: expansão do volume intravascular é o componente fisiopatológico mais importante, o que torna a restrição dietética do sal ou a administração de diuréticos (ou tratamento dialítico, quando indicado) cruciais no manuseio da hipertensão destes pacientes. O sistema renina-angiotensina participa em alguns casos. Nestes observam-se níveis plasmáticos de renina e angiotensina II inapropriadamente elevados para um estado de depleção volêmica, e a PA pode ser efetivamente reduzida, na maioria das vezes, com o uso de inibidores da enzima de conversão da angiotensina, bloqueadores da angiotensina II ou com a realização de nefrectomia bilateral. Os níveis plasmáticos de norepinefrina e a atividade simpática periférica estão elevados, envolvendo o sistema nervoso autônomo na gênese da hipertensão arterial sistêmica. O papel do endotélio vascular também tem sido enfatizado. A inibição crônica do óxido nítrico causa intensa vasoconstrição renal e aumento na atividade do sistema nervoso simpático renal.[25]

| QUADRO 45-4 | Exame físico do paciente[21] |
|---|---|
| Ectoscopia | Magreza: feocromocitoma, hipertireoidismo, doença renal |
| Pele | Neurofibromas: neurofibromatose<br>Manchas café com leite: Feocromocitoma<br>Tubérculo, manchas: esclerose tuberosa<br>Doença Cushing, trauma |
| Erupção cutânea | Vasculites: doenças vasculares do colágeno ou nefrites como nefrite Henoch-Schölein<br>Impetigo: nefrite aguda<br>Estrias: doença de Cushing<br>Evidências de picada de agulha: hipertensão induzida por drogas |
| Cabeça | Forma incomum: tumor<br>Fácies de lua cheia: síndrome de Cushing<br>Fácies Elfin: síndrome de William |
| Olhos | Alteração no fundo de olho: inespecífico<br>Proptose: hipertireoidismo |
| Pescoço | Bócio: bócio hipertireoideo<br>Sopros |
| Pulmão | Estertores, roncos: inespecífico |
| Coração | Estertores pulmonares: insuficiência cardíaca<br>Atrito: doença renal crônica com hipertensão |
| Abdome | Massas, tumor de Wilms, neuroblastoma, hidronefrose, doença renal policística<br>Hepatomegalia: insuficiência cardíaca<br>Hepatoesplenomegallia: doença policística infantil<br>Cicatriz: cirurgia geniturinária, obstrução<br>Sopro: doença renovascular<br>Edema: doença renovascular |
| Flancos | Sopro: doença renovascular<br>Punho percussão lombar positiva: pielonefrite, obstrução, nefrite aguda |
| Pelve | Massas: neuropatia obstrutiva, neuroblastoma |
| Genitália | Ambígua/Virilizada: hiperplasia suprarrenal congênita |
| Extremidades | Diferenciação na PA, pulsos, enchimento atrasado: coarctação de aorta<br>Edema: doença renal |
| Neurológico | Paralisia de Bell: inespecífico<br>Encefalopatia: inespecífico |

Embora a doença parenquimatosa renal seja, na maioria das vezes, bilateral, a possibilidade de doença unilateral deve ser considerada durante a investigação, como hidronefrose, nefropatia do refluxo e displasia renal segmentar. O exame qualitativo de urina é mandatório, assim como os eletrólitos. A ultrassonografia nos auxilia tanto na etiologia, quanto na cronicidade da doença.[26,27]

| QUADRO 45-5 | Métodos diagnóstico das causas secundárias de hipertensão[22] |
|---|---|
| Doença renal crônica | Proteína, eritrócitos e castas de eritrócitos na urina<br>Concentração de creatinina sérica e potássio<br>Ultrassonografia abdominal<br>Escaneamento estático de ácido dimercaptosuccínico ($^{99m}Tc$) |
| Hipertensão renovascular | Atividade renina plasmática<br>Ultrassonografia abdominal com Doppler<br>Cintilografia renal com DMSA<br>Angiografia por RM<br>Angiografia |
| Coarctação da aorta | Radiografia de tórax<br>Ecocardiografia<br>Angiografia por RM |
| Síndrome hemolítico-urêmica | Hemograma e plaquetas<br>Esfregaço do sangue periférico<br>Creatinina e ureia séricas<br>Bilirrubinas, reticulócitos |
| Feocromocitoma e paraganglioma | Urina de 24 horas e plasma: catecolamina ou metanefrinas<br>Ressonância magnética<br>Cintilografia com metaiodobenzilguanidina |
| Drogas induzidas | Bebida alcoólica, contraceptivos orais, glicocorticoides, drogas anti-inflamatórias não esteroides, simpaticomiméticos, eritropoietina, ciclosporina, tacrolimus, cocaína, esteroides anabólicos |
| Hipertireoidismo | TSH, FT3, FT4 |

- **Doença renovascular**

Das crianças com hipertensão secundária, 8 a 10% têm doença renovascular.[28] O fator fundamental da hipertensão é a hipoperfusão de um rim, de um segmento deste ou de ambos os rins, secundário à estenose da artéria renal principal ou seus ramos. A displasia fibromuscular é a principal causa de hipertensão renovascular na criança, ocorrendo em 70% dos casos.[29] A maioria dos pacientes também tem anormalidades em outros vasos, como aórticos, mesentéricos, esplênicos e hepáticos.

Estenose de artéria renal ocorre em pacientes com neurofibromatose. Tipicamente, as lesões de neurofibromatose são próximas à origem das artérias renais, enquanto as lesões de displasia fibromuscular são mais distais.[21]

Em doença unilateral, o rim afetado sofre relativa hipotensão no segmento estenosado, produzindo renina, angiotensina II e, consequentemente, vasoconstrição, aumentando a pressão arterial sistêmica.[30] Na doença renovascular bilateral, os níveis de renina são habitualmente normais ou levemente reduzidos.[31] A estenose bilateral estimula inicialmente a produção de renina. Entretanto, a diminuição da excreção de sódio e água resulta em um aumento de sódio e água corporal e, consequentemente, diminui a produção de renina.[32]

Crianças com hipertensão renovascular podem ser assintomáticas ou apresentarem sintomas inespecíficos; polidpsia, poliúria e anormalidades comportamentais, ou hipertensão grave acompanhada de encefalopatia ou insuficiência cardíaca congestiva.[33,34]

### ■ Trombose da veia e artéria renal

Trombose venosa renal (TVR) costuma ocorrer da 1ª semana ao 1º mês de vida e pode ocorrer intraútero. O rim mais frequentemente acometido é o esquerdo, e em 30% dos casos o envolvimento é bilateral.[35] A causa da TVR ainda não é totalmente conhecida e envolve uma combinação de fatores, como hemoconcentração, hiperviscosidade e hiperosmolaridade. No período neonatal esta condição atinge comumente os neonatos com hipóxia, os que sofrem desidratação grave (principalmente se associada à hipernatremia), os filhos de mãe diabética, os sépticos e os cardiopatas congênitos. Outros fatores que contribuem para a instalação de TVR são: acidose, choque, cateterismo umbilical, trauma ao nascer, uso materno de diuréticos e anormalidades de coagulação.[36] A tendência hereditária à hipercoagulabilidade, como a deficiência de proteína C, e doenças metabólicas, como a homocistinúria, devem ser excluídas quando não há evidência de outra causa para a trombose. A hipertensão arterial sistêmica ocorre em, aproximadamente, 30% dos casos, é uma das mais frequentes complicações da TVR.[37] As complicações agudas da trombose venosa renal incluem hemorragia suprarrenal e extensão do trombo para a veia cava inferior.

Trombose de veia renal deve ser suspeitada em todo recém-nascido com hematúria micro ou macroscópica, proteinúria, redução do débito urinário e diminuição da função renal. Frequentemente, os rins afetados são grandes e facilmente palpáveis. Anemia e trombocitopenia podem ocorrer, além de fragmentação de hemácias no sangue periférico e sinais de coagulação intravascular disseminada.

As tromboses arteriais são, em sua maioria, iatrogênicas e afetam tipicamente a aorta ou as artérias ilíacas e femorais. Artérias renais são raramente afetadas.

A ultrassonografia (US) com Doppler é o método mais utilizado para o diagnóstico por ser não invasiva e poder ser realizada à beira do leito. A sensibilidade do Doppler é operador-dependente e variou de 20 a 40% em um estudo realizado por Roy *et al.*[35] A US com Doppler também ajuda a excluir outras processos patológicos, como tumores e necrose renal.

### ■ Tumores renais

Tumores renais podem estar associados à hipertensão.[38] Mais da metade dos pacientes com Tumor de Wilms tem concomitante hipertensão arterial secundária ou por produção de renina pelo próprio tumor ou por compressão de vasos intrarrenais.[38,39] Em contraste, raros pequenos tumores apresentam-se com hipertensão. Tipicamente, são tumores associados à hiper-reninemia: tumores justamedulares e alguns hamartomas. Deverá ser suspeitado da possibilidade de tumor secretor de renina na presença de hipocalemia e níveis elevados de renina e aldosterona, descartada doenças parenquimatosas renais e renovasculares. Tanto inibidores da enzima de conversão de angiotensina quanto os bloqueadores dos receptores da angiotensina II são indicados para diminuir a pressão arterial nesta situação.

## Hipertensão associada à insuficiência renal crônica

A retenção de sal e água é a principal causa da crise hipertensiva em pacientes portadores de insuficiência renal crônica.[40] Avaliação do peso do paciente, o balanço hídrico e salino podem informar, se um súbito aumento da pressão é causado pela doença de base ou pela ingesta excessiva de sal e água. Embora certas doenças primárias resultem em hipertensão grave precocemente (glomerulonefrites, nefropatia do refluxo e doença renal policística), muitos pacientes desenvolvem crise hipertensiva apenas quando atingem o estágio final da insuficiência renal. A avaliação consiste em descartar outras causas de hipertensão e certificar que não há interação de drogas, contribuindo para o quadro.

Crianças em diálise podem apresentar hipertensão grave, particularmente se os rins nativos secretarem renina, gerando angiotensina II.[26] Nesta situação, a hipoperfusão renal relativa leva a um aumento na secreção de renina em resposta a uma contração do volume induzida pela diálise. A hipertensão grave deverá ser tratada com farmacoterapia agressiva. Se persistir a hipertensão grave esta pode requerer, ainda, a realização de nefrectomia.

## Hipertensão associada ao transplante renal

Hipertensão grave ocorre na maioria das crianças no período do pós-transplante imediato e é multifatorial.[41] A crise hipertensiva pode ser secundária ao aumento do volume plasmático, efeito medicamentoso (esteroides, ciclosporina), rejeição aguda ou comprometimento vascular. O ponto relevante da avaliação do paciente transplantado renal é alertar para a possibilidade de rejeição ou doença recorrente.

## Coarctação de aorta

A coarctação de aorta é responsável por 2% da hipertensão secundária em crianças e adolescentes. Em 1/3 das crianças, o diagnóstico é descoberto no 1º ano de vida.[42] Na coarctação experimental, o nível de renina e de angiotensina II é elevado, mas retorna ao normal em poucos dias. A hipoperfusão renal leva à retenção de sódio, expansão do volume extracelular e supressão do eixo renina-angiotensina. Hiper-reninemia ocorre com depleção de volume ou após o exercício.

A avaliação da criança com hipertensão secundária à coarctação de aorta é primariamente clínica. O exame físico inclui a medida da PA em membros superiores e inferiores, o tempo e características dos pulsos, ausculta torácica e abdominal. A diferença da PA entre as extremidades superiores e inferiores é aumentada na coarctação, e os pulsos femorais e pediosos dorsais estão diminuídos. Os pulsos femorais e radiais atrasados também são comuns. Quando o defeito é acompanhado por outras anormalidades cardíacas, o diagnóstico é feito precocemente. Existem outras alterações do exame físico, como hiperfonese da 2ª bulha nas áreas aórtica e mitral, estalido protossistólico aórtico, principalmente na área mitral; sopro ocupando a mesotelessístole e avançando até a protomesodiástole na região do dorso esquerdo.[43] Os adolescentes poderão desenvolver circulação colateral.

O eletrocardiograma poderá mostrar evidência de hipertrofia do ventrículo esquerdo. A radiografia de tórax pode revelar o diagnóstico, através da visualização de erosões bilaterais na borda inferior dos arcos costais, nas porções posteriores, alterações vulgarmente denominadas de "ratamento". Estas alterações são incomuns antes dos 6 anos, mas geralmente estão presentes depois dos 14 anos.[44] A ecocardiografia bidimensional, associada ao ecodoppler, permite a visualização da zona da coarctação, o cálculo do gradiente transcoarctação e a presença de anomalias cardíacas associadas.

O tratamento é cirúrgico. Após o reparo da coarctação, hipertensão persistente e paradoxal pode ocorrer. Os agentes utilizados para o controle desta hipertensão são: bloqueadores de canal de cálcio, β-bloqueadores e inibidores da enzima conversora da angiotensina.

## ■ Síndrome hemolítico-urêmica

A síndrome hemolítico-urêmica (SHU) é uma das principais causas de insuficiência renal aguda em crianças. Segundo o Centers for Disease Control and Prevention, a SHU pode ser definida pela presença de trombocitopenia (contagem de plaquetas inferior a 150.000/mm$^3$), início agudo de anemia com sinais de hemólise microangiopática em esfregaço de sangue periférico e por lesão renal aguda, evidenciada por hematúria, proteinúria ou aumento do nível sérico de creatinina.[45]

A incidência de SHU varia entre 0,2 e 3,4/100.000 a cada ano. Acomete principalmente crianças menores de 2 anos de idade, previamente sadias. Cerca de 90% dos casos de SHU são precedidos por um quadro de gastroenterite aguda, sendo mais de 80% após infecção por *Escherichia coli*, produtora de toxina do tipo Shiga (*E. coli* O157:H7). Após alguns dias da gastroenterite, apresentam subitamente oligoanúria, palidez, petéquias e icterícia. Um grupo menor, chamado de SHU atípica, pode relacionar-se com o uso de fármacos, herança genética autossômica recessiva ou dominante, gravidez, transplante de órgãos e outras infecções.

A hipertensão arterial grave pode estar presente em alguns casos. A principal causa da hipertensão grave na síndrome hemolítico-urêmica é renino-dependente com ou sem expansão de volume.[46] O tratamento baseia-se no manejo da insuficiência renal aguda e dos distúrbios hematológicos. Não há tratamento específico para SHU.[47] Em 75 a 100% dos casos de SHU, há indicação de terapia de substituição renal.

## ■ Feocromocitoma

Hipertensão arterial sistêmica secundária a um excesso de secreção de catecolaminas são derivadas de um tumor neural (feocromocitoma, neuroblastoma ou glangioneuroma).[48] Embora o aumento da atividade simpática também possa contribuir. A importância de tais tumores está na possibilidade de desencadearem crises hipertensivas potencialmente fatais, principalmente durante induções anestésicas, procedimentos invasivos, cirurgias de diferentes modalidades ou demais situações de estresse.[49,50]

Feocromocitoma é uma causa rara de hipertensão, acometendo 0,5 a 2% das hipertensões secundárias.[49] Geralmente é um tumor solitário, unilateral, encapsulado, que em 90% dos casos se localiza na medula da suprarrenal. O relato de feocromocitoma em crianças é pouco frequente, pois apenas 10% deles ocorrem na primeira década de vida e, usualmente, no sexo masculino.[51-53] Pode ser associado a outras doenças, como a de von Hippel–Lindau, neoplasias endócrinas múltiplas, esclerose tuberosa e síndrome de Sturge-Weber.[54] O quadro clínico predominante resulta da excessiva produção de epinefrina e norepinefrina, que leva a crises de hipertensão, cefaleia, sudorese, palpitações, distúrbios visuais, dor abdominal, palidez, náuseas, vômitos, poliúria, polidpsia, convulsões, acrocianose e perda de peso. Para o diagnóstico é preciso, além da suspeita, a evidência de produção de catecolaminas pelo tumor. O diagnóstico diferencial é com outras neoplasias, hipertireoidismo, diabetes melito e *insipidus*.[52]

## ■ Crise hipertensiva induzida por drogas

A hipertensão arterial de etiologia secundária é decorrente de diversas causas modificáveis, entre elas, a induzida por drogas. Estas podem causar elevações pressóricas agudas, redução da eficácia das drogas anti-hipertensivas ou o agravamento de uma hipertensão crônica. Entre as substâncias ou drogas mais frequentemente relacionadas com esta condição estão os esteroides, os antidepressivos, as drogas simpaticomiméticas, os anti-inflamatórios não esteroides, os esteroides sexuais, as terapias imunossupressoras, como a ciclosporina, a eritropoietina, os agentes anestésicos, o álcool e as drogas ilícitas, como a cocaína, as anfetaminas e seus derivados.

De um modo geral, estes medicamentos causam elevação da pressão arterial por promover retenção de sódio e água e afetar as resistências vasculares renal e extrarrenal. Já as drogas ilícitas promovem estimulação simpática importante com quadros graves e potencialmente fatais. O tratamento preconizado na hipertensão induzida por droga é a descontinuidade do agente causal, sempre que possível.

### *Cocaína*

Alguns sinais, como hipertensão aguda associada à palpitação, vermelhidão do rosto, sudorese e hiperventilação, podem representar um episódio agudo do uso da droga e ser confundido com feocromocitoma. Além disso, a cocaína pode associar-se à hipertensão persistente relacionada com a insuficiência renal com rápida progressão para doença renal terminal, além de cursar com rabdomiólise.[55] Esta droga ilícita é um potente vasoconstritor e pode causar quadros de infarto agudo do miocárdio, arritmias, morte súbita e acidente vascular encefálico.[56] As crises adrenérgicas levam à hipertensão grave, taquicardia, hipertermia, agitação e convulsões. A toxicidade aguda causada pela cocaína requer reversão imediata das complicações cardiovasculares e neurológicas.[57] Outras drogas com essa mesma propriedade descritas na literatura são os α-bloqueadores, fentolamina, e os antagonistas dos canais de cálcio, verapamil.[56] O uso de β-bloqueadores puros (sem ação alfa concomitante) deve ser evitado em função de um aumento paradoxal na pressão arterial e vasoconstrição coronariana.[58]

### *Maconha (Cannabis sativa)*

O efeito da maconha sobre a pressão arterial se reflete por um aumento na frequência cardíaca e pressão arterial sistólica. O ingrediente ativo da maconha, delta-9-tetraidrocanabinol (THC), age sobre o sistema nervoso central afetando o metabolismo da acetilcolina. O uso da maconha pode causar aumento na demanda de oxigênio com características semelhantes às provocadas pelo estresse e pode, assim, complicar condições preexistentes, como hipertensão, doença cerebrovascular e aterosclerose coronariana.[59]

## Anfetaminas e derivados (MDMA)

O uso de anfetaminas e derivados das anfetaminas por via oral (*ectasy*-MDMA) mimetiza as ações da cocaína. A estimulação simpática pode causar aumento súbito da pressão arterial com crise hipertensiva associado a acidente vascular encefálico, vasculite cerebral e aneurisma dissecante da aorta. O uso de MDMA é capaz de provocar elevações pressóricas tão graves que existem relatos de mortalidade na faixa de 40% apesar dos tratamentos em unidades de terapia intensiva, além de se associar a quadros de insuficiência renal aguda.[60]

O tratamento farmacológico da hipertensão associada ao uso de anfetaminas e derivados é o mesmo que para a cocaína, incluindo o uso de nitroglicerina, fentolamina, verapamil, nitroprussiato, clonidina e labetalol.

## Álcool

Os efeitos cardiovasculares do álcool dependem da duração e quantidade de álcool consumida, do tempo desde a última dose e mesmo de fatores étnicos. Estudos têm demonstrado que baixas concentrações de etanol promovem aumento do fluxo sanguíneo coronariano, débito cardíaco e volume sistólico em corações normais, enquanto concentrações mais altas deprimem esses parâmetros hemodinâmicos.[61] Estima-se que 10% dos pacientes hipertensos tenham exacerbação dos níveis pressóricos quando fazem uso de álcool. O mecanismo exato que leva à hipertensão não é totalmente conhecido, entretanto, descreve-se estimulação do sistema nervoso simpático, aumento na secreção de glicocorticoides, aumento na captação celular de íons de cálcio livres com consequente aumento da resistência periférica. A conduta a ser tomada é a descontinuidade do uso de álcool, especialmente nos indivíduos com ingestão moderada a intensa.

### ■ Hipertensão neonatal

A incidência é de 3% na população neonatal.[2,62,63] Eventos perinatais deverão ser o foco da avaliação da hipertensão em recém-nascido.[64,65] A ultrassonografia realizada no pré-natal deverá ser revisada. O uso de cateter na artéria umbilical pós-nascimento é responsável por 10% da hipertensão arterial.[62,63]

A hipertensão neste período é frequentemente de origem renovascular. Outras causas são displasia broncopulmonar, estenose de artéria renal, coartação da aorta, policitemia, *ductus arteriosus* patente, hemorragia intraventricular e uso pós-natal de corticosteroides.[2,62,63] Pode ocorrer, também, associada a anormalidades do sistema nervoso central.

### ■ Hipertensão associada a anormalidades do sistema nervoso central (SNC)

O sistema de barorreceptores está envolvido na manutenção e homeostase da PA normal. Hormônios vasoativos, como peptídeos, vasopressina, angiotensina, acido γ-aminobutírico, neuropeptídeo Y, peptídeo natriurético atrial, peptídeo natriurétrico cerebral, opiáceos, peptídeo intestinal e fator liberador da corticotrofina têm importante papel na hipertensão central.[66-73]

Algumas lesões do SNC estão associadas a hipertensão arterial sistêmica grave. A suspeita clínica é com base na presença de convulsões, tumores da fossa posterior e lesões da coluna vertebral. Lesões nervosas periféricas sugerem outros distúrbios como polineuropatia, disautononia familiar e síndrome de Reye.

Doenças sistêmicas ou anormalidades que secundariamente envolvem o SNC podem causar hipertensão como na intoxicação por simpaticomiméticos, hipercalcemia, intoxicação por mercúrio, tálio ou chumbo e neuroblastoma. Lesões do nono ou décimo pares cranianos também podem causar hipertensão.

## ABORDAGEM E MANEJO DA CRISE HIPERTENSIVA

Abordagem do paciente com crise hipertensiva requer confirmação da medida da pressão arterial sistêmica (PA), exclusão das causas de hipertensão grave em que rápida redução da pressão arterial é prejudicial e início da terapia anti-hipertensiva. Um fator determinante no prognóstico das crianças atendidas é a velocidade de reconhecimento e da terapêutica apropriada.[54]

Determinadas causas necessitam tratamento especifico e devem ser identificadas antes de iniciar a terapia anti-hipertensiva. Estas etiologias incluem: coarctação de aorta, trauma cranioencefálico, lesão de massa intracraniana, intoxicação por drogas simpaticomiméticas e dor grave.[54]

Quando a presença de hipertensão grave é confirmada, os pacientes devem estar em uma unidade de tratamento intensivo ou emergência com monitorização cardiovascular, suporte médico e de enfermagem.[19]

O tratamento inclui os seguintes passos:

1. Obtenção da história clínica sucinta com ênfase nos sistemas cardíaco, renal e neurológico; ingestão de drogas lícitas ou ilícitas e hidratação.
2. Monitorização cardiorrespiratória e oxímetro de pulso.
3. Monitorização contínua da pressão arterial.
4. Manutenção da via aérea pérvia. Pacientes com achados sugestivos de trauma cranioencefálico requerem imobilização e estabilização da coluna cervical durante os procedimentos de acesso à via aérea. Medicações que podem aumentar a PA devem ser evitadas durante a sequência rápida de intubação.
5. Acesso vascular, se possível, com duas vias. Exames laboratoriais iniciais devem ser obtidos, se não disponíveis até o momento.
6. Medida intra-arterial da PA, se possível, durante a terapia anti-hipertensiva. Entretanto, não atrasar o tratamento para a obtenção do acesso. Frequentemente repetidas medidas da PA por método auscultatório, oscilométrico ou automático podem ser suficientes durante os cuidados iniciais.[54]

### ■ Tratamento

O objetivo do tratamento é prevenir as sequelas da crise hipertensiva, com uma redução monitorizada e segura da pressão arterial, preservando a função dos órgãos e minimizando as complicações da terapia, como neuropatia isquêmica do nervo óptico, mielopatia isquêmica transversa e insuficiência renal.[74-76]

Recomenda-se que crianças com hipertensão aguda grave e com envolvimento em órgãos-alvo recebam medicação intravenosa para reduzir os níveis tensionais, porém estes não devem ser reduzidos mais que 25% nas primeiras 2 horas de tratamento.[11] Uma redução abrupta dos níveis tensionais acima do esperado pode causar dano irreversível em órgãos-alvo, incluindo sequelas neurológicas, danos visuais, infarto do miocárdio ou insuficiência renal decorrentes das anormalidades da autorregulação induzida pela hipertensão crônica.[54] As emergências hipertensivas devem ser manejadas com anti-hipertensivos intravenosos contínuos, idealmente com meia-vida curta, permitindo uma cuidadosa modificação da terapia de acordo com a resposta do paciente (Quadro 45-6).[19,52]

**QUADRO 45-6** Drogas utilizadas na emergência hipertensiva[52]

| Droga | Via adm | Dose | Início de ação | Duração | Comentários |
|---|---|---|---|---|---|
| Nitroprussiato de Sódio | EV | 0,5-1,0 µg/kg/min | segundos | Requer infusão contínua | Monitorização nível cianeto se uso drogas > 72 horas |
| Labetalol | EV | bolo: 0,2-1 mg/kg até 40 mg, dose infusão: 0,25-3 mg/kg/h | 5-10 min | 2-4 horas | Contraindicado em asma, displasia broncopulmonar e IC, pode mascarar sintomas de hipoglicemia |
| Nicardipina | EV | 0,5 a 4 µg/kg/min | 1-2 min | 30 min a 4 horas | Meia-vida curta, pode causar taquicardia reflexa |
| Diazóxido | EV | 1-5 mg/kg (bolo) 0,25-5µg/kg/min (em infusão) | 1-5 min | 2-12 horas | Hiperglicemia, erupção cutânea, hiperuricemia |
| Hidralazina | EV | 0,2-0,6 mg/kg, máxima dose: 20 mg | 5 a 30 min | 4-6 horas | Pode causar taquicardia reflexa |
| Fentolamina | | 0,1 mg/kg | Instantâneo | 30 min | Cefaleia, taquicardia, náuseas e vômitos |
| Enalaprilat | EV | 0,005-0,01 mg/kg | 15 min | 12-24 horas | Não deve ser utilizado em estenose severa arterial renal – ou suspeita de estenose bilateral |
| Nifedipina | SL | 0,25-0,5 mg/kg | 5-10 min | 30-60 min | Aumento fluxo sanguíneo cerebral. Pode causar hipotensão |
| Captopril | VO | < 6 meses 0,05-0,5 mg/kg > 6 meses 0,3-2 mg/kg | 15-30 min | 8-12 horas | Pode acarretar hipercalemia, cefaleia, hipertensão |
| Minoxidil | VO | 0,1-0,2 mg/kg | 1 hora | 8-12 horas | Vasodilatador oral mais potente com maior período de ação |

Crianças com urgência hipertensiva requerem avaliação imediata. Quando a urgência advém de um processo agudo com rápido aumento da pressão arterial, a intervenção deve ocorrer prontamente, e tratamento com anti-hipertensivos intravenosos é apropriado. Entretanto, com hipertensão crônica, que a pressão sanguínea encontra-se elevada na maior parte do tempo, a diminuição da pressão arterial deverá ocorrer gradualmente: 1/3 do total da PA em 6 horas, outro terço nas próximas 24 a 36 horas e o terço final durante as próximas 24 a 96 horas ou mais, dentro de 1 a 2 dias, e medicações orais devem ser utilizadas.[10,77]

## Agentes mais comumente usados

### Nitroprussiato de sódio

E um vasodilatador arterial e venoso que atua reduzindo a resistência vascular periférica e com efeito mínimo sobre o débito cardíaco.[78] É metabolizado pelos eritrócitos em cianato quando é convertido para tiocianato no fígado e excreção através do sistema renal. Pode causar intoxicação especialmente quando utilizado por crianças com toxicidade por este agente, portadoras de insuficiência renal ou quando utilizado por período prolongado. Por isso, deve ser monitorizado durante sua administração. Sinais de intoxicação por cianeto incluem: acidose metabólica, taquicardia, manchas na pele, alteração da consciência, bradicardia, diminuição dos reflexos, cheiro de amêndoa (através da respiração e metemoglobinemia).[79] Quando a infusão for por um período superior a 24 horas, os pacientes com insuficiência renal ou hepática deverão ter a concentração deste agente monitorizada diariamente. A concentração não deve exceder 10 mg/dL.[80] Se for detectada intoxicação por cianeto ou tiocianato, esta será tratada com nitrato de sódio, tiossulfato de sódio ou hidroxicobalamina. Tiocianato pode ser removida pela hemodiálise.[20] O início de ação é imediato, devendo ser administrado em dextrose a 5% sob a forma de infusão contínua. Por ser sensível à luz ambiente, exige proteção durante período da infusão. Evitar em gestantes.

### Labetalol

É um bloqueador α e β-adrenérgico. É disponível sob as formas oral e venosa, sendo útil na hipertensão secundária ao feocromocitoma ou coarctação de aorta. É administrado sob a forma de infusão contínua. Tem início de ação em 5 a 10 minutos, com duração de efeito de 2 a 4 horas. É metabolizado principalmente no fígado e excretado pela bile e urina. Eliminação não é alterada na insuficiência renal ou hepática. Hemodiálise ou diálise peritoneal não remove quantidades significativas da droga. Os principais efeitos colaterais são náuseas, epigastralgia e hipotensão. É contraindicado em pacientes com hiper-reatividade brônquica e pode levar à hiperglicemia e hipercalemia.[12]

### Nicardipina

É um bloqueador de canal de cálcio, age diminuindo a resistência vascular periférica, sem alterar o débito cardíaco. É o primeiro agente dessa classe aprovado para administração intravenosa. Possui metabolização hepática, com início de ação em 1 a 2 minutos e duração de aproximadamente 40 minutos.[81] Deve ser utilizado com cuidado em pacientes com lesão de massa cerebral, porque causa aumento da pressão intracraniana.[12]

### Diazóxido

É um potente vasodilatador que age diretamente nas arteríolas, resultando na diminuição da PA, taquicardia reflexa e aumento do débito cardíaco. Possui rápido início de ação, em 1 a 5 minutos, e longa duração de ação 3 a 12 horas. Embora o diazóxido seja efetivo, seu uso é limitado em razão da possibilidade de causar hipotensão.[81] Outros efeitos adversos incluem: hiperglicemia devido à inibição da liberação de insulina, erupção cutânea, hiperuricemia, retenção de sódio e água, rubor e cefaleia.[20]

### Hidralazina

É um vasodilatador que atua primariamente nas arteríolas para diminuir a PA, menos potente que o nitroprussiato e diazóxido. Administrado por via venosa, com início de ação em 5 a 30 minutos e efeito de, aproximadamente, 5 horas.[82] Pode levar à taquicardia reflexa, palpitações, retenção de sódio e água, síndrome similar ao lúpus eritematoso sistêmico, precordialgia, hipotensão, cefaleia, congestão nasal e sintomas gastrointestinais.[79] É contraindicado na presença de sangramento intracerebral.

### Fentolamina

É um bloqueador α-adrenérgico utilizado principalmente nas crises por liberação de catecolaminas: feocromocitoma e ingestão de simpaticomiméticos. Administrado por via venosa possui início de ação imediata e duração do efeito de, aproximadamente, 15 a 30 minutos. Efeitos adversos incluem cefaleia, taquicardia, náuseas e vômitos.[83]

### Enalaprilat

É um inibidor da enzima conversora de angiotensina que produz vasodilatação e diminuição da resistência vascular sistêmica.[12] É utilizado endovenoso e, na maioria das vezes, em pacientes com alto nível de renina. O início de ação é de 15 minutos. Os efeitos podem durar mais de 12 a 24 horas. Como a eliminação é renal deve ser utilizado com cautela em pacientes com perda de função renal. A dose segura e eficaz em pediatria é desconhecida. Pode causar hipotensão prolongada e insuficiência renal, especialmente em neonatos.[54]

### Nifedipina

É um bloqueador de canal de cálcio, vasodilatador arteriolar, age reduzindo a resistência vascular periférica. Administrado por via sublingual, com início de ação de 15 a 30 minutos, pico de ação em 6 horas e, como a hidralazina, pode levar à taquicardia reflexa, cefaleia e rubor facial.[79,82]

### Captopril

É um inibidor da enzima conversora de angiotensina I e II, levando à vasodilatação arteriolar e a redução da resistência vascular periférica. Administrado por via oral, com início de ação em 15 a 30 minutos e duração de efeito de 8 a 12 horas. Pode acarretar hipotensão arterial, cefaleia, hipercalemia, bradicardia e piora da função renal em pacientes com insuficiência renal.[18]

## Minoxidil

É um vasodilatador que atua diretamente na musculatura lisa da parede arterial, resultando na diminuição da PA, taquicardia reflexa e o aumento do débito cardíaco. O início de ação é de 1 hora, e a duração, de 8 a 12 horas.[28]

## Furosemida

É um diurético de alça que bloqueia a reabsorção tubular de sódio e cloro. Possui também efeito vasodilatador direto, com diminuição da resistência vascular periférica. Tem início de ação em 30 a 60 minutos, com pico de ação em 2 horas, e duração dos efeitos por 4 a 8 horas. Utilizado nos quadros hipertensivos associados à retenção hidrossalina.[1]

## CONCLUSÃO

O tratamento atual na crise hipertensiva é baseado na utilização racional de medicamentos anti-hipertensivos para diferentes etiologias e situações clínicas e nos suportes básico e avançado das repercussões sistêmicas da crise.

## REFERÊNCIAS BIBLIOGRÁFICAS

1. WHO Study Group. Blood pressure studies in children. *World Health Organ Tech Rep Ser* 1985;715:1-36.
2. Task Force on Blood Pressure, National Heart, Lung and Blood Institute, Bethesda, Maryland. Report of the second task force on blood pressure control in children. *Pediatrics* 1987;79:1-25.
3. National High Blood Pressure Education Program. Working group report on primary prevention of hypertension. *Arch Intern Med* 1993;153:186-208.
4. National High Blood Pressure Education Program. Working Group on Hypertension Control in children and adolescents. Update on the 1987 task force report on high blood pressure control in children and adolescents. *Pediatrics* 1996;98;649-58.
5. Sanders AB. Hypertensive emergencies. *Am Fam Physician* 1991;44:1764-74.
6. Sinsiko AR. Treatment of hypertension in children. *Pediatr Nephrol* 1994;8:603-9.
7. Ingelfinger JR. *Pediatric kidney diesease*. 2nd ed. Boston, Mass: Little Brown, 1978. p. 1899-1900.
8. Silverman MA, Walker AR, Nicolaou DD, et al. The frequency of blood pressure measurements in children in four EDs. *Am J Emerg Med* 2000;18:784-88.
9. Gilhotra Y, Willis F. Bloood pressure measurements in children in the emergency department. *Emerg Med Australas* 2006;18:148-54.
10. Farine M, Arbus GS. Management of hypertensive emergencies in children. *Pediatric Emergency Care* 1989;3:51-55.
11. Deal JE, Barratt TM, Dillon MJ. Management of hypertension emergencies. *Arch Dis Child* 1992;67:1089-92.
12. Groshong T. Hypertensive crisis in children. *Pediatric Annals* 1996;25:368-76.
13. Dinsdale HB. Hypertensive encephalopathy. Stroke 1982;13:717-19. 2. Gifford RW. Management of hypertensive crises. *JAMA* 1991;266:829-35.
14. Hinchey J, Chaves C, Appignani B et al. A reversible posterior leukoencephalopathy syndrome. *N Engl J Med* 1996;334:494-500.
15. Takano T, Ohno M, Takeuchi Y et al. Cytotoxic edema and interleukin-6 in hypertensive encephalopathy. *Pediatr Neurol* 2002;26:71-73.
16. Chu K, Kang DW, Lee SH et al. Diffusion-weighted MR findings in brain stem hypertensive encephalopathy: a possibility of cytotoxic edema? *Eur Neurol* 2001;46:220-22.

17. Schwartz RB, Mulkern RV, Gudbjartsson H et al. Diffusion-weighted MR imaging in hypertensive encephalopathy: clues to pathogenesis. *Am J Neuroradiol* 1998;19:859-62.
18. Sapolnik Roberto. Crise hipertensiva. *J Pediatria* 1999;(Supl 2):S207.
19. Adelaman RD, Coppo R, Dillon MJ. The emergency management of severe hypertension. *Pediatri Nephrol* 2000;14:422-27.
20. Porto I. Hypertensive emergencies in children. *J Pediatr Health Care* 2000;14:312-19.
21. Deal JE, Snell ME, Barrat TM *et al.* Renovascular disease in childhood. *J Pediatr* 1992;121:378-84.
22. Lurbe E, Cifkova R, Cruickshank JK *et al.* Manejo de la hiperténsion arterial em niñosy adolescentes: recomendaciones de la Sociedad Europea de Hipertensíon. *Pediatr (Barc)* 2010;73(1:51.E1-51.E28).
23. Daniels SR, Loggie JMH, McEnery PT. Clinical spectrum of intrinsic renovascular hypertension in children. *Pediatrics* 1987;80:698-706.
24. Dillon MJ. Modern management of hypertension. In: Measdow R. *Recent advances in pediatrics,* nº 7. Edinburg: Churchill-Livingstone, 1984. p. 35-42.
25. Sakuma I, Togashi H, Yoshioka M. N-methyl-L-arginine, na inhibitor of L-argininederived nitric oxide synthesis, stimulates renal sympathetic nerve activity in vivo: a role for nitric oxide in the central regulation of sympathetic tone. *Circ Res* 1992 Mar.;70(3):607-11.
26. Feld LG, Lieberman E, Mendonza AS et al. Management of hypertension in the child with cronic renal disease. *J Pediatr* 1996;129:18S-26S.
27. Stringer DA, O'Halping D, Daneman A *et al.* Duplex Doppler sonography for renal artery stenois in the post pediatric patient. *Pediatr Radiol* 1989;19:187-92.
28. Sinaiko AR. Childhood hypertension. In: Laragh JH, Brenner BM. *Hypertension: pathophysiology, diagnosis, and manegement.* New York: Raven Press, 1995. p. 209-25.
29. Makker SP, Moorthy B. Fibromuscular dysplasia of renal arteries. An important cause of renovascular hypertension in children. *J Pediatri Nephrol* 1979;95 940-45.
30. Pickering TG, Blumenfeld JD, Laragh JH. Renovascular hypertension and ischemic nephropathy. In: Brenner BM. Brenner & Rector's. *The Kidney.* 5th ed. Philadelphia: Saunders, 1996. p. 2016-125.
31. Menser MA, Dorman DC, Reye RDK *et al.* Renal artery stenosis in the rubella syndrome. *Lancet* 1966;1:790-92.
32. Venel LA, Devereux RB, Pickering TG. Cardiac structure and function in renovascular hypertension produced by unilateral and bilateral renal artery stenosis. *Am J Cardiol* 1986;58:575-82.
33. Scharer K. Renal hypertension in childhood. *Annales Nestle* 1984;42:1-22.
34. Pickering TG, Mann SJ. Renovascular hypertension: medical evaluation and nonsurgical treatment. In: Laragh JH, Brenner BM. *Hypertension: pathophysiology, diagnosis and management.* 2nd ed. New York: Raven, 1995. p. 2039-59.
35. Serafim AP. *Trombose neonatal assistência ao recém-nascido de risco.* 3. ed. Assistência ao recém-nascido de risco, 2009.
36. Ricci MA, Lloyd DA. Renal venous thrombosis in infants and children. *Arch Surg* 1990;125:1195-99.
37. Jobin J, O'Reagan S, Demay G *et al.* Neonatal renal vein thrombosis – Long term follow up after conservative management. *Clin Nephrol* 1992;17:36-40.
38. Steinbrecher HA, Malone OS. Wilm's tumour and hypertension: incidence and outcome. *Br J Urol* 1995;76:241-43.
39. Baum MA, Harris Jr HW, Burrows PE *et al.* Renovascular hypertensin in Marfan's syndrome. *Pediatric Nephorol* 1197;11:499-501.
40. Galla JH, Luke RG. Hypertension in renal parenchymal disease. In: Brenner BM, Rector FC. (Eds.). *The Kidney.* 5th ed. Philadelphia: WB Saunders 1996;2126-47.
41. Baluarte HJ, Gruskin AB, Ingelfinger JR *et al.* Analysis of hypertension in children post renal transplantation: a reporto of the North American Pediatric renal Transplant Cooperative Study (NAPRTCS). *Pediatric Nephrol* 1994;8:570-73.

42. Lond S. Causes of hypertension in the Young. Pediatric *Clin North Am* 1978;25:55-58.
43. Ebaid M, Afuib YJ. Coarctação de aorta. Do diagnóstico simples as complicações imprevisíveis. *Arq Bras Cardiol* São Paulo 1988 Nov.;71(5).
44. Spencer FC. Congenital heart-disease. In: Schwartz SI, Shires GT, Spencer FC. (Eds.). *Principles of surgery*. New York: McGraw-Hill 1991. p. 1370-1400, cap. 15.
45. Centers for Disease Control [homepage on the Internet]. Hemolytic uremic syndrome, post-diarrheal (HUS): 1996, case definition. Citado em: 04 Feb. 2007. Disponível em: <http://www.cdc.gov/epo/dphsi/casedef/hemolyticcurrent.htm>
46. Grunfeld B, Gimenez M, Liapchuc S et al. Systemic hypertension and plasma renin activity in children with the hemolitic uremic syndrome. *Int J Pediatr Nephrol* 1982;3:211-14.
47. Amirlak I, Amirlak B. Haemolytic uraemic syndrome: an overview. *Nephrology* (Carlton) 2006;11:213-18.
48. Perel Y, Schlumberger M, Marguerite G et al. Pheocromocytoma and paraganglioma in children, a reporto f 24 cases of the French society of pediatric, oncology. *Pediatr Hematol Oncol* 1997;14:413-22.
49. Malachias MVB. Feocromocitoma – Diagnóstico e tratamento. *Rev Bras Hipertens* 2002;9:160-64.
50. Glenner GG, Grimley PM. *Tumors of ter extra-adrenal paraganglion system*. Atlas of tumor pathology. Second series; fascies 9. Washington: Armed Forces Institute of Pathology 1974.
51. O'Connor D. Pheochromocytoma. In: Bennet D, Plum F. (Eds.). *Cecil textbook of medicine*. 20th ed. Philadelphia: Saunders, 1996;1254-7.2.
52. Bravo EL. Pheochromocytoma. *Cardiol Rev* 2002;10:44-50.
53. Levine LS, DiGeorge AM. Pheochromocytoma. In: Behrman RE, Klieg- man RM, Jenson HB. (Eds.). *Nelson textbook of pediatrics*. 16th ed. Philadelphia: Saunders, 2002. p. 1715-17.
54. Flynn J. Management of hypertensive emergencies and urgencies in children. Disponível em: <www.uptodate.com>
55. Ferdinand KC. Substance abuse and hypertension. *J Clin Hypertens* 2000;2(1):37-40.
56. Brody SL, Slovis CM, Wrenn KD. Cocaine-related medical problems: consecutive series of 233 pacients. *Am J Med* 1990;88:325-31.
57. Cregler LL, Mark H. Medical complications of cocaine abuse. *N Engl Med* 1986;315:1495-500.
58. Lange RA, Cigarroa RG, Flores ED et al. Potentiation of cocaine-induced coronary vasoconstriction by beta-adrenergic blocakde. *Ann Intern Med* 1990;112:897-903.
59. National Academy of Sciences. Marijuana and Health. Washington, Di Institute of Medicine, 1982.
60. Vollenweider FX, Gamma A, Liechti M et al. Psychological and cardiovascular effects and short-term sequelae of MDMA ("ectasy") in MDMA-naïve healthy volnters. *Neuropsychopharmacology* 1998;19(4):241-51.
61. Altura BM, Zou LY, Altura BT et al. Beneficial vs. detrimental effects of ethanol on heart and coronary vascular muscle: role of $Mg^{2+}$ and $Ca^{2+}$. *Alcohol* 1996;13:499-513.
62. Fanaroff JM, Fanaroff AA. Blood pressure disorders inthe neonate: hypotension and hypertension. *Semin Fetal Neonatal Med* 2006;11:174-81.
63. Watkinson M. Hypertension in the newborn baby. *Arch Dis Child Fetal Neonatal Ed* 2002;86:F78-F81.
64. Blowey DL, Warady BA, Alon U. Hypertension in the neonatal period. *Child Nephrol Urol* 1992;12:113-18.
65. Watkinson M. Hypertension in the newborn baby. *Arch Dis Child Fetal Neonatal* Ed. 2002;86: F78-F81.
66. Brody MJ, Varner KJ, Vasquez EC et al. Central nervous system and pathogenis of hypertension. Sites and mechanisms. *Hypertension* 1991;18 (Suppl 5):7-12.
67. Bereck KH, Murray RD, Gross F et al. Vasopressin and vascular reactivity in the development of DOCA hypertension in rats with hereditary diabetes insipidus. *Hypertension* 1982;4:3-12.

68. Steckelings U, Lebrun C, Qudri F, *et al.* Role of brain angiotensin in cardiovascular regulation. *J Cardiovasc Pharmacol* 1992;19(Suppl 6):S72-79.
69. Ruggiero DA, Meeley MP, Snwar M, *et al.* Newly Identified GABAergic neurons in regions of the ventrolateral medulla wich regulate blood pressure. *Brain* RES 1985;339:171-77.
70. Everitt BJ, Hokfelt T, Terenius L *et al.* Differencial co-existence of neuropeptide Y (NPY) – Lide immunoreactivity with catecholamines in the central nervous system of the rat. *Neuroscience* 1985;11:443-62.
71. Gutkowska J, Antunes Rodrigues J, McCann SM. Atrial natriuretic peptide in brain and ptuitary gland. *Physiol Rev* 1997;77:465-515.
72. Shirakami G, Nakal K, Yamada T *et al.* Inhibitory effect of brain natriuretic peptide on central angiotensin 2- estimulate pressor response inconscious rats. *Neurosci Lett* 1988;91:77-83.
73. Buckley JP, Ferrario CM. (Eds.). *Brain Peptides and catecolamines in cardiovascular regulation.* New York: Raven, 1987.
74. Isles CG. Hypertensive emergencies: malignant hypertension and hypertensive encephalopathy. In: Swales JD. (Ed.). *Textbook of hypertension.* Blackwell Scientific, Oxford, 1994. p. 1233-48.
75. Ledingham JG, Rajagopalan B (1997) Cerebral complications in the treatment of accelerated hypertension. *Q J Med* 48:25-41.
76. Taylor D, Ramsay J, Day S *et al.* Infarction of the optic nerve head in children with accelerated hypertension. *Br J Ophthalmol* 1981;65:153-60.
77. Fivush B, Neu A, Furth S. Acute hypertensive emergencies. *Curr Opin Pediatr* 1997;9:233-36.
78. Grossman E, Ironi AM, Messerli FH. Comparative tolerability profile hypertensive crisis treatment. *Drug Safety* 1998;19:99-122.
79. Takemotomo CK, Hodding JH, Kraus DM. *Pediatric dosage handbook.* 6th ed. Hudson, OH: Lexi-Comp, 1999.
80. Stumpf JL. Drug therapy of hypertensive crisis. *Clin Pharmacy* 1988;7:582-91.
81. Grunwald Z, Meyers KEC. Hypertension in infancy and children: anethetic implications. *Anesthesiol Clin North Am* 1999;17:645-78.
82. Temple ME, Nahata MC. Treatment of pediatric hypertension. *Pharmacotherapy* 2000;20:140-50.
83. Srinivasan S, Prashant M, Deepak K. Emergency manegement of pediatric hypertensive. *Clin Pediatr* 2005;44:739-4.

# 46 Terapia Nutricional Enteral e Parenteral

*José Vicente Noronha Spolidoro* ♦ *Matias Epifanio* ♦ *Renata Ongaratto*
*Caroline Abud Drumond Costa* ♦ *Juliana Cristina Elói*
*Liege Maria Jardim Hammermuller*

## INTRODUÇÃO

A desnutrição em pacientes internados em unidades de terapia intensiva pediátrica (UTIP) continua sendo um problema, apesar de as equipes estarem mais sensibilizadas para realizar uma terapia nutricional adequada durante a doença grave.

Estudos realizados em UTIP no Sul do Brasil mostram que a desnutrição ainda está presente nesta população e pode contribuir para maior tempo de internação, de ventilação mecânica e aumento da mortalidade.[1] Leite *et al.* avaliaram 46 admissões em UTIP no Brasil e identificaram a presença de desnutrição em 65% desses pacientes, com associação a maiores índices de infecção, predominantemente nos desnutridos crônicos. A taxa de mortalidade também se mostrou maior nos desnutridos, associando o estado nutricional à evolução hospitalar.[2] Uma análise do déficit calórico proteico cumulativo em crianças internadas em uma UTIP da Holanda evidenciou que houve relação deste déficit com redução do escore Z para peso e circunferência do braço, demonstrando a importância da atenção nutricional desde o primeiro dia de admissão em UTIP.[3]

A origem da desnutrição em crianças gravemente enfermas é multifatorial e depende da prescrição e ingestão da alimentação.[4,5] Abaixo, estão listadas algumas considerações envolvidas neste contexto:

- As intervenções terapêuticas, que são características do manejo em UTIP (ventilação mecânica, administração de vasoativas, sedativos), podem ter vários efeitos metabólicos que são superpostos a fatores relacionados com a doença.[6] Por exemplo, o uso de bloqueadores neuromusculares em traumatismo craniano grave reduz acentuadamente o gasto energético, sendo que estes pacientes costumam reagir com um aumento de gasto energético basal (GEB).[7]
- A correlação entre equações preditivas dos requerimentos calóricos e efetivas medições do gasto energético em crianças gravemente doentes é pobre.[8] Estima-se que aproximadamente 85% dos intensivistas pediátricos europeus não têm acesso aos caros equipamentos de calorimetria indireta (procedimento considerado padrão ouro para medir gasto energético) e, portanto, dependem de estimativas das necessidades energéticas.[9] No Brasil, este porcentual provavelmente seja ainda maior.
- O intensivista pode ser prejudicado na prescrição nutricional adequada por fatores relacionados com o paciente. Estes incluem restrição hídrica, dificuldade no acesso para nutrição

enteral (NE) e parenteral (NPT), interrupções na dieta, restrições de fornecimento de nutrição, falta de pesagem ou aferição equivocada. Aguardar para confirmação de um tubo de NE pós-pilórica (muitas vezes desnecessário) e espera por ruídos intestinais em pós-operatório (outra conduta injustificada) são algumas das causas de atraso no início da alimentação.[10]

Com base na revisão de literatura, percebe-se a importância do conhecimento com relação ao suporte nutricional dos pacientes internados em UTIP. O presente capítulo tem como objetivo orientar o profissional/estudante a instituir a terapia nutricional adequada a esses pacientes.

## AVALIAÇÃO NUTRICIONAL

A avaliação nutricional é fundamental para nortear o estabelecimento da conduta dietoterápica do paciente hospitalizado, e é possível de ser realizada dentro da UTIP. Esta inclui a história, o exame físico, antropometria e avaliação laboratorial. Através da história do paciente, podemos conhecer a alimentação da criança desde o início da vida (fundamental para avaliação de crianças de 0 a 2 anos), hábitos intestinais, história médica pregressa, alterações fisiológicas recentes e contexto familiar. É informada por responsável pela criança, e dados confiáveis norteiam o diagnóstico nutricional. No exame físico, o foco é a avaliação das características corporais do paciente, por isso o avaliador deve ter treinamento para saber identificar possíveis alterações. A antropometria é a medida das dimensões físicas e é um bom parâmetro nutricional. Em UTIP, a realização de antropometria é prejudicada pela restrição do manuseio de muitos pacientes, porém se faz necessária a sensibilização dos profissionais para sempre que possível realizar a aferição de medidas, já que é parte fundamental para estabelecimento de conduta, principalmente relacionada com as necessidades energéticas. Os parâmetros mais utilizados em UTIP são: peso, estatura, perímetro cefálico e circunferência do braço.

Para classificação do estado nutricional, utilizam-se as curvas de crescimento, expressas em *percentis* e escore Z. Na prática clínica o acompanhamento por *percentis* é o mais utilizado, sendo o escore Z indicado preferencialmente para análises de estudos epidemiológicos. Recomenda-se a utilização das curvas de crescimento da Organização Mundial da Saúde (OMS), 2006 e 2007.[11] Adiante, segue a classificação estabelecida pela OMS (Quadro 46-1).

A utilização de instrumentos de triagem nutricional, como *Strong Kids*, *STAMP*, *PYMS*, é muito útil para definir o risco nutricional dos pacientes, e determinando quais pacientes terão indicação de Terapia Nutricional. Em UTIP praticamente todos os pacientes são de risco nutricional, o que determina que todos devem estar em terapia nutricional oral, enteral e/ou parenteral.[12-14]

A avaliação laboratorial permite avaliar causas subclínicas da desnutrição, muitos destes testes, apesar de ter sua indicação comprovada, não são utilizados na rotina diária, seja pelo alto custo seja pela dificuldade de coleta.[15,16] Os parâmetros para avaliação laboratorial do estado nutricional podem ser obtidos no sangue, urina, cabelo e unhas. Na urina, a dificuldade é que serão analisados os nutrientes e seus metabólitos, em geral requerendo coleta de urina total de 24 horas. A dosagem de proteínas séricas é considerada válida para avaliação das

## QUADRO 46-1 — Classificação do estado mutricional por percentis através do Índice de Massa Corporal (IMC) por faixa etária, segundo a OMS[11]

| Valores | 0–5 anos | 5–19 anos |
|---|---|---|
| < Percentil 0,1 | Magreza acentuada | Magreza acentuada |
| ≥ Percentil 0,1 e < percentil 3 | Magreza | Magreza |
| ≥ Percentil 3 e ≤ percentil 85 | Eutrofia | Eutrofia |
| > Percentil 85 e ≤ percentil 97 | Risco de sobrepeso | Sobrepeso |
| > Percentil 97 e ≤ percentil 99,9 | Sobrepeso | Obesidade |
| > Percentil 99,9 | Obesidade | Obesidade grave |

reservas proteicas viscerais, contudo elas dependem de vários fatores, como o grau de hidratação, o ritmo circadiano, postura e determinadas doenças.[17] Algumas delas, como proteína C-reativa, transferrina, fibronectina, entre outras, são "proteínas de fase aguda" e aumentam em resposta ao estresse (trauma, infecção, neoplasia ou qualquer outra lesão tecidual). A proteína ideal para avaliação nutricional deveria ser aquela de meia-vida curta, que respondesse a uma dieta deficiente em proteínas através de uma redução sanguínea, deveria ter pequenas reservas, rápida velocidade de síntese, índice metabólico constante e só responder à restrição proteica e energética. Até o momento não se detectou nenhuma proteína com todas essas características, e as mais utilizadas na prática clínica são:

- *Albumina*: reserva orgânica grande, tem meia-vida de 21 dias em média, sendo que até 60% do seu total é extravascular. Infecção ou inflamação podem inibir sua síntese ou aumentar seu catabolismo. Seu nível pode ficar alterado por doença hepática, gastrointestinal ou renal. Tem sido utilizada como estimativa prognóstica (morbimortalidade) e para avaliar a intensidade da desnutrição crônica na ausência de perda conhecida (como na síndrome nefrótica, por exemplo). Seus valores normais variam com a faixa etária: 0 a 6 meses entre 2,9 e 5,5 g/dL; de 6 a 24 meses entre 3,5 e 5,5 g/dL; acima de 2 anos entre 3,8 e 5,4 g/dL.[18]
- *Pré-albumina:* é proteína de transporte com meia-vida de 2 a 3 dias. Sintetizada no fígado, tem reservas muito pequenas, diminuindo rapidamente quando a ingestão de calorias e/ou de proteínas é insuficiente, retornando rapidamente a níveis normais quando a terapia nutricional é adequada. Como a albumina é sensível ao estresse e está reduzida em doenças hepáticas. Pode ser útil para acompanhar o balanço nitrogenado, indicando quando em níveis normais que a terapia nutricional instituída está sendo efetiva. Seus valores normais ficam entre 15 e 40 mg/dL, independente da idade.[18]
- *Balanço nitrogenado:* avalia a relação entre a ingestão de proteínas e sua excreção nas fezes e urina. Permite diferenciar anabolismo de catabolismo, no entanto tem a limitação de necessitar coleta de urina de 24 horas.
- *Avaliação imunológica:* a relação entre a nutrição do indivíduo e o sistema imunológico é extremamente complexa. Sabe-se que a nutrição deficiente altera a função imune em diversas etapas, propiciando maior susceptibilidade a infecções. Da mesma forma a resposta imune mostra-se reversível com a recuperação do estado nutricional. Os testes que pare-

cem ter maior correlação com estado nutricional são a contagem total de linfócitos e os testes cutâneos de hipersensibilidade, porém em crianças ambos têm limitações. A contagem de linfócitos varia com a idade, ficando difícil definir uma contagem específica, abaixo da qual se consideraria anormal. Valores muito baixos (< 1.000 linfócitos/mm$^3$) são possivelmente relacionados com déficit nutricional grave, se isto não fizer parte da patologia básica do paciente. Quanto aos testes cutâneos, quanto mais jovem, mais discutível seu valor, uma vez que dependem da exposição prévia a antígenos.[19]

## NECESSIDADES NUTRICIONAIS

As necessidades nutricionais em pediatria variam, principalmente, em função de seu crescimento e desenvolvimento, além do estágio da vida, do sexo e da condição clínica. As equações para estimativa das necessidades energéticas foram desenvolvidas para crianças saudáveis, sendo requerida atenção específica para pacientes em condições especiais.[20]

Para indivíduos enfermos, uma adequação da energia fornecida pela alimentação e a despendida na situação específica de doença deverá ser estabelecida, evitando-se calorias em excesso (risco de hepatomegalia, disfunção hepática, alteração na mecânica respiratória causada pelo aumento de $CO_2$, hiperglicemia, diurese osmótica, níveis aumentados de triglicerídeos e colesterol), como oferta insuficiente de calorias (piora da desnutrição, diminuição da função imune, insuficiência respiratória e desequilíbrio de líquidos e eletrólitos). O conceito de quanto mais doente, mais calorias são necessárias não é verdadeiro. Há evidências de que manter pacientes críticos com aporte calórico abaixo de seu gasto energético basal é favorável. Estes pacientes têm uma série de distúrbios metabólicos que precisam ser equilibrados e neste momento precisam apenas prevenir franco catabolismo. No entanto, deve ser mantida adequada oferta proteica para evitar quebra de proteínas musculares, oferecendo relação de calorias não proteicas por grama de nitrogênio, aproximadamente 20% abaixo do indicado usualmente para a faixa etária do paciente.[21,22]

A taxa de metabolismo basal pode ser estimada por calorimetria indireta que determina o consumo de energia como produção do metabolismo pela medida do trabalho realizado, perda de calor pela evaporação, radiação, condução, conversão e mudanças da temperatura corporal. Este teste requer câmara com isolamento térmico total, sendo disponíveis em alguns poucos centros de pesquisa. A ASPEN *(American Society of Parenteral and Enteral Nutrition)* recentemente publicou diretrizes para uso de calorimetria em UTI pediátrica.[21,22]

Com frequência, o valor energético total (VET) possível de ser fornecido é um somatório de medidas de bom senso com base nas necessidades nutricionais do paciente e suas possibilidades reais de ser alimentado.

O método mais simples e muito utilizado para estimar a necessidade calórica em crianças foi proposto por Holliday-Segar, como mostra o Quadro 46-2, em 1957.[23.]

Dependendo da condição clínica (febre, sepse, fibrose cística etc.) pode ser necessário fazer acréscimo de calorias para dar adequado suporte nutricional.

Em desnutridos em recuperação, que necessitam de oferta calórica adicional para corrigir déficits de crescimento, as fórmulas podem ser calculadas com o peso observado no percentil 50 de peso para a estatura.[20] No entanto, devemos ficar atentos pois calorias em exces-

| QUADRO 46-2 | Cálculo de gasto energético total[23] |
|---|---|
| Gasto energético total (GET) Hollidday & Segar, 1957 | |
| Peso | Descrição (Kcal/dia) |
| Até 10 kg | 100 kcal/kg |
| 10 a 20 kg | 1.000 kcal + 50 kcal para cada kg acima de 10 kg |
| > 20 kg | 1.500 kcal + 20 kcal para cada kg acima de 20 kg |

so provocam modificações metabólicas que por vezes não são recomendáveis. O limite pelo peso atual na prática clínica deve ficar entre 20 e 50% de energia adicional ao cálculo basal.

As necessidades hídricas seguem em geral as necessidades calóricas e são, da mesma forma, calculadas pelo método de Holliday-Segar.[20]

A oferta total ou excessiva de nutrientes após longo período de jejum ou instabilidade clínica em pacientes muito desnutridos pode causar a "síndrome de realimentação". Isto ocorre, pois o metabolismo do paciente está todo modificado para adaptar-se à condição de jejum e desnutrição, utilizando neoglicogênese, ácidos graxos livres e corpos cetônicos como fonte de energia. A oferta súbita de aporte calórico-proteico promove descompensação com desenvolvimento de hipofosfatemia, hipomagnesemia e hipocalemia. A hipofosfatemia está associada à disfunção hematológica, neuromuscular, cardíaca e respiratória em casos graves, podendo até levar ao óbito. Estes pacientes também podem apresentar retenção de líquidos por causa do efeito antinatriurético da concentração excessiva de insulina. Expansão súbita do fluido extravascular pode levar à insuficiência cardíaca em pacientes com grave marasmo. Por outro lado, a administração de glicose pode causar significativa hiperglicemia, que pode causar diurese osmótica e desidratação. Assim, recomenda-se que o início da terapia nutricional seja de forma lenta e gradual, iniciando com 50% da meta calórico-proteica no primeiro dia, progredindo para 75% no 2º ou 3º dia, conforme as condições do paciente, até atingir 100% da meta calórica entre o 3º ou 5º dias de início da terapia nutricional. Monitorizar o fosfato, o magnésio, o potássio e a glicose é fundamental, particularmente em pacientes muito desnutridos após longo período de jejum ou oferta calórico-proteica insuficiente. Este fenômeno é mais comum em crianças grandes, adolescentes e adultos, sendo mais raro ocorrer em lactentes, mas já relatados inclusive em prematuros.[24,25]

Uma das dificuldades mais frequentes na nutrição do paciente pediátrico crítico consiste em estimar e, efetivamente, ofertar as necessidades energéticas. A restrição de volume é um dos principais fatores que dificulta a oferta adequada de nutrientes. Sugere-se, então, cálculo do gasto energético basal (GEB) a fim de manejar o valor calórico ofertado, para garantir aporte calórico mínimo.[20] O Quadro 46-3 apresenta as equações para cálculo de GEB.

Com relação a necessidades proteicas, os pacientes críticos devem receber proteínas suficientes para compensar o catabolismo e buscar balanço nitrogenado positivo, como já foi referido. Devem-se seguir as recomendações para crianças sadias (RDA, 1989), acrescentando oferta de proteínas, conforme grau de catabolismo. A quantidade de proteínas não deve ultrapassar 4 g/kg/dia para lactentes e 2,5 a 3 g/kg/dia para crianças maiores.

| QUADRO 46-3 | Gasto energético basal – GEB[20] | |
|---|---|---|
| OMS, 1985 | | |
| Idade | Masculino | Feminino |
| 0 a 3 anos | 60,9 (p) – 54 | 61 (p) – 51 |
| 3 a 10 anos | 22,7 (p) + 495 | 22,5 (p) + 499 |
| Schofield, 1985 | | |
| < 3 anos | 0,167 (p) + 15,7 (e) – 617,6 | 16,252 (p) + 10,232 (e) – 413,5 |
| 3 a 10 anos | 19,59 (p) + 1,303 (e) + 414,9 | 16,969 (p) + 1,618 (e) + 371,2 |
| 10 a 18 anos | 16,25 (p) + 1,372 (e) + 515,5 | 8,365 (p) + 4,65 (e) + 200 |

(p) = Peso; (e) = estatura.

## NUTRIÇÃO ENTERAL

A via de eleição para administração de alimentos, mesmo em pacientes criticamente doentes, é a via digestiva. Quando houver impedimento para sua utilização, a mesma deve ser reiniciada o mais precocemente possível. Durante fase de choque a nutrição enteral (NE) é contraindicada, devendo ser iniciada NE trófica, assim que estabilizar, mesmo em uso de drogas vasoativas. O jejum prolongado pode promover atrofia da mucosa intestinal, alterando a integridade da barreira da mucosa, com alteração da função imunológica local, podendo causar translocação bacteriana. Isso ocorre pela passagem de bactérias e toxinas da luz intestinal, através da solução de continuidade da mucosa, que determinarão uma ativação de macrófagos e consequente liberação de fatores mediadores da sepse e do choque (fator de necrose tumoral, interleucinas etc.).[26] A via oral (VO) deve ser instituída sempre que possível. O uso de suplementação por VO é indicado para aumento de aporte energético. Não sendo possível a VO, as dietas devem ser infundias via sonda nasogástrica, eventualmente via sonda nasojejunal, ou ainda via ostomias (gastrostomia, jejunostomia). A alimentação gástrica é sempre preferível a jejunal, por maior facilidade de posicionamento da sonda, maior tolerância à sobrecarga osmótica da dieta, melhor digestão pelo contato do alimento com o suco gástrico, maior eficácia da barreira natural contra colonização bacteriana.[26] As contraindicações da NE são: peritonite difusa, obstrução intestinal, vômitos e/ou diarreia intratáveis, íleo paralítico, isquemia gastrointestinal, risco ou suspeita de enterocolitenecrosante.

### ■ Uso de sondas

A escolha do acesso enteral deve ser com base na condição clínica do paciente, na previsão do tempo de uso da terapia e na avaliação dos riscos de complicações. As sondas naso e orogástricas são recomendadas por curto período de tempo, enquanto que as ostomias são recomendadas, quando a expectativa de terapia nutricional enteral exceder 6 a 8 semanas.

As sondas recomendadas são as de silicone ou de poliuretano que são flexíveis e confortáveis, causando menos reação com o tubo digestório e dieta. Devem ter calibre fino (em geral 6 ou 8 Fr). As sondas duodenais e jejunais são mais longas. Não há evidência da necessidade do peso na ponta distal das sondas para manter o posicionamento ou atingir a posição pós- pilórica.

Uma vez colocada a sonda, sua posição deve ser confirmada por radiografia simples de abdome, antes de ser iniciada a dieta. A colocação de sondas por via endoscópica é a alternativa, quando há necessidade de passagem de sonda pós-pilórica, particularmente jejunal.[20]

- *Indicações de sondagem nasogástrica:* trato gastrointestinal funcionante, mas com impossibilidade ou insuficiência de alimentação por VO (distúrbio de deglutição, redução do nível de consciência, anorexia). Em pacientes com pouca aceitação alimentar VO, que não conseguem atingir as metas nutricionais, está indicado o uso de sonda para complementação.
- *Indicações de sondagem nasojejunal:* risco importante de aspiração pulmonar, retardo do esvaziamento gástrico, refluxo gastroesofágico grave; vômitos excessivos por outras causas. Nestes casos a sonda deve ser posicionada em jejuno, pois nas primeiras porções do duodeno ocorre frequente refluxo duodeno-gástrico, não protegendo do risco de aspiração. Não é recomendável uso de sonda duodenal, pois perde a função pilórica de controle do esvaziamento gástrico, sem atingir o objetivo da progressão da sonda além do estômago.
- *Indicações de ostomias:* necessidade de utilização de sonda por tempo prolongado (mais de 6 a 8 semanas); lesões nasais importantes.
- *Contraindicações do uso de sondas:* íleo adinâmico; obstrução intestinal completa; fístula enterocutânea proximal de grande drenagem; sangramento digestivo superior; alguns casos de síndromes disabsortivas.

Com relação aos métodos de administração, podem ser intermitentes, contínuas ou em bolo. Uso de bombas de infusão está indicado particularmente quando de sonda em posição jejunal, que requer infusão lenta para evitar *dumping*. Importante que o uso de bomba de infusão, assim como todos os dispositivos, sejam exclusivos para NE, preferentemente usando cores diferenciadas, assim evitando inadvertida infusão parenteral de dietas enterais.[20]

O paciente de UTIP em NE deve ser monitorizado diariamente, observando-se principalmente a frequência e consistência das fezes, distensão abdominal, presença de vômitos e ganho de peso diário. Com relação às complicações, as mais comuns são as mecânicas relacionadas com a sonda gástrica e/ou entérica: obstrução, má colocação, epistaxe, erosões nasofaríngeas, otite média aguda, sinusite, esofagite, fístulas traqueoesofágicas, irritação gástrica, deslocamento da sonda. Mais raramente enovelamento da sonda e perfuração intestinal. Sondas de gastrostomia e jejunostomia podem causar deslocamentos, eritema, infecção ou irritação local, vazamentos, obstrução gástrica parcial, pilórica ou intestinal e fístulas. Aspiração pulmonar pode ocorrer em pacientes com sonda nasogástrica que vomitam ou que apresentem refluxo gastroesofágico. As complicações metabólicas são distúrbios hidroeletrolíticos e intolerância digestiva.[27]

## Fórmulas

No primeiro ano de vida, todas as fórmulas têm como modelo o leite materno, que é completo e suficiente, proporcionando aporte nutricional para o crescimento harmônico dos lactentes. Crianças no primeiro ano de vida que não possam receber leite materno devem receber fórmulas que procurem assemelhar-se ao máximo deste quanto as suas características nutricionais. Ressalta-se que nenhuma fórmula poderá oferecer as características imunológicas e afetivas do leite materno para o desenvolvimento das crianças. Para crianças maiores de 1 ano de idade fórmulas enterais podem ser usadas como alimentação exclusiva ou complementar, algumas com possibilidade de utilização também por via oral ou por sonda. Nas apresentações por sonda as fórmulas podem ser em sistema aberto (em pó ou líquidas) ou em sistema fechado (em bolsas). O sistema aberto é o que exige manipulação (diluição do pó e envasamento das dietas líquidas), enquanto que no sistema fechado a dieta já está pronta para infusão, conectando o equipo imediatamente antes de iniciar a infusão. O sistema fechado deve ser infundido de forma contínua, enquanto no sistema aberto pode ser também de forma intermitente. A vantagem do sistema fechado é garantir a inexistência de contaminação, enquanto o que no sistema aberto isto pode ocorrer particularmente, nas formulações em pó.

As dietas para terapia nutricional enteral em pediatria podem ser classificadas em três grandes grupos:

1. Fórmulas poliméricas (com nutrientes íntegros), necessitando de trabalho digestivo, indicadas para pacientes sem problemas absortivos.
2. Fórmulas oligoméricas (os nutrientes são fornecidos com menor complexidade) para pacientes com problemas absortivos.
3. Fórmulas especializadas, para pacientes com necessidades especiais (intolerância à lactose, regurgitação, erros inatos de metabolismo).

As fórmulas infantis são produzidas industrialmente, com composição que atende as necessidades nutricionais para idade que se propõe. Sua adequação baseia-se na promoção do crescimento e desenvolvimento normais, sem causar dano à saúde. Seguem as indicações do *Codex Alimentarius*.[28,29]

O objetivo de estabelecer valores mínimos e máximos às fórmulas infantis é proporcionar uma formulação inócua e nutricionalmente adequada a lactentes que as recebem como única fonte de alimento, satisfazendo suas necessidades nutricionais. Esses valores se baseiam em estudos realizados em lactentes e também na composição do leite materno.

As **fórmulas poliméricas ou com nutrientes íntegros** são compostas de proteínas, lipídeos e carboidratos complexos, que exigem trabalho digestivo, indicado para crianças com trato digestório normal. No 1º ano de vida, em razão das grandes exigências nutricionais pelo rápido crescimento, quando não for possível a amamentação com leite materno, recomenda-se utilizar fórmulas de 1º ou de 2º semestres, conforme a idade da criança. O uso de formulações artesanais, em geral utilizando leite de vaca integral ou diluído, não é recomendado, por não atingir todas as necessidades nutricionais. Esses leites costumam oferecer um excesso de nutrientes, como proteínas e sódio, associados à obesidade, à hipertensão arterial e à síndrome metabólica (programação metabólica). A oferta proteica não deve exceder 4 g/kg/dia. Para lactentes as fórmulas costumam ter 0,66 a 0,72 kcal/mL com restrição proteica particularmente no 1º semestre. Fórmula enteral com 1 kcal/mL e proteína no limite superior para o 1º semestre de vida é recomendada para atingir as metas calórico-proteicas de lactentes doentes, particularmente em UTIP, quando frequentemente necessitam restrição de volume. Para crianças maiores de 1 ano de idade existem várias formulações com 1 até 1,5 kcal/mL, para uso VO em pó ou líquida ou para sonda em sistema fechado.

As **fórmulas oligoméricas** são caracterizadas por conterem proteínas extensamente hidrolisadas ou aminoácidos sintéticos, maltodextrina (isenta de lactose e sacarose) e enriquecidas com triglicérides de cadeia média (TCM), vitaminas e minerais. Essas formulações estão indicadas para pacientes com absorção comprometida de nutrientes e com alergia alimentar, diarreia grave e grandes ressecções intestinais. São fórmulas completas e atendem ao *Codex Alimentarius* com respeito a todos os nutrientes essenciais. Podem ser fornecidas por via oral ou por sondas.

As **fórmulas especializadas** podem ser oligoméricas ou poliméricas. Sua principal característica é uma determinada especialização, por exemplo, dietas hipercalóricas (pacientes hipercatabólicos ou com restrição hídrica), isentas de lactose, fórmulas para prematuros, à base de proteína de soja ou para erros inatos do metabolismo.

## ▪ Cuidados com administração das fórmulas

O início da nutrição enteral costuma ser com volume reduzido, aumentando progressivamente conforme a tolerância do paciente até atingir as metas calculadas. A diluição de fórmulas recomendada no passado não se justifica mais, pela boa osmolalidade das apresentações comerciais utilizadas hoje. Deve-se lembrar que o estômago tolera melhor altas osmolalidades do que grandes volumes, enquanto o jejuno não deve receber dietas com osmolalidade maior do que 350 mOsm/kg, tolerando melhor volume, já que exige infusão contínua. A dieta dispensada em posição transpilórica (duodenal ou jejunal) necessita ser administrada em infusão lenta, visto que a função do piloro de controlar o esvaziamento gástrico foi perdida.

A velocidade de administração depende da tolerância do paciente. Conforme o paciente vai tolerando a dieta e suas progressões, aumentam-se a velocidade de infusão e o volume, até atingir as metas de aporte nutricional.

A progressão da dieta de forma sistemática, apesar de algumas vezes parecer lenta, é mais segura e garante o sucesso na oferta nutricional. Em geral, a progressão para 100% do valor calórico total (VCT) deve ocorrer em 72 horas. Em pacientes desnutridos e com longos intervalos de jejum, esse período pode ser maior, para prevenir o desenvolvimento de síndrome de realimentação, como mencionado anteriormente.

## NUTRIÇÃO PARENTERAL

A nutrição parenteral (NP) revolucionou a terapêutica de afecções graves e debilitantes. Pacientes considerados irrecuperáveis no passado obtiveram nova perspectiva de evolução. Muitas vezes a NP representa o procedimento primordial para a recuperação e sobrevida do paciente.[30-32]

A NE, quando possível a utilização do tubo digestório, seja por via oral ou por sondas, é sempre preferível à NP. A NP deve ser instituída quando a via oral ou enteral for impossível, difícil, inadequada, insuficiente, perigosa ou contraindicada. Quando bem indicada e bem utilizada, a nutrição parenteral é fundamental e segura, e trará benefícios ao paciente que não deve permanecer sem suporte nutricional.

Nutrição parenteral total (NPT) é a infusão de todos os nutrientes necessários exclusivamente pela veia. Hoje, a NPT é utilizada com menor frequência, pois a disponibilidade de técnicas seguras e de dietas de fácil digestibilidade permite o início precoce da NE, promovendo o que se costuma chamar de "nutrição mista", complementando a terapia nutricional com nutrição parenteral parcial (NPP).

A NP é um procedimento que faz parte da rotina de assistência em terapia intensiva neonatal. Os recém-nascidos prematuros (RNPTs) iniciam a NP no primeiro dia de vida, uma vez que as reservas energéticas destas crianças sejam bastante limitadas. Estima-se que sua perda proteica seja maior que 1,5 g/kg/d, indicando que, pelo menos, estes nutrientes o RN deva receber desde o 1º dia.[33,34] Os RNPTs apresentam menor tolerância à NE, mesmo em situações de menor comprometimento clínico. Isto se deve ao menor comprimento do intestino, à menor motilidade intestinal, às quantidades diminuídas de enzimas intestinais e à imaturidade da regulação do fluxo sanguíneo intestinal que aumenta consideravelmente o risco de enterocolite necrosante. No 1º dia de vida de um prematuro a NP inicia com 2 a 3 g/kg/dia de aminoácidos, utilizando glicose com taxa de infusão baixa e praticamente sem eletrólitos, e progredindo nos dias subsequentes conforme a tolerância, aumentando a quantidade de aminoácidos até 3,5 a 4 g/kg/dia, glicose e acrescentando lipídeos e eletrólitos. Os lipídeos iniciam entre o 2º e o 3º dia de vida com 0,5 g/kg/dia e progredindo conforme a tolerância. A NE inicia entre o 2º e o 3º dia de vida, conforme o grau de prematuridade e as condições clínicas do prematuro, sendo que ao final da primeira semana o prematuro deverá estar recebendo suas metas calórico-proteicas, seja por via exclusivamente enteral ou parenteral, ou como ocorre usualmente de forma mista (NE + NP).[31]

A terapia nutricional tem grande importância no paciente crítico pediátrico, cuja atenção deve ocorrer desde a admissão, estabelecendo-se nas primeiras 24 horas da internação uma conduta nutricional. É fundamental que se reconheçam as limitações NE nestes pacientes, indicando a NP precocemente para que a desnutrição, já prevalente na população pediátrica admitida em terapia intensiva, não venha a comprometer de forma significativa o desfecho de seu tratamento.

A seguir, serão abordadas as indicações, formulações, cuidados com o preparo e administração da NP, além de como calcular e como fazer a monitorização das eventuais complicações.

### ■ Indicações

A NP deve ser iniciada sempre que a NE for impossível ou insuficiente, como já foi referido anteriormente. As principais indicações de NP estão listadas no Quadro 46-4.[30,32,35]

### ■ Via de acesso

A nutrição parenteral pode utilizar duas vias principais: a via periférica ou central. A via periférica utiliza veias dos membros superiores e inferiores. A via central depende da colocação de um cateter, cuja extremidade fique na luz de um vaso central de grande calibre.[31] As principais vantagens e desvantagens da NP são apresentadas no Quadro 46-5.[30-32,35]

## QUADRO 46-4 — Principais indicações de nutrição parenteral[30,32,35]

| Cirurgia | Pré e pós-operatório |
|---|---|
| Neonatologia | - RN prematuro com peso < 1.500 g em ventilação mecânica, sepse, asfixia neonatal, patologias cirúrgicas, pós-operatório, malformações congênitas (p. ex., onfalocele, gastrosquise) |
| Doença da TGI | - Síndrome do intestino curto<br>- Pancreatite<br>- Fístulas<br>- Grave doença inflamatória intestinal (D. Crohn ou Retocolite Ulcerativa)<br>- Diarreia grave crônica ou persistente |
| NE insuficiente | - Anorexia nervosa<br>- Caquexia<br>- Doenças debilitantes<br>- Câncer |
| Situações especiais | - Traumas e queimados<br>- Insuficiência renal<br>- Coma hepático |

A osmolaridade da solução de NP usualmente é muito alta (> 1.200 mOsm/L), devendo ser administrada em acesso venoso central, onde o alto fluxo sanguíneo permite diluição e tolerância. Em acesso venoso periférico não se deve usar NP com osmolaridade superior a 850 mOsm/L. O profissional farmacêutico deve calcular esta osmolaridade e informar o médico. Um cálculo simplificado da osmolaridade da solução é apresentado no Quadro 46-6.[20,31,36]

Os cateteres, denominados PICCs (cateter central de inserção percutânea), têm seu uso crescente, especialmente nas UTIs neonatais. Sua instalação é realizada usualmente por profissional de enfermagem treinado para tal procedimento. Os PICCs são inseridos pela veia basílica ou mediana, progredindo até localização central, passando pelas válvulas axilares. São constituídos de silicone e podem ter longa permanência.[37,38] Em recém-nascidos, o uso de cateter umbilical associa-se a um maior risco de infecções e deve ser evitado.[20]

## QUADRO 46-5 — Vantagens e desvantagens da nutrição parenteral (NP) periférica e central[30-35]

| | | |
|---|---|---|
| Via periférica | Vantagens | Mais simples; mais barata; menor risco de complicações, como infecções, trombose etc. |
| | Desvantagens | Osmolaridade < 900 mOsm/L (concentração de glicose < 12%); necessidade de troca de local frequente para evitar trombloflebites |
| Via central | Vantagens | Permite uso de soluções hiperosmolares (permite NP para terapia nutricional completa); utilização de NP por período prolongado |
| | Desvantagens | Maior risco de infecções e outras complicações (p. ex., trombose profunda) |

| QUADRO 46-6 | Valores para cálculo estimado da osmolaridade da formulação de NP[36] |
|---|---|
| Componente da NP | mOsm/L (/gramas ou mEq em 1 L de solução) |
| Dextrose | 5 (/g) |
| Aminoácidos | 10 (/g) |
| Emulsão lipídica 20% | 0,71 (/g) conforme produto prescrito |
| Eletrólitos | 1 (/mEq) |

*Com base em aproximações da osmolaridade dos componentes da NP e usado como um valor estimado apenas.

Para nutrição parenteral prolongada (> 1 mês) e/ou domiciliar, recomenda-se a colocação de cateteres semi-implantáveis com *cuff* subcutâneo, que garante a fixação do cateter mesmo após a retirada dos pontos de sutura. A permanência de um túnel subcutâneo longo funciona como proteção contra a migração de bactérias da pele, uma vez que o *cuff* tenha propriedades bactericidas. Estes cateteres, quando apropriadamente manipulados, podem permanecer por longo período.

Independente da técnica utilizada para colocação de um cateter central, sua extremidade deve estar no terço inferior da veia cava superior, na junção da veia cava com o átrio direito ou na porção superior do átrio direito. Caso o acesso seja através da veia cava inferior, a ponta do cateter deve ficar acima das veias renais. Este posicionamento deve ser sempre conferido por raios X antes de iniciar a infusão de soluções com alta osmolaridade.[20,31]

O treinamento da equipe quanto à manipulação das soluções, manejo com cateter e a infusão da NP são fundamentais para prevenir a sua mais frequente complicação: a infecção.

## ■ Composição

### Calorias

As fontes de calorias são a glicose, lipídeos e aminoácidos. A glicose quando na forma mono-hidratada fornece 3,4 kcal/g, enquanto na forma anidra fornecerá 3,75 a 4 kcal/g. A concentração das soluções lipídicas disponíveis no mercado são a 10% (que fornece 11 kcal/g de lipídeo) e 20% (que fornece 10 kcal/g). Os aminoácidos fornecem 4 kcal/g. As calorias dos aminoácidos devem estar incluídas no cálculo da oferta calórica, mesmo sabendo que suas calorias não serão utilizadas como energia.[32]

A distribuição ideal de calorias para lactentes e pré-escolares deve ser carboidratos 50-60%; proteínas 10-15%; e gorduras 25 a 35%. Nos pacientes em NP prolongada a orientação é não usar mais que 30% de lipídeos.[39]

A **glicose** é a principal fonte energética na composição da nutrição parenteral. Este carboidrato é o elemento de maior osmolaridade na solução de NP. Para infusão de NP em acesso periférico, a recomendação é que a solução não exceda 600 mOsm/L, segundo as diretrizes da ESPGHAN para NP em pediatria publicadas em 2005, e 850 mOsm/L nas diretrizes da ESPEN de 2009.[32,40] A infusão de NP por via periférica exige uma oferta limitada de nutrientes para não exceder a osmolaridade máxima tolerada, de outra forma causará flebite. Em soluções de NP periférica raramente é possível usar mais que 10% de glicose, considerando que outros componentes da solução também têm osmolaridade elevada, como é o caso de sódio, aminoácidos. A supervisão do farmacêutico responsável antes do preparo da NP é fundamental, calculando a osmolaridade da solução e analisando possíveis incompatibilidades que podem resultar em precipitações. Soluções com até 850 mOsm/L costumam ser bem toleradas para NP periférica em nossa prática clínica.

Uma cota mínima de 40% das necessidades calóricas na forma de glicose evita o acúmulo de corpos cetônicos. A tolerância à glicose na NP é determinada por um criterioso controle de glicosúria e/ou glicemia (usualmente utiliza-se a glicemia capilar). Inicialmente recomenda-se controle de glicemia capilar uma vez por turno, espaçando os controles, conforme a tolerância.

Em lactentes, especialmente em recém-nascidos (RN), deve ser calculada a velocidade de infusão de glicose (VIG). O RNPT apresenta uma limitada capacidade em metabolizar a glicose. Nesses RNs recomenda-se uma velocidade inicial de infusão de 4 mg/kg/min, pelo risco de apresentarem hiperglicemia e glicosúria, podendo ser elevada até 6 mg/kg/min. Incrementos acima desse valor devem ser feitos lentamente e com monitorização laboratorial.[4,32] A hiperglicemia em prematuros pode causar hemorragia intraventricular. Em lactentes a velocidade inicial de infusão pode ser 6 mg/kg/min, podendo ser elevada até 10 mg/kg/min. A taxa de infusão de glicose depende fundamentalmente da tolerância particular de cada criança, e o objetivo maior é promover o aporte calórico adequado, sem provocar hiperglicemia em níveis potencialmente deletérios que possam promover hiperosmolaridade e desidratação.[4,32]

O uso excessivo de glicose induz a aumento na produção de $CO_2$ que eleva o coeficiente respiratório (QR). O QR (QR = $CO_2/O_2$) quando elevado causa lipogênese e acúmulo de $CO_2$, que aumenta por sua vez o estímulo ventilatório, podendo acarretar insuficiência respiratória em pacientes gravemente enfermos. Assim recomenda-se sempre a utilização combinada de glicose e lipídeos como fontes calóricas não proteicas, evitando a lipogênese e também o excesso de produção de $CO_2$.[31]

Os lipídeos têm alto valor calórico e baixa osmolaridade. As partículas de gordura são metabolizadas de forma semelhante às dos quilomícrons naturais. Em geral utilizam-se 2 a 3 g/kg/dia, podendo aumentá-la até no máximo 4 g/kg/dia de lipídeos, considerando que a quantidade de calorias de lipídeos com relação à quantidade de calorias totais fique em torno de 30% e não exceda 55% (utilizado em pacientes com grande restrição de volume, já que o lipídeo é o componente com maior relação caloria/volume). Em RN inicia-se com 0,5 g/kg/dia, em torno de 2 ou 3 dias de vida, com incrementos diários de 0,5 g/kg/dia, até o máximo de 3,5 g/kg/dia. A quantidade de lipídeos não pode ser inferior a 1,4 g% de solução pelo risco de desestabilizar a solução 3:1 (com glicose, lipídeo e aminoácidos juntos na mesma solução). Neste caso o lipídeo deve ser feito em separado. Considerando todas as suas facilidades de usar uma solução 3:1, algumas vezes inicia-se com um volume de lipídeo um pouco maior, garantindo assim esta estabilidade. Nos RNs prematuros, o nível de triglicerídeos deve ser verificado mais amiúde, pois essas crianças são menos tolerantes às gorduras. Níveis de triglicerídeos inferiores a 150 mg/dL indicam boa tolerância e permitem a progressão da oferta de lipídeos. Em RN e lactentes, se o nível de triglicerídeos estiver entre 150 e 200 mg/dL é melhor ficar atento e não aumentar, e se superior a 250 mg/dL é melhor reduzir ou suspender temporariamente as emulsões lipídicas, reiniciando com 1 g/kg/dia.[31,32] Nas crianças maiores é tolerado nível de triglicerídeos até 300-400 mg/dL.[32]

Para pacientes com NP prolongada, como ocorre em síndrome do intestino curto, é recomendada a NP cíclica, infundida em 12 a 14 horas noturnas, ficando o resto do dia livre da infusão. Estes pacientes recebem assim uma NP com alta taxa de infusão de glicose, exigindo redução lenta desta infusão antes de suspendê-la, evitando hipoglicemia. Glicemia capilar durante a infusão da NP é importante para controlar a ocorrência de hiperglicemia. Os lipídeos infundidos também de forma mais rápida podem promover aumento temporário dos níveis de triglicerídeos. Estes pacientes devem clarificar seu plasma em 4 horas, ou seja, à inspeção o sangue coletado não estar lipêmico e o nível de triglicerídeos não estar elevado. A infusão lenta e contínua de lipídeos favorece o seu metabolismo, e este é mais um motivo para se preferir a solução 3:1 (glicose, lipídeos e aminoácidos na mesma solução) e não o sistema glicídico (2:1), com glicose e aminoácidos juntos e lipídeos infundidos em separado por outra via. Recomenda-se uma velocidade máxima de infusão de lipídeos de 0,15 g/kg/h.

A necessidade mínima de gordura para satisfazer as exigências de ácidos graxos essenciais (linoleico e linolênico) é da ordem de 0,5 a 1,0 g/kg/dia, lembrando que para o fornecimento de ácidos graxos essenciais são necessários os triglicerídeos de cadeia longa.[5,32,41] A necessidade mínima de ácido linoleico deve ser 0,25 g/kg/dia para prematuros e 0,1 g/kg/dia para lactentes e crianças maiores. A emulsão lipídica mais usada que é a TCM/TCL (triglicérides de cadeia média e triglicerídeos de cadeia longa) contém 27% como ácido linoleico, o que significa que o mínimo necessário para suprir este ácido graxo essencial é 1 g/kg/dia desta emulsão para prematuros e 0,4 g/kg/dia para lactentes a termo e crianças maiores.[5,32] A deficiência de ácidos graxos essenciais provoca alterações cutâneas, dermatite, alopecia, erupções descamativas pruriginosas na face e regiões periorificiais, cicatrização lenta de feridas, anemia, trombocitopenia com fenômenos hemorrágicos, retardo de crescimento e aumento da susceptibilidade a infecções bacterianas.[5] A orientação atual é sempre usar lipídeos ao prescrever uma NP.

Não há contraindicações ao uso de lipídeos em crianças, mesmo em prematuros. Em RNs de muito baixo peso (< 800 g) a progressão de lipídeos deve ser feita com cautela. Em hiperbilirrubinemia indireta em prematuros, considerando a competição pelo transportador (albumina), o uso deve ser cauteloso e monitorizado pelos triglicerídeos e bilirrubina séricos, mas não deve ser suspenso. A progressão cautelosa, monitorizando os níveis séricos de triglicerídeos, é recomendável também em insuficiência respiratória aguda com ou sem hipertensão pulmonar e em grave trombocitopenia sem outra causa evidente. Os lipídeos não devem ser suspensos. A oferta mínima determinada anteriormente deve ser mantida.[32]

As emulsões lipídicas são estáveis na solução de NP graças à presença de fosfolípides. No mercado brasileiro existem emulsões lipídicas a 10 e 20%, sendo que em ambas a quantidade de fosfolipídeos é a mesma. Em pediatria recomendamos sempre a emulsão 20%, que contém melhor relação triglicerídeos/fosfolipídeos, e maior concentração calórica (10% oferece 1,1 kcal/mL e a 20% 2,0 kcal/mL).[20] As emulsões lipídicas hoje disponíveis no mercado brasileiro estão no Quadro 46-7.[30,31,42,43]

| QUADRO 46-7 | Emulsões lipídicas disponíveis no mercado brasileiro[30,31,42,43] |
|---|---|
| TCL (triglicerídeo de cadeia longa) à base de óleo de soja | As emulsões de óleo de soja puro contêm 62% dos ácidos graxos poli-insaturados (PUFAs) ω6 e os demais são ácidos graxos saturados não essenciais. Estas emulsões de TCL têm maior estímulo pró-inflamatório e não têm sido mais recomendáveis em crianças, especialmente prematuros, onde a hepatotoxicidade está bem estabelecida |
| TCL e TCM (triglicerídeo de cadeia média) à base de óleo de soja e coco (1:1) | A emulsão mais utilizada em nosso meio contém TCL e TCM, com ácidos graxos ω6, mas com menor estímulo pró-inflamatório que aquelas apenas com óleo de soja. As emulsões TCL e TCM são compostas de 50% de óleo de coco (TCM) e 50% de óleo de soja (TCL), mas, mesmo assim, a quantidade total de ácidos graxos como PUFAs ainda não corresponde à oferta de lipídeos habitual em indivíduos saudáveis (30% de ácidos graxos poli-insaturados) |
| Óleos de oliva e de soja (80:20) | Na busca de emulsões que tenham menor ação pró-inflamatória, as emulsões com óleo de oliva (ω9) têm sido indicadas, sendo de ação imunológica neutra. As emulsões preparadas a partir de uma mistura de óleo de soja e óleo de oliva contêm apenas TCL, mas têm uma menor proporção de ácidos graxos poli-insaturados (20%) e 60% de ácidos graxos monoinsaturados (MUFA). Estas emulsões com óleo de oliva fornecem ácidos graxos de diferentes classes de forma equilibrada e suficiente e evita ou corrige a deficiência de ácidos graxos essenciais |
| Emulsão de óleo de peixe: ácidos graxos poli-insaturados ômega 3 (ω3) | As emulsões lipídicas com ácidos graxos ω3, oriundos do óleo de peixe, têm reconhecido efeito imunológico favorável e com reduzido estímulo inflamatório. Emulsões com óleo de peixe isolado não fornecem ácidos graxos essenciais e devem ser utilizadas acrescidas a outras emulsões lipídicas |
| Emulsão com óleo de soja, oliva, coco e peixe | O mercado brasileiro fornece uma emulsão com TCL (soja) 30%; TCM (coco) 30%; ω9 (azeite de oliva) 25% e ω3 (óleo de peixe) 15%. Em adultos criticamente enfermos, a tolerabilidade hepática da NP melhorou com a oferta de PUFA ω3, diminuindo a inflamação, reduzindo efeitos trombogênicos e melhorando a função imune de células T |

As soluções com TCM são rapidamente hidrolisadas em vários tecidos e são largamente oxidadas com pouco armazenamento em tecidos, favorecendo o metabolismo dos triglicerídios infundidos.[44-51]

A vantagem da emulsão lipídica com óleo de oliva é uma redução dos ácidos graxos poli-insaturados (PUFA).[49] O excesso de PUFA pode promover aumento da peroxidação lipídica, inibição da síntese de homólogos superiores de ácidos graxos essenciais, alteração das estruturas de membrana e comprometimento da função imune.[50]

As emulsões lipídicas com ácidos graxos ω3, oriundos do óleo de peixe, têm reconhecido efeito imunológico favorável e com reduzido estímulo inflamatório.[49] As emulsões contendo óleo de peixe têm sido utilizadas para reverter doença hepática secundária à NP e parece ter efeito hepatoprotetor.[51,52]

Em paciente fazendo uso de propofol, lembrar que este medicamento é uma emulsão lipídica a 10%, e isto deve ser considerado no cálculo da NP.[36]

As **proteínas** são componentes essenciais para a estrutura celular, resposta imunológica, crescimento, processos neuromusculares, enzimáticos e mentais. Quando calculamos uma NP, devemos nos atentar ao equilíbrio entre os aminoácidos (Aa) fornecidos e as calorias não proteicas, devendo-se fornecer 120 a 180 kcal não proteicas/gN$^2$ (1 gN$^2$ = 6,25 g de aminoácidos). A administração de calorias não proteicas em quantidades insuficientes faz com que os aminoácidos sejam utilizados como fonte calórica e não para a síntese proteica.[41] As recomendações de calorias não proteicas por grama de nitrogênio estão dispostas no Quadro 46-8.[32]

Para o balanço nitrogenado ser positivo, uma criança deve receber 2,0 a 3,5 g/kg/dia de Aa dependendo da faixa etária.[32,41] Em RN a recomendação é de se introduzir a solução de aminoácidos já no primeiro dia da administração da NP, iniciando-se com, no mínimo, 2 g/kg/dia, aumentando-se 0,5 a 1 g/kg/dia, até se atingir 3 a 4 g/kg/dia.[5,31,32] Os RNs prematuros têm uma perda proteica diária em torno de 1,5 g/kg/dia, e isto precisa ser oferecido desde o primeiro dia para evitar catabolismo em uma criança que já não tem reservas.[32,53] Nesta oferta inicial, o cálculo de calorias não proteicas por grama de nitrogênio não se aplica, pois aqui é apenas para reposição, sem fins estruturais.[31] O Quadro 46-9 apresenta as recomendações da ASPEN e ESPEN para oferta de proteínas em NP de crianças por faixa etária, podendo estas quantidades serem adaptadas, conforme a condição clínica.[5,32]

No mercado brasileiro existem diferentes tipos de soluções de aminoácidos cristalinos. Em pediatria, utilizamos sistematicamente as soluções de aminoácidos pediátricos ou para recém-nascidos, descritas no Quadro 46-10 conforme a faixa etária.[31,32]

### Necessidades hídricas

A necessidade hídrica das crianças depende de sua faixa etária. Os RNs e RNPTs precisam de volumes que podem variar desde 60 mL/kg, até 180 mL/kg. Ressaltamos que quanto menor e mais imaturo o RN, maior será sua perda insensível e, consequentemente, sua necessidade hídrica.[31,32] As necessidades de volume para os recém-nascidos estão no Quadro 46-11.[32] A partir do primeiro ano seguimos a fórmula de Holiday-Segar, uma vez que as necessidades calóricas e hídricas são idênticas, a menos que haja condição clínica que exija, por exemplo, uma restrição de volume.[30]

| QUADRO 46-8 | Recomendação de calorias não proteicas por grama de nitrogênio[32] | |
|---|---|---|
| Idade em anos | Kcal não proteicas/gN$^2$ (paciente estável) | Kcal não proteicas/gN$^2$ (paciente instável) |
| Prematuros | 150-180 | 120-140 |
| 0-1 | 130-150 | 110-120 |
| 1-7 | 120-140 | 100-115 |
| 7-12 | 110-130 | 95-110 |
| 12-18 | 110-130 | 95-110 |

| QUADRO 46-9 | Recomendações de proteínas em NP de crianças por faixa etária[5,32] |
|---|---|
| Faixa etária | Aminoácidos (g/kg/dia) |
| Prematuros | 1,5-4,0 |
| RN a termo | 1,5-3,0 |
| 2 meses a 3 anos | 1,0-2,5 |
| 13-18 anos | 1,0-2,0 |

No caso de o paciente apresentar perdas anormais (diarreia, vômito, fístulas, ostomias, drenagens, fototerapia etc.) deve ser acrescido ao volume de manutenção o suficiente para compensar as perdas. As crianças gravemente desnutridas têm um volume de água maior com relação às eutróficas, o que deve ser considerado no cálculo do volume a ser administrado.

Algumas vezes, para uma oferta calórica adequada, é necessário utilizar volumes maiores, que podem ser administrados desde que não haja contraindicações, e o paciente tolere.

## Outros componentes

### Eletrólitos

Devem ser administrados conforme as necessidades do paciente. Em geral, devem-se colocar na parenteral as quantidades de manutenção e, se o paciente apresentar desequilíbrio hidroeletrolítico, esta complementação deve ser feita em solução endovenosa paralela, assim

| QUADRO 46-10 | Soluções de aminoácidos disponíveis[31,32] |
|---|---|
| Solução de aminoácidos cristalinos para adultos | Com os 20 principais aminoácidos que existem nas proteínas naturais |
| Solução de aminoácidos pediátricos | Com 20 aminoácidos em concentrações ajustadas às necessidades pediátricas. As soluções de aa pediátricas procuram imitar a concentração plasmática de aa em um lactente, após ter sido amamentado ao seio |
| Solução de aminoácidos para neonatologia | Considerando que certos aminoácidos são essenciais para RNT e RNPT, estas soluções contêm taurina, tirosina, histidina, ácido aspártico e ácido glutâmico em quantidades semelhantes às encontradas no leite humano, e contêm menor concentração de metionina, glicina e fenilalanina |
| Solução de aminoácidos para a insuficiência renal | Contendo os oito aminoácidos essenciais, com acréscimo de histidina |
| Solução de aminoácidos para a insuficiência hepática | Solução enriquecida com aminoácidos de cadeia ramificada (leucina, isoleucina e valina), que parecem ser úteis em paciente com insuficiência hepática acompanhada de encefalopatia. Esta parece ser a única indicação para estas soluções. No mercado brasileiro, essas soluções contêm aproximadamente 50% de aa de cadeia ramificada e 50% de aa aromatizados. |

aa = Aminoácidos.

| QUADRO 46-11 | Necessidades hídricas dos recém-nascidos[32] | | | | | |
|---|---|---|---|---|---|---|
| | Necessidade hídrica (mL/kg/dia)* | | | | | |
| Dias de vida | 1º dia | 2º dia | 3º dia | 4º dia | 5º dia | 6º dia |
| RN termo | 60-120 | 80-120 | 100-130 | 120-150 | 140-160 | 140-180 |
| Prematuro > 1.500 g | 60-80 | 80-100 | 100-120 | 120-150 | 140-160 | 140-160 |
| Prematuro < 1.500 g | 80-90 | 100-110 | 120-130 | 130-150 | 140-160 | 160-180 |

*Adaptado de Koletzko B et al. JPGN, 2005;41(Suppl 2):S33-S38.

não modificando a prescrição da parenteral todos os dias, ou até mesmo várias vezes por dia, onerando desnecessariamente o tratamento. O Quadro 46-12 mostra a concentração eletrolítica dos principais fluidos corporais, que deverão ser repostos em caso de perda.[30]

O fósforo no mercado brasileiro em geral é apresentado na forma de fosfato de potássio, que fornece 2 mEq de potássio e 1,1 mMol de fósforo por mL. O uso de fosfato de potássio é limitado pelo uso de cálcio, que com ele pode precipitar. A mistura de aminoácidos e glicose na solução de NP evita que o cálcio e o fósforo precipitem. O uso de fósforo orgânico teria a vantagem de melhor compatibilidade com o cálcio na forma de gluconato, sem qualquer limite de concentração. Cada mL de solução de fósforo orgânico contém fósforo 0,33 mMol (10,23 mg), sódio 0,66 mEq (15,33 mg) e glicose 0,33 mMol (60,09 mg).[31,32]

Alguns cuidados devem ser considerados na oferta de eletrólitos nas soluções 3:1. Quando se utilizam gluconato de cálcio 10% e fosfato de potássio 2 mEq/mL juntos, uma regra prática pode ser utilizada para evitar precipitação: volume do gluconato de cálcio 10% não deve exceder 2,2% do volume total da NP, prescrevendo fosfato de potássio em um volume que corresponda ao volume de gluconato de cálcio dividido por 4,4. A quantidade de cálcio na solução não deve ultrapassar 10 mEq/L, e a somatória dos cátions di ou trivalentes (cálcio e magnésio) deve permanecer abaixo de 16 mEq/L.[31,32]

| QUADRO 46-12 | Perdas eletrolíticas em fluidos corporais (mEq/L)[30] | | | |
|---|---|---|---|---|
| Fonte | Sódio | Potássio | Cloro | Bicarbonato |
| Estômago | 2-80 | 5-20 | 100-150 | – |
| Pâncreas | 120-140 | 5-15 | 90-120 | 90 |
| Bile | 120-140 | 5-15 | 80-120 | 35 |
| Intestino Delgado | 100-140 | 5-15 | 90-130 | 25 |
| Diarreia | 10-90 | 10-80 | 10-100 | 45 |
| Urina | 40 | 40 | 20 | – |
| Suor | 10-30 | 3-10 | 10-35 | – |
| Ileostomia | 45-135 | 3-15 | 20-115 | – |
| Queimado* | 140 | 5 | 110 | – |

*Proteínas presentes nos fluidos perdidos em queimados.

Nos RNs de muito baixo peso, em virtude de uma menor taxa de filtração glomerular, aliada à presença de acidose metabólica e balanço calórico negativo, os níveis de potássio, nos primeiros dias de vida, podem ser mais elevados, devendo-se evitar a reposição sem determinação sérica prévia. Usualmente recomenda-se não adicionar eletrólitos nos primeiros 2 dias de parenteral e no 2º dia coletar exames determinando seus níveis séricos. O cálcio pode ser adicionado no 1º dia, mas usualmente inicia no 2º ou 3º dias, sódio é acrescido no 3º dia, e o potássio deve aguardar uma boa diurese.[31,32] Lembrar que se a mãe apresentou hipertensão arterial no final da gestação, ela pode ter recebido sulfato de magnésio, indicando a necessidade de determinação de níveis séricos antes de iniciar sua administração.

A concentração de sódio mínima deve ser 75 mEq/L da solução de nutrição parenteral para prevenir hiponatremia. Esta é a recomendação atual para lactentes (acima de 2 meses de idade) e crianças com relação à oferta de sódio, não utilizando os valores por quilograma de peso.[42,43,54]

## Vitaminas

As necessidades de **vitaminas** variam conforme a idade e a condição clínica do paciente.[32] O ideal seria realizar determinação dos níveis séricos das vitaminas, mas em geral não é possível em nosso meio. Costuma-se utilizar soluções padronizadas de mistura de vitaminas para pediatria, onde se pode adequar a dose às necessidades do paciente. Nenhuma solução de vitaminas para recém-nascidos existe no mercado brasileiro, e as quantidades devem ser ajustadas. As apresentações comerciais disponíveis em geral fornecem quantidades insuficientes de vitamina A para recém-nascidos prematuros.[31] Na prática costuma-se infundir estes elementos juntos, pois as possíveis interações entre os componentes não causam dano significativo. A solução de vitaminas disponível comercialmente no Brasil é apresentada em dois frascos (A e B), cada um com 5 mL. O frasco A contém vitaminas A (2.300 UI), $D_3$ (400 UI), E, $K_1$, $B_1$, $B_2$, $B_3$, $B_5$, $B_6$, C. O frasco B contém vitaminas $B_7$, $B_9$, $B_{12}$. A recomendação é de 2 mL/kg de cada frasco até 5 mL/dia.[31,32] O fabricante recomenda para prematuros abaixo de 1 kg de peso dose diária máxima de 1,5 mL do frasco A e 1,5 mL do frasco B. Para criança com peso entre 1 e 3 kg, dose diária máxima de 3,25 mL do frasco A e 3,25 mL do B. Para crianças acima de 3 kg recomendam-se 5 mL de cada frasco.

A bolsa com a solução de parenteral deve ser sempre protegida da luz com um invólucro opaco, assim como ficar longe da janela e de fontes de luz, como fototerapia. A luz inativa várias vitaminas e causa peroxidação tanto de vitaminas, como de lipídeos. As novas bolsas para NP são multilaminares, reduzindo já parte desta interferência, no entanto, não dispensando o uso desta proteção.

Nos pacientes em NP cuja composição de vitaminas utilizada não contenha vitamina K, é recomendado o uso desta vitamina 5 mg/semana ou com intervalos maiores, conforme o tempo de protrombina. Naqueles que recebem NP associada à NE, a administração de vitamina K pode ser dispensada, quando o controle de tempo de protrombina permanece normal.

A vitamina B12 é absorvida exclusivamente no íleo terminal e jamais outro segmento intestinal desenvolverá capacidade de absorvê-la. Os pacientes com síndrome do intestino curto que perderam este segmento intestinal deverão receber essa vitamina via intramuscular, nas doses de 100 µg/mês ou 300 µg a cada 3 meses (tem efeito cumulativo) se a composição de vitaminas utilizadas na NP não contiver vitamina B12, ou quando não estiverem mais recebendo nutrição parenteral.

## Oligoelementos

São os minerais necessários às principais funções metabólicas, em geral como cofatores fundamentais. São eles: zinco, cobre, manganês, cromo, selênio, molibdênio e iodo. Estes minerais também deveriam ser particularizados para cada paciente, e serem feitos controles laboratoriais de seus níveis séricos ou nos tecidos. No passado eram realizadas transfusões de plasma ou sangue total para administrar os oligoelementos. As soluções de oligoelementos pediátricas disponíveis contêm zinco, cobre, cromo e manganês, não oferecendo selênio nem molibdênio. O selênio é conhecido por sua função antioxidante, sendo recomendado em pacientes críticos. Em prematuros sua deficiência está associada à displasia broncopulmonar e retinopatia da prematuridade, consideradas doenças oxidativas. O selênio interfere no metabolismo do cobre. Em pacientes com NPT, sem nutrição enteral, especialmente em prematuros, é recomendável seu uso EV e na dose de 2 a 3 µg/kg/dia. As soluções de oligoelementos pediátricos existentes no mercado têm composições completamente diferentes, sendo fundamental saber do farmacêutico qual a formulação que está sendo disponibilizada, para assim se determinar a quantidade a ser prescrita.[30-32]

Considerando que o cobre em dose elevada tem certa toxicidade, especialmente hepática, recomenda-se adequar a dose de oligoelementos a este mineral, complementando com zinco na forma de sulfato de zinco, quando necessário.

As crianças com colestase não devem receber soluções de oligoelementos que contenham cobre e manganês. O zinco, selênio, molibdênio e cromo devem ser evitados ou usados com cautela, quando houver insuficiência renal. As crianças com diarreia importante, com perdas excessivas por ileostomia ou com fístulas digestivas de alto débito devem receber suplementação adicional de zinco.[30,32,36,54]

Outros componentes que podem ser adicionados à solução de parenteral são os bloqueadores H2, como a cimetidina ou a ranitidina, que estão recomendados em crianças com síndrome do intestino curto, pois hipergastrinemia é consequência da perda intestinal, e o excesso de secreção ácido-gástricos pode comprometer a ação de enzimas digestivas na luz intestinal por baixa do pH.

## ▪ Formulação, preparo e armazenamento

O preparo de NP deve ser realizado por farmacêutico em local específico seguindo as normas da portaria 272 da Secretaria de Vigilância Sanitária do Ministério da Saúde, que determina a necessidade da formação de EMTN (equipe multiprofissional de terapia nutricional) composta por médico, nutricionista, enfermeiro e farmacêutico, que tem a função de normatizar a terapia nutricional, respeitando a prescrição do médico assistente.[31]

As formulações de NP podem ser preparadas na forma 3:1 ou usando o sistema glicídico (2:1). As soluções 3:1 têm todos os seus componentes misturados: glicose, aminoácidos, lipídeos, eletrólitos, minerais, vitaminas e oligoelementos. Há suficiente respaldo na literatura para uso destas soluções que, preparadas por farmacêutico em condições ideais, conhecedor da ordem da mistura e das quantidades de cada componente que permanecem estáveis na solução final, não têm provocado qualquer complicação. Estas soluções permitem a oferta de todos os nutrientes, lembrando que o uso de lipídeos hoje definitivamente é indispensável, e a administração de forma contínua permite melhor tolerância aos lipídeos endovenosos. A solução 3:1 facilita a administração, reduzindo a manipulação do acesso com infusão de vários frascos.

O armazenamento, enquanto aguarda o início da infusão, deve ser ao abrigo da luz e sob refrigeração.[31] As soluções de NP com lipídeos podem ser armazenadas com segurança até 72 horas, e sem lipídeos até 7 dias. É improvável que as vitaminas estejam presentes nas doses desejadas após 24 horas de armazenamento das soluções, recomendando-se o preparo diário ou a não inclusão de vitaminas naquelas que ficarão armazenadas, administrando-as fora da NP. Antes de serem infundidas, as soluções devem permanecer em local seguro para retornar a temperatura ambiente. Isto deve ser feito apenas mantendo as bolsas de NP fora do refrigerador, sem receber qualquer estímulo térmico e antes da aplicação, o profissional de enfermagem deve inspecionar, se as condições da bolsa estão normais (mudança de coloração, precipitação).

Soluções de NP-padrão estão indicadas para pacientes estáveis, eutróficos, sem requerimentos especiais (pós-operatório de cirurgias eletivas gastrointestinais que exijam longo período em jejum). Estas soluções-padrão têm o equilíbrio da formulação garantido, reduzindo chance de erro no cálculo e no preparo, podendo inclusive reduzir custos.[55] NP pronta para uso *(ready-to-use)* está disponível para adultos e podem ser usadas para crianças maiores. Existem várias composições industrializadas 2:1 e 3:1, compartimentalizada em duas ou três divisões. Entre os compartimentos há dispositivo que deve ser rompido na hora da instalação, misturando todas as soluções. Estas bolsas incluem em sua composição alguns eletrólitos, mas não contêm vitaminas e oligoelementos que devem ser administrados em separado. Em virtude de seu preparo industrial, têm esterilidade garantida, podendo ser armazenadas por longo período, sem refrigeração. O prescritor deve analisar atentamente as apresentações e escolher aquela que atenda as necessidades de seu paciente.

Os Quadros 46-13 e 46-14 apresentam um cálculo simplificado para prescrição de NP.[42,43]

## ■ Cuidados de enfermagem

A seguir estão listadas as principais regras recomendadas para cuidados de cateteres: 1) a troca completa do equipo de infusão a cada 72 horas, se nela não for realizada infusão de derivados de sangue ou emulsão lipídica. Se infundir NP 3:1 (com lipídeos), trocar equipo após 24 horas do início da infusão; 2) curativo na inserção do cateter com gaze estéril e fita deve ser trocado cada 2 dias, ou quando necessário (curativo solto, úmido etc.). O curativo deve ser examinado diariamente, tocando-o externamente. Se o paciente referir dor, o curativo deverá ser aberto para inspeção. Se houver febre de origem indefinida, também se deve abrir o curati-

| QUADRO 46-13 | Cálculo simplificado para prescrição de NP$^{42,43}$ | | |
|---|---|---|---|
| | até 10 kg | 10-20 kg | > 20 kg |
| Líquidos | 100 mL/kg/dia | 1.000 + 50 mL/kg > 10 kg* | 1.500 + 20 mL/kg > 20 kg** |
| Calorias | Usar a mesma base de cálculo acima, substituindo mL por kcal | | |
| Proteínas | 2 a 3,5 gAa/kg/dia (aproximadamente 130 kcal não-proteicas/gN$^2$) ver Quadros 46-4 e 46-5 | | |
| Lipídeos | 2 a 3,5 gLip/kg/dia (ideal entre 25-30% das calorias totais). | | |
| Glicose | Em torno de 50-55% das calorias totais → TIG 4-9 mg/kg/min que pode ser ultrapassado se controlar glicosúria e/ou glicemia. | | |
| Sódio | 75 a 145 mEq/L, evitando hiponatremia | | |
| Potássio | 1-2 mEq/kg/dia (Quadro 46-6) | | |
| Cálcio | 1-2 mEq/kg/dia (máximo volume de gluconato de cálcio 10% 2,2% do volume total da solução se usar junto com fosfato de potássio) (Quadro 46-6) | | |
| Fósforo | 0,5-2,0 mMol/kg/dia (volume de fosfato de potássio 2 mEq/mL = gluconato de cálcio 10%/4,4) (Quadro 46-6) | | |
| Magnésio | 0,2-0,5 mEq/kg/dia (soma do cálcio e magnésio < 16 mEq/L) (Quadro 46-6) | | |
| Oligoelementos | Oliped® = 1 mL/kg/dia (máximo 15 mL) ou PedElement® = 0,2 mL/kg (máximo 3 mL) | | |
| Polivitaminas | Trezevit® (frasco A = 2 mL/kg até 5 mL + frasco B = 2 mL/kg até 5 mL) | | |

*50 mL por kg de peso acima de 10 kg.
**20 mL por kg de peso acima de 20 kg.

vo. Para a troca do mesmo não é necessário o uso de luvas estéreis, mas sim exaustiva lavagem de mãos. Não se recomenda o uso de pomada com antimicrobianos no curativo do cateter. Em caso de curativo transparente pode ser trocado cada 7 dias ou quando necessário; 3) não há indicação de filtros no equipo de infusão para controle de infecção, estando indicado apenas no preparo das soluções; 4) não há indicação de uso profilático de antimicrobianos endovenosos; 5) ao escolher o cateter a ser implantado, dar preferência aos cateteres de lúmen único.

O material mais recomendável para o curativo na inserção do cateter parece ser a placa de poliuretano transparente e semipermeável. Os curativos transparentes fixam de forma confiável o dispositivo, permitindo uma inspeção visual contínua da inserção do cateter, sen-

| QUADRO 46-14 | Cálculo simplificado para NP pediátrica por faixa de peso | | | | |
|---|---|---|---|---|---|
| Faixa de peso | Aminoácidos 10% (mL) | Lipídeos 20% (mL) | Glicose 50% (mL) | TIG (mg/kg/min) | Kcal ñ prot/gN$^2$ |
| Até 10 kg | 35 | 15 | 33 | 11 | 153 |
| > 10 até 40 kg | 38,8 | 13,2 | 34,1 | 6,7 | 136 |

Calcule a necessidade calórica e hídrica pela fórmula de Holiday-Segar. Divida este valor por 100 e multiplique pelo volume correspondente no Quadro 46-14. Por exemplo: criança com 14 kg: 1.200/100 = 12. (AA 10% 38,8 × 12 = 465,6 mL) (Lip 20% 13,2 × 12 = 158,4 mL) (Glic 50% 34,1 × 12 = 409,2 mL).

do possível o banho dos pacientes em chuveiro sem saturar o curativo e requerendo mudanças menos frequentes do que com gaze padrão e curativos de fita.[56]

Os cuidados de enfermagem recomendados na instalação da NP: 1) inspecionar as bolsas de solução antes de administrá-las, observando alterações da cor, presença de partículas, precipitação e separação de fases; 2) observar a temperatura do frasco, que deve estar à temperatura ambiente. As soluções devem ser conservadas em refrigeração (4°C) até o momento próximo ao início da infusão, quando devem ficar em temperatura ambiente, evitando a infusão de solução em temperatura baixa. Nunca congelar ou aquecer as soluções de NP; 3) evitar que a temperatura ambiente esteja muito alta. Em temperaturas maiores ou iguais a 30°C, podem ocorrer alterações nas soluções de aminoácidos e lipídeos; 4) verificar o rótulo observando o nome do paciente, a composição da solução e a velocidade do gotejamento; 5) colocar o horário do início no rótulo; 6) anotar no prontuário o início e o término da infusão; 7) antes de conectar o equipo com a extremidade do sistema, efetuar a antissepsia e demais cuidados com o cateter conforme normatizado pela EMTN e CCI; 8) remover as crostas de sangue e limpar o cateter; 9) programar corretamente a bomba de infusão e iniciar a administração (bomba de infusão é indispensável para a infusão de NP); 10) a luz solar ou de lâmpadas incandescentes não pode incidir no frasco de NP (atenção em pacientes em fototerapia); 11) colocar bolsa opaca em torno da bolsa de NP para protegê-la da luz; 12) não abrir o frasco para fazer acréscimos de medicamentos, pois essa conduta pode provocar contaminação ou precipitação; 13) evitar utilização do sistema de infusão para outros fins (medida de PVC, administração de sangue, plasma ou medicamentos, coleta de sangue, reposição de perdas anormais). Administrar por outra via os aditivos e complementos necessários; 14) as bolsas contendo a solução de NP e o equipo devem ser trocados diariamente ou sempre que houver solução de continuidade no sistema; 15) ao trocar os frascos e o equipo, o novo equipamento deve estar completamente preparado antes da desconexão do antigo; 16) instilar SG 10% caso termine a solução e não haja outra preparação para substituí-la imediatamente; 17) fazer curativo na pele com substância antisséptica como clorexidina alcoólica 0,5 a 2% ou conforme controle de infecção do hospital. Conforme recomendações atuais não há diferença significativa entre uso de clorexidina alcoólica, aquosa ou iodo povidine; quando o paciente estiver com cateter de demora (semi-implantáveis com *cuff* subcutâneo) e a NP não for contínua por 24 horas, o cateter pode ser fechado com heparina ou solução salina.[18,56]

Caso ocorra obstrução do cateter por coágulo, o método mais efetivo para desobstruí-lo é com a utilização de estreptoquinase (5.000 UI em 2 ou 3 mL). Essa deve ser infundida no cateter e mantida por algumas horas. Posteriormente, orienta-se aspirar ou realizar movimentos de injetar/aspirar com uma seringa de pequeno volume (1 ou 3 mL), tentando mobilizar o coágulo. Esse procedimento deve ser feito com calma, de preferência por pessoal treinado.

Em geral é utilizado o gotejamento contínuo em 24 horas, que tem maior estabilidade de nível glicêmico, menor risco de sobrecarga hídrica. Uso de bomba de infusão é fundamental para segura administração de nutrição parenteral.[30-32,57]

## Controle clínico

Para acompanhar clinicamente um paciente em NP devemos ter os seguintes cuidados: 1) exame clínico diário completo (atividade, estado geral, cor da pele e mucosas, hidratação, perfusão periférica, pulsos, respiração, acesso venoso, edemas etc.); 2) controle de sinais vitais cada 4 horas; 3) peso diário; 4) balanço hídrico rigoroso; 5) controle semanal de estatura e perímetro cefálico em prematuros; 6) controle laboratorial (Quadro 46-15).[30,31]

Proteinúria, gasometria, culturais (hemoculturas, uroculturas, pontas de cateteres, secreções) ou repetições mais frequentes dos exames laboratoriais serão realizadas sempre que existirem indicações específicas.

Nos RNs submetidos à NP devem ser avaliados o peso diário, o perímetro cefálico semanal e o comprimento semanal. Os demais controles, conforme Quadro 46-15. Em RNPT, principalmente menores do que 32 semanas ou 1.500 g, devem-se determinar cálcio, fósforo e fosfatase alcalina na 2ª semana de vida e depois, a cada 15 dias. O ideal é que todas essas determinações laboratoriais sejam realizadas por micrométodos, para se evitarem a espoliação de sangue e a necessidade de transfusões.

## Complicações

A complicação mais frequente da NP é infecção. O Comitê de Recomendações na Prática de Controle de Infecções Hospitalares define como sepse de cateter:[58] hemoculturas positivas com o mesmo agente (espécie e antibiograma) de sangue colhido pelo cateter e de veia periférica, com clínica de sepse, sem outro foco aparente. Na ausência de confirmação labora-

**QUADRO 46-15** — Controle laboratorial[30,31]

|  | Primeira semana | A seguir |
| --- | --- | --- |
| Sódio, potássio e cálcio | Cada 2 ou 4 dias* | Semanal |
| Fósforo e magnésio | Semanal* | Se necessário |
| Ureia e creatinina | Cada 3 dias | Semanal |
| Glicemia | Cada 2 ou 3 dias* | Semanal |
| Glicemia capilar | 3 vezes ao dia | Conforme necessário |
| Triglicerídeos e colesterol | Cada 2 ou 3 dias | Semanal ou quando aumentar infusão de lipídeos |
| TGO, TGP, GGT | Semanal | Semanal |
| Turvação plasmática | Se possível cada 2 dias | Semanal |
| Glicosúria | Cada 8 horas | Diário |
| Densidade urinária | Cada 8 horas | Diário |
| Pré-albumina | Semanal | Semanal |
| Hemograma | Semanal | Semanal |
| Albumina | Avaliação inicial | Cada 3 semanas |

*Quando houver risco de síndrome de realimentação está indicada coleta diária.

torial, a melhora dos sintomas depois da retirada do cateter pode ser indicativa desse diagnóstico. É recomendável a coleta de sangue do cateter e periférico para hemocultura.[32] Em paciente usando cateter comum, quando houver suspeita de infecção de cateter, deve ser considerada sua retirada. Não é recomendável a colocação de um novo cateter imediatamente, pois ele tem grande chance de ser colonizado. O ideal, sempre que possível, é manter um acesso periférico por 48 horas e então implantar o novo cateter. Neste período a NP deve ser recalculada para redução da osmolaridade. Quanto ao tratamento antibiótico, deve ser consultado o controle de infecção de seu hospital para decidir a partir da sensibilidade dos agentes bacterianos locais. Costuma-se indicar o uso da vancomicina para cobertura de estafilococo e considerar a cobertura empírica para bacilos Gram-negativos, que deve basear-se em dados de susceptibilidade antimicrobiana locais. Escolhas apropriadas incluem uma cefalosporina de 4ª geração, um carbapenêmico ou uma combinação de inibidor de betalactamase com ou sem um aminoglicosídeo, enquanto se aguarda a identificação do agente e o antibiograma das hemoculturas.[59,60] Os antibióticos devem ser administrados preferentemente pelo próprio cateter, nem que seja uma das doses quando da troca de bolsas para evitar interrupção da infusão da NP.

Quando o paciente faz uso de cateter de longa duração (PICC de silicone, semi-implantáveis ou totalmente implantáveis) é recomendável a tentativa de tratamento da infecção sem retirada do cateter. Nos pacientes em NP cíclica utiliza-se o antibiótico antes e após a infusão de NP de 12 em 12 horas. Após os resultados, mantém-se apenas o antibiótico específico. Em caso de infecção por estafilococo, mantemos a vancomicina por 21 dias. As infecções por estafilococos costumam ser debeladas com a utilização de vancomicina, mesmo quando ocorre celulite do túnel, permitindo a manutenção do cateter. As infecções por Gram-negativos também costumam responder ao tratamento com antibióticos. Nas infecções por fungo, está sempre indicada a imediata retirada do cateter.

Outra complicação, em pacientes desnutridos ou com longo período de jejum, pode ser a Síndrome da Realimentação, citada anteriormente. O início da terapia nutricional nestas crianças deve ser cauteloso e acompanhado de perto. Para reduzir o risco de complicações da realimentação, várias condições são necessárias na fase inicial da alimentação de lactentes e crianças desnutridos graves: redução de volume e sódio e monitorizar retenção hídrica; iniciar com oferta de 50% da NP calculada no primeiro dia e progredir para as metas calórico-proteicas em 3 ou até 5 dias, monitorizando os sinais indicativos de síndrome de realimentação: sinais vitais, hiperglicemia, hipofosfatemia, hipomagnesemia e hipocalemia.[32]

As complicações metabólicas da nutrição parenteral podem ser muitas, e o cuidadoso acompanhamento clínico e laboratorial do paciente costuma detectá-las. Não vamos descrevê-las todas, mas citamos as alterações da função hepática, pela frequência com que ocorrem. Em geral ocorrem quando o paciente em uso de NP apresenta concomitantemente sepse e principalmente quando não está utilizando nutrição enteral. Muitos autores têm sugerido que a solução de lipídeos, especialmente aquelas com óleo de soja isolado, seja o componente da NP mais envolvido com a hepatotoxicidade, em razão de seu efeito pró-inflamatório.[32,39,61] Nos pacientes com NP prolongada o uso de ácido ursodeoxicólico parece prevenir as alterações hepáticas, sendo recomendada sua administração na dose de 10 a 30 mg/kg/dia. A síndrome de sobrecarga de gordura é um quadro raro, caracterizado por extrema elevação de triglicerídeos séricos, febre, hepatoesplenomegalia, coagulopatia e disfunção de órgãos. Por isso, os níveis séricos de triglicerídeos também devem ser monitorizados.[32] A elevação de provas hepáticas em pacientes em terapia intensiva usando nutrição parenteral é multifatorial, e o entendimento dos fatores envolvidos é importante. Estas alterações agudas nestes pacientes são reversíveis e de bom prognóstico, devendo ser estabelecidas prioridades, sendo a terapia nutricional em nossa opinião prioritária.[30,32]

## REFERÊNCIAS BIBLIOGRÁFICAS

1. Einloft P, Garcia P, Piva J et al. Perfil epidemiológico de dezesseis anos de uma unidade de terapia intensiva pediátrica. *Rev Saude Publica* 2002;36(6):728-33.
2. Leite H, Isatugo M, Sawaki L et al. Anthropometric nutritional assessment of critically ill hospitalized children. *Revista Paulista de Medicina* 1993;111(1):309-13.
3. Hulst JM, van Goudoever JB, Zimmermann LJ et al. The effect of cumulative energy and protein deficiency on anthropometric parameters in a pediatric ICU population. *Clin Nutr* 2004;23(6):1381-89.
4. Oosterveld MJ, Van Der Kuip M, De Meer K et al. Energy expenditure and balance following pediatric intensive care unit admission: a longitudinal study of critically ill children. *Pediatr Crit Care Med* 2006;7(2):147-53.
5. Mehta NM, Compher C, Directors ASPENBo. A.S.P.E.N. Clinical Guidelines: nutrition support of the critically ill child. *J Parenter Enteral Nutr* 2009;33(3):260-76.
6. Fung EB. Estimating energy expenditure in critically ill adults and children. *AACN Clin Issues* 2000;11(4):480-97.
7. McCall M, Jeejeebhoy K, Pencharz P, Moulton R. Effect of neuromuscular blockade on energy expenditure in patients with severe head injury. *JPEN J Parenter Enteral Nutr* 2003;27(1):27-35.
8. Vazquez Martinez JL, Martinez-Romillo PD, Diez Sebastian J et al. Predicted versus measured energy expenditure by continuous, online indirect calorimetry in ventilated, critically ill children during the early postinjury period. *Pediatr Crit Care Med.* 2004;5(1):19-27.
9. van der Kuip M, Oosterveld MJ, van Bokhorst-de van der Schueren MA et al. Nutritional support in 111 pediatric intensive care units: a European survey. *Intensive Care Med* 2004;30(9):1807-13.
10. Taylor RM, Preedy VR, Baker AJ et al. Nutritional support in critically ill children. *Clin Nutr* 2003;22(4):365-69.
11. Group WMGRS. WHO Child Growth Standards based on length/height, weight and age. *Acta Paediatr Suppl* 2006;450:76-85.
12. Assunção MC, Muniz LC, Dumith SC et al. Predictors of body mass index change from 11 to 15 years of age: the 1993 Pelotas (Brazil) birth cohort study. *J Adolesc Health* 2012;51(6 Suppl):S65-69.
13. Hulst JM, Zwart H, Hop WC et al. Dutch national survey to test the STRONGkids nutritional risk screening tool in hospitalized children. *Clin Nutr* 2010;29(1):106-11.
14. Ling RE, Hedges V, B SP. Nutritional risk in hospitalised children: An assessment of two instruments. *e-SPEN, the European e-Journal of Clinical Nutrition and metabolism* [Internet] 2011; 6:e153-e7.
15. Pollack MM, Wiley JS, Kanter R et al. Malnutrition in critically ill infants and children. *JPEN J Parenter Enteral Nutr* 1982;6(1):20-24.
16. Pollack MM, Ruttimann UE, Wiley JS. Nutritional depletions in critically ill children: associations with physiologic instability and increased quantity of care. *JPEN J Parenter Enteral Nutr* 1985;9(3):309-13.

17. Adan D, La Gamma EF, Browne LE. Nutritional management and the multisystem organ failure/systemic inflammatory response syndrome in critically ill preterm neonates. *Crit Care Clin* 1995;11(3):751-84.
18. Brooke OG, Wood C, Butters F. The body proportions for small-for-dates infants. *Early Hum Dev* 1984;10(1-2):85-94.
19. Bistrian BR, Blackburn GL, Scrimshaw NS et al. Cellular immunity in semistarved states in hospitalized adults. *Am J Clin Nutr* 1975;28(10):1148-55.
20. Jatene F, Bernardo W. *DITEN – Diretrizes em Terapia Nutricional*. Brasileira AM, editor. São Paulo: AMB, 2012.
21. Sion-Sarid R, Cohen J, Houri Z et al. Indirect calorimetry: a guide for optimizing nutritional support in the critically ill child. *Nutrition* 2013;29(9):1094-99.
22. Kyle UG, Arriaza A, Esposito M et al. Is indirect calorimetry a necessity or a luxury in the pediatric intensive care unit? *J Parenter Enteral Nutr* 2012;36(2):177-82.
23. Holliday MA, Segar WE. The maintenance need for water in parenteral fluid therapy. *Pediatrics* 1957;19(5):823-32.
24. Afzal NA, Addai S, Fagbemi A et al. Refeeding syndrome with enteral nutrition in children: a case report, literature review and clinical guidelines. *Clin Nutr* 2002;21(6):515-20.
25. Mizumoto H, Mikami M, Oda H et al. Refeeding syndrome in a small-for-dates micro-preemie receiving early parenteral nutrition. *Pediatr Int* 2012;54(5):715-17.
26. Bankhead R, Boullata J, Brantley S et al. Enteral nutrition practice recommendations. *J Parenter Enteral Nutr* 2009;33(2):122-67.
27. Spolidoro J, Eloi J, Epifanio M et al. Nutrição enteral e fórmulas infantis. In: Ltda EM, editor. *Gastroenterologia e Nutrição em Pediatria*. 1. Barueri, SP 2012. p. 751-87.
28. Koletzko B, Baker S, Cleghorn G et al. Global standard for the composition of infant formula: recommendations of an ESPGHAN coordinated international expert group. *J Pediatr Gastroenterol Nutr* 2005;41(5):584-99.
29. Koletzko B, Bhutta ZA, Cai W et al. Compositional requirements of follow-up formula for use in infancy: recommendations of an international expert group coordinated by the early nutrition academy. *Ann Nutr Metab* 2013;62(1):44-54.
30. Spolidoro JV. Parenteral nutrition in pediatrics. *J Pediatr* 2000;76(Suppl 3):S339-48.
31. Spolidoro J, Edom P, Epifanio M et al. Nutrição parenteral. In: Carvalho E, Silva L, Ferreira C. (Eds.). *Gastroenterologia e nutrição*. São Paulo: Manole, 2012. p. 788-812.
32. Koletzko B, Goulet O, Hunt J et al. Guidelines on paediatric parenteral nutrition of the European Society of Paediatric Gastroenterology, Hepatology and Nutrition (ESPGHAN) and the European Society for Clinical Nutrition and Metabolism (ESPEN), Supported by the European Society of Paediatric Research (ESPR). *J Pediatr Gastroenterol Nutr* 2005;41(Suppl 2):S1-87.
33. Kashyap S, Schulze KF, Ramakrishnan R et al. Evaluation of a mathematical model for predicting the relationship between protein and energy intakes of low-birth-weight infants and the rate and composition of weight gain. *Pediatr Res* 1994;35(6):704-12.
34. Van Goudoever JB, Colen T, Wattimena JL et al. Immediate commencement of amino acid supplementation in preterm infants: effect on serum amino acid concentrations and protein kinetics on the first day of life. *J Pediatr* 1995;127(3):458-65.
35. Force ABoDatCGT. Guidelines for the use of parenteral and enteral nutrition in adult and pediatric patients. *J Parenter Enteral Nutr* 2002;26(1 Suppl):1SA-138SA.
36. Mirtallo JM, Dasta JF, Kleinschmidt KC et al. State of the art review: Intravenous fat emulsions: Current applications, safety profile, and clinical implications. *Ann Pharmacother* 2010;44(4):688-700.

37. Cowl CT, Weinstock JV, Al-Jurf A et al. Complications and cost associated with parenteral nutrition delivered to hospitalized patients through either subclavian or peripherally-inserted central catheters. *Clin Nutr* 2000;19(4):237-43.
38. Janes M, Kalyn A, Pinelli J et al. A randomized trial comparing peripherally inserted central venous catheters and peripheral intravenous catheters in infants with very low birth weight. *J Pediatr Surg* 2000;35(7):1040-44.
39. Colomb V, Jobert-Giraud A, Lacaille F et al. Role of lipid emulsions in cholestasis associated with long-term parenteral nutrition in children. *J Parenter Enteral Nutr* 2000;24(6):345-50.
40. Bozzetti F, Forbes A. The ESPEN clinical practice Guidelines on Parenteral Nutrition: present status and perspectives for future research. *Clin Nutr* 2009;28(4):359-64.
41. Chawla D, Thukral A, Agarwal R et al. Parenteral nutrition. *Indian J Pediatr* 2008;75(4):377-83.
42. Neville KA, Sandeman DJ, Rubinstein A et al. Prevention of hyponatremia during maintenance intravenous fluid administration: a prospective randomized study of fluid type versus fluid rate. *J Pediatr* 2010;156(2):313-9.e1-2.
43. Coulthard MG. Will changing maintenance intravenous fluid from 0.18% to 0.45% saline do more harm than good? *Arch Dis Child* 2008;93(4):335-40.
44. Donnell SC, Lloyd DA, Eaton S et al. The metabolic response to intravenous medium-chain triglycerides in infants after surgery. *J Pediatr* 2002;141(5):689-94.
45. Radermacher P, Santak B, Strobach H et al. Fat emulsions containing medium chain triglycerides in patients with sepsis syndrome: effects on pulmonary hemodynamics and gas exchange. *Intensive Care Med* 1992;18(4):231-34.
46. Roth B, Ekelund M, Fan BG et al. Biochemical and ultrastructural reactions to parenteral nutrition with two different fat emulsions in rats. *Intensive Care Med* 1998;24(7):716-24.
47. Smirniotis V, Kostopanagiotou G, Vassiliou J et al. Long chain versus medium chain lipids in patients with ARDS: effects on pulmonary haemodynamics and gas exchange. *Intensive Care Med* 1998;24(10):1029-33.
48. Yeh SL, Lin MT, Chen WJ. MCT/LCT emulsion ameliorate liver fat deposition in insulin-treated diabetic rats receiving total parenteral nutrition. *Clin Nutr* 1998;17(6):273-77.
49. Calder PC, Jensen GL, Koletzko BV, Singer P, Wanten GJ. Lipid emulsions in parenteral nutrition of intensive care patients: current thinking and future directions. *Intensive Care Med* 2010;36(5):735-49.
50. Goulet O, de Potter S, Antébi H et al. Long-term efficacy and safety of a new olive oil-based intravenous fat emulsion in pediatric patients: a double-blind randomized study. *Am J Clin Nutr* 1999;70(3):338-45.
51. de Meijer VE, Gura KM, Meisel JA et al. Parenteral fish oil monotherapy in the management of patients with parenteral nutrition-associated liver disease. *Arch Surg* 2010;145(6):547-51.
52. Fallon EM, Le HD, Puder M. Prevention of parenteral nutrition-associated liver disease: role of omega-3 fish oil. *Curr Opin Organ Transplant* 2010;15(3):334-40.
53. Ziegler EE. Protein requirements of very low birth weight infants. *J Pediatr Gastroenterol Nutr* 2007;45(Suppl 3):S170-74.
54. Holliday MA, Ray PE, Friedman AL. Fluid therapy for children: facts, fashions and questions. *Arch Dis Child* 2007;92(6):546-50.
55. Beecroft C, Martin H, Puntis JW. How often do parenteral nutrition prescriptions for the newborn need to be individualized? *Clin Nutr* 1999;18(2):83-85.
56. O'Grady NP, Alexander M, Burns LA et al. Guidelines for the prevention of intravascular catheter-related infections. *Clin Infect Dis* 2011;52(9):e162-93.
57. Ramritu P, Halton K, Cook D et al. Catheter-related bloodstream infections in intensive care units: a systematic review with meta-analysis. *J Adv Nurs* 2008;62(1):3-21.
58. Zingg W, Sax H, Inan C et al. Hospital-wide surveillance of catheter-related bloodstream infection: from the expected to the unexpected. *J Hosp Infect* 2009;73(1):41-46.

59. Mermel LA, Allon M, Bouza E *et al.* Clinical practice guidelines for the diagnosis and management of intravascular catheter-related infection: 2009 Update by the Infectious Diseases Society of America. *Clin Infect Dis* 2009;49(1):1-45.
60. Han Z, Liang SY, Marschall J. Current strategies for the prevention and management of central line-associated bloodstream infections. *Infect Drug Resist* 2010;3:147-63.
61. Kaufman SS. Prevention of parenteral nutrition-associated liver disease in children. *Pediatr Transplant* 2002;6(1):37-42.

# 47 Urgências Cirúrgicas em UTI e Emergências Pediátricas

*José Carlos Fraga*

## INTRODUÇÃO

Algumas doenças na criança internada em Unidades de Emergência e de Tratamento Intensivo necessitam de cirurgia de urgência, e é importante que o médico intensivista esteja atento para fazer o diagnóstico, e prontamente encaminhar para o cirurgião pediátrico realizar o tratamento cirúrgico necessário.

De uma maneira prática e didática, apresentaremos a seguir as doenças mais comuns dos sistemas respiratório, digestivo e urinário que necessitam de cirurgia de urgência, enfatizando as manifestações clínicas, exames diagnósticos e tipos de tratamento cirúrgico.

## URGÊNCIAS CIRÚRGICAS RESPIRATÓRIAS

### ■ Aspiração de corpo estranho

A presença de material estranho na via aérea da criança é uma importante causa de morbidade e mortalidade. Em alguns países, o corpo estranho é a principal causa de morte por acidente em crianças abaixo de 1 ano de idade. Na idade pediátrica, cerca de 75% dos corpos estranhos aspirados para a via aérea ocorrem em crianças menores de 3 anos de idade.[1] Os meninos são afetados 2 vezes mais do que as meninas.

Logo após a aspiração de material estranho, a criança pode apresentar tosse intensa, sibilância, vômito, palidez, cianose ou episódios breves de apneia. Após estas manifestações dramáticas iniciais, o quadro clínico geralmente se atenua ou mesmo desaparece completamente. Este pequeno intervalo de tempo em que a criança se encontra assintomática pode dar a falsa impressão ao observador de que o corpo estranho possa ter sido expelido pela tosse, ou mesmo deglutido.[2]

A apresentação clínica da criança com aspiração de corpo estranho na via aérea depende do tamanho e da localização do material aspirado. Um objeto localizado na laringe pode ocasionar morte por asfixia ou, em casos de pequenos objetos, rouquidão, estridor e tosse. Materiais estranhos localizados na traqueia provocam maior dificuldade do que quando localizados nos brônquios, sendo que a manifestação clínica pode variar desde a asfixia à dispneia, com tosse irritativa constante; nos brônquios, esses materiais geralmente ocasionam tosse persistente, com discreta dificuldade respiratória.

Nas crianças com suspeita de aspiração de corpo estranho, após a obtenção de uma história e exame clínico detalhados, deve-se realizar estudo radiológico do tórax em inspiração e expiração (incidências anteroposterior e em perfil). Apesar de apenas 10% dos materiais aspirados serem radiopacos, podem ser observadas alterações radiológicas decorrentes da obstrução da via aérea. A anormalidade radiológica clássica é a hiperinsuflação pulmonar localizada, que é secundária a um mecanismo valvular provocado pelo corpo estranho: o ar entra na inspiração, mas não consegue sair na expiração. Em cerca de 25% dos pacientes com aspiração, o corpo estranho oclui totalmente a luz brônquica, ocasionando atelectasia. Algumas crianças com aspiração de corpo estranho podem apresentar exames clínico e radiológico de tórax totalmente normais. Portanto, a ausência de anormalidades clínicas e radiológicas não exclui a presença de corpo estranho na via aérea. A constatação de história sugestiva de aspiração já é suficiente para a indicação de broncoscopia.[3]

Quanto ao tipo de material aspirado, podem-se observar tanto materiais vegetais como não vegetais. Entretanto, o material mais comumente aspirado é o grão de amendoim.

O tratamento para crianças com aspiração de corpo estranho é a retirada endoscópica com equipamento rígido ou flexível. Raramente os materiais não podem retirados por endoscopia, tendo que ser removidos por toracotomia e broncotomia.

## ■ Pneumotórax

O pneumotórax é definido como a presença de ar no espaço pleural, que determina colapso pulmonar secundário. Embora o ar possa originar-se de diferentes locais, a causa mais comum de fuga aérea é o vazamento decorrente da perfuração do pulmão e da pleura visceral. O pneumotórax pode ser classificado de acordo com sua etiologia e apresentação clínica.[4] O tipo espontâneo primário é aquele que ocorre na criança sem nenhuma doença pulmonar. O espontâneo secundário ocorre em crianças com evidência clínica ou radiológica de doença pulmonar subjacente. O pneumotórax traumático é resultado de trauma torácico fechado ou penetrante, que ocasione ruptura de brônquio, pulmão ou esôfago. Quando ocorre a ruptura concomitante da parede torácica, o pneumotórax é denominado de aberto. O pneumotórax iatrogênico é secundário a procedimentos diagnósticos e terapêuticos realizados na cavidade torácica.[5] O pneumotórax adquirido é mais comumente iatrogênico. A realização de acesso venoso central, toracocentese e biópsia de pulmão por agulha (transtorácica ou transbrônquica) são causas frequentes de pneumotórax. Apesar de sua ocorrência estar relacionada com a experiência do médico, o risco do pneumotórax está sempre presente na realização destes procedimentos. O pneumotórax que ocorre em criança em ventilação mecânica é decorrente de barotrauma. Ele é bastante comum no período neonatal, mas pode ocorrer em crianças de qualquer idade submetidas à ventilação mecânica. A maioria apresenta-se como pneumotórax hipertensivo, decorrente de um mecanismo valvular unidirecional, que permite apenas a entrada do ar na cavidade pleural. Como o ar entra, mas não sai, há inicialmente uma compressão do pulmão homolateral. Com o acúmulo progressivo de ar, há compressão e hipoventilação também do pulmão contralateral. Esta progressão ocorre rapidamente, levando à insuficiência respiratória súbita. A compressão do mediastino também ocasiona dificuldade do retorno venoso, com consequente colapso cardiovascular. Se não for drenado imediatamente, a criança evolui para parada cardíaca.

O tratamento do pneumotórax espontâneo depende do tamanho e da presença ou ausência de sintomas. Pneumotórax pequeno (menos que 20%), não associado a manifestações clínicas e sem progressão em radiografias seriadas, pode ter tratamento expectante. É recomendado que estes pacientes sejam internados em hospital, recebam oxigênio suplementar, e sejam observados por cerca de 24 a 48 horas, especialmente pelo risco de desenvolverem pneumotórax hipertensivo. A principal inconveniência deste tipo de abordagem é a duração do pneumotórax, que excede muito àquela dos pacientes submetidos à drenagem torácica. Portanto, o tratamento expectante deve ser utilizado em situações específicas (pneumotórax pequeno). Caso não ocorra expansão completa após 7 dias, deve-se realizar aspiração com pequeno cateter ou drenagem torácica, em razão do risco de encarceramento pulmonar e necessidade de abordagem cirúrgica.[5]

Pneumotórax com manifestações clínicas, que determinam colapso pulmonar, e que aumentam em radiografias seriadas necessita de tratamento.[5] O tratamento preconizado nestas crianças é a drenagem torácica, sendo que apenas raramente optamos pela punção torácica esvaziadora. Os pneumotórax hipertensivo e aberto são condições emergenciais, pois provocam risco de vida imediato e devem ser drenados de emergência.

O pneumotórax decorrente de ventilação mecânica é bastante comum em crianças internadas em UTIP, especialmente em crianças com síndrome da angústia respiratória, submetidas à ventilação com pressão positiva expiratória. A maioria destes pneumotórax se apresenta como pneumotórax hipertensivo, e necessita de drenagem torácica de emergência. Eles apresentam mecanismo valvular unidirecional, que permite apenas a entrada do ar na cavidade pleural, mas impede sua saída. Como o ar entra, mas não sai, há inicialmente uma compressão do pulmão homolateral e, após, pelo desvio do mediastino, também do pulmão contralateral. Esta sequência de eventos geralmente ocorre rapidamente, levando à insuficiência respiratória súbita. A compressão do mediastino também ocasiona dificuldade do retorno venoso, com consequente colapso cardiovascular.

A identificação do pneumotórax hipertensivo pode ser realizada rapidamente pela observação de alguns sinais clínicos, como cianose súbita, diminuição do murmúrio vesicular e abaulamento do hemitórax afetado. Estas anormalidades em geral estão associadas à necessidade de aumento dos parâmetros ventilatórios. Na suspeita de um pneumotórax hipertensivo, deve-se realizar drenagem torácica de urgência; se a drenagem não puder ser realizada imediatamente, deve-se puncionar a cavidade pleural com cateter calibroso (*abocath* 16 ou 18), no quarto espaço intercostal, na linha axilar média ou anterior, e aspirar o ar com seringa. Após a retirada da maior quantidade possível de ar, a agulha é conectada a um frasco de drenagem através de um cateter plástico. O tratamento definitivo do pneumotórax é realizado o mais breve possível pelo cirurgião, através da colocação de um dreno torácico que é mantido em aspiração contínua. A recorrência do pneumotórax durante a drenagem torácica do pneumotórax hipertensivo não é incomum. Nesta circunstância, se o tubo existente estiver comprovadamente obstruído, ele deve ser trocado; se o tubo não estiver ocluído, deve ser colocado dreno mais calibroso ou, em caso de pneumotórax loculado, deve ser colocado outro dreno no local da loculação. Nós não recomendamos a lavagem do tubo torácico obstruído com solução salina, agente fibrinolítico ou qualquer outra solução, porque qualquer manipulação deste tipo pode aumentar o risco de contaminação do espaço pleural.

Algumas crianças necessitam de cirurgia para o tratamento do pneumotórax. As principais indicações de intervenção cirúrgica são fístula aérea persistente, impossibilidade de expansão pulmonar depois de adequada drenagem, paciente com somente um pulmão (pneumonectomia prévia) e que apresente recorrência do pneumotórax.[5,6]

A cirurgia pode ser indicada no primeiro episódio de pneumotórax espontâneo, se houver saída de ar persistente pelo dreno torácico por mais de 5 a 7 dias, ou em casos de impossibilidade de reexpansão do pulmão. Crianças com fibrose cística que apresentam o primeiro episódio de pneumotórax também devem ser operadas. Na cirurgia, prefere-se a remoção das bolhas subpleurais ou da área responsável pela fístula pleural, associada à remoção da porção apical da pleural parietal e abrasão da pleura restante. Isto em geral é realizado por toracoscopia ou toracotomia (posterolateral ou axilar). Em virtude da aderência significativa provocada pelo uso intrapleural de agentes químicos (tetraciclina, talco etc.), que dificultariam uma toracotomia futura, especialmente ressecção ou mesmo transplante de pulmão, a pleurodese química é indicada em apenas casos selecionados de pneumotórax recorrente.[5]

Pneumotórax decorrente de barotrauma deve ser drenado, pois as crianças em ventilação mecânica já estão com comprometimento pulmonar, e este tipo de pneumotórax tem alta tendência de evolução para o pneumotórax hipertensivo.[6] Também preconizamos a drenagem de pneumotórax associado a trauma torácico, em crianças em ventilação mecânica ou que apresentem qualquer outra lesão associada.

## ■ Derrame pleural parapneumônico

Derrame pleural ocorre frequentemente em crianças com pneumonia, com incidência variando de 21 a 91%.[7] Este derrame pleural pode ser *complicado* e *não complicado*.[8] O derrame parapneumônico *não complicado* é um exsudato reacional à infecção pulmonar adjacente, e em geral é reabsorvido com o tratamento antibiótico e cura da infecção pulmonar. Ele é um derrame não purulento, sem germes no exame direto (Gram) ou na cultura, com análise bioquímica mostrando pH maior que 7,2, glicose maior que 40 mg/dL e desidrogenase láctica (LDH) menor do que 1.000 UI/L.[8] O derrame parapneumônico *complicado* é purulento, ou apresenta gérmen na cultura ou no Gram, ou a análise bioquímica mostra pH menor que 7, glicose menor do que 40 mg/dL e LDH maior do que 1.000 UI/L. O empiema, definido como o acúmulo de pus intrapleural, é o típico derrame parapneumônico complicado.

A evolução do derrame pleural parapneumônico exibe três fases bem distintas.[9] Se ele for inadequadamente tratado, ele pode progredir através de todas as fases.[8] A primeira, denominada de **fase aguda ou exsudativa** (tão curta quanto 48 horas), é caracterizada pela rápida efusão de fluido estéril para o espaço pleural. Neste estágio, o líquido tem pequena quantidade de leucócitos e LDH, bem como níveis normais de pH e glicose, e pode ser facilmente drenado, e o pulmão reexpande rapidamente.[10] Se o tratamento antibiótico não for adequado, em algum momento as bactérias do processo pneumônico contíguo invadem o espaço pleural, iniciando a segunda fase, denominada de **fase fibrinopurulenta** (de 2 a 10 dias do início do processo). Este estágio é caracterizado pelo acúmulo de grande quantidade de líquido pleural, com muitos leucócitos polimorfonucleares, bactérias e restos celulares. Fibrina é a seguir formada e depositada sobre ambas as pleuras visceral e parietal, havendo uma tendência à formação de septos, com loculação do derrame. A loculação previne a disseminação do empiema, mas torna difícil a remoção do líquido da cavidade pleural. À medida que este estágio progride, o líquido pleural tende a apresentar baixos níveis de pH e glicose e elevados valores de LDH.⁸ Para ocorrer reexpansão do pulmão é necessário ruptura dos septos e remoção de toda a fibrina. A última fase, denominada de **fase organizada** (2 a 4 semanas após infecção primária), é caracterizada pela presença de fibroblastos nas superfícies de ambas pleuras visceral e parietal, que originam uma membrana espessa e inelástica que cobre o pulmão e reduz sua expansibilidade. Mesmo após a remoção de todo o líquido e a fibrina da cavidade pleural, não ocorre a expansão completa do pulmão. Neste estágio, o líquido pleural é espesso, e se o paciente não for adequadamente tratado, o fluido pode drenar espontaneamente para o pulmão, produzindo uma fístula broncopleural.⁸

A apresentação clínica do derrame parapneumônico é indistinguível daquela da pneumonia subjacente, e geralmente ambas se manifestam por febre, taquicardia, taquipneia, dispneia e tosse produtiva. Crianças maiores podem queixar-se de dor torácica pleurítica. Exame clínico mostra redução do murmúrio vesicular e macicez à percussão do hemitórax envolvido. O diagnóstico é feito frequentemente por radiografia de tórax obtida em posições anteroposterior e em perfil. Ecografia é o melhor exame para diagnóstico de líquido pleural e, principalmente, da presença e quantidade de fibrina neste líquido, determinando o estágio do derrame.¹¹

O tratamento cirúrgico do derrame parapneumônico complicado na criança é controverso, e tem sido com base na experiência pessoal e no limitado número de casos relatados na literatura.¹² As decisões cirúrgicas são influenciadas por uma série de variáveis, como idade e estado clínico do paciente, resposta à antibioticoterapia, microrganismos na cultura, estágio da doença e duração do empiema. Os tratamentos possíveis incluem somente antibióticos, ou antibióticos associados à toracocentese, drenagem torácica fechada, fibrinolíticos, toracoscopia, minitoracotomia, drenagem torácica aberta ou toracotomia usual. Recentes estudos têm enfatizado a importância do tratamento precoce e agressivo do derrame parapneumônico complicado. Embora o manejo permaneça controverso, é importante, além do uso de antibióticos parenterais adequados, que este derrame seja tratado o mais precoce possível, e de acordo com o estágio de evolução da doença.¹³,¹⁴

O manejo do derrame parapneumônico complicado tem sido baseado no conhecimento da história natural do derrame, sendo que o tipo de drenagem cirúrgica depende do estágio do mesmo. Após o diagnóstico de derrame pleural parapneumônico, indicamos ecografia em todas as crianças para avaliação da quantidade de líquido, e se há septos ou líquido loculado.¹⁵ Estes achados confirmam o estágio II ou fibrinopurulento. Nestas crianças, o dreno torácico não pode remover todo o material fibrinopurulento, nem pode romper os septos e permitir a drenagem de derrames loculados, havendo necessidade inicialmente da limpeza da cavidade pleural, que pode ser realizada por toracotomia ou por videotoracoscopia. Se o derrame pleural for livre e de quantidade considerável (distância do parênquima pulmonar à parede torácica for de, no mínimo, 1 cm), sem septações ou loculações, realiza-se toracocentese diagnóstica. Se o líquido for complicado, considera-se que este derrame está no estágio I, indicando-se drenagem torácica fechada com dreno tubular.¹⁵ Naquelas crianças com diagnóstico tardio do derrame complicado, ou com evolução arrastada da pneumonia, com derrame pleural associado a encarceramento pulmonar (estágio III do empiema), é necessária a realização de drenagem do líquido e liberação do pulmão encarcerado por toracotomia naqueles pacientes clinicamente estáveis, ou a realização de pleurostomia naqueles sem condições clínicas de suportar cirurgia de grande porte.[15] A utilização intrapleural de fibrinolíticos para degradação de derrame pleural septado e aumentar a drenagem pelo dreno torácico foi descrita pela primeira vez, em 1950, e tem sido realizada em crianças.[7] Sonnappa e St. Peter recentemente publicaram estudos prospectivos randomizados, comparando videotoracoscopia à terapia fibrinolítica.[16,17] Ambos demonstraram que a terapia com dreno torácico e fibrinolítico é efetiva e segura, mas não provaram ser superior ao tratamento com videotoracoscopia, com exceção do custo hospitalar, que foi menor. No Brasil, a uroquinase não é disponível e a alteplase tem um custo elevado, de tal modo que o uso de fibrinolíticos ainda não foi incorporado à rotina de tratamento de crianças com DPPC.

## URGÊNCIAS CIRÚRGICAS ABDOMINAIS

### ■ Estenose hipertrófica de piloro

A estenose hipertrófica de piloro (EHP) é definida como a hipertrofia adquirida, sem hiperplasia, da musculatura circular pilórica, que projeta o músculo espessado para o lúmen duodenal, com reflexão da mucosa e obstrução do esvaziamento gástrico. O canal pilórico torna-se, então, estreitado, alongado e espessado.[18]

A incidência da EHP vem crescendo, sendo atualmente de um a três casos para cada 1.000 recém-nascidos vivos. Afeta quatro meninos para cada menina, e geralmente ocorre no primogênito (30%). É mais frequente em brancos do que em negros e asiáticos. Das patologias cirúrgicas, ela é a causa mais comum de vômitos em recém-nascidos e lactentes. Pais afetados têm 6,9% de chance de terem filhos com esta doença. Em 7% das crianças estão presentes outras malformações, como má rotação intestinal, uropatias obstrutivas, atresia de esôfago, doença de Hirschsprung, anomalia anorretal, rim policístico, hérnias inguinal e hiatal.[18]

A etiologia da EHP ainda é desconhecida. Especula-se que possa ser multifatorial, causada por redundância congênita da mucosa pilórica, anomalias de inserção entérica local, piloroespasmo, imaturidade ou alterações degenerativas das células mioentéricas e deficiência na síntese de óxido nítrico. Alguns pesquisadores têm demonstrado hipergastrinemia, diminuição do pH gástrico e presença de alcalose hipoclorêmica na gênese da estenose hipertrófica do piloro. Exposição à eritromicina e azitromicina no período pré-natal, ou na 2ª semana de vida, também pode estar associada à doença.

O principal sintoma são os vômitos, que costumam aparecer em torno da 2ª e 3ª semanas de vida, podendo surgir até próximo da 6ª semana. Raramente, os vômitos surgem logo após o nascimento, bem como após os 5 meses de idade. Os vômitos são pós-alimentares, em projétil e não biliosos. Embora incomum, eles podem conter raias de sangue, devido à gastrite ou à esofagite associadas. O recém-nascido persiste com fome após os vômitos pós-alimentares, e sem diagnóstico e tratamento precoces ele perde peso e pode apresentar desnutrição grave. Estas crianças podem apresentar ainda icterícia (2-5% dos pacientes), causada pela redução na atividade da glucoronil transferase hepática, ou pelo aumento da circulação êntero-hepática. A constipação intestinal também é frequente nestas crianças. Atualmente, 90% das crianças têm diagnóstico precoce, não chegando a desenvolver quadros de alterações eletrolíticas graves ou desnutrição.

O diagnóstico diferencial deve ser feito principalmente com pilorospasmo, gastroenterite, doença do refluxo gastroesofágico, membrana antral ou pilórica, estenose duodenal, má rotação, duplicação gástrica, hipertensão intracraniana e hiperplasia de suprarrenal perdedora de sal.[19]

No exame, o recém-nascido apresenta abdome escavado, e com distensão da região epigástrica. Na parede abdominal, poderá ser notada a presença de peristalse gástrica: são ondas que vão da esquerda para a direita e para baixo, chamadas "ondas de Kussmaul". O melhor momento de examinar é após os vômitos ou após a passagem de uma sonda nasogástrica (SNG). A criança deve estar calma, e o examinador com tempo para realizar o exame. Alimentar a criança com mamadeira de chá durante a palpação abdominal permite um melhor exame. O piloro hipertrofiado pode ser palpado no quadrante superior direito ou no epigástrio, logo abaixo da borda hepática, em mais de 90% dos casos. Mede 1 a 2 cm, é ovoide e móvel. Quando a oliva pilórica é palpada por um cirurgião experiente, não há necessidade de qualquer outro exame de imagem.[20]

A radiografia simples de abdome pode mostrar uma bolha de ar única, que corresponde ao estômago distendido, escassa quantidade de ar distal (bulbo duodenal sem ar) e pneumatose gástrica nos casos mais raros.

Os casos suspeitos poderão ser confirmados por ultrassonografia, que atualmente é considerado o exame padrão ouro.[21] Apresenta sensibilidade de 97% e especificidade de 100%. A parede pilórica apresenta mais de 4 mm de espessura transversal, com canal pilórico alongado (mais de 14 mm) e estreitado, e com mucosa espessa redundante. Essas medidas são idade-dependente; crianças com menos de 30 dias de vida podem ter espessura pilórica de 3 mm como sinal da doença. Na ultrassonografia podem ainda ser observados retardo de esvaziamento gástrico, com peristalse exagerada e retrógrada do estômago.

Quando não há possibilidade de realização de ultrassonografia, pode-se realizar radiografia contrastada do estômago e duodeno (REED), que apresenta sensibilidade de 89% a 100% para o diagnóstico. O meio de contraste a ser usado deverá ser o bário, por possibilitar imagens mais nítidas e com repercussões menos catastróficas se for aspirado. Nota-se a presença de canal pilórico estreitado, com grande dilatação gástrica.[20] Poderão ser observados, ainda, refluxo gastroesofágico, retardo no esvaziamento gástrico, presença de membrana prépilórica e curvatura gástrica abaixo da segunda vértebra lombar.

Os recém-nascidos apresentam desidratação, provocada pela perda de água pelos vômitos. Há aumento da aldosterona, com consequente maior absorção de potássio, que passa a ser excretado na urina em troca da maior reabsorção de sódio. Acontece uma depleção de potássio extracelular, com reabsorção de sódio e secreção de hidrogênio na urina, levando ao quadro de acidúria paradoxal. Na tentativa de compensação do desequilíbrio acidobásico, o organismo retém $CO_2$ e faz hipoventilação. As perdas ocasionam um quadro de hiponatremia, hipocloremia, alcalose metabólica hipocalêmica e acidúria paradoxal.[18-20]

No pré-operatório, as crianças são colocadas em jejum, em decúbito elevado e com sonda nasogástrica aberta. A correção dos distúrbios hidroeletrolíticos pode ser feita apenas com SF 0,45% em SG 5%, na diluição de 1:1 nos casos mais leves, com 20-40 mEq/L de cloreto de potássio, sendo repostos após os exames. Casos mais graves podem exigir uso de SF 0,9%, 10-20 mL/kg em 2 horas, seguidos de SF 0,9% em SG 5% nas diluições 3:1 ou 4:1, empregados uma vez e meia o cálculo da manutenção. O potássio poderá ser acrescentado nas crianças com diurese preservada, de 3 a 5 mEq/L, na taxa de 25-50% da manutenção.[20] A reposição de fluidos deve ser guiada pelas dosagens de eletrólitos e pela gasometria arterial. O débito urinário também deve estar normalizado, entre 1,5 a 2 mL/kg/h.

A correção cirúrgica não é procedimento de urgência e deve ser realizada somente após a correção dos distúrbios hidroeletrolíticos. Considera-se que o momento da cirurgia seria quando o bicarbonato estiver em torno de 30 mEq/L, pois a alcalose metabólica pode ocasionar depleção miocárdica e depressão respiratória.[18]

O tratamento cirúrgico clássico consiste na piloromiotomia, descrita primeiramente por Fredet-Ramstedt. Existem vários tipos de abordagens cirúrgicas para a realização da piloromiotomia. As mais comumente realizadas são por pequena laparotomia transversa no quadrante superior direito e por incisão umbilical. A laparotomia transversa permite uma exteriorização mais fácil da oliva pilórica, enquanto na incisão umbilical a exteriorização da oliva é mais difícil, embora tenha melhores resultados estéticos. Recentemente, há vários relatos na literatura da correção cirúrgica da EHP por videolaparoscopia. Este método tem-se mostrado tão efetivo quanto os anteriores na correção cirúrgica da EHP.[19]

A utilização de antibiótico na profilaxia é controversa, sendo mais indicada nas crianças submetidas à piloromiotomia pela incisão umbilical. Utiliza-se nestes casos uma cefalosporina em dose única e 30 minutos antes da cirurgia. Sabe-se que há maior incidência de infecção de ferida operatória neste tipo de incisão.

Após a abertura da cavidade, procura-se a oliva pilórica por meio da tração do epíploon, exteriorizando a mesma através da incisão. A piloromiotomia inicia através da secção da camada seromuscular da extremidade anterossuperior do piloro, local de menor vascularização, estendendo-se distalmente até 1 ou 2 mm antes da veia pilórica. O importante é evitar a perfuração da mucosa duodenal, que ocorre em 1 a 4% das cirurgias. As fibras musculares devem ser separadas por dissecção romba, permitindo a exteriorização, sem perfuração, da mucosa. A piloromiotomia é realizada adequadamente quando o indicador move-se livremente para ambos os lados. Coloca-se soro fisiológico pela sonda nasogástrica e avalia-se qualquer evidência de perfuração.

Na piloromiotomia pela técnica videolaparoscópica, três trocartes de 5 e 3 mm são colocados na região umbilical (óptica), na linha clavicular média, 1 cm abaixo da borda hepática, e o outro diretamente sobre o piloro. Após abertura da parede seromuscular com bisturi, a pinça de piloromiotomia é usada para separar as paredes musculares do piloro.[18,19]

Quando ocorre perfuração da mucosa duodenal, complicação mais comum durante piloromiotomia, a mesma é fechada com fio de PDS 5-0, e, a seguir, coberta com epíploon. Nestas crianças, a SNG é mantida por 24 horas e se retarda o início da alimentação para 36 ou 48 horas após a cirurgia. Pequenos sangramentos podem ocorrer pela congestão pilórica, desaparecendo após o retorno do piloro à cavidade abdominal.

A SNG é retirada logo após a cirurgia, mas deve ser mantida naqueles pacientes com perfuração da mucosa duodenal. A alimentação pode ser iniciada 4 a 6 horas após a cirurgia, em pequenos volumes, com cerca de 5 mL de leite materno ou líquidos claros, avançando 5 a 10 mL em cada mamada, conforme a aceitação da criança. Se ocorrer vômito, retorna-se ao volume anteriormente empregado. A alta pode ocorrer em até 24-48 horas do procedimento.

A complicação mais frequente, que ocorre de 3 até 31% dos pacientes, é a atonia gástrica, provocando persistência dos vômitos por até 48 horas após a cirurgia.[20] Esta complicação melhora com pausa alimentar e antissemíticos. Infecção de ferida operatória e deiscência podem ocorrer em 1-5% dos pacientes. Vômitos com mais de 48 horas de pós-operatório são incomuns e podem sugerir a presença de uma perfuração não diagnosticada ou miotomia incompleta. Os exames contrastados serão úteis apenas para descartar perfuração. Na ausência de perfuração aguarda-se cerca de 2 semanas para uma nova cirurgia para os casos de miotomia incompleta, por ser difícil diferenciar incompleta piloromiotomia de refluxo gastroesofágico.

No pós-operatório, a musculatura retorna ao normal, sendo vista apenas uma linha no local da miotomia, quando são feitos exames de imagem. Durante os primeiros 6 meses de pós-operatório, e até mesmo em crianças assintomáticas operadas por estenose do piloro, o REED pode ser semelhante ao do pré-operatório.

## ■ Invaginação intestinal

Invaginação intestinal ou intussuscepção é a invaginação de uma porção do intestino para o lúmen de uma parte imediatamente adjacente. Mais de 80% das invaginações são ileocólicas, sendo as demais cecocólicas ou colocolônicas. As invaginações jejuno-jejunais são extremamente raras.[22]

A invaginação intestinal é geralmente observada após episódios de infecção do trato respiratório superior ou episódios de gastroenterites, onde ocorre uma hipertrofia importante do tecido linfoide da parede ileal. Este tecido linfoide pode funcionar como um ponto fixo de tração, permitindo a entrada de um segmento proximal de intestino para o interior do segmento distal pela atividade peristáltica. Em 2 a 8% dos casos isto pode ocorrer decorrente de uma lesão identificável (divertículo de Meckel, pólipos, tumores carcinoides, hemorragia submucosa decorrente de púrpura de Henoch-Schölein, linfoma não Hodgkin, pâncreas ectópico e mucosa gástrica ectópica, corpos estranhos e duplicação intestinal), que também atuaria como ponto fixo e de tração, favorecendo a entrada de uma alça intestinal dentro de outra.

Pode ocorrer em qualquer idade; entretanto, a maior incidência ocorre em crianças entre o 5º e o 9º mês de vida.[22] Mais da metade dos casos ocorre ainda no 1º ano de vida, e somente 10 a 25% dos casos após os 2 anos de idade. Há predominância pelo sexo masculino (2/3 casos).

A invaginação intestinal manifesta-se por dor abdominal tipo cólica, intermitente, que tem início abrupto, com sinais de desconforto severo em paciente previamente hígido, acompanhado de vômitos, fezes com aspecto de "geleia de morango" ou sangramento retal vivo. Entre os episódios de cólica, a criança pode aparentar ausência de qualquer patologia, podendo até mesmo adormecer ou tornar-se letárgica Ao exame físico há ausência de alças no quadrante inferior direito, com massa palpável em região de hipocôndrio direito, estendendo-se para o epigástrio. Raramente a invaginação chega ao reto, sendo nestas ocasiões observada ao toque retal. Podem ainda ocorrer febre, palidez, alteração de pulso decorrente de hipovolemia e desidratação. A ecografia abdominal constitui-se no melhor exame diagnóstico, com achados característicos de alça dentro de alça conhecida como imagem em alvo, ou o sinal de um pseudorrim (imagem em corte longitudinal onde aparece como uma superposição de camadas hiperecoicas e hipoecoicas decorrentes do edema das paredes das alças intestinais).

Inicialmente, deve-se estabilizar a criança com hidratação endovenosa e reposição de perda líquida, colocação de sonda nasogástrica, a fim de promover a drenagem de conteúdo gastrointestinal, evitando aspirações. Inicia-se antibioticoterapia para evitar a infecção por translocação bacteriana.

O tratamento não cirúrgico constitui o método de escolha, com menor taxa de mortalidade quando comparado ao tratamento cirúrgico. Realizado geralmente por redução hidrostática, utilizando-se enemas baritados com controle por radioscopia. Ocorre redução da invaginação intestinal quando não há "sombras" dentro da alça intestinal, e o contraste ultrapassa a válvula ileocecal, contrastando o intestino delgado. A principal complicação deste procedimento é a ruptura da alça intestinal com extravasamento de contraste para cavidade peritoneal. A redução da invaginação também pode ser realizada com enemas de solução salina e com acompanhamento por ecografia.

O tratamento cirúrgico está indicado quando não for possível a redução pela invaginação, ou na presença de sinais de peritonite.[22] É realizada laparotomia, com ordenha e redução da alça intestinal invaginada. Durante a redução transoperatória, não se deve tracionar a alça invaginada pelo risco de ruptura da mesma.

Em 2 a 10% dos casos pode ocorrer reinvaginação intestinal. Nestas crianças, o tratamento cirúrgico é realizado nas crianças maiores de 2 anos, onde o primeiro episódio foi reduzido por enema, em crianças onde há suspeita de alteração patológica que promova a invaginação, e após o 2º episódio de reinvaginação.

## ■ Apendicite aguda

É o processo inflamatório do apêndice cecal ocasionado pela obstrução do seu lúmen. Em 2/3 dos casos esta obstrução ocorre por hiperplasia linfoide, em 10% por coprólito, e menos frequentemente também pode ser ocasionada por corpo estranho ou verme. O risco de desenvolver apendicite aguda durante a vida é de 9% para o homem e 7% para a mulher. Cerca de 1/3 dos casos de apendicite aguda ocorrem em pacientes menores de 18 anos de idade.[23] Embora seja uma doença incomum na criança pequena, a apendicite aguda perfurada pode ocorrer até mesmo em recém-nascidos prematuros. A inflamação e perfuração do apêndice também podem ser decorrentes da presença de outra doença subjacente, como aquela observada em neonatos com doença de Hirschsprung. Embora o diagnóstico e tratamento da apendicite aguda tenham evoluído muito, ela continua causando significativa morbidade e, embora raramente, ainda seja causa de mortalidade.

A apendicite aguda é mais comum no menino. Ela é extremamente rara no período neonatal, rara em lactentes, incomum em crianças menores de 5 anos e com pico de incidência entre as idades de 11 e 12 anos.

Existe mais de uma classificação de apendicite aguda. A mais utilizada leva em consideração o estado do apêndice cecal: edematosa ou flegmonosa quando o apêndice cecal apresenta-se com hiperemia e edema; supurativa quando o apêndice cecal e seu mesoapêndice estão edemaciados e com exsudatos fibrinopurulentos; na gangrenosa existe microperfurações e gangrena na parede do apêndice cecal; a perfurada quando o apêndice apresenta ao menos uma perfuração macroscópica. Atualmente, existe uma tendência de simplificar esta classificação, considerando apendicite aguda simples nos dois primeiros tipos e complicada nos últimos. Na apendicite aguda bloqueada, a perfuração é bloqueada por estruturas abdominais adjacentes.

A anamnese e o exame físico são os pontos mais importantes para o diagnóstico da apendicite aguda. Quando bem realizados, eles usualmente podem diagnosticar a maioria dos casos de apendicite aguda. A dor abdominal é o sintoma mais comum, estando presente em 95 a 100% dos casos. Geralmente começa periumbilical migrando em algumas horas para a fossa ilíaca direita (FID). Esta migração da dor abdominal, ocorre em torno de 50 a 60% dos casos. Esta dor depende muito da localização do apêndice cecal, e de como o processo inflamatório do mesmo estimula o peritônio. Os vômitos são frequentes, ocorrendo em 80% das crianças com apendicite aguda. Eles iniciam normalmente com restos alimentares, e a seguir progridem para vômitos biliosos. A anorexia está presente de forma variada entre 45 e 75% das vezes. Já as náuseas ocorrem em 30 a 90% dos casos. O hábito intestinal pode permanecer inalterado, bem como surgir diarreia ou constipação, o que pode atrapalhar o diagnóstico. As queixas urinárias, quando presentes, ocorrem quando o apêndice inflamado tem contato com estruturas do aparelho urinário.[23]

No exame físico é importante estar atento ao estado geral do paciente, à piora progressiva do quadro clínico e à presença de febre. Muitas vezes há dificuldade de deambulação, com presença de dor e curvatura do tronco em direção ao local de localização do apêndice inflamado. O exame físico deve procurar sinais de irritação peritoneal, que podem ser evidenciados durante percussão ou palpação do abdome. O sinal clássico é o de Blumberg, onde o paciente apresenta dor à descompressão súbita da fossa ilíaca direita, observado em 35 a 65% dos pacientes. Existem outros sinais menos frequentes e dependentes da posição do apêndice cecal inflamado, tais os sinais de Rovsing, do psoas e do obturador.

Dos exames laboratoriais, o leucograma é o mais fidedigno, apresentando leucocitose em torno de 80% dos casos, geralmente com desvio à esquerda. É importante salientar que em 10% dos casos a contagem dos leucócitos pode estar normal. O exame qualitativo de urina justifica-se no diagnóstico diferencial com pielonefrite aguda; entretanto, se o apêndice cecal inflamado estiver próximo à bexiga ou ureter, podem estar presentes hematúria e leucocitúria.

A radiografia de abdome não acrescenta muita informação. Pode ser útil no diagnóstico diferencial de uma pneumonia e/ou derrame pleural na radiografia de tórax. Em apenas 5-15% dos pacientes pode-se evidenciar a presença do coprólito ou outros sinais sugestivos, como escoliose para a direita, líquido livre abdominal, borramento do psoas, massa na fossa ilíaca direita e padrão obstrutivo intestinal.

A ultrassonografia de abdome foi o exame que mais alterou a rotina do diagnóstico. Os achados são estrutura tubular em fundo cego, não compressível, aperistáltica, com mais de 6 mm, visualização de coprólitos em até 30% dos casos, além de plastrão decorrente do bloqueio do apêndice inflamado por alças intestinais. O estudo com Doppler mostra aumento do fluxo sanguíneo na periferia. A sensibilidade do exame é de 85-90%, e a especificidade é de 95%, com acurácia aproximada de 87%. É um exame altamente confiável para o diagnóstico de AA, quando realizado por ecografista experiente e quando analisado em conjunto com o quadro clínico.

A tomografia computadorizada apresenta alta sensibilidade e especificidade, em torno de 96 e 94%, respectivamente. É muito realizada nos Estados Unidos. Entretanto, apesar das altas taxas de especificidade e sensibilidade, apresenta desvantagens importantes como alto custo, necessidade do uso de contraste e altas doses de radiação ionizante, que é extremamente preocupante em crianças. Em nosso meio sua indicação é discutível, se restrita a casos excepcionais, onde é importante o diagnóstico diferencial com outras patologias abdominais.

O tratamento da apendicite aguda inicial é cirúrgico de urgência, após antibioticoterapia de amplo espectro (principalmente cobertura de germes Gram-negativos e anaeróbios).[23] A técnica cirúrgica indicada depende da preferência do cirurgião, mas há uma tendência atualmente para laparoscopia, porém os trabalhos mostram que as duas abordagens apresentam bons resultados. Na laparotomia realiza-se incisão transversa na fossa ilíaca direita, conhecida como Davis, onde o apêndice cecal é retirado após ligadura simples ou dupla da sua base. A laparoscopia pode ser realizada por três diferentes tipos de técnicas. A cirurgia pode ser realizada totalmente dentro da cavidade abdominal (videolaparoscópica), com uso de três ou mais trocartes; pode ser realizada totalmente fora da cavidade abdominal, após exteriorização do apêndice cecal e de seu mesoapêndice (técnica videoassistida) através de trocarte único colocado pelo umbigo. A cirurgia pode ainda ser realizada pela técnica mista, onde o mesoapêndice é ligado ou cauterizado dentro do abdome, e o apêndice cecal é a seguir exteriorizado por um dos trocartes, e removido fora do abdome. As vantagens da videolaparoscopia são menor trauma cirúrgico, melhor visualização, ferida operatória (FO) com melhor resultado estético e com menor taxa de infecção, menos aderências, menos dor e menor tempo de internação no pós-operatório.

Os cuidados pós-operatórios incluem administração de analgésicos, antieméticos, controle da hipertermia, hidratação endovenosa e deambulação precoce. O uso de antibióticos deve ser individualizado para cada caso. Na apendicite aguda simples, sem perfuração, os antibióticos são usados no pré-operatório e mantidos no pós-operatório por máximo de 24 horas nas apendicites flegmonosas ou edemaciadas, e por 48 horas nas supurativas. Na apendicite aguda complicada (perfuração) é fundamental que seja realizada uma correção de desidratação e distúrbio eletrolítico antes da cirurgia. O uso de antibióticos deve ser continuado por, no mínimo, 5 dias ou até melhora clínica. Os critérios que devem ser levados em consideração para a suspensão do uso de antibióticos são ausência de febre por 24 horas, melhora do íleo pós-operatório e normalização da contagem de leucócitos.

A apendicite aguda bloqueada apresenta-se como uma massa inflamatória na fossa ilíaca direita, com sintomas há pelo menos 3 dias, com o restante da cavidade abdominal sem irritação peritoneal.[23] A massa é constituída por apêndice inflamado, omento, alças intestinais aderidas, fibrina e pus. Cerca de 80% dos pacientes apresentam febre, e 75% leucocitose importante. Esta massa pode ser palpada no exame do abdome, bem como visualizada na ecografia abdominal. A exploração cirúrgica neste momento está associada a maior incidência de complicações (15% das crianças), como infecção de parede, fístula cecal, abscesso intraperitoneal, obstrução intestinal, hérnia incisional, septicemia. Por isto, especificamente nestes casos, é indicado o tratamento conservador inicial com antibioticoterapia parenteral. A cirurgia está indicada nos casos de insucesso do tratamento antibiótico, ou, mesmo se evoluir favoravelmente somente com antibióticos, eletivamente após 8 semanas do quadro agudo.

## ▪ Hérnia inguinal encarcerada

Hérnia inguinal é definida pela saída de víscera ou conteúdo abdominal através de persistência do conduto (indireta) ou defeito da parede (direta). O encarceramento é definido como o aprisionamento deste conteúdo abdominal dentro do saco herniário. A hérnia inguinal encarcerada é a complicação mais frequente da hérnia inguinal.[24]

A hérnia inguinal ocorre em 0,8 a 4,4% das crianças, sendo que no prematuro a incidência, dependendo da idade gestacional, pode ser de 5 a 25%. Ela costuma ser mais comum no menino (6-8 meninos:1 menina), e geralmente é do tipo indireta. Cerca de 15% das hérnias inguinais terão algum episódio de encarceramento, e a grande maioria destes encarceramentos (70%) ocorre no primeiro ano de vida.

Na história clínica de crianças com hérnia inguinal encarcerada, há geralmente relato de aumento de volume previamente da região inguinal ou inguinoescrotal, embora o encarceramento possa ser a primeira manifestação clínica de uma hérnia inguinal.[24] A criança geralmente apresenta aparecimento de tumor persistente na região inguinal, juntamente com dor no local ou no abdome inferior. No lactente pode haver choro, irritabilidade e recusa alimentar. Os vômitos também podem ocorrer e são inicialmente alimentares, podendo, posteriormente, tornar-se biliosos. No exame clínico há tumor visível e palpável na região inguinal, doloroso, e sem polo superior identificável, de consistência endurecida, e com edema e hiperemia da pele suprajacente.

O diagnóstico é baseado na história e exame físico; nos casos duvidosos pode ser realizada ultrassonografia da região inguinal. Os diagnósticos diferenciais são torção de testículo criptorquídico ou de apêndice testicular, linfadenite inguinal ou crural e cisto agudo de cordão ou do canal de Nuck.

Felizmente, em cerca de 90% das crianças é possível redução manual do conteúdo encarcerado. Entretanto, a tentativa de redução de hérnia inguinal encarcerada é contraindicada em crianças com sangue nas fezes, sinais de irritação peritoneal, sinais de toxicidade (febre, taquicardia e leucocitose), com pneumoperitônio ou choque séptico. Lactentes com história de encarceramento prévio têm alto índice (cerca de 40%) de novo episódio de encarceramento.

Quando indicada, a redução da hérnia inguinal encarcerada é realizada com a sedação e analgesia do paciente, elevação dos membros inferiores e a compressão gentil e constante da massa inguinal. Se obtivermos sucesso, o ideal é manter o paciente internado em observação, e realizar reparo eletivo da hérnia inguinal em 48 horas. Se não for possível a redução manual da hérnia encarcerada, indicar correção cirúrgica de urgência. O acesso e o reparo cirúrgico devem ser realizados por via inguinal. Caso haja necrose intestinal, deve-se realizar a ressecção do intestino comprometido, com anastomose terminal.[24]

A complicação mais comum da hérnia encarcerada no menino não é a necrose do conteúdo herniado, mas sim a lesão isquêmica do testículo decorrente da compressão do cordão espermático. Isto pode ocasionar atrofia testicular (10-15% crianças) no seguimento tardio pós-operatório.

- **Obstrução por *Ascaris***

Definida como a obstrução do intestino delgado causada pela infestação maciça de *Ascaris lumbricoides*. O *Ascaris lumbricoides* localiza-se no jejuno, mas também pode ser encontrado no íleo e raramente no duodeno. Esta infestação é causada pela ingestão de alimentos contaminados. O bolo de *Ascaris* aparece quando existe uma superpopulação deles no lúmen intestinal.[25]

Aproximadamente 20% da população mundial apresenta ascaridíase. É mais comum em locais de climas quente e úmido, e em populações com baixo nível de higiene, e sem saneamento básico. Seu pico de frequência é crianças de 1 a 6 anos, sem predisposição sexual. As complicações as mais comuns da ascaridíase são intestinais (60%), biliares (40%) e pancreáticas (4%). A obstrução intestinal de crianças com ascaridíase pode ser decorrente da obstrução do lúmen intestinal pelo bolo de *Ascaris*, pela presença de volvo ou de invaginação intestinal. Somente 15% das crianças com obstrução intestinal por bolo de *Ascaris* necessitarão de cirurgia de urgência.[25]

Existem duas formas de obstrução intestinal por bolo de *Ascaris*: subaguda e complicada ou aguda. Na subaguda (85% dos casos) a criança apresenta-se em bom estado geral e um quadro de oclusão intestinal parcial; na aguda ou complicada (15% dos casos), a criança apresenta febre alta, abdome distendido, dor abdominal localizada e sinais de irritação peritoneal. A distinção clínica entre estas duas formas de apresentação clínica pode ser difícil, sendo importante a rigorosa observação clínica.

A eliminação de vermes por via oral e/ou anal está presente na história de 55% dos casos de obstrução intestinal por *Ascaris*. A dor abdominal é queixa de todos os pacientes, e os vômitos ocorrem em 90% deles. No exame físico, além da distensão abdominal, a massa abdominal é palpável em 70% das vezes. Já nos pacientes com quadro mais avançado, a irritação peritoneal também pode estar presente.

A radiografia de abdome agudo auxilia no diagnóstico de obstrução intestinal, e também auxilia mostrando sinais indiretos sugestivos de bolo de *Ascaris*, como imagem de novelo com aspecto de "miolo de pão". A ecografia abdominal fica prejudicada pela distensão abdominal, mas geralmente possibilita a visualização das paredes intestinais espessadas e a massa de *Ascaris*.

Na obstrução intestinal não complicada, o tratamento inicialmente é clínico, com NPO, SNG, reposição hidroeletrolítica, administração de antiespasmódicos e uso de enemas intestinais diários. O uso de óleo mineral é controverso, principalmente na presença de vômitos, pelo risco de aspiração. Já o uso de vermífugos está indicado somente após se desfazer a obstrução. Os mais utilizados são piperazina, mebendazol e albendazol. A criança deve ser cuidadosamente observada clinicamente, em especial para o surgimento de piora do estado geral, sinais de irritação peritoneal, piora dos sinais vitais e progressão dos sinais radiológicos de obstrução intestinal. Em geral, observa-se melhora do quadro clínico em 4 dias.[25]

A cirurgia está indicada na falha do tratamento conservador, em casos de complicações ou dúvida diagnóstica. A abordagem é feita por uma laparotomia. Na presença de intestino viável, deve-se tentar fragmentar o "bolo" e ordenhá-lo; se o intestino estiver inviável, opta-se por ressecção intestinal e ostomia.

## URGÊNCIAS CIRÚRGICAS URINÁRIAS
### Escroto agudo

A dor escrotal aguda em meninos pode ser causada por torção testicular, torção do apêndice testicular ou epididimite. O grande desafio do escroto agudo é a dificuldade de diferenciar estes possíveis diagnósticos, uma vez que os achados clínicos sejam semelhantes, e a preocupação de que o dano testicular decorrente da torção de testículo inicia 4-8 horas de evolução.[26]

Torção testicular corresponde à torção do cordão espermático intravaginal (90% das torções, em geral ocorrendo após os 2 primeiros anos de idade) ou extravaginal (típica do recém-nascido e dos testículos criptorquídicos), interrompendo o aporte sanguíneo testicular, que pode levar à necrose. Torção do apêndice testicular corresponde à torção dos restos embrionários da regressão dos ductos de Muller e Wolff. Epididimite é o processo inflamatório ou infeccioso do epidídimo, que pode também afetar o testículo (orquite/orquiepididimite).

A torção testicular é responsável por 50-60% dos casos de escroto agudo em adolescentes, e entre 25 e 30% de todos que ocorrem na idade pediátrica.[27] A torção do apêndice testicular é mais comum entre 7 e 10 anos, e tem a mesma distribuição entre os dois lados. Epididimite é causa de escroto agudo em 20% dos casos que ocorrem em adolescentes e menos de 1% em meninos pré-púberes.

Nos casos de torção testicular o paciente apresenta dor súbita na bolsa escrotal, sendo que muitas vezes a indicação do local pode ser precisa. Usualmente não há relatos de sintomas urinários ou corrimento uretral. No exame físico evidencia-se que o testículo está elevado em relação ao contralateral, com ausência do reflexo cremastérico. A criança geralmente se encontra desconfortável, e sem posição de alívio da dor, podendo ou não apresentar vômitos.[27]

Quando ocorre a torção do apêndice testicular, a dor também é súbita, mas o paciente localiza a dor em apenas um ponto específico do testículo, que normalmente é na sua porção superior. Não se acompanha de náuseas ou vômitos. No exame físico encontramos este ponto de dor localizado e na transiluminação evidencia-se uma "mancha azulada" que corresponde ao apêndice testicular torcido.

Já nos pacientes com epididimite, o início da dor geralmente é insidioso. Nos adolescentes sexualmente ativos pode haver uma infecção sexualmente transmissível associada. Nestes casos são comuns o corrimento uretral e a presença de sintomas urinários. Quando não há infecção associada, o diagnóstico fica prejudicado. Não costuma se apresentar com náuseas ou vômitos. O exame físico do paciente com epididimite no seu estágio inicial evidencia uma massa aumentada e macia posterior ao testículo. Com a evolução torna-se mais difícil diferenciar o epidídimo do testículo, ficando, assim, muito semelhante à apresentação da torção testicular.

Um exame comum de urina usualmente é normal no paciente com torção testicular, assim como no paciente com torção do apêndice testicular. No paciente com epididimite com causa infecciosa, pode haver numerosos leucócitos. Nestes casos, uma cultura de urina pode também auxiliar.

É muito importante se avaliar o fluxo testicular para diferenciar torção testicular e epididimite. Existem dois exames capazes de aferir o fluxo testicular: a ecografia testicular com Doppler em cores e a cintilografia testicular. Ambos apresentam uma sensibilidade em torno de 90%, mas em casos avançados pode haver falso positivo, tanto nestes casos avançados nenhum deles é totalmente fidedigno para diferenciar estas duas causas de escroto agudo. Quando a realização destes exames retardar a cirurgia, ultrapassando o prazo de risco de lesão testicular, eles não devem ser realizados. Durante a ecografia testicular com Doppler em cores podem ser diferenciadas as torções de testículo e de epidídimo.

Em casos de dúvidas sobre a etiologia da dor testicular, a exploração testicular está indicada com o objetivo de preservar o testículo.[27] Quando houver o diagnóstico de torção testicular, pode-se realizar uma manobra de distorção manual para alívio dos sintomas. Mesmo que com esta manobra ocorra a redução da torção testicular, ainda há indicação da exploração cirúrgica e fixação deste testículo.

A exploração testicular é realizada por incisão transversa na bolsa escrotal, com destorção do testículo, que é aquecido com compressas mornas. Se após 30 minutos o testículo continuar necrótico e sem vascularização, mesmo nos com incisão da túnica vaginal, deve ser realizada a orquiectomia. Quando há recuperação do testículo, o mesmo deve ser fixado à bolsa escrotal com fio não absorvível. Independente da evolução do testículo torcido, deve-se também realizar a fixação do testículo contralateral.

Nos casos de torção do apêndice testicular, é necessário uso de analgésicos e anti-inflamatórios, e algumas vezes de antibiótico. Em casos mais avançados, a exploração testicular pode ser indicada para diferenciar da torção testicular. Em pacientes com epididimite também é necessário o uso de analgésicos e anti-inflamatórios. Nos adolescentes sexualmente ativos, ou quando há diagnóstico etiológico, está indicado tratar a causa específica. Um suspensório escrotal pode ajudar no alívio dos sintomas.

## CONCLUSÃO

Existe um pequeno número de doenças na criança, cujo tratamento é realizado por cirurgia de urgência. A equipe médica deve estar atenta com estas patologias, pois é fundamental que o diagnóstico da doença seja precoce, e que o tratamento seja instituído por equipe médica com cirurgiões pediátricos treinados.

## REFERÊNCIAS BIBLIOGRÁFICAS

1. Lelli JL. Foreign bodies. In: Holcomb III GW, Murphy JP, Ostlie DJ. *Ashcraft's pediatric surgery*. 5th ed. Philadelphia: Elsevier Saunders, 2010. p. 135-1443.
2. Black RE, Choi KJ, Syme WC *et al*. Bronchoscopy removal of aspirated foreign bodies in children. *Am J Surg* 1984;148:778-81.
3. Fraga JC, Nogueira A, Palombini BC. Corpo estranho em via aérea de criança. *J Pneumol* 1994;20(3):107-11.
4. Fraga JC. Drenagem torácica em UTI pediátrica: indicações e cuidados. In: Piva JP, Carvalho WB. *PROTIPED – Programa de Atualização em Terapia Intensiva Pediátrica*. Porto Alegre: ArtMed, 2012. p. 95-118, vol. 3.

5. Beauchamp G, Ouellete D. Spontaneous pneumothorax and pneumomediastinum. In: Pearson FG, Cooper JD, Deslauriers J et al. Thoracic surgery. 2nd ed. New York: Churchill Livingstone Incorporation, 2002. p. 1195-213.
6. Martin JM, Klaus MH, Fanaroff AA. Respiratory problems. In: Klaus MH, Fanaroff AA. Care of the high-risk neonate. Philadelphia: WB Saunders, 3rd ed. 1986. p. 171-201.
7. Rosen H, Nadkarni V, Theroux M et al. Intrapleural streptokinase as adjunctive treatment for persistent empyema in pediatric patients. Chest 1993;103:1190-93.
8. Light RW. Parapneumonic effusions and empyema. In: Light RW. Pleural diseases. 3rd ed. Baltimore: Willianms & Wilkin, 1995. p. 129-53.
9. The American Thoracic Society: management of non-tuberculous empyema. Am Rev Respir Dis 1962;85:935-36.
10. Light RW. Management of parapneumonic effusions. Arch Intern Med 1981;141:1339-41.
11. Meier A, Smith B, Rhagavan ABS et al. Rational treatment of empyema in children. Arch Surg 2000;135(8):907-12.
12. Chan W, Keyser-Gauvin E, Davis LT et al. Empyema thoracic in children: a 26-year review of the Montreal Children's Hospital experience. J Pediatr Surg 1997;32(6):870-72.
13. Stovroff M, Teague G, Heiss KF et al. Thoracoscopy in the management of pediatric empyema. J Pediat Surg 1995;30:1211-15.
14. Klena JW, Cameron B, Langer JC et al. Timing of video-assisted thoracoscopic debridement for pediatric empyema. J Am Coll Surg 1998;187(4):404-8.
15. Fraga JC, Kim P. Surgical treatment of parapneumonic pleural effusion and its complications. J Pediatr (Rio Janeiro) 2002 Nov.-Dec.;78(Suppl 2):S161-70.
16. Sonnappa S, Cohen G, Owens CM et al. Comparison of urokinase and video-assisted thoracoscopic surgery for treatment of childhood empyema. Am J Respir Crit Care Med 2006;174(2):221-27.
17. St. Peter SD, Tsao K, Spilde TL et al. Thoracoscopic decortication vs. tube thoracostomy with fibrinolysis for empyema in children: a prospective randomized trial. J Pediatr Surg 2009;44(1):106-11.
18. Koontz CS, Wulcan M. Lesions of the Stomach. In: Holcomb GW, Murphy JP, Ostlie DJ. Ashcraft pediatric surgery. Philadelphia: Elsevier, 2010. p. 391-99.
19. Schwartz MZ. Hypertrophic pyloric stenosis. In: Coran AG, Adzick NS, Laberge JM et al. Pediatric surgery. Philadelphia: Mosby, 2012. p. 1021-28.
20. Souza JCK. Estenose hipertrófica de piloro. In: Souza JCK, Salle LP. Cirurgia pediátrtica: teoria e prática. São Paulo: Rocca, 2008. p. 345-50.
21. Olson AD, Hernandez R, Hirschl RB. The role of ultrasonography in the diagnosis of pyloric stenosis: a decision analysis. J Pediatr Surg 1998;33:676-81.
22. Columbani PM, Scholzs S. Intussusception. In: Coran AG, Adzick NS, Laberge JM et al. Pediatric surgery. Philadelphia: Mosby; 2012. p. 1093-110.
23. Dunn JCY. Appendicitis. In: Coran AG, Adzick NS, Krummel TM et al. Pediatric surgery. 7 th ed. Philadelphia, Elsevier Saunders, 2012;1255-63.
24. Glick PL, Boulanger SC. Inguinal hernia and hydroceles. In Coran AG, Adzick NS, Krummel TM e al. Pediatric surgery. 7th ed. Philadelphia, Elsevier Saunders, 2012;985-1001.
25. Souza JCK. Obstrução intestinal por áscaris. In: Souza JCK, Salle LP. Cirurgia pediátrtica: teoria e prática. São Paulo: Rocca, 2008. p. 484-87.
26. Hutson JM. Undescend testis, torsion and varicocele. In: Coran AG, Adzick NS, Krummel TM et al. Pediatric surgery. 7th ed. Philadelphia: Elsevier Saunders, 2012. p. 1003-19.
27. Bartsch G, Frank S, Marberger H et al. Testicular torsion: Late results with special regard to fertility and endocrine function. J Urol 1980;124:375-78.

# 48 Traqueostomia em UTIP – Indicações e Cuidados

*João Cyrus Bastos* ♦ *Fernanda Caraver*

**INTRODUÇÃO**

Traqueostomia foi um dos primeiros procedimentos cirúrgicos realizados no ser humano, sendo o primeiro relato, ainda que rudimentar do ano 124 a.C., quando um médico romano teria feito uma incisão na traqueia com o intuito de estabelecer uma via aérea artificial. Três séculos mais tarde, Aretaeus e Galen indicaram o procedimento para casos de inflamações nas tonsilas e laringe. Até o século XVI, entretanto, pouco se mencionou sobre este tema. Com o objetivo de manter uma nova via aérea patente, Fabricius de Aquapendente desenvolveu a ideia da cânula, que consistia em um tubo curto e reto com duas abas, que evitavam a intrusão do aparelho na traqueia e permitiam sua fixação ao redor do pescoço por meio de fitas. Mais tarde, seu aluno, Casserius, aprimorou a cânula, deixando-a curva. Foi apenas em 1880 que a primeira cânula pediátrica foi introduzida no mercado.

Durante a epidemia de difteria na França, em 1825, a traqueostomia ganhou plena aceitação. Até 1936, esta doença permaneceu sendo a grande causa de indicação do procedimento, embora também fosse utilizado para tratamento de pacientes com outras lesões graves.

Em meados dos anos 1980, foi introduzido um novo conceito em traqueostomias: a traqueostomia percutânea. Esta via de acesso tem-se tornado a técnica preferida para manejo de vias aéreas difíceis por grande parte dos cirurgiões, na medida em que elimina as complicações comuns da traqueostomia convencional.

Em pediatria há restrições quanto à traqueostomia percutânea, sendo contraindicada em crianças pequenas em razão das complicações associadas, além da necessidade de traqueoscopia e do custo envolvido. Em alguns centros tem sido realizada em crianças maiores e adolescentes, à beira do leito e na UTIP em casos de trauma.[1]

Os avanços no tratamento das doenças críticas têm resultado em mais pacientes que necessitam de suporte ventilatório de longa duração.[2] A intubação endotraqueal pode resultar em lesões à laringe e à traqueia, sendo a estenose subglótica a consequência mais perigosa em crianças, cuja incidência após intubação prolongada foi reportada como sendo de 2 a 8%.[3,4]

Em pacientes selecionados, ventilação não invasiva é bem tolerada e implica em menor mortalidade do que a invasiva. Extubação precoce e utilização deste tipo de ventilação têm sido sugeridas como forma de evitar a intubação prolongada e minimizar as suas potenciais complicações. Esta abordagem, entretanto, nem sempre tem sucesso.[5] Apesar dos avanços da ventilação não invasiva, a maioria dos pacientes com falência respiratória necessitará intubação, e a questão de fazer ou não traqueostomia, e em que momento, necessita ser estudada.[6]

A traqueostomia é um procedimento cirúrgico comumente realizado em pacientes pediátricos criticamente doentes. Entretanto, ao mesmo tempo em que provê uma via aérea segura, também pode estar associado à morbidade e mortalidade significativas em pediatria.

## INDICAÇÕES

A traqueostomia é um procedimento cirúrgico que tem como objetivo principal a realização de uma abertura artificial na traqueia através da região cervical anterior, que fornece uma via artificial para a respiração eficaz e para a remoção de secreções traqueobrônquicas quando for impossível manter a respiração pela boca ou nariz, ou quando há necessidade de intubação prolongada em UTI.

Nos últimos 20 anos as indicações para traqueostomia em pacientes pediátricos têm-se modificado com os avanços nos tratamentos médicos e no manejo das obstruções de vias aéreas, assim como com as mudanças no perfil epidemiológico das doenças infecciosas.[7]

Durante o início da década de 1970, a indicação mais comum de traqueostomia era obstrução aguda das vias aéreas por infecções, como epiglotites e laringotraqueítes. Por outro lado, melhorias no tratamento de doenças críticas em geral têm resultado em um crescente número de pacientes que necessitam de suporte ventilatório prolongado.[4]

Em estudo realizado em nosso meio, envolvendo três UTIPs, em um período de 9 anos, observou-se que a necessidade de traqueostomia em crianças submetidas à VM por mais de 21 dias foi de 15-37%, sendo que em nosso hospital houve a menor taxa de mortalidade.[8,9]

O momento ideal para indicação de traqueostomia em crianças que necessitam ventilação mecânica prolongada, entretanto, é difícil de estabelecer.

Estudos recentes sugerem que a indicação seja individualizada e baseada em achados clínicos e endoscópicos, pesando-se as expectativas do paciente, tempo estimado para recuperação, risco de intubação prolongada e riscos cirúrgicos do procedimento.[6]

Existem **quatro** grandes indicações para a realização deste procedimento em pacientes internados em unidade de tratamento intensivo pediátrico:

- A principal delas é garantir uma via aérea patente.
- Outro grande objetivo é o de proteger os pulmões de ameaças potenciais, como aspiração ou obstrução.
- A terceira grande indicação é a de remoção de secreções da traqueia e vias aéreas inferiores.
- A mais comum, por sua vez, é a de permitir VM (ventilação mecânica) prolongada para pacientes criticamente doentes.

A traqueostomia também é indicada para conforto do paciente, facilitação dos cuidados de saúde dentro e fora das unidades de terapia intensiva e aumento da segurança para o paciente.[6]

## TÉCNICA CIRÚRGICA

Geralmente, a traqueostomia é realizada com uma via aérea já assegurada por intubação laríngea, sob anestesia geral e em ambiente asséptico, no bloco cirúrgico e com material adequado (Fig. 48-1).

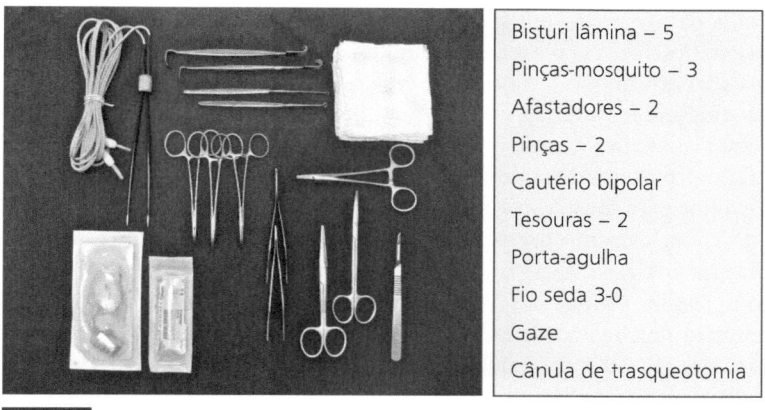

**Fig. 48-1**

| Material |
|---|
| Bisturi lâmina – 5 |
| Pinças-mosquito – 3 |
| Afastadores – 2 |
| Pinças – 2 |
| Cautério bipolar |
| Tesouras – 2 |
| Porta-agulha |
| Fio seda 3-0 |
| Gaze |
| Cânula de trasqueotomia |

Material utilizado na traqueostomia. (Foto do Serviço de Cirurgia Pediátrica do Hospital São Lucas da PUCRS.)

Entretanto, situações de emergência podem requerer um procedimento para salvar a vida em um paciente sem a via aérea pérvia. O procedimento usual nestas situações é o posicionamento de um cateter transtraqueal para insuflação de oxigênio para prevenir a morte, enquanto a cirurgia é realizada. Traqueostomias realizadas nestas situações são geralmente mais demoradas, difíceis e associadas a um desfecho desfavorável.[6]

### ■ Procedimento

O pescoço deve ser hiperestendido. Isto pode ser obtido pela colocação de um coxim transversal sob os ombros e de um apoio para a cabeça. Esta posição aproxima a traqueia da pele do pescoço. É feita uma incisão cervical transversal no centro do triângulo de Jackson (entre a cartilagem cricoide e o nó esternal). O tecido celular subcutâneo pode ser excisado, para facilitar a exposição dos planos musculares e para diminuir o trajeto da traqueostomia. O uso de afastadores e do cautério bipolar permite uma dissecção sem sangramentos. Afastadores propiciam uma boa exposição dos tecidos, com um mínimo de instrumentos em um campo operatório que já é restrito.

Faz-se então uma incisão longitudinal da fáscia traqueal, afastando os músculos esternotireóideos e esterno-hióideos lateralmente, e a glândula tireoide superiormente. A veia jugular externa, quando presente, pode ser seccionada por cauterização ou ligadura. É feita uma incisão vertical na linha média da traqueia, entre o 3º e 4º anéis traqueais. As bordas laterais da traqueia são reparadas com fio inabsorvível 3-0, mantidos longos para fixação na parede torácica anterior, no momento do curativo. A tração destes fios facilita a recolocação da cânula nos casos de decanulação acidental no pós-operatório. Enquanto o anestesista remove lentamente o tubo, é introduzida a cânula. A pele não deve ser suturada, pelo risco de enfisema subcutâneo e pneumomediastino. A posição de hiperextensão deve ser desfeita, e a cânula deve ser fixada com cadarço ao redor do pescoço, mantendo-se uma tensão que permita a colocação de um dedo.

A escolha da cânula deve basear-se no tamanho da via aérea, sempre se optando pelo menor número possível. As plásticas siliconadas são as mais utilizadas. Em geral, devem ser 0,5 mm mais largas do que o tubo endotraqueal adequado para a criança. As cânulas sem balonete são preferidas, porque a pressão aumentada nesta área quando o balão é inflado pode causar lesão isquêmica da mucosa e, em alguns casos, da parede da traqueia. Pelo mesmo motivo, o diâmetro não pode ser muito largo. As lesões isquêmicas que surgem neste contexto podem evoluir para ulceração e fibrose, seguidas de estenose traqueal. A cânula deve ser ligeiramente curva para moldar-se à anatomia traqueal e confeccionada de material com consistência adequada.

Seu comprimento também deve ser ideal, de modo que não seja tão comprida para que a ponta não exerça pressão aumentada na carena e nem ocorra canulação seletiva de um dos brônquios, e nem tão curta, para que se minimize o risco de decanulação acidental, especialmente em prematuros e lactentes.[10]

Embora a literatura preconize que a traqueostomia seja realizada no bloco cirúrgico, especialmente em se tratando de uma população de pacientes pediátricos criticamente enfermos, poderia ser eventualmente realizada na própria UTIP, eliminando a necessidade de transportar estas crianças. Neste sentido, perigos, como necessidade de intubações de emergência e desligamento de linhas venosas, poderiam ser evitados, e o paciente não estaria sujeito às inconveniências e desconfortos do transporte em si.[4]

Existem poucos dados disponíveis na literatura sobre riscos deste tipo de transporte.

Wallen et al. publicaram um estudo sobre a incidência de eventos adversos durante o transporte intra-hospitalar de crianças gravemente doentes. Eles mostraram que os eventos adversos que ocorrem geralmente se relacionam com alterações nos sinais vitais, na ventilação ou oxigenação e distúrbios relacionados com o mau funcionamento dos equipamentos. Setenta e sete por cento dos transportes estavam associados a pelo menos um destes eventos.[11]

Karapinar et al. analisaram 31 traqueostomias realizadas na UTI pediátrica durante os anos de 2000 a 2006 e obtiveram uma taxa de complicações precoces e tardias semelhante à taxa da literatura referente aos procedimentos realizados no bloco cirúrgico.[4] Este estudo sugere que a traqueostomia à beira do leito é um procedimento factível, que não implicaria em maior risco para a criança.

Uma radiografia de tórax deve sempre ser realizada logo após a realização do procedimento. Este exame visa a estabelecer o posicionamento da cânula e excluir pneumotórax e enfisema.[12]

No pós-operatório imediato de traqueostomia recomendamos que o paciente permaneça em VM com sedativos por, no mínimo, 48-72 horas após, para evitar riscos de decanulação, enfisema subcutâneo, sangramento por agitação e facilitar os primeiros curativos sem sofrimento do paciente. Essas medidas devem sempre ser tomadas para crianças pequenas.

## COMPLICAÇÕES

A traqueostomia, apesar de muito mais segura atualmente, ainda está associada a alguns riscos e implicações psicossociais em casa e na escola, quando a decanulação não é possível antes da alta hospitalar.[13] As complicações podem ser efetivamente diminuídas, quando o procedimento é realizado cuidadosamente por equipe treinada.

Mortalidade e taxas de complicação atribuídas a traqueostomias são maiores em crianças do que em adultos.[4] A taxa de mortalidade geral em crianças traqueostomizadas varia de 11 a 40%, e nos causa um desconforto. Entretanto, a taxa atribuída ao procedimento em si varia de 0 a 6%.[14,15] A mortalidade relacionada com a traqueostomia está diretamente relacionada com a monitorização intra e pós-operatória e com a educação fornecida aos pais (treinamento adequado para o correto manejo da traqueostomia).

A incidência de complicações precoces varia na literatura de 5 a 49%.[15,16] Esta grande variação provavelmente reflete a grande variedade de complicações encontradas e a heterogeneidade das populações estudadas.

As complicações imediatas mais relevantes são:

- Sangramento.
- Enfisema subcutâneo, mediastinal e pneumotórax.
- Aspiração de sangue.
- Parada cardíaca secundaria à hipóxia, acidose ou distúrbios hidroeletrolíticos.

A maioria destas complicações pode ser evitada quando se estabelece uma via aérea previamente ao procedimento e quando são corrigidas alterações metabólicas como hipoxemia e hipercarbia. O controle meticuloso do sangramento é essencial.

Obstrução da cânula é a principal complicação de traqueostomias na maioria das séries.

Decanulação acidental tem sido reportada como a segunda complicação mais prevalente e como maior causa de morte após obstrução da cânula. Esta complicação ocorre em até 16% dos pacientes.[17] O peso e a força exercida pelo ventilador podem contribuir para a decanulação acidental. Outros fatores que predispõem a isto incluem fixação inadequada do tubo, tosse excessiva e agitação do paciente.

Sangramento maciço pode ocorrer imediatamente ou até várias semanas após uma traqueostomia. A principal causa de hemorragia tardia é erosão da parede traqueal anterior causada pela extremidade do tubo, local por onde transita frequentemente a artéria inominada. Fatores predisponentes incluem uma incisão baixa; seleção errônea da cânula, que pode ser excessivamente longa ou curva; e infecção. A erosão da parede posterior pode ser causada por excesso de pressão conferida ao balonete ou por um tubo que não se adapta corretamente à curvatura traqueal. Desta erosão pode resultar uma fístula entre a traqueia e o esôfago. Esta complicação, apesar de rara, é potencialmente fatal. O tratamento consiste na inserção de um tubo com *cuff* mais longo e correção cirúrgica posterior, quando o paciente estiver em melhores condições clínicas. O cuidado com os volumes de ar inflados no balonete e a diminuição das forças de transmissão das conexões à extremidade distal do tubo de traqueostomia são medidas clinicamente relevantes para minimizar esta complicação.

Infecções menores de traqueostomias abertas são comuns e geralmente respondem satisfatoriamente ao tratamento tópico. Havendo falha, exames culturais devem ser colhidos e aconselha-se a administração de antibióticos sistêmicos. A infecção não tratada pode resultar em mediastinite grave, com mortalidade e morbidade significativas.

Quando a umidificação da via aérea é inadequada, uma traqueíte seca pode desenvolver-se. Infecções secundárias são, então, complicações comuns e necessitam de antibioticoterapia. O desenvolvimento de pneumonias e abscessos pulmonares pode ser prevenido, empregando-se técnicas assépticas durante a cirurgia e durante manipulação dos tubos no pós-operatório. É essencialmente importante evitar contaminação bacteriana do trato respiratório por uso dos cateteres de aspiração.

Quando a incisão é feita entre o primeiro e o segundo anéis traqueais, pode desenvolver-se edema subglótico. O inchaço da mucosa nesta área pode restringir a via aérea acima do tubo e levar a dificuldades na decanulação, especialmente em lactentes e crianças pequenas. O estreitamento da traqueia por tecido cicatricial, por sua vez, pode ocorrer junto ao orifício traqueal, na área do balonete ou na extremidade do tubo.

## CUIDADOS DE ENFERMAGEM NA UTIP

O traqueostoma deve ser higienizado ao menos uma vez ao dia.

Estudos demonstraram que o uso de solução fisiológica está associado a menor taxa de infecção do que a limpeza com substâncias assépticas. Nunca devem ser utilizadas gazes cortadas ou algodão, uma vez que fiapos podem obstruir a via aérea ou serem causa de infecção respiratória e abscessos.

Os curativos também devem ser evitados, uma vez que dificultam a inspeção do estoma e servem como meio de cultura pelo acúmulo das secreções respiratórias, também propiciando infecções.

É recomendada a troca rotineira da cânula, a fim de evitar o acúmulo de secreções, que dificulta a aspiração e culmina em obstrução do tubo. A periodicidade desta troca varia de acordo com a rotina de cada hospital. Temos recomendado no nosso serviço a troca da cânula a cada 30 dias para sua higienização e, se necessário, a troca por outra nova cânula. Este procedimento é importante, enquanto a criança está internada, para desenvolver habilidade e confiança dos familiares.

Substituições de cânula podem ser necessárias com mais frequência, caso o tamanho esteja inadequado ou as secreções estejam mais espessas, sugerindo a intensificação da umidificação do tubo, por exemplo.

Entretanto, a cânula de traqueostomia deve ser mantida sem manipulação por pelo menos 48-72 horas, no pós-operatório imediato. Durante este período ocorre a estabilização do traqueostoma.

A manipulação da cânula pode ser um irritante para a traqueia, causando tosse seguida por vômitos. Dessa forma, as trocas de tubos devem ser feitas antes das alimentações ou 90 minutos após, minimizando o risco de aspiração de secreções gástricas. A criança deve estar com um coxim sob os ombros para hiperestender o pescoço, facilitando a visualização do pertuito. A passagem de uma sonda de aspiração pelo interior da cânula antes da sua retirada pode servir como fio-guia para direcionar a passagem da nova cânula. Esta manobra também garante o aporte de oxigênio, caso a introdução do novo tubo seja difícil.

Gases secos podem prejudicar a função ciliar e, portanto, a umidificação é necessária para todos os pacientes traqueostomizados, enquanto em tratamento intensivo na UTIP. Isto também ajuda a fluidificar as secreções e, assim, diminui o risco de obstrução do tubo. Nebulizações com soro fisiológico podem ser úteis neste sentido.

Aspiração de secreções ainda é um procedimento controverso. Crianças recentemente traqueostomizadas necessitarão de sucções mais frequentes, porque produzem mais fluidos em decorrência da lesão tecidual. A aspiração, entretanto, não deve ser considerada um procedimento de rotina. A instilação de solução salina no interior da cânula para fluidificar secreções e facilitar a drenagem também é controversa. O volume instilado não deve ser superior a 0,5 mL. Alguns *guidelines*, entretanto, desaprovam esta manobra. As evidências apontam para a redução na saturação de oxigênio em adultos após irrigação.[18] Na criança este efeito não foi suficientemente estudado.

**Chamar o médico quando:**

- Ocorrer sangramento ao redor da cânula traqueal.
- Dificuldade de ventilação que não resolve com aspiração ou troca da cânula.
- Saída de alimento ou líquido pela cânula traqueal.
- Drenagem de secreção ou odor excessivo no traqueostoma.
- Dificuldade de recolocar a cânula traqueal.
- Criança para de respirar (obstrução da cânula).

## CONCLUSÃO

A traqueostomia é um procedimento útil, seguro e eficaz em pacientes pediátricos que necessitam VM prolongada e estão em terapia intensiva, ajudando a reduzir o tempo de intubação endotraqueal e VM na UTIP, quando bem indicada e realizada por equipe médica treinada e dentro dos padrões técnicos. A taxa de morbidade e mortalidade no nosso meio deve ser considerada, apesar de termos em nossa UTIP a menor taxa de mortalidade em pacientes traqueostomizados. A atenção para três fatores é fundamental na tentativa de eliminar a mortalidade associada à traqueostomia, que são: decanulação acidental, incapacidade de substituir uma cânula imediatamente e com eficiência e a obstrução da luz por secreções. Como podemos observar os protocolos de segurança e cuidados de enfermagem, especialmente em UTIP, devem ser seguidos com toda atenção das equipes médica e de enfermagem para evitar tais complicações. Os pais devem ser envolvidos e treinados no manuseio da traqueostomia durante o período hospitalar, caso seu filho tenha alta com a cânula. Suas indicações devem ficar restritas a casos especiais e após avaliações de risco e benefícios, sendo sempre realizados após um consentimento informado dos responsáveis pela criança.

## REFERÊNCIAS BIBLIOGRÁFICAS

1. Raju A, Joseph DK, Diarra C *et al.* Percutaneous versus open tracheostomy in the pediatric trauma population. *Am Surg* 2010 Mar.;76(3):276-78.
2. Vallverdu I, Mancebo J. Approach to patients who fail initial weaning trials. *Respir Care Clin N Am* 2000;6(3):365-84.
3. Gharde P, Makhija N, Chauhan S. Post-intubation tracheal stenosis in paediatric patients after cardiac surgery. *Ann Cardiac Anaesth* 2005;8:148-51.
4. Karapinar B, Arslan MT, Özcan C. Pediatric bedside tracheostomy in the pediatric intensive care unit: six-year experience. *Turkish Journal of Pediatrics* 2008;50:366-72.
5. Keenan SP, Powers C, McCormack DG *et al.* Noninvasive positive-pressure ventilation for postextubation respiratory distress: a randomized controlled trial. *JAMA* 2002;287(24):3238-44.
6. Durbin Jr CG. Indications for and timing of tracheostomy. *Respir Care* 2005;50(4):483-87.
7. Carron JD, Derkay CS, Strope GL, Nosonchuk JE, Darrow DH. Pediatric tracheotomies: changing indications and outcomes. *Laryngoscope* 2000;110:1099-1104.

8. Wilson M. Tracheostomy management. *Paediatr Nurs* 2005;17:38-44.
9. Traiber C, Piva JP *et al.* Profile and consequences of children requiring prolonged mechanical ventilation in three Brazilian pediatric intensive care units. *Pediatr Crit Care Med* 2009;10(3):375-80.
10. Fraga JC, Souza JCK, Kruel J. Traqueostomia na criança. *J Pediatr* 2009;85(2):97-103.
11. Wallen E, Venkataraman ST, Grosso MJ *et al.* Intrahospital transport of critically ill pediatric patientes. *Critc Care Med* 1995;23:1588-95.
12. Tarnoff M, Moncure M, Jones F *et al.* The value of routine posttracheostomy chest radiography. *Chest* 1998;113(6):1647-49.
13. Abdullah VJ, Mok JSW, Chan HB *et al.* Paediatric tracheostomy. *HK J Paediatr (new series)* 2003;8:283-89.
14. Alladi A, Rao S, Das K *et al.* Pediatric tracheostomy: a 13 year experience. *Pediatr Surg Int* 2004;20:695-98.
15. Kremer B, Botos-Kremer AI, Eckel HE *et al.* Indications, complications and surgical techniques for pediatric tracheostomies – an update. *J Pediatr Surg* 2002;37:1556-62.
16. Carr MM, Poje CP, Kingston L *et al.* Complications in pediatric tracheostomies. *Laryngoscope* 2001;111:1925-28.
17. Hooper I. Tracheostomy management in the intensive care unit. In: Russell C, Matta B. (Eds.). *Tracheostomy a multiprofessional handbook*. London: Greenwich Medical Media Limited; 2004. p. 115-42.
18. Ridling D *et al.* Endotracheal suctioning with or without instillation of isotonic sodium chloride. *Am J Critical Care* 2003;12(3):212-19.

# 49 Analgesia e Sedação em UTIP

*Patrícia M. Lago* ♦ *Jefferson Pedro Piva* ♦ *Pedro Celiny Ramos Garcia*

## INTRODUÇÃO

O tratamento da dor e da ansiedade deve ser considerado como parte essencial ao cuidado na faixa etária pediátrica. O não reconhecimento da dor e consequente subtratamento é ainda hoje um desafio a ser vencido.[1,2] Até a década de 1980, acreditava-se que lactentes e principalmente os recém-nascidos, por não terem a corticalização dos estímulos nociceptivos, não sentiriam dor. Entretanto, estudos posteriores demonstraram que a partir da 26ª semana de gestação, os neonatos têm considerável maturidade do sistema de condução da dor periférica, espinhal e supraespinhal, reagindo a lesões teciduais com respostas autonômicas, teciduais e hormonais de estresse.[3-6]

É sabido que a experiência da dor e a tensão a ela associada levam a danos físicos e emocionais que podem atrasar a recuperação, inclusive aumentando a morbimortalidade. A ansiedade e o medo causados pela doença ou pelas intervenções no ambiente de Unidades de Terapia Intensiva (UTIP) podem exacerbar a dor e a resposta ao estresse em crianças criticamente enfermas.[7] O alívio da dor e a ansiedade devem ser priorizados no planejamento terapêutico de crianças doentes. A melhor estratégia para o tratamento da dor e da ansiedade é uma avaliação precisa das necessidades de cada paciente. É importante lembrar que a avaliação da dor, sua profilaxia e seu tratamento são direitos básicos de todos, independentemente da idade do paciente.[2,8,9]

Por outro lado, nas últimas 2 décadas, com o objetivo de humanizar a internação nas unidades de terapia intensiva pediátrica, os médicos têm exagerado na prescrição de medicações sedoanalgésicas e, com isto, tem sido observado um aumento progressivo nos casos de abstinência e *delirium*, associado ao aumento no tempo de internação e de ventilação mecânica, levando a uma maior mortalidade nestes pacientes.[7,10-12] A associação internacional para o estudo da dor tem chamado atenção para o manejo mais consciente da dor e da ansiedade em pediatria, visando a evitar tanto o sub quanto o supertratamento, visto que ambos são igualmente lesivos ao paciente.[13] O conforto que se quer propiciar a todo paciente criticamente enfermo deve basear-se na tríade sedação, analgesia e relaxamento muscular, individualizando-se cada paciente e enfermidade.[13]

## DEFINIÇÕES

A dor é definida pela Associação Internacional para o Estudo da Dor (IAPS) como "uma sensação e uma experiência emocional desagradável relacionada com a lesão real ou potencial. A definição da dor pela IASP implica na subjetividade da dor e no seu aprendizado através das experiências relacionadas com traumas e lesões, desde a faixa etária neonatal. É um fenômeno multidimensional com componentes sensoriais, fisiológicos, cognitivos, afetivos, comportamentais e espirituais.[13]

Esta definição enfatiza tanto o aspecto físico como emocional da natureza da dor. Em se tratando da faixa etária pediátrica, a inabilidade em se comunicar verbalmente não nega a possibilidade de que um indivíduo esteja tendo a experiência à dor, sendo necessário o tratamento adequado para o seu alívio.[2,13]

A interação entre a resposta fisiológica à dor e as diversas dimensões da dor, como as respostas cognitivas, afetivas e comportamentais alteram a forma como a dor é vivenciada, pela modificação da transmissão dos estímulos desagradáveis (nociceptivos) para o cérebro.[13,14]

O conceito de ansiedade tem origem no termo latim *anxietas*. Trata-se de um estado de agitação, preocupação ou angústia. Em UTIP, a ansiedade costuma acompanhar o medo do desconhecido, da doença, da própria unidade como ambiente aterrorizante, dos tratamentos que serão propostos, além da separação dos pais e dos familiares, que nas crianças é fundamental.[15]

A *American Society of Anesthesiologists* (ASA), propõe que a sedação e analgesia sejam graduados em quatro níveis (Fig. 49-1):[16]

1. **Sedação mínima:** é um estado induzido por drogas durante o qual o paciente responde normalmente ao comando verbal, porém com algum comprometimento na coordenação e funções cognitivas, mantendo preservadas as funções cardiovasculares e respiratórias. Este nível de sedação geralmente é inadequado para procedimentos em pediatria.
2. **Sedação ou analgesia moderada** *("sedação consciente"):* é um estado induzido por drogas em que o paciente responde ao comando verbal com ou sem leve estímulo tátil. A via aérea está preservada, como a ventilação espontânea. A função cardiovascular está normalmente mantida.

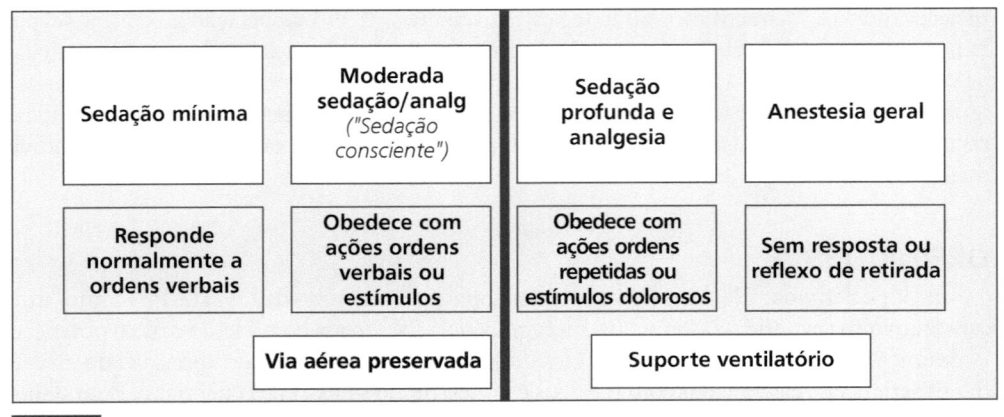

| Sedação mínima | Moderada sedação/analg ("Sedação consciente") | Sedação profunda e analgesia | Anestesia geral |
|---|---|---|---|
| Responde normalmente a ordens verbais | Obedece com ações ordens verbais ou estímulos | Obedece com ações ordens repetidas ou estímulos dolorosos | Sem resposta ou reflexo de retirada |
| Via aérea preservada | | Suporte ventilatório | |

**Fig. 49-1**
Níveis de sedação de acordo propostos pela Sociedade Americana da Anestesia.

3. **Sedação profunda:** é um estado de inconsciência induzido por drogas em que o paciente não apresenta resposta ao comando verbal e perde os reflexos protetores. Só há resposta a estímulos dolorosos profundos. As funções cardiovasculares estão geralmente mantidas, enquanto o suporte respiratório é necessário.
4. **Anestesia:** é um estado induzido por drogas em que há perda total da consciência, não ocorrendo resposta mesmo aos estímulos dolorosos intensos. Ocorre depressão respiratória e ausência de atividade neuromuscular, sendo mandatório suporte respiratório e ventilação com pressão positiva. As funções cardiovasculares podem estar comprometidas.

O grau de sedação e analgesia deve ser definido pela equipe médica, levando em consideração a patologia, a agressividade dos procedimentos e as metas com o tratamento. É evidente que uma criança retirada do seu ambiente e afastada dos pais nunca apresentará uma situação de total conforto, por esta razão devemos ter como objetivo não a sedação completa, mas a situação de menor desconforto possível.[17,18]

## DOR E SUAS CARACTERÍSTICAS

O sistema responsável pela dor é um sistema sensorial complexo. A atividade neuronal de ativação da dor e as consequentes respostas podem ser modificadas pelos mecanismos de supressão. O sistema sensorial é notavelmente plástico e complexo, e a atividade cortical tem um papel importante na percepção da dor.[2,14]

Alguns fatores influenciam a resposta da criança aos estímulos nociceptivos: grau da lesão ou doença, fatores emocionais, comportamentais e situacionais, significado da dor para a criança, contexto da experiência dolorosa, precocidade desta experiência, fadiga, gravidade da doença, nível de ansiedade, fatores socioculturais, personalidade, nível cognitivo, aprendizados prévios, experiências prévias e memória da dor existente.

A dor pode ser classificada segundo:

A) Mecanismos fisiopatológicos da dor (nociceptiva, neuropática ou mista).
B) Duração da dor (aguda ou crônica, dor incidental).
C) Etiologia (oncológica ou não oncológica).
D) Localização anatômica da dor.

A dor nociceptiva é decorrente de uma lesão tecidual que ativa os receptores específicos que são sensíveis a estes estímulos. Respondem ao calor, frio, vibração, estiramento e substâncias químicas liberadas dos tecidos. Podem ser subdivididos em somático e visceral, dependendo da localização dos nociceptores ativados.

A dor neuropática é causada pelos danos estruturais e disfunção das células nervosas do sistema nervoso central ou periférico. Qualquer processo que cause dano aos nervos, como condições metabólicas, traumáticas, infecções, isquemia, tóxico ou imunomediado, pode resultar em dor neuropática. A dor neuropática pode ser periférica, que ocorre como consequência da lesão ou doença que afeta os nervos periféricos, ou central que ocorre em razão do acometimento do sistema nervoso central.[14]

São poucos os estudos sobre dor de caráter neuropático em pediatria. As causas de dores neuropáticas de caráter periférico em pediatria podem ser relacionadas com as lesões do nervo, compressão nervosa, compressão externa por lesão que ocupa espaço como um tumor ou abscesso; danos provocados pela infecção pelo vírus HIV ou HTLV1, por efeitos tóxicos de medicamentos, neurofibromas ou neuromas pós-trauma ou cirurgia, membro fantasma, infiltração tumoral entre outros. Por sua vez, as causas de dor neuropática central incluem, por exemplo, as lesões na medula espinal. Outras dores de caráter neuropático podem acometer as crianças, como as decorrentes de neuropatias congênitas degenerativas, neuropatias periféricas e neuropatias inflamatórias (síndrome de Guillain-Barré, por exemplo).

A dor é considerada mista quando coexistem a dor nociceptiva (somática e/ou visceral) e a dor neuropática ao mesmo tempo ou separadamente em momentos diferentes. Os diferentes mecanismos fisiopatológicos ocorrem juntos, produzindo a dor mista. Incluem-se aí os processos que danificam tecidos e nervos, como traumas, queimaduras e processos oncológicos, além das crianças que já possuem dor crônica e ainda sofrem as agressões de procedimentos invasivos em UTIP.[14,19]

Outra forma de classificação da dor utiliza o critério de duração da mesma. A dor aguda é aquela com duração inferior a 30 dias, e como definição de dor crônica podemos considerar a dor que dura mais que 3 meses. A dor aguda tem o início súbito e se segue imediatamente à lesão, com grande intensidade. A duração normalmente é limitada, havendo um começo e um fim para a dor. Tem a sua origem nos nociceptores teciduais que são estimulados com as diversas lesões. É a dor observada com mais frequência em pacientes críticos.

A dor episódica ou recorrente ocorre de forma intermitente durante um longo período de tempo e após o que a criança pode ser livre de dor entre cada episódio doloroso. Estes episódios dolorosos muitas vezes podem variar em qualidade, intensidade e frequência ao longo do tempo e são, consequentemente, imprevisíveis. Este tipo de dor pode ser indistinguível da dor aguda recorrente, mas pode estar associado a um impacto mais grave sobre as vidas física e psicossocial da criança afetada, como a dor de doença episódica falciforme.[14]

A localização da dor deve sempre ser questionada nos momentos de aplicação de escalas para quantificação do sintoma. É fundamental caracterizar a dor para que o tratamento oferecido seja o mais adequado possível.[20]

## AVALIAÇÃO DO PACIENTE

Avaliação da dor e ansiedade na criança internada em UTIP é particularmente desafiadora, já que a maioria delas é incapaz de comunicar verbalmente ou tem receio de fazê-lo.[2,20] É importante avaliar a intensidade de dor, assim como diferenciá-la de medo e ansiedade, para prover a terapêutica apropriada. Algumas ferramentas podem auxiliar na avaliação da intensidade da dor, do grau de analgesia e sedação, porém no caso de crianças, a impressão dos familiares sempre deve ser valorizada. Não existem escalas ideais, mas cada serviço deve escolher a mais adequada ao perfil de seus pacientes e aquela que toda equipe esteja mais familiarizada.

## ■ Avaliação da dor

A avaliação da dor tem como objetivo caracterizar a experiência dolorosa (intensidade e localização), identificar os fatores contribuintes ou determinantes, detectar as repercussões, selecionar o tratamento e aferir a eficácia terapêutica. São utilizadas as dimensões sensoriais (autoavaliação), comportamentais e fisiológicas.[20-22]

O autorrelato é o indicador mais simples e confiável da intensidade da dor, sendo restrito às crianças com boa possibilidade de comunicação verbal (após 5 anos). As crianças menores podem ser avaliadas de forma indireta e, em geral, respondem à dor com movimentos e choro, ficam agressivas, costumam localizar a dor e buscam consolo com os pais. Nos lactentes, a dor aguda deve ser avaliada pela resposta de comportamento, e fisiológica, como frequência cardíaca, medida de saturação de oxigênio e pressão arterial, que deve ser distinguida de situações de risco, como hipóxia, hipercapnia ou hipoglicemia, por exemplo.[21-24]

Existem inúmeras escalas descritas na literatura para avaliar dor na criança, em nossos serviços temos optado pela Escala **CHIPPS** para crianças de 29 dias até 5 anos de vida, e **escala categórica verbal (ECV)** para crianças entre 5 e 7 anos. Em crianças acima de 7 anos, a avaliação é feita utilizando-se as mesmas escalas de adultos: **escala analógica visual (EAV), categórica verbal (ECV) e numérica verbal (ENV)** (Figs. 49-2 a 49-4 e Quadros 49-1 a 49-6).[8,9,22,25-29]

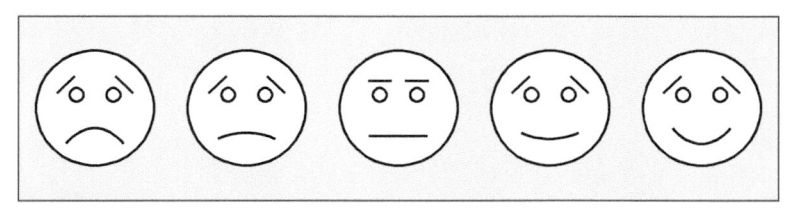

**Fig. 49-2**
Escala de avaliação facial. Adaptada de Silva F.C et al., 2008.[29]

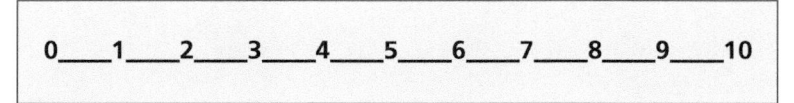

**Fig. 49-3**
Escala análoga visual.

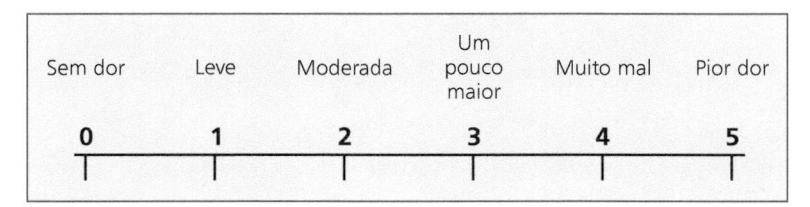

**Fig. 49-4**
Escala numérica visual.

| QUADRO 49-1 | Escala comportamental da dor |
|---|---|
| **Expressão facial** | |
| Relaxada: 1 | |
| Parcialmente tensa: 2 | |
| Totalmente tensa: 3 | |
| Fazendo careta: 4 | |
| **Movimentos dos membros superiores** | |
| Relaxado: 1 | |
| Parcialmente flexionado: 2 | |
| Totalmente flexionado: 3 | |
| Totalmente contraído: 4 | |
| **Ventilação mecânica** | |
| Tolerando movimentos: 1 | |
| Tossindo, mas tolerando durante a maior parte do tempo: 2 | |
| Lutando contra o ventilador: 3 | |
| Impossibilidade de controle do ventilador: 4 | |

Adaptado de Ahlers SJ et al., 2010.[26]

| QUADRO 49-2 Escala para avaliar dor em recém-nascido | | | | |
|---|---|---|---|---|
| Indicadores | 0 | 1 | 2 | 3 |
| IG em semanas | ≥ 36 semanas | 32 a 35 semanas e 6 dias | 28 a 31 semanas e 6 dias | < 28 semanas |
| **Observar o RN por 15 s** | | | | |
| Estado de alerta | Ativo Acordado Olhos abertos Movimentos faciais presentes | Quieto Acordado Olhos abertos Sem mímica facial | Ativo Dormindo Olhos fechados Movimentos faciais presentes | Quieto Dormindo Olhos fechados Sem mímica facial |
| **Anotar FC e $SpO_2$** | | | | |
| FC máxima | ↑ 0 a 4 bpm | ↑ 5 a 14 bpm | ↑ 15 a 24 bpm | ↑ 25 ≥ bpm |
| Sat. mínima | ↓ 0 a 2,4% | ↓ 2,5 a 4,9% | ↓ 5 a 7,4% | ↓ ≥ 7,5% |
| **Observar RN por 30 s** | | | | |
| Testa franzida | Ausente | Mínimo | Moderado | Máximo |
| Olhos espremidos | Ausente | Mínimo | Moderado | Máximo |
| Sulco nasolabial | Ausente | Mínimo | Moderado | Máximo |

Adaptado de Stevens B et al., 2010.[27]

| QUADRO 49-3 | Sistema de codificação da atividade facial neonatal (NFCS) | |
|---|---|---|
| **Movimento facial** | **0 ponto** | **1 ponto** |
| Fronte saliente | Ausente | Presente |
| Fenda palpebral estreitada | Ausente | Presente |
| Sulco nasolabial aprofundado | Ausente | Presente |
| Boca aberta | Ausente | Presente |
| Boca estirada (horizontal ou vertical) | Ausente | Presente |
| Língua tensa | Ausente | Presente |
| Protrusão da língua | Ausente | Presente |
| Tremor de queixo | Ausente | Presente |

Adaptado de Silva YP et al., 2007.[28]

## ▪ Avaliação de sedação

Em comparação ao grande número de trabalhos sobre dor em pediatria, pouco se progrediu com relação à avaliação de sedação em pacientes pediátricos. A sedação é necessária em terapia intensiva para reduzir ansiedade, facilitar sono e produzir amnésia temporária. Os sedativos têm também um efeito sinérgico com os agentes analgésicos. O nível de sedação deve ser monitorizado para evitar a sedação excessiva e seus efeitos adversos, assim como a sedação inadequada. Existem poucas escalas de sedação desenvolvidas somente para as crianças e lactentes e validadas no Brasil. A escala de Comfort Behaviour foi validada e tem sido aplicada em crianças para quantificar ansiedade (Quadro 49-7).[30,31]

Recentemente, tem sido utilizado, em UTIP, o BIS *(Bispectral Index Monitor)* que é uma espécie de modulo de Eletroencefalograma de dois canais posicionado na região frontal, que fornece a leitura numérica contínua de zero a 98. Na avaliação da sedação tem sido proposto os seguintes limites: BIS acima de 80 = sedação leve; BIS entre 60 a 80 = sedação moderada; BIS entre 40 e 60 = sedação profunda; BIS < 40 = sedação muito profunda. Em estudos preliminares o BIS mostrou-se fidedigno na definição do grau de sedação em pacientes internados em

| QUADRO 49-4 | Escala de dor no recém-nascido e lactente | | |
|---|---|---|---|
| **Indicador** | **0 ponto** | **1 ponto** | **2 pontos** |
| **Expressão facial** | Relaxada | Contraída | – |
| **Choro** | Ausente | Resmungos | Vigoroso |
| **Respiração** | Regular | Diferente da basal | – |
| **Braços** | Relaxados | Fletidos/estendidos | – |
| **Pernas** | Relaxadas | Fletidas/estendidas | – |
| **Estado de alerta** | Dormindo e/ou calmo | Agitado e/ou irritado | – |

Adaptado de Silva YP et al., 2007.[28]

### QUADRO 49-5 — Escala comportamental de FLACC

| Categorias | Pontuação | | |
|---|---|---|---|
| | 0 | 1 | 2 |
| Face | Nenhuma expressão especial ou sorriso | Caretas ou sobrancelhas franzidas de vez enquando, introversão, desinteresse | Tremor frequente do queixo |
| Pernas | Normais ou relaxadas | Inquietas, agitadas, tensas | Chutando ou esticadas |
| Atividade | Quieta, na posição normal, movendo-se facilmente | Contorcendo-se, movendo-se para frente e para trás, tensa | Curvada, rígida ou com movimentos bruscos |
| Choro | Sem choro (acordada ou dormindo) | Gemidos ou choramingos; queixa ocasional | Choro continuado, grito ou soluço; queixa com frequência |
| Consolabilidade | Satisfeita, relaxada | Tranquilizada por toques, abraços ou conversas ocasionais; pode ser distraída | Difícil de consolar ou confortar |

Adaptado de Silva FC et al., 2008.[29]

UTI pediátrica e no transoperatório, porém na prática o BIS tem uma melhor *performance* para determinar sedação em excesso sendo pouco útil para determinar os demais graus de ansiedade. Não tem indicação para uso corriqueiro em UTIP, apenas em casos especiais.[32,33]

### QUADRO 49-6 — Escala CHIPS

| Item | Estrutura | Pontos |
|---|---|---|
| Choro | Nenhum | 0 |
| | Gemido | 1 |
| | Grito | 2 |
| Expressão facial | Relaxada/sorrindo | 0 |
| | Boca retorcida | 1 |
| | Careta (olhos e boca) | 2 |
| Postura do tronco | Neutra | 0 |
| | Variável | 1 |
| | Arqueada para trás | 2 |
| Postura das pernas | Neutra, solta | 0 |
| | Chutando | 1 |
| | Pernas tensionadas | 2 |
| Inquietação motora | Nenhuma | 0 |
| | Moderada | 1 |
| | Inquieta | 2 |

Adaptado de Alves M et al., 2008.[25]

| QUADRO 49-7 | Escala de COMFORT | |
|---|---|---|
| **Características** | **Avaliar** | **Pontos** |
| Estado de vigília | ▪ Muito sonolento<br>▪ Levemente sonolento<br>▪ Acordado<br>▪ Completamente acordado alerta<br>▪ Hiperalerta | 1<br>2<br>3<br>4<br>5 |
| Agitação | ▪ Calmo<br>▪ Levemente ansioso<br>▪ Ansioso<br>▪ Muito ansioso<br>▪ Pânico | 1<br>2<br>3<br>4<br>5 |
| Resposta respiratória | ▪ Sem tosse<br>▪ Respiração espontânea com pouca resposta à ventilação<br>▪ Tosse ocasional com pouca resistência ao ventilador<br>▪ Respiração ativa contra o ventilador<br>▪ Competindo muito com o ventilador e com tosse | 1<br>2<br>3<br>4<br>5 |
| Movimentos físicos | ▪ Sem movimentos<br>▪ Leves movimentos ocasionais<br>▪ Leves movimentos frequentes<br>▪ Movimentos vigorosos limitados às extremidades<br>▪ Movimentos vigorosos inclusive do dorso e da cabeça | 1<br>2<br>3<br>4<br>5 |
| Pressão arterial (média) | ▪ Abaixo do basal<br>▪ Normal<br>▪ Aumentos raros de 15% do basal<br>▪ Aumentos frequentes de 15% do basal<br>▪ Aumentos sustentados acima de 15% do basal | 1<br>2<br>3<br>4<br>5 |
| Frequência cardíaca | ▪ Abaixo do basal<br>▪ Normal<br>▪ Aumentos raros de 15% do basal<br>▪ Aumentos frequentes de 15% do basal<br>▪ Aumentos sustentados acima de 15% do basal | 1<br>2<br>3<br>4<br>5 |
| Tônus muscular | ▪ Músculos totalmente relaxados<br>▪ Tônus muscular reduzido<br>▪ Tônus muscular normal<br>▪ Aumento do tônus muscular e flexão dos dedos<br>▪ Rigidez muscular extrema e flexão dos dedos | 1<br>2<br>3<br>4<br>5 |
| Tônus facial | ▪ Músculos faciais totalmente relaxados<br>▪ Músculos faciais normais<br>▪ Tensão evidente de alguns músculos faciais<br>▪ Tensão facial evidente<br>▪ Músculos faciais contorcidos | 1<br>2<br>3<br>4<br>5 |

Adaptado de Amoretti CF et al., 2008.[31]

## ABORDAGEM TERAPÊUTICA DA ANSIEDADE E DA DOR

O tratamento da dor e da ansiedade deveria, se possível, ser iniciado antes mesmo da admissão da criança na UTIP. Ao fornecer informações sobre a unidade e seu pessoal, deve-se utilizar uma linguagem adequada à cultura dos familiares e apropriada para a idade do paciente, quando se desmistificam os procedimentos que serão realizados e a evolução esperada. A presença dos pais é estimulada, pois auxilia na redução da ansiedade e medo. Ao longo da admissão, alguns fatores fisiológicos desencadeados pelo jejum ou distensão de bexiga podem causar angústia. Além de atitudes encorajadoras, muitas crianças necessitam medidas farmacológicas de analgesia e sedação.[1,7,15]

A sedação e analgesia nesses pacientes visam a atender suas necessidades particulares e, por isso mesmo, devem ser individualizadas e ajustadas caso a caso. A avaliação destas necessidades requer uma compreensão clara da farmacocinética e farmacodinâmica dos possíveis agentes a serem utilizados. Deve ser tomado cuidado para evitar a administração de excesso de agentes sedativos, quando a necessidade primária do paciente for analgesia. Lembrar sempre dos riscos do uso exagerado destas drogas que podem levar à abstinência, *delirium* e aumento de morbimortalidade.[1,33]

### ■ Tratamento não farmacológico da dor

Diversas intervenções não farmacológicas podem melhorar a convivência de uma criança admitida em uma UTIP, diminuindo sua ansiedade e aumentando o grau de relaxamento sem necessidade de aumento de drogas sedoanalgésicas. O fundamental é garantir a presença dos pais e cuidadores o maior tempo possível. A musicoterapia tem-se mostrado eficiente para diminuir a ansiedade de pacientes graves. Outras intervenções, como o controle do ruído e da luz, o respeito ao ciclo sono-vigília, massagem, liberação de visitas e atividades de recreação, têm impacto importante na diminuição da necessidade de medicações sedativas.[9,11,20]

### ■ Farmacologia

A farmacocinética e a farmacodinâmica das diferentes drogas analgésicas e sedativas se modificam com a idade e o crescimento da criança, razão pela qual, as doses utilizadas em recém-nascidos não podem ser extrapoladas para pré-escolares e adolescentes e vice-versa. A absorção, distribuição (biodisponibilidade), ligação com receptores, metabolismo e permeabilidade das drogas aos diversos órgãos são fatores que sofrem grandes modificações durante a infância. Estas diferenças podem resultar em maiores concentrações de droga livre, volumes discrepantes de distribuição e variações da eliminação da droga nas diferentes faixas etárias. Quando comparados a adultos, os neonatos têm (proporcionalmente) maior água corporal total, maior volume extracelular, maior volemia e maior débito cardíaco, mas com uma taxa de gordura significativamente menor. Além disso, as drogas cruzam mais prontamente a barreira hematoencefálica nos recém-nascidos. Embora a capacidade para metabolizar drogas amadureça rapidamente, encontra-se reduzida nos primeiros 6 meses de vida. Os mecanismos de glucuronidação e acetilação amadurecem aproximadamente aos 3 meses de vida, e as funções oxidases estão nos mesmos níveis dos adultos antes de 6 meses.[20]

As taxas do citocromo P-450 são maiores em crianças do que em adultos, o que pode estar relacionado com um maior volume relativo do fígado com relação ao peso corporal. Isto faz com que a depuração de alguns medicamentos seja maior nos pacientes pediátricos, um exemplo disso é o uso por via oral da morfina que deve ter um intervalo menor na criança do que no adulto. Existem também variações genéticas no metabolismo das drogas que podem aumentar ou diminuir o efeito analgésico das drogas. Por exemplo, uma deficiência genética do citocromo P-450 subtipo 2D6 que converte codeína em morfina pode levar à ineficácia desta droga no tratamento da dor.[2,14]

A eliminação renal das drogas está notadamente reduzida nos neonatos, porque o fluxo sanguíneo renal e taxa de filtração de glomerular são baixas. Há um rápido aumento em ambos nos primeiros 3 dias de vida, porém taxa de filtração glomerular e a função tubular semelhante a do adulto não são alcançadas até aproximadamente 6 meses de idade. Por esta razão, é requerido grande cuidado na prescrição de analgésicos e agentes sedativos em neonatos e crianças pequenas.[20]

## ■ Tratamento farmacológico da dor

Para a escolha correta da medicação é fundamental o diagnóstico do tipo de dor a ser tratada: nociceptiva, neuropática ou mista. Para isso é necessário obter o maior número possível de informações sobre a dor, através de anamnese detalhada: localização, tipo de dor (aperto, queimação, choque, pontada etc.), irradiação, início, duração, horários de preferência, fatores de melhora e piora, sintomas associados, intensidade (relato do paciente e escalas para avaliação de intensidade). O exame físico acurado é indispensável. A Organização Mundial da Saúde (OMS), em *Guidelines para tratamento farmacológico da dor em crianças*, recomenda:[2]

- Respeitar a escada analgésica com **dois degraus**, de acordo com a intensidade da dor.
- Utilizar a via de administração possível, preferindo o uso de fármacos por via oral.
- Prescrever medicações a intervalos regulares.
- Tratamento individualizado, com medicações e doses adequadas a cada paciente.

### *Escada analgésica com dois degraus*

O primeiro degrau, para tratamento de dor leve, recomenda o uso de analgésicos e anti-inflamatórios comuns não esteroides, paracetamol e ibuprofeno, sendo no nosso meio, também largamente utilizada a dipirona. Outros anti-inflamatórios também podem ser indicados. O segundo degrau, para tratamento de moderada a grave, recomenda a associação de opioides fortes: morfina como primeira opção ou outros, de acordo com a necessidade de cada paciente e a tolerância a efeitos colaterais.[2,14,20]

Em 1986 iniciou-se a recomendação para tratamento da dor de acordo com escada analgésica constituída por três degraus. O primeiro era composto por anti-inflamatórios e analgésicos comuns para dor leve, o segundo por opioides fracos (codeína e tramadol) para tratamento da dor moderada, e o terceiro, por opioides fortes para dor intensa. A partir de 2012, suprimiu-se o segundo degrau. Desde então, é recomendada dose mais baixa de morfina para tratamento da dor moderada (0,05 mg/kg/dose). Essa mudança ocorreu, pois os estudos sobre o uso de tramadol em crianças são ainda insuficientes, não sendo esta droga recomendada pela FDA para menores de 12 anos.[2,14,20]

Quanto à codeína, sabe-se que uma parcela significativa da população (até 30%) não possui biodisponibilidade genética para transformação desta em metabólito ativo da morfina, por deficiência da enzima hepática CYP2D6. Portanto, esta droga deve ser utilizada avaliando sempre a história analgésica de cada paciente e sua resposta à codeína. Na prática a codeína permanece sendo muito utilizada nas UTIP, porém seu uso requer cautela.[2]

A associação de medicações adjuvantes ao primeiro ou segundo degraus é recomendada desde o início do tratamento, diminuindo a necessidade do aumento progressivo de doses. Existem várias classes de medicamentos que podem contribuir para o controle eficaz da dor, como antidepressivos, anticonvulsivantes, ansiolíticos e corticosteroides, devendo ser avaliado cada caso especificamente.[2,14,20]

## PRINCIPAIS DROGAS UTILIZADAS EM SEDAÇÃO E ANALGESIA NA UTIP

### Benzodiazepínicos

Os benzodiazepínicos têm ações sedativas, hipnóticas, ansiolíticas, anticonvulsivantes e relaxantes musculares. O mecanismo de ação é por aumento de neurotransmissores inibitórios (GABA e glicina) que se ligam aos receptores GABA, causando hiperpolarização e resistência à excitação neuronal. Dependendo da saturação dos receptores poderá predominar um efeito ansiolítico (20%), sedativo (30-50%) ou de inconsciência e sedação profunda (> 60%). A depressão respiratória é dose-dependente e potencializada pelo uso associado de opioides. O efeito cardiovascular é mínimo quando usado isoladamente, entretanto, quando usado por longos períodos em infusão contínua e/ou associado à morfina, pode ocorrer hipotensão. Os benzodiazepínicos são antagonizados pelo flumazenil, que bloqueia a ação agonista competitivamente. Razão pela qual deve ser evitado em pacientes com crises convulsivas. Como o flumazenil tem uma meia-vida mais curta que os benzodiazepínicos, pode ser necessária a repetição da dose. Os benzodiazepínicos devem ser utilizados com muita cautela, pois têm relação direta com o desenvolvimento de *delirium* e abstinência, principalmente quando utilizados em doses elevadas por mais de 5 dias.[1,3,10-12,15-17]

### Midazolam

O Midazolam é um agente hidrossolúvel com rápido início de ação. É ansiolítico, induz a sedação rápida, e sua principal vantagem é produzir amnésia. É 4 vezes mais potente que o diazepam. A depressão respiratória é dose-dependente, e hipotensão pode acontecer nos pacientes hipovolêmicos mesmo com doses modestas. O metabolismo é hepático e após os 6 meses de idade é semelhante ao adulto. Os efeitos sedativos podem ser mais prolongados por acúmulo de metabólitos em obesos, pacientes com insuficiência renal e com hipoalbuminemia. Interage com cimetidina, eritromicina (aumenta do nível sérico do midazolam) e teofilina (antagoniza o efeito sedativo).

A dose sedativo-intravenosa padrão oscila entre 0,1-0,3 mg/kg, que é efetiva para procedimentos incômodos, porém doses maiores (0,4-0,5 mg/kg) podem ser utilizadas em situações que se pretenda um maior relaxamento ou para procedimentos muito agressivos. Neste caso, aumenta também o risco de depressão respiratória. A infusão contínua (0,05 a 0,4 mg/kg/hora) associada ou não a um opioide, geralmente produz sedação satisfatória em crianças submetidas à ventilação mecânica. Seu uso prolongado induz a tolerância e abstinência. Nos pacientes com função hepática imatura ou alterada, pode ocorrer uma demora na eliminação do midazolam, podendo resultar em sedação prolongada, longo desmame da ventilação mecânica e retardo na alta da UTIP.

O midazolam pode ser administrado via oral, sublingual, nasal e intramuscular. Por via oral tem início de ação em 15 minutos (útil em procedimentos planejados), enquanto que por via nasal ou sublingual é uma opção adequada, quando que não há acesso intravenoso ou quando a via oral não está indicada.[1,12]

Alguns estudos têm relacionado o uso do midazolam com o desenvolvimento de *delirium*, principalmente em pacientes adultos.[1]

### Diazepam

É o benzodiazepínico mais conhecido e de menor custo. É pouco hidrossolúvel, sendo a absorção após a administração via intramuscular errática e incompleta. Tem metabolismo hepático, produzindo dois metabólitos, sendo um deles com meia-vida longa (20 a 50 horas). Doses repetidas de diazepam causam sedação prolongada, o que pode ser interessante em pacientes em ventilação mecânica. A aplicação endovenosa rápida pode causar depressão respiratória e hipotensão. Uma dose de 0,25 mg/kg pode ser adequada para sedação em procedimentos pouco desconfortáveis. Em situações que se pretenda uma sedação mais intensa a dose pode ser aumentada até 0,5 mg/kg, via endovenosa, e repetida em intervalos entre 2 e 4 horas. A dose oral máxima recomendada é de 3 mg/kg a cada 6 horas.[1,12,15]

### Lorazepam

O lorazepam tem uma meia-vida intermediária, entre 4 a 8 horas. O pico de ação é semelhante ao do diazepam, ao redor de 1 hora, sendo pouco útil para sedação aguda. Seu metabolismo não é afetado por outras drogas. Pode ser útil na retirada de midazolam em uso contínuo por tempo prolongado, no tratamento de tolerância e abstinência. Como agente sedativo pode ser utilizado na dose de 0,05 a 0,1 mg/kg.[12,15]

## ■ Cetamina

A cetamina é um agente anestésico dissociativo, com marcado efeito analgésico e propriedades amnésicas. Embora tenha efeito inotrópico negativo intrínseco e propriedades vasodilatadoras, a cetamina preserva a estabilidade hemodinâmica por seus efeitos simpáticos secundários (promove liberação de adrenalina e noradrenalina). Tem metabolismo hepático (sistema de enzimas microssomais). Crianças menores (lactentes e RN) têm menor depuração e meia-vida maior que adultos e crianças maiores Os prematuros e os recém-nascidos são mais propensos à apneia pós-anestésica. Os fenômenos emergentes desagradáveis (alucinações) ocorrem com uma frequência muito menor em crianças (3 a 7%) quando comparadas a adultos, e a administração simultânea de um benzodiazepínico não mostrou vantagem para reduzir este risco.[34-36]

Uma dose endovenosa de 1-2 mg/kg é normalmente adequada para induzir sedação com preservação dos reflexos de via aérea e do controle respiratório, permitindo realizar procedimentos dolorosos (suturas, reduções de fraturas ou luxações) com mínimo desconforto. Para obtenção de analgesia e sedação profunda, utilizamos uma dose entre 2 a 4 mg/kg, sendo necessária, na maioria das vezes, a manutenção de via aérea e ventilação artificial. Para sedação de pacientes em ventilação mecânica, empregamos uma infusão inicial de 10 μg/kg/min, podendo ser aumentada até 40 μg/kg/min. Em pacientes com grave broncospasmo observou-se que a dose "broncodilatadora" oscila entre 20 e 40 μg/kg/min. A analgesia pode ser obtida com uma infusão de até 5 μg/kg/min.[37,38] O uso concomitante de glicopirrolato ajuda a controlar o aumento de secreções em via respiratória, que são vistas frequentemente depois de administração de cetamina.[1,12]

A cetamina é particularmente útil como o agente de indução anestésico em asma aguda grave e no paciente com instabilidade cardiocirculatória (choque). Pode, também, ser usada como um suplemento em esquemas de sedação com opioides e benzodiazepínicos para a sedação de crianças submetidas à ventilação mecânica. Antigamente era contraindicada em pacientes com hipertensão intracraniana, pois aumentaria o fluxo sanguíneo cerebral, porém estudos não comprovaram este fenômeno na prática. Seu uso prolongado e em doses elevadas pode produzir tolerância e abstinência.[34-36]

## ■ Propofol

O Propofol é um agente anestésico de ação ultrarrápida, induzindo a sedação imediata. Sua meia-vida diminui com idade, provavelmente devido ao melhor metabolismo e aumento do fluxo sanguíneo hepático. Sua grande vantagem relaciona-se com o rápido efeito sedativo.[1]

O propofol tem sido usado com segurança em sedações por curto prazo para procedimentos dolorosos, como punção lombar, pleural e cardioversão em pacientes com ventilação espontânea. Uma dose de indução de 1 a 2 mg/kg (máxima de 3 mg/kg em bolo), seguida de doses intermitentes menores (0,5 mg/kg a cada 20 a 30 minutos se houver sinais de diminuição de seu efeito).

Hipotensão passageira é vista até mesmo em pacientes estáveis hemodinamicamente. Na década de 1990 propofol foi utilizado também para sedação contínua em anestesia e tratamento intensivo pediátrico. Entretanto este uso foi abandonado em razão de uma possível associação a uma síndrome clínica que consiste em acidose metabólica, lipemia, insuficiência cardíaca, arritmias e parada cardíaca. A patogênese deste problema, chamada **síndrome da infusão de Propofol**, permanece obscura, entretanto foi postulado que um metabólito solúvel em água pode estar envolvido ou ainda o uso de altas doses e por um tempo prolongado. Não foi evidenciado um único caso desta síndrome em pacientes que utilizassem propofol por períodos curtos e nas doses recomendadas.[1,15,37,38]

## ■ Clonidina

A Clonidina é um agonista $\alpha_2$-adrenérgico, com marcado efeito cardiovascular (hipotensor), neurológico (sedação e analgesia) e neuroendócrino.

É rapidamente absorvido após administração oral e apresenta uma meia-vida de 9-12 horas, tendo metabolismos hepático e renal, sendo que, aproximadamente, 50% da dose é excretada, inalterada na urina.

Pode ser obtida sedação pré-operatória e analgesia pós-operatória de cirurgia moderadamente dolorosa, com uma única dose oral de até 4 μg/kg. O uso da clonidina, como medicação pré-operatória, além de produzir sedação, facilita a separação da criança dos pais e torna a aceitação da máscara mais fácil. Uma infusão intravenosa de 0,1-2 μg/kg/h em combinação com midazolam em baixa dose (0,05 mg/kg/h) foi efetiva para produzir sedação em crianças ventiladas sem qualquer distúrbio hemodinâmico significativo associado, porém, sua apresentação para uso endovenoso não é disponível em todo o Brasil. O uso de clonidina oral (3 a 5 μg/kg a cada 8 horas) tem sido proposto como agente sedativo adjunto em pacientes submetidos à ventilação mecânica, reduzindo a necessidade de outros sedativos, sem causar hipotensão ou bradicardia. O pico de efeito e nível sérico observa-se em 48 horas.

O uso da clonidina pode, também, ser considerado quando o esquema padrão de sedativos analgésicos for insuficiente ou como droga coadjuvante no tratamento da dor e principalmente no controle dos sinais de abstinência.[1,12,39]

## ■ Dexmedetomidina

A dexmedetomidina foi aprovada pela FDA, em dezembro de 1999, para sedação em adultos em ventilação mecânica, com a sugestão de uso para até 48 horas. É uma droga que produz sedação com um mínimo efeito na função respiratória, tendo a vantagem de ser usado antes, durante e após a extubação. Estudos realizados principalmente em adultos demonstram que a dexmedetomidina associada à sedação diminui a necessidade de opioides e benzodiazepínicos. Acredita-se que, na pediatria, a medicação apresente as mesmas vantagens.

A dexmedetomidina é um agonista relativo seletivo $\alpha_2$-adrenérgico. Tem relação química com a clonidina, porém com uma afinidade $\alpha_2$ maior (1.600:1 comparado a 200:1 da clonidina). Proporciona uma "sedação consciente" única, analgésica, sem depressão respiratória.[1,40-43]

Diminui o fluxo simpático do sistema nervoso central (SNC) de forma dose-dependente e tem efeitos analgésicos mais bem descritos como poupadores de opioides. Existem indícios crescentes de seus efeitos protetores de órgãos contra danos isquêmicos e hipóxicos, incluindo cardioproteção, neuroproteção e renoproteção.

A dexmedetomidina, após infusão, apresenta rápida fase de distribuição com meia-vida de aproximadamente 6 minutos. A taxa média de ligação às proteínas plasmáticas é de 93,7%. Experimentos demonstraram comportamento farmacocinético linear da droga usada em infusão contínua durante 24 horas. Nessas condições, a meia-vida de eliminação é de cerca de 2 horas. A dexmedetomidina sofre ampla biotransformação no fígado sendo excretada na urina (95%) e nas fezes (5%). Deve ser utilizada com cautela em pacientes que apresentam insuficiências hepática e renal.

Em pediatria existem poucos estudos sobre o uso de dexmedetomidina, sendo a maioria série de casos. Tem sido descrito um importante efeito protetor para abstinência/*delirium*. Além disso, a diminuição da frequência cardíaca associada a seu uso pode ser interessante naqueles pacientes com comprometimento hemodinâmico com elevada taquicardia que necessitam drogas vasoativas. Nos pacientes em pós-operatório de cirurgia cardíaca, ortopédica e neurocirurgia, a dexmedetomidina mostrou-se útil, induzindo sedação com a manutenção do *drive* respiratório.

Por ser uma droga nova, cara e com poucos estudos em pediatria, ainda não existe consenso sobre sua indicação para uso em pacientes críticos pediátricos.[40-43]

Em nosso serviço temos indicado Dexmedetomidina nas seguintes situações:

1. Paciente que necessita de sedação contínua, com taquicardia importante, necessitando ou não de drogas inotrópicas e vasoativas.
2. Paciente em ventilação não invasiva (VNI) que necessita sedação, porém, com a manutenção do *drive* respiratório inalterado.
3. Criança em sedação por mais de 1 semana, utilizando benzodiazepínicos e opioides contínuos em doses elevadas, que apresentam um maior risco de desenvolver *delirium*/abstinência durante o desmame e na pós-extubação.
4. Pacientes em pós-operatório de cirurgia ortopédica, neurocirurgia e cirurgia cardíaca.

## ■ Tiopental

O Tiopental é um anestésico potente que tem tradicionalmente várias aplicações no cuidado intensivo pediátricas. A hipotensão induzida é o seu principal efeito adverso, devendo ser evitado em pacientes com instabilidade cardiocirculatória (choque). A dose anestésica (sedação profunda) é ao redor de 5 mg/kg que, na maioria das vezes, induz a depressão respiratória com a necessidade de obtenção de via aérea artificial e suporte ventilatório.

O Tiopental também é útil no manejo do estado epilético refratário. As crises convulsivas podem ser controladas com tiopental, enquanto os agentes anticonvulsivantes não atingiram os níveis terapêuticos ideais. Neste caso, é administrado por infusão contínua de 1-5 mg/kg/h. Em alguns casos de estado epiléptico tratado com altas doses de tiopental, em razão de um maior metabolismo hepático induzido pelo uso crônico de fenobarbital, os pacientes podem manter um estado de alerta e ventilação espontânea eficaz. Entretanto, com o acúmulo da droga (por uso mais prolongado) pode induzir a sedação profunda e comprometimento cardiorrespiratório.[1,12]

Como via de regra, o uso de infusões de tiopental pressupõe o uso de vasopressores e suporte ventilatório. Em pacientes obesos, ou com comprometimento hepático e, especialmente, após uso prolongado, pode observar-se um longo período de sedação mesmo após a suspensão da droga (efeito da redistribuição ou da impregnação).

## ■ Hidrato de cloral

Cloral é um efetivo agente hipnótico e sedativo, sem efeito analgésico, de uso oral ou retal. A dose hipnótica pode ser alcançada com 40 a 75 mg/kg, com mínima depressão respiratória, enquanto que o efeito sedativo pode ser obtido com doses menores. Seu efeito mantém-se por 6 a 8 horas. Mesmo causando mínimo comprometimento respiratório, nunca deve ser administrado para uso domiciliar, pois há relato de morte relacionado com o uso fora do ambiente hospitalar. Uma de suas grandes desvantagens é seu lento início de ação o que limita seu uso em emergências e UTIs. Entretanto, pode ser útil como agente sedativo suplementar na criança submetida à ventilação mecânica (especialmente, quando desenvolvem tolerância a outros sedativos) ou ainda como indutor do sono noturno. Pode ser utilizado ainda em pacientes hospitalizados com *pertussis* que apresentem crises graves de tosse e cianose. Nestas situações deve-se ter especial cuidado em não induzir a hipersedação. O Hidrato de cloral tem efeito cumulativo, podendo, nesta condição, induzir a bradicardia, sedação profunda e severa depressão respiratória. A irritação gástrica pode ser um problema em algumas crianças que utilizam o hidrato por via oral, sendo contraindicado o seu uso em pacientes com risco ou presença de sangramento digestivo. Doses tóxicas produzem depressão respiratória e alteração na contratilidade cardíaca, além de ser utilizado com cuidado nas crianças com broncospasmo intenso.[1,12]

## ■ Opioides

A morfina e seus derivados são drogas que atuam em receptores opioides *(mu, kappa, delta e sigma)*, provocando analgesia e sedação, porém sem causar amnésia. Por isso, frequentemente são associados aos benzodiazepínicos. Os opioides são classificados em agonistas, antagonistas e agonistas parciais.

- *Agonistas:* o receptor reconhece o fármaco, reage e transmite as alterações celulares.
- *Antagonistas:* o fármaco ocupa o sítio do receptor sem induzir a mudanças ou reações celulares.
- *Agonistas parciais:* atuam das duas formas.

Em razão das propriedades e características da interação dos opioides com seus receptores, observam-se os seguintes fenômenos: a) induzir à tolerância após poucos dias de uso; b) aparecimento de abstinência com a redução (ou suspensão abrupta) após o uso prolongado e/ou doses cumulativas elevadas, c) ao usar um antagonista (p. ex., naloxona) para reverter os efeitos colaterais, ocorre também algum grau de reversão nos efeitos analgésicos.[1,2,15]

### *Morfina*

A Morfina é um analgésico potente, frequentemente utilizada na analgesia de pós-operatório de grandes cirurgias e na manutenção de pacientes em ventilação mecânica. Sua farmacocinética é influenciada pela idade. A depuração e a meia-vida da morfina (2 a 4 horas) igualam-se aos valores dos adultos ao redor dos 6 meses de vida. O metabólito ativo é excretado por via renal, por isso em pacientes com insuficiência renal seus efeitos podem ser prolongados. Pode promover a liberação de histamina que se manifesta por broncospasmo, hipotensão e prurido, porém dificilmente contraindicam sua utilização.

A morfina pode ser administrada por via endovenosa, intramuscular, subcutânea e por via oral. O início do efeito de analgésico, após administração intravenosa, inicia em 10-15 minutos. A dose padrão inicial de 0,1-0,2 mg/kg por via endovenosa, seguida de uma infusão de 0,01 mg/kg/h, que proporciona um seguro alívio da dor e permite a manutenção da ventilação espontânea na maioria dos pacientes. Os recém-nascidos e pneumopatas crônicos têm os reflexos de proteção respiratórios prejudicados, o que aumenta o risco de depressão respiratória neste grupo de pacientes. Doses mais altas podem ser administradas para as crianças com suporte ventilatório, devendo ser ajustadas de acordo com a resposta clínica.[2]

## Fentanil

O Fentanil é um opioide semissintético com rápido início de ação e mesmo quando grandes doses são empregadas, não se observa instabilidade cardiovascular relevante. É 100 vezes mais potente que a morfina. Os efeitos de uma única dose são determinados pela distribuição da droga nos compartimentos periféricos. Porém, após um longo período de infusão, a droga retorna à circulação inalterada (redistribuição) e isto resulta em um aumento da meia-vida em até 21 horas. Portanto, em pacientes que apresentem sinais de impregnação (sedação excessiva) recomenda-se a interrupção momentânea da infusão, para que ocorra a redistribuição da droga e sua eliminação até atingir o equilíbrio que resulte em analgesia adequada, quando então se reinicia a infusão. A taxa de metabolismo é dependente do fluxo sanguíneo hepático, e a sua eliminação é mais rápida nas crianças do que nos adultos; por esta razão, os pacientes pediátricos toleram maiores doses sem depressão respiratória.

Por causa de seu rápido início de ação, o fentanil apresenta algumas vantagens com relação à morfina em certas situações. A dose efetiva para procedimentos dolorosos é de 1-5 µg/kg; porém, em razão de seu rápido efeito, necessitam, na maior parte das ocasiões, de uma infusão de 1-5 µg/kg/h para obter analgesia contínua. O fentanil também é útil em pacientes com resistência vascular pulmonar lábil. Contudo, não previne o aumento da pressão vascular pulmonar causada por hipóxia. A tolerância, observada tanto em neonatos e como em crianças mais velhas, desenvolve-se rapidamente, e um ajuste da taxa de infusão pode ser necessário. Deve-se ressaltar que uma dose cumulativa superior a 1,5 mg/kg e/ou uma duração de infusão maior que 5 dias estão relacionadas com uma chance de mais de 50% de induzir a abstinência.[10,11]

O efeito adverso mais temido é a rigidez da parede torácica que está relacionada com dose administrada (maior que 5 µg/kg) e com a velocidade de infusão. Este efeito pode ser antagonizado com a infusão de relaxante muscular e naloxona. A infusão isolada de naloxona não é suficiente para reverter rapidamente este quadro.

Até o momento, não existem estudos conclusivos que estabeleçam que o fentanil é mais adequado que a morfina no tratamento da dor em crianças e recém-nascidos. Assim, a escolha continua sendo uma preferência de cada serviço, levando também em consideração o custo da medicação.[7-9]

## Remifentanil

Remifantanil é extensamente usado em anestesia pediátrica e tem lugar de destaque em neuroanestesia por causa de seu rápido início e término de ação. Estas propriedades permitem fazer avaliação neurológica à conclusão do procedimento. Além de propriedades analgésicas excelentes, induz a um estado de euforia e deprime o sistema simpático. O seu metabolismo ocorre através de esterases da hemoglobina e não é afetado por doenças no fígado ou nos rins. Os metabólitos são clinicamente inativos. O uso em paciente com ventilação espontânea é limitado pelo risco de depressão respiratória. Remifentanil pode ter lugar no manejo de pacientes críticos quando o início de ação rápido é importante. Tem utilidade limitada em pacientes com dor crônica a menos que seja substituído por um opioide de ação longa antes de descontinuar a sua administração. Não tem sido utilizado rotineiramente nas UTIP brasileiras.[44-45]

## Metadona

É um opioide de uso oral e endovenoso. Tem sido cada vez mais usado no tratamento e na prevenção da abstinência e da dependência. A dose utilizada é de 0,1 a 0,2 mg/kg a cada 4 a 6 horas, com dose máxima de 10 mg. A metadona requer vigilância extra por ter efeito acumulativo que pode levar à sedação mais prolongada que a desejada. Nestes casos a dose deve ser suspensa até o desaparecimento dos efeitos, e o intervalo entre as doses deve ser aumentado para 8 a 12 horas.[2,15]

## Naloxona

Naloxona é um antagonista opioide puro. Ele previne ou reverte os efeitos dos opioides, incluindo depressão respiratória, sedação e hipotensão através de uma competição direta pelos receptores *mu, kappa e sigma*. Ele não apresenta nenhum efeito agonista e, na ausência de opioides, apresenta pequena atividade farmacológica. Pode ser utilizado por via endovenosa, intramuscular, subcutâneo e intratraqueal. Após a administração parenteral é rapidamente distribuído em todo o corpo e passa a barreira hematoencefálica. O início de ação é em 2 minutos, e a duração depende da dose e da via. Por via endovenosa, o seu efeito tem duração de 20 a 60 minutos. Em algumas situações é necessário repetir mais de uma vez a dose para reverter o efeito do opioide, já que este tem uma duração de ação maior. A eliminação é hepática e mais prolongada nos recém-nascidos. Em crianças com menos de 5 anos ou 20 kg e suspeita de intoxicação por opioides elas devem receber naloxona na dose de 0,1 mg/kg; enquanto que os maiores deveriam receber 2 mg (segundo a AAP e *American Heart Association*). Lembrar que nesta dose ocorre reversão dos efeitos depressores centrais e, também, os efeitos analgésicos.[1,2,12]

## Analgésicos simples

As drogas anti-inflamatórias não esteroides (NSAIDs) devem ser consideradas como suplementos a regimes de analgesia com drogas mais potentes, sem esquecer de suas contra-indicações. Existe pouca diferença na analgesia obtida por estas medicações em crianças e adultos, e não há vantagem na administração injetável com relação ao uso oral ou retal.[2]

O Paracetamol é um inibidor da ciclo-oxigenase sem ação anti-inflamatória, sendo efetivo para dores leves e moderadas, ou ainda, associado a um opioide para obter analgesia em pós-operatório. A dose usual na criança é de 10 a 15 mg/kg a cada 4 a 6 horas, diminuindo para 75 mg/kg nos lactentes e 60 mg/kg em recém-nascidos. Doses maiores não aumentam seu poder analgésico, e ultrapassar a dose máxima aumenta o risco de hepatotoxicidade. Contraindicações para seu uso incluem insuficiência hepática e incapacidade de utilizar a via digestiva. Os para efeitos gastrointestinais e renais associados ao uso por um curto prazo são extremamente raros.

As NSAIDs também devem ser consideradas como analgésicos suplementares. Deve ser usado com cuidado em pacientes com risco de sangramento digestivo, particularmente no período pós-operatório imediato e naqueles com insuficiência renal. O Ibuprofeno pode ser administrado em uma dose de 5-10 mg/kg a cada 4 a 6 horas. O Ketorolac (0,6 mg/kg) está indicado em dores mais intensas, podendo ser administrado intravenoso e com isto a dose de opioide requerida no período pós-operatório imediato pode ser reduzida, até que medicamentos por via enteral possam ser administrados.

Os anti-inflamatórios inibidores seletivos da ciclo-oxigenase 2 têm os mesmos efeitos anti-inflamatórios e analgésicos dos outros com a vantagem de reduzir a irritação gástrica e o sangramento. Existem poucos estudos publicados em crianças sobre o uso de anti-inflamatórios em crianças com menos de 12 anos, pelos riscos de lesão renal, devem ser prescritos com muita cautela.[2,14,15,18]

## EMLA

EMLA, uma emulsão de lidocaína e prilocaína, é efetiva para reduzir a dor associada a procedimentos percutâneos. Precisa ser aplicado à pele com 60 minutos de antecedência e por isto não é útil para procedimentos urgentes. A absorção sistêmica do componente prilocaína pode levar à metaemoglobinemia subsequente, principalmente em recém-nascidos por causa da deficiência relativa de metaemoglobina redutase. Pela sua fácil aplicação e efeito analgésico local, deveria ser utilizado com mais frequência antes de punções em pacientes críticos.[20]

## APLICAÇÕES CLÍNICAS

Sugestões para uso de sedativos e analgésicos nas diferentes situações clínicas (Quadro 49-8).

## QUADRO 49-8 — Sedativos e analgésicos nas diferentes situações clínicas

| Situação clínica | Sugestão | Comentário |
|---|---|---|
| **Cirurgia** | | |
| Dor pós-operatória | Morfina/fentanil contínuo. (benzodiazepínico em bolo SN). Posteriormente: Codeína ou morfina VO + acetaminofeno Se agitação: dexmedetomidina | Nos casos de hipotensão preferir cetamina |
| Procedimentos cirúrgicos como retirada de drenos, fio de fixação cardíaca, passagem de cateteres | Bolo de cetamina ou opioide (morfina ou fentanil). Associar midazolam ou propofol, em bolo, SN | Cuidado com a infusão rápida de propofol |
| **Trauma neurológico** | | |
| Aumento da PIC | Tiopental em bolo Fentanil e midazolam | Evitar o uso de relaxantes musculares |
| **Procedimentos** | | |
| Punção lombar | EMLA ou midazolam em bolo Ainda: midazolam e cetamina | |
| Endoscopia | Propofol ou midazolam e fentanil | Monitorização dos sinais vitais e saturação de hemoglobina é fundamental |
| Ecocardiografia, EEG, TC | Hidrato de cloral | |
| Sutura, laceração, queimadura | Fentanil + midazolam (cetamina + midazolam) midazolam ou propofol | Sempre estar preparado para obtenção rápida da via aérea (intubação ou máscara laríngea) |
| **Asma** | | |
| (1) Intubação | Benzodiazepínico + cetamina* + relaxante muscular (*segunda opção: fentanil) | Sequência rápida de intubação: amnésia, relaxamento muscular e broncodilatação (cetamina) |
| (2) Manutenção da sedação | Cetamina (ou opioide) e midazolam contínuo Hidrato de cloral poderia ser adicionado em alguns casos de VM mais prolongada. | Morfina pode ser utilizada |
| Obstrução alta de VA com tubo traqueal | Benzodiazepínico e/ou hidrato de cloral intermitente por sonda nasogástrica | Sedação para minimizar o medo, evitar depressão respiratória e evitar o risco de extubação |
| **Queimaduras** | | |
| (1) Durante a internação pelas dores fortes | Opioide ou cetamina contínua (Podendo ser usado clonidina associada ao opioide) Benzodiazepínicos para sedação (?) | Cuidado com pacientes sem suporte respiratório A meia-vida dos opioides e a sua distribuição estão diminuídos |
| (2) Troca de curativos | Bolo de fentanil, morfina ou cetamina associados ao midazolam | Desenvolve tolerância rapidamente |

## REFERÊNCIAS BIBLIOGRÁFICAS

1. Bartolomé S, López-Herce J, Fredd N. Analgesia e sedação em crianças: uma abordagem prática para situações mais frequentes. *J Pediatr (Rio J)* 2007;83:S71-82.
2. Who Guidelines on the pharmacological treatment of persisting pain in children with medical illnesses. *World Health Organization* 2012.
3. Anand KJS, Hickey PR. Pain in the fetus and neonate. *N Engl J Med* 1987;317:1321-29.
4. Anand KJS, Coskun V, Thrivikraman KV et al. Long-term behavioral effects of repetitive pain in neonatal rat pups. *Physiol Behav* 1999;66:627-37.
5. Grunau RVE, Whitfield MF, Petrie JH et al. Early pain experience, child, and family factors, as precursors of somatization: a prospective study of extremely premature and fullterm children. *Pain* 1994;56:353-59.
6. Grunau RE, Oberlander T, Whitfield MF et al. Demographic and therapeutic determinants of pain reactivity in very low birth weight neonates at 32 weeks' postconceptional age. *Pediatrics* 2001;107:105-12.
7. Mensia S, Boltrán M, Lopez-Herce J. Manejo de la sedoanalgesia y dos relajantes musculares em las unidades de cuidados intensivos pediatricos. *Ann Pediatr (Barcelona)* 2011;74: 396-46.
8. Verguese S, Hannalah L. Acute pain management in children. *J Pain Res* 2010;3:105-23.
9. Zempsky W, Schechter N. Whats new in the management of pain in children. *Pediatr Rev* 2003;24:337-43.
10. Tobias JD. Tolerance, withdrawal and physical dependency after long-term sedation and analgesia of children in the paediatric intensive care unit. *Crit Care Med* 2000;28:2122-32.
11. Sfoggia A, Fontela P, Moraes A et al. A sedação e analgesia de crianças submetidas à entilação mecânica estariam sendo superestimadas? *J Pediatr (Rio J)* 2003;79:343-48.
12. Lago P, Piva J, Garcia PC. Sedação e analgesia em situações de emergência e terapia intensiva pediátrica. *J Pediatr (Rio J)* 2003;79:223-30.
13. International Association for the Study of Pain. Subcommitte on taxonomy. Pain terms: a list with definitions and notes on usage. *Pain* 1979;6:249-52.
14. Barbosa S, Pupim M. Manejo da dor. In: *Tratado de pediatria*. 3. ed. São Paulo: Manole, 2013. p. 3519-25.
15. Fein JA, Zempsky WT, Cravero JP. Relief of pain and anxiety in pediatric patients in emergence medical systems. *Pediatrics* 2012;130:e 1391-e 1405.
16. ASA Physical Status Classification System. Disponível em: <http://www.asahq.org/>
17. Sakata S. Analgesia e sedação em unidade de terapia intensiva. *Rev Bras Anestesiol* 2010;60:648-58.
18. Barr J, Frazen J, Puntillo K et al. Clinical practice guidelines for the management of pain, agitation and delirium in adult patients in intensive care units. *Crit Care Med* 2013;41:263-306.
19. Merskey H, Bogduk N. *Classification of chronic pain: descriptions of chronic pain syndromes and definitions of pain terms*. 2nd ed. Seattle, WA: International Association for the Study of Pain (IASP), 1994.
20. Wong C, Lao V. Pain management in children: Part 1 – Pain assessment tools and a brief review of nonpharmacological and pharmacological treatment options. *Can Pharm J* 2012;145:222-25.
21. Von Bayer CL. Children's self-report of pain intensity: what we know, where we headed. *Pain Res Manage* 2009;14:39-45.
22. Srouji R, Ratnapalan S, Schneeweiss S. Pain in children assessment and nonpharmacologic management. *Intern J of Pediatr* 2010;10:2-11.
23. Blount R, Loiselle K. Behavioural assessment of pediatric pain. *Pain Res Manage* 2009;14:47-52.
24. Guttemberg R. Avaliação e tratamento da dor no recém-nascido. *J Pediatr (Rio J)* 1999;75:149-60.
25. Alves M et al. Cross validation of the children's and infant's postoperative pain scale in brazilian children. *Pain Practice* 2008;8(3):171-76.

26. Ahlers SJ et al. The use of the Behavioral Pain Scale to assess pain in conscious sedated patients. *Anesth Analg* 2010;110:127-33.
27. Stevens B et al. Premature Infant Pain Profile – Revised (PIPP-R): initial validation. International Association of the Study of Pain, 13th World Congress, Montreal, Aug 29-Sept. 2, 2010.
28. Silva YP et al. Avaliação da dor em neonatologia. *Rev Bras Anestesiol* 2007;57(5):565-74.
29. Silva FC, Thuler LC. Cross-cultural adaptation and translation of two pain assessment tools in children and adolescents. *J Pediatr (Rio J)* 2008;84(4):344-49.
30. Van Dijk M, De Boer JB, Koot HM et al. The reliability and validity of the COMFORT scale as a postoperative pain instrument in 0 to 3-year-old infants. *Pain* 2000;84:367-77.
31. Amoretti I, Rodrigues G, Carvalho P et al. Validação de escala de sedação em crianças submetidas a ventilação mecânica. *Rev Bras Ter Intensiva* 2008;20:325-30.
32. Courtman SP, Wardurgh A, Petros AJ. Comparison of the bispectral index monitor with the Comfort score in assessing level of sedation of critically ill children. *Intensive Care Med* 2003;23:2239-46.
33. Howard F. Current status of pain management in children. *JAMA* 2003;290:2464-69.
34. Tobias JD. Sedation and analgesia in the pediatric intensive care unit. *Pediatr Ann* 2005;34(8):636-45.
35. Lucas Silva PS, Werther B, Leão FV et al. Procedural sedation for insertion of central venous catheters in children: comparison of midazolam/fentanyl with midazolam/ketamine. *Paediatr Anaesth* 2007 Apr.;17(4):358-63.
36. Wathen JE, Roback MG. Does midazolam alter the clinical effects of intravenous ketamine sedation in children? A double-blind, randomized, controlled, emergency department trial. *Ann Emerg Med* 2000 Dec.;36(6):579-88.
37. Bray RJ. Propofol infusion syndrome in children. *Paediatr Anaesth* 1998;8:491-99.
38. Cray SH, Robinson BH, Cox PN. Lactic acidaemia and bradyarrhythmia in a child sedated with propofol. *Crit Care Med* 1998;26:2087-92.
39. Ambrose C, Sale S, Howells R et al. Intravenous clonidine infusion in critically ill children: dose dependent sedative effects and cardiovascular stability. *Br J Anaesth* 2000;84:794-96.
40. Carollo DS, Nossaman BD, Ramadhyani U. Dexmedetomidine: a review of clinical applications. *Curr Opin Anaesthesiol* 2008;21:457-61.
41. Kamibayashi T, Maze M. Clinical uses of alpha-2 adrenergic agonists. *Anesthesiology* 2000;93:1345-49.
42. Pandharipande PP, Pun BT, Herr DL et al. Effect of sedation with dexmedetomidine vs lorazepam on acute brain dysfunction in mechanically ventilated patients: the MENDS randomized controlled trial. *JAMA* 2007;298:2644-53.
43. Tobias JD. Dexmedetomidine: applications in pediatric critical care and pediatric anesthesiology. *Pediatr Crit Care Med* 2007;8:115-31.
44. Litman R. Conscious sedation with remifentanil during painful procedures. *J Pain Symptom Manage* 2000;19:468-71.
45. Soltez S, Biedler A, Silomon M et al. Recovery after remifentanil and sufentanil for analgesia and sedation of mechanically ventilated patients after trauma or major surgery. *Br J Anaesth* 2001;86:763-6

# 50 Abstinência e *Delirium* em UTI Pediátrica

*Patrícia M. Lago* ◆ *Marizete Elisa Molon* ◆ *Jefferson Pedro Piva*

## INTRODUÇÃO

Até a década de 1970, acreditava-se que a criança e, principalmente, o recém-nascido não apresentavam dor por imaturidade do sistema nervoso central (SNC), ou pela dificuldade para reconhecer clinicamente a dor nos pacientes pediátricos. A partir deste período, várias pesquisas demonstraram a necessidade de valorizar e tratar a dor nas crianças pelos seus efeitos deletérios como precipitar a exaustão muscular, alterar a consciência, manter o estresse, causar taquicardia, aumentar o consumo de oxigênio, precipitar a hipercoagulabilidade, induzir a imunossupressão e catabolismo persistentes, aumentando a morbimortalidade das doenças.[1]

Em pacientes criticamente enfermos, sabe-se que múltiplos fatores contribuem na etiologia da dor e ansiedade, destacando-se a ventilação mecânica e todos os cuidados associados (intubação traqueal, aspiração, por exemplo), assim como pós-operatórios, coletas de exames e imobilidade prolongada no leito. O combate a estes sintomas é imprescindível, tanto do ponto de vista ético quanto pelas necessidades físicas, além de comprovadamente auxiliar na recuperação do paciente. A sedação e analgesia reduzem a percepção nociceptiva por possuírem propriedades ansiolíticas, hipnóticas e amnésicas, diminuindo o trauma pós-estresse.[1,2]

Após os estudos iniciais, passou-se para um período de supervalorização da sedação e analgesia, mantendo-se muitos dos pacientes internados em Unidade de Tratamento Intensivo Pediátrico (UTIP) absolutamente imobilizados e inconscientes. Em consequência deste aumento do uso destas medicações, verificou-se maior ocorrência de hipotensão, aumento no tempo de ventilação mecânica e de internação hospitalar (e toda morbidade associada a elas) e aumento na prevalência de tolerância, abstinência e mais atualmente *delirium*.[1,2]

Atualmente sabe-se muito mais sobre o controle seguro e efetivo da dor em lactentes e crianças, porém continua sendo difícil transferir estes conhecimentos para a prática clínica diária. Na grande maioria dos serviços, a sedação e analgesia continuam sendo de controle subjetivo, variando conforme a experiência do assistente e rotinas locais. Os objetivos atuais da sedação e analgesia têm sido deixar o paciente o mais confortável possível, com o mínimo de sedação, lembrando sempre que na maioria das vezes são crianças expostas a um ambiente hostil, longe dos cuidados exclusivos de familiares e sujeitas a uma série de procedimentos invasivos.

Outra dificuldade observada é que para o alívio da dor e da ansiedade, as crianças recebem rotineiramente, benzodiazepínicos e opioides. A utilização prolongada destas drogas está relacionada com o desenvolvimento de tolerância, abstinência e *delirium*, que aumentam o tempo de internação, os custos hospitalares e a morbimortalidade associada.[1,3,4] Vários estudos têm sido realizados com o objetivo de manter o paciente com sedação e analgesia adequadas e também minimizando o aparecimento de abstinência, tolerância e *delirium*, como a introdução de medicações com bons efeitos analgésicos e sedativos e com menor potencial para o desenvolvimento destes sintomas.[3]

Até este momento, não há um consenso do melhor esquema de sedativos e analgésicos a ser utilizado nas diversas situações que envolvem pacientes críticos. Estudos que avaliaram o perfil de uso de sedativos e analgésicos em UTIs pediátricas têm demonstrado que esta escolha varia de acordo com o tipo de paciente a ser tratado, sua farmacocinética e farmacodinâmica, experiência prévia, fatores econômicos e, inclusive, práticas e tendências locais, com base em critérios subjetivos ou indefinidos Obviamente, em razão dessa grande variabilidade, ocorre também uma enorme diversidade na incidência de síndrome de abstinência, tolerância e *delirium* nos diversos centros.[3,4]

A introdução de escalas e protocolos para o manejo da sedoanalgesia nas UTIs está associada ao melhor controle destas drogas, a uma redução da duração da ventilação mecânica e dos dias de internação, assim como redução dos gastos hospitalares.[1,2]

## DEFINIÇÕES

1. **Tolerância:** decréscimo dos efeitos farmacológicos que ocorrem após exposições repetidas aos fármacos e necessidade de aumento das doses para obter os mesmos efeitos. É atribuída a alterações nos receptores, geralmente ao nível molecular.[5] O seu surgimento tem como fator-chave a duração da ocupação dos receptores, sendo que o uso contínuo proporciona tolerância mais rapidamente do que o uso intermitente. A maior afinidade dos receptores aos opioides sintéticos com relação aos não sintéticos é um fator que justifica a observação de tolerância com maior frequência com o uso de fentanil com relação à morfina.[3,5]
2. **Abstinência:** conjunto de sinais e sintomas que se manifestam quando a administração de sedativos ou analgésicos é abruptamente suspensa em pacientes tolerantes.[3,5]
3. **Dependência:** é a necessidade de manter os sedativos ou analgésicos para prevenir os sintomas de abstinência.[3,5]
4. *Delirium*: é uma síndrome neuropsiquiátrica complexa que se apresenta primariamente com distúrbios cognitivos, da percepção, sensório, alteração do ciclo sono/vigília e alterações psicomotoras no decorrer de uma patologia orgânica.[6] Caracteriza-se por variações rápidas e flutuantes do estado mental, causadas por um distúrbio clínico.[7-9]

## ABSTINÊNCIA

A síndrome de abstinência foi inicialmente descrita em recém-nascidos de mães aditas a opioides. Atualmente tem-se observado uma alta prevalência desta síndrome em UTI pediátrica.[10]

A administração por tempo prolongado de qualquer agente sedativo ou analgésico pode induzir a sintomas de abstinência. A síndrome acontece quando estas drogas são suspensas de forma abrupta ou diminuídas muito rapidamente, causando hiperirritabilidade do SNC, desregulação do sistema autonômico, disfunção gastrointestinal e anormalidades motoras. Habitualmente ocorre algumas horas após a suspensão da medicação, podendo ocasionar agitação, crises convulsivas, alucinações, psicoses, hipertensão, febre, taquicardia entre outros.[10]

Apesar de a prevalência da síndrome de abstinência ser desconhecida, algumas pesquisas demonstram uma prevalência de até 90% em crianças internadas em UTIP.

Em nosso meio, pesquisa realizada no sul do Brasil, demonstrou que 70% das crianças internadas em UTIP apresentavam sinais de abstinência. Não existe um padrão de excelência para o diagnóstico de síndrome de abstinência, sendo a escala de Finnegan, a mais utilizada em pediatria. O tratamento baseia-se no uso racional de drogas sedativas e analgésicas.[2,11]

## Fatores de risco para o desenvolvimento de tolerância e abstinência

Dados clínicos experimentais têm demonstrado vários fatores associados à tolerância, principalmente em adultos. Estudos em crianças demonstram que as doses cumulativas e o tempo de utilização dos fármacos estão associados ao desenvolvimento de abstinência.[3,5,11]

A descrição é que se observa tolerância com dose cumulativa de fentanil acima de 1,6 mg/kg, como o uso por mais de 5 dias promove abstinência em 50% dos pacientes pediátricos e em 100% quando usado por mais de 9 dias. Também é observada com a utilização de midazolam em doses cumulativas de 60 mg/kg no mesmo período.[3,5]

- *Duração da terapia:* o tempo de ocupação dos receptores está associado à tolerância. Raramente ocorre com períodos de infusão menores que 72 horas. Há descrição de maior incidência no uso de infusões contínuas, com relação às intermitentes, embora um estudo tenha mostrado não haver diferença na administração de morfina contínua ou intermitente em crianças.[3,12]
- *Estágio de desenvolvimento:* recém-nascidos prematuros, em estágios precoces de desenvolvimento, têm maior vulnerabilidade à tolerância, porém os achados clínicos são mais proeminentes em recém-nascidos a termo.[3]
- *Fatores relacionados com a droga:* maior grau de tolerância ocorre com o uso de opioides sintéticos e de curta duração de ação, em razão de sua maior afinidade aos receptores.[3,5]

## Fisiopatologia

Os sedativos e analgésicos exercem seus efeitos em receptores celulares específicos. Há descrições dos mecanismos de desenvolvimento de tolerância dos opioides em maior número de publicações com relação às demais drogas.[3,5]

No sistema nervoso central são descritos seis principais receptores opioides: $\alpha$, $\kappa$, $\delta$, $\varsigma$, $\varepsilon$ e nociceptivos.[3] Os agonistas opioides exercem seus efeitos ativando um ou mais destes receptores, com base em suas propriedades. A ligação dos opioides aos seus receptores específicos leva a mudanças na conformação da proteína receptora, que inicia a transdução do sinal, com ativação da proteína inibitória G ($G_{i2\alpha}$ e $G_o$). A ativação da proteína Gi leva à infrarregulação da adenilato ciclase, reduzindo os níveis celulares de adenosina monofosfato cíclica (AMPc), enquanto que a proteína $G_o$ regula internamente a retificação dos canais de potássio e a sintetase neuronal de óxido nítrico (NO), causando hiperpolarização da membrana neuronal. A transdução do sinal dos receptores opioides reduz a excitabilidade neuronal, reduz a duração do potencial de ação e a liberação de neurotransmissores, levando à analgesia.[3]

Os fatores-chave para o desenvolvimento de tolerância e dependência são a ocupação do receptor por um agonista e a especificidade ou grau de ligação do agonista ao receptor. Os mecanismos para desenvolvimento de tolerância são relacionados com alterações na interação entre o receptor, as proteínas G regulatórias e o sistema enzimático celular. A suspensão abrupta dos opioides, com redução da ocupação dos receptores, resulta em aumento da atividade aferente do sistema nervoso central, com ativação do sistema reticular ascendente e do sistema simpático, resultando em atividade autonômica.[5] Outros mecanismos, como ativação neuroimune, produção de peptídeos antiopioides e ativação do sistema de dinorfinas espinais, podem contribuir para a tolerância aos opioides.[3]

Como os opioides, os benzodiazepínicos e outros sedativos também têm seus receptores específicos, sendo que o resultado final é a alteração na condução de cloretos no sistema nervoso central. Os benzodiazepínicos aumentam a afinidade nos neurotransmissores inibitórios (ácido gama-aminobutírico – GABA) aos receptores pós-sinápticos, aumentando a condução de cloretos e hiperpolarização. A suspensão abrupta dos benzodiazepínicos reduz a eficácia farmacológica do GABA, resultando em desinibição do sistema nervoso central.[5]

Os receptores *n*-metil-D-aspartato (NMDA) também estão envolvidos na nocicepção e desenvolvimento de tolerância. O antagonismo aos receptores NMDA retarda a tolerância e reduz os sintomas de abstinência. A cetamina possui propriedades antagonistas NMDA específicas, podendo ser útil na abstinência aos opioides.[5]

Estudos têm descrito alterações genéticas nos receptores, que podem estar relacionadas com a tolerância.[3]

## ■ Quadro clínico

As manifestações e o tempo de instalação da abstinência variam conforme o agente usado. Agentes de meia-vida mais curta (propofol, fentanil, por exemplo) manifestam sintomas horas após a suspensão, enquanto que os de meia-vida mais longa podem manifestar-se dias após. Alterações nas funções hepática e renal também podem retardar o início dos sintomas.[3,5,13]

A síndrome de abstinência, quando instalada em sua forma completa, é facilmente reconhecida, porém algumas manifestações podem facilmente ser confundidas com outras situações comuns em UTI Pediátrica. O diagnóstico diferencial com *delirium* torna-se mais difícil quanto mais jovem for o paciente.[3,5,9,13] Os sintomas variam de paciente a paciente quanto à intensidade, número e apresentação. Febre e vômitos só podem ser atribuídos à abstinência, quando outros diagnósticos forem excluídos.

Várias manifestações de abstinência são comuns pela maior parte dos sedativos e analgésicos, porém alguns são específicos de cada grupo, sendo os principais (Quadros 50-1 e 50-2):

A) Manifestações do sistema nervoso central.
B) Manifestações gastrointestinais.
C) Sintomas autonômicos.

## QUADRO 50-1 Manifestações clínicas de abstinência

| Sistema nervoso central | Gastrointestinais | Autonômicos |
|---|---|---|
| ▪ Irritabilidade<br>▪ Aumento do tempo em vigília<br>▪ Tremores<br>▪ Hiperatividade de reflexos tendinosos profundos<br>▪ Clônus<br>▪ Dificuldade de concentração | ▪ Intolerância alimentar<br>▪ Vômitos<br>▪ Diarreia<br>▪ Incoordenação na sucção e deglutição<br>▪ Resíduo gástrico | ▪ Taquicardia<br>▪ Hipertensão<br>▪ Taquipneia<br>▪ Febre<br>▪ Congestão nasal<br>▪ Sudorese |
| ▪ Bocejos frequentes<br>▪ Espirros<br>▪ Hipertonicidade<br>▪ Choro inconsolável<br>▪ Exacerbação do reflexo de Moro<br>▪ Convulsões<br>▪ Zumbidos<br>▪ Alucinações visuais e/ou auditivas<br>▪ Caretas | | |

## ▪ Diagnóstico

Poucos são os métodos validados para a avaliação de abstinência descritos em crianças, a maior parte no período neonatal.

O primeiro escore, *Modified Narcotic Abstinence Scale (MNAS)*, descrito por Finnegan para filhos de mães dependentes de opioides, é fundamentado nos achados clínicos. É de fácil e ampla utilização (Quadro 50-3).

Outros escores de avaliação descritos são: *Sedation Withdrawal Score,* (SWS) que inclui 12 sintomas de abstinência; *Sophia Observation Withdrawal Symptoms Scale* (SOWSS), que avalia sintomas de abstinência a opioides e benzodiazepínicos em crianças de 0 a 18 anos; e mais recentemente o *Withdrawal Assessment Tool 1* (WAT-1), com boa sensibilidade e especificidade.[13-15]

## QUADRO 50-2 Manifestações de abstinência por grupo farmacológico

| Grupo farmacológico | Sinal/sintoma |
|---|---|
| Opioides | Convulsões, alucinações, vômitos, diarreia, intolerância alimentar, incoordenação da sucção e deglutição, agitação, ansiedade, aumento do tônus muscular |
| Benzodiazepínicos | Convulsões, alucinações, zumbidos, ansiedade, aumento do tônus muscular, movimentos coreoatetósicos |

| QUADRO 50-3 | Escore de Finnegan para avaliação de abstinência (MNAS) |
|---|---|
| **Sinal/sintoma** | **Escore** |
| **Choro** | |
| Excessivo | 2 |
| Contínuo | 3 |
| **Sono após alimentação (h)** | |
| < 1 hora | 3 |
| < 2 horas | 2 |
| < 3 horas | 1 |
| **Reflexo de Moro** | |
| Hiperativo | 2 |
| Marcadamente hiperativo | 3 |
| **Tremores** | |
| Leves, interrompíveis | 1 |
| Moderado-grave, interrompíveis | 2 |
| Moderado-grave, ininterrupto | 3 |
| **Aumento do tônus muscular** | 2 |
| **Bocejos frequentes** | 2 |
| **Escoriações** | 1 |
| **Convulsões** | 5 |
| **Sudorese** | 1 |
| **Febre** | |
| 37,8-38,3°C | 1 |
| > 38,3°C | 2 |
| **Moteamento** | 1 |
| **Congestão nasal** | 1 |
| **Espirros** | 1 |
| **Prurido nasal** | 2 |
| **Frequência respiratória** | |
| > 60 mov/min | 1 |
| > 60 com retrações | 2 |
| **Sucção excessiva** | 1 |
| **Alimentação deficiente** | 2 |
| **Regurgitação** | 2 |
| **Vômitos em jato** | 3 |
| **Evacuações** | |
| Semipastosas | 2 |
| Líquidas | 3 |

Escore de 0 a 7 indica abstinência leve, de 8 a 11, moderada, e de 12 a 15, grave.
*Adaptado de Tobias J. D, 2000.[5]

## Tratamento

A estratégia inicial para reduzir a frequência de abstinência e *delirium* inicia no esforço de reduzir as doses totais de benzodiazepínicos e opioides usados em UTIP, através da utilização de protocolos para sedação e analgesia e intervenções não farmacológicas para prevenir o uso exagerado destas medicações.

Na grande maioria das vezes, os opioides e benzodiazepínicos são utilizados em infusão contínua. Estratégias para tratamento incluem a redução gradual das drogas e substituição por outras do mesmo grupo farmacológico por via oral ou subcutânea, utilização de $\alpha_2$-agonistas (clonidina ou dexmetedomidina).[3,5]

O tempo de redução da droga varia conforme a dose e o período de utilização da mesma. Em pacientes que recebem estes agentes por um tempo menor do que 3 a 5 dias, a redução pode ser feita em 10 a 15% a cada 6 a 8 horas. Quando o uso se prolonga, a redução pode ser feita em um período de 2 a 4 semanas em 10% a cada 12 a 24 horas. Quando a redução chega a 50% da dose inicial, pode ser considerada a substituição por drogas de mesmo grupo farmacológico, porém de administração oral e com meia-vida mais prolongada, no caso lorazepam e metadona. A redução destas drogas também ocorre em 10 a 20% por dia, e descontinuada em um período de 5 a 6 semanas.[3,5,16,17]

**Metadona.** É efetiva como analgésico em pediatria, tem meia-vida prolongada e reduz a tolerância por diversos mecanismos. Uma dose de metadona equivalente a 2,5 vezes a dose total de fentanil é efetiva para o tratamento de abstinência. Anand *et al.* propuseram um protocolo de redução de metadona, após a utilização de opioides por um período de 14 dias ou mais, conforme mostra o Quadro 50-4.[18]

| QUADRO 50-4 | Protocolo de redução de metadona após a utilização de opioides por 14 dias ou mais |
|---|---|
| **Protocolo de curta duração (7 a 14 dias)** | **Protocolo de longa duração (> 14 dias)** |
| Calcular a dose do opioide em uso* (DO) | Calcular a dose do opioide em uso* (DO) |
| **Dia 1** – administrar a DO dividida a cada 6 horas, por 24 horas | **Dia 1** – administrar a DO dividida a cada 6 horas, por 48 horas |
| **Dia 2** – reduzir DO 20% e administrar a cada 8 horas por 24 horas | **Dia 3** – reduzir a DO 20% e administrar a cada 6 horas, por 48 horas |
| **Dia 3** – reduzir a DO 20% e administrar a cada 8 horas, por 24 horas | **Dia 5** – reduzir a DO 20% e administrar a cada 8 horas, por 48 horas |
| **Dia 4** – reduzir a DO 20% e administrar a cada 12 horas, por 24 horas | **Dia 7** – reduzir a DO 20% e administrar a cada 12 horas, por 48 horas |
| **Dia 5** – reduzir a DO 20% e administrar a cada 24 horas, por 24 horas | **Dia 9** – reduzir a DO 20% e administrar a cada 24 horas, por 48 horas |
| **Dia 6** – suspender metadona | **Dia 11** – suspender metadona |

*Dose do opioide em uso (DO), convertida para metadona, conforme equivalência da potência analgésica. Adaptado de Robertson RC *et al.* 2000(2).[18]

**Clonidina.** Agonista $\alpha_2$-adrenérgico, com propriedades analgésicas, que tem sido utilizado como sedativo em crianças em ventilação mecânica. Os $\alpha_2$-adrenérgicos e os opioides μ ativam os canais de K da proteína G inibitória, produzindo sedação sem depressão respiratória. É utilizado para o tratamento da abstinência em recém-nascidos, crianças e adolescentes.[3,5] Tem metabolismo hepático e exceção renal, devendo ser utilizado com cuidados em pacientes com insuficiência destes sistemas. Quando retirado abruptamente pode causar rebote com hipertensão arterial. A associação à metadona potencializa seu efeito, reduzindo de forma mais precoce os sintomas.[3,19]

**Dexmedetomidina.** Agonista $\alpha_2$-adrenérgico com 8 vezes maior afinidade do que a clonidina. Tem efeito sedativo, ansiolítico e alguma propriedade analgésica. Por possuir uma meia-vida bem menor que a clonidina (3 × 12 h), pode ser usado com mais segurança por via contínua, sem causar depressão respiratória. Tem sido utilizado tanto em pacientes em fase de retirada da ventilação mecânica, quanto aqueles sedados com via aérea preservada. Seu uso previne a abstinência e o *delirium* em adultos. O número de publicações sobre o seu uso em crianças está aumentando, sendo a maioria em pós-operatório de cirurgia cardíaca e parece mostrar benefício na prevenção de abstinência e *delirium*.[20-27]

**Gabapentina.** Pode ser utilizada para a redução da dor neuropática associada à abstinência em adultos, sem estudos em crianças.[3]

**Propofol.** Pode ser utilizado para o tratamento da abstinência a benzodiazepínicos e opioides, com resultados controversos em crianças.[3]

**Diazepam ou Lorazepam.** Seu uso é recomendado para o tratamento de abstinência aos benzodiazepínicos (em geral midazolam). No Brasil, o lorazepam é encontrado apenas na apresentação oral. A dose preconizada para o tratamento de abstinência é 0,05 a 0,1 mg/kg/dose a cada 6 horas. Cunliffe *et al.* propuseram um protocolo para tratamento de abstinência, conforme descrito no Quadro 50-5.

## ■ Estratégias para prevenção de tolerância

Estratégias para prevenção de tolerância reduzem a incidência de abstinência e consequentemente o tempo de internação e os custos hospitalares. Procedimentos, como interrupção diária dos sedativos, controle da sedação pela enfermagem através de escalas e rotação de agentes sedativos e analgésicos ou uso epidural/intratecal de anestésicos, podem ser conside-

| QUADRO 50-5 | Tratamento de abstinência a benzodiazepínicos |
|---|---|
| Dose de conversão de midazolam: 45 μg (kg . h)$^{-1}$ = diazepam 1 mg oral a cada 6 horas | |
| Reduzir a dose de midazolam em 1/3 (30 μg . kg . h)$^{-1}$ a partir da 2ª dose de diazepam | |
| Reduzir a dose de midazolam em 1/3 (15 μg . kg . h)$^{-1}$ a partir da 4ª dose de diazepam | |
| Suspender a infusão de midazolam após a 6ª dose de diazepam | |
| Clonidina conversão EV:VO = 1:1 | |
| 1,4 × 4,8 = 168 μg/dia | |
| 1,4 μg . kg . h = 40 μg/dia (a cada 6 horas) | |

Adaptado de Cunliffe M, McArthur L and Dooley F. 2004.[14]

rados.[3,5,28-30] Todas estas estratégias mostraram a redução do tempo de tratamento e da dose de opioides ou benzodiazepínicos em adultos. Poucos destes estudos foram reproduzidos com sucesso em crianças.

Terapêuticas experimentais, como infusão concomitante de opioides com antagonistas NMDA (cetamina, por exemplo), infusão concomitante de opioides com baixa dose de naloxona e uso de antagonistas NMDA não competitivos (cetobemidona), inibidores da sintetase de óxido nítrico e inibidores seletivos da serotonina (fluxetina), não têm mostrado benefício.[3]

## ▪ Recomendações

1. A dose de sedativos e analgésicos deve ser individualizada e adequada para trazer conforto ao paciente. Deve ser utilizada a menor dose possível. Doses elevadas podem causar tolerância.
2. Drogas de meia-vida curta devem ser utilizadas para procedimentos de curta duração. Evitar o uso de opioides se somente há necessidade de sedação e vice-versa. Uso fixo de drogas com meia-vida longa pode ser substituído por infusão contínua.
3. Avaliar a abstinência com a utilização de escalas (MNAS, SWS, SOWSS ou WAT-1).
4. O manejo da abstinência inclui redução progressiva das drogas, medidas comportamentais e manejo da equipe, tratamento com metadona, lorazepam, clonidina ou ambos.
5. Prevenção da tolerância inclui utilização de protocolos de sedação, rotação de sedativos e analgésicos, suspensão diária de sedativos.[3]

## *DELIRIUM*

*Delirium* é uma manifestação comum de disfunção cerebral aguda que ocorre em pacientes criticamente enfermos. Está associada a aumento do tempo de internação em UTI e pode estar relacionada com sequelas cognitivas a longo prazo.[6,7,31-49]

Ocorre com frequência nos pacientes críticos.[31,37,50] É estimado que 10 a 30% dos pacientes clínicos ou cirúrgicos hospitalizados desenvolvam esta síndrome, particularmente idosos ou pacientes submetidos à cirurgia cardíaca, nos quais ocorre em 50% dos pacientes.[6,31] Há descrição de ocorrência em adultos de até 80% dos pacientes em ventilação mecânica em unidades de cuidados intensivos.[31,34,45,51,52]

Frequentemente é pouco reconhecida e subtratada, mesmo em adultos.[6,42,45,50,53] Em crianças o diagnóstico é mais difícil, sendo sua incidência ao redor de 10%, porém acredita-se que este número é subestimado.[7,47] A dificuldade de reconhecimento em crianças, particularmente em lactentes, é maior em decorrência da flutuação dos sintomas e por não haver critérios diagnósticos específicos em pediatria, sendo facilmente confundido com abstinência pela ocorrência de vários sintomas em comum.[33,54]

## ▪ Definições

*Delirium* é um distúrbio da consciência e cognitivo que se desenvolve de forma aguda com flutuações da atenção e alterações na capacidade de receber, processar, armazenar e repassar informações recebidas. Historicamente, o termo *delirium* foi utilizado para descrever quadros de agitação e confusão em pacientes internados em UTI, enquanto o termo *letargus* era empregado para pacientes confusos, porém hipoativos.

De acordo com o *Diagnostic and Statistical Manual of Mental Disorders*, na sua quarta edição (DSM-IV), o *delirium* caracteriza-se por uma perturbação da consciência acompanhada por alteração na cognição que não pode ser mais bem explicada por uma Demência preexistente ou em evolução. A "perturbação desenvolve-se em um curto período de tempo, geralmente de horas a dias, tendendo a flutuar no decorrer do dia".[55,56]

O *delirium* deve ser diferenciado de abstinência, que é o conjunto de sinais e sintomas que se manifestam quando a administração de sedativos ou analgésicos é abruptamente suspensa em pacientes tolerantes.[5] Em crianças pequenas, muitas vezes esta diferenciação não é possível.

## Fatores de risco

A causa do *delirium* no paciente crítico é multifatorial e está associada a vários fatores de risco. Podendo ser divididos em três grandes grupos: fatores predisponentes do próprio paciente, fatores relacionados com gravidade da doença e iatrogênicos ou inerentes ao próprio ambiente de UTI.[1-3]

No paciente adulto criticamente enfermo os principais fatores associados ao *delirium* são idade avançada, doença cognitiva preexistente, gravidade da doença aguda e exposição a sedativos e analgésicos. Nas crianças, as causas relacionadas ao *delirium* ainda são pouco descritas, porém imagina-se que sejam semelhantes as observadas em adultos.

Nas crianças os principais fatores de risco são:

- Dor.
- Ansiedade de separação.
- Ausência ou presença do cuidador.
- Admissão à UTI pediátrica.
- Medicações anticolinérgicas.
- Privação do sono (ruídos, frio, luz).
- Número de procedimentos.
- Uso de sedativos e analgésicos, principalmente, em doses elevadas por tempo prolongado.

### Fatores de risco iatrogênicos

A privação do sono e a administração de drogas sedativas e analgésica são os principais fatores iatrogênicos para o surgimento de *delirium* em unidades de cuidados intensivos.

Acredita-se que, em média, um paciente internado em UTI durma 2 horas por dia, sendo apenas 6% deste período em sono REM. A deficiência de sono pode afetar a síntese de proteínas, as imunidades humoral e celular, o gasto energético e as funções orgânicas. O excesso de barulho e de luz, os procedimentos diagnósticos, a dor, o medo e a frequência de atividades com os pacientes são algumas das razões para a privação do sono. O uso inadequado de drogas sedativas e analgésicas e a ventilação mecânica agravam ainda mais este quadro.[32,33]

## Administração de sedativos/analgésicos

O uso de drogas sedoanalgésicas é frequente em pacientes internados em UTI, principalmente naqueles que necessitam ventilação mecânica. Estas drogas aliviam a agitação, melhoram a oxigenação e previnem acidentes, porém vários estudos têm relacionado o uso destas substâncias com o aparecimento de *delirium*. As drogas mais relacionadas com *delirium* são os benzodiazepínicos, principalmente diazepam e lorazepam. Alguns estudos relacionam o efeito sobre a memória destas medicações com o surgimento de *delirium* (Quadro 50-6).[8,9]

**QUADRO 50-6** Fatores de risco associados ao *delirium* em UTI

**Fatores preexistentes**
- Demência
- Fenótipo apolipoproteína E4
- Doenças crônicas (incluindo hipertensão)
- Extremos de idade
- Depressão
- Tabagismo
- Etilismo
- Gravidade da doença na internação hospitalar

**Fatores de risco precipitantes (relacionados com hospitalização ou iatrogênicos)**
- Hipóxia
- Distúrbios metabólicos
- Distúrbios eletrolíticos
- Privação de sono*
- Insuficiência cardíaca congestiva
- Sepse
- Imobilização prolongada
- Síndrome de abstinência
- Infecções agudas (sistêmicas ou intracranianas)
- Convulsões
- Desidratação
- Hipertermia
- Traumatismo craniano
- Doenças vasculares
- Lesões intracranianas com efeito de massa

**Medicações**
- Benzodiazepínicos
- Morfina/Fentanil
- Meperidina#
- Propofol

*Deficiência de sono em UTI é hipotética. Mais frequentemente descrita em crianças, embora com poucos estudos consistentes.
#Relacionada comumente com pacientes não internados em UTI.
(Modificado de Pun BT, Ely EW, 2007).[44]

## Importância do diagnóstico

A identificação precoce do *delirium* tem importante impacto na evolução do paciente na UTIP. Sabe-se que:

- Cerca de 50-80% dos adultos em ventilação mecânica desenvolvem *delirium*, provavelmente este sendo subdiagnosticado em UTIP.[35] Crianças em ventilação mecânica necessitam graus mais profundos de sedação e analgesia e, consequentemente, devem apresentar mais abstinência/*delirium* com relação aos adultos.[2,11,57,58]
- Aumenta o tempo de ventilação mecânica (em adultos 9 *vs.* 4 dias).[34]
- Aumenta o tempo de internação em UTI (em adultos 8 *vs.* 5 dias).[34,48]
- Aumenta o tempo de internação hospitalar (em adultos 21 *vs.* 11 dias).[34,37]
- Aumenta o custo da internação.[34]

## Fisiopatologia

A fisiopatologia do *delirium* não está bem esclarecida. Pode estar associada a alterações em neurotransmissores, mediadores inflamatórios, estresse oxidativo, hipofluxo cerebral, entre outros fatores (Fig. 50-1).[31,40,52,59,60]

### Neurotransmissores

O *delirium* é uma manifestação da alteração na síntese, liberação e inativação de neurotransmissores que, em situação de normalidade, controlam as funções cognitivas, de comportamento e humor. Estudos têm demonstrado que a modificação na ação destes neurotransmissores é a principal responsável pelo aparecimento de *delirium*, particularmente o excesso de liberação de dopamina e/ou deficiência de acetilcolina (condução neuronal anormal).[59] O aumento de dopamina cerebral ocorre em situações de estresse metabólico, hipóxia, choque ou, ainda, consequente à infusão exógena de inotrópicos.[31,46,59]

A liberação de dopamina pode ocorrer em situações de estresse metabólico, em geral secundário à hipóxia, e pode ser neurotóxica por produção de radicais de oxigênio e liberação de glutamato, um neurotransmissor excitatório.[59] Além disso, um inadequado balanço da serotonina, elevando a atividade noradrenérgica central, também pode estar relacionado.[46]

Outros neurotransmissores que estão envolvidos na patogênese do *delirium* são: ácido gama-aminobutírico (GABA), serotonina, endorfinas e glutamato.[31,40,61] O ácido gama-aminobutírico (GABA) é o principal neurotransmissor inibitório do SNC. A ação global e persistente deste efeito inibitório pode levar à disfunção cerebral aguda. Alguns sedativos utilizados frequentemente em UTI, como benzodiazepínicos e propofol, apresentam grande afinidade por receptores gabaminérgicos e contribuem para o aparecimento de *delirium* através da interferência nos padrões de sono e na deficiência de acetilcolina.

### Mediadores inflamatórios

A liberação de mediadores inflamatórios ativados pela liberação de endotoxinas e citocinas, que ocorrem durante a disfunção de múltiplos órgãos, provavelmente está envolvida na patogênese do *delirium*.[31,40]

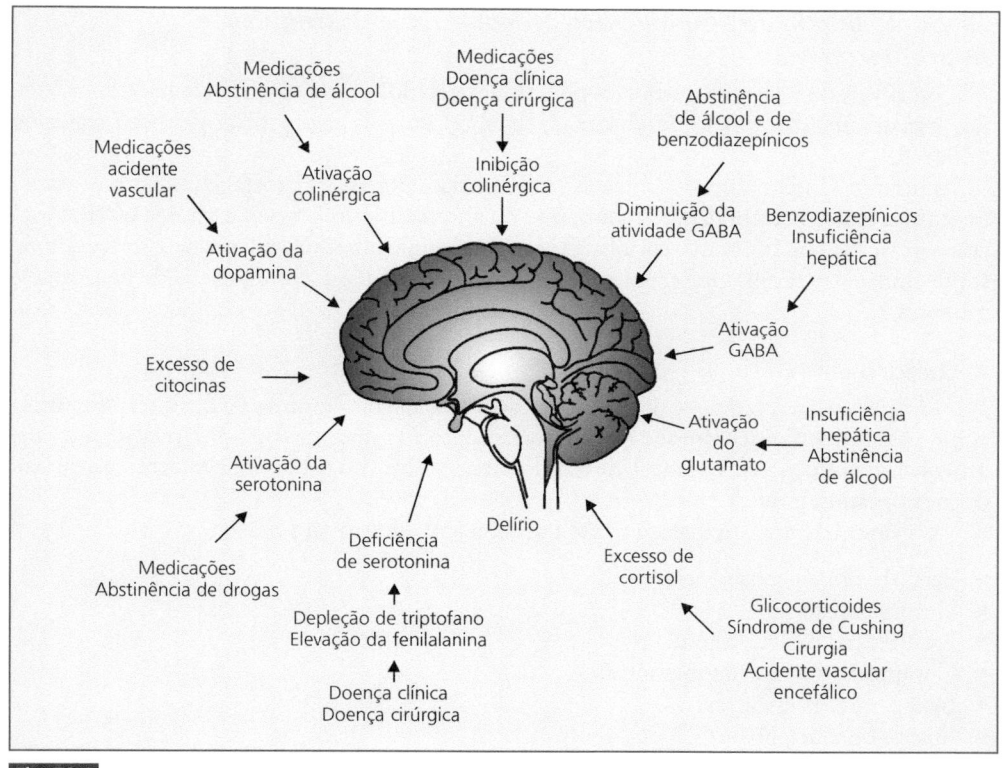

**Fig. 50-1**
Interação de neurotransmissores na gênese de *delirium*. (Modificada de Flacker et al.[60])

Mediadores inflamatórios (fator de necrose tumoral, interleucina 1, entre outros) iniciam a cascata de dano endotelial, formação de trombina e alterações na microvasculatura. A passagem das citocinas através da barreira hematoencefálica altera a permeabilidade capilar cerebral e pode estar associada a alterações no eletroencefalograma, observada em modelos animais, semelhante às que ocorrem no *delirium*.[31,40] A lentificação do traçado do EEG observada representa a redução do metabolismo oxidativo e a disfunção cerebral.

A inflamação ainda pode levar à vasoconstrição cerebral através da ativação de adrenorreceptores $\alpha_1$ ou interferir na produção de neurotransmissores.[31,40]

### Redução do fluxo sanguíneo cerebral

O fluxo sanguíneo cerebral inadequado, causado por choque, coagulopatias e distúrbios metabólicos, tem sido descrito como fatores associados. A redução da pressão de perfusão cerebral e alterações na microvasculatura também estão implicadas na patogênese da disfunção cerebral aguda.[40]

## Disponibilidade de aminoácidos precursores e desregulação neuro-hormonal

Os níveis de neurotransmissores podem ser afetados pela disponibilidade de aminoácidos precursores (triptofano, fenilalanina, tirosina) ou pela competição pelo seu transporte.[31,40,62]

Durante a inflamação sistêmica de óxido nítrico, citocinas e prostaglandinas medeiam a neurotransmissão cerebral, particularmente no sistema β-adrenérgico, sinapses GABAérgicas, regulação colinérgica muscarínica central, hormônio adrenocorticotrófico, síntese de vasopressina, entre outras alterações neuroendócrinas, levando à desregulação de neurotransmissores.[40]

## ■ Quadro clínico

O *delirium* caracteriza-se por uma grande variedade de sintomas de disfunção cerebral e comprometimento psicomotor e de comportamento. Os sintomas ou sinais relacionados desenvolvem-se em um curto espaço de tempo (horas a dias), no decorrer do tratamento de uma doença orgânica grave.[56,63]

Os sintomas mais frequentemente descritos em adultos são:

- Perturbação da consciência.
- Desorientação.
- Perturbação da linguagem.
- Comprometimento da memória.
- Interpretações errôneas.
- Ilusões ou alucinações.
- Perturbações no ciclo sono-vigília.
- Perturbações no comportamento psicomotor: inquietação, hiperatividade, lentidão ou letargia.
- Perturbações emocionais: ansiedade, medo, depressão, irritabilidade, raiva, euforia e apatia.
- Comportamentos prevalentes à noite, quando a estimulação ambiental está ausente.

Nas crianças, o diagnóstico de *delirium* é mais complexo, sendo mais comumente observado:[7,33,54,64]

- Desorientação (100%).
- Distúrbios do sono (98%).
- Confusão (96%).
- Dificuldade de concentração e responsividade (95%).
- Alteração do nível de consciência (93%).
- Irritabilidade (86%).
- Exacerbação noturna (82%).
- Labilidade afetiva (79%).

É importante lembrar que desorientação e alucinações só podem ser avaliadas em crianças maiores.

## Classificação

Conforme a apresentação clínica, o *delirium* pode ser classificado como:[7,65,66]

- *Agitado/hiperativo:* quando há predomínio de agitação e/ou hiperatividade.
- *Hipoativo:* quando há predomínio de apatia e outros sintomas de hipoatividade.
- *Misto:* quando há oscilação entre os sintomas de hipo e hiperatividade.

O *delirium* hipoativo caracteriza-se por apatia e diminuição da resposta a todos os estímulos, sendo mais dificilmente diagnosticado na UTI. O *delirium* hiperativo é facilmente identificado, já que o paciente apresenta agitação importante com labilidade emocional, estes pacientes acabam sendo muito sedados, o que mascara os sintomas e contribui para uma pior evolução clínica.

Estudos têm demonstrado que o *delirium* hipoativo tem uma prevalência bem maior que o hiperativo (43,5 × 1,6%), sendo a forma mista a mais observada em pacientes internados em UTI (54,1%).[29]

> **IMPORTANTE!!!**
> Pacientes internados em UTI geralmente apresentam *delirium* do tipo Hipoativo ou Misto, dificultando o diagnóstico.

## Manifestações

Há três diferentes manifestações de *delirium* no momento do diagnóstico, com diferentes reflexos no prognóstico.[65,67] As apresentações de *delirium* estão descritas no Quadro 50-7:

- *Prodrômico (pré-delirium):* presença de dois critérios diagnósticos do DSM-IV.
- *Subsíndrome:* presença de três critérios diagnósticos do DSM-IV.
- *Delirium estabelecido:* presença dos quatro critérios diagnósticos do DSM-IV.

**QUADRO 50-7** — Apresentações do *delirium* em UTIPed relacionadas com critérios DSM-IV

| Número de critérios presentes | Critérios DSM-IV presentes | Diagnóstico |
|---|---|---|
| 1 critério | Critério D | Sem *delirium* |
| 2 critérios | Critério D e A ou B ou C | Prodrômico |
| 3 critérios | Critério D e 2 dos seguintes: A, B ou C | Subsíndrômico |
| 4 critérios | Critérios A, B, C e D | Estabelecido |

Critérios DSM-IV: A = desatenção e distúrbios da consciência; B = alterações cognitivas; C = início agudo e curso flutuante; D = causa fisiopatológica. (Adaptado de Schieveld JNM et al.[65])

## ■ Diagnóstico

O *delirium* deve sempre ser lembrado como diagnóstico provável em todo paciente com alteração súbita de comportamento, internado em UTI, com doença grave, que necessita de drogas sedoanalgésicas e inotrópicas. Porém acredita-se que é subdiagnosticado em 80% dos pacientes adultos.[35]

Nos adultos, as principais ferramentas utilizadas para o diagnóstico necessitam da colaboração do paciente: *Confusion Assessment Method for the ICU* (CAM-ICU), *Intensive Care Delirium Screening Checklist (ICDSC)* e *Delirium Rating Scale* (DRA).[34,68-71]

Não existem biomarcadores específicos para diagnóstico de *delirium*. Postula-se a utilização de β-hemoglobina, S100B, Interleucina 6, porém a relação causal ainda deve ser investigada.[65]

Alguns relatos de caso sugerem que alterações occipitais no EEG poderiam estar relacionadas com *delirium*, porém não há estudos realizados em pacientes em ventilação mecânica comprovando este achado.[65]

Em crianças, existem, até o momento, poucos instrumentos validados para o diagnóstico de *delirium* em pacientes internados em UTIP. As ferramentas empregadas no diagnóstico de adultos não podem ser aplicadas em crianças pequenas porque exigem certo desenvolvimento cognitivo. Esta ausência de ferramentas resulta em desconhecimento da doença, seus sintomas e tratamento. Além disso, com muita frequência o *delirium* é confundido com abstinência, sendo esta condição quantificada e diagnosticada pela tabela de Finnegan.[33,53]

Recentemente foi descrito o uso da *Pediatric Anesthesia Emergence Scale* (PAED), escala para avaliação de crianças com *delirium* pós-anestesia, de fácil aplicabilidade, podendo ser utilizada em terapia intensiva pediátrica em pacientes com mais de 2 anos (Quadro 51-8).[72,73] O objetivo desta escala é identificar pacientes com *delirium* hiperativo pós-anestésico, que é a forma de *delirium* menos frequente em UTIP.

O *Vanderbilt Pediatric Delirium Group* desenvolveu uma adaptação do *Confusion Assessment Method for the ICU* (CAM-ICU) para ser empregado em pacientes pediátricos (pCAM-ICU), que pode ser empregado em pacientes com mais de 5 anos. O pCAM-ICU é a primeira ferramenta para ser utilizada à beira do leito por profissional não psiquiátrico. Esta ferramenta foi traduzida e adaptada para o português (Fig. 50-2).[74]

| QUADRO 50-8 | Escala PAED *(Pediatric Anesthesia Emergence Delirium)* |
|---|---|
| 1. A criança faz contato visual com o cuidador | |
| 2. As ações da criança são voluntárias | |
| 3. A criança está consciente do que a cerca | |
| 4. A criança é agitada | |
| 5. A criança está inconsolável | |

Itens 1, 2 e 3 são pontuados da seguinte forma: 4 – não em todos; 3 – só um pouco; 2 – um pouco; 1 – muito; 0 – extremamente.
Itens 4 e 5 são pontuados da seguinte forma: 0 – não em todos; 1 – um pouco; 2 – um pouco; 3 – muito; 4 – muito. A pontuação de cada item foi calculada para obter uma pontuação total do PAED. O grau de *delirium* aumentou diretamente com a pontuação total. (Adaptado de Sikich N and Lerman J, 2004).[73]

## Passo 2 → Método de Avaliação Pediátrica de Confusão para UTI (pCAM-ICU)

Diagnóstico de *Delirium* Requer = Característica 1 + Característica 2 + Quaisquer das Características 3 ou 4

**1 Alteração aguda ou curso flutuante do estado mental**
A. Há alteração aguda do estado mental de base
OU
B. Houve flutuação do estado mental do paciente nas últimas 24 h?

→ não → PARE NÃO DELIRIUM
→ sim

**2 Desatenção**
A. "Aperte minha mão quando eu disser 'A'"
Leia a seguinte sequência de letras: A B A D B A D A A I
Erros: 1) Não apertar com 'A' e 2) Apertar com outra letra que não 'A'
B. Se incapaz de completar a sequência de letras, use as figuras ASE

→ Escore ≥ 8 → PARE DELIRIUM PRESENTE
→ < 8

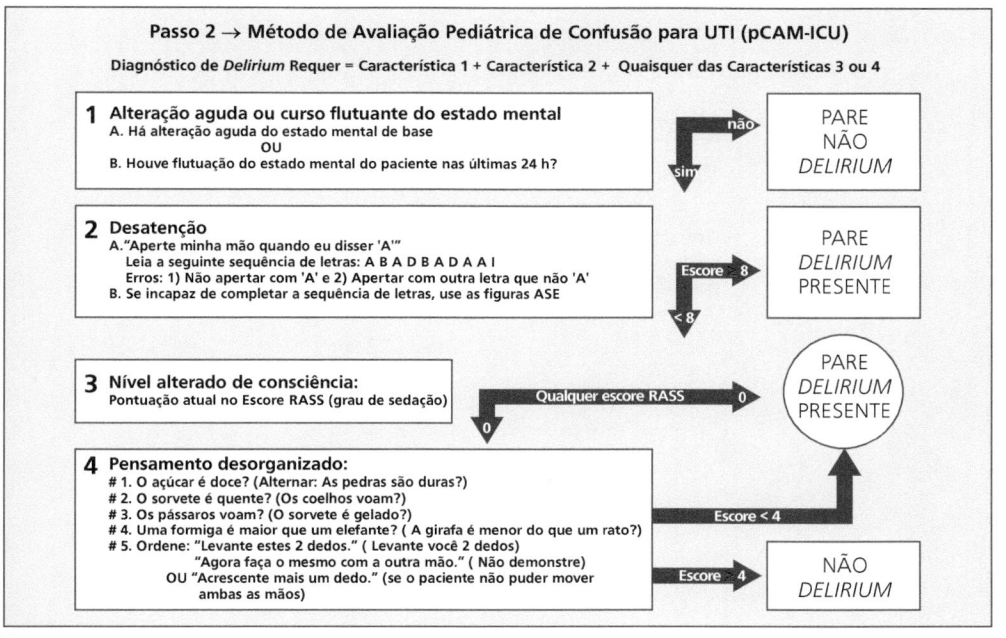

**3 Nível alterado de consciência:**
Pontuação atual no Escore RASS (grau de sedação)

→ Qualquer escore RASS ≠ 0 → PARE DELIRIUM PRESENTE
→ 0

**4 Pensamento desorganizado:**
# 1. O açúcar é doce? (Alternar: As pedras são duras?)
# 2. O sorvete é quente? (Os coelhos voam?)
# 3. Os pássaros voam? (O sorvete é gelado?)
# 4. Uma formiga é maior que um elefante? ( A girafa é menor do que um rato?)
# 5. Ordene: "Levante estes 2 dedos." ( Levante você 2 dedos)
"Agora faça o mesmo com a outra mão." ( Não demonstre)
OU "Acrescente mais um dedo." (se o paciente não puder mover ambas as mãos)

→ Escore < 4 → 
→ Escore ≥ 4 → NÃO DELIRIUM

**Fig. 50-2**

pCAM-ICU. (Adaptada ao português por Molon et al.[74])

## Algoritmo para diagnóstico

Em virtude da complexidade para o diagnóstico de *delirium* foi sugerido um algoritmo (Fig. 50-3) como se segue: [65]

1. Avaliar o grau de sedação/agitação através da Escala de Sedação/Agitação de Richmond (RASS) (Quadro 50-9).
2. Avaliação psicométrica do comportamento através do PAED e da opinião dos cuidadores (Quadro 50-8).
3. Identificação e manejo das causas somáticas e farmacológicas das alterações comportamentais.
4. Avaliação e manejo do desconforto.
5. Moderar as qualidades do ambiente psicossocial.
6. Tratamento farmacológico, quando indicado.

## ■ Tratamento

A abordagem para o tratamento e prevenção do *delirium* deve seguir os seguintes objetivos: prevenção através do controle dos fatores precipitantes, manejo dos sintomas do *delirium*, como a psicose e a agitação e tratamento do *delirium* através da resolução das causas do desencadeamento da cascata inflamatória.[1-2]

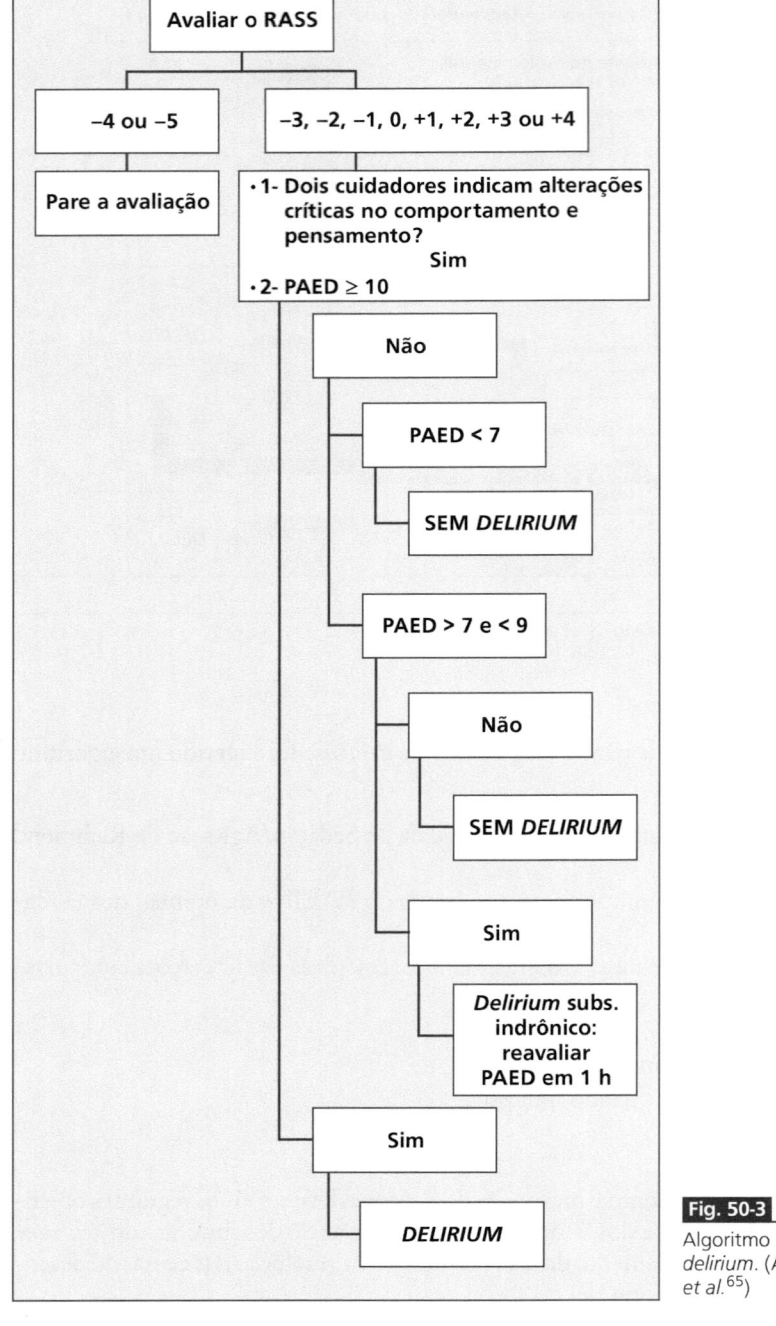

```
                    Avaliar o RASS
                    ┌──────┴──────┐
                -4 ou -5      -3, -2, -1, 0, +1, +2, +3 ou +4
                    │         • 1- Dois cuidadores indicam alterações
             Pare a avaliação   críticas no comportamento e
                                pensamento?
                                             Sim
                              • 2- PAED ≥ 10
                                      │
                                     Não
                                      │
                                   PAED < 7
                                      │
                                 SEM DELIRIUM

                                 PAED > 7 e < 9
                                      │
                                     Não
                                      │
                                 SEM DELIRIUM

                                     Sim
                                      │
                              Delirium subs.
                                indrônico:
                                reavaliar
                              PAED em 1 h

                      Sim
                       │
                    DELIRIUM
```

**Fig. 50-3**
Algoritmo para diagnóstico de *delirium*. (Adaptada de Schieveld et al.[65])

| QUADRO 50-9 | Escore RASS | |
|---|---|---|
| **Etapas** | **Observação** | **Escore** |
| Etapa I<br>Observe o paciente | Alerta e calmo | 0 |
| | Agitação leve | 0 |
| | Ansioso, sem movimentos agressivos | +1 |
| | Agitado, movimentos involuntários | +2 |
| | Agitado, retirando cateres, agressivo | +3 |
| | Violento | +4 |
| Etapa II – Se não alerta:<br>Chame o paciente, peça para<br>abrir os olhos e observe a resposta | Se abre os olhos e sustenta o olhar | -1 |
| | Se abre os olhos, mas não sustenta o olhar | -2 |
| | Se faz qualquer movimento, mas não os olhos abre | -3 |
| Etapa III – Se não houver resposta ao estímulo verbal: estímulo físico sacudindo o ombro ou comprimindo o esterno | Faz qualquer movimento | -4 |
| | Não reage ao estímulo | -5 |

Adaptado de Schieveld JNM et al., 2009.[65]

O adequado tratamento depende de um diagnóstico precoce, monitorização dos sinais e sintomas, prevenção dos fatores de risco que incluem o uso racional de medicações que exarcebam a gravidade do *delirium* e quando possível resolução das doenças de base associadas.

O tratamento envolve intervenções não farmacológicas e farmacológicas.[33,75]

## Tratamento não farmacológico

As intervenções não farmacológicas são dirigidas diretamente à restauração da orientação e conforto, como psicoeducação da família, presença de familiares na UTIP em tempo integral, brinquedos favoritos, fotografias de familiares e do lar, reestabelecimento do padrão diurno/noturno.[32]

Os fatores de risco iatrogênicos para o *delirium* são numerosos e fundamentalmente evitáveis. Protocolos de intervenção em adultos consistem em estímulos cognitivos e reorientação do paciente; promover o sono sem uso de medicações; exercícios e mobilização precoce no leito; uso de óculos e aparelhos auditivos quando necessários durante a internação na UTI e retirada de cateteres o mais precoce possível. Estes protocolos diminuiriam a incidência do *delirium* em até 15%.

O uso de drogas sedativas e analgésicas tem como objetivo diminuir a dor e ansiedade de pacientes internados em UTIP, o que diminui o estresse e o risco para *delirium*, porém o excesso de sedação deve ser evitado, porque sua relação com o *delirium* também é bem documentada. O uso de escalas de sedação e analgesia validadas para crianças e a estratégia de sedação/analgesia interrompida diária tem demonstrado um bom impacto na diminuição do risco para *delirium*.

## Tratamento farmacológico

O tratamento farmacológico deve ser empregado junto com uma abordagem multifatorial. Uma vez solucionados ou minimizados os fatores de risco, como hipoxemia, hipoglicemia e choque, as drogas devem ser consideradas. Apesar de as medicações utilizadas no *delirium* melhorarem a *performance* cognitiva do paciente, os seus efeitos psicoativos podem piorar o sensório. Outro grande problema do tratamento medicamentoso é que a maioria das drogas atua no *delirum* hiperativo, que como já foi citado, é o menos frequente.

O tratamento farmacológico pode ser feito com haloperidol ou risperidona (Fig. 50-4).

O haloperidol é um antipsicótico convencional, preferido nos casos de *delirium* com agitação, em crianças menores de 4 anos e quando o uso endovenoso for necessário.[32,66] O haloperidol age nos receptores Dopamina-2 em vários níveis do córtex cerebral, restaurando a função do hipocampo. As doses são individualizadas, geralmente é utilizado 0,15 a 0,25 mg por via endovenosa, seguido de 0,05 a 0,5 mg/kg/dia, divididos em 2 a 3 doses com máximo de 0,15 mg/kg/dia.[32,76]

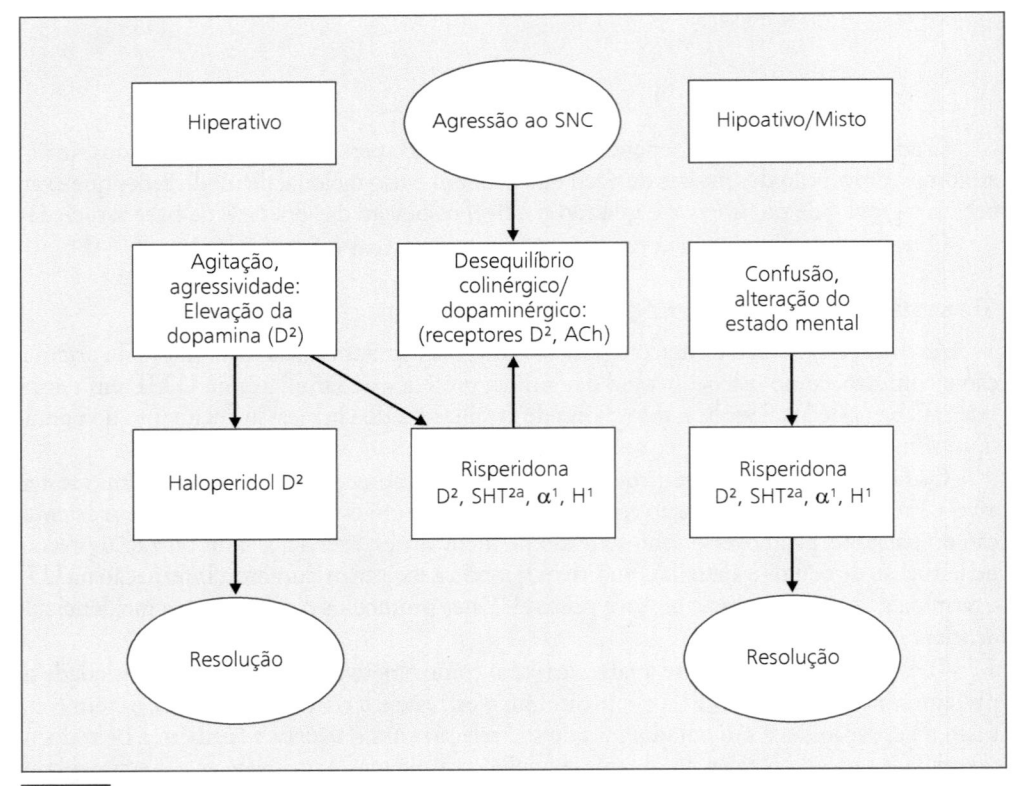

**Fig. 50-4**

Atuação da risperidona e do haloperidol nos receptores. (Adaptada de Karnik *et al.*[66])

A risperidona, bem como o olazanpine e zipraxidone são utilizados como tratamento alternativo do *delirium*, utilizados preferencialmente nos casos de *delirium* misto e hipoativo.[32,66] Estes medicamentos agem não só nos receptores D2, mas também tem efeito em outros neurotransmissores, como serotonina, acetilcolina e norepinefrina. As doses de risperidona são individualizadas, geralmente é utilizado 0,25 a 0,5 mg em dose única diária.[77] A diferença na resposta clínica ao tratamento conforme a apresentação do quadro pode ser atribuída à atuação dos fármacos em receptores distintos.[66]

Todos os antipsicóticos têm potencialmente graves efeitos colaterais, necessitando monitorização cuidadosa dos pacientes. Atenção especial deve ser dada aos possíveis paraefeitos no ECG extrapiramidais, prolongamento do intervalo QT e *Torsade de pointes* e síndrome neuroléptica maligna.[58]

### Dexmedetomidina e delirium

O uso de sedativos/analgésicos em altas doses e por tempo prolongado vem sendo relacionado com o *delirium* em UTI. Dessa forma, diversos estudos têm sido publicados, testando a hipótese de que o uso de estratégias que possam reduzir a exposição a sedativos e ao seu efeito residual é capaz de reduzir a morbidade de pacientes graves em ventilação mecânica e, consequentemente, o *delirium*.

O grupo de pesquisadores da *Vanderbilt University School of Medicine* apresentou os resultados de dois estudos complementares que demonstram o impacto de diferentes estratégias de sedação na redução do tempo de ventilação mecânica e da morbidade de pacientes de UTI. O estudo MENDS teve como objetivo testar a hipótese de que a dexmedetomidina seria mais eficaz na redução de *delirium* e coma em pacientes submetidos à ventilação mecânica, quando comparada ao lorazepam. Este é amplamente utilizado para a sedação de pacientes graves, seguindo as recomendações atuais da *Society of Critical Care Medicine* (SCCM). De acordo com estudos da *Vanderbilt University School of Medicine*, benzodiazepínicos estão frequentemente associados à disfunção cerebral, *delirium* e maior tempo de ventilação mecânica. O uso de uma droga de ação central, sem ação GABA, de curta duração poderia reduzir esse risco. Pacientes sedados com dexmedetomidina estavam mais frequentemente "hipersedados" (80 *vs.* 67%; $P = 0,04$).

O estudo ABC, do mesmo grupo, demonstrou que o uso de medidas simples como interrupção diária da sedação associada ao *screening* de viabilidade de desmame pode reduzir a morbimortalidade de pacientes graves. Mais de trezentos pacientes foram estudados em quatro UTIs norte-americanas. Reduções significativas do tempo de ventilação mecânica (14,7 *vs.* 11,6 dias; $P = 0,02$) e tempo de internação em UTI (9,1 *vs.* 12,9 dias; $P = 0,01$) foram observadas, e, ainda mais importante, houve redução de mortalidade.

Tais estudos representam uma nova e interessante direção a ser tomada na orientação de estratégias de sedação em pacientes críticos. Com estes dados, novas rotinas para o uso de sedativos e estratégias de desmame devem ser amplamente testadas para a redução de morbimortalidade de pacientes submetidos à ventilação mecânica. Em crianças poucos estudos foram realizados, comprovando o efeito benéfico da dexmedetomida no controle do *delirium*, porém o comportamento deve ser semelhante aos adultos.

## Prevenção[35]

Estratégias para prevenção de *delirium* em crianças internadas em UTIP englobam:

1. Abordagem da causa de internação, conforme protocolos.
2. Tratamento adequado das infecções.
3. Correção dos distúrbios metabólicos e hipoxemia.
4. Reorientação frequente do paciente pelos cuidadores e enfermagem.
5. Sedação e analgesia adequadas e por tempo limitado.
6. Extubação precoce.
7. Fisioterapia respiratória e mobilização precoces.
8. Atenção e otimização do sono.

### Novas estratégias na prevenção do delirium

O uso de dexmedetomidina como sedativo tem sido indicado por alguns autores na prevenção de *delirium*. O grupo de pesquisadores da *Vanderbilt University School of Medicine* publicou os resultados de dois estudos complementares que demonstram o impacto de diferentes estratégias de sedação na redução do tempo de ventilação mecânica e da morbidade de pacientes de UTI. O estudo MENDS teve como objetivo testar a hipótese de que a dexmedetomidina seria mais eficaz na redução de *delirium* e coma em pacientes submetidos à ventilação mecânica, quando comparada ao lorazepam. O lorazepam é amplamente utilizado para a sedação de pacientes graves, seguindo as recomendações atuais da *Society of Critical Care Medicine* (SCCM). De acordo com estudos da *Vanderbilt University School of Medicine*, benzodiazepínicos estão frequentemente associados à disfunção cerebral, *delirium* e maior tempo de ventilação mecânica. O uso de uma droga de ação central, sem ação GABA, de curta duração poderia reduzir esse risco. No estudo MENDS, 106 pacientes foram randomizados para receber lorazepam ou dexmedetomidina por 120 horas. As drogas foram tituladas por escala de sedação *(Richmond Agitation-Sedation Scale)*. O estudo foi realizado em duas UTIs norte-americanas entre 2004 e 2006. A sedação com dexmedetomidina resultou em mais dias sem *delirium* ou coma (7,0 vs. 3,0 dias; $P = 0,01$) em comparação ao lorazepam. Pacientes sedados com dexmedetomidina estavam mais frequentemente "hipersedados" (80 vs. 67%; $P = 0,04$). O estudo ABC, do mesmo grupo, demonstrou que o uso de medidas simples, como interrupção diária da sedação associada ao *screening* de viabilidade de desmame, pode reduzir a morbimortalidade de pacientes graves. Mais de trezentos pacientes foram estudados em quatro UTIs norte-americanas. Reduções significativas do tempo de ventilação mecânica (14,7 vs. 11,6 dias; $P = 0,02$) e tempo de internação em UTI (9,1 vs. 12,9 dias; $P = 0,01$) foram observadas e ainda mais importante, houve redução de mortalidade.[29,59]

Riken *et al.* compararam o uso de midazolam à dexmedetomidina e observaram menor prevalência de *delirium* neste grupo (76 vs. 54%). Como a dexmedetomidina é um potente $\alpha_2$-agonista, a bradicardia foi observada com mais frequência neste grupo. Não existem estudos em crianças avaliando o efeito protetor do uso de dexmedetomidina no aparecimento de sinais e sintomas de *delirium*.[61]

Tais estudos representam uma nova direção a ser tomada na orientação de estratégias de sedação em pacientes críticos. Com estes dados, novas rotinas para o uso de sedativos e estratégias de desmame devem ser amplamente testadas para a redução de morbimortalidade de pacientes submetidos à ventilação mecânica e internação em UTI.

## CONCLUSÃO

O surgimento de sintomas neuropsiquiátricos em crianças internadas em UTI Pediátrica deve ser considerado. O diagnóstico de *delirium* é particularmente dificultado nas crianças pequenas pela sobreposição de achados semelhantes aos de abstinência e ausência de ferramentas adequadas para avaliação. Em virtude das implicações na morbidade e mortalidade neste grupo de pacientes, deve ser prontamente e adequadamente tratado.

## REFERÊNCIAS BIBLIOGRÁFICAS

1. Jacobi J, Fraser GL, Coursin DB *et al.* Clinical practice guidelines for the sustained use of sedatives and analgesics in the critically ill adult. *Crit Care Med* 2002;30(1):119-41.
2. Sfoggia A, Einloft P, Garcia PC *et al.* Sedation and analgesia in children submitted to mechanical ventilation could be overestimated? *J Pediatr (Rio J)* 2003;79:343-48.
3. Anand KJ, Willson DF, Berger J *et al.* Tolerance and withdrawal from prolonged opioid use in critically ill children. *Pediatrics* 2010;125(5):e1208-25.
4. Kress JP, Hall JB. Sedation in the mechanically ventilated patient. *Crit Care Med* 2006;34(10):2541-46.
5. Tobias JD. Tolerance, withdrawal, and physical dependency after long-term sedation and analgesia of children in the pediatric intensive care unit. *Crit Care Med* 2000;28(6):2122-32.
6. Pae CU, Marks DM, Han C *et al.* Delirium: underrecognized and undertreated. *Curr Treat Options Neurol* 2008 Sept.;10(5):386-95.
7. Schieveld JN, Leroy PL, van Os J *et al.* response in 40 cases in the pediatric intensive care unit. *Intensive Care Med* 2007;33(6):1033-40.
8. Girard T, Fuchs B, Thomason J *et al.* Efficacy and safety of paired sedation and ventilator weaning protocol for mechanically ventilated patients in intensive care: a randomized controlled trial. *Lancet* 2008;371:126-34.
9. Lago P, Piva J. Delirium e agitação psicomotora em UTI pediátrica. *Protiped* 2010;4:97-128.
10. Suresh S, Anand KJ. Opioid tolerance in neonates: a state-of-the-art review. *Paediatr Anaesth* 2001;11(5):511-21.
11. Molon M, Karcher P, Baldissera T. Clonidina associada a morfina e midazolam em crianças submetidas a ventilação mecância: estudo randomizado duplo cego e placebo controlado. *Rev Brasileira de Terapia Intensiva* 2007;19:284-91.
12. Bouwmeester NJ, Anand KJ, van Dijk M *et al.* Hormonal and metabolic stress responses after major surgery in children aged 0-3 years: a double-blind, randomized trial comparing the effects of continuous versus intermittent morphine. *Br J Anaesth* 2001;87(3):390-99.
13. Erwin Ista R, Monique van Dijk, Claudia Gamel RN *et al.* Withdrawal symptoms in critically ill children after long-term administration of sedatives and/or analgesics: A first evaluation. *Pediatric Critical Care* 2008;36(8):2427-32.
14. Cunliffe M, McArthur L, Dooley F. Managing sedation withdrawal in children who undergo prolonged PICU admission after discharge to the ward. *Paediatr Anaesth* 2004;14(4):293-98.
15. Franck LS, Harris SK, Soetenga DJ *et al.* The Withdrawal Assessment Tool-1 (WAT-1): an assessment instrument for monitoring opioid and benzodiazepine withdrawal symptoms in pediatric patients. *Pediatr Crit Care Med* 2008;9(6):573-80.
16. Finkel JC. *Opioid tolerance and dependence in infants and children.* Citado em: 21 Jul. 2013. Disponível em: <http://www.pedsanesthesia.org/meetings/2004winter/pdfs/finkel_Refreshercourse.pdf 2004>

17. Twite MD, Rashid A, Zuk J et al. Sedation, analgesia, and neuromuscular blockade in the pediatric intensive care unit: survey of fellowship training programs. *Pediatr Crit Care Med* 2004;5(6):521-32.
18. Robertson RC, Fortenberry JD, Pettignano R et al. Evaluation of an opiate-weaning protocol using methadone in pediatric intensive care unit patients. *Pediatr Crit Care Med* 2000;1(2):19-123.
19. Gowing L, Farrell M, Ali R et al. Alpha2 adrenergic agonists for the management of opioid withdrawal. *Cochrane Database Syst Rev* 2004(4):CD002024.
20. Finkel JC, Elrefai A. The use of dexmedetomidine to facilitate opioid and benzodiazepine detoxification in an infant. *Anesth Analg* 2004;98(6):1658-59, table of contents.
21. Finkel JC, Johnson YJ, Quezado ZM. The use of dexmedetomidine to facilitate acute discontinuation of opioids after cardiac transplantation in children. *Crit Care Med* 2005;33(9):2110-12.
22. Pestieau SR, Quezado ZM, Johnson YJ et al. High-dose dexmedetomidine increases the opioid-free interval and decreases opioid requirement after tonsillectomy in children. *Can J Anaesth* 2011;58(6):540-50.
23. Tobias JD. Dexmedetomidine: are tolerance and withdrawal going to be an issue with long-term infusions? *Pediatr Crit Care Med* 2010;11(1):158-60.
24. Tobias JD. Subcutaneous dexmedetomidine infusions to treat or prevent drug withdrawal in infants and children. *J Opioid Manag* 2008;4(4):187-91.
25. Tobias JD. Dexmedetomidine to treat opioid withdrawal in infants following prolonged sedation in the pediatric ICU. *J Opioid Manag* 2006;2(4):201-5.
26. Tobias JD. Dexmedetomidine: applications in pediatric critical care and pediatric anesthesiology. *Pediatr Crit Care Med* 2007;8(2):115-31.
27. Baddigam K, Russo P, Russo J, Tobias JD. Dexmedetomidine in the treatment of withdrawal syndromes in cardiothoracic surgery patients. *J Intensive Care Med*. 2005;20(2):118-23.
28. Kress JP, Pohlman AS, O'Connor MF et al. Daily interruption of sedative infusions in critically ill patients undergoing mechanical ventilation. *N Engl J Med* 2000;342(20):1471-77.
29. Brook AD, Ahrens TS, Schaiff R et al. Effect of a nursing-implemented sedation protocol on the duration of mechanical ventilation. *Crit Care Med* 1999;27(12):2609-15.
30. Mercadante S. Opioid rotation for cancer pain: rationale and clinical aspects. *Cancer* 1999;86(9):1856-66.
31. Girard TD, Pandharipande PP, Ely EW. Delirium in the intensive care unit. *Critical Care* 2008;12(Suppl 3):S3.
32. Schieveld JN, Leentjens AF. Delirium in severely ill young children in the pediatric intensive care unit (PICU). *J Am Acad Child Adolesc Psychiatry* 2005;44(4):392-4; discussion 5.
33. Turkel SB, Tavare CJ. Delirium in children and adolescents. *J Neuropsychiatry Clin Neurosci* 2003;15(4):431-35.
34. Ely EW, Shintani A, Truman B et al. Delirium as a predictor of mortality in mechanically ventilated patients in the intensive care unit. *JAMA* 2004;291(14):1753-62.
35. Ely EW, Stephens RK, Jackson JC et al. Current opinions regarding the importance, diagnosis, and management of delirium in the intensive care unit: a survey of 912 healthcare professionals. *Crit Care Med* 2004;32(1):106-12.
36. Jackson JC, Gordon SM, Hart RP et al. The association between delirium and cognitive decline: a review of the empirical literature. *Neuropsychol Rev* 2004;14(2):87-98.
37. Milbrandt EB, Deppen S, Harrison PL et al. Costs associated with delirium in mechanically ventilated patients. *Crit Care Med* 2004;32(4):955-62.
38. Thomason JW, Ely EW. Delirium in the intensive care unit is bad: what is the confusion? *Crit Care Med* 2004;32(11):2352-54.

39. Pandharipande P, Ely EW. Sedative and analgesic medications: risk factors for delirium and sleep disturbances in the critically ill. *Crit Care Clin* 2006;22(2):313-27, vii.
40. Ebersoldt M, Sharshar T, Annane D. Sepsis-associated delirium. *Intensive Care Med* 2007;33(6):941-50.
41. Girard TD, Shintani AK, Jackson JC, Gordon SM, Pun BT, Henderson MS, *et al*. Risk factors for post-traumatic stress disorder symptoms following critical illness requiring mechanical ventilation: a prospective cohort study. *Critical Care* 2007;11(1):R28.
42. Griffiths RD, Jones C. Delirium, cognitive dysfunction and posttraumatic stress disorder. *Curr Opin Anaesthesiol* 2007;20(2):124-29.
43. Ouimet S, Kavanagh BP, Gottfried SB *et al*. Incidence, risk factors and consequences of ICU delirium. *Intensive Care Med* 2007;33(1):66-73.
44. Pun BT, Ely EW. The importance of diagnosing and managing ICU delirium. *Chest* 2007;132(2):624-36.
45. Cheung CZ, Alibhai SM, Robinson M *et al*. Recognition and labeling of delirium symptoms by intensivists: does it matter? *Intensive Care Med* 2008;34(3):437-46.
46. de Carvalho WB, Fonseca MC. Pediatric delirium: a new diagnostic challenge of which to be aware. *Crit Care Med* 2008;36(6):1986-87.
47. Schieveld JN, Lousberg R, Berghmans E *et al*. Pediatric illness severity measures predict delirium in a pediatric intensive care unit. *Crit Care Med* 2008;36(6):1933-36.
48. Smeets IA, Tan EY, Vossen HG *et al*. Prolonged stay at the paediatric intensive care unit associated with paediatric delirium. *Eur Child Adolescent Psychiatry* 2010;19(4):389-93.
49. Martini DR. Commentary: the diagnosis of delirium in pediatric patients. *J Am Acad Child Adolescent Psychiatry* 2005;44(4):395-98.
50. Pisani MA, Araujo KL, Van Ness PH *et al*. A research algorithm to improve detection of delirium in the intensive care unit. *Critical Care (London, England)* 2006;10(4):R121.
51. Lin SM, Huang CD, Liu CY *et al*. Risk factors for the development of early-onset delirium and the subsequent clinical outcome in mechanically ventilated patients. *J Crit Care* 2008;23(3):372-79.
52. Pandharipande P, Cotton BA, Shintani A *et al*. Prevalence and risk factors for development of delirium in surgical and trauma intensive care unit patients. *J Trauma* 2008;65(1):34-41.
53. Friedman Z, Qin J, Berkenstadt H *et al*. The confusion assessment method—a tool for delirium detection by the acute pain service. *Pain Pract* 2008;8(6):413-16.
54. Turkel SB, Trzepacz PT, Tavare CJ. Comparing symptoms of delirium in adults and children. *Psychosomatics* 2006;47(4):320-24.
55. GJ B. Delirium. Disponível em: <http://virtualpsylocawebcombr/indexphp?art=255&sec=54> [serial on the Internet]. 2005.
56. Newell EW, Ely LK, Kruse AC *et al*. Structural basis of specificity and cross-reactivity in T cell receptors specific for cytochrome c-I-E(k). *J Immunol* 2011;186(10):5823-32.
57. Ely EW, Truman B, Shintani A *et al*. Monitoring sedation status over time in ICU patients: reliability and validity of the Richmond Agitation-Sedation Scale (RASS). *JAMA* 2003;289(22):2983-91.
58. Playfor S, Jenkins I, Boyles C *et al*. Consensus guidelines on sedation and analgesia in critically ill children. *Intensive Care Med* 2006;32(8):1125-36.
59. McGowan NC LJ. Delirium. Acesso em: 22 Set. 2008. Disponível em: <www.clevelandclinicmeded.com/diseasemanagement/psychiatry/delirium/delirium1.htm2007>
60. Flacker JM, Lipsitz LA. Neural mechanisms of delirium: current hypotheses and evolving concepts. *J Gerontol A Biol Sci Med Sci* 1999;54:B239-46.
61. Trzepacz PT. Update on the neuropathogenesis of delirium. *Dement Geriatr Cogn Disord* 1999;10(5):330-34.

62. Pandharipande PP, Morandi A, Adams JR et al. Plasma tryptophan and tyrosine levels are independent risk factors for delirium in critically ill patients. *Intensive Care Med* 2009;35(11):1886-92.
63. Marquis F, Ouimet S, Riker R et al. Individual delirium symptoms: do they matter? *Critical Care Medicine* 2007;35(11):2533-37.
64. Leentjens AF, Schieveld JN, Leonard M et al. A comparison of the phenomenology of pediatric, adult, and geriatric delirium. *J Psychosomatic Res* 2008;64(2):219-23.
65. Schieveld JN, van der Valk JA, Smeets I et al. Diagnostic considerations regarding pediatric delirium: a review and a proposal for an algorithm for pediatric intensive care units. *Intensive Care Med* 2009;35(11):1843-49.
66. Karnik NS, Joshi SV, Paterno C et al. Subtypes of pediatric delirium: a treatment algorithm. *Psychosomatics* 2007;48(3):253-57.
67. Ouimet S, Riker R, Bergeron N et al. Subsyndromal delirium in the ICU: evidence for a disease spectrum. *Intensive Care Med* 2007;33(6):1007-13.
68. Plaschke K, von Haken R, Scholz M et al. Comparison of the confusion assessment method for the intensive care unit (CAM-ICU) with the Intensive Care Delirium Screening Checklist (ICDSC) for delirium in critical care patients gives high agreement rate(s). *Intensive Care Med* 2008;34(3):431-36.
69. Bergeron N, Dubois MJ, Dumont M et al. Intensive care delirium screening checklist: evaluation of a new screening tool. *Intensive Care Med* 2001;27(5):859-64.
70. Turkel SB, Braslow K, Tavare CJ et al. The delirium rating scale in children and adolescents. *Psychosomatics* 2003;44(2):126-29.
71. Trzepacz PT. The delirium rating scale. Its use in consultation-liaison research. *Psychosomatics* 1999;40(3):193-204.
72. Bong CL, Ng AS. Evaluation of emergence delirium in Asian children using the pediatric anesthesia emergence delirium scale. *Paediatric Anaesthesia* 2009;19(6):593-600.
73. Sikich N, Lerman J. Development and psychometric evaluation of the pediatric anesthesia emergence delirium scale. *Anesthesiology* 2004;100(5):1138-45.
74. Smith HA et al. Diagnosing delirium in critically ill children: Validity and reliability of the Pediatric Confusion Assessment Method for the Intensive Care Unit. *Crit Care Med* 2011;39(1):150-57.
75. Rea RS, Battistone S, Fong JJ et al. Atypical antipsychotics versus haloperidol for treatment of delirium in acutely ill patients. *Pharmacotherapy* 2007;27(4):588-94.
76. Taketomo CK, Hodding JH et al. Haloperidol. In: Lexi-Comp. (Ed.). *Pediatric Dosage Handbook*. Hudson, Ohio: 2010. p. 606-8.
77. Taketomo CK. Hodding JH et al. Risperidone. In: Lexi-Comp. (Ed.). *Pediatric Dosage Handbook*. Hudson, Ohio 2010. p. 1092-97.

# 51 Atendimento em UTI e Emergência Pediátrica na Perspectiva do Código de Ética Médica

*Jefferson Pedro Piva* ◆ *Mauro Luiz de Britto Ribeiro*
*Carlos Vital* ◆ *Roberto D'Ávila*

## INTRODUÇÃO

A utilização de nosso conhecimento e habilidades técnicas na atividade médica diária é norteada por princípios morais e éticos além de obedecer e adequar-se ao ordenamento jurídico. À medida que a sociedade evolui em seus conceitos e convicções, surgem novos desafios que acabam por demandar um novo ordenamento nos valores morais, éticos e legais que acabam influindo diretamente em nossa profissão. Diariamente, utilizamos noções do que é justo e do que não é; do que é o bem e do que é o mal, que associado aos princípios da razoabilidade e da proporcionalidade nos permite, em situações de confrontos entre princípios de mesmo valor, definir, com observação da autonomia da vontade de nossos pacientes, qual deles deve prevalecer sobre o outro.

Como exemplo desses conflitos, despontam o direito à vida e o direito à dignidade como princípios a serem considerados com a união da fé e da razão. Norte de orientação evidente na encíclica *Evangelium Vitae*, de 1995, onde o papa João Paulo II opôs-se ao "excesso terapêutico", afirmando que a renúncia a meios extraordinários ou desproporcionais para prolongar a vida não equivale ao suicídio ou à eutanásia. Por fim, na sua última e silenciosa encíclica, Karol Wojtyla recusou a internação nosocomial e permaneceu em casa, aguardando sua morte entre os seus, em paz e com dignidade.

O Código de Ética Médica de 2009, em vigência a partir de 13 de abril de 2010, tem conteúdos jurídicos positivista e doutrinário do médico como agente libertador, sem submissão a futilidades ou excessos terapêuticos que levem à mecanização da vida para além da vida. Assegura ao profissional o direito à abstenção de procedimentos incompatíveis com a dignidade humana, de acordo com a autonomia da vontade do paciente.

As normas contemporâneas da ética médica foram elaboradas sob orientação de um paradigma benigno humanitário, com ênfase à medicina, além de ciência, como arte a serviço da saúde, por sua vez, entendida como bem-estar geral do indivíduo, físico, mental e social. Por conseguinte, encerram em si o direito de se viver a própria vida e de se morrer a própria morte.

O atual Código é de extrema relevância aos fins colimados pelo Estado, com matrizes valorativa e jurídica na Constituição Federal, que institui a dignidade humana como lastro do estado democrático de direito. Contém normas a serem observadas pelos médicos na sua prática diária, nos mais diferentes cenários, assistencial, de ensino e pesquisa e administrativo. É composto de preâmbulo com 6 incisos, 25 Princípios Fundamentais, 10 normas diceológicas, 118 normas deontológicas e 4 disposições gerais.

Deve-se reconhecer que no Código de 2009 com relação ao Código anterior (1988) foi ressaltada e revigorada a prerrogativa de autonomia da vontade, particularmente no âmbito da terminalidade do processo de morte.

Nos leitos hospitalares específicos ao tratamento intensivo, tornou-se frequente os pacientes salváveis serem preteridos pelos terminais, vulneráveis e submissos às futilidades e obsessões terapêuticas, na tentativa de *prolongamento da vida para além da vida*, às custas de tortura e tratamento degradantes.

Na presente revisão, vamos concentrar a análise de artigos do Código de Ética relacionados com as atividades médicas em terapia intensiva e emergência, onde foram incluídas maiores mudanças, entre as quais muitas ainda suscitam dúvidas, como: a) terminalidade e cuidados paliativos; b) a importância dos registros médicos na prática diária de Medicina Intensiva; c) declaração de óbito em UTI e Emergência

## PRERROGATIVAS ÉTICAS PARA LIMITAÇÃO DE ESFORÇOS TERAPÊUTICOS EM FASE TERMINAL DA VIDA DE CRIANÇAS PORTADORAS DE DOENÇA IRREVERSÍVEL

A taxa de mortalidade nas UTIPs vem declinando acentuadamente, situando-se hoje ao redor de 4 a 10%. Em contrapartida, houve um aumento no número de crianças portadoras de sequelas graves, dependentes de tecnologia e com reduzida expectativa de vida. Tem sido demonstrado que muitas crianças em fase terminal de doença irreversível quando internadas em UTIP acabam recebendo um tratamento centralizado na cura, que nessa situação é inalcançável, desconsiderando os cuidados paliativos e as reais necessidades nos momentos que antecedem o final de vida. A limitação de suporte vital em UTIPs brasileiras tem oscilado entre 35 e 55%, diferentemente do que é observado nas UTIPs europeias, canadenses e norte-americanas, onde a maioria dos óbitos apresenta algum tipo de limitação de suporte vital (retirada ou não oferta de tratamento excepcional e reanimação), denotando ser uma morte esperada e atribuída ao curso natural do estado terminal de enfermidade refratária ao tratamento.[1]

Essa dificuldade no manejo de crianças em fase final de vida em nosso meio tem como principais justificativas os receios de infração legal ou ética ou a falta de ensino e treinamento, tanto na graduação como na residência médica, para lidar com os aspectos que envolvem o final de vida.

Alguns médicos, ao limitar terapêutica curativa em pacientes em fase final de doença irreversível e progressiva, receiam estar infringindo o atual código de Ética Medica em seus artigos 1º *(É vedado ao médico causar dano ao paciente por ação ou omissão, caracterizável como imperícia, imprudência ou negligência),* artigo 32 *(É vedado ao médico deixar de usar todos os meios disponíveis de diagnóstico e tratamento, cientificamente reconhecidos e a seu alcance, em favor do paciente*) e artigo 41 *(Abreviar a vida do paciente, ainda que a pedido deste ou de seu representante legal).*[2]

Por outro lado, o Código de Ética Médica deixa explícito, em vários artigos, parágrafos e incisos, a necessidade e o dever ético do médico de evitar esforços extraordinários e prover cuidados paliativos para pacientes vítimas de doenças incurável e terminal. Já no Capítulo 1 – Inciso XXII é destacado que *"Nas situações clínicas irreversíveis e terminais, o médico evitará a realização de procedimentos diagnósticos e terapêuticos desnecessários e propiciará aos pacientes sob sua atenção todos os cuidados paliativos apropriados".*[2]

Para decidir esse possível conflito de interpretações, devem-se analisar e considerar os diversos artigos no atual código de ética que disciplinam o assunto, como: Artigo 36 parágrafo 2º (que veda ao médico abandonar pacientes sob seus cuidados – *Salvo por motivo justo, comunicado ao paciente ou aos seus familiares, o médico não abandonará o paciente por ser este portador de moléstia crônica ou incurável e continuará a assisti-lo ainda que para cuidados paliativos*). Ou seja, nesse artigo é reconhecido e destacado que o paciente tem o direito de receber cuidados paliativos, e o médico, o dever de realizá-los.[1-4]

No artigo 41 é vedado ao médico *"Abreviar a vida do paciente, ainda que a pedido deste ou de seu representante legal"*, destaca em seu parágrafo único que *"Nos casos de doença incurável e terminal, deve o médico oferecer todos os cuidados paliativos disponíveis sem empreender ações diagnósticas ou terapêuticas inúteis ou obstinadas, levando sempre em consideração a vontade expressa do paciente ou, na sua impossibilidade, a de seu representante legal".*[2]

Analisando-se esses artigos em conjunto com o artigo 32 (*É vedado ao médico deixar de usar todos os meios disponíveis de diagnóstico e tratamento, cientificamente reconhecidos e a seu alcance, em favor do paciente*), entende-se claramente que a expressão *"em favor do paciente"* significa intervenções benéficas no estágio da doença daquele paciente e não um ato compulsório de utilizar tudo que está disponível.

Nessa circunstância, ao se deixar de realizar esforços terapêuticos extraordinários em paciente terminal, sem perspectivas de cura e com morte iminente, não há como se atribuir infração ao artigo 1º do CEM (*"É vedado ao médico: Causar dano ao paciente, por ação ou omissão, caracterizável como imperícia, imprudência ou negligência."*), pois as ações médicas foram norteadas pelo melhor que a medicina pode oferecer, incluindo-se as terapêuticas de cuidados paliativos.

Conclui-se, portanto, nos cuidados a pacientes em fase final de doença grave e irreversível, que o atual Código de Ética Médica destaca ser um dever do médico evitar a obstinação terapêutica, assim como oferecer cuidados paliativos. Por outro lado, desrespeitar tais diretrizes nessa situação pode vir a se constituir como falta ético-profissional.[1-4]

Conceitua-se ortotanásia como o não prolongamento do processo natural de morte, por meio de obsessão terapêutica; eutanásia como a interferência no processo natural de morte, por ação comissiva ou omissiva, com a intenção de acelerá-lo ou precipitar o seu desfecho; distanásia como o prolongamento do processo natural da morte, sem razão de ser, à custa de sofrimento intenso.

Mesmo tendo claro esses objetivos alguns médicos consideram que a retirada de intervenção curativa, por exemplo, suspensão de dopamina ou a inclusão de medicação paliativa que possa ter efeitos colaterais, indutores de alterações cardiorrespiratórias, como apneias induzidas pelo uso de morfina, como analgésico, caracterizem eutanásia e, portanto, infração ao artigo 41 do CEM. Na existência desse dilema é necessário diferenciar eutanásia, ato deliberado para acelerar o processo de morte, tendo como motivo compaixão, do efeito colateral induzido por alguma intervenção. Essa diferença é facilmente identificável quando avaliamos a intenção da ação, como no caso de equipe médica de paciente com câncer fora de possibilidade terapêutica que decide, juntamente com a família, a não utilização de ventilação mecânica.

Em situação de insuficiência respiratória na terminalidade da vida, imaginemos duas alternativas que pudessem ser adotadas:

A) A equipe decide administrar cloreto de potássio, medida que configuraria eutanásia, pois essa medicação tem o único intuito de abreviar a vida através de hiperpotassemia e arritmia cardíaca. Portanto, uma relação direta entre o objetivo e o resultado, ou seja, infusão de cloreto de potássio tendo como consequência a morte.

B) A equipe decide iniciar infusão de morfina para evitar o sofrimento e angústia do paciente enquanto recebe oxigênio por máscara e aguarda a evolução natural da doença. A morfina nesse caso tem por objetivo aliviar o sofrimento, a dor e a ansiedade. As apneias induzidas ou potencializadas pela morfina nesse caso seriam efeitos colaterais da droga, não se constituindo como objetivo primário da intervenção e não caracterizando, portanto, eutanásia. Assim seria uma conduta prevista no parágrafo único do artigo 41 *("Nos casos de doença incurável e terminal, deve o médico oferecer todos os cuidados paliativos disponíveis sem empreender ações diagnósticas ou terapêuticas inúteis ou obstinadas,...").*[1-4]

Deve-se ressaltar que tanto no artigo 41 citado anteriormente, como em vários outros (22, 24 e 34, inciso XXI) do atual Código de Ética Médica, dá-se ênfase ao direito de suspender ou restringir terapêutica em pacientes terminais, obtido o consenso entre o médico (equipe), paciente e família, como no caso de crianças e pacientes com capacidade jurídica limitada. As decisões unilaterais e com base exclusivamente na opinião da equipe médica são antiéticas, por serem paradoxais aos ditames do artigo 22 *("Deixar de obter consentimento do paciente ou de seu representante legal após esclarecê-lo sobre o procedimento a ser realizado...")* e 24 *("Deixar de garantir ao paciente o exercício do direito de decidir livremente sobre sua pessoa ou seu bem-estar, bem como exercer sua autoridade para limitá-lo.")* do Código de Ética Médica.[1-4]

Para evitar interpretações errôneas, facilitar o tratamento a ser instituído e demonstrar de forma inequívoca o que está acordado e definido para esse paciente, as decisões, tomadas em conjunto com a família, devem ser devidamente registradas de forma clara no prontuário médico do paciente.

Nas situações de ortotanásia, não há necessidade da produção de um documento específico, haja vistas as características jurídicas do prontuário médico, sendo recomendável registros claros, objetivos, com todos os passos a serem adotados pela equipe médica.

Em agosto de 2012, o Conselho Federal de Medicina elaborou a Resolução de nº 1995, que dispõe sobre as diretivas antecipadas da vontade (http://www.portalmedico.org.br/resolucoes/CFM/2012/1995_2012.pdf), onde estão detalhados os procedimentos a serem adotados com esta finalidade.[5]

Se ainda restassem dúvidas de ordem legal sobre a competência dos médicos em oferecer cuidados paliativos em lugar de inócuas medidas curativas em pacientes na fase final e irreversível de doença, deveria ser lembrada a conclusão do Ministério Público na Ação Civil Pública 2007.34.00.014809-3, que questionava aspectos jurídicos da Resolução CFM 1.805/2006, destinada aos esclarecimentos éticos sobre a ortotanásia. Nessa conclusão o MP manifestou-se a favor da legalidade e competência dos médicos para limitarem tratamento nesses pacientes.

Inicialmente, o Ministério Público entendeu, de modo equivocado, que havia desrespeito às disposições do Código Penal na Resolução CFM nº 1805/2006 e, posteriormente, revendo sua posição, corrigiu o equívoco com as seguintes considerações:

A) O CFM tem competência para editar a Resolução nº 1.805/2006, que não versa sobre direito penal e, sim, sobre ética médica e consequências disciplinares.
B) A ortotanásia não constitui crime de homicídio, interpretado o CP à luz da Constituição Federal.
C) A Resolução nº 1.805/2006 não determinou modificação significativa no dia a dia dos médicos que lidam com pacientes terminais, sem gerar, portanto, os efeitos danosos propugnados.
D) A Resolução nº 1.805/2006 deve, ao contrário, incentivar os médicos a descrever exatamente os procedimentos que adotam e os que deixam de adotar, com relação a pacientes terminais, permitindo maior transparência e possibilitando maior controle da atividade médica.
E) Os pedidos formulados pelo Ministério Público Federal não devem ser acolhidos, porque não se revelarão úteis as providências pretendidas, em face da argumentação desenvolvida.

## IMPORTÂNCIA DOS REGISTROS MÉDICOS NA PRÁTICA DIÁRIA DE MEDICINA INTENSIVA

Um grande número de pacientes internados em salas de Emergência e Unidades de Tratamento Intensivo exibe doenças graves e complexas, requerendo a participação de vários especialistas, além do(s) médico(s) assistente(s) em regime de plantão permanente.

Nesse contexto de múltiplas ações profissionais é fundamental o adequado preenchimento do prontuário, com a devida identificação de cada participante do atendimento.

O Código de Ética Médica define que a "responsabilidade médica é sempre pessoal e não pode ser presumida" (§ único artigo 1º), assim como que o médico deve assumir responsabilidade sobre procedimento médico que indicou ou do qual participou, mesmo quando vários médicos tenham assistido o paciente (Art. 3º).

O direito do paciente ou familiares a adequados esclarecimentos e compartilhamento da decisão, com relação às condutas médicas e seus possíveis riscos, é previsto em vários artigos do CEM (artigos 22, 24, 31, 34, entre outros).

O respeito à autonomia de pacientes e familiares fica evidente, quando os médicos assistentes registram, de formas clara e objetiva, no prontuário do paciente, o que foi definido e acordado com relação às intervenções propostas.

O Código de Ética Médica, nesse particular, não exige e tampouco propõe a elaboração de uma peça jurídica, mas o registro no prontuário que demonstre informações suficientes dos médicos aos pacientes ou seus familiares, para as decisões que foram tomadas.[1-7]

Não raras vezes o médico plantonista da UTI ou Emergência é solicitado pela enfermagem a atender uma intercorrência de paciente em outro setor do hospital, mas, por estar envolvido no atendimento de uma emergência no seu setor, prescreve a medicação sem examinar o paciente, com base nas informações recebidas. A sua prestatividade tem lastro na exceção às disposições do artigo 37 do CEM: "É vedado *ao médico: prescrever tratamento ou outros procedimentos sem exame direto do paciente, salvo em casos de urgência ou emergência e impossibilidade comprovada de realizá-lo, devendo, nessas circunstâncias, fazê-lo imediatamente após cessar o impedimento*".

O não atendimento à solicitação da enfermagem poderia ser entendido como negligência e configurar infração ao artigo 1º do CEM: "É vedado ao médico: *Causar dano ao paciente por omissão, caracterizável como imperícia, imprudência ou negligência*" e/ou ao seu artigo 32: "É vedado ao médico: *Deixar de usar todos os meios disponíveis de diagnóstico e tratamento, cientificamente reconhecidos e a seu alcance, em favor do paciente*".

Entretanto, ao prescrever a medicação, sem haver examinado o paciente em função da urgência, torna-se sua obrigação avaliá-lo tão logo quanto possível e descrever no prontuário as queixas, o exame físico, a prescrição e o motivo de não tê-lo avaliado anteriormente.

Situação muito frequente nas internações hospitalares é a solicitação da transferência de paciente para unidade de tratamento intensivo sem disponibilidade de vaga. Muitas vezes o médico solicitante da internação registra de forma resumida no prontuário que o médico intensivista informou a impossibilidade de atendimento a sua solicitação, omitindo no registro o motivo pelo qual não foi atendido o seu pedido, ou seja, a inexistência de vaga disponível. Esse registro limitado à recusa de internação na UTI no momento da solicitação, pode vir a ser entendido como indícios de infração ético-profissional prevista no artigo 1º do Código de Ética Médica (Causar dano ao paciente, por ação ou omissão, caracterizável como imprudência ou negligência). Assim, deve o médico intensivista examinar o paciente, descrever sua avaliação e registrar sua decisão sobre a necessidade ou não de internação na UTI. Julgando procedente a indicação da internação, deve, se for o caso, ainda registrar a inexistência de vagas, sugerindo opções alternativas, como a transferência do paciente para outra UTI, via central de leitos. Por fim, é recomendável relatar que se mantém à disposição do colega assistente para orientação na conduta enquanto não ocorre a transferência e comunicar o fato ao Diretor Técnico da instituição, o qual, segundo o artigo 19 do CEM, é responsável por assegurar as condições adequadas para o desempenho ético-profissional da Medicina. Ao repetirem-se esses fatos, devem os mesmos ser comunicados à Comissão de Ética Hospitalar e ao Conselho Regional de Medicina, conforme inscrito no inciso III do Capítulo II do Código de Ética Médica.[1-7]

No caso da solicitação de transferência de paciente para unidade de tratamento intensivo com disponibilidade de vaga, porém havendo discordância do médico intensivista da indicação de internação na UTI, deve o mesmo, com diálogo franco e respeitoso, sempre visando o melhor para o paciente, buscar o consenso com o colega solicitante da vaga, com relação à admissão do paciente na UTI.

## ATESTADO DE ÓBITO

A necessidade do atestado de óbito é determinada na Lei 6.015/1973 (Lei dos Registros Públicos). No atual Código de Ética Médica existem disposições específicas a emissão desse documento:[1]

*Art. 83. É vedado ao Médico atestar óbito quando não o tenha verificado pessoalmente, ou - quando não tenha prestado assistência ao paciente, salvo, no último caso, se o fizer como plantonista, médico substituto ou em caso de necropsia e verificação médico-legal.*

*Art. 84. É vedado ao Médico deixar de atestar óbito de paciente ao qual vinha prestando assistência, exceto quando houver indícios de morte violenta.*

Os médicos que atuam em serviços de Emergência e UTIs frequentemente são solicitados a fornecer atestado de óbito para pacientes que vieram a falecer nessas unidades. São inúmeras as dúvidas de quando e como preencher corretamente a declaração de óbito. A seguir, apresentamos as dúvidas mais frequentes durante atendimento pré-hospitalar de urgência.

- **Óbito ocorrido em ambulância com médico. Quem deve fornecer a declaração de óbito?**

Em caso de morte de causa natural o fornecimento do atestado de óbito é um dever do médico que realizou o transporte. Em caso de suspeita de causa não natural o corpo deve ser encaminhado ao Instituto Médico-Legal para necropsia e decorrente atestado de óbito.

- **Óbito ocorrido em ambulância sem médico. Quem deve fornecer a declaração de óbito?**

É considerado óbito sem assistência médica. Não havendo sinais ou suspeitas de morte violenta ou de causa externa, o corpo deve ser enviado ao serviço de Verificação de óbito, após consentimento familiar ou responsável legal, se houver, o qual fornecerá o atestado. Na indisponibilidade de serviço de verificação de óbito e sendo afastada provável causa violenta ou externa, o plantonista do hospital ou qualquer médico da localidade, após examinar o corpo e constatar o óbito, deve fornecer a declaração de óbito, firmando na parte I "Causa da Morte: Desconhecida".[8]

- **Médico plantonista emite declaração de óbito para paciente que morreu sem assistência médica. Posteriormente, surge suspeita que se tratava de envenenamento. Quais as consequências legais e éticas para esse médico?**

Ao constatar o óbito e emitir a declaração de óbito o médico deve proceder a um cuidadoso exame do cadáver, para afastar evidências de causa externa. Como o médico não acompanhou o paciente, não presenciou a evolução da doença e não recebeu informações que auxiliassem identificar a suspeita diagnóstica, não tendo, portanto, certeza da causa básica do óbito, deve anotar "óbito sem assistência médica" e de causa desconhecida. No caso de ser comprovado "envenenamento" na exumação, o médico estará isento de responsabilidade perante a justiça, especialmente, se tiver anotado no campo apropriado da declaração de óbito (campo 59) "não há sinais externos de violência".[8]

■ **Criança com traumatismo craniano, após 7 dias de tratamento intensivo, é extubado e tem alta da UTIP no 10º dia. É mantido em reabilitação na enfermaria. No 20º dia faz crise convulsiva, pneumonia aspirativa e vem a morrer em 24 horas em insuficiência respiratória. Quem deve fornecer a declaração de óbito e o que deve ser dado como causa da morte?**

Óbito por causa externa é aquele que ocorre em consequência direta ou indireta de um evento lesivo (acidental, não acidental ou intenção indeterminada), qualquer que seja o tempo decorrido entre o evento e o óbito. O fato de ter havido internação, tratamento para o traumatismo craniano e óbito posterior a alta da UTI não interrompe a cadeia de eventos. O corpo, portanto, deve ser encaminhado ao Instituto Médico-Legal, sendo a declaração de óbito fornecida pelo médico-legista, devendo anotar a seguinte sequência:[8]

A) Broncopneumonia aspirativa.
B) Convulsões.
C) Traumatismo craniano.
D) Atropelamento.

## CONCLUSÕES

O Código de Ética Médica, de acordo com os exemplos e considerações da realidade factual supramencionados, constitui-se como fonte normativa elaborada com um olhar no passado e outro no futuro, tornando-se, no presente, elemento imprescindível aos fins almejados pelo Estado, entre os quais, destaca-se a preservação da vida, da saúde e da dignidade humana no âmbito da prática hipocrática.

As disposições deste Código não se limitam ao campo do direito positivista, mas se estendem à doutrina de preceitos fundamentais, humanísticos e humanitários, inseridos em um contexto de preocupações com as gerações presentes e futuras da humanidade.

Nos ditames deontológicos da Resolução CFM 1931/2009 – CEM – observam-se reiterados cuidados com o expurgo de preconceitos e com o direito dos pacientes a um *status* epistemológico mais elevado, em patamar de privilégio a sua autonomia de vontade e direito de autodeterminação, inclusive na terminalidade da vida, em parâmetros de cuidados paliativos que mitiguem o sofrimento e preservem a dignidade.

## QUESTÕES SOBRE ASPECTOS ÉTICOS E DEONTOLÓGICOS NO ATENDIMENTO EM UTI PEDIÁTRICA

■ **Caso clínico I**

A equipe médica da UTI juntamente com o Serviço de Neurologia pediátrica concluem que FR (menino, 6 anos) apresenta uma neoplasia de Sistema Nervoso Central (infiltrando tronco cerebral) que é inoperável, não responsiva à quimioterapia e radioterapia. Apresenta intensa cefaleia por hipertensão endocraniana, depressão do sensório (Glasgow 10) e arritmia respiratória. Discutido com a família e definido que será mantido com oxigênio por máscara, analgesia e não será realizada a intubação traqueal e VM em caso de apneia.

1. Essa decisão tem base em qual artigo do CEM?
   Resposta:
   *Artigo 41 – parágrafo único (É vedado ao médico abreviar a vida do paciente, ainda que a pedido deste ou de seu representante legal.*
   *Parágrafo único. Nos casos de doença incurável e terminal, deve o médico oferecer todos os cuidados paliativos disponíveis sem empreender ações diagnósticas ou terapêuticas inúteis ou obstinadas, levando sempre em consideração a vontade expressa do paciente ou, na sua impossibilidade, a de seu representante legal.)*
2. Ao registrar esse plano no prontuário os médicos estão atendendo a quais artigos do Código de Ética médica?
   Resposta:
   *Artigo 22 (\*É vedado ao médico deixar de obter consentimento do paciente ou de seu representante legal após esclarecê-lo sobre o procedimento a ser realizado...\*).*
   *Artigo 24 (\*É vedado ao médico deixar de garantir ao paciente o exercício do direito de decidir livremente sobre sua pessoa ou seu bem-estar, bem como exercer sua autoridade para limitá-lo.\*).*
   *Artigo 34 (É vedado ao médico deixar de informar ao paciente o diagnóstico, o prognóstico, os riscos e os objetivos do tratamento, salvo quando a comunicação direta possa lhe provocar dano, devendo, nesse caso, fazer a comunicação a seu representante legal.).*
3. Existe algum impedimento legal para a prática de cuidados paliativos ou limitação de tratamento curativo em paciente com doença em fases terminal e irreversível?
   Resposta:
   O *Ministério Público (ACP 2007.34.00.014809-3) reconhece a competência dos médicos em oferecer cuidados paliativos em detrimento de medidas curativas (inócuas) em pacientes em fases final e irreversível de doença, onde concluiu que:*
   A) *O CFM tem competência para legislar a matéria (Resolução nº 1.805/2006), que não versa sobre direito penal e, sim, sobre ética médica e consequências disciplinares.*
   B) *A ortotanásia não constitui crime de homicídio, interpretado o CP à luz da Constituição Federal.*

## ■ Caso clínico II

4. Menina de 7 anos que fora vítima de picada de cobra ficou em tratamento em uma UTI no interior por 14 dias (Sepse, ventilação mecânica por 7 dias, amputação de MIE na altura da tíbia). Recebeu múltiplas transfusões. Vem transferida por icterícia colestática. As equipes da hemato e gastropediatria concluem tratar-se de hepatite medicamentosa com evolução para insuficiência hepática. Após 2 semanas em tratamento na enfermaria, piora o sensório (coma hepático) e vem transferida à UTIP para apoio ventilatório e tratamento de insuficiência hepática. Após 2 horas apresenta PCR. A equipe da gastropediatria lhe solicita por telefone que forneça o atestado, tendo como causa do óbito "insuficiência hepática" e consequente à "hepatite medicamentosa". Nesse caso, qual a opção mais apropriada?

A) Como conheço o caso, concordo com o diagnóstico, forneço o atestado conforme orientado.
B) Recuso-me a fornecer o atestado e sugiro que o residente da gastropediatria o forneça.
C) Recuso-me a fornecer o atestado e sugiro que o corpo seja transferido para o serviço de verificação de óbito, pois a causa ainda é obscura.
D) Recuso-me a fornecer o atestado e o corpo deve ser transferido para o IML pois trata-se de causa externa, sendo obrigatória a realização de exame anatomopatológico para o fornecimento do atestado.
Resposta: D

*Art. 84. É vedado ao Médico deixar de atestar óbito de paciente ao qual vinha prestando assistência, exceto quando houver indícios de morte violenta.*

*Óbito por causa externa é aquele que ocorre em consequência direta ou indireta de um evento lesivo (acidental, não acidental ou intenção indeterminada), qualquer que seja o tempo decorrido entre o evento e o óbito. O fato de ter havido internação e transferência para tratamento da insuficiência hepática e óbito posterior, não interrompe a cadeia de eventos. O corpo, portanto, deve ser encaminhado ao Instituto Médico-Legal, sendo a declaração de óbito fornecida pelo médico-legista.*

5. O médico-legista confirma tratar-se de insuficiência hepática secundária à hepatite medicamentosa. Como preencheria (hierarquia de diagnósticos) o atestado de óbito nesse caso?
   1. Insuficiência hepática.
   2. Hepatite medicamentosa.
   3. Picada de animal peçonhento.

## QUESTÕES DE ESCOLHA MÚLTIPLA

1. Ao administrar morfina endovenosa contínua para um paciente em fase terminal de doença no qual foi decidido não instituir ventilação mecânica, é correto afirmar que:
   A) Caracteriza-se eutanásia no momento que ocorrer apneia, pois a morfina é um depressor respiratório.
   B) Mesmo ocorrendo apneias nessa situação, não se configura eutanásia, pois se trata de um efeito colateral (duplo efeito), mas, o objetivo principal do uso era promover sedação, analgesia e aliviar a angústia causada pela dispneia.
   C) Ocorrendo apneia, seria uma forma de "eutanásia passiva" pois mesmo não sendo este o objetivo principal de seu uso, não há como afastar a relação causa e efeito.
   D) O atual código de ética permite a abreviação da vida em casos excepcionais. Por isso a morfina nesse caso tem respaldos ético e legal.
   Resposta:

   *A diferença entre eutanásia e efeito colateral da droga nesse caso é definida basicamente pela coerência entre os objetivos e a medicação utilizada. No caso, a morfina teria sido utilizada (com propósito descrito no prontuário após definição com a família) visando a ações de analgesia e sedação (ansiólise). Assim sendo, a potencialização de possíveis apneias é*

atribuída a efeitos colaterais (duplo efeito), mas não ao objetivo principal, descaracterizando eutanásia.
2. Após obter consenso entre a família e equipe médica com relação ao quadro de doença irreversível e terminal, fica acordado que apenas medidas de conforto (paliativas) serão adotadas. Na descrição desse acordo no prontuário médico é correto afirmar:
A) Deve ser assinado por todos os médicos envolvidos (p. ex., médico assistente, especialistas do caso e plantonistas).
B) Deve ser assinado pelo médico assistente, pais ou responsável legal e duas testemunhas.
C) Deve ser assinado pelo médico assistente, pais ou responsável legal e feita uma cópia com reconhecimento da assinatura em cartório.
D) A simples descrição do médico assistente com detalhamento do que foi acordado é suficiente.
Resposta: D
*Não há necessidade de produzir um documento com características "jurídicas", mas, apenas registrar no prontuário de forma concisa, clara e objetiva os passos a serem adotados que foram definidos pela equipe médica em conjunto com a família. Em agosto de 2012, o Conselho Federal de Medicina elaborou a resolução 1995 que dispõe sobre as diretivas antecipadas (http://www.portalmedico.org.br/resolucoes/CFM/2012/1995_2012.pdf), onde estão detalhados os passos e procedimentos a serem adotados para esse fim.*
3. Você está de plantão na Emergência, e a enfermeira do andar lhe solicita avaliação para o paciente CG (menino, 3 anos) portador de epilepsia que fora transferido há 3 horas e apresentou agora crise convulsiva de curta duração. Como você está impossibilitado de avaliá-lo no momento, solicita-lhe permissão para adiantar a dose de hidantoína aprazada para ser administrada dentro de 2 horas. Escolha a resposta correta:
A) Informo à enfermeira que não se trata de problema de minha área e sugiro que tente entrar em contato com o médico assistente.
B) Não permito o adiantamento do horário da medicação, visto que o artigo 37 do CEM me impede de prescrever tratamento sem examinar o paciente.
C) Autorizo a medida, visto que o artigo 37 do CEM me permite prescrever tratamento sem examinar o paciente quando se tratar de urgência.
D) Autorizo a medida, visto que o artigo 37 do CEM me permite prescrever tratamento sem examinar o paciente quando se tratar de urgência, mas tão logo tenha tempo disponível devo registrar no prontuário os detalhes de exame físico e justificar a conduta adotada.
Resposta: D
*Art. 37. É vedado ao médico prescrever tratamento ou outros procedimentos sem exame direto do paciente, salvo em casos de urgência ou emergência e impossibilidade comprovada de realizá-lo, devendo, nesse caso, fazê-lo imediatamente após cessar o impedimento.*
4. Você está de plantão na emergência e recebe uma menina de 5 anos transportada em ambulância sem médico que imediatamente após a admissão apresenta parada cardiorrespiratória e evolui ao óbito. Os familiares referem que ela era hígida, nunca internou ou teve problemas de saúde. Há 12 horas iniciou com febre alta persistente e há 6 horas ficou mais prostrada quando procuraram o posto de saúde (estava fechado), e os funcio-

nários os colocaram em ambulância e os enviaram sem contato para atendimento de emergência. Ao exame não apresenta sinais de trauma ou violência. Em sua cidade não há serviço de verificação de óbito. Em relação ao fornecimento da declaração de óbito a melhor opção é:
A) Como não sei a causa da morte, envio o corpo para o Instituto Médico-Legal, que tem por obrigação o fornecimento da declaração de óbitos nesses casos duvidosos.
B) Como está afastada a possibilidade de morte violenta, não envio o corpo para o Instituto Médico-Legal, mas, por outro lado não disponho de elementos para fornecer a declaração de óbitos, por isso remeto a ambulância com o corpo para a cidade de origem para que lá providenciem o atestado.
C) Como não existem sinais ou evidências sugerindo morte violenta, forneço a declaração de óbito, firmando na parte I "Causa da morte: Desconhecida".
D) Encaminho o caso à defensoria pública para que emita uma ordem judicial me solicitando formalmente o fornecimento da declaração de óbito.
Resposta: C
*É considerado óbito sem assistência médica. Não havendo sinais ou suspeitas de morte violenta ou de causa externa, o corpo deve ser enviado ao serviço de Verificação de óbito (se houver), o qual fornecerá o atestado. Nas localidades onde não houver o serviço de verificação de óbito e sendo afastada provável causa violenta ou externa, o plantonista do hospital ou qualquer médico da localidade, após examinar o corpo e constatar o óbito, deve fornecer a declaração de óbito, firmando na parte I "Causa da Morte: Desconhecida".*

5. Criança de 3 anos vem transferida com quadro de choque séptico. Ao exame observam-se sinais de peritonite e é imediatamente enviada para cirurgia que confirma peritonite intensa por apendicite rota (evolução de 24-48 horas?), retorna do bloco e apresenta PCR sem reversão. Como preencheria (hierarquia de diagnósticos) o atestado de óbito nesse caso?
   1. Choque séptico.
   2. Peritonite.
   3. Apendicite aguda rota.

## REFERÊNCIAS BIBLIOGRÁFICAS

1. Piva J, Iago P. Cuidados de final de vida na criança. In: Moritz R. (Eds.). *Conflitos bioéticos do viver e do morrer.* Brasília: Leal, 2011. p. 113-28.
2. Brasília. Conselho Federal de Medicina. Código de Ética Médica. Brasília: Gráfica Teixeira, 2010. 70p. Disponível em: <http://portal.cfm.org.br/index.php?option=com_content&view=category&id=9&Itemid=122>
3. França GV. *Comentários ao código de ética médica.* 5. ed. Rio de Janeiro: Guanabara Koogan, 2008. 321p.
4. Dantas E, Coltri MV. *Comentários ao código de ética médica.* Rio de Janeiro: GZ, 2011. 546p.
5. Conselho Federal de Medicina. Resolução CFM 1995/2012. Diretivas antecipas de vida. Disponível em: <http://www.portalmedico.org.br/resolucoes/CFM/2012/1995_2012.pdf>
6. Neves N. *A medicina para além das normas.* Brasília: Teixeira/CFM, 2010. 292p.
7. Weber CAT. *O prontuário médico e a responsabilidade civil.* Porto Alegre: EdiPucrs, 2010. 121p.
8. Manual do Atestado de Óbito. Conselho Regional do Rio Grande do Sul. Porto Alegre: Stampa, 2010. 96p.

# 52 Cuidados Paliativos em UTI Pediátrica

*Patrícia M. Lago* ♦ *Lúcia Miranda* ♦ *Jefferson Pedro Piva*

## INTRODUÇÃO

Os intensivistas pediátricos passam anos aprendendo a salvar vidas. O que acontece quando este médico, armado com o desejo de curar, depara-se com um paciente com uma doença crônica com risco de vida potencial? Pode a unidade de terapia intensiva pediátrica (UTIP), um lugar onde os cuidados se baseiam no arsenal tecnológico, com o objetivo de aumentar a sobrevivência, prestar cuidados que abordam os desafios multidimensionais enfrentados por crianças gravemente enfermas com doenças potencialmente fatais e suas famílias? A disseminação dos cuidados paliativos na UTIP, em todo o mundo, veio responder estes questionamentos, demonstrando que este novo olhar sobre o cuidar e medicina intensiva podem trabalhar em conjunto, tendo como meta apoiar o paciente, família e a equipe de saúde.[1-3]

A proliferação das unidades de tratamento intensivo pediátrico (UTIP), com tratamentos sofisticados e alta tecnologia, modificou a evolução de diversas doenças, permitindo a sobrevivência de crianças que até pouco tempo evoluiriam precocemente para morte. A taxa de mortalidade nas UTIP no Brasil vem declinando acentuadamente, situando-se hoje entre 4 a 10%, taxa semelhante à observada em países desenvolvidos. Em contrapartida, observa-se um aumento no número de crianças portadoras de doenças crônicas, com sequelas graves, dependentes de tecnologia e com reduzida qualidade e expectativa de vida. Muitas dessas crianças necessitam de repetidas internações hospitalares, inclusive na fase final da doença que antecede o óbito, com prolongamento do sofrimento, tornando seu atendimento um grande desafio.[2,3]

Tem sido demonstrado que muitas crianças em fase terminal de doença irreversível, quando internadas em UTIP, acabam recebendo um tratamento centralizado na cura, que nesses casos é inalcançável, desconsiderando as reais necessidades nos momentos que antecedem o final de vida.[4-10] A limitação de suporte vital em UTIPs brasileiras tem oscilado entre 35 e 55%, diferentemente do que é observado nas UTIPs europeias, canadenses e norte-americanas, onde a maioria dos óbitos é precedida por alguma forma de limitação de tratamentos considerados fúteis (retirada ou não de oferta de tratamento excepcional ou ainda, não reanimação), denotando ser uma morte esperada e atribuída ao curso natural do estado terminal de enfermidade refratária ao tratamento.[4-10]

Essa dificuldade no manejo de crianças em fase final de vida em nosso meio tem como principais justificativas os receios de ordem legal e a falta de ensino e treinamento (tanto na graduação como na residência médica) para lidar com os aspectos que envolvem o final de vida, como: fundamentos bioéticos, habilidades de comunicação e estratégias assistenciais de cuidados paliativos (maiores detalhes nos Capítulos 51 e 53). Consequentemente, pediatras e intensivistas pediátricos ressentem-se da falta desse treinamento, mantendo sua atuação no extremo da medicina curativa, mesmo naqueles casos onde essa prática mostra-se ineficaz. Este tipo de conduta acaba prolongando o processo de morte e determinando um final de vida com dor e sofrimento para criança e seus familiares.[4,7-10]

## CUIDADOS PALIATIVOS EM PEDIATRIA

Oferecer cuidados paliativos pediátricos de qualidade significa tratar o sofrimento e melhorar as condições de vida em todas as fases da doença. O que distingue os cuidados paliativos de cuidados médicos de rotina é o foco abrangente sobre pacientes e as famílias, valorizando as necessidades emocionais e espirituais, bem como a gestão dos sintomas. A Academia Americana de Pediatria recomenda que "*no momento do diagnóstico de uma condição com risco de vida ou terminal, é importante oferecer um modelo integrado de cuidados paliativos, que continua durante todo o curso da doença, independentemente do resultado*". A visão de cuidados paliativos iniciados apenas nos últimos momentos de vida já não se encaixa nesta nova filosofia do cuidar.[11-13]

Com relação à pediatria, os cuidados paliativos representam um campo de atuação específica. Representam uma continuidade ou complemento ao tratamento curativo em pacientes com limitada capacidade de recuperação. São princípios básicos:[11]

- Os cuidados paliativos iniciam quando a doença é diagnosticada e continuam independentemente de haver ou não tratamento curativo da doença.
- Os pediatras devem avaliar e aliviar o sofrimento físico, psicológico e social de uma criança.
- Cuidado paliativo eficaz exige uma abordagem ampla e multidisciplinar que inclui a família e faz uso de recursos comunitários disponíveis, que deve ser oferecido, mesmo que os recursos sejam limitados.
- Pode ser oferecido na UTIP, mas sempre que possível esta criança deve ser transferida para internação hospitalar pediátrica ou ao domicilio.

Os cuidados paliativos acabam por ser uma filosofia de cuidados com um sistema organizado e estruturado para o atendimento dos pacientes e das suas famílias. Inclui-se nos seus objetivos, além da melhora da qualidade de vida, a funcionalidade do paciente e o auxílio na tomada de decisões de final de vida. Pode ser aliado ao tratamento curativo, ocorrendo de forma simultânea, como o associado ao prolongamento da vida nas patologias sem perspectivas curativas ou simplesmente como o principal foco de atenção nos momentos que antecedem a morte.[11]

## CONDIÇÕES EM QUE O CUIDADO PALIATIVO DEVE SER OFERECIDO EM UTIP[11]

As crianças podem beneficiar-se dos cuidados paliativos na UTIP durante a evolução natural específica de sua doença complexa ou em alguma fase da trajetória de uma enfermidade aguda e grave. Nesta unidade, tanto o paciente portador de uma doença crônica como aquele com alto risco de mortalidade e morbidade são candidatos aos cuidados paliativos. Estes podem ser oferecidos pelo próprio time da UTIP ou por uma equipe consultiva específica que auxiliará também dando suporte aos profissionais assistentes, minimizando conflitos e melhorando a comunicação.[10]

São candidatos a cuidados paliativos nas unidades intensivas pediátricas pacientes portadores de:

1. Condições em que o tratamento curativo é possível, mas pode falhar:
   A) Câncer avançado ou em progressão com prognóstico reservado.
   B) Cardiopatia adquirida ou congênita complexa e grave.
   C) Septicemias graves com falências de múltiplos órgãos.
2. Condições que requerem um tratamento intensivo a longo prazo que visa a manter a qualidade de vida:
   A) Infecção pelo HIV.
   B) Fibrose cística.
   C) Distúrbios gastrointestinais graves ou malformações, como a gastroquise.
   D) Epidermólise bolhosa grave.
   E) Imunodeficiências graves.
   F) Insuficiência renal em casos onde a diálise, transplante ou ambos não estão disponíveis ou indicados.
   G) Insuficiência respiratória crônica e grave.
   H) Distrofia muscular.
3. Condições progressivas onde o tratamento é exclusivamente paliativo após o diagnóstico:
   A) Distúrbios metabólicos progressivos.
   B) Anormalidades cromossômicas, como a trissomia do 13 ou do 18.
   C) Formas graves de osteogênese imperfeita.
4. Condições que envolvem deficiência grave, não progressiva, que causam extrema vulnerabilidade e complicações de saúde:
   A) Paralisia cerebral grave com infecções recorrentes ou com sintomas de difícil controle.
   B) Prematuridade extrema.
   C) Lesão cerebral por hipóxia ou anóxia.
   D) Holoprosencefalia e outras malformações graves de SNC.

## ABORDAGEM E PLANEJAMENTO DE CUIDADOS PALIATIVOS EM PEDIATRIA

A morte em pediatria é um evento antinatural, emocionalmente difícil e inesperado para as famílias e sociedade. A ordem natural é que os idosos, os portadores de doenças crônicas debilitantes morram primeiro, sendo esta morte aceitável, diferentemente da morte da criança, pois esta é a ordem natural das coisas. A morte, muitas vezes, não é aceita como um processo natural de uma doença, inevitável, o que pode levar a uma abordagem para o paciente inadequadamente agressiva.[14-16]

É lícito se dizer que o Sistema de Saúde hoje se estruturou com grande sofisticação tecnológica para o diagnóstico e terapêutica da doença. Há, porém, o momento, em que se verifica a incapacidade dos meios habituais de tratamento e o paciente enfermo aproxima-se de forma inexorável da morte. Neste momento, cabe questionar se a equipe assistencial encontra-se preparada para tratar, cuidar e responder às múltiplas necessidades e exigências deste tipo de paciente.

Os profissionais de saúde, quando frente a crianças com condições limitantes de vida, devem reconhecer a necessidade de cuidados especiais, objetivando a avaliação das necessidades emocionais e espirituais da criança e da família, bem como o atendimento de sintomas relacionados com enfermidade. A identificação e avaliação dos sintomas (principalmente a dor) faz parte deste cuidado, além do acompanhamento do luto da família, oferecendo suporte e reconhecendo de uma forma precoce as indicações de acompanhamento com especialistas.[14-16]

A abordagem e planejamento dos cuidados paliativos pediátricos incluem os seguintes itens:[11]

1. Aspectos físicos:
   A) Identificação da dor e de outros sintomas:
   - Plano de ação farmacológico e não farmacológico.
   - Medicações de resgate disponíveis.
   - Acompanhamento por equipe de paliativos, se necessário.
2. Aspectos psicossociais:
   A) Identificar os medos e preocupações da família.
   B) Identificar os estilos de comunicação e enfrentamento da doença.
   C) Discutir as experiências prévias com a morte, processo de morrer e outros acontecimentos traumáticos da vida.
   D) Avaliar recursos para o apoio ao luto.
   - Abordagem dos medos e das preocupações da criança e família de forma honesta.
   - Assegure a família e a criança que não serão abandonados e que a preocupação se estende aos irmãos.
   - Ajustar o plano de cuidados ao estilo da família com especial atenção à comunicação.
   - Comunicação de acordo com a faixa de desenvolvimento da criança.
   - Modificar o plano de cuidado com base nas experiências anteriores da criança.
   - Encaminhamento da criança e da sua família para profissionais de saúde mental, se necessário.
   - Fazer planos de seguimento da família após a morte da criança.
   - Garantir aos membros da família que estes não serão abandonados.
3. Aspectos espirituais:
   A) Quando necessário, realizar uma avaliação espiritual da criança e da sua família (esperanças, sonhos, valores, sentido da vida, papel das orações e rituais, crenças sobre a morte).

- Encaminhar criança e família para um aconselhamento espiritual quando solicitado.
- Oferecer ajuda para explicar a doença da criança ao assistente espiritual escolhido pela família com a permissão desta.
4. Planejamento avançado:
   A) Identificar os responsáveis (tomadores de decisão).
   B) Discutir a trajetória da doença.
   C) Identificar os objetivos dos cuidados paliativos.
   D) Discutir as questões relativas ao atendimento ou preocupações perto do fim da vida.
   - Incluir os responsáveis nas discussões de plano de final de vida.
   - Comunicar todas as informações pertinentes à tomada de decisão para toda a equipe assistencial.
   - Fornecer toda a informação necessária para a compreensão de um determinado assunto.
   - Estabelecer consenso sobre a trajetória da doença.
   - Identificar o efeito da doença sobre a capacidade funcional da criança e sobre a sua qualidade de vida.
   - Estabelecer se os objetivos são curativos em intercorrências, ou principalmente conforto.
   - Criar o plano de seguimento com as intervenções (p. ex., não realizar intubação traqueal, ou não reanimar, se necessário), refletindo as escolhas específicas relacionadas com a mudança prevista no estado de saúde.
   - Fornecer orientação antecipada sobre as mudanças de caráter físico próximas à morte.
5. Aspectos práticos:
   A) Estabelecer meios de comunicação e coordenação com a equipe de saúde.
   B) Estabelecer preferência da criança e da família para a localização dos cuidados.
   C) Quando a alta for possível, realizar integração com a casa e ambiente escolar sempre que necessário.
   D) Atenção às necessidades atuais e futuras relacionadas com o estado funcional da criança.
   - Assegurar à criança e aos familiares que os objetivos do atendimento e do cuidado podem ser realizados no ambiente preferido, evitando internações desnecessárias.
   - Criar e divulgar plano de cuidados para todos os ambientes relevantes responsáveis pelos cuidados, envolvendo o serviço social, quando necessário.

## CUIDADOS PALIATIVOS E ALÍVIO DO SOFRIMENTO

O manejo dos sintomas é parte fundamental dos cuidados paliativos. A dor é o sintoma mais importante por sua frequência e repercussão no paciente e sua família, mas outros achados, como dispneia, náuseas, vômitos, anorexia, constipação, também devem ser valorizados. A dor é o principal sintoma nos pacientes com câncer, fibrose cística, AIDS e enfermidades degenerativas. O diagnóstico tardio e o medo dos paraefeitos e da toxicidade dos opioides são fatores decisivos para o inadequado manejo da dor.[17-19]

Os sintomas mais frequentes nos pacientes em cuidados paliativos são:

## ■ Dor

Em pacientes pediátricos em cuidados paliativos, dor é o sintoma mais frequente e o mais estressante para o paciente e sua família, porém na grande maioria das vezes, subtratado. O conceito equivocado de que a criança sentiria dor de forma menos intensa do que o adulto e, portanto, necessitando de uma prescrição menor de analgésicos, favoreceu o tratamento inadequado da dor por vários anos. Os principais fatores que contribuíram para tal foram o receio por parte dos profissionais de saúde com relação aos efeitos colaterais dos analgésicos, bem como dos pais de que a criança viesse a desenvolver dependência dos fármacos utilizados.[17,20]

As crianças com dor de origem neoplásica geralmente não apresentam a mesma forma debilitante de dor crônica como o adulto com câncer, provavelmente devido aos diferentes tipos da doença, não apresentando as neoplasias mais comuns no adulto, porém, como nos adultos, a dor pode ser nociceptiva ou neuropática. A nociceptiva inclui a dor visceral (baço, fígado, ascite, intestino) ou somática (ossos, músculos, pele). A dor neuropática ocorre por lesão direta do sistema nervoso, podendo ser central ou periférica.[19]

A avaliação da dor deve ser o mais abrangente possível, iniciando pelo diagnóstico do tipo de dor e possíveis causas (dor somática por metástase óssea ou dor neuropática por invasão ou compressão de nervos), procedimentos invasivos, tratamento antineoplásico, bem como a identificação da localização e dos aspectos emocionais, tanto do paciente como também dos pais, que possam estar interferindo na intensidade da dor.[20]

A aferição da intensidade da dor vai fornecer parâmetros para a escolha do esquema analgésico, como também permitirá a avaliação da eficácia do método de analgesia escolhido. Para tal, são utilizados instrumentos, como escalas, que darão uma medida objetiva da intensidade da dor (ver Capítulo 49).

Segundo as diretrizes da OMS, a prescrição dos analgésicos deve ser feita em horários fixos, de preferência por via oral, com o uso de adjuvantes, quando necessário (anticonvulsivantes, antidepressivos, corticosteroides, relaxantes musculares) e com reavaliações frequentes. Em pediatria, as intervenções não farmacológicas são fundamentais.[17,21]

Os princípios para o tratamento da dor preconizados pela OMS são:

1. Pela boca.
2. Pelo relógio.
3. Pela escala.
4. Para o indivíduo.
5. Uso de adjuvantes.
6. Atenção aos detalhes.

A via oral é sempre a primeira escolha para a administração da medicação analgésica. A opção pela via parenteral se dará somente na impossibilidade desta via. A medicação analgésica em presença de estímulos nociceptivos constantes, como na dor neoplásica, deve ser administrada a intervalos fixos, respeitando o tempo de ação da medicação analgésica empregada.[17,18,21]

A utilização da escala analgésica guia a utilização sequencial dos fármacos analgésicos, bem como o tratamento de efeitos adversos (opioides, por exemplo).

A utilização e adequação do esquema analgésico para cada paciente é importante, pois respeita as diferenças do indivíduo quanto a limiar de dor, genética, aspectos emocionais e progressão da doença.[17,20]

Os fármacos adjuvantes são fundamentais para implementar o esquema analgésico (anticonvulsivantes para dor neuropática e antidepressivos e ansiolíticos para distúrbios emocionais) e controlar efeitos adversos (laxantes e antieméticos).

Atenção aos detalhes se refere às explicações que devem ser fornecidas aos pacientes e cuidadores sobre a medicação, e a observação do paciente como um todo (conceito de dor total), levando em consideração os aspectos emocionais e a importância do tratamento não farmacológico.[17,20]

A escolha do analgésico dependerá da intensidade da dor. Na dor forte, a medicação de escolha é a morfina. A dose diária depende da resposta de cada caso. A prescrição de doses de resgate deve ser estimulada para os casos de dores de difícil controle em que a dose final é calculada no final de cada dia.

No último *guideline* para tratamento da dor em cuidados paliativos pediátricos, a OMS sugere o escalonamento em apenas dois passos, sendo a codeína excluída pela variável farmacocinética dependente de aspectos genéticos. A codeína é essencialmente uma pró-droga, metabolizada no fígado e uma porção transformada até morfina, o que seria responsável pelo efeito analgésico. Estudos em crianças sugerem que em alguns casos há a necessidade de doses altas de codeína para se obter o efeito analgésico, enquanto outras crianças podem fazer depressão respiratória com doses preconizadas. Há a influência do genótipo para a metabolização da codeína, ocorrendo casos de metabolização ultrarrápida, o que exige uma titulação criteriosa das doses.[17,20]

Os efeitos adversos dos opioides são bem menos frequentes em crianças do que nos adultos e incluem constipação, prurido, sonolência e muito raramente mioclonias e depressão respiratória. No caso de pacientes terminais, o duplo efeito dos opioides não pode ser desculpa para que a criança sofra excessivamente nos momentos finais de vida.

### ■ Náuseas e vômitos

São sintomas estressantes para criança e sua família e resultam de uma variedade de causas, incluindo medicações (quimioterapia, analgésicos), patologia do SNC, mucosites emocionais. A prevalência é de 50% dos pacientes terminais. É importante conversar com a criança para tentar identificar o agente causador do desconforto e definir qual a melhor estratégica terapêutica.[18,21,22]

### ■ Constipação

É também uma queixa frequente em pacientes terminais e muito ansiogênica para a família. Na maioria dos pacientes está relacionada com o uso de opioides e deve, nestes casos, receber tratamento profilático com hidratação e laxantes.[21]

## ▪ Dispneia

É um sintoma subjetivo, relacionado com a dificuldade de respirar; ocorre em 30 a 80% dos pacientes pediátricos terminais. Tem causa relacionada com a doença de base ou a evolução do quadro clínico. O uso de oxigênio não contribui para melhora do sintoma, mas pode ser confortante para o paciente e, principalmente, para a família. Nos casos de estridor pode ser utilizado um corticoide. Em situações de grande ansiedade, um benzodiazepínico ou opioide pode ser prescrito.[11,21,22]

## ▪ Anorexia

A anorexia aparece em mais de 80% dos pacientes oncológicos terminais. A falta de apetite deve ser respeitada, liberando a ingesta de pequenas quantidades dos alimentos que a criança preferir. O uso de alimentação por via enteral pode ser utilizado, mas a introdução da sonda deve ser discutida com a criança e sua família, avaliando riscos e vantagens. O uso de estimulantes de apetite ou vitaminas não se mostrou benéfico nessa situação.[20-22]

## NECESSIDADES PSICOSSOCIAIS, EMOCIONAIS E ESPIRITUAIS

Nos últimos anos tem-se demonstrado cada vez mais a necessidade do suporte emocional e espiritual para pacientes em situação de risco de vida e seus familiares. No caso de doentes terminais, estes aspectos passam a ser parte indispensável do tratamento.[21-24]

O paciente crônico encontra-se geralmente excluído da sociedade, o que leva ao sofrimento tanto pela sintomatologia de sua enfermidade como pela incerteza do futuro e medo da morte. O primeiro passo para o tratamento desta ansiedade e depressão é o reconhecimento através de uma comunicação efetiva, que deve levar em consideração o desenvolvimento emocional e espiritual de cada criança.[18,19,21,22,24]

É fundamental que este acompanhamento seja realizado por uma equipe multiprofissional experiente, que possa avaliar a criança e sua família, determinando um plano que contemple as necessidades de cada paciente, respeitando suas crenças e cultura. Podem ser utilizados jogos, música, recreação que permitam a criança expressar seus medos e fantasias.[22]

O entendimento da morte, do ponto de vista cronológico, pode iniciar tão cedo como aos 3 anos, apesar de a literatura descrever universalmente ao redor dos 5 a 6 anos. Porém a identificação da mortalidade individual somente aparece ao redor dos 9 anos. É importante discutir com a criança experiências prévias de morte, eventos traumáticos, ideias suicidas e farmacodependências para encaminhamento a especialistas, quando necessário.[21,22,24]

Existe um conceito equivocado que espiritualidade e religião são a mesma coisa. O aspecto espiritual é bem mais amplo e inclui esperança, autoestima, o significado da vida, as ilusões, os planos de vida, em resumo, a dignidade do ser humano. Por isto, deve sempre ser respeitada. Não se deve duvidar que mesmo as crianças são espirituais. A conexão espiritual com o medo que as rodeia permitirá dar um significado maior em suas vidas.[23]

## Necessidades das famílias no final de vida de crianças

Além da dor causada pelo falecimento de seus filhos, os familiares têm referido uma série de dificuldades vivenciadas nas UTIPs nos últimos momentos de vida de seus filhos, como:[12,19,26,27]

A) Informações imprecisas (ou ausentes) com relação à doença, prognóstico e opções terapêuticas à disposição de seu filho. Além disso, referem uma falta de coordenação na comunicação e informações prestadas, pois é frequente que cada médico tenha sua visão particular e explique de forma diferente o mesmo caso.

B) Falta de uma rotina e horário regular para entrevistas com o médico assistente.

C) Não há uma busca pelo consenso na tomada de decisões com relação ao tratamento de seu filho, assim como um distanciamento, sem o devido e esperado envolvimento emocional e solidariedade por parte da equipe.

D) Desrespeito na preservação da integridade da relação da criança com pais, irmãos e demais familiares. Rotinas excessivamente rigorosas e imutáveis que desconsideram as necessidades mínimas da criança nessa situação de final de vida.

No planejamento dos cuidados de final de vida em crianças com doença terminal deve-se considerar que a criança tem inúmeras diferenças com relação ao adulto nessa situação, como: a) apresentar doenças peculiares de cada faixa etária e, consequentemente, com necessidades específicas; b) a grande dependência afetiva e uma personalidade ainda imatura para enfrentar as consequências de uma doença grave, limitante e fatal; c) os mecanismos fisiológicos de compensação ainda em fase de desenvolvimento; d) a forma diversa de reagir à dor e ansiedade; e) as necessidades metabólicas e a farmacocinética específica de cada estágio de desenvolvimento, entre outras. Portanto, a utilização das mesmas diretivas de cuidados paliativos para adultos são inaplicáveis e tampouco atendem as necessidades pediátricas.[12,19]

A Academia Americana de Pediatria e a OMS propõem que o modelo a ser aplicado em crianças adote simultaneamente a administração de cuidados curativos e paliativos (conforme proposto na Figura 52-1), com uma preocupação nos aspectos físicos, psíquicos e espirituais. O objetivo é oferecer a melhor qualidade de vida para pacientes e suas famílias, consistente com o melhor que a medicina possa oferecer para atender também aos seus valores e necessidades.[17] Deve-se ressaltar, ainda, que os cuidados paliativos se estendam além do momento de óbito da criança. Essa família, nos dias e meses que se seguem ao óbito de seu filho, vai necessitar de um grande apoio. Pais relataram sentir-se acolhidos e reconfortados por terem a chance de retornar ao hospital e discutir com a equipe médica detalhes ainda obscuros relacionados com a perda de seu filho.[25,26]

## DEFINIÇÕES DE INTERVENÇÕES MÉDICAS PRIORITÁRIAS NO FINAL DE VIDA DE CRIANÇAS

No planejamento e instituição de cuidados paliativos pediátricos, algumas etapas fundamentais devem ser adequadamente ultrapassadas para que se obtenha o pleno sucesso, dentre as quais ressaltamos (Fig. 52-2):

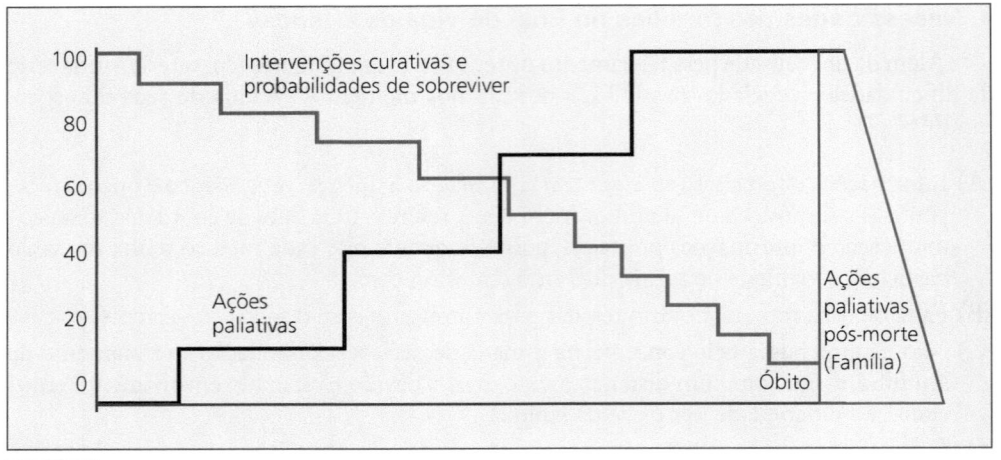

**Fig. 52-1**
Representação ilustrativa de paciente com doença terminal e irreversível onde, à medida que o quadro progride, ocorre uma inversão entre as intervenções curativas e as ações paliativas. Observe que, mesmo após a morte, ações paliativas são empreendidas no sentido de dar suporte àquela família.

- **Entendimento da doença, o tratamento disponível e as possíveis limitações**

Em última análise está sendo definida ou estimada a evolução daquela doença naquela criança. Os diversos índices prognósticos existentes mostram-se sensíveis e específicos para serem aplicados em grupos de pacientes, mas com baixa acurácia quando aplicados em apenas um indivíduo. O grau de reversibilidade de uma doença baseia-se em dados objetivos (p. ex., tomografia computadorizada, exame anatomopatológico etc.) e em aspectos subjetivos associados à experiência de cada equipe assistencial (resposta ao tratamento, estadiamento clínico, índices prognósticos e relatos de casos semelhantes na literatura). Desse conjunto de dados, estabelece-se um consenso dentro da equipe médica sobre a potencial reversibilidade (ou não) da doença daquele determinado doente. Evidentemente que quanto maior for o número de achados objetivos, mais rapidamente será alcançado o consenso.[12,19,23,24]

O consenso sobre a irreversibilidade é, muitas vezes, um processo lento de ser atingido dentro da própria equipe médica. Informações antagônicas e perspectivas conflitantes por parte de membros da equipe médica com relação às possibilidades terapêuticas podem ser um fator desagregador e causador de muita ansiedade que influenciará todo o longo caminho que virá posteriormente. Portanto, antes de obter-se o consenso na equipe médica, esse ambiente de incerteza não deveria ser estendido à família.[12,14-16,19]

À medida que o consenso se estabelece dentro da equipe médica, a família é progressivamente envolvida no processo decisório, através de discussão franca, objetiva e serena. Independente do grau de instrução, os familiares desejam ser ouvidos, entender e participar nas decisões relacionadas com o final de vida de seu filho. Entretanto, a família (a exemplo do que ocorreu com o grupo médico) necessita de tempo e provas concretas para convencer-se

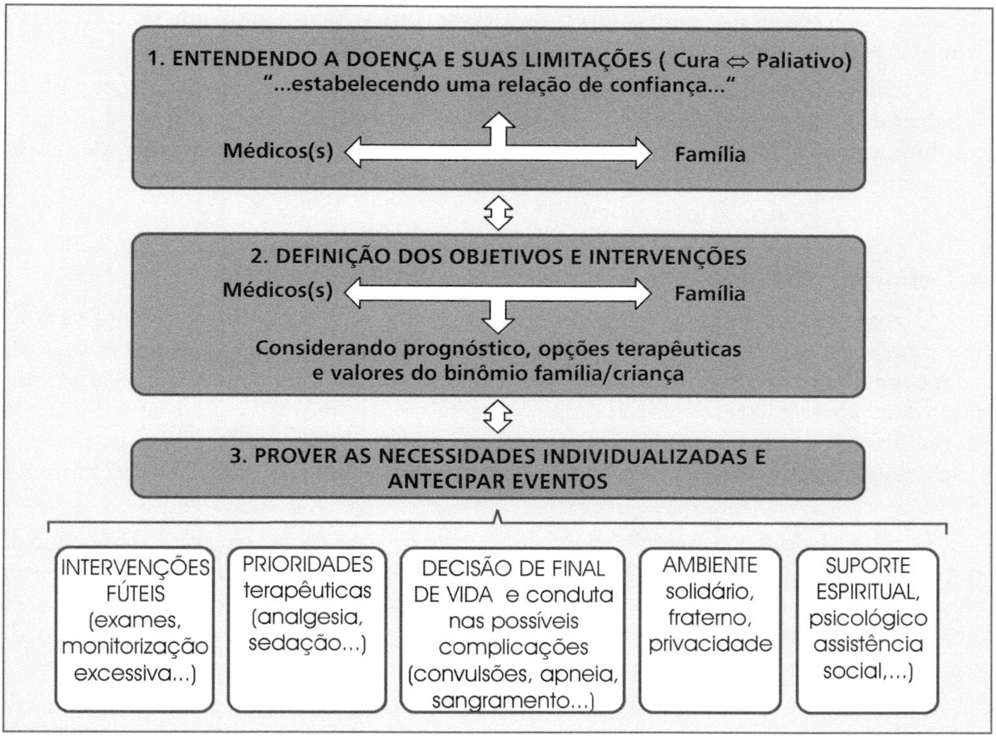

```
┌─────────────────────────────────────────────────────────────────────┐
│         1. ENTENDENDO A DOENÇA E SUAS LIMITAÇÕES ( Cura ⇔ Paliativo)│
│                "...estabelecendo uma relação de confiança..."       │
│                              ⇕                                      │
│         Médicos(s)  ⇐════════════════════════⇒  Família             │
└─────────────────────────────────────────────────────────────────────┘
                                ⇕
┌─────────────────────────────────────────────────────────────────────┐
│              2. DEFINIÇÃO DOS OBJETIVOS E INTERVENÇÕES              │
│         Médicos(s)  ⇐════════════════════════⇒  Família             │
│                              ⇕                                      │
│              Considerando prognóstico, opções terapêuticas          │
│                    e valores do binômio família/criança             │
└─────────────────────────────────────────────────────────────────────┘
                                ⇕
┌─────────────────────────────────────────────────────────────────────┐
│              3. PROVER AS NECESSIDADES INDIVIDUALIZADAS E           │
│                          ANTECIPAR EVENTOS                          │
└─────────────────────────────────────────────────────────────────────┘
```

| INTERVENÇÕES FÚTEIS (exames, monitorização excessiva...) | PRIORIDADES terapêuticas (analgesia, sedação...) | DECISÃO DE FINAL DE VIDA e conduta nas possíveis complicações (convulsões, apneia, sangramento...) | AMBIENTE solidário, fraterno, privacidade | SUPORTE ESPIRITUAL, psicológico assistência social,... |

**Fig. 52-2**
Representação ilustrativa das diversas etapas a serem ultrapassadas na definição de intervenções médicas necessárias em crianças com doenças terminal e irreversível.

que o quadro é irreversível, não responsivo ao tratamento ou em fase terminal de doença. Para conduzir esse processo, a equipe médica deve manter um ambiente de confiança, respeito, solidariedade e propício para o entendimento. É o momento de escutar muito, responder de forma objetiva, direta e o mais simples possível aos questionamentos, evitando o jargão técnico e a imprecisão estatística que em nada contribui nesse momento. Deve-se ter bem claro que cada pessoa (ou família) tem o seu tempo de convencimento.[1,12,19]

O conflito nessa hora é quase que a regra. Não surpreende que a raiva e a desolação sejam dirigidas ao portador da má notícia. Esse sentimento é transitório e fugaz, podendo prolongar-se no caso de a equipe médica responder com agressividade ou distanciamento a uma possível mudança de comportamento por parte dos familiares. Para vencer esse momento crucial e delicado, a equipe deve mostrar-se cordial e solidária, evitar responder a provocações, mantendo o foco da discussão sempre "na busca do melhor a ser feito para atender às necessidades daquela criança naquela situação". À medida que a família percebe que esse é o objetivo e a motivação que move a equipe médica com relação ao atendimento de seu filho, o relacionamento muda progressivamente para um ambiente de confiança e cumplicidade.[12,19,23,24]

É aceitável e previsível que ocorram avanços e retrocessos no entendimento por parte da família quanto à irreversibilidade da doença. A evolução é lenta, sendo necessário demonstrar inúmeras vezes através de exames ou provas clínicas que o estágio de doença é aquele. Enquanto não houver esse entendimento, não há como evoluir na discussão para o estágio de definição de prioridades de tratamento.[12,19]

### ■ Definição dos objetivos e intervenções médicas

Obviamente, a família encontra-se desolada frente à irreversibilidade da doença e à morte eminente de seu filho. É evidente que necessitarão de muito apoio e ajuda na discussão da terapêutica a ser ofertado a partir dessa nova realidade. Um erro frequente é a decisão de limitação de suporte vital ser adotada de forma unilateral pela equipe médica, sem o envolvimento da família no processo decisório. Em nosso meio a participação dos familiares no processo decisório envolvendo pacientes adultos e pediátricos em fase final de vida oscila entre 8 e 50%.[7-10]

Por outro lado, deve-se evitar cair no outro extremo quando da aplicação do princípio de respeito à autonomia. A imensa maioria das famílias deseja muito ser ouvida, mas de forma alguma pretende ter controle da situação e ser a responsável pela definição final com relação a cada medida terapêutica. A habilidade da equipe médica em conduzir essa discussão pode representar a diferença entre a paz de espírito da família ou a culpa permanente.[8,17-21,23]

Cabe à equipe médica conduzir a discussão através de um diálogo franco em um clima de confiança, solidariedade e compreensão onde são apresentadas as vantagens e desvantagens de cada opção terapêutica. É fundamental que a equipe médica escute e identifique valores e prioridades que aquela família possui e adota para guiar e motivar suas decisões. De posse dessas informações poderá eleger e sugerir as opções terapêuticas mais apropriadas que atendam às necessidades daquele binômio família/criança. A partir desse momento, iniciam-se a transição e a complementação das intervenções curativas e os cuidados paliativos.[25-27]

### ■ Prover as necessidades individualizadas e antecipar eventos

Levando em consideração o estágio da doença (evolução, possíveis complicações, prognóstico a curto e médio prazos) ajustada às expectativas e valores da família/criança, os cuidados paliativos são instituídos visando a atender às seguintes prioridades:

1. **Identificar e excluir intervenções fúteis:** são aquelas intervenções que não modificam a evolução da doença e tampouco melhoram a qualidade de vida do paciente.[12]
2. **Prioridades terapêuticas:** definir as opções terapêuticas apropriadas a cada caso. Não existe uma definição prévia de qual medida é eficaz ou fútil. Essa definição é feita de forma individualizada em cada caso, considerando todos os fatores relacionados com a doença aliada às expectativas e planos da família/criança.[19]

À medida que "o cuidar" passa a ser a prioridade é evidente que a analgesia e a sedação ganham uma atenção especial. Do ponto de vista ético, moral e legal, não há como aceitar que o receio de efeitos colaterais impeça o uso de doses crescentes de opioides, quando necessário.[6,12,19]

3. **Decisões antecipadas de final de vida e possíveis intercorrências:** médicos com alguma experiência no atendimento de crianças gravemente doentes conseguem antever complicações ou manifestações da própria evolução do quadro. É um dever discutir previamente com a família a conduta a ser adotada nessas eventualidades, registrar esse plano terapêutico no prontuário, assim como combinar com o médico de plantão o seu manejo em situações, como: a) ocorrência de crise convulsiva; b) piora do quadro respiratório e/ou apneia ou c) sangramento digestivo etc.[6,12,19]

4. **Mudanças no ambiente:** é evidente que esse é um momento de muito estresse para a criança, família e toda equipe envolvida no atendimento. Manter essa família em um quarto com maior privacidade, com possibilidade de iluminação e ventilação natural, longe dos ruídos da UTIP e de seus equipamentos é uma prioridade. Viabilizar a entrada de objetos valorizados pela criança (p. ex., videogames, computador com internet, aparelho portátil de som), assim como estimular as visitas e a interação com os familiares mantendo-a fora da cama são medidas altamente valorizadas pelo binômio família/criança. Sempre que possível, a alta da UTIP deve ser estimulada.[6,12,14,19]

5. **Envolvimento da multidisciplinar:** os cuidados paliativos são uma forma única de abordagem e baseiam-se na presença ativa de uma equipe multiprofissional. Entretanto, além do(s) médico(s), enfermeiro(s) e fisioterapeutas que prestam atendimento à criança, é necessária a participação ativa de assistente social, serviço de apoio psicológico e/ou psiquiátrico, suporte espiritual, terapeuta ocupacional, educadora (musicoterapia, recreacionista), entre outros.[2,12,19,22,23]

A família fragilizada nesse momento de perda está ávida por solidariedade, respeito e conforto por parte de toda a equipe da UTIP. Assim, qualquer pessoa que entrar em contato com este paciente deve apresentar uma postura que reflita compaixão e respeito.[21]

6. **A criança enfrentando a doença em sua fase terminal:** aprendemos que adultos, quando afetados por doenças graves, mostram-se carentes, inseguros e altamente dependentes de seus companheiros e familiares. A insegurança e a dependência dos familiares são um fato característico da criança e, obviamente, atingem níveis altíssimos nessa situação.[25-29] Por outro lado, a criança tem um modo todo peculiar de interagir com o seu meio. Em vez de diálogo, interage manifestando-se através de gestos, jogos e atitudes, demonstrando um claro entendimento que "algo não vai bem". Dentro do universo infantil, a criança passa a interagir cada vez menos, influindo inclusive na sua nutrição, torna-se passiva frente à dor (sofrendo cada vez mais para "não aparentar sentir dor"), não coopera com o tratamento e, muitas vezes, assume como sendo sua a culpa por "algo não ir bem". Esse ciclo vicioso deve ser compreendido e modificado.[6,11,12,19,25-29]

7. **Apoio à família e a equipe após a morte:** vários relatos da literatura demonstram a necessidade de apoio que essas famílias têm nesse momento que seu mundo ruiu. É fundamental que a família esteja segura que o melhor foi feito pela sua criança e, se necessário, encontros com equipe assistencial devem ser agendados para esclarecer qualquer dúvida com relação à doença e seu tratamento, auxiliando no processo de luto.[14-16,21]

Após o óbito, uma atenção especial deve ser dada também à própria equipe assistencial. Após alguns dias, é recomendável realizar uma reunião permitindo que todos expressem seus sentimentos e sua crítica com relação aos cuidados e tratamento oferecido naquela situação. Esse encontro permite ajustes e implementações nos cuidados paliativos das UTIPs. Havendo comissão de Bioética e/ou de cuidados paliativos no hospital, é altamente recomendável que coordenem e participem ativamente dessa reunião de reavaliação.[16,19] Alguns estudos têm demonstrado que médicos jovens e residentes referem um grande benefício após essas reuniões.[30]

## CONSIDERAÇÕES FINAIS

Apesar de todo avanço na medicina atual, o compromisso médico continua sendo com o melhor interesse do paciente, mesmo naquelas situações irreversíveis, em que a cura não pode mais ser alcançada. A sociedade espera que pediatras e intensivistas pediátricos, usando de seu conhecimento, incorporem estratégias de cuidados paliativos para assistir pacientes gravemente doentes, aliviando seu sofrimento, respeitando suas crenças e garantindo um final de vida junto de sua família, dentro dos melhores parâmetros científicos e éticos. Para atingir esta meta será necessário um novo olhar sobre as crianças portadoras de doenças irreversíveis ou terminais que esperam de nós um final de vida digno e sem dor.

## REFERÊNCIAS BIBLIOGRÁFICAS

1. Lago P, Piva JP. Pediatric palliative care in Brazil. In: Knapp C. *Pediatric palliative care: global perpectives*. Springer, 2011. p. 17-30.
2. Carter B, Howesnstein M, Gilmer MJ *et al*. Circumstances surrounding death of hospitalized children: opportunities for pediatric palliative care. *Pediatrics* 2004;114:e361-66
3. Traiber C, Piva J, Fritsher C *et al*. Profile and consequences of children requiring prolonged MV in three Brazilian PICU. *Pediatr Crit Care Med* 2009;10:273-380.
4. Devictor D, Nguyen D. Forgoing life-sustaining treatments in children: a comparison between northern and southern European pediatric intensive care units. *Pediatr Crit Care Med* 2004;5:211-15.
5. Zawistowski C, DeVita M. A descriptive study of children dying in the pediatric intensive care unit after withdrawal of life sustaining treatment. *Pediatr Crit Care Med* 2004;5:216-22.
6. Truog RD, Meyer E, Burns JP. Toward interventions to improve end-of-life care in the pediatric intensive care unit. *Crit Care Med* 2006;34:S373-79.
7. Kipper D, Piva J, Garcia PC *et al*. Evolution of the medical practices and modes of death on pediatric intensive care in southern Brazil. *Pediatr Crit Care* 2005;6:258-63.
8. Lago PM, Devictor D, Piva JP *et al*. End of life care in children: the Brazilian and the international perspectives. *J Pediatr (Rio J)* 2007;83:S109-16.
9. Piva J, Lago P, Othero J *et al*. Evaluating end of life practices in ten Brazilian paediatric and adult intensive care units. *J Med Ethics* 2010;36:344-48.
10. Lago PM, Piva JP, Garcia PC *et al*. End-of-life practices in seven Brazilian pediatric intensive care units. *Pediatr Crit Care Med* 2008;9:26-31.
11. World Health Organization. WHO definition of palliative care. Acesso em: 18 Jul. 2013. Disponível em: <http://www.who.int/cancer/palliative/definition/en/>
12. Lago PM, Piva JP, Barbosa S. Cuidados paliativos em UTIP. Protiped Ciclo 3/módulo 1 2011. p. 130-40.
13. End-of-Life Care in ICU: a practical guide. Spinello M. *J Intensive Care Med* 2011;26:295-305.

14. Meyer E, Ritholz M, Burns J et al. Improving quality of end-of-life care in the pediatric intensive care unit: parent´s priorities and recommendations. *Pediatrics* 2006;117:649-57.
15. Abib G, Piva J, Lago P et al. Parents' perspective on the death of their children on 2 Brazilian paediatric intensive care units. *Int J Palliat Nurs* 2013;19:495-502.
16. Geest IM, Darlington AS, Streng IC et al. Parents' experiences of pediatric palliative care and the impact on long-term parental grief. *J Pain Symptom Manage* 2013;19:1-11.
17. World Health Organization 2012. Persisting pain in children package: WHO guidelines on the pharmacological treatment of persisting pain in children with medical illnesses. Acesso em: 14 Out. 2013. Disponível em: <http://www.who.int>
18. Gay E, Weis S, Nelson J. Integrating palliative care with intensive care for critically ill patients with lung cancer. *Ann Intensive Care* 2012;2:2-10.
19. Piva J, Garcia PC, Lago PM. Dilemas e dificuldades envolvendo decisões de final de vida e oferta de cuidados paliativos em pediatria. *Rev Bras Ter Intensiva* 2011;23(1):78-86.
20. Greco C, Berde CB. Acute pain management in children. *In: Bonica's management of pain*. 4th ed. Philadelphia: Lippincott Williams & Wilkins, 2010. p. 325-40.
21. Moody K, Deagel L. Pediatric palliative care. *Prim Care* 2011;38:327-61.
22. Moritz R, Deicas A, Lago P et al. II Forum of the "End of Life Study Group of the Southern Cone of America": palliative care definitions, recommendations and integrated actions for intensive care and pediatric intensive care units. *Rev Bras Ter Intensiva* 2011;23:24-29.
23. Moritz RD, Lago P, Deicas A et al. 1st Forum of the southern cone end-of-life study group: proposal for care of patients, bearers of terminal disease staying in the ICU. *Rev Bras Ter Intensiva* 2009;21:306-9.
24. Kersun L, Shemesh E. Depression and anxiety in children at the end of life. *Pediatr Clin N Am* 2007;54:691-708.
25. McSherry M, Kehoe K, Carroll JM et al. Psychosocial and Spiritual Needs of Children Living with a Life-Limiting Illness. *Pediatr Clin N Am* 2007;54:609-29.
26. Meyer E, Burns J, Griffith J et al. Parental perspectives on end-of-life care in the pediatric intensive care unit. *Crit Care Med* 2002;30:226-31.
27. Meert K, Eggly S, Pollack M et al. Parents' perspectives regarding a physician-parent conference after their child's death in the pediatric intensive care unit. *J Pediatr* 2007;151:50-55.
28. Devictor D, Latour JM, Tissie P. Forgoing life-sustaining or death-prolonging therapy in the pediatric ICU. *Pediatr Clin N Am* 2008;55:791-804.
29. Lago P, Garros D, Piva J. Terminalidade e condutas de final de vida em unidades de terapia intensiva pediátrica. *Rev Bras Ter Intensiva*, 2007 Sept.;19(3):359-63.
30. Hough CL, Hudson LD, Salud A et al. Death Rounds: end-of-life discussions among medical residents in the intensive care unit. *J Crit Care* 2005;20:20-25.

# 53 Estratégias para a Comunicação de Más Notícias

*Cristiane Traiber* ♦ *Patrícia M. Lago*

## INTRODUÇÃO

Má notícia pode ser definida como qualquer informação percebida como alterando negativamente a vida da pessoa que a recebe, causando um desequilíbrio emocional que continua após a notícia ter sido recebida.[1-3]

Transmitir más notícias é um processo complexo em qualquer situação, mas o ambiente de UTIP tem algumas peculiaridades que dificultam ainda mais este processo. A UTIP é um local com grande complexidade e altamente tecnológico, por si só estressor. Existe uma grande variedade de informações difíceis de serem transmitidas nesse cenário, com diferente impacto para quem recebe. Contar a uma mãe que seu filho é portador de uma doença que inexoravelmente o levará à morte é obviamente difícil. Em outros casos, porém, a notícia pode não parecer tão grave para a equipe médica, mas representar um enorme problema para a família e para a criança, como a necessidade de uma internação mais prolongada ou o diagnóstico de uma doença crônica. A equipe assistencial deve estar consciente que algumas informações podem ocasionar um grande trauma, até a própria necessidade de internar um filho em uma UTIP pode ser uma notícia assustadora para a maioria dos pais.

Foi observado que muitos pacientes e familiares estão insatisfeitos com a forma como os profissionais da saúde transmitem informações, especialmente relacionadas com más notícias.[3-5] Quem recebe uma má notícia dificilmente esquece quem, quando e como ela foi dita.[2]

O processo de comunicação é complexo e multifatorial; didaticamente, podemos dividi-lo em fatores relacionados com os médicos e com os pacientes e suas famílias.

## FATORES MÉDICOS

*"Mas afinal de contas, a notícia é difícil para quem?"* [6]

Na verdade, a má notícia é difícil para todos: médico, paciente e sua família. O paciente, a família e a equipe de saúde vivem um momento delicado, e momentos delicados pedem delicadeza.[6]

Estudos têm demonstrado que comunicar más notícias é uma tarefa difícil e angustiante para os médicos, mesmo para os mais experientes.[1,2,6,7] Os médicos recebem durante a sua formação uma série de ensinamentos visando a desenvolver habilidades para diagnosticar, tratar e curar os seus pacientes. Pouco se aborda durante a formação profissional sobre quando as coisas "não vão bem". Não se discute como informar ao paciente e sua família que não há cura, que uma incapacidade é permanente ou que a morte é inevitável. Pesquisadores que entrevistaram estudantes de medicina e médicos observaram desconforto, medo e ansiedade ao comunicar más notícias.[6-9] Há um consenso sobre a necessidade de maior treinamento nesta área. Muitas vezes após conversar com o paciente e a família, o médico se sente frustrado, pois não conseguiu se comunicar de forma adequada. Em razão do despreparo com a transmissão de notícias ruins, muitos médicos podem prejudicar o paciente. O atraso na discussão de um prognóstico reservado, por exemplo, pode causar estresse e ansiedade para todos. Sempre é melhor informar que omitir.

Os médicos também se sentem incomodados e têm dificuldade de lidar com as diversas reações que podem surgir quando más notícias são fornecidas aos pacientes e seus familiares.[1,2] Reações como choque, raiva, medo, negação, culpa, tristeza e eventualmente até agressividade demandam um suporte emocional por parte do profissional que muitas vezes não está preparado para isso. Aprender a lidar com a incerteza do prognóstico e da morte em si é um grande desafio.[10] Situações críticas são oportunidades para os médicos aprenderem a lidar com suas reais possibilidades e limites.[6]

Existe, ainda, por parte do médico, a dificuldade em expressar os seus próprios sentimentos.[2] Há uma linha tênue entre a empatia e o profissionalismo. Muitos médicos confundem envolvimento e empatia com falta de profissionalismo, o que dificulta a comunicação com os familiares, pois as emoções são vistas como falha. Além de importante, expressar sentimentos é uma questão de compaixão. "Chorar com" faz parte do processo.[6] É difícil aceitar determinadas situações de irreversibilidade, especialmente quando acontecem com crianças, pois remetem ao médico a sua própria fragilidade e finitude.[6]

No caso de uma situação aguda, por exemplo, um acidente de trânsito, que a criança chega já em parada cardiorrespiratória na UTIP e evolui para óbito. O médico vai ter uma única oportunidade de transmitir informações e ao mesmo tempo dar suporte emocional para esta família totalmente desconhecida. Demonstrar sentimentos numa situação como esta é considerado pelos pais muito adequado. Em um estudo, pais de crianças que morreram de forma traumática descreveram que a sensibilidade e a empatia no momento de dar a notícia foram mais importantes que o contato prévio com o profissional ou a sua profissão.[11] Também foi descrito que os pais sentiram maior suporte emocional da polícia do que da equipe de saúde nesse estudo. Atender a criança e sua família requer uma disponibilidade afetiva interna grande, mas é preciso saber se proteger do sofrimento gerado pela situação do paciente.[6] A excelência profissional depende do equilíbrio entre ética e competência científica.

No cenário de emergência existe ainda uma pressão de tempo sobre o médico, visto que as decisões precisam ser tomadas de forma rápida e precisa e podem fazer a diferença entre a vida e morte. Na chegada de uma criança grave à UTIP, o médico precisa dar más notícias a uma família que não conhece e não tem qualquer vínculo, o que torna esta tarefa muito delicada e especial. Além disso, o médico, a família e a própria sociedade acreditam que, à luz dos avanços científicos e tecnológicos atuais, sempre será possível salvar a vida da criança, o que nem sempre acontece. Em tal situação, sentimentos de culpa e frustração são comuns tanto nos médicos como nos familiares.[3,11] A ilusão de que os avanços da medicina podem curar a todos pode ainda causar uma falsa impressão de que a morte, se ocorre, é resultado de uma falha do sistema de saúde ou do médico, existindo também preocupação com implicações legais relacionadas com o óbito de uma criança.[2] Por tudo isso, é fácil compreender que sinais de estresse, como irritabilidade, fadiga e baixa satisfação com o trabalho, sejam comuns em profissionais que trabalham em áreas como a UTIP.[10]

Altos níveis de estresse, ansiedade e depressão estão relacionados com diferentes fatores, como carga excessiva de trabalho, poucas horas de sono e turnos prolongados.[10,12] Os médicos identificam muito mais facilmente esses sintomas nos colegas do que neles próprios.[10] Médicos que apresentam sinais de fadiga emocional podem não ter o envolvimento necessário com os cuidados do paciente.

Pesquisas associam altos níveis de estresse à diminuição da capacidade de comunicação e uma tendência a dar menos explicações aos pacientes.[7,12] A resposta ao estresse estimula o eixo hipotálamo-hipófise-suprarrenal, ativando o sistema simpático, manifestando-se, entre outros sinais, por taquicardia e aumento da pressão arterial. Um estudo, realizado na Austrália, avaliou médicos transmitindo boas e más notícias durante uma conversa com atores que simulavam pacientes.[7] Foi observado que os médicos apresentavam um aumento da frequência cardíaca já no início da consulta. O aumento na frequência cardíaca foi significativamente maior durante a transmissão de más notícias quando comparado à comunicação de boas notícias. E um menor aumento da frequência cardíaca foi observado nos médicos mais experientes, embora todos experimentassem algum grau de estresse. Os médicos com as piores *performance*s em comunicação, no cenário simulado de más notícias, foram aqueles que tinham maior sensação de despersonalização *(burnout)* e aqueles com maiores níveis de fadiga. O simples aumento da resposta ao estresse avaliado pelo aumento da frequência cardíaca não foi associado a pior *performance* de comunicação. Assim, aumento da frequência cardíaca, pressão arterial sistólica e aumento dos níveis de ansiedade são descritos durante a comunicação de más notícias *versus* boas notícias em ambiente simulado.[7,13]

*Burnout* tem sido definido como a perda progressiva de idealismo e energia, sensação de despersonalização e exaustão emocional que experimentam alguns profissionais.[10] Vários fatores associados ao controle do trabalho, como organização, autonomia, disponibilidade de recursos e sobrecarga de trabalho, estão relacionados com o aumento de estresse e com o *burnout*.[10,12] A falta de treinamento em habilidades de comunicação também parece estar associada ao aparecimento de *burnout*.[10] Trabalhar diariamente com o sofrimento alheio pode gerar ansiedade, sofrimentos físico e mental, deixando o médico susceptível a doenças e afastamento do trabalho.[6] Além disso, *burnout* e depressão dos profissionais aumentam o risco de erros médicos, acidentes com agulha e acidentes automobilísticos, comprometendo a segurança do profissional e do paciente.[12] Ainda a dificuldade de trocar experiências ou conversar sobre o sofrimento e situações vividas no trabalho pode gerar sensação de isolamento e frustração.[6] A "solidão" do profissional pode ser diminuída quando existe o compartilhamento de situações difíceis em grupos. Grupos interdisciplinares (gestores, chefes de serviço, médicos, psicólogos, assistentes sociais, enfermeiros, fisioterapeutas e nutricionistas) criados em torno da discussão de casos clínicos podem ajudar na percepção do lugar e do valor do trabalho de cada integrante da equipe, na redistribuição de saberes e responsabilidades, na diminuição da sensação de isolamento de cada categoria profissional, sendo também um espaço valioso para discutir emoções e melhorias nas condições de trabalho.[6]

Sentimentos positivos do médico em relação a si mesmo são associados a maior abertura para discutir as queixas do paciente e mais atenção aos aspectos psicossociais.[10] Os médicos precisam de boa saúde mental para poder fornecer os melhores cuidados aos seus pacientes. Por isso, o médico precisa cuidar da sua própria saúde e bem-estar.

Cuidar de quem cuida é um desafio também para as instituições. Grupos de apoio, reuniões interdisciplinares periódicas para discutir os casos mais complicados, treinamento (cursos e oficinas) com pessoal habilitado em técnicas de comunicação, educação continuada, criação de ambientes físicos dentro do hospital que proporcionem privacidade e acolhimento são sugestões para auxiliar nessa tarefa.[1,6,7,9,13]

> *"Vale ouro compartilhar as experimentações; (...)*
> *vale ouro promover o acolhimento mútuo entre os profissionais de uma equipe;*
> *vale ouro saber cuidar do outro e também poder cuidar de si mesmo;*
> *vale ouro reivindicar ações voltadas para o cuidado com o cuidador;*
> *vale ouro manter a sensibilidade para a devida comunicação nos diferentes*
> *contextos e linguagens culturais;..."*[6]

### ■ Fatores associados às famílias e suas preferências

A UTIP caracteriza-se por ser um ambiente altamente tecnológico e desconhecido para os familiares, que muitas vezes não sabem como agir ou como se comportar nesse local. Os primeiros momentos dos pais na unidade são geralmente marcados por incertezas e ansiedades relacionadas com a doença da criança e com o próprio ambiente.[3,5] A família precisa receber informações tanto sobre a situação clínica do paciente quanto sobre as rotinas da unidade, assim que for possível, para diminuir essas emoções desagradáveis.

Associadas ao ambiente estranho, as reações individuais às más notícias são dependentes de uma série de fatores como personalidade, crenças religiosas, suporte de outros familiares e amigos, experiências prévias, expectativas, contexto cultural e a forma como essa notícia foi transmitida.[1,6] Membros da mesma família terão reações bastante diferentes em relação a mesma notícia. Esse conjunto de aspectos individuais e psicossociais não pode ser alterado pelo médico, porém, sabendo da sua existência e procurando entender e respeitar o funcionamento de cada família, haverá uma comunicação mais eficaz e maior facilidade na formação do vínculo.

Várias pesquisas descreveram a opinião dos pais de como foi e como deveria ser a comunicação médico-família.[1,3,4,5,14,15] Num estudo realizado com pais de crianças que morreram na UTI, observaram-se os seguintes problemas de comunicação:[3]

- *Disponibilidade:* a queixa mais comum foi a falta de disponibilidade dos médicos para ouvir as famílias e responder aos seus questionamentos. Os pais apreciaram quando os médicos sentaram para conversar e demonstraram atenção. Também alertaram para situações complicadas, como quando o médico só conversa com a família quando é solicitado, ou quando o médico estando fisicamente próximo à família parece excluir o familiar das discussões, conversando apenas com outros médicos sem informar aos pais sobre as decisões tomadas.

- *Honestidade e afeto:* a maioria dos pais manifestou o desejo de informação completa sobre o estado de seus filhos, fornecida de maneira objetiva, honesta e simples. Essa maneira de se comunicar auxilia no entendimento, na tomada de decisões e na criação de vínculo e na confiança no cuidado. Os pais querem informação clara e direta, mas transmitida de forma sensível e ao mesmo tempo com compaixão.
- *Ocultar informação ou dar falsas esperanças:* quando os pais sentiram que o médico estava omitindo informação ou sendo muito otimista, sentiram-se muitas vezes enganados, com raiva, resultando em quebra de confiança.
- *Vocabulário:* os pais desejavam receber informações compreensíveis e preferiam que fossem evitados termos técnicos.
- *Velocidade da informação:* as notícias devem ser fornecidas à família de acordo com seu ritmo de compreensão. Muito conteúdo, transmitido de forma rápida e principalmente usando termos médicos, pode gerar confusão e mal-entendido.
- *Informações contraditórias:* muitas vezes diferentes membros da equipe assistencial forneciam informações contraditórias, isso dificultava a confiança no tratamento e o entendimento da real situação da criança. Todos os membros da equipe devem ser informados da situação do paciente e do plano de tratamento, e essas informações devem constar no prontuário;
- *Linguagem corporal:* os pais desconfiavam dos médicos que não estabeleciam contato visual ou que diziam uma coisa, mas que se comportavam como se fosse outra. É importante ter um comportamento que esteja de acordo com a notícia e o conteúdo informado.

Comunicar-se engloba aspectos verbais e não verbais. No cenário da transmissão de más notícias, atenção especial deve ser dada à comunicação não verbal.[16] O médico deve perceber que sua expressão facial, sua postura, seus gestos, seu tom de voz e a distância que mantém ou não fazem parte do processo de comunicação. O comportamento "fala" muito sobre os sentimentos em relação à notícia que será transmitida.[16] A adequação da dimensão verbal e não verbal permite a família ter confiança no que foi dito, espaço para manifestar emoções, além de demonstrar respeito e compaixão. *"É adequado lembrar que podemos deixar de falar, mas não de nos comunicar, visto que a sinalização do não verbal existe sempre. Calar é mensagem, falar é mensagem; sentar é mensagem, levantar é mensagem; olhar é mensagem, desviar o olhar também... Após uma má notícia, é importante não subestimar o valor de apenas ouvir, ficar junto, disponível."*[16]

Tempo e disponibilidade também aparecem de forma marcante em outros estudos.[1,11,17] Observando reuniões de familiares e médicos envolvidos em discussão de final de vida, foi demonstrado que os médicos falam em torno de 70% do tempo da reunião.[15] Quando o médico permanece mais tempo com a família, escuta com atenção e reconhece emoções que surgem durante a conversa, os membros da família ficam mais satisfeitos com a comunicação. Não é demais lembrar que a boa comunicação médico-paciente-família está associada a melhores desfechos para o paciente.[1,15]

Outro aspecto importante citado pelos pais é em relação ao controle da dor e outros sintomas no ambiente da UTIP.[1,18] Estudo descreveu que 89% dos pais de crianças que morrem de câncer relataram que seus filhos sentiram dor e/ou fadiga e/ou dispneia no seu último mês de vida.[19] A impressão de que a criança está confortável é parte essencial do cuidado em UTIP. A angústia e o estresse gerados pela observação da criança com dor (ou outro sintoma) podem tornar-se uma barreira na comunicação com a equipe, se a queixa não for adequadamente atendida.

Episódios isolados de má comunicação podem causar perturbações emocionais na família.[4] A transmissão de uma notícia ruim de forma rude ou insensível, a desconsideração do julgamento dos pais sobre a criança ou a pobre comunicação de fatos importantes foram citados como exemplo dessas situações.[4] Algumas vezes esses episódios deixaram marcas profundas e duradouras na família, complicando o luto dos pais por anos. Pais também relataram, neste estudo, desconforto ou raiva ao perceberem quebras de protocolo ou erro de procedimentos, mesmo os mais simples, como a lavagem de mãos antes de tocar na criança.[4]

Como foi demonstrado, dificuldades na comunicação apresentam-se em pelo menos dois aspectos:

- *Relacionados com os médicos:* qualidade de vida, saúde mental, suporte familiar, experiências prévias, satisfação com o trabalho e com o ambiente de trabalho, recursos disponíveis, equipe de suporte, oportunidades de treinamento entre outros.
- *Relacionados com o paciente e sua família:* crenças, vínculos, valores, interesses, desejos, fatores culturais e psicossociais entre outros.

É fundamental identificar quais componentes estão agravando uma situação em especial para resolver as barreiras de comunicação e facilitar a busca de soluções para cada caso. O médico precisa cuidar para, no meio de uma rotina extenuante, não ser indiferente ao sofrimento e a ansiedade da família. A família espera do médico sinceridade, empatia e um tempo adequado dedicado a cada paciente.

## PROTOCOLOS E RECOMENDAÇÕES

Tradicionalmente os médicos aprendem a comunicar más notícias na prática diária e observando outros colegas mais experientes. Essa transmissão de ensinamentos informal e não sistematizada infelizmente nem sempre resulta em boa prática.[1,2]

Estudos têm demonstrado que habilidades de comunicação podem ser ensinadas e incorporadas na prática médica.[1,2,6-9,20,21] Cursos que associam teoria e simulação, seja com atores, vídeos ou dramatização dos próprios alunos, têm sido associados a melhorias na identificação de falhas de comunicação e treinamento, embora ainda seja necessário mais evidências sobre a real efetividade e aplicabilidade dessa abordagem a longo prazo.[1,8,9,20-22] Um modelo, por exemplo, que pode ser descrito, foi um treinamento em comunicação oferecido para residentes de oncologia norte-americanos.[21] Nesse modelo, o ensino era realizado na forma de um curso de 4 dias, com atores que simulavam pacientes, e incluía entrevistas, sessões práticas e discussão reflexiva. O currículo do curso era dividido em tópicos, como o desenvolvimento da relação médico-paciente, a comunicação de más notícias e a discussão da transição para os cuidados paliativos. Após o treinamento foi observada melhora nas habilidades de comunicação de más notícias e na transição dos cuidados curativos para paliativos.

Alguns autores sugerem que a comunicação de más notícias pode ser facilitada quando existem protocolos institucionais.[1,6,23,24] Uma pesquisa, que questionava médicos sobre a transmissão de más notícias, observou que esta tarefa foi percebida como menos estressante quando havia um protocolo definido sobre o assunto.[24] Cita-se como exemplo, pela praticidade e fácil adaptação a diferentes cenários, o protocolo *SPIKES* de Bayle e Buckman, descrito em 2000.[23] O protocolo *SPIKES* foi utilizado num projeto de humanização do Instituto Nacional do Câncer, em parceria com o Ministério da Saúde do Brasil e com Centro de simulação realística do Hospital Albert Einstein, em 2009, que incluía vários hospitais do Rio de Janeiro.[6] Tal projeto objetivou qualificar profissionais de saúde, especialmente médicos, para a melhoria do acolhimento, da comunicação e do vínculo terapêutico com pacientes oncológicos, capacitando os mesmos a abordar situações difíceis na comunicação com os pacientes, além de discutir aspectos relacionados com a saúde do trabalhador e a gestão do trabalho. Esse projeto resultou no manual "Comunicação de notícias difíceis – compartilhando desafios na atenção à saúde".[6] Especificamente para o atendimento do paciente pediátrico foi sugerida uma adaptação do protocolo *SPIKES*, denominada Consenso *SPIKES Jr* – Comunicação de más notícias em oncologia no tratamento de crianças e adolescentes.[6,23]

Citamos a seguir uma sugestão de roteiro para a comunicação de más notícias com base nos protocolos *SPIKES* e *SPIKES Jr*:[6,23]

Seis passos do protocolo *SPIKES*:

1. S – *setting* – planejando a entrevista.
2. P – *perception* – percepção sobre o paciente (descobrir o que ele já sabe).
3. I – *invitation* – convite para o diálogo.
4. K – *knowledge* – transmitindo conhecimento e informações.
5. E – *emotions* – expressando emoções.
6. S – *Strategy and summary* – organizando planos e resumindo informações.

## ■ Etapa 1 – Planejando a entrevista

Preparar a entrevista revisando as informações sobre o paciente, exames, procedimentos, consultorias, tratamentos e literatura médica. Levar o prontuário, se for possível. Pensar sobre o que vai ser discutido com o paciente. Avaliar seus próprios sentimentos – positivos e negativos – sobre a transmissão dessa má notícia. Escolher o local onde será realizada a entrevista, preferencialmente um ambiente calmo e com privacidade. Informar sobre restrições de tempo ou interrupções que possam ser inevitáveis; desligar o celular ou pedir a um colega para atendê-lo. Decidir com a família quem vai estar presente durante a conversa. Sentar e convidar a família a sentar, demonstrando disponibilidade e respeito. Estimular a presença constante dos pais, simultaneamente quando possível, para participarem dos esclarecimentos em conjunto.

Identificar os profissionais da equipe com os quais o paciente e seus familiares criaram vínculo e realizar a entrevista, sempre que possível com dois profissionais da equipe.

Verificar se a equipe interdisciplinar está atualizada com a situação do paciente. Após a reunião com a família, os profissionais envolvidos devem atualizar toda a equipe interdisciplinar sobre o pacto realizado com os mesmos.

## Etapa 2 – Avaliando a percepção do paciente: "antes de contar, pergunte"

É fundamental iniciar descobrindo o que o paciente e a família já sabem sobre sua condição. Iniciar com perguntas abertas sobre o que o sabem até agora, o que pensam. Observar o vocabulário usado e também a linguagem não verbal (postura, expressão facial, tom de voz e o aspecto físico) para entender melhor a situação emocional e como se expressar com esse paciente e família individual.

Pensamento mágico e recursos lúdicos podem ser instrumentos importantes para a comunicação e a elaboração de notícias e situações difíceis para crianças, adolescentes e familiares. Informar a criança ou adolescente, respeitando os recursos cognitivos e emocionais de acordo com seu estágio de desenvolvimento.

## Etapa 3 – Convite ao diálogo, reconhecer o quanto o paciente quer saber

Procurar saber, desde o início do tratamento, se o paciente deseja informações detalhadas sobre o diagnóstico, prognóstico e pormenores dos tratamentos ou se quer ir pedindo informações gradativamente. Aceitar os silêncios e as evasivas, e, se for necessário, estar disposto a continuar a discussão em outro momento.

Na pediatria, a situação deve ser amplamente esclarecida, e alguém da família deve obrigatoriamente ocupar esse "lugar" de responsabilidade. No caso de o paciente não desejar ou não ter condições de ser informado sobre questões de continuidade do processo e decisões do tratamento, alguém da família deve ser esclarecido sobre a autonomia da equipe, com o máximo de compartilhamento e o mínimo de conflito possível. Oferecer-se para responder a qualquer pergunta ou para falar com familiares ou amigos.

## Etapa 4 – Transmitindo conhecimento (más notícias e informações)

Anunciar com delicadeza que más notícias estão por vir; dar tempo ao paciente e à família para se dispor a escutá-las. Transmitir as informações de maneira clara, objetiva e sensível. Utilizar linguagem leiga adaptada aos níveis intelectual e cultural de cada um. Evitar eufemismos que podem causar confusão. Fornecer a informação aos poucos, numa velocidade que permita a assimilação pelo paciente/família. Permitir períodos de pausas e silêncios para que a família possa refletir sobre o que foi dito ou fazer perguntas.

Algumas opções de conduta em relação à comunicação de notícias difíceis no caso de crianças e adolescentes podem ser utilizadas:

1. Família falar com o paciente.
2. Profissional de saúde, na presença da família, falar com o paciente.
3. Profissional de saúde, a pedido da família, falar com o paciente.

## Etapa 5 – Expressando sentimentos e oferecendo respostas afetivas às emoções dos pacientes e familiares

O paciente e a família podem reagir de diversas formas, podem demonstrar medo, ansiedade, tristeza, negação, ambivalência ou raiva. Ajudar a família a passar por essas emoções e manter a calma. O médico deve perguntar-se se a reação percebida é socialmente aceitável. Algumas reações podem ser mais complicadas de lidar como quando ocorre agressividade ou agitação. Muitas vezes pode ser importante o apoio de outros profissionais, como psiquiatras, por exemplo. Além disso, deve-se lembrar que o médico também vai experimentar uma série de sentimentos durante a entrevista. Buscar respostas de reconhecimento e sintonia afetiva. Expressar solidariedade. Não começar a conversa sem estar preparado para apoiar a família emocionalmente.

## Etapa 6 – Resumindo: traçando estratégias e plano de tratamento

Resumir a informação facilita o entendimento e esclarece dúvidas. Estabelecer um comprometimento com o alívio de sintomas e compartilhar preocupações. Antes de discutir um plano de tratamento, perguntar aos familiares e pacientes se eles estão prontos para essa discussão e se aquele é o momento. Compartilhar responsabilidades na tomada de decisão com a família e o paciente de acordo com o seu grau de entendimento. Elaborar juntamente com a família um plano a ser seguido, que inclua exames futuros, planos alternativos e opções de tratamento. Ser honesto sem destruir a esperança ou a vontade de viver dos pacientes.

Reforçar a importância de a família ser acolhida e fornecer possibilidades de suporte psicossocial para que esta não se desestruture em função do adoecimento de um de seus membros. Tentar estabelecer as redes de apoio familiar para revezamento ou substituição temporária de acompanhamento ao paciente.

Além do protocolo sugerido, algumas sugestões podem facilitar a comunicação, humanizar o ambiente, auxiliar na formação de vínculo e reforçar a confiança na equipe:

- Informar a realidade sem retirar totalmente a esperança. Muitos pais relatam a necessidade de manter a esperança, mesmo sabendo que as chances são mínimas.[4]
- Identificar um membro na equipe responsável pela comunicação com a família. Más notícias devem ser dadas preferencialmente por pessoas conhecidas.[2,4]
- Manter um fluxo de informação com rotinas e horários. A pontualidade na informação é importante, pois atrasos geram muita ansiedade. É também importante descrever e explicar sobre exames e procedimentos realizados na urgência sem o consentimento ou a presença dos pais. Em situações de emergência, quando ocorrem mudanças rápidas, é possível manter os pais informados através de diálogos curtos e frequentes.[3]
- Discutir a incerteza. As incertezas podem ser compensadas pelo estabelecimento de metas a curto prazo e pela reavaliação diária dos objetivos. Por exemplo, "neste momento nossa prioridade é controlar a infecção". É necessário para a família saber que, apesar das dúvidas, existe um plano de investigação e tratamento que está sendo seguido pela equipe.[2]
- Flexibilizar visitas e horários. Dentro do possível, também adequar os horários de troca de acompanhante às necessidades da família.[25]
- Permitir aos pais atuarem dentro da UTI. Permitir a realização de alguns cuidados da criança sob supervisão ou juntamente com a enfermagem. O objetivo é que a família não se sinta um intruso ou uma visita, mas como sendo também responsável pelo cuidado. Os pais precisam manter uma sensação de controle sobre a vida e os cuidados dos seus filhos, como parte de seus papéis como protetores e provedores da criança.[18]
- Identificar outros atores responsáveis pelo suporte familiar. Pais percebem como muito útil a presença de outros familiares e amigos, para dar suporte emocional. Cabe à equipe enten-

der o papel desses outros fatores sociais nas necessidades dos pais e da criança e flexibilizar o acesso à UTIP, conforme cada caso. Deve-se ter em mente que a equipe fornece suporte emocional, enquanto a criança está internada, porém esses outros amigos e religiosos podem auxiliar durante a internação e também após a alta da criança ou óbito, quando os pais ficam desamparados.[18]

- Respeitar diferentes crenças. A fé é muito importante para a maioria dos pais, especialmente se a criança está muito grave ou morre. Permitir rituais e práticas pode ser útil para diminuir a angústia da família e dar conforto.[6,11,18]
- Cuidado com os irmãos. Permitir visitas dentro do possível.[4]

Os Quadros 53-1 e 53-2, publicados na Revista Brasileira de Terapia Intensiva, resumem as dificuldades e estratégias para informar más notícias a pacientes internados em UTIP e seus familiares.[26]

| QUADRO 53-1 | Elementos para a boa comunicação na unidade de terapia intensiva |
|---|---|
| | - Humildade |
| | - Paciência |
| | - Transparência |
| | - Segurança |
| | - Boa didática |

| QUADRO 53-2 | Estratégias para uma boa comunicação | |
|---|---|---|
| **Estratégias verbais** | | **Não verbais** |
| - Promover a empatia<br>- Promover um ambiente de interação<br>- Repetir a informação, sempre que necessário<br>- Certificar-se de que a comunicação foi entendida<br>- Saber ouvir/Incentivar a comunicação do outro<br>- Usar tom de voz adequado, ser sincero e transparente<br>- Disponibilizar tempo e colocar-se à disposição<br>- Manter um discurso consistente<br>- Oferecer o melhor (pessoal/técnico)<br>- Fique alerta principalmente às suas reações e não às dos outros<br>- Sugerir para a família colocar-se no lugar do paciente (trazer as opiniões e sentimentos do paciente para a conversa)<br>- Usar linguagem coloquial e evitar eufemismos (palavras simples e precisas) | | - Manter contato físico-toque<br>- (Locais sugeridos para o toque: mãos, braços, ombro)<br>- Expressão facial<br>- Atitude corporal<br>- Aparência física apropriada |

Adaptado de Moritz et al.[26]

É importante lembrar que a maioria dos estudos que geraram as recomendações, os cursos e os protocolos sugeridos foram realizados na América do Norte ou na Europa, com predomínio de médicos e familiares brancos, católicos ou protestantes. Assim, temos que ter cuidado na generalização dessas recomendações para diferentes grupos étnicos e religiosos. A maior utilidade desses cursos e recomendações é servir de guia e oportunidade de discussão.

## MÁS NOTÍCIAS EM SITUAÇÕES ESPECIAIS
### Decisões de final de vida

Em situações onde a morte é inevitável existe uma transição dos cuidados curativos agressivos, que visam a manter a vida, para os cuidados paliativos, onde a prioridade é o conforto e a dignidade do paciente. Os princípios éticos que regem as decisões médicas devem ser a autonomia e a não maleficência. Em se tratando de crianças, os pais são os responsáveis por decidir sobre o melhor interesse das mesmas.[27-29]

Algumas decisões de final de vida envolvem algum tipo de limitação de tratamento: retirada ou não de oferta de tratamento excepcional ou, ainda, não reanimação cardiorrespiratória. A maioria dos óbitos, que ocorrem em UTIP do norte da Europa, Canadá e América do Norte, apresenta algum tipo de limitação de suporte vital.[28,29] Essa proporção de limitação de suporte vital é bem menor quando observados estudos realizados no sul europeu e América Latina, provavelmente por características culturais e peculiares da medicina de cada país.

A discussão sobre o final de vida, para os médicos, é sempre uma tarefa difícil por vários motivos. A morte de uma criança pode ser vista por todos profissionais envolvidos como um fracasso pessoal, como se os médicos tivessem deixado de fazer alguma coisa que pudesse alterar esta evolução. Associados a isto, devemos ressaltar, mais uma vez, outros fatores, como a falta de treinamento na graduação e pós-graduação, além das questões culturais e a própria dificuldade interna de lidar com questões de morte.[10]

É importante salientar que a limitação terapêutica não deve ser decidida apenas pela equipe médica, usualmente são realizadas reuniões com a equipe assistencial e os membros da família onde se expõe a situação da doença e o prognóstico da criança e só então se discute sobre a condução do tratamento, visando sempre ao melhor interesse da criança.

Entrevistando pais de crianças que morreram em UTIP, foram identificadas seis prioridades no cuidado de final de vida (Quadro 53-3).[11] Em relação à comunicação, houve dois tipos de preferência contraditórios neste estudo: algumas famílias preferiram que a comunicação fosse dada por uma única pessoa, enquanto outras preferiram escutar vários pontos de vista diferentes. Foi muito enfatizada a necessidade de manter o papel dos pais como provedores e responsáveis pelo cuidado da criança. Os pais queriam ser escutados, respeitados e incluídos no processo de decisões sobre seus filhos. Especialmente antes da morte da criança os pais salientaram a importância de poder tocar o filho, de um momento a sós com a criança, de privacidade e tranquilidade.

Em estudo realizado com 56 pais de crianças que morreram em UTIP nos Estados Unidos foi observado que:[18]

| QUADRO 53-3 | Prioridades para o final de vida referido por 56 pais de crianças que faleceram em três UTIPs dos Estados Unidos |
|---|---|
| Prioridade | Exemplo de citação |
| 1. Informação completa e honesta | "Estamos manejando uma situação que não temos ideia para onde está indo" |
| 2. Acesso regular e fácil ao(s) médico(s) | "Por favor, definam um horário regular para que possamos falar e ser recebidos pelo(s) médico(s) assistente(s)" |
| 3. Coordenação na comunicação | "Existem muitos médicos explicando coisas diferentes" |
| 4. Envolvimento emocional e sinais de solidariedade por parte da equipe | "Precisamos sentir que a equipe realmente se importa e que não se trata apenas de um trabalho" |
| 5. Preservação da integridade da relação pais e filhos | "Manifeste compaixão pelas necessidades dos pais e de seu filho" |
| 6. Suporte espiritual (fé) | "Naquele momento duvidei muito de minha fé" |

Adaptado de Meyer et al.[11]

- 71% dos pais tinham pouca ou nenhuma experiência prévia com decisões sobre doenças graves em membros da família.
- 45% consideraram a possibilidade de retirada de suporte vital antes de discutirem sobre isso com a equipe médica.
- 82% consideraram a qualidade de vida da criança como o fator mais importante para as decisões sobre seus cuidados.
- 55% relataram que seus filhos estiveram confortáveis nos seus últimos dias de vida.
- 55% sentiram-se com pouco ou nenhum controle sobre a situação dos últimos dias de seus filhos na UTIP.
- 73% descreveram como importante as crenças religiosas ou espirituais durante a internação da criança e após sua morte.

Outra pesquisa, realizada em duas UTIPs de Porto Alegre, com os pais de 34 crianças que faleceram nessas unidades, destacou como queixas principais dos pais em relação ao atendimento:[25]

A) A falta de informações precisas acerca da doença e do prognóstico.
B) A tomada de decisão de forma unilateral, com base na opinião médica, sem que os pais tivessem a oportunidade de discutir as opções terapêuticas a serem utilizadas em seus filhos.
C) O ambiente hostil, com excesso de tecnologia e falta de solidariedade.
D) As rotinas excessivamente rigorosas e imutáveis que desconsideram as necessidades da criança (p. ex., proibir a visita de um irmão menor).

Avaliando métodos de comunicação de cuidados de final de vida por meio de observação direta, através de fitas de vídeo ou áudio, quatro situações foram identificadas durante os diálogos dos médicos com as famílias:[14]

- Médicos têm foco em assuntos técnicos, evitam questões emocionais e abordam pouco sobre qualidade de vida.
- Paciente e família tendem a iniciar a discussão por assuntos emocionais e os médicos por aspectos técnicos.
- Tópicos delicados são percebidos como prolongadores da discussão e são evitados pelos médicos.
- Médicos dominam a discussão de várias maneiras: falam de 60 a 70% do tempo, escolhem os tópicos e a profundidade de discussão de cada assunto.
- A satisfação da família é proporcional ao suporte médico, à maior participação na conversa e ao compartilhamento das decisões de final de vida.

Com base nestas pesquisas, pode-se concluir que é fundamental que a família se sinta bem informada para poder participar ativamente do processo de decisão sobre cuidados e limitação de suporte de vida. Vale lembrar que muitas vezes as decisões não se restringem aos pais, mas também outros parentes, padrinhos e amigos, o médico precisa saber lidar com isso, identificando um representante familiar único para ser o porta-voz da família. A tomada de decisão em pacientes considerados terminais deve ser definida em consenso entre toda a equipe assistencial, o que nem sempre é fácil. Muitas vezes, os membros da equipe têm opiniões diferentes sobre um mesmo paciente, visto que cada opinião está fortemente ligada a fatores individuais, culturais, sociais e espirituais. O mesmo acontece dentro das famílias. O conflito nessa hora é quase que a regra. Não surpreende que ocorram sentimentos de raiva e tristeza dirigidos ao portador da má notícia. Esses sentimentos geralmente são transitórios, podendo prolongar-se no caso de a equipe médica responder com agressividade ou distanciamento a uma possível mudança de comportamento por parte dos familiares.[30] Para vencer esse momento crucial e delicado, a equipe deve mostrar-se cordial e solidária, evitar responder a provocações, mantendo o foco da discussão sempre "na busca do melhor a ser feito para atender às necessidades daquela criança naquela situação". É aceitável e previsível que ocorram avanços e retrocessos no entendimento por parte da família quanto à irreversibilidade da doença. A evolução é lenta, sendo necessário demonstrar inúmeras vezes através de exames ou provas clínicas a situação de irreversibilidade do quadro. Enquanto não houver esse entendimento, não há como evoluir na discussão para o estágio de definição de prioridades de tratamento (curativas ou paliativas).[30] Sugere-se que se iniciem as discussões de final de vida precocemente, para permitir que a família e a própria equipe possam assimilar e ter um tempo para chegar num consenso.[15]

O médico deve estar preparado para informar a família sobre o prognóstico da doença e todas as opções de tratamento disponíveis, incluindo a retirada ou não oferta de terapêuticas consideradas fúteis naquele momento, que só prolongarão o processo de morte, acrescentando sofrimento (como coleta de exames, procedimentos invasivos, diálise entre outros). Conforme a necessidade de cada família e a organização do serviço nesses encontros podem participar ainda psiquiatras, psicólogos, assistentes social, equipe de bioética e espiritual, o que poderia facilitar as definições no tratamento a ser oferecido ao paciente.[15]

Após o óbito, atenção especial deve ser dada também à própria equipe assistencial. O profissional de saúde também precisa elaborar o seu luto.[6] Alguns dias após a morte, é recomendável realizar uma reunião permitindo que todos expressem seus sentimentos e suas críticas em relação aos cuidados e tratamento oferecidos naquela situação. Esse encontro serve para auxiliar no processo de luto, assim como permitir ajustes e melhorias no atendimento e cuidados paliativos.[29] Alguns serviços na Europa e nos Estados Unidos têm também como rotina algum contato com os pais de crianças que faleceram na instituição. Mesmo quando realizado apenas por um telefonema ou email, esse contato foi descrito como uma oportunidade de retirar dúvidas e de obter esclarecimentos que poderiam estar atrapalhando o processo de luto.[4] Foi também descrito pela família como sendo uma experiência positiva, pois a criança foi vista como um ser humano e foi lembrada pela equipe assistente.

### *Sumário de sugestões durante as discussões de final de vida*

- Priorizar discussões sobre qualidade de vida.
- Auxiliar a família a decidir sobre o que é o melhor para o paciente, lembrar aos pais que estão sendo decididas condutas pela criança, em nome da criança.
- Explicar sobre não oferecer tratamento fútil (aquele que não mudará a evolução da doença e ainda poderá causar sofrimento).
- Ressaltar qual é o curso natural da doença e a importância de não prolongar a morte.
- Estabelecer um pacto com a família de garantir conforto, controle da dor e assegurar a continuidade do cuidado.
- Permitir a família um tempo para aceitar a situação antes da retirada do suporte, se for necessário.
- Explicar como serão os procedimentos, o que irá acontecer e o tempo aproximado para óbito, quando possível.

### ■ Morte encefálica e doação de órgãos

Uma situação especial dentro da UTIP diz respeito à morte encefálica e doação de órgãos. A forma como se estabelece a comunicação com a família influencia no luto e também na decisão de doar os órgãos.[3,30] Mesmo com a pressão da urgência de retirada dos órgãos, sugere-se esperar um tempo entre a notícia da morte encefálica e o pedido de doação, pois mesmo para aquelas famílias que não têm memórias traumáticas, esse foi um período descrito como extremamente angustiante e estressante.

Um estudo que avaliou as lembranças de familiares de pacientes que faleceram em razão da morte encefálica e foram questionados sobre doação de órgãos exemplifica bem essa situação.[30] Nesse estudo, realizado na Suíça, os familiares responderam a um questionário, 6 meses a 1 ano após o óbito do paciente. Resumidamente foram descritos pelos familiares quatro estágios pelos quais passaram:

- No primeiro estágio ocorria a notificação da situação que levou à morte encefálica. A família descrevia esse, como sendo um período de choque. Foi descrita a necessidade imediata de ver o paciente e saber sobre o seu real estado de saúde. Muitos familiares foram chamados ao hospital no meio da noite e chegaram lá já encontrando dificuldades para localizar o paciente, além de terem recebido informações contraditórias como "grave" ou "morto" ou "morte encefálica".

- No segundo estágio era o momento de receber a má notícia, que podia ser imediatamente na chegada ao hospital, ou após muitas horas de espera. Essa informação foi dada em diferentes lugares do hospital como o corredor, a sala de espera, o quarto do paciente ou mesmo a sala de materiais da UTIP. Essa notícia foi transmitida por uma pessoa conhecida ou por alguém que a família nunca viu.
- No terceiro estágio houve a confirmação da morte encefálica e a solicitação para doação de órgãos. Nesse momento, a família precisava entender de fato o que significava morte encefálica e surgiram várias ambiguidades em relação à percepção sobre o paciente ("parecia vivo, parecia estar dormindo, mas estava morto") e em relação ao momento do óbito ("já estava morto? morria quando retiravam os órgãos? ou quando desligavam os aparelhos?").
- No quarto estágio ocorria a tomada de decisão sobre doar ou não os órgãos.

As famílias identificaram dois tipos de profissionais neste estudo: o focado no paciente e na família, e aquele focado nos órgãos e na preservação dos órgãos. Este último tipo de profissional e sua abordagem foram associados a memórias traumáticas do evento a longo prazo.[30]

Outra pesquisa, realizada com familiares de pacientes adultos que tiveram morte encefálica, identificou algumas questões importantes para facilitar a comunicação nesta situação.[31] No geral as famílias estavam satisfeitas com o atendimento dado ao paciente, mas com muitas queixas em relação à comunicação com os profissionais de saúde. Familiares queixaram-se da pouca atenção em relação aos aspectos emocionais da família e da necessidade de falar sobre isso. Os familiares apreciariam muito um local fora da UTI para receber as notícias com privacidade e onde pudessem sentar. Uma mãe descreveu que estava em pé no meio da sala quando o médico deu a notícia da morte da filha e não podia nem sentar, pois não havia cadeiras suficientes. Foi descrita ainda a necessidade de um ambiente calmo e de um pouco de privacidade com o paciente para se despedir. Novamente o cuidado dispensado à família foi muito valorizado e lembrado.[31]

Famílias de pacientes que apresentam morte encefálica, doadores ou não, necessitam de suporte para passar por esse momento tão doloroso. Muitas vezes o entendimento do conceito de morte encefálica pode ser difícil. Especialmente nesse contexto vale lembrar que comunicar más notícias pode ser muitas vezes um processo gradativo, necessitando de mais de um encontro. É fundamental também observar o limite do outro em compreender e querer ouvir. Atitudes empáticas facilitam a elaboração do luto e a satisfação das famílias com o atendimento.

## CONCLUSÕES

A terapia intensiva pediátrica apresentou um grande avanço nos últimos anos. A mortalidade nas UTIPs do Brasil assemelha-se à observada em países desenvolvidos, porém ainda estamos muito longe do padrão ideal de humanização na assistência à criança criticamente enferma. Muito tem sido estudado sobre como melhorar a comunicação entre médico e paciente-família. Sabe-se que ocorrem vários problemas de comunicação e que a má comunicação pode deixar marcas por longo tempo (ou para sempre) em quem recebeu as notícias. Para os próprios médicos as dificuldades de comunicação podem ser um gerador de estresse, com prejuízo para si mesmo e para o atendimento dos pacientes. Está demonstrado que os médicos podem adquirir conhecimento e melhorar suas habilidades nesta área, necessitando de treinamento adequado. Os alunos da graduação e pós-graduação deveriam receber treinamento supervisionado em habilidades de comunicação como parte integrante do seu aprendizado. A criação de espaços para a discussão de dificuldades de comunicação e sentimentos envolvidos na atenção, além de cursos e palestras sobre comunicação de más notícias, é estratégia para melhorar as habilidades de comunicação. É muito mais difícil ensinar mudanças de comportamento do que conhecimento técnico.

Na comunicação de más notícias não existe uma abordagem única, pois cada situação terá características especiais, mas a adoção de um protocolo institucional pode auxiliar neste processo. Recomenda-se uma abordagem individualizada, sensível, honesta e clara. É importante sempre ressaltar que o objetivo do tratamento oferecido em UTIP deve ser centrado no melhor interesse do paciente, lembrando que, muitas vezes, o cuidar é mais importante que o curar.

## REFERÊNCIAS BIBLIOGRÁFICAS

1. Lago P, Piva JP. Pediatric palliative care in Brazil. In: Knapp C. *Pediatric palliative care: global perpectives.* Springer, 2011. p. 17-30.
2. Carter B, Howesnstein M, Gilmer MJ *et al.* Circumstances surrounding death of hospitalized children: opportunities for pediatric palliative care. *Pediatrics* 2004;114:e361-66
3. Traiber C, Piva J, Fritsher C *et al.* Profile and consequences of children requiring prolonged MV in three Brazilian PICU. *Pediatr Crit Care Med* 2009;10:273-380.
4. Devictor D, Nguyen D. Forgoing life-sustaining treatments in children: a comparison between northern and southern European pediatric intensive care units. *Pediatr Crit Care Med* 2004;5:211-15.
5. Zawistowski C, DeVita M. A descriptive study of children dying in the pediatric intensive care unit after withdrawal of life sustaining treatment. *Pediatr Crit Care Med* 2004;5:216-22.
6. Truog RD, Meyer E, Burns JP. Toward interventions to improve end-of-life care in the pediatric intensive care unit. *Crit Care Med* 2006;34:S373-79.
7. Kipper D, Piva J, Garcia PC *et al.* Evolution of the medical practices and modes of death on pediatric intensive care in southern Brazil. *Pediatr Crit Care* 2005;6:258-63.
8. Lago PM, Devictor D, Piva JP *et al.* End of life care in children: the Brazilian and the international perspectives. *J Pediatr (Rio J)* 2007;83:S109-16.
9. Piva J, Lago P, Othero J *et al.* Evaluating end of life practices in ten Brazilian paediatric and adult intensive care units. *J Med Ethics* 2010;36:344-48.
10. Lago PM, Piva JP, Garcia PC *et al.* End-of-life practices in seven Brazilian pediatric intensive care units. *Pediatr Crit Care Med* 2008;9:26-31.
11. World Health Organization. WHO definition of palliative care. Acesso em: 18 Jul. 2013. Disponível em: <http://www.who.int/cancer/palliative/definition/en/>
12. Lago PM, Piva JP, Barbosa S. Cuidados paliativos em UTIP. Protiped Ciclo 3/módulo 1 2011. p. 130-40.
13. End-of-Life Care in ICU: a practical guide. Spinello M. *J Intensive Care Med* 2011;26:295-305.

14. Meyer E, Ritholz M, Burns J et al. Improving quality of end-of-life care in the pediatric intensive care unit: parent´s priorities and recommendations. *Pediatrics* 2006;117:649-57.
15. Abib G, Piva J, Lago P et al. Parents' perspective on the death of their children on 2 Brazilian paediatric intensive care units. *Int J Palliat Nurs* 2013;19:495-502.
16. Geest IM, Darlington AS, Streng IC et al. Parents' experiences of pediatric palliative care and the impact on long-term parental grief. *J Pain Symptom Manage* 2013;19:1-11.
17. World Health Organization 2012. Persisting pain in children package: WHO guidelines on the pharmacological treatment of persisting pain in children with medical illnesses. Acesso em: 14 Out. 2013. Disponível em: <http://www.who.int>
18. Gay E, Weis S, Nelson J. Integrating palliative care with intensive care for critically ill patients with lung cancer. *Ann Intensive Care* 2012;2:2-10.
19. Piva J, Garcia PC, Lago PM. Dilemas e dificuldades envolvendo decisões de final de vida e oferta de cuidados paliativos em pediatria. *Rev Bras Ter Intensiva* 2011;23(1):78-86.
20. Greco C, Berde CB. Acute pain management in children. *In:* Bonica's management of pain. 4th ed. Philadelphia: Lippincott Williams & Wilkins, 2010. p. 325-40.
21. Moody K, Deagel L. Pediatric palliative care. *Prim Care* 2011;38:327-61.
22. Moritz R, Deicas A, Lago P et al. II Forum of the "End of Life Study Group of the Southern Cone of America": palliative care definitions, recommendations and integrated actions for intensive care and pediatric intensive care units. *Rev Bras Ter Intensiva* 2011;23:24-29.
23. Moritz RD, Lago P, Deicas A et al. 1st Forum of the southern cone end-of-life study group: proposal for care of patients, bearers of terminal disease staying in the ICU. *Rev Bras Ter Intensiva* 2009;21:306-9.
24. Kersun L, Shemesh E. Depression and anxiety in children at the end of life. *Pediatr Clin N Am* 2007;54:691-708.
25. Abib El Halal GM, Piva JP, Lago PM et al. Parents' perspectives on the deaths of their children in two Brazilian paediatric intensive care units. *Int J Palliat Nurs* 2013;19:495-502.
26. Meyer E, Burns J, Griffith J et al. Parental perspectives on end-of-life care in the pediatric intensive care unit. *Crit Care Med* 2002;30:226-31.
27. Meert K, Eggly S, Pollack M et al. Parents' perspectives regarding a physician-parent conference after their child's death in the pediatric intensive care unit. *J Pediatr* 2007;151:50-55.
28. Devictor D, Latour JM, Tissie P. Forgoing life-sustaining or death-prolonging therapy in the pediatric ICU. *Pediatr Clin N Am* 2008;55:791-804.
29. Lago P, Garros D, Piva J. Terminalidade e condutas de final de vida em unidades de terapia intensiva pediátrica. *Rev Bras Ter Intensiva*, 2007 Sept.;19(3):359-63.
30. Hough CL, Hudson LD, Salud A et al. Death Rounds: end-of-life discussions among medical residents in the intensive care unit. *J Crit Care* 2005;20:20-25.

# 54 Morte Encefálica e Doação de Órgãos

*Fernanda Paiva Bonow* ◆ *Jefferson Pedro Piva*
*Pedro Celiny Ramos Garcia*

## ASPECTOS HISTÓRICOS E LEGAIS DA MORTE ENCEFÁLICA (ME)

Historicamente, a definição de morte incluía apenas a parada irreversível das funções cardiovasculares e respiratórias. A construção de um novo conceito de morte, abrangendo também a morte neurológica ocorreu quase que simultaneamente com o primeiro transplante de coração, obviamente utilizando como doador um paciente sem critérios de morte circulatória, e gerou ansiedade e polêmica no meio médico. As respostas começaram a surgir com a publicação dos critérios de morte encefálica de Harvard, em 1968.[1] A legalidade do conceito foi formalizada com o *Uniform Determination of Death Act*.[2] Em 1981, este modelo de Estatuto foi endossado pela *American Medical Association*, pela *National Conference for Commissioners on Uniform State Laws* e pela *President's Commission for the Study of Ethical Problems in Medicine and Biomedical and Behavioral Research*.[2] O critério encefálico de morte foi estabelecido pelo Comitê da Universidade de Harvard com a finalidade básica de ser utilizado em situações clínicas de limitação de meios artificiais de manutenção de pacientes.[2]

No Brasil a utilização do critério de morte encefálica foi referida em lei para fins de transplante e pesquisa, mas considerada discutível por muitos quanto a sua aplicabilidade em situações assistenciais. A Lei federal 9434/97, que estabeleceu a política brasileira de transplantes, e a Resolução 196/96 do Conselho Nacional de Saúde, com as diretrizes para a pesquisa em seres humanos, aceitam o critério de morte encefálica para definir o óbito de uma pessoa, de acordo com as diretrizes do Conselho Federal de Medicina contidas na Resolução 1480/97.[3-5] Na mesma época, foi publicado o Decreto nº 2.268 de junho de 1997 que determinou a obrigatoriedade de um dos médicos ser especialista em neurologia e ambos não serem membros de equipes de transplante.[6]

Em 05/03/1997 foi publicada, no Diário Oficial da União, a Lei que regulamenta a doação de órgãos, tecidos e partes do corpo humano para fins de transplante e tratamento. Trata-se da Lei nº 9.434, intitulada "Lei da Doação Presumida de Órgãos".[3] O art. 3º desta Lei dispõe que para a retirada de órgãos, tecidos ou parte do corpo haja, necessariamente, a constatação e o registro da morte encefálica do doador por dois médicos não integrantes das equipes de remoção e transplante e que os critérios clínicos e tecnológicos da morte encefálica devem ser definidos por resolução do Conselho Federal de Medicina.

Atendendo ao dispositivo legal, o Conselho Federal de Medicina publicou, em 1997, a Resolução CFM nº 1.480/97 (Anexo 1), definindo os critérios necessários para diagnóstico de morte encefálica no Brasil e revogando a Resolução CFM nº 1.346/91.[5] Essa resolução ainda é válida, mas está sendo modificada e deve ser substituída em breve (Anexo 2).

# ANEXO 1
# RESOLUÇÃO DE MORTE ENCEFÁLICA ATUAL

Conselho Federal de Medicina
Resolução CFM 1.480/97

### Critério para Caracterização de Morte Encefálica

O Conselho Federal de Medicina, no uso das atribuições conferidas pela Lei nº 3.268, de 30 de setembro de 1957, regulamentada pelo Decreto nº 44.045, de 19 de julho de 1958 e,

CONSIDERANDO que a Lei nº 9.434, de 4 de fevereiro de 1997, que dispõe sobre a retirada de órgãos, tecidos e partes do corpo humano para fins de transplante e tratamento, determina em seu artigo 3º que compete ao Conselho Federal de Medicina definir os critérios para diagnóstico de morte encefálica;

CONSIDERANDO que a parada total e irreversível das funções encefálicas equivale à morte, conforme critérios já bem estabelecidos pela comunidade científica mundial;

CONSIDERANDO o ônus psicológico e material causado pelo prolongamento do uso de recursos extraordinários para o suporte de funções vegetativas em pacientes com parada total e irreversível da atividade encefálica;

CONSIDERANDO a necessidade de judiciosa indicação para interrupção do emprego desses recursos;

CONSIDERANDO a necessidade de adoção de critérios para constatar, de modo indiscutível, a ocorrência de morte;

CONSIDERANDO que ainda não há consenso sobre a aplicabilidade desses critérios em crianças menores de 7 dias e prematuros,

RESOLVE adotar os seguintes princípios:

Art. 1º A morte será caracterizada pela realização de exames clínicos e complementares durante intervalos de tempo variáveis, próprios para determinadas faixas etárias.

Art. 2º Os dados clínicos e complementares observados quando da caracterização da morte encefálica deverão ser registrados no termo de declaração de morte encefálica anexo a esta Resolução.

Parágrafo único. As instituições hospitalares poderão fazer acréscimos ao presente termo, que deverão ser aprovados pelos Conselhos Regionais de Medicina da sua jurisdição, sendo vedada a supressão de qualquer de seus itens.

Art. 3º A morte encefálica deverá ser consequência de processo irreversível e de causa conhecida.

Art. 4º Os parâmetros clínicos a serem observados para constatação de morte encefálica são: coma aperceptivo com ausência de atividade motora supraespinal e apneia.

Art. 5° Os intervalos mínimos entre as duas avaliações clínicas necessárias para a caracterização da morte encefálica serão definidos por faixa etária, conforme abaixo especificado:
de 7 dias a 2 meses incompletos – 48 horas;
de 2 meses a 1 ano incompleto – 24 horas;
de 2 meses a 2 anos incompletos – 12 horas;
acima de 2 anos – 6 horas.

Art. 6° Os exames complementares a serem observados para constatação de morte encefálica deverão demonstrar, de forma inequívoca:
ausência de atividade elétrica cerebral ou,
ausência de atividade metabólica cerebral ou,
ausência de perfusão sanguínea cerebral.

Art. 7° Os exames complementares serão utilizados por faixa etária, conforme abaixo especificado:
Acima de 2 anos – um dos exames citados no Art. 6°, alíneas "a", "b" e "c";
de 1 a 2 anos incompletos: um dos exames citados nos Art. 6°, alíneas "a" "b" e "c". Quando optar-se por eletroencefalograma, serão necessários 2 exames com intervalo de 12 horas entre um e outro;
De 2 meses a 1 ano incompleto – 2 eletroencefalogramas com intervalo de 24 horas entre um e outro;
De 7 dias a 2 meses incompletos – 2 eletroencefalogramas com intervalo de 48 horas entre um e outro.

Art. 8° O termo de Declaração de Morte Encefálica, devidamente preenchido e assinado, e os exames complementares utilizados para diagnóstico da morte encefálica deverão ser arquivados no próprio prontuário do paciente.

Art. 9° Constatada e documentada a morte encefálica, deverá o Diretor Clínico da instituição hospitalar, ou quem for delegado, comunicar tal fato aos responsáveis legais do paciente, se houver, e à Central de Notificação, Captação e Distribuição de Órgãos a que estiver vinculada à unidade hospitalar onde o mesmo se encontrava internado.

Art. 10° Esta Resolução entrará em vigor na data de sua publicação e revoga a Resolução CFM n° 1.346/91.

Waldir Paiva Mesquita – Presidente
Antônio Henrique Pedrosa Neto – Secretário-Geral

**Anexo 1 do ANEXO 1**

Identificação do Hospital

Termo de Declaração de Morte Encefálica
(Res. CFM nº 7 480 de 08/08/97)

Nome: _____
Pai: _____
Mãe: _____
Idade: ___Anos___Meses___Dias Data de Nascimento: ___/___/___
Sexo: M  F  RAÇA: A  B  N  Registro Hospitalar: _____

### A) CAUSA DO COMA:
1. Causa do coma: _____
2. Causas do coma que devem ser excluídas durante o exame
Hipotermia ( ) Sim ( ) Não
Uso de drogas depressoras do sistema nervoso central ( ) Sim ( ) Não
Se a resposta for sim a qualquer dos itens, interrompe-se o protocolo

### B) EXAME NEUROLÓGICO – Atenção: verificar o intervalo mínimo exigível entre as avaliações clínicas, constantes da tabela abaixo:

| Idade | Intervalo |
|---|---|
| 7 dias a 2 meses incompletos | 48 horas |
| 2 meses a 1 ano incompleto | 24 horas |
| 1 ano a 2 anos incompletos | 12 horas |
| Acima de 2 anos | 6 horas |

(Ao efetuar o exame, assinalar uma das duas opções **SIM/NÃO**, obrigatoriamente, para todos os itens abaixo).

### Elementos do exame neurológico

| | 1º exame | | 2º exame | |
|---|---|---|---|---|
| Coma aperceptivo | ( ) Sim | ( ) Não | ( ) Sim | ( ) Não |
| Pupilas fixas e arreativas | ( ) Sim | ( ) Não | ( ) Sim | ( ) Não |
| Ausência de reflexo corneopalpebral | ( ) Sim | ( ) Não | ( ) Sim | ( ) Não |
| Ausência de reflexos oculocefálicos | ( ) Sim | ( ) Não | ( ) Sim | ( ) Não |
| Ausência de respostas às provas calóricas | ( ) Sim | ( ) Não | ( ) Sim | ( ) Não |
| Ausência de reflexo de tosse | ( ) Sim | ( ) Não | ( ) Sim | ( ) Não |
| Apneia | ( ) Sim | ( ) Não | ( ) Sim | ( ) Não |

## C) ASSINATURAS DOS EXAMES CLÍNICOS – (Os exames devem ser realizados por profissionais diferentes, que não poderão ser integrantes da equipe de remoção e transplante).

**1º Exame**
Data: __/__/__  Hora: __:__
Nome do Médico: _____
CRM: _____
CRM: _____
End: _____
Assinatura: _____

**2º Exame**
Data: __/__/__  Hora: __:__
Nome do Médico: _____
Fone: _____
Fone: _____
End: _____
Assinatura: _____

## D) EXAME COMPLEMENTAR – Indicar o exame realizado e anexar laudo com identificação do médico responsável.

| | | | | |
|---|---|---|---|---|
| 1. Angiografia cerebral | 2. Cintilografia radioisotópica | 3. Doppler transcraniano | 4. Monitorização de PIC | 5. TC com xenônio |
| 6. TC por emissão de fóton único | 7. EEG | 8. TC por emissão de pósitrons | 9. Extração cerebral de oxigênio | 10. Outros (citar) |

## E) OBSERVAÇÕES

Interessa, para o diagnóstico de morte encefálica, exclusivamente a arreatividade supraespinal. Consequentemente, não afasta este diagnóstico a presença de sinais de reatividade infraespinal (atividade reflexa medular) tais como: reflexos osteotendinosos ("reflexos profundos"), cutâneo-abdominais, cutâneo-plantar em flexão ou extensão, cremastérico superficial ou profundo, ereção peniana reflexa, arrepio, reflexos de retirada dos membros inferiores ou superiores, reflexos tônico-cervicais.

2. Prova calórica
   2.1. Certificar-se de que não há obstrução do canal auditivo por cerume ou qualquer outra condição que dificulte ou impeça a correta realização do exame.
   2.2. Usar 50 mL de líquido (soro fisiológico, água etc.) próximo de 0 grau Celsius em cada orelha.
   2.3. Manter a cabeça elevada em 30 (trinta) graus durante a prova.
   2.4. Constatar a ausência de movimentos oculares.
3. Teste da apneia no paciente em coma, o nível sensorial de estímulo para desencadear a respiração é alto, necessitando-se da $pCO_2$ de até 55 mmHg, fenômeno que pode determinar um tempo de vários minutos entre a desconexão do respirador e o aparecimento dos movimentos respiratórios, caso a região pontobulbar ainda esteja íntegra. A prova da apneia é realizada de acordo com o seguinte protocolo:
   3.1. Ventilar o paciente com $O_2$ de 100% por 10 minutos.
   3.2. Desconectar o ventilador.
   3.3. Instalar cateter traqueal de oxigênio com fluxo de 6 litros por minuto.

3.4. Observar se aparecem movimentos respiratórios por 10 minutos ou até quando a $pCO_2$ atingir 55 mmHg.

Exame complementar. O exame clínico deve estar acompanhado de um exame complementar que demonstre inequivocamente a ausência de circulação sanguínea intracraniana ou atividade elétrica cerebral, ou atividade metabólica cerebral. Observar o disposto abaixo (itens 5 e 6) com relação ao tipo de exame e faixa etária.

5. Em pacientes com dois anos ou mais – um exame complementar entre os abaixo mencionados:
    5.1. Atividade circulatória cerebral: angiografia, cintilografia radioisotópica, Doppler transcraniano, monitorização da pressão intracraniana, tomografia computadorizada com xenônio, SPECT.
    5.2. Atividade elétrica: eletroencefalograma.
    5.3. Atividade metabólica: PET, extração cerebral de oxigênio.
6. Para pacientes abaixo de 2 anos:
    6.1. De 1 ano a 2 anos incompletos: dois eletroencefalogramas com intervalo de 12 horas.
    6.2. De 2 meses de idade a 1 ano incompleto: dois eletroencefalogramas com intervalo de 24 horas.
    6.3. De 7 dias a 2 meses de idade incompletos: dois eletroencefalogramas com intervalo de 48 horas.

    Uma vez constatada a morte encefálica, cópia deste termo de declaração deve obrigatoriamente ser enviada ao órgão controlador estadual (Lei 9.434/97, Art. 13).

# ANEXO 2
## PROPOSTA DE RESOLUÇÃO CFM – MORTE ENCEFÁLICA
Elaborada pela Câmara Técnica de Morte Encefálica do Conselho Federal de Medicina e aguardando Publicação

Define os critérios clínicos e tecnológicos do diagnóstico da morte encefálica.

O **CONSELHO FEDERAL DE MEDICINA**, no uso das atribuições conferidas pela Lei nº 3.268, de 30 de setembro de 1957, regulamentada pelo Decreto nº 44.045, de 19 de julho de 1958 e,

**CONSIDERANDO** que a Lei nº 9.434, de 4 de fevereiro de 1997, que dispõe sobre a retirada de órgãos, tecidos e partes do corpo humano para fins de transplante e tratamento, determina em seu artigo 3º que compete ao Conselho Federal de Medicina definir os critérios para diagnóstico de morte encefálica;

**CONSIDERANDO** que a Lei nº 11.521, de 18 de setembro de 2007, determina em seu Art. 2º ser conduta ilícita que os estabelecimentos de saúde deixem de fazer notificações de morte encefálica ou proíbam, dificultem ou atrasem o referido diagnóstico;

**CONSIDERANDO** que a perda completa e irreversível das funções encefálicas, definida pela cessação das atividades corticais e de tronco encefálico, caracteriza a morte encefálica e, portanto, a morte da pessoa;

**CONSIDERANDO** que a manutenção do suporte temporário das funções respiratórias e cardiocirculatórias, em pacientes em morte encefálica, acarreta um significativo ônus psicológico para os familiares;

**CONSIDERANDO** que a Resolução CFM nº 1.826/2007 estabelece que é legal e ético suspender os procedimentos de suporte terapêutico quando determinada a morte encefálica em não doador de órgãos;

**CONSIDERANDO** que a comprovação da morte encefálica deve ser realizada utilizando critérios precisos, bem estabelecidos, padronizados e passíveis de serem executados por médicos nos diferentes hospitais;

**RESOLVE:**

Art. 1º Os procedimentos para a determinação da morte encefálica devem ser iniciados em todos os pacientes que apresentem coma não perceptivo, ausência de reatividade supraespinhal e apneia persistentes, e que atendam a todos os seguintes pré-requisitos:

a) Presença de lesão encefálica conhecida, irreversível e capaz de causar o quadro;
b) ausência de fatores tratáveis que possam causar o quadro;
c) observação e tratamento em ambiente hospitalar após a instalação da lesão encefálica e coma pelo período mínimo de 6 horas.

Art. 2º É obrigatória a realização dos seguintes procedimentos para determinação da morte encefálica:

a) Exame clínico para determinar o grau do coma e a ausência de função do tronco cerebral;

b) teste de apneia para confirmar a ausência de movimentos respiratórios após estimulação máxima dos centros respiratórios;

c) exame complementar para determinar a ausência de atividade encefálica.

Art. 3º O exame clínico deve comprovar de forma inequívoca a existência das seguintes condições:

a) Coma não perceptivo;

b) ausência de reatividade supraespinhal manifestada pela ausência dos reflexos fotomotor, corneopalpebral, oculocefalógiro, vestibulocalórico e de tosse.

§ 1º Serão realizados dois exames clínicos, cada um deles por um médico diferente, aptos a realizar estes procedimentos para a determinação de morte encefálica, como estabelecido no artigo décimo dessa resolução.

§ 2º O intervalo mínimo de tempo entre os dois exames clínicos será de 1 hora nos pacientes com idade igual ou superior a 2 anos de idade.

§ 3º Em crianças o intervalo mínimo de tempo entre os dois exames clínicos variará conforme a faixa etária: dos 7 dias (RN a termo) até 2 meses incompletos será de 24 horas e entre 2 meses a 24 meses incompletos será de 12 horas.

Art. 4º Na presença de alterações estruturais, congênitas ou adquiridas, que impossibilitem a avaliação de reflexos mencionados no artigo 3º, e o restante do exame clínico for confirmatório para morte encefálica, deverá ser fundamentada no prontuário a causa desta impossibilidade e prosseguir-se-á com a determinação.

Art. 5º O teste de apneia, realizado uma única vez, por um dos médicos responsáveis pelo exame clínico, deverá comprovar a ausência de movimentos respiratórios na presença de hipercapnia ($pCO_2$ > 55 mmHg).

Art. 6º O exame complementar deve comprovar de forma inequívoca uma das condições a seguir:

a) Ausência de perfusão sanguínea encefálica,

b) ausência de atividade metabólica encefálica,

c) ausência de atividade elétrica encefálica.

§ 1º A escolha do exame complementar levará em consideração a situação clínica e as disponibilidades locais, devidamente justificado no prontuário.

§ 2º Na realização do exame complementar deverá ser utilizada a metodologia específica para determinação da morte encefálica aplicável ao exame escolhido, e o laudo deverá ser elaborado e assinado por profissional com comprovada experiência nesta situação, conforme estabelecido no artigo décimo desta resolução.

Art. 7º As conclusões do exame clínico e o resultado do exame complementar deverão ser registrados pelos médicos examinadores no TERMO DE DECLARAÇÃO DE MORTE ENCEFÁLICA ao final de cada etapa.

Art. 8º O médico assistente do paciente ou o seu substituto deverá informar aos familiares do paciente sobre a situação de morte encefálica e dos resultados de cada uma das etapas.

Art. 9º O médico assistente do paciente ou o seu substituto deverá preencher a DECLARAÇÃO DE ÓBITO definindo como data e hora da morte aquela que corresponde ao momento da conclusão do último procedimento para determinação da morte encefálica.

Parágrafo único. Nos casos de morte por causas externas a DECLARAÇÃO DE ÓBITO será de responsabilidade do médico-legista, que deverá receber uma cópia do TERMO DE DECLARAÇÃO DE MORTE ENCEFÁLICA.

Art. 10 A Direção Técnica do hospital onde se realizará a determinação da ME deverá indicar os médicos aptos a realizar e interpretar os exames clínicos, e os responsáveis pela realização e interpretação dos exames complementares para esta determinação

§1º Na ausência de médicos indicados pela Direção Técnica do hospital, caberá à Central de Notificação, Captação e Distribuição de Órgãos – CNCDO indicá-los, cabendo à Direção Técnica do Hospital disponibilizar as condições necessárias para tal.

§ 2º Estas indicações e suas atualizações deverão ser encaminhadas para a Central de Notificação, Captação e Distribuição de Órgãos – CNCDO e para o Conselho Regional de Medicina de sua jurisdição.

Art. 11 Na realização dos procedimentos para determinação da morte encefálica deverá ser utilizada a metodologia e as orientações especificadas no ANEXO I (MANUAL DE PROCEDIMENTOS PARA DETERMINAÇÃO DA MORTE ENCEFÁLICA) e no ANEXO II (TERMO DE DECLARAÇÃO DE MORTE ENCEFÁLICA) elaborados e atualizados quando necessários pelo Conselho Federal de Medicina.

Art. 12 Esta Resolução entrará em vigor na data de sua publicação e revoga a Resolução do CFM nº 1.480/1997.

Brasília – DF,
ROBERTO LUIZ D'AVILA– HENRIQUE BATISTA E SILVA
Presidente – Secretário-Geral

### Anexo 1 do ANEXO 2
### Manual de Procedimentos para Determinação da Morte Encefálica

*Metodologia*

A Morte Encefálica (ME) é estabelecida pela perda definitiva e irreversível das funções do encéfalo por uma causa conhecida, comprovada e capaz de provocar o quadro clínico. O diagnóstico de ME é de certeza absoluta. A determinação da ME deverá ser realizada de forma padronizada, com uma especificidade de 100% (nenhum falso diagnóstico de ME). Qualquer dúvida na determinação de ME impossibilita este diagnóstico. Os procedimentos para determinação da ME deverão ser realizados em todos os pacientes com coma não reativo e apneia persistentes, independentemente da condição de doador ou não de órgãos e tecidos. Para o diagnóstico de ME é essencial que todas as seguintes condições sejam observadas:

**Pré-Requisitos** – confirmar a presença e a causa da lesão encefálica irreversível responsável pelo quadro atual, excluindo possíveis causas reversíveis que simulem o mesmo quadro.

**Dois Exames Clínicos** – confirmar a presença do coma e a ausência de função do tronco cerebral em todos os seus níveis; e a sua persistência após o período de observação definido no artigo 3°, § 2° desta resolução.

**Teste de Apneia** – confirmar a ausência de movimentos respiratórios após estimulação máxima dos centros respiratórios com hipercapnia ≥ 55 mmHg.

**Exames Complementares** – confirmar a ausência de atividade encefálica, caracterizada pela ausência de perfusão sanguínea encefálica, ou ausência de atividade metabólica encefálica, ou a ausência de atividade elétrica encefálica.

*Pré-Requisitos*

A) Presença de lesão encefálica de causa conhecida, irreversível e capaz de provocar o quadro clínico.

O diagnóstico da lesão causadora do coma deve ser estabelecido pela avaliação clínica e confirmada por exames de neuroimagem, ou por outros métodos diagnósticos. A incerteza da presença de uma lesão irreversível, ou da sua causa impossibilita a determinação da ME. Um período mínimo de observação e tratamento intensivo em ambiente hospitalar de 6 horas, após o estabelecimento da lesão irreversível e do coma, deverá ser respeitado.

B) Exclusão de fatores que possam confundir o quadro clínico.
   1. Distúrbio hidroeletrolítico, acidobásico/endócrino e intoxicação exógena graves e não corrigíveis.
   2. Hipotermia grave.
   
   A temperatura corporal (retal ou oral) deverá ser ≥ 32°C. Na presença ou na suspeita de alguma destas condições, caberá à equipe responsável pela determinação da ME definir se estas anormalidades são capazes de causar o quadro clínico, ou são consequência da morte encefálica ou somática. A equipe deverá registrar no prontuário hospitalar a sua análise justificada da situação e tomar as medidas ade-

quadas para correção das alterações antes de prosseguir a determinação da ME, caso isto seja determinante no resultado da avaliação clínica.

## Exame Clínico

A) Coma não perceptivo.
Estado de inconsciência permanente com ausência de resposta motora supraespinhal a qualquer estimulação, particularmente dolorosa intensa em região supraorbitária, esternal, mamilos e nos quatro membros. A presença de atitude de descerebração ou decorticação invalida o diagnóstico de ME. Poderão ser observados reflexos tendinosos profundos, movimentos de membros, atitude em opistótono ou flexão do tronco, adução/elevação de ombros, sudorese, rubor ou taquicardia, ocorrendo espontaneamente ou durante a estimulação. A presença destes sinais clínicos significa apenas a persistência de atividade medular e não invalida a determinação de ME.

B) Ausência de reflexos de tronco cerebral.
  1. *Ausência do reflexo fotomotor* – as pupilas deverão estar fixas e sem resposta à estimulação luminosa intensa (lanterna), podendo ter contorno irregular, diâmetros variáveis ou assimétricos.
  2. *Ausência do reflexo corneopalpebral* – ausência de resposta de piscamento à estimulação direta do canto lateral inferior da córnea com cotonete ou soro fisiológico gelado.
  3. *Ausência do reflexo oculocefalógiro* – ausência de desvio do(s) olho(s) durante a movimentação rápida da cabeça no sentido lateral ou vertical. Não realizar em pacientes com lesão de coluna cervical suspeita ou confirmada.
  4. *Ausência do reflexo vestibulocalórico* – ausência de desvio do(s) olho(s) durante 1 minuto de observação, após irrigação do conduto auditivo externo com 50 a 100 mL de água fria (±5°C), com a cabeça colocada em posição supina e a 30°. O intervalo mínimo do exame entre ambos os lados deve ser de 5 minutos. Realizar otoscopia prévia para constatar a ausência de perfuração timpânica ou oclusão do conduto auditivo externo por cerume.
  5. *Ausência de reflexo da tosse* – ausência de tosse ou bradicardia reflexa à estimulação traqueal com uma cânula de aspiração. Na presença de alterações estruturais, congênitas ou adquiridas como agenesia do globo ocular, fratura da coluna cervical e outras, que impossibilitem a realização de parte do exame clínico, sendo o restante do exame confirmatório para morte encefálica, deverá o examinador descrever a alteração no prontuário, justificando a impossibilidade de realização desta parte do exame clínico, e prosseguir a determinação.

## Teste de Apneia

A realização do teste de apneia é obrigatória na determinação da ME. A apneia é definida pela ausência de movimentos respiratórios espontâneos, após a estimulação máxima do centro respiratório pela hipercapnia (Pa-$CO_2$ ≥ 55 mmHg). A metodologia apresentada permite a obtenção desta estimulação máxima, prevenindo a ocorrência de hipóxia concomitante. Para minimizar o risco de intercorrências e obter um nível adequado de $PaCO_2$, sem risco de hipóxia concomitante, deve-se procurar estabilizar previamente a temperatura, PA, $PaO_2$ e $PaCO_2$ em níveis próximos da normalidade.

A) **Técnica**
1. Ventilação com $FiO_2$ de 100% por, no mínimo, 10 min.
2. Instalar oxímetro digital e colher gasometria arterial inicial.
3. Desconectar a ventilação mecânica.
4. Estabelecer um fluxo contínuo de $O_2$ por um cateter intratraqueal ao nível da carina (6 L/min), ou tubo T (12 L/min) ou CPAP (até 12 L/min + até 10 $cmH_2O$).
5. Observar a presença de qualquer movimento respiratório por 8 a 10 minutos ou até a $PaCO_2$ atingir 55 mmHg.
6. Colher gasometria arterial final.
7. Reconectar a ventilação mecânica.

B) **Interrupção do teste**
Caso ocorra hipotensão (PA sistólica < 90 mmHg), hipoxemia significativa ou arritmia cardíaca, deverá ser colhida uma gasometria arterial e reconectado o respirador, interrompendo-se o teste. Se a $PaCO_2$ final for inferior a 55 mmHg, após a melhora da instabilidade hemodinâmica, deve-se reiniciar o teste.

C) **Interpretação dos resultados**
1. *Teste positivo (presença de apneia)* – $PaCO_2$ final ≥ 55 mmHg, sem movimentos respiratórios, mesmo que o teste tenha sido interrompido.
2. *Teste inconclusivo* – $PaCO_2$ final menor que 55 mmHg, sem movimentos respiratórios. Será necessária a repetição, com um período proporcionalmente maior de desconexão do respirador.
3. *Teste negativo (ausência de apneia)* – presença de movimentos respiratórios, mesmo débeis, com qualquer valor de $PaCO_2$. Atentar para o fato de que em pacientes magros ou crianças os batimentos cardíacos podem mimetizar movimentos respiratórios débeis.

D) **Formas alternativas de realização do Teste de Apneia**
Em alguns pacientes as condições respiratórias não permitem a obtenção de uma persistente elevação da $PaO_2$. Nestas situações pode-se realizar o teste de apneia utilizando as seguintes metodologias:
1. *Elevação artificial da concentração de $CO_2$ no respirador,* a uma taxa de 1L/min, até atingir $PaCO_2$ ≥ 55 mmHg (geralmente 2 minutos), seguido de desconexão do respirador por 3 minutos.
2. *Ventilação intermitente volume mandatória (VMIS1),* a 1 ciclo por minuto com $O_2$ a 100%, até atingir $PaCO_2$ ≥ 55 mmHg (geralmente 20 minutos), seguido de desconexão do respirador por 3 minutos. É essencial o estrito controle da $PaCO_2$, preferencialmente com uso de capnógrafo, para evitar uma acidose grave e rápida que levaria à arritmia cardíaca. O restante do procedimento e a interpretação são idênticos às do teste rotineiro.

## Exames Complementares

O diagnóstico de ME é fundamentado na ausência de função do tronco cerebral, confirmado pela ausência de reflexos de tronco cerebral ao exame clínico e de movimentos respiratórios ao teste de apneia. A realização de exames complementares visa demonstrar, de forma inequívoca, a ausência de perfusão sanguínea ou de atividade elétrica ou metabólica encefálica, e obtenção de uma confirmação documental desta situação, como complementação do exame clínico, sendo obrigatória na determinação da ME. Na escolha do exame complementar a ser realizado deverão ser levadas em consideração a situação clínica e as disponibilidades locais. Os principais exames a serem executados em nosso meio são os seguintes:

A) Arteriografia cerebral – constatar a ausência de perfusão sanguínea cerebral caracterizada pela não visualização de fluxo de contraste intracraniano acima do Polígono de Willis, 30 segundos após injeção, por cateterismo seletivo das artérias carótidas internas e vertebrais, de contraste iodado sob pressão.
B) Eletroencefalograma – constatar a presença de *inatividade elétrica cerebral* ou *silêncio elétrico cerebral* (ausência de atividade elétrica cerebral superior a ≥ 2 μV) com eletroencefalograma realizado conforme as normas técnicas da Sociedade Brasileira de Neurofisiologia Clínica. Observar que, durante o registro, a temperatura corporal deverá ser igual ou superior a 32°C e a pressão arterial ≥ 90 mmHg.
C) Doppler Transcraniano – constatar a ausência *de fluxo sanguíneo intracraniano pela ausência de fluxo* diastólico reverberante e pequenos picos sistólicos na fase inicial da sístole conforme o Departamento Científico de Doppler Transcraniano da Academia Brasileira de Neurologia.

### Outros Exames
1. Surgimento de traçado de padrão constante durante Monitorização de Pressão Intracraniana, devidamente documentado.
2. Potencial evocado somatossensitivo (ausência bilateral do componente N20-P22 à estimulação do nervo mediano),
3. Cintilografia, SPECT ou PET cerebral (ausência de perfusão ou de metabolismo encefálico). Todos estes testes confirmatórios estão sujeitos a resultados falso-positivos e falso-negativos. A metodologia a ser utilizada na realização do exame deverá ser específica para determinação da morte encefálica e o laudo deverá ser elaborado por escrito e assinado por profissional com comprovada experiência no exame nesta situação clínica. Em geral, os exames que detectam a presença de perfusão cerebral, como angiografia e Doppler transcraniano, por não serem afetados pelo uso de drogas depressoras do sistema nervoso cerebral ou distúrbios metabólicos, são os mais indicados quando estas situações estão presentes. Em crianças lactentes, especialmente com fontanelas abertas e/ou suturas patentes, na encefalopatia hipóxico-isquêmica ou após craniotomias descompressivas, pode ocorrer persistência de fluxo sanguíneo intracraniano, mesmo na presença de ME, sendo

o eletroencefalograma o exame mais adequado. Pela maior eficácia e facilidade de execução em nosso meio, são recomendados o eletrencefalograma e o Doppler transcraniano. A presença de perfusão sanguínea ou de atividade elétrica cerebral significa a existência de atividade hemisférica cerebral residual. Em situações de ME, a repetição destes exames após horas, ou dias, constatará inexoravelmente a ausência desta atividade. Um exame complementar compatível com ME, ainda que realizado previamente ao exame clínico e teste de apneia para determinação da ME, poderá ser utilizado como o único exame complementar para esta determinação.

### Repetição do Exame Clínico (2º Exame)

Na repetição do exame clínico (2º exame) por um outro médico, será utilizada a mesma técnica do 1º exame. Não é necessário repetir o teste de apneia quando o resultado do 1º teste for positivo (ausência de movimentos respiratórios na vigência de hipercapnia). O intervalo mínimo de tempo a ser observado entre o 1º e o 2º exame clínico é de 1 hora nos pacientes com idade superior a 2 anos de idade. Nas demais faixas etárias este intervalo é variável, devendo ser observada a seguinte tabela:

**Faixa Etária Intervalo Mínimo (horas)**
7 dias (RN a termo) até 2 meses incompletos: 24 horas.
2 a 24 meses incompletos 12 horas.
> 24 meses 1 hora.

### Equipe Médica

A equipe médica que realiza a determinação da ME deverá ser constituída por, no mínimo, 2 médicos experientes no atendimento de pacientes em coma profundo com lesão cerebral e na metodologia da determinação da ME. Nenhum dos médicos desta equipe poderá ser membro da Comissão Intra-hospitalar de Transplantes, nem das equipes de transplante de órgãos ou de atendimento de pacientes pós-transplante. A Direção Técnica de cada hospital deverá indicar os médicos aptos a realizar e interpretar os procedimentos e exames complementares para determinação da ME no seu hospital. Estas indicações e suas atualizações deverão ser encaminhadas para a Central de Notificação, Captação e Distribuição de Órgãos – CNCDO e para o Conselho Regional de Medicina de sua jurisdição. São considerados aptos os médicos, com no mínimo 3 anos de experiência no atendimento de pacientes em coma e que tenham acompanhado a realização de pelo menos 10 determinações de ME, ou realizado treinamento específico para este fim em programa que atenda as normas determinadas pela Câmara Técnica de Morte Encefálica do Conselho Federal de Medicina. Na ausência de médico indicado pela Direção Técnica do hospital, caberá à Central de Notificação, Captação e Distribuição de Órgãos – CNCDO indicá-lo, cabendo à Direção Técnica do Hospital disponibilizar as condições necessárias para tal.

## Comunicação com Familiares ou Responsável Legal

Os familiares do paciente ou seu responsável legal deverão ser adequadamente esclarecidos, de forma clara e inequívoca, sobre a situação crítica do paciente, o significado da ME, o modo de determiná-la e dos resultados de cada uma das etapas de determinação da ME. Este esclarecimento é de responsabilidade da equipe médica assistente do paciente ou, na sua impossibilidade, da equipe de determinação da ME. O médico responsável deverá ainda comunicar aos familiares, ou responsável legal, o direito de indicar, se necessário, um médico de sua confiança para acompanhar os procedimentos da 2ª etapa de determinação da ME. Os contatos com o médico escolhido serão de responsabilidade dos familiares, ou responsável legal. O profissional indicado deverá comparecer nos horários estabelecidos pela equipe de determinação da ME. A decisão quanto à doação de órgãos ou quanto ao momento da suspensão da respiração mecânica, e de outros suportes terapêuticos, somente deverá ser solicitada aos familiares ou responsáveis legais do paciente após o diagnóstico da ME e a comunicação desta situação a eles.

## Fundamentos Legais

Esta metodologia de Determinação da Morte Encefálica é fundamentada nas normas legais abaixo discriminadas:

1. Lei nº 9.434, de 4 de fevereiro de 1997.
2. Decreto nº 2.268, de 30 de junho de 1997.
3. Lei nº 11.521, de 18 de setembro de 2007.
4. Resolução do CFM nº 1826, de 6 de dezembro de 2007.
5. Minuta da proposta de resolução sobre morte encefálica, apresentada pela câmara técnica de morte encefálica do CFM em maio de 2011.

## Referências Bibliográficas

1. Lang CJ, Heckmann JG. Apnea testing for the diagnosis of brain death. *Acta Neurol Scand* 2005; 112(6):358-69.
2. Luccas FC, Braga NO, Silvado CE. Recomendações técnicas para o registro do eletroencefalograma (EEG) na suspeita da morte encefálica. *Arq Neuro Psiquiatr* 1998;2011; 56(3B):697-702.
3. Freitas GR – Morte Encefálica, in Zétola VH e Lange MC, ed. *Academia Brasileira de Neurologia, Manual de Doppler Transcraniano.* São Paulo: 2006, p. 44-49.

## Anexo 2 do ANEXO 2
### Termo de Declaração de Morte Encefálica

A equipe médica que determinou a morte encefálica (ME) deverá registrar as conclusões dos exames clínicos e dos resultados dos exames complementares no **Termo de Declaração de Morte Encefálica (DME)** ao término de cada uma das etapas e comunicá-la ao médico assistente do paciente ou o seu substituto. Este Termo deverá ser preenchido em 3 vias.

A 1ª via deverá ser arquivada no prontuário do paciente, junto com o(s) laudo(s) de exame(s) complementar(es) utilizados na sua determinação.

A 2ª via deverá ser encaminhada ao Diretor Técnico do Hospital.

A 3ª via deverá ser encaminhada à Central de Notificação, Captação e Distribuição de Órgãos – CNCDO (Lei 9.434/97, Art. 13).

A Comissão Intra-Hospitalar de Doação de Órgãos e Tecidos para Transplantes (CIHDOTT), ou a Organização de Procura de Órgãos (OPO), ou a Central de Notificação, Captação e Distribuição de Órgãos deverão ser obrigatoriamente comunicadas nas seguintes situações:

A) Possível morte encefálica (início do procedimento de determinação de ME);
B) após a constatação da provável ME (1º exame clínico e teste de apneia compatíveis);
C) após a confirmação da ME (término da determinação com o 2º exame clínico e exame complementar confirmatórios).

A **Declaração de Óbito (DO)** deverá ser preenchida pelo médico-legista nos casos de morte por causas externas (acidente, suicídio ou homicídio), confirmada ou suspeitada. Nas demais situações, caberá ao médico assistente do paciente ou o seu substituto preenchê-la. A data e a hora da morte a serem registradas na DO deverão ser as do último procedimento de determinação da ME, registradas no **Termo de Declaração de Morte Encefálica (DME)**. Constatada a morte encefálica, o médico tem autoridade ética e legal para suspender os procedimentos de suporte terapêutico em uso e assim deverá proceder, exceto em doador de órgãos, tecidos ou partes do corpo humano para transplante (Resolução CFM nº 1.826/2007). Esta decisão deverá ser precedida de comunicação e esclarecimento sobre a morte encefálica aos familiares do paciente ou seu representante legal, e fundamentada e registrada no prontuário.

### *Exposição de Motivos da Resolução*

O diagnóstico da morte encefálica tem permanecido em bases clínicas que foram pouco modificadas ao longo das últimas 5 décadas. Galeno e Maimonides já percebiam a morte neurológica primária. Desde a publicação de *Le coma depassé - memoire preliminaire*, (Mollaret e Goulon, 1959), onde se trabalhou a primeira vez o conceito da morte encefálica global, e sua consolidação em 1968, no *Ad Hoc Committee of the Harvard Medical School to Examine the Definition of BrainDeath*, pouco se tem acrescentado. Nos EUA, em 1981, o relatório da *President's Commission for the Study of Ethical Problems in Medicine and*

*Biomedical and Behavioral Research, Defining death: a report on the medical, legal, and ethical issues in the determination of death*, remeteu à ciência médica o estabelecimento de critérios para a finalidade de diagnóstico de morte, e incorporou à legislação americana, no *Uniform Determination of Death Act*, este conceito de morte. No mesmo ano, foram publicados os *Guidelines for the Determination of* Death, o relatório resultante do trabalho dos consultores médicos da referida comissão, e a base das Diretrizes da Academia Americana de Neurologia até hoje são utilizados. No entanto, este relatório é omisso em relação a alguns itens, permitindo adaptações até mesmo institucionais. Em estudo realizado em oitenta países estudados, foram encontrados setenta que têm diretrizes clínicas consolidadas para o diagnóstico da morte encefálica. Um número menor, de 55 países, tem protocolos legais a esse respeito. As diferenças encontradas nesse estudo dizem respeito fundamentalmente aos testes instrumentais comprobatórios, que são realizados em apenas 40% dos países que têm diretrizes clínicas estabelecidas para esta finalidade, e o teste de apneia, que é utilizado em 59% dos países que têm protocolos clínicos. Em 50% dos países com diretrizes clínicas estabelecidas para o diagnóstico da morte encefálica, é necessário mais de um médico para a realização do diagnóstico, havendo diferentes exigências em relação ao tempo de observação entre os exames e testes, e também quanto à *expertise* dos examinadores. Os protocolos clínicos também não são unânimes em estabelecer o período mínimo de observação que garanta a irreversibilidade do quadro, havendo, inclusive, os que se limitam a apenas a um exame clínico. A Resolução CFM nº 1480/97 exige períodos que variam de 6 a 48 horas, dependendo da faixa etária do paciente. Investigar e tratar a mesma situação clínica de formas diversas não é uma situação excepcional na prática médica, mas a envergadura do diagnóstico de morte coloca um peso adicional na tomada de decisão. A parada da perfusão cerebral, facilmente perceptível por meio da inversão da onda de fluxo na presença de meios de monitorização de fluxo intracraniano, induz, pelo processo de autólise celular encefálica, a catástrofe metabólica que se instala e que vai comprometendo a estabilidade hemodinâmica de tal forma que a demora fará perder a oportunidade de atender às pré-condições do protocolo de diagnóstico da morte encefálica, e prejudicará ou inviabilizará a função dos órgãos captados. Considerando que os protocolos de sedação (e sua suspensão) são ainda pouco frequentes na maioria das UTI, muitos pacientes ventilados devido a causas neurológicas, quase sempre sob sedação, acabam deixando de serem candidatos à realização das provas diagnósticas para morte encefálica, de custo relativamente baixo e nenhum risco para o paciente, se bem utilizadas. Muitas vezes, a parada cardíaca irreversível advém sem que os procedimentos tenham sido concluídos, ou sequer iniciados. Em muitos casos, especialmente em pacientes muito jovens, ocorre de permanecerem dias ou semanas sendo mantidos a custo elevadíssimo, até o evento final do processo, a parada cardíaca, de forma fútil, perdendo-se as vidas de quem aguarda por um leito de UTI na Emergência, ou por um órgão em casa. Salvar estas vidas, acrescentando precisão ao protocolo de determinação da ME, e consequentemente, conforto ao médico, e oportunizando que esta seja feita de maneira mais tempestiva e eficiente, foi a tarefa de que o CFM se incumbiu ao revisar a Resolução 1490/97. Há, ainda, situações em que há impedimento da realização de parte do exame clínico, como traumatismo grave de face, otorragias, agenesia de globo ocular, e o diagnóstico de morte encefálica poderá ser determinado em caráter de excepcionalidade, com os pré-requisitos, teste de apneia e exame complementar. O outro aspecto se prende à certificação dos profissionais para a realização da morte encefálica e dos testes confirmatórios. Há uma contradição entre a Lei do Transplante (9434/97) e o Decreto que a regulamenta (2268/97), em que a Lei remete o diagnóstico da ME ao CFM e, no decreto, o legislador estabelece que um dos médicos a realizar a determinação da ME seja neurologista, exigência fora das competências do decreto e tecnicamente inadequada. Assim, ao estabelecer o que se considera importante para a aptidão do médico visando à realização destes procedimentos, o CFM oferece a todo o profissional médico a oportunidade da busca da formação e *expertise* para atuação nesta área. Ademais, esta ratificação da posição do CFM deve ser indutora de mudanças no Decreto. Secundariamente, ainda há o ganho de estimular Universidades e outras entidades ligadas à formação profissional, para que se formem médicos aptos a realizar os exames confirmatórios, muito em especial em Doppler Transcraniano, a prova mais simples e efetiva para a confirmação da morte. Por ser totalmente operador-dependente, seu uso no Brasil é hoje restrito a alguns grandes centros, já que existe uma grande carência desta *expertise* em nosso meio. A notificação da morte encefálica no Brasil em 2010 foi de 36,4 por milhão de população, bastante baixa em relação ao esperado conforme a literatura médica, que seria de pelo menos 60 por milhão, e apresentando tendência de queda no último trimestre. Há estudos brasileiros que apontam para cerca de 100 mortes encefálicas por milhão de população. Considerando que esta baixa notificação é um dos empecilhos importantes ao aumento das doações em nosso país, apesar do seu caráter compulsório desde 1997, o delineamento mais preciso dos passos do diagnóstico deve impactar de forma muito expressiva nos transplantes no Brasil, a exemplo do que acontece na Espanha. Com a Resolução nº 1826/2007, o CFM agiu com determinação ao se evitarem os tratamentos fúteis, e contribuiu favoravelmente na redução de custos das UTI e na formação de opinião dos profissionais de saúde e população, recomendando a interrupção dos meios de suporte hemodinâmico e ventilatório nos casos de morte encefálica. De lá para cá, as taxas de notificação da ME vêm crescendo continuamente. Sem prejuízo das limitações da afirmação que se segue, já que se necessitaria de uma análise multifatorial para acolhê-la integralmente, infere-se deste desempenho que resoluções assertivas, no sentido de acolher os médicos em seus dilemas éticos e técnicos, melhoram o desempenho dos profissionais. Finalmente, a Resolução nº 1480/1997 foi o marco ético-legal sobre o diagnóstico de morte encefálica e pode ser considerada ainda moderna, mas com esta fundamentação e frente os avanços tecnológicos ocorridos na medicina, a evolução dos transplantes, e a experiência dos serviços que fazem o diagnóstico de morte encefálica, faz-se necessária revisão da referida Resolução para o esclarecimento dos pontos controversos. O presente trabalho foi desenvolvido a partir de revisão da literatura e debates, presenciais e virtuais, entre os médicos com maior tradição e expressão acadêmica, gestora e/ou associativa ligados a esta atividade no país.

## Bibliografia

1. Brasil. Conselho Federal de Medicina. Resolução 1480/97.
2. Brasil. Conselho Federal de Medicina. Resolução 1826/06.
3. Brasil. Presidência da República. Decreto Lei 2268, de 30 de Junho de 1997.
4. Brasil. Presidência da República. Lei 9434, de 04 de fevereiro de 1997.
5. Brasil. Presidência da República. Lei 11. 521, de 18 de setembro de 2007
6. Definition of irreversible coma. *J Am Med Association* 1968;205:337-40.
7. Espanha. Real Decreto 2070/1999, de 30 de dezembro de 1999, Espanha.
8. Espinel E, Deulofeu R, Sabater R et al. The capacity for organ generation of hospitals in Catalonia, Spain: A multicenter study. *Transplant Proc* 1989;21:1419-21.
9. Espinel E, Deulofeu R, Sabater R et al. The capacity for organ generation of for transplantation. *BMJ* 1991;302:1053-55.
10. Hospitals in Catalonia, Spain: A multicenter study. *Transplant Proc* 1989;21:1419-21.
11. Lampl Y, Gilad R, Eschel Y et al. In the diagnosis of death by neurologic criteria. *Neurology* 2004;62:1683-86.
12. Matesanz R, Miranda B. The Spanish experience in organ donation. In: Chapman JR, Deerhoi M, Wight.
13. Medina-Pestana JO, Vaz MLS, Demonte CA. Estimativa do número de potenciais doadores de órgãos na cidade de São Paulo. *Rev Assoc Med Bras* 1992;38:97-100.
14. Mollaret P, Golan M. The depassé coma (preliminary memoir). *Rev Neurol* 1959;101:3-15.
15. Navarro A, Escalante JL, Andrés A. Donor detection and organ procurement in the Madrid region. *Transplant Proc* 1993,25:3130-31.
16. President's Commission for the Study of Ethical Problems in Medicine and Biomedical and Behavioral, 1978-1983.
17. Report ad hoc committee of the harvard medical school to examine the definition of brain death. A definition of irreversible coma. *J Am Med Association* 1968;205:337-40.
18. Research. Guidelines for the determination of death: report of the medical consultants on the diagnosis of death. *J Am Association* 1981;246:2184-86.
19. Salih MAM, Harvey Y, Frankel S, Coupe DJ, Webb M, Cripps HA. Potencial availability of cadaver organ for transplantation. *BMJ* 1991;302:1053-55.
20. Schütt GR, Henne-Bruns D. Organ donation: the influence of personal attitude on professional behavior. *Transplant Proc* 1997;29,3246.
21. Shaner DM, Orr RD, Drought T et al. Really, most SINCERELY dead: policy and procedure in the diagnosis of death by neurologic criteria. *Neurology* 2004;62:1683-86.
22. Wijdicks EFM. Determining brain death in adults. *Neurology* 1995;1003-11.
23. Wijdicks EFM. The diagnosis of brain death. *N Engl J Med* 2001;344:1215-21.
24. Wijdicks EFM. Brain death worldwide. Accepted fact but no global consensus in diagnostic criteria. *Neurology* 2002;58:20-25.
25. Wijdicks EFM, Varelas PN, Gronseth GS et al. Evidence-based guideline update: Determining brain death in adults: report of the quality standards subcommittee of the American academy of neurology. *Neurology* 2010;74;1911.

26. Lang CJ, Heckmann JG. Apnea testing for the diagnosis of brain death. *Acta Neurol Scand* 2005;112(6):358-69.
27. Luccas FC, Braga NO, Silvado CE. Recomendações técnicas para o registro do eletrencefalograma (EEG) na suspeita da morte encefálica. *Arq Neuro-Psiquiatr* 1998;2011:56(3B):697-702.
28. Freitas GR. Morte encefálica. In: Zétola VH, Lange MC. (Eds.). *Academia Brasileira de Neurologia*. Manual de Doppler Transcraniano. São Paulo: 2006. p. 44-49.
http://www.sbp.com.br/pdfs/sedacao-e-analgesia-em-vent-mec.pdf
http://www.sbp.com.br/pdfs/sedacao-e-analgesia-em-vent-mec.pdf

**Conselheiro Gerson Zafalon Martins**
Coordenador da Câmara Técnica de Morte Encefálica

Por algum tempo, vários juízes e advogados consideraram que a utilização deste critério de morte seria válido apenas nas duas situações citadas anteriormente – pesquisa e transplante, e em todas as demais, especialmente as associadas a situações assistenciais, o seu uso seria considerado abusivo e não adequado. Isto gerou uma consulta, feita pelo Hospital São Lucas da PUCRS, ao próprio Conselho Federal de Medicina, no sentido de solicitar um posicionamento sobre a real abrangência do critério encefálico de morte. O posicionamento do CFM foi feito por um parecer (7311/97) que, de forma clara e didática, confirma a sua utilização também em situações assistenciais (Anexo 3).[7]

## CONCEITO DE ME

Atualmente, o conceito de morte mais aceito pela comunidade médica internacional inclui a "cessação irreversível das funções circulatórias e respiratórias *ou* encefálicas do indivíduo". Esse conceito destaca a possibilidade de ser diagnosticada a morte por lesão irreversível do encéfalo, a morte encefálica, na qual há necessariamente a perda total da função dos hemisférios cerebrais e do tronco encefálico. Nessas circunstâncias, o indivíduo é considerado morto apesar de ter função cardiocirculatória preservada e, portanto, não aparentar estar morto. Esse fato torna difícil a assimilação deste tipo de morte pelas equipes assistenciais e pelos familiares do paciente, levando a uma consequente subnotificação da ME.[8]

A ME é um diagnóstico basicamente clínico, realizado por uma série de etapas obrigatórias e determinadas legalmente, pelas quais se demonstra a falência do encéfalo. Essa lesão encefálica ocorre secundariamente a uma causa conhecida e que deve ser compatível com a gravidade do quadro, usualmente um evento catastrófico envolvendo o Sistema Nervoso Central (SNC). Após o diagnóstico de ME, invariavelmente ocorrerá a disfunção dos demais órgãos e consequente parada cardiorrespiratória (PCR) em períodos de tempos variáveis, habitualmente inferior a 7 dias.[9]

## EPIDEMIOLOGIA

Estima-se que cerca de 10 a 15% dos óbitos em UTI ocorram em morte encefálica, podendo chegar até 30% nos casos de UTIs de referência para neurocirurgia.[9] No Brasil, apesar de esse diagnóstico vir aumentando nos últimos anos, ainda é bastante inferior aos 80 a 100 casos por milhão de população (pmp) esperados com base em dados da literatura. No primeiro semestre de 2013, por exemplo, foram realizados apenas 44,5 diagnósticos de ME pmp em nosso país, sendo esse número muito variável entre os estados brasileiros. Alguns estados já ultrapassaram a expectativa, chegando a 110 casos pmp, enquanto três estados não notificaram nenhum caso de ME nesse período. Dessa forma, existem muitos pacientes em morte encefálica que não são diagnosticados e muitos que, apesar de diagnosticados, não são notificados às Centrais de Transplantes Estaduais, apesar de isso ser uma exigência legal.[10]

A identificação precoce dos pacientes em morte encefálica é essencial quando o objetivo for a detecção de potenciais doadores de órgãos, uma vez que a evolução final desses casos é a PCR. Para isso, recomenda-se uma abordagem sistemática que inclua a avaliação de todos os pacientes em Glasgow 3 nas UTIs e emergências quanto à possibilidade de ME.[11]

Com relação às causas de morte encefálica em crianças, estudo canadense encontrou o traumatismo cranioencefálico como a mais frequente (44% dos casos), seguido pela encefa-

## ANEXO 3
## PROCESSO-CONSULTA CFM Nº 7.311/97 PC/CFM/Nº12/1998
### INTERESSADO: Hospital São Lucas da PUCRS

ASSUNTO: Morte encefálica – aspectos legais para desligar os aparelhos
RELATOR: Nei Moreira da Silva
EMENTA: Os critérios para verificação de morte encefálica não se aplicam apenas às situações de transplantes de órgãos. Os médicos devem comunicar aos familiares a ocorrência e o significado da morte encefálica antes da suspensão da terapêutica.

### CONSULTA
Em 13/11/97, o hospital da PUCRS protocolou junto a este Conselho Federal a seguinte Consulta:
"Frente à resolução do Conselho Federal de Medicina nº 1.480 de 1997, que normatiza e define critérios de morte encefálica em pacientes nas suas diversas faixas etárias, as unidades de tratamento intensivo (UTIs) Adulto Pediátrica e Neonatal do Hospital São Lucas da PUCRS, abaixo representadas por suas chefias, assim como o Comitê de Bioética deste Hospital vêm solicitar o Vosso posicionamento no que se refere a: esta resolução refere-se à constatação de morte apenas para fins de transplante ou aplica-se a qualquer paciente internado em UTI, mesmo àqueles que não são candidatos à doação de órgãos para transplante?

Aplicando os critérios estabelecidos por esta resolução, constatando-se a morte encefálica de um paciente não candidato à doação de órgãos, os médicos, dentro dos aspectos legais, PODEM (estão amparados legalmente para) suspender a terapêutica de suporte (ventilação mecânica, vasopressores etc.)? Neste caso, precisam da concordância da família?

Dentro dos aspectos legais, morais e éticos, após constatada a morte encefálica, obedecendo os critérios estabelecidos por esta resolução, os médicos DEVEM suspender toda terapêutica de suporte (ventilação mecânica, vasopressores etc.)? Se devem, como se conduzir se a família não concordar?"

### PARECER
A constatação da morte encefálica nos termos da Resolução CFM nº 1.480/97 tem a sua maior motivação e aplicabilidade nos casos de transplantes de órgãos, em vista da necessidade de retirada dos mesmos antes que se instale a degradação hemodinâmica que venha a comprometer o seu aproveitamento.

No entanto, conforme se depreende da leitura dos seus considerandos, outras situações além dos transplantes estão contempladas.

Assim, por exemplo, o descompasso entre a oferta e a demanda de leitos de terapia intensiva gera situações em que mesmo sem a perspectiva de transplante, a verificação de morte encefálica em um paciente permitirá a utilização daquele leito de UTI por outro paciente ainda viável quanto à sobrevida. Igual preocupação também se aplica ao prolongamento da dor que se impõem aos familiares dos pacientes em morte encefálica, submetidos a uma espera infrutífera que tem apenas um inexorável desfecho: a parada cardíaca.

Nesses casos, indaga-se: têm os médicos o poder/dever de suspender a terapêutica de suporte? Necessitam de concordância da família? E se a família não concordar?

Sobre o tema, existe manifestação deste Conselho Federal, no Parecer nº 27/90, da lavra do Cons. Luis Carlos Sobânia, abaixo transcrito em parte: "Quando um paciente for considerado em "Morte Encefálica", portanto considerado em óbito, o médico responsável pelo paciente, antes da suspensão dos meios artificiais de sustentação de funções vegetativas, deverá comunicar o fato à família, para que a mesma possa ter tempo até de questionar o diagnóstico, pois essa prática ainda não entrou claramente na cultura do povo, e possa até solicitar outro profissional para confirmar o diagnóstico..."

Pensamos ser esta a conduta acertada frente a estas situações: explicar a família a ocorrência e o significado da morte encefálica e a total impotência da medicina em reverter tal condição. A partir de então, prolongar os cuidados passa a configurar injustificável obstinação terapêutica, sem qualquer benefício para o "paciente" ou sua família.

Fica ainda uma questão: se a família recusar-se a aceitar a interrupção dos cuidados, ainda que tal posição tenha sido referendada pelo médico de sua confiança, têm os médicos assistentes o poder de interrompê-los? Pensamos que sim, pois a verificação da morte por quaisquer critérios é um ato de competência do médico. No entanto, deverão ter os médicos a sensibilidade para que este seu poder não venha a constituir-se em uma causa adicional de dor àqueles que já passam pelo sofrimento da perda de um ente querido e que devem encontrar no médico uma mensagem de alívio e solidariedade.

É o parecer, SMJ.
Brasília, 2 de março de 1998.

**NEI MOREIRA DA SILVA**
Conselheiro Relator
Parecer aprovado em Sessão Plenária do dia 17/06/98NMS/mfmo

lopatia hipóxico-isquêmica (19%), meningite (10%) e hemorragia intracraniana (6%).[12] No Brasil, estudo envolvendo UTIs pediátricas identificou como causa mais frequente de ME o acidente vascular encefálico (31,1%), seguido de encefalopatia hipóxico-isquêmica e meningoencefalite.[13] Entre os adultos, os acidentes vasculares encefálicos já são a causa mais frequente no nosso meio.[10]

## DIAGNÓSTICO DE MORTE ENCEFÁLICA

Os critérios para diagnóstico de morte encefálica variam bastante de país para país, dependendo da legislação de cada local. Alguns exigem a realização de dois exames clínicos neurológicos e de um exame de imagem, enquanto outros consideram suficiente a realização de um exame clínico apenas. Por isso, é importante consultar a legislação vigente para que o diagnóstico seja não somente acurado do ponto de vista técnico, mas também aceito legalmente. Como consenso entre todos os países está a necessidade de pelo menos um exame clínico neurológico adequadamente realizado com avaliação do coma e teste das funções de tronco encefálico.[14]

Inicialmente, antes de avaliar para ME, é necessário um período mínimo de observação e tratamento hospitalar por 6 horas (lesões estruturais do SNC) ou 24 horas (encefalopatia anóxica).[8] Esse período pode ser ainda maior, dependendo dos medicamentos utilizados e do tempo necessário para a estabilização do paciente.[9]

Para um diagnóstico preciso de morte encefálica é necessário ter certeza da causa do coma, que deve ser compatível com a gravidade do quadro. A realização da anamnese e exame físico completos definirão a necessidade de exames laboratoriais e de imagem. Na maioria das situações, a TC é importante para confirmação da causa do coma.[15]

Conforme a Resolução do CFM nº 1.480/97[5], os parâmetros a serem avaliados para o diagnóstico de morte encefálica no Brasil são: ausência de fatores que possam confundir o diagnóstico, presença de coma aperceptivo, ausência de atividade de tronco encefálico (incluindo apneia) e exame complementar demonstrando de forma inequívoca ausência de atividade elétrica, metabólica ou de perfusão sanguínea cerebral.

A família deve ser comunicada da suspeita diagnóstica antes do início dos testes, pois é permitido que solicitem a presença de um médico de sua confiança para acompanhar o protocolo de morte encefálica. Além disso, quando a família é informada precocemente torna-se mais fácil o entendimento do diagnóstico e posterior abordagem quanto à doação de órgãos.[3,6]

É fundamental o registro adequado do processo tanto no prontuário como no protocolo do CFM. Esse protocolo, chamado Termo de Declaração de Morte Encefálica deve ser arquivado no próprio prontuário do paciente junto com os laudos dos exames complementares realizados, com uma cópia nos arquivos das Organizações de Procura de Órgãos (OPOs) ou das Comissões Intra-hospitalares de Doação de Órgãos e Tecidos para Transplante (CIHDOTTs) e outra encaminhada à Central de Notificação, Captação e Distribuição de Órgãos (Central de Transplantes). O nome dos profissionais que assinam os testes deve estar legível, assim como a data e horário dos testes. Não podem existir rasuras ou indefinições no protocolo. Se algum item for marcado como não compatível com morte encefálica o paciente é considerado vivo, o caso é terminado, e novo protocolo deve ser aberto se forem repetidos os testes posteriormente.[3,5,6,8]

## Exclusão de fatores de confusão

No momento da realização dos exames, devem ser excluídos fatores remediáveis e reversíveis que possam prejudicar o exame neurológico como: hipotensão, hipóxia, hipotermia (menos que 32°C), efeito de drogas (sedativos, hipnóticos, bloqueadores neuromusculares, anticonvulsivantes...), distúrbios metabólicos (hipo ou hiperglicemia, hipo ou hipernatremia, alterações graves do equilíbrio acidobásico) e intoxicações. Essas condições devem ser identificadas e tratadas previamente à avaliação neurológica.[8,9,15]

A hipotermia tem sido utilizada como medida auxiliar para proteção cerebral em alguns casos neurocríticos, uma vez que conhecidamente reduz o metabolismo cerebral. Ocorre que a hipotermia, além de deprimir a função cerebral e levar à abolição de reflexos de tronco encefálico (quando a temperatura for inferior a 28°C), ainda pode alterar a metabolização de medicamentos sedativos e dessa forma prolongar seu efeito, mimetizando o diagnóstico de morte encefálica.[8] Além disso, a hipotermia pode dificultar a realização do teste de apneia, uma vez que a redução do metabolismo corporal retarda a produção de $CO_2$.[15] Assim, legalmente o exame de morte encefálica pode ser feito com temperatura superior a 32°C, mas é preferível manter a temperatura acima de 35°C para facilitar o teste de apneia e para melhor manutenção do doador.[9,14]

Os medicamentos que possuem efeito depressor do SNC, especialmente opioides, barbitúricos, sedativos, antidepressivos tricíclicos, anestésicos, relaxantes musculares e anticonvulsivantes podem interferir no exame clínico e devem ser suspensos antes de iniciar o protocolo. Idealmente, deve-se coletar nível sérico sempre que disponível, estando indicada a realização do teste neurológico somente quando estiverem em níveis terapêuticos medianos ou próximo aos limites inferiores. Na impossibilidade de realizar nível sérico, deve-se considerar o tempo de eliminação caso a caso valorizando a meia-vida dos medicamentos, a presença de disfunções orgânicas, a idade da criança, doses e tempo de administração.[8]

O tiopental é um dos medicamentos que mais interfere nesse diagnóstico, uma vez que seja utilizado para tratamento de hipertensão intracraniana refratária, situação que frequentemente evolui para ME. Esse fármaco pode induzir ao coma, suprimir os reflexos de tronco e ser responsável por um EEG isoelétrico, mimetizando o quadro de morte encefálica. Além disso, sua meia-vida é extremamente variável e dependente de uma série de fatores individuais, podendo variar de 6 a 60 horas. Nessa situação, é muito difícil definir o tempo de observação necessário para iniciar as avaliações neurológicas.[9] Nos casos de coma barbitúrico prolongado, recomenda-se um período de observação prévio à abertura do protocolo igual ou maior que o período durante o qual se administrou o barbitúrico, sendo no mínimo de 48 horas. Além disso, é importante escolher um exame complementar que avalie o fluxo sanguíneo cerebral e não a atividade elétrica, pois o fluxo não é influenciado pelo medicamento.[16]

A hipernatremia é outra alteração bastante comum na morte encefálica, usualmente secundária ao déficit hormonal desencadeado pela lesão encefálica grave. Recomenda-se controle frequente de sódio sérico e de diurese em pacientes com doenças neurológicas graves, pois a prevenção da hipernatremia e o tratamento precoce são essenciais para o manejo. Os casos de diagnóstico tardio são muitas vezes de difícil tratamento e acabam inviabilizando o diagnóstico de morte encefálica. Após algumas horas de poliúria (> 5 mL/kg/h) por diabetes *insipidus* já há desidratação com hipernatremia. Assim, deve-se identificar precocemente a mudança no padrão de diurese (densidade urinária < 1.005, urina transparente, aumento súbito de volume urinário) e o aumento progressivo do sódio sérico para instituir o tratamento, que consiste na redução do aporte de sódio (principalmente soluções isotônicas ou hipertônicas), suspensão de diuréticos, reposição do volume hídrico perdido com soro hipotônico enquanto se faz o diagnóstico e início da reposição com DDAVP assim que possível. É difícil determinar quais níveis de sódio seriam considerados seguros para iniciar o protocolo de ME. Usualmente os autores orientam corrigir "distúrbios hidroeletrolíticos severos", mas não definem valores a serem atingidos. Com base em dados de literatura, temos tolerado um nível máximo de sódio em torno de 165 mEq\L, pois, a partir desses níveis é que têm sido descritas alterações que poderiam além de confundir o diagnóstico de morte encefálica (principalmente quando a causa do coma não é bem definida), levar a uma pior evolução clínica do paciente caso o diagnóstico de ME não se confirme. Em nossas unidades, adotamos esse como o valor máximo tolerável para tratamento e manutenção do paciente crítico ou do potencial doador.[17]

## ■ Avaliação do coma

Após a correção dos possíveis fatores de confusão citados anteriormente, iniciam-se as avaliações neurológicas propriamente ditas. A legislação brasileira segue a recomendação de dois testes neurológicos realizadas por médicos diferentes, com um intervalo variável entre elas de acordo com a faixa etária do paciente.[5] No Brasil, esses médicos não podem ser membros de equipes de transplante, e um deles deve ser neurologista ou neurocirurgião.[6]

Deve-se pensar em iniciar protocolo de ME em todos os casos de pacientes em Glasgow (ECG) 3, após exclusão dos fatores de confusão, e com pupilas medianas ou dilatadas fixas. Trata-se de um paciente com hipotonia muscular generalizada, sem resposta motora, verbal ou abertura ocular. A estimulação dolorosa para avaliação do coma deve ser realizada na face, em território de nervos cranianos (região supraorbitária, lábio superior ou temporomandibular), pois dessa forma mesmo pacientes tetraplégicos mostrariam reação (fácies de dor).[8,9,16]

O intervalo mínimo entre as duas avaliações clínicas para a caracterização da morte encefálica depende da faixa etária, e foi definido pelo CFM em 48 horas para crianças de 7 dias a 2 meses incompletos, 24 horas de 2 meses a 1 ano incompleto, 12 horas de 1 ano a 2 anos incompletos e 6 horas acima de 2 anos e adultos. Sabe-se que não existem dados suficientes na literatura para definir qual o período de observação ideal, e a tendência atual é a redução desses tempos. Isso é mais significativo ainda para países como o Brasil onde os exames complementares são obrigatórios, pois muitos países orientam a realização destes exames quando é necessário reduzir o tempo de observação (pacientes instáveis).[5,15]

A presença de reflexos medulares, cutâneo-abdominal, cremastérico, plantar flexor e extensor (Babinski), tônico-cervical, osteotendíneos e mioclonias é comum em pacientes em morte encefálica e não inviabiliza o diagnóstico. Uma grande dificuldade encontrada durante o diagnóstico de ME é a presença de sinais de reatividade infraespinal, bastante comum em crianças e adultos jovens, também conhecida como atividade reflexa medular. Esses reflexos não invalidam o diagnóstico de ME, mas podem ser muito vivos e intensos, confundindo os examinadores, a equipe assistencial e gerando falsas esperanças nas famílias, o que dificulta a entrevista familiar. Nos países onde os exames complementares não são obrigatórios, a presença de reflexos medulares é uma das situações que tornam mandatória a sua realização.[9]

### ▪ Avaliação de tronco encefálico

Os diferentes pares cranianos têm a sua origem ao longo do tronco encefálico. A demonstração da ausência dos reflexos mediados por estes nervos e pelas vias que os conectam evidencia a perda da função de cada região do tronco (bulbo, ponte e mesencéfalo). Avaliam-se: reflexo fotomotor, corneano, oculocefálico, oculovestibular, reflexo de vômito, reflexo de tosse, reflexo de sucção, movimentos faciais e respiratórios. Todos estão ausentes em pacientes com morte encefálica.[5]

### ▪ Teste de apneia

O objetivo do teste de apneia é avaliar se há função bulbar, ou seja, movimento ventilatório após estímulo adequado do centro respiratório obtido pela elevação da $paCO_2$ acima de 55 mmHg. O teste de apneia é importante, pois usualmente existe perda craniocaudal das funções de tronco na ME, sendo a respiração uma das últimas funções a ser perdida.[15] Para realização do teste, é importante que a gasometria prévia esteja normoventilada ($paCO_2$ 35-45 mmHg) de modo a evitar tempo excessivo em apneia, uma vez que a $paCO_2$ costuma subir 2-3 mmHg por minuto.[9,14] Após 10 minutos com $FiO_2$ a 100%, o respirador é desconectado, coloca-se oxigênio a 6 L/min via sonda posicionada dentro do tubo traqueal e observa-se o tórax do paciente por cerca de 10 minutos quanto à presença de movimentos respiratórios. Após esse período, coleta-se uma gasometria. Se houver instabilidade durante o teste (saturação < 90%, arritmias, hipotensão...) coleta-se a gasometria e reconecta-se o respirador, sendo o teste válido se a $paCO_2$ mínima for atingida, mesmo que o tempo de apneia tenha sido inferior a 10 minutos.[5] Assim, o teste de apneia pode ser:

- *Compatível com morte encefálica (positivo):* foi atingida a $paCO_2 \geq 55$ mmHg e o paciente não respirou.
- *Inconclusivo:* o paciente não respirou, porém a $paCO_2$ foi < 55 mmHg. Nesse caso, o teste deve ser repetido após a estabilização do quadro e com um tempo maior de desconexão do que na primeira tentativa. Os demais exames neurológicos não precisam ser repetidos, apenas a apneia, e o item "apneia" no protocolo do CFM fica em branco até completar o teste (se for marcado "não" deve ser aberto novo protocolo, indica que o paciente respirou).
- *Negativo para ME (paciente vivo):* houve movimento respiratório independente da gasometria. Nessa situação, está suspenso o protocolo, pois indica que o paciente está vivo. Deve-se estar atento para movimentos respiratórios desencadeados pelo respirador que podem confundir o examinador antes do teste, uma vez que muitos respiradores podem desencadear ciclos ventilatórios mesmo com a sensibilidade do *trigger* em níveis mínimos. Nessas situações, a desconexão do respirador é fundamental para confirmar essa hipótese.[5,8,15]

Nos casos de pacientes portadores de pneumopatias crônicas deve haver um aumento da $paCO_2$ em pelo menos 20 mmHg acima da basal, uma vez que estejam habituados a níveis mais elevados e necessitam superá-los para estimular o centro respiratório efetivamente. Uma particularidade pediátrica é que a realização do teste de apneia pode ser complicada em lactentes, pois a hiperoxigenação nesses pacientes pode inibir a recuperação do estímulo ventilatório e, além disso, a bradicardia costuma preceder a hipercapnia, dificultando a realização do teste.[8]

Em alguns casos, o teste de apneia não é tolerado em razão da doença pulmonar, e o exame de morte encefálica não pode ser concluído por esse motivo. Quanto mais tardio for o diagnóstico, mais provável que a execução do teste seja complicada pelas condições gerais do paciente (infecção pulmonar, hipotermia, hipotensão, hipoxemia, arritmias...). Na próxima resolução do CFM o teste de apneia continuará sendo obrigatório em pelo menos um dos testes neurológicos mesmo nas situações descritas anteriormente (atualmente deve ser feito nos dois testes), porém será permitido algum suporte ventilatório, como CPAP, por exemplo.

## ■ Exames complementares

Os exames complementares são obrigatórios no Brasil para confirmação do diagnóstico de ME, tanto em doadores como em não doadores de órgãos. Em muitos países, entretanto, estes exames são opcionais, tornando-se obrigatórios nas situações em que o exame clínico não puder ser realizado de forma completa, ou em que houver possibilidade de efeito medicamentoso residual, ou na presença de reflexos medulares, ou ainda para reduzir o período entre os testes nos casos de instabilidade.[8,9,14]

Estes exames não substituem o exame neurológico, uma vez que muitos destes testes não avaliem adequadamente a região do tronco encefálico. Por outro lado, pode acontecer de os exames neurológicos clínicos serem compatíveis com a morte encefálica, e os exames complementares ainda mostrarem fluxo ou atividade elétrica cerebral. Nessa situação esperam-se 12 a 24 horas, e repete-se o exame complementar apenas, podendo mudar o tipo de exame dependendo das características clínicas do paciente. No caso da cintilografia, devem-se aguardar, no mínimo, 24 horas para eliminação do $^{99m}Tc$ m antes de repetir o mesmo exame. Na grande maioria dos pacientes que evoluem para ME, o dano difuso encefálico é secundário à hipertensão intracraniana que leva à diminuição da pressão de perfusão cerebral e do fluxo sanguíneo cerebral. Nestes casos, os exames de fluxo confirmam a ausência de circulação cerebral efetiva. Outros pacientes, entretanto, perdem a função cerebral de forma irreversível antes que o fluxo de sangue desapareça, ocorrendo morte encefálica sem parada da circulação cerebral.[16] São exemplos de casos de ME bem demonstrada com fluxo sanguíneo cerebral ainda presente:

- Reanimação cardiopulmonar tardia pós-PCR: há recuperação da circulação em um cérebro que foi lesado de forma irreversível por aporte sanguíneo inadequado.
- Craniectomia descompressiva cirúrgica realizada tardiamente: há a recuperação da circulação sanguínea em um cérebro lesado gravemente por hipertensão endocraniana sustentada.
- Pacientes com drenagem externa (DVE) ou ventrículo-peritoneal (DVP) de líquido cefalorraquiano (LCR).
- Acidentes vasculares de tronco cerebral com destruição maciça do tronco, sem comprometimento maior da circulação supratentorial.[16]

Nesses casos anteriormente descritos, é necessário salientar que a presença de fluxo não descarta o diagnóstico de ME, e outro tipo de prova complementar pode ser utilizado para confirmação.

São considerados exames complementares pelo CFM: angiografia cerebral, cintilografia radioisotópica, Doppler transcraniano, tomografia cerebral com xenônio, tomografia por emissão de fóton único, EEG, tomografia por emissão de pósitrons, extração cerebral de oxigênio e "outros". A quantidade e o tipo de exame recomendado pelo CFM variam de acordo com a faixa etária (Anexo 1 do Anexo 1).[5]

Na legislação brasileira atual, o único exame complementar aceito para crianças menores de 1 ano é o EEG. A provável explicação para isso é que os lactentes apresentam hipertensão intracraniana mais tardia devido à expansão da calota craniana (semelhante ao que ocorre em pacientes com craniectomia descompressiva) e com isso mantêm o fluxo sanguíneo cerebral por mais tempo após a morte encefálica. Dessa forma, alguns casos podem levar dias até a parada do fluxo, e o diagnóstico de ME é mais demorado por exame de fluxo do que se fosse feito um EEG. Por outro lado, há casos em que o paciente tem um exame que evidencia ausência de fluxo e este não pode ser aceito, pois legalmente há a exigência de EEG nessa faixa etária. Essa dificuldade deve ser resolvida na próxima legislação. Outro problema com relação ao EEG é a possibilidade de interferência de equipamentos elétricos da UTI, levando a alterações do traçado e, consequentemente, laudo indicando exame incompatível com ME.

Idealmente, a seleção do exame deveria levar em consideração as características clínicas do paciente. Na prática isso não tem ocorrido, porque a maioria dos hospitais não tem exame complementar disponível, e quando tem, dispõe de apenas uma opção. Pacientes com craniectomia descompressiva, fraturas extensas de crânio ou lactentes costumam ser mais bem avaliados por EEG ou cintilografia, enquanto pacientes intoxicados, ou que receberam doses elevadas de sedativos, fenobarbital ou tiopental beneficiam-se de exames que avaliem fluxo sanguíneo ou perfusão cerebral. A cintilografia é considerada por muitos como um método próximo do ideal, pois avalia fluxo e também a perfusão cerebral. As desvantagens deste método são a necessidade de deslocamento do paciente, o alto custo e a pouca disponibilidade no nosso meio.[16]

No Anexo 2 apresentamos a nova resolução de morte encefálica aprovada pelo plenário do CFM (09 de junho de 2011) que aguarda apenas a suspensão ou retirada do Decreto-Lei que define que um dos médicos examinadores seja obrigatoriamente neurologista.

## CONDUTA APÓS O DIAGNÓSTICO DE ME

Após a constatação e documentação da ME, a mesma deve ser comunicada aos responsáveis legais do paciente e à CNCDO – Central de Notificação, Captação e Distribuição de Órgãos (Central de Transplantes) do seu Estado. Esta notificação é compulsória, independentemente das condições clínicas do paciente, das doenças de base (AIDS, tumores, sepse, hepatite...), do local de internação (emergência ou UTI) e da vontade da família de doar os órgãos.[3]

Quando não há história de morte violenta, a declaração de óbito (DO) é preenchida pelo médico assistente no momento em que foi concluído o diagnóstico da morte encefálica, sendo considerado o horário do óbito o horário exato da realização do último teste, seja ele clínico ou complementar. Esse horário é mantido mesmo nos casos em que não há retirada do suporte de vida, e o morto fica alguns dias conectado ao respirador. Nesses casos, é importante fornecer um laudo à funerária explicando a situação (morte encefálica com manutenção da função cardiocirculatória), para que esta não cobre da família o uso de caixão especial em razão do longo tempo decorrido do óbito. Também, se houver retirada de órgãos com posterior autópsia (casos de morte violenta), o horário a ser colocado na DO pelo legista mantém-se o da finalização do protocolo de ME, senão estaríamos inferindo que houve retirada de órgãos de alguém vivo.

Somente após a confirmação e a comunicação do diagnóstico de ME à família é que esta poderá ser entrevistada e informada sobre o processo de doação de órgãos. A forma e o momento da comunicação deste diagnóstico tem papel fundamental para o seguimento do processo. Essa informação deve ser sempre acompanhada da muita sensibilidade, permitindo o início do luto familiar, mas colocando um ponto final nas expectativas de sobrevivência até então existentes. É fundamental conversar várias vezes com a família durante todo o processo diagnóstico, reiterando a gravidade e informando os resultados dos testes à medida que vão sendo realizados.

A entrevista para solicitação da doação deve ser realizada na sequência, porém sempre permitindo que a família tenha um tempo para assimilar a notícia do óbito do seu ente querido. Apenas as famílias de pacientes portadores de doenças consideradas contraindicações absolutas à doação de órgãos não devem ser entrevistadas.

## DOAÇÃO DE ÓRGÃOS

A doação de órgãos deve ser vista como parte usual dos cuidados no fim da vida, como uma oportunidade para os familiares tirarem algo de positivo do momento de dor que estão sofrendo, nunca como uma agressão à família. Pelo contrário, muitos familiares de doadores relatam que se sentiram confortados com a doação e que doariam novamente, apesar de todo sofrimento enfrentado com a perda do familiar.

Na atualidade, são utilizados para transplante órgãos de doadores vivos ou falecidos, sendo estes últimos divididos em doadores em morte encefálica ou em parada cardiorrespiratória (PCR), denominados "doadores em morte circulatória". Atualmente, o número de transplantes realizados com órgãos de doadores em morte circulatória tem aumentado consideravelmente em grandes centros de transplantes, mas a maioria dos doadores ainda são os pacientes vítimas de ME. Vários centros mundiais desenvolveram programas para doação em morte circulatória, que incluem a captação de rins, fígado e pulmões, apresentando resultados semelhantes aos resultados da doação após ME. A doação em morte circulatória caracteriza-se pela doação de órgãos logo após a parada cardíaca irreversível de um indivíduo, com utilização de métodos artificiais para manutenção da viabilidade dos órgãos até a cirurgia de retirada com destaque para o reinício da reanimação cardiopulmonar, utilização de circulação extracorpórea e canulação de vasos para infusão de líquido de perfusão. Esses casos podem envolver desde pacientes terminais que se manifestaram favoráveis à doação e apresentam PCR na UTI, até pessoas que chegam em PCR irreversível ao hospital e a família tem que ser entrevistada quanto à doação. Em qualquer situação, quando autorizada a doação, a cirurgia de retirada deve ser agilizada e realizada com a maior brevidade possível. É necessária uma logística muito bem definida e organizada, e muitas vezes bastante cara, para a obtenção desses doadores, no momento pouco disponível no nosso meio. No Brasil, a doação de órgãos em morte circulatória ainda não está regulamentada legalmente, apenas a de tecidos.[18,19]

## ■ Contraindicações à doação de órgãos

São poucas as condições que constituem contraindicações absolutas para doação de órgãos, especificadas no Quadro 54-1.[20] Na presença de qualquer uma delas, o processo de doação de órgãos é suspenso pela Central de Transplantes, devendo o corpo ser entregue à família. Por outro lado, quando são identificadas contraindicações relativas à doação, são as equipes transplantadoras em conjunto com os receptores que decidem pela utilização ou não do órgão, com base em uma série de fatores como: idade e expectativa de vida do receptor, risco imposto pela condição do doador, urgência, dificuldade para obtenção de um novo órgão (sensibilização, compatibilidade...), entre outros. Também, a doença de um órgão não necessariamente contraindica a doação dos demais órgãos, devendo o processo ser continuado.

Estima-se que cerca de 5% dos pacientes apresentem bacteremia durante a fase de diagnóstico de ME e avaliação dos doadores.[21] É importante salientar que a sepse bacteriana deve ser considerada contraindicação apenas naqueles casos refratários ao tratamento, como, por exemplo, uma meningococcemia sem resposta aos medicamentos. Pacientes que estão em tratamento com antibióticos, e apresentam certa estabilidade (lembrando que a morte encefálica gera instabilidade), podem ser doadores mesmo com culturais positivos.[22,23] As equipes transplantadoras devem ser informadas desses resultados para tratar adequadamente os receptores. Apesar de infecções bacterianas imporem um risco ao receptor, descartar esses doadores aumenta ainda mais o risco decorrente da espera do órgão por esses pacientes. Por outro lado, apesar de existirem relatos de transplantes bem-sucedidos envolvendo órgãos de pacientes contaminados por germes muito virulentos e, principalmente, multirresistentes, esses casos devem ser avaliados cuidadosamente, uma vez que essas infecções podem ser de difícil tratamento no paciente imunodeprimido. Esse é o caso também das doenças virais, fúngicas e tuberculose, cujos tratamentos na sua maioria são inexistentes, pouco eficazes ou prolongados, sendo por isso consideradas contraindicações absolutas.[20,24]

| QUADRO 54-1 | Contraindicações absolutas para doação de órgãos[20] |
|---|---|
| Infecções | ■ Sepse bacteriana considerada não controlada pela equipe assistente<br>■ Infecções virais (exceto hepatites)<br>■ Infecções fúngicas graves<br>■ Tuberculose ativa<br>■ Soropositividade para HIV ou HTLV |
| Doenças malignas | ■ Todas com exceção de: alguns tumores primários de SNC, carcinoma *in situ* de cérvice uterina, carcinoma de pele basocelular |

A utilização de órgãos de doadores com hepatite B ou C é uma prática médica aceitável em muitos centros, desde que estes órgãos sejam ofertados para receptores conhecidamente infectados com os mesmos vírus, ou, em casos raros, a receptores em urgência máxima onde os benefícios superam os riscos.[25] As hepatites são consideradas uma exceção à contraindicação de doenças virais para doação de órgãos.

A transmissão de doenças malignas através de órgãos doados é bem conhecida e tende a se tornar cada vez mais comum com o aumento da utilização de órgãos limítrofes provenientes de pacientes idosos. A história clínica detalhada é fundamental para essa avaliação, assim como o exame físico e a inspeção de todos os órgãos das cavidades abdominal e torácica durante a cirurgia de retirada (quanto à presença de lesões nodulares ou sugestivas de câncer e linfadenopatias). Recomenda-se a biópsia com análise por congelação de lesões suspeitas encontradas durante essa avaliação. As dosagens de antígeno prostático específico (PSA) e gonadotrofina coriônica (β-HCG) são recomendadas como *screening* tumoral em casos suspeitos. Apesar de essa avaliação ser importante, a transmissão de doença maligna pode ocorrer, mesmo que o doador não tenha história conhecida de câncer, o que dificulta bastante a sua prevenção.[26,27] O carcinoma de células renais é o tumor mais frequentemente transmitido ao receptor, ocorrendo em 57% dos receptores que desenvolveram neoplasias originárias do doador, seguido de melanoma (10%) e coriocarcinoma (9%). Doadores com história prévia de doenças malignas consideradas curadas também devem ser avaliados com cautela. Alguns autores sugerem aceitar doadores com história de remissão de doença maligna por um tempo mínimo de 5 a 10 anos nos tumores em que esse período significa chance de cura de 90%, mas esse tempo é difícil de ser determinado, e o ideal seria uma consultoria com um oncologista caso a caso.[26,28]

- **Entrevista familiar**

Após descartar as contraindicações absolutas, procede-se a consulta à família a respeito da doação. Atualmente, a recusa familiar ainda é a principal razão para a não captação de órgãos no Brasil, com 29% de todos os casos de ME encerrados como negativa familiar, o que corresponde a 45% das entrevistas realizadas.[10] A doação dependerá obrigatoriamente da autorização de um familiar, seja ele o cônjuge ou parente maior idade, obedecida a linha sucessória, reta ou colateral, até o 2° grau inclusive. No caso de crianças, o pai e a mãe devem autorizar. A família deve consentir e assinar termo autorizando a doação após ser esclarecida dos comemorativos envolvendo esse processo.[29]

A possibilidade de doação dos órgãos deve ser oferecida a todas as famílias, mesmo que os familiares tenham verbalizado previamente serem contrários à doação. Muitas vezes o esclarecimento no momento da entrevista faz as famílias entenderem melhor o processo, e assim modificarem seus conceitos e aceitarem a doação.

Apesar de legalmente a entrevista poder ser feita por qualquer membro da equipe assistente, o ideal é que seja conduzida pelo profissional responsável pelo processo de doação de órgãos (membro da OPO ou CIHDOTT), que deve estar treinado para essa abordagem e ser capaz de resolver as dúvidas sobre doação. Esse profissional deve conversar com a família somente após o diagnóstico da morte ter sido comunicado pelo médico, estar bem entendido pela família e apenas se a situação emocional desta permitir.[30]

A entrevista é um procedimento complexo e, por mais experiente que seja o entrevistador, muitas vezes resulta em negativa familiar. Os preparativos para a realização da entrevista são fundamentais, o entrevistador deve revisar a história clínica e social, ter uma ideia da situação emocional da família e saber quem são os familiares mais próximos antes de iniciar a conversa. O encontro com a família deve acontecer em um ambiente calmo, com acomodações para todos os familiares e amigos que queiram participar.[31]

No início é apropriado permitir que as pessoas falem um pouco sobre o seu familiar, sobre o ocorrido por ocasião da morte, expressando seus sentimentos. O entrevistador não pode ter pressa, tem que seguir o ritmo de assimilação de cada parente e não interrompê-los quando estão falando. Famílias em sofrimento intenso, desesperadas, devem ser escutadas e consoladas da melhor forma possível, retardando-se a abordagem específica sobre a doação para um momento posterior.

Os motivos mais citados por diferentes estudos para recusa familiar incluem: receio de cirurgia ou mutilação do corpo, sentimento de que seu familiar já sofreu demais, incerteza da vontade do morto, discordância entre os familiares, razões religiosas ou culturais, insatisfação com o atendimento médico do paciente, preocupação com a demora do processo, não aceitação ou entendimento do diagnóstico de morte encefálica, dúvidas quanto à honestidade/integridade do processo de doação e familiares emocionalmente exaustos. O fato de o paciente em morte encefálica não aparentar estar morto (rosado, coração batendo, aquecido...) confunde a família e faz com que persista uma certa esperança de vida, atrapalhando a autorização da doação.[30,32]

Sabe-se que cerca de 33% dos familiares que negam a doação de órgãos não repetiriam essa negativa se tivessem a oportunidade de doar novamente. Isso sugere que muitas negativas não estão enraizadas em conceitos religiosos ou crenças fortes, podendo ser modificadas dependendo da abordagem pela equipe.[33]

## ■ Avaliação do doador

O objetivo da avaliação do doador é identificar o risco de transmissão de doenças ao receptor, especialmente doenças infecciosas e neoplásicas, situações essas já descritas anteriormente, e avaliar a função dos órgãos a serem transplantados. Da mesma forma, os exames realizados nesse momento auxiliam no manejo do doador enquanto é organizada a logística para retirada dos órgãos. Para isso, a avaliação do doador é composta por várias etapas, todas essenciais para o sucesso do transplante. São elas:

- História clínica e social obtida junto à equipe assistente, em conjunto com revisão do prontuário e anamnese detalhada com um familiar próximo, buscando informações sobre a doença atual, doenças pregressas e história comportamental do doador.
- Exame físico completo, incluindo pesquisa de adenopatias, hepatomegalia, icterícia, nódulos (mama, tireoide) cicatrizes cirúrgicas, traumatismos, queimaduras, sinais de infecção (abscessos, úlceras, linfadenopatias, *rash* cutâneo, petéquias generalizadas...), lesões em cavidade oral, lesões de pele, alterações nas regiões perineal e genital, marcas de punções não terapêuticas sugestivas de uso de drogas ou acupuntura, tatuagens, *piercings*, presença de drenos, sondas ou cateteres, peso, estatura (aferida) etc.

- Inspeção da cavidade abdominal e órgãos intratorácicos durante a cirurgia de retirada dos órgãos quanto à presença de lesões tumorais, perfuração intestinal, anormalidades anatômicas, sinais de infecção etc.
- Exames laboratoriais, sorologias, culturais.
- Biópsias, exames radiológicos, exames funcionais, ecografias quando necessário.

Em virtude do período de janela imunológica dos exames sorológicos convencionais, quando a história comportamental de um doador não puder ser obtida ou os fatores de risco não puderem ser determinados, o doador deve ser considerado como de maior risco para transmissão de HIV, HBV e HCV. Aqueles doadores com amostra de sangue inadequada para sorologia em razão da hemodiluição por excesso de expansões com cristaloides, coloides ou hemoderivados também são considerados de risco.[25]

### Manutenção do doador

Antes do diagnóstico de ME ser concluído, o objetivo da terapêutica é salvar a vida do indivíduo e reduzir as chances de sequelas, sendo esse o único foco desse atendimento. Após o diagnóstico, porém, está confirmado o óbito do paciente, o que torna as medidas para proteção cerebral desnecessárias, devendo o tratamento ser dirigido para a preservação dos órgãos, enquanto a família é consultada. O potencial doador de órgãos é considerado um paciente gravíssimo que necessita a mesma atenção, monitorização e tratamento preconizados no atendimento dos demais pacientes graves de UTI, com o acréscimo de medidas terapêuticas baseadas nas peculiaridades da fisiopatologia da ME, como reposição hormonal, por exemplo. Por isso, para que o atendimento seja adequado, o ideal é que o paciente esteja internado preferencialmente em UTI aos cuidados de médicos intensivistas, o que infelizmente não é a realidade de muitos hospitais.[22,34,35]

O reconhecimento precoce de um potencial doador é fundamental, pois a morte encefálica desencadeia uma série de alterações fisiopatológicas que culminam com colapso cardiovascular e PCR. Devido a isso, a instituição precoce de medidas terapêuticas de modo a manter a perfusão adequada dos órgãos até a cirurgia de retirada é fundamental. Buscam-se os suportes hemodinâmico e respiratório adequados, objetivando-se um estado o mais próximo do fisiológico possível, com menor dano tecidual.

As principais alterações que ocorrem durante a evolução para a morte encefálica são na sua maioria secundárias ao dano neurológico grave e à elevação progressiva da pressão intracraniana (PIC). Estas situações levam à perda do controle neuro-humoral central das funções vitais.

As alterações hemodinâmicas podem ser divididas em duas fases. Na primeira, ocorre hipertensão, porque a isquemia cerebral desencadeia hiperatividade simpática. Na segunda fase ocorre hipotensão em função da perda do tônus simpático decorrente da destruição das estruturas vasomotoras centrais, causada pelo infarto cerebral, acarretando queda da resistência vascular sistêmica, da pressão arterial média e da pressão capilar pulmonar. A queda do nível de catecolaminas circulantes determina bradiarritmias, que não respondem à administração de atropina, pois esta necessita da integridade dos núcleos vagais do tronco cerebral para exercer sua função. O débito cardíaco diminui e deve ser sustentado pela infusão de volume e drogas inotrópicas. Deve-se tratar tanto a hipotensão quanto a hipertensão, sempre com monitorização invasiva contínua da MAP para guiar o manejo. A PVC é útil para avaliação da resposta à infusão de volume ou quando apresentar valores muito baixos (< 4 mmHg). Não foram comprovadas diferenças entre as diferentes drogas vasoativas (noradrenalina, adrenalina ou dopamina) no manejo do doador, com exceção da vasopressina que tem ação hormonal associada e parece promissora nesses casos.[34]

As alterações neurológicas comumente resultam em diabetes insípido central, provocando redução gradativa do hormônio antidiurético e contribuindo para a redução do tônus vasomotor e hipotensão arterial. Pode ocorrer também redução do T3, T4, cortisol e insulina.

Com relação à temperatura corporal, na fase inicial de compressão do mesencéfalo pode haver hipertermia, com evolução para hipotermia com o passar do tempo. Isto pode promover vasoconstrição, poliúria e acidose metabólica. O manejo ideal é na verdade a prevenção da hipotermia, mantendo temperatura central superior a 35°C desde o início do quadro. Isso pode ser obtido, na maioria das vezes, pelo uso de mantas térmicas, e do aquecimento não só do ar ambiente, mas também dos gases do respirador (42-46°C) e líquidos infundidos (43°C).[34]

Com relação ao manejo respiratório o objetivo deve ser manter ventilação protetora sempre que possível, com PEEP de 8 a 10 cm$H_2O$, volume corrente de 6 a 8 mL/kg de peso ideal, $FiO_2$ mínima para obter $PaO_2 \geq 90$ mmHg, Pplatô < 30 cm$H_2O$ e manobras de recrutamento alveolar.[20] Medidas de higiene brônquica incluindo aspiração, fisioterapia e broncoscopia podem fazer com que um pulmão aparentemente ruim se torne viável para doação. Da mesma forma, é importante o tratamento precoce de infecções pulmonares e a prevenção de pneumonia aspirativa através de medidas como a mudança de decúbito a cada 2 horas, cabeceira elevada a 30 graus e balonete do tubo traqueal inflado. Por fim, deve-se evitar a sobrecarga hídrica de potenciais doadores de pulmão, cuidando para não desidratar o paciente e piorar a perfusão dos demais órgãos.[35]

As alterações hidroeletrolíticas e acidobásicas secundárias à morte encefálica e à doença crítica são frequentes nesses pacientes, com destaque para hipopotassemia e hipernatremia. É recomendado o controle de eletrólitos a cada 6 horas para correção de eventuais distúrbios. Em razão da hipovolemia, diminuição do débito cardíaco e hipotermia, a acidose é comum nessa situação e pode agravar ainda mais o quadro hemodinâmico.[22]

A reposição hormonal com metilprednisolona está indicada em todos os potenciais doadores na dose de 15 mg/kg a cada 24 horas. Já a administração de hormônio tireoidiano persiste controversa, podendo ser útil nos casos de instabilidade hemodinâmica grave.[22]

Assim, o objetivo desse tratamento é tentar corrigir as disfunções encontradas e manter o coração batendo enquanto se agiliza a retirada de órgãos para transplante que idealmente deve ocorrer no prazo de até 12 a 24 horas a partir do diagnóstico de ME. Para isso, deve-se prevenir e corrigir, de forma agressiva, coordenada e simultânea, todas as disfunções orgânicas, como: corrigir o déficit de oxigenação, tratar infecções bacterianas precocemente, corrigir distúrbios hemodinâmicos e metabólicos, tratar alterações endócrinas, renais e hepáticas, corrigir distúrbios de coagulação e qualquer outra alteração orgânica reversível.[34] Os objetivos finais do tratamento do doador estão resumidos no Quadro 54-2.

| QUADRO 54-2 | Objetivos finais da manutenção do doador adulto[22,34,35] |
|---|---|
| Pressão arterial sistólica | 90-100 mmHg |
| Pressão arterial média | 60-100 mmHg |
| Pressão venosa central | 4-10 mmHg |
| Débito urinário | 1,0-3 mL/kg/h |
| Temperatura corporal | Maior que 35°C |
| Hematócrito | 25-30% |
| Saturação arterial de $O_2$ | Maior que 95% |
| PH arterial | 7,3-7,45 |
| Sódio sérico | 135-155 mEq/L |

## RETIRADA DO SUPORTE DE VIDA

Como mencionado anteriormente, o diagnóstico de ME significa a morte do indivíduo. Dessa forma, não existem relatos na literatura de pacientes que tenham sobrevivido após esse diagnóstico ter sido adequadamente realizado, utilizando os critérios da Academia Americana de Neurologia (AAN).[15] No Brasil, os critérios legais são ainda mais rigorosos que os da AAN, uma vez que haja a obrigatoriedade do exame complementar sempre.[5] Dessa forma, a partir do momento em que a morte foi diagnosticada e a possibilidade de doação de órgãos foi descartada, está indicada a suspensão do suporte de vida, incluindo o suporte ventilatório. Essa conduta é importante não apenas para garantir a otimização de leitos de UTI e recursos terapêuticos tão escassos no nosso meio, mas também para evitar terapia fútil e para um melhor entendimento das famílias e das equipes assistentes a respeito do significado da morte encefálica.[7]

Ocorre, porém, que muitos médicos ainda têm dificuldade para retirar o suporte de vida após diagnóstico de ME, especialmente a ventilação mecânica.[13,14,36] Estudo realizado no Brasil mostrou grande variabilidade entre as diversas regiões do país no que diz respeito à retirada do suporte de vida após diagnóstico de morte encefálica em pediatria. Em geral, o tempo de retirada do suporte foi exageradamente longo. Nas regiões nordeste e sudeste do Brasil, mais de 40% das crianças com diagnóstico de morte encefálica foram mantidas por mais de 24 horas com suporte ventilatório. Na região Sul, em 95% dos casos houve suspensão da ventilação mecânica logo após o diagnóstico, sendo que isso ocorreu em apenas 18% dos casos da região Sudeste e 17% dos da região nordeste. Mais significativo ainda foi o fato de ter ocorrido aumento do suporte de vida após o diagnóstico de morte em cerca de 70% dos casos das regiões nordeste e sudeste.[13,37] Da mesma forma, estudo envolvendo 21 países da América Latina, Portugal e Espanha evidenciou que em mais de 50% dos países é comum a prática de manter o suporte ventilatório após a ME, sendo esse cenário ainda mais frequente nos casos pediátricos.[14] No sul do Brasil, no entanto, observa-se uma maior resistência à retirada de suporte de vida entre os intensivistas adultos do que entre os pediátricos. Uma hipótese para justificar essa diferença é que as famílias permanecem ao lado do paciente em tempo integral nas UTIs pediátricas, facilitando o entendimento do diagnóstico de ME e reforçando o vínculo com a equipe. Contrariamente, nas UTIs de adulto o contato entre o médico e a família é fugaz e usualmente apenas nos horários de visita.

Nos Estados Unidos, estudo avaliou a retirada do suporte de vida em pacientes terminais pediátricos, incluindo pacientes em ME, e mostrou que em apenas 51% dos casos houve consenso entre a equipe assistente e a família a respeito da retirada de suporte de vida no primeiro encontro para discussão do assunto. Os autores concluíram que dois ou mais encontros formais são necessários para a família entender a situação clínica e concordar com a decisão médica. Em 76% dos casos a família estava presente no momento da retirada do suporte de vida.[38] No Brasil, visando a contornar estas situações em que há discordância entre a família e o médico quanto à retirada de suporte, a Câmara Técnica de Medicina Intensiva do Conselho Regional de Medicina do Rio Grande do Sul produziu um documento que admite que os médicos têm o poder de interromper a sustentação orgânica após a comprovação de morte encefálica, mesmo em presença de recusa familiar em admitir tais procedimentos após a família ter sido informada, orientada e assistida em todos os aspectos possíveis. Esse documento reforça que a confirmação do diagnóstico de morte encefálica é um ato médico e deve obedecer rigorosamente os critérios definidos pelo CFM. Neste sentido, o médico responsável deve comunicar a família de forma clara e objetiva a morte de seu familiar confirmada pelo protocolo adotado como referência científica e legal no Brasil. Por respeito aos sentimentos familiares, pode ser propiciado um tempo variável para que possam despedir-se de seu ente, para posteriormente serem interrompidos os suportes respiratório e cardiocirculatório.[7,39]

## REFERÊNCIAS BIBLIOGRÁFICAS

1. A Definition of irreversible coma. Report of ad hoc committee of harvard medical school to examine the definition of brain death. *JAMA* 1968;205:337-40.
2. President's Commissions for the Study of ethical problems in medicine and biomedical and behavioral research: guidelins for the determination of death. *JAMA* 1981;246:2184-86.
3. Brasil. Lei nº 9.434, de 04 Fev. 1997. *Dispõe sobre a retirada de órgãos, tecidos e partes do corpo humano para fins de transplante e tratamento.* Diário Oficial da União, 05 Fev. 1997, Seção 1, p. 2191.
4. Brasil. Conselho Nacional de Saúde. Resolução 196, de 10 Out. 1996. *Aprova as normas regulamentadoras de pesquisas envolvendo seres humanos.* Diário Oficial da União. 16 Out. 1996. Seção 1, p. 21082-85.
5. Brasil. Conselho Federal de Medicina. Resolução nº 1480, de 8 Ago. 1997. Lei nº 9.434, de 4 Fev. 1997. *Estabelece critérios para a caracterização da parada total e irreversível das funções encefálicas.*
6. Brasil. Decreto nº 2.268 de 30 Jun. 1997. Regulamenta a Lei nº 9.434, de 4 Fev. 1997, que dispõe sobre a remoção de órgãos, tecidos e partes do corpo humano para fins de transplante e tratamento, e dá outras providências. Diário Oficial da União, 1 Jul. 1997, 123.
7. Brasil. Conselho Federal de Medicina. Processo-Consulta CFM nº 7.311/97 Parecer nº 12, de 17 Jun. 1998. Morte encefálica – Aspectos legais para desligar os aparelhos Relator: Nei Moreira da Silva.
8. Nakagawa TA, Ashwal S, Mathur M *et al.* Society of Critical Care Medicine, Section on Critical Care and Section on Neurology of American Academy of Pediatrics; Child Neurology Society. Clinical report – Guidelines for the determination of brain death in infants and children: an update of the 1987 task force recommendations. *Pediatrics* 2011;128(3):e720-40. DOI:10.1542/peds. 2011-1511. Epub 2011 Aug. 28.

9. Escudero D. Diagnóstico de muerte encefálica. *Med Intensiva* 2009;33(4):185-95.
10. Associação Brasileira de Transplantes de Órgãos (ABTO). Registro Brasileiro De Transplante – RBT – Dados númericos da doação de órgãos e transplantes realizados por estado e instituição no período: Jan./Jun. – 2013. Ano XIX, nº 2 Brasil: Associação Brasileira de Transplante de Órgãos, 2013. Acesso em: Set. 2013. Disponível em: <http://www.abto.org.br/>
11. Centre for Clinical Practice at NICE (UK). National Institute for Health and Clinical Excellence. Organ donation for transplantation: improving donor identification and consent rates for deceased organ donation. BMJ. 2012;344:e341 doi:http://dx.doi.org/10.1136/bmj.e341 (Published 12 January 2012) NICE clinical guideline 135. Acesso em: Set. 2013. Disponível em: <http://www.ncbi.nlm.nih.gov/books/NBK126803/pdf/TOC.pdf>
12. Joffe AR, Shemie SD, Farrell C et al. Brain Death in Canadian PICUs: demographics, timing, and irreversibility. *Pediatr Crit Care Med* 2013 Jan.;14(1):1-9.
13. Lago PM, Piva J, Garcia PC et al. Morte encefálica: condutas médicas adotadas em sete unidades de tratamento intensivo pediátrico brasileiras. *J. Pediatr. (Rio J.)* [serial on the Internet]. 2007 Apr. [cited 2013 Sept. 27];83(2):133-140. Available from: http://www.scielo.br/scielo.php?script=sci_arttext&pid=S0021-75572007000200007&lng=en.http://dx.DOI.org/10.1590/S0021-75572007000200007
14. Escudero D, Matesanz R, Soratti CA et al. Red/consejo Iberoamericano de donación y trasplante. Muerte encefálica en Iberoamérica. *Med Intensiva* 2009;33(9):415-23.
15. Wijdicks EF, Varelas PN, Gronseth GS et al. American Academy of Neurology. Evidence-based guideline update: determining brain death in adults report of the quality standards subcommittee of the American Academy of Neurology. *Neurology* 2010;74(23):1911-8. doi:10.1212/WNL.0b013e3181e242a8.
16. Puppo C, Biestro A, Prado KF. Morte encefálica. Programa de Atualização em Medicina de Urgência (PROURGEN) – Organizado pela Sociedade Brasileira de Clínica Médica; Sistema de Educação Médica Continuada a Distância – SEMCAD. Porto Alegre: Artmed/Panamericana, 2007. 160p.
17. Gonda DD et al. Complications Associated with prolonged hypertonic saline therapy in children with elevated intracranial pressure. *Ped Crit Care Med* 2013;14(6):610-20.
18. Gomez-de-Antonio D, Varela A. Non-heartbeating donation in Spain. *Gen Thorac Cardiovasc Surg* 2011;59(1):1-5.
19. Devey L, Wigmore SJ. Non-heartbeating organ donation. *Br J Surg* 2009;96(8):833-35. DOI: 10.1002/bjs.6703.
20. Brasil. Ministério da Saúde. Portaria nº 2.600, de 21 Out. 2009. *Aprova o regulamento técnico do sistema nacional de transplantes*. Diário Oficial da União. 30 de Out. 2009; Seção 1, p. 77-118.
21. Associação Brasileira de Transplante de Órgãos (ABTO). *Diretrizes básicas para captação e retirada de múltiplos órgãos e tecidos da Associação Brasileira de Transplante de Órgãos*. São Paulo: ABTO, 2009. Acesso em: Set. 2013. Disponível em: <http://www.abto.org.br/abtov03/Upload/pdf/livro.pdf>
22. Westphal GA, Caldeira Filho M, Vieira KD et al. Diretrizes para manutenção de múltiplos órgãos no potencial doador adulto falecido: parte II. Ventilação mecânica, controle endócrino metabólico e aspectos hematológicos e infecciosos. *Rev Bras Ter Intensiva* 2013 Sept. 27;23(3):269-82. Disponível em: <http://www.scielo.br/scielo.php?script=sciarttext&pid=S0103-507X2011000300004&lng=en> <http://dx.doi.org/10.1590/S0103-507X201 1000300004>
23. Zibari GB, Lipka J, Zizzi H et al. The use of contaminated donor organs in transplantation. *Clin Transplant* 2000;14(4 Pt 2):397-400.
24. Fischer SA, Lu K. AST Infectious Diseases Community of Practice. Screening of donor and recipient in solid organtransplantation. *Am J Transplant* 2013 Mar.;13(Suppl 4):9-21.

25. Seem DL, Lee I, Umscheid CA et al. United States Public Health Service. PHS guideline for reducing human immunodeficiency virus, hepatitis B virus, and hepatitis C virus transmission through organ transplantation. Public Health Rep 2013 July;128(4):247-343.
26. Gandhi MJ, Strong M. Donor derived malignancy following transplantation: a review. Cell Tissue Bank 2007;8(4):267-86.
27. Desai R, Collett D, Watson CJ et al. Cancer transmission from organ donors unavoidable but low risk. Transplantation 2012;94(12):1200-7.
28. Nalesnik MA, Woodle ES, Dimaio JM et al. Donor-transmitted malignancies in organ transplantation: assessment of clinical risk. Am J Transplant 2011 June;11(6):1140-7.
29. Brasil. Lei nº 10.211, de 23 de março de 2001 Altera dispositivos da Lei nº 9.434, de 4 de fevereiro de 1997, que "dispõe sobre a remoção de órgãos, tecidos e partes do corpo humano para fins de transplante e tratamento". Diário Oficial da União - Seção 1. Edição extra de 24 Mar. 2001, p. 10.
30. Santos MJ, Braga MCM. Fatores que facilitam e dificultam a entrevista familiar no processo de doação de órgãos e tecidos para transplante. Acta Paul Enferm [serial on the Internet] 2011;24(4):472-78. Acesso em: 28 Sept. 2013. Disponível em: <http://www.scielo.br/scielo. php?script=sci_arttext&pid=S0103-21002011000400005 &lng=en> <http://dx.doi.org/10.1590/S0103-21002011000400005>
31. Santos MJ, Braga MCM, Moraes EL. Entrevista familiar no processo de doação de órgãos e tecidos para transplante. Acta Paul Enferm [serial on the Internet] 2012;25(5):788-94. Acesso em: 2013 28 Sept. Disponível em: <http://www. scielo.br/scielo.php?script=sci_arttext&pid=S0103-21002012000500022&lng=en> <http://dx.doi.org/10.1590/S0103-21002012000500022>
32. Vincent A, Logan L. Consent for organ donation. Br J Anaesth 2012:108(S1),i80-i87.
33. Simpkin AL, Robertson LC, Barber VS et al. Modifiable factors influencing relatives decision to offer organ donation: systematic review. BMJ 2009 Apr. 21;338:b991.
34. Westphal GA, Caldeira Filho M, Vieira KD et al. Diretrizes para manutenção de múltiplos órgãos no potencial doador adulto falecido: parte I. Aspectos gerais e suporte hemodinâmico. Rev Bras Ter Intensiva [serial on the Internet] 2011 Sept.;23(3):255-68. Acesso em: 2013 Sept. 27. Disponível em: <http://www.scielo.br/scielo.php?script=sci_arttext&pid= S0103-507X2011000300003&lng=en> <http://dx.doi.org/10.1590/S0103-07X201100030000 3>
35. Westphal GA, Caldeira Filho M, Vieira KD et al. Diretrizes para manutenção de múltiplos órgãos no potencial doador adulto falecido: Parte III. Recomendações órgãos específicas. Rev Bras Ter Intensiva [serial on the Internet] 2011 Dec.;23(4):410-25. Acesso em: 27 Sept. 2013. Disponível em: <http://www.scielo.br/scielo.php?script=sci_arttext&pid=S0103-507X201100040 0005& lng=en> <http://dx.doi.org/10.1590/S0103-507X2011000400005>
36. Academia Americana de Pediatria (AAP). Policy Statement – Pediatric Organ Donation and Transplantation. Pediatrics 2010;125:822-28.
37. Lago PM, Piva J, Kipper D et al. Limitação de suporte de vida em três unidades de terapia intensiva pediátrica do sul do Brasil. J Pediatr (Rio Janeiro) [serial on the Internet]. 2005 Apr.;81(2):111-17. Acesso em: 2013 Set. 27. Disponível em: <http://www.scielo.br/scielo.php? script=sci_arttext&pid=S0021-75572005000300005&lng=en> <http://dx.doi.org/10.1590/S0021-755720050003005>
38. Garros D, Rosychuk RJ, Cox PN. Circumstances surrounding end of life in a pediatric intensive care unit. Pediatrics 2003;112(5):e371.
39. Brasil. Conselho Federal de Medicina. Resolução CFM nº 1.826/2007. Dispõe sobre a legalidade e o caráter ético da suspensão dos procedimentos de suporte terapêuticos quando da determinação de morte encefálica de indivíduo não-doador. Publicada no D.O.U. de 06 Dez. 2007, Seção I, p. 133.

# 55 Medicamentos e Doses Utilizados em UTI Pediátrica

*Márcia H. A. Severini* ♦ *Wanderley A. Fleck*

## LISTA DE MEDICAMENTOS (NOMES GENÉRICOS)

**Abacavir, Sulfato de.** Crianças ≥ 3 meses a ≤ 16 anos: 8 mg/kg/dose, 12/12 h, VO (máx. 300 mg 12/12 h). Ajustar, se houver perda da função hepática.

**Abatacept.** IV: ≥ 6 anos < 75 kg: 10 mg/kg. Repetir em 2 e 4 semanas após a dose inicial e então a cada 4 semanas. ≥ 6 anos e > 75 kg: dose de adulto (máx. 1.000 mg), repetida em 2 e 4 semanas e após a cada 4 semanas. Adultos: < 60 kg: 500 mg; 60-100 kg: 750 mg; > 100 kg: 1.000 mg.

**Acetaminofeno.** Ver Paracetamol.

**Acetaminofeno e Codeína.** Crianças: Oral-**Analgesia:** 0,5-1 mg codeína/kg/dose, cada 4-6 h (máx. 60 mg/dose). Acetominofeno: 10-15 mg/kg/dose, cada 4-6 h (não exceder 5 doses em 24 h).

**Acetato de Megestrol.** VO. Crianças (dados limitados): 7,5-10 mg/kg/dia, em 1-4 doses; não exceder 800 mg/dia ou 15 mg/kg/dia. Adolescentes: 800 mg/dia, em 1-4 doses.

**Acetato de Potássio.** IV, Manutenção diária: Lactentes, 2-6 mEq/kg/dia; Crianças: 2-3 mEq/kg/dia; Adultos: 40-80 mEq/dia. *Hipocalemia:* Lactentes e Crianças: 0,5-1 mEq/kg/dose (máx. 40 mEq), infundir a 0,3-0,5 mEq/kg/h (máx. 1 mEq/kg/h). Repetir quando necessário. Adultos: 5 a 10 mEq/k (Não exceder 40 mEq/h), máx. 400 mEq em 24 h.

**Acetazolamida.** VO. Crianças: Epilepsia: 4-16 mg/kg/dia, em 1-4 doses); não exceder 30 mg/kg/dia. *Ajuste para a função renal:* Clcr: 10-50 mL/min: administrar a cada 12 h; < 10 mL/min: evitar o uso. Removido cerca de 20-50% pela hemodiálise.

**Acetilcisteína.** *Intoxicação p/Paracetamol* (independente do tempo ocorrido): 150 mg/kg em SG 5% IV por 1 h, e após: 10 mg/kg/h por 20 h (< 10 h do ocorrido), 32 h (ocorrido entre 10-16 h), 72 h (ocorrido a mais de 16 h); prolongar mais, se ainda encefalopático. Oral: 140 mg/kg inicial, e, então, 70 mg/kg/dose 4 h por 72 h. Monitorizar K sérico. Dar K se Paracetamol > 1.000 umol/L (150 mg/L) em 4 h, > 500 umol/L 8 h, > 250 umol/L 12 h. *Doença pulmonar:* sol. 10% 0,1 mL/kg/dose (adultos 5 mL) 6-12 h nebulização ou intra-traqueal. *Equivalente a íleo meconial*: 5 mL/dose (NÃO/kg) de sol. 20% 8 h oral. *Fibrose cística:* 4-8 mg/kg/dose 8 h oral.

**Aciclovir.** Neonatal: IV: 20 mg/kg/dose, a cada 8 h, 14-21 dias. **Encefalite herpética:** IV: Crianças 1-3 meses- 20 mg/kg/dose, cada 8 h, 14-21 dias; crianças 3 meses a 12 anos: 500 mg/m²/dose, cada 8 h, 14-21 dias; > 12 anos: 10 mg/kg/dose, cada 8 h, 14-21 dias. **Varicela:** VO: crianças ≥ 2 anos e ≤ 40 kg: 20 mg/kg/dose, 4 vezes/dia, por 5 dias (máx. 3.200 mg/dia); crianças ≥ 40 kg, adolescentes: 800 mg, 4 vezes/dia, por 5 dias. IV: crianças ≥ 2 anos: 500 mg/m2/dose, cada 8 h, por 7-10 dias. Doses diferenciadas para pacientes imunocomprometidos. *Ajuste para a função renal:* IV: Clcr: 25-50 mL/min: dose normal a cada 12 h; Clcr 10-25 mL/min: dose normal a cada 24 h; Clcr < 10 mL/min: reduzir a dose em 50% e administrar a cada 24 h.

**Ácido Acetilsalicílico.** Ver aspirina.

**Ácido Acetidroxâmico.** 5 mg/kg/dose (adultos 250 mg) 6-8 h oral.

**Ácido Aminobenzoico.** 60 mg/kg/dose (máx. 3 g) 6 h oral.

**Ácido Aminocaproico.** Crianças: VO, IV: dose inicial 100-200 mg/kg; manutenção 100 mg/kg/dose, 6/6 h (dose máx. diária 30 g).

**Ácido Carglúmico.** Oral: *Hiperamonemia aguda:* Neonatal: 100-200 mg/kg/dia, divididos em 2 a 4 doses diárias; Lactentes, crianças, adolescentes e adultos: 100-250 mg/kg/dia, em 2 a 4 tomadas; *Hiperamonemia crônica:* Neonatos, lactentes, crianças, adolescentes e adultos: < 100 mg/kg/dia, em 2 a 4 tomadas diárias.

**Ácido Clavulânico com Amoxicilina ou Ticarcilina.** Dose como para Amoxacilina ou Ticarcilina. *Ajuste para a função renal:* Clcr 10-50 mL/min: 8 h; < 10 mL/min: 12-24 h. *Efeito da diálise:* removido na HD; não sabido na DP.

**Ácido Clorídrico.** Usar solução de 150 mmol/L, infundir IV (somente por linha central). Dose (mL) = BE × Peso × 2,2 (infundir a metade do calculado). Taxa de infusão máx.: 1,33 mL/kg/h.

**Ácido Etacrínico.** Crianças: VO: 1 mg/kg/dose, 1 vez/dia, aumento gradual até 3 mg/kg/dia. IV: 1 mg/kg/dose, não se recomenda repetir dose. Adultos: 25-400 mg/dia em 1 ou 2 doses. IV: 0,5-1 mg/kg/dose (máx. 100 mg/dose), não se recomenda repetir dose.

**Ácido Fólico.** Não/kg *Deficiência:* VO, IM, IV, SC: lactentes: 0,1 mg/dia; crianças < 4 anos: 0,3 mg/dia; crianças > 4 anos e adultos: 0,8 mg/dia. Atenção para diluição se IV.

**Ácido Folínico.** Ver Cálcio, Folinato de.

**Ácido Hidroclórico.** Usar solução de 100 mmol/L (0,1 M = 0,1 N = 100 mEq/L); dar IV somente por linha central. *Alcalose:* dose (mL) = BE × Peso × 3 (dar metade do calculado); taxa máx. de infusão 2 mL/kg/h.

**Ácido Mefenâmico.** 10 mg/kg/dose (adultos 500 mg) 8 h VO.

**Ácido Nalidíxico.** 15 mg/kg/dose (adultos 1 g) 6 h oral, reduzindo para 7,5 mg/kg/dose (adultos 500 mg) 6 h após 2 semanas. *Ajuste para a função renal:* Clcr: > 50 mL/min: dar 100% da dose; < 50 mL/min: Uso não recomendado.

**Ácido Para-Aminossalicílico (PAS).** Dose usual: 150 mg/kg/dia 8-12 h oral. Dose máx.: 12 g/dia. Não é indicado para crianças. *Ajuste para a função renal:* Não é necessário ajuste.

**Ácido Tranexâmico.** *Cirurgia Cardíaca.* Crianças (2 m a 15 anos): IV: dose de ataque 10 mg/kg, dose preparatória 10 mg/kg e 10 mg/kg após protamina. *Ajuste para a função renal* pela Cr sérica.

**Ácido Ursodesoxicólico.** 4-8 mg/kg/dose (adultos 200-400 mg) 12 h oral.

**ACTH (Corticotrofina ).** 1 u/kg (máx. 40 u) IM diário.

**Adalimumab.** Subcutâneo. *Artrite reumatoide juvenil:* ≥ 4 anos: 15 a 30 kg: 20 mg a cada semana. ≥ 30 kg: 40 mg a cada semana. *Doença de Crohn/Colite Ulcerativa:* 9 a 18 anos: doses ainda não estabelecidas. < 40 kg: 80 mg na semana "zero", seguido por 40 mg na semana 2. ≥ 40 kg: 160 mg na semana "zero", seguido por 80 mg na semana 2. Manutenção: Iniciar na semana 4 (2 semanas após completar a indução): < 40 kg: 20 mg a cada semana; ≥ 40 kg: 40 mg a cada semana. *Uveíte:* > 4 anos e adolescentes: doses ainda não estabelecidas. < 30 kg: 20 mg a cada semana; > 30 kg: 40 mg a cada semana.

**Adenosina.** TSV. Lactentes e crianças: IV, IO-infusão rápida-0,1 mg/kg (máx. 6 mg). Se não efetivo, administrar 0,2 mg/kg (máx. 12 mg) (PALS, 2010).

**Adrenalina.** *Crupe:* 1% (L isômero) ou 2,25% (racêmica) 0,05 mL/kg/dose diluída em 4 mL por inalação; ou 1:1000, 0,5 mL/kg/dose (máx. 6 mL) por inalação; *Parada cardíaca:* 0,1 mL/kg da sol. 1:10.000 IV (0,1 mL/kg da sol. 1:1.000 via ET). *Anafilaxia:* 0,05-0,1 mL/kg/dose da sol. 1:10.000 IV. SC: 0,01 mg/kg (0,01 mL/kg da sol. 1:1.000), × 3 doses a cada 20 min de intervalo se necessário. *Infusão contínua:* 0,05-2 µg/kg/min.

**Albendazol.** *Enterobius vermicularis, Áscaris, Ancilóstoma, Necator* e *Trichurus:* 20 mg/kg/dose (máx. 400 mg) oral 1 × (pode repetir após 2 semanas). *Estrogiloides, Larva migrans cutânea, Tênia, H. nana, O. viverrini, C. sinensis:* 20 mg/kg (máx. 400 mg) diário por 3 dias, repetido em 3 semanas. 7,5 mg/kg/dose (máx. 400 mg) 12 h por 8-30 dias (Neurocisticercose); 12 h por 3 séries de 28 dias com intervalo de 14 dias (Hidatidose). *Ajuste para a função renal:* Não é necessário ajuste.

**Albumina.** *Hipovolemia:* Neonato, 0,5 g/kg/dose; Lactentes e crianças, 0,5-1 g/kg/dose, podendo repetir SN (20%: 2-5 mL/kg; 5%: 10-20 mL/kg.) IV. Dose máx. 6 g/kg/dia. Adultos: 25 g, não mais que 250 g devem ser administrados em 48 h. *Hipoproteinemia* (neonatos, lactentes e crianças): 0,5-1 g/kg/dose; pode repetir a cada 1-2 dias. Albumina 5% deve ser usada em pacientes com hipovolemia ou depleção 5% intravascular; 25% em pacientes com restrição hídrica ou de Na. Tanto a apresentação 5 quanto a 25% contêm 130-160 mEq/L de Na. Osmolaridade: 5% = 300 mOsm/L, 25% = 1.500 mOsm/L.

**Álcool Etílico.** *Tratamento da intoxicação por Metanol ou Etilenoglicol:* crianças, adolescentes e adultos: Ataque: VO: 0,8-1 mL/kg Álcool Etílico 95%, ou 2 mL/kg Álcool Etílico 40%. IV: 8-10 mL/kg da solução Álcool etílico 10% (Não exceder 200 mL).

**Alendronato de Sódio.** Adultos (Não/kg): *Osteoporose,* 10 mg diário oral; *Doença de Paget,* 40 mg diário.

$\alpha_1$**-Antitripsina.** 60 mg/kg 1 vez por semana, IV por 30 min.

**Alglucosidase-α.** IV: *Doença de Pompe (Início precoce):* Lactentes ≥ 1 mês, crianças e adolescentes: 20 mg/kg por 4 h, a cada 2 semanas. *Doença de Pompe (início tardio):* ≥ 8 anos, adolescentes e adultos: 20 mg/kg por 4 h a cada 2 semanas.

**Almotriptano.** Adolescentes 12-17 anos e adultos: Oral: Inicial: 6,25-12,5 mg em dose única. Se retorno da cefaleia, repetir a dose após 2 h (Não mais que 2 doses). Máx. diário 25 mg.

**Alopurinol.** Crianças ≤ 10 anos, VO: 10 mg/kg/dia, em 1 a 3 doses (máx. 800 mg/dia); Crianças ≥ 10 anos e adultos: 600-800 mg/dia, em 2 a 3 doses. *Ajuste para a função renal:* Clcr: > 50 mL/min: não é necessário ajuste de dose; 10-50 mL/min: reduzir a dose a 50% da recomendada; < 10 mL/min: reduzir a dose a 30%.

**Alprazolam.** Adultos, VO: 0,25-0,5 mg, 3 vezes/dia; aumentos graduais (máx. 10 mg/dia).

**Alprostadil** (Prostaglandina E1, PGE1). 0,01-0,1 µg/kg/min (10-100 ng/kg/min). *Para manter ducto arterioso patente:* 0,01-0,1 µg/kg/min (10-100 ng/kg/min). Equivalências (aproximadamente): 5 µg/kg/min de Nitroglicerina = 2 µg/kg/min de Nitroprussiato = 0,1 µg/kg/min de PGE. Dil. máx. 20 µg/mL.

**Alteplase** (Ativador do plasminogênio tissular). 0,2-0,5 mg/kg/h IV por 6-12 h (mais tempo, se não houver resposta); Manter o fibrinogênio > 100 mg/dL (dar crioprecipitado 1 bolsa/5 kg), dar heparina 10 u/kg/h IV, dar plasma fresco congelado 10 mL/kg IV diário em lactentes. *Infusão IA local:* 0,05 mg/kg/h, dar plasma fresco congelado 10 mL/kg IV diário. *Linha central obstruída:* 0,5 mg/2 mL (< 10 kg), 2 mg/2 mL (> 10 kg) por lúmen por 2 a 4 h, retirar a droga, fazer *flush* com solução salina; repetir 1 vez em 24 h, se necessário. Administração IV: diluição máx. 1 mg/mL.

**Amicacina.** Prematuridade, IV: ≤ 27 sem.:15-20 mg/kg/dose, 48/48 h inicial; 28-33 sem.: 15-20 mg/kg/dose, 36/36 h; ≥ 34 sem.: 15 mg/kg/dose, 24/24 h. Dose tradicional: IM, IV: < 7 dias (1.200-2.000 g): 7,5 mg/kg/dose, 12/12 h; ≥ 7 dias: (1.200-2.000 g) 7,5-10 mg/kg/dose, cada 8-12 h; (> 2.000 g) 10 mg/kg/dose, 8/8 h. Lactentes e crianças: IM, IV: 15-22,5 mg/kg/dia, dividido 8/8 h. *Ajuste para a função renal:* Doses e frequências mais bem determinadas pela dosagem do nível sérico. *Efeito da diálise:* Eliminado pela HD; não pela DP.

**Aminofilina** (100 mg aminofilina = 80 mg teofilina). *Ataque:* 10 mg/kg (máx. 500 mg) IV por 1 h. *Manutenção:* 1ª semana de vida, 2,5 mg/kg/dose 12 h; 2ª semana de vida, 3 mg/kg/dose 12 h; 3ª semana-12 meses (0,12 × idade em semanas + 3) mg/kg/dose 8 h; 1-9 anos, 1,1 mg/kg/h (55 mg/kg em 50 mL a 1 mL/h), ou 6 mg/kg/dose IV por 1 h de 6/6 h; 10-16 anos ou adulto fumante: 0,7 mg/kg/h (< 35 kg, 35 mg/kg em 50 mL a 1 mL/h; > 35 kg, 25 mg/mL a 0,028 mL/kg/h), ou 4 mg/kg/dose IV por 1 h de 6/6 h; adulto não fumante: 0,5 mg/kg/h (25 mg/mL a 0,02 mL/kg/h), ou 3 mg/kg/dose IV por 1 h de 6/6 h; idosos: 0,3 mg/kg/h (15 mg/kg em 50 mL a 1 mL/h), ou 2 mg/kg/dose IV por 1 h de 6/6 h. Concentração IV máx. 25 mg/mL. Taxa máx. infusão: 0,36 mg/kg/min, não exceder 25 mg/min.

**Amiodarona.** IV, IO: Lactentes e crianças: TV ou FV (PALS, 2010): 5 mg/kg (máx. 300 mg/dose), rápido, pode repetir até dose máx. diária de 15 mg/kg (adolescente máx. 2,2 g/dia). Infusão contínua: dose inicial 5 µg/kg/min, aumento dose até 10-15 µg/kg/min. Oral: lactentes < 1 ano: dose ataque 10-15 mg/kg/dia, dividido em 1-2 doses, por 4-14 dias, ou controle da arritmia. Após reduzir para 5 mg/kg/dia, 1 vez/dia, por semanas. Se arritmia controlada, reduzir para dose mínima diária de 2,5 mg/kg

**Amitriptilina, Hidrocloreto de.** Usualmente 0,5-1 mg/kg/dose (adultos 25-50 mg) 8 h oral. *Enurese*: 1-1,5 mg/kg à noite. Administração parenteral somente pela rota IM. Não usar IV.

**Amoxicilina.** 10-20 mg/kg/dose (adultos 0,25-1 g) 8 h IV, IM ou oral; ou 20 mg/kg/dose 12 h oral. *Infecção grave*: 50 mg/kg/dose (adultos 2 g) IV 12 h (1ª semana de vida), 6 h (2-4 semanas), 4-6 h ou infusão contínua (4 ou mais semanas). *Profilaxia da endocardite bacteriana*: 50 mg/kg 1 h antes do procedimento e 25 mg/kg 6 h após. Não exceder dose máx. Administração: diluir: 50 mg/mL em água destilada (usar dentro de um período máx. de 20 min. após a reconstituição) IV lento (3-4 min.), ou diluir em água destilada ou SF 0,9% na concentração de 10 mg/mL IV, infundir em 30-40 min. Não administrar juntamente com hemoderivados, soluções contendo proteínas ou lipídeos, ou com aminoglicosídeos. *Ajuste para a função renal*: Clcr: 10-30 mL/min: 12 h; < 10 mL/min: a cada 24 h.

**Amoxicilina e Ácido Clavulânico.** Dose como para a Amoxicilina. *Ajuste para a função renal*: Clcr: > 50 mL/min: 8 h; 10-50 mL/min: 8-12 h h; < 10 mL/min: 12 h. *Efeito da diálise*: ver Ácido Clavulânico.

**Ampicilina.** 10-25 mg/kg/dose (adultos 0,25-1 g) 6 h IV, IM ou oral. *Infecção grave*: 50 mg/kg/dose (máx. 2 g) IV 12 h (1ª semana de vida), 6 h (2-4 semanas), 3-6 h ou infusão contínua (4 + semanas). *Meningites*: 400 mg/kg/dia. *Diluição para infusão IV*: 30 mg/mL, taxa máx. de infusão 100 mg/mL. Infundir por 15-30 min. 1 g ampicilina contém 2,7 mEq de sódio. *Ajuste para a função renal*: Clcr: > 50 mL/min: 6 h; 10-50 mL/min: 6-12 h; < 10 mL/min: 12-24 h. *Efeito da diálise*: Removido em 20-50% pela HD; não pela DP.

**Ampicilina 1 g + Sulbactama 0,5 g.** 25-50 mg/kg/dose (adultos 1-2 g) de ampicilina 6 h IM ou IV por 30 min. *Ajuste para a função renal*: Clcr: 15-29 mL/min: 12 h; 5-14 mL/min: 24 h.

**Anacinda.** Sub Cut: *Artrite reumatoide juvenil* (Início sistêmico): Inicial: 1 mg/kg 1 × ao dia. Se não houver resposta, aumentar para 2 mg/kg (máx. 100 mg). *ARJ poliarticular*: 1 mg/kg 1 × ao dia (máx. 100 mg).

**Anfotericina B** (Convencional). 0,5-1,5 mg/kg/dia por infusão contínua IV. Dose total de 30-35 mg/kg por 4-8 semanas. Oral (Não/kg): 100 mg 6 h (tratamento), 50 mg 6 h (profilaxia). A Anfotericina deve ser diluída em SG5% livre de eletrólitos, numa concentração de 0,1 µg/mL para evitar precipitação. Diluição máx. 0,25 mg/mL (cateter central) e 0,1 mg/mL (cateter periférico), infundir durante 120 a 240 min. *Meningite por coccidioidomicose*: Dose IV anterior, com infusão intratecal (intraventricular) de 0,1-0,3 mg diários. *Irrigação vesical*: 5-15 mg/100 mL de solução aquosa estéril para irrigação (100-300 mL/dia). Instilar o líquido na bexiga, clampear o cateter por 60-120 min, drenando após.

Irrigar 3-4 ×/dia, por 2-5 dias. *Diálise peritoneal:* 1-4 mg/L de líquido de DP, com ou sem baixas doses de terapia IV com Anfotericina B. Creme ou pomada 3%: aplicar 6-12 h. Dil. máx. IV: 0,1 mg/mL (em casos extremos, 0,25 mg/mL em SG 5%, em cateter central). *Ajuste para a função renal:* Quando a IR for decorrente de Anfotericina, reduzir a dose em 50%, ou dar de 48/48 h até diminuição da creatinina; Quando a IR for ocasionada por outra causa, não é necessário alterar a dose.[1] Segundo Holliday: Clcr: < 10 mL/min: 24-48 h (sem especificar a gênese da IR). *Efeito da diálise:* não sofre efeito tanto na HD quanto na DP.

**Anfotericina B, Complexo lipídico de.** 2,5-5 mg/kg, 24/24 h IV. Taxa máx. de infusão: 2,5 mg/kg/h. Não usar com filtros de linha; nem diluir em soluções salinas ou misturar com outras drogas ou eletrólitos.

**Anfotericina Lipossomal.** 1 mg/kg diário, IV por 1 h. Aumentar em cerca de 2-4 dias para 2-3 mg/kg/dia. Dose total: 20-60 mg/kg compreendida em 2-4 semanas. Diluição: 1 mg/mL (máx. 2 mg/mL, quando necessário restrição hídrica); taxa de infusão: 2,5 mg/ kg/h.

**Anlodipino, Besilato de.** Oral: Crianças: 0,05-0,1 mg/kg/dia; crianças 6-17 anos: 2,5-5 mg, 1 vez/dia.

**Antitoxina para Gangrena Gasosa.** *Profilaxia:* 25.000 U IM ou IV. *Tratamento:* 75.000 a 150.000 U IV por 1 h, repetir 1-2 × após 8-12 h, dar também 100.000 U IM se infecção grave.

**Antitripsina.** Ver $\alpha_1$-antitripsina.

**Antitrombina III.** Número Unidades = (desejada-nível atual) × Peso/2,2.

**Antivenina** *(Latrodectus mactans* – "Viúva Negra"*).* Tratamento dos sintomas da picada. Se teste de sensibilidade negativo: < 12 anos: IV: Conteúdo inteiro do frasco reconstituído. Em alguns casos pode ser necessária uma segunda dose. Adultos: IM, IV: Frasco reconstituído inteiro (IV pacientes em choque). Pode ser necessária 2ª dose em alguns casos.

**Aprepitant.** Oral: Criança ≥ 11 anos e adolescentes (> 40 kg) e adultos: *Prevenção do vômito e náusea induzida pela quimioterapia:* 125 mg 1 h antes da quimioterapia no primeiro dia, seguido por 80 mg 1 × ao dia nos dias 2 e 3 (em combinação com um corticosteroide e antagonista 5-HT3).

**Argatroban.** Lactentes e crianças < 16 anos: regime de dose ainda não estabelecido. *Trombocitopenia induzida pela heparina:* IV: Dose inicial: 0,75 µg/kg/min, IV contínuo. Manutenção: controle KTTP após 2 h; ajustar a dose até KTTP atingir 1,5-3 × basal inicial (não exceder 100 s). Ajustar aumentos de 0,1-0,25 µg/kg/min para função hepática normal. Reduzir dose na Insuficiência Hepática. Adultos: *Trombocitopenia induzida pela heparina:* Infusão IV contínua: Inicial: 2 µg/kg/min (até 260 µg/dose). Manutenção: Dosar KTTP após 2 h: ajustar dose até KTTP 1,3-3 × o valor basal inicial, não excedendo 100 s. A dose não deve exceder 10 µg/kg/min.

**Aripirazol.** Crianças e Adolescentes: Oral: *Transtorno bipolar:* 10-17 anos: Inicial: 2 mg diários por 2 dias, seguido por 5 mg diário por 2 dias, com um aumento posterior até alcançar a dose de 10 mg/dia. Aumentos subsequentes da dose podem ser feitos em 5 mg até um máx. de 30 mg/dia. *Esquizofrenia:* Adolescentes 13-17 anos, igual ao anterior. *Autismo:* Crianças e Adolescentes 6-17 anos: dose inicial: 2 mg por dia por 7 dias, seguido por 5 mg/dia. Aumentos subsequentes podem ser feitos em 5 mg cada 7 ou mais dias até um máx. de 15 mg/dia. Adultos: Oral: *Transtorno bipolar:* 15 mg inicial, 1 × ao dia, pode ser aumentado até um máx. de 30 mg 1 × ao dia. *Depressão:* iniciar 2 a 5 mg por dia, ajustes na dose podem ser feitos em intervalos ≥ 7 dias. Dose usual 2-15 mg por dia. *Esquizofrenia:* Inicial: 10-15 mg 1 × ao dia. Pode ser aumentado até um máx. de 30 mg 1 × ao dia. *Agitação aguda:* IM: 9,75 mg como dose única. Pode repetir a intervalos de 2 ou mais h, até um máx. de 30 mg por dia.

**Aspirina.** *Antitérmico e/ou analgésico:* 10-15 mg/kg/dose. (Adulto: 300-600 mg) 4-6 h oral. *Atividade antiplaquetária*: 3-5 mg/kg (máx. 100 mg) diário. *Kawasaki:* 10 mg/kg/dose 6 h (dose baixa) ou 25 mg/kg/dose 6 h (dose alta) por 14 dias, e então: 3-5 mg/kg diário. *Artrite*: 25 mg/kg/dose (máx. 2 g) 6 h por 3 dias, e, então: 15-20 mg/kg/dose 6 h. Níveis séricos de salicilato (artrite): 0,7-2 mmol/L (× 13,81 = mg/100 mL).

**Aspirina 25 mg + Dipiridamol 200 mg.** Adultos (Não/kg) 1 cápsula 12 h oral.

**Atenolol.** Oral: 1-2 mg/kg/dose (adultos 50-100 mg) 12-24 h. IV: 0,05 mg/kg (adultos 2,5 mg) a cada 5 min até resposta (máx. 4 doses), e, então 0,1-0,2 mg/kg/dose (adultos 5-10 mg) por 10 min 12-24 h. *Ajuste para a função renal:* Clcr: 15-35 mL/min: 1 mg/kg/dose, máx. 50 mg a cada 24 h; < 15 mL/min: 1 mg/kg/dose, máx. 50 mg a cada 48 h.

**Atracúrio, Besilato de.** 0,3-0,6 mg/kg em bolo, e após: 0,1 mg/kg quando necessário ou 5-10 µg/kg/min IV. Diluição máx. para administração IV: 0,5 mg/mL.

**Atropina, Sulfato de.** 0,02 mg/kg (mínimo 0,1 mg, máx. 0,6 mg) IV ou IM, e após: 0,01 mg/kg/dose 4-6 h. *Envenenamento por organofosforados:* 0,05 mg/kg (adultos 2 mg) IV, e após: 0,02-0,05 mg/kg/dose (adultos 2 mg) a cada 15-60 min até atropinização (continuar 12-24 h). *Cólica*: ver Fenobarbital.

**Azatioprina.** 25-75 mg/m$^2$ (aprox. 1-3 mg/kg) diário oral, IV. Infusão IV por 15-60 min; diluição má.: 10 mg/mL. *Ajuste para a função renal:* Clcr: 10-50 mL/min: administrar a cada 36 h, ou dar 75% da dose a cada 24 h; < 10 mL/min: administrar a cada 48 h ou reduzir a dose em 50% a cada 24 h.

**Azidotimidina (AZT).** Ver Zidovudina.

**Azitromicina.** VO. Neonato-5 meses *(Tratamento ou profilaxia pós-exposição a pertussis):* 10 mg/kg/dose, 1 vez/dia, 5 dias. *Prevenção da displasia broncopulmonar:* O, IV: 10 mg/kg/dose 1× ao dia por 7 dias, seguido por 5 mg/kg/dose 1× ao dia por 5 semanas. Crianças ≥ 6 meses (infecção respiratória): 10 mg/kg/dia, por 5 dias ou opção de 10 mg/kg/dia no 1º dia e após 5 mg/kg/dia por 4 dias. Adolescentes-Adultos: 500 mg/dia. IV: Ainda não aprovada para crianças. Adolescentes ≥ 16 anos e Adultos: 500 mg 1 × ao dia, por 2 dias, trocando após para a VO (500 mg 1× ao dia, até completar um curso de tratamento de 7 a 10 dias). *Ajuste para a função renal:* Não altera.

**Aztreonam.** 25 mg/kg/dose (adultos 1 g) 8 h IV. *Infecção grave:* 50 mg/kg/dose (adultos 2 g) 12 h (1ª semana de vida), 8 h (2-4 semanas), 6 h ou infusão contínua (4 + semanas) IV. IV intermitente: diluição 20 mg/mL (cateter periférico) e 66 mg/mL (cateter central), por 20-60 min. *Ajuste para a função renal:* Clcr: 10-30 mL/min: reduzir a dose em 50%; < 10 mL/min: reduzir a dose em 75%. *Efeito da diálise:* Remoção 27-58% em 4 h de HD; 10% em 6 h de DP.

**Azul de Metileno.** *Metaemoglobinemia:* Lactentes, crianças e adultos: 1-2 mg/kg/dose (*Deficiência de G6PD* 0,4 mg/kg) IV; repetir quando necessário.

**Baclofeno.** 0,2 mg/kg/dose (adultos 5 mg) 8 h oral. Aumentar a cada 3 dias até 1-2 mg/kg/dose (adultos 25 mg, máx. 50 mg) 8 h. *Infusão intratecal:* 2-20 µg/kg (máx. 1.000 µg) por dia. Não diluir em SF. Diluição para infusão em bolo no espaço subaracnóideo: 50 µg/mL; para infusões de manutenção: 500-2000 µg/mL.

**BAL.** Ver Dimercaprol.

**Betacaroteno.** *Porfiria:* 1-5 mg/kg (adultos 30-300 mg), diário, oral.

**Betametasona.** 0,01-0,2 mg/kg diário, oral. Betametasona não tem ação mineralocorticoide, 1 mg = 25 mg hidrocortisona na ação glicocorticoide. Gel 0,05%; Creme, loção ou óleo, 0,02%, 0,05%, 0,1%: aplicar 12-24 h.

**Bicarbonato de Potássio.** Oral: Necessidades diárias: Crianças: 2-3 mEq/kg/dia; Adultos: 40-80 mEq/dia. *Prevenção da hipocalemia, em uso de diuréticos:* Crianças: 1-2 mEq/kg/dia, divididas em 1 a 2 doses; Adultos: 25-100 mEq/dia, divididos em 2-4 doses.

**Bicarbonato de Sódio.** *Crianças < 5 kg*: dose (mmol) = BE × Peso × 0,3, IV lento; *Acima de 5 kg*: BE × Peso × 0,6, IV lento. *Adultos*: BE × Peso/10. Estas doses corrigem a metade do BE. *Alcalinização da urina:* 0,25 mmol/kg 6-12 h oral. Taxa máx. de infusão: 10 mEq/min; diluição máx: 0,5 mEq/mL.

**Biperideno, Hidrocloreto de.** 0,02-0,04 mg/kg/dose (adultos 1-2 mg) 8-12 h oral. IM ou IV lento: 0,05-0,1 mg/kg (adultos 2,5-5 mg), máx. 4 ×/dia.

**Bisacodil.** NÃO/kg: < 12 meses: 2,5 mg VR; 1 a 5 anos: 5 mg VR ou 5-10 mg VO; > 5 anos: 10 mg VR ou 10-20 mg VO.

**Bromazepam.** 0,02-0,1 mg/kg/dose (adultos 1-3 mg) 8 h oral.

**Brometo de Propantelina.** 0,3-0,6 mg/kg/dose (adultos 15-30 mg) 6 h oral.

**Bromexina, Hidrocloreto de.** 0,3 mg/kg/dose (adultos 16 mg) 8 h oral por 7 dias, e após 0,15 mg/kg/dose (adultos 8 mg) 8 h.

**Bronfeniramina.** 0,1-0,2 mg/kg/dose (adultos 5-10 mg) 6-8 h oral, SC, IM ou IV lento.

**Bromocriptina, Mesilato de.** 0,025 mg/kg/dose (adultos 1,25 mg) 8-12 h, aumentar semanalmente até 0,05-0,2 mg/kg/dose (adultos 2,5-10 mg) 6-12 h VO. *Inibição da lactação:* 2,5 mg/dose (NÃO/kg) 12 h por 2 semanas.

**Budesonida.** Dose metrada inalatória (NÃO/kg): < 12 anos: 50-200 µg 6-12 h, reduzindo para 100-200 µg 12 h; > 12 anos: 100-600 µg 6-12 h, reduzindo para 100-400 µg 12 h. Nebulizador (NÃO/kg): < 12 anos: 0,5-1 mg 12 h, reduzindo para 0,25-0,5 mg 12 h. > 12 anos: 1-2 mg 12 h, reduzindo para 0,5-1 mg 12 h. *Crupe:* 2 mg (Não/kg) por nebulização. *Spray* nasal ou aerossol (NÃO/kg): 100-200 µg/narina diário.

**Bupivacaína.** Dose máx: 2-3 mg/kg (0,4-0,6 mL/kg da sol. 0,5%). Com Adrenalina: dose máx. 3-4 mg/kg (0,6-0,8 mL/kg da sol. 0,5%). *Epidural:* 2 mg/kg (0,4 mL/kg 0,5%) em bolo no pré-operatório, e após 0,25 mg/kg/h (0,2 mL/kg/h da sol. 0,125%) pós-operatório. *Epidural na UTI:* 25 mL 0,5% + 1.000 µg (20 mL) de Fentanil + Soro Fisiológico até completar 100 mL, correr 2-8 mL/h em adultos.

**Cafeína.** 1-5 mg/kg/dose (adultos 50-250 mg) 4-8 h oral ou VR. RN: 20 mg/kg inicial, e após 5 mg/kg diário oral ou IV por 30 min; nível semanal 5-30 mg/L entre as doses.

**Cálcio** (como Carbonato, Lactato ou Fosfato). NÃO/kg: < 3 anos: 100 mg 2-5×/dia oral; 4-12 anos: 300 mg 2-3×/dia; > 12 anos: 1.000 mg 1-2×/dia. 1 g sal = 400 mg cálcio elementar = 20 mEq.

**Cálcio, Cloreto de.** Sol. 10%. (0,7 mmol/mL Ca). 0,2 mL/kg (máx. 10 mL) IV lento inicial. *Manutenção:* < 16 anos: 2 mL/kg/dia. *Inotrópico:* 0,5-2 mmol/kg/dia (0,03-0,12 mL/kg/h). Injeção IV: taxa máx. de infusão: 50 mg/min; para infusão IV contínua: diluição máx. de 20 mg/mL, infundir por 1 h, não mais que 45-90 mg/kg/h (0,6-1,2 mEq/kg/h). NÃO injetar IM ou SC (necrose). Injeção CaCl 10% = 1 mL = 27,2 mg Ca = 1,4 mEq Ca.

**Cálcio Edetato de Sódio (EDTA).** 25-40 mg/kg/dose 12 h IM ou IV por 1 h durante 5 dias. Com Dimercaprol: 12,5 mg/kg 4 h por 3-7 dias. Para infusão IV: diluir 2-4 mg/mL. Infundir pelo menos por 8 h (usual: 12-24 h).

**Cálcio, Folinato de.** Não/kg: 5-15 mg oral, ou 1 mg IM ou IV diário. Iniciar resgate até 24 h após Metotrexato: 10-15 mg/m²/dose 6 h por 36-48 h IV. *Toxicidade do Metotrexato:* 100-1.000 mg/m²/dose 6 h IV. Antes de uma dose de Fluoracil de 370 mg/m²: 200 mg/m2 IV diário por 5 dias. Repetir a cada 3-4 semanas.

**Cálcio, Gluconato de.** Sol. 10% (0,22 mmol/mL Ca): 0,5 mL/kg (máx. 20 mL) IV lento inicial. *Manutenção:* < 16 anos: 5 mL/kg/dia IV. *Inotrópico:* 0,5-2 mmol/kg/dia (0,1-0,4 mL/kg/h). Adulto: *Hipocalcemia:* 2-15 g/24 h (doses fracionadas ou IV contínua). Para taxa de infusão e concentrações, ver Cloreto de cálcio. 1 mL gluc. cálcio 10% = 9 mg cálcio/mL = 0,45 mEq cálcio/mL.

**Calcitonina.** *Hipercalcemia:* 4 u/kg/dose 12-24 h IM ou SC, pode aumentar até 8 u/kg/dose 6-12 h. *Doença de Paget:* 1,5-3 U/kg (máx. 160 U) 3×/semana IM ou SC.

**Calcitriol.** Ver Vitamina D.

**Captopril.** 0,1 mg/kg/dose (adultos 5 mg) 8 h oral, aumentar se necessário até um máx. de 1 mg/kg/dose (adultos 50 mg) 8 h. *Ajuste para a função renal:* Clcr: 10-50 mL/min: dar 75% da dose; < 10 mL/min: dar 50% da dose. Titular o efeito. *Efeito da diálise:* removido 5-20% na HD; não pela DP.

**Carbamazepina.** 2 mg/kg/dose (adultos 100 mg) 8 h oral, pode aumentar por 2 semanas até 5-10 mg/kg/dose (adultos 250-500 mg) 8 h. Nível sérico 20-50 umol/L (× 0,24 = mg/L), dosado 3×/semana. *Ajuste para a função renal:* Clcr: < 10 mL/min: dar 75% da dose recomendada.

**Carbenicilina.** Tab. 382 mg. Adultos (Não/kg): 1-2 tab 4 h oral. *Ajuste para a função renal:* Clcr: 10-50 mL/min: dar 25 a 75% da dose; < 10 mL/min: dar 15% da dose.

**Carbocisteína.** 10-15 mg/kg/dose (adultos 500-750 mg) 8 h oral.

**Carbonato de Cálcio.** Ver Cálcio. 1 g do sal = 400 mg Ca elementar = 20 mEq.

**Carbonato de Lítio.** Ver Lítio, sais de.

**Carisoprodol.** 7 mg/kg/dose (adultos 350 mg) 6 h VO.

**Carnitina.** 20-35 mg/kg/dose (máx. 1 g) 8 h oral ou IV. Infusão IV direto, por 2-3 min.

**Carvão Ativado.** Se ruidos hidroaéreos presentes: 0,25 g/kg/dose 1/1 h p/SNG. *Laxativo*: Sorbitol 1 g/kg (1,4 mL/kg da sol. 70%) 1× p/SNG, pode repetir mais 1 ×.

**Carvedilol.** 0,08 mg/kg/dose (adultos 3.125 g) 12 h oral; se tolerado, aumentar em 0,08 mg/kg/dose (adultos 3.125 g) a cada 1-2 semanas até um máx. 0,5-0,75 mg/kg/dose (adultos 25 mg) 12 h.

**Cefaclor.** 10-15 mg/kg/dose (adultos 250-500 mg) 8 h oral. Tab. de liberação lenta de 375 mg (adultos, Não/kg): 1-2 tab 12 h oral. Administrar 1 h antes ou 2 h após as refeições. *Ajuste para a função renal:* Clcr: 10-50 mL/min: dar 50 a 100% da dose; < 10 mL/min: administrar 50% da dose. *Efeito da diálise:* removidos 20-50% na HD; não sabido na DP.

**Cefadroxil.** 15-25 mg/kg/dose (adultos 0,5-1 g) 12 h oral. *Ajuste para a função renal:* Clcr: 10-25 mL/min: 24 h; < 10 mL/min: 36 h.

**Cefalexina.** 10-25 mg/kg/dose (adultos 0,25-1 g) 6-12 h oral. *Infecção grave:* 20 mg/kg/dose (máx. 1 g) IV 4 h ou infusão contínua. *Ajuste para a função renal:* Clcr: < 10 mL/min: administrar 50% da dose.

**Cefalotina.** 15-25 mg/kg/dose (adultos 0,5-1 g) 6 h IV ou IM. *Infecção grave:* 50 mg/kg/dose (máx. 2 g) IV 4 h ou infusão contínua. *Solução para irrigação:* 2 g/L (2 mg/mL). Concentração máx. para infusão IV: 100 mg/mL. 1 g contém 2,8 mEq Na e 30 mg bicarbonato. *Ajuste para a função renal:* Clcr: 10-50 mL/min: 6-8 h; < 10 mL/min: 12 h.

**Cefamandol.** 15-25 mg/kg/dose (adultos 0,5-1 g) 6-8 h IV por 10 min ou IM. *Infecção grave:* 40 mg/kg/dose (adultos 2 g) IV por 20 min. 4 h-6 h ou infusão contínua.

**Cefapirina.** Crianças: 40-80 mg/kg/dia 6 h IM ou IV (máx. 12 g/dia); Adultos: 500 mg-1 g/dose (NÃO/kg) 6 h (máx. 12 g/dia). Concentração máx. para infusão IV: 138 mg/mL. *Ajuste para a função renal:* Clcr: 10-50 mL/min: 6-8 h; < 10 mL/min: 12 h.

**Cefazolina.** 10-15 mg/kg/dose (adultos 0,5 g) 6 h IV ou IM. *Infecção grave:* 50 mg/kg/dose (adultos 2 g) IV 4-6 h ou infusão contínua. Diluição para infusão IV intermitente: 20 mg/mL, por 10-60 min. 1 g contém 2 mEq Na. *Ajuste para a função renal:* Clcr: 10-30 mL/min: 12 h; < 10 mL/min: 24 h. *Efeito da diálise:* removido 20-50% pela HD; não pela DP.

**Cefepime.** 25 mg/kg/dose (adultos 1 g) 12 h, IM ou IV por 5 min. *Infecção grave:* 50 mg/kg/dose (adultos 2 g) IV 8-12 h ou infusão contínua. *Ajuste para a função renal:* Clcr: 30-60 mL/min: 24 h; 11-29 mL/min: reduzir a dose em 50%, 24 h; < 10 mL/min: 25 a 50% da dose 24 h.

**Cefixime.** 5 mg/kg/dose (adultos 200 mg) 12-24 h oral. *Ajuste para a função renal:* Clcr: 21-60 mL/min: dar 75% da dose a cada 24 h; < 20 mL/min: dar 50% da dose a cada 24 h. *Efeito da diálise*: não sofre efeito na HD ou na DP.

**Cefodizime.** 25 mg/kg/dose (máx. 1 g) 12 h IV ou IM. *Ajuste para a função renal:* Clcr: < 30 mL/min: 24 h.

**Cefonicida.** 15-50 mg/kg (adultos 0,5-2 g) IV por 10 min ou IM diário.

**Cefoperazona.** 25-60 mg/kg/dose (adultos 1-3 g) 6-12 h IV por 1 h ou IM. IV intermitente: diluir 50 mg/mL; em 15-30 min. Infusão IV contínua: concentração máx. 2-25 mg/mL. 1 g contém 1,5 mEq Na. Em pacientes graves ou desnutridos a administração de Vitamina K pode prevenir a ocorrência de hipoprotrombinemia e sangramento. *Ajuste para a função renal:* Não sofre modificação. Não necessita reposição na diálise.

**Cefotaxime.** 25 mg/kg/dose (adultos 1 g) 12 h (< 4 semanas), 8 h (4 + semanas) IV. *Infecção grave:* 50 mg/kg/dose (adultos 2-3 g) IV 12 h (prematuro), 8 h (1ª semana de vida), 6 h (2-4 semanas), 4-6 h ou infusão contínua (4 + semanas). Diluição: 100 mg/mL (em bolo, 3-5 min); 20-60 mg/mL (infusão intermitente, 15-30 min). *Ajuste para a função renal:* Clcr: 10-50 mL/min: reduzir a dose em 25% a cada 8-12 h; < 10 mL/min: reduzir a dose diária em 50%, a cada 12 h. *Efeito da diálise:* removido 20-50% na HD; não sofre efeito na DP.

**Cefotetana.** 25 mg/kg/dose (adultos 1 g) 12 h IM, IV. *Infecção grave:* 50 mg/kg/dose (máx. 2-3 g) 12 h ou infusão contínua. Diluir 10-40 mg/mL, por 20-60 min. *Ajuste para a função renal:* Clcr: 10-30 mL/min: 24 h; < 10 mL/min: 48 h.

**Cefoxitina.** 25-60 mg/kg/dose (adultos 1-3 g) 12 h (1ª semana de vida), 8 h (1-4 semanas), 6-8 h (> 4 semanas) IV. Diluição máx.: 40 mg/mL, por 10-60 min. *Ajuste para a função renal:* Clcr: 30-50 mL/min: 8-12 h; 10-30 mL/min: 12-24 h; < 10 mL/min: 24-48 h.

**Cefpirome.** 25-40 mg/kg/dose (adultos 1-2 g) IV a cada 12 h. *Ajuste para a função renal:* Clcr: < 50 mL/min: dar 50-100% da dose 12 h; < 20 mL/min: dar 25-50% da dose 12 h.

**Cefpodoxime.** 5 mg/kg/dose (adultos 100-200 mg) 12 h oral. *Ajuste para a função renal:* Clcr: < 30 mL/min: 24 h; paciente em hemodiálise, administrar a dose 3 ×/semana.

**Cefprozil.** 15 mg/kg/dose (adultos 500 mg) 12-24 h oral. *Ajuste para a função renal:* Clcr: < 30 mL/min: reduzir a dose em 50%.

**Cefradina.** Oral: 10-25 mg/kg/dose (adultos 0,25-1 g) 6 h. IM ou IV: 25-50 mg/kg/dose (adultos 1-2 g) 6 h. *Ajuste para a função renal:* Clcr: 10-50 mL/min: dar 50% da dose; < 10 mL/min: dar 25% da dose; ou 25-50 mL/min: 12 h; 10-25 mL/min: 24 h; < 10 mL/min: 36 h.

**Ceftazidime.** 15-25 mg/kg/dose (adultos 0,5-1 g) 8 h IV ou IM. *Infecção grave:* 50 mg/kg/dose (máx. 2 g) 12 h (1ª semana de vida), 8 h (2-4 semanas), 6 h ou infusão contínua (4 + semanas). Diluição máx.: 40 mg/mL, por 15-30 min. 1 g contém 2,3 mEq Na. *Ajuste para a função renal:* Clcr: 30-50 mL/min: 12 h; 10-30 mL/min: 24-48 h; < 10 mL/min: Reduzir a dose em 66% a cada 24 h. *Efeito da diálise:* Removido pela HD e DP.

**Ceftibuten.** 10 mg/kg (adultos 400 mg) diário oral.

**Ceftizoxima.** 20-60 mg/kg/dose (adultos 1-3 g) 6-8 h IV. Para infusão intermitente, diluir 1 g/50 mL; para doses acima de 1 g, diluir em 100 mL. Administrar por 30 min. *Ajuste para* *a função renal:* Clcr: 50-80 mL/min: 8-12 h; 10-50 mL/min: 36-48 h; < 10 mL/min: 48-72 h. *Efeito da diálise:* removido 20-50% pela HD; não sofre efeito na DP.

**Ceftriaxona.** 25 mg/kg/dose (adultos 1 g) 12-24 h IV, ou IM (em lidocaína 1%). *Infecção grave:* 50 mg/kg/dose (máx. 2 g) diário (1ª semana de vida), 12 h (2 + semanas). *Epiglotite:* 100 mg/kg (máx. 2 g) inicial, e depois: 50 mg/kg (máx. 2 g) após 24 h. *Profilaxia do Meningococcus:* (Não/kg) crianças 125 mg, > 12 anos 250 mg IM em lidocaína 1% 1 ×. Diluição máx: 40 mg/mL, durante 10-30 min. 1 g contém 3,4 mEq Na. *Ajuste para a função renal:* Não há necessidade de alterar a dose. Se houver insuficiência renal concomitante com insuficiência hepática, ou se Clcr < 10 mL/min, monitorizar os níveis séricos. *Efeito da diálise:* não removido pela HD ou DP.

**Cefuroxime.** Oral: 10-15 mg/kg/dose (adultos 250-500 mg) 12 h. IV: 25 mg/kg/dose (adultos 1 g) 8 h. *Infecção grave:* 50 mg/kg/dose (máx. 2 g) IV 12 h (1ª semana de vida), 8 h (2ª semana), 6 h ou infusão contínua (> 2 semanas). Suspensão oral deve ser administrada com alimentos. IV intermitente: diluição máx.: 50 mg/mL, durante 15-30 min. *Ajuste para a função renal:* Clcr: 10-20 mL/min: 12 h, < 10 mL/min: 24 h.

**Cerivastatina Sódica.** 2 µg/kg (adultos 100 µg) diário oral; aumentar em 2 µg/kg a cada 4 semanas, se necessário até 6 µg/kg/dia (adultos 300 µg).

**Cetamina.** *Sedação, Analgesia:* 2-4 mg/kg IM. 4 µg/kg/min IV. *Anestesia:* 5-10 mg/kg IM, 1-2 mg/kg IV, infusão contínua: 10-20 µg/kg/min.

**Cetoconazol.** Oral: 5 mg/kg/dose (adultos 200 mg) 12-24 h. Creme 2%: aplicar 12-24 h. Xampu 2%: lavar os cabelos, aplicar o líquido por 5 min e enxaguar após. *Ajuste para a função hepática:* Evitar o uso na Insuficiência hepática grave. *Ajuste para a função renal:* Não muda.

**Cetoprofeno.** 1-2 mg/kg/dose (adultos 50-100 mg) 6-12 h (máx. 4 mg/kg ou 200 mg em 24 h) oral, IM, VR. Liberação lenta (adultos, Não/kg): 200 mg diário.

**Cetorolac.** Oral: 0,2 mg/kg/dose (máx. 10 mg) 4-6 h (máx. 0,8 mg/kg/dia ou 40 mg/dia). IM: 0,6 mg/kg (máx. 30 mg) inicial, e, então, 0,2-0,4 mg/kg/dose (máx. 20 mg) 4-6 h por 5 dias, e, então, 0,2 mg/kg/dose (máx. 10 mg) 6 h.

**Cianeto, Antídoto do.** Ver Nitrito de Amil, Nitrito de Sódio, Tiosulfato de Sódio.

**Ciclobenzaprina.** 0,2-0,4 mg/kg/dose (adultos 10-20 mg) 8 h oral.

**Ciclofosfamida.** Um regime típico é 600 mg/m$^2$ IV por 30 min diário por 3 dias, e após 600 mg/m$^2$ IV semanal ou 10 mg/kg 2 × por semana (se leucócitos > 3.000/mm$^3$). Diluir 20-25 mg/mL. *Ajuste para a função renal:* Clcr: > 10 mL/min: dose normal; < 10 mL/min: dar 75% da dose.

**Ciclosporina.** 1-3 µg/kg/min IV por 24-48 h, e após 5-8 mg/kg/dose 12 h reduzindo em 1 mg/kg/dose a cada mês até alcançar 3-4 mg/kg/dose oral. *Artrite reumatoide juvenil:* 3-5 mg/kg/dia. Para infusão intermitente: diluição máx: 2,5 mg/mL, durante 2-6 h.

**Cilastatina.** Ver Imipenem.

**Cilazapril.** Usualmente: 0,02-0,1 mg/kg (adultos 1-5 mg) diário oral. *Hipertensão arterial renal:* 0,005-0,01 mg/kg diário oral.

**Cimetidina.** Oral: 5-10 mg/kg/dose (adultos 300-400 mg/dose) 6 h ou 20 mg/kg (adultos 800 mg) à noite. IV: 10-15 mg/kg/dose (adultos 200 mg) 12 h (RN), 6 h (> 4 semanas). Diluição para infusão IV: 6 mg/mL, em 15-30 min. *Ajuste para a função renal:* Clcr: > 40 mL/min: 6h; 20-40 mL/min: reduzir a dose em 25% e dar a cada 8 h; 0-20 mL/min: reduzir a dose em 50% e dar a cada 12 h. *Efeito da diálise:* removido 5-20% na HD; não sofre efeito na DP.

**Cinarizina.** 0,3-0,6 mg/kg/dose (adultos 15-30 mg) 8 h oral. *Doença vascular periférica:* 1,5 mg/kg/dose (adultos 75 mg) 8 h oral.

**Ciprofloxacina.** 5-10 mg/kg/dose (adulto: 250-500 mg) 12 h oral, 4-7 mg/kg/dose (adulto: 200-300 mg) 12 h IV. *Infecção grave, fibrose cística:* 20 mg/kg/dose (máx. 750 mg) 12 h oral, 10 mg/kg/dose (máx. 400 mg) 8 h IV; doses maiores usadas ocasionalmente. *Profilaxia do meningococo:* 15 mg/kg (máx. 500 mg) 1 × oral. Reduzir dose da Teofilina. Diluição máx.: 2 mg/mL por 60 min. *Ajuste para a função renal:* Clcr: 10-50 mL/min: dar 50 a 75% da dose; < 10 mL/min: dar 50% da dose.

**Cisaprida.** 0,2 mg/kg/dose (adultos 5-15 mg) 6-8 h oral.

**Cisatracúrio, Besilato de.** 0,1 mg/kg (criança) ou 0,15 mg/kg (adulto) IV inicial, e após 0,03 mg/kg quando necessário ou 1-3 µg/kg/min. Em UTI: 0,15 mg/kg inicial e após, 1-10 µg/kg/min IV.

**Cisplatina.** 60-100 mg/m² IV por 6 h a cada 3-4 semanas por 6 ciclos. Taxa de infusão: 1 mg/min. *Ajuste para a função renal:* Clcr: 10-50 mL/min: dar 75% da dose; < 10 mL/min: dar 50% da dose.

**Citalopram, Hidrobrometo de.** 0,4-1 mg/kg (adultos 20-60 mg) diário oral.

**Citrato, Solução de.** Oral, diluir em água ou sucos: Lactentes e crianças; 2-3 mEq/kg/dia 3-4 ×/dia ou 5-15 mL com água após refeições e ao deitar. Adultos: 15-30 mL (idem). Citrato de sódio (500 mg) e Ácido Cítrico (334 mg) = 1 mEq Na e 1 mEq Bicarbonato/mL. *Alcalinização urinária:* 10 a 15 mL/dose 4 ×/dia para manter pH urinário entre 6,5 e 7,4; 15 a 20 mL/dose 4 ×/dia, para manter pH entre 7 e 7,6.

**Citrato de Magnésio.** *Catártico:* < 6 anos: 2-4 mL/kg em dose única oral ou em doses divididas. 6-12 anos (Não p/kg): 100-150 mL; > 12 anos (Não p/kg): 150-300 mL. 5 mL da sol. = 3,85-4,71 mEq. *Ajuste para a função renal:* Ver Sulfato de Magnésio.

**Claritromicina.** 7,5-15 mg/kg/dose (adultos 250-500 mg) 12 h oral. Comprimidos de liberação lenta: adultos (Não/kg): 0,5 g ou 1 g diário. *Ajuste para a função renal:* Clcr: < 30 mL/min: dar 50% da dose e administrar 1-2 ×/dia.

**Clindamicina.** 6 mg/kg/dose (adultos 150-450 mg) 6 h oral. IM ou IV > 28 dias: 10 mg/kg/dose (adultos 600 mg) 8 h (IV por mais de 30 min). RN: 5 mg/kg/dose 12 h (prematuro < 1 semana de idade), 5 mg/kg/dose 8 h (prematuro > 1 semana de vida, a termo < 1 semana), 7,5 mg/kg/dose 8 h (termo > 1 semana) IV por mais de 30 min. *Infecção grave* (> 28 dias de vida): 15-20 mg/kg/dose (adultos 900 mg) 8 h IV por 1 h. Diluição máx. 18 mg/mL, por 15-60 min; taxa de infusão não exceder 30 mg/min. *Ajuste para a função renal:* não muda. *Efeito da diálise: não* removido pela HD ou DP.

**Clobazam.** 0,1-0,4 mg/kg/dose (adultos 10-20 mg) 8-12 h oral.

**Clomipramina, Hidrocloreto de.** 0,5-1 mg/kg/dose (adultos 25-50 mg) 8-12 h oral.

**Clonazepam.** 0,01 mg/kg/dose (máx. 0,5 mg) 12 h oral, aumentar lentamente até 0,05 mg/kg/dose (máx. 2 mg) 6-12 h oral. *Estado epiléptico* (pode ser repetido), NÃO/kg: RN 0,25 mg (se em VM), criança 0,5 mg, adulto 1 mg IV.

**Clonidina:** IV em VM: 0,5-3 µg/kg/h. Diluir em SG 5% conforme o peso: < 10 kg: 5 mL de clonidina em 50 mL; 10 a 25 kg: 6,25 mL clonidina em 50 mL; > 25 a 60 kg: 25 mL de clonidina em 50 mL. VO: 5 a 10 µg/kg/dia em 3 ou 2 doses; máx. 0,9 mg/dia. Ajustar se perda de função renal.

**Cloranfenicol.** *Infecção grave:* 40 mg/kg (máx. 2 g) inicial, e após 25 mg/kg/dose (máx. 1 g) IV, IM ou oral. 24/24 h 1ª semana de vida; 12/12 h 2-4 semanas; 8 h a partir da 5ª semana de vida por 5 dias, e após a cada 6 h. Níveis séricos (pico) 20-30 mg/L. Diluição máx.: 20 mg/mL, em 15-30 min. *Ajuste para a função renal:* não muda; se Clcr: < 10 mL/min: monitorizar níveis. *Efeito da diálise:* removido 5-20% pela HD; não na DP.

**Cloreto de Amônio.** *Acidificação urinária:* 20 mg/kg/dose 6 h, O, IV. Máx. dose diária: 1,5 g. *Correção da alcalose metabólica hipoclorêmica refratária:* mEq NH4Cl = 0,5 L/kg × P (kg) × [$HCO_3$ sérico-24] mEq/L, dar 1/2 a 2/3 da dose calculada; reavaliar após. *Correção da hipocloremia:* mEq NH4Cl = 0,2 L/kg × P (kg) × [103-Cl sérico] mEq/L, administração idêntica à anterior. *Correção da alcalose pelo BE:* mEq NH4Cl = 0,3 L/kg × P (kg) × BE (mEq/L), idem à anterior. Diluição: 0,2 mEq/mL por 3 h (máx. 0,4 mEq/mL) por 3 h, taxa máx. de infusão: 1 mEq/kg/h.

**Cloreto de Cálcio.** Ver Cálcio. 1 g do sal = 270 mg Ca elementar = 13,5 mEq.

**Cloreto de Magnésio.** 0,48 g/5 mL (1 mmol/mL Mg). 0,4 mmol (0,4 mL)/kg/dose 12 h IV lento.

**Cloreto de Potássio.** Oral, IV: Necessidades diárias: Lactentes: 2-6 mEq/kg/dia; Crianças: 2-3 mEq/kg/dia; Adultos: 40-80 mEq/dia. *Prevenção da hipocalemia, em vigência do uso de diuréticos:* Oral: Lactentes e Crianças: 1-2 mE/kg/dia, divididas em 1 a 2 doses. Adultos: 20 a 40 mEq/dia, em 1 a 2 doses. *Hipocalemia:* Lactentes e Crianças: Oral: 2 a 5 mEq/kg/dia divididas em doses (Não exceder 1 a 2 mEq/kg como dose simples). IV, infusão intermitente: 0,5-1 mEq/kg/dose (Dose máx. 40 mEq) para infundir a 0,3 a 0,5 mEq/k/h (máx. 1 mEq/kg/h). Repetir, se necessário. Adultos: IV, infusão intermitente: 5-10 mEq/h com montorização cardíaca contínua. (Não exceder 40 mEq/h; máx. por 24 h: 400 mEq).

**Clorfeniramina.** 0,1 mg/kg/dose (adultos 4 mg) 6-8 h oral. Diluir em SF ou SG5% e infundir IV lentamente. A injeção 100 mg/mL não é para uso IV.

**Clorfeniramina 1,25 mg + Fenilefrina 2,5 mg em 5 mL.** Xarope (não/kg): 1,25-2,5 mL (0-1 ano), 2,5 mL (2-5 anos), 5-10 mL (6-12 anos), 10-15 mL (> 12 anos) 6-8 h oral.

**Clorohexidine.** Uso tópico. 0,1%: Preparação para cateterização, Impetigo. 0,2%: higiene bucal. 1%: desinfecção da pele. 2-4%: higiene das mãos.

**Clorohexidine 0,5% + Álcool 70%.** Desinfecção da pele.

**Clorohexidine 1,5% + Cetrimide 15%.** 1/30 em água: limpeza de tecidos ou ferimentos, equipamentos antes da esterilização. 140 mL em 1 L de água: desinfecção da pele, equipamentos (mergulhar durante 2 min, limpar em água estéril).

**Cloroquina.** Oral: 10 mg/kg (máx. 600 mg) diário por 3 dias. IM: 4 mg/kg/dose (máx. 300 mg) 12 h por 3 dias. *Profilaxia*: 5 mg/kg (adultos 300 mg) oral 1×/semana. *Lúpus, artrite reumatoide*: 12 mg/kg (máx. 600 mg) diário, reduzindo para 4-8 mg/kg (máx. 400 mg) diário oral. *Observação*: Cada mg da base equivale a 16,6 mg de sal. *Ajuste para a função renal*: Clcr < 10 mL/min: dar 50% da dose.

**Clorpromazina, Hidrocloreto de.** Oral ou VR: 0,5-2 mg/kg/dose (máx. 100 mg) 6-8 h; aumentar até 20 mg/kg/dose 8 h para psicose. IM (dolorosa) ou IV lenta: 0,25-1 mg/kg/dose (máx. usual 50 mg) 6-8 h (observar por hipotensão). Diluir em SF. Diluição máx. 1 mg/mL; taxa máx. infusão: 0,5 mg/min.

**Clorpropamida.** Adulto: inicialmente 125-250 mg (NÃO/kg) diário oral, máx. 500 mg diário.

**Clortiazida.** 5-20 mg/kg/dose (adultos 0,25-1 g) 12-24 h oral, IV.

**Cloxacilina.** 15 mg/kg/dose (máx. 500 mg) 6 h oral, IM ou IV. *Infecção grave*: 25-50 mg/kg/dose (máx. 4 g/dia) 4-6 h.

**Clozapina.** 0,5 mg/kg/dose (adultos 25 mg) 12 h oral, aumentar por 7 a 14 dias até 2-5 mg/kg/dose (adultos 100-300 mg) 8-12 h; reduzir mais tarde até 2 mg/kg/dose (adultos 100 mg) 8-12 h.

**Cobre.** Doses parenterais diárias recomendadas: lactentes: 20 µg/kg; crianças (3 meses a 5 anos): 20 µg/kg (dose máx. 300 µg); > 5 anos: 0,2-0,5 mg (NÃO/kg).

**Codeína, Fosfato de.** *Analgésico*: 0,5-1 mg/kg/dose (adultos 15-60 mg) 4 h oral, IM, SC. *Antitussígeno*: 0,25-0,5 mg/kg/dose (adultos 15-30 mg) 6 h. *Ajuste para a função renal*: Clcr: 10-50 mL/min: dar 75% da dose; < 10 mL/min: dar 50% da dose. Observação: Não usar IV (grande liberação de histamina e efeitos cardiovasculares).

**Colestiramina.** 50-150 mg/kg/dose (adultos 3-9 g) 6-8 h oral.

**Colistin Sulfometato de Sódio.** 2,6 mg = 1 mg colistin base = 30.000 u aproximadamente. IM ou IV por 5 min: 40.000 u/kg/dose (adultos 2 milhões de unidades) 8 h, ou 1,25-2,5 mg/kg/dose de colistin base 12 h. Oral ou inalado: 30.000-60.000 u/kg/dose (adultos 1,5-3 milhões u) 8 h.

**Concentrado de Hemácias.** 4 mL/kg aumenta Hb 1 g%. 1 bolsa possui vol. aprox. de 300 mL.

**Cortisona, Acetato de.** 1-2,5 mg/kg/dose 6-8 h oral. *Fisiológica*: 7,5 mg/m²/dose 8 h oral. 1 mg de Acetato de Cortisona = 1,25 mg de hidrocortisona na ação mineralocorticoide e glicocorticoide.

**Cotrimoxazol** (Trimetoprima 1 mg + Sulfametoxazol 5 mg). TMP 1,5-3 mg/kg/dose (adultos 80-160 mg) 12 h IV por 1 h ou oral. *Profilaxia renal*: TMP 2 mg/kg (máx. 80 mg) diário oral. *Pneumocystis*: TMP 250 mg/m² inicial, e após: 150 mg/m² 8 h (< 11 anos) ou 12 h (> 10 anos) IV por 1 h; Infusão IV: TMP máx. 1,6 mg/mL em dextrose a 5%. Diluição: 1 mL em 25 mL; em pacientes com restrição hídrica: 1:15; no máx. 1:10. *Ajuste para a* *função renal*: Clcr: 15-30 mL/min: reduzir a dose em 50%; < 15 mL/min: não recomendado. Pico sérico 1 h após a infusão TMP 5-10 µg/mL, SMX 100-200 µg/mL.

**Crioprecipitado.** *Fator VIII baixo*: 1 u/kg aumenta a atividade em 2% (1/2 vida 12h); dose usual 5 mL/kg ou 1 bolsa/4 kg 12 h IV por 1-2 infusões (músculos, articulações), 3-6 infusões (quadril, antebraço, retroperitoneal, orofaringe), 7-14 infusões (intracraniana). *Fibrinogênio baixo*: dose usual 5 mL/kg ou 1 bolsa/4 kg IV. Geralmente 1 bolsa = 20-30 mL (Fator VIII em torno de 5 u/mL e 100 u/bolsa, Fibrinogênio em torno de 10 mg/mL e 200 mg/bolsa).

**Cromo.** Doses parenterais diárias recomendadas: lactentes: 0,2 µg/kg; crianças (3 meses a 5 anos): 0,14 a 0,2 µg/kg (dose máx. 5 µg); > 5 anos: 5-15 µg (NÃO/kg).

**Dantrolene.** *Hiperpirexia*: 1 mg/kg/min até diminuir (máx. 10 mg/kg), e depois 1-2 mg/kg/dose 6 h por 1-3 dias IV ou oral. *Espasticidade*: 0,5 mg/kg/dose (adultos 25 mg) 6 h, aumentar durante 2 semanas se necessário, até 2 mg/kg/dose (adultos 50-100 mg) 6 h oral. NÃO diluir em SG ou SF. Reconstituir com água destilada (não bacteriostática) 60 mL (0,333 mg/mL), podendo administrar por injeção IV rápida.

**Dapsona.** 1-2 mg/kg (adultos 50-100 mg) diário oral. *Dermatite herpetiforme*: 1-6 mg/kg (adultos 50-300 mg) diário oral. Ver também Pirimetamina.

**Daunorrubicina.** 30 mg/m² semanalmente IV lento, ou 60-90 mg/m² a cada 3 semanas. Dose total máx. 500 mg/m². Diluir em 10-15 mL SF e administrar por 2-3 min. *Ajuste para a função hepática*: BD 1,2-3 mg/dL: reduzir a dose em 25%; > 3 mg/dL: reduzir a dose em 50%.

**DDAVP.** Ver Desmopressina.

**Deflazacort.** Usualmente 0,1-1,5 mg/kg (adultos 5-90 mg) 24-48 h oral. 1 mg de Prednisolona = 1,2 mg Deflazacort na atividade glicocorticoide.

**Desferoxamina.** *Antídoto*: 10-15 mg/kg/h IV por 12-24 h (máx. 6 g/24 h) se ferro > 60-90 umol/L a cada 4-8 h; alguns autores também usam 5-10 g (NÃO/kg) 1x oral. *Talassemia* (NÃO/kg): 500 mg por unidade de sangue, e 5-6 noites/semana 1-3 g em 5 mL água destilada SC por 10 h, 0,5-1,5 g em 10 mL água destilada SC por 5 min. Diluir 10 mg/mL (máx. 250 mg/mL); taxa máx. de infusão: 15 mg/kg/h.

**Desloratadina.** Oral: Crianças 6-11 meses: 1 mg 1 ×/dia; 1 a 5 anos: 1,25 mg 1 ×/dia; 6 a 11 anos: 2,5 mg 1 ×/dia; ≥ 12 anos e adultos: 5 mg 1 ×/dia.

**Desmopressina** (DDAVP). 5-10 µg (0,05-0,1 mL) por dose (NÃO/kg) 12-24 h nasal. *Fator VIII baixo*: 0,3 µg/kg IV por 1 h a cada 12-24 h. *Enurese*: 10-40 µg/noite. IV: diluição máx. 0,5 µg/mL em SF e infundir por 15-30 min.

**Dexametasona.** 0,1-0,25 mg/kg/dose 6 h oral ou IV. *Displasia broncopulmonar*: 0,1 mg/kg/dose 6 h por 3 dias, e após 8 h por 3 dias, 12 h por 3 dias, 24 h por 3 dias, 40 h por 7 dias. *Crupe grave*: 0,6 mg/kg (máx. 12 mg) IM inicial, e após Prednisolona 1 mg/kg/dose 8-12 h oral. *Meningite bacteriana (Haemophilus influenzae tipo B)*: 0,6 mg/kg/dia 6/6 h, nos primeiros 4 dias. Iniciar com primeira dose de antibióticos. *Edema cerebral*: O, IM, IV. Dose de ataque-1-2 mg/kg/dose (única). Manutenção: 1-1,5 mg/kg/dia (máx. 16 mg/

dia), em 4-6 h. *Reposição fisiológica*: O, IM, IV. 0,03-0,15 mg/kg/dia a cada 6-12 h. Dexametasona não tem ação mineralocorticoide, mas 1 mg = 25 mg de Hidrocortisona na ação glicocorticoide. Gotas oculares 0,1%: 1-2 gotas por olho 3-8 h.

**Dexclorfeniramina, Maleato de.** 0,05 mg/kg/dose (adultos 2 mg) 6-8 h oral.

**Dexmedetomidina (Precedex):** Crianças: dose inicial de 0,5-1 μg/kg; seguido por infusão de 0,2-0,7 μg/kg/h. Adultos: sedação UTI dose 1 μg/kg, seguido infusão 0,2-0,7 μg/kg/h. Fabricante não recomenda infusão por mais de 24 h.

**Dextrano 1.** 0,3 mL/kg IV 1-2 min antes de dar Dextran 40 ou Dextran 70.

**Dextrano 40.** Sol. 10%: 10 mL/kg/dose 1-2 ×/dia no dia 1, e após 10 mL/kg/dia IV. 1/2 vida em torno de 3 h. NÃO usar por mais de 5 dias. Taxa máx. infusão (adultos): 4 mL/min; em situações de emergência (adultos): 20-40 mL/min.

**Dextran 70.** Sol. 6%: 10 mL/kg/dose 1-2 × no dia 1, e após 10 mL/kg/dia IV. 1/2 vida em torno de 12 h. Ver observações anterior.

**Dextrose.** Ver Glicose.

**Diazepam.** Lactentes-crianças. IV. **Crise convulsiva:** 0,1-0,3 mg/kg/dose, pode repetir a cada 5-10 min. (dose máx. 10 mg/dose). Adultos: 5-10 mg, pode repetir a cada 10-15 min. (dose máx. 30 mg).

**Diclofenaco.** VO. Crianças: 2-3 mg/kg/dia, dividido em 2 a 4 doses/dia (dose máx. 200 mg/dia). Adultos: 100-150 mg/dia, dividido em 2-3 doses/dia. *Ajuste para função renal:* evitar o uso.

**Dicloxacilina.** VO. Crianças < 40 kg: 50-100 mg/kg/dia, 6/6 h (dose máx. 2 g/dia. Crianças > 40 kg – adultos: 125-500 mg/dose, 6/6 h (dose máx. 2 g/dia).

**Digitoxina.** 4 μg/kg/dose (máx. 0,2 mg) 12 h oral por 4 dias, e, então, 1-6 μg/kg (adulto usualmente 0,15 mg, máx. 0,3 mg) diário.

**Digoxina.** Lactentes-crianças até 10 anos. VO: 15 μg/kg inicial, 7,5 μg/kg/dose após 6 h e 12 h. Crianças > 10 anos: 7,5 mg/kg inicial, 3,7 mg/kg/dose após 6 h e 12 h. Obter ECG após cada dose. *Ajuste para a função renal:* Clcr: 10-50 mL/min: administrar 25 a 75% da dose diária normal, ou administrar dose normal a cada 36 h; Clcr < 10 mL/min: administrar 10-25% da dose diária normal (a intervalos normais), ou administrar dose normal a cada 48 h. reduzir 50% dose total de digitalização em estágio avançado de doença renal. *Efeito da diálise:* não removido pela HD ou DP.

**Digoxina, Anticorpos anti (FAB).** Dose dependente da dose recebida de digoxina/digitoxina

**Di-hidrocodeína.** 0,5-1 mg/kg/dose 4-6 h oral.

**Di-hidroergotamina, Mesilato de.** Adolescente-adulto (NÃO/kg): 1 mg IM, SC, IV, repetir a cada h até 2 × se necessário. máx. 6 mg/semana.

**Diltiazem.** VO. Crianças (dados limitados): 1-2 mg/kg/dia, 6/6 h ou 8/8 h (dose máx. 3,5 mg/kg/dia.

**Dimenidrato.** Crianças. VO, IM: 1-1,25 mg/kg/dia, 6/6 (dose máx. 75 mg/dia até 5 anos e 150 mg/dia até 12 anos. Adolescentes-adultos. VO, IM, IV: 50-100 mg, 6/6 h (dose máx. 400 mg/dia).

**Dimercaprol (BAL).** 3 mg/kg/kg (máx. 150 mg) IM a cada 4 h por 2 dias, e, então, a cada 6 h por 1 dia, e após a cada 12 h por 10 dias. Aplicação IM profunda, não diluída.

**Dinitrato de Isossorbida.** Sublingual: 0,1-0,2 mg/kg/dose (máx. 10 mg) 2 h ou quando necessário. Oral: 0,5-1 mg/kg/dose (máx. 40 mg) 6 h ou quando necessário. Comprimido de liberação lenta: adultos (Não/kg): 20-80 mg/dose 12 h. Infusão IV 0,6-2 µg/kg/min.

**Dipiridamol.** VO. Crianças 3-6 mg/kg/dia, 8/8 h. Adultos (profilaxia tromboembolismo após substituição de vávula): 75-100 mg, 4 vezes/dia.

**Dobutamina.** Infusão IV. Lactentes, crianças, adultos: 1-20 µg/kg/min. Diluir em Dextrose ou SF. Diluição máx. recomendada: 5.000 µg/mL (5 mg/mL). Taxa de infusão (mL/h) = dose (µg/kg/min) × P (kg) × 60 min/h dividido pela concentração (µg/mL). Administrar em vaso calibroso; usar bomba de infusão (de preferência) para controlar o fluxo.

**Domperidona.** Oral: 0,2-0,4 mg/kg/dose (adultos 10-20 mg) 4-8 h. Supositório retal: Adulto: (Não/kg) 30-60 mg 4-8 h.

**Dopamina.** IV: Lactentes, crianças e adultos: 1-20 µg/kg/min IV. *Dosagem baixa:* 1-5 µg/kg/min: aumento do fluxo renal e débito urinário. *Dosagem intermediária* (efeito $\beta_1$, $\beta_2$): 5-15 µg/kg/min: aumento do fluxo renal, contratilidade cardíaca, débito cardíaco e pressão sanguínea. *Dosagem alta* (efeito $\alpha$): > 15 µg/kg/min: vasoconstrição, aumento da TA. Diluição máx. e taxa de infusão idênticas à dobutamina.

**Doxiciclina.** Crianças < 8 anos. IV: 2 mg/kg/dose, 12/12 h (dose máx. 100 mg/dose); crianças > 8 anos. VO, IV: 2-4 mg/kg/dia, 12/12 h ou 24/24 h (dose máx. 200 mg/dia). Adolescentes-adultos. VO, IV: 100-200 mg/dia, 12/12 h ou 24/24 h. *Ajuste para a função renal:* não muda. *Ajuste para a função hepática:* necessita redução da dose.

**Droperidol.** Antiemético pós-operatório. Crianças 2-12 anos. IV: 0,01-0,05 mg/kg/dose. Adultos. IM, IV: 1,25 mg/dose.

**Edetato Dissódico de Cálcio** (EDTA Cálcio). *Diagnóstico de intoxicação por chumbo:* Teste de mobilização (nível sérico de chumbo 25-55 µg/dL): IM, IV: 500 mg/m²/dose (máx. 1 g) como dose única ou dividido em 2 doses. *Tratamento: c/encefalopatia ou nível sérico de chumbo > 70* µg/dL: tratar por 5 dias, dar conjuntamente com Dimercaprol, esperar no mínimo 2 dias e, se necessário, repetir o tratamento: 250 mg/m²/dose 4 h IM. IV: 50 mg/kg/dia em infusão contínua ou 1-1,5 g/m² (IV por 8 h ou 24 h contínua, ou dividida em 2 doses a cada 12 h). *Intoxicação por chumbo sintomática sem encefalopatia, ou assintomática com nível sérico de chumbo > 70* µg/dL: Tratar por 3-5 dias; o tratamento com Dimercaprol é recomendado até que o nível sérico de chumbo < 50 µg/dL: IM: 167 mg/m² a cada 4 h. IV: 1 g/m² como infusão contínua por 8-24 h ou doses divididas a cada 12 h. Diluição para infusão IV: 2-4 mg/mL.

**Edetato Trissódico.** 40-70 mg/kg (máx. 3 g) IV por 6 h diário durante 5 dias; máx. 3 séries com intervalo de 2 dias.

**EDTA Cálcio.** Ver Edetato Dissódico de Cálcio.

**Efedrina.** *Broncodilatação e descongestão nasal:* 2-6 anos: 2-3 mg/kg/dia, 4/4 h ou 6/6 h; 7-11 anos (NÃO/kg): 6,5-12,5 mg, a cada 4 h (dose máx. 75 mg/dia); > 12 anos (NÃO/kg): 12,5-50 mg, a cada 3-4 h (dose máx. 150 mg/dia).

**Enalapril.** Neonatos. VO: 0,04-0,1 mg/kg/dia, 1 vez/dia. Lactentes-crianças: 0,1 mg/kg/dia, 12/12 h ou 24/24 h (dose máx. 0,5 mg/kg/dia). Adolescentes-adultos: 2,5-5 mg/dia (dose máx. 40 mg/dia). *Ajuste para a função renal:* Clcr: 10-50 mL/min: administrar 75 a 100% da dose; Clcr < 10 mL/min: administrar 50% da dose. *Efeito da diálise:* removido 5-20% pela HD; não modificado na DP.

**Enalprilato.** IV. Neonatos, lactentes, crianças: 5-10 µg/kg/dose, cada 8-24 h. Adolescentes-adultos: 0,625-1,25 mg/dose, cada 6 h. (Dose máx. 5 mg, 6/6 h por 36 h) *Ajuste para a função renal:* ver Enalapril.

**Enoxaparina.** SC. *Tratamento inicial.* Neonatos < 2 meses: 1,5 mg/kg/dose, 12/12 h. Lactentes ≥ 2 m-crianças ≤ 18 anos: 1 mg/kg/dose, 12/12 h. *Profilaxia.* Neonatos < 2 meses: 0,75 mg/kg/dose 12/12 h. Lactentes ≥ 2 m-crianças ≤ 18 anos: 0,5 mg/kg/dose 12/12 h. *Manutenção:* conforme dosagem antifator Xa. *Ajuste para a função renal:* monitorizar atividade antifator Xa.

**Enoximona.** IV: 5-20 µg/kg/min. Oral: 1-3 mg/kg/dose (adultos 50-150 mg) 8 h.

**Epinefrina.** Ver Adrenalina.

**Eritromicina.** VO: neonatos < 1.200 g: 20 mg/kg/dia, 12/12 h. Neonatos ≥ 1200 g: 30 mg/kg/dia, 8/8 h. Neonato a termo, lactentes, crianças: 30-50 mg/kg/dia, 6/6 h. (dose máx. 2 g/dia). *Ajuste para a função renal:* Clcr: < 10 mL/min: dar 50 a 75% da dose. Não removido por DP nem HD.

**Ertapenem.** IM, IV: crianças 3 m a 12 anos: 15 mg/kg/dose de 12/12 h (dose máx. 1 g/dia). Adolescentes e adultos: 1 g, 1 ×/dia.

**Escitalopram.** Oral: crianças < 12 anos: dados limitados. Adolescentes ≥ 12 anos: Inicial: 10 mg 1 ×/dia, podendo ser aumentado até 20 mg/dia após pelo menos 3 semanas.

**Escopolamina.** Ver Hioscina.

**Espironolactona.** Oral. neonatos: 1-3 mg/kg/dia, 12/12 h ou 1 vez/dia. Lactentes-crianças: 1-3,3 mg/kg/dia, 12/12 h ou 1 vez/dia (dose máx. 100 mg/dia). Adultos: 25-100 mg/dia, 12/12 h ou 1 vez/dia. *Ajuste para a função renal:* Clcr: 10-50 mL/min: 12-24 h; < 10 mL/min: evitar o uso.

**Estreptoquinase.** *Tratamento de curta duração (infarto miocárdico):* 30.000 u/kg (máx. 1.500.000 u) IV por 60 min, repetir se ocorrer nova oclusão em < 5 dias. *Uso por tempo prolongado (Trombose venosa profunda, embolia pulmonar, trombose arterial):* 2.000 u/kg (máx. 100.000 u) IV por 10 min, e, então, 1.000 u/kg/h (máx. 100.000 u/h); suspender heparina e aspirina, se KTTP < 2× o normal após 4 h, dar dose extra de 10.000 u/kg (máx. 500.000 u) IV por 30 min., suspender estreptoquinase se KTTP > 5 × o normal, e, então, dar 1.000 u/kg/h. *Infusão local:* 50 u/kg/h (continuar heparina 10-15 u/kg/h). *Cânula IV* *obstruída*: 5.000 u/kg em 2 mL SF na cânula por 2 h, removendo após. Pode repetir 1 ×. Diluição máx. 1,5 milhão u/50 mL.

**Fenilefrina.** *Hipotensão, choque*: IV: 2-10 µg/kg inicial (adultos 500 µg), e, então, 1-5 µg/kg/min. SC ou IM: 0,1-0,2 mg/kg (máx. 10 mg). Oral: 0,2 mg/kg/dose (máx. 10 mg) 6-8 h. Gotas oculares 0,12%, 10%: 1-2 gotas/olho 6-8 h. Gotas nasais 0,25%, 0,5%: 1-3 gotas/*sprays* por narina 6-8 h. Para administração IV direta, diluir 1 mg/mL, pela adição de 1 mL em 9 mL de água destilada. Para infusão contínua, diluir 20-60 µg/mL (5 mg em 250 mL solução = 20 µg/mL; ou 15 mg em 250 mL = 60 µg/mL).

**Fenitoína.** *Dose de ataque na emergência*: 15-20 mg/kg (máx. 1,5 g) IV por 1 h. *Manutenção inicial*: oral ou IV: 2 mg/kg/dose 12 h (prematuro); 3 mg/kg/dose 12 h (1ª semana de vida), 8 h (2ª semana-4 anos de vida), 12 h (5-12 anos); 2 mg/kg/dose (máx. usual 100 mg) 8 h para maiores de 12 anos de idade. Nivel sérico: 40-80 umol/L (× 0,25 = µg/mL), dosados 3 ×/semana. Diluição: < 6 mg/mL. Taxa de infusão: neonatos: não exceder 0,5 mg/kg/min; crianças maiores 1-3 mg/kg/min (máx. 50 mg/min). *Ajuste para a função renal*: não muda. *Efeito da diálise*: não removida pela HD ou DP.

**Fenobarbital.** *Dose de ataque na emergência*: 20-30 mg/kg IM ou IV por 30 minutos inicial. Em VM: Doses repetidas de 10-15 mg/kg até 100 mg/kg em 24 h (cuidar hipotensão). *Manutenção usual*: 5 mg/kg (máx. 300 mg) diário IV, IM ou oral. *Cólica de lactente*: 1 mg/kg/dose 4-8 h oral. Nível sérico: 80-120 umol/L (× 0,23 = µg/mL) dosado 2 ×/ semana. Não injetar mais rápido que 1 mg/kg/min ou 30 mg/min (lactentes e crianças) ou 60 mg/min (para adultos com mais de 60 kg). *Ajuste para a função renal*: não muda. *Efeito da diálise*: removido tanto pela HD quanto pela DP.

**Fenoterol.** Oral: 0,1 mg/kg/dose 6 h. Sol. resp. 1 mg/mL: 0,5 mL/dose diluído em 2 mL 3-6 h (leve), 1 mL/dose diluído em 2 mL 1-2 h (moderada), contínua não diluída (grave, em UTI). Aerossol (200 µg/jato): 1-2 jatos 4-8 h.

**Fenoximetilpenicilina** (Penicilina V). 7,5-15 mg/kg/dose (adultos 250-500 mg) 6 h oral. *Profilaxia*: 12,5 mg/kg/dose (adultos 250 mg) 12 h oral. Pen V: 250 mg/400.000 u/0,7 mEq K. *Ajuste para a função renal*: não muda.

**Fentanil.** Lactentes-crianças. IV: *Sedação/analgesia:* 1-2 µg/kg/dose (lento). *Infusão contínua:* 1-5 µg/kg/h. Crianças > 12 anos-adulto. IV: *Sedação/analgesia:* 0,5-1 µg/kg/dose. *Infusão contínua:* 1-2 µg/kg/h. *Ajuste para a função renal:* Clcr: 10-50 mL/ min: administrar 75% da dose; < 10 mL/min: administrar 50% da dose.

**Ferro, Sais de.** *Profilaxia*: 2 mg/kg/dia de ferro elementar VO. *Tratamento*: 6 mg/kg/dia de ferro elementar VO. Fumarato 1 mg = 0,33 mg de ferro. Gluconato 1 mg = 0,12 mg de ferro. Sulfato (seco) 1 mg = 0,3 mg de ferro.

**Ferro Dextrana, Ferro Polimaltose.** Fe 50 mg/mL: dose (mL) = 0,05 × P (kg) × (15-Hb em g%) IM (muitas vezes em doses divididas). Administração de infusão IV é possível (mas perigosa). Diluir em SF (250-1.000 mL), infundir por 1-6 h, com taxa máx. de infusão de 50 mg/min. Evitar diluir em SG.

**Fisostigmina.** 0,02 mg/kg (máx. 1 mg) IV a cada 5 minutos até resposta (máx. 0,1 mg/kg), e, então, 0,5-2 µg/kg/min. Infusão IV lenta, sem necessidade de diluição. Taxa máx. de infusão IV: 0,5 mg/min (crianças) ou 1 mg/min (adultos).

**Fitomenadiona.** 0,3 mg/kg (máx. 10 mg), IM ou IV por 1 h. *Profilaxia em neonatos* (NÃO/kg): 1 mg (0,1 mL) IM ao nascer; ou 2 mg (0,2 mL) oral ao nascer, aos 3-5 dias, e na 4 semana (dar metade da dose se peso < 1.500 g). Diluição máx.: 10 mg/mL. Infundir por 15-30 min; taxa máx. 1 mg/min.

**Fitonadiona.** Ver Fitomenadiona.

**Flucitosina** (5-Fluorocitosina). 400-1.200 mg/m²/dose (máx. 2 g) 6 h IV por 30 min ou VO. Pico sérico: 50-100 mcg/mL, nível sérico mínimo: 25-50 mcg/mL (× 7,75 = umol/L. *Ajuste para função renal:* Clcr: 10-50 mL/min: 12 h; < 10 mL/min: 24 h. *Efeito da diálise:* removido pela HD e DP.

**Fluconazol.** 6 mg/kg (adultos 200 mg) inicial, e, então, 3 mg/kg (adultos 100 mg) diário VO ou IV. *Infecção grave:* 12 mg/kg (adultos 400 mg) inicial, e, então, 4-12 mg/kg (adultos 200-400 mg) diário IV. Diluição: 2 mg/mL; Infusão máx. 200 mg/h; por 1-2 h. *Ajuste para a função renal:* Clcr: 21-50 mL/min: dar 50% da dose; < 20 mL/min: dar 25% da dose recomendada.

**Flumazenil.** 5 µg/kg a cada 60 s até um máx. total 40 µg/kg (máx. 2 mg), e, então, 2-10 µg/kg/h IV. Administração: correr livremente em vaso calibroso.

**Flunisolide.** *Asma* (250 µg/jato): 1-2 jatos 12 h. *Nasal* (25 µg/jato): 1-2 jatos/narina 8-24 h.

**Flunitrazepam.** Adulto (NÃO/kg): 0,5-2 mg à noite VO.

**Fluoxetina.** 0,5 mg/kg (máx. 20 mg) diário, aumentar até máx. 1 mg/kg/dose (máx. 40 mg) 12 h VO.

**Fluticasona + Salmeterol.** Aerohaller (Não/kg): 100/50 (Criança), 250/50 ou 500/50 (adulto) × 1-2 inalações 12 h. MDI (Não/kg): 50/25 (Criança), 125/25 ou 250/25 × 1-2 inalações 12 h.

**Fluvastatina.** 0,4 mg/kg (adultos 20 mg) à noite oral, aumentar até 0,8 mg/kg (adultos 40 mg) à noite, se necessário.

**Folinato de Cálcio.** Ver Cálcio, Folinato de.

**Fosamprenavir.** Usar em combinação com outros agentes retrovirais. Uso não liberado para crianças < 2 anos de idade. Crianças > 2 anos e adolescentes: (Sem Ritonavir): 30 mg/kg/dose, 2 ×/dia (máx. 1.400 mg 2 ×/dia). Em uso de Ritonavir: 18 mg/kg/dose (máx. 700 mg) 2 ×/dia, mais Ritonavir 3 mg/kg/dose (máx. 100 mg), 2 ×/dia. Adultos: Sem Ritonavir: 1.400 mg 2 ×/dia; C/Ritonavir: 1.400 mg 1×/dia, mais Ritonavir 200 mg 1 ×/dia.

**Foscarnet.** 20 mg/kg IV por 30 min, e, então, 200 mg/kg/dia por infusão IV contínua (menos se creatinina > 0,11 mmol/L) ou 60 mg/kg/dose 8 h IV por 2 h. Uso crônico: 90-120 mg/kg IV por 2 h diário. Infundir em 60 min, na concentração máx. de 24 mg/mL (cateter central) e 12 mg/mL (cateter periférico). *Ajuste para a função renal:* Clcr: > 50 mL/min: dar 50-100% da dose; 10-50 mL/min: dar 10 a 50% da dose; < 10 mL/min: dar 10% da dose (evitar o uso).

**Furosemida.** 0,5-1 mg/kg/dose (adultos 20-40 mg) 6-24 h (diário, se prematuro) Oral, IM ou IV por 20 min (Não mais rápido que 0,05 mg/kg/min IV). Infusão IV: 0,1-1 mg/kg/h. *Ajuste para a função renal:* não muda. *Efeito da diálise:* não removido pela HD; não sabido na DP.

**Gabapentina.** 2,5-15 mg/kg/dose (adultos 300-800 mg) 8-24 h oral. *Ajuste para a função renal:* Clcr: > 60 mL/min: 400 mg 3 ×/dia; 30-60 mL/min: 300 mg 2 ×/dia; 15-30 mL/min: 300 mg/dia; < 15 mL/min: 150 mg/dia, ou 300 mg 48/48 h. Pacientes em hemodiálise: Ataque: 300-400 mg; dar 200-300 mg após cada 4 h de diálise.

**Ganciclovir.** 5 mg/kg/dose 12 h IV por 1 h por 2-3 semanas; então, 5 mg/kg IV diário, ou 6 mg/kg IV em 6 dias a cada semana, ou 20 mg/kg/dose (adultos 1 g) 8 h oral. *CMV Congênita:* 7,5 mg/kg/dose 12 h IV por 2 h. *Ajuste para a função renal:* Oral: Clcr: 50-69 mL/min: 1.500 mg/dia ou 500 mg 3 ×/dia; 25-49 mL/min: 1.000 mg/dia ou 500 mg 2 ×/dia; 10-24 mL/min: 500 mg/dia. IV: 50-79 mL/min: 2,5 mg/kg a cada 12 h; 25-49 mL/min: 2,5 mg/kg a cada 24 h; < 25 mL/min: 1,25 mg/kg a cada 24 h. *Efeito da diálise:* removido na HD; não sabido na DP. Administração IV por 1 h, concentração máx. 10 mg/mL.

**Gatifloxacina.** 8 mg/kg (adultos 400 mg) diário IV por 1 h. *Infecção gonocócica:* 8 mg/kg (adultos 400 mg) 1×.

**Gelatina, Succinilatada.** 10-20 mL/kg (pode ser repetida). Efeito no volume dura 3-4 h.

**Gentamicina.** *Dose única diária* IV ou IM: RN 5 mg/kg inicial, e, então, 2,5 mg/kg (< 30 semanas gestação), 3,5 mg/kg (30-35 semanas de gest.), 5 mg/kg (RN a termo, < 7 dias de vida) diário. 1 semana de vida-10 anos de vida: 8 mg/kg no primeiro dia, e, então, 6 mg/kg diário. > 10 anos: 7 mg/kg no primeiro dia, e, então, 5 mg/kg diário (máx. 240-360 mg) diário. Níveis séricos < 1 mg/mL. *Paciente em hemodiálise:* 1,25-1,75 mg/kg/dose pós-diálise. Maior de 5 anos: 2-2,5 mg/kg/dose. Diluição máx.: 10 mg/mL, infundir por 30-60 min. Administrar outros antibióticos (penicilina, cefalosporinas) pelo menos 1 h antes ou após a gentamicina. Nível mínimo: < 1 mg/L dosados 2 ×/semana. *Ajuste para a função renal:* Clcr: > 50 mL/min: Não muda; 10-50 mL/min: RN: 24-36 h; Lactentes e crianças: 12-24 h; < 10 mL/min: RN: 36-48 h; Lactentes e crianças: 24 h. *Efeito da diálise:* removido pela HD e DP.

**Glicerina.** *Constipação:* Retal: administrar em dose única somente a intervalos pouco frequentes. RN: 0,5 mL/kg/dose da sol. retal, como enema. Até 6 anos: 1 supositório infantil quando necessário ou 2-5 mL da sol. retal, como enema. > 6 anos e Adultos: 1 supositório de adulto quando necessário ou 5-15 mL da sol. retal, como enema. Crianças e adultos: *Redução da pressão intraocular:* Oral: 1-1,8 g/kg 60-90 min. pré-operatório. Doses adicionais podem ser administradas em intervalos de 5 h. *Redução do edema de córnea:* Oftálmico: 1-2 gotas em cada olho 3-4 h. *Redução da PIC:* Oral: 1,5 g/kg/dia 4 h (1 g/kg/dose 6 h também tem sido usado).

**Glicerol.** Supositórios (Não/kg): 700 mg lactentes; 1,4 g crianças; 2,8 g adultos.

**Glicose.** *Hipoglicemia:* 0,5-1 g/kg/dose (1-2 mL/kg da sol. a 50%) IV e após aumentar a taxa de infusão. *Hipercalemia:* 0,1 u/kg insulina + 2 mL/kg da sol. dextrose 50% IV. *Neonatos:* 6 g/kg/dia (em torno de 4 mg/kg/min) no primeiro dia, aumentar até 12 g/kg/dia (até 18 g/kg/dia com hipoglicemia). Taxa de infusão (mL/h) = (4,17 × Peso × g/kg/dia)/% D = (6 × Peso × mg/kg/min)/% D. Dose (g/kg/dia) = (mL/h × % D)/(4,17 × Peso). Dose (mg/kg/min) = (mL/h × % G)/(6 × Peso). Mg/kg/min = g/kg/dia/1,44. 0,5 mL/kg/h 50% = 6 g/kg/dia.

**Glucagon.** 1 u = 1 mg. 0,04 U/kg (adultos 1-2 mg) IV ou IM inicial, e, então, 10-50 µg/kg/h (0,5 mg/kg em 50 mL a 1-5 mL/h) IV. *Intoxicação por betabloqueadores*: 0,1 mg/kg IV inicial, e, então, 0,3-2 µg/kg/min. Administração IV: diluição 1 mg/mL.

**Gluconato de Cálcio.** Ver Cálcio, Gluconato de.

**Gluconato de Magnésio.** *Necessidades diária de magnésio (em termos de Mg elementar)*: < 5 meses: 40 mg/dia; 5-12 meses: 60 mg/dia; 1-3 anos: 80 mg/dia; 4-6 anos: 120 mg/dia; 7-10 anos: 170 mg/dia; 11-14 anos: Masc. 270 mg/dia-Fem. 280 mg/dia; 15-18 anos: Masc. 400 mg/dia-Fem. 300 mg/dia; > 19 anos: Masc. 350 mg/dia-Fem. 280 mg/dia. 500 mg do sal = 27 mg Mg elementar. *Ajuste para a função renal*: ver Magnésio.

**Haloperidol.** 0,01 mg/kg (máx. 0,5 mg) diário, aumentar até 0,1 mg/kg/dose 12 h IV ou VO; aumentos de até 2 mg/kg/dose (máx. 100 mg) 12 h (usado raramente). Doença aguda: 0,1-0,2 mg/kg (adultos 5-10 mg) IM. Ester do Decanoato de longa ação: 1-6 mg/kg IM a cada 4 semanas.

**Hemacel.** 10-20 mL/kg (pode ser repetido). 1/2 vida 2 h. Infusão máx: 1,2 g/kg/h (20 mL/kg/h).

**Hemina.** 1-3 mg/kg/dose 12-24 h IV, por 30 min.

**Heparina.** 1 mg = 100 u. *Dose baixa*: 75 U/kg inicial, e, então, 10-15 U/kg/h IV (500 U/kg em 50 mL a 1 mL/h. = 10 U/kg/h). *Dose total*: 75 u/kg (adultos 5.000 U) inicial, e, então, 15-30 U/kg/h IV KTTP 60-85 s, anti–Xa 0,3-0,7 U/mL).

**Heparina Cálcica.** Dose baixa: 75 U/kg/dose SC 12 h.

**Heparina de Baixo peso molecular.** Ver Enoxaparina.

**Hidralazina.** 0,1-0,2 mg/kg (adultos 5-10 mg) inicial IM ou IV, e, então, 4-6 µg/kg/min (adultos 200-300 µg/min) IV. Oral: 0,4 mg/kg/dose (adultos 20 mg) 12 h, aumentar lentamente até 1 mg/kg/dose (máx. usual 50 mg) 6-8 h. Diluição máx.: 20 mg/mL; taxa de infusão não exceder 0,2 mg/kg/min. *Ajuste para a função renal*: Clcr: 10-50 mL/ min: 8 h; < 10 mL/min: 8-16 h em aceliladores rápidos e 12-24 h em aceliladores lentos.

**Hidrato de Cloral.** 20% (200 mg/mL). *Hipnótico*: 50 mg/kg (máx. 2 g) inicial (Até 100 mg/kg, máx. 5 g, em UTI). *Sedação*: 8 mg/kg/dose 6-8 h oral, VR. *Ajuste para a função renal*: Clcr: > 50 mL/min: não ajustar a dose; < 50 mL/min: evitar o uso.

**Hidroclorotiazida.** 1-1,5 mg/kg/dose (adultos 25-50 mg) 12-24 h VO. *Ajuste para a função renal*: Clcr: < 10 mL/min: Evitar o uso. *Efeito da diálise*: não sofre efeito na HD; não sabido na DP.

**Hidróxido de Alumínio 40 mg/mL + Hidróxido de Magnésio 40 mg/mL + Simeticone 4 mg/mL (Milanta).** 0,5-1 mL/kg/dose (adulto 10-20 mL) 6-8 h oral. *UTI*: 0,5 mL/kg/dose 3 h oral se pH gástrico < 5.

**Hidróxido de Magnésio.** *Antiácido*: 10-40 mg/kg/dose (máx. 2 g) 6 h VO. *Laxativo*: 50-100 mg/kg (máx. 5 g) VO.

**Hidroxiureia.** 80 mg/kg oral cada terceiro dia, ou 20-30 mg/kg diário VO. *Tu SNC*: 1,5-3 g/m² oral inicial, em 2 semanas, e, então, a cada 4-6 semanas. *Anemia falciforme*: 15 mg/kg diário, aumentar em 5 mg/kg a cada 12 semanas até um máx. 35 mg/kg diário.

**Hidroxizina.** 2 mg/kg/dose (adultos 25-100 mg) 6-8 h VO. 0,5-1 mg/kg/dose (adultos 25-100 mg) 4-6 h, se necessário IM.

**Hioscina.** 0,01 mg/kg/dose (máx. 0,6 mg) 6 h, IM ou IV.

**Hioscina, Butilbrometo de.** 0,5 mg/kg/dose (adultos 20-40 mg) 6-8 h IV, IM ou oral.

**Hioscina, Hidrobrometo de.** 6-8 µg/kg IV, IM, SC. *Hipercinetose* (Não/kg): 1/4 comp. (2-7 anos), 1/2 comp. (7-12 anos), 1-2 comp (> 12 anos) 6-24 h VO 30 min antes do deslocamento, pode repetir em 4 h.

**Ibuprofeno.** 5-10 mg/kg/dose (adultos 200-400 mg) 4-6 h oral. *Artrite*: 10 mg/kg/dose (adultos 400-800 mg) 6-8 h. *Fibrose cística*: 20-30 mg/kg/dose 12 h. *Persistência do canal arterial (PDA)*: 10 mg/kg inicial, e, então, 5 mg/kg após 24 e 48 h IV por 15 min.

**Imipenem/Cilastatina.** 15 mg/kg/dose (adultos 500 mg) 6 h IV por 30 min. *Infecção grave*: 25 mg/kg/dose IV por 1 h (adultos 1 g) 12 h (1ª semana de vida), 8 h (2-4 semanas), 6-8 h ou infusão contínua (4 + semanas). Diluição: 5 mg/mL; em pacientes com restrição hídrica: 7 mg/mL. Infundir em 30-60 min. *Ajuste para a função renal*: Clcr: 30-70 mL/min: 6 h, ou diminuir a dose máx. diária em 50%; 20-30 mL/min: diminuir a dose máx. diária em 63%, dar a cada 8 h; < 20 mL/min: diminuir a dose em 75%, dar a cada 12 h. *Efeito da diálise*: removido 20-50% pela HD; efeito não sabido na DP

**Imipramina, Hidrocloreto de.** 0,5-1,5 mg/kg/dose (adultos 25-75 mg) 8 h oral. *Enurese*: 5-6 anos 25 mg, 7-10 anos 50 mg, > 10 anos 50-75 mg à noite.

**Imunoglobulina.** *Púrpura Trombocitopênica Idiopática:* IV: 400-1.000 mg/kg/dia, por 2 a 5 dias (dose total de 2.000 mg/kg); Dose de manutenção: 400-1.000 mg/kg/dose a cada 3-6 semanas, com base na resposta clínica e contagem das plaquetas do paciente. *Doença hemolítica isoimune (Incompatibilidade Rh):* IV: gestação ≥ 35 semanas: 500-1.000 mg/kg/dose, 1 ×, durante 2 h. Se necessário, repetir em 12 h. *Miastenia gravis (Exacerbação grave):* IV: 400-1.000 mg/kg/dose, 1 ×/dia, por 2 a 5 dias (dose total: 2.000 mg/kg). *Miocardite aguda:* IV: 2.000 mg/kg, dose única. *Sepse: Tratamento adjuntivo:* IV: 500-1.000 mg/kg/dose, 1 ×/dia, por 1 a 3 dias. *Encefalomielite aguda disseminada:* IV: Crianças: 1.000 mg/kg/dose, 1 ×/dia, por 2 dias. *Leucemia linfocítica crônica células B:* 400 mg/kg/dose a cada 3-4 semanas. *Polineuropatia desmielinizante inflamatória crônica:* Adultos: Inicial: 400-1.000 mg/kg/dose, 1 ×/dia por 2-5 dias, em uma dose total de 2.000 mg/kg. Se necessário terapia de manutenção, dose e frequência devem ser com base nas respostas clínicas e não exceder 2.000 mg/kg no curso do tratamento. *Colite crônica decorrente do Clostridium difficile:* IV: Lactentes e crianças: 400 mg/kg/dose a cada 3 semanas. Duração da terapia não clara. *Dermatomiosite refratária:* IV: Crianças: 1.000 mg/kg/dose 1 ×/dia por 2 dias. Adultos: 400-1.000 mg/kg/dose, 1 ×/dia por 2-5 dias, em uma dose total de 2.000 mg/kg. *Síndrome de Guillain-Barré:* IV: Crianças: 1.000 mg/

kg/dose, 1 ×/dia, por 2 dias. Adultos: 400-1.000 mg/kg/dose, por 2 a 5 dias, em uma dose cumulativa total de 2000 mg/kg.

**Imunoglobulina, Citomegalovírus (CMV).** 100-200 mg/kg IV por 2 h. *Transplante*: diário nos 3 primeiros dias, semanalmente × 6, mensalmente × 6.

**Imunoglobulina, Difteria.** 250 u IM 1×.

**Imunoglobulina, Hepatite B.** 400 u IM dentro de 5 dias a partir do contágio (acidente com agulha etc.), repetir em 30 dias; 100 u IM dentro das primeiras 24 h após o nascimento de um RN de uma mãe portadora de Hepatite B.

**Imunoglobulina, Intravenosa Humana Antibotulismo.** IV: Lactentes: 75 mg/kg como infusão IV única. Não administrar IM ou Subcutâneo.

**Imunoglobulina, Linfócito** (Imunogloblina antitimócito, equina; Atgam). É recomendado teste cutâneo antes da administração da dose (0,1 mL de uma diluição 1:1.000). Observar reação a cada 15 min por 1 h. Se reação local ≥ 10 mm de diâmetro, a primeira infusão deve ser realizada em um local com suporte avançado de vida intensivo. Dose, IV: Crianças e adultos: *Anemia aplásica:* 10-20 mg/kg dia por 8-14 dias IV por 4 h em sol. Salina; Terapia em dias alternados pode ser administrada até um total de 21 doses. *Transplante renal:* dose variável: Crianças: 5-15 mg/kg/dia; Adutos: 10-30 mg/kg/dia. Dose de indução (rejeição): 15 mg/kg/dia pr 14 dias, num total de 21 doses em 28 dias. *Tratamento DEXH agudo*: 30 mg/kg/dose em dias alternados por 6 doses, ou 15 mg/kg/dose, 2 × ao dia, por 10 doses.

**Imunoglobulina (Antitimócito, coelho).** IV: Crianças: *Transplante de medula óssea:* 1,5-3 mg/kg/dia, 1 × ao dia, por 4 dias antes do transplante. *Tratamento DEXH:* 1,5 mg/kg/dose, em dias alternados. *Transplante renal:* 1-2 mg/kg/dia, 1 × ao dia por 4 a 5 dias, iniciar no dia do transplante. *Rejeição aguda:* 1,5 mg/kg/dia, 1 × ao dia, por 7 a 14 dias. *Transplante cardíaco/pulmonar:* Indução: 1-2 mg/kg/dia (depende da contagem de plaquetas), 1 × ao dia, por 5 dias. *Rejeição:* 2 mg/kg/dia, 1 × ao dia, por 5 dias. *Transplante hepático, intestinal ou multivisceral:* Indução pré TX: 2 mg/kg; Primeiro PO: 3 mg/kg. Rejeição: 1,5 mg/kg/dia, 1 × ao dia, por 7 a 14 dias (dose máx. 2 mg/kg/dose).

**Imunoglobulina, normal, humana.** *Hipogamaglobulinemia*: 10-15 mL/kg da sol. 6% (600-900 mg/kg) IV por 5-8 h, e após 5-7,5 mL/kg (300-450 mg/kg) por 3-4 h mensalmente; ou 0,6 mL/kg da sol 16% (100 mg/kg) a cada 2-4 semanas IM. *Kawasaki, Guillain-Barre, PTI, Miastenia gravis, Doença de Still*: 35 mL/kg da sol. 6% (2 g/kg) IV por 10 h inicial, e após, se necessário, 15 mL/kg (900 mg/kg) IV por 8 h a cada mês. *Prevenção da hepatite A*: 0,1 mL/kg (16 mg/kg) IM. *Prevenção do sarampo*: 0,2 mL/kg (32 mg/kg) IM (repetir 24 h após se imunocomprometido).

**Imunoglobulina, Raiva** (Hyperab, Imogam). 20 UI (0,133 mL)/kg IM 1× (a metade da dose infiltrada em volta do ferimento), com a vacina da raiva.

**Imunoglobulina, Rh.** 1 mL (625 UI, 125 µg) IM dentro de 72 h da exposição. *Transfusão maciça*: 0,16 mL (100 UI, 20 µg) por mL glóbulos vermelhos Rh positivo (soro materno deve estar anti-D positivo 24-48 h após a injeção).

**Imunoglobulina, Tétano (TIG).** *Preparação intramuscular:* 250-500 ui (1-2 amp.) IM. *Preparação IV*: 4000 UI (100 mL) a 0,04 mL/kg/min por 30 min, e após 0,075 mL/kg/min.

**Imunoglobulina, Vaccínia** (16%). Para prevenir complicações da vacina (NÃO/kg): 4 mL (< 6 meses), 8 mL (6 meses-14 anos), 12 mL (> 14 anos); dose dupla para tratar complicações.

**Imunoglobulina, Zóster.** *Prevenção da varicela em imunocomprometidos*: 0,4-1,2 mL/kg (máx. 6 mL) IM.

**Inamrinona.** Neonatal: IV: 0,75 mg/kg IV, em 2-3 min, seguido de infusão 3-5 µg/kg/ min. (máx. 10 mg/kg/24 h). Lactentes e crianças: mesma dose de ataque, seguido de infusão 5-10 µg/kg/min. Dilluição IV: 1-3 mg/mL. *Ajuste para a função renal*: Clcr: < 10 mL/min: administrar 25% da dose; Clcr 10-29: 50% administrar 50% da dose; Clcr 30-50: não ajustar.

**Indometacina.** 0,5-1 mg/kg/dose (adultos 25-50 mg) 8 h (Máx. 6 h) oral. *PCA*: 0,1 mg/kg (< 1 kg) ou 0,2 mg/kg (>= 1 kg) no primeiro dia, e após 0,1 mg/kg do 2º ao 7º dia oral ou IV por 1 h. Administração IV por 20-30 min, concentração 0,5-1 mg/mL.

**Insulina.** Insulina regular: 0,05-0,2 U/kg quando necessário, ou 0,05-0,1 U/kg/h (5 u/kg 50 mL sol a 0,5-1 mL/h); mais tarde 1 U/10 g dextrose IV. *Hipercalemia*: 0,1 U/kg insulina e 2 mL/kg de Glicose 50% IV. SC: Insulina Lispro tem início de ação em 10-15 min, pico em 1 h, duração 2-5 h; Insulina Regular início da ação 30-60 min; pico 4 h; duração 6-8 h; Isofano (NPH) início 2-4 h, pico 4-12 h, duração 18-24 h; Zínquica (Lenta) início 2-3 h, pico 7-15 h, duração 24 h; Glargina (Lantus) início da ação 1,5 h, sem pico, duração 24 h; Cristalina Zínquica (ultralenta) início 4-6 h, pico 10-30 h, duração 24-36 h; Protamina Zínquica, início 4-8 h, pico 15-20 h, duração 24-36 h. *Ajuste para a função renal*: Clcr: 10-50 mL/min: dar 75% da dose recomendada; < 10 mL/min: administrar 25 a 50% da dose recomendada (fazer controle estreito da glicemia).

**Insulina Aspart.** *Diabetes mellitus tipo I:* Crianças, Adolescentes e Adultos: SC: 0,2-0,6 U/kg/dia, em doses divididas. Manutenção usual: SC: 0,5-1 U/kg/dia, em doses divididas. *Diabetes mellitus tipo II:* Adultos: SC: Inicial: 0,2 U/kg/dia ou 10 U/dia de uma Insulina de ação intermediária (p. ex., NPH).

**Insulina Detemir.** *Diabetes mellitus tipo I:* Crianças, Adolescentes e Adultos: SC: 0,5-1 U/kg/dia, divididas em várias doses. *Diabetes mellitus tipo II:* Adultos: SC: 10 U (ou 01,-0,2 U/kg), 1 x/dia, pela manhã. A dose total diária pode ser administrada dividida em 2 tomadas diárias.

**Insulina Glulisina.** *Diabetes mellitus tipo I:* SC: Crianças, Adolescentes e Adultos: 0,2-0,6 U/kg/dia, divididas em várias doses. Manutenção usual: 0,5-1 U/kg/dia, divididas em várias doses. *Diabetes mellitus tipo II:* SC: Inicial: 0,2 U/kg/dia, administrada ao dormir.

**Insulina Lispro.** *Diabetes mellitus tipo I:* SC: Crianças, Adolescentes e Adultos: Inicial: 0,2-0,6 U/kg/dia, fracionada em várias doses. *Diabetes mellitus tipo II:* Inicial: 0,02 U/kg/dia.

**Ipratrópio, Brometo de.** Sol. p/neb. (250 µg/mL): 0,25-1 mL diluído em 4 mL 4-8 h. Aerossol: 20 µg/jato: 2-4 jatos 6-8 h.

**Isoniazida.** 10 mg/kg (máx. 300 mg) diário oral, IM ou IV. *Meningite Tbc*: 15-20 mg/kg (máx. 500 mg) diário. *Ajuste para a função renal:* Clcr: 10-50 mL/min: usar 75-100% da dose; < 10 mL/min: dar 50% da dose.

**Isotionato de Pentamidina.** 3-4 mg/kg (1,7-2,3 mg/kg base) IV por 2 h ou IM diário por 10-14 dias (1 mg base = 1,5 mg Mesilato = 1,74 mg Isotionato). Administração IV lenta, por 60 min. Diluição máx.: 6 mg/mL. *Ajuste para a função renal*: Clcr: 10-30 mL/min: 36 h; < 10 mL/min: 48 h.

**Ivacaftor.** Oral. *Fibrose cística:* Crianças ≥ 6 anos, Adolescentes e Adultos: 150 mg a cada 12 h.

**Ivermectina.** Oral. 0,15-0,4 mg/kg (adultos 12-24 mg) a cada 6-12 meses. *Ajuste para a função renal*: não muda.

**Labetalol.** 1-2 mg/kg/dose (adultos 50-100 mg) 12 h oral, pode aumentar semanalmente até um máx. 10 mg/kg/dose (máx. 600 mg) 6 h. Administração IV: diluição 1 mg/mL.

**Lacosamida.** Oral: *Convulsão parcial:* Crianças ≥ 3 anos e Adolescentes ≤ 16 anos: Dados limitados. Inicial: 1 mg/kg/dia, divididos em 2 tomadas diárias (dose máx.: 50 mg). Aumentar a cada semana em 1 mg/kg/dia até 10 mg/kg/dia (Média 6,34 mg/kg/dia). Adolescentes ≥ 17 anos e adultos: Oral, IV: Inicial: 50 mg 2×/dia, podendo ser aumentada em intervalos de 1 semana até 100 mg/dia. Dose de manutenção: 200-400 mg/dia, divididos em 2 tomadas diárias.

**Lactulose.** Solução 3,3 g/5 mL. *Laxativo*: 0,5 mL/kg/dose 12-24 h oral. *Coma hepático*: 1 mL/kg/dose de h em h até limpeza intestinal, e, então, 6-8 h.

**Lamivudine.** 4 mg/kg/dose (adultos 150 mg) 12 h oral. *Hepatite B*: 2 mg/kg diário. *Ajuste para a função renal* (adultos com HIV ou Hepatite B crônica): Clcr: 30-49 mL/min: 100 mg na primeira dose, e, então, 50 mg 1 ×/dia; 15-29 mL/min: 100 mg na 1ª dose, e, então, 25 mg 1 ×/dia; 5-14 mL/min: 35 mg na 1ª dose, e, então, 15 mg 1 ×/dia; < 5 mL/min: 35 mg na 1ª dose, e, então, 10 mg 1 ×/dia.

**Lamivudina e Zidovudina.** Usual: Oral (Usar em combinação com pelo menos um outro agente antirretroviral): Crianças ≥ 30 kg, Adolescentes ≥ 30 kg e Adultos: 1 comp. 2 ×/dia.

**Lamotrigina.** 0,2 mg/kg (adultos 25 mg) VO diário, aumentar lentamente, se necessário, até um máx. 1-4 mg/kg/dose (adultos 50-200 mg) 12 h. Duplicar a dose se estiver recebendo Carbamazepina, Fenobarbitona, Fenitoína ou Primidona; metade da dose se estiver recebendo Valproato.

**Lansoprazol.** 1,5 mg/kg (máx. 30 mg) 12-24 h oral.

**Leucovorin.** Ver Cálcio, Folinato de.

**Levalbuterol.** Ver Salbutamol.

**Levamisol.** *Anti-helmíntico*: 3 mg/kg (adultos 150 mg) oral 1× (áscaris), repetir em 1 semana (necator, ancilóstoma). *Adenocarcinoma de cólon* (com 5-fluouracil 450 mg/m² IV semanal): 1 mg/kg (adultos 50 mg) 8 h oral por 3 dias a cada 2 semanas. *Ajuste para a função renal*: não muda.

**Levocetirizina.** Usual: Oral: 6 meses-5 anos: 1,25 mg 1 ×/dia; 6-11 anos: 2,5 mg 1 ×/dia; ≥ 12 anos e Adultos: 5 mg 1 ×/dia.

**Lidocaína.** *Antiarrítmico* (Usar se não houver Amiodarona). IV, IO: Lactentes, crianças e adolescentes: 1 mg/kg/dose, seguida de infusão contínua de 20-50 μg/kg/min. ET: 2-3 mg/kg/dose. Fazer *flush* c/5 mL SF, aplicando logo após 5 ventilações manuais. Adultos:

IV, IO: 1-1,5 mg/kg. Se FV ou TV s/pulso refratárias, repetir 0,5-0,75 mg/kg a cada 5 a 10 min. (Dose cumulativa máx. 3 mg/kg), seguido de infusão contínua de 1-4 mg/min após o retorno da perfusão. ET: 2-3,75 mg/kg (2 a 2,5 × a dose recomendada IV) diluída em 5 a 10 mL SF.

**Linezolida.** 10 mg/kg/dose 8-12 h (Criança), ou 400-600 mg 12 h (adultos), IV por 1-2 h ou oral.

**Lisdexanfetamina.** Crianças ≥ 6 anos, Adolescentes e Adultos: Inicial: 30 mg 1 ×/dia, pela manhã, podendo aumentar de 10 a 20 mg/dia em intervalos semanais até resposta satisfatória (máx. 70 mg/dia).

**Lítio, Sais de.** 5-20 mg/kg/dose 12-24 h para manter nível sérico entre 0,8-1,6 mmol/L (toxicidade > 2 mmol/L). *Ajuste para a função renal:* Clcr: 10-50 mL/min: administrar 50% a 75% da dose normal; < 10 mL/min: 25% a 50% da dose normal.

**Loperamida.** 0,05-0,1 mg/kg/dose (máx. 4 mg) 8-12 h oral.

**Loratadina.** 0,2 mg/kg (adultos 10 mg) diário oral. *Ajuste para a função hepática:* 48 h na insuficiência hepática. *Ajuste para a função renal:* Clcr: < 30 mL/min: dar a dose a cada 48 h.

**Lorazepam.** 0,02-0,06 mg/kg/dose (adultos 1-3 mg) 8-24 h oral. IV: 0,05-0,2 mg/kg IV por 2 min, e, então, 0,01-0,1 mg/kg/h.

**Losartan.** 0,5-2 mg/kg (adultos 25-100 mg) diário oral.

**Lucinactant.** Neonato prematuro: Via Endotraqueal: *Profilaxia da síndrome do desconforto respiratório:* 5,8 mL/kg/dose. Pode repetir por até 3 doses subsequentes (Total 4 doses) em intervalos ≥ 6 h, nas primeiras 48 h de vida. Uso em Neonatos com peso de nascimento > 1.250 g ainda não avaliados.

**Magnésio.** *Hipomagnesemia:* RN: IV: 25-50 mg/kg/dose (0,2-0,4 mEq/kg/dose) 8-12 h por 2-3 doses. Crianças: Oral: 100-200 mg/kg/dose (10-20 mg/kg de Mg elementar por dose) 6 h. IM, IV: 25-50 mg/kg/dose (0,2-0,4 mEq/kg/dose) 4-6 h por 3-4 doses (dose máx.: 2.000 mg = 16 mEq), pode ser repetido se persistir a hipomagnesemia (doses de até 100 mg/kg de MgSO4 têm sido usadas). *Manutenção diária:* IV: RN < 25 kg: 0,5 mEq/kg/dia; 25-45 kg: 30-60 mg/kg/dia (0,25-0,5 mEq/kg/dia); > 45 kg: 3 g (NÃO/kg) 6 h por até 4 doses. IM, IV: 1 g (NÃO/kg) 6 h por 4 dias. *Manuseio das convulsões e hipertensão:* Crianças: IM, IV: 20-100 mg/kg/dose 4-6 h SN. *Catártico oral:* Crianças: 0,25 g/kg/dose; Adultos: 10-30 g (NÃO/kg). *Níveis séricos:* > 3 mg/dL: Depressão SNC; bloqueio da transmissão neuromuscular levando a efeitos anticonvulsivantes; > 5 mg/dL: depressão dos reflexos tendinosos profundos; rubor cutâneo; sonolência; > 12 mg/dL: Paralisia respiratória, bloqueio cardíaco completo.

**Magnésio.** Ver Citrato de; Cloreto de; Gluconato de; Hidróxido de; Óxido de; Sulfato de.

**Manganês.** Doses recomendadas (parenterais) diárias: Lactentes: 1 µg/kg; Crianças (3 meses a 5 anos): 2-10 µg/kg (dose máx. 50 µg); > 5 anos: 50-150 µg (NÃO/kg).

**Manitol.** 0,25-0,5 g/kg/dose IV (1,25-2,5 mL/kg da sol. a 20%) até 2/2 h, se necessário, mantendo osmolaridade sérica < 330 mmol/L, ou: 1-2 g/kg (dose ataque) e após: 1 g/kg/dia 4 h.

**Mebendazol.** Não/kg: 100 mg/dose 12 h por 3 dias. *Enterobíase* (Não/kg): 100 mg 1×, podendo repetir após 2-4 semanas.

**Meloxicam.** 0,15-0,3 mg/kg (adultos 7,5-15 mg) diário oral, VR.

**Meperidina.** Ver Petidina.

**Meropenem.** 10-20 mg/kg/dose (adultos 0,5-1 g) 8 h IV por 5-30 min. *Infecção grave*: 20-40 mg/kg/dose (adultos 1-2 g) 8 h ou infusão contínua. Diluição: 50 mg/mL. *Ajuste para a função renal*: Clcr: 26-50 mL/min: dose a cada 12 h; 10-25 mL/min: 1/2 dose a cada 12 h; < 10 mL/min: 1/2 dose a cada 24 h.

**Metadona:** Crianças: 0,1 mg/kg/dose (máx. 0,7 mg/kg/24 h), VO, IM, SC. Máx. 10 mg/dose. Ajuste para função renal: Clcr < 10 mL/mim: administrar 50 a 75% da dose normal. Adultos: VO: 5-10 mg, 4-12 h; IV/SC/IM: 2,5-10 mg, 8-12 h.

**Metilcelulose.** *Constipação*: 30-60 mg/kg/dose (adultos 1,5-3 g) com pelo menos 300 mL de líquidos 12 h oral.

**Metildopa.** 3 mg/kg/dose (adultos 150 mg) 8 h oral, podendo aumentar até um máx. 15 mg/kg/dose (adultos 750 mg). *Ajuste para a função renal*: Clcr: > 50 mL/min: 8 h; 10-50 mL/min: 8-12 h; < 10 mL/min: 12-24 h. Infusão IV: infusão lenta, por 30-60 min, em uma concentração < ou igual a 10 mg/mL.

**Metilfenidato.** 0,1 mg/kg/dose oral às 8 h da manhã, 1/2 dia e (ocasionalmente) 16 h; aumentar se necessário até máx. 0,5 mg/kg/dose (adultos 20 mg).

**Metilprednisolona.** *Asma*: 0,5-1 mg/kg/dose 6 h oral, IV ou IM no primeiro dia, 12 h no 2º dia e, então, 1 mg/kg diário, reduzindo até dose mínima efetiva. *Crupe grave*: 4 mg/kg inicial IV, e, então, 1 mg/kg/dose 8 h. *Lesão medular* (Dentro das primeiras 8 h): 30 mg/kg inicial, e, então, 5 mg/kg/h por 2 dias. Loção 0,25%: aplicar 12-24 h. Metilprednisolona 1 mg = 5 mg Hidrocortisona na ação glicocorticoide, 0,5 mg na ação mineralocorticoide.

**Metoclopramida.** Observação: Desde 2012 seu uso está contraindicado em menores de 1 ano de idade e não recomendado entre 1 e 18 anos. Usualmente: 0,15-0,3 mg/kg/dose (adultos 10-15 mg) 6 h IV, IM ou oral; 0,2-0,4 mg/kg/dose (adultos 10-20 mg) 8 h VR. *Perioperatório*: 0,5 mg/kg IV. Com quimioterapia: até 1-2 mg/kg 4 h IV. *Ajuste para a função renal*: Clcr: 40-50 mL/min: administrar 75% da dose recomendada; < 40 mL/min: dar 50% da dose; < 10 mL/min: dar 25 a 50% da dose. Administração IV: diluição máx.: 5 mg/mL; infundir em 15-30 min; taxa máx. de infusão 5 mg/min.

**Metoprolol:** VO. Crianças 1 a 17 anos: 1-2 mg/kg/dia, em 2 doses; máx. 6 mg/kg/dia (≤ 200 mg/dia). Adultos: 50-100 mg/dia, em 1 ou 2 doses; (máx. 400 mg/dia).

**Metotrexato.** *Leucemia*: tipicamente 3,3 mg/m$^2$ IV diário por 4-6 semanas, e, então, 2,5 mg/kg IV a cada 2 semanas, ou 30 mg/m$^2$ oral ou IM 2×/semana; doses mais altas com uso de ác. folínico. Intratecal: 12 mg/m$^2$ semanal por 2 semanas, e, então, mensal. *Artrite*: 10-15 mg/m$^2$ semanal oral, IV, IM ou SC. *Psoríase no adulto*: 0,2-0,5 mg/kg semanal oral, IV ou IM até resposta, e, então, reduzir. *Ajuste para a função renal*: Clcr: 61-80 mL/min: diminuir a dose em 25%; 51-60 mL/min: diminuir a dose em 33%; 10-50 mL/min: diminuir a dose em 50-70%.

**Metronidazol.** Neonatal (VO,IV): 0-28 dias (< 1.200 g): 7,5 mg/kg a cada 24- 48 h; RN < 7 dias e 1.200-2.000 g: 7,5 mg/kg/dia, 24/24 h; RN < 7 dias e > 2.000: 15 mg/kg/dia, 12/12 h; RN > 7 dias e 1.200-2.000 g: 15 mg/kg/dia, 12/12 h; RN > 7 dias e > 2.000 g: 30 mg/kg/dia, 12/12 h. Lactentes e crianças: VO: 15-30 mg/kg/dia, 8/8 h. IV: 30 mg/kg/dia, 6/6 h. (máx. 4 g/dia). *Ajuste para a função hepática:* na insuficiência hepática diminuir a dose em 50 a 67%. *Ajuste para a função renal:* Clcr: < 10 mL/min: dar 50% da dose a cada 8 h. *Efeito da diálise:* removido pela HD; não sofre efeito na DP.

**Metropolol.** IV: 0,1 mg/kg (adultos 5 mg) por 5 min, repetir a cada 5 min, até um máx. de 3 doses, e após 1-5 µg/kg/min. Oral: 1-2 mg/kg/dose (adultos 50-100 mg) 6-12 h.

**Micafungina.** IV. Neonatal: Doses ainda não aprovadas pela FDA em crianças. *Candidíase disseminada:* < 1.000 g: 10 mg/kg/dia, 1 ×/dia. > 1.000 g: 7-10 mg/kg/dia, 1 ×/dia. *Aspergilose, Candidíase esofágica:* 8-12 mg/kg/dia, 1 ×/dia. *Profilaxia da candidíase:* Lactentes, Crianças e Adolescentes: 1,5-2 mg/kg/dia, 1 ×/dia. Adultos: 50 mg 1 ×/dia. *Candidíase disseminada:* Lactentes, Crianças e Adolescentes: 2-4 mg/kg/dia, 1 ×/dia (Dose máx.: 200 mg). Adultos: 100 mg 1 ×/dia. *Aspergilose e candidíase esofágica:* Lactentes, Crianças e Adolescentes: 4-8,6 mg/kg/dia, 1 ×/dia (Dose máx. 320 mg). Adultos: 150 mg, 1 ×/dia.

**Micofenolato.** 600 mg/m²/dose 12 h oral.

**Midazolam.** Neonato. *Sedação/intermitente:* 0,05-0,1 mg/kg/dose, em 5 min. Lactentes-crianças: *Sedação/intermitente:* IM: 0,1-0,15 mg/kg (dose máx. 10 mg). *IV:* até 5 anos: 0,05-0,1 mg/kg (dose máx. 6 mg); 6-12 anos: 0,025-0,05 mg/kg (dose máx. 10 mg); > 12 anos-adultos: 10 mg. *Intranasal:* 0,2 mg/kg, pode repetir em 5-15 min. *Infusão contínua:* 0,1-0,6 mg/kg/h.

**Milanta.** Ver Hidróxido de Alumínio e Hidróxido de Magnésio.

**Milrinona.** 50 µg/kg IV por 10 min, e, então, 0,25-0,75 µg/kg/min (máx. 1,13 mg/kg/ dia). *Ajuste para a função renal:* Clcr: 50 mL/min: 0,43 µg/kg/min; 40 mL/min: 0,38 µg/kg/min; 30 mL/min: 0,33 µg/kg/min; 20 mL/min: 0,28 µg/kg/min; 10 mL/min: 0,23 µg/kg/min; 5 mL/min: 0,2 µg/kg/min. Infusão IV: sem diluição quando em bolo; contínua: diluição máx. 250 µg/mL.

**Mononitrato de Isossorbida.** Comp. liberação lenta, Adultos (Não/kg): 60-120 mg diário oral.

**Morfina.** 1/2 Vida 2-4 h. IM: neonatos 0,1 mg/kg, crianças 0,2 mg/kg, adultos 10-20 mg. IV (Ventilado): 0,1-0,2 mg/kg/dose (adultos 5-10 mg). Infusão de 1 mg/kg em 50 mL SG 5%: RN em ventilação 0,5-1,5 mL/h (10-30 µg/kg/h), crianças ou adultos 1-3 mL/h (20-60 µg/kg/h). *Ajuste para a função renal:* Clcr: 10-50 mL/min: administrar 75% da dose normal; < 10 mL/min: 50%. *Efeito da diálise*: não sofre efeito na HD; não sabido na DP.

**Nabilone.** Oral. > 4 anos e < 18 kg: 0,5 mg 2 ×/dia; 18-30 kg: 1 mg 2 ×/dia; > 30 kg: 1 mg 3 ×/dia. Adultos: 1 a 2 mg 2 ×/dia (máx. 6 mg divididos em 3 doses diárias).

**N-Acetilcisteína.** Ver Acetilcisteína.

**Nafazolina.** 0,012-0,1%: 1-2 gotas em cada narina ou olho 3-4 h.

**Nafcilina.** Oral: 15-30 mg/kg/dose 6 h. *Infecção grave* (IV lento, IM): 40 mg/kg/dose (máx. 2 g) 12 h (1ª semana de vida), 8 h (2ª semana), 6 h ou infusão contínua (> 2 semanas). Infundir em 15-60 min, na concentração máx. de 40 mg/mL. *Ajustes para as funções renal e hepática*: em pacientes com insuficiência renal e hepática, reduzir a dose em 33% a 50%. *Efeito da diálise*: não removido na HD; não sabido na DP.

**Nalmefene.** *Intoxicação opioide*: 0,007 mg/kg IV, e 0,0014 mg/kg após 2-5 min (15 min se IM, SC) quando necessário. *Sedação pós-operatória*: 0,25 µg/kg a cada 2-5 min (máx. 4 doses). Meia-vida: 10 h.

**Naloxone.** *Intoxicação opioide* (incluindo RN): 0,1 mg/kg (máx. 2 mg) inicial IV, IM, SC ou intratraqueal, e, então, 0,01 mg/kg/h IV. *Sedação pós-operatória*: 0,002 mg/kg/dose repetir a cada 2 min, e, então, 0,01 mg/kg/h (0,2 µg/kg/min) IV. Administração IV em *push* sem diluir, Infusão contínua diluir 4 mg/mL.

**Nandrolona, Decanoato de.** *Anemia*: 1-4 mg/kg (adultos 50-200 mg) semanal IM profundo. *Osteoporose*: Adultos (Não/kg) IM profundo a cada 3 semanas.

**Naproxeno.** *Analgesia*: > 2 anos: 5 mg/kg/dose (adultos 250-500 mg) 8-12 h oral. Adultos (Não/kg): 500 mg/dose 12 h VR. *Doença inflamatória*: 10-15 mg/kg/dia (máx. 1.000 mg/dia) 12 h oral.

**Nelarabina.** *IV: LLA Cel. T, Linfoma linfoblástico cel. T:* Crianças: 650 mg/m²/dose do dia 1 ao 5. Repetir a cada 21 dias. Adultos: 1.500 mg/m² nos dias 1,3 e 5. Repetir o ciclo a cada 21 dias.

**Neomicina.** 1 g/m²/dose 4-6 h oral (máx. 12 g/dia). *Irrigação vesical*: 40-2.000 mg/L. Para o preparo cirúrgico do trato GI, usar 90 mg/kg/dia O, divididos a cada 4 h, por 3 dias. *Ajuste para a função renal*: Não sofre modificação.

**Neostigmina.** *Inibição da ação relaxante*: 0,05-0,07 mg/kg/dose (adultos 0,5-2,5 mg) IV; Diluição sugerida: Neostigmina (2,5 mg/mL) 0,5 mL + Atropina (0,6 mg/mL) 0,5 mL + 0,5 mL sol. salina, dar 0,1 mL/kg IV. *Miastenia gravis*: 0,2-0,5 mg/kg/dose (adultos 1-2,5 mg 2-4 h IM, SC. *Ajuste para a função renal*: Clcr: 10-50 mL/min: dar 50% da dose; < 10 mL/min: dar 25% da dose.

**Netilmicina.** Dose única diária IV ou IM: RN: 5 mg/kg inicial, e, então, 2,5 mg/kg (< 30 semanas idade gest.); 3,5 mg/kg (30-35 sem. id. gest.); 5 mg/kg (RN a termo, até 7 dias de vida) diário. 1 semana de vida até 10 anos: 8 mg/kg no primeiro dia, e após 6 mg/kg diário. > 10 anos: 7 mg/kg no primeiro dia, e após 5 mg/kg diário (máx. 240-360 mg) diário. Nível sérico: < 1 mg/L. *Ajuste para a função renal*: Clcr: > 50 mL/min: dar 50 a 90% da dose a cada 8-12 h; 10-50 mL/min: 20 a 60% da dose, a cada 12 h; < 10 mL/min: dar 10 a 20% da dose a cada 24-48 h.

**Nifedipina.** VO, liberação imediata. Crianças: *Emergência hipertensiva*: 0,25-0,5 mg/kg/dose (Máx. 10 mg/dose), pode repetir se necessário a cada 4-6 h. Adolescentes e adultos: 10-20 mg, 3 vezes/dia (máx. 120 mg/dia).

**Nitazoxamida.** Oral: *Cryptosporidium parvum, Giardia lamblia, Hymenolepis nana:* Crianças 1 a 3 anos: 100 mg a cada 12 h por 3 dias; 4 a 11 anos: 200 mg a cada 12 h por 3 dias; Adolescentes ≥ 12 anos e adultos: 500 mg a cada 12 h por 3 dias. *Fasciola hepática*: 1 a 3 anos: 100 mg a cada 12 h por 7 dias; 4 a 11 anos: 200 mg a cada 12 h por 7 dias; Adolescentes ≥ 12 anos e adultos: 500 mg a cada 12 h por 7 dias. Diarreia associada ao *Clostridium difficile:* Adultos; 500 mg a cada 12 h por 7 a 10 dias.

**Nitizinona.** Oral: usar conjuntamente em dieta com restrição de tirosina e fenilalanina. Lactentes, crianças e adultos: Inicial: 1 mg/kg/dia, dividida em 2 tomadas. Ajustar a dose conforme a resposta.

**Nitrato de Prata:** Neonatos: Oftálmico: 2 gotas imediatamente após o nascimento no saco conjuntival de cada olho em dose única (Aplicar até 1 h após o nascimento). Crianças e adultos: Bastão: aplicar em membranas mucosas e outras superfícies de pele úmidas, somente na área a ser tratada 2-3 x/semana por 2-3 semanas. Sol. Tópica: com aplicador na área afetada 2-3 x/semana por 2-3 semanas.

**Nitrazepam.** *Epilepsia na infância*: 0,125-0,5 mg/kg/dose 12 h oral. *Hipnótico* (Não/kg): 2-5 mg (Criança), 5-10 mg (adultos) à noite.

**Nitrito de Amil.** *Intoxicação por cianeto:* Adultos e crianças: quebrar e inalar o vapor de 1 ampola (0,3 mL) a cada minuto por 15-30 s até que a infusão de Nitrito de Sódio tenha iniciado.

**Nitrito de Sódio.** IV. Lactentes e Crianças: 6 mg/kg/dose (máx. 300 mg). Adolescentes e adultos: 300 mg IV, seguido imediatamente por Tiossulfato de Sódio.

**Nitrofurantoina.** 1,5 mg/kg/dose (adultos 50-100 mg) 6 h oral. Profilaxia: 1-2,5 mg/kg (adultos 50-100 mg) à noite. *Ajuste para a função renal:* Não usar quando Clcr: < 40 mL/min.

**Nitroglicerina.** Ver Trinitrato de Gliceril.

**Nitroprussiato de Sódio.** Infusão IV 0,5-10 µg/kg/min. Se usado por > 24 h, taxa máx. de 4 µg/kg/min. máx. total de 70 mg/kg com função renal normal (ou tiocianato de sódio < 1,725 umol/L, ×0,058 = mg/L). Ação vasodilatadora: 2 µg/kg/min Nitroprussiato = 5 µg/kg/min nitroglicerina = 0,1 µg/kg/min PGE 1 aproximadamente.

**Noradrenalina.** Infusão IV: 0,05-0,5 µg/kg/min. Administração IV: concentração padrão 4 µg/mL (excepcionalmente 16 µg/mL).

**Norepinefrina.** Ver Noradrenalina.

**Norfloxacina.** 10 mg/kg/dose (adultos 400 mg) 12 h oral. *Ajuste para a função renal:* Clcr: > 50 mL/min: 12 h; 10-50 mL/min: 12-24 h; < 10 mL/min: Não é recomendado o uso.

**Nortriptilina.** 0,5-1,5 mg/kg/dose (adultos 25-75 mg) 8 h oral. *Ajuste para a função hepática*: Usar doses baixas, titular. Recomendada a individualização das doses.

**Octreotide.** 1 µg/kg/dose 12-24 h SC, podendo aumentar até 4 µg/kg/dose (máx. 250 µg) 8 h. IV: 1 µg/kg inicial, e, então, 1-5 µg/kg/h. Liberação lenta (adultos, Não/kg): usualmente 20 mg (média 10-30 mg) a cada 4 semanas IM profundo.

**Ofloxacina.** 5 mg/kg/dose (adultos 200 mg) 8-12 h, ou 10 mg/kg/dose (adultos 400 mg) 12 h oral ou IV por 1 h. *Ajuste para a função renal*: Clcr: 10-50 mL/min: dar 50% da dose; < 10 mL/min: dar 25 a 50% da dose.

**Óleo Mineral:** Oral: 5-11 anos: 5-15 mL 1x/dia ou em doses divididas. > 12 anos e adultos: 15-45 mL/dia 1x/dia ou em doses divididas. Não usar por tempo superior a 1 semana. Retal: 2-11 anos 30-60 mL como dose única; > 12 anos e adultos (enema de retenção): conteúdo de 1 enema (média 60-150 mL)/dia como dose única.

**Olmesartan.** Oral: Crianças 1-5 anos e ≥ 5 kg: 0,3 mg/kg/dose 1× dia. Se resposta inadequada, a dose pode ser aumentada até 0,6 mg/kg/dose 1× dia. Crianças e adolescentes 6-16 anos e < 35 kg: 10 mg 1× dia. Pode ser aumentada (máx. 20 mg/dia). ≥ 35 kg e adultos: 20 mg 1× dia, podendo aumentar até um máx. de 40 mg/dia.

**Omalizumab.** Dose e frequência da administração dependem do nível sérico de IgE e peso corporal. *Asma:* Crianças ≥ 12 anos e adultos: SC: 0,016 mg/kg/Unidade Internacional de IgE a cada 4 semanas.

**Omeprazol.** VO. Crianças - ≤ 16 anos: 1 mg/kg/dose, 12/12 h ou 24/24 h. Literatura relata doses 0,2-3,5 mg/kg/dia. Adolescentes > 16 anos-adultos: 20-40 mg/dia.

**Ondansetron.** IV: Profilaxia 0,1 mg/kg (adultos 4 mg), Tratamento 0,2 mg/kg (adultos 8 mg) por 5 min; Infusão 0,25-0,5 µg/kg/min. Oral: 0,1-0,2 mg/kg/dose (máx. Usual 8 mg) 8-12 h. *Ajuste para a função hepática*: na insuficiência hepática grave: 1 x/dia, máx. 8 mg/dose. Administração IV: concentração máx. 1 mg/mL; por 15 min.

**Oseltamivir:** VO. RN a 3 meses-12 mg de 12/12 h; 3 a 5 meses- 20 mg de 12/12 h; 6 a 11 meses-25 mg de 12/12 h. Crianças > 1 ano: ≤ 15 kg-30 mg de 12/12 h; 15 a 23 kg-45 mg de 12/12 h; 24 a 40 kg- 60 mg de 12/12 h; > 40 kg-75 mg de 12/12 h. Duração de 5 dias. Ajustar dose para função renal para crianças conforme o peso. Profilaxia dentro de 48 h do contato, dose conforme peso.

**Oxacilina.** 15-30 mg/kg/dose 6 h oral, IM ou IV. *Infecção grave*: 40 mg/kg/dose (máx. 2 g) 12 h (1ª semana de vida), 8 h (2ª semana), 6 h ou infusão contínua (> 2 semanas). *Ajuste para a função renal*: Clcr: < 10 mL/min: usar a variação mais baixa da dosagem usual. *Ajuste para a função hepática*: deve-se diminuir a dose na insuficiência hepática moderada. Administração IV: em bolo por 10 min, infusão máx. de 100 mg/mL; IV intermitente: por 15-30 min, diluição máx. de 40 mg/mL.

**Oxibutinina.** NÃO/kg: 5-12 anos: 1,25-5 mg/dose 8-12 h oral; > 12 anos: 5 mg/dose 6-8 h.

**Oxicarbazepina.** Inicialmente 4-5 mg/kg/dose (adultos 300 mg) 12 h oral; aumentar semanalmente até um máx. 5 mg/kg/dose (adultos 300 mg) até usualmente 15 mg/kg/dose (adultos 750 mg), máx. 23 mg/kg/dose (adultos 1.200 mg).

**Óxido de Magnésio.** 400 mg do sal = 241,3 mg Mg elementar = 19,86 mEq. *Manutenção e hipomagnesemia*: ver Gluconato de Mg e Sulfato de Mg. *Ajuste para a função renal*: Ver MgSO4.

**Óxido Nítrico.** 1-40 ppm (Até 80 ppm podem ser usados ocasionalmente). 0,1 L/min de 1.000 ppm adicionada a 10 L/min de gás dá 10 ppm. [NO] = Cilindro [NO] × (1-($FiO_2$ do paciente/$FiO_2$ suprida)). [NO] = Cilindro [NO] x fluxo NO/fluxo total.

**Oximetazolina.** 0,25 mg/mL = 0,025% (< 6 anos), 0,5 mg/mL = 0,05% (> 6 anos): 2-3 gotas ou *sprays* em cada narina 8-12 h.

**Palivizumab.** 15 mg/kg IM 1x/mês, durante as estações do vírus sincicial respiratório. *Ajuste para a função hepática*: BT < 1,5 mg/dL e TGO > 2 × limites normais: dose total < 135 mg/m2; BT > 1,6 mg/dL e TGO > 3 × limites normais: dose total < 75 mg/m$^2$; BT > 3,1 mg/dL: dose total < 50 mg/m$^2$.

**Pancurônio.** *UTI*: 0,1-0,15 mg/kg IV, quando necessário. *Paciente em ventilação mecânica*: 0,1 mg/kg IV, e após 0,02 mg/kg, quando necessário. Infusão: 0,25-0,75 µg/kg/min. *Ajuste para a função renal*: Clcr: 10-50 mL/min: dar 50% da dose usual; < 10 mL/min: não usar. *Ajuste para a função hepática*: pacientes hepatopatas podem mostrar resistência aos relaxantes musculares não despolarizantes; doses mais altas podem ser necessárias.

**Pantoprazol.** 1 mg/kg (máx. 40 mg) 12-24 h oral, IV. *ZE*: Ajustar a dose até acidez < 10 mmol/L.

**Papaverina.** Adulto (NÃO/kg): 150-300 mg 12 h oral; *Intracavernoso*: 12-40 mg 1-2 ×/semana. *Linhas intra-arterial*: 0,12 mg/mL.

**Paracetamol.** Oral: 20 mg/kg inicial, e, então, máx. 15 mg/kg/dose 4 h (máx. 4 g/dia). VR. 40 mg/kg inicial, e, então, 30 mg/kg/dose 6 h (máx. 5 g/dia). Superdosagem: ver Acetilcisteína.

**Paroxetina.** 0,4-1 mg/kg (adultos 20-50 mg) diário oral.

**Pegfilgrastima.** SC. Usual: não administrar no período 14 dias antes e 24 h depois da administração de quimioterapia citotóxica. Crianças (estudos limitados): 100 µg/kg (dose máx. 6 mg), 1× dia por ciclo de QT, iniciando 24 a 72 h após completar a QT. Adolescentes > 45 kg e adultos: 6 mg 1×, iniciando 24-72 h após término da QT.

**Penicilamina** (D-Penicilamina). *Artrite*: 1,5 mg/kg/dose (adultos 125 mg) 12 h oral, aumentar por vários meses até máx. 3 mg/kg/dose (adultos 375 mg) 6-8 h. *Doença de Wilson, Envenenamento por chumbo*: 5-7,5 mg/kg/dose (adultos 250-500 mg) 6 h oral. *Cistinúria*: 7,5 mg/kg/dose (adultos 250-1.000 mg) 6 h oral, titulando até cistina urinária < 100-200 mg/dia.

**Penicilina Benzatina.** 1 mg = 1.250 U. Usualmente: 25 mg/kg (máx. 900 mg) IM 1×. *Doenças venéreas*: 40 mg/kg (máx. 1,8 g) IM 1×. *Profilaxia estreptocócica*: 20 mg/kg (máx. 900 mg) IM a cada 3-4 semanas, ou 10 mg/kg IM 2 ×/semana. Administrar apenas pela rota IM profunda.

**Penicilina Benzatina + Procaína.** 900 mg/300 mg em 2 mL: 0-2 anos 1/2 frasco; 3 anos ou >: 1 frasco IM 1×.

**Penicilina Benzil.** Ver Penicilina G Cristalina.

**Penicilina G Cristalina.** 1 mg = 1.667 U. 30 mg/kg/dose 6 h. *Infecção grave*: 50 mg/kg/dose (máx. 2 g) IV 12 h (1ª semana de vida), 6 h (2-4 semanas), 4 h ou infusão contínua (> 4 semanas). Administração IV por 15-60 min, na concentração máx. de 50.000 U/mL. *Ajuste para a função renal*: Clcr: 10-30 mL/min: dose normal a cada 8-12 h; < 10 mL/min: dose normal a cada 12-18 h.

**Penicilina Procaína.** 1 mg = 1.000 U. 25-50 mg/kg (máx. 1,2-2,4 g) 12-24 h IM. Dose única: 100 mg/kg (máx. 4,8 g). Administração somente IM profunda. *Ajuste para a função renal*: dados não disponíveis.

**Penicilina V Potássica.** Ver Fenoximetilpenicilina.

**Pentobarbital.** Ver Pentobarbitona.

**Pentobarbitona.** 0,5-1 mg/kg/dose (adultos 30-60 mg) 6-8 h oral, IM, IV lento. Hipnótico: 2-4 mg/kg (adultos 100-200 mg).

**Permetrina.** Creme rinse 1%. *Pediculus capitis*: lavar o cabelo, aplicar creme por 10 min., enxaguar; pode repetir em 2 semanas. Creme 5%. *Escabiose*: aplicar em todo o corpo, exceto na face. Lavar após 12-24 h.

**Petidina.** 0,5-1 mg/kg/dose (adultos 25-50 mg) IV, 0,5-2 mg/kg/dose (adultos 25-100 mg) IM (1/2 vida 2-4 h). Infusão: 100-300 µg/kg/h. *Ajuste para a função renal*: Clcr: 10-50 mL/min: administrar 75% da dose normal; < 10 mL/min: administrar 50% da dose normal. *Efeito da diálise*: não sabido tanto na HD quanto na DP.

**PGE 1.** Ver Alprostadil (Prostaglandina E 1).

**Piperacilina.** 50 mg/kg/dose (adultos 2-3 g) 6-8 h IV. *Infecção grave*: 100 mg/kg/dose (adultos 4 g) 4-6 h ou infusão contínua. *Ajuste para a função renal*: Clcr: 20-40 mL/min: 8 h; < 20 mL/min: 12 h. *Efeito da diálise*: removido 20-50% pela HD; não sabido na DP.

**Piperacilina 1 g + Tazobactam 125 mg.** Dose como para Piperacilina.

**Piperazina.** 75 mg/kg (máx. 4 g) oral diário por 2 dias (*Ascaris*), 7 dias (*Enterobius*). *Ajuste para a função renal*: Dados não disponíveis.

**Pirantel, Pamoato de.** *Áscaris, Enteróbios, Estrongiloides*: 11 mg/kg como dose única (máx. 1 g). Repetir em 7 dias para Enteróbios. *Necator, Ancilóstoma*: 11 mg/kg/dia 1 ×/dia por 3 dias (máx. diário: 1 g). *Ajuste para a função renal*: dados não disponíveis.

**Pirazinamida.** 20-35 mg/kg/dose (máx. 3 g) diário oral. *Ajuste para a função renal*: Clcr: > 50 mL/min: 24 h; 10-50 mL/min: 24 h; < 10 mL/min: 48-72 h (ou dar 60% da dose).

**Piridostigmina.** 1-3 mg/kg/dose (máx. usual 200 mg) 4-12 h oral. Comp. liberação lenta 180 mg (Timespan), Adulto (Não/kg) 1-3 comp. 12-24 h. 1 mg IV, IM ou SC = 30 mg oral.

**Piridoxina.** Com Isoniazida (Não/kg): 5-10 mg diário IV ou oral. *Anemia sideroblástica*: 2-8 mg/kg (máx. 400 mg) diário IV ou oral.

**Pirimetamina.** Comp. 25 mg + 500 mg de Sulfadoxina. *Plasmodium falciparum resistente à Cloroquina*: Dose única: Crianças 5-10 kg: 1/2 comp. VO; 11-20 kg: 1 comp. VO; 21-30 kg: 1 comprimido e 1/2 VO; 31-45 kg: 2 comp. VO; > 45 kg: 3 comp. VO.

**Pirimetamina 12,5 mg e Dapsona 100 mg** (Maloprim). 1-4 anos: 1/4 comp. semanal; 5-10 anos: 1/2 comp; > 10 anos: 1 comp. *Ajuste para a função renal*: Não muda.

**Pirimetamina 25 mg e Sulfadoxina 500 mg** (Fansidar). < 4 anos: 1/2 comp 1×; 4-8 anos: 1 comp; 9-14 anos: 2 comp; > 14 anos: 3 comp. Profilaxia: < 4 anos: 1/4 comp semanal; 4-8 anos: 1/2 comp; 9-14 anos: 3/4 comp; > 14 anos: 1 comp.

**Piroxicam.** 0,2-0,4 mg/kg (adultos 10-20 mg) diário oral. Gel 5 mg/g: Aplicar 1 g (3 cm) 6-8 h por até 2 semanas.

**Plaquetas.** 10 mL/kg IV inicial, e, então, quando necessário. 1 U tem volume aproximado de 60 mL.

**Plasma (fresco congelado).** Contém todos os fatores de coagulação. 10-20 mL/kg IV. 1 bolsa contém cerca de 230 mL.

**Polimixina B.** < 2 anos: IM: 25.000-40.000 U/kg/dia dividido a cada 6 h. IV: 15.000-45.000 U/kg/dia em infusão contínua ou a cada 12 h. > 2 anos e adulto: IM: 25.000-30.000 U/kg/dia dividido a cada 6 h. IV: 15.000-25.000 U/kg/dia a cada 12 h ou em infusão contínua. Dose total diária não exceder a 2.000.000 U/dia. *Irrigação vesical*: 20 mg (= 200.000 U) em 1 litro de SF, normalmente não sendo utilizado mais de 1 litro diário. Tópico: solução 0,1-0,3% para irrigar feridas infectadas (não exceder 2.000.000 u/dia em adultos). *Esterilização intestinal*: 100.000-200.000 U/kg/dia dividido a cada 6-8 h. Inalação: 2,5 mg/kg/dia dividido a cada 6 h. Não exceder concentração final para administração de 10 mg/mL. IV: infundir lentamente por 60-90 min., ou por infusão contínua, diluição de 1.000-1.667 U/mL em SG 5%. *Ajuste para a função renal*: Clcr: 5-20 mL/min: administrar 50% da dose usual diária, dividida a cada 12 h; < 5 mL/min: 15% da dose usual diária, dividida a cada 12 h.

**Potássio.** Máx. IV 0,4 mmol/kg/h. Máx. oral 1 mmol/kg/dose (< 5 anos), 0,5 mmol/kg/dose (> 5 anos). *Manutenção*: 2-4 mmol/kg/dia. 1 g KCl = 13,3 mmol K, KCl 10% = 1,34 mmol/mL; 6% = 0,8 mmol/mL. Infusão IV: *Concentração máxima recomendada*: 80 mEq/L (linha periférica) e 150 mEq/L (linha central). *Para pacientes com restrição grave para líquidos e com linha central*: 200 mEq/L.

**Potássio.** Ver Acetato de, Bicarbonato de, Cloreto de.

**Praziquantel.** 20 mg/kg/dose oral 1× (Teníase), 4 h por 3 doses (Esquistosomose), 8 h por 6 doses (Trematodos), 8 h por 14 dias (Cisticercose). *Ajuste para a função renal*: Não muda.

**Prednisolona.** *Asma*: 0,5-1 mg/kg/dose 6 h por 24 h, 12 h pelas próximas 24 h, e, então, 1 mg/kg diário. *Crupe grave*: 4 mg/kg inicial, e, então, 1 mg/kg/dose 8-12 h oral. *Dose anti-inflamatória ou imunossupressiva*: O, IV: 0,1-2 mg/kg/dia, 1-4 ×/dia. *Síndrome nefrótica*: O: Primeiros 3 episódios: Inicial: 2 mg/kg/dia ou 60 mg/m²/dia, dado a cada dia (máx. 80 mg/dia) até o desaparecimento da proteinúria durante 3 dias consecutivos (máx. 28 dias); seguido por 1-1,5 mg/kg/dose ou 40 mg/m²/dose a cada 48 h por 4 semanas. IV: usar somente sais de fosfato de sódio. Adultos: 5-60 mg/dia. Prednisolona 1 mg = hidrocortisona 0,8 mg na ação mineralocorticoide, 4 mg na ação glicocorticoide. Ver também Metilprednisolona.

**Prednisona.** Ação equivalente à prednisolona.

**Probenecide.** 25 mg/kg (adultos 1 g) inicial, e, então, 10 mg/kg/dose (adultos 500 mg) 6 h VO.

**Procainamida.** IV: 0,4 mg/kg/min (adultos 20 mg/min) por, no máximo, 25 min, e, então, 20-80 µg/kg/min. Oral: 2-8 mg/kg/dose 4 h. *Ajuste para a função renal*: Clcr: 10-50 mL/min: 6-12 h; < 10 mL/min: 8-24 h.

**Promazina.** Oral: 2-4 mg/kg/dose (adultos 100-200 mg) 6 h. IM: 0,7 mg/kg/dose (máx. 50 mg), 6-8 h.

**Prometazina.** *Anti-histamínico, antiemético*: 0,2-0,5 mg/kg/dose (adultos 10-25 mg) 6-8 h IV, IM ou VO. *Sedativo, hipnótico*: 0,5-1,5 mg/kg/dose (adultos 25-100 mg). Evitar uso IV. Se necessário, diluir máx.25 mg/mL, com taxa máx. infusão de 25 mg/min.

**Propofol:** IV em indução: crianças 3 a 16 anos, ASA I ou II-2,5 a 3,5 mg/kg, em 20 a 30 s; dose menor em ASA III ou IV. Infusão IV: crianças ≥ 2 meses a 16 anos (ASA I e II) 125-150 µg/kg/min.

**Propranolol.** IV: 0,02 mg/kg (adultos 1 mg) como dose teste, e, então, 0,1 mg/kg (adultos 5 mg) por 10 min (repetir 1-3× SN), e após 0,1-0,3 mg/kg/dose (adultos 5-15 mg) 3 h. Oral: 0,2-0,5 mg/kg/dose (adultos 10-25 mg) 6-12 h, aumentar lentamente até um máx. de 1,5 mg/kg/dose (máx. 80 mg) 6-12 h SN. Diluição máx. para injeção: 1 mg/mL, taxa de infusão não exceder 1 mg/min.

**Protamina.** IV: 1 mg/100 U heparina (0,5 mg/100 U se > 1 h desde a dose de heparina) IV lento inicial; doses subsequentes de Protamina 1 mg/kg (máx. 50 mg). 1 mg por 25 mL da bomba de sangue. Heparina 1 mg = 100 U (1/2 vida 1-2 h).

**Ranitidina.** IV: 1 mg/kg/dose (adultos 50 mg) lentamente 6-8 h, ou 2 µg/kg/min. Oral: 2-4 mg/kg/dose (adultos 150 mg) 8-12 h, ou 4 mg/kg (adultos 300 mg) à noite. Administração IV por 15-30 min na concentração de 0,5 mg/mL. *Ajuste para a função renal*: VO: Clcr: < 50 mL/min: 24 h, ou diminuir a dose diária em 50%; IV: 10-50 mL/min: diminuir a dose diária em 25% e dar a cada 18-24 h; < 10 mL/min: diminuir a dose em 50% e dar a cada 18-24 h. *Efeito da diálise*: removida 5-20% na HD; não removida na DP.

**Rasburicase.** Usual IV: *Hiperuricemia associada à neoplasia:* Crianças e adultos: 0,2 mg/kg/dose, 1× dia por até 5 dias.

**Rifampicina.** 10-15 mg/kg (máx. 600 mg) diário oral, ou IV por 3 h (monitorizar Transamínases). Profilaxia: *N. meningitidis* 10 mg/kg diário (RN), 10 mg/kg (máx. 600 mg) 12 h por 2 dias; *H. influenzae*: 10 mg/kg diário (RN), 20 mg/kg (máx. 600 mg) diário por 4 dias. IV: administração lenta, por 60 min a 3 h, com concentração final máx. de 6 mg/mL (cateter central) e 3 mg/mL (cateter periférico). *Ajuste para a função renal*: Não muda.

**Risperidona.** 0,02 mg/kg/dose (adultos 1 mg) 12 h, aumentar para 0,02-0,15 mg/kg/dose (adultos 2-4 mg, máx. 8 mg) 12 h oral.

**Rivastigmina.** Adultos (Não/kg): inicialmente 1,5 mg 12 h, aumentar a cada 2 semanas até máx. 6 mg 12 h oral.

**Rocurônio.** 0,6-1,2 mg/kg IV inicial e, então, 0,1-0,2 mg/kg em bolos quando necessário, ou infusão contínua a 0,3-0,6 mg/kg/h. Pode ser administrado sem diluição, IV rápido.

**Ropivacaina.** 4-5 mg/kg (adultos máx. 200-250 mg). Infusão pós-operatória 0,25-0,4 mg/kg/h (adultos 12-20 mg/h).

**Rosuvastatina.** Oral: Crianças: *Hipercolesterolemia familiar:* 10 a 17 anos: 5-20 mg 1× dia (máx. 20 mg). Ajustes na dose cada 4 semanas. *Hipercolesterolemia homozigótica familiar:* ≥ 8 anos e ≥ 32 kg: 20 mg 1× dia, titulando a cada 6 semanas até 40 mg 1× dia. Adultos:

*Hiperlipidemia, dislipidemia mista, hipertrigliciridemia, disbetalipoproteinemia, progressão lenta da ateroesclerose:* Inicial: 10 mg 1× dia, podendo ser aumentada após 2 semanas em 5-10 mg por dia (máx. 40 mg/dia).

**Roxitromicina.** 2,5-4 mg/kg/dose (adultos 150 mg) 12 h oral. *Ajuste para a função renal:* Não sofre modificação.

**Rufinamida.** Oral: *Lennox-Gastaut:* Crianças ≥ 4 anos: Inicial: 10 mg/kg/dia, divididos em 2 doses. se necessário, aumentos de 10 mg/kg a cada 2 dias, até 45 mg/kg/dia, divididos em 2 doses diárias (Dose máx.: 3.200 mg/dia). Adultos: Inicial: 400-800 mg/dia em 2 doses diárias. Aumentos em 400-800 mg a cada 2 dias, até máx. diário de 3.200 mg.

**Salbutamol.** 0,1-0,15 mg/kg/dose (adultos 2-4 mg) 6 h oral. Inalação: *leve*: sol. resp. (5 mg/mL, 0,5%) 0,5 mL/dose diluída em 4 mL, ou nebulizar 2,5 mg/2,5 mL 3-6 h; *moderada*: sol. 0,5% 1 mL/dose diluída em 4 mL, ou nebuliz. 5 mg/2,5 mL 1-2 h; *grave* (em UTI): sol. 0,5% não diluída, contínua. Aerossol 100 µg/jato: 1-2 jatos 4-6 h. Rotahaler: 200-400 µg 6-8 h. IM ou SC: 10-20 µg/kg/dose (adultos 500 µg). IV: Criança 5-10 µg/kg/min por 1 h, e, então, 1-2 µg/kg/min (1 µg/kg/min usando sol. 1 mg/mL = 0,06 × Peso mL/h); *Uso na hipercalemia*: 4 µg/kg IV por 20 min.

**Salmeterol.** Aerossol, Diskhaler (Não/kg): 50-100 µg 12 h. Ver também Fluticasona + Salmeterol.

**Sangue Total.** 6 mL/kg aumenta Hb em 1 g%. 1 bolsa = 400 mL aprox.

**Sapropterina.** *Fenilcetonúria:* ≥ 7 meses e < 4 anos: Oral: Inicial: 10-20 mg/kg/dose 1× ao dia; ≥ 4 anos, adolescentes e adultos: 10 mg/kg/dose, 1× ao dia. Se não houver resposta, pode ser aumentado para 20 mg/kg/dose em 30 dias. Manutenção: 5-20 mg/kg/dose, 1× ao dia.

**Secretina.** 0,2 µg/kg dose única (função hepática); *Zollinger-Ellison*: 0,4 µg/kg dose única. Reconstitur com 7,5 mL SF; não agitar; infusão IV imediata, lenta, em torno de 1 min.

**Selênio.** Doses parenterais diárias recomendadas: lactentes e crianças até 5 anos: 2-3 µg/kg (máx. 30 µg); > 5 anos: 30-40 µg (NÃO/kg).

**Sertralina.** 1-2 mg/kg (adultos 50-100 mg) diário oral; pode dar 3-4 mg/kg (adultos 150-200 mg) diário por até 8 semanas.

**Sildenafil.** *Hipertensão:* 0,3 mg/kg/dose, aumentar se necessário até máx. 2-3 mg/kg/dose 3-6 h oral.

**Simeticone.** Ver Hidróxido de Alumínio.

**Sinvastatina.** Inicialmente 0,2 mg/kg (adultos 10 mg) diário, podendo aumentar a cada 4 semanas até um máx. 1 mg/kg (adultos 40 mg) diário oral.

**Solução de Glicose e Eletrólitos.** *Não desidratado*: 1 colher cheia de sacarose em um copo de água grande (Sacarose 4% = Glicose 2%); *não adicionar sal*. *Desidratado*: idem ao anterior, adicionando 1 colher de chá de Sal. Dar com frequência em pequenos volumes, ou infundir através de sonda nasogástrica.

**Solução de Reidratação Oral.** Ver Solução de Glicose e Eletrólitos.

**Solução para Lavagem Colônica.** *Envenenamento*: se presença de ruidos hidroaéreos: 30 mL/kg/h NG por 4-8 h (até clarear os efluentes retais).

**Sorbitol 70%.** *Laxativo hiperosmolar*: Oral: 2 mL/kg (> 12 anos e adultos: 30-150 mL) 8-24 h oral. Enema retal: Crianças: 30-60 mL como solução a 25-30%. > 12 anos e adultos: 120 mL. Com carvão ativado: 1 g/kg (1,4 mL/kg) SNG, podendo repetir 1x.

**Soro Antiaracnídeo.** *Acidente por phoneutria* (Armadeiras): indicado nos acidentes com manifestações sistêmicas e nos acidentes graves. 2-4 ampolas IV (manifestações moderadas), 5-10 ampolas IV (manifestações graves); *Acidentes por loxosceles*: a sua eficácia é questionada após 36 h do acidente. 5 ampolas IV (moderado), 10 ampolas IV (grave). *Acidente por viúva negra* (Ver Soro Antilatrodélico).

**Soro Antibotrópico** (*Jararaca*). 2 a 4 ampolas IV (manifestações leves), 4 a 8 ampolas IV (manifestações moderadas), 12 ampolas IV (manifestações graves).

**Soro Antibotrópico Crotálico.** *Acidente por jararaca*, ver Soro Antibotrópico. *Acidentes por cascavel*, ver Soro Anticrotálico.

**Soro Antibotrópico Laquético.** *Acidente por jararaca*, ver Soro Antibotrópico. *Acidente por surucucu*, ver Soro Antilaquético.

**Soro Anticrotálico.** *Cascavel*. 5 ampolas IV (manifestações leves), 10 ampolas IV (manifestações moderadas), 20 ampolas IV (manifestações graves).

**Soro Antielapídico** (*Cobra coral*). 10 ampolas IV. Todos os acidentes devem ser considerados graves.

**Soro Antiescorpiônico.** 2 a 3 ampolas IV (Manifestações moderadas), 4 a 6 ampolas IV (Manifestações graves).

**Soro Antilaquético.** Acidente por Surucucu. 10 a 20 ampolas IV.

**Soro Antilatrodélico.** *Acidente por latrodectus* (Viúva negra): 1 ampola IM (moderado), 1-2 ampolas IM (grave).

**Soro Antilonômia.** *Acidente por "taturana"*. 2 amp. IV diluídos em 80 mL Soro Fisiológico.

**Soro Antiofídico.** Ver Soro Antibotrópico, Soro Antibotrópico Crotálico, Soro Antibotrópico Laquético, Soro Antilaquético, Soro Antielapídico.

**Soro Antirrábico.** 40 U/kg. Aplicar metade IM e metade nas bordas da ferida.

**Succinilcolina.** Ver Suxametônio.

**Sucralfato.** Comp. 1 g. (NÃO/kg): 0-2 anos: 1/4 comp 6 h; 3-12 anos: 1/2 comp 6 h; > 12 anos: 1 comp. 6 h oral.

**Sufentanil.** 2-50 µg/kg IV lento; podendo, então, infundir até um total de 1 µg/kg/h durante o tempo cirúrgico esperado.

**Sulbactam.** Ver Ampicilina + Sulbactam.

**Sulfadiazina.** 50 mg/kg/dose (máx. 2 g) 6 h IV lento.

**Sulfametoxazol.** Ver Cotrimoxazol.

**Sulfassalazina.** *Colite ativa*: 12,5 mg/kg/dose (máx. 1 g) 4-6 h oral. *Remissão*: 7,5 mg/kg/dose (máx. 0,5 g) 6-8 h. Supositório (Não/kg) adultos 0,5-1 g 12 h. *Artrite*: 5 mg/kg/dose 12 h oral, aumentar, se necessário, até máx. 17,5 mg/kg/dose 8 h (máx. 2 g/dia).

**Sulfato de Magnésio.** *Deficiência*: Sulf. Mg 50% (2 mmol/mL) 0,2 mL/kg/dose (máx. 10 mL) 12 h IM, ou IV lento. *Asma, taquicardia por digoxina, eclâmpsia, trabalho de parto prematuro*: 0,1 mL/kg (50 mg/kg) IV durante 20 min, e, então, 0,06 mL/kg/h (30 mg/ kg/h); manter Mg sérico 1,5-2,5 mmol/L. *Infarto miocárdico* (NÃO/kg): 50% 2,5 mL/h (5 mmol/h) IV por 6 h, e, então, 0,5 mL/h (1 mmol/h) por 24-48 h. *Fibrilação ventricular*: 50% 0,05-0,1 mL/kg (0,1-0,2 mmol/kg) IV. *Laxativo*: 0,5 g/kg/dose (máx. 15 g) como sol. 10% 8 h por 2 dias oral. Diluição: 60 mg/mL (concentração máx. 200 mg/mL) e infundir por 2-4 h. Não exceder 125 mg/kg/h (= 1 mEq/kg/h). 500 mg do sal = 4,06 mEq Mg = 49,3 mg Mg. elementar. *Ajuste para a função renal*: pacientes em insuficiência renal grave não devem receber Mg por seus efeitos tóxicos decorrentes do acúmulo sérico. Pacientes com Clcr < 25 mL/min recebendo Mg devem ter os níveis séricos estritamente monitorizados.

**Sulpirida.** 4 mg/kg/dose (adultos 200 mg) 12 h, aumentar lentamente se necessário até 4-24 mg/kg/dose (adultos 0,2-1,2 g) 12 h oral.

**Surfactante, sintético (Exosurf Neonatal).** Profilaxia: 5 mL/kg intratraqueal por 5 minutos imediatamente após o nascimento, e às 12 e 24 h se ainda em ventilação. Tratamento: 5 mL/ kg intratraqueal por 5 minutos, repetir em 12 h se ainda em VM.

**Suxametônio.** IV: neonatos 3 mg/kg/dose, crianças 2 mg/kg/dose, adultos 1 mg/kg/dose. IM: o dobro da dose IV. Pode ser administrado IV rápido sem necessidade de diluição.

**Tartarato de Ergotamina.** > 10 anos (NÃO/kg): 2 mg sublingual inicial, e, então, 1 mg/h (máx. 6 mg/episódio, 10 mg/semana). Suposit. (1-2 mg): 1 inicial, podendo repetir 1× após 1 h.

**Tazobactam 125 mg + Piperacilina 1 g.** Ver Piperacilina.

**Tegaserod.** Adultos (Não/kg): 6 mg 12 h por 4-12 semanas oral.

**Teicoplanina.** 250 mg/m² IV por 30 min inicial, e, então, 125 mg/m² IV ou IM diário. *Infecção grave*: 250 mg/m² 12 h por 3 doses, e, então, 250 mg/m² IV ou IM diário. *Observação*: Incompatível *in vitro* com Aminoglicosídeos. *Ajuste para a função renal*: Clcr: > 50%: 24 h; 10-50 mL/min: 48 h; < 10 mL/min: 72 h.

**Tenecteplase.** 1 mg = 200 u. *Infarto miocárdico* (adultos): 100 U/kg (máx. 10.000 U) IV por 10 s 1 ×; também dar Aspirina 150-325 mg/dia, e Heparina para manter KTTP 50-75 s.

**Tenofovir.** Oral: *HIV*: 2-8 anos: 8 mg/kg/dose, 1 × ao dia (máx. 300 mg/dia); > 8 anos: Dose média: 200 mg/m²/dose, 1 × ao dia (máx. 300 mg/dia). Adolescentes ≥ 12 anos > 35 kg e Adultos: 300 mg 1× ao dia. *Hepatite B crônica*: ver dose para adultos.

**Tenoxicam.** 0,2-0,4 mg/kg (adultos 10-20 mg) diário oral.

**Teofilina.** 80 mg teofilina = 100 mg aminofilina. *Dose de ataque*: 8 mg/kg (máx. 500 mg) oral. *Manutenção*: 1ª semana de vida 2 mg/kg/dose, 2ª semana de vida 3 mg/kg/dose 12 h;

3 semanas-12 meses (0,1 × idade em semanas) + 3 mg/kg/dose 8 h; 1-9 anos 4 mg/kg/dose 4-6 h, ou 10 mg/kg/dose liberação lenta 12 h; 10-16 anos ou Adultos fumantes 3 mg/kg/dose 4-6 h, ou 7 mg/dose 12 h liberação lenta; Adultos não fumantes 3 mg/kg/dose 6-8 h; Idosos 2 mg/kg/dose 6-8 h. *Ajuste para a função renal*: Clcr: 10-50 mL/min: reduzir a dose em 50%; < 10 mL/min: uso não recomendado. *Efeito da diálise*: removida 20-50% pela HD; não removida na DP.

**Teofilinato de Colina** (200 mg = 127 mg de Teofilina). Ver Teofilina.

**Terbinafina.** 62,5 mg (< 20 kg), 125 mg (20-40 kg), 250 mg (adultos) diário oral. Creme, Gel 1% aplicar 12-24 h na pele seca. *Ajuste para a função renal*: Clcr: < 50 mL/min: reduzir a dose em 50%.

**Terbutalina.** Oral: 0,05-0,1 mg/kg/dose (adultos 2,5-5 mg) 6 h. SC: 5-10 µg/kg/dose (adultos 0,25-0,5 mg). IV: Criança 3-6 µg/kg/min por 1 h, e, então, 0,4-1 µg/kg/min; Adultos 0,25 mg inicial por 10 min, e, então, 1-10 µg/kg/h. Inalação: *Leve*: sol. resp. (1%, 10 mg/mL) 0,25 mL/dose diluída em 4 mL 3-6 h; *Moderada*: 0,5 mL da sol 1% diluída em 4 mL; *Grave (em UTI)*: contínua não diluída. Aerossol 250 µg/jato: 1-2 jatos 4-6 h.

**Terfenadina.** 30 mg (6-12 anos), 60 mg (adultos) 12 h oral.

**Tetraciclina.** Acima de 8 anos (NÃO/kg): 250-500 mg/dose 6 h oral. *Ajuste para a função renal*: Clcr: 50-80 mL/min: 8-12 h; 10-50 mL/min; 12-24 h; < 10 mL/min: 24 h. *Ajuste para a função hepática*: diminuir a dose.

**Tiabendazol.** 25 mg/kg/dose (máx. 1,5 g) 12 h oral por 3 dias. *Ajuste para a função renal*: Clcr: 10-50 mL/min: dar 50 a 100% da dose; < 10 mL/min: evitar.

**Ticarcilina.** 50 mg/kg/dose (adultos 3 g) IV 6-8 h (1ª semana de vida), 4-6 h ou infusão contínua (2 + semanas). *Fibrose cística*: 100 mg/kg (máx. 6 g) 8 h IV. Infusão IV por 30 min, com concentração máx. final de 100 mg/mL da ticarcilina; concentrações menores de 50 mg/mL são preferidas. 1 g Ticarcilina contém 5,2 mEq Na. *Ajuste para a função renal*: Clcr: 10-30 mL/min: 8 h; < 10 mL/min: 12 h. *Efeito da diálise*: removida 20-50% pela HD; não removida pela DP.

**Ticarcilina + Ácido Clavulâmico.** Dose como para a Ticarcilina. *Ajuste para a função renal*: Clcr: 10-30 mL/min: 8 h; < 10 mL/min: 12 h. Em pacientes com comprometimento hepático e Clcr < 10 mL/min: 24 h. *Efeito da diálise*: Ver Ácido Clavulâmico.

**Tinidazol.** *Giárdia*: 50 mg/kg (adultos 2 g) inicial, repetir após 48 h. *Disenteria Amebiana*: 50 mg/kg (adultos 2 g) diário por 3 dias. *Ajuste para a função renal*: Não muda. Reduzir a dose se insuficiência renal e hepática concomitantes.

**Tiopental.** Ver Tiopentona.

**Tiopentona.** 2-5 mg/kg, lentamente no início (cuidar hipotensão), e, então,: 1-5 mg/kg/h IV. Nível sérico: 150-200 umol/L (× 0,24 = µg/mL). IV intermitente: por 10-60 min; concentração máx. 50 mg/mL.

**Tiossulfato de Sódio.** 1 mL/kg (adultos 50 mL) sol. 25%, IV p/10 min.

**Tiroxina.** Comp 50 µg. 100 µg/m2 (adultos 100-200 µg) diário oral.

**Tobramicina.** Dose única diária IV ou IM. Neonatos: 5 mg/kg inicial, e, então, 2,5 mg/kg (< 30 semanas de idade gestacional), 3,5 mg/kg (30-35 semanas), 5 mg/kg (RN a termo até 1ª semana de vida) diário, 1 semana de vida – 10 anos: 8 mg/kg no dia 1, e, então, 6 mg/kg diário. > 10 anos: 7 mg/kg dia 1, e, então, 5 mg/kg diário (máx. 240-360 mg) diário. Nível sérico < 1 mg/mL, dosado diariamente 1.000, 1.600 a RHC. Administração IV: lento, por 30-60 min, na concentração final de 10 mg/mL. *Ajuste para a função renal*: Clcr: 10-50 mL/min: RN: 18-24 h, Lactentes e crianças: 12 h; < 10 mL/min: RN: 24-48 h, Lactentes e crianças: 24-36 h. *Efeito da diálise*: removido pela HD e DP.

**Tolazolina.** RN: 1-2 mg/kg inicial lento (cuidar hipotensão), e, então, 2-6 µg/kg/min (0,12-0,36 mg/kg/h) IV. Administração IV lenta (10-15 min); concentração máx. IV: 0,1 mg/mL.

**Topiramato.** 1 mg/kg/dose (adultos 50 mg) 12-24 h oral, aumentar gradualmente até 4-10 mg/kg/dose (adultos 100-500 mg) 12 h.

**Toxina Botulínica Tipo A.** Não/kg: 1,25-2,5 U/site (máx. 5 U/site) IM, máx. Total 200 U em 30 dias.

**Toxina Botulínica Tipo B.** Não/kg: dose total usual 2.500-10.000 U, repetidas a cada 3-4 meses, se necessário.

**Toxoide Tetânico.** 0,5 mL IM inicial, 6 semanas após e 6 meses após. Reforços a cada 10 anos, ou 5 anos se ferimento contaminado.

**Tramadol.** 1-2 mg/kg/dose (adulto 50-100 mg) 4-6 h (máx. 400 mg/dia) VO.

**Tranexâmico.** Ver Ácido Tranexâmico.

**Triglicerídios de cadeia média:** Lactentes: Inicial: 0,5 mL por mamadas intercaladas. Após, aumentar para cada mamada e, após, aumentar 0,25-0,5 mL por mamada em intervalos de 2-3 dias, de acordo com a tolerância. Crianças: *Convulsão*: em torno de 40 mL a cada refeição ou 50 a 70% (800-1.120 cal) do total de calorias (1.600 cal) na proporção que o óleo induzirá a cetose necessária para o controle da convulsão. Crianças e adultos: *Fibrose cística*: 45 mL por dia em doses divididas.

**Trimeprazina.** *Anti-histamínico*: 0,1-0,5 mg/kg/dose (adultos 2,5-25 mg) 6 h oral. *Sedação*: 0,5-1 mg/kg IM, 2-4 mg/kg oral.

**Trimetoprima.** 3-4 mg/kg/dose (máx. usual 150 mg) 12 h, ou 6-8 mg/kg (máx. usual 300 mg) diário oral ou IV. *Profilaxia urinária*: 1-2 mg/kg (adultos 150 mg) à noite oral. *Ajuste para a função renal*: Clcr: 15-30 mL/min: administrar 50% da dose normal a cada 12 h; < 15 mL/min: evitar o uso. *Efeito da diálise*: removido 5-50% pela HD; não removido pela DP.

**Trimetoprima-Sulfametoxazol.** Ver Cotrimoxazol.

**Trinitrato de Gliceril.** Adulto (NÃO/kg): comp. sublingual 0,3-0,9 mg/dose (duração 30-60 min); aerossol sublingual 0,4-0,8 mg/dose; comprimido de liberação lenta 1-10 mg 8-12 h; transdérmico 0,5-5 cm de pomada 2%, ou 5-15 mg (emplastro) 8-12 h. Infusão IV 1-10 µg/kg/min. Usar seringas e linhas de polietileno (Não usar de PVC). Ação vasodilatadora: 5 µg/kg/min da Nitroglicerina = 2 µg/kg/min Nitroprussiato = 0,1 µg/kg/min PGE 1.

**Trombina, Goma de.** 10.000 U Trombina em 9 mL, misturado com 1 mL de cloreto de cálcio 10% na seringa 1, 10 mL de Crioprecipitado na seringa 2: Injetar ao mesmo tempo no local do sangramento.

**Trometamina (THAM).** Lactentes, crianças e adultos: A dose depende do déficit de base; quando este for conhecido: mL de sol. 0,3 molar (18 g/500 mL) = Peso (kg) × EB (mEq/L). Dar a metade do calculado IV por 30-60 min. Quando o EB não for conhecido: 3,5-6 mL/kg/dose IV (1-2 mEq/kg/dose). Administrar em infusão IV lenta, cerca de 1 h, em linha central.

**Tubocurarina.** *UTI*: 0,6 mg/kg IV quando necessário. *Em ventilação mecânica*: 0,2-0,5 mg/kg IV inicial, e, então, 0,04-0,1 mg/kg/dose, quando necessário. Pode ser infundida direta, por cerca de 1-1,5 min, sem diluição prévia. *Ajuste para a função renal*: Clcr: 50-80 mL/min: dar 75% da dose normal; 10-50 mL/min: dar 50% da dose; < 10 mL/min: evitar o uso.

**Uroquinase.** 4.000 U/kg IV por 10 min, e após 4.000 U/kg/h por 12 h (iniciar heparina 3-4 h após). *Obstrução de cateteres*: instilar 5.000-25.000 U (Não/kg) em 2-3 mL de solução salina por 2-4 h. *Efusão pericárdica*: 10.000 U/mL, 1 mL/kg (máx. 20 mL), clampear por 1 h e depois drenar. Administração IV: diluir 1250-1.500 U/mL.

**Ursodeoxicólico.** Ver Ácido Ursodeoxicólico.

**Ursodiol.** Ver Ácido ursodeoxicólico.

**Valaciclovir.** Crianças até < 18 anos: (varicela em imunocompetente) 20 mg/kg/dose (adultos 1 g) 8 h VO, 5 dias. Ajustar conforme Clcr.

**Valproato de Sódio.** 5 mg/kg/dose (adultos 200 mg) 8-12 h oral, aumentar, se necessário, até um máx. de 20 mg/kg/dose (adultos 1 g) 8-12 h. Administração IV: diluir em 50 mL, infundir por 60 min; taxa máx. de infusão 20 mg/min.

**Vancomicina.** 10 mg/kg/dose, 6 h IV por 1 h. Ajustar dose conforme nível sérico. RN dose varia conforme peso e se < ou > 7 dias de vida. VO: 10 mg/kg/dose, 6/6 h, por 7-10 dias (não exceder 2 g/dia). Adultos: dose varia conforme indicação e ajuste pelo nível sérico. *Ajuste para a função renal*: Clcr: > 90 mL/min: 6h; 70-89 mL/min: 8 h; 46-69 mL/min: 12 h; 30-45 mL/min: 18 h; 15-29 mL/min: 24 h. Doença renal em estágio final ou em diálise: 10-20 mg/kg; doses subsequentes e intervalo de administração de acordo com dosagem do nível sérico e avaliação da função renal. *Efeito da diálise*: não removido tanto pela HD quanto pela DP. Em regimes de alto fluxo, removida de 20-50%.

**Vecurônio.** *UTI*: 0,1 mg/kg quando necessário. *Paciente em ventilação mecânica*: 0,1 mg/kg inicial, e, então, 1-10 µg/kg/min IV. Concentração máx. para infusão IV: 2 mg/mL para infusão rápida; 1 mg/mL para infusão contínua. Necessidade de redução das doses em pacientes com colestase e cirrose.

**Verapamil.** IV: 0,1-0,2 mg/kg (adultos 5-10 mg) por 10 min, e, então, 5 µg/kg/min. Oral: 1-3 mg/kg/dose (adultos 80-120 mg) 8-12 h. Infusão IV por 2-3 min. Concentração máx.: 2-5 mg/mL. *Ajuste para a função renal*: Clcr: < 10 mL/min: administrar 50%-75% da dose normal.

**Vigabatrina.** 40 mg/kg (adultos 2 g) diário oral, podendo aumentar até 80-100 mg/kg (máx. 4 g) diário (dado em 1-2 doses).

**Vitamina K1.** Ver Fitomenadiona.

**Warfarin:** dose deve ser individualizada, manter INR entre 2-3. Dose inicial ataque: 0,2 mg/kg. Dias 2-4: se INR 1,1-1,3 - repetir dose ataque inicial; se INR 1,4-3-50% dose inicial; se INR 3,1-3,5-25% dose inicial; se INR > 3,5-suspender até < 3,5 e reiniciar com 50% dose prévia. Dose manutenção ~ 0,1 mg/kg/dia. Ajustes a partir do 5° dia: se INR 1,1-1,4 - aumentar 20% da dose prévia; se INR 1,5-1,9 aumentar em 10% a dose prévia; se INR 2-3-não altera; se INR 3,1-3,5 - diminuir dose em 10%; se INR > 3,5 - suspender dose e controlar INR diário até < 3,5 - reiniciar com 20% a menos da dose anterior. Atenção para interações medicamentosas.

**Zidovudina (AZT).** Prematuros: 1,5 mg/kg/dose 12 h até 2 semanas, e após 2 mg/kg/dose 8 h. RN a termo: 2 mg/kg/dose 6 h oral, 1,5 mg/kg/dose 6 h IV. Crianças: usualmente 160 mg/m$^2$/dose 8 h oral, 120 mg/m$^2$/dose 6 h IV, ou 20 mg/m$^2$/h IV; média 90-180 mg/m$^2$/dose 6-8 h. Adultos (Não/kg): usualmente 200 mg/dose 8 h oral, ou 150 mg/dose 8 h IV. Infusão IV contínua: 0,5-1,8 mg/kg/h; em injeção IV (intermitente), infundir durante 1 h, na concentração de 4 mg/mL. *Ajuste de dose*: Hemoglobina < 8 g/dL: reduzir a dose em 30%. *Ajuste para a função renal*: < 10 mL/min; dar 50% da dose.

**Zinco, Cloreto de.** 5,3 mg/mL = 38 umol de Zn/mL. 2-4 umol/kg/dia (< 1 ano), 0,8 umol/kg/dia (criança), 0,5-1 umol/kg/dia (adulto). Zn sérico: 11-22 umol/L.

**Zinco, Suplementos de.** Taxa diária recomendada (em Zinco elementar): Oral: RN e Lactentes < 12 meses: 5 mg/dia; 1-10 anos: 10 mg/dia; > 11 anos e adultos: Masc: 15 mg/dia; Femin: 12 mg/dia. *Deficiência de zinco*: Oral (em Zinco elementar): Lactentes e Crianças: 0,5-1 mg/kg/dia dividido 1 a 3 x/dia; Adultos: 25-50 mg Zinco elementar/dose (110-220 mg de Sulfato de Zinco) 3 x/dia. *Suplementação em NPT* (a resposta clínica pode não ocorrer em até 6-8 semanas): IV: Prematuros: 400 µg/kg/dia; RN a termo < 3 meses: 300 µg/kg/dia; 3 meses a 5 anos: 100 µg/kg/dia (máx. 5 mg); > 5 anos: 2-5 mg Zn elementar/dia. Em estados catabólicos aumentar 2 mg/dia.

**Zolpidem.** 0,1-0,4 mg/kg/dose (adultos 5-20 mg) à noite oral.

## REFERÊNCIA BIBLIOGRÁFICA

1. Taketomo CK, Hodding JH, Kraus DM. *Pediatric & neonatal dosage handbook*. 19th ed. Hudson, Ohio: Lexi-Comp, 2012.

# 56 Prevenção e Controle de Infecção Relacionada com a Assistência em Saúde em Unidade de Terapia Intensiva

*Juarez Cunha* ♦ *Lessandra Michelim*

### INTRODUÇÃO

Nos últimos anos, muito se tem discutido sobre qualidade na assistência e segurança dos pacientes. Embora a medicina moderna tenha o objetivo de aliviar e curar as doenças, a assistência à saúde também pode causar danos, através de erros multifatoriais, ou mesmo interpessoais.[1,2]

Infecção relacionada com a assistência em saúde (IRAS) é o agravo de causa infecciosa adquirido pelo paciente após sua admissão em hospital ou serviço de saúde. Pode manifestar-se durante a internação ou após a alta, desde que relacionado com a internação ou procedimentos invasivos. Nesse conceito, são contempladas tanto as infecções relacionadas com a assistência, como aquelas relacionadas com a falha na assistência ou na prevenção.[1-3]

As IRAS têm grande impacto na qualidade de assistência, pois podem resultar em internação prolongada, incapacidade a longo prazo, aumento de resistência aos antimicrobianos, aumento da mortalidade, além do ônus financeiro adicional para o sistema de saúde, pacientes e familiares. Estima-se que a cada 100 pacientes internados, pelo menos sete em países desenvolvidos e 10 em países em desenvolvimento irão adquirir IRAS. Na Europa, anualmente, 4 milhões de pessoas adquirem IRAS, ocasionando cerca de 37.000 mortes, com um impacto financeiro de 7 bilhões de euros. Nos Estados Unidos, ocorrem 2 milhões de casos e 80.000 mortes/ano, com custo estimado entre 4,5 e 5,7 milhões de dólares.[1,3-5] Pacientes internados em Unidades de Terapia Intensiva (UTI) apresentam maior risco de adquirir IRAS em razão de diversos fatores, principalmente dispositivos invasivos. A taxa global de IRAS em UTI pediátrica varia entre 3 e 27%; estudos nacionais revelam 19,2 a 49 infecções por 1.000 pacientes-dia.[6]

Para a prevenção de IRAS, o controle das infecções hospitalares (CIH) depende de medidas simples como a conscientização e a responsabilidade para o problema, realização e indicação precisa dos procedimentos de risco e isolamentos, uso prudente dos antimicrobianos, vigilância constante com a pronta detecção de surtos, e a mais importante, que é a sempre presente, lavagem das mãos. Esse capítulo pretende expor a rotina do CIH em UTI pediátrica.[6,7]

## CONCEITOS EM INFECÇÃO RELACIONADA COM A ASSISTÊNCIA EM SAÚDE - IRAS

Nomenclatura em prevenção e controle de IRAS:[7,8]

- *Contaminação:* presença transitória de microrganismos em superfície sem invasão tecidual ou relação de parasitismo. Pode ocorrer em objetos inanimados ou em hospedeiros.
- *Colonização:* crescimento e multiplicação de um microrganismo em superfícies epiteliais do hospedeiro, sem expressão clínica ou imunológica.
- *Infecção:* danos decorrentes da invasão, multiplicação e ação de agentes infecciosos e de seus produtos tóxicos no hospedeiro, ocorrendo interação imunológica.
- *Portador:* indivíduo que alberga um microrganismo específico, podendo ou não apresentar quadro clínico atribuído ao agente e que serve como fonte potencial de infecção.
- *Infecção endógena:* infecção a partir de microrganismos do próprio paciente, geralmente imunodeprimido. Corresponde a 2/3 das infecções hospitalares.
- *Infecção exógena:* infecção a partir de microrganismos estranhos ao paciente, sendo veiculada pelas mãos da equipe de saúde, nebulização, uso de respiradores, vetores, por medicamentos ou alimento contaminado.
- *Infecção não prevenível:* infecção que acontece a despeito de todas as precauções tomadas.
- *Infecção prevenível:* infecção em que a alteração de algum evento relacionado pode implicar na sua prevenção. Um exemplo é a infecção cruzada, transmitida de paciente a paciente, geralmente através das mãos da equipe de saúde.
- *Infecção inter-hospitalar:* infecções hospitalares que são levadas de um hospital para outro com a alta e internação subsequente do mesmo paciente em diferentes hospitais.
- *IRAS:* infecção adquirida após a admissão do paciente no hospital, que se manifesta durante a internação ou após a alta. Pode ser relacionada com a internação ou com os procedimentos hospitalares.
- *Infecção comunitária:* constatada ou em incubação no ato de admissão do paciente no hospital, desde que não relacionada com a internação anterior no mesmo hospital.

## VIGILÂNCIA EPIDEMIOLÓGICA HOSPITALAR

Vigilância epidemiológica de infecção relacionada com a assistência em saúde é o conjunto de atividades que levam à observação ativa, sistemática e contínua da ocorrência e da distribuição dessas infecções e dos eventos, ou condições que contribuem para o aumento ou a diminuição de sua ocorrência.[7,8] Tem como objetivo principal gerar indicadores capazes de orientar ações corretivas, além de organizar processos de trabalho para que haja uma rotina correta no cuidado do paciente.

### Coleta de dados

A coleta de dados pode ser feita por busca passiva, ativa ou revisão retrospectiva de prontuários. A passiva consiste na notificação pela equipe assistente, porém gera subnotificação de dados e não identifica surtos epidêmicos. Na busca ativa, identifica-se um paciente infectado durante a sua internação, favorecendo a verificação pronta de surtos epidêmicos, identifica falhas de assistência e orienta medidas de resolução de problemas. A revisão retrospectiva está fundamentada na coleta de dados pela revisão dos prontuários, sendo útil apenas em casos de investigação de surtos ou para auxiliar na elaboração de estratégias de controle, já que não atua durante a internação. Comparando-se a busca ativa, que é um método prospectivo, com sensibilidade de 76%, a revisão retrospectiva fica com 74%, e com especificidade de 94%, sendo um método auxiliar importante.[7-9]

## Tipos de vigilância

A escolha do tipo de vigilância depende do perfil do hospital ou da unidade a ser auditada.[7-8] Os tipos são:

- *Vigilância hospitalar global:* avaliação de todos os pacientes internados, nas diferentes clínicas e topografias, setores de internação e serviços prestados, como hemodiálise e hemodinâmica. Fornece uma visão geral do comportamento das infecções hospitalares, importante para conhecer o perfil epidemiológico da instituição.
- *Vigilância por componentes (NHSN/CDC – National Healthcare Safety Network Centers for Disease Control and Prevention):* tem como objetivo melhor avaliar os fatores de risco das IRAS e comparar os dados mensais e anuais, obtidos entre diferentes instituições, através de pacientes/dia e procedimentos/dia.
- *Vigilância por objetivos:* focalizam-se os tipos de infecções a serem prevenidas, independente de setores de internação. As prioridades da CIH se direcionam ao objetivo preestabelecido, como alguma infecção de maior prevalência.
- *Vigilância epidemiológica dirigida (Targeted Surveillance):* direcionada para áreas críticas ou para determinados problemas identificados no hospital. É classificada em sítio-específico (p. ex., ITU), unidade-específica (p. ex., UTI neonatal), rotativa (periódica e sistemática, em diferentes unidades ou serviços) e direcionada por surtos.
- *Vigilância através de dados microbiológicos:* detecta a emergência de novos patógenos ou daqueles que necessitam medidas de isolamento. Facilita a vigilância seletiva e completa outros tipos de vigilância.
- *Vigilância pós-alta (egressos de cirurgia):* pode ser obtida em notificações e busca ativa de retornos pós-operatórios, acompanhamento dos pacientes por telefone, questionários enviados aos médicos ou readmissões.
- *Vigilância por sistemas informatizados:* metodologia com base no registro e análise prospectiva de informações clínicas a partir de topografias específicas.

Pode-se optar por mais de uma forma de vigilância na mesma instituição, o que denominamos de Vigilância Combinada. Atualmente, outros aspectos têm sido relevantes em vigilância hospitalar, sendo considerada Vigilância de Segunda Geração, que considera dados epidemiológicos e comportamentais, avaliando indicadores de adesão a técnicas e fatores de risco. Independente da forma escolhida, isolada ou combinada, o importante são as estratégias que ela pode direcionar e retorno para a equipe que poderá ser fornecido, a fim de que ações de melhoria sejam efetivas e coletivas.[10-12]

## Vigilância em UTI pediátrica

Em UTI pediátrica, comumente são realizadas vigilâncias combinadas, associando vigilância por componentes a dados microbiológicos e programas informatizados. A fim de garantir a segurança do paciente, os *bundles*, ou seja, pacotes de medidas foram elaborados a fim de prevenir erros, evitando que processos de diagnóstico ou tratamento possam causar lesão nos pacientes. O comportamento da equipe também pode ser avaliado em vigilância de processos, elevando a qualidade dos dados e resultados de intervenções pelo CIH.[8,9,11]

Os principais pacotes de medidas de prevenção de infecção correspondem às quatro grandes síndromes clínicas responsáveis pela maioria das IRAS em UTI pediátrica: infecção primária da corrente sanguínea (IPCS) associada a cateter vascular central (CVC), infecção do trato urinário (ITU) associada a cateter vesical de demora, infecção de sítio cirúrgico (ISC) e pneumonia associada à ventilação mecânica (PAV). Considerando que a maioria das infecções é associada a dispositivos invasivos e procedimento cirúrgico, estes são alvos prioritários das medidas de prevenção e controle das infecções por serem considerados fatores de risco passíveis de modificação/intervenção na redução das IRASs.[8,9,13,14]

### *Vigilância por componentes*[6-8,13-15]

- *Infecção da corrente sanguínea:* as bacteremias hospitalares ocorrem entre 10 a 23% das crianças, em geral associadas a procedimentos de risco, como as cateterizações venosas profundas, nutrição parenteral, ou soluções contaminadas. As IPCs são classificadas em: infecção de corrente sanguínea com comprovação laboratorial, sepse clínica ou infecção relacionada ao cateter venoso central. O pacote de medidas *(bundle)* de passagem de cateter venoso central também é avaliado, tendo como aspectos importantes a paramentação completa da equipe, limpeza adequada do local de inserção, uso de campos estéreis e, posteriormente, a conservação do dispositivo e possibilidade de retirada precoce.
- *Infecções respiratórias:* em pacientes intubados, eventos associados à ventilação mecânica (VM), como pneumonia (PAV) e traqueobronquite (TAV), são considerados. Naqueles fora de VM, estão incluídas pneumonias aspirativas e associadas a procedimentos. Outros eventos em trato respiratório são acompanhados, como pneumonias virais. O pacote de medidas *(bundle)* para prevenção de PAV é avaliado quanto à posição da cabeceira, pressão de balonete, limpeza e aspiração de cavidade oral, sedação e proteção gástrica.
- *Infecção do trato urinário:* a cateterização prévia, contínua ou intermitente das vias urinárias constitui importante fator predisponente para a infecção, assim como em adultos. A taxa gerada corresponde à infecção associada a cateterismo vesical de demora. O *bundle* a ser avaliado consiste em metodologia de sondagem, fixação da sonda, manutenção de sistema fechado e preenchimento de bolsa coletora.
- *Infecções em sítio cirúrgico:* constituem cerca de 7 a 30% das infecções hospitalares em crianças. Dentro das especialidades cirúrgicas, maiores índices são observados nas cirurgias cardiovasculares e neurológicas, provavelmente por maiores riscos: faixa etária precoce, maior tempo cirúrgico e mais procedimentos invasivos. São informadas taxas de infecção por tipo de cirurgia (limpa, contaminada, potencialmente contaminada e infectada), por procedimento e por cirurgião. Na descrição de infecção, são caracterizadas infecções superfi-

ciais, profundas e que afetam órgão ou cavidade. Para evitar essas infecções, foram desenvolvidas orientações que fazem parte de um roteiro de cirurgia segura, que deve ser realizado para todos os procedimentos cirúrgicos, com itens que incluem o pré-operatório, transoperatório e pós-operatório imediato, além do seguimento desse paciente durante a internação na unidade de tratamento.

Além desses componentes, pode ser realizada também vigilância de processos por meio da avaliação de aspectos comportamentais, bem como consumos de produtos e medicamentos, estrutura ambiental e manutenção. Alguns exemplos: pode-se medir adesão ao uso de equipamentos de proteção individual; oportunidade de lavagem de mãos; uso de papel toalha e álcool em gel; número de funcionários por turno e por paciente; consumo de determinado antimicrobiano na unidade cursando com curva de resistência bacteriana etc.[8,9,11,13]

## INFECÇÃO RELACIONADA COM A ASSISTÊNCIA EM SAÚDE E TRANSMISSÃO NO AMBIENTE HOSPITALAR

Os pacientes pediátricos hospitalizados em UTI têm risco elevado de adquirir IRAS. É relatado que 20-30% dos pacientes de países em desenvolvimento, incluindo as pediátricas (UTIP), apresentam IRAS.[14-17] As mais frequentes são as IPCS associadas a CVC, as PAV e ITU causadas por procedimentos invasivos, seguidas pelas ISCs.[6,7,14,18-23] Em geral, a incidência de IPCS é maior em crianças que em adultos, sendo PAV a segunda causa de IRAS entre pacientes de UTIP, ocorrendo em 3-10% dos pacientes pediátricos em ventilação mecânica (VM).[20,24] As infecções do trato urinário em crianças são menos frequentes quando comparadas a pacientes adultos.[7]

A maioria das infecções hospitalares é de etiologia bacteriana, e estima-se que cerca de 20% sejam de etiologia viral. Tem sido observado aumento das infecções de etiologia fúngica em UTIs pediátricas, sendo estas responsáveis por outros 20% das IRAS.[6,7,15] Pelo menos um terço de todas IRAS, causadas tanto por germes susceptíveis como por resistentes, pode ser prevenível por programas de CIH.[21]

### ▪ Vias e meios de transmissão

A transmissão de microrganismos no ambiente hospitalar se dá por várias vias e meios. É fundamental esse conhecimento para que as estratégias de prevenção, controle, diagnóstico e tratamento sejam adequados.[6-7]

### *Vias*[6,15]

- *Contato:* a mais frequente e importante (mãos, luvas), podendo ser direto (interpessoal) ou indireto (objeto-pessoa).
- *Gotículas (não suspensas, em superfícies):* transmissão do trato respiratório de um indivíduo infectado para a superfície mucosa de um receptor, geralmente em curta distância.
- *Aérea (suspensas no ar, inaladas):* transmissão por disseminação de agentes infecciosos que se mantêm infectantes em gotículas evaporadas ou pequenas partículas que ficam suspensas no ar e são inaladas pelo indivíduo susceptível.
- *Percutânea ou mucosa:* rara em ambientes de saúde, mas pode ser fonte de transmissão viral, (HIV, HCV, HBV), fúngica, parasitária e bacteriana para a equipe assistencial.

## Meios[6,7]

- Veículo comum (alimento, água, medicamentos, equipamentos médicos ou objetos pessoais).
- Vetores (insetos).
- Cruzada (mãos dos profissionais).

## Fatores de risco para as infecções relacionadas com a assistência em saúde

### Gerais[6,7,12,15,22,23]

- Gravidade da doença de base, muitas vezes ocasionando deficiência da imunidade humoral, celular e/ou inespecífica.
- Procedimentos invasivos, como cateteres venosos centrais, cateterismo vesical e tubo traqueal, com quebra das barreiras naturais de defesa.
- Tempo de internação prolongado.
- Uso de antibioticoterapia indiscriminado e de amplo espectro.
- Faixa etária menor de 2 anos.
- PRISM *(Preditory Risk of Mortality)* maior de 10.
- Alta densidade populacional na UTIP.
- Baixa relação paciente-enfermagem.
- Contato físico muito próximo dos profissionais com as crianças.
- Reutilização de material descartável.

### Risco para infecção primária de corrente sanguínea – IPCS[21,24-27]

- Hospitalização prévia prolongada antes da colocação do cateter.
- Duração hospitalização ($\geq$ 7 dias).
- Colonização microbiana no local de inserção ou do cateter (na femoral em adultos tem maior risco, pediátricos estudos não conclusivos).
- Neutropenia.
- Uso de nutrição parenteral total (e pelo cateter).
- Prematuridade.
- Uso de corticoide.
- Frequência de acesso ou manipulação do cateter.
- "Reparo" de cateter (2-4× > risco CVC), risco e custo de troca provavelmente menor que de reparo.
- Troca de cateter com guia.
- Uso de hemoderivados.
- Uso prolongado do cateter.
- Cateter de múltiplas linhas.
- Circulação extracorpórea.
- Perda da integridade da pele, como em queimaduras.
- Uso de próteses/órteses.

### Risco para pneumonia associada à ventilação – PAV[20,21,28,29]

- Pós-operatório.
- Dieta enteral contínua.
- Uso de narcóticos (mais importante com bloqueador neuromuscular).
- Reintubação.
- Transferência entre unidades do mesmo hospital e entre hospitais.
- Profilaxia úlcera gástrica estresse (aumenta a incidência de PAV quando o pH gástrico é aumentado com uso de bloqueadores H2, antiácidos e inibidores da bomba de prótons). Sucralfato tem menor incidência de PAV em adultos, em crianças não estabelecido. Avaliar risco/benefício de sangramento e PAV.
- Uso de hemoderivados.
- Síndromes genéticas, imunodeficiências, pneumopatia crônica.
- Infecção sanguínea primária.
- Uso prévio de antibióticos (principalmente cefalosporina de terceira geração e aminoglicosídeo).
- Realização de broncoscopia.
- Uso de imunossupressores.
- Aspiração.
- VM por mais de 3 dias.
- Colonização por *Staphylococcus aureus* meticilino-resistente (MRSA).
- Quarto ocupado anteriormente por paciente portador de MRSA ou VRE (*Enterococo* resistente à vancomicina), aumenta em 40% risco de contaminação (ambiental).
- Risco para traqueíte: < 28 meses, insuficiência respiratória, trauma craniano.

As seguintes situações aumentam o risco de mortalidade em PAV: rápida e fatal piora de condição de base, piora aguda de insuficiência respiratória por PAV, choque séptico, uso inapropriado de antibióticos, pacientes cirúrgicos (não em pós-operatório cardíaco).

A PAV prolonga a necessidade de VM em 3,7 dias.

### Risco para infecção urinária associada a cateter/sonda vesical – ITU[30]

- Presença de refluxo vesicoureteral.
- Presença de malformações do trato urinário.
- Disfunção neurogênica da bexiga (especialmente em pacientes com espinha bífida).
- Tempo de cateterização.

### Risco para infecção associada à cirurgia ou ao sítio cirúrgico – ISC[31]

- Idade (extremos).
- Estado nutricional.
- Diabetes.
- Tabagismo.
- Obesidade.
- Infecção coexistente em outro local.
- Colonização por microrganismos.

- Imunidade alterada.
- Tempo internação prolongado pré-cirurgia.
- Duração do procedimento.
- Inadequadas antissepsia da pele, tricotomia, profilaxia antimicrobiana, ventilação da sala e esterilização.
- Material estranho no espaço cirúrgico.
- Drenos.
- Técnica cirúrgica.
- Hemostasia inadequada.
- Falha em obliterar espaços mortos.
- Trauma tecidual.

### Diagnóstico

Para o diagnóstico são avaliadas evidências clínicas, de exames laboratoriais, de imagem e de outros procedimentos, como endoscopias e biópsias.[6,7]

*Infecção primária de corrente sanguínea – IPCS: (10-23%)*[7,14,32]

As IPCSs associadas ao CVC podem ser atribuídas a quatro fontes principais: colonização da pele, contaminação do canhão ou intraluminal, disseminação secundária de infecção sanguínea e, raramente, contaminação da solução infundida. O diagnóstico inclui infecção confirmada por laboratório ou sepse clínica. Laboratorialmente confirmado (IPCSL): patógeno isolado de uma ou mais hemoculturas após 48 horas de cateterização vascular não relacionado com uma infecção em outro sítio e, pelo menos um dos seguintes sinais ou sintomas: febre > 38°C, calafrios ou hipotensão. Sepse clinicamente suspeita (IPCS) é definida como ocorrendo em paciente com cateter central e hemocultura negativa ou não realizada, e pelo menos um dos seguintes sinais sem outra causa etiológica: febre > 38°C, hipotensão ou oligúria. Lembrar que as infecções sanguíneas podem ocorrer com ou sem CVC.

*Pneumonia associada à ventilação – PAV: (12-15%)*[7,20,32]

Pneumonia que se desenvolve ≥ 48 horas após a intubação traqueal e tem como critérios de diagnostico: VM por ≥ 48 horas com alteração em duas radiografias ou mais, com pelo menos um dos seguintes achados: infiltrado novo ou progressivo e persistente, consolidação, cavitação e/ou pneumatocele (em ≤ 1 ano). Em pacientes não cardiopatas ou pneumopatas, uma radiografia conclusivo é suficiente. Além disso, pelo menos um dos seguintes sintomas: febre > 38°C sem outra causa definida, leucopenia (< 4.000 leucócitos/mm$^3$) ou leucocitose (≥ 12.000 leucócitos/mm$^3$) e, pelo menos dois dos seguintes critérios: aparecimento de escarro purulento, mudança no aspecto do escarro, aumento da secreção respiratória ou necessidade de aspiração; aparecimento ou piora da tosse, dispneia ou taquipneia; crepitantes na ausculta pulmonar, piora nas trocas gasosas, necessidade aumentada de $O_2$ ou necessidade de mais suporte ventilatório. Pelos critérios do NHSN/CDC não é necessário confirmação microbiológica para PAV.

Outras fontes de auxílio diagnóstico: hemocultura, agente isolado através de aspirado traqueobrônquico, por lavado broncoalveolar (mini LBA e LBA), por escovado protegido, biópsia e marcadores biológicos (como PCR e procalcitonina). O LBA aumenta a sensibilidade e especificidade do diagnóstico. O uso combinado de LBA e escovado protegido, métodos efetivos em coleta de amostras distais, é superior que cada um deles isoladamente. O ideal é que todos os passos diagnósticos sejam realizados antes do início ou troca da terapia antimicrobiana, que pode reduzir a sensibilidade tanto da análise microscópica como de culturais.

### Infecção urinária associada a cateter/sonda vesical – ITU: (1-3%)[7,13,14,32,33]

Critérios diagnósticos, um dos seguintes: paciente apresente um ou mais dos seguintes sintomas sem outra causa reconhecida de infecção, febre > 38°C, urgência urinária, dor suprapúbica e cultura positiva de urina com ≥ 100.000 unidades formadoras de colônia/mL com não mais que dois microrganismos isolados. Quando for necessária a coleta de urina em paciente com cateter de longa permanência, deve-se realizar a troca do dispositivo antes do procedimento de coleta. Se não for possível, a amostra deverá ser obtida do local de aspiração do cateter e nunca da bolsa de drenagem. O outro critério é quando a análise da urina coletada por cateter (sem outras causas de infecção reconhecida) apresente esterase leucocitária ou nitrato e piúria (≥ 10 leucócitos/mL). Pode ser ITU sintomática ou bacteriúria assintomática.

### Infecção associada à cirurgia ou ao sítio cirúrgico – ISC: (5,6%)[7,33-35]

Infecção incisional: superficial e/ou profunda. Superficial quando ocorre nos primeiros 30 dias após a cirurgia e envolve apenas pele e subcutâneo. Profunda quando ocorre nos primeiros 30 dias após a cirurgia ou até 1 ano, se houver colocação de prótese, e envolve tecidos moles profundos à incisão (p. ex., fáscia e/ou músculos). Infecção de órgão ou espaço, quando ocorre nos primeiros 30 dias após a cirurgia ou até 1 ano, se houver colocação de prótese, e envolve qualquer órgão ou cavidade que tenha sido aberta ou manipulada durante a cirurgia. Em qualquer delas é necessário pelo menos mais um critério: clínico, cultural ou diagnóstico médico.

### Principais agentes etiológicos por topografia

- *Infecção primária de corrente sanguínea: Staphylococcus* coagulase negativo (31%), principalmente *S. epidermidis* (MSSE ou MRSE), *Staphylococcus aureus* (20%) (MSSA ou MRSA), *Enterococcus* sp. (9%) e *Candida* (9-10% das CVC). Dos bacilos Gram-negativos (20% das IPCS), os mais comuns são *E. coli* (6%), *K. pneumoniae* (5%), *Pseudomonas aeruginosa* (4%), *Enterobacter cloacae* (4%), *Serratia marcecens* (2%) e *Acinetobacter baumannii* (1%). Entre queimados a *Pseudomonas aeruginosa*, nos onco-hematológicos os Gram-negativos, em pacientes de hemodiálise os Gram-positivos, em uso de NPT a *Candida*. Infecção por *S. aureus* adquirida no hospital também está associada a complicações metastáticas, incluindo endocardite. Diferenciar entre uma bacteremia verdadeira de pseudobacteremia por *Staphylococcus coagulase negativo* nem sempre é fácil. A clínica sugerida para infecção consiste em febre, hipotensão, leucocitose e CIVD. Microbiológico: crescimento de cultura em 48 horas, em meios aeróbios e anaeróbicos, em múltiplas culturas positivas com mesmo organismo e antibiograma. Entre os *S. aureus* em IPCSs associadas ao CVC em crianças, 13-19% são meticilino-resistentes (MRSA).[36-37]

- *Pneumonia associada à ventilação: Staphylococcus aureus* (27%) (MSSA ou MRSA), *P. aeurginosa* (18%), *Stenotrophomonas maltophilia* (7%), *Acinetobacter* sp. (8%) e outras sp. (9%).[36]
- *Infecção urinária associada a cateter/sonda vesical:* bactérias Gram-negativas (enterobactérias e não fermentadores) são as mais frequentes (60%), mas Gram-positivas são de importância epidemiológica, especialmente do gênero *Enterococcus*.[37,39]
- *Infecção associada à cirurgia ou ao sítio cirúrgico:* Cocos Gram-positivos, principalmente *Staphylococcus aureus* (MSSA ou MRSA) e *Staphylococcus* coagulase negativo são um dos principais agentes (20-30%), sendo que em aproximadamente metade dos casos a fonte é a microbiota endógena. Bacilos Gram-negativos como: *E. coli (2%), Klebsiella* sp.*(3%), Enterobacter* sp. *(5%), Pseudomonas aeruginosa (4%), Acinectobacter baumannii (1%)*; e *Candida* sp. também são frequentes (8%).[6,34,35]

Não é possível diminuir essas taxas apenas através da limitação dos procedimentos, assim como não é mais aceitável considerar as IRASs como consequência de cuidados intensivos.[25] Aprimoramento de estratégias, desenvolvimento de métodos de vigilância, utilização de escores de gravidade de doença de base, avaliação de fatores de risco e avaliação da microbiota específica à faixa etária pediátrica são indispensáveis para melhor avaliação e manuseio das infecções hospitalares em UTIs pediátricas.[6,7] O controle das IRAS deve ser de responsabilidade de todo e qualquer profissional que tenha contato com pacientes.[40] Em relação às IPCSs associadas ao uso de CVC, é relatado que a prevenção pode chegar a 56% dos casos.[41]

## ■ Tratamento

A retirada, assim que possível, de cateteres vasculares, vesicais e tubos traqueais faz parte do tratamento e sempre deve ser uma meta. O conhecimento das IRAS e dos patógenos envolvidos em determinada UTIP, por meio de vigilância e de métodos de análise, é indispensável para melhor avaliação e manuseio dessas infecções.[7,42] Cabe lembrar que diferentes fatores do hospedeiro a da flora hospitalar da instituição influenciam no padrão dos patógenos.[39] É aconselhável agir de forma proativa, estudando estratégias para conter e tratar as infecções causadas por organismos multirresistentes, assim como modificar e expandir a abordagem quando mais informação estiver disponível.[12]

A terapêutica deverá ser conduzida empiricamente, fundamentada nas taxas de prevalência das IRASs e nos protocolos elaborados em conjunto com a equipe assistencial, Controle de Infecção Hospitalar – CIH, Comissão de Farmácia e Terapêutica – CFT e Laboratório de Microbiologia, e ajustada aos resultados de culturas.[39]

O tratamento empírico de antimicrobianos nos casos de patógenos MR pode levar a uma demora na instituição de terapia adequada e ao aumento da mortalidade. Além disso, a resistência bacteriana, frequentemente, não permite o uso ideal dos agentes antimicrobianos de primeira linha, sendo necessário o uso de agentes de segunda linha, com menor atividade bactericida e parâmetros farmacocinéticos desfavoráveis. O uso de drogas de segunda linha para tratar um germe resistente pode resultar em má evolução do paciente.

Algumas recomendações no tratamento antimicrobiano das IRAS:[6,20]

- Terapia inicial empírica com antibióticos definidos pelo protocolo da instituição.
- Sempre que possível optar por monoterapia.
- Descalonamento para terapia específica de acordo com culturas e antibiograma.
- Descontinuar o tratamento se IRAS não for mais suspeitada ou descartada.
- O uso inapropriado ou mesmo abuso de antibióticos pode levar a aumento de custos para o hospital e da resistência bacteriana.
- Uma vez detectada a presença de bactérias multirresistentes, devem-se seguir as orientações de precaução de contato, preestabelecidas pelo CIH.
- O uso de antibiótico profilático está indicado somente em profilaxia cirúrgica, por 24 horas, em praticamente todas as cirurgias. Sugerimos consultar protocolo da instituição.
- Nas ISCs com lesões flutuantes ou purulentas é recomendado drenagem, enviando o material para bacterioscópico, cultural e teste de susceptibilidade. A antibioticoterapia parenteral é recomendada na criança com sinais sistêmicos de doença, portadores de comorbidades ou infecções graves. Também recomendada se infecção em múltiplos locais, abscesso em face ou períneo e lesão maior que 5 cm de diâmetro.

## Prevenção

Alguns aspectos de ambiente, arquitetura, equipamentos e mesmo atitude de equipe assistencial são essenciais na prevenção de IRAS:[34,35,39,43]

### Medidas gerais

- Área física adequada (5 m² para cada leito pediátrico com distância mínima de 1,20 m entre os mesmos) com local para estocagem de equipamentos e medicação; pelo menos um quarto para isolamento no caso de infecção com transmissão pelo ar (varicela, meningite); pias em número suficiente e próximas ao leito.
- Avental, atualmente com uso discutível nessas unidades, funcionando apenas como barreira funcional ao fluxo.
- Pessoal médico e paramédico treinado e em número suficiente.
- Desinfecção do ambiente e dos equipamentos.
- Lavagem adequada das mãos, medida mais importante na prevenção e, em geral, menos efetuada nas unidades. Utilizar antissépticos (PVP-I degermante, clorexidina ou álcool glicerinado a 70%) ao entrar na unidade e nos procedimentos de risco, e sabão comum ou álcool a 70% no manuseio do paciente.

### Medidas específicas

#### Infecção primária de corrente sanguínea – IPCS[18,24,44,45]

Medidas fortemente recomendadas:

A) Higiene das mãos.
B) Precauções de barreira máxima: higiene das mãos, uso de gorro, máscara, avental e luvas estéreis e campos estéreis grandes que cubram o paciente.

C) Preparo da pele com clorexidina.
D) Seleção do sítio de inserção de CVC: utilização da veia subclávia como sítio preferencial para CVC não tunelizado.
E) Revisão diária da necessidade de permanência do CVC, com pronta remoção quando não houver indicação.

Outras medidas relevantes:

- Diagnóstico precoce dos focos infecciosos, impedindo a disseminação sistêmica.
- Administração adequada e controlada de antibióticos para a erradicação do foco primário.
- Indicação precisa dos métodos invasivos.
- Emprego de técnicas assépticas para a cateterização venosa e arterial, cateterização vesical, traqueostomia, drenos, etc. Evitar o uso prolongado desses dispositivos. Até o momento não há estudos sobre a utilização de cateteres centrais impregnados com antissépticos ou antibióticos, em pacientes pediátricos.
- Controle da nutrição parenteral e enteral.
- A assepsia das mãos deve estar presente em todas as medidas mencionadas anteriormente.

## Pneumonia associada à ventilação – PAV[20,28,46]

Medidas fortemente recomendadas:

A) Manter os pacientes com a cabeceira elevada entre 30 e 45°.
B) Avaliar diariamente a sedação e diminuir sempre que possível.
C) Aspirar a secreção acima do balonete (subglótica).
D) Higiene oral com antissépticos (clorexidina veículo oral).

Outras medidas relevantes:

- Uso de antibiótico restrito às infecções comprovadas. Evitar terapias empíricas.
- Cuidados com as broncoaspirações, atelectasias pós-operatórias e intubações seletivas.
- Diagnóstico e tratamento de outros focos infecciosos, evitando a invasão do trato respiratório por via hematogênica.
- Isolamento respiratório ou de contato, quando necessário.
- Emprego de técnica asséptica para intubação, aspiração, traqueostomia, punção torácica e colocação de drenos.
- Utilização de protetores da mucosa gástrica, que não alterem o pH, na prevenção da colonização gástrica.
- Desinfecção adequada dos nebulizadores, umidificadores, circuitos respiratórios, isoletes e aspiradores.
- Descarte adequado do material contaminado com secreções respiratórias.
- Limpeza e desinfecção do ambiente.
- Prevenção de patógenos específicos, como *Aspergillus*, VSR, *Influenza*.
- A assepsia das mãos deve estar presente em todas as medidas mencionadas anteriormente.
- Remoção dos procedimentos de risco e cateteres o mais breve possível.

## Infecção urinária associada a cateter/sonda vesical – ITU[47-49]

Medidas fortemente recomendadas:

A) Indicação precisa da cateterização vesical. A taxa de aquisição de bacteriúria aumenta de 2 a 4 vezes a cada dia da cateterização.
B) Técnica asséptica no procedimento.
C) Sistema fechado.
D) Cateteres mais flexíveis e trocas semanais.

## Infecção associada à cirurgia ou ao sítio cirúrgico – ISC[13,34,35]

Cuidados pré-operatórios na enfermaria:

- Realizar preparo adequado para os procedimentos, incluindo banho adequado, prevenção da colonização da pele do paciente pela microbiota hospitalar com uso de antissépticos ou degermantes (dependendo da indicação cirúrgica).
- Tricotomia (no dia ou no bloco, restrita à topografia da cirurgia).
- Preparos dietético e medicamentoso.
- Controle de dispositivos invasivos, evitando contaminação durante o transporte e período de cirurgia.

Cuidados no pós-operatório:

- Drenos com uso restrito, permanência curta, sistema fechado.
- Curativos (até 24 horas).

## Vacinas e imunoglobulinas[7,15]

Uma medida que não é considerada primária nos programas de prevenção, mas aumenta sua efetividade, é a utilização de vacinas na pré e pós-exposição para pacientes, familiares e equipe assistencial.

Pacientes e familiares devem ter revisado e atualizado o esquema vacinal para idade e condição de saúde. A vacinação de profissionais da saúde susceptíveis, com as vacinas preconizadas para essas pessoas, diminui o risco de infecção e de potencial transmissão no ambiente hospitalar.

Vacinas indicadas para profissionais da saúde: sarampo, rubéola, caxumba, varicela, hepatite B, *Influenza*, difteria, tétano e coqueluche. Na profilaxia pós-exposição: possibilidade de uso, em susceptíveis, de imunoglobulinas para varicela, hepatites A e B, raiva e sarampo. Em algumas dessas situações pode ser necessária a utilização de ambos, vacina e imunoglobulina, e em outras, somente vacina ou somente imunoglobulina. Como são diversas situações que podem ocorrer, com diferentes abordagens, além dos calendários vacinais, que estão em constante atualização, sugere-se consultar as seguintes fontes: Ministério da Saúde (www.saude.gov.br) e *Centers for Disease Control and Prevention* (www.cdc.gov).

## PRECAUÇÕES

Todas as medidas de precaução e isolamento têm como objetivo evitar a transmissão de infecção dentro da unidade. São divididas em precauções-padrão e específicas por via de transmissão, além do isolamento protetor para imunodeprimidos. O Quadro 56-1 descreve tipos de doença, com isolamento recomendado e tempo de duração.[15,50]

### ■ Precauções-padrão

São medidas de precauções que devem ser adotadas na assistência a todos os pacientes, independentemente de seu diagnóstico. Incluem:

1. **Lavagem das mãos:** é a principal medida de bloqueio da transmissão de micro-organismo. A lavagem das mãos com água e sabão elimina, além da sujeira, todos os germes que aderem à pele durante as atividades rotineiras, mesmo com o uso de luvas. Recomenda-se que as unhas sejam mantidas curtas e as mãos sem anéis para diminuir a retenção de germes.
2. **Equipamentos de proteção individual (EPI):** são todos os dispositivos de uso individual destinados a proteger a integridade física do trabalhador, incluindo luvas, protetores oculares ou faciais, protetores respiratórios, aventais e proteção para os membros inferiores, dependendo do risco de exposição.
   A) *Luvas:* devem ser usadas em procedimentos que envolvam sangue, fluidos corporais, secreções, excreções (exceto suor), membranas mucosas, pele não íntegra e durante a manipulação de artigos contaminados.
   B) *Máscaras, gorros, óculos de proteção:* durante a realização de procedimentos em que haja a possibilidade de respingos de sangue e outros fluidos corpóreos, nas mucosas da boca, nariz e olhos do profissional.
   C) *Capotes (aventais):* durante procedimentos de maior porte, com risco elevado de contato com material biológico.

### ■ Precauções por via de transmissão

#### Precauções de contato

- Indicadas para pacientes com infecções de pele, entéricas, conjuntivite viral, febres hemorrágicas, microrganismos multirresistentes, sangramentos.
- Uso de avental e luva não estéril ao manipular o paciente. Exceto com indicações específicas (precaução-padrão e de contato), o uso de aventais é desnecessário.
- Itens usados em contato com pacientes (termômetros, esfignomanômetro, estetoscópio etc.) devem sofrer adequada desinfecção e/ou limpeza antes do contato com outro paciente.

#### Precauções respiratórias – gotículas

- Indicadas para pacientes com doenças transmitidas por via aérea, que eliminam partículas maiores que 5 $\mu$ e atingem até 1 metro de distância ao serem eliminadas e depois se depositam no chão (pacientes com diagnóstico ou suspeita de doenças como pneumonia por adenovírus e meningite meningocócica, por exemplo).
- Uso de máscara cirúrgica sempre que houver aproximação em distância < 1 metro.

## QUADRO 56-1 Recomendações para uso de precauções em ambiente hospitalar

| Doenças infecciosas ou condições especiais | Precauções | |
|---|---|---|
| | Tipo | Duração |
| **Abscesso** | | |
| Grande drenagem | Contato | Tempo da drenagem |
| Pequena drenagem | Padrão | Tempo da drenagem |
| Actinomicose | Padrão | |
| Adenovírus | Gotícula + Contato | Tempo da doença |
| AIDS/SIDA | Padrão | |
| Amebíase | Padrão | |
| Ascaridíase | Padrão | |
| Aspergilose | Padrão | |
| Bactérias multirresistentes | Contato | A definir com CIH local |
| Bronquiolite | Gotícula + Contato | Tempo da doença |
| Brucelose | Padrão | |
| Candidíase | Padrão | |
| Caxumba | Gotícula | Até 9 dias da tumefação |
| Citomegalovírus | Padrão | |
| **Conjutivite** | | |
| Bacteriana/Clamídia/Gonocócica | Padrão | – |
| Viral hemorrágica | Contato | Tempo da doença |
| Coqueluche | Gotícula | Até 5 dias de tratamento |
| Criptococose | Padrão | |
| Dengue | Padrão | |
| Doença respiratória aguda | Contato | 5 dias |
| Enterobiose *(Oxiurus)* | Padrão | |
| Enterocolite *(C. difficile)* | Contato | Tempo da doença |
| Enterovírus *(Coxsackie echo)* | Contato | Tempo da doença |
| Epiglotite *(H. influenzae)* | Gotícula | Até 24 horas de tratamento |
| Epstein Baar Vírus | Padrão | |
| Eritema infeccioso (Parvovírus B19) | Padrão | |
| Furunculose *(Staphylococcus)* em criança | Contato | Tempo da doença |
| **Gastroenterite** | | |
| *Criptosporidium* | Padrão | |
| *Giardia* | Padrão | |
| Rotavírus | Padrão | |
| Rotavírus (fralda/incontinência) | Contato | Tempo de doença |
| *Salmonella* e *Shigella* | Padrão | |
| *Salmonella* e *Shigella* (fralda/incontinência) | Contato | Tempo da doença |
| Viral | Padrão | |
| *Y. enterocolítica* | Padrão | |
| Guillain-Barré | Padrão | |

*(Continua)*

## QUADRO 56-1 Recomendações para uso de precauções em ambiente hospitalar *(Cont.)*

| Doenças infecciosas ou condições especiais | Precauções | |
|---|---|---|
| | Tipo | Duração |
| **Hepatite** | | |
| A, B, C, D, E | Padrão | |
| A com fralda ou incontinência | Contato | Tempo da doença |
| **Herpes simples** | | |
| Encefalite | Padrão | |
| Neonatal | Contato | Tempo da doença |
| Mucocutânea primária | Contato | Tempo da doença |
| Mucocutânea recorrente | Padrão | |
| **Herpes-Zóster** | | |
| Paciente normal | Padrão | |
| Paciente imunocomprometido | Aerossóis + Contato | Tempo da doença |
| HIV | Padrão | |
| Impetigo | Contato | Até 24 horas de tratamento |
| Infecção em cavidade fechada (drenagem ou não) | Padrão | |
| Infecção trato urinário (incluindo pielonefrite) | Padrão | |
| Influenza | Gotícula | Tempo da doença |
| Kawasaki | Padrão | |
| Leptospirose | Padrão | |
| Listeriose | Padrão | |
| Malária | Padrão | |
| **Meningite** | | |
| Asséptica viral | Padrão | |
| Bacteriana, Gram-negativo em recém-nascidos | Padrão | |
| Fungo | Padrão | |
| Hemófilo | Gotícula | Até 24 horas de tratamento |
| Listéria | Padrão | |
| Menigocócica | Gotícula | Até 24 horas de tratamento |
| Pneumocócica | Padrão | Até 24 horas de tratamento |
| Tuberculose | Padrão | |
| Outras bactérias | Padrão | |
| Meningococcemia | Gotícula | Até 24 horas de tratamento |
| Micoplasma | Gotícula | Tempo da doença |
| Micobactéria (não tuberculose) | Padrão | |
| Mononucleose | Padrão | |
| Organismo multirresistente – infecção ou colonização | Contato | Tempo do antibiótico |
| *Parainfluenzae* em crianças | Contato | Tempo da doença |
| Parvovirose | Gotícula | Tempo de internação |
| Pediculose | Contato | Até 24 horas de tratamento |

| QUADRO 56-1 | Recomendações para uso de precauções em ambiente hospitalar *(Cont.)* | |
|---|---|---|
| **Doenças infecciosas ou condições especiais** | **Precauções** | |
| | **Tipo** | **Duração** |
| **Pneumonia** | | |
| Adenovírus | Gotícula + Contato | Tempo da doença |
| Bactérias não apresentadas abaixo | Padrão | |
| Fungos e parasitas | Padrão | |
| *Haemophylus influenza* e Meningococo | Gotícula | Até 24 horas de tratamento |
| Micoplasma | Gotícula | Tempo da doença |
| *Streptococcus* grupo A | Gotícula | Após 24 horas de tratamento |
| Viral | Padrão | |
| Rubéola congênita | Contato | Até 1 ano |
| Rubéola | Gotícula | Até 7 dias do exantema |
| Sarna (escabiose) | Contato | Até 24 horas de tratamento |
| Sarampo | Aerossóis | Tempo da doença |
| Sífilis | Padrão | |
| *Staphylococcus aureus* (lesão ou queimadura) | | |
| Grande | Contato | Tempo da doença |
| Pequena, enterocolite, choque tóxico | Padrão | |
| ***Streptococcus* grupo "A" (lesão ou queimadura)** | | |
| Grande | Contato | Até 24 horas de tratamento |
| Pequena | Padrão | |
| Faringite e escarlatina | Gotícula | Após 24 horas de tratamento |
| *Streptococcus* grupo "B", e não "A" – não "B" | Padrão | |
| Tênia | Padrão | |
| Tétano | Padrão | |
| Toxoplasmose | Padrão | |
| Triquiuríase | Padrão | |
| **Tuberculose** | | |
| Extrapulmonar com drenagem da lesão | Padrão | |
| Meningite | Padrão | |
| Pulmonar (suspeita ou confirmado) ou laríngea | Aerossóis | Até 15 dias de tratamento + 3 BAAR negativos |
| PPD positivo sem evidência de doença pulmonar | Padrão | |
| Varicela | Aerossóis + Contato | Até todas as lesões formarem crosta |
| Vírus sincicial respiratório (RSV) | Contato | Tempo da doença |

## Precauções respiratórias – aerossóis

- Indicadas para pacientes com doenças transmitidas por aerossóis, que eliminam partículas menores que 5 μ e ficam em suspensão no ar, sendo carreadas para outros ambientes.
- Uso de máscara N-95 ao entrar no quarto de pacientes com diagnóstico ou suspeita de doenças como tuberculose (pulmonar ou laríngea), sarampo, varicela-zóster.
- Os respiradores (máscaras N-95) não têm um prazo limitado de uso, podendo ser usados por longo período pelo mesmo profissional, desde que em boas condições de conservação.
- Quarto privativo com porta fechada (idealmente com pressão negativa em relação ao corredor e filtragem do ar antes da circulação em outras áreas).
- Evitar que o paciente saia do quarto e, se isso for necessário, o paciente deverá usar máscara cirúrgica.

## Isolamento protetor

- Indicado para pacientes imunodeprimidos (< 500 neutrófilos totais), mediante resultado em hemograma atual.
- Sugere-se quarto privativo com porta fechada e uso de máscaras cirúrgicas para todo profissional ou visitante que entrar em contato a < 1 metro com o paciente. Descartar a máscara, em resíduo infectante, dentro do quarto do paciente.
- Transporte do paciente: deve ser limitado. Quando necessário, o paciente deverá usar máscara cirúrgica.

## REFERÊNCIAS BIBLIOGRÁFICAS

1. Prevenção e controle de infecção para a Segurança do Paciente e Qualidade em Serviços de Saúde. In: Assistência Segura: uma reflexão teórica aplicada à prática. ANVISA. Série Segurança do Paciente e Qualidade em Serviço de Saúde. 2013. p. 141.
2. Bohomol E. Envolvimento do paciente no gerenciamento de risco hospitalar. In: Feldman LB. Gestao de risco e seguranca hospitalar: prevencao de danos ao paciente, notificacao, auditoria de risco, aplicabilidade de ferramentas, monitoramento. Sao Paulo: Martinari, 2008. p. 327-38.
3. World Health Organization. Report on the Burden of Endemic Health Care Associated Infection Worldwide. A systematic review of the literature. [Internet] Geneva: WHO, 2011. Disponivel em: <http://whqlibdoc.who.int/publications/2011/9789241501507_eng.pdf>
4. European Centre for Disease Prevention and Control. European Centre for Disease Prevention and Control: Annual Epidemiological Report on Communicable Diseases in Europe 2008. Disponível em: <http://ecdc.europa.eu/en/publications/publications/0812_sur_annual_epidemiological_report_2008.pdf>
5. Thompson MA. Patient safety. In: Association for Professionals in Infection Control and Epidemiology (APIC): of infection control and epidemiology. 3rd ed. Washington: 2009;12:1-15.
6. Abramczyk ML. Infecção hospitalar em unidade de terapia intensiva. In: *Pediatria: prevenção e controle de infecção hospitalar*. Ministério da Saúde, Agência Nacional de Vigilância Sanitária. Brasília: Ministério da Saúde, 2005. p. 29-30.
7. Carvalho ES, Marques SR. Infecção hospitalar em pediatria. *J Pediatr* 1999;75:S31-S45.
8. Centers for Disease Control and Prevention. CDC. The National Healthcare Safety Network (NHSN) Manual. Patient Safety Component Protocol. Division of Healthcare Quality Promotion. Division of Healthcare Quality Promotion National Center for Preparedness,

Detection and Control of Infectious Diseases Atlanta, GA, USA, March, 2009. Disponivel em: <http://www.cdc.gov/ncidod/dhqp/pdf/nhsn/NHSN_Manual_PatientSafetyProtocol_CURRENT.pdf>
9. Horan TC, Andrus M, Dudeck MA *et al.* CDC/NHSN surveillance definition of health-care associated infection and criteria for specific sites of infections in the acute care setting. *Am J Infect Control.* 2008;36:309-32.
10. Dellit TH, Owens RC, McGowan Jr JE *et al.* Infectious Diseases Society of America; Society for Healthcare Epidemiology of America. Infectious Diseases Society of America and the Society for Healthcare Epidemiology of America guidelines for developing an institutional program to enhance antimicrobial stewardship. *Clin Infect Dis* 2007;44(2):159-77.
11. Aboelela SW, Stone PW, Larson EL. Effectiveness of bundled behavioural interventions to control healthcare-associated infections: a systematic review of the literature. *J Hosp Infect* 2007;66(2):101-8.
12. Owens RC, Rice L. Hospital Based strategies for combating resistance. *Clin Infect Dis* 2006;42:S173-81.
13. Critérios de diagnóstico de infecções relacionadas à assistência em saúde. In: ANVISA. Série Segurança do Paciente e Qualidade em Serviço de Saúde, 2013.
14. Becerra MR, Tantaleán JA, Suárez VJ *et al.* Epidemiologic surveillance of nosocomial infections in a pediatric intensive care unit of a developing country. *BMC Pediatrics* 2010;10:66.
15. Siegel JD, Rhinehart E, Jackson M *et al.* The Healthcare Infection Control Practices Advisory Committee, 2007 Guideline for Isolation Precautions: Preventing Transmission of Infectious Agents in Healthcare Settings, June 2007 Disponível em: <http://www.cdc.gov/ncidod/dhqp/pdf/guidelines/Isolation2007.pdf>
16. Guideline for the Prevention of intravascular catheter-related bloodstream infections 2011. Centers for disease control and prevention. Disponível em: <http://www.cdc.gov/hicpac/pdf/guidelines/bsi-guidelines-2011.pdf>
17. Bizzarro MJ, Sabo B, Noonan M *et al.* A quality improvement initiative to reduce central line–associated bloodstream infections in a neonatal intensive care unit. *Infect Control Hosp Epidemiol* 2010;31(3):241-48.
18. Wheeler DS, Giaccone MJ, Hutchinson N *et al.* A hospital-wide quality improvement collaborative to reduce catheter-associated bloodstream infections. *Pediatrics* 2011;128:e995.
19. Miller MR, Griswold M, Harris M *et al.* Decreasing PICU catheter-associated bloodstream infections: NACHRI's quality transformation efforts. *Pediatrics* 2010;125(2):206-13.
20. Foglia E, Meier MD, Elward A *et al.* Ventilator-associated pneumonia in neonatal and pediatric intensive care unit patients. *Clin Microbiol Reviews* 2007;20:409-25.
21. Melo MJG, Albuquerque MFPM, Lacerda HR *et al.* Fatores de risco para infecções associadas aos cuidados de saúde em unidades de terapia intensiva pediátrica: uma revisão sistemática *Cad Saúde Pública* 2009;25(Suppl 3):373-91.
22. Siegel JD *et al.* Centers for Disease Control and Prevention. CDC. The healthcare infection control practices advisory committee. Management of multidrug-resistant organisms in healthcare settings, 2006.
23. Rogowski JA, Staiger D, Patrick T *et al.* Nurse Staffing and NICU Infection Rates. *JAMA Pediatr* 2013;167:444-50.
24. Espiau M, Campins-Martí M, Planes AM *et al.* Incidencia de bacteriemia asociada a catéter venoso central en una unidad de cuidados intensivos. *An Pediatr* (Barc) 2011;75(3):188-93.
25. Polin RA, Denson S, Brady MT. Strategies for prevention of health care-associated infections in the NICU. *Pediatrics* 2012;129:e1085.
26. Schulman J, Stricof R, Stevens TP *et al.* Statewide NICU Central-line-associated bloodstream infection rates decline after bundles and checklists. *Pediatrics* 2011;127:436-45.

27. lundgren is, zhou c, malone fr et al. central venous catheter repair is associated with an increased risk of bacteremia and central line-associated bloodstream infection in pediatric patients. *Pediatr Infect Dis J* 2012;31:337-40.
28. Srinivasan S, Asselin J, Gildengorin G et al. A prospective study of ventilator-associated pneumonia in children. *Pediatrics* 2009;123:1108-15.
29. Datta R, Platt R, Yokoe DS et al. Environmental cleaning intervention and risk of acquiring multidrug-resistant organisms from prior room occupants. *Arch Intern Med* 2011;171(6):491-94.
30. Giardino S, Bandettini R, Perotti M et al. Gram-negative urinary tract infections and increasing isolation of ESBL-producing or ceftazidime-resistant strains in children: results from a single-centre survey. *Infez Med* 2013;1:29-33.
31. Mangram AJ, Horan TC, Pearson ML et al. Guideline for prevention of surgical site infection. *Infect Control Hosp Epidemiol* 1999;20(4):247-69.
32. Dueñas L, Casares ACB, Rosenthal VD et al. Device-associated infection rates in pediatric and neonatal intensive care units in El Salvador: findings of the INICC *J Infect Dev Ctries* 2011;5(6):445-51.
33. Manual de orientações e critérios diagnósticos Hospital Geral, 2013. Secretaria de Estado da Saúde de São Paulo. Coordenadoria de controle de doenças. Centro de vigilância epidemiológica "Prof. Alexandre Vranjac". Divisão de infecção hospitalar. Disponível em: <http://www.cve.saude.sp.gov.br/htm/ih/pdf/ih13_manualsve_hospgeral_crit_diag.pdf>
34. Owens CD, Stoessel K. Surgical site infections: epidemiology, microbiology and prevention. *J Hospital Infect* 2008;70(2):3-10.
35. Rosenthal VD, Pawar M, Leblebicioglu H et al. Impact of the International Nosocomial Infection Control Consortium (INICC) Multidimensional Hand Hygiene Approach Over 13 Years in 51 Cities of 19 Limited-resource Countries From Latin America, Asia, the Middle East, and Europe. *Infect Control Hosp Epidemiol* 2013;34(4):415-23.
36. Wisplinghoff H, Bischoff T, Tallent SM et al. Nosocomial bloodstream infections in US hospitals: analysis of 24,179 cases from a prospective nationwide surveillance study. *Clin Infect Dis* 2004;39:309.
37. Urrea M, Pons M, Serra M et al. Prospective incidence study of nosocomial infections in a pediatric intensive care unit. *Pediatr Infect Dis J* 2003;22:490-93.
38. Weber DJ, Rutala WA, Sickbert-bennett EE et al. Microbiology of ventilator-associated pneumonia compared with that of hospital-acquired pneumonia. *Infect Control Hosp Epidemiol* 2007;28:825.
39. Medidas de Prevenção Relacionada Assistência em Saúde. In: ANVISA. Série Segurança do Paciente e Qualidade em Serviço de Saúde, 2013.
40. Jain R, Kralovic SM, Evans ME et al. Veterans affairs initiative to prevent methicillin-resistant staphylococcus aureus infections. *N Engl J Med* 2011;364:1419-30.
41. Sax H, Clack L, Touveneau S et al. Implementation of infection control best practice in intensive care units throughout Europe: a mixed-method evaluation study. *Implement Sci* 2013;8:24.
42. Edwards JR, Peterson KD, Andrus ML, et al. NHSN Report 2008. *Am J Infect Control* 2008;36:609-26.
43. WHO. Guidelines on Hand Hygiene in Health Care, 2009. Disponível em: <http://www.who.int/gpsc/5 may/background/hai/en>
44. O'Grady NP, Alexander M, Burns LA <I>et al. Summary of recommendations: guidelines for the prevention of intravascular catheter-related infections. *Clin Infect Dis* 2011;52(9):1087-99.
45. Marschall J, Mermel LA, Classen D et al. Strategies to prevent central line–associated bloodstream infections in acute care hospitals. *Infect Control Hosp Epidemiol* 2008;29:S1.
46. Society for Healthcare Epidemiology of America. Strategies to prevent ventilator associated pneumonia in acute care hospitals. *Infect Control Hosp Epidemiol* 2008;29:S31-40.

47. Hooton TM, Bradley SF, Cardenas DD *et al.* Diagnosis, prevention, and treatment of catheter-associated urinary tract infection in adults: 2009 International clinical practice guidelines from the infectious diseases society of America. *Clin Infect Dis* 2010;50(5):625-63.
48. Meddings J, Rogers MAM, Macy M *et al.* Systematic review and meta-analysis: reminder systems to reduce catheter-associated urinary tract infections and urinary catheter use in hospitalized patients. *Clin Infect Dis* 2010;51(5):550-60.
49. Gould CV, Umscheid CA, Agarwal RK l *et al.* Guideline for prevention of catheter-associated urinary tract infections 2009 practices advisory committee (HICPAC). *Infect Control Hosp Epidemiol* 2010;31(4):1-8.
50. Yin J, Schweizer ML, Herwaldt LA *et al.* Benefits of universal gloving on hospital-acquired infections in acute care pediatric units. *Pediatrics* 2013;131:5 e1515-20.

# 57 Dimensionamento do Trabalho de Enfermagem em UTI Pediátrica

*Kelly Dayane Stochero Velozo* ♦ *Pedro Celiny Ramos Garcia*

## INTRODUÇÃO

As Unidades de Terapia Intensiva Pediátricas (UTIP) destinam-se a crianças em estado crítico que requerem cuidados sofisticados, recursos terapêuticos e tecnológicos complexos e profissionais qualificados e em número suficiente para a realização de uma assistência efetiva.[1,2] A utilização de escores nas UTIP contribui para a previsão e planejamento das atividades assistenciais de acordo com o perfil de pacientes atendidos, além de contribuir na tomada de decisões e na alocação de recursos humanos e materiais.[2,3]

Os escores de intervenções terapêuticas mais utilizados por enfermeiros em terapia intensiva são o *Therapeutic Intervention Scoring System-28* (TISS-28), o *Nine Equivalents of Nursing Manpower use Escore* (NEMS) e o *Nursing Activities Escore* (NAS).

O *Therapeutic Intervention Scoring System-28* (TISS-28) é um escore capaz de estimar a gravidade do paciente, e indiretamente o seu prognóstico, baseando-se nas intervenções terapêuticas realizadas no paciente pela equipe de enfermagem e médica.[4] O TISS-28, proposto em 1996, é composto por sete grandes categorias de intervenções terapêuticas que são as atividades básicas, suportes ventilatório, cardiovascular, renal, neurológico e metabólico e intervenções específicas; cada uma destas sete categorias, por sua vez, é composta por itens específicos que totalizam 28 itens (Anexo A).[4]

A pontuação total do TISS-28 permite classificar os pacientes em quatro classes (I a IV) de acordo com a necessidade de vigilância e de cuidados intensivos, conforme o Quadro 57-1, traduzindo em valores numéricos a gravidade do paciente.[5] Quanto maior a pontuação, maior a necessidade de cuidados médicos e de enfermagem.

Entretanto, o número de itens analisados pelo TISS-28 pode ser um fator que dificulta a sistematização deste escore.[6] Em 1997 foi proposto o *Nine Equivalents of Nursing Manpower Use Escore* (NEMS), composto por nove itens extraídos do TISS-28, que são: monitoramento básico, medicação intravenosa, suporte ventilatório mecânico, cuidado com ventilação suplementar, medicação vasoativa única, medicação vasoativa múltipla, técnicas de diálise, intervenções específicas na UTI e intervenções específicas fora da UTI (Anexo B).[7]

| QUADRO 57-1 | Classificação dos pacientes conforme cuidados intensivos.[5] | |
|---|---|---|
| **Classe** | **Pontos** | **Necessidade de Vigilância e Cuidados** |
| Classe I | 0 a 19 | Pacientes fisiologicamente estáveis e requerendo observação profilática |
| Classe II | 20 a 34 | Pacientes fisiologicamente estáveis, porém requerendo cuidados intensivos de enfermagem e monitorização contínua |
| Classe III | 35 a 60 | Pacientes graves e instáveis hemodinamicamente |
| Classe IV | Mais que 60 pontos | Pacientes com indicação compulsória de internação em UTI, com assistência médica e de enfermagem contínua e especializada |

Pode-se estimar a carga de trabalho de enfermagem utilizando o TISS-28 e NEMS, pois cada ponto desses escores equivale a 10,6 minutos do tempo empregado para as atividades de enfermagem, relacionadas ao cuidado direto ao paciente, por turno nas 24 horas de assistência.[4,8]

Para o cálculo da carga de trabalho de enfermagem considera-se o somatório diário das pontuações de cada paciente. Para encontrarmos as horas de cuidado por turno de trabalho, a pontuação média dos escores deve ser multiplicada por 10,6[8] (tempo, em minutos, empregado para as atividades de enfermagem) e esse valor é dividido por 60. E para conhecer a carga de trabalho nas 24 horas, deve-se multiplicar o resultado por quatro, tendo em vista que são quatro equipes de trabalhos (manhã, tarde e duas noites).

O dimensionamento de pessoal de enfermagem pode ser realizado conforme a resolução do Conselho Federal de Enfermagem (COFEN).[9] A Figura 57-1 apresenta a fórmula utilizada para determinar a quantidade de pessoal de enfermagem utilizando a carga de trabalho estimada pelo TISS-28 e NEMS. Para realizar o dimensionamento de pessoal de enfermagem devem ser considerados os 7 dias da semana, um índice de segurança técnico (no mínimo de 15%, porém variando conforme a unidade), o número médio de pacientes internados por dia, a jornada semanal de trabalho (30, 36, 40 ou 44 horas) e o valor médio das horas de cuidado de enfermagem estimadas pelo TISS-28 e pelo NEMS (Fig. 57-1).

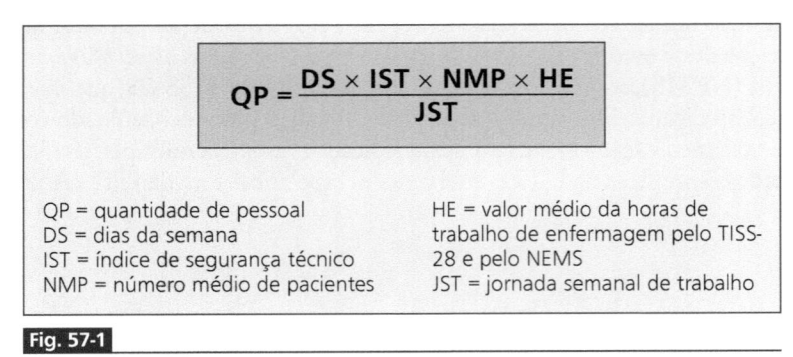

$$QP = \frac{DS \times IST \times NMP \times HE}{JST}$$

QP = quantidade de pessoal
DS = dias da semana
IST = índice de segurança técnico
NMP = número médio de pacientes
HE = valor médio da horas de trabalho de enfermagem pelo TISS-28 e pelo NEMS
JST = jornada semanal de trabalho

**Fig. 57-1**
Fórmula para realizar o dimensionamento de pessoal de enfermagem.

Apesar das modificações que ocorreram no TISS-28 e no NEMS, no sentido de torná-los mais práticos para a utilização diária nas unidades de terapia intensiva, esses escores apresentam algumas limitações quando o objetivo é mensurar a carga de trabalho de enfermagem, pois não contemplam algumas atividades importantes na enfermagem e representativas para a sua demanda de trabalho. Em 2003 foi apresentado o *Nursing Activities Escore* (NAS) proposto com o objetivo de estimar o tempo de trabalho de enfermagem consumido em terapia intensiva (Anexo C).[10]

O NAS tem as mesmas sete categorias de intervenções terapêuticas que o TISS-28, porém apresenta uma mudança expressiva na categoria "atividades básicas" a qual agregou outras atividades de enfermagem como, por exemplo, os procedimentos de higiene, mobilização e posicionamento, suporte e cuidados aos familiares e pacientes, além de tarefas administrativas e gerenciais.[10] O NAS é composto por 23 itens e o escore total obtido por paciente representa a porcentagem de tempo empregado pela equipe de enfermagem na assistência direta e indireta ao paciente.[10] Assim, se a pontuação total foi 100, interpreta-se que o paciente requereu 100% do tempo de um profissional de enfermagem nas últimas 24 horas.

O NAS considera em torno de 81% das atividades de enfermagem, descrevendo aproximadamente 2 vezes mais o tempo de trabalho de enfermagem quando comparado ao TISS-28, que abrange 43%.[10] Com isso, o NAS tem se mostrado mais representativo das atividades de enfermagem realizadas em unidades de terapia intensiva.

A utilização de escores nas unidades de terapia intensiva é um requisito para o funcionamento dessas unidades. Conforme a resolução nº 7/2010 da Agência Nacional de Vigilância Sanitária (ANVISA), que dispõe sobre os requisitos mínimos para o funcionamento das UTI, é necessário que os pacientes internados nessas unidades sejam avaliados por meio de índices de gravidade e/ou prognósticos para avaliar a severidade da doença, e por meio de um sistema de classificação de necessidades de cuidados de enfermagem a fim de correlacionar a carga de trabalho com o quantitativo de pessoal.[11]

Os escores de intervenção terapêutica TISS-28, NEMS e NAS são indicadores capazes de mensurar a carga de trabalho de enfermagem e por isso estão cada vez mais sendo utilizados pelos enfermeiros. Isso é importante, pois conhecer a demanda de trabalho da unidade contribui para o gerenciamento do pessoal de enfermagem mais adequado a realidade local, bem como para a previsão e planejamento das atividades assistenciais visando oferecer uma assistência de enfermagem com qualidade e segurança.

## ANEXO A
### Therapeutic Intervention Scoring System-28 (TISS-28)[12]

| Intervenções terapêuticas | Pontuação |
|---|---|
| **Atividades básicas** | |
| Monitorização padrão. Sinais Vitais horários, registro e cálculo regular do balanço hídrico | 5 |
| Laboratório. Investigações bioquímicas e microbiológicas | 1 |
| Medicação única. Endovenosa, intramuscular, subcutânea, e/ou oral SNG | 2 |
| Medicações endovenosas múltiplas. Mais que uma droga | 3 |
| Trocas de curativo de rotina. Cuidado e prevenção de úlceras de decúbito/troca diária de curativo | 1 |
| Trocas frequentes de curativos. Troca frequente de curativo (pelo menos uma vez por turno de enfermagem) e/ou cuidados com feridas extensas | 1 |
| Cuidados com drenos (exceto SNG) | 3 |
| **Suporte ventilatório** | |
| Ventilação mecânica. Qualquer forma de ventilação mecânica/ventilação assistida com ou sem PEEP. Com ou sem relaxantes musculares respiração espontânea com PEEP | 5 |
| Suporte ventilatório suplementar. Respiração espontânea através do tubo endotraqueal sem PEEP: $O_2$ suplementar por qualquer método exceto aplicação de parâmetros de ventilação mecânica | 2 |
| Cuidados com vias aéreas artificiais. Tubo endotraqueal ou traqueostomia | 1 |
| Tratamento para melhora da função pulmonar. Fisioterapia torácica, espirometria estimulada, terapia de inalação, aspiração endotraqueal | 1 |
| **Suporte cardiovascular** | |
| Medicação vasoativa única. Qualquer droga vasoativa | 3 |
| Medicação vasoativa múltipla. Mais que uma droga vasoativa independente do tipo e dose. | 4 |
| Reposição de grandes perdas volêmicas. Administração de volume maior que $3L/m^2/dia$, independente do tipo | 4 |
| Cateter arterial periférico | 5 |
| Monitorização do átrio esquerdo. Cateter de artéria pulmonar com ou sem medida de débito cardíaco | 8 |
| Via venosa central | 2 |
| Ressuscitação cardiopulmonar (PCR nas últimas 24 horas) | 3 |
| **Suporte renal** | |
| Técnicas de hemofiltração. Técnicas dialíticas | 3 |
| Medida quantitativa do débito urinário (ex: SVD) | 2 |
| Diurese ativa (ex: furosemida > 0,5 mg/kg/dia) | 3 |
| **Suporte neurológico** | |
| Medida da pressão intracraniana | 4 |
| **Suporte metabólico** | |
| Tratamento da acidose/alcalose metabólica complicada | 4 |
| Nutrição parenteral total endovenosa | 3 |
| Nutrição enteral (ex: SNG) ou outra (ex: jejunostomia) | 2 |

| Intervenções específicas | |
|---|---|
| Intervenção especifica única na UTI. Intubação naso ou orotraqueal, introdução do marca-passo, cardioversão, endoscopia, cirurgia de emergência nas ultimas 24 h, lavagem gástrica, **não** estão incluídas intervenções de rotina sem consequências diretas para as condições do paciente, tais como RX, ecografias, ECG, curativos, introdução de cateter venoso central | 3 |
| Intervenções específicas múltiplas em UTI. Mais que uma conforme descritas anteriormente | 5 |
| Intervenções específicas fora da UTI. Procedimentos diagnósticos e cirúrgicos | 5 |
| **TOTAL** | |

**Observação**:
1. Medicação endovenosa múltipla exclui medicação única
2. Ventilação mecânica exclui suporte ventilatório suplementar
3. Medicação vasoativa múltipla exclui medicação vasoativa única
4. Intervenções específicas múltiplas em UTI excluem Intervenção específica única na UTI

| ANEXO B | |
|---|---|
| *Nine Equivalents of Nursing Manpower use Escore* (NEMS)[7] | |
| **Intervenções terapêuticas** | **Pontuação** |
| Monitorização padrão: sinais vitais de hora em hora, registro e cálculo regular do balanço hídrico | 9 |
| Medicação endovenosas; bolus ou contínua, **não** incluindo drogas vasoativas | 6 |
| Suporte ventilatório mecânico: qualquer forma de ventilação mecânica/ventilação assistida com ou sem PEEP (ex CPAP); com ou sem relaxantes musculares | 12 |
| Cuidado ventilatório suplementar: respiração espontânea através do tubo endotraqueal, oxigênio suplementar por qualquer método exceto aplicação de parâmetros de ventilação mecânica | 3 |
| Medicação vasoativa única. Qualquer droga vasoativa | 7 |
| Medicação vasoativa múltipla. Mais que uma droga vasoativa independente do tipo e dose | 12 |
| Técnicas de diálise: todas | 6 |
| Intervenção específica na UTI, como intubação naso ou orotraqueal, introdução do marca-passo, cardioversão, endoscopia, cirurgia de emergência nas ultimas 24 h, lavagem gástrica, **não** estão incluídas intervenções de rotina sem consequências diretas para as condições do paciente, como RX, ecografias, ECG, curativos, introdução de cateter venoso central | 5 |
| Intervenções específicas fora da UTI: procedimentos diagnósticos e cirúrgicos | 6 |
| **TOTAL** | |

| ANEXO C<br>Nursing Activities Escore (NAS)[13] | |
|---|---|
| **Intervenções terapêuticas** | **Pontuação** |
| ATIVIDADES BÁSICAS<br>1. MONITORIZAÇÃO E CONTROLES | |
| ■ 1a. Monitorização padrão. Sinais vitais horários, cálculo e registro regular do balanço hídrico | 4,5 |
| ■ 1b. Presença à beira do leito e observação ou atividade contínua por 2 horas ou mais em algum plantão por razões de segurança, gravidade ou terapia, tais como: ventilação mecânica não invasiva, desmame, agitação, confusão mental, posição PRONA, procedimentos de doação de órgãos, preparo e administração de fluidos ou medicação, auxílio em procedimentos específicos | 12,1 |
| ■ 1c. Presença à beira do leito e observação ou atividade contínua por 4 horas ou mais em algum plantão por razões de segurança, gravidade ou terapia, tais como os exemplos acima | 19,6 |
| 2. INVESTIGAÇÕES LABORATORIAIS: bioquímicas e microbiológicas | 4,3 |
| 3. MEDICAÇÃO, exceto drogas vasoativas | 5,6 |
| 4. PROCEDIMENTOS DE HIGIENE | |
| ■ 4a. Realização de procedimentos de higiene tais como: curativo de feridas e cateteres intravasculares, troca de roupa de cama, higiene corporal do paciente em situações especiais (incontinência, vômito, queimaduras, feridas com secreção, curativos cirúrgicos complexos com irrigação), procedimentos especiais (ex. isolamento) etc. | 4,1 |
| ■ 4b. Realização de procedimentos de higiene que durem mais do que 2 horas, em algum plantão | 16,5 |
| ■ 4c. Realização de procedimentos de higiene que durem mais do que 4 horas em algum plantão | 20,0 |
| 5. CUIDADOS COM DRENOS: todos (exceto sonda gástrica) | 1,8 |
| 6. MOBILIZAÇÃO E POSICIONAMENTO incluindo procedimentos tais como: mudança de decúbito, mobilização do paciente, transferência da cama para a cadeira, mobilização do paciente em equipe (ex: paciente imóvel, tração, posição PRONA) | |
| ■ 6a. Realização do(s) procedimento (s) até 3 vezes em 24 horas | 5,5 |
| ■ 6b. Realização do(s) procedimento mais do que 3 vezes em 24 horas ou com 2 enfermeiros em qualquer frequência | 12,4 |
| ■ 6c. Realização do(s) procedimento(s) com 3 ou mais enfermeiros em qualquer frequência. | 17,0 |
| 7. SUPORTE E CUIDADOS AOS FAMILIARES E PACIENTES incluindo procedimentos tais como telefonemas, entrevistas, aconselhamentos. Frequentemente, o suporte e cuidado, sejam aos familiares ou aos pacientes permitem equipe continuar com outras atividades de enfermagem (ex: comunicação com o paciente durante procedimentos de higiene, comunicação com familiares enquanto presente a beira do leito observando o paciente | |
| ■ 7a. Suporte e cuidado aos familiares e pacientes que requerem dedicação exclusiva por cerca de uma hora em algum plantão tais como: explicar condições clínicas, lidar com a dor e angústia, lidar com circunstâncias familiares difíceis | 4,0 |
| ■ 7b. Suporte e cuidado aos familiares e pacientes que requerem dedicação exclusiva por 3 horas ou mais em algum plantão tais como: morte, circunstâncias trabalhosas (ex. grande número de familiares, problemas de linguagem, familiares hostis) | 32,0 |

| | |
|---|---|
| **8. TAREFAS ADMINISTRATIVAS E GERENCIAIS** | |
| 8a. Realização de tarefas de rotina tais como: processamento de dados clínicos, solicitação de exames, troca de informações profissionais (ex. passagem de plantão, visitas clínicas) | 4,2 |
| 8b. Realização de tarefas administrativas e gerenciais que requerem <u>dedicação integral</u> por cerca de 2 horas em algum plantão tais como: atividades de pesquisa, aplicação de protocolos, procedimento de admissão e alta | 23,2 |
| 8c. Realização de tarefas administrativas e gerenciais que requerem <u>dedicação integral</u> por cerca de 4 horas ou mais do tempo em algum plantão tais como: morte e procedimentos de doação de órgão, coordenação com outras disciplinas | 30,0 |
| **SUPORTE VENTILATÓRIO** | |
| 9. Suporte respiratório: Qualquer forma de ventilação mecânica/ventilação assistida com ou sem pressão expiratória final positiva, com ou sem relaxantes musculares; respiração espontânea com ou sem pressão expiratória final positiva (ex: CPAP ou BiPAP), com ou sem tubo endotraqueal; oxigênio suplementar por qualquer método | 1,4 |
| 10. Cuidado com vias aéreas artificiais. Tubo endotraqueal ou cânula de traqueostomia | 1,8 |
| 11. Tratamento para melhora da função pulmonar. Fisioterapia torácica, espirometria estimulada, terapia inalatória, aspiração endotraqueal | 4,4 |
| **SUPORTE CARDIOVASCULAR** | |
| 12. Medicação vasoativa independente do tipo e dose | 1,2 |
| 13. Reposição intravenosa de grandes perdas de fluidos. Administração de volume maior que 150 mL/kg/dia independente do tipo de fluido administrado | 2,5 |
| 14. Monitorização do átrio esquerdo. Cateter da artéria pulmonar com ou sem medida do débito cardíaco | 1,7 |
| 15. Reanimação cardiorrespiratória nas últimas 24 horas (excluído soco precordial) | 7,1 |
| **SUPORTE RENAL** | |
| 16. Técnicas de hemofiltração. Técnicas dialíticas | 7,7 |
| 17. Medida quantitativa do débito urinário (p. ex., sonda vesical de demora) | 7,0 |
| **SUPORTE NEUROLÓGICO** | |
| 18. Medida da pressão intracraniana | 1,6 |
| **SUPORTE METABÓLICO** | |
| 19. Tratamento da acidose/alcalose metabólica complicada | 1,3 |
| 20. Hiperalimentação intravenosa | 2,8 |
| 21. Alimentação enteral. Através de tubo gástrico ou outra via gastrintestinal (p. ex., jejunostomia) | 1,3 |
| **INTERVENÇÕES ESPECÍFICAS** | |
| 22. Intervenções específicas na UTI. Intubação endotraqueal, inserção de marca-passo, cardioversão, endoscopias, cirurgia de emergência no último período de 24 horas, lavagem gástrica. Intervenções de rotina sem consequências diretas para as condições clínicas do paciente, tais como: raios X, ecografia, eletrocardiograma, curativos ou inserção de cateteres venosos ou arteriais não estão incluídos | 2,8 |
| 23. Intervenções específicas fora da unidade de terapia intensiva. Procedimentos diagnósticos ou cirúrgicos. | 1,9 |
| **TOTAL** | |
| **Observação:** | |
| Os subitens dos itens 1, 4, 6, 7 e 8 são mutuamente exclusivos | |

## REFERÊNCIAS BIBLIOGRÁFICAS

1. Tranquitelli AM, Padilha KG. Patients' classification systems as management tools at intensive care units. *Rev Esc Enferm USP* 2007;41(1):141-46.
2. Canabarro ST, Velozo KDS, Eidt OR *et al.* Validação concorrente de escores de enfermagem (NEMS e TISS-28) em terapia intensiva pediátrica. *Acta Paul Enferm* 2013;26(2):123-29.
3. Monroy JC, Hurtado Pardos B. Utilization of the nine equivalents of nursing manpower use score (NEMS) in a pediatric intensive care unit. *Enferm Intensiva* 2002;13(3):107-12.
4. Miranda DR, de Rijk A, Schaufeli W. Simplified therapeutic intervention scoring system: the TISS-28 items–results from a multicenter study. *Crit Care Med* 1996;24(1):64-73.
5. Elias AC, Tiemi M, Cardoso LT *et al.* Application of the therapeutic intervention scoring system (TISS 28) at an intensive care unit to evaluate the severity of the patient. *Rev Latino-am Enferm* 2006;14(3):324-29.
6. Canabarro ST, Velozo KD, Eidt OR *et al.* Nine Equivalents of Nursing Manpower Use Score (NEMS): a study of its historical process. *Rev Gaúcha Enferm* 2010;31(3):584-90.
7. Reis Miranda D, Moreno R, Iapichino G. Nine equivalents of nursing manpower use score (NEMS). *Intensive Care Med* 1997;23(7):760-65.
8. Ducci AJ, Zanei SS, Whitaker IY. Nursing workload to verify nurse/patient ratio in a cardiology ICU. *Rev Esc Enferm USP* 2008;42(4):673-80.
9. Conselho Federal de Enfermagem (COFEN). Resolução nº 293/04. Fixa e estabelece parâmetros para o dimensionamento do quadro de profissionais de enfermagem nas instituições de saúde [Internet]. Rio de Janeiro; 2004. Citado em: 15 Out. 2012. Disponível em: <http://novo.portalcofen.gov.br/resoluo-cofen-2932004_4329.html>
10. Miranda DR, Nap R, de Rijk A *et al.* Nursing activities score. *Crit Care Med* 2003;31(2):374-82.
11. Agência Nacional de Vigilância Sanitária. Resolução - RDC nº 7, de 24 de Fevereiro de 2010. *Dispõe sobre os requisitos mínimos para funcionamento de Unidades de Terapia Intensiva e dá outras providências* [Internet]. Brasília; 2010 [citado 2012 outubro 15]. Disponível em: <http://www.anvisa.gov.br/hotsite/segurancadopaciente/documentos/rdcs/RDC%20N%C2%BA%207-2010.pdf>
12. Canabarro ST, Bandeira MP, Velozo KDS *et al.* Aplicação do índice de intervenção terapêutica em unidade de terapia intensiva pediátrica. *Rev Ciência & Saúde* 2009;2(2):96-103.
13. Queijo AF, Padilha KG. Nursing Activities Score (NAS): cross-cultural adaptation and validation to Portuguese language. *Rev Esc Enferm USP* 2009;43(Esp):1018-25.

# 58 Fisioterapia no Paciente Internado em UTI Pediátrica

*Rodrigo Guellner Ghedini* ♦ *Camila Martins Chaves Trindade*

## HISTÓRIA

Os primeiros relatos históricos do uso de agentes físicos, para tratar ou amenizar os sintomas de doenças, datam da antiguidade entre 4.000 a.C. a 395 d.C. Água, calor, eletricidade através de peixes elétricos, massagens e exercícios eram utilizados ao longo do tempo por diferentes povos como formas físicas de interferir no processo saúde-doença.

O desenvolvimento de técnicas e tecnologias está fortemente relacionado com acontecimentos históricos pelos quais a humanidade passou. As Grandes Guerras e a epidemia de poliomielite tiveram um papel fundamental nesse processo, impondo a necessidade de avanços na qualidade da assistência em saúde e a necessidade de reabilitar.

No século XVIII veio o desenvolvimento da ortopedia e surgiram tratamentos com exercícios sistemáticos para tratar doenças, como a gota. Por volta de 1813, o *Royal Central Institute of Gymnastics* foi fundado por Henrik Ling, o instituto oferecia massagem, manipulação e exercícios. Logo depois, outros países seguiram o exemplo contribuindo ainda mais para a história da fisioterapia. A Grã-Bretanha formou o Chartered Society of Physiotherapy, em 1894, e na Nova Zelândia começou a Escola de Fisioterapia, em 1913. Os Estados Unidos começaram um programa na Reed College de Reconstruction Aides e se formou o campo precoce da fisioterapia.[1]

No Brasil do século XIX, os recursos fisioterápicos faziam parte da terapêutica médica, e assim há registros da criação, no período compreendido entre 1879 e 1883, do serviço de eletricidade médica, e também do serviço de hidroterapia no Rio de Janeiro, sob a denominação de "Casa das Duchas".

A fisioterapia evoluiu ao longo do tempo, sendo que no final do século XX passa a fazer parte da chamada "área da saúde", com recursos e atuação voltados quase que exclusivamente ao atendimento do indivíduo doente.[2]

Em 1951, o médico Waldo Rolim de Moraes planejou o primeiro Curso de técnicos em fisioterapia no Brasil, com a duração de um ano. Em 1958 a Lei 5.029 criou anexo à Cadeira de Ortopedia e Traumatologia da Faculdade de Medicina da Universidade de São Paulo, o Instituto Nacional de Reabilitação onde se iniciou o primeiro Curso de fisioterapia com padrão internacional mínimo e duração de 2 anos. Alguns anos mais tarde, na portaria nº 347 de 7 de abril de 1967, a Universidade de São Paulo regulamenta os cursos de Fisioterapia e Terapia Ocupacional do Instituto de Reabilitação da Faculdade de Medicina da Universidade de São Paulo. O decreto Lei nº 938 de 13 de outubro de 1969 rege que os fisioterapeutas diplomados por escolas e cursos reconhecidos são profissionais de nível superior.

A fisioterapia nas unidades de terapia intensiva pediátrica (UTIP) é uma modalidade terapêutica bastante recente, tendo sua atuação relacionada principalmente com a prevenção e tratamento dos distúrbios respiratórios, bem como com a otimização da função ventilatória.

Segundo a portaria do Ministério da Saúde nº 3.432, em vigor desde 12/8/1998, as unidades de terapia intensiva de hospitais com nível terciário devem contar com assistência fisioterapêutica em período integral, por diminuírem as complicações e o período de hospitalização, reduzindo, consequentemente, os custos hospitalares.

A resolução da diretoria colegiada (RDC) 07, de 24 de fevereiro de 2010, dispõe sobre os requisitos mínimos para funcionamento de unidades de terapia intensiva (UTI), ficando estabelecido que deva ser formalmente designado um responsável técnico médico, um enfermeiro coordenador da equipe de enfermagem e um fisioterapeuta coordenador da equipe de fisioterapia, assim como seus respectivos substitutos, deve ser designada uma equipe multiprofissional, legalmente habilitada, a qual deve ser dimensionada, quantitativa e qualitativamente, de acordo com o perfil assistencial, a demanda da unidade e legislação vigente, contendo, para atuação exclusiva na unidade, no mínimo, os seguintes profissionais fisioterapeutas: no mínimo 01 (um) para cada 10 (dez) leitos ou fração, nos turnos matutino, vespertino e noturno, perfazendo um total de 18 horas diárias de atuação.

## FISIOTERAPIA RESPIRATÓRIA

Neste capítulo, dividimos a fisioterapia respiratória e motora apenas para fins didáticos, visto que as duas são interdependentes e complementares. No atendimento de crianças graves muitas vezes associamos a fisioterapia motora para a manutenção ou melhora do quadro motor à resposta também no quadro ventilatório. Sabemos que a longa permanência no leito e em ventilação mecânica tem muitos efeitos deletérios, e a fisioterapia tem papel fundamental para preveni-los.

A fisioterapia respiratória é utilizada na UTIP para minimizar a retenção de secreção pulmonar, removendo as obstruções das vias respiratórias e reduzindo a resistência nas vias aéreas. Também tem por objetivo a melhora na troca gasosa e redução do trabalho respiratório, maximizando a oxigenação e reexpandindo os segmentos pulmonares com atelectasias.[3] Geralmente consiste em técnicas de drenagem, vibração, compressão torácica, exercícios ventilatórios, tosse e técnicas de estimulação da tosse, aspiração e mobilização do paciente.

- **Pacientes ventilando espontaneamente**

### Vibração

A vibração consiste na aplicação de movimentos ritmados na parede torácica do paciente, apenas durante a fase expiratória, aumentando o nível do fluxo expiratório para se conseguir o deslocamento das secreções já soltas, conduzindo-as das vias aéreas de pequeno calibre para as de maior calibre onde serão mais facilmente expectoradas pela tosse. A técnica pode ser usada em conjunção com a drenagem postural.

### Aceleração do fluxo expiratório (AFE)

A manobra de AFE é realizada por meio de preensão com as duas mãos, com uma das mãos envolvendo e comprimindo suavemente a parede anterolateral do tórax durante a expiração forçada, enquanto a outra mão exerce apoio estático no abdome. O objetivo principal da AFE é aumentar a velocidade de fluxo na fase expiratória para assim desprender e deslocar as secreções aderidas na parede da árvore respiratória. A higiene brônquica normal é obtida pela tosse reflexa causada pelo deslocamento da secreção até a traqueia.

Indicado nos casos de acúmulo de secreção nas vias aéreas e em pacientes com restrição de fluxo expiratório, onde a tosse pode gerar um colapso precoce das vias aéreas.

### Ciclo ativo da respiração

Consiste em ciclos repetidos de controle respiratório, expansão torácica e técnica de expiração forçada. O controle respiratório envolve a respiração diafragmática suave de volumes correntes normais com relaxamento da região torácica superior e dos ombros, tendo finalidade de evitar broncospasmo. Os exercícios de expansão torácica envolvem a inspiração profunda com expiração relaxada, que pode ser acompanhada de vibração e/ou compressão, esta fase é destinada a auxiliar o deslocamento de secreções, melhorar a distribuição da ventilação e fornecer o volume necessário para a técnica de expiração forçada que será realizada ao final do ciclo. A técnica de expiração forçada move as secreções para as vias aéreas centrais. Este ciclo não é útil em crianças menores de 2 anos de idade.[4] Indicado principalmente para os pacientes hipersecretores como na fibrose cística. Tem a desvantagem de necessitar da compreensão e total cooperação do paciente.

### Pressão expiratória positiva (PEP)

O uso da pressão positiva na via aérea tem a finalidade de recrutar áreas pulmonares, com melhora nas trocas gasosas, bem como favorecer a desobstrução e higiene brônquica pelo aumento do volume e fluxo expiratório. Pacientes com limitação ao fluxo aéreo apresentam maior predisposição para o colapso das vias aéreas e com o uso de pressão positiva, os gradientes de pressão movem-se das regiões periféricas para as mais centrais, evitando o colapso precoce.

O EPAP *(Expiratory Positive Ariway Pressure)* é uma das técnicas de pressão positiva na via aérea realizada com bocal ou máscara facial e válvula unidirecional onde é acoplada uma válvula de pressão linear que pode ser regulada para oferecer de 5 a 20 cmH$_2$O (Fig. 58-1). Exercícios com pressão expiratória positiva podem ser realizados com o uso de uma coluna d'água, sendo que a medida da altura da coluna corresponde ao nível de pressão. O extensor por onde o ar é soprado não deve ser muito fino para evitar a resistência fluxo-dependente (Fig. 58-2).

Indicadas para os pacientes com diminuição da capacidade residual funcional, acúmulo de secreção nas vias aéreas e/ou que necessitem de estímulo para a musculatura ventilatória. Seu uso é contraindicado em pacientes com pneumotórax não drenado e se drenado quando houver escape aéreo persistente, trauma e/ou cirurgia de face ou crânio, cirurgia de esôfago, instabilidade hemodinâmica ou não tolerar o aumento do trabalho ventilatório.

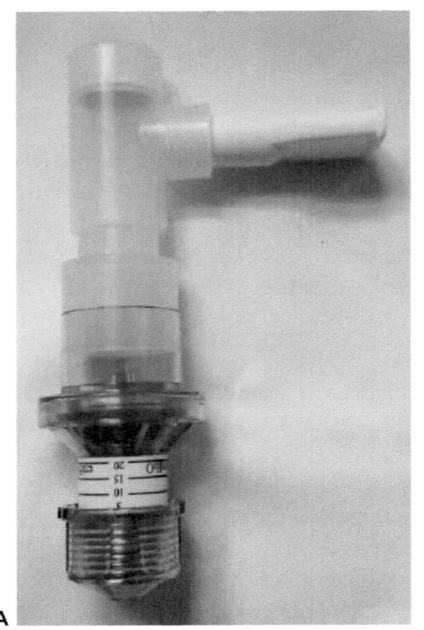

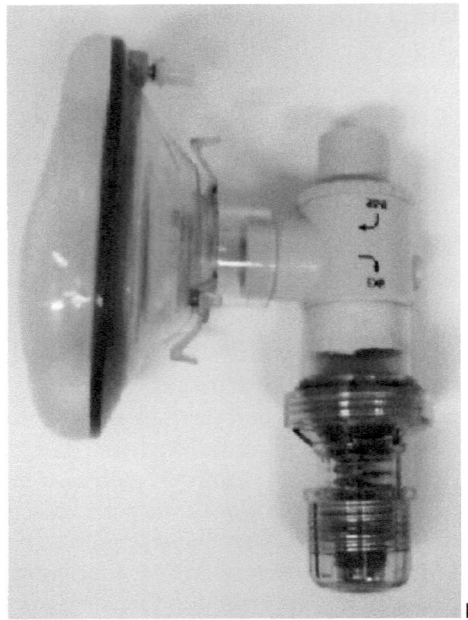

**Fig. 58-1**
(**A** e **B**) EPAP com bocal e com máscara facial.

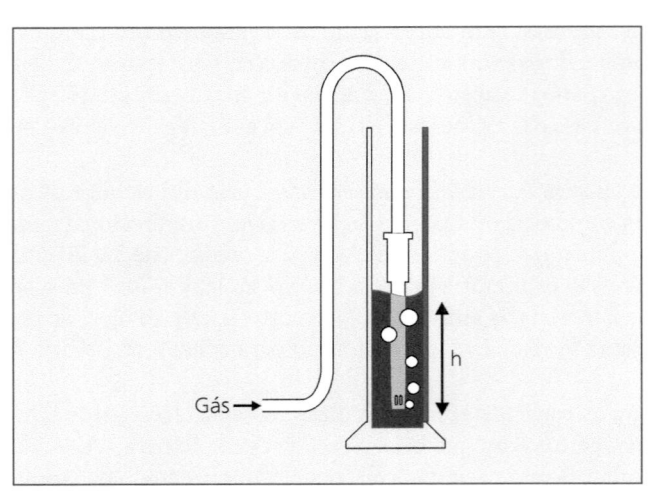

**Fig. 58-2**
Pressão positiva com coluna d'água.

A pressão expiratória positiva com oscilação oral de alta frequência produz uma vibração durante a expiração, favorecendo o deslocamento das secreções e evitando o colapso precoce das vias aéreas.[5] Segundo os fabricantes, o Flutter® produz uma PEP de 20 a 25 cmH$_2$O e frequências de 8 a 26 Hz e que o Shaker® alcançaria uma PEP em torno de 10 a 18 cmH$_2$O e frequências de 7 a 19 Hz, a variação da frequência está relacionada com a velocidade do fluxo expiratório e o ângulo do aparelho.

Indicado principalmente para os pacientes com acúmulo de secreção, tendo como característica importante, a nosso ver, permitir que o paciente acelere e prolongue o fluxo expiratório sem que ocorra o colapso precoce das vias aéreas, facilitando o deslocamento da secreção até as vias centrais de maior calibre. Permite exercícios de fácil aprendizagem e execução.

### Exercícios ventilatórios

O sistema respiratório é formado por um conjunto de órgãos que se destinam à ventilação e troca gasosa. Uma série de eventos físicos, mecânicos e biomoleculares são necessários para que todo o processo ocorra. Os exercícios ventilatórios têm como objetivo um melhor controle da musculatura associada à ventilação e ao aumento da amplitude de movimento da caixa torácica. Quando associados a exercícios de membros superiores, acredita-se que pela estimulação proprioceptiva possam aumentar de maneira indireta a movimentação do gradil costal e, consequentemente, a profundidade da respiração.[6]

Indicadas para os pacientes com diminuição da capacidade residual funcional e/ou que necessitem de estímulo para a musculatura ventilatória.

## Fisioterapia na ventilação mecânica

A intubação endotraqueal com ventilação mecânica é um componente essencial da terapia intensiva, que também está associada ao comprometimento da adequada desobstrução e higiene das vias aéreas. O tubo endotraqueal pode irritar a parede da traqueia, causando microtraumas, resultando em hipersecreção de muco. O sistema mucociliar transporta o muco para a extremidade do tubo endotraqueal, onde é susceptível ao acúmulo.[7] A capacidade de tosse também está comprometida por relaxantes musculares e/ou sedação utilizados durante o suporte ventilatório. O resultado é um aumento do risco de oclusão da via aérea e formação de áreas de atelectasia.

### Principais objetivos

- Desobstrução das vias aéreas.
- Higiene brônquica.
- Reexpansão de áreas hipoventiladas ou atelectasiadas.
- Treinamento muscular visando a desmame ou manutenção da força.
- Mobilização precoce.

## Desobstrução das vias aéreas e higiene brônquica

Fisioterapia respiratória em pacientes sob ventilação mecânica muitas vezes envolve uma combinação de técnicas de desobstrução das vias aéreas, incluindo insuflações pulmonares manuais intercaladas com compressões torácicas e vibrações.[8]

As manobras compressivas e de vibração partem do mesmo princípio de mudança na velocidade do fluxo expiratório, aumentando também os volumes inspiratório e expiratório, acarretando no deslocamento do muco (Fig. 58-3). As bibliografias analisadas apresentaram resultados distintos, relacionados, em nossa opinião, com as diferenças na execução das técnicas, critérios avaliados e principalmente do desenho destes estudos. Apesar de muitos estudos não conseguirem demonstrar a efetividade destas manobras, clinicamente podemos observar os resultados positivos no deslocamento da secreção das vias aéreas.

O aumento do pico de fluxo expiratório pode ser obtido por manobras de compressão torácica, associadas à hiperinsuflação manual *(bag squeezing)* com bolsa autoinflável, proporcionando condições fisiológicas teoricamente ideais para deslocamento do muco em crianças totalmente ventiladas.[9] A realização da técnica de hiperinsuflação pulmonar é considerada útil para os pacientes intubados, pois simulam aos efeitos da tosse (Fig. 58-4).

As técnicas de reexpansão visam ao incremento do volume pulmonar por meio do aumento do gradiente de pressão transpulmonar por redução da pressão pleural ou por aumento na pressão interalveolar. As manobras de compressão torácica com liberação rápida e/ou lenta são amplamente utilizadas na tentativa de reexpandir áreas pulmonares colapsadas. Os efeitos observados estão relacionados com o aumento e aceleração do fluxo ventilatório e deslocamento da secreção respiratória, reduzindo a resistência das vias aéreas de pequeno calibre, melhorando a ventilação.

A hiperinsuflação com bolsa autoinflável é utilizada na rotina em UTI. Quando realizada lentamente e com um platô inspiratório, é possível recrutar áreas pulmonares colapsadas. A liberação rápida da bolsa gera uma expiração rápida, aumentando o fluxo expiratório, facilitando a mobilização da secreção.[10] Os riscos do uso da hiperinsuflação com bolsa autoinflável estão relacionados com a ocorrência de barotrauma e volutrauma. A manobra de hiperin-

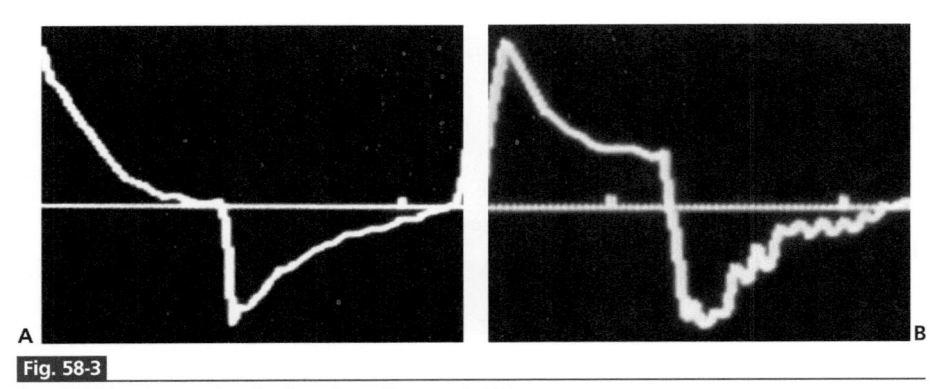

**Fig. 58-3**

(**A** e **B**) Efeito da manobra de vibração no fluxo expiratório.

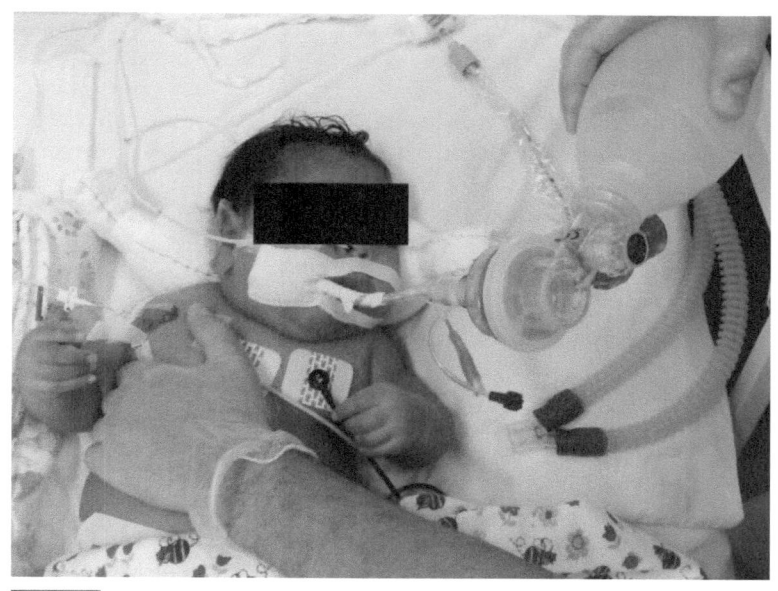

**Fig. 58-4**
Manobra de hiperinsuflação associada à compressão torácica.

suflação pode ser realizada de forma segura por profissionais treinados, e que invariavelmente seja verificado o correto funcionamento da válvula de segurança da bolsa autoinflável.

O decúbito lateral estimula a mobilidade do diafragma no lado apoiado, pelo bloqueio mecânico da musculatura intercostal, bem como direciona o fluxo de ar para o lado contralateral. O direcionamento de fluxo também pode ser obtido pelo bloqueio manual de um lado do tórax durante a fase inspiratória, liberando na fase expiratória, ocasionando um maior fluxo inspiratório para o lado contralateral, favorecendo o recrutamento.

### Treinamento muscular ventilatório (protocolo sugerido)

Assim que as condições clínicas dos pacientes permitirem e havendo a necessidade do incremento na capacidade muscular, iniciamos um protocolo diário de treinamento da musculatura ventilatória. O objetivo do treinamento é preparar os pacientes para o momento do desmame e extubação, bem como ser utilizado nos casos de desmame difícil ou dependência da ventilação mecânica.

Para o incremento do trabalho ventilatório em pacientes mecanicamente ventilados, é possível utilizar a redução da sensibilidade de disparo do ventilador mecânico *(Trigger)*. O valor-alvo é baseado na avaliação da menor pressão obtida para disparar o ventilador sem que ocorram tentativas frustradas. Sabendo a menor pressão obtida, determinamos um valor em torno de 60-70% como alvo de treinamento. Submetemos o paciente a cinco períodos de 2 minutos com a pressão-alvo e intervalos de descanso de 2 minutos entre cada período de treinamento, realizados pelo menos 2 vezes ao dia. A pressão-alvo deve ser reavaliada diariamente.

O treinamento de *endurance* nos pacientes em ventilação mecânica prolongada é realizado pela redução da pressão de suporte e de forma controlada com períodos de ventilação espontânea com tubo T. É um processo lento e progressivo que pode levar à fadiga com hipoventilação e formação de atelectasias ou microatelectasias, propiciando a falha. A manutenção do recrutamento alveolar, nos casos de ventilação espontânea, pode ser obtida com a utilização de uma válvula unidirecional e uma válvula de pressão linear *(Spring load)* conectada à extremidade do tubo endotraqueal ou cânula de traqueostomia (Fig. 58-5). O processo de treinamento muscular de *endurance* pode ser potencializado se associado ao treinamento de força.

### ■ Ventilação não invasiva (VNI)

Os aspectos gerais quanto à ventilação não invasiva na pediatria são abordados no Capítulo 32.

A VNI mediante aplicação de pressão suporte e pressão expiratória positiva final, assim como pressão positiva contínua, por meio de máscaras/prongas nasais ou faciais, diminui o trabalho muscular e melhora a troca gasosa por recrutamento de alvéolos hipoventilados. É possível manter as barreiras de defesa natural, diminuir a necessidade de sedação, reduzir o período de ventilação mecânica e ainda pode evitar a intubação orotraqueal e suas complicações.[11]

É uma importante alternativa para a ventilação mecânica convencional, proporcionando uma variedade de aplicações:

- Insuficiência respiratória.
- Edema pulmonar cardiogênico.
- Desmame/extubação.
- Reexpansão pulmonar.

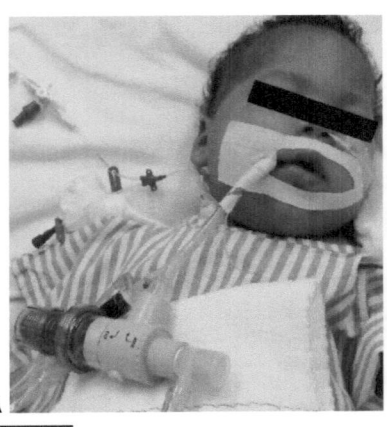

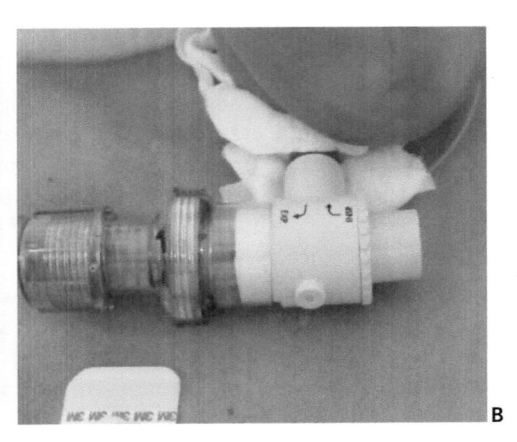

**Fig. 58-5**
(**A**) EPAP conectado no tubo orotraqueal. (**B**) Cânula de traqueostomia.

## 58 ♦ Fisioterapia no Paciente Internado em UTI Pediátrica | 1321

Algumas condições clínicas, como rebaixamento do nível do sensório, trauma de face, hemoptise, epistaxe, hipersecreção, instabilidade hemodinâmica, alteração importante no reflexo de proteção das vias aéreas, cirurgia esofagogástrica recente, evidência de isquemia miocárdica ou presença de arritmias ventriculares, podem limitar seu uso.

A escolha da *interface* adequada é um aspecto importante a ser considerado, pois a maior taxa de falha esta relacionada com a aceitação e adaptação ao sistema. Uma interface confortável pode determinar o sucesso do sistema de VNI, especialmente na criança cuja cooperação é limitada. Outro aspecto a ser considerado é que as máscaras faciais totais, apesar de parecerem mais claustrofóbicas, proporcionam um sistema "fechado" com uma PEEP mais efetiva, visto que mesmo com a boca aberta, o sistema permanece pressurizado ao final da expiração.

Ao iniciar a instalação da VNI, devemos explicar todo o processo ao paciente ou ao familiar, sempre que for possível, escolher a *interface* mais adequada para a finalidade e começar com níveis de pressão baixos, favorecendo a aceitação e adaptação. Assim que o paciente estiver adaptado, ventilando sincronicamente, podemos ajustar os níveis de pressão conforme o desejado.

Uma diversidade de equipamentos e *interfaces* existe hoje no mercado para a aplicação da VNI. As máscaras mais modernas possuem orifícios para saída de ar, permitindo a exalação do $CO_2$, esta *interface* foi desenvolvida para ser utilizada nos geradores de fluxo próprios para VNI. Quando a *interface* não tiver o orifício de exalação, uma válvula exalatória deve ser utilizada na linha *(wisper swivel)* (Fig. 58-6). Quando a VNI é aplicada com um ventilador

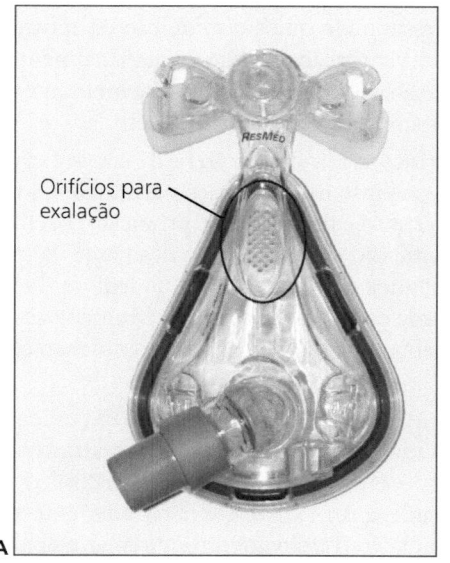

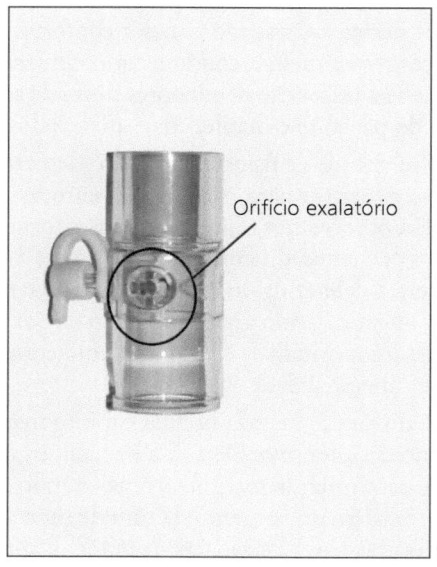

**Fig. 58-6**

(**A**) Máscara com orifícios para exalação. (**B**) Válvula exalatória (Wisper Swivel).

mecânico com duas vias conectadas em um "Y", os orifícios da máscara devem ser fechados, pois a expiração ocorre através da traqueia expiratória, evitando a leitura errada dos volumes gerados, disparando os alarmes do equipamento.

Aplicação da VNI requer uma grande demanda de acompanhamento à beira do leito principalmente do fisioterapeuta e da equipe de enfermagem, especialmente para as crianças menores. A maior taxa de sucesso para a terapia com VNI está, em parte, relacionada com a presença de uma equipe altamente treinada, grupo dedicado e motivado onde a comunicação e troca de informações deve nortear as condutas.[12]

Apesar de ser uma modalidade de ventilação, a VNI pode ser utilizada pelo fisioterapeuta à beira do leito na realização de exercícios ventilatórios com o objetivo de recrutar aéreas pulmonares e facilitar a higiene brônquica. A utilização da pressão positiva por alguns ciclos ventilatórios pode ser utilizada nas situações em que os pacientes são pouco colaborativos ou não têm força suficiente, pelo uso de analgésicos ou sedativos, para a realização de outras modalidades de exercícios de recrutamento alveolar.

## FISIOTERAPIA MOTORA

Na insuficiência respiratória de pacientes mecanicamente ventilados, é comum observarmos perda do condicionamento físico e fraqueza muscular, o que pode contribuir para o prolongamento da internação. Alguns estudos já demonstraram que a mobilização precoce de pacientes hospitalizados reduz o tempo de permanência no leito e internação, sem aumentar o risco de efeitos adversos e os custos institucionais.[13,14]

Durante muitos anos, o tratamento intensivo em pediatria priorizou a sedação e analgesia dos pacientes, visando a maior conforto, pressupondo que a diminuição da agitação das crianças seria a melhor conduta para otimizar sua ventilação e estado geral. Atualmente, preconiza-se a utilização de menores doses de sedação, o quanto possível, para melhorar a interação do paciente e manter mais ativo todos os sistemas ventilatório e motor.

Em virtude da fisiopatologia do paciente crítico, a administração de drogas sedativas em excesso contribui para redução do sensório, impedindo movimentação ativa. Como consequência, observamos diminuição dos retornos venoso e linfático, que propiciam edema global dos pacientes, dificultando ainda mais a ventilação espontânea e o desmame da mesma. Os efeitos deletérios do imobilismo e da terapêutica em intensivismo podem perdurar por meses ou anos, tendo grande impacto na qualidade de vida dos pacientes. Muitas vezes, é necessária a continuidade de atendimento com fisioterapia domiciliar para completa recuperação de funcionalidade.

A disfunção neuromuscular é muito frequente nos pacientes internados em unidades de tratamento intensivo. Devido a isso, temos um maior tempo de internação e atraso no desmame da ventilação mecânica, ocasionando despesas desnecessárias para as instituições hospitalares, além do aumento da taxa de mortalidade. Uma revisão sobre o tratamento sugere, entre outras coisas, a sedação mínima, fisioterapia com treinamento muscular e eletroestimulação.[15]

Em um estudo sobre os efeitos da fisioterapia motora em pacientes críticos com doenças pulmonares e cardíacas, mostrou-se diferença evidente de melhora da força e flexibilidade muscular, tempo de saída do leito e deambulação dos pacientes que realizam os treinos de exercícios quando comparados àqueles que não realizaram.[14]

Os objetivos da fisioterapia em pacientes graves, com internações ou ventilação mecânica prolongadas estão descritos no Quadro 58-1.

Antes da execução de programa de treinamento, o fisioterapeuta deve ter informações não só sobre o quadro clínico e estabilidade do paciente, mas também sobre sua condição nutricional e a viabilidade da realização de exercícios físicos. Na UTI pediátrica, é de extrema importância, sabermos a ingesta calórica e nutritiva para adequar as exigências de atividade física. Nos casos de desnutrição ou restrição de dieta, priorizam-se a movimentação passiva, exercícios metabólicos e com menor tempo de duração.

Crianças com internações prolongadas estão mais sujeitas à diminuição da aquisição mineral óssea com consequente osteopenia e osteoporose. Além disso, alguns fatores predispõem à má absorção do cálcio, como a redução drástica da atividade física e o uso crônico de medicamentos, como bloqueadores neuromusculares e corticosteroides, que podem interferir na abosrção nutricional e de mineralização da matriz óssea.

A fisioterapia motora na UTI pediátrica visa, não só a estimular a formação óssea, mas a prevenir ou atenuar as complicações decorrentes da falta de estímulo e de movimento, podendo levar, ainda que em graus leves, a atraso no desenvolvimento neuropsicomotor.

Sabemos que o desenvolvimento cognitivo está relacionado com o desenvolvimento motor. O estímulo motor adequado para cada faixa etária auxilia no desenvolvimento do raciocínio e na interação com as pessoas e o ambiente.

Na UTI pediátrica trabalhamos diariamente com o estímulo do desenvolvimento neuropsicomotor, buscando a aquisição motora correspondente para cada faixa etária dos pacientes. Em crianças maiores e adolescentes que acabam sofrendo perda da mobilidade podemos utilizar diversas atividades, dentre elas a sedestação e saída precoce do leito, como mostra a Figura 58-7.

| QUADRO 58-1 | Objetivos da fisioterapia em pacientes graves |
|---|---|
| ■ Minimizar a perda de mobilidade, com preservação das amplitudes de movimento | |
| ■ Evitar deformidades articulares | |
| ■ Manter a força, comprimento e função muscular | |
| ■ Otimizar o transporte de oxigênio através do aumento da relação ventilação-perfusão (V/Q) | |
| ■ Estimular a circulação sanguínea e linfática | |
| ■ Adequar os volumes pulmonares | |
| ■ Aprimorar *clearance* mucociliar | |
| ■ Melhorar a independência funcional | |
| ■ Facilitar o desmame da ventilação mecânica | |

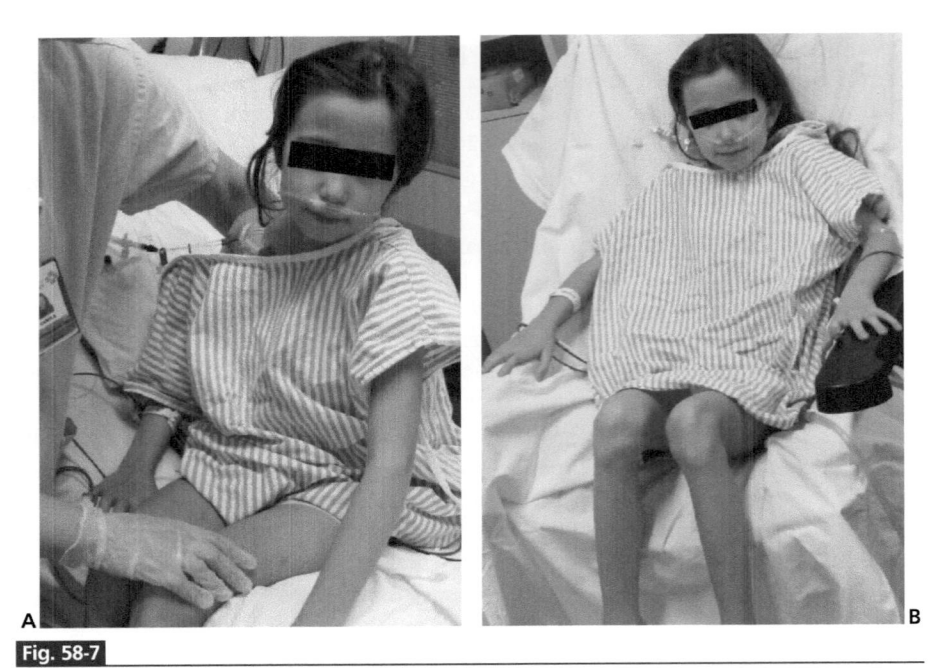

**Fig. 58-7**
Paciente após transplante hepático em mobilização precoce: (**A**) sedestação no leito e (**B**) na cadeira.

No Quadro 58-2 estão descritas algumas atividades realizadas pelos fisioterapeutas na UTI e que são adequadas à idade e necessidades de cada criança.

Um programa de treinamento foi aplicado durante 6 semanas em pacientes mecanicamente ventilados por mais de 14 dias e comparado a um grupo sem intervenção fisioterapêutica. O treino era gradual e consistia em exercícios para extremidades superiores e inferiores, treinamento funcional à beira do leito e deambulação. Ao final, o grupo experimento apresentou melhora da força muscular periférica e respiratória, e o grupo-controle, uma diminuição da função muscular periférica. No grupo teste 53% dos pacientes conseguiram deambular e realizar o teste de caminhada de 2 minutos, enquanto o grupo-controle ficou acamado durante as 6 semanas.[16]

| QUADRO 58-2 | Atividades da fisioterapia utilizadas em crianças internadas em UTI |
|---|---|
| • Alongamentos | |
| • Exercícios passivos, ativoassistidos, autoassistidos, ativos e resistidos | |
| • Sedestação no leito e fora dele | |
| • Ortostatismo e treino de equilíbrio | |
| • Deambulação | |
| • Eletroestimulação | |

| QUADRO 58-3 | Contraindicações para a realização da fisioterapia motora na UTI pediátrica[17] |
|---|---|
| <ul><li>A pressão arterial < 20% abaixo da linha de base, ou crescente exigência de vasopressor</li><li>Oximetria de pulso abaixo de 88%</li><li>$FiO_2$ > 80% e/ou de PEEP > 12, ou agravamento da insuficiência respiratória</li><li>Pressão intracraniana elevada</li><li>Sangramento gastrointestinal</li><li>Via aérea instável</li><li>Fratura da coluna vertebral instável</li><li>Incisão abdominal aberta</li></ul> | |

No Quadro 58-3 encontramos algumas contraindicações sobre a realização da mobilização precoce em UTI.[17]

### ▪ Eletroestimulação

A eletroestimulação é outro dispositivo que podemos utilizar como recurso terapêutico nas crianças graves. As correntes elétricas utilizadas alteram seu efeito à medida que ajustamos sua frequência, intensidade e duração de pulso. Por isso, ela pode ser utilizada tanto em crianças com déficit de força muscular, quanto para fins analgésicos. A estimulação elétrica funcional é o processo de criação de potencial de ação em células estimuláveis através de impulsos elétricos que resultam em contração muscular capazes de produzir movimentos funcionalmente úteis.

A corrente elétrica em geral é utilizada com aparelho portátil e eletrodos adesivos superficiais (na pele), mas também é possível utilizá-la com agulhamento ou implantação cirúrgica dos eletrodos. Geralmente, as correntes mais utilizadas são o FES e o TENS. Estas correntes são bifásicas, assimétricas, alternadas, não possuem o efeito de polarização, o que impede o risco de lesões e queimaduras. O critério de utilização da intensidade é dado de acordo com o tipo de fibra que queremos recrutar. No Quadro 58-4, apresentamos os objetivos de cada corrente.

Para a utilização da eletroestimulação temos algumas contraindicações, como: déficit de cognição e sensibilidade, lesões teciduais, infecções, febre, tumores, marca-passo cardíaco, implantes metálicos próximos ao local de uso, hemorragias.

| QUADRO 58-4 | Objetivos de dois tipos de corrente de eletroestimulação |
|---|---|
| **Objetivos FES** | **Objetivos TENS** |
| <ul><li>Contração muscular</li><li>Melhorar o fluxo sanguíneo</li><li>Recuperar conexões neuromusculares</li><li>Melhorar a funcionalidade de fibra muscular</li><li>Estimular a propriocepção do grupo muscular de interesse</li></ul> | <ul><li>Analgesia</li><li>Inibição de impulso nervoso indesejado</li><li>Liberação de endorfinas</li></ul> |

Para analgesia também dispomos de termoterapia (uso de calor ou gelo, de acordo com a causa da dor) e massoterapia. Todas essas técnicas podem e devem ser utilizadas com o intuito de diminuir o uso de sedação e analgésicos.

## ■ Posicionamento e troca de decúbitos

Além do contato constante com equipe multiprofissional, devemos, juntamente com o corpo de enfermagem, adequar mobilizações e posicionamentos. O posicionamento, especialmente de recém-nascidos ou bebês pequenos, ainda é muito controverso. Diversos estudos mostram-se favoráveis, e outros, contrários à posição prona, já que, em alguns deles, essa posição foi relacionada com a síndrome de morte súbita nos bebês. Isto se deve à falta de controle cervical naqueles com menos de 6 meses de idade, embora a síndrome ocorra em bebês de até 1 ano.[18]

Alguns estudos defendem a pronação dos recém-nascidos, correlacionando a posição de decúbito dorsal com apneias, já que nesta posição a flexão do pescoço é facilitada, obstruindo a passagem de ar pela traqueia. Outras causas comuns de apneia são: controle respiratório imaturo, infecções respiratórias ou sistêmicas, doenças do sistema nervoso central, balanço hidroeletrolítico, nível de glicose, uso de narcóticos e sulfato de magnésio.[19]

Devido a isso, verificou-se que a posição prona pode melhorar a sincronia toracoabdominal e estabilizar a parede torácica, sem afetar o padrão respiratório e a saturação de oxigênio.[20]

Outra preocupação do fisioterapeuta é sobre a troca constante da postura das crianças no leito, pois os posicionamentos fixos duradouros resultam em encurtamentos e deformidades a longo prazo. Dentre as deformidades mais comuns em internações longas de crianças com distúrbios neuromusculares, observamos o pé equino, deformidades de coluna (escoliose, hiperlordose, retificação) e encurtamento de tendões e músculos. Devemos atentar também para posições em amplitudes extremas, e ter cuidado para que o paciente permaneça em todas as posturas de forma mais simétrica possível. Além do posicionamento, o terapeuta pode valer-se da utilização de órteses para evitar deformidades (Fig. 58-8).

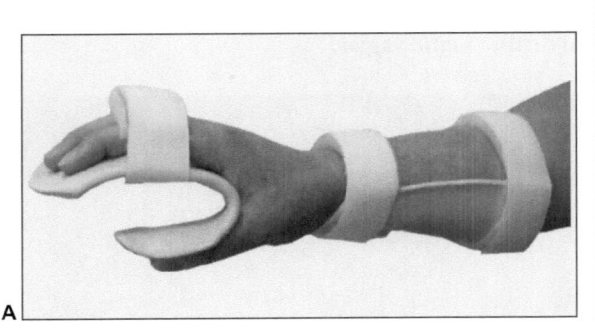

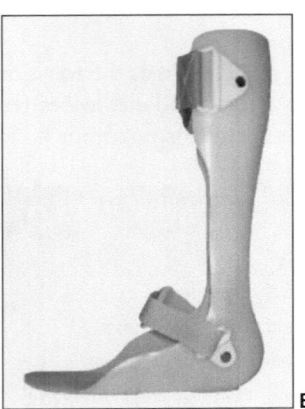

**Fig. 58-8**
(**A** e **B**) Exemplos de órteses de alinhamento de membros superiores e inferiores.

Crianças que passam longos períodos na mesma posição tendem a apresentar alterações no desenvolvimento motor, apresentando desequilíbrio entre os grupos musculares de sustentação, assumindo postura viciosa na qual estão em maior permanência, bem como o aumento da incidência de úlceras de pressão. Para evitar tais transtornos, recomendamos rotatividade programada de mudança de decúbitos, com redistribuição das áreas de pressão, propiciando melhor circulação sanguínea e oxigenação dos pontos de contato com o leito. Também utilizamos coxins e almofadas de ar ou água em áreas estratégicas para retirar pressão dos pontos de maior contato com o leito.

A observação do quadro ventilatório dos pacientes se faz fundamental para adequada programação de troca de decúbitos. A presença de atelectasias, consolidações, secreção, dreno de tórax, entre outras alterações pulmonares deve ser considerada para que o posicionamento seja benéfico para o paciente.

Dessa forma, procuramos minimizar uma adaptação não funcional de movimentos compensatórios resultantes de má postura. A constante troca das posições no leito propicia um desenvolvimento muscular mais adequado, sinérgico, com tônus e amplitudes de movimentos preservados. Nas crianças com fragilidade ou doença óssea, devemos manter a mesma rotina, porém, as trocas de decúbitos devem ser realizadas com maior cuidado e por profissionais capacitados.

Como observamos, a fisioterapia na UTI pediátrica não tem apenas um foco sobre o quadro ventilatório dos pacientes, mas possui um olhar global dos mesmos, empregando diferentes técnicas para a recuperação e alta das crianças o mais precocemente possível.

## REFERÊNCIAS BIBLIOGRÁFICAS

1. Barclay, J. In good hands. The history of the Chartered Society of Physiotherapy 1894–1994. Trowbridge: redwood books, 1994. MURPHY, WH The Generations: a history of physical therapy and the american physical therapy association. Lyme: Greenwich Publishing Group, 1995.
2. Botomé SP, Rebelatto JR. *Fisioterapia no Brasil: fundamentos para uma ação preventiva e perspectivas profissionais*. 2. ed. São Paulo: Manole, 1999.
3. Balachandran A, Shivbalan S, Thangavelu S. Chest physiotherapy in pediatric practice. *Indian Pediatr* 2005 June;42(6):559-68.
4. Kisner C, Colby LA. *Exercícios terapêuticos fundamentos e técnicas*. 3. ed. São Paulo: Manole, 1998.
5. Winden C, Visser A et al. E?ects of flutter and PEP mask physiotherapy on symptoms and lung function in children with cystic fibrosis. *Eur Respirat J* 1999;12:143-47.
6. Reid DW, Dechman G. Considerations when testing and training the respiratory muscles. *Phys Ther* 1995;75(11):971-78.
7. Konrad F, Schreiber T, Brecht-Kraus D et al. Mucociliary transport in ICU patients. *Chest* 1994;105:237-41.
8. Gregson RK, Stocks J, Petley GW et al. Simultaneous measurement of force and respiratory profiles during chest physiotherapy in ventilated children. *Physiol Meas* 2007;28:1017-28.
9. Rachael KG, Harriet S et al. The unique contribution of manual chest compression–vibrations to airflow during physiotherapy in sedated, fully ventilated children. *Pediatr Crit Care Med* 2012 Mar.;13(2):e98-102.
10. I Recomendação brasileira de fisioterapia respiratória em unidade de terapia intensiva pediátrica e neonatal. *Rev Bras Ter Intensiva* 2012;24(2):119-29.

11. Conti G, Costa R et al. Non-invasive ventilation in COPD patients. *Minerva Anestesiol* 2004;70:145-50.
12. Gupta P, Kuperstock JE et al. Efficacy and predictors of success of noninvasive ventilation for prevention of extubation failure in critically ill children with heart disease. *Pediatr Cardiol* 2013 Apr.;34(4):964-77.
13. Mundy LM, Leet TL et al. Early mobilization of patients hospitalized with community-acquired pneumonia. *Chest* 2003 Sept.;124(3):883-89.
14. Morris PE. Moving our critically ill patients: mobility barriers and benefits. *Crit Care Clin* 2007;23(1):1-20.
15. Ydemann M, Eddelien HS, Lauritsen AØ. Treatment of critical illness polyneuropathyand/or myopathy – a systematic review. *Dan Med J* 2012 Oct.;59(10):A4511.
16. Chiang LL, Wang LY et al. Effects of physical training on functional status in with prolonged mechanical ventilation. *Phys Ther* 2006;86(9):1271-81.
17. Lipshutz AKM, Heidi E, Kevin T et al. Early Mobilization in the Intensive Care Unit: Evidence and Implementation. *ICU Director* 2012;3:10.
18. Pejovic NJ, Herlenius E. Unexpected collapse of healthy newborn infants: risk factors, supervision and hypothermia treatment. *Acta Paediatr* 2013 July;102(7):680-88.
19. Jing Z, Fernando G, Dezhi M. Apnea of prematurity: from cause to treatment. *Eur J Pediatr* 2011 Sept.;170(9):1097-105.
20. Bhat RY, Hannam S et al. Effect of prone and supine position on sleep, apneas, and arousal in preterm infants. *Pediatrics* 2006;118(1):101-7.

# 59 Apêndices

*Tiago Chagas Dalcin* ◆ *Pedro Celiny Ramos Garcia*

## ANTICOAGULAÇÃO
### ■ Normograma para ajuste da dose de heparina intravenosa

| aPTT (s) | Bolo (U/kg) | Pausar (min) | Alteração da taxa (%) | Repetir aPTT |
|---|---|---|---|---|
| < 50 | 50 | 0 | + 10% | 4 h |
| 50-59 | 0 | 0 | + 10% | 4 h |
| 60-85 | 0 | 0 | 0 | Dia seguinte |
| 86-95 | 0 | 0 | – 10% | 4 h |
| 96-120 | 0 | 30 | – 10% | 4 h |
| 120 | 0 | 60 | – 10% | 4 h |

*O normograma está validado para crianças maiores que 1 ano de idade e para uma faixa terapêutica de 60-85 s.
Dose inicial de manutenção: 20 U/kg/h.
Dose inicial: 75 U/kg IV.
Fonte: Adaptado de Chan A, David M, Massicotte P. The thrombosis interest group of Canada, 2009.

## ANTIBIÓTICOS
### Doses e intervalos para crianças > 30 dias

| Droga | Dose (mg/kg/dose = Peso máx. para cálculo = 40 kg) | Via | Intervalo | Dose máxima |
|---|---|---|---|---|
| **Aminoglicosídeos** | | | | |
| Amicacina | 7,5 mg | IM/IV | 8/8 h | 500 mg/dose |
| Gentamicina | < 10-7,5 mg<br>≥ 10-6 mg | IM/IV | 24/24 h | 300 mg/dose |
| Tobramicina | < 10-7,5 mg<br>≥ 10-6 mg | IM/IV | 24/24 h | 300 mg/dose |
| Neomicina | *2,5-7 g/m²/dia | VO | 4/4 h ou 6/6 h | 12 g/dia |
| **Cefalosporinas** | | | | |
| Cefaclor | 10 mg | VO | 8/8 h | 250 mg/dose |
| Cefalexina | 12,5-25 mg | VO | 6/6 h | 1 g/dose |
| Cefalotina | 25-50 mg | IV/IM | 6/6 h | 2 g/dose |
| Cefazolina | 10-50 mg | IV/IM | 6/6 ou 8/8 h | 2 g/dose |
| Cefotaxima | 25-50 mg | IV/IM | 6/6 ou 8/8 h | 3 g/dose |
| Cefoxitina | 25-60 mg | IV/IM | 6/6 ou 8/8 h | 3 g/dose |
| Ceftazidima | 50 mg | IV/IM | 8/8 h | 1-2 g/dose |
| Ceftriaxona | 50-100 mg | IV/IM | 12/12 ou 24/24 h | 4 g/dia |
| Cefuroxime | 25-50 mg<br>10-15 mg | IV/IM<br>VO | 6/6 ou 8/8 h<br>12/12 h | 2 g/dose<br>250-500 mg/dose |
| **Macrólideos** | | | | |
| Eritromicina | 10 mg | VO | 6/6 h | 500 mg/dose |
| Claritromicina | 7,5-12,5 mg | VO | 12/12 h | 500 mg/dose |
| Roxithromicina | 4 mg | VO | 12/12 h | 150 mg/dose |
| **Penicilinas** | | | | |
| Amoxicilina | 50 mg | VO | 8/8 h | 4 g/dia |
| Ampicilina | 25-50 mg<br>10-25 mg | IV/IM<br>VO | 4/4 ou 6/6 h<br>6/6 h | 12 g/dia<br>1 g/dose |
| Dicloxacilina | 25-50 mg<br>12,5-25 mg | IV/IM<br>VO | 4/4 ou 6/6 h<br>6/6 h | 2 g/dose<br>500 mg/dose |
| Fenoxi-metil-pen (Penicilina V) | 10-12,5 mg<br>6.000-25.000 UI | VO | 6/6 h ou 12/12 h | 500 mg/dose |
| Oxacilina | 15-50 mg | IV/IM<br>VO | 6/6 h<br>6/6 h | 2 g/dose<br>2 g/dose |
| Penicilina Benzatina | *< 27,5 kg: 50.000 UI/kg/dia<br>> 27,5 kg: 900.000 a 1.200.000 UI | IM | Dose única | 2.400.000 UI/dia |

| Droga | Dose (mg/kg/dose = Peso máx. para cálculo = 40 kg) | Via | Intervalo | Dose máxima |
|---|---|---|---|---|
| Penicilina G. Cristalina | *100 a 400.000 UI/kg/dia | IV/IM | 4/4 h | 20 milhões/dia |
| Penicilina G. Procaína | *25 a 100.000 UI/kg/dia | IM | 12/12 h | 4,8 milhões/dia |
| Ticarcilina | 50 mg | IV/IM | 6/6 h | 3 g/dose |
| Piperacilina | 50 mg | IV | 4/4 h ou 6/6 h | 6 g/dose |
| **Tuberculostáticos** | | | | |
| Estreptomicina | 10-20 mg | IM | 12/12 h | 1-2 g/dia |
| Etambutol | 10-15 mg | VO | 24/24 h | |
| Etionamida | 4-5 mg | VO | 8/8 ou 24/24 h | 1 g/dia |
| Isoniazida | 5-15 mg | VO/IM | 12/12 ou 24/24 h | 300 mg/dia |
| Pirazinamida | 20-40 mg | VO | 24/24 h | 2 g/dia |
| Rifampicina | 10-20 mg | VO | 24/24 h | 600 mg/dia |
| **Profilaxia de contatos** **N. Meningitidis** **Rifampicina** | | | | |
| RN | 5 mg | VO | 12/12 h | |
| < 12 a | 10 mg | VO | 12/12 h p/2 dias | |
| ≥ 12 a | 600 mg | VO | 12/12 h | |
| **Ceftriaxona** | | | | |
| < 12 a | *125 mg/dose (não kg) | IM | dose única | |
| ≥ 12 a | *250 mg/dose (não kg) | IM | dose única | |
| **H. Influenza** **Rifampicina** | | | | |
| RN | 10 mg | VO | 12/12 h | |
| Criança | 20 mg | VO | 12/12 h p/4 dias | |
| Adulto | *600 mg/dose | VO | 24/24 h | |
| **Ceftriaxona** | 50 mg | IM | 24/24 h p/2 dias | 1 g/dose |
| **Quimioterápicos** | | | | |
| Sulfadiazina | 25 mg / 25 mg | VO / IV | 4/4 h / 6/6 h | 8 g/dia |
| Sulfametoxazol | 30 mg | VO | 12/12 h | |
| Sulfisoxasol | 37,5 mg | VO | 6/6 h | 4-6 g/dia |
| Trimetoprima + Sulfametoxazol [Pnemocystis c.] | Profilaxia: 5 mg Tratamento: 5 mg | VO VO/IV | 12/12 h p/3 dias/ semana 6/6 h | 1.600 mg/dia 1.600 mg/dia |

*(Continua)*

| Droga | Dose (mg/kg/dose = Peso máx. para cálculo = 40 kg) | Via | Intervalo | Dose máxima |
|---|---|---|---|---|
| Trimetoprima + Sulfametoxazol (com base na trimetoprima) | 4 mg | VO/IV | 12/12 h | 320 mg/dia |
| Ácido nalidíxico | *55 mg/kg/dia | VO | 6/6 h | 4 g/dia |
| Furazolidona | 1,25-2 mg | IV | 6/6 h | 400 mg/dia |
| Metronidazol | 10 mg<br>12,5 mg | VO<br>IV | 8/8 h<br>8/8 ou 12/12 h | 400 mg/dose<br>500 mg/dose |
| Nitrofurantoína | 1,25-1,75 mg | VO | 6/6 h | 400 mg/dia |
| Norfloxacin | 7,5 mg | VO | 12/12 h | 800 mg/dia |
| Ofloxacim | 2-8 mg | VO/IV | 12/12 ou 24/24 h | 800 mg/dia |
| Ciprofloxacin | 5-10 mg | VO/IV | 12/12 h | 200-400 mg/dose |
| **Outros antibióticos** | | | | |
| Clindamicina | 10-15 mg | VO/IM/IV | 6/6 h ou 8/8 h | 600 mg/dose |
| Cloranfenicol | 12,5-25 mg | IV/VO/IM | 6/6 h | 750 mg/dose |
| Vancomicina | 10-20 mg | IV | 6/6 h | 500-1 g/dose |
| Imipenem | 25 mg | IV | 6/6 h | 4 g/dia |
| Aztreonam | 30-50 mg | IV | 6/6 ou 8/8 h | 8 g/dia |
| Teicoplanina | 10 mg | IV/IM | 24/24 h | 400 mg/dose |
| Azitromicina | 10 mg – 1º dia<br>5 mg | VO<br>VO | 1 × por dia<br>1 × por dia | 500 mg/dose<br>250 mg/dose |
| Tetraciclina (> 8 anos) | 6,25-12,5 mg<br>7,5-12, 5 mg | VO<br>IM | 6/6 h<br>12/12 h | 3 g/dia<br>500 mg/dia |
| Amoxicilina + Ác. Clavulânico | 22,5 mg (de amox.) | VO | 12/12 h | 1,5 g/dia |
| **Antivirais** | | | | |
| Aciclovir | 10 mg | IV | 8/8 h | 400 mg/dose |
| Ganciclovir | 5 mg | IV | 12/12 h | |
| Zidovudina | *720 mg/m²/dia<br>*480 mg/m² | VO<br>IV | | |

*Atenção: não é mg/kg/dose.
Fonte: Adaptado de Schell D, Chin C, Chin R. (Eds.). *Drug Doses for Children*. 2nd ed. The children's hospital at Westmead, 2005.

## ANTIBIÓTICOS EM RECÉM-NASCIDOS. DOSAGEM EM MG/KG/DIA E INTERVALOS

| Antibióticos | Rota de administração | Peso < 2.000 g | | | | Peso > 2.000 g | | | |
|---|---|---|---|---|---|---|---|---|---|
| | | 0 - 7 dias | | > 7 dias | | 0 - 7 dias | | > 7 dias | |
| | | Dose | Intervalo | Dose | Intervalo | Dose | Intervalo | Dose | Intervalo |
| Aciclovir | IV | | | | | 30 | 8/8 h | 30 | 8/8 h |
| Amicacina | IM, EV | 15 | 12/12 h | 22,5 | 12/12 h | 20 | 12/12 h | 30 | 12/12 h |
| Ampicilina | IV, IM (meningite) outras doenças | 100 50 | 12/12 h 12/12 h | 150 75 | 8/8 h 8/8 h | 150 75 | 8/8 h 8/8 h | 200 100 | 8/8 h 6/6 h |
| Carbenicilina | IV, IM | 200 | 12/12 h | 300 | 8/8 h | 300 | 8/8 h | 400 | 6/6 h |
| Cefalotina | IV | 40 | 12/12 h | 60 | 8/8 h | 60 | 8/8 h | 80 | 6/6 h |
| Cefazolina | IV, IM | 40 | 12/12 h | 40 | 12/12 h | 40 | 12/12 h | 60 | 8/8 h |
| Cefotaxime | IV, IM | 100 | 12/12 h | 150 | 8/8 h | 100 | 12/12 h | 150 | 8/8 h |
| Cefoxitina | IV, IM | 100 | 12/12 h | 100 | 8/8 h | 100 | 12/12 h | 100 | 8/8 h |
| Ceftazidima | IV, IM | 60 | 12/12 h | 60 | 12/12 h | 90 | 12/12 h | 90 | 8/8 h |
| Ceftriaxona | IM, IV | 50 | 1 × dia | 50 | 1 × dia | 50-100 | 1 × dia | 50-100 | 12/12 h |
| Cloranfenicol | IV, VO | 25 | 1 × dia | 25 | 1 × dia | 25 | 1 × dia | 50 | 6/6 h |
| Clindamicina | IV, VO | 10 | 12/12 h | 15 | 8/8 h | 15 | 8/8 h | 20 | 6/6 h |
| Eritromicina | VO | 20 | 12/12 h | 30 | 8/8 h | 20 | 12/12 h | 30-40 | 8/8 h |
| Gentamicina | IM, IV | 5 | 1 × dia | 7,5 | 1 × dia | 5 | 12/12 h | 7,5 | 12/12 h |
| Imipenem | IV | | | | | 50 | 12/12 h | 50 | 12/12 h |
| Meropenem | IV | 40 | 12/12 h | 60 | 8/8 h | 40 | 12/12 h | 60 | 8/8 h |
| Metronidazol | IV, VO | 7,5 | 1 × dia | 15 | 12/12 h | 15 | 12/12 h | 30 | 12/12 h |
| Nafcilina | IV | 50 | 12/12 h | 75 | 8/8 h | 75 | 8/8 h | 75 | 6/6 h |
| Netilmicina | IM, IV | 5 | 12/12 h | 7,5 | 8/8 h | 5 | 12/12 h | 7,5 | 8/8 h |
| Oxacilina | IV, IM | 50 | 12/12 h | 75 | 8/8 h | 75 | 8/8 h | 150 | 6/6 h |
| Penicilina G | IV (meningite) outras doenças | 100.000 U 50.000 U | 12/12 h 12/12 h | 150.000 U 75.000 U | 8/8 h 8/8 h | 150.000 U 50.000 U | 8/8 h 6/6 h | 200.000 U 100.000 U | 6/6 h 6/6 h |
| Penicilina G Benzatina | IM | 50.000 U | única | 50.000 U | única | 50.000 U | única | 50.000 U | única |
| Procaína | | 50.000 U | 1 × dia | 50.000 U | 1 × dia | 50.000 U | 1 × dia | 50.000 | 1 × dia |
| Ticarcilina | IV, IM | 150 | 12/12 h | 225 | 8/8 h | 225 | 8/8 h | 300 | 6/6 h |
| Tobramicina | IM, IV | 2,5 | 1 × dia | 5 | 12/12 h | 5 | 12/12 h | 5 | 12/12 h |
| Vancomicina | IV | 30 | 12/12 h | 30 | 12/12 h | 30 | 12/12 h | 45 | 12/12 h |

Fontes: Modificado de Nelson JD. (Ed.). *Pocket book of pediatric antimicrobial therapy*. Balti more: Williams & Wilkins, 2002.
Rodolph AM. Rudolph's pediatrics. 19th ed. Apple ton & Lange 1991. p. 1961-2006.

# ANTÍDOTOS E INTOXICAÇÕES EXÓGENAS

| Intoxicação | Antídotos | Dose do antídoto/observações |
|---|---|---|
| Acetaminofeno | N-Acetilcisteína (fluimucil) | 140 mg/kg VO + 70 mg/kg a cada 4 h por 3 dias |
| Agentes causadores de metemoblobinemia (nitritos, nitratos, anilinas, dapsona, antimaláricos, sulfonamidas, lidocaína, clorados, metoclopramida, nitroglicerina) | Azul de metileno (cloreto de metiltionina) | 1 a 2 mg/kg EV lento (em 5 min) <br> Repetir em 30-60 se não houver regressão do quadro clínico |
| Antidepressivos tricíclicos | Bicarbonato de sódio | Bolo de 1 a 2 mEq/kg IV/IO até que o pH sérico seja > 7,45 (7,5 a 7,55 para envenenamento grave), seguido de infusão IV/IO de 150 mEq de solução $NaHCO_3$/L titulada para manter a alcalose |
| Arsênico/mercúrio/ouro/chumbo | BAL (dimercaprol) | 2 a 4 mg/kg/dose IM profunda de 4/4 h por 2 dias; após, de 12/12 h por 7 dias |
| Atropina | Neostigmina | 0,03 mg/kg EV ou IM; repetir, se necessário |
|  | Fisostigmina | Crianças: 0,02 mg/kg EV, repetidos a cada 30 min, se necessário |
|  |  | Adulto: 0,5 a 2 mg EV, repetidos a cada 30 min, se necessário |
| Benzodiazepínicos | Flumazenil | Criança: 0,01 mg/kg EV (dose máxima = 1 mg) |
|  |  | Adulto: dose inicial de 0,2 a 0,3 mg em 15 s. Repetir a mesma dose após 1 min, até recuperação do nível de consciência (dose total = 3 mg) |
|  |  | Considerar infusão contínua 0,2 a 1 mg/h, se múltiplas doses forem necessárias |
| β-bloqueador | Glucagon | Bolo IV de 50-100 µg/kg seguido de infusão contínua IV de 50 µg/kg/h |
|  | Atropina | Ver dose em Carbamatos |
| Carbamatos | Atropina | Criança: 0,05 mg/kg/dose EV |
|  |  | Adulto: 1 a 4 mg EV |
|  |  | Repetir a intervalos de 5 a 10 min até melhora clínica e surgimento de sinais de atropinização (boca seca, diminuição da secreção brônquica, rubor facial, taquicardia) |

| Intoxicação | Antídotos | Dose do antídoto/observações |
|---|---|---|
| Chumbo | EDTA cálcico | 20 a 30 mg/kg/dia EV por 3-5 dias |
| | Penicilamina | Criança: 20-40 mg/kg/dia divididos em 4 doses diárias. Iniciar com 25% desta dose e aumentar progressivamente em 2 semanas |
| | | Adulto: 1 g/dia dividida em 4 doses diárias |
| | BAL | Ver dose em Arsênico |
| Cianeto | Nitrito de amila | Inalar 1 a 2 ampolas durante 15 a 30 s (com pausas de 30 s) enquanto é preparada a solução de nitrito de sódio a 3% que deve ser administrada em seguida |
| | Nitrito de sódio Tiossulfato de sódio | Criança: 0,2-0,3 mL/kg. Aplica-se em seguida o tiossulfato de sódio 25% 1,6 mL/kg EV lento |
| | | Adulto: 10 mL (300 mg) EV lento (4 min) Aplica-se em seguida o tiossulfato de sódio 25%, 1 ampola (12,5 g) EV lento |
| | Hidroxicobolamina | 50 a 100 mg/kg EV |
| Cumarínicos | Vitamina K1 (Fitonadiona) | Crianças: 5-10 mg/dia IM |
| | | Adultos: 10-25 mg/dia IM, repetido de acordo com a evolução clínica e tempo de protrombina em 8-12 h |
| Digitálicos | Anticorpos fab antidigoxina | 68 mg para cada 1 mg de digoxina ingerida |
| Fenotiazínicos/antipsicóticos/ metoclopramida – Extrapiramidalismo (Clorpromazina, Haloperidol, Prometazina) | Biperideno | Crianças: 0,04 mg/kg. Repetir, se necessário Adultos: 2 mg. Repetir até melhora clínica |
| | Difenidramina | Crianças: 0,5-1 mg/kg IM ou EV a cada 4-6 h por 2 dias Adultos: 50 mg IM ou EV |
| Ferro (sais ferrosos) | Deferoxamina | 75 mg/kg/dia EV ou IM em 3 × por 5 dias. Repetir, se necessário, após intervalo de 2 dias. Não exceder 6 g/dia |
| | | Paciente em choque ou estado grave: infusão contínua com velocidade máxima de 15 mg/kg/hora |
| Hipoglicemiantes orais (Sulfonilureias) | Octreotídeo | 5-10 µg/kg/dia IV de 8/8 h ou contínuo (dose para hipoglicemia refratária) |

*(Continua)*

| Intoxicação | Antídotos | Dose do antídoto/observações |
|---|---|---|
| Metanol/Etilenoglicol | Etanol | Etanol indicado se: |
| | | Concentração plasmática de metanol > 200 mg/L |
| | | História recente de grande ingestão de metanol (> 10 mL) e *anion gap* > 10 |
| | | Suspeita clínica de ingestão com pH < 7,3, $HCO_3$ < 20, *anion gap* > 10 (consultar CIT para dose etanol) |
| Monóxido de carbono | $O_2$ 100% | Se sinais neurológicos alterados, tratar para edema cerebral/aumento de pressão intracraniana |
| Opiáceos | Naloxona | Crianças: 0,1 mg/kg EV, SC, IT, IM Adultos: 0,4 a 2 mg |
| | | Repetir se necessário em 3 min ou após 1 h. Infusão contínua 0,4-0,8 mg/hora pode ser necessária |
| Organofosforados | Atropina | Ver dose em Carbamatos |
| | Pralidoxima | Crianças: 25-50 mg/kg/dia divididas em 4 doses. Infundir em 30 min |
| | | Adultos: 400 mg como dose inicial. A seguir, administrar 25 a 50 mg/kg a cada 6 horas, de acordo com a evolução do quadro clínico e dos níveis de colinesterase. Dose diária situa-se entre 1 e 2 g |
| Tiroxina | Propranolol | 0,01 mg/kg/dose IV lentamente a cada 10 min até o controle dos sintomas (máximo 5 mg). Monitorizar com ECG. Uma vez controlado, o paciente pode ser tratado com propranolol oral 0,25-0,5 mg/kg de 8/8 h (monitorizar glicemia) |

Fontes:
"Poisoning & Drug Overdose", Kent R Olson. *Poisoning & drug overdose*. 2nd ed. 1994. Taketomo CK. *Pediatric dosage handbook*. 6th ed. 1999-2000.
Bucaretchi F, Baracat EC. Acute toxic exposure in children: an over view. *J Pediatr* (RJ). 2005;81(5 Suppl):S212-22.
Schell D, Chin C, Chin R. *Drug doses for children*. 2nd ed. The children's hospital at Westmead, 2005.
Adaptado de Pediatric Advanced Life Support Pocket Reference Card Set, 90-1053. American Heart Associ ation, 2011.

## DROGAS PARA INFUSÃO CONTÍNUA
- # Fórmula para medicações com dose em µg/kg/min

$$\text{mL/h} = \frac{\text{velocidade de infusão (µg/kg/min)} \times \text{peso (kg)} \times 60 \times \text{horas desejadas}}{\text{concentração da droga (µg/mL)}}$$

- # Transformação de mg/kg/h para µg/kg/min

$$\text{µg/kg/min} = (\text{mg/kg/h}) \times 1.000/60 \text{ ou mg/kg/h} \times 16{,}6$$

- Medicações utilizadas no suporte avançado de vida (SAV) em pediatria

| Medicamento | Indicações/dosagens |
|---|---|
| Adenosina | TSV |
| | 0,1 mg/kg IV/IO em bolo rápido (máx.: 6 mg), segunda dose 0,2 mg/kg IV/IO em bolo rápido (máx.: 12 mg) |
| Adrenalina | Parada sem pulso, bradicardia (sintomática) |
| | 0,01 mg/kg (0,1 mL/kg da concentração-padrão 1:10.000) IV/IO a cada 3 a 5 min (dose única máx.: 1 mg) |
| | 0,1 mg/kg (0,1 mL/kg na alta concentração de **1:1.000**) ET a cada 3 a 5 min |
| | Choque hipotensivo |
| | Infusão de 0,1 a 1 µg/kg/min IV/IO (considere doses mais altas, se necessário) |
| | Anafilaxia |
| | Autoinjetor IM 0,3 mg (para pacientes com peso ≥ 30 kg) ou |
| | autoinjetor IM júnior 0,15 mg (para pacientes de 10 a 30 kg) |
| | 0,01 mg/kg (0,01 mL/kg na alta concentração de **1:1.000**) IM a cada 15 min, conforme a necessidade (dose única máx.: 0,3 mg) |
| | 0,01 mg/kg (0,1 mL/kg na concentração-padrão 1:10.000) IV/IO a cada 3 a 5 min (dose única máx.: 1 mg), se hipotensivo |
| | 0,1 a 1 µg/kg/min IV/IO por infusão, se a hipotensão persistir, apesar dos fluidos e injeção IM |
| | Asma |
| | 0,01 mg/kg (0,01 mL/kg **1:1.000**) subcutaneamente a cada 15 min (máx.: 0,3 mg ou 0,3 mL) |
| | Crupe |
| | 0,25 a 0,5 mg de solução racêmica (2,25%) misturada em 3 mL SF via inalação |
| | 3 mL de epinefrina **1:1.000** misturada com 3 mL SF (que gera 0,25 mL de solução epinefrina racêmica) via inalação |
| Albumina | Choque, trauma, queimaduras |
| | 0,5 g a 1 g/kg por infusão rápida IV/IO (10 a 20 mL/kg de solução a 5%) |
| Amiodarona | TSV, TV (com pulso) |
| | 5 mg/kg IV/IO em dose de ataque por 20 a 60 min (máx.: 300 mg), repetir até a dose máxima diária de 15 mg/kg (2,2 g em adolescentes) |
| | Parada sem pulso (isto é, FV/TV sem pulso) |
| | 5 mg/kg IV/IO por bolo (máx.: 300 mg), repetir até a dose máxima diária de 15 mg/kg (2,2 g em adolescentes) |

*(Continua)*

| Medicamento | Indicações/dosagens |
|---|---|
| Atropina (sulfato de) | **Bradicardia (sintomática)**<br>0,02 mg/kg IV/IO (dose mín.: 0,1 mg, dose única máx. para criança: 0,5 mg, dose única máx. para adolescente: 1 mg); é possível repetir a dose uma vez, dose máx. total para criança: 1 mg, dose máx. total para adolescente: 3 mg<br>0,04 a 0,06 mg/kg ET<br>**Toxinas/overdose** (p. ex., organofosfato, carbamato)<br>< 12 anos: 0,02 a 0,05 mg/kg IV/IO, inicialmente; em seguida, repetir IV/IO a cada 20 a 30 min até a reversão dos sintomas muscarínicos<br>> 12 anos: 2 mg IV/IO inicialmente, em seguida 1 a 2 mg IV/IO a cada 20 a 30 min até a reversão dos sintomas muscarínicos |
| Bicarbonato de sódio | **Acidose metabólica (intensa), hipercalemia**<br>1 mEq/kg IV/IO em bolo lento (dose máxima de 50 mEq)<br>**Overdose de bloqueadores dos canais de sódio (p. ex., antidepressivos tricíclicos)**<br>Bolo de 1 a 2 mEq/kg IV/IO até que o pH sérico seja > 7,45 (7,50 a 7,55 para envenenamento grave), seguido de infusão IV/IO de 150 mEq de solução NaHCO$_3$/L titulada para manter a alcalose |
| Brometo de Ipratrópio | **Asma**<br>250 a 500 µg via inalação a cada 20 min, conforme a necessidade × 3 doses |
| Cloreto de cálcio a 10% | **Hipocalcemia, hipercalemia, hipermagnesemia, overdose de bloqueadores dos canais de cálcio**<br>20 mg/kg (0,2 mL/kg) por bolo IV/IO lento durante parada; repetir conforme a necessidade |
| Dexametasona | **Crupe**<br>0,6 mg/kg VO/IM/IV (máx.: 16 mg) |
| Difenidramina | **Choque anafilático**<br>1 a 2 mg/kg IV/IO/IM a cada 4 a 6 horas (dose única máx.: 50 mg) |
| Dobutamina | **Insuficiência cardíaca congestiva, choque cardiogênico**<br>2 a 20 µg/kg/min em infusão IV/IO, titular até o efeito desejado |
| Dopamina | **Choque cardiogênico, choque distributivo**<br>2 a 20 µg/kg/min em infusão IV/IO, titular até o efeito desejado |
| Etomidato | **Sequência rápida de intubação**<br>0,2 a 0,4 mg/kg IV/IO infundidos durante 30 a 60 s (máx.: 20 mg) produzirão sedação rápida por, pelo menos, 10 a 15 min |
| Glicose | **Hipoglicemia**<br>0,5 g a 1 g/kg IV/IO (G 25% 2 a 4 mL/kg; G 10% 5 a 10 mL/kg) |
| Hidrocortisona | **Insuficiência suprarrenal**<br>2 mg/kg IV por bolo (máx.: 100 mg) |
| Lidocaína | **FV/TV sem pulso, taquicardia de complexo largo (com pulso)**<br>1 mg/kg IV/IO por bolo<br>Manutenção: infusão IV/IO de 20 a 50 µg/kg/min (repita a dose de bolo se a infusão for iniciada mais de 15 min após o bolo inicial)<br>2 a 3 mg/kg ET |

| Medicamento | Indicações/dosagens |
|---|---|
| Metilprednisolona | **Asma (estado de mal asmático), choque anafilático**<br>Dose de ataque 2 mg/kg IV/IO/IM (máx.: 60 mg); use apenas sal acetato IM<br>Manutenção: 0,5 mg/kg IV/IO a cada 6 horas (máx.: 120 mg/dia) |
| Milrinona | **Disfunção miocárdica e RVS/RVP aumentada**<br>Dose de ataque: 50 µg/kg IV/IO durante 10 a 60 min, seguida por 0,25 a 0,75 µg/kg/min por infusão IV/IO |
| Naloxona | **Reversão narcótica (opiácea)**<br>Reversão total necessária (para toxicidade narcótica decorrente de overdose): 0,1 mg/kg IV/IO/IM/bolo subcutâneo a cada 2 min, conforme a necessidade (máx.: 2 mg)<br>Reversão total desnecessária (p. ex., para depressão respiratória associada ao uso terapêutico de narcóticos): 1 a 5 µg/kg IV/IO/IM/subcutaneamente: titular até obter o efeito desejado<br>Manutenção universal: 0,002 a 0,16 mg/kg/h, via infusão IV/IO |
| Nitroglicerina | **Insuficiência cardíaca congestiva, choque cardiogênico**<br>Inicie a infusão IV/IO em 0,25 a 0,5 µg/kg/min; titule em 1 µg/kg/min a cada 15 a 20 min, conforme a tolerância. A faixa de dosagem típica é 1 a 5 µg/kg/min (dose máx.: 10 µg/kg/min)<br>Em adolescentes, comece com 5 a 10 µg/min (não por kg/min) e aumente até o máx. de 200 µg/min |
| Nitroprussiato de sódio | **Choque cardiogênico (isto é, associado à alta RVS), hipertensão grave**<br>Dose inicial de 0,3 a 1 µg/kg/min; em seguida, titule até 8 µg/kg/min, conforme a necessidade |
| Noradrenalina | **Choque hipotensivo (geralmente distributivo) (isto é, baixa RVS e refratário a fluidos)**<br>0,1 a 2 µg/kg/min em infusão IV/IO, titular até o efeito desejado |
| Procainamida | **TSV, Flutter atrial/auricular, TV (com pulso)**<br>15 mg/kg IV/IO em dose de ataque durante 30 a 60 min (não use rotineiramente com amiodarona) |
| Prostaglandina E1 (PGE1) | **Doença cardíaca congênita dependente do canal arterial (todas as formas)**<br>0,05 a 0,1 µg/kg/min em infusão, IV/IO inicialmente, em seguida, 0,01 a 0,05 µg/kg/min IV/IO |
| Salbutamol | **Asma, anafilaxia (broncoespasmo), hipercalemia**<br>IDM: 4 a 8 jatos via inalação a cada 20 min, conforme a necessidade, com espaçador (OU ET se intubado)<br>Nebulizador: 2,5 mg/dose (< 20 kg) OU 5 mg/dose (peso > 20 kg) via inalação a cada 20 min, conforme a necessidade<br>Nebulizador contínuo: 0,5 mg/kg/h, via inalação (máx.: 20 mg/h) |
| Sulfato de magnésio | **Asma (estado de mal asmático refratário), torsades de pointes, hipomagnesemia**<br>25 a 50 mg/kg IV/IO por bolo (máx.: 2 g) (TV sem pulso) OU durante 10 a 20 min (TV com pulso) OU infusão lenta durante 15 a 30 min (estado de mal asmático) |

*(Continua)*

| Medicamento | Indicações/dosagens |
|---|---|
| Terbutalina | **Asma (estado de mal asmático), hipercalemia**<br>Infusão IV/IO de 0,1 a 10 µg/kg/min; considere ataque de 10 µg/kg IV/IO por 5 min<br>10 µg/kg SC a cada 10 a 15 min até a infusão IV/IO ser iniciada (dose única máx.: 0,4 mg) |
| Vasopressina | **PCR ou hipotensão resistente a catecolaminas**<br>PCR: bolo IV/IO de 0,4 a 1 unidade/kg (máx.: 40 unidades)<br>Hipotensão resistente a catecolaminas<br>Infusão contínua IV/IO de 0,0002 a 0,002 unidade/kg/min (0,2 a 2 miliunidades/kg/min) |

Fonte: Adaptado de Pediatric Advanced Life Support Pocket Reference Card Set, 90-1053. American Heart Association, 2011.

## Agentes farmacológicos usados para a sequência rápida de intubação em crianças

| Medicamento | Dose IV/IO | Início | Duração | Efeitos colaterais | Comentários |
|---|---|---|---|---|---|
| **Agentes de pré-medicação** | | | | | |
| Atropina | 0,01-0,02 mg/kg (mínimo 0,1 mg; máximo 0,5 mg) | 1-2 min | 2-4 horas | Bradicardia paradoxal pode ocorrer com doses < 0,1 mg<br>Taquicardia, agitação | Antisialogogos<br>Inibe a resposta bradicárdica à hipóxia, laringoscopia e succinilcolina<br>Pode causar dilatação pupilar |
| Lidocaína | 1-2 mg/kg (máx.: 100 mg) | 1-2 min | 10-20 min | Depressão miocárdica e do SNC convulsões com doses altas | Pode diminuir a PIC durante SRI<br>Pode diminuir a dor à injeção de propofol |
| **Agentes sedativos** | | | | | |
| Citrato de fentanila | 2-5 µg/kg | 1-3 min | 30-60 min | Possível rigidez de parede torácica com infusões rápidas de doses altas | Liberação mínima de histamina<br>Pode baixar a pressão arterial (especialmente em doses mais altas ou junto com midazolam) |
| Cetamina | 1-2 mg/kg | 30-60 s | 10-20 min | Hipertensão, taquicardia<br>Aumento de secreções e laringospasmo<br>Reações de inconsciência/alucinações | Agente anestésico dissociativo<br>Depressão respiratória limitada<br>Broncodilatador<br>Pode causar depressão miocárdica em pacientes com depleção de catecolamina<br>Use com cautela em pacientes com PIC possível ou elevada |
| Midazolam | 0,1-0,3 mg/kg (dose única máx.: 10 mg) | 2-5 min | 15-30 min | Hipotensão | Hipotensão exacerbada em combinação com narcóticos e barbitúricos<br>Sem propriedades analgésicas<br>Amnésia excelente |

*(Continua)*

| Medicamento | Dose IV/IO | Início | Duração | Efeitos colaterais | Comentários |
|---|---|---|---|---|---|
| Propofol | 1-2 mg/kg | < 1 min | 5-10 min | Hipotensão, especialmente em pacientes com volume intravascular inadequado<br>Dor à infusão | Sem propriedades analgésicas<br>Ação de duração muito curta<br>Menos reatividade das vias aéreas do que com barbitúricos<br>Diminui a velocidade do metabolismo cerebral e a PIC<br>A lidocaína pode diminuir a dor à infusão<br>Não recomendado para pacientes com alergia a ovo/soja |
| Tiopental | 2-5 mg/kg | 20-40 s | 5-10 min | Efeitos inotrópicos negativos<br>Hipotensão | Barbitúrico de ação ultracurta<br>Diminui a velocidade do metabolismo cerebral e a PIC<br>Sem propriedades analgésicas |
| **Agentes de bloqueio neuromuscular** | | | | | |
| Succinilcolina | 1-1,5 mg/kg | 45-60 s | 5-10 min | Pode causar rabdomiólise; elevação das pressões intracraniana, intraocular e intragástrica; hipercalemia potencialmente fatal | Relaxante muscular despolarizante<br>Início rápido; ação de curta duração<br>Evite em insuficiência renal, queimaduras, lesões por esmagamento após 48 h, distrofia muscular e outras doenças neuromusculares, hipercalemia ou histórico familiar de hipertermia maligna<br>Não use para manter a paralisia |
| Rocurônio | 0,6-1,2 mg/kg | 60-90 s | 45-120 min | Efeitos colaterais cardiovasculares mínimos | Agente não despolarizante<br>Rápido início de ação |

Adaptado de Hazinski MF, Samson R, Schexnayder S. (Eds.). *Manual de atendimento cardiovascular de emergência e urgência para profissionais de saúde.* American Heart Association, 2010.

## Agentes farmacológicos usados para infusão contínua

| Droga | Nome comercial | Concentração µg/mL[1] | Dose infusão µg/kg/min | Dose infusão Outras unidades | Diluição mínima µg/mL[2] | Diluente |
|---|---|---|---|---|---|---|
| **Drogas vasoativas** | | | | | | |
| Adrenalina | Adrenalina | 1.000 | 0,1-1 | | 100 | SF/SG |
| Amrinona | Inocor | 5.000 | 5-10 | | 3.000 | SF |
| Dobutamina | Dobutrex | 12.500 | 2-20 | | 5.000 | SF/SG |
| Dobutamina | Dobutan | 25.000 | 2-20 | | 5.000 | SF/SG |
| Dopamina | Revivan | 5.000 | 2,5-20 | | 3.200-6.000 | SF/SG |
| Isoproterenol | Isuprel | 200 | 0,05-2 | | 20-64 | SF/SG |
| Milrinona | Primacor | 1.000 | 0,1-1 | | 200 | SF/SG |
| Nitroprussiato Na | Nipride | 25.000 | 0,5-10 | | 200-1.000 | SG |
| Nitroglicerina | Nitroglyn | 500/800/5.000 | 0,25-5 | | 400 | SF/SG |
| Noradrenalina | Norepine | 1.000 | 0,1-2 | | 4-16 | SF/SG |
| Tolazolina | Priscoline | 25.000 | | 0,15-2 mg/kg/h | 100 | SF/SG |
| **Antiarrítmicos** | | | | | | |
| Amiodarona | Atlansil | 50.000 | 5-15 | | 2.000 | SG |
| Lidocaína | Xylocaína 2% | 20.000 | 20-60 | | 8.000 | SF/SG |
| Procainamida | Procamide | 100.000 | 20-80 | | 4.000 | SF/SG |
| **Sedativos** | | | | | | |
| Midazolam | Dormonid | 5.000 | 0,4-18 | 0,1-1 mg/kg/h | 5.000 | SF/SG |
| Thionembutal | Tiopental | 25.000 (1 g-40 mL) | 15-90 | 1-5 mg/kg/h | 25.000 | SF/SG |
| **Analgésicos** | | | | | | |
| Fentanil | Fentanil | 50 | 0,01-0,16 | 1-9 µg/kg//h | | SF/SG |
| Cetamina | Ketalar | 50.000 | 10-50 | | 2.000 | SF/SG |
| Morfina | Morfina | 10.000 | 0,15-0,6 | 0,01-0,1 mg/kg/h | 1.000 | SF/SG |

*(Continua)*

| Droga | Nome comercial | Concentração µg/mL[1] | Dose infusão µg/kg/min | Dose infusão Outras unidades | Diluição mínima µg/mL[2] | Diluente |
|---|---|---|---|---|---|---|
| **Outros** | | | | | | |
| Ácido tranexâmico | Transamin | 100.000 | | 1 mg/kg/h | | SF/SG |
| Atracúrio | Tracrium | 10.000 | 5-10 | | | SF/SG |
| Flumazenil | Lanexat | 100 | | 0,005-0,01 mg/kg/h | | SF/SG |
| Furosemida | Lasix | 10.000 | | 0,1-0,5 mg/kg/h | 2.000 | |
| Insulina regular | Humulin | 100 U/mL | | 0,05-0,2 U/kg/h | | |
| Naloxona | Narcan | 400 | | 1-5 µg/kg//h | 4 | SF/SG |
| Prostaglandina | Prostin | 500 | 0,05-0,4 | | 20 | SF/SG |
| Ranitidina | Antak | 25.000 | | 0,1-1,0 mg/kg/h | 500 | SF/SG |
| Salbutamol | Aerolin | 500 | 0,6-10 | | 500 | SF/SG |
| Terbutalina | Bricanyl | 500 | 0,6-10 | | 500 | SF/SG |
| Vecurônio | Norcurun | 1 amp.-4.000 | 0,8-1,2 | | 1.000 | SF/SG |

[1] As concentrações destas drogas somente têm valor para os respectivos nomes comerciais.
[2] A forma mais concentrada deve ser usada, se for necessária a restrição hídrica grave, preferencialmente em paciente com cateter venoso central.

## EQUIVALÊNCIA DOS CORTICOSTEROIDES
- Doses equivalentes para o mesmo efeito clínico

| Medicamentos | Potência anti-inflamatória | Potência mineralo-corticoide | Via de administração | Duração de ação (h) | Dose equivalente em mg |
|---|---|---|---|---|---|
| Hidrocortisona | 1 | 2 | IM/IV | 8-12 | 20 |
| Prednisolona | 4 | 1 | VO | 18-36 | 5 |
| Prednisona | 4 | 1 | VO | 18-36 | 5 |
| Metilprednisolona | 5 | 0 | IM/IV | 18-36 | 4 |
| Triancinolona | 5 | 0 | Intra-articular | 18-36 | 4 |
| Fludrocortisona | 10 | 125 | VO | 18-36 | 0 |
| Beta-metasona | 25 | 0 | Diprospan® 5/2 mL[1] Celestone Soluspan®[2] | 36-54 | 0,6-0,75 |
| Dexametasona | 25-30 | 0 | VO/IM/IV | 36-54 | 0,75 |

[1] Intralesional, intradérmico, intrabursal, intra-articular, intramuscular.
[2] Intramuscular, intralesional, intra-articular.
Fonte: Adaptado de Guia farmacêutico 2012-2013 Hospital Sírio Libanês. 6. ed. impressa em Janeiro/2012.

# REPOSIÇÃO DE PERDAS DE ALGUNS LÍQUIDOS CORPORAIS
## ■ Componentes de manutenção da água

| | |
|---|---|
| Urina | 60% |
| Perdas insensíveis | 35% (pele e pulmões) |
| Fezes | 5% |

Fonte: Adaptado de Maintenance and replacement therapy. In: Behrman RE, Kliegman RM and Jenson HB (eds). *Nelson Textbook of Pediatrics* 17th ed. Philadelphia, PA: Saunders Elsevier 2003:242-245.

| | Composição média do fluido | Abordagem para reposição da perda |
|---|---|---|
| **Diarreia** | Sódio: 55 mEq/L<br>Potássio: 25 mEq/L<br>Bicarbonato: 15 mEq/L | Solução: [SG 5% + 1/4 SF 0,9%[1]] + 15 mEq/L de bicarbonato + 25 mEq/L de KCl<br>Repor fezes mL/mL a cada 1-6 horas |
| **Vômitos/perdas nasogástricas** | Sódio: 60 mEq/L<br>Potássio: 10 mEq/L<br>Cloreto: 90 mEq/L | Solução: [SG 5% + ½ SF 0,9%[2]] + 10 mEq/L de KCl<br>Repor perdas mL/mL a cada 1-6 horas |
| **Oligúria/Anúria** | | Manter as perdas insensíveis do paciente (1/3 da manutenção)<br>Repor o débito urinário mL/mL com 1/2 SF 0,9% |
| **Poliúria** | | Manter as perdas insensíveis do paciente (1/3 da manutenção)<br>Medir eletrólitos urinários<br>Repor o débito urinário mL/mL com solução baseada na medida dos eletrólitos urinários |

[1] Na = 38,5 mEq/L.
[2] Na = 77 mEq/L.
Fonte: Adaptado de Maintenance and replacement therapy. In: Behrman RE, Kliegman RM, Jenson HB. (Eds). *Nelson textbook of pediatrics*. 17th ed. Philadelphia, PA: Saunders Elsevier, 2003. p. 242-45.

## LÍQUIDO PLEURAL
### Critérios de Light para identificar transudato e exsudato

| Um exsudato preenche um ou mais critérios – Um transudato NÃO preenche nenhum! |
| --- |
| 1. Proteína do líquido pleural dividida pela sérica > 0,5 |
| 2. LDH do líquido pleural dividida pelo sérica > 0,6 |
| 3. LDH do líquido pleural > 2/3 (67%) do limite superior normal da LDH sérica |

74 LDH = Lactato desidrogenase.
*Obs.:* Tempo ideal entre a retirada do líquido pleural e a análise em laboratório é de até 4 horas. A quantidade ideal de aspirado é entre 20-40 mL, dividindo 5 mL para bioquímica, 5-10 mL para microbiologia e 10-25 mL para citologia. Os testes diagnósticos de rotina indicados são: contagem de células e diferencial, proteína, LDH, citologia, culturais, Adenosina desaminase (ADA).
Fonte: Porcel JM, Light RW. Pleural effusions. *Disease-a-month*, 2013;59:29-57.

### Indicações de drenagem pleural em derrames parapneumônicos

| |
| --- |
| 1. Derrame ocupando ≥ 1/2 do hemitórax no RX de tórax |
| 2. Derrame loculado no RX, US ou TC de tórax |
| 3. Aspirado de pus (empiema) |
| 4. pH do líquido pleural < 7,2 |
| 5. Glicose do líquido pleural < 60 mg/dL |
| 6. Identificação de microrganismo no GRAM e/ou cultura do líquido pleural |
| 7. Não melhora clínica somente com a antibioticoterapia |

Fonte: Porcel JM, Light RW. Pleural effusions. *Disease-a-month* 2013;59:29-57.

# PROFILAXIA DA RAIVA E DO TÉTANO
## Esquema para profilaxia da raiva humana com vacina de cultivo celular

| Condições do animal agressor | Cão ou gato sem suspeita de raiva no momento da agressão | Cão ou gato clinicamente suspeito de raiva no momento da agressão | Cão ou gato raivoso, desaparecido ou morto; Animais silvestres[5] [inclusive os domiciliados] Animais domésticos de interesse econômico ou de produção |
|---|---|---|---|
| **Tipo de exposição** | | | |
| **Contato indireto** | Lavar com água e sabão. Não tratar | Lavar com água e sabão. Não tratar | Lavar com água e sabão. Não tratar |
| **Acidentes leves** Ferimentos superficiais, pouco extensos, geralmente únicos, em tronco e membros (exceto mãos e polpas digitais e planta dos pés); podem acontecer em decorrência de mordeduras ou arranhaduras causadas por unha ou dente, lambedura de pele com lesões superficiais | Lavar com água e sabão. Observar o animal durante 10 dias após a exposição[1]: se o animal permanecer sadio no período, encerrar o caso; se o animal morrer, desaparecer ou se tornar raivoso, administrar 5 doses de vacina (dias 0, 3, 7, 14 e 28) | Lavar com água e sabão. Iniciar esquema com 2 doses (dias 0 e 3), observar o animal durante 10 dias após a exposição[1]; se a suspeita de raiva for descartada após período de observação, encerrar o caso; se o animal morrer, desaparecer ou se tornar raivoso, completar o esquema com mais 3 doses, total de 5 doses (1 dose entre os dias 7 e 10 e outra dose nos dias 14 e 28) | Lavar com água e sabão Iniciar imediatamente o esquema com 5 doses de vacina administradas nos dias 0, 3, 7, 14 e 28 |

*(Continua)*

| Condições do animal agressor | Cão ou gato sem suspeita de raiva no momento da agressão | Cão ou gato clinicamente suspeito de raiva no momento da agressão | Cão ou gato raivoso, desaparecido ou morto; Animais silvestres[5] [inclusive os domiciliados] Animais domésticos de interesse econômico ou de produção |
|---|---|---|---|
| **Acidentes graves** Ferimentos na cabeça, face, pescoço, mão, polpa digital e/ou planta do pé, ferimentos profundos, múltiplos ou extensos, em qualquer região do corpo, lambedura de mucosas, lambedura de pele onde já existe lesão grave, ferimento profundo causado por unha de animal | Lavar com água e sabão Observar o animal durante 10 dias após a exposição[1,2] Iniciar esquema com 2 doses, 1 no dia 0 e outra no dia 3 Se o animal permanecer sadio no período de observação, encerrar o caso. Se o animal morrer, desaparecer ou se tornar raivoso, dar continuidade ao esquema, administrando o soro[3,4] e completando o esquema até 5 doses. Aplicar 1 dose entre os dias 7 e 10 e outra dose nos dias 14 e 28 | Lavar com água e sabão Iniciar o esquema com soro[3] e 5 doses de vacina nos dias 0, 3, 7, 14 e 28 Observar o animal durante 10 dias após a exposição Se a suspeita de raiva for descartada após a observação, suspender o esquema e encerrar o caso | Lavar com água e sabão Iniciar imediatamente o esquema com soro[3] e 5 doses de vacina administradas nos dias 0, 3, 7, 14 e 28 |

[1] É necessário orientar o paciente para que ele notifique imediatamente a unidade de saúde se o animal morrer, desaparecer ou se tornar raivoso, uma vez que podem ser necessárias novas intervenções de forma rápida, como a aplicação do soro ou o prosseguimento do esquema de vacinação.

[2] É preciso avaliar, sempre, os hábitos do cão e do gato e os cuidados recebidos. Podem ser dispensadas do esquema profilático as pessoas agredidas pelo cão, ou gato, que, com certeza, não têm risco de contrair a infecção rábica. Por exemplo, animais que vivem dentro do domicílio (exclusivamente); não tenham contato com outros animais desconhecidos; que somente saem à rua acompanhados dos seus donos e que não circulem em área com presença de morcegos. Em caso de dúvida, iniciar o esquema de profilaxia indicado. Se o animal for procedente de área de raiva controlada, não é necessário iniciar o esquema. Manter o animal sob observação e só iniciar o esquema indicado (soro + vacina) se o animal morrer, desaparecer ou se tornar raivoso.

[3] O soro deve ser infiltrado na(s) porta(s) de entrada. Quando não for possível infiltrar toda a dose, aplicar o máximo possível e a quantidade restante, a menor possível, aplicar pela via intramuscular, podendo ser utilizada a região glútea. Sempre aplicar em local anatômico diferente do que foi aplicada a vacina. Quando as lesões forem muito extensas ou múltiplas, a dose pode ser diluída, o menos possível, em soro fisiológico, para que todas as lesões sejam infiltradas.

[4] Nos casos em que só se conhece tardiamente a necessidade do uso do soro antirrábico, ou quando não há soro disponível no momento, aplicar a dose recomendada antes da aplicação da terceira dose de vacina de cultivo celular. Após esse prazo, o soro não é mais necessário.

[5] Nas agressões por morcegos, deve-se indicar a sorovacinação independentemente da gravidade da lesão, ou

## Esquemas de condutas profiláticas de tétano de acordo com o tipo de ferimento e situação vacinal

| Tipo de ferimento | | Incerta ou menos de 3 doses | História de vacinação prévia contra o tétano | | |
|---|---|---|---|---|---|
| | | | 3 doses ou mais | | |
| | | | Última há < 5 anos | Última entre 5-10 anos | Última ≥ 10 anos |
| Ferimento com risco mínimo de tétano[1] | Vacina | Sim | Não | Não | Sim |
| | SAT/IGHAT | Não | Não | Não | Não |
| | Outras condutas | Limpeza, desinfecção e debridamento | – | – | – |
| Ferimento com alto risco de tétano[2] | Vacina | Sim[3] | Não | Sim (+ 1 reforço) | Sim (+ 1 reforço) |
| | SAT/IGHAT | Sim | Não | Não[4] | Não[4] |
| | Outras condutas | Limpeza, desinfecção e debridamento com água oxigenada | – | – | – |

[1]Ferimentos superficiais, limpos, sem corpos estranhos ou tecidos desvitalizados.
[2]Ferimentos profundos ou superficiais sujos, com corpos estranhos ou tecidos desvitalizados; queimaduras; feridas puntiformes ou por armas brancas e de fogo; mordeduras; politraumatismos e fraturas expostas.
[3]Vacinar e aprazar as próximas doses, para complementar o esquema básico. Esta vacinação visa a proteger contra o risco de tétano por outros ferimentos futuros. Se o profissional que presta o atendimento suspeita que os cuidados posteriores com o ferimento não foram adequados, deve considerar a indicação de imunização passiva com SAT ou IGHAT. Quando indicado o uso de vacina e SAT ou IGHAT, concomitantemente, devem ser aplicados em locais diferentes.
[4]Para paciente imunodeprimido, desnutrido grave ou idoso, além do reforço com a vacina está também indicada IGHAT ou SAT.
SAT = Soro antitetânico, IGHAT = imunoglobulina humana antitetânica.
Fonte: Adaptado de Guia de Vigilância Epidemiológica, Ministério da Saúde, 6. ed. 2005.

# NEFROLOGIA

## Clearance de creatinina (equação de Schwartz)

$$\text{Cl. Cr (mL/min/1,73 m}^2) = \text{altura (cm)} \times k/\text{Cr plasmática (mg/dL)}$$

| Idade | k |
|---|---|
| Prematuros < 1 ano | 0,33 |
| Lactentes a termo < 1 ano | 0,45 |
| Crianças de 1-12 anos e meninas adolescentes | 0,55 |
| Meninos adolescentes de 13 a 17 anos | 0,70 |

**Obs.:** Esta fórmula pode não ser acurada em menores de 6 meses, pacientes com edema grave ou desnutridos graves.
Fonte: *Ped Clinics of N America* 1987;34:571.

## Taxa de filtração glomerular normal em crianças

| Idade | TFG mL/min/1,73 m² (média ± DP) |
|---|---|
| 1 semana | 40,6 ± 14,6 |
| 2-8 semanas | 65,8 ± 24,8 |
| > 8 semanas | 95,7 ± 21,7 |
| 2-12 anos | 133 ± 27 |
| 13-21 anos – mulheres | 126 ± 22 |
| 13-21 anos – homens | 140 ± 30 |

Fonte: *Pediatr Nephrol* 1991;5:5-11, *Early Hum Dev* 1985;11:281-292, *J Pediatr* 1984;104:849-854.

## Fórmula ânion *gap*

$$\text{Ânion } gap = \text{Na} - (\text{HCO}_3 + \text{Cl})$$

## Osmolaridade sérica

$$\text{Osmolaridade (mOsm/L)} = 2 \times \text{Na (mEq/L)} + (\text{Glic [mg/dL]})/18 + (\text{Ureia [mg/dL]})/5,6$$

Fonte: Taketomo. *Pediatric Dosage Handbook.* 7th ed. 2000-2001.

## Correção do Na sérico com relação à glicemia

$$\text{Na corrigido} = \text{Na dosado} + ([1,6] \times [\text{glicemia} - 100]/100)$$

## Níveis de creatinina plasmática conforme a idade

| Idade | Altura (cm) | Creatinina (mmol/L) | |
|---|---|---|---|
| | | Média | Variação |
| 0-2 sem | 50 | 0,5 | 0,66-0,84 |
| 2-26 sem | 60 | 0,39 | 0,23-0,55 |
| 7 m-1 ano | 70 | 0,32 | 0,18-0,46 |
| 2 anos | 87 | 0,32 | 0,20-0,44 |
| 4 anos | 101 | 0,37 | 0,25-0,49 |
| 6 anos | 114 | 0,43 | 0,27-0,59 |
| 8 anos | 126 | 0,48 | 0,31-0,65 |
| 10 anos | 137 | 0,52 | 0,34-0,70 |
| 12 anos | 147 | 0,59 | 0,41-0,78 |
| Adulto masculino | 174 | 0,97 | 0,72-1,22 |
| Adulto feminino | 163 | 0,77 | 0,53-1,01 |

Fonte: Adaptado de Holliday MA, Barratt TM. *Pediatric Nephrology*. 2nd ed.,1987.

## Relação Ureia/creatinina sérica

$$\text{Ureia sérica/Cr sérica}$$

*Normal:* 10-15.
*> 20:* sugere azotemia pré-renal ou estados de excessiva produção de ureia (p. ex., sangramento TGI).
*< 5:* alteração da biossíntese da ureia (hepatite, deficiências enzimáticas do ciclo da ureia).

## Ajuste de Antibióticos em pacientes com insuficiência renal

| Antibióticos | Meia-vida | | Ajuste conforme falência renal (Taxa de filtração glomerular – mL/min) | | |
|---|---|---|---|---|---|
| | | | > 50 | 10-50 | < 10 |
| Amicacina | 2-3 h | dose: intervalo: | 60-90% 12 h | 30-80% 12-18 h | 20-30% 24-48 h |
| Azitromicina | 12-66 h | dose: intervalo: | 100% – | 100% – | 100% – |
| Aztreonam | 2 h | dose: intervalo: | 100% – | 100% – | 100% – |
| Anfotericina B | 24 h | dose: intervalo: | – 24 h | – 24 h | – 24-36 h |
| Aciclovir | 2,5 h | dose: intervalo: | 100% 8 h | 100% 12-24 h | 50% 24 h |
| Amoxacilina | 1 h | dose: intervalo: | – 8 h | – 8-12 h | – 24 h |
| Ampicilina | 1 hora | dose: intervalo: | – 6 h | – 6-12 h | – 12-24 h |
| Cefazolina | 1,9 h | dose: intervalo: | – 8 h | – 12 h | – 24-48 h |
| Cefepime | 2,2 h | dose: intervalo: | – 12 h | – 16-24 h | – 24-48 h |
| Cefotaxime, Ceftzoxime | 1,7 h | dose: intervalo: | – 8-12 h | – 12-24 h | – 24 h |
| Cefoxitina | 0,8 h | dose: intervalo: | – 8 h | – 12 h | – 24-48 h |
| Ceftazidime | 1,8 h | dose: intervalo: | – 8-12 h | – 24-48 h | – 48 h |
| Ceftriaxona | 8 h | dose: intervalo: | 100% – | 100% – | 100% – |
| Cefuroxime de sódio | 1,5 h | dose: intervalo: | – 8 h | – 8-12 h | – 24 h |
| Ciprofloxacina | 4 h | dose: intervalo: | 100% – | 74-50% – | 50% – |
| Claritromicina | 5-7 h | dose: intervalo: | 100% – | 75% – | 75-50% – |
| Clindamicina | 2,4 h | dose: intervalo: | 100% – | 100% – | 100% – |
| Cloranfenicol | 1,5-3,5 h | dose: intervalo: | 100% – | 100% – | 100% – |
| Doxicilina | 18 h | dose: intervalo: | 100% – | 100% – | 100% – |
| Didanosina | 1,6 h | dose: intervalo: | – 12 h | – 24 h | – 48 h |

| Antibióticos | Meia-vida | | Ajuste conforme falência renal (Taxa de filtração glomerular – mL/min) | | |
|---|---|---|---|---|---|
| | | | > 50 | 10-50 | < 10 |
| Eritromicina | 1,4 h | dose:<br>intervalo: | 100%<br>– | 100%<br>– | 75-50<br>– |
| Etambutol | 4 h | dose:<br>intervalo: | –<br>24 h | –<br>24-36 h | –<br>48 h |
| Etionamida | 2,1 h | dose:<br>intervalo: | 100%<br>– | 100%<br>– | 50%<br>– |
| Fluconazol | 37 h | dose:<br>intervalo: | 100%<br>– | 100%<br>– | 50%<br>– |
| Flucitosina | 3-6 h | dose:<br>intervalo: | –<br>12 h | –<br>16 h | –<br>24 h |
| Foscarnet | 3 h | dose:<br>intervalo: | 50%<br>– | 25%<br>– | 10%<br>– |
| Gentamicina, Tobramicina | 2-3 h | dose:<br>intervalo: | 60-90%<br>8-12 h | 30-70%<br>12 h | 20-30%<br>24-48 h |
| Ganciclovir | 2,9 h | dose:<br>intervalo: | –<br>12 h | –<br>24-48 h | –<br>48-96 h |
| Imipenem | 1 hora | dose:<br>intervalo: | –<br>6 h | –<br>8 h | –<br>12 h |
| Itraconazol | 21 h | dose:<br>intervalo: | 100%<br>– | 100%<br>– | 100%<br>– |
| Isoniazida | 1,4-3,3 h | dose:<br>intervalo: | 100%<br>– | 100%<br>– | 100%<br>– |
| Meropenem | 1 hora | dose:<br>intervalo: | –<br>– | 50%<br>12/12 h | 50%<br>24 h |
| Metronidazol | 6-14 h | dose:<br>intervalo: | 100%<br>– | 100%<br>– | 50%<br>– |
| Nafcilina | 0,5 h | dose:<br>intervalo: | 100%<br>– | 100%<br>– | 100%<br>– |
| Netilmicina | 2-3 h | dose:<br>intervalo: | 50-90%<br>8-12 h | 20-60%<br>12 h | 10-20%<br>24-48 h |
| Ofloxacina | 7 h | dose:<br>intervalo: | 100%<br>– | 50%<br>– | 25-50%<br>– |
| Penicilina G | 0,5 h | dose:<br>intervalo: | 100%<br>– | 75%<br>– | 20-50%<br>– |
| Piperacilina | 1 hora | dose:<br>intervalo: | –<br>4-6 h | –<br>6-8 h | –<br>8 h |
| Pirimetamina | 80 h | dose:<br>intervalo: | 100%<br>– | 100%<br>– | 100%<br>– |
| Pirazinamida | 8 h | dose:<br>intervalo: | 100%<br>– | 100%<br>– | 100%<br>– |

*(Continua)*

| Antibióticos | Meia-vida | | Ajuste conforme falência renal (Taxa de filtração glomerular – mL/min) | | |
|---|---|---|---|---|---|
| | | | > 50 | 10-50 | < 10 |
| Rifampicina | 2,1-3,9 h | dose: intervalo: | 100% – | 100% – | 100% – |
| Stavudine | 1,7 h | dose: intervalo: | 100% 12 h | 100% 12-24 h | ? ? |
| Teicoplamina | 45 h | dose: intervalo: | – 24 h | – 48 h | – 72 h |
| Ticarcilina | 1,2 h | dose: intervalo: | 70% 4 h | 70-50% 8 h | 50% 12 h |
| Trimetoprima | 11 h | dose: intervalo: | – 12 h | – 18 h | – 24 h |
| Vancomicina | 6 h | dose: intervalo: | – 12-24 h | – 1-4 dias | – 4-7 dias |
| Zidovudina | 0,5-1,7 h | dose: intervalo: | 100% – | 100% – | 50% – |

Sanfort. Guia para Terapêutica Antimicrobiana. 2003/2004. 33ª ed.
Taketomo. *Pediatric Dosage Handbook*. 7th ed. 2000-2001.

## Critério RIFLE modificado (pediátrico – pRIFLE)

| Função renal | Clearance de creatinina Estimado (CCE) | Débito urinário (mL/kg/h) |
|---|---|---|
| *Risk* (risco para lesão) | Diminuição de 25% | < 0,5 por 8 h |
| *Injury* (lesão) | Diminuição de 50% | < 0,5 por 16 h |
| *Failure* (falência) | Diminuição de 75% ou CCE < 35 mL/min/1,73 m$^2$ | < 0,3 por 24 h ou anúria por 12 h |
| *Loss* (perda) | Persistência da falência por > 4 sem | |
| *End stage* (doença renal terminal) | Persistência da falência por > 3 meses | |

Fonte: Akcan-Arika A, Zappitelli M, Loftis LL et al. Modified RIFLE criteria in critically ill children with acute kidney injury. *Kidney International* 2007;71:1028-1035.

# NEUROLOGIA
## Escala de coma de Glasgow/Glasgow modificada para bebês e crianças

| Categoria | Criança | Bebê | Valor codificado |
|---|---|---|---|
| Abertura dos olhos | Espontânea | Espontânea | 4 |
| | Em resposta a pedido verbal | Em resposta a pedido verbal | 3 |
| | Em resposta à dor | Em resposta à dor | 2 |
| | Nenhuma | Nenhuma | 1 |
| Melhor resposta verbal | Orientada, apropriada | Murmura e balbucia | 5 |
| | Confusa | Irritável, chora | 4 |
| | Palavras inapropriadas | Chora em resposta à dor | 3 |
| | Sons incompreensíveis | Geme em resposta à dor | 2 |
| | Nenhuma | Nenhuma | 1 |
| Melhor resposta motora* | Obedece a comandos | Move espontânea e objetivamente | 6 |
| | Localiza estímulo doloroso | Retira em resposta ao toque | 5 |
| | Retira em resposta à dor | Retira em resposta à dor | 4 |
| | Flexão em resposta à dor | Postura de flexão anormal em resposta à dor | 3 |
| | Extensão em resposta à dor | Postura de extensão anormal em resposta à dor | 2 |
| | Nenhuma | Nenhuma | 1 |

*Se o paciente estiver intubado, inconsciente ou for pré-verbal, a parte mais importante desta escala será a resposta motora. Os profissionais devem avaliar, com muita atenção, este componente.
Fonte: Pediatric Advanced Life Support Pocket Reference Card Set, 90-1053. American Heart Association, 2011.

# Morte cerebral

## Resolução do CFM nº 1.480/97

O Conselho Federal de Medicina, no uso das atribuições conferidas pela Lei nº 3.268, de 30 de setembro de 1957, regulamentada pelo Decreto nº 44.045, de 19 de julho de 1958, RESOLVE:

Art. 1º A morte encefálica será caracterizada através da realização de exames clínicos e complementares durante intervalos de tempo variáveis, próprios para determinadas faixas etárias.

Art. 2º Os dados clínicos e complementares observados quando da caracterização da morte encefálica deverão ser registrados no "termo de declaração de morte encefálica" anexo a esta Resolução.
Parágrafo único. As instituições hospitalares poderão fazer acréscimos ao presente termo, que deverão ser aprovados pelos Conselhos Regionais de Medicina da sua jurisdição, sendo vedada a supressão de qualquer de seus itens.

Art. 3º A morte encefálica deverá ser consequência de processo irreversível e de causa conhecida.

Art. 4º Os parâmetros clínicos a serem observados para constatação de morte encefálica são: coma aperceptivo com ausência de atividade motora supraespinal e apneia.

Art. 5º Os intervalos mínimos entre as duas avaliações clínicas necessárias para a caracterização da morte encefálica serão definidos por faixa etária, conforme abaixo especificado:
a) de 7 dias a 2 meses incompletos – 48 h.
b) de 2 meses a 1 ano incompleto – 24 h.
c) de 1 ano a 2 anos incompletos – 12 h.
d) acima de 2 anos – 6 h.

Art. 6º Os exames complementares a serem observados para constatação de morte encefálica deverão demonstrar de forma inequívoca:
a) ausência de atividade elétrica cerebral ou,
b) ausência de atividade metabólica cerebral ou,
c) ausência de perfusão sanguínea cerebral.

Art. 7º Os exames complementares serão utilizados por faixa etária, conforme abaixo especificado:
a) acima de 2 anos – um dos exames citados no Art. 6º, alíneas "a", "b" e "c";
b) de 1 a 2 anos incompletos: um dos exames citados no Art. 6º, alíneas "a", "b" e "c". Quando optar-se por eletroencefalograma, serão necessários 2 exames com intervalo de 12 h entre um e outro;
c) de 2 meses a 1 ano incompleto – 2 eletroencefalogramas com intervalo de 24 h entre um e outro;
d) de 7 dias a 2 meses incompletos – 2 eletroencefalogramas com intervalo de 48 h entre um e outro.

Art. 8º O Termo de Declaração de Morte Encefálica, devidamente preenchido e assinado, e os exames complementares utilizados para diagnóstico da morte encefálica deverão ser arquivados no próprio prontuário do paciente.

Art. 9º Constatada e documentada a morte encefálica, deverá o Diretor-Clínico da instituição hospitalar, ou quem for delegado, comunicar tal fato aos responsáveis legais do paciente, se houver, e à Central de Notificação, Captação e Distribuição de Órgãos a que estiver vinculada a unidade hospitalar onde o mesmo se encontrava internado.

Art. 10º Esta Resolução entrará em vigor na data de sua publicação e revoga a Resolução CFM nº 1.346/91.

**TERMO DE DECLARAÇÃO DE MORTE ENCEFÁLICA**
(Res. CFM nº 1.480 de 08/08/97)

Nome: _____
Pai: _____
Mãe: _____
Idade: ____Anos, ____Meses, ____Dias    Data de Nascimento ____/____/____

| Sexo: | (M) | (F) | Raça: | (A) | (B) | (N) | Registro Hospitalar: |

### A. CAUSA DO COMA

A.1. Causa do coma

A.2. Causas do coma que devem ser excluídas durante o exame

| | | |
|---|---|---|
| a) Hipotermia | ( ) Sim | ( ) Não |
| b) Uso de drogas depressoras do sistema nervoso central | ( ) Sim | ( ) Não |
| Se a resposta for sim a qualquer um dos itens, interrompe-se o protocolo. | | |

**B. EXAME NEUROLÓGICO** – Atenção: verificar o intervalo mínimo exigível entre as avaliações clínicas, constantes dos itens abaixo:

| Idade | Intervalo |
|---|---|
| 7 dias a 2 meses incompletos | 48 h |
| 2 meses a 1 ano incompleto | 24 h |
| 1 ano a 2 anos incompletos | 12 h |
| Acima de 2 anos | 6 h |

(Ao efetuar o exame, assinalar uma das duas opções SIM/NÃO. obrigatoriamente, para todos os itens abaixo)

| Elementos do exame neurológico | Resultados | | | |
|---|---|---|---|---|
| | 1º exame | | 2º exame | |
| Coma aperceptivo | ( ) Sim | ( ) Não | ( ) Sim | ( ) Não |
| Pupilas fixas e arreativas | ( ) Sim | ( ) Não | ( ) Sim | ( ) Não |
| Ausência de reflexo córneo-palpebral | ( ) Sim | ( ) Não | ( ) Sim | ( ) Não |
| Ausência de reflexos oculocefálicos | ( ) Sim | ( ) Não | ( ) Sim | ( ) Não |
| Ausência de respostas às provas calóricas | ( ) Sim | ( ) Não | ( ) Sim | ( ) Não |
| Ausência de reflexo de tosse | ( ) Sim | ( ) Não | ( ) Sim | ( ) Não |
| Apneia | ( ) Sim | ( ) Não | ( ) Sim | ( ) Não |

**C. ASSINATURAS DOS EXAMES CLÍNICOS** – (Os exames devem ser realizados por profissionais diferentes, que não poderão ser integrantes da equipe de remoção e transplante).

| 1. Primeiro exame | 2. Segundo exame |
|---|---|
| Data: ___/___/___    Hora: _____:_____  <br> Nome do Médico: _____ <br> CRM: _____ Fone: _____ <br> End.: _____ <br> Assinatura: _____ | Data: ___/___/___    Hora: _____:_____  <br> Nome do Médico: _____ <br> CRM: _____ Fone: _____ <br> End.: _____ <br> Assinatura: _____ |

**D. EXAME COMPLEMENTAR** – Indicar o exame realizado e anexar laudo com identificação do médico responsável.

| 1. Angiografia cerebral | 2. Cintilografia radioisotópica | 3. Doppler transcraniano | 4. Monitorização da pressão intracraniana | 5. Tomografia computadorizada com xenônio |
|---|---|---|---|---|
| 6. Tomografia por emissão de fóton único | 7. EEG | 8. Tomografia por emissão de pósitrons | 9. Extração cerebral de oxigênio | 10. Outros (citar) |

**E. OBSERVAÇÕES**

1. Interessa, para o diagnóstico de morte encefálica, exclusivamente a arreatividade supraespinal. Consequentemente, não afasta este diagnóstico a presença de sinais de reatividade infraespinal (atividade reflexa medular), como: reflexos osteotendinosos ("reflexos profundos"), cutaneoabdominais, cutaneoplantar em flexão ou extensão, cremastérico superficial ou profundo, ereção peniana reflexa, arrepio, reflexos flexores de retirada dos membros inferiores ou superiores, reflexo tônico-cervical.
2. Prova calórica
   2-1. Certificar-se de que não há obstrução do canal auditivo por cerume ou qualquer outra condição que dificulte ou impeça a correta realização do exame.
   2-2. Usar 50 mL de líquido (soro fisiológico, água etc.) próximo de 0 grau Celsius em cada orelha.
   2-3. Manter a cabeça elevada em 30 (trinta) graus durante a prova.
   2-4. Constatar a ausência de movimentos oculares.
3. Teste da apneia
   No doente em coma, o nível sensorial de estímulo para desencadear a respiração é alto, necessitando-se da $pCO_2$ de até 55 mmHg, fenômeno que pode determinar um tempo de vários minutos entre a desconexão do respirador e o aparecimento dos movimentos respiratórios, caso a região pontobulbar ainda esteja íntegra. A prova da apneia é realizada de acordo com o seguinte protocolo:
   3-1. Ventilar o paciente com 2 de 100% por 10 minutos.
   3-2. Desconectar o ventilador.
   3-3. Instalar cateter traqueal de oxigênio com fluxo de 6 litros por minuto.
   3-4. Observar se aparecem movimentos respiratórios por 10 minutos ou até quando a $pCO_2$ atingir 55 mmHg.
4. Exame complementar. Este exame clínico deve estar acompanhado de um exame complementar que demonstre inequivocadamente a ausência de circulação sanguínea intracraniana ou atividade elétrica cerebral, ou atividade metabólica cerebral. Observar o disposto abaixo (itens 5 e 6) com relação ao tipo de exame e faixa etária.

5. Em pacientes com 2 anos ou mais – 1 exame complementar entre os abaixo mencionados:

   5-1. Atividade circulatória cerebral: angiografia, cintilografia radioisotópica, Doppler transcraniano, monitorização da pressão intracraniana, tomografia computadorizada com xenônio, SPECT.

   5-2. Atividade elétrica: eletroencefalograma.

   5-3. Atividade metabólica: PET, extração cerebral de oxigênio.

6. Para pacientes abaixo de 2 anos:

   6-1. De 1 ano a 2 anos incompletos: o tipo de exame é facultativo. No caso de eletroencefalograma são necessários 2 registros com intervalo mínimo de 12 h.

   6-2. De 2 meses a 1 ano incompleto: dois eletroencefalogramas com intervalo de 24 h.

   6-3. De 7 dias a 2 meses de idade (incompletos): dois eletroencefalogramas com intervalo de 48 h.

7. Uma vez constatada a morte encefálica, cópia deste termo de declaração deve obrigatoriamente ser enviada ao órgão controlador estadual (Lei 9.434/97, Art. 13).

## Resolução do CFM Nº 1.826/2007
### (Publicada no D.O.U. de 06 de dezembro de 2007, Seção I, pg. 133)

Dispõe sobre a legalidade e o caráter ético da suspensão dos procedimentos de suportes terapêuticos quando da determinação de morte encefálica de indivíduo não doador.

O **CONSELHO FEDERAL DE MEDICINA**, no uso das atribuições conferidas pela Lei nº 3.268, de 30 de setembro de 1957, alterada pela Lei nº 11.000, de 15 de dezembro de 2004, regulamentada pelo Decreto nº 44.045, de 19 de julho de 1958, e

**CONSIDERANDO** que os Conselhos de Medicina são ao mesmo tempo julgadores e disciplinadores da classe médica, cabendo-lhes zelar e trabalhar, por todos os meios ao seu alcance, pelo perfeito desempenho ético da medicina e pelo prestígio e bom conceito da profissão e dos que a exerçam legalmente;

**CONSIDERANDO** o art. 1º, inciso III, da Constituição Federal, que elegeu o princípio da dignidade da pessoa humana como um dos fundamentos da República Federativa do Brasil;

**CONSIDERANDO** a Lei nº 9.434, de 4 de fevereiro de 1997, que dispõe sobre a retirada de órgãos, tecidos e partes do corpo humano para fins de transplante de órgãos e determina, em seu artigo 3º, que compete ao CFM definir os critérios para a determinação de morte encefálica;

**CONSIDERANDO** a Resolução do CFM nº 1.480, de 21 de agosto de 1997, que normatiza a determinação de morte encefálica;

**CONSIDERANDO**, finalmente, o decidido em reunião plenária de 24 de outubro de 2007,

**RESOLVE:**

**Art. 1º** É legal e ética a suspensão dos procedimentos de suportes terapêuticos quando determinada a morte encefálica em não doador de órgãos, tecidos e partes do corpo humano para fins de transplante, nos termos do disposto na Resolução do CFM nº 1.480, de 21 de agosto de 1997, na forma da Lei nº 9.434, de 4 de fevereiro de 1997.

**§ 1º** O cumprimento da decisão mencionada no *caput* deve ser precedido de comunicação e esclarecimento sobre a morte encefálica aos familiares do paciente ou seu representante legal, fundamentada e registrada no prontuário.

**§ 2º** Cabe ao médico assistente ou seu substituto o cumprimento do *caput* deste artigo e seu 1º parágrafo.

**Art. 2º** A data e hora registradas na Declaração de Óbito serão as mesmas da determinação de morte encefálica.

**Art. 3º** Esta resolução entra em vigor na data de sua publicação, revogando-se as disposições em contrário.

Brasília-DF, 24 de outubro de 2007

EDSON DE OLIVEIRA ANDRADE
Presidente

LÍVIA BARROS GARÇÃO
Secretária-Geral

### Fundamentação da Resolução do CFM Nº 1.826/07

*"Houve um tempo em que nosso poder perante a Morte era muito pequeno. E, por isso, os homens e as mulheres dedicavam-se a ouvir a sua voz e podiam tornar-se sábios na arte de viver. Hoje, nosso poder aumentou, a Morte foi definida como inimiga a ser derrotada, fomos possuídos pela fantasia onipotente de nos livrarmos de seu toque. Com isso, nós nos tornamos surdos às lições que ela pode nos ensinar. E nos encontramos diante do perigo de que, quanto mais poderosos formos perante ela (inutilmente, porque só podemos adiar...), mais tolos nos tornaremos na arte de viver".* (Rubem Alves, *O Médico*)

A morte encefálica equivale à morte clínica. Portanto, dos pontos de vista ético e legal, após seu diagnóstico é dever do médico retirar os procedimentos de suporte que mantinham artificialmente o funcionamento dos órgãos vitais utilizados até o momento de sua determinação. A suspensão desses recursos não é eutanásia nem qualquer espécie de delito contra a vida, haja vista tratar-se de paciente morto e não terminal. O médico deverá, também, informar, de modo claro e detalhado, aos familiares ou representante legal, o falecimento do paciente, bem como preencher a Declaração de Óbito – caso esse não tenha sido ocasionado por meio violento – para as devidas providências pertinentes ao sepultamento.

Às vezes, causa perplexidade aos familiares do morto o fato de o corpo ainda estar quente e apresentar batimentos cardíacos, o que contrasta com a algidez (frialdade) e ausência de batimentos cardíacos, sinais clássicos da morte, mas que é explicado pela manutenção de suporte ventilatório e medicamentos inotrópicos.

Contudo, a irreversibilidade da morte encefálica autoriza, legal e eticamente, o médico a retirar o suporte terapêutico utilizado até o momento de sua determinação.

O CFM reconhece que a sociedade não está devidamente familiarizada com este tema, o que gera ansiedade, dúvidas e receios, mas que o mesmo deve ser enfrentado de modo compreensivo, humano e solidário.

Por essas razões, justifica-se a edição desta resolução, que permitirá a discussão ética, moral e legal da suspensão de tratamento desnecessário e oneroso, encarando a morte como complemento da vida e não inimiga a ser derrotada a qualquer custo.

**Conselheiro Gerson Zafalon Martins**
Coordenador da Câmara Técnica de Morte Encefálica

**Proposta Final da Câmara Técnica de Morte Encefálica do
Conselho Federal de Medicina**
(aguardando publicação no Diário Oficial da União)

**RESOLUÇÃO CFM nº xxxxxxx/2014**

Define os critérios clínicos e tecnológicos do diagnóstico da morte encefálica.

O **CONSELHO FEDERAL DE MEDICINA**, no uso das atribuições conferidas pela Lei nº 3.268, de 30 de setembro de 1957, regulamentada pelo Decreto nº 44.045, de 19 de julho de 1958 e,

**CONSIDERANDO** que a Lei nº 9.434, de 4 de fevereiro de 1997, que dispõe sobre a retirada de órgãos, tecidos e partes do corpo humano para fins de transplante e tratamento, determina em seu artigo 3º que compete ao Conselho Federal de Medicina definir os critérios para diagnóstico de morte encefálica;

**CONSIDERANDO** que a Lei nº 11.521, de 18 de setembro de 2007, determina em seu Art. 2º ser conduta ilícita que os estabelecimentos de saúde deixem de fazer notificações de morte encefálica ou proíbam, dificultem ou atrasem o referido diagnóstico;

**CONSIDERANDO** que a perda completa e irreversível das funções encefálicas, definida pela cessação das atividades corticais e de tronco encefálico, caracteriza a morte encefálica e, portanto, a morte da pessoa;

**CONSIDERANDO** que a manutenção do suporte temporário das funções respiratórias e cardiocirculatórias, em pacientes em morte encefálica, acarreta um significativo ônus psicológico para os familiares;

**CONSIDERANDO** que a Resolução CFM Nº 1.826/2007 estabelece que é legal e ético suspender os procedimentos de suporte terapêutico quando determinada a morte encefálica em não doador de órgãos;

**CONSIDERANDO** que a comprovação da morte encefálica deve ser realizada utilizando critérios precisos, bem estabelecidos, padronizados e passíveis de serem executados por médicos nos diferentes hospitais;

**RESOLVE:**

Art. 1º Os procedimentos para a determinação da morte encefálica devem ser iniciados em todos os pacientes que apresentem coma não perceptivo, ausência de reatividade supra-espinhal e apneia persistentes, e que atendam a todos os seguintes pré-requisitos:

a) Presença de lesão encefálica conhecida, irreversível e capaz de causar o quadro;
b) Ausência de fatores tratáveis que possam causar o quadro, e
c) Observação e tratamento em ambiente hospitalar após a instalação da lesão encefálica e coma pelo período mínimo de 6 horas.

Art. 2º É obrigatória a realização dos seguintes procedimentos para determinação da morte encefálica:

a) exame Clínico para determinar o grau do coma e a ausência de função do tronco cerebral;
b) teste de Apneia para confirmar a ausência de movimentos respiratórios após estimulação máxima dos centros respiratórios, e
c) exame Complementar para determinar a ausência de atividade encefálica.

Art. 3º O exame clínico deve comprovar de forma inequívoca a existência das seguintes condições:

a) coma não perceptivo;
b) ausência de reatividade supra-espinhal manifestada pela ausência dos reflexos fotomotor, córneo-palpebral, óculo-cefalógiro, vestíbulo-calórico e de tosse.

§ 1º Serão realizados dois exames clínicos, cada um deles por um médico diferente, aptos a realizar estes procedimentos para a determinação de morte encefálica, como estabelecido no artigo décimo dessa resolução.

§ 2º O intervalo mínimo de tempo entre os dois exames clínicos será de 1 hora nos pacientes com idade igual ou superior a 2 anos de idade.

§ 3º Em crianças o intervalo mínimo de tempo entre os dois exames clínicos variará conforme a faixa etária: dos 7 dias (RN a termo) até 2 meses incompletos será de 24 horas e entre 2 meses a 24 meses incompletos será de 12 horas.

Art. 4º Na presença de alterações estruturais, congênitas ou adquiridas, que impossibilitem a avaliação de reflexos mencionados no artigo 3º, e o restante do exame clínico for confirmatório para morte encefálica, deverá ser fundamentada no prontuário a causa desta impossibilidade e prosseguir-se-á com a determinação.

Art. 5º O teste de apneia, realizado uma única vez, por um dos médicos responsáveis pelo exame clínico, deverá comprovar a ausência de movimentos respiratórios na presença de hipercapnia ($pCO_2 > 55$ mmHg).

Art. 6º O exame complementar deve comprovar de forma inequívoca uma das condições:

a) ausência de perfusão sanguínea encefálica, ou
b) ausência de atividade metabólica encefálica, ou
c) ausência de atividade elétrica encefálica.

§ 1º A escolha do exame complementar levará em consideração a situação clínica e as disponibilidades locais, devidamente justificado no prontuário.

§ 2º Na realização do exame complementar deverá ser utilizada a metodologia específica para determinação da morte encefálica aplicável ao exame escolhido, e o laudo deverá ser elaborado e assinado por profissional com comprovada experiência nesta situação, conforme estabelecido no artigo décimo desta resolução.

Art. 7º As conclusões do exame clínico e o resultado do exame complementar deverão ser registrados pelos médicos examinadores no TERMO DE DECLARAÇÃO DE MORTE ENCEFÁLICA ao final de cada etapa.

Art. 8º O médico assistente do paciente ou o seu substituto deverá informar aos familiares do paciente sobre a situação de morte encefálica e dos resultados de cada uma das etapas.

Art. 9º O médico assistente do paciente ou o seu substituto deverá preencher a DECLARAÇÃO DE ÓBITO definindo como data e hora da morte aquela que corresponde ao momento da conclusão do último procedimento para determinação da morte encefálica.

Parágrafo único. Nos casos de morte por causas externas a DECLARAÇÃO DE ÓBITO será de responsabilidade do médico legista, que deverá receber uma cópia do TERMO DE DECLARAÇÃO DE MORTE ENCEFÁLICA.

Art. 10 A Direção Técnica do hospital onde se realizará a determinação da ME deverá indicar os médicos aptos a realizar e interpretar os exames clínicos, e os responsáveis pela realização e interpretação dos exames complementares para esta determinação,

§ 1º Na ausência de médicos indicados pela Direção Técnica do hospital, caberá à Central de Notificação, Captação e Distribuição de Órgãos – CNCDO indicá-los, cabendo à Direção Técnica do Hospital disponibilizar as condições necessárias para tal.

§ 2º Estas indicações e suas atualizações deverão ser encaminhadas para a Central de Notificação, Captação e Distribuição de Órgãos – CNCDO e para o Conselho Regional de Medicina de sua jurisdição.

Art. 11 Na realização dos procedimentos para determinação da morte encefálica deverá ser utilizada a metodologia e as orientações especificadas no ANEXO I (MANUAL DE PROCEDIMENTOS PARA DETERMINAÇÃO DA MORTE ENCEFÁLICA) e no ANEXO II (TERMO DE DECLARAÇÃO DE MORTE ENCEFÁLICA) elaborados e atualizados quando necessários pelo Conselho Federal de Medicina.

Art.12 Esta Resolução entrará em vigor na data de sua publicação e revoga a Resolução CFM nº 1.480/1997.

**Câmara Técnica de Morte Encefálica do Conselho Federal de Medicina**
Gerson Zafalon Martins – *Coordenador*
Carlos Eduardo S. Silvado
Jefferson Piva
Joel Andrade
Luiz Sardinha
Roberto Luiz d'Avila
Rosana Reis Nothen

# Líquido cefalorraquidiano (LCR)
## Valores normais[1]

| | Leucócitos | Leuc. PMN[2] | Proteína | Glicose | Glic LCR/sangue |
|---|---|---|---|---|---|
| Prematuro | 0-29 (9) | 57% | 65-200 (115) | 24-63 (50) | 55-105 (74)% |
| Recém-nascido | 0-32 (8,2) | 61% | 20-170 (90) | 34-119 (52) | 44-248 (81)% |
| Crianças | 0-7 (0) | 0% | 5-40 (< 40) | 40-80 (> 40) | 40-60 (50)% |

[1]Valores usuais.
[2]Leuc. PMN = Leucócitos polimorfonucleares.
Valores em parênteses: média.
Fonte: Adaptado de Levin DL, Morriss FC. *Essentials of pediatric intensive care*. 2nd ed. 1997. p. 412.

## Diagnóstico de meningite/meningoencefalite

| | LCR | Observações |
|---|---|---|
| Meningite bacteriana | 100 – > 1.000 polimorfos/mm$^3$<br>Glicose baixa < 1/2 plasma<br>Proteína elevada < 1.500 mg/dL | Antibióticos orais podem dificultar o diagnóstico |
| Meningite tuberculosa | 100-500 células mononucleares (principalmente linfócitos)/mm$^3$<br>Glicose muito baixa < 1/2 plasma<br>Proteína muito elevada 1.000-5.000 mg/dL | *Mantoux* em até 60% é positivo<br>Baixa sensibilidade para cultura e PCR<br>RM/TC: intensificação meníngea, hidrocefalia e infartos<br>Tratar se suspeita clínica |
| Meningite viral | 10-1.000 mononucleares/mm$^3$ (no início da doença pode ser > 1.000 neutrófilos/mm$^3$)<br>Glicose normal > ½ do plasma<br>Proteína normal ou levemente elevada < 1.000 mg/dL | Testar anticorpos específicos para vírus no LCR |
| Meningoencefalite | Normal – >10 mononucleares/mm$^3$<br>Glicose normal – baixa<br>Proteína normal – alta (até 6.000 mg/dL) | PCR no LCR pode detectar *Mycoplasma* ou vírus |

Fonte: Adaptado de Immunity and infection. In: Barry P, Mor ris K, Ali T. (Eds.). *Oxford specialist handbooks in paediatrics. Paediatric intensive care*. Oxford: Oxford University, 2010. p. 552-53.

## Valores normais de pressão intracraniana

| | |
|---|---|
| Lactente | < 6 mmHg |
| Crianças | < 10 mmHg |
| Crianças maiores/adultos | 7-15 mmHg |

Fonte: Adaptado de Vascular access and clinical monitoring. In: Barry P, Morris K and Ali T (eds). *Oxford specialist handbooks in paediatrics, Paediatric Intensive Care*. Oxford: Oxford University Press, 2010:98.

### Teste de apneia

No paciente em coma, o nível sensorial de estímulo para desencadear a respiração é alto, necessitando-se da $pCO_2$ de até 55 mmHg, fenômeno que pode determinar um tempo de vários minutos entre a desconexão do respirador e o aparecimento dos movimentos respiratórios, caso a região pontobulbar ainda esteja íntegra. A prova da apneia é realizada de acordo com o seguinte protocolo:

- Ventilar o paciente com 2 de 100% por 10 minutos.
- Desconectar o ventilador.
- Instalar cateter traqueal de oxigênio com fluxo de 6 litros por minuto.
- Observar se aparecem movimentos respiratórios por 10 minutos ou até quando a $pCO_2$ atingir 55 mmHg.

**Obs.:** Uma primeira gasometria arterial é coletada e processada rapidamente. O valor da $pCO_2$ gasometria é usado para o cálculo do tempo que o paciente vai ficar em apneia no teste. Baseando-se em que a $pCO_2$ arterial aumenta aproximadamente 2,5 mmHg por minuto, o tempo é estimado para que a $pCO_2$ se acumule até que chegue a 55 mmHg.

$$\text{Tempo do teste de apneia} = 55 - pCO_2 \text{ anterior}/2,5$$

Fonte: Resolução CFM nº 1.480/97.

## NÍVEL DE PRESSÃO ARTERIAL PARA MENINOS E MENINAS
### Dimensões de manguitos

| Dimensões de manguito para aferição de pressão arterial | | | |
|---|---|---|---|
| Faixa etária | Largura (cm) | Comprimento (cm) | Circunferência máxima do braço (cm)* |
| RN | 4 | 8 | 10 |
| Lactente | 6 | 12 | 15 |
| Criança | 9 | 18 | 22 |
| Adulto pequeno | 10 | 24 | 26 |
| Adulto | 13 | 30 | 34 |

*Calculada de forma que o maior braço ainda permite que o manguito envolva pelo menos 80% do braço.
Fonte: Adaptado de The Fourth Report on the Diagnosis, Evaluation, and Treatment of High Blood Pressure in Children and Adolescents. *Pediatrics* 2004;114:555.

## Nível de pressão arterial para meninos conforme a idade e o percentil da altura

| Idade (a) | Percentil PA | PAS, mmHg ||||||| PAD, mmHg |||||||
|---|---|---|---|---|---|---|---|---|---|---|---|---|---|---|---|
| | | Percentil de altura ||||||| Percentil de altura |||||||
| | | 5º | 10º | 25º | 50º | 75º | 90º | 95º | 5º | 10º | 25º | 50º | 75º | 90º | 95º |
| 1 | 50º | 80 | 81 | 83 | 85 | 87 | 88 | 89 | 34 | 35 | 36 | 37 | 38 | 39 | 39 |
| | 90º | 94 | 95 | 97 | 99 | 100 | 102 | 103 | 49 | 50 | 51 | 52 | 53 | 53 | 54 |
| | 95º | 98 | 99 | 101 | 103 | 104 | 106 | 106 | 54 | 54 | 55 | 56 | 57 | 58 | 58 |
| | 99º | 105 | 106 | 108 | 110 | 112 | 113 | 114 | 61 | 62 | 63 | 64 | 65 | 66 | 66 |
| 2 | 50º | 84 | 85 | 87 | 88 | 90 | 92 | 92 | 39 | 40 | 41 | 42 | 43 | 44 | 44 |
| | 90º | 97 | 99 | 100 | 102 | 104 | 105 | 106 | 54 | 55 | 56 | 57 | 58 | 58 | 59 |
| | 95º | 101 | 102 | 104 | 106 | 108 | 109 | 110 | 59 | 59 | 60 | 61 | 62 | 63 | 63 |
| | 99º | 109 | 110 | 111 | 113 | 115 | 117 | 117 | 66 | 67 | 68 | 69 | 70 | 71 | 71 |
| 3 | 50º | 86 | 87 | 89 | 91 | 93 | 94 | 95 | 44 | 44 | 45 | 46 | 47 | 48 | 48 |
| | 90º | 100 | 101 | 103 | 105 | 107 | 108 | 109 | 59 | 59 | 60 | 61 | 62 | 63 | 63 |
| | 95º | 104 | 105 | 107 | 109 | 110 | 112 | 113 | 63 | 63 | 64 | 65 | 66 | 67 | 67 |
| | 99º | 111 | 112 | 114 | 116 | 118 | 119 | 120 | 71 | 71 | 72 | 73 | 74 | 75 | 75 |
| 4 | 50º | 88 | 89 | 91 | 93 | 95 | 96 | 97 | 47 | 48 | 49 | 50 | 51 | 51 | 52 |
| | 90º | 102 | 103 | 105 | 107 | 109 | 110 | 111 | 62 | 63 | 64 | 65 | 66 | 66 | 67 |
| | 95º | 106 | 107 | 109 | 111 | 112 | 114 | 115 | 66 | 67 | 68 | 69 | 70 | 71 | 71 |
| | 99º | 113 | 114 | 116 | 118 | 120 | 121 | 122 | 74 | 75 | 76 | 77 | 78 | 78 | 79 |
| 5 | 50º | 90 | 91 | 93 | 95 | 96 | 98 | 98 | 50 | 51 | 52 | 53 | 54 | 55 | 55 |
| | 90º | 104 | 105 | 106 | 108 | 110 | 111 | 112 | 65 | 66 | 67 | 68 | 69 | 69 | 70 |
| | 95º | 108 | 109 | 110 | 112 | 114 | 115 | 116 | 69 | 70 | 71 | 72 | 73 | 74 | 74 |
| | 99º | 115 | 116 | 118 | 120 | 121 | 123 | 123 | 77 | 78 | 79 | 80 | 81 | 81 | 82 |
| 6 | 50º | 91 | 92 | 94 | 96 | 98 | 99 | 100 | 53 | 53 | 54 | 55 | 56 | 57 | 57 |
| | 90º | 105 | 106 | 108 | 110 | 111 | 113 | 113 | 68 | 68 | 69 | 70 | 71 | 72 | 72 |
| | 95º | 109 | 110 | 112 | 114 | 115 | 117 | 117 | 72 | 72 | 73 | 74 | 75 | 76 | 76 |
| | 99º | 116 | 117 | 119 | 121 | 123 | 124 | 125 | 80 | 80 | 81 | 82 | 83 | 84 | 84 |
| 7 | 50º | 92 | 94 | 95 | 97 | 99 | 100 | 101 | 55 | 55 | 56 | 57 | 58 | 59 | 59 |
| | 90º | 106 | 107 | 109 | 111 | 113 | 114 | 115 | 70 | 70 | 71 | 72 | 73 | 74 | 74 |
| | 95º | 110 | 111 | 113 | 115 | 117 | 118 | 119 | 74 | 74 | 75 | 76 | 77 | 78 | 78 |
| | 99º | 117 | 118 | 120 | 122 | 124 | 125 | 126 | 82 | 82 | 83 | 84 | 85 | 86 | 86 |
| 8 | 50º | 94 | 95 | 97 | 99 | 100 | 102 | 102 | 56 | 57 | 58 | 59 | 60 | 60 | 61 |
| | 90º | 107 | 109 | 110 | 112 | 114 | 115 | 116 | 71 | 72 | 72 | 73 | 74 | 75 | 76 |
| | 95º | 111 | 112 | 114 | 116 | 118 | 119 | 120 | 75 | 76 | 77 | 78 | 79 | 79 | 80 |
| | 99º | 119 | 120 | 122 | 123 | 125 | 127 | 127 | 83 | 84 | 85 | 86 | 87 | 87 | 88 |

*(Continua)*

| Idade (a) | Percentil PA | PAS, mmHg ||||||| PAD, mmHg |||||||
|---|---|---|---|---|---|---|---|---|---|---|---|---|---|---|---|
| | | Percentil de altura ||||||| Percentil de altura |||||||
| | | 5º | 10º | 25º | 50º | 75º | 90º | 95º | 5º | 10º | 25º | 50º | 75º | 90º | 95º |
| 9  | 50º | 95  | 96  | 98  | 100 | 102 | 103 | 104 | 57 | 58 | 59 | 60 | 61 | 61 | 62 |
|    | 90º | 109 | 110 | 112 | 114 | 115 | 117 | 118 | 72 | 73 | 74 | 75 | 76 | 76 | 77 |
|    | 95º | 113 | 114 | 116 | 118 | 119 | 121 | 121 | 76 | 77 | 78 | 79 | 80 | 81 | 81 |
|    | 99º | 120 | 121 | 123 | 125 | 127 | 128 | 129 | 84 | 85 | 86 | 87 | 88 | 88 | 89 |
| 10 | 50º | 97  | 98  | 100 | 102 | 103 | 105 | 106 | 58 | 59 | 60 | 61 | 61 | 62 | 63 |
|    | 90º | 111 | 112 | 114 | 115 | 117 | 119 | 119 | 73 | 73 | 74 | 75 | 76 | 77 | 78 |
|    | 95º | 115 | 116 | 117 | 119 | 121 | 122 | 123 | 77 | 78 | 79 | 80 | 81 | 81 | 82 |
|    | 99º | 122 | 123 | 125 | 127 | 128 | 130 | 130 | 85 | 86 | 86 | 88 | 88 | 89 | 90 |
| 11 | 50º | 99  | 100 | 102 | 104 | 105 | 107 | 107 | 59 | 59 | 60 | 61 | 62 | 63 | 63 |
|    | 90º | 113 | 114 | 115 | 117 | 119 | 120 | 121 | 74 | 74 | 75 | 76 | 77 | 78 | 78 |
|    | 95º | 117 | 118 | 119 | 121 | 123 | 124 | 125 | 78 | 78 | 79 | 80 | 81 | 82 | 82 |
|    | 99º | 124 | 125 | 127 | 129 | 130 | 132 | 132 | 86 | 86 | 87 | 88 | 89 | 90 | 90 |
| 12 | 50º | 101 | 102 | 104 | 106 | 108 | 109 | 110 | 59 | 60 | 61 | 62 | 63 | 63 | 64 |
|    | 90º | 115 | 116 | 118 | 120 | 121 | 123 | 123 | 74 | 75 | 75 | 76 | 77 | 78 | 79 |
|    | 95º | 119 | 120 | 122 | 123 | 125 | 127 | 127 | 78 | 79 | 80 | 81 | 82 | 82 | 83 |
|    | 99º | 126 | 127 | 129 | 131 | 133 | 134 | 135 | 86 | 87 | 88 | 89 | 90 | 90 | 91 |
| 13 | 50º | 104 | 105 | 106 | 108 | 110 | 111 | 112 | 60 | 60 | 61 | 62 | 63 | 64 | 64 |
|    | 90º | 117 | 118 | 120 | 122 | 124 | 125 | 126 | 75 | 75 | 76 | 77 | 78 | 79 | 79 |
|    | 95º | 121 | 122 | 124 | 126 | 128 | 129 | 130 | 79 | 79 | 80 | 81 | 82 | 83 | 83 |
|    | 99º | 128 | 130 | 131 | 133 | 135 | 136 | 137 | 87 | 87 | 88 | 89 | 90 | 91 | 91 |
| 14 | 50º | 106 | 107 | 109 | 111 | 113 | 114 | 115 | 60 | 61 | 62 | 63 | 64 | 65 | 65 |
|    | 90º | 120 | 121 | 123 | 125 | 126 | 128 | 128 | 75 | 76 | 77 | 78 | 79 | 79 | 80 |
|    | 95º | 124 | 125 | 127 | 128 | 130 | 132 | 132 | 80 | 80 | 81 | 82 | 83 | 84 | 84 |
|    | 99º | 131 | 132 | 134 | 136 | 138 | 139 | 140 | 87 | 88 | 89 | 90 | 91 | 92 | 92 |
| 15 | 50º | 109 | 110 | 112 | 113 | 115 | 117 | 117 | 61 | 62 | 63 | 64 | 65 | 66 | 66 |
|    | 90º | 122 | 124 | 125 | 127 | 129 | 130 | 131 | 76 | 77 | 78 | 79 | 80 | 80 | 81 |
|    | 95º | 126 | 127 | 129 | 131 | 133 | 134 | 135 | 81 | 81 | 82 | 83 | 84 | 85 | 85 |
|    | 99º | 134 | 135 | 136 | 138 | 140 | 142 | 142 | 88 | 89 | 90 | 91 | 92 | 93 | 93 |
| 16 | 50º | 111 | 112 | 114 | 116 | 118 | 119 | 120 | 63 | 63 | 64 | 65 | 66 | 67 | 67 |
|    | 90º | 125 | 126 | 128 | 130 | 131 | 133 | 134 | 78 | 78 | 79 | 80 | 81 | 82 | 82 |
|    | 95º | 129 | 130 | 132 | 134 | 135 | 137 | 137 | 82 | 83 | 83 | 84 | 85 | 86 | 87 |
|    | 99º | 136 | 137 | 139 | 141 | 143 | 144 | 145 | 90 | 90 | 91 | 92 | 93 | 94 | 94 |
| 17 | 50º | 114 | 115 | 116 | 118 | 120 | 121 | 122 | 65 | 66 | 66 | 67 | 68 | 69 | 70 |
|    | 90º | 127 | 128 | 130 | 132 | 134 | 135 | 136 | 80 | 80 | 81 | 82 | 83 | 84 | 84 |
|    | 95º | 131 | 132 | 134 | 136 | 138 | 139 | 140 | 84 | 85 | 86 | 87 | 87 | 88 | 89 |
|    | 99º | 139 | 140 | 141 | 143 | 145 | 146 | 147 | 92 | 93 | 93 | 94 | 95 | 96 | 97 |

Fonte: Adaptado de The Fourth Report on the Diagnosis, Evaluation, and Treatment of High Blood Pressure in Children and Adolescents. *Pediatrics* 2004;114:555.

## Nível de pressão arterial para meninas conforme a idade e o percentil da altura

| Idade (a) | Percentil PA | PAS, mmHg | | | | | | | PAD, mmHg | | | | | |
|---|---|---|---|---|---|---|---|---|---|---|---|---|---|---|
| | | Percentil de altura | | | | | | | Percentil de altura | | | | | |
| | | 5º | 10º | 25º | 50º | 75º | 90º | 95º | 5º | 10º | 25º | 50º | 75º | 90º | 95º |
| 1 | 50º | 83 | 84 | 85 | 86 | 88 | 89 | 90 | 38 | 39 | 39 | 40 | 41 | 41 | 42 |
| | 90º | 97 | 97 | 98 | 100 | 101 | 102 | 103 | 52 | 53 | 53 | 54 | 55 | 55 | 56 |
| | 95º | 100 | 101 | 102 | 104 | 105 | 106 | 107 | 56 | 57 | 57 | 58 | 59 | 59 | 60 |
| | 99º | 108 | 108 | 109 | 111 | 112 | 113 | 114 | 64 | 64 | 65 | 65 | 66 | 67 | 67 |
| 2 | 50º | 85 | 85 | 87 | 88 | 89 | 91 | 91 | 43 | 44 | 44 | 45 | 46 | 46 | 47 |
| | 90º | 98 | 99 | 100 | 101 | 103 | 104 | 105 | 57 | 58 | 58 | 59 | 60 | 61 | 61 |
| | 95º | 102 | 103 | 104 | 105 | 107 | 108 | 109 | 61 | 62 | 62 | 63 | 64 | 65 | 65 |
| | 99º | 109 | 110 | 111 | 112 | 114 | 115 | 116 | 69 | 69 | 70 | 70 | 71 | 72 | 72 |
| 3 | 50º | 86 | 87 | 88 | 89 | 91 | 92 | 93 | 47 | 48 | 48 | 49 | 50 | 50 | 51 |
| | 90º | 100 | 100 | 102 | 103 | 104 | 106 | 106 | 61 | 62 | 62 | 63 | 64 | 64 | 65 |
| | 95º | 104 | 104 | 105 | 107 | 108 | 109 | 110 | 65 | 66 | 66 | 67 | 68 | 68 | 69 |
| | 99º | 111 | 111 | 113 | 114 | 115 | 116 | 117 | 73 | 73 | 74 | 74 | 75 | 76 | 76 |
| 4 | 50º | 88 | 88 | 90 | 91 | 92 | 94 | 94 | 50 | 50 | 51 | 52 | 52 | 53 | 54 |
| | 90º | 101 | 102 | 103 | 104 | 106 | 107 | 108 | 64 | 64 | 65 | 66 | 67 | 67 | 68 |
| | 95º | 105 | 106 | 107 | 108 | 110 | 111 | 112 | 68 | 68 | 69 | 70 | 71 | 71 | 72 |
| | 99º | 112 | 113 | 114 | 115 | 117 | 118 | 119 | 76 | 76 | 76 | 77 | 78 | 79 | 79 |
| 5 | 50º | 89 | 90 | 91 | 93 | 94 | 95 | 96 | 52 | 53 | 53 | 54 | 55 | 55 | 56 |
| | 90º | 103 | 103 | 105 | 106 | 107 | 109 | 109 | 66 | 67 | 67 | 68 | 69 | 69 | 70 |
| | 95º | 107 | 107 | 108 | 110 | 111 | 112 | 113 | 70 | 71 | 71 | 72 | 73 | 73 | 74 |
| | 99º | 114 | 114 | 116 | 117 | 118 | 120 | 120 | 78 | 78 | 79 | 79 | 80 | 81 | 81 |
| 6 | 50º | 91 | 92 | 93 | 94 | 96 | 97 | 98 | 54 | 54 | 55 | 56 | 56 | 57 | 58 |
| | 90º | 104 | 105 | 106 | 108 | 109 | 110 | 111 | 68 | 68 | 69 | 70 | 70 | 71 | 72 |
| | 95º | 108 | 109 | 110 | 111 | 113 | 114 | 115 | 72 | 72 | 73 | 74 | 74 | 75 | 76 |
| | 99º | 115 | 116 | 117 | 119 | 120 | 121 | 122 | 80 | 80 | 80 | 81 | 82 | 83 | 83 |
| 7 | 50º | 93 | 93 | 95 | 96 | 97 | 99 | 99 | 55 | 56 | 56 | 57 | 58 | 58 | 59 |
| | 90º | 106 | 107 | 108 | 109 | 111 | 112 | 113 | 69 | 70 | 70 | 71 | 72 | 72 | 73 |
| | 95º | 110 | 111 | 112 | 113 | 115 | 116 | 116 | 73 | 74 | 74 | 75 | 76 | 76 | 77 |
| | 99º | 117 | 118 | 119 | 120 | 122 | 123 | 124 | 81 | 81 | 82 | 82 | 83 | 84 | 84 |
| 8 | 50º | 95 | 95 | 96 | 98 | 99 | 100 | 101 | 57 | 57 | 57 | 58 | 59 | 60 | 60 |
| | 90º | 108 | 109 | 110 | 111 | 113 | 114 | 114 | 71 | 71 | 71 | 72 | 73 | 74 | 74 |
| | 95º | 112 | 112 | 114 | 115 | 116 | 118 | 118 | 75 | 75 | 75 | 76 | 77 | 78 | 78 |
| | 99º | 119 | 120 | 121 | 122 | 123 | 125 | 125 | 82 | 82 | 83 | 83 | 84 | 85 | 86 |
| 9 | 50º | 96 | 97 | 98 | 100 | 101 | 102 | 103 | 58 | 58 | 58 | 59 | 60 | 61 | 61 |
| | 90º | 110 | 110 | 112 | 113 | 114 | 116 | 116 | 72 | 72 | 72 | 73 | 74 | 75 | 75 |
| | 95º | 114 | 114 | 115 | 117 | 118 | 119 | 120 | 76 | 76 | 76 | 77 | 78 | 79 | 79 |
| | 99º | 121 | 121 | 123 | 124 | 125 | 127 | 127 | 83 | 83 | 84 | 84 | 85 | 86 | 87 |

*(Continua)*

| Idade (a) | Percentil PA | PAS, mmHg ||||||| PAD, mmHg |||||||
|---|---|---|---|---|---|---|---|---|---|---|---|---|---|---|---|
| | | Percentil de altura ||||||| Percentil de altura |||||||
| | | 5º | 10º | 25º | 50º | 75º | 90º | 95º | 5º | 10º | 25º | 50º | 75º | 90º | 95º |
| 10 | 50º | 98 | 99 | 100 | 102 | 103 | 104 | 105 | 59 | 59 | 59 | 60 | 61 | 62 | 62 |
| | 90º | 112 | 112 | 114 | 115 | 116 | 118 | 118 | 73 | 73 | 73 | 74 | 75 | 76 | 76 |
| | 95º | 116 | 116 | 117 | 119 | 120 | 121 | 122 | 77 | 77 | 77 | 78 | 79 | 80 | 80 |
| | 99º | 123 | 123 | 125 | 126 | 127 | 129 | 129 | 84 | 84 | 85 | 86 | 86 | 87 | 88 |
| 11 | 50º | 100 | 101 | 102 | 103 | 105 | 106 | 107 | 60 | 60 | 60 | 61 | 62 | 63 | 63 |
| | 90º | 114 | 114 | 116 | 117 | 118 | 119 | 120 | 74 | 74 | 74 | 75 | 76 | 77 | 77 |
| | 95º | 118 | 118 | 119 | 121 | 122 | 123 | 124 | 78 | 78 | 78 | 79 | 80 | 81 | 81 |
| | 99º | 125 | 125 | 126 | 128 | 129 | 130 | 131 | 85 | 85 | 86 | 87 | 87 | 88 | 89 |
| 12 | 50º | 102 | 103 | 104 | 105 | 107 | 108 | 109 | 61 | 61 | 61 | 62 | 63 | 64 | 64 |
| | 90º | 116 | 116 | 117 | 119 | 120 | 121 | 122 | 75 | 75 | 75 | 76 | 77 | 78 | 78 |
| | 95º | 119 | 120 | 121 | 123 | 124 | 125 | 126 | 79 | 79 | 79 | 80 | 81 | 82 | 82 |
| | 99º | 127 | 127 | 128 | 130 | 131 | 132 | 133 | 86 | 86 | 87 | 88 | 88 | 89 | 90 |
| 13 | 50º | 104 | 105 | 106 | 107 | 109 | 110 | 110 | 62 | 62 | 62 | 63 | 64 | 65 | 65 |
| | 90º | 117 | 118 | 119 | 121 | 122 | 123 | 124 | 76 | 76 | 76 | 77 | 78 | 79 | 79 |
| | 95º | 121 | 122 | 123 | 124 | 126 | 127 | 128 | 80 | 80 | 80 | 81 | 82 | 83 | 83 |
| | 99º | 128 | 129 | 130 | 132 | 133 | 134 | 135 | 87 | 87 | 88 | 89 | 89 | 90 | 91 |
| 14 | 50º | 106 | 106 | 107 | 109 | 110 | 111 | 112 | 63 | 63 | 63 | 64 | 65 | 66 | 66 |
| | 90º | 119 | 120 | 121 | 122 | 124 | 125 | 125 | 77 | 77 | 77 | 78 | 79 | 80 | 80 |
| | 95º | 123 | 123 | 125 | 126 | 127 | 129 | 129 | 81 | 81 | 81 | 82 | 83 | 84 | 84 |
| | 99º | 130 | 131 | 132 | 133 | 135 | 136 | 136 | 88 | 88 | 89 | 90 | 90 | 91 | 92 |
| 15 | 50º | 107 | 108 | 109 | 110 | 111 | 113 | 113 | 64 | 64 | 64 | 65 | 66 | 67 | 67 |
| | 90º | 120 | 121 | 122 | 123 | 125 | 126 | 127 | 78 | 78 | 78 | 79 | 80 | 81 | 81 |
| | 95º | 124 | 125 | 126 | 127 | 129 | 130 | 131 | 82 | 82 | 82 | 83 | 84 | 85 | 85 |
| | 99º | 131 | 132 | 133 | 134 | 136 | 137 | 138 | 89 | 89 | 90 | 91 | 91 | 92 | 93 |
| 16 | 50º | 108 | 108 | 110 | 111 | 112 | 114 | 114 | 64 | 64 | 65 | 66 | 66 | 67 | 68 |
| | 90º | 121 | 122 | 123 | 124 | 126 | 127 | 128 | 78 | 78 | 79 | 80 | 81 | 81 | 82 |
| | 95º | 125 | 126 | 127 | 128 | 130 | 131 | 132 | 82 | 82 | 83 | 84 | 85 | 85 | 86 |
| | 99º | 132 | 133 | 134 | 135 | 137 | 138 | 139 | 90 | 90 | 90 | 91 | 92 | 93 | 93 |
| 17 | 50º | 108 | 109 | 110 | 111 | 113 | 114 | 115 | 64 | 65 | 65 | 66 | 67 | 67 | 68 |
| | 90º | 122 | 122 | 123 | 125 | 126 | 127 | 128 | 78 | 79 | 79 | 80 | 81 | 81 | 82 |
| | 95º | 125 | 126 | 127 | 129 | 130 | 131 | 132 | 82 | 83 | 83 | 84 | 85 | 85 | 86 |
| | 99º | 133 | 133 | 134 | 136 | 137 | 138 | 139 | 90 | 90 | 91 | 91 | 92 | 93 | 93 |

Fonte: Adaptado de The Fourth Report on the Diagnosis, Evaluation, and Treatment of High Blood Pressure in Children and Adolescents. *Pediatrics* 2004;114:555.

# VALORES LABORATORIAIS
## Valores de Referência

| Teste | Material de amostra | Valores de referência | | Fator | Valores de referência nas unidades internacionais |
|---|---|---|---|---|---|
| Ácidos biliares, totais | Soro, em jejum | 0,3-2,3 µg/mL | | × 1 | 0,3-2,3 mg/L |
| | Soro, 2 h pós-prandial | 1,8-3,2 µg/mL | | | 1,8-3,2 mg/L |
| | Fezes | 120-225 mg/d | | | 120-225 mg/d |
| Ácidos graxos não esterificados | Soro ou plasma (heparina) | Adultos | 8-25 mg/dL | × 0,0354 | 0,30-0,90 mmol/L |
| | | Crianças e adultos obesos | < 31 | | < 1,10 |
| Alanina aminotransferase (ALT-TGP) | Soro | Recém-nascido/ Lactente | 5-25 U/L | × 1 | 5-25 U/L |
| | | Após | 8-20 U/L | | 8-20 U/L |
| Albumina | Soro | Prematuro | 3,0-4,2 g/dL | × 10 | 30-42 |
| | | Recém-nascido | 3,6-5,4 g/dL | | 36-54 |
| | | Lactente | 4,0-5,0 g/dL | | 40-50 |
| | | Após | 3,5-5,0 g/dL | | 35-50 |
| | LCR | | | | 100-300 mL/L |
| Qualitativo | Urina | | | | < 200 mg/L |
| Quantitativo | | | | | < 80 mg/d |
| Aldolase | Soro | 1,0-7,5 U/l (30°C) | | × 1 | 1,0-7,5 U/l (30°C) |
| | | 0,3-3,0 U/l em repouso no leito | | | 0,3-3,0 U/L em repouso no leito |
| | | 1,5-12,0 U/L (37°C) | | | 1,5-12,0 U/l (37°C) |
| | | Crianças: 2 × adultos | | | Crianças: 2 × adultos |
| | | Recém-nascidos: 4 × adultos | | | Recém-nascidos: 4 × adultos |
| Amilase (Beckman; BMD) | Soro | Recém-nascido | 5-65 U/L | × 1 | 5-65 U/L |
| | | > 1 ano | 25-125 | | 25-125 |
| | Urina, amostra horária | 1-17 U/h | | | 1-17 U/h |
| Antidesoxirribonuclease b, título de (anti-DNAse, título de) | Soro | ≤ 170 unidades | | × 1 | ≤ 170 unidades |

*(Continua)*

| Teste | Material de amostra | Valores de referência | | | Fator | Valores de referência nas unidades internacionais | |
|---|---|---|---|---|---|---|---|
| Antidiurético, hormônio (HDA, vasopressina) | Plasma (EDTA) | Plasma, mOsmol/kg | ADH plasmático, pg/mL | | × 1 | ADH plasmático, ng/L | |
| | | 270-280 | < 1,5 | | | < 1,5 | |
| | | 280-285 | < 2,5 | | | < 2,5 | |
| | | 285-290 | 1-5 | | | 1-5 | |
| | | 290-295 | 2-7 | | | 2-7 | |
| | | 295-300 | 4-12 | | | 4-12 | |
| Antiestreptolisina O, título de (ASO, título de) | Soro | ≤ 166 Unidades Todd | | | | | |
| | | 170-330 Unidades Todd para crianças em idade escolar | | | | | |
| $\alpha_1$-antitripsina | Soro | Recém-nascido | 145-270 mg/dL | | × 0,222 | 32,2-60,0 µmol/l | |
| | | A partir daí | 105-200 | | | 23,3-44,4 | |
| Aspartato aminotransferase (AST, TGO, 30°C) | Soro | Recém-nascido/lactente | 15-60 U/L | | × 1 | 15-60 U/L | |
| | | A partir daí | 8-20 U/L | | | 8-20 U/l | |
| Base, excesso de | Sangue total (heparinizado) | | mmol/L | | × 1 | mmol/L | |
| | | Recém-nascido | (- 10)-(- 2) | | | (- 10)-(- 2) | |
| | | Lactente | (- 7)-(- 1) | | | (- 7)-(- 1) | |
| | | Criança | (- 4)-(+ 2) | | | (- 4)-(+ 2) | |
| | | A partir daí | (- 3)-(+ 3) | | | (- 3)-(+ 3) | |
| Bicarbonato | Soro | Arterial | 21-28 | | × 1 | 21-28 | |
| | | Venoso | 22-29 | | | 22-29 | |
| Bilirrubina Total | Soro | | Prematuro mg/dL | A termo mg/dL | × 17,10 | µmol/L | |
| | | Cordão umbilical | < 2 | < 2 | | < 34 | < 34 |
| | | 0-1 dia | < 8 | < 6 | | < 137 | < 103 |
| | | 1-2 dias | < 12 | < 8 | | < 205 | < 137 |
| | | 2-5 dias | < 16 | < 12 | | < 274 | < 205 |
| | | A partir daí | 0,2-1 | | | < 34 | 3,4-17,1 |
| | Urina | Negativos | | | | Negativos | |
| | Líquido amniótico | 28 sem: < 0,075 mg/dL (ou Δ A450 < 0,048) | | | × 17,10 | < 1,3 µmol/L (ou ΔA450 < 0,048) | |
| | | 40 sem: < 0,025 mg/dL (ou ΔA450 < 0,02) | | | | < 0,43 µmol/L (ou ΔA450 < 0,02) | |
| Conjugada (Direta) | Soro | 0-0,2 mg/dL | | | | 0-3,4 µmol/L | |

| Teste | Material de amostra | Valores de referência | | Fator | Valores de referência nas unidades internacionais |
|---|---|---|---|---|---|
| **Cálcio, ionizado (Ca)** | Soro, plasma ou sangue total (heparinizado) | | mg/dL | | mmol |
| | | Cordão | 5,0-6,0 | × 0,25 | 1,25-1,50 |
| | | Recém-nascido, 3-24 h | 4,3-5,1 | | 1,07-1,27 |
| | | 24-48 horas | 4,0-4,7 | | 1,00-1,17 |
| | | A partir daí | 4,48-4,92 | | 1,12-1,23 |
| | | ou | 2,24-2,46 mEq/L | × 0,5 | 1,12-1,23 |
| **Cálcio total** | Soro | | mg/dL | | mmol/L |
| | | Cordão | 9,0-11,5 | × 0,25 | 2,25-2,88 |
| | | Recém-nascido, 3,24 horas | 9,0-10,6 | | 2,3-2,65 |
| | | 24-48 horas | 7,0-12,0 | | 1,75-3,0 |
| | | 4-7 dias | 9,0-10,9 | | 2,25-2,73 |
| | | Criança | 8,8-10,8 | | 2,2-2,70 |
| | | A partir daí | 8,4-10,2 | | 2,1-2,55 |
| | Urina 24 h | Ca na dieta | mg/d | | mmol/d |
| | | Ca livre | 5-40 | × 0,025 | 0,13-1,0 |
| | | Baixo a médio | 50-150 | | 1,25-3,8 |
| | | Teor médio (20 mmol/d) | 100-300 | | 2,5-7,5 |
| | LCR | 2,1-2,7 mEq/L ou | | × 0,50 | 1,05-1,35 mmol/L |
| | | 4,2-5,4 mg/dL | | × 0,25 | 1,05-1,35 mmol/L |
| | Fezes | Média: 0,64 g/d | | × 25 | 16 mmol/d |
| **Cetônicos, corpos** | | | | | |
| Qualitativo | Soro | Negativo | | | Negativo |
| | Urina colhida ao acaso | Negativo | | | Negativo |
| Quantitativo | Soro | 0,5-3,0 mg/dL | | × 10 | 5,30 mg/L |
| **Cloreto** | Soro ou plasma (heparina) | | mmol/L | | mmol/L |
| | | Cordão | 96-104 | × 1 | 96-104 |
| | | Recém-nascido | 97-110 | | 97-110 |
| | | A partir daí | 98-106 | | 98-106 |
| | LCR | 118-132 mmol/L | | | 118-132 mmol/L |
| | Urina, 24 h | | mmol/d | | mmol/d |
| | | Lactente | 2-10 | × 1 | 2-10 |
| | | Criança | 15-40 | | 15-40 |

*(Continua)*

| Teste | Material de amostra | Valores de referência | | Fator | Valores de referência nas unidades internacionais |
|---|---|---|---|---|---|
| | | A partir daí | 110-250 | x 1 | 110-250 |
| | | (varia muito de acordo com a ingesta de Cl) | | | |
| | Suor | | mmol/L | | mmol/L |
| | | Normal (homozigoto) | 0-35 | x 1 | 0-35 |
| | | Marginal | 30-60 | | 30-60 |
| | | Fibrose cística | 60-200 | | 60-200 |
| | | Aumenta cerca de 10 mmol/L durante a vida | | | Aumenta cerca de 10 mmol/L durante a vida |
| **Coagulação, ensaio para os fatores de** | Plasma (citrato) | | | | |
| Fator I, ver fibrinogênio | | | | | |
| Fator II | | 0,5-1,5 U/mL ou 60-150% do normal | | x 1 | 0,5-1,5 KU/L 60-150 UA |
| Fator IV, ver cálcio | | 0,5-2,0 U/mL | | | 0,5-2,0 KU/L |
| Fator V | | 60-150% do normal | | | 60-150 UA |
| Fator VII | | 65-135% do normal | | | 65-135 UA |
| Fator VIII | | 60-145% do normal | | | 60-145 UA |
| Fator VIII, antígeno do | | 50-200% do normal | | | 50-200 UA |
| Fator IX | | 60-140% do normal | | | 60-140 UA |
| Fator X | | 60-130% do normal | | | 60-130 UA |
| Fator XI | | 65-135% do normal | | | 65-135 UA |
| Fator XII | | 65-150% do normal | | | 65-150 UA |
| Fator XIII (Fator estabilizante da fibrina, FSF) | Sangue total (citrato ou oxalato) | Nível hemostático mínimo: 0,02-0,05 U/mL ou 1-2% do normal | | x 1.000 | 20-50 U/L ou 1-2 UA |
| **Colesterol total** | Soro ou plasma (EDTA ou heparina) | | mg/dL | x 0,0259 | nmol/L |
| | | Cordão | 45-100 | | 1,17-2,59 |
| | | Recém-nascido | 53-135 | | 1,37-3,50 |
| | | Lactente | 70-175 | | 1,81-4,35 |
| | | Criança | 120-200 | | 3,11-5,18 |
| | | Adolescente | 120-210 | | 3,11-5,44 |
| | | Adulto | 140-310 | | 3,63-8,03 |

| Teste | Material de amostra | Valores de referência | | Fator | Valores de referência nas unidades internacionais |
|---|---|---|---|---|---|
| | | Valores recomendados (desejáveis) para adultos | 140-250 | | |
| **Complementos, componentes do** Atividade hemolítica total do complemento | Plasma (EDTA) | 75-160 U/mL ou > 33% do CH50 plasmático | | × 1 | 75-160 kU/mL ou > 0,33 do CH50 plasmático |
| Velocidade de queda do complemento total (funcional) | | ~ 10-20% | | × 0,01 | ~ 0,10-0,20 (fração da velocidade de "queda") |
| Componentes da via clássica | | Deficiência: > 50% | | | 0,50 (fração da velocidade da "queda") |
| | | | mg/dL | | mg/L |
| C1q | Soro | Cordão | 1,0-14,9 | × 10 | 10-149 |
| | | 1 mês | 2,2-6,2 | | 22-62 |
| bl | | 6 meses | 1,2-7,6 | | 12-76 |
| | | Adulto | 5,1-7,9 | | 51-79 |
| C1r | | 2,5-3,8 mg/dL | | | 25-38 mg/L |
| C1s (C1 esterase) | | 2,5-3,8 mg/dL | | | 25-38 mg/L |
| | Soro | | mg/dL | | mg/dL |
| | | Cordão | 1,6-2,8 | × 10 | 16-28 |
| C2 | | 1 mês | 1,9-3,9 | | 19-39 |
| | | 6 meses | 2,4-3,6 | | 24-36 |
| | | Adultos | 1,6-4,0 | | 16-40 |
| C3 | | | mg/dL | | g/L |
| | Soro | Cordão | 65-112 | × 0,01 | 0,65-1,12 |
| | | 1 mês | 61-130 | | 0,61-1,30 |
| | | Adulto | 111-171 | | 1,11-1,71 |
| IDR | | Materno | 161-175 | | 1,61-1,75 |
| | | Ao nascer, a conc. é de 50-75% dos valores do adulto | | | Ao nascer, a conc. é de 50-75% dos valores do adulto |
| Nefelometria C4 | Soro | Recém-nascido | 58-120 mg/dL | × 0,01 | 0,58-1,20 g/L |
| IDR | Soro | Recém-nascido | 16-39 mg/dL | × 10 | 160-390 mg/L |
| | | Adulto | 14-45 | | 140-450 |

*(Continua)*

| Teste | Material de amostra | Valores de referência | | Fator | Valores de referência nas unidades internacionais |
|---|---|---|---|---|---|
| Nefelometria | Soro | Recém-nascido | 10-26 mg/dL | × 10 | 100-260 mg/L |
| | | Adulto | 13-37 | | 130-370 |
| C5 | | | mg/dL | × 10 | mg/L |
| | | Cordão | 3,4-6,2 | | 34-62 |
| | | 1 mês | 2,3-6,3 | | 23-63 |
| | | 6 meses | 2,4-6,4 | | 24-64 |
| | | Adulto | 3,8-9,0 | | 38-90 |
| C6 | | | mg/dL | × 10 | mg/L |
| | | Cordão | 1,0-4,2 | | 10-42 |
| | | 1 mês | 2,2-5,2 | | 22-52 |
| | | 6 meses | 3,7-7,1 | | 37-71 |
| | | Adulto | 4,0-7,2 | | 40-72 |
| C7 | | 4,9-7,0 mg/dL | | | 49-70 mg/L |
| C8 | | 4,3-6,3 mg/dL | | | 43-63 mg/L |
| C9 | | 4,7-6,9 mg/dL | | | 47-69 mg/L |
| Componente da via alternativa. Proteína fixadora de C4 | | 18,0-32,0 mg/dL | | | 180-320 mg/L |
| Fator B (pró-ativador de C3) | | | | | |
| IDR | Plasma | | mg/dL | × 10 | mg/L |
| | | Cordão | 7,8-15,8 | | 78-158 |
| | | 1 mês | 6,2-28,6 | | 62-286 |
| | | 6 meses | 16,9-29,3 | | 169-293 |
| | | Adulto | 14,7-33,5 | | 147-335 |
| Nefelometria | Soro | Recém-nascido | 14-33 mg/dL | | 140-330 mg/L |
| | | Adulto | 20-45 | | 200-450 |
| Properdina | | | mg/dL | × 10 | mg/L |
| | | Cordão | 1,3-1,7 | | 13-17 |
| | | 1 mês | 0,6-2,2 | | 6-22 |
| | | 6 meses | 1,3-2,5 | | 13-25 |
| | | Adulto | 2,0-3,6 | | 20-36 |

| Teste | Material de amostra | Valores de referência | | Fator | Valores de referência nas unidades internacionais |
|---|---|---|---|---|---|
| Proteínas reguladoras | | | | | |
| β₁-H-globulina (acelerador da inativação do C3b) | Soro | | mg/dL | × 10 | mg/dL |
| | | Cordão | 26-42 | | 260-420 |
| | | 1 mês | 24-56 | | 240-560 |
| | | 6 meses | 33-61 | | 330-610 |
| | | Adulto | 40-72 | | 400-720 |
| Inibidor de C1 (inibidor de esterase) IDR | Plasma (EDTA) | 17,4-24,0 mg/dL | | | 174-240 mg/L |
| Velocidade de queda do complemento (funcional) | Soro | < 20% da velocidade de queda. Deficiência: > 50% da velocidade de queda | | × 0,01 | 0,20 (fração da velocidade da queda) 0,50 (fração da velocidade da queda) |
| Inativador de C3b, (KAF) | | | mg/dL | × 10 | mg/L |
| | | Cordão | 1,8-2,6 | | 18-26 |
| | | 1 mês | 1,5-3,9 | | 15-39 |
| | | 6 meses | 2,3-4,3 | | 23-43 |
| | | Adulto | 2,6-5,4 | | 26-54 |
| Proteína S | | 41,8-60,0 mg/dL | | | 418-600 mg/L |
| Concentração de hemoglobina corpuscular média (CHCM, CHGM) | Sangue total (EDTA) | | % de Hb/cél ou g de Hb/dL de Hem. | | mmol Hb/L de Hem. |
| | | Nascimento | 30-36 | × 0,155 | 4,65-5,50 |
| | | 1-3 dias (cap.) | 29-37 | | 4,50-5,74 |
| | | 1-2 semanas | 28-38 | | 4,34-5,89 |
| | | 1-2 meses | 29-37 | | 4,50-5,74 |
| | | 3 meses-2 anos | 30-36 | | 4,65-5,58 |
| | | 2-18 anos | 31-37 | | 4,81-5,74 |
| | | > 18 anos | 31-37 | | 4,81-5,74 |
| Contagem de plaquetas (Contagem de Trombócitos) | Sangue total (EDTA) | × 10³/mm³(μl) Recém-nascido | 84-478 | × 10⁶ | × 10⁹/L 84-478 |
| | | Após 1 semana, os níveis tornam-se semelhantes aos do adulto | | | |
| | | Adulto | 150-400 | × 1 | 150-400 |

*(Continua)*

| Teste | Material de amostra | Valores de referência | | Fator | Valores de referência nas unidades internacionais |
|---|---|---|---|---|---|
| **Cortisol** | Soro ou plasma (heparina) | | µg/dL | | nmol/L |
| | | Recém-nascido | 1-24 | × 27,59 | 28-662 |
| | | Adulto: 8 h | 5-23 | | 138-635 |
| | | 16 h | 3-15 | | 82-413 |
| | | 20 h | < 50% do valor obtido às 8 h | × 0,01 | Fração de 8 h: ≤ 0,50 |
| **Cortisol livre** | Urina, 24 h | | µg/d | | nmol/d |
| | | Criança | 2-27 | × 2,759 | 5,5-74 |
| | | Adolescente | 5-55 | | 14-152 |
| | | Adulto | 10-100 | | 27-276 |
| **Creatinina** Jaffe, método cinético ou enzimático | Soro ou plasma | | mg/dL | | µmol/L |
| | | Cordão | 0,6-1,2 | × 88,4 | 53-106 |
| | | Recém-nascido | 0,3-1,0 | | 27-88 |
| | | Lactente | 0,2-0,4 | | 18-35 |
| | | Criança | 0,3-0,7 | | 27-62 |
| | | Adolescente | 0,5-1,0 | | 44-88 |
| | | Adulto: H | 0,6-1,2 | | 53-106 |
| | | M | 0,5-1,1 | | 44-97 |
| | | 0,8-1,5 mg/dL | | × 88,4 | 70-133 µmol/L |
| | Líquido amniótico | Após a 37ª semana de gestação: > 2,0 mg/dL | | | Após a 37ª semana de gestação: 180 µmol/L |
| Jaffe, manual | Urina, 24 h | | mg/kg/d | | µmol/kg/d |
| | | Lactente | 8-20 | | 71-180 |
| | | Criança | 8-22 | | 71-195 |
| | | Adolescente | 8-30 | | 71-265 |
| | | Adulto | 14-26 | | 124-230 |
| | | ou | mg/d | | mmol/d |
| | | H | 800-2.000 | 0,00884 | 7-18 |
| | | M | 600-1.800 | | 5,3-16 |

| Teste | Material de amostra | Valores de referência | | Fator | Valores de referência nas unidades internacionais |
|---|---|---|---|---|---|
| **Creatinina (endógena), depuração da** | Soro ou plasma e urina | Recém-nascido: 40-65 mL/min/ 1,73 m² <br> < 40 anos, H: 97-137 <br> M: 88-128 <br> Cai ~ 6,5 mL/min/década | | | |
| **Creatinocinase** (CK, CPK; 30°C) Total | Soro | | U/L | | U/L |
| | | Recém-nascido | 68-580 | × 1 | 68-580 |
| | | Adulto: H | 12-70 | | 12-70 |
| | | M | 10-55 | | 10-55 |
| | | Deambulando | | | |
| | | H | 25-90 | | 25-90 |
| | | M | 10-70 | | 10-70 |
| | | Eleva-se após esforços físicos | | | Eleva-se após esforços físicos |
| Isoenzimas | Soro | Fração 2 (MB) < 5% do total | | | Fração do total: < 0,05 |
| **Eritrócitos, contagem de** | Sangue total (EDTA) | milhões de céls/mm³ (µL) | | | × 10¹² céls/L |
| | | Sangue do cordão | 3,9-5,5 | × 1 | 3,9-5,5 |
| | | 1-3 dias (cap) | 4,0-6,6 | | 4,0-6,6 |
| | | 1 semana | 3,9-6,3 | | 3,9-6,3 |
| | | 2 semanas | 3,6-6,2 | | 3,6-6,2 |
| | | 1 mês | 3,0-5,4 | | 3,0-5,4 |
| | | 2 meses | 2,7-4,9 | | 2,7-4,9 |
| | | 3-6 meses | 3,1-4,5 | | 3,1-4,5 |
| | | 0,5-2 anos | 3,7-5,3 | | 3,7-5,3 |
| | | 2-6 anos | 3,9-5,3 | | 3,9-5,3 |
| | | 6-12 anos | 4,0-5,2 | | 4,0-5,2 |
| | | 12-18 anos: H | 4,5-5,3 | | 4,5-5,3 |
| | | M | 4,1-5,1 | | 4,1-5,1 |
| | | 18-49 anos: H | 4,5-5,9 | | 4,5-5,9 |
| | | M | 4,0-5,2 | | 4,0-5,2 |

*(Continua)*

| Teste | Material de amostra | Valores de referência | | | Fator | Valores de referência nas unidades internacionais |
|---|---|---|---|---|---|---|
| **Eritropoietina** RIA (RTE) | Soro | < 5-20 Um/mL | | | × 1 | < 5-20 U/L |
| Hemaglutinação | | 25-125 | | | | 25-125 |
| Bioensaio | | 5-18 | | | | 5-18 |
| **Falciforme, Testes para anemia** Metabissulfito de sódio | Sangue total (EDTA, heparina ou oxalato) | Negativo | | | | |
| Teste da Ditionita | Sangue total (EDTA, heparina ou oxalato) | Negativo | | | | |
| **Ferritina** | Soro | | | ng/mL | | μg/L |
| | | Recém-nascido | | 25-200 | × 1 | 25-200 |
| | | 1 mês | | 200-600 | | 200-600 |
| | | 2-5 meses | | 50-200 | | 50-200 |
| | | 6 meses-15 anos | | 7-140 | | 7-140 |
| | | Adulto: | H | 15-200 | | 15-200 |
| | | | M | 12-150 | | 12-150 |
| **Ferro** | Soro | | | μg/dL | | μmol/L |
| | | Recém-nascido | | 100-250 | × 0,179 | 17,90-44,75 |
| | | Lactente | | 40-100 | | 7,16-17,90 |
| | | Criança | | 50-120 | | 8,95-21,48 |
| | | A partir daí: | H | 50-160 | | 8,95-28,64 |
| | | | M | 40-150 | | 7,16-26,85 |
| | | Criança intoxicada | | 280-2.550 | | 50,12-456,5 |
| | | Criança com intoxicação fatal | | > 1.800 | | > 322,2 |
| **Ferro, capacidade total de ligação (CTLF)** | Soro | Lactente | | 100-400 μg/dL | × 0,179 | 17,90-71,60 μmol/L |
| | | A partir daí: | | 250-400 | | 44,75-71,60 |
| **Fibrina, produtos de degradação da (PDF)** Aglutinação (Trombo Wellco test®) | Sangue total; tubo especial contendo trombina e um inibidor proteolítico | < 10 μg/mL | | | × 1 | < 10 mg/L |
| | Urina: 2 mL em um tubo especial (ver acima) | < 0,25 μg/mL | | | | < 0,25 mg/L |

| Teste | Material de amostra | Valores de referência | | Fator | Valores de referência nas unidades internacionais |
|---|---|---|---|---|---|
| **Fibrinogênio** | Sangue total (citrato de Na) | Recém-nascido | 125-300 mg/dL | × 0,01 | 1,25-3,00 g/L |
| | | Adulto | 200-400 | | 2,00-4,00 |
| **Folato** | Soro | Recém-nascido | 7,0-32 ng/mL | × 2,265 | 15,9-72,4 nmol/L |
| | | A partir daí | 1,8-9 | | 4,1-20,4 |
| | Eritrócitos (EDTA) | 150-450 ng/mL de céls. | | | 340-1.020 nmol/L de céls. |
| **Fosfatase alcalina (p-nitrofenil fosfato)** Método SKI: 30°C | Soro | | U/L | × 1 | U/L |
| | | Lactente | 50-155 | | 50-155 |
| | | Criança | 20-150 | | 20-150 |
| | | Adulto | 20-70 | | 20-70 |
| Bowers e McComb, 30°C | | 25-90 U/L | | | 25-90 U/L |
| **Glicose** | Soro | | mg/dL | × 0,0555 | mmol/L |
| | | Cordão | 45-96 | | 2,5-5,3 |
| | | Prematuro | 20-60 | | 1,1-3,3 |
| | | Neonato | 30-60 | | 1,7-3,3 |
| | | Recém-nascido | | | |
| | | 1 dia | 40-60 | | 2,2-3,3 |
| | | 1 dia | 50-90 | | 2,8-5,0 |
| | | Criança | 60-100 | | 3,3-5,5 |
| | | Adulto | 70-105 | | 3,9-5,8 |
| | Sangue total (heparina) | Adulto | 65-95 | | 3,6-5,3 |
| | LCR | Adulto | 40-70 | | 2,2-3,9 |
| Quantitativo, enzimático | Urina | < 0,5 g/d | | × 5,55 | < 2,8 mmol/d |
| Qualitativo | Urina | Negativo | | | Negativo |

*(Continua)*

| Teste | Material de amostra | Valores de referência | | | Fator | Valores de referência nas unidades internacionais | | |
|---|---|---|---|---|---|---|---|---|
| Glicose 6-fosfato desidrogenase (G6-PD) eritrocitária | Sangue total (ACD, EDTA ou heparina) | | | | | | | |
| Bishop modificado | | Adulto | | | | Adulto | | |
| | | 3,4-8,0 U/g Hb | | | × 0,0645 | 0,22-0,52 MU/mol Hb | | |
| | | 98,6-232 U/1012 Hem. | | | × $10^{-3}$ | 0,10-0,23 nU/Hem. | | |
| | | 1,16-2,72 U/mL Hem. | | | × 1 | 1,16-2,72 kU/L Hem. | | |
| | | Recém-nascidos: valores 50% mais elevados | | | | Recém-nascidos: valores 50% mais elevados | | |
| Glicose oral, testes de tolerância à (TTG) Dose para adultos: 75 g | Soro | | mg/dL | | | | mmol/L | |
| | | | Normal | Diabético | | | Normal | Diabético |
| | | Jejum | 70-105 | > 115 | × 0,0555 | | 3,9-5,8 | > 6,4 |
| Crianças: 1,75 g/kg do peso ideal até o máximo de 75 g | | 60 min | 120-170 | ≥ 200 | | | 6,7-9,4 | ≥ 11 |
| | | 90 min | 100-140 | ≥ 200 | | | 5,6-7,8 | ≥ 11 |
| | | 120 min | 70-120 | ≥ 140 | | | 3,9-6,7 | ≥ 7,8 |
| Glicose pós-prandial, 2 h | Soro | < 120 mg/dL | | | × 0,555 | < 6,7 mmol/L | | |
| | | Diabetes: ver glicose oral, teste de tolerância à | | | | | | |
| Gordura fecal | Fezes, 72 h | | g/d | | × 1 | | g/d | |
| | | Lactente só aleitamento materno | < 1 | | | | < 1 | |
| | | 0-6 anos | < 2 | | | | < 2 | |
| | | Adulto | < 7 | | | | < 7 | |
| | | Adulto (dieta isenta de lipídeos) | < 4 | | | | < 4 | |
| | | Coeficiente da absorção da gordura (%) | | | | Fração absorvida | | |
| | | Lactente sob aleitamento materno | > 93 | | × 0,01 | | > 0,93 | |
| | | Lactente amamentado com fórmulas lácteas | > 83 | | | | > 0,83 | |
| | | > 1 ano | ≥ 95 | | | | ≥ 0,95 | |

| Teste | Material de amostra | Valores de referência | | | Fator | Valores de referência nas unidades internacionais | |
|---|---|---|---|---|---|---|---|
| HDL-colesterol (HDLC) | Soro ou plasma (EDTA) | | mg/dL | | | mmol/L | |
| | | | H | M | | H | M |
| | | Média | 45 | 55 | × 0,0259 | 1,17 | 1,42 |
| | | Variação no sangue do cordão | 5-50 | 5-50 | | 0,13-1,30 | 0,13-1,30 |
| | | 0-14 anos | 30-65 | 30-65 | | 0,78-1,68 | 0,78-1,68 |
| | | 15-19 anos | 30-65 | 30-70 | | 0,78-1,68 | 0,78-1,81 |
| | | 20-29 anos | 30-70 | 30-75 | | 0,78-1,81 | 0,78-1,94 |
| | | 30-39 anos | 30-70 | 30-80 | | 0,78-1,81 | 0,78-2,07 |
| | | 40 + anos | 30-70 | 30-85 | | 0,78-1,81 | 0,78-2,20 |
| | | Na raça negra, os valores são ~ 10 mg/dL mais altos | | | | | |
| Hematócrito (Ht) Calculado a partir do VCM e das hemácias (pelos métodos de deslocamento eletrônico ou *laser*) | Sangue total (EDTA) | % de papa de hemácias (V de hemácias/V de sangue total × 100) | | | | Fração do volume (V de hemácias/V de sangue total) | |
| | | 1 dia (cap) | 48-69 | | × 0,01 | 0,48-0,69 | |
| | | 2 dias | 48-75 | | | 0,48-0,75 | |
| | | 3 dias | 44-72 | | | 0,44-0,72 | |
| | | 2 meses | 28-42 | | | 0,28-0,42 | |
| | | 6-12 anos | 35-45 | | | 0,35-0,45 | |
| | | 12-18 anos: H | 37-49 | | | 0,37-0,49 | |
| | | M | 36-46 | | | 0,36-0,46 | |
| | | 18-49 anos: H | 41-53 | | | 0,41-0,53 | |
| | | M | 36-46 | | | 0,36-0,46 | |
| Hemoglobina corpuscular média (HCM, HGM) | Sangue total (EDTA) | | pg/cél. | | | fmol/cél. | |
| | | Nascimento | 31-37 | | × 0,0155 | 0,48-0,57 | |
| | | 1-3 dias (cap) | 31-37 | | | 0,48-0,57 | |
| | | 1 semana-1 mês | 28-40 | | | 0,43-0,62 | |
| | | 2 meses | 26-34 | | | 0,40-0,53 | |
| | | 3-6 meses | 25-35 | | | 0,39-0,54 | |
| | | 6 meses-2 anos | 23-31 | | | 0,36-0,48 | |
| | | 2-6 anos | 24-30 | | | 0,37-0,47 | |
| | | 6-12 anos | 25-33 | | | 0,39-0,51 | |
| | | 12-18 anos | 25-35 | | | 0,39-0,54 | |
| | | 18-49 anos | 26-34 | | | 0,40-0,53 | |

*(Continua)*

| Teste | Material de amostra | Valores de referência | | Fator | Valores de referência nas unidades internacionais |
|---|---|---|---|---|---|
| **Hemoglobina (Hb)** | Sangue total (EDTA) | | g/dL | × 0,155* | mmol/L |
| | | 1-3 dias (cap) | 14,5-22,5 | | 2,25-3,49 |
| | | 2 meses | 9,0-14,0 | | 1,40-2,17 |
| | | 6-12 anos | 11,5-15,5 | | 1,78-2,40 |
| | | 12-18 anos: H | 13,0-16,0 | | 2,02-2,48 |
| | | M | 12,0-16,0 | | 1,86-2,48 |
| | | 18-49 anos: H | 13,5-17,5 | | 2,09-2,71 |
| | | M | 12,0-16,0 | | 1,86-2,48 |
| | | < 10 mg/dL | | | < 1,55 µmol/L |
| | Soro ou plasma (heparina, ACD, EDTA) | < 3 mg/dL com escalpe tipo *butterfly* e agulha calibre 18 g | | × 0,1551 | < 0,47 µmol/L com escalpe tipo *butterfly* e agulha calibre 18 g |
| | Urina, amostra recente colhida ao acaso | Negativo | | | Negativo |
| **Hemoglobina (Hb), Eletroforese da** | Sangue total (EDTA) citrato ou heparina | Hb > 95% | | × 0,01 | Fração de massa HbA > 0,95 |
| | | HbA2 1,5-3,5% | | | HbA2 0,015-0,035 |
| | | HbF < 2% | | | HbF < 0,02 |
| **Hormônio adreno-corticotrópico** | Plasma (heparina) | | pg/mL | × 1 | ng/L |
| | | Cordão | 130-160 | | 130-160 |
| | | 1 a 7 dias pós-natais | 100-140 | | 130-160 |
| | | Adulto: 8 h | 25-100 | | 25-100 |
| | | 18 h | < 50 | | < 50 |

*Com base na hemoglobina de PM 64-500.

| Teste | Material de amostra | Valores de referência | | Fator | Valores de referência nas unidades internacionais |
|---|---|---|---|---|---|
| **Hormônio estimulante da tireoide (TSH)** | Soro ou plasma (heparina) | | µU/L | × 1 | mU/L |
| | | Cordão | 3-12 | | 3-12 |
| | | Recém-nascido | 3-18 | | 3-18 |
| | | A partir daí | 2-10 | | 2-10 |
| **Imunoglobina A (IgA)** | Soro | | mg/dL | × 10 | mg/L |
| | | Cordão | 0-5 | | 0-50 |
| | | Recém-nascido | 0-2,2 | | 0-22 |
| | | 30 dias-6 meses | 3-82 | | 30-820 |
| | | 6 meses-1 ano | 14-108 | | 140-1.080 |
| | | 2-6 anos | 23-190 | | 230-1.900 |
| | | 6-12 anos | 29-270 | | 290-2.700 |
| | | 12-16 anos | 81-232 | | 810-2.320 |
| | | A partir daí | 60-380 | | 600-3.800 |
| **Imunoglobulina D (IgD)** | Soro | Recém-nascido | Não detectado | × 0,055 | Não detectado |
| | | A partir daí | 0-8 mg/dL | | 0-0,44 µmol/L |
| **Imunoglobulina E (IgE)** | Soro | H: 0-230 IU/mL | | × 1 | 0-230 kUI/L |
| | | M: 0-170 | | | 0-170 |
| **Imunoglobulina G (IgG)** | Soro | | mg/dL | × 0,01 | g/L |
| | | Cordão | 760-1.700 | | 7,6-17 |
| | | Recém-nascido | 700-1.480 | | 7-14,8 |
| | | 30 dias-6 meses | 300-1.000 | | 3-10 |
| | | 6 meses-2 anos | 500-1.200 | | 5-12 |
| | | 2-6 anos | 500-1.300 | | 5-13 |
| | | 6-12 anos | 700-1.650 | | 7-16,5 |
| | | 12-16 anos | 700-1.550 | | 7-15,5 |
| | | Adultos | 600-1.600 | | 6-16 |
| | | Níveis mais elevados na raça negra | | | Níveis mais elevados na raça negra |

*(Continua)*

| Teste | Material de amostra | Valores de referência | | Fator | Valores de referência nas unidades internacionais |
|---|---|---|---|---|---|
| Imunoglobulina M (IgM) | Soro | | mg/dL | | mg/L |
| | | Cordão | 4-24 | × 10 | 40-240 |
| | | Recém-nascido | 5-30 | | 50-300 |
| | | 30 dias-6 meses | 15-109 | | 150-1.090 |
| | | 6 meses-2 anos | 43-239 | | 430-2.390 |
| | | 2-6 anos | 50-199 | | 500-1.990 |
| | | 6-12 anos | 50-260 | | 500-2.600 |
| | | 12-16 anos | 45-240 | | 450-2.400 |
| | | A partir daí | 40-345 | | 400-3.450 |
| | | Os resultados variam de acordo com a preparação padrão | | | |
| Insulina (12 h de jejum) | Soro ou plasma (sem anticoagulante) | Recém-nascido | 3-20 µU/mL | × 1,0 | 3-20 mU/L |
| | | A partir daí | 7-24 | | 7-24 |
| Lactato | Sangue total (heparina) | | mmol/L | | mmol/L |
| | | Venoso | 0,5-2,2 | × 1,0 | 0,5-2,2 |
| | | Arterial | 0,5-1,6 | | 0,5-1,6 |
| | | Pacientes internados | | | |
| | | Venoso | 0,9-1,7 | | 0,9-1,7 |
| | | Arterial | < 1,25 | | < 1,25 |
| Lactato desidrogenase (LDH) a 30°C | Soro | | U/L | | U/L |
| | | Recém-nascido | 160-450 | × 1,0 | 160-450 |
| Total (L → P) | | Lactente | 100-250 | | 100-250 |
| | | Criança | 60-170 | | 60-170 |
| | | A partir daí | 45-90 | | 45-90 |
| Total (P → L) | | Adulto | 150-320 U/L | | 150-320 U/L |
| 30°C | | Adulto | 210-420 | | 210-420 |
| 37°C | LCR | ~ 10% do valor sérico | | × 0,01 | ~ 0,10% do valor sérico |
| Isoenzimas | Soro | | | | Fração do total |
| | | Fração 1: 15-29% | | × 0,01 | 0,15-0,29 |
| | | Fração 2: 28-45% | | | 0,28-0,45 |
| | | Fração 3: 16-27% | | | 0,16-0,27 |

| Teste | Material de amostra | Valores de referência | | | | Fator | Valores de referência nas unidades internacionais | |
|---|---|---|---|---|---|---|---|---|
| | | Fração 4: 5-15% | | | | × 0,01 | 0,05-0,15 | |
| | | Fração 5: 3-13% | | | | | 0,03-0,12 | |
| **LDL-colesterol (LDLC)** | Soro ou plasma (EDTA) | | mg/dL | | | | mmol/L | |
| | | | | H | M | | H | M |
| | | Sangue do cordão | | 10-50 | 10-50 | × 0,0259 | 0,26-1,30 | 0,26-1,30 |
| | | 0-19 anos | | 60-140 | 0-150 | | 1,55-3,63 | 1,55-3,89 |
| | | 20-29 anos | | 60-175 | 60-160 | | 1,55-4,53 | 1,55-4,14 |
| | | 30-19 anos | | 80-190 | 70-170 | | 2,07-4,92 | 1,81-4,40 |
| | | 40-49 anos | | 90-205 | 80-190 | | 2,33-5,31 | 2,07-4,92 |
| | | Valores recomendáveis (desejáveis) para adultos: 65-175 mg/dL | | | | | 1,68-4,53 | |
| **Leucócitos, contagem de** | Sangue total (EDTA) | × 1.000 céls./mm$^3$ ($\mu$l) | | | | × 10$^6$ | × 10$^9$ céls./L | |
| | | Nascimento | 9,0-30,0 | | | | 9,0-30,0 | |
| | | 24 horas | 9,4-34,0 | | | | 9,4-34,0 | |
| | | 1 mês | 5,0-19,5 | | | | 5,0-19,5 | |
| | | 1-3 anos | 6,0-17,5 | | | | 6,0-17,5 | |
| | | 4-7 anos | 5,5-15,5 | | | | 5,5-15,5 | |
| | | 8-13 anos | 4,5-13,5 | | | | 4,5-13,5 | |
| | | Adultos | 4,5-11,0 | | | | 4,5-11,0 | |
| **Leucócitos, contagem diferencial de** | Sangue total (EDTA) | % | | | | | Fração numérica | |
| Mielócitos | | 0 | | | | × 0,01 | 0 | |
| Neutrófilos – "bastões" | | 3-5 | | | | | 0,03-0,05 | |
| Neutrófilos – "segmentados" | | 54-62 | | | | | 0,54-0,62 | |
| Linfócitos | | 25-33 | | | | | 0,25-0,33 | |
| Monócitos | | 3-7 | | | | | 0,03-0,07 | |
| Eosinófilos | | 1-3 | | | | | 0,01-0,03 | |
| Basófilos | | 0-0,75 | | | | | 0-0,0075 | |
| **Lipase** | Soro | | | | | | | |
| Método de Tietz (37°C) | | 0,1-1,0 U/mL | | | | × 280 | 28-280 U/L | |
| BMD (30°C) | | < 140 U/L | | | | × 1 | < 140 U/L | |

*(Continua)*

| Teste | Material de amostra | Valores de referência | | Fator | Valores de referência nas unidades internacionais |
|---|---|---|---|---|---|
| Líquido cefalorraquidiano, pressão do | LCR | 70-180 mm de água | | | 70-180 mm de água |
| Líquido cefalorraquidiano, volume do | LCR | Criança: 60-100 mL | | × 0,001 | 0,006-0,10 L |
| | | Adulto: 100-160 | | | 0,1-0,16 |
| Metaemoglobina (MetHb) | Sangue total (EDTA, heparina ou ACD) | 0,06-0,24 g/dL ou | | × 155 | 9,3-37,2 µmol/L |
| | | 0,78-0,37% de Hb total | | × 0,01 | 0,0078 ± 0,0037 (fração de massa) |
| Mioglobina | Soro | 6-85 ng/mL | | × 1 | 6-85 pg/L |
| | Urina, amostra colhida ao acaso | Negativo | | | Negativo |
| Monóxido de carbono | Sangue total (EDTA) | Não fumantes | < 2% HbCO | × 0,01 | Fração de HbCO: < 0,02 |
| | | Fumantes | < 10% | | < 0,10 |
| | | Letal | > 50% | | > 0,5 |
| Nitrogênio ureico | Soro ou plasma | | mg/dL | × 0,357 | mmol de ureia/L |
| | | Cordão | 21-40 | | 7,5-14,3 |
| | | Prematuro (1 sem) | 3-25 | | 1,1-9 |
| | | Recém-nascido | 3-12 | | 1,1-4,3 |
| | | Lactente/criança | 5-18 | | 1,8-6,4 |
| | | A partir daí | 7-18 | | 2,5-6,4 |
| Osmolalidade | Soro | Criança, adulto | | | |
| | | 275-295 mOsm/kg de H$_2$O | | | |
| | Urina, amostra colhida ao acaso | 50-1.400 mOsm/kg de H$_2$O, dependendo da ingesta hídrica. Após 12 h de restrição hídrica: > 850 mOsmol/kg de H$_2$O | | | |
| | Urina, 24 h | ≅ 300-900 mOsm/kg de H$_2$O | | | |
| Potássio | Soro | | mmol/L | × 1 | mmol/L |
| | | Recém-nascido | 3,9-5,9 | | 3,9-5,9 |
| | | Lactente | 4,1-5,3 | | 4,1-5,3 |
| | | Criança | 3,4-4,7 | | 3,4-4,7 |
| | | A partir daí | 3,5-5,1 | | 3,5-5,1 |
| | Plasma (heparina) | 3,5-4,5 mmol/L | | | 3,5-4,5 mmol/L |

| Teste | Material de amostra | Valores de referência | | Fator | Valores de referência nas unidades internacionais |
|---|---|---|---|---|---|
| | Urina, 24 h | 2,5-125 mmol/d | | | 2,5-125 mmol/d |
| | | Varia de acordo com a dieta | | | Varia de acordo com a dieta |
| **Proteína** Total | Soro | | g/dL | ×10 | g/L |
| | | Prematuro | 4,3-7,6 | | 43,0-76,0 |
| | | Recém-nascido | 4,6-7,4 | | 46,0-74,0 |
| | | Criança | 6,2-8,0 | | 62,0-80,0 |
| | | Adulto em repouso | 6,0-7,8 | | 60,0-78,0 |
| | | Níveis ~ 0,5 g mais elevados em pacientes ambulatoriais | | | ~ 5 g mais elevados em pacientes ambulatoriais |
| Eletroforese | Soro | | g/dL | | g/L |
| | | **Albumina** | | | |
| | | Prematuro | 3,0-4,2 | ×10 | 30-42 |
| | | Recém-nascido | 3,6-5,4 | | 36-54 |
| | | Lactente | 4,0-5,0 | | 40-50 |
| | | A partir daí | 3,5-5,0 | | 35-50 |
| | | **Globulina $\alpha_1$** | | | |
| | | Prematuro | 0,1-0,5 | | 1-5 |
| | | Recém-nascido | 0,1-0,3 | | 1-3 |
| | | Lactente | 0,2-0,4 | | 2-4 |
| | | A partir daí | 0,2-0,3 | | 2-3 |
| | | **Globulina $\alpha_2$** | | | |
| | | Prematuro | 0,3-0,7 | | 3-7 |
| | | Recém-nascido | 0,3-0,5 | | 3-5 |
| | | Lactente | 0,5-0,8 | | 5-8 |
| | | A partir daí | 0,4-1,0 | | 4-10 |
| | | **Globulina $\beta$** | | | |
| | | Prematuro | 0,3-1,2 | | 3-12 |
| | | Recém-nascido | 0,2-0,6 | | 2-6 |
| | | Lactente | 0,5-0,8 | | 5-8 |
| | | A partir daí | 0,5-1,1 | | 5-11 |

*(Continua)*

| Teste | Material de amostra | Valores de referência | | Fator | Valores de referência nas unidades internacionais |
|---|---|---|---|---|---|
| | | **Globulina γ** | | | |
| | | Prematuro | 0,3-1,4 | × 10 | 3-14 |
| | | Recém-nascido | 0,2-1,0 | | 2-10 |
| | | Lactente | 0,3-1,2 | | 3-12 |
| | | A partir daí | 0,7-1,2 | | 7-12 |
| | | Níveis mais elevados na raça negra | | | |
| Total | Urina, 24 h | 1-14 mg/dL | | × 10 | 10-140 mg/L |
| | | 50-80 mg/d (em repouso) | | × 1 | 50-80 mg/d |
| | | < 250 mg/d após exercício intenso | | | < 250 mg/d após exercício interno |
| Eletroforese | | % média da proteína total | | | Fração do total |
| | | Albumina | 37,9 | × 0,01 | 0,379 |
| | | Globulina α₁ | 27,3 | | 0,273 |
| | | α₂ | 19,5 | | 0,195 |
| | | β | 8,8 | | 0,088 |
| | | γ | 3,3 | | 0,033 |
| **Proteína reativa C** | Soro | Cordão | 10-350 mg/dL | × 1 | 10-350 μg/L |
| | | Adulto | 68-8.200 | | 68-8.200 |
| **Renina (atividade da renina plasmática: ARP)** | Plasma (EDTA) | | ng/mL/h | | μg/L/h |
| | | 0-3 anos | < 16,6 | × 1 | < 16,6 |
| | | 3-6 anos | < 6,7 | | < 6,7 |
| | | 6-9 anos | < 4,4 | | < 4,4 |
| | | 9-12 anos | < 5,9 | | < 5,9 |
| | | 12-15 anos | < 4,2 | | < 4,2 |
| | | 15-18 anos | < 4,3 | | < 4,3 |
| | | Dieta c/conteúdo de sódio normal | | | |
| | | Posição supina | 0,2-2,5 | | 0,2-2,5 |
| | | De pé | 0,3-4,3 | | 0,3-4,3 |
| | | Dieta hipossódica | | | |
| | | De pé | 2,9-24 | | 2,9-24 |

| Teste | Material de amostra | Valores de referência | | Fator | Valores de referência nas unidades internacionais |
|---|---|---|---|---|---|
| Reticulócitos, contagem de | Sangue total (EDTA, heparina ou oxalato) | Adultos | 0,5-1,5% da hematimetria ou | × 0,01 | 0,005-0,015 (fração numérica) |
| | | | 25.000-75.000/ mm$^3$ (µl) | × 10$^6$ | ou 25.000-75.000 × 10$^6$/L |
| | Sangue capilar | | % | | Fração numérica |
| | | 1 dia | 0,4-0,6 | × 0,01 | 0,004-0,060 |
| | | 7 dias | < 0,1-1,3 | | < 0,001-0,013 |
| | | 1-4 semanas | < 0,1-1,2 | | < 0,001-0,012 |
| | | 5-6 semanas | < 0,1-2,4 | | < 0,001-0,024 |
| | | 7-8 semanas | 0,1-2,9 | | 0,001-0,029 |
| | | 9-10 semanas | < 0,1-2,6 | | < 0,001-0,026 |
| | | 11-12 semanas | 0,1-1.3 | | 0,001-0,013 |
| Sódio | Soro ou plasma (heparina) | | mmol/L | | mmol/L |
| | | Recém-nascido | 134-146 | × 1 | 134-146 |
| | | Lactente | 139-146 | | 139-146 |
| | | Criança | 138-145 | | 138-145 |
| | | A partir daí | 136-146 | | 136-146 |
| | Urina, 24 h | | 40-220 (dependente da dieta) | | 40-220 |
| | Suor | | 10-40 | | 10-40 |
| | | Fibrose cística > 70 | | | > 70 |
| Tempo de coagulação Lee White 37°C | Sangue total (sem anticoagulante) | Tubos de vidro: 5-8 min (5-15 min à TA) | | | Tubos de vidro: 5-8 min (5-15 min à TA) |
| | | Tubos siliconizados: prolonga-se por cerca de 30 min | | | Tubos siliconizados: prolonga-se por cerca de 30 min |
| Tempo de protrombina (TP) Em estágio único (Quick) | Sangue total (citrato de Na) | Em geral: 11-15 s (varia de acordo com o tipo de tromboplastina) | | | 11-15 s |

*(Continua)*

| Teste | Material de amostra | Valores de referência | | Fator | Valores de referência nas unidades internacionais |
|---|---|---|---|---|---|
| | | Recém-nascido: o tempo é prolongado 2-3 s | | x 1 | Prolongado por 2-3 s |
| Em dois estágios, modificado (Ware e Seegers) | Sangue total (citrato de Na) | 18-22 s | | | 18-22 s |
| **Tempo de sangramento (TS)** | Sangue obtido a partir de punção cutânea | | | x 1 | |
| Ivy | | Normal | 2-7 min | | 2-7 min |
| | | Limítrofe | 7-11 min | | 7-11 min |
| Simplate (G-D) | | 2,75-8 min | | | 2,75-8 min |
| **Tempo de trombina** | Sangue total (citrato de NA) | Controle de tempo 2 s quando o controle é de 9-13 s | | | Controle de tempo 2 s quando o controle é de 9-13 s |
| **Tempo de tromboplastina parcial ativada (TTPA)** | Sangue total (citrato de Na) | 25-35 s (Difere de acordo com o método) | | | 25-35 |
| | Remover o plasma imediatamente | (Difere de acordo com o método) Lactentes: < 90 s | | | < 90 s |
| Microtécnica (Miale) | Sangue capilar (micropipetas siliconizadas, citrato de Na) | Atinge os valores do adulto por volta do 2-6 m | | | |
| **Tempo de tromboplastina parcial (TTP, PTT)** | Sangue total (citrato de Na) | | | | |
| Não ativada | | 60-85 s (Platelin) | | | 60-85 s |
| Ativada | | 25-35 s (varia de acordo com o método) | | | 25-35 s |
| | Soro | | µg/dL | | nmol/L |
| | | Cordão | 8-13 | x 12,87 | 103-168 |
| **Tiroxina (T4)** | | Recém-nascido (níveis mais baixos em lactentes de baixo peso) | 11,5-24 | | 148-310 |

| Teste | Material de amostra | Valores de referência | | Fator | Valores de referência nas unidades internacionais | |
|---|---|---|---|---|---|---|
| | | Neonato | 9-18 | × 12,87 | 116-232 | |
| | | Lactente | 7-15 | | 90-194 | |
| | | 1-5 anos | 7,3-15 | | 94-194 | |
| | | 5-10 anos | 6,4-13,3 | | 83-172 | |
| | | A partir daí | 5-12 | | 65-155 | |
| | | Triagem em recém-nascido (papel de filtro) | 6,2-22 | | 80-284 | |
| Torniquete, teste do (Fragilidade Capilar) | | < 5-10 petéquias em círculo de 2,5 cm de diâmetro no antebraço (mantendo-se uma pressão intermediária entre os níveis sistólico e diastólico por 5 min); 0-8 petéquias em um círculo de 6 cm (mantendo-se 50 torr por 15 min); 10-20 petéquias em um círculo de 5 cm (a 80 mmHg) | | | < 5-10 petéquias em círculo de 2,5 cm de diâmetro no antebraço (mantendo-se uma pressão intermediária entre os níveis sistólico e diastólico por 5 min); 0-8 petéquias em um círculo de 6 cm (mantendo-se 50 torr por 15 min); 10-20 petéquias em um círculo de 5 cm (a 80 mmHg) | |
| Transferrina | Soro | Recém-nascido | 130-275 mg/dL | × 0,01 | 1,3-2,7 g/L | |
| | | Adulto | 200-400 | | 2,0-4,0 | |
| Triglicerídeos (TG) | Soro após ≥ 12 h de jejum | | mg/dL | | mg/dL | |
| | | | H | M | × 0,01 | H | M |
| | | Sangue do cordão: | 10-98 | 10-98 | | 0,10-0,98 | 0,10-0,98 |
| | | 0-5 anos | 30-86 | 32-99 | | 0,30-0,86 | 0,32-0,99 |
| | | 6-11 anos | 31-108 | 35-114 | | 0,31-1,08 | 0,35-1,14 |
| | | 12-15 anos | 36-138 | 41-138 | | 0,36-1,38 | 0,41-1,38 |
| | | 16-19 anos | 40-163 | 40-128 | | 0,40-1,63 | 0,44-1,28 |
| | | 20-29 anos | 44-185 | 40-128 | | 0,44-1,85 | 0,40-1,28 |
| | | Níveis recomendáveis (desejáveis) para adultos | | | | Níveis recomendáveis (desejáveis) para adultos | |
| | | Homens: 40-160 mg/dL | | | | Homens: 0,40-1,60 g/L | |
| | | Mulheres: 35-135 | | | | Mulheres: 0,35-1,35 | |

*(Continua)*

| Teste | Material de amostra | Valores de referência | | Fator | Valores de referência nas unidades internacionais |
|---|---|---|---|---|---|
| Tri-iodotironina livre | Soro | | pg/dL | x 0,01536 | pmol/L |
| | | Cordão | 20-240 | | 0,3-3,7 |
| | | 1-3 dias | 200-610 | | 3,1-9,4 |
| | | 6 semanas | 240-560 | | 3,7-8,6 |
| | | Adulto (20-50 anos) | 230-660 | | 3,5-10,0 |
| Tri-iodotironina reversa (T3r) | Soro | | ng/dL | x 0,0154 | nmol/L |
| | | 1-5 anos | 15-71 | | 0,23-1,1 |
| | | 5-10 anos | 17-79 | | 0,26-1,2 |
| | | 10-15 anos | 19-88 | | 0,29-1,36 |
| | | Adultos | 30-80 | | 0,46-1,23 |
| Úrico, ácido | Soro | | mg/dL | x 59,48 | µmol/L |
| | | Recém-nascido | 2,0-6,2 | | 119-369 |
| | | Adulto: H | 4,5-8,2 | | 268-488 |
| | | M | 3,0-6,5 | | 178-387 |
| Velocidade de hemossedimentação (VHS) | Sangue total (EDTA) | | mm/h | x 1 | mm/h |
| | | Criança | 0-10 | | 0-10 |
| | | Adulto: H < 50 anos | 0-15 | | 0-15 |
| | | M < 50 anos | 0-20 | | 0-20 |
| Wintrobe | | Criança | 0-13 | | 0-13 |
| | | Adulto: H | 0-9 | | 0-9 |
| | | M | 0-20 | | 0-20 |
| ZETA | | 41-54% | | | 41-54 UA |
| Volume corpuscular médio (VCM, VGM) | Sangue total (EDTA) | | mm³ | x 1 | fl |
| | | 1-3 dias (cap) | 95-121 | | 95-121 |
| | | 6 meses-2 anos | 70-86 | | 70-86 |
| | | 6-12 anos | 77-95 | | 77-95 |
| | | 12-18 anos H | 78-98 | | 78-98 |
| | | M | 78-102 | | 78-102 |
| | | 18-49 anos H | 80-100 | | 80-100 |
| | | M | 80-100 | | 80-100 |

Fonte: Behrman RE, Kleigman RM, Jensen HB. (Eds.). *Nelson Textbook of Pediatrics*, 16 th ed. Saunders Elsevier, 2000.

## AIDS

### Recomendações para profilaxia primária de *P. jiroveci* para crianças nascidas de mães infectadas pelo HIV

| Idade | Recomendação | |
|---|---|---|
| **Nascimento até 4 a 6 semanas** | Não indicar profilaxia | |
| **4 a 6 semanas a 4 meses** | Indicar profilaxia* | |
| **4 a 12 meses** | ▪ Criança infectada pelo HIV ou infecção indeterminada | Iniciar ou manter a profilaxia |
| | ▪ Infecção excluída (criança não infectada) | Não indicar/suspender |

Profilaxia: SMX-TMP = 750 mg de SMX/m$^2$/dia em 2 doses, 3 x/semana em dias consecutivos ou às 2ª, 4ª e 6ª feiras.
Fonte: Recomendações para terapia antirretroviral em crianças e adolescentes infectados pelo HIV, Série Manuais, nº 85. Ministério da Saúde, Brasília, 2009.

## Profilaxia primária para infecções oportunistas em crianças infectadas pelo HIV

| Patógeno | Indicação | Regime 1ª escolha | Regime Alternativa |
|---|---|---|---|
| Pneumocystis jiroveci | Crianças de 4-6 semanas a 12 meses de idade[1], com infecção comprovada ou indeterminada | SMX-TMP 750 mg, SMX/m²/dia, 2 doses, 3x/semana, em dias consecutivos | Dapsona, 2 mg/kg/dia (máx. 100 mg) ou 4 mg/kg, 1x/semana (máx. 200 mg) |
| | Crianças 1-5 anos: CD4 < 500 ou 15%<br><br>Crianças 6-12 anos: CD4 < 200 ou 15%<br>**(1b, A)** | Alternativas: dose total, 1x/dia, em dias consecutivos; 2 doses, 3x/semana, em dias alternados; ou 2 doses, todos os dias da semana **(1b, A)** | Pentamidina aerossol: crianças ≥ 5 anos – 300 mg, 1x/mês **(2b, B)**<br><br>Atovaquona: crianças com 1-3 meses e acima de 24 meses – 30 mg/kg, VO, 1x/dia; crianças entre 4 e 24 m – 45 mg/kg, VO, 1x/dia **(2b, B)** |
| Mycobacterium tuberculosis | 1. PPD anual acima de 2 anos de idade. Se induração ≥ 5 mm **(5, D)**;<br><br>2. Contato intradomiciliar de paciente com doença ativa **(2b, B)** | Isoniazida, 10-15 mg/kg/dia (máx.: 300 mg), por 6 meses **(2b, B)**<br><br>Obs.: repetir ciclo de INH se houver reexposição intradomiciliar | |
| Varicela-zóster/ herpes-zóster | Exposição, sem história de varicela | VZIG[2] 1,25 mL (1 amp)/10 kg IM, em até 96 h do contágio, melhor nas primeiras 48 horas, se possível; máx.: 5 ampolas **(5, D)** | Aciclovir 20 mg/kg/dose, VO, 6/6 h, iniciando do 7º ao 10º dia da exposição[3] e mantendo por 5 a 7 dias, ou IGIV, 400 mg/kg até 96 h após a exposição **(5, D)** |
| Sarampo | Exposição, paciente susceptível | IMIG[4] a 16%, 0,5 mL/kg, IM, até 6 dias do contato **(5, D)** | |
| Toxoplasma gondii | Sorologia positiva (IgG) para toxoplasmose e CD4 < 15% (abaixo de 6 anos) ou CD4 < 100/mm³ (6 anos ou mais) | SMX-TMP 750 mg SMX/m²/dia, 12/12 h, diariamente **(4, C)**<br><br>Alternativas: dose total, 1x/dia, 3 dias consecutivos por semana, ou de 12/12 horas, 3x/semana, em dias alternados | Sulfadiazina 75 mg/kg/dia, VO, 2x/dia + pirimetamina 1 mg/kg/dia, 1x/dia + ácido folínico 5-10 mg/dia, 3x/semana **(2b, B)**<br><br>OU<br><br>Dapsona, 2 mg/kg/dia, 1x/dia + pirimetamina 1 mg/kg/dia, 1x/dia + ácido folínico 5-10 mg/dia, 3x/semana **(2b, B)** |

| Patógeno | Indicação | Regime 1ª escolha | Regime Alternativa |
|---|---|---|---|
| Doença bacteriana invasiva (diversos agentes) | Hipogamaglobulinemia ou déficit funcional de produção de anticorpos | IVIG[5] 400 mg/kg/mês **(2b, B)** | SMX-TMP 750 mg SMX/m²/dia, 2 doses diárias **(2b, B)** |
| Micobacteriose atípica (MAI) | < 12 meses: CD4 < 750<br>1-2 anos: CD4 < 500<br>2-6 anos: CD4 < 75<br>≥ 6 anos: CD4 < 50 | Claritromicina, 15 mg/kg/dia, 2×/dia; ou azitromicina 20 mg/kg/dia, 1×/semana **(2b, B)** | Azitromicina, 5 mg/kg (dose máx.: 250 mg), VO, diariamente **(2b, B)** |

(1) Crianças verticalmente expostas devem receber profilaxia até 12 meses de idade, independentemente dos níveis de LTCD4+, exceto aquelas em que a infecção pelo HIV for afastada definitivamente.
(2) VZIG = Imunoglobulina hiperimune para varicela-zóster, disponível nos Centros de Referência de Imunobiológicos Especiais – CRIE, para onde o paciente deve ser encaminhado.
(3) Sem evidência conclusiva de eficácia.
(4) IMIG = Imunoglobulina humana intramuscular.
(5) IVIG: Imunoglobulina humana intravenosa.
Fonte: Recomendações para terapia antirretroviral em crianças e adolescentes infectados pelo HIV, Série Manuais, nº 85. Ministério da Saúde, Brasília, 2009.

- **Parâmetros clínicos, imunológicos e virológicos para início da terapia antirretroviral em crianças, por faixa etária**

| Idade | Critérios | Recomendação |
|---|---|---|
| < 12 meses | Independentemente de manifestações clínicas, CD4 e carga viral | Tratar |
| ≥ 12 meses e < 36 meses | Critérios clínicos: categoria CDC B* ou C | Tratar |
| | Critérios laboratoriais:<br>- CD4: < 25% ou < 750 céls./mm³ | Tratar |
| | - Carga viral: > 100.000 cópias/mm³ | Considerar o tratamento |
| ≥ 36 meses e < 60 meses | Critérios clínicos: categoria CDC B* ou C | Tratar |
| | Critérios laboratoriais:<br>- CD4: < 20% ou < 500 céls./mm³ | Tratar |
| | - Carga viral: > 100.000 cópias/mm³ | Considerar tratamento |
| > 5 anos | Critérios clínicos: Categoria CDC B* ou C | Tratar |
| | Critérios laboratoriais:<br>CD4: < 15% ou < 350 céls./mm³ | Tratar |
| | Carga viral: > 100.000 cópias/mm³ | Considerar tratamento |

*Exceto LIP, plaquetopenia, tuberculose pulmonar, febre persistente e episódio único de pneumonia.
Fonte: Recomendações para terapia antirretroviral em crianças e adolescentes infectados pelo HIV, Série Manuais, nº 85. Ministério da Saúde, Brasília, 2009.

## Esquemas antirretrovirais para terapia inicial

| Esquema preferencial | Esquema alternativo | Uso em situações especiais |
|---|---|---|
| 2 ITRN<br>+<br>1 ITRNN<br>NVP: crianças < 3 anos<br>EFV: crianças > 3 anos e adolescentes | 2 ITRN<br>+<br>1 IP/r<br>IP preferencial: LPV/r<br>IPs alternativos: ATV/r*, FPV**, FPV/r*, NFV | 2 ITRN + SQV/r em adolescentes em estágio Tanner 4-5<br><br>AZT + 3TC + ABC como tratamento inicial na coinfecção HIV/tuberculose |

*Para maiores de 6 anos de idade.
**Para maiores de 2 anos de idade.
ITRN = Inibidor da transcriptase reversa análogo de nucleosídeo; ITRNN = inibidor da transcriptase reversa não análogo de nucleosídeo; NVP = nevirapina; EFV = efavirenz; IP = inibidor da protease; IP/r = inibidor da protease com reforço de ritonavir; LPV/r = lopinavir/ritonavir; ATV/r = atazanavir com reforço de ritonavir; FPV = fosamprenavir; FPV/r = fosamprenavir com reforço de ritonavir; NFV = nelfinavir; SQV/r = saquinavir com reforço de ritonavir; AZT = zidovudina; 3TC = lamivudina; ABC = abacavir.
Fonte: Adaptado de Recomendações para terapia antirretroviral em crianças e adolescentes infectados pelo HIV, Série Manuais, nº 85. Ministério da Saúde, Brasília, 2009.

# 59 ♦ Apêndices

## ■ Inibidores da transcriptase reversa análogos de nucleosídeo/nucleotídeo (ITRN/ITRNt): acidose láctica, esteatose, lipodistrofia (efeitos da toxicidade mitocondrial)

| Droga | Dosagem recomendada, efeitos adversos e contraindicações | Apresentações | Comentários |
|---|---|---|---|
| Abacavir (ABC) | ≥ 3 meses: 8 mg/kg12/12 h (dose máx.: 300 mg 12/12 h) ≥ 12 anos: 300 mg 12/12 h ou 600 mg dose única diária<br><br>Reações de hipersensibilidade potencialmente graves: náusea, febre, cefaleia, diarreia, *rash*, fadiga, sintomas respiratórios. Mais comum nas primeiras 6 semanas de uso. Não reintroduzir ABC após reação grave. Pacientes com gene tipo HLA-B*5701 não devem receber ABC | Comp: 300 mg<br>Solução oral: 200 mg/mL | Pode ser administrado com alimentos. Pode ser triturado e acrescentado à pequena quantidade de alimento ou água |
| Didanosina (ddI) | **2 semanas-8 meses:** 50-100 mg/m² 12/12 h;<br>**> 8 meses:** 120 mg/m² (faixa: 90-150 mg/m²) 12/12 h ou 200 mg/m² (faixa: 180-240 mg/m²) dose única diária<br>**Adolescente:** < 60 kg: 250 mg, > 60 kg: 400 mg dose única diária, formulação ddI-EC. Se associado ao TDF: < 60 kg: 200 mg, > 60 kg: 250 mg dose única diária<br>Neuropatia periférica, pancreatite, náusea, diarreia. Ocorrência de lipodistrofia, acidose láctica e pancreatite potencializada se associado a d4T | Cápsulas EC: 250 e 400 mg<br>Pó para suspensão oral: 10 mg/mL (refrigerar) | Administrar 1 hora antes ou 2 horas após alimentação. Considerar redução de 20-40% se associado ao TDF |
| Estavudina (d4T) | **Neonato (≤ 13 dias):** 0,5 mg/kg 12/12 h. Criança (< 30 kg): 1 mg/kg 12/12h; (30-60 kg): 30 mg 12/12 h<br>**Adolescente:** 30-60 kg: 30 mg 12/12 h; > 60 kg: 40 mg, 12/12 h<br>Neuropatia periférica, pancreatite, hepatite, com alimentos. dist. gastrointestinais, cefaleia, *rash*. Ocorrência de lipodistrofia, acidose láctica e pancreatite potencializada se associado a ddI | Cápsula: 30 e 40 mg<br>Pó para suspensão oral: 1 mg/mL (refrigerar) | Não pode ser associado à zidovudina. Pode ser administrado com alimentos |

*(Continua)*

| Droga | Dosagem recomendada, efeitos adversos e contraindicações | Apresentações | Comentários |
|---|---|---|---|
| Lamivudina (3TC) | **Neonato (< 30 dias):** 2 mg/kg 12/12 h. Criança: 4 mg/kg, 12/12 h (dose máx.: 150 mg 12/12 h) ≥ 12 anos: 150 mg 12/12 h ou 300 mg dose única diária<br>Náusea, diarreia, cefaleia, fadiga, exacerbação hepatite B se interrompido | Comp: 150 mg Solução oral: 100 mg/mL | Pode ser administrado com alimentos. Pode ser triturado e acrescentado à pequena quantidade de alimento ou água |
| Zidovudina (AZT) | **Neonato (≤ 6 semanas):** 2 mg/kg 6/6 h **Criança:** 180 mg/m², 12/12 h (dose máx.: 300 mg 12/12 h) ≥ 12 anos: 300 mg 12/12 h<br>Neutropenia e/ou anemia, náusea, cefaleia, miopatia, pigmentação unhas, neuropatia | Cápsula: 100 mg Solução oral: 10 mg/mL Frasco-ampola: 10 mg/mL | Não pode ser associado à estavudina. Pode ser administrado com alimentos. Cápsulas podem ser abertas e misturadas à água |
| AZT + 3TC | **Criança:** doses individuais de AZT e 3TC 12/12 h (até dose máxima de adulto) **Adulto:** 300 mg AZT/150 mg 3TC (1 comp) 12/12 h | Comp: 60/30 mg e 300/150 mg | Pode ser administrado com alimentos. Pode ser partido |
| Tenofovir (TDF) | **Criança (2-8 anos):** 8 mg/kg dose única diária; > 8 anos: 210 mg/m² (dose máx.: 300 mg) - informações limitadas nesta faixa etária **> 18 anos:** 300 mg dose única diária<br>Cefaleia, náusea, vômitos, disfunção tubular renal, desmineralização óssea, exacerbação hepatite B se interrompido. Importante: requer monitorização função renal (sangue e urina) | Comp: 300 mg | Pode ser administrado com alimentos. Podem ser dissolvidos em água ou suco. Requer ajuste de dose em insuficiência renal |

Fonte: Recomendações para terapia antirretroviral em crianças e adolescentes infectados pelo HIV, Série Manuais, nº 85. Ministério da Saúde, Brasília, 2009.

## Inibidores da transcriptase reversa não análogos de nucleosídeos (ITRNN): meia-vida longa, considerar a cobertura com IP na interrupção

| Droga | Dosagem recomendada, efeitos adversos e contraindicações | Apresentações | Comentários |
|---|---|---|---|
| Efavirenz (EFV) | Criança (≥ 3 anos e ≥ 10 kg):<br>10-15 kg: 200 mg<br>15-20 kg: 250 mg<br>20-25 kg: 300 mg<br>25-32,5 kg: 350 mg<br>32,5-40 kg: 400 mg<br>≥ 40 kg: 600 mg em dose única diária<br>Alterações de humor e sonhos vívidos nas primeiras 2-4 semanas, hipercolesterolemia, *rash* | Comp: 100 mg e 600 mg.<br>Solução oral: 30 mg/mL | Administrar de estômago vazio, preferencialmente à noite |
| Nevirapina (NVP) | Criança (> 14 dias):<br>150-200 mg/m$^2$ dose única diária por 14 dias e, a seguir, 150-200 mg/m$^2$ 12/12 h (dose máx 200 mg 12/12 h)<br>**Adolescente:**<br>200 mg dose única diária por 14 dias e, a seguir, 200 mg 12/12h na ausência de *rash* ou alteração da função hepática<br>*Rash*, hepatite, Steven-Johnson – usualmente nas primeiras 12 semanas. Monitorizar função hepática em 2, 4 e 8 semanas iniciais de tratamento. | Comp: 200 mg<br>Solução oral: 10 mg/mL | Pode ser administrado com alimentos. Pode ser partido |

Fonte: Recomendações para terapia antirretroviral em crianças e adolescentes infectados pelo HIV, Série Manuais, nº 85. Ministério da Saúde, Brasília, 2009.

■ **Inibidores da protease (IP): lipodistrofia, hiperlipidemia, diabetes *melitus*, interações importantes com outras drogas**

| Droga | Dosagem recomendada, efeitos adversos e contraindicações | Apresentações | Comentários |
|---|---|---|---|
| Atazanavir (ATV) | **Criança:**<br>15-25 kg: 150 mg + ritonavir (RTV) 80 mg<br>25-32 kg: 200 mg + RTV 100 mg<br>32-39 kg: 250 mg + RTV 100 mg<br>≥ 39 kg: 300 mg + RTV 100 mg, dose única diária<br>≥ 13 anos e ≥ 39kg: 300 mg + RTV 100 mg em dose única diária<br>Náusea, cefaleia, *rash*, icterícia e elevação de bilirrubina total | Cápsula: 100 mg e 300 mg | Administrar com alimento<br>Contraindicado o uso de omeprazol e outros inibidores de bomba de prótons |
| Darunavir (DRV) | **Criança:**<br>20-30 kg: 375 mg + RTV 0,625 mL (80 mg/mL) 12/12 h<br>> 30-40 kg: 450 mg + RTV 0,75 mL (80 mg/mL) 12/12h<br>> 40 kg: 600 mg + RTV 100 mg 12/12 h (doses em estudo, informações limitadas)<br>≥ 18 anos: 600 mg + RTV 100 mg 12/12 h<br>*Rash*, náusea, diarreia, cefaleia. Verificar antecedentes de hipersensibilidade às sulfonamidas. | Comp: 300 mg | Administrar com alimento ou após as refeições |
| Fosamprenavir (FPV) | **Criança em esquema inicial:**<br>≥ 2 anos: 30 mg/kg, 12/12 h, ou<br>≥ 6 anos: 18 mg/kg (dose máx.: 700 mg) + RTV 3 mg/kg (dose máx.: 100 mg) 12/12 h<br>**Criança após esquema inicial:**<br>≥ 6 anos: 18 mg/kg (dose máx. 700 mg) + RTV 3 mg/kg (dose máx.: 100 mg) 12/12 h<br>≥ 18 anos e > 39 kg: 1.400 mg 12/12 h ou 700 mg + RTV 100 mg 12/12 h<br>*Rash*, parestesia perioral, náusea, diarreia | Comp: 700 mg<br>Solução oral: 50 mg/mL | Solução oral: administrar com alimento ou após refeições<br>Comp: administrar de estômago vazio.<br>Uso sem RTV apenas em caso de intolerância ao RTV.<br>Interação com LPV/r |
| Indinavir (IDV) | **Adolescente:** Tanner 4 e 5: 800 mg + RTV 100 mg, 12/12h<br><br>Náusea, dor abdominal, cefaleia, tonturas, hiperbilirrubinemia. Reações graves: nefrolitíase/nefrite e exacerbação doença hepática | Cápsula: 400 mg | Pode ser administrado com alimentos.<br>Hidratação abundante para minimizar risco renal |

| Droga | Dosagem recomendada, efeitos adversos e contraindicações | Apresentações | Comentários |
|---|---|---|---|
| Lopinavir/r (LPV/r) | **Neonato/lactente (≥ 14 dias e < 2 anos):** 300 mg/m², 12/12 h<br>**Criança (≥ 2 anos):** 230 mg/m² 12/12 h<br>**Adolescente:** 400 mg 12/12 h<br><br>Diarreia, cefaleia, náusea, vômitos. Cuidado na insuficiência hepática | Comp: 200/50 mg e 100/25 mg LPV/RTV.<br>Solução oral: 80/20 mg LPV/RTV (refrigerar) | Administrar com alimento ou após as refeições |
| Nelfinavir | **Lactente (< 1 ano):** 75 mg/kg 12/12 h<br>**Criança (> 1 ano):** 60 mg/kg 12/12 h<br>**Adolescente:** 1.250 mg 12/12 h<br>Diarreia (frequente), astenia, dor abdominal, síndrome lipodistrófica (infrequentes), hiperglicemia, cetoacidose em diabéticos (raros) | Comp: 250 mg<br>Pó para suspensão: 50 mg/g | Administrar com alimento ou após refeições |
| Ritonavir (RTV) | **Criança:** para uso em associação a outros IPs. Não utilizar como IP único<br>**Adolescente:** em associação a outros IPs, 100 mg, 12/12 h ou 100 mg, dose única diária, associado ao ATV<br>Parestesia perioral, náusea, diarreia, *rash* | Cápsula: 100 mg (refrigerar)<br>Solução oral: 80 mg/mL | Administrar com alimento ou após refeições |
| Saquinavir (SQV) | **Criança:** sem dados suficientes<br>≥ 16 anos: 1.000 mg + RTV 100 mg 12/12 h<br>Diarreia, náusea, *rash*, exacerbação de doença hepática | Cápsulas: 200 mg | Administrar com alimento |
| Tipranavir (TPV) (registrado em 20/04/2009 – ANVISA) | **Crianças (2-18 anos):** 14 mg/kg TPV + 6 mg/kg RTV (ou 375 mg/m³ TPV + 150 mg/m³ RTV) 2x/dia (não excedendo a concentração indicada para adultos = 500 mg TPV + 200 mg RTV → 2x/dia)<br>Toxicidade hepática, hemorragia intracranial, *rash* | Cápsula gelatinosa mole: 250 mg<br>Solução oral: 10 mg/mL | Administrar com ou sem alimento |

Fonte: Recomendações para terapia antirretroviral em crianças e adolescentes infectados pelo HIV, Série Manuais, nº 85. Ministério da Saúde, Brasília, 2009.

## Inibidores de fusão

| Droga | Dosagem recomendada, efeitos adversos e contraindicações | Apresentações | Comentários |
|---|---|---|---|
| Enfuvirtida (T-20) | **Criança:**<br>6-16 anos: 2 mg/kg (dose máx.: 90 mg), 12/12 h, via subcutânea (SC)<br>≥16 anos: 90 mg 12/12 h, SC<br>Reações nos locais de aplicação são comuns. Pneumonia, bacteremia (raro) | Frasco-ampola: 108 mg/1,1 mL (90 mg/mL) | Sítios de injeção subcutânea: braços, face anterior da coxa, abdome (alternados) |

Fonte: Recomendações para terapia antirretroviral em crianças e adolescentes infectados pelo HIV, Série Manuais, nº 85. Ministério da Saúde, Brasília, 2009.

## Inibidores de integrase

| Droga | Dosagem recomendada, efeitos adversos e contraindicações | Apresentações | Comentários |
|---|---|---|---|
| Raltegravir (RAL) | **Criança:** sem dados suficientes<br>≥ 16 anos: 400 mg 12/12 h<br>Náusea, tontura, insônia, *rash*, pancreatite, elevação, ALT, AST, gama-GT | Comp: 400 mg | Administrar com ou sem alimento |

Fonte: Recomendações para terapia antirretroviral em crianças e adolescentes infectados pelo HIV, Série Manuais, nº 85. Ministério da Saúde, Brasília, 2009.

## *SITES* PEDIÁTRICOS

Alguns *sites* que podem ser utilizados para pesquisa:

- http://www.sbp.com.br/
- http://www.jped.com.br
- www.uptodate.com
- http://freeuptodate.com
- www.ncbi.nlm.nih.gov/pubmed
- www.periodicos.capes.gov.br

- www.scielo.org
- http://www.proquest.com/en-US/catalogs/databases/detail/pq_health_med_comp.shtml
- http://ejournals.ebsco.com
- http://www.tripdatabase.com/
- http://www.generalpediatrics.com/
- http://www.healio.com/journals/PedAnn
- http://www.pediatricradiology.com/
- http://neonatology.org/
- http://emedicine.medscape.com/
- http://www.pedschat.org/
- http://www.sickkids.ca/
- http://www.pedinfo.org/
- http://www.pedsanesthesia.org/
- http://www.aap.org
- http://adc.bmj.com/
- http://www.jpeds.com/
- http://archpedi.jamanetwork.com/journal.aspx
- http://pediatrics.aappublications.org/

## SUPERFÍCIE CORPORAL E PESO IDEAL DE CRIANÇAS E ADOLESCENTES

### Cálculo de superfície corporal

*Equação de Mosteller*

$$\text{Área de superfície corporal (m}^2\text{)} = \sqrt{\text{altura (cm)} \times \text{peso (kg)}/3.600}$$

Fonte: *N Eng J Med* 1987;317(17):1098.

*Fórmula alternativa*

$$\text{Área de superfície corporal (m}^2\text{)} = (\text{Peso em kg} \times 4) + 7/(90 + \text{peso em kg})$$

### Cálculo de peso ideal

*Fórmula de Traub e Johnson*

$$\text{Peso ideal corporal (kg)} = [\text{altura (cm)}^2 \times 1{,}65]/1.000$$

Fonte: *Am J Hosp Pharm* 1980;37(2):195-201.

## TAMANHO DE TUBOS ENDOTRAQUEAIS

■ Suprimento para ressuscitação pediátrica segundo a fita de ressuscitação codificada por cor

| Equipamento | 3-5 kg | 6-7 kg | 8-9 kg | 10-11 kg | 12-14 kg | 15-18 kg | 19-23 kg | 24-29 kg | 30-36 kg |
|---|---|---|---|---|---|---|---|---|---|
| Lâmina de laringoscópio (tamanho) | | 1 reta | 1 reta | 1 reta | 2 reta | 2 reta | 2 reta ou curva | 2 reta ou curva | 3 reta ou curva |
| Tubo ET (mm) | | 3,5 sem *cuff* 3 com *cuff* | 3,5 sem *cuff* 3 com *cuff* | 4 sem *cuff* 3,5 com *cuff* | 4,5 sem *cuff* 4 com *cuff* | 5 sem *cuff* 4,5 com *cuff* | 5,5 sem *cuff* 5 com *cuff* | 6 com *cuff* | 6,5 com *cuff* |
| Comprimento de inserção do tubo ET (cm) | 3 kg: 9-9,5  4 kg: 9,5-10  5 kg: 10-10,5 | 10,5-11 | 10,5-11 | 11-12 | 13,5 | 14-15 | 16,5 | 17-18 | 18,5-19,5 |
| Cateter de aspiração (F) | | 8 | 8 | 10 | 10 | 10 | 10 | 10 | 10-12 |
| Cateter IV (ga) | | 22-24 | 22-24 | 20-24 | 18-22 | 18-22 | 18-20 | 18-20 | 16-20 |
| Sonda NG (F) | | 5-8 | 5-8 | 8-10 | 10 | 10 | 12-14 | 14-18 | 16-18 |

Fonte: Adaptado de Hazinski MF, Samson R, Schexnayder S (eds). Manual de Atendimento Cardiovascular de Emergência e Urgência para Profissionais de Saúde 2010, American Heart Association.

■ **Tamanho do tubo endotraqueal (mm) em situações de emergência**

*TET sem CUFF (balonete)*

- Crianças até 1 ano de idade: 3,5 mm.
- Crianças entre 1-2 anos de idade: 4 mm.

■ **Fórmula: número TET para criança > 2 anos sem *cuff*:**

$$n° \text{ TET (mm)} = \frac{\text{idade em anos}}{4} + 4$$

*TET com CUFF (balonete)*

- Crianças até 1 ano de idade: 3 mm.
- Crianças entre 1-2 anos de idade: 3,5 mm.

- **Fórmula: número TET para criança > 2 anos com *cuff*:**

$$n° \text{TET (mm)} = \frac{\text{idade em anos}}{4} + 3{,}5$$

Fonte: Adaptado de Kleinmann ME, Chameides L, Schexnayder SM *et al.* Pediatric Advanced Life Support 2010. American Heart Association Guidelines for cardiopulmonar resuscitation and emergency cardiovascular care. *Circulation* 2010;22:S876-908.

- **Fórmula: distância orotraqueal TET (profundidade de inserção aferida no lábio)**
- *Para crianças > 2 anos:*

$$\text{Distância (cm)} = \frac{\text{idade em anos}}{2} + 12$$

OU

$$\text{Distância (cm)} = n° \text{TET (mm)} \times 3$$

Fonte: Adaptado de Hazinski MF, Samson R e Schexnayder S (eds). Manual de Atendimento Cardiovascular de Emergência e Urgência para Profissionais de Saúde 2010, American Heart Association.

## TRANSPORTE DE DOENTES CRÍTICOS
### Medicações de transporte

| Tipo de medicação | Exemplos |
|---|---|
| Sedativo/hipnóticos | Midazolam, tiopental e cetamina |
| Analgésicos narcóticos | Fentanil e morfina |
| Bloqueadores neuromusculares | Rocurônio, succinilcolina e pancurônio |
| Medicações de ressuscitação | Adrenalina, atropina e cloreto de cálcio |
| Antiarrítmicos | Adenosina, amiodarona, lidocaína, procainamida e sulfato de magnésio |
| Antiepilépticos | Lorazepam, fenitoína, fenobarbital e diazepam |
| Anti-hipertensivos | Enalapril e labetalol |
| Antibióticos | Ampicilina, gentamicina, ceftriaxona e aciclovir |
| Terapia para asma | Salbutamol, ipratrópio, terbutalina e metilprednisolona |
| Terapia para anafilaxia | Adrenalina racêmica, difenidramina e glucagon |
| Antagonistas | Flumazenil e naloxona |
| Medicações de infusão | Dopamina, dobutamina, adrenalina, lidocaína, prostaglandina E, terbutalina e insulina |
| Fluidos intravenosos | SF 0,9%, RL, albumina 5%, SG5% e SG 10% |
| Miscelânea | Acetaminofeno, carvão ativado, gluconato de cálcio, dantrolene, glicose, furosemida, heparina, hidrocortisona, manitol, bicarbonato de sódio e surfactante |

Fonte: Adaptado de Horowitz R and Rozenfeld RA. Pediatric Critical Care Interfacility Transport. *Clin Ped Emerg Med* 2007;8:190-202.

## Equipamentos de transporte

| Tipo de equipamento | Exemplos |
|---|---|
| Monitores | Oxímetro de pulso, ECG, estetoscópio, termômetro, lanterna, esfigmomanômetro |
| Intravenoso/intraósseo | Cateteres vasculares periféricos (tipo Abbocath®) agulhas intraósseas, braçadeira, esparadrapo/fitas, torniquete, band-aids, tegaderme, gazes e conector tipo T |
| Nasogástrico/geniturinário | Sondas nasogástricas, cateteres tipo Foley e seringas |
| Campo estéril | Alcool, clorexidina e luvas estéreis |
| Sucção | Cateteres de aspiração e aparato para sucção |
| Tubo torácico/agulha de aspiração | Tubos torácicos, pleurovac, cateteres vasculares, cateteres tipo butterflies, seringas e conectores |
| Comunicação | Celular e rádio |
| Miscelânea | Desfibrilador, duoderme, gaze vaselinada, fita, agulhas, butterflies, colares cervicais, seringas, kit de sobrevivência, cobertor de salvamento |

Fonte: Adaptado de Horowitz R, Rozenfeld RA. Pediatric Critical Care Interfacility Transport. *Clin Ped Emerg Med* 2007;8:190-202.

## Equipamento de transporte respiratório

| Tipo de equipamento | Exemplos |
|---|---|
| Intubação | Tubos endotraqueais, sondas para capnografia, fórceps de Magill, cânula orofaríngea (tipo guedel), cânula nasofaríngea, fita, estilete, mascara laríngea |
| Laringoscopia | Laringoscópios (pegadores e lâminas), lâmpadas e baterias |
| Máscaras | Máscara simples, máscaras de venturi, máscaras de ressuscitação e máscaras não reinalantes |
| Bolsas (oxigênio) | Bolsas de anestesia, bolsas autoinfláveis, cânula nasal, tubo de oxigênio, fluxômetro, capacete de oxigenação (hood) |
| Aerossol | Máscaras para aerossol, kit de nebulização e diluente |
| Traqueostomia | Tubos de traqueostomia, colares e fitas |

Fonte: Adaptado de Horowitz R, Rozenfeld RA. Pediatric Critical Care Interfacility Transport. *Clin Ped Emerg Med* 2007;8:190-202.

## VARIÁVEIS CARDIOVASCULARES
### Fórmulas das variáveis hemodinâmicas

| Variáveis/Abreviaturas* | Fórmulas | Valores normais |
|---|---|---|
| Índice cardíaco/CI | CI = Dc/SC | 3,5-5,5 Litros/min/m$^2$ |
| Volume sistólico (ejeção)/SV | SV = Dc/Fc | 50-80 mL |
| Índice sistólico (ejeção)/SI | SI = CI/Fc | 30-60 mL/m$^2$ |
| Índice resistência vascular sistêmica/SVRI | SVRI = 79,9 (MAP-PVC)/CI | 800-1.600 dyn-s/cm$^5$/m$^2$ |
| Índice resistência vascular pulmonar PVR | PVRI = 79,9 (PAPM − POCP)/CI | 80-240 dyn-s/cm$^5$/m$^2$ |
| Diferença do conteúdo O$_2$ arteriovenoso misto/avDO$_2$ | avDO$_2$ = CaO$_2$ − CvO$_2$ | 3,0-5,5 mL/dL |
| Índice de trabalho sistólico (ejeção) do ventrículo esquerdo/LVSWI | LVSWI = SI × MAP × 0,0136 | 50-62 g-m/m$^2$ |
| Índice de trabalho cardíaco esquerdo/LCWI | LCWI = CI × MAP × 0,0136 | 3,6-4,4 kg-m/m$^2$ |
| Índice de trabalho sistólico (ejeção) do ventrículo direito/RVSWI | VSWI = SI × PAPM × 0,0136 | 5,1-6,9 g-m/m$^2$ |
| Índice de trabalho cardíaco direito/RCWI | RCWI = CI × PAPM × 0,0136 | 0,44-0,56 kg-m/m$^2$ |

*As abreviaturas das variáveis estão conforme a versão em inglês.
Dc = Volume cardíaco bombeado/minuto (litros/min); SC = superfície corporal (m$^2$); Fc = frequência cardíaca (bpm); MAP = pressão arterial média (mmHg); PVC = pressão venosa central (mmHg); PAPM = pressão média da artéria pulmonar (mmHg); POCP = pressão de oclusão do capilar pulmonar (mmHg); CaO$_2$ = concentração de O$_2$ arterial (mL/dL); CvO$_2$ = concentração de O$_2$ venosa (mL/dL).
Fonte: Adaptado de Roger MC, Nichols DG. Textbook of pediatric intensive care. 3rd edn. 1996.

### Interpretação de valores hemodinâmicos anormais

| | PVC | POCP | RVS | IC | Comentários |
|---|---|---|---|---|---|
| Hipovolemia | D | D | A | D | Confirmar diagnóstico com desafio hídrico |
| Choque cardiogênico | A | A | A | D | Se POCP baixa, falência isolada de coração D |
| Choque séptico | D | D | D ou A | Variável | A fração de ejeção diminui; o volume sistólico e o débito cardíaco são mantidos pela dilatação do VE e aumento da Fc |
| Tamponamento | A | A | A | D | Equalização da pressão diastólica |

PVC = Pressão venosa central; POCP = pressão de oclusão do capilar pulmonar; RVS = resistência vascular sistêmica; IC = índice cardíaco; VE = ventrículo esquerdo; Fc = frequência cardíaca; D = diminui; A = aumenta.
Fonte: Adaptado de Roger MC, Nichols DG. Textbook of pediatric intensive care. 3rd edn. 1996.

## Medicamentos utilizados no Suporte Avançado de Vida (SAV) em Cardiologia

| Medicação | Indicação | Dose | Observação |
|---|---|---|---|
| Adenosina | Taquicardia supraventricular com pulso e perfusão alterada | **1ª dose:** 0,1 mg/kg (máx.: 6 mg) EV/IO<br>**2ª dose:** 0,2 mg/kg (máx.: 12 mg) EV/IO | Deve ser aplicada em bolo rápido, seguido de *flush* também em bolo rápido<br>Monitorar ECG |
| Amiodarona | FV/TV refratárias | 5 mg/kg, pode ser repetido 2 × até 15 mg/kg (máx.: 300 mg/dose) | EV em bolo na PCR e EV lento na TV com pulso (20-60 min)<br>Monitorar ECG e PA |
| Atropina | Bradicardia sintomática com bloqueio AV e bradicardia secundária à estimulação vagal | 0,02 mg/kg EV/IO; 0,04-0,06 mg/kg ET pode ser repetido 1 × (mín.: 0,1 mg/dose e máx.: 0,5 mg/dose) | Podem ser utilizadas doses maiores em intoxicação por organofosforados |
| Bicarbonato de sódio 8,4% | Hipercalemia, algumas intoxicações exógenas | 1 mEq/kg EV/IO lento (= 1 mL/kg) | Deve-se garantir ventilação adequada |
| Cloreto de cálcio 10% | Hipocalcemia, hipermagnesemia, hipercalemia, *overdose* de bloqueador de canal de cálcio | 20 mg/kg EV/IO lento (= 0,2 mL/kg) (máx.: 2 g/dose) | |
| Epinefrina | Imediatamente na assistolia/AESP; após o segundo choque na FV/TV; na bradicardia persistente após fornecimento de oxigênio e compressões torácicas | 0,01 mg/kg EV/IO (0,1 mL/kg 1:10.000)<br>0,1 mg/kg ET (0,1 mL/kg 1:1.000)<br>(máx.: 1 mg EV/IO e 2,5 mg ET) | Pode ser repetida a cada 3-5 min |
| Glicose | Hipoglicemia | 0,5-1 mg/kg EV/IO | **Recém-nascidos:** 5-10 mL/kg SG 10%<br>**Lactentes e crianças:** 2-4 mL/kg SG 25%<br>**Adolescentes:** 1-2 mL/kg SG 50% |
| Lidocaína | FV/TV refratárias | 1 mg/kg EV/IO em bolo 20-50 µg/kg/min EV/IO em infusão contínua | |
| Procainamida | FV/TV refratárias | 15 mg/kg EV/IO<br>**Adultos:** 20 mg/min EV em infusão contínua até o máximo de 17 mg/kg | EV lento em 30-60 min<br>Monitorar ECG e PA |
| Vasopressina | Não há evidência suficiente para indicar o uso na PCR pediátrica | | |

*(Continua)*

| Medicação | Indicação | Dose | Observação |
|---|---|---|---|
| Sulfato de magnésio | Hipomagnesemia, Torsades de Pointes (TV polimórfica com QT longo) | 20-50 mg/kg EV/IO em 10-20 min (máx.: 2 g/dose) | |

EV = Endovenoso; IO = intraósseo; ECG = eletrocardiografia; TV = taquicardia ventricular; PA = pressão arterial; ET = endotraqueal; SG = soro glicosado.
Fonte: Adaptado de Kleinman et al.

## VARIÁVEIS RESPIRATÓRIAS
- **Principais valores da função pulmonar**

| Estatura (cm) | Masculino | | | Feminino | | |
|---|---|---|---|---|---|---|
| | TFPE (l/min) | CV (l) | VEF1 (l) | TFPE (l/min) | CV (l) | VEF1 (l) |
| 120 | 195 | 1,6 | 1,4 | 199 | 1,5 | 1,3 |
| 125 | 220 | 1,8 | 1,5 | 225 | 1,7 | 1,5 |
| 130 | 251 | 2,0 | 1,7 | 252 | 1,9 | 1,7 |
| 135 | 279 | 2,2 | 1,9 | 279 | 2,1 | 1,9 |
| 140 | 307 | 2,4 | 2,1 | 305 | 2,3 | 2,1 |
| 145 | 335 | 2,7 | 2,3 | 332 | 2,5 | 2,2 |
| 150 | 363 | 2,9 | 2,4 | 359 | 2,8 | 2,4 |
| 155 | 390 | 3,2 | 2,7 | 385 | 3,0 | 2,6 |
| 160 | 418 | 3,4 | 3,0 | 412 | 3,3 | 2,7 |
| 165 | 446 | 3,8 | 3,3 | 438 | 3,6 | 3,0 |
| 170 | 474 | 4,0 | 3,6 | 465 | 3,8 | 3,1 |
| 175 | 502 | 4,3 | 3,8 | 492 | 4,1 | 3,3 |
| 180 | 530 | 4,8 | 4,3 | 518 | 4,3 | 3,5 |

TFPE = Taxa de fluxo do pico expiratório; CV = capacidade vital; $VEF_1$ = volume expiratório forçado em 1 s.
Fonte: Adaptado de Phelan PD et al. Physiology of respiratory illness in children 2nd ed. 1982.

## Variáveis respiratórias fisiológicas na criança e no adulto

|  | Criança | Adulto |
|---|---|---|
| Volume corrente (VC) | 6-8 mL/kg | 6-8 mL/kg |
| VC em ventilação mecânica | 6-15 mL/kg | 6-15 mL/kg |
| Volume de reserva respiratória (VRJ) | 27 mL/kg | 45 mL/kg |
| Volume de reserva expiratória (VRE) | 7 mL/kg | 14 mL/kg |
| Volume residual (VR) | 23 mL/kg | 16 mL/kg |
| Volume do espaço morto | 2-2,3 mL/kg | 2-2,5 mL/kg |
| Capacidade pulmonar total (CPT) | 63 mL/kg | 82-86 mL/kg |
| Capacidade vital (CV) | 33-40 mL/kg | 52-66 mL/kg |
| Capacidade respiratória (VRI + VC) | 33 mL/kg | 52 mL/kg |
| Capacidade residual funcional (CRF) | 30 mL/kg | 30-34 mL/kg |
| Volume minuto (L/min) = Volume corrente (VC) × Frequência respiratória (Fr) Volume alveolar = (Volume corrente (VC) − Espaço morto) × Frequência respiratória (Fr) | | |

Fonte: Adaptado de Carvalho WB. Manual de terapia intensiva pediátrica. 1993.

## SUPORTE CARDIOPULMONAR
### ■ Resumo das etapas de RCP para crianças e bebês

| Componente | Recomendações | |
|---|---|---|
| | Crianças | Bebês |
| Reconhecimento | Não responde (para todas as idades)<br>Sem respiração ou apenas com *gasping*<br>Nenhum pulso sentido em 10 s | |
| Sequência da RCP | Compressões torácicas, via aérea, ventilação (C–A–B) | |
| Frequência de compressão | No mínimo, 100/min | |
| Profundidade da compressão | No mínimo, 1/3 do diâmetro AP<br>Cerca de 5 cm | No mínimo, 1/3 do diâmetro AP<br>Cerca de 4 cm |
| Retorno da parede torácica | Permitir retorno total entre as compressões<br>Alternar as pessoas que aplicam as compressões a cada 2 min | |
| Interrupções nas compressões | Minimizar interrupções nas compressões torácicas<br>Tente limitar as interrupções a menos de 10 s | |
| Vias aéreas | Inclinação da cabeça – elevação do queixo (suspeita de trauma: anteriorização/subluxação da mandibular) | |
| Relação compressão – ventilação (até a colocação da via aérea avançada) | 1 socorrista = 30:2<br>2 socorristas = 15:2 | |
| Ventilações com via aérea avançada | 1 ventilação a cada 6 a 8 s (8 a 10 ventilações/min)<br>Assíncronas com compressões torácicas<br>Cerca de 1 s por ventilação<br>Elevação visível do tórax | |
| Desfibrilação | Colocar e usar o DEA assim que ele estiver disponível<br>Minimizar as interrupções nas compressões torácicas antes e após o choque; reiniciar a RCP, começando com compressões, imediatamente após o choque | |

Fonte: Adaptado de Pediatric Advanced Life Support Pocket Reference Card Set, 90-1053. American Heart Association, 2011.

## Condições que indicam necessidade de rápida avaliação e possível suporte cardiopulmonar

| |
|---|
| **Respirações irregulares ou frequência > 60 respirações/min** |
| Faixas de frequência cardíaca (particularemente, se associadas à má perfusão) crianças ≤ 2 anos de idade: < 80/min ou > 180/min crianças > 2 anos de idade: < 60/min ou > 160/min |
| **Má perfusão, com pulsos distais fracos ou ausentes** |
| Esforço respiratório aumentado (retrações, batimento de asa nasal, gemidos) |
| **Cianose ou diminuição na saturação da hemoglobina** |
| Nível de consciência alterado (irritabilidade ou letargia não usual ou impossibilidade de responder aos pais ou a procedimentos dolorosos) |
| **Convulsões** |
| Febre com petéquias |
| **Trauma** |
| Queimaduras envolvendo mais de 10% da superfície corporal |

Fonte: Hazinski MF, Samson R, Schexnayder S. (Eds.). *Manual de atendimento cardiovascular de emergência/urgência para profissionais de saúde.* American Heart Association, 2010.

## Sinais vitais em crianças

| | Frequência cardíaca (por minuto) | | Frequência respiratória (respirações/min) | |
|---|---|---|---|---|
| Idade | Frequência em vigilância | Frequência em sono | Idade | Frequência |
| | | | Bebê | 30 a 60 |
| Recém-nascido a 3 meses | 85 a 205 | 80 a 160 | 1 a 3 anos | 24 a 40 |
| 3 meses a 2 anos | 100 a 190 | 75 a 160 | Idade pré-escolar | 22 a 34 |
| 2 anos a 10 anos | 60 a 140 | 60 a 90 | Idade escolar | 18 a 30 |
| > 10 anos | 60 a 100 | 50 a 90 | Adolescente | 12 a 16 |

## Definição de hipotensão por pressão arterial sistólica e idade

| Idade | Pressão arterial sistólica (mmHg) |
|---|---|
| Neonatos a termo (0 a 28 dias) | < 60 |
| Bebês (1 a 12 meses) | < 70 |
| Crianças de 1 a 10 anos (5º percentil de pressão arterial) | < 70 + (idade em anos × 2) |
| Crianças > 10 anos | < 90 |

Fonte: Pediatric Advanced Life Support Pocket Reference Card Set, 90-1053. American Heart Association, 2011.

# Índice Remissivo

**A**

Abscesso
  peritonsiliano, 490
  retrofaríngeo, 490, 508
Abstinência, 1128
  de benzodiazepínicos, 1134
    tratamento, 1134
  escore de Finnegan para avaliação de, 1132
  manifestações clínicas, 1131
  por grupo farmacológico, 1131
    manifestações de, 1131
Acesso vascular, 116
Acetato de mafenide 0,3%, 890
Acidemia, 417
  grave, 425
Acidente vascular encefálico, 232
Ácido
  acetilsalicílico, 275
  tranexâmico, 121
Acidose, 126, 459
  metabólica, 369
    clínica, 425
    manejo, 425
*Acinetobacter*, 67
Adenovírus, 220
Adolescente transplantado de fígado, 964
  evolução, 964
Adrenalina, 138, 526
*Aedes*
  *aegypti*, 182
  *albopictus*, 182
  *polynesiensis*, 182
Afogamento
  definições, 761
  epidemiologia, 762
  fisiopatologia, 762
  manejo em unidade de terapia intensiva, 770
    cardiovascular, 772
    hipotermia, 772
    infecções pulmonares, 771
    neurológico, 772
    pulmonar, 770
  monitorização, 769
  prevenção, 774
  prognóstico, 773
  seco, 761
  tratamento, 766
    hipotermia, 768
    suporte
      avançado de vida, 767
      básico de vida, 766
      neurológico, 768
  úmido, 761
*After drop,*
  efeito, 769
Agente(s) farmacológicos
  em crianças, 1341
    infusão contínua, 1343
  fibrinolíticos, 276
  sem efeito antibacteriano, 891
Água
  componentes de manutenção, 1345
  corporal, 432
  alterações na composição e distribuição da, 432
  e eletrólitos, roteiro básico para oferta de, 434
  perdas insensíveis através da pele, 433
AIDS, 1393
*Air trapping,* 560
AKIN *(Acute Kidney Injury Network),* 975
Albumina
  transfusão de, 265
Alcalose metabólica
  manejo, 426
  respiratória, 361
Alçaponamento de ar, 560
Álcool
  crise hipertensiva induzida por, 1037
Alginato de cálcio, 891
Aloimunização, 259

Alterações
  eletroencefalográficas, 845
  hidroeletrolíticas, 431
    cálcio, 451
    magnésio, 451
    osmolaridade plasmática, 451
    potássio, 450
    sódio, 450
Alvéolos nas doenças pulmonares
  comprometimento heterogêneo dos, 741
Aminofilina, 555
Anafilaxia, 257
  na criança, 124
Analgesia e sedação em UTIP, 1103-1125
Analgésicos
  nas diferentes situações clínicas, 1123
  simples, 1121
Análise biespectral, 845
Anasarca, 365
ANEL (atropina, naloxona, epinefrina e lidocaína), 41
Anel(is)
  de fixação, 732
  vasculares, 490, 496
Anemia falciforme, 228
Anestesia, 1105
Anfetaminas
  crise hipertensiva induzida por, 1037
Angina de Ludwig, 508
Anisocoria, 835
Anomalias craniofaciais, 489, 494
Anormalidades tromboembólicas intrínsecas, 270
Antagonistas de leucotrienos, 526
Antibióticos
  ajustes em pacientes com insuficiência renal, 1352
  doses e intervalos para crianças > 30 dias, 1330
  em recém-nascidos, 1333
  mais comuns usados na sepse da criança, 82
    dosagens, 82
  uso de, 202

Anticoagulação
  em pediatria, 269
    anormalidades tromboembólicas intrínsecas, 270
    avaliação
      laboratorial, 272
      por imagem, 271
    fatores de risco, 270
    indicações específicas, 277
    profilaxia, 277
    quadro clínico, 271
    terapia cirúrgica, 276
    tratamento e profilaxia, 272
    uso de anticoagulante para profilaxia, 278
    normograma para ajuste da dose de heparina intravenosa, 1329
Anticoagulante para profilaxia
  uso de, 278
Anticolinérgicos, 552
Anticorpos
  antilinfocíticos, 1014
  antirreceptor de interleucina 2, 1014
  policlonais, 1014
Antídotos
  intoxicações exógenas e, 1334
Antifúngicos mais usados em pediatria
  doses, 102
Antimicrobianos na sepse
  esquemas empíricos iniciais de, 81
Antissépticos por via inalatória, 788
Antivirais, 527
Apendicite aguda, 1086
Apneia, 35
  da prematuridade, 611
    classificação, 612
    diagnóstico, 613
    etiologia, 612
    incidência, 612
    tratamento, 613
  teste de, 1364
Aprisionamento de gás na expiração, 711
AQDI (Iniciativa de Qualidade de Diálise Aguda), 973
Área respiratória
  áreas acometidas por crupe e epiglotite, 500

*Aristotle Complexity Score*, 332
Arritmias cardíacas, 459
  na UTIP, 379-400
Artéria de Adamkiewicz
  oclusão da, 359
*Ascaris*
  obstrução por, 1090
Asma
  aguda grave, 541
    avaliação clínica, 546
    epidemiologia, 542
    exames complementares, 546
    fisiopatologia, 544
    identificação do risco de exacerbação, 544
    plano de alta, 561
    princípios do manejo terapêutico, 546
    tratamento da crise, 548
    tratamento na UTI, 553
    onze passos no manejo da, 550
  crises de, 543
  classificação da intensidade das, 543
  quase fatal, 542
Aspergilose, 176, 217
  invasiva, 101
    tratamento, 101
  prevenção de, 95
  pulmonar invasiva, 89
Aspiração
  das vias aéreas, 55
  de corpo estranho, 1077
Assincronismo, 722
Assistência ventricular
  dispositivo de, 355
Atelectrauma, 745
Atestado de óbito, 1159
Atividade facial neonatal
  sistema de codificação da, 1109
ATLS *(Advanced Trauma Life Support)*, 801
Atresia de coanas, 489
Azatioprina, 1012

**B**

β-agonistas, 525
β-D-Glucana, 92
β₂-agonistas inalatórios
  esquemas posológicos, 551

*Babypuff*
  preparo e recomendações para uso do, 53
*Bacteroides fragilis*, 69
Balanço hídrico, 433
Balonete, 1404
Banhos, 999
Barbitúricos, 853
Barotrauma, 575, 739
Batimento da asa do nariz, 598
Beck
  tríade de, 809
Benzodiazepínicos, 357
  abstinência de, 1134
  tratamento, 1134
Berlin heart, paciente com, 354
Bicarbonato, 126
  uso de, 126
Biomarcadores, 856
  na sepse, 75
Biópsia endomiocárdica, 323
Biotrauma, 576, 744
Bjørn Ibsen, 2
Bloqueadores
  da calcineurina, 1010
  da resposta dos linfócitos à interleucina 2, 1012
  da transição genética das citocinas, 1013
Bloqueio(s)
  atrioventriculares, 398
    achados eletrocardiográficos dos, 398
  neuromuscular, 27
BMS *(bacterial meningitis score)*, 159
*Bordatella pertussis*, 66
Bradiarritmias
  apresentação na UTIP das, 395
Brometo de ipratropium, 552
Bronquiolite
  obliterante, 537
  viral aguda, 521
    agentes etiológicos, 522
    apresentação clínica, 522
    diagnóstico, 523
    epidemiologia, 521
    fisiopatologia, 522
    manejo geral, 524
    paciente submetido à CPAP nasal, 529

prevenção, 535
radiografia de tórax de lactente com, 523
sequelas, 537
sibilância recorrente e asma associadas à, 536
Brooke
  fórmula de, 876
*Burst suppression*, 853
*Bypass* cardiopulmonar total, 313

## C

Calcineurina
  bloqueadores da, 1010
Cálcio, 368
  distúrbios do, 420
  homeostase do, 420
Calorias, 1058
  não proteicas por grama de nitrogênio, 1062
  recomendações, 1062
Câmaras cardíacas
  pressões de, 342
    causas de variações nas, 342
Campanha da Sobrevivência da Sepse, 79, 83
Câncer na infância, 227
*Candida*, 74
  *albicans*, 69
  *glabrata*, 69
  sp. *mannan* e *antimanann*, 92
Candidemia
  fora do período neonatal, 101
    tratamento, 101
  padrões de cuidados microbiológicos para coletas de hemoculturas, 91
    culturas de fungo da urina de pacientes em cuidados especiais e transplantes, 91
  relacionada com cateter intravascular, estratégias para prevenção, 94
Candidíase, 217
  do trato renal, 100
    tratamento, 100
  hematogênica sem meningoencefalite em RN, tratamento, 100
  invasiva, 87
  profilaxia, 95
*Cannabis sativa*
  crise hipertensiva induzida por, 1036

Cânula
  de traqueostomia, 1320
  Guedel, 804
  orofaríngea, 804
  traqueal, 587
    aspiração da, 587
Capacetes, 731
Captopril, 1041
Cardioplegia, 334
Cardioversão elétrica das taquiarritmias, 382
Carvajal
  fórmula de, 876
Cascata da coagulação, 284
Cateter em bulbo da jugular, 842
Cavidades nasais
  obstrução de, 488
Células de Kupffer, 901
Células-tronco hematopoiéticas, 216
Cenários clínicos, 716
Ceratinócitos, cultura de, 892
Cetamina, 556, 1115
Cetoacidose diabética
  alterações hormonais e metabólicas na, 449
  atendimento de crianças com, 458
  bolsas para infusão glico-hidroeletrolítica na, 457
  complicações, 459
  diagnóstico clínico e laboratorial, 452
  fatores precipitantes, 451
  fisiopatologia, 447
  monitorização, 453
  prevenção, 461
  tratamento, 454
Cetonas
  *clearance* das, 454
Cetonemia
  acidose metabólica e, 448
Charles McKhann, 2
Choque
  cardiogênico, 113
    causas, 306
    diagnóstico, 307
    fisiopatologia, 305
  distributivo, 113
  do dengue, 190
    recomendações para tratamento, 197

drogas no, 137
estágios do, 111
frio, 133
hemorrágico, 120
   divisão de, 120
hipovolêmico, 112
na criança, 114
   características clínicas mais comuns, 114
   classificação, 112
   etiologia do, 114
no paciente traumatizado, 808
   manejo do, 808
obstrutivo, 114
pós-sangramento, 121
   transfusões em, 121
primeira hora no, 143
   antibioticoterapia, 146
   choque resistente ao manejo inicial, 145
   drogas na, 143
   objetivos terapêuticos e monitorização inicial, 143
   resposta hemodinâmica entre adultos e crianças, 147
   suporte farmacológico, 144
quente, 133
refratário, 149
resistente às catecolaminas, 147
séptico, 67
   definições, 67
   drogas vasoativas no, 134
   evolução e diagnóstico, 135
   perda de volume e do tônus vascular no, 124
   suporte farmacológico no, 133-152
Cianose, 598
Ciclo cardíaco, 304
Ciclosporina, 1010
Cintas
   aderentes, 732
   de fixação, 732
Circulação
   depressores da, 126
      inativação de fatores, 126
   extracorpórea, 334
      funcionamento da, 335

Cirrose
   morbidades relacionadas e/ou associadas à, 925
Cirurgia cardíaca
   pós-operatório em, 331
      avaliação por sistemas, 357
      fatores relevantes do transoperatório, 334
      fatores pré-operatórios relevantes, 332
      distúrbios hidroeletrolíticos e do metabolismo, 367
      infecções, 369
      monitorização, 342
      pós-operatório, 341
      situações especiais nas primeiras horas de, 343
      sumário das cirurgias mais complexas, 371
      transição entre centro cirúrgico e UTI, 336
      transplante cardíaco, 370
   Damus-Kaye-Stansel, 372
   do receptor, 928
   Fontan, 372
   Glenn, 371
   Jatene, 371
   Kawashima, 372
   Konno, 372
   Norwood, 372
   Rastelli, 372
   REV, 372
   Ross, 372
   *shunt* Blalock-Taussig modificado, 371
   *switch* arterial, 371
Cisto(s)
   glossofaríngeos, 489
   leptomeníngeos, 858
   tireoglossos, 489
Citocinas, 866
   bloqueador da transcrição genética da, 1013
Citomegalovirose, 216
Citomegalovírus, 926
Clampeamento do cordão, 54
Classificação
   de Dallas, 319
   de Mallampati modificada, 15
   de Ross, 304
   dos pacientes conforme cuidados intensivos, 1306
*Clearance* de creatinina, 1350

Clonidina, 1116
*Clostridium difficile,* 222
$CO_2$,
    eficiência da eliminação do, 471
        fatores que determinam, 471
Coagulação
    cascata da, 284
    fatores da, transfusão de concentrados de, 266
Coagulopatia, 904
Coarctação da aorta, 1032, 1034
Cocaína
    crise hipertensiva induzida por, 1036
Coccidioidomicose, 176
Código de Ética Médica
    atendimento em UTI e emergência pediátrica na perspectiva do, 1153-1164
Colite, 222
    por *Clostridium difficile*, 81
Coloides, 116
Complacência, 697
    dinâmica, 698
    estática, 698
    nas curvas, alterações de, 719
Componentes leucorreduzidos, 256
Compressão(ões)
    cricóidea, 28
    medular, 242
    torácicas, 38
Concentrado
    de hemácias, 251
    de plaquetas, 263
        por aférese, 264
        transfusão de, 263
Constante de tempo, 626
Contaminação bacteriana, 259
Contorno de pulso
    análise do, 343
Contusão pulmonar, 814
Convulsão(ões)
    de origem metabólica, 793
    familiares benignas neonatais, 792
    monitorização e tratamento intensivo de, 6
Coração
    descanso para o, 354

Corpo
    de Dohle, 73
    estranho, 1077
        aspiração de, 1077
Corticoides, 854, 1013
Corticosteroide(s), 351, 526, 552, 580, 908
    equivalência dos, 1344
*Corynebacterium diphteriae,* 508
Costelas
    fratura de, 814
CPAP *(continuous positive airway pressure),* 527
    nasal, 614
        indicações, 614
Creatinina
    *clearance* de, 1350
    plasmática conforme a idade, 1351
    níveis, 1351
Criança(s)
    anafilaxia na, 124
    choque na, 114
        características clínicas comuns do, 114
        classificação, 112
        etiologia do, 114
    com cetoacidose diabética, 458
        atendimento, 458
    com estridor, 486
        algoritmo, 486
    crise hipertensiva na, 1027-1045
    doses de Ap-t para trombolítica de ETV em, 295
    emergência hipertensiva em, 1029
        etiologia, 1029
    final de vida de, 1173
        necessidades das famílias no, 1173
    hipertensão grave em, 1028
        sinais e sintomas, 1028
    infectadas pelo HIV, 1394
        profilaxia para infecções oportunistas, 1394
    intervalos eletrocardiográficos normais em, 380
    nascidas de mães infectadas pelo HIV, 1393
    sepse na, 65-86
        dosagens de antibióticos mais usados na, 82
    sinais vitais em, 1413
    taxa de filtração glomerular normal em, 1350
    terapia trombolítica em, 296
        contraindicações ao uso de, 296
    trombólise em, 295

Crioprecipitado
  transfusão de, 264
Criptococose, 176, 217
  tratamento, 102
Crise(s)
  álgicas, 229
  convulsivas neonatais, 791
    classificação clínica, 791
  dos ossos longos, 229
  hipertensiva, 1038
    abordagem e manejo, 1038
    classificação, 1028
    desenvolvimento, 1027
    etiologia, 1029
    fisiopatologia, 1028
    induzida por drogas, 1036
    manifestação clínica, 1028
Cristaloides, 116
Critério(s)
  de Light para identificar transudato e exsudato, 1346
  de RIFLE, 974
    modificado, 974, 1355
  de Westley, 501
  para avaliação do crupe, 502
Cronotropismo, 136
Crupe, 484, 498
  espasmódico, 505
  sinais, 498
  sintomas, 499
*Cryptococcus*, 87
Cuidados
  neurointensivos, 8
    avaliando o benefício associado à implantação de, 8
    pediátricos, 6
    atual âmbito, 6
      treinamento de especialista em 7
  paliativos, 1169
    e alívio do sofrimento, 1169
    em pediatria, 1166
    em UTI pediátrica, 1165-1179
Cultura de ceratinócitos, 892
Curativo(s)
  aberto, 889
  agentes tópicos utilizados nos, 890

  fechado, 889
  impregnados com prata, 890
  oclusivo, 889
Curreri Junior
  fórmula de, 882
Curto-circuito intrapulmonar
  aumento do, 472
Curva(s)
  de histerese pulmonar, 674
  de pressão em função de tempo, 652
  de pressão × volume, 623
  ventilação mecânica, 580
  estática de pressão-volume, 653
  pressão-volume, 700, 701, 719
    e volume-fluxo com irregularidades secundárias à secreção nas vias aéreas, 718
  ROC *(receiver operating characteristic)*, 75
  volume-fluxo, 699, 719
    e pressão-volume, 720
  volume-tempo, 711
    com aprisionamento de ar, 714
    com chanfradura no fluxo inspiratório, 717
    com expiração forçada, 716
    evidenciando redução brusca do fluxo expiratório, 714
    mostrando escape de gás no sistema, 715

# D

Dactilite, 229
Diálise peritoneal, 982
Dallas
  classificação de, 319
Damus-Kaye-Stansel, 372
Débito cardíaco com Doppler transesofagiano, monitorização, 192
Desbridamento cirúrgico, 889
Defeitos residuais, 351
Déficit
  de base, 307
  do crescimento, 1021
*Delirium*, 1135
  administração de sedativos/analgésicos, 1137
  algoritmo para diagnóstico, 1144
  apresentações em UTI pediátrica, 1141
  classificação, 1141
  definições, 1135

diagnóstico, 1142
em UTI, 1141
   fatores de riscos associados ao, 1137
fatores de risco, 1136
fisiopatologia, 1138
importância do diagnóstico, 1138
interação de neurotransmissores na gênese de, 1139
manifestações, 1141
prevenção, 1148
quadro clínico, 1140
tratamento, 1143
Delta de $CO_2$, 308
Dengue
   classificação, 183
      segundo a OMS, 184
   critérios para diagnóstico de, 186
   evolução clínica do, 186
   fase crítica, 187
      achados laboratoriais, 189
   grave, 181
      características, 189
      classificação dos casos de, 183
      confirmação laboratorial, 193
      critérios para internação na unidade de emergência ou unidade intermediária, 194
         na UTI pediátrica, 194
      diagnóstico diferencial, 193
      epidemiologia, 181
      exames laboratoriais, 195
      fisiopatologia, 184
      manifestações clínicas e fases da doença, 186
      monitorização, 195
         laboratorial, 196
      tratamento, 197
      transmissão, 182
   vírus do, 182
Dependência, 1128
Derrame(s)
   parapneumônicos, 1346
      indicações de drenagem pleural, 1346
   pleural paraneumônico, 1080
Descalonamento
   terapia de, 101
Descompressões subtemporais, 853

Desconforto respiratório, 192
Desidratação, 408
   manifestações clínicas conforme o grau de, 409
Desleucotização, 256
Desmame, 534
Desmielinização osmótica, 416
Desconforto respiratório
   estimativa da gravidade, 485
Desvio conjugado do olhar, 835
Dexmedetomidina, 1117
Diabetes insípido, 412
Diálise
   peritoneal, 998
   solução de, 998
Diarreia, 222
Diazepam, 1115
Diazóxido, 1041
Dieta cetogênica, 788
Difteria, 508
Difusão
   alveolocapilar, 473
      diminuição da, 473
   defeito na, 470
Dipiridamol, 356
Disfunção(ões)
   de órgão, 68
      critérios para, 68
   de relaxamento diastólica, 355
   miocárdica aguda, 299
      choque cardiogênico, 305
      classificação da insuficiência cardíaca, 304
      conforme os grupos etários, 300
         etiologia, 300
      fisiopatologia, 299
      mecanismos compensatórios na, 303
      miocardite, 315
      oxigenação por membrana extracorpórea, 313
      síndrome de baixo débito cardíaco, 314
      terapêutica farmacológica, 312
      transplante cardíaco, 314
   precoce do enxerto, 1015
   ventricular, 347
Displasia broncopulmonar
   critérios diagnósticos, 607
   diagnóstico clínico, 607
   diagnóstico radiológico, 608

etiopatogenia, 607
tratamento, 608
Dispositivo de alto fluxo, 528
*Distracting injury*, 813
Distúrbio(s)
   da água, 401
      hipovolemia, 408
      sobrecarga hídrica, 410
      eletrólitos, 401
   da homeostase, 436
      da glicose, 439
      de sódio, 436
      do potássio, 437
   do cálcio, 420
      hipercalcemia, 420
      hipocalcemia, 421
   do fósforo, 423
      hiperfosfatemia, 423
      hipofosfatemia, 424
   do magnésio, 422
      hipermagnesemia, 422
      hipomagnesemia, 423
   do potássio, 417
      hipercalemia, 417
      hipocalemia, 419
   do sódio, 412
      diabetes insípido, 412
      hipernatremia, 410
      hiponatremia, 412
         iatrogênica, 414
   eletrolíticos, 397
   hidroeletrolíticos, 436
   e do metabolismo, 367
      hipernatremia, 436
      hiponatremia, 437
   respiratórios do recém-nascido, 597
      apneia da prematuridade, 612
      displasia broncopulmonar, 606
      doença da membrana hialina, 599
      etiologia, 597
      hipertensão pulmonar persistente do, 609
      pneumonias, 605
      síndrome de aspiração de mecônio, 603
      taquipneia transitória do, 602
      tratamento, 604

Doação de órgãos, 1128
   contraindicações absolutas, 1229
Doadores falecidos
   fatores de risco dos, 927
Dobutamina, 138
Doença(s)
   de membrana hialina, 599
      achados fisilógicos e patológicos, 599
      diagnóstico clínico, 599
      diagnóstico laboratorial, 600
      etiologia, 599
      prevenção, 600
      tratamento, 600
   de Niemann-Pick, 914
   do enxerto-*versus*-hospedeiro
      pós-transfusional, 261
   infecciosas, 262
   linfoproliferativa pós-transplante, 959
      hepático, classificação, 962
   parenquimatosa renal, 1029
   pulmonares, 390
   renal crônica, 1032
   renovascular, 1032
Dopamina, 139
Doppler transcraniano, 837
Dor
   controle da, 879
   escala analógica da, 229
   tratamento não farmacológico da, 1112
Drenagem
   do tórax, 201
   liquórica, 851
   pleural em derrames parapneumônicos, 1346
      indicações, 1346
Droga(s)
   crise hipertensiva induzida por, 1036
   e doses para tratamento de *influenza*, 220
   no choque, 137
   para infusão contínua, 1337
   utilizadas em sedação e analgesia na UTIP, 1114
      na emergência hipertensiva, 1039
      no manejo do mal epiléptico, 784
   vasoativas, 136
      ação no sistema cardiovascular, 135
      na primeira hora no choque, 143

## E

ECMO (oxigenador de membrana extracorpórea)
  paciente em, 353
Edema
  alérgico, 490
  angioneurótico, 490, 513
  cerebral, 459
  pulmonar, 459
Efeito massa, 829
Eletrodo tipo *mation-tolerant*, 59
Eletroencefalografia contínua, 844
Eletroestimulação, 1326
Emergência hipertensiva
  em crianças, 1029
    etiologia, 1029
    drogas utilizadas na, 1039
EMLA, 1122
Emulsões lipídicas, 1061
Enalaprilat, 1041
Encefalite viral
  apresentação clínica e diagnóstico, 168
  tratamento, 170
Encefalopatia
  epiléptica infantil precoce, 792
  hepáticas, 905
    estágios, 905
  hiponatrêmica, 414
  mioclônica, 792
    neonatal, 792
    precoce, 792
Enfisema subcutâneo, 742
Engasgo com corpo estranho, 488
Enoxaparina, 274
Enterobacter, 67
Enxertia, 891
Enxerto(s)
  autólogos, 892
  disfunção, 1021
    crônica do, 1021
    precoce do, 1015
    tardia do, 962
  hepático, 929
  heterólogos, 892
  homólogos, 892
  partido, 913

Enxertos homólogos, 892
EPAC
  com bocal e com máscara facial, 1316
  conectado no tubo orotraqueal, 1320
Epiglotite, 489, 498
  *Haemophilus influenzae* tipo B, 8
  sinais, 498
  sintomas, 499
Epoprostenol, 357
Equação
  de Mosteller, 1403
  de Schwartz, 1350
Equimose retroauricular, 834
Equinocandinas, 103
Equipe de ressuscitação, 40
Equivalência dos corticosteroides, 1344
Erro inato do metabolismo, 1002
Escada analgésica com dois degraus, 1114
Escala
  analógica da dor, 229
  CHIPS, 1110
  comportamental de FLACC, 1110
  de CONFORT, 1111
  de dor no recém-nascido e lactente, 1109
  PAED *(Pediatric Anesthesia Emergence Delirium)*, 1142
  para avaliar dor em recém-nascido, 1108
Escala(s)
  análoga visual, 1107
  comportamental da dor, 1108
  de avaliação facial, 1107
  de coma de Glasgow, 809, 1355
    modificada para uso pediátrico, 831
  Necker de lesão cerebral, 859
  numérica visual, 1107
Escape de gás no sistema, 711
Escarotomias, 891
*Escherichia coli*, 66
Esclerose tuberosa, 790
Escore
  de Finnegan para avaliação de abstinência, 1132
  de trauma pediátrico, 821
  de Wells sobre probabilidade de TVP, estimativa pelo, 290
  RASS, 1145

Escroto agudo, 1091
Especialista em cuidados neurointensivos pediátricos, 7
   treinamento de, 7
Espectroscopia quase infravermelha, 844
Esquemas antirretrovirais, 1396
Estado
   de mal epiléptico, 777
      abordagem diagnóstica, 781
      classificação, 779
         clínica, 780
      conduta terapêutica, 782
      drogas utilizadas no manejo do, 784
      etiologia, 778
      exames laboratoriais, 781
      febril, 794
      fisiopatologia, 777
      incidência, 777
      manejo do, 783
         sequência de medidas a serem tomadas no, 783
      monitorização e tratamento intensivo, 6
      no período neonatal, 790
      prognóstico, 795
      refratário, 787
         tratamento, 787
      situações especiais, 790
   nutricional, 1049
      classificação do, 1049
"Estado de jejum", 448
Estenose
   hipertrófica de piloro, 1082
   subglótica, 485, 490
   traqueal, 489, 492
Estresse
   resposta ao, 341
Estridor, 497
Estudo PIMACOP, 314
Evans
   fórmula de, 875
Eventos de trombose venosa em pediatria
   sinais e sintomas comuns, 288
Exanguineotransfusão, 240
Excisão precoce, 891
Expansão volêmica, 198

## F

Falência respiratória aguda, 465
Fallot
   tretalogia de, 314
Falso crupe, 489
Fármacos antiepilépticos, 793
   para uso no período neonatal, 794
Fasciotomias, 891
*Fase ebb*, 868
*Fase flow*, 868
FAST *(Focused Assessment with Sonography for Trauma)*, 811
Fator(es)
   depressores da circulação, 126
      inativação de, 126
   natriurético atrial, 432
Febre, 243
   durante a neutropenia, 101
      tratamento empírico, 101
   hemorrágica do dengue, 183
Fenoxibenzamina, 356
Fentanil, 1120
Fentolamina, 1041
Feocromocitoma, 1032, 1035
Feridas
   monitorização das, 891
Ferritina, 77
Feto
   composição corpórea do, 431
Fibrilação atrial, 385
Fibrose, 473
Fígado
   sistema de alocação de, 923
   transplante de, 912
Final de vida
   decisões de, 1192
Fisioterapia
   em paciente, 1323
      graves, 1323
         objetivos, 1323
         internado em UTI pediátrica, 1313-1328
   motora, 1323
   respiratória, 1314
Fístula traqueoesofágica, 494
Fixadores, 732
Flavovírus, 183

Fluido corporal, 401
*Flutter* atrial, 385, 388
Fluxo sanguíneo cerebral, 827
Focos infecciosos primários potenciais de sepse, 71
Folha de parada, 46
    cardiorrespiratória, 46
Fórmula
    ânion *gap*, 1350
    Curreri Junior, 882
    da *International Society for Burn Injuries*, 876
    de Brooke, 876
    de Carvajal, 876
    de Evans, 875
    de Holliday-Segar, 402
    de nutrição enteral, 1054
    de Parkland, 875
    de Traub e Johnson, 1403
    Galveston, 881
    Harris-Benedict, 881
    hipertônica modificada, 876
    Lund-Browder, 871
    para dimensionamento de pessoal de enfermagem, 1306
Fosfato, 455
Fósforo, distúrbios do, 423
Fratura de costelas, 814
Frequência respiratória, 627
Função
    pulmonar, 1410
        valores da, 1410
    renal e neuroendócrina perinatal, 431
    respiratória, 692
        monitorização gráfica da, 692
Furosemida, 1042
*Fusarium* sp., 87

## G

Galactomanana para *Aspergillus*
    detecção, 90
Galveston
    fórmula de, 881
Gás traqueal
    insuflação de, 662
    complicações, 663
    características operacionais, 662
    princípios gerais, 662

Gasometria(s), 339
    arterial, 307, 477
*Gasping*, 35, 762
Gasto energético
    basal, 1052
    total, 1051
        cálculo, 1051
Gemência, 598
Glenn, 371
Glicose
    *clearance* da, 448
    distúrbio da homeostase da, 439
Glicose, 367, 1058
Glossoptose, 489
Gluconato de clorexidina, 890
*Golden*
    *hour*, 801
    *minutes*, 51
Gráfico(s)
    de curvas, 697
    de escala, 693
        tempo-fluxo, 693
        com exalação incompleta, 713
    tempo-pressão, 694
    tempo-volume, 696
        com volume respiratório "anômalo", 712
    volume-fluxo e pressão-volume, demonstrando hiperinsuflação dinâmica, 721
Grande queimado
    classificação, 869
    evolução, 894
    fisiopatologia, 866
    prognóstico, 894
    tratamento, 873
GRWR *(graft to recipient/weight ratio)*, 925

## H

*H. influenzae*
    tipo b, 66
Harris-Benedict
    fórmula de, 881
Harvey Cushing, 1
Heliox (*v. tb.* Mistura hélio-oxigênio), 527
Helmet, 731

Hemácias
 fenotipadas, 257
 lavadas, 257
 transfusão de, 255
Hemangioma, 496
Hemocomponentes, 256
Hemoculturas
 coletas de, 91
Hemoderivados
 transfusão de, 265
  indicações de, 265
 uso de, 121
Hemodiafiltração contínua, 992
Hemodiálise
 contínua, 991
 intermitente, 1000
Hemofilia, 233
Hemoglicoteste, 935
Hemograma, 477
Hemorragias retinianas, 835
Hemotímpano, 835
Hemotórax, 815
Henry Lassen, 2
Heparina
 de baixo peso molecular, 274
 intravenosa, 1329
  normograma para ajuste da dose, 1329
 protocolo para administração sistêmica da, 273
 reversão terapêutica com, 292
Hepatectomia, 928
Hepatite(s)
 autoimune *de novo*, 962
 crônicas B e C, 957
Hepatócitos
 transplantes de, 915
Hérnia
 diafragmática, 62
 inguinal encarcerada, 1089
Hidralazina, 1041
Hidratação, 367
Hidrato de cloral, 1118
Hidroxyethyl, 117
Hidrocoloides, 891
Hidrocortisona, 142
Hidropisia fetal, 60

Hipercalcemia, 420, 439
Hipercalemia, 417
Hiperfosfatemia, 423
Hiperglicemia, 442
 presente na cetoacidose diabética, 448
Hiper-hemólise, 228
Hiperinsuflação dinâmica, 721
Hiperleucocitose, 238
Hipermagnesemia, 422, 439
Hipernatremia, 410, 436
Hipertensão
 arterial sistêmica, 1020
  no transplante renal pediátrico, 1020
 associada, 1034
  à insuficiência renal crônica, 1034
  a anormalidades do sistema nervoso central, 1037
  ao transplante renal, 1034
 causas secundárias de, 1032
  métodos diagnósticos das, 1032
 intracraniana, 242
  fluxograma de tratamento, 854
  tratamento específico, 850
 neonatal, 1037
 pulmonar, 356
  crises de, 356
  persistente do recém-nascido, 609
 renovascular, 1032
Hipertireoidismo, 1032
Hiperventilação, 450, 851
Hipocalcemia, 127, 421, 438
Hipocalemia, 419
Hipofosfatemia, 424
Hipoglicemia, 439
 neonatal, 439
  causas, 440
  rastreamento, 441
  tratamento, 442
Hipomagnesemia, 423, 439
Hiponatremia, 412, 437
 iatrogênica, 414
 por diluição da cirrose descompensada, 930
Hipoplasia de VE, pré-operatório de, 333

Hipotensão
  controlada, 809
  por pressão arterial sistólica e idade, 1413
    definição, 1413
Hipotermia, 334, 352, 765
  sinais clínicos de, 766
Hipotonia global, 359
Hipovolemia, 408
  hipernatrêmica, 409
  hiponatrêmica, 408, 409
  isonatrêmica, 408
Hipoxemia, 128
  causas, 469
Hipóxia, 546
Histoplasmose, 176
  tratamento, 102
Holliday-Segar
  fórmula de, 402
Homeostase cardiovascular, 109
Hormônio
  antidiurético, 406
    liberação de, 406
      causas, 406
  da tireoide, 142

## I

Ibsen, 2
Iloprost, 357
Imidazólicos, 102
Imobilização da região cervical, 803
Implante, 929
Imunidade inata, 205
Imunoglobulina intravenosa, 266
Imunomodulação associada à transfusão, 261
Imunossupressão, 958
  indutores de, 1013
Imunossupressores
  farmacológicos no transplante hepático pediátrico, 960
  usados no transplante renal pediátrico, doses dos, 1011
Incapacidade, 809
Índice bioespectral, níveis de sedação pelo, 845
Infecção(ões)
  bacterianas, 219, 222
    graves, 216

do sistema nervoso central, 217
do trato gastrointestinal, 222
do trato respiratório inferior, 219
fúngica(s), 87
  graves, 87
    diagnóstico, 90
    epidemiologia, 87
    profilaxia, 93
    tratamento, 96
  invasiva, 87
    padrões de cuidados histopatológicos no diagnóstico de, 92
  no paciente imunocomprometido, 205-225
  no pós-transplante
    precoce, 955
    tardio, 957
  no transplante renal pediátrico, 1018
  por Epstein-Barr, monitorização, 963
  relacionadas com a, 1283-1303
    assistência em saúde em UTI, 1283-1303
    atenção à saúde, 87
  segundo órgãos e sistemas e patógenos
    frequentes em pacientes imunossuprimidos, 215
  virais, 219
"Inflamação pulmonar", 867
*Influenza*
  drogas e doses para tratamento de, 220
Infusão intraóssea na tíbia proximal, 42
Inibidor(es)
  da protease, 1400
  de calcineurina, 955
    nível sérico desejado, 955
  de fusão, 1402
  de integrase, 1402
  de proliferação dos linfócitos T e B, 1012
  de transcriptase reversa, 1397
    análogos de nucleosídeo/nucleotídeo, 1397
Inotrópicos, 137
Inotropismo, 136
Insuficiência
  cardíaca, 304
    classificação da, 304
    mediadores de inflamação na, 303

hepática aguda
   causas, 899
   classificação, 898
   complicações, 909
   etiologia, 898
   medidas específicas, 907
   patogênese, 900
   quadro clínico e laboratorial, 902
   transplante de fígado, 912
   tratamento, 905
renal aguda, 989
respiratória
   aguda, 465
   análise gasométrica nos pacientes com, 477
   classificação e etiologia, 471
   definição, 465
   diagnóstico, 475
   fisiologia das trocas gasosas, 466
   hipercápnica, 468
      manejo, 480
   hipoxêmica, 480
      manejo, 480
   prognóstico, 480
   sinais, 475
   tratamento, 478
Insuflação pulmonar na ventilação mecânica
   curva pressão × tempo, 740
Insulina, 455
Integra, 892
Interleucina-2
   anticorpos antirreceptor de, 1014
   bloqueadores da resposta dos linfócitos A, 1012
Intervalos eletrocardiográficos normais em criança, 380
Intervenção(ões)
   na ressuscitação, 55
      sequência, 55
         avaliação da respiração e ventilação com pressão positiva, 55
         compressões torácicas, 57
         medicamentos, 57
         passos iniciais, 55
   na sala de parto, 51
      principais fatores de risco associados à necessidade de, 51

Intoxicações
   agudas, 1000
   medicamentosas, 396
Intubação
   com sinais de queimadura estabelecidos, 512
   difícil, 339
   por fibroscopia, 31
   por laringoscopia direta, técnica de, 20
   por razões não relacionadas com a via aérea, 512
   profilática, 512
   sequência rápida de, 23, 478
   traqueal, 14
      contraindicações, 14
      equipamentos e materiais, 20
      difícil, 14
      indicações, 14
      lâmina de laringoscópio, 18
         escolha da, 18
      pré-oxigenação, 24
      sequência rápida, 23
      técnica por laringoscopia direta, 19
      tubo traqueal, 15
         escolha do, 15
      via aérea difícil para, 14
         caracterização, 14
Invaginação intestinal, 1085

## J
"Janelas acústicas", 837

## K
Klebsiella, 67

## L
Labetolo, 1040
Lacerações, 834
Lactato, 74, 307, 369
Lactente em PO imediato cardíaco, 337
Lâmina
   curva, 18
   de laringoscópio, 18
      escolha da, 18
   Macintosh, 18
   Miller, 18
   reta, 18
      uso de, 18

Laringite(s)
  bacteriana, 489
  crupe, 501
  espasmódica, 485
  estridulosa, 489, 505
  infecciosa, 485
  pós-intubação, 509
Laringomalacia, 491
Laringotraqueíte
  bacteriana, 507
  espasmódica, 489
Laringotraqueobronquite, 489
Laringotraqueomalacia, 491
Lei
  de Fick, 473
  de Poiseuille, 483
Lesão(ões)
  com risco de vida no trauma torácico, 804
  de víscera oca, 818
  por contragolpe, 825
  por golpe, 825
  por inalação de fumaça, 878
  pulmonar(es), 739
    aguda relacionada com transfusão, 258
    induzidas pela ventilação mecânica, 739
      atelectrauma, 745
      barotrauma, 739
      biotrauma, 744
      volutrauma, 743
  renal aguda, 363
    abordagem terapêutica, 977
    avaliação clínico-fisiopatológica e laboratorial do paciente com, 975
    evolução e prognóstico, 984
    terapia de substituição renal, 981
    terapia extracorpórea, 983
    farmacoterapia, 980
  vascular, 283
    resposta à, 283
Leucócito específico para a idade, contagem de, 73
Leucoférese, 240
Levosimendan, 141, 352
Linfócitros T e B
  inibidores da proliferação dos, 1012

Líquido(s)
  amniótico meconial, 51
    manejo do recém-nascido com, 58
  cefalorraquidiano, valores normais, 1363
  pleural, 1346
  corporais, 1345
    reposição e perdas de alguns, 1345
Lorazepam, 1115
Lund-Browder
  fórmula de, 871

# M

Má adaptação do sistema neuro-humoral
  mecanismos da, 302
Macrolídeos, 527
Maconha
  crise hipertensiva induzida por, 1036
Macroglossias, 489
Magnésio, 368
  distúrbios do, 422
Malformações cardíacas, 331
Manguitos
  dimensões de, 1364
Manitol, 851
Mannan e antimannnan para detecção de *Candida* sp., 92
Manobra
  de hiperinsuflação associada à compressão torácica, 1319
  de recrutamento alveolar, 585
  de Sellick, 28
  de ventilação no fluxo expiratório, 1318
    efeito, 1318
Manutenção hidroeletrolítica
  eleição da solução hidroeletrolítica, 404
  necessidades basais de água e eletrólitos, 402
Marca-passo definitivo
  indicações para implante, 396
Más notícias
  em situações especiais, 1191
  estratégias para a comunicação de, 1181-1197
    fatores médicos, 1181
    protocolos e recomendações, 1186
Máscara(s)
  com orifícios para exalação, 1321
  faciais, 731

laríngea, 29
   inserção, 31
   nasais, 730
   oronasais, 731
Massa mediastinal
   manejo da, 241
MatriDerm, 892
Mediadores inflamatórios, 1138
Medicações utilizadas no suporte avançado de vida em pediatria, 1337
Medicamento(s)
   no suporte avançado de vida em cardiologia, 1409
   utilizados em UTI pediátrica, 1239
      lista, 1239
   no suporte avançado de vida, 44, 45
Medicina intensiva pediátrica, 1
   atual âmbito dos cuidados neurointensivos pediátricos, 5
   cuidados neurocríticos, 1-11
   educação e a mente preparada, 2
   evolução do neurointensivismo pediátrico, 4
   futuro do neurointensivismo pediátrico, 6
   "história viva", 1
   novas práticas e uma organização viável, 3
   perspectiva geral, 8
Meningite(s)
   bacteriana, 153
      agentes mais frequentes na, 154
      antibioticoterapia, 160
      apresentação clínica, 156
      características do LCR em, 158
      complicações, 164
      dexametasona, 160
      diagnóstico, 157
      etiologia, 154
      manejo cardiorrespiratório, 159
      medidas de controle, 165
      patogênese, 155
      período crítico, 156
      quando monitorizar a pressão intracraniana, 163
      terapia hídrica, 160
      tratamento, 159
         antibiótico inicial empírico na, 161
   fúngica por *Candida*, 174
   por *Streptococcus agalactiae*, 156
   tuberculosa, 172
   viral, 166
      apresentação clínica e diagnóstico, 166
      tratamento, 167
Meningite/meningoencefalite
   diagnóstico, 1363
Meningoencefalite
   causada por *C.neoformans*, 218
   tratamento, 218
   por *Candida* em RN, 100
   tratamento, 100
Mergulho
   reflexo do, 763
Metabolismo cerebral
   monitorização do, 841
Metadona, 1121
Metilprednisolona, 1013
Método(s)
   de reaquecimento, 769
   de terapia de substituição renal, 982
   dialíticos em UTI pediátrica, 989
      diálise peritoneal, 997
      hemodiálise intermitente, 1000
      indicações não renais, 1000
      insuficiência renal aguda, 989
      modalidades de terapia de substituição renal, 991
   manométrico de van Slyke, 2
   SAMPLE, 475
      Micobactérias não tuberculosas, 222
Micofenolato
   de mofetila, 1012
   sódico, 1012
Microbiologia, 887
Microdiálise cerebral, 856
Micrognatia, 489
Midazolam, 1114
Milrinona, 138, 349
Minoxidil, 1042
Miocardite
   alterações sequenciais na, 319
   diagnóstico, 321
   epidemiologia, 315
   etiologia, 316
   fisiopatologia, 316

prognóstico, 325, 326
tratamento, 323
   manejo recomendado para, 325
viral, 318
   fisiopatologia da, 318
   mecanismos fisiopatológicos, 320
Mistura hélio-oxigênio, 556
   caracaterísticas operacionais, 659
   complicações, 659
   por máscara de inalação, 659
      diagrama básico para administração, 659
   prática clínica, 659
   princípios gerais, 658
Modo(s)
   de disparo inapropriado, 721
   de ventilação e gráficos, 702
   ventilatório(s), 628
      clássicos, 732
      ciclado, 628
         à pressão, 629
         a tempo, 630
         a volume, 629
         limitado à pressão, 630
Morfina, 1119
Morte
   cerebral, 1356
   encefálica, 199
      atual, 1200
      conceito, 1219
      conduta após, 1127
      diagnóstico, 1222
      doações de órgãos e, 1194, 1228
         aspectos históricos e legais, 1199
         resolução de, 1200
      retirada do suporte de vida, 1134
      termo de declaração de, 1214, 1357
Mosteller
   equação de, 1403
Mucormicose
   tratamento, 102
*Mycobacterium bovis*, 216
   doença disseminada causada por, 216

# N

Na sérico
   correção com relação à glicemia, 1351

N-Acetilcisteína, 908
Naloxona, 1121
Não ressuscitação, 62
NAVA (assistência ventilatória ajustada neutralmente), 591
NAVA *(Neurally Adjusted Ventilatory Assist)*, 479
Necessidades
   basais de água e eletrólitos, 402
   de vitaminas e minerais, 884
   hídricas dos recém-nascidos, 1064
   nutricionais, 1050
   psicossociais, emocionais e espirituais, 1173
Necrose tubular aguda, 1015
*Neisseria meningitidis*, 67
Neurointensivismo
   desenvolvimento do, 3
   pediátrico, 104
      evolução do, 4
      futuro do, 6
Neuropatia da doença crítica, 359
Neurotransmissores, 1138
Neutropenia(s), 243
   febris, 243,
Nicardipina, 1040
Nifedipina, 1041
*Nine Equivalents of Nursing Manopower Use Score*, 1309
Nistagmo, 835
Nitrato de prata 0,5%, 890
Nitroprussiato de sódio, 1040
Nocardiose, 218
Noradrenalina, 139
Normograma para ajuste da dose de heparina intravenosa, 1329
Norwood, 372
*Nursing Activities Score*, 1310
Nutrição
   enteral, 1052
      cuidados com administração das fórmulas, 1055
      fórmulas, 1054
      uso de sondas, 1052
   parenteral, 1055
      complicações, 1070
      composição, 1058
      controle clínico, 1070

cuidados de enfermagem, 1067
formulação, preparo e armazenamento, 1066
indicações, 1056
osmolaridade da formulação de, 1058
　valores para cálculo estimado, 1058
pediátrica por faixa de peso, 1068
　cálculo simplificado, 1068
prescrição, 1068
　cálculo simplificado, 1068
vantagens e desvantagens, 1057
via de acesso, 1056

## O

Obstrução
　alta pós-extubação, 509
　por *Ascaris*, 1090
　respiratória alta em pediatria, 483
　　cavidades nasais, 488
　　extratorácica, 485
　　intratorácica, 487
　　orientação rápida, 513
　　　sumário de, 513
　　patologias específicas, 489
　　sinais clínicos e sua correlação anatômica, 484
　　situação emergencial, 488
　　traqueostomia, 513
Oligoelementos, 1066
"Onda quadrada", 693
Opioides, 1119
Órgão(s)
　alocação e critérios de doação, 924
　critérios de alocação de, 926
Órteses, 1326
Osmolaridade
　plasmática, 402
　sérica, 1350
Óxido nítrico, 592
　características operacionais, 656
　complicações, 657
　durante ventilação mecânica, diagrama para a administração, 656
　prática clínica, 657
　princípios gerais, 655

Oxigenação, 467
　por membrana extracorpórea, 313, 592
　　características operacionais, 664
　　complicações, 669
　　número de casos mundiais, 667
　　prática clínica, 666
　　princípios gerais, 664
　　venoarterial, 665
　　　circuito neonatal, 665
Oxigênio
　distribuição de, 473
　　diminuição da, 473
　reativo, 156
　taxa de extração de, 340
　uso de, 59

## P

Paciente
　crítico, 401
　　manutenção e distúrbios hidroeletrolíticos no, 401-429
　dependente de ventilação mecânica
　　estratégias para alta domiciliar, 753-760
　imunocomprometido, 205
　　infecções no, 205-225
　internado em UTI pediátrica, 1313
　　fisioterapia no, 1313-1328
Papiloma de laringe, 485
Paraganglioma, 1032
Paralisia
　de prega vocal, 359, 485, 490
　diafragmática, 359
　　direita, 360
Parkland, fórmula de, 875
Parvovírus B19, 228
"Passagem de caso", 337
PCR (parada cardiorrespiratória), 35
　em pediatria, 43
　　algoritmo, 43
　em UTIP, 37
　　períodos críticos, 37
　reconhecimento de risco para, 36
　sinais de alerta para prevenção/antecipação da, 36

Peça em T, 58
Pediatria
    anticoagulação em, 269-279
    dose de heparina de baixo peso molecular
        utilizada em, 293
    eventos de trombose venosa em, 288
        sinais e sintomas, 288
    obstrução respiratória alta em, 483-519
    princípios de ventilação mecânica em, 619-645
    urgências oncológicas e hematológicas em,
        227-247
    ventilação mecânica não invasiva em, 725-738
        caracaterísticas específicas, 730
PEEP, ver Pressão expiratória positiva final
Pele e suas camadas, 870
Pelnac, 892
Pentastarch, 117
Peptídeo natriurético cerebral, 308
Perdas
    de água livre transdérmica e a idade
        gestacional, 434
    eletrolíticas em fluidos corporais, 1064
Perfusão não pulsátil, 341
Perinulite, 962
Peso ideal
    cálculo, 1403
Piloro
    estenose hipertrófica de, 1082
Plaquetas, 285
Plasma fresco congelado
    transfusão de, 262
Plasmaférese, 908
*Plasmodium falciparum*, 69
*Plugs*, 572
PN-B, 340
*Pneumocystis jiroveci*, 87
Pneumonia(s)
    adquirida pós-natal, 602
    associadas à ventilação mecânica, 746
        diagnóstico, 747
        em pediatria, 748
            critérios para, 748
        fatores de risco, 746
        medidas para redução da, 749
        prevenção, 747
        tratamento, 747

congênita, 605
    pelo *Streptococcus* grupo B, 605
    perinatal, 605
Pneumotórax, 61, 815, 1078
    lateral extenso, 742
Poliênicos, 102
Poliomavírus, 1020
Poliomielite paralítica, 3
Ponte para transplante, 355
*Pop-off*, 39
Posição
    "de cheirar", 39
    prona durante a ventilação, 585
Pós-operatório em cirurgia cardíaca, 331-377
Pós-PCR
    cuidados, 47
Potássio, 368
    distúrbios do, 417
Povidine, 890
Prednisona, 1013
Prematuridade, 60
Pré-medicação, 25
Pré-oxigenação, 25
Pressão
    aérea média, 683
    arterial, 1364
        para meninas conforme idade e percentil da
            altura, 1367
        para meninos conforme idade e percentil da
            altura, 1365
        regulação da, 110
    de pico inspiratório, 723
        aumento de, 723
    de suporte, 635
    expiratória positiva final, 627
    inspirada de oxigênio, 467
        influência da altitude sobre a, 467
    inspiratória positiva, 621
    intracraniana, 828
        inserção de cateter de monitorização, 839
        monitorização da, 838, 840
            inserção de caterter de monitorização,
                839
        valores normais, 1364
    parcial de oxigênio tecidual cerebral, 842
        monitor de, 843

positiva com coluna d'água, 1317
regulada, 590, 631
   volume controlado, 590, 631
Pré-transplante hepático infantil
   avaliação nutricional, 924
Priapismo, 232
pRIFLE, 973, 1355
Primeira hora no choque, 143
Princípio(s)
   de Frank-Starling, 135
   de ventilação mecânica em pediatria, 619
      indicações de ventilação mecânica, 619
      inter-relação entre as variáveis do respirador e as bases fisiológicas, 620
      manutenção de pacientes em ventilação mecânica, 637
      objetivos e estratégias de ventilação, 637
PRISMA FLEX
   filtro/membrana para, 996
Problemas psicomotores, 359
Procalcitonina, 77
Profilaxia primária
   de *P. jiroveci* para crianças nascidas de mães infectadas pelo HIV, 1393
   para infecções oportunistas em crianças infectadas pelo HIV, 1394
Prongas nasais, 730
Propofol, 358, 1116
Prostaciclina, 357
Proteína(s)
   anticoagulantes, 282
   B ligada ao cálcio, 856
   básica da mielina, 856
   C reativa, 75, 477
   pró-coagulantes, 282
Proteus, 67
Protocolo
   de instalação de ventilação mecânica não invasiva, 735
   de redução de metadona, 1133
   para administração sistêmica da heparina, 273
   para terapia anticoagulante oral, 274
Protozoários, 223
Protozooses intestinais
   tratamento, 223
Pseudobloqueio AV por QT longo, 392

Pseudomonas, 67
"Pulmões de aço", 2
Pupilas isocóricas, 835

**Q**

Queimaduras
   acidentes por, 865
   por lesão elétrica, 888
Quilotórax, 363
Quimioterapia, 240

**R**

Radiografia de tórax. 477
   de um lactente com bronquiolite viral aguda, 523
   normal, 477
      causas de hipoxemia em pacientes com, 477
Raiva, profilaxia, 1347
Rapamicina, 1012
*Rash*
   cutâneo, 70
   macular, 70
   petequial, 70
   purpúrico, 70
Rastelli, 372
Rastreamento radiográfico, 810
Rayon, 889
RCP
   algoritmos na, utilização de, 42
   considerações éticas na, 47
   no suporte avançado de vida, 42
      passo a passo, 42
   para crianças e bebês, 1412
      etapas, 1412
Reação(ões)
   alérgica, 257
   hemolítica tardia, 259
   inflamatória sistêmica, 341
   transfusional, 257
      febril não hemolítica, 257
      hemolítica, 257
Reanimação
   ABC da, 309
   cardiopulmonar, 47
      considerações éticas, 47
      cuidados pós-PCR, 47

reconhecimento de risco por PCR, 36
suporte, 40
    avançado de vida, 40
    básico de vida, 36
Reaquecimento
    métodos de, 769
Recém-nascido
    antibióticos em, 1333
    atendimento do, 52
        equipamento necessário, 52
    com líquido amniótico meconial, 58
        manejo do, 58
    composição corpórea do, 431
    distúrbios
        hidroeletrolíticos e da glicose no, 431-445
        respiratórios do, 597-618
    dor em, 1108
        escala para avaliar, 1108
    hipertensão pulmonar persistente do, 609
    32 semanas, 61
        manejo inicial, 61
    necessidades hídricas dos, 1064
    ressuscitação do, 51-64
    taquipneia transitória do, 602
Receptor(es)
    DAF e CAR, 317
        interação dos, 317
    Toll, 302, 317
Reflexo(s)
    cilioespinhal, 835
    corneopalpebral, 835
    oculovestibular, 835
    tendinosos, 835
Registros médicos, 1157
Regra
    do "tamanho do dedinho", 510
    "dos nove", 871, 872
Reinalação
    fatores que incidem no risco de, 731
Rejeição
    aguda, 1016
        mediada por anticorpos, 1018
    celular aguda, 953
    crônica, 964
    hiperaguda, 1016

Relaçao ureia/creatinina sérica, 1351
Remifentanil, 1120
Reposição
    volêmica no trauma e sangramento, 119
    volumétrica, 864
        monitorização, 877
Resistência, 698
    vascular renal, 431
Respiração
    apnêustica, 835
    de Cheyne-Stokes, 835
    de Kussmaul, 450
    externa, 468
        componentes da, 468
"Respirador mecânico", 1
Respirador(es)
    ciclados a tempo, 631
    de alta frequência com ventilação a jato, 648
    mecânico, 1, 2
Ressonância magnética, 837
Ressuscitação
    antes do parto de um RN de alto risco,
        verificações na área de, 53
    do recém-nascido, 53
        aspiração das vias aéreas, 55
        clampeamento do cordão, 54
        condições especiais, 62
            hérnia diafragmática, 62
            hidropisia fetal, 60
            pneumotórax, 61
            prematuridade, 60
        conduta no recém-nascido normal, 54
        controle da temperatura, 57
        manejo do recém-nascido com líquido
            amniótico meconial, 58
        não ressuscitação e interrupção da
            ressuscitação, 62
        sequências de intervenções, 55
        uso de oxigênio, 59
    equipes de, 40
    hídrica, 409
    interrupção da, 62
    pediátrica, 1404
        suprimento, 1404
    volumétrica, 123
        na perda do tônus vascular, 123

na perda real de volume, 118
no trauma grave, 122
Retardo mental, 359
Retrações, 598
REV, 372
RIFLER pediátrico, 990
Ritmo
chocável, 44
não chocável, 44
Rocurônio, 358

## S

*S. pneumoniae*, 66
Sal
síndrome perdedora de, 416
Salina hipertônica 3%, 526
SAMPLE
método, 475
Sangramento no pós-operatório, 121
imediato, 344
Sangue
compatibilidade dos produtos do, 256
pré-ductal, 59
SARA, 570
de vítimas de afogamento, 771
parâmetros sugeridos, 771
pacientes com
cuidados especiais, 587
fluidoterapia, 587
modalidades terapêuticas excepcionais, 589
monitorização, 589
nutrição, 588
sedação, 587
suporte hemodinâmico, 587
modos alternativos de ventilação, 590
Saturação
de oxigênio cerebral, 844
esperada nos primeiros minutos de vida, 59
venosa central de oxigênio, 307
venosa jugular de oxigênio, 841
*Scedosporium* sp., 87
SCIWORA *(spinal cord injury without radiographic abnormality)*, 813

SDRA, ver Síndrome do desconforto respiratório agudo, 569
Sedação, 26
mínima, 1104
níveis de acordo com a Sociedade Americana de Anestesia, 1104
profunda, 1105
Sedativos nas diferentes situações clínicas, 1123
Sepse, 1002
critérios diagnósticos para, 76
definições, 67
focos infecciosos primários potenciais de, 71
grave na criança, 82
recomendações no manejo da, 82
avaliação laboratorial na, 73
causas, 66
conduta terapêutica, 78
definição e patogênese, 65
diagnóstico clínico, 70
pediátrica, 78
possíveis combinações de antibióticos, 78
Sequestro esplênico agudo, 228
*Serratia*, 67
*Shunt*
Blalock-Taussig modificado, 371
intrapulmonar, aumento do, 470
Sibilância e asma associadas à BVA, 536
SIHAD (síndrome da secreção inapropriada do hormônio antidiurético), 416
Sildenafil, 357
Sinal(is)
de alerta para prevenção/antecipação da PCR, 36
de Babinski, 835
de Battle, 834
de Kernig e Brudzinski, 156
"do dedo polegar", 485
vitais em crianças, 1413
Síndrome
Chediak-Higashi, 210
clínica com sintomas sistêmicos, 216
da artéria espinhal anterior, 359
da lise tumoral, 978
da secreção inapropriada do hormônio antidiurético (SIHAD), 416
de aspiração de mecônio, 603

de baixo débito cardíaco, 314
   pós-operatório, 346
de Down, 483
de Kostmann, 210
de lise tumoral, 234
   mecanismos de ação dos fármacos usados na, 237
de Ohtahara, 793
de pré-excitação, 392
de Rasmussen, 790
de Reye, 4
de Shwachmann-Diamont, 210
de Sturge-Weber, 790
de West, 789
Di George, 209
do crupe, 501
do desconforto respiratório agudo, 571
   definição, 571
      de Berlim, 571
   epidemiologia, 570
   etiologia, 570
   evolução clínica, 577
   fatores de risco associados, 570
   fisiopatologia, 573
   patogênese, 572
   prognóstico, 593
   sequelas, 593
   tratamento, 578
do QT longo, 390
   adquirido, 392
      etiologias mais frequentes da, 392
   congênito, escores de pontos para o diagnóstico, 391
hemofagocítica, 77
hemolítico-urêmica, 1035
hipotireóidea, 142
mão-pé, 229
perdedora de sal, 416
torácica aguda, 230
   manejo, 231
velocardiofacial, 209
Wiskott-Aldrich, 209
Sirolimus, 1012
Sistema(s)
   de codificação da atividade facial neonatal, 1109
   de suporte hepático, 909

digestório, 366
expiratórios, 731
   de anel ou arco, 731
   de membrana, 731
hematológico, 366
hepático, 366
nervoso central, 357
respiratório, 360
   lactentes e crianças, 13
      características anatômicas e funcionais, 13
urinário, 363
*Small for size syndrome*, 926
*Sniff position*, 782
Sobrecarga
   circulatória associada à transfusão, 259
   de ferro, 262
   hídrica, 202, 410
      cálculo, 990
      riscos, 124
Sódio
   aumentado, 411
   distúrbios do, 410
   reduzido, 410
Sofrimento respiratório, 484
Solução(ões)
   aminoácidas, 1063
   de diálise, 998
   hidroeletrolítica(s), 404
      de manutenção, 404
         eleição da, 404
         para diferentes situações clínicas, 405
   hipotônica, 414
   isotônicas, 404
   hipertônicas, 852
Sondagem
   gástrica, 811
   vesical, 811
Sondas
   uso de, 1052
      na nutrição enteral, 1052
Soro
   fisiológico, 404
   isotônico
      uso de, 407

*Split liver*, 913
*Staphylococcus*
  *aureus*, 69
  *epidermidis*, 69
*Streptococcus*
  *pneumoniae*, 69
Submersão
  acidentes por, 773
    fatores associados ao prognóstico em, 773
  episódios de, 762
Substância(s)
  que podem ser retiradas por terapias de substituição/suporte renal, 1001
  vasoativas, 866
Substitutos cutâneos sintéticos, 892
Succinilcolina, 417
Sulfadiazina de prata 1%, 890
Sulfato de magnésio, 553
Superfície
  corporal, 1403
    cálculo, 1403
  corpórea queimada, 869
Suporte
  avançado de vida, 767
    em cardiologia, 767
      medicamentos, 1409
    em pediatria, 767
      medicações utilizadas, 1337
    equipes de ressuscitação, 40
    folha de parada, 46
    medicamentos utilizados no, 45
    monitorização e acesso venoso no, 41
    passo a passo da RCP no, 42
    utilização de algoritmos na RCP, 42
  básico de vida, 766
    compressões torácicas, 38
    ventilação, 39
    vias aéreas, 39
  cardiopulmonar, 1412
    condições que indicam necessidade, 1413
  de vida
    retirada, 1234
  farmacológico
    no choque séptico, 133-152
  neurológico, 768
"Supressão de surtos", 853

Surfactante, 590
  exógeno, 602
  indicações do uso, 602
*Switch* arterial, 371

## T

TACO *(circulatory transfusion-related overload)*, 259
Tacrolimus, 1011
Tampões, 572
Tamponamento cardíaco, 345
Taquiarritmias
  cardioversão elétrica das, 382
  estáveis, 386
    abordagem das, 386
  instáveis, 379
    abordagem das, 379
  na UTIP
    apresentação das, 389
    principais causas, 383
Taquicardia(s)
  atriais, 385
  com complexo, 384
    alargado, 384
    estreito, 384
  estáveis, 387
    abordagem das, 387
  sinusal, 385
    diferenciação com as demais taquicardias supraventriculares, 385
  ventricular polimórfica tipo torsades de pointes, 385
Taquipneia, 598
  transitória do recém-nascido
    diagnósticos, 602
    etiologia, 602
    tratamento, 602
Taxa
  de extração de oxigênio, 340
  de filtração glomerular, 972
    normal em crianças, 1350
  de metabolismo em função do peso corporal, 404
Técnica(s)
  de *piggyback*, 928
  *fast track*, 361

Temperatura
   controle da, 58
Temperatura da zona térmica neutra, 435
Tempo
   de parada cardiocirculatória, 335
   expiratório, 626
   inspiratório, 626
Terapia(s)
   anticoagulante, 277
      indicações específicas para, 277
   antirretroviral em crianças, 1396
      parâmetros clínicos imunológicos e virológicos, 1396
   com aerossóis, 736
   de descalonamento, 101
   de Lund, 857
   de substituição renal
      modalidades, 991
   de reposição renal, 421
   de substituição renal, 981
      extracorpórea, 983
   hemodialítica contínua, 991
      complicações, 997
   hemodialítica contínua, 991
      cateteres temporários para, 994
      tamanhos, 994
   hídrica, 160
   nutricional enteral e parenteral, 1047-1075
Termo de declaração de morte encefálica, 1357
Teste(s)
   de apneia, 1364
   de ELISA do tipo *sandwisch*, 90
TET
   com *cuff*, 1404
   distância orotraqueal, 1405
      fórmula, 1405
   sem *cuff*, 1404
Tétano
   profilaxia para, 892, 1347
Tetralogia de Fallot, 314
*Therapeutic Intervention Scoring System*-28, 1308
*Tight junctions*, 156
Tiopental, 1118
Tolerância, 1128
   prevenção de, 1134
      estratégicas, 1134

Toll
   receptores, 302
*Toll-like receptors*, 205
Tomografia computadorizada, 836
Tonicidade plasmática, 402
Tônus vagal
   aumento do, 396
Torsades de pointes, 380
Toxicidade pulmonar induzida por oxigênio, 574
Toxoplasmose, 217
Trabalho de enfermagem em UTI pediátrica, dimensionamento do, 1305-1312
Traçado
   de bico de pato, 703
   do tromboelastograma, 932
Tranfusão(ões)
   de albumina, 265
   de concentrado de fatores da coagulação, 266
   de concentrado de hemácias, 249
      complicações relacionadas com a, 257
   de concentrado de plaquetas, 264
      como?, 264
      por quê?, 263
      quando?, 264
   de crioprecipitado, 264
   de hemácias
      como?, 255
      complicações da, 260
      por quê?, 249
      quando?, 251
   de hemoderivados, 806
      indicações, 265
   de plasma fresco congelado
      por quê?, 262
      quando?, 263
Tranplante
   de fígado, 912
      com doador vivo, 914
      contraindicações, 914
      hepático de urgência, critérios para indicação, 913
Transfusão(ões)
   de concentrado de hemácias, 249
   de hemácias
      como?, 255

complicações, 260
por quê?, 249
quando?, 251
de hemoderivados, 240
de plaquetas, 261
   refratariedade à, 261
de sangue, 944
   e homoderivados, 944
     medidas para prevenção, 944
   total, 253
e hemorragia maciça no trauma pediátrico, 123
em choque pós-sangramento, 121
Transição entre centro cirúrgico e UTI
   chegada na UTI, 338
   transferência do paciente, 338
   transporte do paciente e "passagem de caso", 337
Transplante(s)
   cardíaco, 314, 370
   de fígado, 912
     com doador vivo, 914
     contraindicações, 914
   de hepatócitos, 915
   de órgãos, 953
     mecanismo de resposta imunológica ao, 954
   hepático
     em crianças, 920
       e adolescentes, 920
         principais indicações, 920
         prescrição padrão para o pós-operatório, 936
   fases clássicas, 933
   ototópico infantil, 919-970
   pediátrico, 921
     complicações precoces do, 1014
     cuidados clínicos transoperatórios durante, 931
     cuidados pós-transplante, 1010
     cuidados pré-transplante, 1009
     déficit de crescimento, 1021
     disfunção crônica do enxerto, 1021
     doses no, 1011
     hipertensão arterial sistêmica, 1020
     imunossupressão, 1010

imunossupressores
   indicações, 920, 921
   infecção, 1018
   insuficiência renal e, 1007
   objetivos, 1007
Transporte
   de doentes críticos, 1406
     equipamentos, 1407
     medicações, 1406
   de solutos, 992
   do paciente, 337
Traqueomalacia, 485
Traqueostomia, 513
   em UTIP, 513
     indicações e cuidados, 1095-1102
     material utilizado na, 1097
Trauma, 801
   abdominal, 816
   atendimento do, 802
     primário, 802
     secundário, 811
   cuidados definitivos, 820
   de crânio, 825
     abordagem inicial no traumatismo moderado a grave, 821
     alterações tomográficas observáveis, 836
     apresentação clínica, 829
     complicações, 857
     exames complementares, 835
     gravidade do, 830
     monitorização, 838
     patogenia e fisiopatologia, 825
     prognóstico, 858
     tratamento cirúrgico, 835
   de extremidades, 819
   dor e ansiedade, 820
   equipamentos pediátricos no atendimento do, 802
   esplênico, 817
   geniturinário, 819
   obstétrico, 496
   pediátrico, 821
     escore de, 821
   suporte nutricional, 820
   torácico, 813
     lesões com risco vida no, 804

Traumatismo
  cranioencefálico, 5, 812
  raquimedular, 812
Tríade
  de Beck, 809
  de Virchow, 287
*Trigger* de fluxo ou de pressão, 583
TRI TRIM *(Transfusion-related immunomodulation)*, 261
Trocas
  gasosas, 466
    fisiologia das, 466
  pulmonares, 584
    medidas que visam a aumentar áreas de, 584
Trombina, 285
Tromboembolismo no recém-nascido gravemente enfermo, 289
  sinais e sintomas clínicos, 289
Trombose
  da veia e artéria renal, 1033
  do rim transplantado, 1015
  venosa profunda
    complicações, 296
    diagnóstico, 285
    fatores de risco, 282
    fisiopatologia, 283
    profilaxia, 296
    tratamento, 291
    trombólise em rins e crianças, 295
Troponinas, 341
Tuberculose, 219
Tubo(s)
  com ou sem balonete, 15
  endotraqueal(is), 1404
    diâmetro do, 16
    traqueal, 15
      escolha do, 15
      profundidade de inserção do, 17
Tumores renais, 1033

# U

Unidade
  de terapia intensiva, 1095-1102
    pediátrica, 1095-1102
    abstinência e *delirium* em, 1127- 1152
    cuidados paliativos em, 1165-1179
    dimensionamento do trabalho de enfermagem, 1305-132
    medicamentos e doses utilizados, 1239-1282
    traqueostomia em, 1095-1102
  de tratamento intensivo pediátrico, arritmias cardíacas na, 379-400
  randômica, 263
Urgências
  cirúrgicas, 1077
    abdominais, 1082
      apendicite aguda, 1086
      estenose hipertrófica de piloro, 1082
      hérnia ionguinal encarcerada, 1089
      invaginação intestinal, 1085
      obstrução por *Ascaris*, 1090
    em UTI e emergências pediátricas, 1077-1093
    urinária, 1091
    respiratórias, 1077
      aspiração de corpo estranho, 1077
      derrame pleural parapneumônico, 1080
      pneumotórax, 1078
  hematológicas, 227
    anemia falciforme, 228
    hemofilia, 233
  oncológicas, 234
    compressão medular, 242
    hiperleucocitose, 238
    hipertensão intracraniana, 242
    manejo da massa mediastinal, 241
    neutropenia febril, 243
    síndrome de lise tumoral, 234
UTI pediátrica
  métodos dialíticos em, 989-1005

# V

VAFO (ventilação de alta frequência por oscilação), 591
Valor(es)
  da função pulmonar, 1410
  de referência, 1369
  laboratoriais, 1369
  normais de funções respiratórias por idade, 698

Válvula
  de alívio, 39
  exalatória, 1321
Valvulopatias, 331
Variável(eis)
  cardiovasculares, 1408
  hemodinâmicas, 1408
    fórmulas das, 1408
  laboratoriais específicas para a idade, 119
  respiratórias, 1410
    fisiológicas em criança e no adulto, 1411
Vasodilatadores, 141
Vasopressina, 140, 352
Vasopressores, 139
Ventilação, 39, 470
  alta frequência, 648
  assistida, 703
  assitocontrolada, 634
  com liberação de pressão das vias aéreas, 709
  de alta frequência
    ajustes na, 681
    aparelho de, 682
      principais controles, 682
    desmame da, 686
    em neonatologia e pediatria, 677
      evidências para o uso da, 677
    em neonatologia, 679
      estratégias de ventilação e indicações clínicas, 679
    em pediatria, 681
    instalação, 684
      cuidados iniciais na, 684
    manobra de recrutamento na, 685
    por oscilação em pediatria e neonatologia, 673-689
  líquida, 660
    corrente, 660
    parcial, 661
  mandatória intermitente, 634
    sincronizada, 704
  mecânica, 640
    agentes sedativos e analgésicos utilizados nos pacientes em, 640
    em pediatria, 619-645
      princípios, 619-645
    indicações, 619

  invasiva, 530, 558
  lesões e complicações pulmonares associadas à, 739-751
  manutenção de pacientes em, 638
  métodos gráficos de monitorização da, 691-724
  não convencional e medidas alternativas de suporte ventilatório, 647-672
  não invasiva, 557
    em asma brônquica, 729
    em insuficiência cardíaca, 728
    em insuficiência respiratória, 728
      hipercárbica, 728
      hipoxêmica, 728
    em pediatria, 725-738
    evidência do uso, 727
    fisiologia, 726
    no desmame do ventilador, 729
    vantagens, 726
  pacientes dependentes de, 753-760
    estratégias para alta domiciliar, 753-760
  objetivos e estratégias, 637
  oscilatória de alta frequência, 650
  por liberação de pressão de vias aéreas, 651
Ventilação-perfusão
  alteração da relação, 471
  anormal, relação, 470
Ventiladores mecânicos, 628
Via(s) aérea(s)
  acesso à, 13-33
    sequência rápida e técnicas especiais de intubação, 13-33
  alta, 362
    obstrução de, 362
  aspiração, 55
  de crianças e adultos, diferenças anatômicas, 465
  eixos de alinhamento da, 21
  modos de acesso, outros, 29
  obstrução das, 490
    classificação, 490
  superiores, 514
    obstrução, 514
    tratamento em situações de, 515
Videolaringoscopia, 31
Virchow
  tríade de, 287

Viroses do grupo herpes, 1019
Vírus do
  herpes simples, 69
  do dengue, 182
    transmissão, 182
  Epstein-Barr, 926
  herpes, 926
  *influenza*, 219
  sincicial respiratório, 221
Vitamina, 1065
  e minerais
    necessidades de, 884
  K, antagonistas, 274

Volemia
  estimativa da, 807
Volume
  hídrico inicial, 435
  tidal, 697
Volutrauma, 575, 743
Vômito, aspiração de, 459

## Z

Zona de estase, 866
*Zygomycetes*, 87